MANUAL DE NEONATOLOGIA

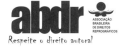

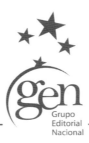

O GEN | Grupo Editorial Nacional – maior plataforma editorial brasileira no segmento científico, técnico e profissional – publica conteúdos nas áreas de ciências da saúde, exatas, humanas, jurídicas e sociais aplicadas, além de prover serviços direcionados à educação continuada e à preparação para concursos.

As editoras que integram o GEN, das mais respeitadas no mercado editorial, construíram catálogos inigualáveis, com obras decisivas para a formação acadêmica e o aperfeiçoamento de várias gerações de profissionais e estudantes, tendo se tornado sinônimo de qualidade e seriedade.

A missão do GEN e dos núcleos de conteúdo que o compõem é prover a melhor informação científica e distribuí-la de maneira flexível e conveniente, a preços justos, gerando benefícios e servindo a autores, docentes, livreiros, funcionários, colaboradores e acionistas.

Nosso comportamento ético incondicional e nossa responsabilidade social e ambiental são reforçados pela natureza educacional de nossa atividade e dão sustentabilidade ao crescimento contínuo e à rentabilidade do grupo.

MANUAL DE NEONATOLOGIA

Editores
John P. Cloherty, MD
Associate Clinical Professor, Department of Pediatrics, Harvard Medical School – Boston, Massachusetts;
Associate Neonatologist, Neonatology Program at Harvard Brigham and Women's Hospital Beth Israel
Deaconess Medical Center, Children's Hospital Boston – Boston, Massachusetts.

Eric C. Eichenwald, MD
Associate Professor, Department of Pediatrics; Chief, Division of Neonatology;
Vice-Chair, Department of Pediatrics, University of Texas Health Science
Center Children's Memorial Hermann Hospital – Houston, Texas.

Anne R. Hansen, MD, MPH
Assistant Professor, Department of Pediatrics, Harvard Medical School – Boston, Massachusetts;
Medical Director, Neonatal Intensive Care Unit, Children's Hospital Boston – Boston, Massachusetts.

Ann R. Stark, MD
Professor, Department of Pediatrics – Neonatology, Baylor College of Medicine – Houston, Texas.

Revisão Técnica
Silviano Figueira de Cerqueira
Pós-graduado em Cardiologia e Neonatologia – Pediatra especialista pela Sociedade de Pediatria
do Estado do Rio de Janeiro – SOPERJ. Membro da SOPERJ, no triênio 2007-2009.

Tradução
Claudia Lucia Caetano de Araujo
Maiza Ritomy Ide
Maria de Fátima Azevedo
Patricia Lydie Voeux
Tatiana da Costa Duarte

Sétima edição

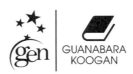

- Os autores deste livro e a EDITORA GUANABARA KOOGAN LTDA. empenharam seus melhores esforços para assegurar que as informações e os procedimentos apresentados no texto estejam em acordo com os padrões aceitos à época da publicação, *e todos os dados foram atualizados pelos autores até a data da entrega dos originais à editora*. Entretanto, tendo em conta a evolução das ciências da saúde, as mudanças regulamentares governamentais e o constante fluxo de novas informações sobre terapêutica medicamentosa e reações adversas a fármacos, recomendamos enfaticamente que os leitores consultem sempre outras fontes fidedignas, de modo a se certificarem de que as informações contidas neste livro estão corretas e de que não houve alterações nas dosagens recomendadas ou na legislação regulamentadora.

- Os autores e a editora envidaram todos os esforços no sentido de se certificarem de que a escolha e a posologia dos medicamentos apresentados neste compêndio estivessem em conformidade com as recomendações atuais e com a prática em vigor na época da publicação. Entretanto, em vista da pesquisa constante, das modificações nas normas governamentais e do fluxo contínuo de informações em relação à terapia e às reações medicamentosas, o leitor é aconselhado a checar a bula de cada fármaco para qualquer alteração nas indicações e posologias, assim como para maiores cuidados e precauções. Isso é articularmente importante quando o agente recomendado é novo ou utilizado com pouca frequência.

- Os autores e a editora se empenharam para citar adequadamente e dar o devido crédito a todos os detentores de direitos autorais de qualquer material utilizado neste livro, dispondo-se a possíveis acertos posteriores caso, inadvertida e involuntariamente, a identificação de algum deles tenha sido omitida.

- Traduzido de:
MANUAL OF NEONATAL CARE, SEVENTH EDITION
Copyright © 2012 by LIPPINCOTT WILLIAMS & WILKINS, a WOLTERS KLUWER business
Copyright © 2008 and 2004 by Lippincott Williams & Wilkins
All rights reserved.
2001 Market Street
Philadelphia, PA 19103 USA
LWW.com
Published by arrangement with Lippincott Williams & Wilkins, Inc., USA.
Lippincott Williams & Wilkins/Wolters Kluwer Health did not participate in the translation of this title.
ISBN: 978-1-4511-1811-7

- Direitos exclusivos para a língua portuguesa
Copyright © 2015 by
EDITORA GUANABARA KOOGAN LTDA.
Uma editora integrante do GEN | Grupo Editorial Nacional
Travessa do Ouvidor, 11
Rio de Janeiro – RJ – CEP 20040-040
Tels.: (21) 3543-0770/(11) 5080-0770 | Fax: (21) 3543-0896
www.grupogen.com.br | faleconosco@grupogen.com.br

- Reservados todos os direitos. É proibida a duplicação ou reprodução deste volume, no todo ou em parte, em quaisquer formas ou por quaisquer meios (eletrônico, mecânico, gravação, fotocópia, distribuição pela Internet ou outros), sem permissão, por escrito, da EDITORA GUANABARA KOOGAN LTDA.

- Capa: Bruno Sales
Editoração eletrônica: R.O. Moura

- Ficha catalográfica

M251
7. ed.

Manual de neonatologia / editores John P. Cloherty, Eric C. Eichenwald, Ann R. Stark. - 7. ed. - [Reimpr.]. - Rio de Janeiro : Guanabara Koogan, 2019.
    il.

    Tradução de: Manual of neonatal care, 7th ed
    ISBN 978-85-277-2662-7

    1. Neonatologia - Manuais, guias, etc. 2. Recém-nascidos - Doenças - Manuais, guias, etc. I. Cloherty, John P. II. Eichenwald, Eric C. III. Stark, Ann R.

14-17782	CDD: 618.9201
	CDU: 612.648

Dedicamos esta edição aos nossos cônjuges: Ann, Caryn, Jonathan e Peter; aos nossos filhos: Maryann, David, Joan, Neil, Danny, Monica, Tom, Victoria, Anne, Tim, Zachary, Taylor, Connor, Laura, Jonah, Gregory, Oliver, Julian e Nathalie; aos nossos netos: Chrissy, Elizabeth, Daniel, Patrick, John, Tom, Ryan, Catherine, Sophie, Jack, Eva, Jane, Peter, Nora, Sheila e James; e aos muitos bebês e pais cuidados por nós.

Colaboradores

Elisa Abdulhayoglu, MD
Instructor, Department of Pediatrics, Harvard Medical School, Boston, Massachusetts; Neonatologist, Department of Neonatology, Newton-Wellesley Hospital, Newton, Massachusetts.

Steven A. Abrams, MD
Professor, Department of Pediatrics, Baylor College of Medicine, Houston, Texas; Attending Physician, Department of Pediatrics, Texas Children's Hospital, Houston, Texas.

James M. Adams, MD
Professor, Department of Pediatrics, Baylor College of Medicine, Houston, Texas; Attending Physician, Neonatology, Texas Children's Hospital, Houston, Texas.

Pankaj B. Agrawal, MD, DM, MMSc
Instructor, Department of Pediatrics, Harvard Medical School, Boston, Massachusetts; Neonatologist, Children's Hospital Boston, Boston, Massachusetts.

Katherine W. Altshul, MD
Instructor, Department of Pediatrics, Harvard Medical School, Boston, Massachusetts; Pediatric/NICU Hospitalist, Division of Newborn Medicine, Brigham and Women's Hospital, Boston, Massachusetts.

Diane M. Anderson, PhD, RD
Associate Professor, Department of Pediatrics, Baylor College of Medicine, Houston, Texas; Neonatal Nutritionist, Department of Pediatrics, Texas Children's Hospital, Houston, Texas.

Theresa M. Andrews, RN, CCRN
Staff Nurse III, Neonatal Intensive Care Unit, Children's Hospital Boston, Boston, Massachusetts.

John H. Arnold, MD
Associate Professor, Department of Anesthesia, Harvard Medical School, Boston, Massachusetts; Senior Associate, Anesthesia & Critical Care, Children's Hospital Boston, Boston, Massachusetts.

David J. Askenazi, MD, MsPH
Assistant Professor, Department of Pediatrics, University of Alabama at Birmingham, Birmingham, Alabama; Attending Physician, Division of Nephrology and Transplantation, Children's Hospital of Alabama, Birmingham, Alabama.

Muhammad Aslam, MD
Instructor, Department of Pediatrics, Harvard Medical School, Boston, Massachusetts; Neonatologist, Division of Newborn Medicine, Children's Hospital Boston, Boston, Massachusetts.

Carlos A. Bacino, MD
Associate Professor, Department of Molecular and Human Genetics, Baylor College of Medicine, Houston, Texas; Director, Genetics Clinic, Texas Children's Hospital, Houston, Texas.

Mandy Brown Belfort, MD, MPH
Instructor, Department of Pediatrics, Harvard Medical School, Boston, Massachusetts; Attending Neonatologist, Division of Newborn Medicine, Children's Hospital Boston, Boston, Massachusetts.

Ann M. Bergin, MB, SCM
Assistant Professor, Neurology, Harvard Medical School, Boston, Massachusetts; Staff Physician, Neurology, Children's Hospital Boston, Boston, Massachusetts.

Kushal Y. Bhakta, MD
Assistant Professor, Department of Pediatrics - Neonatology, University of California, Irvine, California; Attending Neonatologist, Neonatology, Children's Hospital of Orange Country, Orange, California.

Rosalind S. Brown, MD
Associate Professor, Department of Pediatrics, Harvard Medical School, Boston, Massachusetts; Director, Clinical Trials Research, Division of Endocrinology, Medicine, Children's Hospital Boston, Boston, Massachusetts.

Sandra K. Burchett, MD, MSc
Associate Professor, Department of Pediatrics, Harvard Medical School, Boston, Massachusetts; Clinical Director, Division of Infectious Diseases, Associate Physician in Medicine, Children's Hospital Boston, Boston, Massachusetts.

Heather H. Burris, MD, PhD
Instructor, Department of Pediatrics, Harvard Medical School, Boston, Massachusetts; Neonatologist, Department of Neonatology, Beth Israel Deaconess Medical Center, Boston, Massachusetts.

Carol Spruill Turnage, MSN, RN, CNS
Neonatal Clinical Nurse Specialist, Nursing-Neonatal Intensive Care, Texas Children's Hospital, Houston, Texas.

Kimberlee Chatson, MD
Instructor, Newborn Medicine, Harvard Medical School, Boston, Massachusetts; Associate Medical Director Special Care Nursery, Winchester Hospital, Winchester, Massachusetts.

Chaitanya Chavda, MD
Clinical Fellow, Harvard Program in Newborn Medicine, Boston, Massachusetts.

Helen A. Christou, MD
Assistant Professor, Department of Pediatrics, Harvard Medical School, Boston, Massachusetts; Neonatologist, Division of Newborn Medicine, Brigham and Women's Hospital, Children's Hospital, Boston, Massachusetts.

John P. Cloherty, MD
Associate Clinical Professor, Department of Pediatrics, Harvard Medical School, Boston, Massachusetts; Associate Neonatologist, Neonatology Program at Harvard, Brigham and Women's Hospital, Beth Israel Deaconess Medical Center, Children's Hospital Boston, Boston, Massachusetts.

William D. Cochran, MD
Associate Clinical Professor (emeritus), Department of Pediatrics, Harvard Medical School, Boston, Massachusetts; Senior Associate in Medicine (emeritus), Newborn Intensive Care Unit, Beth Israel Deaconess Medical Center, Boston, Massachusetts.

Elizabeth G. Doherty, MD
Instructor, Department of Pediatrics, Harvard Medical School, Boston, Massachusetts; Neonatologist, Division of Newborn Medicine, Children's Hospital Boston and Winchester Hospital, Winchester, Massachusetts.

Caryn E. Douma, MS, RN
Project Manager for the Chief Nursing Officer, Administration, Children's Memorial Hermann Hospital, Houston, Texas.

Dmitry Dukhovny, MD, MPH
Instructor, Department of Pediatrics, Harvard Medical School, Boston, Massachusetts; Neonatologist, Department of Neonatology, Beth Israel Deaconess Medical Center, Boston, Massachusetts.

Stephanie Dukhovny, MD
Clinical Fellow, Maternal Fetal Medicine/Genetics, Boston University School of Medicine, Boston, Massachusetts; Division of Maternal-Fetal Medicine, Brigham and Women's Hospital, Boston, Massachusetts.

Eric C. Eichenwald, MD
Associate Professor, Department of Pediatrics, Chief, Division of Neonatology, Vice-Chair, Department of Pediatrics, University of Texas Health Science Center, Children's Memorial Hermann Hospital, Houston, Texas.

Ayman W. El-Hattab, MBBS
Medical Biochemical Genetics Fellow, Department of Molecular and Human Genetics, Baylor College of Medicine, Houston, Texas; Medical Biochemical Genetics Fellow, Genetics, Texas Children's Hospital, Houston, Texas.

Deirdre M. Ellard, MS, RD, LDN, CNSD
Neonatal Dietitian, Department of Nutrition, Brigham and Women's Hospital, Boston, Massachusetts.

Caraciolo J. Fernandes, MD
Associate Professor, Department of Pediatrics - Neonatology, Baylor College of Medicine, Houston, Texas; Medical Director, Transport, Section of Neonatology, Texas Children's Hospital, Houston, Texas.

Jennifer Schonen Gardner, PharmD
Neonatal Clinical Pharmacy Specialist, Department of Pharmacy, Texas Children's Hospital, Houston, Texas.

Stuart L. Goldstein, MS
Professor, Department of Pediatrics, University of Cincinnati College of Medicine, Cincinnati, Ohio; Director, Center for Acute Care Nephrology, Cincinnati Children's Hospital Medical Center, Cincinnati, Ohio.

James E. Gray, MD, MS
Assistant Professor, Department of Pediatrics, Harvard Medical School, Boston, Massachusetts; Attending Neonatologist, Department of Neonatology, Beth Israel Deaconess Medical Center, Boston, Massachusetts.

Mary Lucia P. Gregory, MD, MMSc
Instructor, Department of Pediatrics, Harvard Medical School, Boston, Massachusetts; Attending Neonatologist, Department of Neonatology, Beth Israel Deaconess Medical Center, Boston, Massachusetts.

Munish Gupta, MD, MMSc
Instructor, Department of Pediatrics, Harvard Medical School, Boston, Massachusetts; Associate Director, Neonatal Intensive, Care Unit, Department of Neonatology, Beth Israel Deaconess Medical Center, Boston, Massachusetts.

Anne R. Hansen, MD, MPH
Assistant Professor, Department of Pediatrics, Harvard Medical School, Boston, Massachusetts; Medical Director, Neonatal Intensive Care Unit, Children's Hospital Boston, Boston, Massachusetts.

Linda J. Heffner, MD, PhD
Professor and Chair, Obstetrics and Gynecology, Boston University School of Medicine, Boston, Massachusetts; Chief, Obstetrics and Gynecology, Boston Medical Center, Boston, Massachusetts.

Nancy Hurst
Assistant Professor, Department of Pediatrics, Baylor College of Medicine, Houston, Texas; Director, Women's Support Services, Texas Children's Hospital, Houston, Texas.

Ruth A. Hynes
Staff Nurse III, Neonatal Intensive Care Unit, Children's Hospital Boston, Boston, Massachusetts.

Lise Johnson, MD
Instructor, Department of Pediatrics, Harvard Medical School, Boston, Massachusetts; Medical Director, Well New Born Nurseries, Division of Newborn Medicine, Brigham and Women's Hospital, Boston, Massachusetts.

Yvette R. Johnson, MD, MPH
Assistant Professor, Department of Pediatrics, Baylor College of Medicine, Houston, Texas; Medical Director of the Perinatal Outcomes Database, Section of Neonatology, Texas Children's Hospital, Houston, Texas.

Marsha R. Joselow
Social Worker, Pediatric Advanced Care Team, Children's Hospital Boston and Dana-Farber Cancer Institute, Boston, Massachusetts.

James R. Kasser, MD
Catharina Ormandy Professor of Orthopaedic Surgery, Harvard Medical School, Boston, Massachusetts; Orthopaedic Surgeon-in-Chief, Department of Orthopaedic Surgery, Children's Hospital Boston, Boston, Massachusetts.

Kirsten A. Kienstra, MD
Assistant Professor, Department of Pediatrics - Neonatology, Baylor College of Medicine, Houston, Texas; Attending Physician, Neonatology, Texas Children's Hospital, Houston, Texas.

Aimee Knorr, MD
Instructor, Department of Pediatrics, Harvard Medical School, Boston, Massachusetts; Staff Physician Newborn Medicine, Director of Newborn Hearing Screening at Winchester Hospital, Winchester, Massachusetts.

Michelle A. LaBrecque, MSN
Clinical Nurse Specialist, Neonatal Intensive Care Unit, Children's Hospital Boston, Boston, Massachusetts.

Aviva Lee-Parritz, MD
Associate Professor, Obstetrics and Gynecology, Boston University, School of Medicine, Boston, Massachusetts; Vice-Chair, Obstetrics and Gynecology, Boston Medical Center, Boston, Massachusetts.

Joseph R. Madsen, MD
Associate Professor, Department of Surgery, Harvard Medical School, Boston, Massachusetts; Director, Neurodynamics Laboratory, Director, Epilepsy Surgery Program, Neurosurgery, Children's Hospital Boston, Boston, Massachusetts.

Lucila Marquez, MD
Clinical Fellow, Department of Pediatrics, Section of Infectious Diseases, Baylor College of Medicine, Houston, Texas.

Camilia R. Martin, MD, MS
Associate Professor, Department of Pediatrics, Harvard Medical School, Boston, Massachusetts; Associate Director, Neonatal Intensive Care Unit, Beth Israel Deaconess Medical Center, Boston, Massachusetts.

Thomas F. McElrath, MD, PhD
Associate Professor, Department of Obstetrics and Gynecology, Harvard Medical School, Boston, Massachusetts; Division of Maternal-Fetal Medicine, Brigham and Women's Hospital, Boston, Massachusetts.

Tiffany M. McKee-Garrett, MD
Assistant Professor, Department of Pediatrics - Neonatology, Baylor College of Medicine, Houston, Texas; Attending Physician, Texas Children's Hospital, Houston, Texas.

Ellis J. Neufeld, MD, PhD
Professor, Department of Pediatrics, Harvard Medical School, Boston, Massachusetts; Associate Chief, Division of Hematology/Oncology, Children's Hospital Boston, Boston, Massachusetts.

Deirdre O'Reilly, MD, MPH
Instructor, Department of Pediatrics, Harvard Medical School, Boston, Massachusetts; Neonatologist, Division of Newborn Medicine, Children's Hospital Boston, Boston, Massachusetts.

Debra Palazzi, MD
Assistant Professor, Department of Pediatric, Section of Infectious Diseases, Baylor College of Medicine, Houston, Texas; Attending Physician, Section of Infectious Diseases, Texas Children's Hospital, Houston, Texas.

Mohan Pammi, MD, MRCP
Assistant Professor, Department of Pediatrics - Neonatology, Baylor College of Medicine, Houston, Texas; Attending Physician, Neonatology, Texas Children's Hospital, Houston, Texas.

Lu-Ann Papile, MD
Professor, Department of Pediatrics - Neonatology, Baylor College of Medicine, Houston, Texas; Attending Physician, Neonatology, Texas Children's Hospital, Houston, Texas.

Richard B. Parad, MD, MPH
Associate Professor, Department of Pediatrics, Harvard Medical School, Boston, Massachusetts; Attending Neonatologist, Division of Newborn Medicine, Brigham and Women's Hospital, Boston, Massachusetts.

Frank X. Placencia, MD
Assistant Professor, Department of Pediatrics - Neonatology, Baylor College of Medicine, Houston, Texas; Attending Physician, Neonatology, Texas Children's Hospital, Houston, Texas.

Muralidhar H. Premkumar, MBBS, DNB, MRCPCH
Assistant Professor, Department of Pediatrics - Neonatology, Baylor College of Medicine, Houston, Texas; Attending Physician, Neonatology, Texas Children's Hospital, Houston, Texas.

Karen M. Puopolo, MD, PhD
Assistant Professor, Department of Pediatrics, Harvard Medical School, Boston, Massachusetts; Attending Physician, Division of Newborn Medicine, Brigham and Women's Hospital, Boston, Massachusetts.

Steven A. Ringer, MD, PhD
Associate Professor, Department of Pediatrics, Harvard Medical School, Boston, Massachusetts; Chief, Division of Newborn Medicine, Brigham and Women's Hospital, Boston, Massachusetts.

Matthew Saxonhouse, MD
Attending Neonatologist, Pediatrix Medical Group, Carolinas Medical Center-NE, Concord, New Carolina.

Lori A. Sielski, MD
Associate Professor, Department of Pediatrics - Neonatology, Baylor College of Medicine, Houston, Texas; Director of Newborn Nursery, Department of Pediatrics, Ben Taub General Hospital, Houston, Texas.

Steven R. Sloan, MD, MPH
Assistant Professor, Department of Pathology, Harvard Medical School, Boston, Massachusetts; Blood Bank Medical Director, Department of Laboratory Medicine, Children's Hospital Boston, Boston, Massachusetts.

Vincent C. Smith, MD, MPH
Instructor, Department of Pediatrics, Harvard Medical School, Boston, Massachusetts; Associate Director, Neonatal Intensive Care Unit, Department of Neonatology, Beth Israel Deaconess Medical Center, Boston, Massachusetts.

Martha Sola-Visner, MD
Assistant Professor, Department of Pediatrics, Harvard Medical School, Boston, Massachusetts; Neonatologist, Division of Newborn Medicine, Children's Hospital Boston, Boston, Massachusetts.

Janet S. Soul, MD, CM, FRCPC
Associate Professor, Department of Neurology, Harvard Medical School, Boston, Massachusetts; Director, Clinical Neonatal Neurology, Neurology, Children's Hospital Boston, Boston, Massachusetts.

Norman P. Spack, MD
Associate Professor, Department of Pediatrics, Harvard Medical School, Boston, Massachusetts; Associate in Endocrinology, Endocrine Division, Children's Hospital Boston, Boston, Massachusetts

Ann R. Stark, MD
Professor, Department of Pediatrics - Neonatology, Baylor College of Medicine, Houston, Texas.

Jane E. Stewart, MD
Assistant Professor, Department of Pediatrics, Harvard Medical School, Boston, Massachusetts; Associate Director, Department of Neonatology, Beth Israel Deaconess Medical Center, Boston, Massachusetts.

V. Reid Sutton, MD
Associate Professor, Department of Molecular and Human Genetics, Baylor College of Medicine, Houston, Texas; Genetics, Texas Children's Hospital, Houston, Texas.

Linda J. Van Marter, MD, PhD
Associate Professor, Department of Pediatrics, Harvard Medical School, Boston, Massachusetts; Senior Associate in Newborn Medicine and Director of Clinical Research, Division of Newborn Medicine, Children's Hospital Boston, Boston, Massachusetts.

Deborah K. VanderVeen, MD
Assistant Professor, Department of Ophthalmology, Harvard Medical School, Boston, Massachusetts; Associate in Ophthalmology, Department of Ophthalmology, Children's Hospital Boston, Boston, Massachusetts.

Louis Vernacchio, MD, MSc
Assistant Clinical Professor, Department of Pediatrics, Harvard Medical School, Boston, Massachusetts; Division of General Pediatrics, Children's Hospital Boston, Boston, Massachusetts.

Ari J. Wassner, MD
Clinical Fellow, Department of Pediatrics, Harvard Medical School, Boston, Massachusetts; Fellow in Endocrinology, Children's Hospital Boston, Boston, Massachusetts.

Gil Wernovsky, MD, FACC, FAPP
Associate Professor, Department of Pediatrics, University of Pennsylvania School of Medicine, Philadelphia, Pennsylvania; Director, Program Development, Staff Cardiologist, Cardiac Intensive Care Unit, Cardiac Center at the Children's Hospital of Philadelphia, Philadelphia, Pennsylvania.

Richard E. Wilker, MD
Instructor, Department of Pediatrics, Harvard Medical School, Boston, Massachusetts; Chief of Neonatology, Department of Pediatrics, Newton-Wellesley Hospital, Newton, Massachusetts.

Louise E. Wilkins-Haug, MD, PhD
Associate Professor, Department of Obstetrics and Gynecology, Harvard Medical School, Boston, Massachusetts; Division Director, Division of Maternal-Fetal Medicine and Reproductive Genetics, Brigham and Women's Hospital, Boston, Massachusetts.

Gerhard K. Wolf, MD
Assistant Professor of Anesthesia, Harvard Medical School, Boston, Massachusetts; Associate in Critical Care Medicine, Anesthesia, Division of Critical Care Medicine, Children's Hospital Boston, Boston, Massachusetts.

John A. F. Zupancic, MD, ScD
Assistant Professor, Department of Pediatrics, Harvard Medical School, Boston, Massachusetts; Department of Neonatology, Beth Israel Deaconess Medical Center, Boston, Massachusetts.

Prefácio

Esta edição do *Manual de Neonatologia*, totalmente revisada e atualizada, foi elaborada para evidenciar as mudanças que, desde a sexta edição, vêm ocorrendo na assistência fetal, perinatal e neonatal.

Neste manual, são descritas as abordagens práticas e atuais para avaliação e manejo das condições de saúde de fetos e recém-nascidos, que abrangem desde etapas rotineiras, como a assistência pré-natal e a pós-natal, até problemas clínicos e cirúrgicos complexos. Embora sempre nos pautemos nas melhores pesquisas baseadas em evidências disponíveis, sabemos que nosso conhecimento se expande a cada dia e que, em muitas áreas, há controvérsias e a possibilidade de mais de uma perspectiva sobre determinado problema.

Nosso compromisso com valores, incluindo excelência clínica, colaboração multidisciplinar, trabalho de equipe e cuidado familiar, é evidente em todo o texto, como, por exemplo, ocorre com o tema *suporte às famílias*, discutido nos capítulos sobre aleitamento materno, apoio ao desenvolvimento, luto e tomada de decisões e dilemas éticos.

O Children's Hospital Boston Neonatology Program em Harvard – o qual consta no currículo de muitos colaboradores desta obra – cresceu e hoje inclui 57 neonatologistas assistentes e 18 *fellows* que atendem mais de 28.000 recém-nascidos por ano no Beth Israel Deaconess Medical Center (BIDMC), no Brigham and Women's Hospital (antes conhecido como Boston Lying-In Hospital e Boston Hospital for Women), Beverly Hospital, Saint Elizabeth's Medical Center, Holy Family Hospital, Good Samaritan Medical Center, South Shore Hospital e Winchester Hospital. Esses profissionais também cuidam dos 650 recém-nascidos transferidos anualmente para as Unidades de Terapia Intensiva (UTINs) do Children's Hospital Boston para manejo de problemas clínicos e cirúrgicos complexos. Os *fellows* no Harvard Neonatal-Perinatal Fellowship Program atuam também no BIDMC, no Brigham and Women's Hospital e no Massachusetts General Hospital.

Agradecemos a Jessica DeNaples e Katie Scarpelli pelo imensurável apoio administrativo. Também somos gratos a Nicole Walz, Sonya Seigafuse e Ave McCracken da Lippincott Williams & Wilkins por sua inestimável ajuda.

É importante mencionar os esforços envidados no avanço do atendimento de recém-nascidos e reconhecer, em especial, a colaboração de nossos mestres, colegas e *trainees* em Harvard, onde os editores treinaram neonatologia e em cujas UTINs eles praticaram. Agradecemos a Clement Smith e Nicholas M. Nelson por seus esclarecimentos sobre a fisiologia do recém-nascido, assim como Steward Clifford, William D. Cochran, John Hubbell e Manning Sears por suas contribuições para o atendimento aos recém-nascidos no Boston Lying-In Hospital. Reconhecemos também o trabalho dos antigos e atuais diretores do Newborn Medicine Program em Harvard: H. William Taeusch Jr., Barry T. Smith, Michael F. Epstein, Merton Bernfield, Ann R. Stark, Gary A. Silverman e Stella Kourembanas.

Dedicamos este livro à Dra. Mary Ellen Avery por suas contribuições para a assistência a recém-nascidos e pelo suporte pessoal e pareceres concedidos a tantos profissionais, inclusive aos editores desta obra. Também dedicamos este livro à memória do Dr. Ralph D. Feigin, por sua liderança na pediatria acadêmica, seu suporte ao atendimento da melhor qualidade aos lactentes e crianças e sua cooperação no treinamento de tantos pediatras.

Por fim, mas não menos importante, queremos dar as boas-vindas a Anne Hansen, de Harvard, nossa nova editora e colaboradora, além de expressar nosso reconhecimento aos profissionais de enfermagem, residentes, *fellows*, pais e bebês que nos inspiraram e avaliaram a utilidade do conteúdo desta obra.

John P. Cloherty, MD
Eric C. Eichenwald, MD
Anne R. Hansen, MD, MPH
Ann R. Stark, MD

Sumário

Parte 1 — Avaliação e Condições Pré-natais

1 Avaliação Fetal e Diagnóstico Pré-natal, 1
Louise E. Wilkins-Haug e Linda J. Heffner

2 Diabetes Melito, 9
Aviva Lee-Parritz e John P. Cloherty

3 Distúrbios da Tireoide, 19
Mandy Brown Belfort e Rosalind S. Brown

4 Pré-eclâmpsia e Condições Relacionadas, 31
Thomas F. McElrath

Parte 2 — Avaliação e Tratamento no Período Pós-natal Imediato

5 Reanimação na Sala de Parto, 37
Steven A. Ringer

6 Tocotraumatismo, 50
Elisa Abdulhayoglu

7 Recém-nascido de Alto Risco I Antecipação, Avaliação, Tratamento e Desfechos, 59
Vincent C. Smith

8 Avaliação da História e do Exame Físico do Recém-nascido, 72
Lise Johnson e William D. Cochran

9 Assistência ao Recém-nascido Sadio no Berçário, 81
Lori A. Sielski e Tiffany M. McKee-Garrett

Parte 3 — Condições Gerais do Recém-nascido

10 Problemas Genéticos Comuns no Recém-nascido, 89
Carlos A. Bacino

11 Nascimentos Múltiplos, 98
Yvette R. Johnson

xvi Manual de Neonatologia

12 Uso de Substâncias Ilícitas, Exposição e Abstinência Materna, 106
Katherine W. Altshul

13 Cuidados com Prematuros de Extremo Baixo Peso ao Nascer, 123
Steven A. Ringer

14 Apoio ao Desenvolvimento, 133
Carol Spruill Turnage e Lu-Ann Papile

15 Controle da Temperatura, 141
Kimberlee Chatson

16 Acompanhamento de Recém-nascidos de Muito Baixo Peso ao Nascer e Prematuros Extremos, 145
Jane E. Stewart e Marsha R. Joselow

17 Transporte Neonatal, 151
Caraciolo J. Fernandes

18 Planejamento da Alta, 159
Ruth A. Hynes e Theresa M. Andrews

19 Tomada de Decisão e Dilemas Éticos, 170
Frank X. Placencia

20 Manejo da Terminalidade da Vida Neonatal e Acompanhamento do Luto, 175
Caryn E. Douma

Parte 4 Questões da Nutrição Hidreletrolítica, Gastrintestinal e Renal

21 Nutrição, 179
Deirdre M. Ellard e Diane M. Anderson

22 Aleitamento Materno, 202
Nancy Hurst

23 Manejo Hidreletrolítico, 207
Elizabeth G. Doherty

24 Hipoglicemia e Hiperglicemia, 219
Richard E. Wilker

Manual de Neonatologia xvii

25 Anormalidades do Cálcio e Magnésio Séricos, 230
Steven A. Abrams

26 Hiperbilirrubinemia Neonatal, 236
Maria Lucia P. Gregory, Camilia R. Martin e John P. Cloherty

27 Enterocolite Necrosante, 262
Muralidhar H. Premkumar

28 Condições Renais, 270
David J. Askenazi e Stuart L. Goldstein

Parte 5 | Distúrbios Respiratórios

29 Ventilação Mecânica, 291
Eric C. Eichenwald

30 Monitoramento dos Gases Sanguíneos e da Função Pulmonar, 304
James M. Adams

31 Apneia, 308
Ann R. Stark

32 Taquipneia Transitória do Recém-nascido, 313
Kirsten A. Kienstra

33 Síndrome de Desconforto Respiratório, 316
Kushal Y. Bhakta

34 Displasia Broncopulmonar | Doença Pulmonar Crônica, 325
Richard B. Parad,

35 Aspiração de Mecônio, 335
Heather H. Burris

36 Hipertensão Pulmonar Persistente do Recém-nascido, 340
Linda J. Van Marter

37 Hemorragia Pulmonar, 347
Kirsten A. Kienstra

38 Extravasamento de Ar Pulmonar, 350
Mohan Pammi

xviii Manual de Neonatologia

39 Oxigenação por Membrana Extracorpórea, 356
Gerhard K. Wolf e John H. Arnold

Parte 6 Distúrbios Cardiovasculares

40 Choque, 363
Pankaj B. Agrawal

41 Cardiopatias, 368
Stephanie Burns Wechsler e Gil Wernovsky

Parte 7 Distúrbios Hematológicos

42 Hemoderivados Utilizados no Recém-nascido, 413
Steven R. Sloan

43 Sangramento, 420
Ellis J. Neufeld

44 Trombose Neonatal, 427
Munish Gupta

45 Anemia, 441
Helen A. Christou

46 Policitemia, 448
Deirdre O'Reilly

47 Trombocitopenia Neonatal, 453
Chaitanya Chavda, Matthew Saxonhouse e Martha Sola-Visner

Parte 8 Doenças Infecciosas

48 Infecções Virais, 461
Sandra K. Burchett

49 Infecções Bacterianas e Fúngicas, 490
Karen M. Puopolo

50 Toxoplasmose Congênita, 516
Lucila Marquez e Debra Palazzi

51 Sífilis, 523
Louis Vernacchio

52 Tuberculose, 529
Dmitry Dukhovny e John P. Cloherty

53 Doença de Lyme, 538
Muhammad Aslam

Parte 9 Distúrbios Neurológicos

54 Hemorragia Intracraniana, 541
Janet S. Soul

55 Asfixia Perinatal e Encefalopatia Hipóxico-Isquêmica, 562
Anne R. Hansen e Janet S. Soul

56 Convulsões Neonatais, 576
Ann M. Bergin

57 Defeitos do Tubo Neural, 588
Joseph R. Madsen e Anne R. Hansen

Parte 10 Condições Ósseas

58 Problemas Ortopédicos, 599
James R. Kasser

59 Osteopenia da Prematuridade, 604
Steven A. Abrams

Parte 11 Metabolismo

60 Erros Inatos do Metabolismo, 609
Ayman W. El-Hattab e V. Reid Sutton

Parte 12 Desenvolvimento Sexual

61 Distúrbios do Desenvolvimento Sexual, 629
Ari J. Wassner e Norman P. Spack

Parte 13 Cirurgia

62 Emergências Cirúrgicas no Recém-nascido, 643
Steven A. Ringer e Anne R. Hansen

xx Manual de Neonatologia

Parte 14 Dermatologia

63 **Cuidados com a Pele, 661**
Caryn E. Douma

Parte 15 Distúrbios Auditivos e Oftalmológicos

64 **Retinopatia da Prematuridade, 669**
Deborah K. VanderVeen e John A.F. Zupancic

65 **Perda Auditiva Pós-alta da Unidade de Terapia Intensiva Neonatal, 674**
Jane E. Stewart e Aimee Knorr

Parte 16 Procedimentos Neonatais Comuns

66 **Procedimentos Neonatais Comuns, 679**
Steven A. Ringer e James E. Gray

Parte 17 Controle da Dor e do Estresse

67 **Prevenção e Tratamento da Dor e do Estresse em Recém-nascidos na Unidade de Terapia Intensiva Neonatal, 695**
Carol Spruill Turnage e Michelle A. LaBrecque

Apêndice A | Orientações para Administração de Medicamentos Comuns na Unidade de Terapia Intensiva Neonatal, 707
Caryn E. Douma e Jennifer Schonen Gardner

Apêndice B | Efeitos de Fármacos e Substâncias de Uso Materno no Feto, 745
Stephanie Dukhovny

Apêndice C | Medicamentos Maternos e Amamentação, 769
Karen M. Puopolo

Índice Alfabético, 779

MANUAL DE NEONATOLOGIA

Parte 1
Avaliação e Condições Pré-natais

Avaliação Fetal e Diagnóstico Pré-natal
Louise E. Wilkins-Haug e Linda J. Heffner

I. A avaliação da idade gestacional, importante tanto para o obstetra quanto para o pediatra, tem de ser realizada com razoável grau de precisão. Intervenções obstétricas eletivas, como a biopsia de vilosidades coriônicas (BVC) e a amniocentese, devem ser programadas de maneira apropriada. Quando um parto prematuro é inevitável, a idade gestacional é importante em termos do prognóstico, do manejo do trabalho de parto, do próprio parto e do plano de tratamento neonatal inicial.

   A. A **estimativa clínica** da idade gestacional geralmente é realizada com base no primeiro dia da última menstruação (DUM). Acompanhada pelo exame físico, a ausculta das bulhas cardíacas fetais e a percepção materna dos movimentos fetais também podem ser úteis.

   B. Estimativa ultrassonográfica da idade gestacional. Durante o primeiro trimestre da gravidez, o comprimento craniocaudal fetal pode ser um preditor acurado da idade gestacional. Espera-se que a estimativa da idade gestacional, segundo o comprimento craniocaudal, esteja dentro de 7 dias da idade gestacional verdadeira. Durante o segundo e o terceiro trimestres, as medições do diâmetro biparietal (DBP) e do comprimento do fêmur fetal oferecem melhores estimativas da idade gestacional. Critérios rígidos para medir as imagens transversais pela cabeça fetal garantem a acurácia. Não obstante, em virtude da variabilidade biológica normal, a acurácia da idade gestacional estimada pelo DBP diminui conforme a idade gestacional aumenta. Para medições realizadas entre a 14ª e 20ª semana de gestação, a variação é de até 11 dias; entre a 20ª e a 28ª semana, a variação pode alcançar 14 dias; e da 29ª a 40ª semana, a variação chega a 21 dias. O comprimento do fêmur fetal calcificado, frequentemente medido, é utilizado para validar as medições do DBP ou obter uma estimativa quando o DBP não é mensurável (p. ex., cabeça fetal encaixada profundamente) ou é inexato (p. ex., hidrocefalia).

II. O diagnóstico pré-natal das doenças fetais é cada vez melhor. A origem de muitas doenças, genética ou relacionada com o desenvolvimento, está aparecendo, junto ao aumento da acurácia dos exames. Existem dois tipos de exames: de rastreamento e procedimentos diagnósticos. Os exames de rastreamento, como a coleta de sangue materno ou a ultrassonografia, são não invasivos, mas relativamente inespecíficos. Um exame de rastreamento sérico positivo, uma história familiar preocupante ou uma ultrassonografia que sugira anomalias ou aneuploidia pode levar a paciente e o médico a considerar um procedimento diagnóstico. Os procedimentos diagnósticos que exigem a obtenção de uma amostra de material fetal implicam algum risco para a mãe e o feto, mas podem confirmar ou excluir o distúrbio em questão.

   A. O **rastreamento por análise do soro materno** durante a gravidez individualiza o risco de feto com defeito do tubo neural (DTN) ou aneuploidia, como a trissomia do 21 (síndrome de Down) ou a trissomia do 18 (síndrome de Edward).

1. A determinação da **alfafetoproteína sérica materna (AFPSM)** entre a 15ª e a 22ª semana de gestação serve de rastreamento para os DTN. A elevação da AFPSM acima de 2,5 múltiplos da mediana (MoM) para a idade gestacional ocorre em 70 a 85% dos fetos com espinha bífida aberta e em 95% daqueles com anencefalia. Em 50% das mulheres com níveis elevados, a ultrassonografia detecta outra causa, mais comumente um erro na estimativa da idade gestacional. A ultrassonografia que incorpora sinais craniais ou intracraniais, como alterações no formato da cabeça (sinal do limão) ou deformações no cerebelo (sinal da banana) secundárias aos DTN, aumenta a sensibilidade para a detecção visual de defeitos espinhais abertos.

2. **Rastreamento sérico no segundo semestre: AFPSM/painel tríplice/painel quádruplo.** Baixos níveis de AFPSM estão associados a anormalidades cromossômicas. Níveis alterados de gonadotropina coriônica humana (hCG), estriol não conjugado (uE3) e inibina também estão associados a anormalidades cromossômicas. Em média, na gravidez de um feto com trissomia do 21, os níveis de hCG são mais altos que o esperado, e os de uE3, mais reduzidos. Um painel sérico, em combinação com a idade materna, consegue estimar o risco de trissomia do 21 em uma determinada mulher. Em 5% das mulheres com menos de 35 anos o rastreamento sérico é positivo, mas a maioria (98%) não terá um feto com aneuploidia. Contudo, apenas cerca de 70% dos fetos com trissomia do 21 terão rastreamento tríplice materno (AFPSM, hCG, uE3) "positivo" em comparação com 80% para a rastreamento quádruplo positivo (AFPSM, hCG, uE3, inibina). São sinais típicos da trissomia do 18 níveis baixos de todos os marcadores.

3. **Rastreamento sérico no primeiro trimestre.** Os níveis maternos de duas substâncias, proteína A plasmática associada à gravidez (PAPP-A) e hCG (livre ou total), estão alterados nas gestações com um concepto aneuploide, especialmente a trissomia do 21. À semelhança do rastreamento sérico no segundo trimestre, tais valores conseguem individualizar o risco da gravidez complicar-se por aneuploidia. No entanto, é preciso realizar esses exames no início da gestação (idealmente entre 9 e 10 semanas) e, ainda que sejam anormais, saber que eles detectam menos de metade dos fetos com trissomia do 21.

4. **Translucência nucal no primeiro trimestre.** A avaliação ultrassonográfica do líquido acumulado na nuca do feto é um marcador sensível de aneuploidia. Com atenção à otimização da imagem e controle de qualidade, os estudos indicam detecção de 70 a 80% dos casos de aneuploidia nas gestações com translucência nucal aumentada na ultrassonografia. Além disso, muitos fetos com anormalidades estruturais, como defeitos cardíacos, também terão translucência nucal elevada.

5. **Rastreamento combinado no primeiro trimestre.** A combinação de dois marcadores séricos maternos do primeiro trimestre (PAPP-A e beta-hCG) com a medição da translucência nucal, além da idade materna, detecta 80% dos fetos com trissomia do 21, com baixa taxa de rastreamento positivo (5% nas mulheres com menos de 35 anos). O rastreamento sérico combinado no primeiro trimestre constitui uma avaliação de risco bastante sensível. Outros métodos de rastreamento no primeiro e no segundo trimestres, que utilizam uma série de marcadores séricos maternos e achados ultrassonográficos, estão sendo investigados.

6. **Rastreamentos séricos no primeiro e no segundo semestres combinados para trissomia do 21.** Várias abordagens já foram elaboradas para aumentar a sensibilidade do rastreamento para trissomia do 21, enquanto mantém baixa a média de resultados positivos. Essas abordagens diferenciam-se basicamente pelo fato de detectarem alterações já no primeiro trimestre.

    a. A **triagem sérica integrada** é a abordagem com taxa mais elevada de **detecção da** trissomia do 21 (97%), com uma taxa baixa de resultados falso-positivos (2%). Consiste em ultrassonografia, no primeiro trimestre, e rastreamento sérico materno no primeiro e no segundo trimestres de gravidez.

    b. **Triagem sérica sequencial.** Existem dois tipos de ferramentas de triagem sequencial. Ambos liberam resultados que indicam risco alto de trissomia do 21 no primeiro trimestre, mas é realizado rastreamento em toda a população remanescente no segundo trimestre (triagem sequencial passo a passo), ou apenas no subgrupo de mulheres que estão em um grupo intermediário de risco (triagem sequencial contingente). Na triagem sequencial contingente as pacientes podem ser classificadas como de risco alto, médio ou baixo para síndrome de Down no primeiro trimestre da gravidez. As pacientes de baixo risco não precisam de outros exames. Quando os dois tipos de exames sequenciais são comparados, apresentam taxas de falso-positividade global de 2 a 3%, e ambos têm sensibilidade de mais de 90% para a trissomia do 21 (triagem sequencial passo a passo, 95%; triagem contingente, 93%).

7. **Realização de ultrassonografia após rastreamento sérico de aneuploidia.** A ultrassonografia, realizada no segundo trimestre da gravidez e direcionada à detecção de aneuploidia, tem sido bem-sucedida como ferramenta de rastreamento. A realização da ultrassonografia no segundo trimestre, direcionada à detecção de aneuploidia, consegue reduzir o risco de síndrome de Down relacionado à idade materna em 50 a 60%, assim como o risco do rastreamento sérico no segundo trimestre. Recentemente, também foi comprovado o valor da ultrassonografia no segundo trimestre (após rastreamento de aneuploidia no primeiro trimestre) na redução da avaliação de risco para a trissomia do 21.

B. Para mulheres com **história familiar positiva de doença genética**, exame de rastreamento positivo ou características de risco na ultrassonografia, os exames invasivos são considerados. Quando uma malformação significativa ou doença genética é diagnosticada *in utero*, a informação oferece ao obstetra e ao pediatra tempo para esclarecer os pais, discutir as opções e estabelecer um plano terapêutico neonatal inicial, ainda antes do parto. Em alguns casos, o tratamento pode ser iniciado *in utero*.

1. **Biopsia das vilosidades coriônicas (BVC).** Sob orientação ultrassonográfica, obtém-se uma amostra do tecido placentário por meio de um cateter introduzido por via transcervical ou transabdominal. Realizada a partir da 10ª semana de gestação, a BVC fornece a detecção mais precoce possível de um feto geneticamente anormal por meio da análise das células trofoblásticas. Também é possível usar a BVC transabdominal até o terceiro trimestre, quando o líquido amniótico não está disponível ou não é possível coletar sangue fetal. Avanços técnicos no equipamento de ultrassom e no procedimento de BVC aproximaram bastante a taxa de perda da gravidez à taxa de perda após amniocentese no segundo trimestre (0,5 a 1%). As complicações possíveis da amniocentese e da BVC são semelhantes. A BVC, quando realizada antes da 10ª semana de gestação, pode estar associada a risco mais alto de defeitos reducionais dos membros fetais e malformações oromandibulares.

   a. Preparações diretas de citotrofoblastos em rápida divisão são possíveis, tornando um cariótipo completo disponível em 2 dias. Embora as preparações diretas minorem a contaminação por células maternas, a maioria dos centros também analisa células trofoblásticas cultivadas, que são embriologicamente mais próximas do feto. Tal procedimento leva mais 8 a 12 dias.

   b. Em aproximadamente 2% das amostras de BVC identificam-se células com cariótipos normal e anormal. Como as células coletadas por BVC refletem a constituição placentária, a conduta típica é realizar, em seguida, a amniocentese para analisar as células fetais. Um terço dos mosaicismos na BVC é confirmado no feto pela amniocentese.

2. **Amniocentese.** O líquido amniótico é removido da área em torno ao feto por uma agulha guiada por imagens ultrassonográficas. O líquido amniótico removido (~20 mℓ) é reposto pelo feto em 24 horas. Tecnicamente, a amniocentese pode ser realizada da 10ª à 14ª semana de gestação, mas a amniocentese precoce (antes da 13ª semana) está associada a uma taxa de perda gestacional de 1 a 2%, e a uma maior incidência de pé torto. A perda da gravidez após amniocentese orientada por ultrassom no segundo trimestre (16 a 20 semanas) ocorre em 0,5 a 1% dos casos, na maioria dos centros, por isso o procedimento costuma ser realizado nessa fase da gravidez.

   a. No **líquido amniótico** podem ser analisados vários compostos, incluindo alfafetoproteína (AFP), acetilcolinesterase (AChE), bilirrubina e surfactante pulmonar. Níveis de AFP elevados, juntamente com o achado de AChE, identificam os DTN com sensibilidade superior a 98%, quando a amostra de líquido não está contaminada por sangue fetal. Os níveis de AFP também estão elevados quando o feto apresenta defeitos da parede abdominal, nefrose congênita ou atresias intestinais. Nos casos de **hemólise isoimune**, níveis aumentados de bilirrubina no líquido amniótico refletem destruição dos eritrócitos. A bilirrubina no líquido amniótico proporcional ao grau de hemólise depende da idade gestacional e pode ser utilizada para prever o bem-estar fetal (curva de Liley; ver Capítulo 26). Pode-se determinar o surfactante pulmonar, uma vez ou sequencialmente, para avaliar a maturidade dos pulmões fetais (ver Capítulo 23).

   b. Células fetais podem ser extraídas da amostra de líquido e analisadas quanto à constituição cromossômica e genética.

      i. Dentre as amniocenteses no segundo trimestre, 73% das anormalidades clinicamente significativas do cariótipo relacionam-se a um de cinco cromossomos: 13, 18, 21, X ou Y. Eles são rapidamente detectáveis por meio de hibridização fluorescente *in situ* (FISH), com sensibilidades na faixa de 90%.

Parte 1 | Avaliação e Condições Pré-natais

    ii. A **análise do DNA** é diagnóstica para um número crescente de doenças.

        a) Para as doenças genéticas nas quais a sequência do DNA ainda não foi determinada, **exames indiretos do DNA** empregam o polimorfismo de comprimento de fragmentos de restrição (RFLP) para análise de ligações genéticas dos indivíduos afetados e seus familiares. Tanto a ocorrência de *crossing-over* entre o gene em questão quanto a sonda de RFLP e a necessidade de múltiplos membros informativos de uma mesma família limitam o número de diagnósticos genéticos que podem ser definidos dessa forma.

        b) Podem-se utilizar **metodologias diretas do DNA** quando a sequência gênica implicada na doença em questão é conhecida. Os distúrbios secundários à deleção do DNA (p. ex., α-talassemia, distrofias musculares de Duchenne e Becker, fibrose cística e deficiência de hormônio do crescimento) são detectáveis pelo tamanho alterado dos fragmentos de DNA produzidos após reação da cadeia da polimerase (PCR). A detecção direta de uma mutação do DNA também é possível por análise de oligonucleotídios alelo-específicos (ASO). Se o DNA amplificado por PCR não tiver seu tamanho alterado por deleção ou inserção, o reconhecimento de uma sequência do DNA mutada pode ocorrer por hibridização, com o alelo mutante conhecido. A análise de ASO possibilita o diagnóstico direto por DNA da doença de Tay-Sachs, alfa- e beta-talassemias, fibrose cística e fenilcetonúria.

    iii. O **sequenciamento do DNA** de muitos distúrbios genéticos revelou que várias mutações gênicas diferentes podem resultar na mesma doença clínica. Por exemplo, a fibrose cística pode originar-se de mais de mil mutações distintas. Portanto, para qualquer doença específica, o diagnóstico pré-natal por testes do DNA pode exigir métodos diretos e indiretos.

3. A **coleta percutânea de sangue umbilical (CPSU)** é realizada sob orientação ultrassonográfica do segundo trimestre ao termo. A CPSU fornece amostras diagnósticas para exames citogenéticos, hematológicos, imunológicos ou do DNA; também oferece acesso para tratamento *in utero*. Uma placenta anterior facilita a obtenção da amostra próximo ao ponto de inserção do cordão na placenta. A sedação fetal é, em geral, desnecessária. A CPSU encerra risco de 1 a 2% de perda fetal, além das complicações que podem levar a parto pré-termo em outros 5%.

4. **Biopsia pré-implantação ou diagnóstico genético pré-implantacional (DGPI).** No início da gestação (no estágio de oito células em seres humanos), pode-se remover uma ou duas células sem dano conhecido para o embrião. Nas mulheres que correm risco de distúrbios recessivos ligados ao X, a determinação dos embriões contendo XX por hibridização *in situ* por FISH torna possível a transferência apenas de embriões femininos, graças à reprodução assistida. De modo semelhante, as mulheres sob risco aumentado de concepção cromossomicamente anormal podem beneficiar-se da biopsia pré-implantação. Quando um membro do casal tem translocação balanceada, somente os embriões com rastreamento negativo para a anormalidade cromossômica em questão são transferidos. As dificuldades permanecem quando mais células são necessárias para diagnósticos moleculares. Uma técnica alternativa é a análise do segundo corpúsculo polar, que contém material genético idêntico ao do ovo. O DGPI também é útil para uma ampla gama de diagnósticos moleculares autossômicos recessivos, dominantes e ligados ao X. O rastreamento genético, antes da implantação para pesquisa de aneuploidia, ainda não é considerado como vantajoso para mulheres com idade mais avançada ou história reprodutiva ruim.

5. **DNA fetal livre na circulação materna.** Embora as células fetais na circulação materna possam ser separadas e analisadas para identificar anormalidades cromossômicas, o número limitado de células impede o uso dessa técnica em escala clínica. O desenvolvimento de um método não invasivo de diagnóstico pré-natal é ideal, pois eliminaria a perda em potencial relacionada ao procedimento de uma gravidez normal. A análise do DNA fetal livre, encontrado em grandes quantidades na circulação materna, já é realizada para várias condições, inclusive antígenos eritrocitários, distúrbios gênicos isolados e sexo fetal. Atualmente, estão surgindo modalidades que abordam as minúcias das razões envolvidas na avaliação das condições de aneuploidia. É necessária pesquisa adicional para determinar qual é o sinal mais apropriado para separar os menores fragmentos fetais de ácidos nucleicos livres do conjunto maior de ácidos nucleicos maternos.

Capítulo 1 | Avaliação Fetal e Diagnóstico Pré-natal **5**

III. Tamanho fetal e anormalidades da taxa de crescimento podem ter implicações significativas para o diagnóstico e a assistência pré-natais (ver Capítulo 7). A avaliação fetal apropriada é importante para estabelecer um diagnóstico e um plano terapêutico perinatal.

A. A **restrição do crescimento intrauterino (RCIU)** pode advir de distúrbios no ambiente fetal (p. ex., deficiência crônica de oxigênio e/ou nutrientes) ou de problemas intrínsecos ao feto. É importante identificar os fetos constitucionalmente normais cujo crescimento foi prejudicado, de modo que o tratamento apropriado seja instituído tão logo possível. Como seu risco de morte é aumentado várias vezes antes e durante o parto, os fetos com RCIU podem necessitar de intervenção pré-termo para alcançar taxas de sobrevida mais altas. Após o parto, esses recém-nascidos correm risco aumentado de complicações imediatas, como hipoglicemia e hemorragia pulmonar, sendo essencial que o hospital disponha de recursos adequados.

As **causas intrínsecas** de RCIU incluem anormalidades cromossômicas (como as trissomias), malformações e infecções congênitas (p. ex., por citomegalovírus ou vírus da rubéola). O diagnóstico pré-natal de fetos malformados ou infectados é importante, pois possibilita intervenções apropriadas. O conhecimento antecipado de que um feto tem malformação (p. ex., anencefalia) ou anormalidade cromossômica (p. ex., trissomia do 18) prejudicial à vida torna possível o aconselhamento dos pais antes do nascimento da criança e pode influenciar o manejo do parto e do nascimento.

1. **Definição de RCIU.** Não existe consenso sobre a definição de RCIU. Em termos estritos, todo feto que não alcança seu potencial de crescimento intrauterino está incluído. Tipicamente, os fetos com peso abaixo do décimo percentil para a idade gestacional ou mais de dois desvios-padrão abaixo da média para a idade gestacional são classificados como tendo RCIU. No entanto, muitos desses fetos são normais e estão na extremidade inferior do espectro do crescimento (*i. e.*, "constitucionalmente pequenos").

2. **Diagnóstico de RCIU.** Os sinais clínicos detectam cerca de dois terços dos casos e os diagnosticam erroneamente 50% das vezes. A ultrassonografia aumenta a sensibilidade e a especificidade para mais de 80%. Pode-se diagnosticar a RCIU em apenas uma ultrassonografia quando o feto abaixo do décimo percentil mostra sinais corroborativos de comprometimento do ambiente intrauterino, como oligoidrâmnio ou razão cabeça/abdome elevada na ausência de doença do sistema nervoso central ou dopplervelocimetria anormal no cordão umbilical. Exames seriados documentando ausência ou deficiência do crescimento intrauterino, independentemente do percentil do peso, também indicam RCIU. Os perfis de crescimento compostos, extraídos de várias ultrassonografias e repetidos em série, fornecem a sensibilidade e a especificidade mais altas no diagnóstico de RCIU.

B. Macrossomia. Os fetos macrossômicos (> 4.000 g) correm risco aumentado de distocia de ombro e tocotraumatismo. Distúrbios como diabetes melito materno, gravidez pós-termo e obesidade materna estão associados a maior incidência de macrossomia. Infelizmente, os esforços para empregar inúmeras medições e fórmulas obtiveram sucesso apenas modesto na predição do distúrbio.

IV. A maturidade funcional dos pulmões é uma das variáveis mais cruciais na determinação da sobrevida neonatal no feto de resto normal. Podem-se realizar diversos exames no líquido amniótico, especificamente para determinar a maturidade pulmonar (ver Capítulo 33).

V. Avaliação do bem-estar fetal. O comprometimento agudo é detectado por exames que avaliam a função fetal. Alguns são realizados antes do parto, outros usados para monitorar o feto durante o trabalho de parto.

A. Os **exames anteparto** geralmente baseiam-se em testes biofísicos, que exigem alguma maturidade neurofisiológica fetal. Os exames a seguir não são utilizados antes do terceiro trimestre, pois os fetos podem não responder de maneira apropriada no início da gestação.

1. **O monitoramento dos movimentos fetais** é o método mais simples de avaliação fetal. A mãe permanece deitada, tranquilamente, por 1 h e registra cada movimento fetal percebido. Embora talvez não perceba todos os movimentos fetais que seriam notados à ultrassonografia, ela registrará movimentos suficientes para obter dados significativos.

Os fetos normalmente têm ciclos de sono-vigília, e as mães costumam perceber uma variação diurna na atividade fetal. Os períodos ativos duram em média 30 a 40 min. Períodos de inatividade

6 Parte 1 | Avaliação e Condições Pré-natais

superiores a 1 h são incomuns em fetos sadios e devem alertar o médico para a possibilidade de comprometimento fetal.

2. A **cardiotocografia basal** é um método fidedigno de avaliação fetal. É de simples execução, relativamente rápido e não invasivo, sem desconforto ou risco para a mãe ou o feto.

A cardiotocografia basal baseia-se no princípio de que a atividade fetal resulta em aceleração reflexa na frequência cardíaca. A maturidade fetal exigida é tipicamente alcançada por volta da 32ª semana de gestação. A ausência dessas acelerações em um feto que previamente as demonstrava indica que a hipoxia deprimiu o sistema nervoso central o suficiente para inativar o reflexo cardíaco.

O teste é realizado por monitoramento da frequência cardíaca fetal (FCF), seja por meio de equipamento de ultrassonografia com doppler ou por eletrodos na superfície cutânea no abdome materno. A atividade uterina é registrada, simultaneamente, por meio de um tocodinamômetro, por profissionais treinados ou pelo relato da paciente. O resultado do teste pode ser reativo, não reativo ou inadequado. Os critérios para um teste reativo são: (a) frequência cardíaca entre 110 e 160 bpm, (b) variabilidade normal de batimento a batimento (5 bpm) e (c) duas acelerações de pelo menos 15 bpm, durante no mínimo 15 segundos cada uma, dentro de um período de 20 minutos. Um teste não reativo não satisfaz os três critérios. Se não for possível obter um traçado adequado da frequência cardíaca fetal por alguma razão, o teste é considerado inadequado.

As estatísticas mostram que um resultado reativo é tranquilizador, sendo o risco de morte fetal na semana seguinte ao teste de aproximadamente 3 em 1.000 casos. Um teste não reativo costuma ser repetido mais tarde, ainda no mesmo dia, ou seguido por outro exame do bem-estar fetal.

3. A **cardiotocografia com estresse de contração (CTG)** pode ser utilizada para garantir ou confirmar os resultados da cardiotocografia basal quando esta é não reativa ou inadequada.

A cardiotocografia com estresse baseia-se na ideia de que as contrações uterinas podem comprometer um feto não sadio. A pressão provocada durante as contrações reduz ou elimina brevemente a perfusão do espaço interviloso. Uma unidade fetoplacentária sadia tem reserva suficiente para tolerar essa breve redução da oferta de oxigênio. Em condições patológicas, contudo, a reserva respiratória pode estar tão comprometida que a redução do oxigênio provoca hipoxia fetal. Em condições hipóxicas, a FCF diminui de maneira característica em relação à contração. A FCF começa a desacelerar 15 a 30 segundos após o início da contração, alcança seu nadir após o pico da contração e não retorna à linha de base até o fim da contração. Esse padrão da frequência cardíaca é conhecido como *desaceleração tardia* devido à sua relação com a contração uterina. Os sinônimos são desaceleração do tipo II ou desaceleração da insuficiência uteroplacentária.

Assim como a cardiotocografia basal, a CTG com estresse monitora a FCF e as contrações uterinas. A CTG com estresse é considerada completa se as contrações uterinas ocorrem espontaneamente, dentro de 30 minutos, durando cada uma 40 a 60 segundos e ocorrendo à frequência de três por intervalo de 10 minutos. Se não houver contrações espontâneas, elas podem ser induzidas por ocitocina intravenosa, quando o procedimento é chamado de teste com *provocação de ocitocina*.

A CTG com estresse é considerada positiva se forem vistas desacelerações tardias em associação consistente às contrações. A CTG com estresse é negativa se pelo menos três contrações, cada uma com duração mínima de 40 segundos, ocorrem dentro de um período de 10 minutos, sem desacelerações tardias associadas. A CTG com estresse é suspeita no caso de desacelerações tardias eventuais ou inconsistentes. Se as contrações ocorrem com frequência superior a cada 2 minutos ou duram mais de 90 segundos, o teste é considerado hiperestimulado e não pode se interpretado. Um teste insatisfatório é aquele em que as contrações não podem ser estimuladas ou quando um traçado satisfatório da frequência cardíaca fetal não pode ser obtido.

A CTG com estresse negativa é ainda mais tranquilizadora do que a TCG basal reativa, sendo que a chance de morte fetal em 1 semana, após uma CTG basal negativa, é de aproximadamente 0,4 por 1.000. No entanto, se uma CTG com estresse positiva suceder uma CTG basal não reativa, o risco de parto de natimorto é de 88 por 1.000, e o risco de mortalidade neonatal também é de 88 por 1.000. Estatisticamente, cerca de um terço das pacientes com CTG com estresse positiva precisará de cesariana em consequência de desacelerações tardias persistentes durante o trabalho de parto.

4. O **perfil biofísico** combina a CTG basal com outros parâmetros determinados pela ultrassonografia em tempo real. Atribui-se um escore de 0 ou 2 para a ausência ou existência de cada um dos seguintes elementos: CTG basal reativa, volume adequado de líquido amniótico, movimentos respiratórios

Capítulo 1 | Avaliação Fetal e Diagnóstico Pré-natal **7**

fetais, atividade fetal e tônus musculoesquelético fetal normal. O escore total determina a conduta. Resultados tranquilizadores (8 a 10) são repetidos a intervalos semanais, enquanto resultados preocupantes (4 a 6) são repetidos mais tarde, ainda no mesmo dia. Escores muito baixos (0 a 2) geralmente indicam a indução imediata do parto. A probabilidade de que um feto morra *in utero* no intervalo de 1 semana após um teste tranquilizador é aproximadamente igual à de uma CTG com estresse negativa: 0,6 a 0,7 por 1.000.

5. A ultrassonografia com doppler do **fluxo sanguíneo arterial umbilical fetal** é uma técnica não invasiva para avaliar a resistência placentária. As placentas disfuncionais com vasospasmo ou infarto extenso apresentam resistência elevada ao fluxo, o que é particularmente perceptível na diástole fetal. A velocimetria por doppler do fluxo na artéria umbilical pode ser usada como parte da vigilância fetal com base nas características do desvio da frequência sistólica máxima (S) e do desvio da frequência diastólica final (D). Os dois índices do fluxo comumente usados são a razão sistólica/diastólica (S/D) e o índice de resistência (S-D/S). Já foi demonstrado que as medições da velocimetria por doppler da artéria umbilical só melhoram o desfecho perinatal nas gestações com diagnóstico presuntivo de RCIU, e elas não devem ser utilizadas como teste de rastreamento na população obstétrica geral. Um fluxo diastólico final ausente ou revertido é visto nos casos mais extremos de RCIU e está associado à alta taxa de mortalidade. O uso das medições da velocimetria por doppler da artéria umbilical, juntamente com outros exames do bem-estar fetal, pode reduzir a taxa de mortalidade perinatal da RCIU em quase 40%. As medições por doppler da **artéria cerebral média** também podem ser empregadas na avaliação do feto que corre risco de RCIU ou de anemia.

B. A **avaliação intraparto do bem-estar fetal** é importante no manejo do trabalho de parto.

1. O **monitoramento fetal eletrônico contínuo** é muito usado, mesmo não tendo se mostrado capaz de reduzir a mortalidade ou asfixia perinatal em comparação com a ausculta por profissionais treinados, mas aumentou a incidência de parto operatório. Quando utilizado, os monitores registram simultaneamente a FCF e a atividade uterina para avaliação contínua.

   a. A **frequência cardíaca fetal (FCF)** pode ser monitorada de três maneiras diferentes. Os métodos não invasivos são o monitoramento ultrassonográfico e o monitoramento por eletrodos de superfície sobre o abdome materno. O método mais acurado, porém invasivo, é a introdução de um pequeno eletrodo na pele da parte fetal em apresentação para registrar o eletrocardiograma fetal diretamente. A instalação do eletrodo exige ruptura das membranas fetais. Quando instalado adequadamente, o eletrodo está associado a risco muito baixo de lesão fetal. Cerca de 4% dos fetos monitorados apresentam infecção leve no local do eletrodo, e a maioria responde à limpeza local.

   b. A **atividade uterina** também pode ser registrada de maneira indireta ou direta. Pode-se fixar um tocodinamômetro ao abdome materno para registrar o momento e a duração das contrações, bem como sua intensidade relativa aproximada. Quando uma avaliação mais precisa é necessária, introduz-se um cateter de pressão intrauterina após ruptura das membranas fetais para registrar, direta e quantitativamente, a pressão das contrações. O monitoramento invasivo está associado ao aumento da incidência de corioamnionite e infecção materna puerperal.

   c. Os **parâmetros do monitoramento fetal** avaliados incluem:

   i. A **frequência cardíaca básica** situa-se normalmente entre 110 e 160 bpm. A linha de base do traçado deve ser evidente durante um período mínimo de 2 minutos, em qualquer segmento de 10 minutos, e não incluir alterações episódicas, períodos de variabilidade intensa da FCF ou segmentos da linha de base que difiram em mais de 25 bpm. A bradicardia fetal básica, definida como FCF < 110 bpm, pode resultar de bloqueio atrioventricular congênito associado à malformação cardíaca congênita ou lúpus eritematoso sistêmico materno. A taquicardia básica, definida como FCF > 160 bpm, pode advir de febre materna, infecção, medicamentos estimulantes ou substâncias psicoativas e hipertireoidismo. Arritmias fetais estão tipicamente associadas a FCF > 200 bpm. Quando isolada, a taquicardia não é um indício de hipoxemia fetal ou de acidose, exceto quando acompanhada de redução da variabilidade batimento a batimento ou de desaceleração recorrente

   ii. A **variabilidade batimento a batimento** é registrada a partir do cálculo de cada intervalo RR. O sistema nervoso autônomo de um feto a termo sadio acordado varia constantemente a frequência cardíaca de um batimento para batimento em, aproximadamente, 5 a 25 bpm.

8 Parte 1 | Avaliação e Condições Pré-natais

A redução da variabilidade batimento a batimento pode resultar de depressão do sistema nervoso central fetal devido à imaturidade fetal, hipoxia, sono fetal ou determinados medicamentos maternos, como narcóticos, sedativos, betabloqueadores e sulfato de magnésio intravenoso

iii. As **acelerações** da FCF são tranquilizadoras, como durante uma CTG basal

iv. As **desacelerações** da FCF podem ser benignas ou indicar comprometimento fetal, de acordo com seu formato típico e momento de ocorrência em relação às contrações uterinas.

a) As desacelerações precoces exibem formato simétrico e refletem bem as contrações uterinas quanto ao momento de início, duração e término. São benignas e geralmente mostram boa variabilidade batimento a batimento. São observadas mais comumente no trabalho de parto ativo, quando a cabeça fetal é comprimida na pelve, resultando em efeito parassimpático.

b) As desacelerações tardias são reduções visualmente evidentes da FCF em associação às contrações uterinas. O início, o nadir e a recuperação da desaceleração ocorrem, respectivamente, após o início, o auge e o término da contração. Uma queda da frequência cardíaca de apenas 10 a 20 bpm abaixo da linha de base (ainda que dentro da faixa de 110 a 160) é significativa. As desacelerações tardias resultam de insuficiência uteroplacentária e possível hipoxia fetal. À medida que a insuficiência uteroplacentária/hipoxia se agrava, (a) a variabilidade batimento a batimento será reduzida e depois desaparecerá, (b) as desacelerações durarão mais, (c) elas começarão mais cedo após o início de uma contração, (d) elas levarão mais tempo para retornar à linha de base e (e) a taxa de queda da frequência cardíaca será menor. Desacelerações tardias repetitivas demandam ação.

c) As desacelerações variáveis apresentam modificações no seu formato e no momento de ocorrência em relação às contrações. Em geral, resultam de compressão do cordão umbilical fetal. São motivo de preocupação se forem intensas (queda da frequência para 60 bpm e/ou duração igual ou maior que 60 segundos), associadas à variabilidade batimento a batimento insatisfatória, ou misturadas com desacelerações tardias. A compressão do cordão umbilical secundária a baixo volume de líquido amniótico (oligoidrâmnio) pode ser aliviada por amnioinfusão de solução salina para a cavidade uterina durante o parto.

2. Uma **gasometria de amostra de sangue do couro cabeludo fetal** pode ser obtida para confirmar ou descartar a suspeita de hipoxia fetal. Um pH do couro cabeludo intraparto acima de 7,20, com déficit de base < 6 mmol/ℓ é normal. Muitos serviços obstétricos substituíram a coleta de sangue do couro cabeludo fetal por técnicas não invasivas para avaliar o estado fetal. Acelerações da FCF em resposta à estimulação mecânica do couro cabeludo fetal ou à estimulação vibroacústica são tranquilizadoras.

Leitura sugerida

Aagaard-Tillery KM, Malone FD, Nyberg DA, et al. Role of second-trimester genetic sonography after Down syndrome screening. *Obstet Gynecol* 2009;114(6):1189–1196.

Alfirevic Z, Gosden CM, Neilson JP. Chorion villus sampling versus amniocentesis for prenatal diagnosis. *Cochrane Database Syst Rev* 2000;(2):CD000055.

American College of Obstetricians and Gynecologists (ACOG). *ACOG Practice Bulletin No. 12: Intrauterine Growth Restriction.* Washington, DC: American College of Obstetricians and Gynecologists; 2000.

American College of Obstetricians and Gynecologists (ACOG). *ACOG Practice Bulletin No. 62: Intrapartum Fetal Heart Rate Monitoring.* Washington, DC: American College of Obstetricians and Gynecologists; 2005.

Antsaklis A, Papantoniou N, Xygakis, A, et al. Genetic amniocentesis in women 20–34 years old: associated risks. *Prenat Diagn* 2000;20(3):247–250.

Ball RH, Caughey AB, Malone FD, et al. First- and second-trimester evaluation of risk for Down syndrome. *Obstet Gynecol* 2007;110(1):10–17.

Malone FD, Canick JA, Ball RH, et al. First-trimester or second-trimester screening, or both for Down's syndrome. *N Engl J Med* 2005;353(19):2001–2011.

Nicolaides KH, Brizot ML, Snijders RJ. Fetal nuchal translucency: ultrasound screening for fetal trisomy in the first trimester of pregnancy. *Br J Obstet Gynaecol* 1994;101(9):782–786.

Pandya PP, Brizot ML, Kuhn P, et al. First-trimester fetal nuchal translucency thickness and risk for trisomies. *Obstet Gynecol* 1994;84(3):420–423.

Platt LD, Greene N, Johnson A, et al. Sequential pathways of testing after first-trimester screening for trisomy 21. *Obstet Gynecol* 2004;104(4):661–666.

2 Diabetes Melito

Aviva Lee-Parritz e John P. Cloherty

I. Diabetes melito e desfecho da gravidez. Os avanços no tratamento do diabetes melito e na assistência obstétrica, como a ultrassonografia e a medição da maturidade pulmonar fetal (MPF), reduziram a incidência de desfecho perinatal adverso em recém-nascidos de mulheres diabéticas (RNMD). Com assistência apropriada, as gestantes que apresentam bom controle glicêmico e doença microvascular mínima podem esperar desfechos da gravidez comparáveis aos da população geral. Mulheres com doença microvascular avançada, como hipertensão arterial, nefropatia e retinopatia, correm um risco de 25% de parto pré-termo em virtude de piora do distúrbio materno ou de pré-eclâmpsia. A gravidez não exerce impacto significativo na evolução do diabetes melito (DM). Nas mulheres com doença microvascular ao engravidar, o DM frequentemente se agrava, mas na maioria a doença retorna à faixa prévia. O controle da glicemia pré-concepção pode reduzir a taxa de complicações a níveis tão baixos quanto os observados na população geral.

II. Diabetes melito na gravidez

A. Princípios gerais

1. **Definição.** O DM que antecede a gravidez pode estar associado a adversidades fetais e maternais. A complicação mais importante é a embriopatia resultante de anomalias congênitas. Anomalias congênitas estão associadas a 50% de mortes perinatais de diabéticas em comparação a 25% de mulheres não diabéticas. O risco de anomalia congênita está relacionado com o perfil glicêmico por ocasião da concepção. Mulheres com DM dos tipos 1 e 2 correm maior risco de distúrbios hipertensivos, como pré-eclâmpsia, que é potencialmente nocivo para o bem-estar da mãe e do feto. A classificação de White é um perfil de risco com base na duração da doença e a presença de complicações vasculares (Quadro 2.1). O diabetes melito gestacional (DMG) é definido como intolerância a carboidratos de intensidade variável diagnosticada pela primeira vez na gravidez e acomete 3% das gestações.

2. **Epidemiologia.** Cerca de 3 a 5% das pacientes com DMG têm, na verdade, diabetes melito do tipo 1 ou 2 subjacente, mas a gestação é a primeira oportunidade de serem examinadas. Os fatores de risco do DMG incluem idade materna avançada, gestação multifetal, índice de massa corporal elevado e forte história familiar de diabetes. As mulheres de determinados grupos étnicos, como indígenas norte-americanos, pessoas do Sudeste Asiático e afro-americanos, correm risco aumentado de DMG.

3. **Fisiopatologia para diabetes anterior à gravidez.** Na primeira metade da gravidez, em decorrência de náuseas e vômitos, a **hipoglicemia** causa tantos problemas quanto a **hiperglicemia**. A hipoglicemia, seguida por hiperglicemia devido aos hormônios contrarreguladores, prejudica o controle da glicose. A hiperglicemia materna leva a hiperglicemia e hiperinsulinemia fetais, que induz o hipercrescimento do feto. Gastroparesia por diabetes melito de longa data também pode ser um fator. Não parece haver relação direta entre hipoglicemia isolada e um desfecho perinatal adverso. Ao longo da gravidez, as **necessidades de insulina** aumentam em virtude do aumento da produção dos hormônios placentários que antagonizam a ação da insulina. Isso é mais proeminente no segundo e no terceiro trimestres e exige monitoramento intensivo da glicemia e ajustes frequentes da dose de insulina.

B. Complicações do diabetes melito dos tipos 1 e 2 durante a gravidez

1. **Diagnóstico diferencial**

   a. Cetoacidose é uma complicação incomum durante a gravidez. Contudo, encerra um risco de morte fetal de 50%, especialmente se ocorrer antes do terceiro trimestre. Pode se apresentar até mesmo no contexto de hiperglicemia leve (200 mg/dℓ) e deve ser excluída em toda paciente com DM do tipo 1 que manifestar hiperglicemia e sinais e sintomas como náuseas, vômitos ou dor abdominal.

10 Parte 1 | Avaliação e Condições Pré-natais

Quadro 2.1	Classificação de White do diabetes materno (revisada).
Diabetes gestacional (DG):	Não existia diabetes melito antes da gravidez
	Teste de tolerância à glicose anormal na gravidez
DG dieta	Euglicemia mantida apenas com dieta
DG insulina	A dieta sozinha é insuficiente; necessidade de insulina
Classe A:	Diabetes químico; intolerância à glicose antes da gravidez; tratado apenas por dieta; raramente vista
	Pré-diabetes; história de fetos macrossômicos > 4 kg ou natimortos inexplicados após 28 semanas
Classe B:	Insulinodependente; início após 20 anos de idade; duração < 10 anos
Classe C:	C_1: Início aos 10 a 19 anos de idade
	C_2: Duração de 10 a 19 anos
Classe D:	D_1: Início antes de 10 anos de idade
	D_2: Duração de 20 anos
	D_3: Calcificação dos vasos das pernas (doença macrovascular)
	D_4: Retinopatia benigna (doença microvascular)
	D_5: Hipertensão arterial (não pré-eclâmpsia)
Classe F:	Nefropatia com proteinúria > 500 mg/dia
Classe R:	Retinopatia proliferativa ou hemorragia vítrea
Classe RF:	Critérios para as classes R e F coexistem
Classe G:	Muitos fracassos reprodutivos
Classe H:	Evidências clínicas de cardiopatia arteriosclerótica
Classe T:	Transplante renal prévio

Nota: Todas as classes abaixo de A necessitam de insulina. As classes R, F, RF, H e T não têm critérios para idade de início ou duração da doença, mas geralmente ocorrem no diabetes de longa data. Modificado de Hare JW. Gestational diabetes. In: *Diabetes complicating pregnancy: the Joslin clinic method.* Nova York: Alan R. Liss, 1989.

b. O **parto de natimorto** continua a ser uma complicação incomum do diabetes na gestação. Está associado mais frequentemente a controle glicêmico precário, anomalias fetais, vasculopatia grave e restrição do crescimento intrauterino (RCIU), bem como à pré-eclâmpsia grave. A distocia de ombro que não possa ser resolvida também pode resultar em morte fetal.

c. **Poli-hidrâmnio** não é um achado incomum nas gestações complicadas por diabetes melito. Pode ser secundário à diurese osmótica pela hiperglicemia fetal. Se houver poli-hidrâmnio, é necessário excluir outras etiologias, como anomalias estruturais (p. ex., atresia esofágica), por exame ultrassonográfico cuidadoso.

d. **Vasculopatia materna grave**, especialmente nefropatia e hipertensão arterial, está associada à insuficiência uteroplacentária, a qual pode acarretar RCIU, intolerância fetal ao parto e complicações neonatais.

III. Tratamento do diabetes melito durante a gestação

A. Princípios gerais para DM dos tipos 1 e 2. O tratamento do DM dos tipos 1 ou 2 durante a gravidez começa antes da concepção. Um controle glicêmico rigoroso é fundamental durante o período periconcepção e ao longo de toda a gravidez. Esse controle exige assistência coordenada entre endocrinologistas, especialistas em medicina maternofetal, enfermeiros treinados em educação em diabetes e nutricionistas. Mostrou-se que o controle pré-concepção da glicemia reduz o risco de anomalias congênitas a um nível próximo ao da população geral. Contudo, menos das 30% das gestações são planejadas. Os médicos devem falar sobre planejamento da gravidez ou recomendar contracepção a todas as mulheres diabéticas em idade fértil até que o controle glicêmico seja otimizado.

B. Princípios gerais para diabetes gestacional. A maioria das mulheres é submetida à triagem de DMG entre a 24ª e a 28ª semana de gestação por um teste de provocação com 50 g de glicose durante 1 hora. O resultado positivo de glicemia igual ou maior que 140 mg/dℓ é seguido por um teste de tolerância à glicose oral (TTG) diagnóstico com 100 g (verificação da glicemia após 3 horas). Um teste positivo é definido por dois ou mais valores elevados no TTG. Uma corrente atual defende a realização de um único TTG com 75 g e verificação da glicemia após 2 horas, como é usado fora dos EUA. O DMG não controlado pode causar macrossomia fetal e risco concomitante de lesão fetal no parto. O DMG compartilha muitas características com o DM do tipo 2. As mulheres diagnosticadas com DMG correm um risco de 60% de apresentar DM do tipo 2 ao longo da vida.

1. **Exames (primeiro trimestre) para DM dos tipos 1 e 2**

    a. A **medição da hemoglobina glicosilada** no primeiro trimestre oferece uma avaliação do risco de anomalias congênitas ao refletir as concentrações de glicose durante o período de organogênese.

    b. A **definição acurada da idade gestacional** é obtida pela ultrassonografia.

    c. O **exame oftalmológico** é imprescindível, porque a retinopatia pode agravar-se em decorrência da normalização rápida da glicemia no primeiro trimestre. As mulheres com retinopatia necessitam de exames periódicos durante toda a gestação, e são candidatas à fotocoagulação com *laser*, quando indicada.

    d. A **função renal** é avaliada por coleta da urina de 24 horas, a fim de medir a excreção de proteína e a depuração de creatinina. As pacientes com diagnóstico recente de diabetes podem ter uma triagem inicial da função renal pela microalbumina urinária, seguida por coleta de 24 horas se o resultado for anormal.

    e. A **função tireóidea** deve ser avaliada.

    f. **Translucência nucal e rastreamento sérico no primeiro trimestre.** Tais exames fazem parte da assistência rotineira às gestantes. São muito importantes, pois um resultado anormal da translucência nucal está associado a anormalidades estruturais, cujo risco é aumentado neste grupo de pacientes.

2. **Exames (segundo trimestre) para DM dos tipos 1 e 2**

    a. A **triagem sérica materna** para defeitos do tubo neural e síndrome de Down é realizada entre a 15ª e a 19ª semana de gestação. Mulheres diabéticas correm um risco dez vezes maior de apresentar defeitos do tubo neural em comparação com a população em geral.

    b. Todas as pacientes são submetidas a **exame ultrassonográfico** minucioso, incluindo ecocardiograma fetal para pesquisa de anomalias estruturais.

    c. Para as mulheres acima de 35 anos de idade ou com outros fatores de risco para aneuploidia fetal oferece-se a **biopsia de vilo corial** (BVC, biopsia de vilosidades coriônicas) ou **amniocentese** para obter o cariótipo.

3. **Exames (terceiro trimestre) para DM dos tipos 1 e 2, DMG**

    a. **Ultrassonografias** são realizadas mensalmente durante o terceiro trimestre a fim de medir o crescimento fetal.

    b. A **vigilância fetal semanal**, por meio de cardiotocografia basal ou do perfil biofísico, é instituída entre a 28ª e a 32ª semana de gestação, de acordo com o controle glicêmico e outras complicações (ver Capítulo 1).

C. Tratamento para todos os tipos de intolerância à glicose

O **controle glicêmico** rigoroso é alcançado por meio de modificação nutricional, exercícios e medicamentos, tendo em mente as metas tradicionais de glicemia em jejum $<$ 95 mg/dℓ e valores pós-prandiais $<$ 140 mg/dℓ após 1 hora, e 120 mg/dℓ após 2 horas. Dados recentes sugerem que, em gestantes, a euglicemia pode ser ainda mais baixa, com níveis glicêmicos em jejum na faixa de 60 mg/dℓ e níveis pós-prandiais de 105 mg/dℓ. A terapia com insulina tem o registro mais antigo de sucesso em termos de segurança perinatal. Já foi demonstrado que análogos da insulina humana não atravessam a placenta. Mais recentemente, constatou-se que o hipoglicemiante oral gliburida é efetivo no manejo do DMG. Dados têm demonstrado que a metformina pode ser uma alternativa para alcançar níveis glicêmicos satisfatórios durante a gravidez.

12 Parte 1 | Avaliação e Condições Pré-natais

IV. Manejo do trabalho de parto e do parto para diabéticas

A. Princípios gerais. O risco de trabalho de parto pré-termo espontâneo não aumenta em diabéticas, mas o risco de parto pré-termo iatrogênico é mais alto nas pacientes com doença microvascular em decorrência da RCIU, de exames fetais não tranquilizadores e da hipertensão materna. A administração antenatal de corticosteroides para promover a MPF deve ser realizada para as indicações obstétricas habituais. Os corticosteroides podem causar hiperglicemia temporária. Portanto, pode ser necessário manter infusões contínuas de insulina intravenosa (IV) até que o efeito dos esteroides termine. O **parto é planejado** para a 39ª ou 40ª semana, a menos que outras complicações da gestação determinem antecipação. Um parto eletivo após 39 semanas não precisa de avaliação da MPF. Um parto que não seja de emergência antes de 39 semanas requer documentação da MPF pela razão lecitina/esfingomielina (L/E) maior que 3,5:1, Amniostat (teste de aglutinação imunológico) positivo (detecta fosfatidilglicerol), fosfatidilcolina saturada (FCS) maior que 1.000 µg/dℓ ou MPF madura (Quadro 2.2). Um parto de emergência deve ser realizado sem verificação da MPF. A **via do parto** é determinada pelo peso fetal estimado à ultrassonografia, pelas condições maternas e fetais e pela história obstétrica pregressa. O peso estimado à ultrassonografia para o qual recomenda-se a cesariana eletiva, é uma questão controversa, com a American College of Obstetricians and Gynecologists recomendando a discussão sobre cesariana quando o peso fetal estimado for superior a 4.500 g, devido ao alto risco de distocia de ombro.

Quadro 2.2	Razão lecitina/esfingomielina, nível de fosfatidilcolina saturada e síndrome de angústia respiratória em recém-nascidos de mulheres diabéticas, no Boston Hospital for Women, de 1977 a 1980.			
	Relação L/E			SAR leve, moderada ou grave/total
Nível de FCS (mg/dℓ)	**< 2,0:1,0**	**2,0 a 3,4:1**	**≥ 3,5:1,0**	
Não realizado	0/1	0/12	0/13	0/26 (0%)
≤ 500	6/6	1/9	1/2	8/17 (47%)
501 a 1.000	0/2	3/20	1/15	4/37 (11%)
> 1.000	0/0	2/22	0/142	2/164 (1,2%)
Total (SDR)	6/9 (67%)	6/63 (10%)	2/172 (1,2%)	14/244 (5,7%)

FCS = fosfatidilcolina saturada; L/E = lecitina/esfingomielina; SAR = síndrome de angústia respiratória.

B. Tratamento. A **glicemia** é controlada estritamente durante o trabalho de parto e o parto. Caso se planeje induzir o parto, as pacientes são instruídas a receber metade da sua dose habitual de insulina de ação basal na manhã da indução. Durante o parto espontâneo ou induzido, a glicemia é medida a cada 1 ou 2 horas. Níveis acima de 120 a 140 mg/dℓ são tratados com infusão IV de insulina de curta ação. A insulina IV tem ação muito curta, o que possibilita resposta rápida a alterações da glicemia. O trabalho de parto ativo também pode estar associado à hipoglicemia, pois as contrações uterinas utilizam os substratos metabólicos circulantes. O **monitoramento fetal contínuo** é obrigatório durante o trabalho de parto. A cesariana é realizada por indicações obstétricas. O risco de cesariana devido a complicações obstétricas é de aproximadamente 50%. As pacientes com **doença microvascular avançada** correm risco aumentado de cesariana em virtude da incidência mais alta de RCIU, pré-eclâmpsia e estado fetal não tranquilizador. Uma história de retinopatia tratada no passado não necessariamente é indicação de cesariana. As pacientes com retinopatia ativa proliferativa instável ou com hemorragia ativa podem se beneficiar da cesariana eletiva. No **puerpério**, as pacientes correm risco elevado de hipoglicemia, especialmente no período pós-operatório, por conta da dieta oral mínima. As pacientes com diabetes pré-gestacional também podem ter um período de "lua de mel" imediatamente após o parto, com intensa diminuição das necessidades de insulina que pode durar vários dias. A lactação também está associada com utilização significativa de insulina e potencial hipoglicemia, sobretudo no período pós-parto imediato. Nas diabéticas do tipo 2, o uso dos hipoglicemiantes orais metformina e gliburida é compatível com a amamentação.

Capítulo 2 | Diabetes Melito **13**

V. Avaliação de recém-nascidos de mulheres diabéticas

A. Princípios gerais. A avaliação do recém-nascido começa **antes do parto.** Se houver dúvidas em relação à maturidade pulmonar, pode-se obter líquido amniótico antes do parto por meio de amniocentese. Nessa amostra de líquido são determinados a razão L/E, teste da MPF ou nível de FCS (ver IV.A e Capítulo 33).

B. Tratamento

1. **Após o nascimento,** a avaliação baseia-se nos escores de Apgar para determinar a necessidade de quaisquer medidas de reanimação (ver o Capítulo 5). O neonato deve ser seco e colocado sob um aquecedor. As vias respiratórias são aspiradas com bulbo para remover o muco, mas o estômago não é aspirado devido ao risco de bradicardia reflexa e apneia por estimulação faríngea nos primeiros 5 min de vida. Deve-se realizar um exame físico geral à procura de anomalias congênitas significativas e examinar a placenta. O nível de glicose e o pH são medidos no sangue do cordão umbilical. No berçário, instituem-se **cuidados de apoio** com reavaliação contínua do bebê. Isso inclui o provimento de calor, sucção e oxigênio, quando necessário, e a verificação dos sinais vitais (frequências cardíaca e respiratória, temperatura, perfusão, cor e pressão arterial). A existência de cianose deve levantar suspeita de cardiopatia, síndrome de angústia respiratória (SAR), taquipneia transitória do recém-nascido ou policitemia. Deve-se repetir o exame físico à procura de possíveis anomalias, dada a crescente incidência de 6 a 9% de grandes anomalias congênitas em RNMD. Dá-se atenção especial ao cérebro, ao coração, aos rins e ao sistema esquelético. Os relatos indicam que os RNMD correm risco de hipoglicemia significativa de 47%, de hipocalcemia de 22%, de hiperbilirrubinemia de 19% e de policitemia de 34%. Dessa maneira os seguintes exames são solicitados:

   Os **níveis de glicemia** são medidos 1, 2, 3, 6, 12, 24, 36 e 48 horas após o nascimento. A glicemia é medida com Chemstrip bG® (Bio-Dynamics, BMC, Indianapolis, Indiana). Níveis inferiores a 40 mg/dℓ devem ser verificados rapidamente por um laboratório clínico ou pelo aparelho Eyetone da Ames (Ames Company, Divisão do Miles Laboratories, Inc., Elkhart, Indiana). O neonato é alimentado por via oral (VO) ou recebe glicose IV com 1 hora de vida (ver VI. e Capítulo 24). Os **níveis de hematócrito** são medidos após 1 e 24 h (ver capítulos 44 e 46). Os **níveis de cálcio** são medidos se o recém-nascido apresentar abalos musculares ou estiver enfermo por algum motivo (ver VIII.B. e o Capítulo 25). Os **níveis de bilirrubina** são analisados se o recém-nascido parecer ictérico (ver Capítulo 26).

   Envidam-se todos os esforços para que os pais participem da assistência do recém-nascido tão logo possível.

VI. Hipoglicemia em recém-nascidos de mulheres diabéticas

A. Princípios gerais

1. **Definição.** A hipoglicemia é definida como glicemia inferior a 40 mg/dℓ em qualquer neonato, independentemente da idade gestacional ou da presença ou não de sintomas. (Anteriormente, usávamos um nível inferior a 30 mg/dℓ para definir a hipoglicemia; ver Capítulo 24.)
2. **Epidemiologia.** Com a definição de glicemia inferior a 30 mg/dℓ, a **incidência de hipoglicemia** em RNMD é de 30 a 40%. O início é frequentemente da 1ª à 2ª hora de vida, e é mais comum em recém-nascidos macrossômicos.
3. **Fisiopatologia.** A base patogênica da **hipoglicemia neonatal em RNMD** é explicada pela hipótese de hiperglicemia materna–hiperinsulinismo fetal de Pederson. A correlação entre macrossomia fetal, HbA$_1$ elevada no sangue materno e do cordão umbilical e hipoglicemia neonatal, bem como entre níveis elevados de peptídio C e insulina imunorreativa no sangue do cordão umbilical e hipoglicemia, sugere que o controle da glicemia materna no último trimestre pode reduzir a incidência de hipoglicemia neonatal nos RNMD. As gestantes não devem receber altas doses de glicose antes ou durante o parto, pois isso pode estimular uma resposta de insulina no feto hiperinsulinêmico. Tentamos manter a glicemia materna durante o parto em aproximadamente 120 mg/dℓ.
4. A hipoglicemia em neonatos pequenos para a idade gestacional (PIG), de mulheres diabéticas com doença vascular, pode advir de reservas inadequadas de glicogênio; também pode surgir mais tarde

14 Parte 1 | Avaliação e Condições Pré-natais

(p. ex., com 12 a 24 horas de vida). Outros fatores que podem causar hipoglicemia nos RNMD são redução da secreção de catecolaminas e glucagon, bem como mobilização inadequada de substratos (diminuição da produção hepática de glicose e da oxidação dos ácidos graxos).

B. Diagnóstico

1. **Apresentação clínica. Os RNMD hipoglicêmicos sintomáticos** geralmente são quietos e letárgicos, e não nervosos. Podem surgir manifestações como apneia, taquipneia, dificuldade respiratória, hipotonia, choque, cianose e crises epilépticas. Se houver sintomas, o recém-nascido provavelmente está sob risco mais alto de sequelas. A importância da hipoglicemia assintomática é incerta, mas o tratamento conservador para manter a glicemia na faixa normal (40 mg/dℓ) parece estar indicado.

2. **Exames laboratoriais.** Nosso protocolo neonatal é explicado em V.B.1. O nível de glicemia é medido mais frequentemente se o neonato estiver sintomático ou se apresentar um nível baixo previamente. A glicemia também é medida para avaliar a resposta ao tratamento.

C. Tratamento

1. **Recém-nascidos assintomáticos com glicemia normal.** Em nosso berçário, começamos a **alimentar RNMD sadios** por mamadeira ou gavagem com glicose a 10% (5 mℓ/kg de peso corporal) com 1 hora de vida ou antes. Os neonatos com peso inferior a 2 kg devem receber glicose parenteral desde a 1ª hora de vida. Os recém-nascidos maiores podem ser alimentados de hora em hora, por 3 ou 4 refeições, até que as medições da glicemia estejam estáveis; os neonatos devem ser mudados para alimentação com fórmula láctea (67 cal/100 mℓ) quando o intervalo entre as refeições for de, no mínimo, 2 horas. Tal esquema previne parte da liberação de insulina associada à ingestão oral de glicose pura. As refeições podem então ser ministradas de 2/2 horas e depois de 3/3 horas e, à medida que o intervalo entre as refeições aumenta, o volume é aumentado. Se com 2 horas de vida a glicemia for inferior a 40 mg/dℓ a despeito da alimentação, ou se a alimentação não for tolerada, o que é evidenciado pela retenção de grandes volumes no estômago, o **tratamento parenteral** é necessário.

2. **Recém-nascidos sintomáticos, com glicemia baixa após alimentação enteral, enfermos ou com peso inferior a 2 kg.** O componente básico do tratamento é a **administração de glicose por acesso IV** confiável. Em geral, realiza-se a administração por **cateter IV periférico.** Os acessos periféricos podem ser difíceis de instalar nos RNMD obesos, e a interrupção súbita da infusão pode acarretar hipoglicemia reativa nesses neonatos hiperinsulinêmicos. Raramente, em situações de emergência, recorremos a cateteres venosos umbilicais na veia cava inferior até que um cateter periférico estável seja instalado. O tratamento específico é determinado pelo estado do recém-nascido. Se o **estado for grave** (p. ex., crise epiléptica ou comprometimento respiratório), administra-se 0,5 a 1 g de glicose/kg de peso corporal por infusão IV rápida de 2 a 4 mℓ/kg de soro glicosado (SG) a 25%, à taxa de 1 mℓ/kg/min. Por exemplo, um neonato de 4 kg deve receber 8 a 16 mℓ de SG a 25% durante 2 a 4 min. O que é seguido por infusão contínua, à taxa de 4 a 8 mg de glicose/kg de peso corporal/minuto. A concentração de glicose na solução IV depende da necessidade hídrica diária total. Por exemplo, no 1º dia, a taxa hídrica habitual é 65 mℓ/kg, ou 0,045 mℓ/kg/min. Portanto, SG a 10% forneceria 4,5 mg de glicose/kg /minuto, e SG a 15%, 6,75 mg de glicose/kg/minuto. Em outras palavras, soro glicosado a 10%, infundido na taxa de manutenção padrão, geralmente supre glicose suficiente para elevar a glicemia acima de 40 mg/dℓ. Contudo, a concentração de glicose e as taxas de infusão são aumentadas, quando necessário, para manter a glicemia na faixa normal (Figura 24.1). O **método habitual** no recém-nascido que não esteja em estado grave é fornecer 200 mg de glicose por kg de peso corporal (2 mℓ/kg de SG a 10%) durante 2 a 3 min, o que é seguido por infusão de manutenção de 6 a 8 mg de glicose por kg por minuto (glicose a 10%, 80 a 120 mℓ/kg/dia) (Figura 24.1). **Se o neonato for assintomático**, mas seu nível de glicose estiver na faixa hipoglicêmica, não se deve ministrar infusão rápida inicial de glicose hipertônica a fim de evitar uma resposta hiperinsulinêmica. Em vez disso, a infusão inicial de 5 a 10 mℓ de SG a 10% a 1 mℓ/min é seguida por infusão contínua de 4 a 8 mg/kg/min. Os níveis de glicemia devem ser monitorados cuidadosamente, a intervalos frequentes, após o início das infusões de glicose IV, para garantir o tratamento adequado da hipoglicemia e evitar hiperglicemia e o risco de diurese osmótica e desidratação. A glicose parenteral jamais deve ser interrompida abruptamente, em virtude do risco de **hipoglicemia reativa.** À medida que a alimentação oral avança, a taxa de infusão pode ser reduzida gradualmente, e a concentração da solução glicosada pode ser reduzida pelo uso de SG a 5%. É fundamental medir os níveis de glicemia durante a redução da infusão intravenosa.

Nos casos difíceis, a hidrocortisona (5 mg/kg/dia, via intramuscular, em duas doses divididas) pode ser proveitosa. Em nossa experiência, não são necessários outros agentes (epinefrina, diazóxido ou hormônio do crescimento) no tratamento da hipoglicemia nos RNMD. Em um neonato hipoglicêmico, **se houver dificuldade na obtenção de acesso vascular**, podemos administrar glucagon cristalino por via intramuscular ou subcutânea (300 μg/kg, até a dose máxima de 1 mg), o que causa rápida elevação da glicemia nos RNMD grandes com boas reservas de glicogênio; a resposta não é confiável em neonatos menores das classes maternas D, E, F e outras. A elevação da glicemia pode durar 2 a 3 horas, e é útil até que a glicose parenteral seja iniciada. Esse método raramente é utilizado. A hipoglicemia da maioria dos RNMD costuma responder ao tratamento anteriormente mencionado e é resolvida em até 24 horas. A **hipoglicemia persistente** geralmente advém de um estado hiperinsulinêmico contínuo e pode ser evidenciada pela necessidade de infundir mais de 8 mg de glicose/kg/min (Figura 24.1). Envidam-se esforços para reduzir a estimulação das células das ilhotas pancreáticas (p. ex., manutenção de glicemia adequada, mas não elevada; deslocamento para baixo de um cateter situado em posição alta na artéria umbilical). **Se a hipoglicemia durar mais de 7 dias**, pensar em outras etiologias (ver Capítulo 24).

VII. Dificuldade respiratória em recém-nascidos de mulheres diabéticas

A. Princípios gerais

1. **Epidemiologia.** Graças a modificações no manejo obstétrico que resultaram em gestações mais longas e mais partos vaginais, a incidência de SAR nos RNMD caiu de 28%, entre 1950 e 1960, para 4% em 1990, com a principal diferença na incidência de SAR entre mulheres diabéticas e não diabéticas ocorrendo em neonatos com menos de 37 semanas de idade gestacional. A maioria das mortes por SAR também ocorre em idades gestacionais inferiores a 35 semanas, em fetos que nasceram de cesariana, por conta de sofrimento fetal ou indicações maternas.

2. **Etiologia.** Além da SAR, as causas de dificuldade respiratória abrangem anomalias cardíacas ou pulmonares (4%), miocardiopatia hipertrófica, taquipneia transitória do recém-nascido e policitemia. Também são aventadas as possibilidades de pneumonia, pneumotórax e hérnia diafragmática. Atraso da maturidade pulmonar pode ocorrer nos RNMD, pois a hiperinsulinemia bloqueia a indução da maturação pulmonar pelo cortisol.

B. Diagnóstico

1. **Exames laboratoriais** (Ver, no Capítulo 33, o diagnóstico diferencial e o tratamento de distúrbios respiratórios).

   a. A **gasometria** sanguínea deve ser realizada para avaliar a troca gasosa e se existem *shunts* direita-esquerda.

   b. **Hemoculturas e exame e cultura do líquido cefalorraquidiano** devem ser solicitados se o estado do neonato possibilitar e se a infecção for uma possibilidade.

2. **Exames de imagem**

   a. Obtém-se **radiografia de tórax** para avaliar aeração, existência de infiltrados, tamanho e posição do coração e existência de pneumotórax ou anomalias.

   b. Deve-se solicitar **eletrocardiograma** e **ecocardiograma** se houver suspeita de **miocardiopatia hipertrófica ou anomalia cardíaca.**

VIII. Outros problemas frequentemente observados em recém-nascidos de mulheres diabéticas

A. Anomalias congênitas.
As anomalias congênitas são mais frequentes em RNMD do que em neonatos de mulheres não diabéticas. À medida que a mortalidade por outras causas (como prematuridade, natimortalidade, asfixia e SAR) cai, as malformações tornam-se a principal causa de mortalidade perinatal em RNMD. Os recém-nascidos cujos pais são diabéticos apresentam a mesma incidência

16 Parte 1 | Avaliação e Condições Pré-natais

de anomalias que a população normal. Portanto, o ambiente materno parece ser um fator importante. No período anterior aos tratamentos atuais, aproximadamente 6 a 10% das gestações complicadas por diabetes apresentavam uma anormalidade estrutural diretamente relacionada com o controle glicêmico no período de organogênese, em comparação com a taxa habitual de grandes anomalias de 2% para a população geral (ver Capítulo 10). Os defeitos estruturais fetais mais comuns associados ao diabetes materno são malformações cardíacas, defeitos do tubo neural, agenesia renal e malformações esqueléticas. *Situs inversus* também ocorre. As anomalias do sistema nervoso central (anencefalia, síndrome de meningocele, holoprosencefalia) e do coração representam dois terços das malformações encontradas em RNMD. Ainda que haja um aumento geral na taxa de anomalias em RNMD, nenhuma anomalia é específica deles, embora metade de todos os casos da síndrome de regressão caudal (agenesia sacral) os acometa. Diversos estudos correlacionaram um controle metabólico deficiente no início da gestação com **malformações em RNMD**. Dentre os estudos mais recentes, o realizado pela Joslin Clinic mostrou relação entre HbA$_1$ elevada no primeiro trimestre e grandes anomalias nos RNMD. Os dados são compatíveis com a hipótese de que um controle metabólico precário do diabetes materno no primeiro trimestre está associado a um aumento do risco de malformações congênitas significativas.

B. Hipocalcemia (ver Capítulo 25). Este distúrbio, observado em 22% dos RNMD, não está relacionado com a hipoglicemia. O nadir dos níveis de cálcio ocorre entre 24 e 72 horas de vida, e 20 a 50% dos RNMD apresentam hipocalcemia, definida por nível sérico de cálcio total inferior a 7 mg/dℓ. A hipocalcemia em RNMD pode ser causada por retardo na elevação pós-natal habitual do paratormônio ou por antagonismo contra a vitamina D ao nível intestinal, secundário ao cortisol elevado e à hiperfosfatemia que decorre do catabolismo tecidual.

Não há evidências de elevação da concentração sérica de calcitonina nesses neonatos na ausência de prematuridade ou asfixia. Outras causas de hipocalcemia, como asfixia e prematuridade, podem ser encontradas nos RNMD. A hipocalcemia em RNMD "sadios" geralmente melhora sem tratamento, e não costumamos medir os níveis séricos de cálcio em RNMD assintomáticos. Os neonatos enfermos por algum motivo (prematuridade, asfixia, infecção, dificuldade respiratória) ou os RNMD com manifestações de letargia, abalos ou crises epilépticas que não respondem à glicose devem ter seus níveis séricos de cálcio medidos. Se o recém-nascido apresentar manifestações coexistentes com um nível de cálcio baixo, uma afecção que retarda o início da regulação de cálcio ou não puder ser alimentado, o tratamento com cálcio pode ser necessário (ver Capítulo 25).

C. A **hipomagnesemia** deve ser considerada na hipocalcemia em RNMD, pois a última pode não responder enquanto a primeira não for tratada.

D. Policitemia (ver Capítulo 46). Distúrbio comum em RNMD, pode advir de redução do transporte de oxigênio secundária à HbA$_1$ elevada no sangue materno e fetal. Em neonatos PIG, a policitemia pode estar relacionada com insuficiência placentária, causando hipoxia fetal e aumento da eritropoetina. Se tiver ocorrido sofrimento fetal, pode haver desvio de sangue da placenta para o feto.

E. Icterícia. A hiperbilirrubinemia (bilirrubina superior a 15 mg/dℓ) é observada com maior frequência em RNMD. A produção de bilirrubina é aumentada nos RNMD em comparação com neonatos cujas mães não são diabéticas. Níveis de bilirrubina superiores a 16 mg/dℓ foram detectados em 19% dos RNMD, no Brigham and Women's Hospital. Hemólise leve é compensada, mas pode elevar a produção de bilirrubina. A insulina induz aumento da eritropoetina. Quando se utiliza a medição da produção de carboxi-hemoglobina como indicador de aumento da renovação do heme, observa-se que os RNMD apresentam maior produção em comparação com controles. Pode haver redução da duração da vida dos eritrócitos em virtude de membranas celulares menos deformáveis, possivelmente relacionada com a glicosilação da membrana celular eritrocitária. Outros fatores que podem contribuir para a icterícia são prematuridade, deficiência da conjugação hepática da bilirrubina e aumento da circulação êntero-hepática de bilirrubina em decorrência da pouca alimentação. Os recém-nascidos cujas mães são diabéticas bem controladas têm menos problemas com hiperbilirrubinemia. A idade gestacional crescente dos RNMD no parto tem contribuído para a menor incidência de hiperbilirrubinemia. A hiperbilirrubinemia nos RNMD é diagnosticada e tratada do mesmo modo que em qualquer outro neonato (ver Capítulo 26).

F. Recusa alimentar. É um grande problema nos RNMD, ocorrendo em 37% de uma série de 150 RNMD, no Brigham and Women's Hospital. Em nossa experiência mais recente (não publicada), foi observada em 17% dos neonatos cujas mães tinham diabetes melito das classes B a D e em 31% dos neonatos cujas mães eram diabéticas da classe F. Os recém-nascidos cujas mães têm diabetes melito da classe F frequentemente são pré-termo. Não houve diferença na incidência de recusa alimentar em neonatos grandes para a idade gestacional *versus* neonatos adequados para a idade gestacional, e não houve relação com polihidrâmnio.

Às vezes, a recusa alimentar está relacionada com prematuridade, dificuldade respiratória ou outros distúrbios, mas também é frequente na ausência de outros problemas. A recusa alimentar é o principal motivo para estada hospitalar prolongada e separação pais–bebê.

G. Macrossomia. É definida como peso ao nascimento acima do 90º percentil ou peso superior a 4.000 g. A incidência de macrossomia foi de 28%, no Brigham and Women's Hospital, de 1983 a 1984. A macrossomia geralmente não ocorre em recém-nascidos cujas mães têm diabetes melito da classe F. Pode estar ligada a maior incidência de cesariana primária ou tocotraumatismo, como fratura da clavícula, paralisia de Erb ou paralisia do nervo frênico em virtude de distocia de ombro. A macrossomia está associada a:

1. Hiperglicemia materna no terceiro trimestre
2. Hiperinsulinemia fetal e neonatal
3. Hipoglicemia neonatal.

H. Disfunção miocárdica. Nos RNMD, descreveu-se estenose subaórtica hipertrófica transitória resultante de hipertrofia do septo interventricular. Os neonatos podem apresentar-se com insuficiência cardíaca, baixo débito cardíaco e cardiomegalia. A miocardiopatia pode complicar o manejo de outras doenças, como a SAR. O diagnóstico é definido pelo ecocardiograma, que mostra hipertrofia do septo interventricular da parede anterior do ventrículo direito e da parede posterior do ventrículo esquerdo, na ausência de dilatação das câmaras. O débito cardíaco diminui à medida que a espessura septal aumenta. A maioria dos sinais/sintomas de remite até 2 semanas de vida, e a hipertrofia septal resolve-se em até 4 meses. A maioria dos neonatos responde à assistência de apoio. Oxigênio e furosemida (Lasix®) muitas vezes são necessários. Os agentes inotrópicos são contraindicados, a menos que o ecocardiograma revele disfunção miocárdica. O propranolol é o agente mais benéfico. O diagnóstico diferencial da disfunção miocárdica secundária à miocardiopatia diabética no recém-nascido inclui as seguintes possibilidades:

1. Miocardiopatia pós-asfixia
2. Miocardite
3. Fibroelastose endocárdica
4. Doença de depósito de glicogênio do coração
5. Artéria coronária esquerda aberrante originando-se da artéria pulmonar.

Há algumas evidências de que um bom controle do diabetes melito durante a gestação reduz a incidência e a gravidade da miocardiopatia hipertrófica (ver Capítulo 41).

I. Trombose da veia renal. A trombose venosa renal pode ocorrer *in utero* ou após o nascimento. O diagnóstico, intrauterino ou pós-natal, é definido pela ultrassonografia. A apresentação pós-natal pode incluir hematúria, massa no flanco, hipertensão ou fenômenos embólicos. A maioria dos casos de trombose da veia renal é assistida com medidas conservadoras, tornando possível a preservação do tecido renal (ver Capítulos 28, 44 e 62).

J. Outras tromboses (ver Capítulo 44).

K. Síndrome do cólon esquerdo curto. Apresenta-se como distensão abdominal generalizada por conta da incapacidade de eliminar mecônio. Obtém-se mecônio por meio da introdução de um cateter retal. Um clister realizado com diatrizoato de meglumina (Gastrograffin®) firma o diagnóstico e muitas vezes induz evacuação do cólon. O recém-nascido deve ser bem hidratado antes da administração de Gastrografin®. O neonato pode ter alguma dificuldade na eliminação de fezes durante a primeira semana de vida, mas isso costuma ser resolvido após tratamento com clisteres de solução salina a 0,45% (5 mℓ/kg) e supositórios de glicerina. Devem-se considerar outras causas de obstrução intestinal (ver Capítulo 62).

18 Parte 1 | Avaliação e Condições Pré-natais

IX. Tópicos de preocupação dos pais

A. Genética. Os pais de RNMD frequentemente se preocupam com o aparecimento subsequente de diabetes em seus filhos. Os dados sobre a incidência de diabetes melito insulinodependente em RNMD são conflitantes.

1. No DM do tipo 1, uma pessoa da população geral tem chance inferior a 1% de apresentar a doença. Se a mãe tiver DM do tipo 1, o risco da prole desenvolver a doença é de 1 a 4%. Se o pai tiver DM do tipo 1, o risco para a prole é de 10%. Se os dois pais tiverem a doença, o risco é de aproximadamente 20%.

2. No DM do tipo 2, a pessoa média tem chance de 12 a 18% de apresentar a doença. Se um dos pais for acometido, o risco para a prole é de 30%. Se ambos a tiverem, o risco é de 50 a 60%.

B. Sobrevida perinatal. A despeito de todos os problemas, uma mulher diabética tem 95% de chance de ter um filho sadio se estiver disposta a participar de um programa de tratamento e vigilância na gravidez, em um centro perinatal apropriado.

Leitura sugerida

American College of Obstetricians and Gynecologists (ACOG). ACOG Practice Bulletin. Clinical management guidelines for obstetrician–gynecologists. Number 30, September 2001. Gestational diabetes. *Obstet Gynecol* 2001;98:525–538.

American College of Obstetricians and Gynecologists (ACOG). ACOG Practice Bulletin. Clinical management guidelines for obstetrician–gynecologists. Number 60, March 2005. Pregestational diabetes mellitus. *Obstet Gynecol* 2005;105(3):675–685.

American Diabetes Association. Gestational diabetes mellitus. *Diabetes Care Suppl* 2002;25 (suppl 1):S94–S96.

Buchanan TA, Metzger BE, Freinkel N, et al. Insulin sensitivity and B-cell responsiveness to glucose during late pregnancy in lean and moderately obese women with normal glucose tolerance or mild gestational diabetes. *Am J Obstet Gynecol* 1990;162:1008–1014.

Cloherty JP. Neonatal management. In: Brown F, ed. *Diabetes Complicating Pregnancy: The Joslin Clinic Method.* 2nd ed. New York: Wiley-Liss; 1995:169–186.

HAPO Study Cooperative Research Group, Metzger BE, Lowe LP, et al. Hyperglycemia and adverse pregnancy outcomes. *N Engl J Med* 2008;358(19):1991–2002.

Kitzmiller JL, Gavin LA, Gin GD, et al. Preconception care of diabetes: glycemic control prevents congenital anomalies. *JAMA* 1991;265:731–736.

Landon MB. Diabetes in pregnancy. *Clin Perinatol* 1993;20:507.

Landon MB, Langer O, Gabbe SG, et al. Fetal surveillance in pregnancies complicated by insulin-dependent diabetes mellitus. *Am J Obstet Gynecol* 1992;167:617–621.

Langer O, Berkus MD, Huff RW, et al. Shoulder dystocia: should the fetus weighing greater than or equal to 4000 grams be delivered by cesarean section? *Am J Obstet Gynecol* 1991;165:831–837.

Langer O, Conway DL, Berkus MD, et al. A comparison of glyburide and insulin in women with gestational diabetes mellitus. *N Engl J Med* 2000;343(16):1134–1138.

Miller EM, Hare JW, Cloherty JP, et al. Elevated maternal hemoglobin A1c in early pregnancy and major congenital anomalies in infants of diabetic mothers. *N Engl J Med* 1981;304:1331–1334.

Moore LE, Clokey D, Rappaport VJ, et al. Metformin compared with glyburide in gestational diabetes: a randomized controlled trial. *Obstet Gynecol* 2010;115(1):55–59.

Naylor CD, Sermer M, Chen E, et al. Cesarean delivery in relation to birth weight and gestational glucose tolerance: pathophysiology or practice style? Toronto Trihospital Gestational Diabetes Investigators. *JAMA* 1996;275(15):1165–1170.

Parretti E, Mecacci F, Papini M, et al. Third-trimester maternal glucose levels from diurnal profiles in nondiabetic pregnancies: correlation with sonographic parameters of fetal growth. *Diabetes Care* 2001;24(8):1319–1323.

Reece EA, Homko CJ. Infant of the diabetic mother. *Semin Perinatol* 1994;18:459–469.

Distúrbios da Tireoide
Mandy Brown Belfort e Rosalind S. Brown

I. Fisiologia da tireoide na gravidez. Múltiplas alterações ocorrem na fisiologia materna da tireoide durante a gravidez normal. Dentre elas, as descritas a seguir.

A. Depuração aumentada de iodo. Com início precoce na gravidez, o aumento do fluxo sanguíneo renal e da filtração glomerular resulta em incremento da depuração de iodo do plasma materno. O iodo também é transportado pela placenta para a síntese de iodotironina pela glândula tireoide fetal após o primeiro trimestre. Tais processos aumentam as necessidades dietéticas maternas de iodo, mas apresentam impacto pequeno nos níveis de iodo plasmáticos maternos ou na função tireoidiana materna ou fetal em regiões onde não há carência de iodo, como nos EUA. Para garantir a ingestão adequada, a suplementação com 150 mcg de iodo por dia é recomendada para gestantes e lactantes; vale mencionar que os muitos polivitamínicos prescritos no pré-natal não têm iodo em sua composição. Em contraste, em regiões com ingestão limítrofe ou deficiente de iodo, o aumento da depuração de iodo e a transferência transplacentária podem causar diminuição dos níveis de tiroxina (T_4) e aumento dos níveis do hormônio tireoestimulante (TSH), além de aumento do volume da glândula tireoide, tanto na mãe quanto no feto.

B. Gonadotropina coriônica humana (hCG) tem fraca atividade intrínseca TSH-símile. O alto nível circulante de hCG no primeiro trimestre da gravidez provoca aumento pequeno e transitório da tiroxina (T_4) livre acompanhado por supressão parcial do TSH, que desaparece aproximadamente até a 14ª semana de gestação.

C. Níveis aumentados da globulina ligadora de tiroxina (TBG) ocorrem precocemente na gestação. Os níveis de TBG dobram na metade da gestação e, depois, alcançam o platô em um nível alto. Essa elevação dos níveis da TBG ocorre principalmente como resultado da depuração hepática diminuída da TBG do plasma por conta do aumento estimulado pelo estrogênio da sialação da proteína TBG. O estrogênio também estimula a síntese de TBG no fígado.

D. Níveis aumentados de tri-iodotironina total (T_3) e T_4 ocorrem desde o início da gestação como resultado dos níveis rapidamente crescentes de TBG (ver I.C.). Os níveis de T_4 livre aumentam muito menos do que os de T_4 total no início da gestação (ver I.B.), depois declinam progressivamente nos segundo e terceiro trimestres. Esse declínio fisiológico é mínimo (< 10%) nas regiões sem carência de iodo, mas pode ser mais acentuado nas regiões com ingestão limítrofe ou deficiente. Ensaios diretos de T_4 livre podem ser afetados pela TBG e não devem ser utilizados para monitorar a função tireoidiana materna durante a gravidez.

E. Os níveis de TSH declinam no primeiro trimestre por causa dos níveis elevados de hCG (ver I.B.) e podem cair transitoriamente abaixo da variação normal para mulheres não grávidas em aproximadamente 20% das gestações saudáveis. Após o primeiro trimestre, os níveis de TSH retornam para a variação não gravídica normal.

F. Os mecanismos de controle por *feedback* negativo do eixo hipotálamo-hipófise-tireoide (HHT) permanecem intactos.

G. Metabolismo placentário e passagem transplacentária. O iodo e o hormônio liberador de TSH (TRH) atravessam livremente a placenta. A placenta também é permeável aos anticorpos IgG estimuladores e bloqueadores da tireoide, assim como aos agentes antitireoidianos, mas é impermeável ao TSH. O T_4 atravessa a placenta em quantidades limitadas por conta da inativação pela enzima desiodinase do tipo 3 (D3), que converte T_4 em T_3 reversa inativa, em vez de T_3. A T_3 é inativada de modo semelhante. No contexto de hipotiroxinemia fetal, a transferência maternofetal de T_4 está aumentada, particularmente nos segundo e terceiro trimestres, protegendo o feto em desenvolvimento dos efeitos do hipotireoidismo fetal.

20 Parte 1 | Avaliação e Condições Pré-natais

II. Hipertireoidismo materno. O hipertireoidismo complica de 0,1 a 1% das gestações.

A. A **doença de Graves** representa 85% ou mais dos casos de hipertireoidismo clínico na gravidez. A hiperêmese gravídica está associada ao hipertireoidismo subclínico transitório ou leve, que pode ser consequência dos efeitos estimulantes do hCG na tireoide, e é resolvida tipicamente sem tratamento.

B. **Sinais e sintomas de hipertireoidismo** podem ser inespecíficos e incluem taquicardia, aumento do apetite, tremor, ansiedade e fadiga. A ocorrência de bócio, oftalmopatia e/ou mixedema sugere doença de Graves.

C. O hipertireoidismo materno **mal controlado** está associado a **complicações gestacionais** graves, incluindo aborto espontâneo, parto prematuro, restrição do crescimento intrauterino restrito (RCIU), morte fetal, pré-eclâmpsia, descolamento placentário, tireotoxicose e insuficiência cardíaca congestiva (ICC).

D. O **tratamento** do hipertireoidismo materno reduz substancialmente o risco de complicações maternas e fetais associadas.

    1. Agentes **antitireoidianos** estão indicados para o tratamento do **hipertireoidismo moderado a grave.** No primeiro trimestre, o propiltiouracila (PTU), em vez de metimazol (MMI), é recomendado por conta dos possíveis efeitos teratogênicos do MMI, que têm sido associados à aplasia cutânea congênita, fístula traqueoesofágica e atresia de coana. Como o PTU pode causar disfunção hepática materna grave, no segundo trimestre o PTU deve ser trocado para MMI. Tanto o PTU quanto o MMI atravessam a placenta. O feto é mais sensível do que a mãe aos efeitos do agentes antitireoidianos, logo, hipotireoidismo e bócio fetais podem ocorrer, mesmo com doses no intervalo terapêutico para a mãe. Os médicos devem utilizar a menor dose possível e monitorar de perto, objetivando manter níveis de T_4 na variação normal – alta e níveis de TSH no intervalo baixo – normal ou suprimido. **Hipertireoidismo leve** pode ser monitorado sem tratamento.

    2. **Os agentes bloqueadores beta-adrenérgicos**, tais como o propranolol, são úteis no controle das manifestações hipermetabólicas; contudo, o uso prolongado deve ser evitado por conta das morbidades neonatais potenciais, incluindo resposta inadequada a hipoglicemia, hipoxemia e bradicardia.

    3. **A tireoidectomia cirúrgica** pode ser necessária para controlar o hipertireoidismo na mulher que não consegue ingerir os agentes antitireoidianos por conta de alergia ou agranulocitose ou nos casos de não aderência materna à terapia medicamentosa.

    4. De modo geral, **o iodo** em dose farmacêutica está contraindicado, pois o seu uso prolongado pode causar hipotireoidismo e bócio fetais. Contudo, um ciclo breve de iodo na preparação para a tireoidectomia parece ser seguro, e os médicos também podem prescrever o iodo quando agentes antitireoidianos não puderem ser usados. **O iodo radioativo** está contraindicado após o primeiro trimestre de gravidez, pois pode destruir a tireoide fetal, que começa a concentrar iodo entre a 10ª e 12ª semana de gestação.

E. **Hipertireoidismo fetal e neonatal** ocorrem em aproximadamente 1 a 5% dos casos de doença de Graves materna e resultam da passagem transplacentária de anticorpos estimuladores dos receptores de TSH. Altos níveis desses anticorpos no soro materno são preditivos de hipertireoidismo fetal e neonatal. Todas as gestantes com doença de Graves devem ser monitoradas para hipertireoidismo fetal, por meio de avaliações seriadas da frequência cardíaca fetal e ultrassonografias pré-natais, para detectar bócio no feto e monitorar o crescimento fetal. O tratamento materno com agentes antitireoidianos é efetivo no hipertireoidismo fetal, porém, se excessivo, pode suprimir a tireoide fetal e causar hipotireoidismo.

F. **Hipotireoidismo fetal e neonatal e doença de Graves materna.** A exposição fetal ao PTU ou ao MMI pode causar hipotireoidismo transitório, que se resolve rapidamente, e em geral não demanda tratamento (ver VI.A.2.a.). Se houver história de doença de Graves materna prévia, a passagem transplacentária de anticorpos bloqueadores dos receptores de TSH pode causar hipotireoidismo fetal. Um desfecho neonatal raro da doença de Graves materna é a supressão hipofisária transitória e o hipotireoidismo central, que pode ser causado pelo hipertireoidismo intrauterino prolongado. Geralmente, a concentração sérica de anticorpos estimuladores dos receptores de TSH está apenas modestamente aumentada. Os filhos de mulheres com doença de Graves podem apresentar tireotoxicose ou hipotireoidismo no período neonatal e precisam de monitoramento rigoroso após o nascimento (ver VII.).

Capítulo 3 | Distúrbios da Tireoide **21**

III. Hipotireoidismo materno. O hipotireoidismo materno na gestação pode ser sintomático (0,3 a 0,5% das gestações) ou subclínico (2 a 3% das gestações).

A. **A causa mais comum de hipotireoidismo materno nas regiões suficientes em iodo é a tireoidite autoimune crônica.** Outras causas incluem tratamento prévio de doença de Graves ou câncer de tireoide, com tireoidectomia cirúrgica ou radioablação, hipotireoidismo fármaco-induzido, hipotireoidismo induzido por radiação externa, hipotireoidismo congênito na mãe e disfunção hipofisária. A tireoidite autoimune crônica é mais comum em pacientes com diabetes melito do tipo 1. Raramente, mães com história prévia de doença de Graves desenvolvem hipotireoidismo por conta da produção de anticorpos bloqueadores dos receptores de TSH.

B. **Sinais e sintomas do hipotireoidismo na gravidez** incluem ganho ponderal, intolerância ao frio, pele seca, fraqueza, fadiga e constipação intestinal, e podem passar despercebidos no contexto da gravidez, sobretudo quando o hipotireoidismo é subclínico.

C. **Hipotireoidismo não reconhecido ou não tratado** está associado a aborto espontâneo e complicações maternas da gravidez, incluindo anemia, pré-eclâmpsia, hemorragia pós-parto, descolamento de placenta e necessidade de cesariana. Os desfechos adversos fetais e neonatais associados incluem parto prematuro, RCIU, anomalias congênitas, sofrimento fetal durante o trabalho de parto, além de morte fetal e perinatal. Contudo, tais complicações são evitáveis com tratamento adequado do hipotireoidismo, idealmente desde o início da gestação. **Os fetos afetados podem apresentar transtornos do neurodesenvolvimento, particularmente se tanto o feto quanto a mãe apresentarem hipotireoidismo durante a gestação** (p. ex., deficiência de iodo, anticorpos bloqueadores dos receptores de TSH).

D. **Gestantes com hipotireoidismo preexistente que são tratadas de modo apropriado tipicamente dão a luz a fetos saudáveis.** As provas de função tireoidiana devem ser realizadas tão logo a gravidez seja confirmada, 4 semanas depois, pelo menos uma vez no segundo e no terceiro trimestre e, adicionalmente, 4 a 6 semanas após qualquer alteração da dose da L-tiroxina. O nível de TSH deve ser mantido na variação normal baixa (< 2,5 mU/ℓ), que frequentemente exige uma dose de T_4 30 a 50% maior do que a prescrita quando a mulher não está grávida.

E. Atualmente a **solicitação rotineira das provas de função tireoidiana durante a gravidez** é recomendada apenas para mulheres sintomáticas e com história familiar de doença tireoidiana. Como tal estratégia detecta apenas dois terços das mulheres com hipotireoidismo, muitos autores preconizam o rastreamento universal no início da gestação, mas este tópico ainda é motivo de controvérsia.

F. **Anticorpos bloqueadores dos receptores de TSH** atravessam a placenta e podem causar hipotireoidismo fetal e neonatal transitório (ver VI.A.2.e.).

IV. Bócio fetal e neonatal

A. **A ultrassonografia fetal** realizada por um profissional experiente é um ótimo exame para o diagnóstico intrauterino e o monitoramento do bócio fetal.

B. **A doença de Graves materna é a causa mais comum de bócio fetal e neonatal**, que resulta mais frequentemente de hipotireoidismo fetal por conta do PTU ou MMI. O bócio fetal e neonatal também pode resultar de hipertireoidismo fetal devido a anticorpos estimuladores do receptor de TSH. Os efeitos fetais mediados por anticorpos podem ocorrer em mulheres com doença de Graves ativa ou em mulheres previamente submetidas à tireoidectomia cirúrgica ou radioablação. A história materna e a pesquisa de anticorpos séricos geralmente confirmam o diagnóstico. Raramente, uma amostra do sangue de cordão umbilical é necessária para distinguir entre hipotireoidismo fetal induzido por PTU ou MMI e hipertireoidismo fetal induzido por anticorpos estimuladores dos receptores de TSH. Após o parto, os recém-nascidos expostos *in utero* ao PTU ou MMI eliminam o fármaco rapidamente. As provas de função tireoidiana geralmente normalizam na primeira semana de vida e o tratamento não é necessário.

C. **Outras causas de bócio fetal e neonatal** incluem distúrbios fetais da hormonogênese da tireoide (geralmente hereditários), ingestão materna excessiva de iodo e deficiência de iodo. O bócio resolve

22 Parte 1 | Avaliação e Condições Pré-natais

com a supressão da concentração sérica de TSH por meio do tratamento com L-tiroxina com reposição de iodo.

D. **O bócio fetal por causa do hipotireoidismo é geralmente tratado com a administração materna de L-tiroxina.** Raramente, o tratamento com injeções intra-amnióticas de L-tiroxina no terceiro trimestre é utilizado para reduzir o tamanho do bócio fetal e **minimizar as complicações da compressão traqueoesofágica**, incluindo poli-hidrâmnio, hipoplasia pulmonar e comprometimento das vias respiratórias ao nascimento.

V. Fisiologia da tireoide no feto e no recém-nascido

A. O **eixo HHT fetal** se desenvolve relativamente independente da mãe por conta da alta concentração placentária de D3, que inativa a maior parte da T_4 oriunda da circulação materna (ver I.G.).

B. **A embriogênese da tireoide** está completa até a 10ª ou 12ª semana de gestação, quando a tireoide fetal começa a concentrar iodo e sintetizar e secretar T_3 e T_4. Os níveis de T_4 e TBG aumentam gradualmente durante a gestação. Os níveis circulantes de T_3 permanecem baixos, embora os níveis cerebrais e hipofisários de T_3 sejam consideravelmente mais altos, como resultado de uma enzima desiodinase do tipo 2 (D2) intracelular local, que converte T_4 no isômero ativo T_3. No contexto de hipotireoidismo fetal, a atividade da enzima D2 no cérebro mantém a concentração local de T_3, possibilitando que o desenvolvimento normal continue.

C. O TSH proveniente da hipófise fetal aumenta a partir da metade da gestação. O **mecanismo de feedback negativo do eixo HHT** começa a amadurecer na 26ª semana de gestação. Os níveis circulantes do TRH estão altos no feto em relação à mãe, embora a importância fisiológica desse fato não seja conhecida.

D. A capacidade da glândula tireoide de se adaptar ao iodo exógeno não amadurece até entre a 36ª e a 40ª semana de gestação. Portanto, recém-nascidos prematuros são mais sensíveis do que os recém-nascidos a termo aos **efeitos supressores tireoidianos do iodo exógeno**.

E. **Fisiologia neonatal.** Trinta minutos após o nascimento, há um aumento acentuado dos níveis séricos de TSH, com níveis máximos de até 80 mU/ℓ com 6 horas de vida, seguido por rápido declínio nas 24 horas seguintes, e então um declínio menor durante a primeira semana de vida. A elevação rápida do TSH provoca um estímulo acentuado da tireoide do recém-nascido. Os níveis séricos de T_3 e T_4 aumentam bruscamente e alcançam seu máximo com 24 horas de vida, seguido por um lento declínio.

F. No recém-nascido prematuro, o padrão da alteração hormonal da tireoide pós-natal é semelhante ao padrão observado no recém-nascido a termo, mas a salva de TSH é menos acentuada e as respostas de T_3 e T_4 estão embotadas. Nos recém-nascidos prematuros extremos (< 31 semanas de gestação), nenhuma salva é detectada e, em vez disso, o nível circulante de T_4 pode cair nos primeiros 7 a 10 dias de vida. Os níveis dos hormônios tireoidianos no sangue do cordão umbilical estão diretamente relacionados com a idade gestacional e o peso de nascimento (Quadro 3.1).

VI. Hipotireoidismo congênito

A. O hipotireoidismo congênito (HC) é uma das **causas evitáveis mais comuns de retardo mental**. A incidência de HC varia globalmente. Nos EUA, a incidência é de aproximadamente 1:2.500 e parece estar aumentando. O HC é mais comum em recém-nascidos hispânicos (1:1.600) e indianos (1:1.757), e menos comum nos recém-nascidos negros não hispânicos (1:11.000). A razão mulher:homem é 2:1. O HC também é mais comum em recém-nascidos com trissomia do 21, cardiopatia congênita e outras malformações congênitas, incluindo anomalias renais, esqueléticas e gastrintestinais, além de fenda palatina. O HC pode ser permanente ou transitório. A hipotiroxinemia associada à elevação tardia do TSH pode ser causada por condições permanentes ou transitórias.

Capítulo 3 | Distúrbios da Tireoide

Quadro 3.1 — Valores de referência dos hormônios tireoidianos (média ± desvio padrão) para neonatos a termo e prematuros.

Idade gestacional (semanas)	Idade			
	Nascimento	7 dias	14 dias	28 dias
T_4 total (mcg/dℓ)				
23 a 27	5,4 ± 2	4 ± 1,8	4,7 ± 2,6	6,1 ± 2,3
28 a 30	6,3 ± 2	6,3 ± 2,1	6,6 ± 2,3	7,5 ± 2,3
31 a 34	7,6 ± 2,3	9,4 ± 3,4	9,1 ± 3,6	8,9 ± 3
≥ 37	9,2 ± 1,9	12,7 ± 2,9	10,7 ± 1,4	9,7 ± 2,2
T_4 livre (ng/dℓ)				
23 a 27	1,3 ± 0,4	1,5 ± 0,6	1,4 ± 0,5	1,8 ± 0,5
28 a 30	1,4 ± 0,4	1,8 ± 0,7	1,6 ± 0,4	1,7 ± 0,5
31 a 34	1,5 ± 0,3	2,1 ± 0,6	2 ± 0,4	1.8 ± 0,6
≥ 37	1,4 ± 0,4	2,7 ± 0,6	2 ± 0,3	2,1 ± 2.5
T_3 total (ng/dℓ)				
23 a 27	19,5 ± 14,9	32,6 ± 20,2	41 ± 24,7	63,1 ± 27,3
28 a 30	28,6 ± 20,8	56,0 ± 24,1	72,3 ± 28	87,2 ± 31,2
31 a 34	35,2 ± 23,4	91,8 ± 35,8	109,4 ± 41	119.8 ± 40,1
≥ 37	59,9 ± 34,5	147,8 ± 50,1	167,3 ± 31,2	175,8 ± 31,9
TSH (mU/ℓ)				
23 a 27	6,8 ± 2,9	3,5 ± 2,6	3,9 ± 2,7	3,8 ± 4,7
28 a 30	7,0 ± 3,7	3,6 ± 2,5	4,9 ± 11,2	3,6 ± 2,5
31 a 34	7,9 ± 5,2	3,6 ± 4,8	3,8 ± 9,3	3,5 ± 3,4
≥ 37	6,7 ± 4,8	2,6 ± 1,8	2,5 ± 2,0	1,8 ± 0,9
TBG (mg/dℓ)				
23 a 27	0,19 ± 0,06	0,17 ± 0,04	0,19 ± 5,2	0,23 ± 0,06
28 a 30	0,20 ± 0,05	0,20 ± 0,05	0,21 ± 5,2	0,22 ± 0,06
31 a 34	0,24 ± 0,08	0,24 ± 0,08	0,23± 7,9	0,23 ± 0,08
≥ 37	0,29 ± 0,06	0,34 ± 0,11	0,28 ± 3,8	0,27 ± 0,07

Adaptado de Williams, F. L.; Simpson, J.; Delahunty, C.; *et al.* Developmental trends in cord and postpartum serum thyroid hormones in preterm infants. *J Clin Endocrinol Metab* 2004; 89(11): 5314-5320.

1. Causas de **HC permanente** (Quadro 3.2).

    a. **Disgenesia da tireoide.** O desenvolvimento anormal da glândula tireoide é a causa de HC permanente em mais de 85% dos casos. A disgenesia da tireoide inclui aplasia, hipoplasia e displasia; a displasia frequentemente é acompanhada por ectopia (não ocorre descida da tireoide para o pescoço). É quase sempre esporádica e sem risco aumentado para os irmãos subsequentes. A disgenesia da tireoide raramente está associada à anormalidade genética em um dos fatores de transcrição necessário para o desenvolvimento da glândula tireoide (PAX8, TTF-2, NKX2.1). Clinicamente, os recémnascidos com disgenesia da tireoide não apresentam bócio, mas os níveis de T_4 total e livre estão baixos, de TSH elevado e da TBG está normal. A tireoglobulina (TG) reflete a quantidade de tecido tireoidiano existente e está baixa na aplasia e na hipoplasia. A ultrassonografia e/ou cintigrafia da tireoide com iodo radioativo (RAI) ou pertecnetato (^{99m}Tc) confirmam a ausência ou a ectopia da glândula tireoide.

24 Parte 1 | Avaliação e Condições Pré-natais

b. Defeitos na síntese e na secreção dos hormônios tireoidianos (disormonogênese da tireoide) são responsáveis pela maioria dos 10 a 15% dos casos remanescentes de HC permanente, e geralmente carregam um risco de recorrência de 25% nos irmãos subsequentes. O defeito de síntese mais comum é atividade anormal da peroxidase tireoidiana, que resulta no comprometimento da oxidação e organificação do iodo. Os defeitos adicionais relatados comprometem etapas importantes na síntese dos hormônios tireoidianos, tais como a síntese da tireoglobulina, captação de iodo, geração de peróxido de hidrogênio e desiodinação da tirosina. A **síndrome de Pendred** é caracterizada por bócio secundário a um defeito leve na organificação. É uma causa importante de surdez neurossensorial, mas o hipotireoidismo raramente ocorre no período neonatal. Na disormonogênese da tireoide, pode ser encontrado bócio. Os níveis de T_4 total e livre estão diminuídos, o TSH está elevado e a TBG está normal. Os defeitos na síntese de TG podem ser distinguidos de outras anormalidades na formação dos hormônios tireoidianos pela dosagem da TG sérica, que está baixa nos defeitos na síntese de TG e elevada nos outros defeitos de síntese dos hormônios tireoidianos. Ao contrário da disgenesia da tireoide, os exames de imagem tipicamente revelam que a glândula tireoide está posicionada normalmente, mas seu tamanho pode ser normal ou aumentado.

c. A resistência ao TSH costuma ser causada por mutações no gene do receptor do TSH. Raramente é causada por mutações com perda de função na subunidade G-estimuladora, que faz a ligação do TSH com a ação (osteodistrofia hereditária de Albright). Caracteristicamente, a glândula tireoide é pequena. Os níveis de T_4 são normais ou baixos e os de TSH elevados. A gravidade do hipotireoidismo depende do grau de resistência.

d. O hipotireoidismo central (hipotalâmico hipofisário) é menos comum do que o hipotireoidismo primário. Embora anteriormente fosse considerada rara, esta condição é mais comum do que geralmente se pensa, com uma incidência de 1:16.000 a 1:25.000. Recém-nascidos afetados podem apresentar outros sinais de disfunção hipofisária, tais como hipoglicemia, microfalo e anormalidades faciais de linha média. A displasia do septo óptico é uma causa importante de hipotireoidismo central. Não existe bócio. Os níveis de T_4 total e livre estão baixos, os níveis de TSH estão baixos ou inapropriadamente normais e os de TBG, normais. Se houver suspeita de hipotireoidismo central, os níveis de cortisol e de hormônio do crescimento devem ser dosados e uma ressonância magnética (RM) deve ser realizada para visualizar o hipotálamo e a hipófise. Se não forem identificados os defeitos hipofisários e hipotalâmicos associados, sobretudo as deficiências do hormônio adrenocorticotrópico e do hormônio do crescimento, isso pode resultar em elevadas taxas de morbidade e/ou mortalidade.

2. Causas de **HC transitório** (Quadro 3.2).

a. Agentes antitireoidianos. Conforme discutido na seção IV.B., a exposição intrauterina ao PTU ou MMI pode causar hipotireoidismo transitório que tipicamente se resolve em uma semana e não demanda tratamento. A meia-vida de eliminação do PTU é de 1,5 a 5 horas e a do MMI, de 4 a 6 horas.

b. Excesso de iodo. Neonatos podem ser expostos a excesso de iodo no período perinatal e/ou neonatal. Recém-nascidos prematuros são particularmente suscetíveis aos efeitos supressores na tireoide do excesso de iodo (ver V.D.), tais como a partir de soluções antissépticas tópicas (p. ex., iodo-povidina), soluções de contraste radiológicas e medicamentos (p. ex., amiodarona). O iodo também é passado pelo leite materno e pode estar em excesso em mães que ingerem grandes quantidades de algas (p. ex., no Japão). Nesses casos, pode ocorrer bócio. Os níveis de T_4 estão baixos e os de TSH, elevados. A captação de RAI ou ^{99m}Tc é bloqueada pelo excesso de iodo e a ultrassonografia mostra uma glândula tireoide normalmente posicionada, que pode estar aumentada.

c. Em todo o mundo, a deficiência de iodo é a causa mais comum de hipotireoidismo transitório, particularmente nos recém-nascidos prematuros, mas é menos comum nos EUA, que geralmente é suficiente em iodo.

d. Hipotiroxinemia transitória da prematuridade é mais comum em recém-nascidos com menos de 31 semanas de gestação. Fatores etiológicos incluem imaturidade hipotalâmico-hipofisária (particularmente nos neonatos com menos de 27 semanas de gestação), agravos agudos e medicações (p. ex., dopamina e esteroides). Ao contrário do hipotireoidismo primário, o TSH está inapropriadamente "normal". Geralmente, os níveis de T_4 total são mais afetados do que os de T_4 livre. A dosagem de T_3 reversa, que está elevada na síndrome do doente eutireóideo, mas diminuído no hipotireoidismo,

Quadro 3.2	Interpretação dos resultados das provas de função tireoidiana e exames de imagem no hipotireoidismo congênito e em distúrbios correlatos.						
Causa do hipotireoidismo	T_4 total	T_4 livre	TSH	TG	Imagem da tireoide	Tratamento	Comentários
Permanente							
Disgenesia	↓	↓	↑	↓	Ausente, pequena ou ectópica	Sim	Quase sempre esporádica
Disormogênese	↓	↓	↑	*	Normal ou ↑	Sim	Geralmente autossômica recessiva
Resistência ao TSH	Normal ou ↓	Normal ou ↓	↑	↓	Normal ou ↓	Depende da gravidade	Autossômica dominante ou recessiva
Hipotireoidismo central (hipofisário)	↓	↓	Normal ou ↓	↓	Normal	Sim	Não é detectado no rastreamento primário de TSH no RN; talvez haja deficiência de outros hormônios hipofisários
Transitório							
Medicação antitireoidiana materna (PTU, MMI)	↓	↓	↑	Normal ou ↑	Normal ou ↑	Geralmente não	Resolve em 1 semana
Anticorpos bloqueadores de receptor de TSH	↓	↓	↑	↓	Normal ou ↓	Sim	Geralmente resolve em 2 a 3 meses
Hipotiroxinemia da prematuridade	↓	↓	Normal	↑	Normal	Controverso	Alguns médicos tratam os recém-nascidos com < 27 semanas de gestação
Deficiência de iodo	↓	↓	↑	↑	Normal ou ↑	Sim†	↓ iodo urinário
Excesso de iodo	↓	↓	↑	↓	Normal ou ↑	Sim	↑ iodo urinário; recém-nascidos com < 36 semanas de gestação são mais suscetíveis
Deficiência de TBG	↓	Normal	Normal	Normal	Normal	Não	
Hemangioma hepático	↓	↓	↑	↑	Normal	Sim	Raro, geralmente se manifesta depois do período neonatal; demanda altas doses de L-tiroxina

* Ausência ou ↓ no defeito na síntese de TG, ↑ em outros tipos de disormogênese.
† Tratamento com iodo, não com L-tiroxina.

26 Parte 1 | Avaliação e Condições Pré-natais

pode ser útil, mas, com frequência, os resultados não estão disponíveis imediatamente. Estudos observacionais em recém-nascidos prematuros constataram uma associação entre hipotiroxinemia transitória e desfechos adversos a curto e a longo prazos, incluindo morte neonatal, hemorragia intraventricular, leucomalacia periventricular, paralisia cerebral, comprometimento intelectual e comprometimento do desempenho escolar. Contudo, vários ensaios randomizados sobre a suplementação de L-tiroxina de rotina não conseguiram mostrar um efeito benéfico, assim, não está claro até que ponto os baixos níveis de T_4 causam estes desfechos adversos. O tratamento é motivo de controvérsia, mas pode ser mais benéfico para recém-nascidos com menos de 27 semanas de gestação.
  e. Os **anticorpos IgG bloqueadores dos receptores de TSH** são responsáveis por 1 a 2% de todos os casos de HC e ocorrem em 1:180.000 nascidos vivos, tipicamente no contexto de doença tireoidea autoimune materna conhecida. Tais anticorpos atravessam livremente a placenta e persistem na circulação neonatal com meia-vida de aproximadamente 2 semanas. Anticorpos estimuladores e bloqueadores podem existir simultaneamente e suas proporções relativas variam ao longo do tempo. O hipotireoidismo tipicamente persiste por 2 a 3 meses e depende da potência da atividade bloqueadora. Não existe bócio. Os níveis de T_4 estão baixos, os de TSH, elevados e os de TBG, normais. Concentrações elevadas de anticorpos bloqueadores dos receptores de TSH são encontradas no soro materno e neonatal. Na cintigrafia da tireoide não é detectada captação, mas uma glândula tireoide normalmente posicionada é vista na ultrassonografia.
  f. **Grandes hemangiomas hepáticos** podem estar associados a hipotireoidismo grave e refratário por conta da expressão da atividade da D3 pelo hemangioma. As manifestações costumam surgir após o período neonatal, conforme o hemangioma aumenta. Altas doses de L-tiroxina são necessárias para o tratamento. O hipotireoidismo se resolve conforme o hemangioma regride.

3. **Hipotiroxinemia associada à elevação tardia do TSH (HC atípico)** é frequentemente consequente à recuperação da síndrome do doente eutireóideo, mas precisa ser diferenciada do hipotireoidismo transitório ou do tipo leve do HC permanente. Tal condição é mais comum em recém-nascidos de muito baixo peso (< 1.500 g, incidência relatada de 1:250), recém-nascidos de baixo peso (< 2.500 g, incidência relatada de 1:1.589) e em outros neonatos criticamente enfermos, incluindo aqueles com cardiopatia congênita. Gêmeos monozigóticos também podem apresentar elevação tardia do TSH por conta da mistura do sangue fetal antes do nascimento. A elevação tardia do TSH pode não ser detectada na avaliação inicial, particularmente nos programas de rastreamento primários de TSH. Certos programas de rastreamento exigem a repetição dos exames, de 2 a 6 semanas de idade, para os recém-nascidos com alto risco de elevação tardia do TSH, e alguns exigem a repetição dos exames em todos os recém-nascidos.

B. Diagnóstico. Mais de 95% dos recém-nascidos com HC são assintomáticos, mas o rastreamento neonatal universal possibilita o diagnóstico e o tratamento precoces, resultando em desfecho ideal do neurodesenvolvimento. Nos EUA, 1.600 casos de retardo mental por ano são evitados graças ao rastreamento neonatal para HC.

1. **O rastreamento neonatal de HC** é rotina na maioria dos países desenvolvidos, mas atualmente não é realizado em muitos países em desenvolvimento. É obrigação por lei nos EUA, mas os protocolos de rastreamento específicos e os valores de corte variam de um estado para o outro. Alguns programas dosam a T_4 no rastreamento primário, seguida pelo TSH quando a T_4 está baixa, enquanto outros dosam o TSH no rastreamento primário. Existem vantagens e desvantagens em cada abordagem. Nos EUA, alguns estados dosam T_4 e TSH no rastreamento inicial de todos os recém-nascidos ou no rastreamento primário de um subconjunto de recém-nascidos de alto risco, o que é uma estratégia ideal, porém de alto custo.

2. Em Massachusetts, o protocolo de rastreamento primário consiste na dosagem de T_4, seguida pela dosagem de TSH nos recém-nascidos cujos valores de T_4 forem ≤ 13 mcg/dℓ ou inferiores ao 10° percentil para o conjunto de amostras analisadas ao mesmo tempo. Além disso, o nível de TSH é dosado nos recém-nascidos na unidade de tratamento intensivo neonatal (UTIN), recém-nascidos pesando < 1.500 g, recém-nascidos com relato de história familiar ou sinais clínicos de hipotireoidismo, ou para o acompanhamento quando a amostra anterior não foi satisfatória (p. ex., muito precoce, técnica incorreta). O programa de rastreamento considera elevado o nível de TSH se este for ≥ 25 mU/ℓ para recém-nascidos com menos de 24 horas de vida; ≥ 20 mU/ℓ para recém-nascidos

entre 24 e 96 h de vida; e ≥ 15 mU/ℓ para recém-nascidos com mais de 96 h de vida. Recém-nascidos com resultados dos exames de rastreamento anormais devem ser avaliados urgentemente por um endocrinologista pediátrico (ver VI.B.5. e Figura 3.1).

3. **Uma amostra de sangue em papel filtro** deve ser enviada de todos os recém-nascidos, idealmente com 48 a 72 h de vida. No entanto, frequentemente, isto não é possível por conta da prática da alta precoce. Para os recém-nascidos que recebem alta antes de 48 h de vida, uma amostra deve ser enviada antes da alta. Os recém-nascidos que recebem alta após 24 h de vida devem ser testados novamente com 48 a 72 h para minimizar os riscos de resultados falso-negativos. No caso de recém-nascidos transferidos para outro hospital, o hospital de destino deve enviar uma amostra se não puder ser confirmado que o hospital de origem a enviou. Para recém-nascidos com < 1.500 g de peso de nascimento, amostras repetidas devem ser enviadas com 2, 6 e 10 semanas de idade por conta do risco de elevação tardia do TSH (ver VI.A.3.).

4. **Se houver sinais clínicos de hipotireoidismo** (icterícia prolongada, constipação intestinal, hipotermia, hipotonia, pele mosqueada, dificuldade na alimentação, língua grande, fontanela posterior aberta), provas de função da tireoide devem ser enviadas imediatamente, **mesmo se o rastreamento inicial for normal**. Raramente, os programas de rastreamento não detectam casos de HC como resultado de alta precoce, coleta de amostra imprópria ou inexistente (p. ex., transferências hospitalares, nascimentos domiciliares, recém-nascidos doentes ou prematuros), erro laboratorial ou

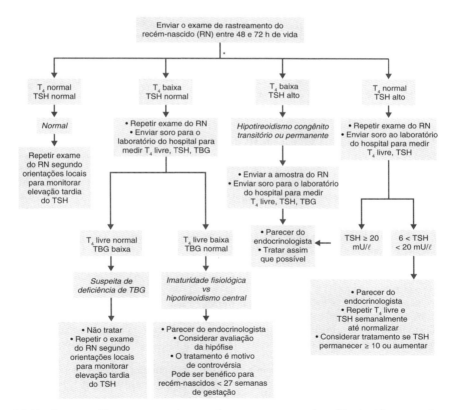

Figura 3.1 Abordagem sugerida para o acompanhamento do rastreamento neonatal para hipotireoidismo no recém-nascido prematuro hospitalizado. Modificado a partir de Brodsky, D.; Ouellette, M. A. (eds.) *Primary Care of the Premature Infant*, Philadelphia: Elsevier Saunders, 2008. *Nos EUA, os protocolos de rastreamento e valores de corte variam levemente de acordo com o estado.

28 Parte 1 | Avaliação e Condições Pré-natais

elevação tardia do TSH. Um erro humano na divulgação dos resultados anormais também pode ocorrer. Programas de rastreamento primários de TSH podem não detectar recém-nascidos com hipotireoidismo central (hipofisário). Hipotireoidismo adquirido também não será detectado no rastreamento neonatal.

5. **O acompanhamento do rastreamento neonatal para HC** nos recém-nascidos prematuros hospitalizados é descrito na Figura 3.1. Os protocolos de rastreamento e os valores de corte para os níveis de T_4 e TSH variam discretamente de acordo com o programa de rastreamento (ver VI.B.2.).

   a. Qualquer recém-nascido cujos exames de rastreamento foram anormais deve ser avaliado sem atraso. O parecer de um endocrinologista pediátrico é recomendado. Histórias materna e familiar devem ser revisadas e um exame físico realizado. As provas de função tireoidiana devem ser repetidas no intervalo de até 24 h. A maioria dos recém-nascidos com nível de TSH inicial superior a 50 mU/ℓ tem um tipo permanente de HC. Se o TSH inicial estiver entre 20 e 40 μm, o HC pode ser transitório. Se não for possível ver o paciente prontamente, o tratamento deve ser iniciado assim que o diagnóstico for confirmado. Se o nível de TSH não estiver elevado, o nível de TBG deve ser dosado para descartar a possibilidade de deficiência de TBG.

   b. Dosagem do **nível de TG** e **ultrassonografia da tireoide e/ou cintigrafia da tireoide com RAI ou** ^{99m}**Tc** podem ajudar a diferenciar a displasia da tireoide dos defeitos na síntese dos hormônios tireoidianos, e as condições transitórias das permanentes. Estes exames não são necessários se houver suspeita de hipotiroxinemia transitória da prematuridade. A cintigrafia da tireoide é útil na detecção de tecido tireoidiano displásico ou ectópico se o nível sérico de TSH for superior a 30 mU/ℓ no momento do exame. **O tratamento não deve ser adiado para realização da cintigrafia de tireoide.** Se a cintigrafia não puder ser realizada nos 5 dias após o diagnóstico, deve ser adiada para quando a criança tiver mais de 3 anos de idade, quando a reposição de hormônio tireoidiano pode ser suspensa com segurança por um breve período de tempo. Ao contrário da cintigrafia da tireoide, a ultrassonografia pode ser realizada a despeito da concentração de TSH.

   c. A idade óssea é útil na avaliação da gravidade e duração do hipotireoidismo intrauterino, mas atualmente é realizada com menos frequência do que no passado.

C. Tratamento e monitoramento. Um desfecho neurodesenvolvimental ideal depende do tratamento precoce e adequado do HC.

1. Para **recém-nascidos com suspeita de HC transitória ou permanente**, a L-tiroxina deve ser iniciada com **10 a 15 mcg/kg/dia**, com uma dose maior para recém-nascidos com os menores níveis de T_4 e maiores de TSH. O objetivo do tratamento é normalizar os níveis dos hormônios tireoidianos o mais rápido possível, com T_4 total na faixa de 10 a 16 mcg/dℓ, T_4 livre entre 1,4 a 2,3 ng/dℓ e TSH > 0,5 a 2 mU/ℓ. Idealmente, o nível de T_4 normalizará em uma semana e o nível de TSH nas duas semanas após o início do tratamento. Um estudo piloto recente sugere que uma correção mais rápida dos níveis dos hormônios tireoidianos pode ser até melhor. A repetição das dosagens de T_4 e TSH deve ser realizada 1 semana após o início do tratamento, duas semanas após qualquer alteração posológica e a cada um 1 ou 2 meses no primeiro ano de vida. A desobediência ao esquema prescrito pode ter consequências graves e permanentes no neurodesenvolvimento do recém-nascido e deve ser sempre considerada pelos pediatras quando as provas de função tireoidiana não se normalizam com o tratamento.

2. Os comprimidos de **L-tiroxina** devem ser macerados e administrados diretamente ao recém-nascido ou misturados em pequenas quantidades de suco, água ou leite materno. Fórmulas a base de soja, sulfato ferroso e fibras interferem significativamente com a absorção e devem ser administrados pelo menos 2 h antes ou depois da dose de L-tiroxina; não há preparações líquidas disponíveis comercialmente nos EUA.

3. No caso de **suspeita de hipotiroxinemia transitória da prematuridade**, as decisões sobre o tratamento são complicadas pelo conhecimento incompleto acerca dos riscos e benefícios do tratamento. Enquanto estudos observacionais têm encontrado uma associação entre uma concentração sérica baixa de T_4 com aumento das taxas de morbidade e mortalidade, ensaios randomizados ainda não conseguiram demonstrar efeitos benéficos a curto ou a longo prazo da suplementação rotineira de L-tiroxina para todos os recém-nascidos prematuros. Alguns médicos preferem tratar os recém-nascidos com menos de 27 semanas por conta da imaturidade hipotalâmico-hipofisária presumida, mas

tal abordagem ainda é motivo de debate. Recém-nascidos com concentração de TSH persistentemente no limite superior (10 a 20 mU/ℓ) ou com um nível sérico de TSH que está em elevação também são geralmente tratados. A dose inicial de L-tiroxina é de **8 mcg/kg/dia**, menos do que a dose inicial usual para HC.

4. Para recém-nascidos com **suspeita de HC transitória**, um breve **teste de retirada da medicação pode ser tentado aos 3 anos de idade**, após estar completo o desenvolvimento cerebral dependente de hormônio tireoidiano. Em recém-nascidos com hipotireoidismo transitório, a dose necessária para manter a função tireoidiana normal não costuma se alterar com a idade.

D. Prognóstico. Graças ao diagnóstico e ao tratamento rápidos, o desfecho neurodesenvolvimental dos recém-nascidos com HC é excelente. Defeitos sutis no processamento visuoespacial, na memória e sensorimotores já foram relatados, sobretudo nos recém-nascidos com HC grave, mas a importância clínica destas diferenças é motivo de controvérsia. Em contrapartida, recém-nascidos diagnosticados tardiamente podem ter defeitos cognitivos e comportamentais substanciais, variando de leves a graves, dependendo da gravidade do HC e de quão tardio foi o início do tratamento.

VII. Hipertireoidismo neonatal é incomum, representando aproximadamente 1% dos casos de hipertireoidismo na infância, além de ser quase sempre transitório. As mães da maioria dos recém-nascidos com hipertireoidismo têm doença de Graves. Raramente, o hipertireoidismo permanente é causado por uma mutação ativadora dos receptores de TSH com herança autossômica dominante, condição que pode exigir ablação da glândula tireoide.

A. Incidência. A incidência geral do hipertireoidismo neonatal é 1:50.000. Dos neonatos cujas mães têm doença de Graves, 1 a 5% desenvolvem hipertireoidismo.

B. Patogênese. O hipertireoidismo clínico no recém-nascido resulta dos anticorpos estimuladores dos receptores de TSH maternos adquiridos por meio da placenta. É raro que anticorpos estimuladores e bloqueadores potentes sejam encontrados ao mesmo tempo. Por conta da depuração diferencial da circulação neonatal, os recém-nascidos podem apresentar inicialmente hipotireoidismo e desenvolver tireotoxicose posteriormente, por conta do desaparecimento dos anticorpos bloqueadores da tireoide mais potentes que mascaravam os efeitos dos anticorpos tireoestimuladores. O hipotireoidismo inicial também pode resultar da passagem transplacentária do PTU ou MMI e tipicamente é corrigido durante a primeira semana de vida.

C. Hipertireoidismo neonatal geralmente ocorre quando há doença materna ativa, mas pode ocorrer também em recém-nascidos de mulheres que se submeteram a tireoidectomia cirúrgica ou radioablação. Estas mães já não são hipertireoideas, mas continuam a produzir autoanticorpos tireoidianos. Níveis séricos maternos elevados de anticorpos estimuladores são preditivos de hipertireoidismo no recém-nascido, mas os valores precisos diferem, dependendo da sensibilidade do ensaio utilizado.

D. Achados clínicos. A tireotoxicose geralmente se manifesta no final da primeira semana de vida, conforme a medicação antitireoidiana materna é depurada da circulação neonatal, mas pode ocorrer mais cedo. Manifestações clínicas no recém-nascido incluem prematuridade, RCIU, taquicardia, irritabilidade, ganho ponderal insatisfatório, bócio, olhos proeminentes, hipertensão arterial e craniossinostose. Arritmias e ICC são eventos potencialmente fatais. A tireotoxicose neonatal raramente se manifesta com sinais e sintomas sugestivos de infecção viral congênita, incluindo hepatoesplenomegalia, petéquias, insuficiência hepática fulminante e coagulopatia. História materna, altos títulos de anticorpos tireoestimulantes, elevação dos níveis de T_4 total e livre, além de supressão do TSH confirmam o diagnóstico.

E. Tratamento

1. **PTU** (5 a 10 mg/kg/dia dividido em três doses) ou **MMI** (0,5 a 1 mg/kg/dia dividido em três doses) são utilizados para tratar tireotoxicose neonatal.
2. No caso de hipertireoidismo grave, para bloquear imediatamente a liberação de tiroxina, uma **preparação de iodo** como a solução de Lugol (iodeto de potássio, 100 mg/mℓ) ou SSKI (iodeto de potássio, 1 g/mℓ) pode ser administrada na dose de 1 gota 3 vezes/dia, durante 10 a 14 dias.

30 Parte 1 | Avaliação e Condições Pré-natais

3. **Propranolol,** 2 mg/kg/dia dividido em três doses, é utilizado para controlar a taquicardia. Se ocorrer ICC, o propranolol deve ser suspenso e o tratamento com digoxina deve ser considerado.
4. O tratamento adicional pode incluir **prednisona** a 1 a 2 mg/kg/dia, mas raramente é necessária.
5. **Cuidados de suporte** mantêm a oxigenação, o balanço hídrico, a ingestão calórica e de nutrientes adequados para crescimento e a regulação da temperatura.
6. **Ciclo do tratamento.** Inicialmente, as provas de função tireoidiana (T_4 livre, T_3 total e TSH) são repetidas todos os dias, e a dose do agente antitireoidiano é ajustada para manter os níveis dentro da variação normal. O tratamento é, geralmente, necessário por 2 a 3 meses, mas pode ser mais longo. Uma vez que se obtenha o controle, o recém-nascido pode receber alta com acompanhamento rigoroso. Soluções de iodo são administradas até que as provas de função tireoidiana se normalizem. O propranolol é suspenso no caso de recém-nascidos dependendo da frequência cardíaca e, depois, a dose de PTU ou MMI é diminuída de acordo com os níveis de T_4 e as manifestações clínicas.

F. **Prognóstico.** O atraso no diagnóstico e/ou tratamento inadequado estão associados a consequências graves a longo prazo, incluindo craniossinostose, déficit de crescimento, retardo do desenvolvimento e hiperatividade. Séries mais antigas relatam uma taxa de mortalidade de 10 a 20%. Com diagnóstico precoce e tratamento apropriado, a maioria dos recém-nascidos melhora rapidamente, e a terapia pode ser suspensa em 2 a 3 meses. Em raros casos, o hipotireoidismo central persiste como resultado de exposição hipofisária fetal a altos níveis séricos de hormônios tireoidianos em um período crítico do desenvolvimento.

VIII. Medicação tireoidiana materna e amamentação

A. Os agentes antitireoidianos **PTU** e **MMI** são excretados no leite materno, mas em pequenas quantidades. A amamentação é considerada segura para mães que tomam doses inferiores a 400 mg/dia de PTU ou 40 mg/dia de MMI.

B. Existe **transferência limitada de propranolol** para o leite materno. É considerado seguro amamentar em uso de propranolol.

C. **Apenas quantidades mínimas de L-tiroxina são transferidas para o leite materno**, não diferentes da T_4 endógena na mulher eutireóidea. Logo, a amamentação é segura para as mulheres que fazem reposição de L-tiroxina.

D. O **iodo** é excretado no leite materno e **a concentração de iodo do recém-nascido que recebe apenas leite materno depende do aporte de iodo adequado da mãe.** Mesmo nas regiões consideradas suficientes em iodo, como nos EUA, gestantes e lactantes devem ingerir 150 mcg/dia de iodo suplementar. Em nota, muitos polivitamínicos pré-natais não contêm iodo. Recém-nascidos prematuros são particularmente suscetíveis aos efeitos supressores na tireoide do excesso de iodo, que podem levar à hipotireoidismo subclínico. Excesso de iodo na mãe pode ser originado da dieta (p. ex., algas) ou de exposição a agentes antissépticos tópicos utilizados comumente durante o trabalho de parto e nascimento, como o iodo-povidina.

Leitura sugerida

American Academy of Pediatrics, Rose SR, Section on Endocrinology and Committee on Genetics, American Thyroid Association, et al. Update of newborn screening and therapy for congenital hypothyroidism. Pediatrics 2006;117(6):2290–2303.

Brown RS. Disorders of the thyroid gland in infancy, childhood, and adolescence. Available at: www.thyroidmanager.org. Updated November 2009.

Glinoer D. Thyroid regulation and dysfunction in the pregnant patient. Available at: www.thyroidmanager.org. Updated August 2008.

National Newborn Screening and Genetics Resource Center. Available at: http://genes-r-us.uthscsa.edu/resources/newborn/00/ch4_complete.pdf

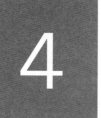

4. Pré-eclâmpsia e Condições Relacionadas
Thomas F. McElrath

I. Categorias de distúrbios hipertensivos associados à gravidez

A. **Hipertensão crônica.** Hipertensão arterial que precede a gravidez ou diagnosticada antes da 20ª semana de gestação.

B. **Hipertensão crônica com pré-eclâmpsia superposta.** Agravamento de hipertensão arterial e proteinúria de início recente, além das possíveis associações de hiperuricemia, trombocitopenia ou elevações das transaminases, após a 20ª semana de gestação, em paciente com hipertensão crônica conhecida.

C. **Hipertensão induzida pela gravidez.** Hipertensão arterial sem proteinúria após a 20ª semana de gestação.

D. **Pré-eclâmpsia.** Hipertensão arterial com proteinúria após a 20ª semana de gestação.

E. **Eclâmpsia.** Pré-eclâmpsia associada a crises epilépticas tônico-clônicas generalizadas em paciente sem história prévia de transtorno epiléptico.

II. Incidência e epidemiologia. Os distúrbios hipertensivos são uma causa importante de morbidade e mortalidade maternas, respondendo por 15 a 20% das mortes maternas no mundo todo. Nos EUA, os distúrbios hipertensivos são a segunda maior causa de mortalidade materna após complicações trombóticas/hemorrágicas. A pré-eclâmpsia complica de 5 a 8% das gestações após a 20ª semana, e a pré-eclâmpsia grave menos de 1%. A eclâmpsia é bem menos frequente, ocorrendo em 0,1% das gestações. Diversos fatores de risco já foram identificados, conforme apresentado no Quadro 4.1.

Quadro 4.1   Fatores de risco para distúrbios hipertensivos.

Fator de risco	Razão de riscos
Nuliparidade	3
Idade superior a 40 anos	3
Afrodescendente	1,5
História familiar de DHEG	5
HA crônica	10
Doença renal crônica	20
Síndrome de anticorpos antifosfolipídio	10
Diabetes melito	2
Gestação gemelar	4
Gene do angiotensinogênio T235	-
Homozigoto	20
Heterozigoto	4

HA = hipertensão arterial; DHEG = doença hipertensiva específica da gravidez. Fonte: ACOG. Hypertension in Pregnancy. Boletim Técnico n. 219, jan./1996.

III. A pré-eclâmpsia já foi chamada de "doença das teorias", pois muitas **etiologias** foram propostas. O que está claro, entretanto, é que se trata de uma disfunção própria do endotélio materno. Altos níveis de receptores solúveis sFLT1 e endoglina na circulação materna para o fator de crescimento endotelial vascular (VEGF, do inglês *vascular endothelial growth factor*) e o fator de crescimento transformador beta (TGF-β, do

32 Parte 1 | Avaliação e Condições Pré-natais

inglês *transforming growth factor* β), denominados respectivamente *sFLT1* e *endoglina*, podem estar associados à patologia da pré-eclâmpsia. Níveis circulantes mais altos desses receptores solúveis reduzem os níveis biodisponíveis de VEGF, fator de crescimento placentário (PlGF, do inglês *placental growth factor*) e TGF-β, resultando em disfunção endotelial no sistema circulatório materno. Essa disfunção pode se manifestar como aumento do tônus arterial (hipertensão) e do extravasamento capilar (edema/proteinúria/congestão pulmonar). Não está claro qual insulto desencadeia a elevação inicial de sFLT1 e endoglina em algumas mulheres *versus* outras. Uma sugestão foi a de que a invasão trofoblástica anormal das artérias decíduas maternas, com uma resposta imune materna anormal, estaria na raiz do problema. Acredita-se que a placentação anormal leva à redução da perfusão placentária e relativa isquemia da placenta. O sFLT1 e a endoglina são proteínas pró-angiogênicas e podem representar uma resposta compensatória da placenta. Contudo, trabalhos recentes chamaram a atenção para a causalidade implicada nessa hipótese. Na fase inicial da gravidez, quando a formação da placenta é mais ativa, os níveis de sFLTq e P1GF não previram de modo fidedigno a ocorrência de pré-eclâmpsia.

IV. Diagnóstico. A tríade clássica que define a pré-eclâmpsia é hipertensão arterial, proteinúria e edema não postural. Nesse ponto, o diagnóstico é feito exclusivamente por critério clínico. O espectro clínico da pré-eclâmpsia vai de leve a grave. A maioria das gestantes apresenta a forma leve, que surge no fim do terceiro trimestre.

A. Critérios para o diagnóstico de pré-eclâmpsia leve

1. A **hipertensão arterial** é definida como elevação da pressão arterial sistólica para 140 mmHg ou da pressão diastólica para 90 mmHg, em duas aferições, realizadas com intervalo mínimo de 6 horas. As aferições devem ser feitas na posição sentada e a braçadeira deve ser de tamanho apropriado.
2. A **proteinúria** é definida como excreção mínima de 300 mg no período de 24 horas.
3. O **edema não postural** (p. ex., na face ou nos membros superiores) também é observado em muitos casos de pré-eclâmpsia, mas não em todos.

B. Critérios para o diagnóstico de pré-eclâmpsia grave

1. **Pressão arterial** sistólica acima de 160 mmHg ou diastólica acima de 110 mmHg, com as aferições diagnósticas sendo realizadas com intervalo mínimo de 6 horas.
2. **Proteinúria** superior a 5 g por 24 horas.
3. **Sintomas sugestivos de disfunção de órgãos-alvo.** Alterações visuais, como escotomas, diplopia ou cegueira, cefaleia intensa persistente ou dor epigástrica.
4. **Edema pulmonar.**
5. **Oligúria** definida como menos de 500 mℓ de urina por 24 horas.
6. **Hemólise microangiopática.**
7. **Trombocitopenia** definida como contagem plaquetária inferior a 100.000.
8. **Disfunção hepatocelular.** Transaminases elevadas.
9. **Restrição do crescimento intrauterino (RCIU) ou oligoidrâmnio.**

C. A **síndrome HELLP** (hemólise, elevação das enzimas hepáticas e plaquetopenia) constitui uma apresentação alternativa da pré-eclâmpsia associada à coagulação intravascular disseminada (CIVD) e reflete lesão sistêmica de órgãos-alvo. Com frequência, ocorre sem hipertensão arterial ou proteinúria, e talvez tenha uma origem patológica distinta da pré-eclâmpsia.

V. As complicações da pré-eclâmpsia resultam em uma **taxa de mortalidade materna** de 3 por 100.000 nascidos vivos nos EUA. A morbidade materna pode incluir complicações do sistema nervoso central (p. ex., crises epilépticas, hemorragia intracerebral e cegueira), coagulação intravascular disseminada, insuficiência ou ruptura hepática, edema pulmonar e descolamento prematuro da placenta, levando à hemorragia e/ou insuficiência renal aguda materna. A taxa de mortalidade fetal aumenta sobremodo à medida que a pressão arterial diastólica e proteinúria maternas se agravam. Pressões diastólicas > 95 mmHg estão associadas à triplicação da taxa de mortalidade fetal. A morbidade fetal inclui RCIU, acidemia e complicações da prematuridade.

Capítulo 4 | Pré-eclâmpsia e Condições Relacionadas **33**

VI. Considerações na assistência

A. **O tratamento definitivo da pré-eclâmpsia é o parto.** Contudo, a gravidade da doença, a dilatação/apagamento do colo uterino materno, a idade gestacional ao diagnóstico e a maturidade pulmonar do feto influenciam o manejo obstétrico. O parto geralmente é indicado se os exames forem não tranquilizadores em um feto viável ou se o estado clínico da mãe se tornar instável, independentemente da idade gestacional e da maturidade pulmonar fetal.

B. **O parto deve ser considerado** para todas as gestantes a termo com qualquer grau de pré-eclâmpsia. As pacientes com doença leve e colo uterino desfavorável podem ser monitoradas cuidadosamente para aguardar que as condições se tornem mais favoráveis.

C. No caso de **gestação pré-termo e pré-eclâmpsia leve**, pode-se continuar com observação cuidadosa, conforme descrito na seção VII, até a 37ª semana ou até ocorrer algum evento funesto, como evolução para pré-eclâmpsia grave, testes fetais não tranquilizadores ou instabilidade materna.

D. **O parto deve ser considerado em todas as pacientes com pré-eclâmpsia grave.** O tratamento conservador da pré-eclâmpsia grave no início da gestação foi sugerido, com dois estudos mostrando que nas gestações entre a 28ª e a 32ª semana, a conduta conservadora resultou em prolongamento médio da gestação em duas semanas. Contudo, o tratamento conservador da pré-eclâmpsia grave pode estar associado a sequelas sérias, como insuficiência renal aguda, coagulação intravascular disseminada, síndrome HELLP, descolamento prematuro da placenta, eclâmpsia e morte fetal intrauterina. As pacientes devem ser informadas de que o prolongamento da gravidez no contexto de pré-eclâmpsia grave será apenas em benefício do feto, pois a mãe assume riscos para o seu próprio bem-estar. A conduta conservadora deve ser instituída apenas em hospitais que tenham acesso rápido à assistência obstétrica e neonatal imediata.

E. **O manejo conservador exige hospitalização e vigilância materna e fetal frequentes.** Deve ser instituído apenas em casos cuidadosamente selecionados, após um período inicial de observação, para garantir a estabilidade da gestante. Mulheres com hipertensão arterial descontrolada, trombocitopenia, disfunção hepatocelular, edema pulmonar, função renal comprometida ou cefaleia ou alterações visuais persistentes não são candidatas ao manejo conservador da pré-eclâmpsia grave.

F. **Embora uma tentativa de indução do parto não esteja contraindicada para as pacientes com pré-eclâmpsia grave, a taxa de sucesso é baixa.** A equipe de assistência deve ponderar os riscos de progressão da doença contra o tempo necessário para induzir o parto.

VII. Manejo clínico da pré-eclâmpsia leve

A. **Manejo anteparto.** O manejo conservador da pré-eclâmpsia leve geralmente inclui hospitalização com repouso no leito e observação materna e fetal cuidadosa. O manejo ambulatorial é uma opção para algumas pacientes cuidadosamente selecionadas, confiáveis e bem assistidas, após um período de observação inicial, a fim de avaliar o estado materno e fetal.

   1. **Avaliação fetal**

      a. Deve-se realizar uma **ultrassonografia** inicial, no momento do diagnóstico, para excluir RCIU e/ou oligoidrâmnio. Também deve-se solicitar **cardiotocografia basal** ou **perfil biofísico.**

      b. Deve-se administrar **betametasona** para acelerar a maturidade fetal se o feto tiver menos de 34 semanas e não houver contraindicações maternas.

      c. Se o feto mostrar crescimento apropriado, com resultados dos exames tranquilizadores, **os exames devem ser repetidos a intervalos regulares.**

      d. Se o peso fetal estimado for inferior ao 10º percentil ou houver oligoidrâmnio (índice de líquido amniótico de 5 cm ou menos), **os exames devem ser realizados a intervalos regulares frequentes** (talvez diariamente) após consideração do parto.

      e. Toda **alteração no estado materno** deve suscitar avaliação do estado fetal.

      f. As **indicações fetais do parto** abrangem restrição significativa do crescimento fetal, testes fetais não tranquilizadores e oligoidrâmnio.

34 Parte 1 | Avaliação e Condições Pré-natais

2. **Avaliação materna**

   a. As gestantes devem ser **avaliadas quanto aos sinais e sintomas** de pré-eclâmpsia e pré-eclâmpsia grave.

   b. A **avaliação laboratorial** inclui hematócrito, contagem plaquetária, excreção urinária de proteína e níveis séricos de creatinina, transaminases e ácido úrico, além do tempo de protrombina/tempo parcial de tromboplastina.

   c. **Se os critérios de pré-eclâmpsia leve forem satisfeitos**, os exames laboratoriais devem ser repetidos a intervalos frequentes. Por exemplo, no Brigham and Women's Hospital, em Boston, as mulheres com pré-eclâmpsia leve repetem os exames laboratoriais 2 vezes/semana.

   d. As **indicações maternas do parto** incluem idade gestacional maior ou igual a 37 semanas, trombocitopenia (menos de 100.000), deterioração progressiva da função hepática ou renal, descolamento prematuro da placenta e cefaleia intensa, alterações visuais ou dor epigástrica persistentes.

   e. Os **agentes anti-hipertensivos** não são prescritos rotineiramente, pois não se mostraram capazes de melhorar o desfecho nos casos de pré-eclâmpsia.

   f. **Quando o parto precoce está indicado**, nossa conduta é induzir o parto vaginal. Deve-se reservar a cesariana para quando houver suspeita de descompensação fetal, quando a avaliação fetal não é possível ou quando a rápida deterioração do estado materno exige um parto diligente (p. ex., síndrome HELLP com contagens plaquetárias decrescentes, descolamento prematuro da placenta).

B. **Manejo intraparto da pré-eclâmpsia**

   1. **Sulfato de magnésio** (dose de ataque de 6 g por via intravenosa [IV] seguida por infusão de 2 g/h), usado como profilaxia de crises epilépticas, é iniciado quando é tomada a decisão de realizar o parto, e deve ser continuado por, no mínimo, 24 horas após o parto ou até que os sinais/sintomas maternos estejam se resolvendo. Mostrou-se que o sulfato de magnésio é o agente de escolha para profilaxia de crises epilépticas em estudos duplo-cegos randomizados que o compararam com placebo e com antiepilépticos convencionais. Quando a paciente apresenta alguma contraindicação ao sulfato de magnésio (p. ex., miastenia *gravis*, hipocalcemia), tem sido adotado o não uso de anticonvulsivantes. Como os rins eliminam o sulfato de magnésio, deve-se monitorar o débito urinário cuidadosamente. Os sinais e sintomas de toxicidade materna compreendem perda dos reflexos tendíneos profundos, sonolência, depressão respiratória, arritmia cardíaca e, nos casos extremos, colapso cardiovascular.

   2. **O monitoramento cuidadoso do balanço hídrico** é fundamental, pois a pré-eclâmpsia está associada à disfunção endotelial, levando à redução do volume intravascular, edema pulmonar e oligúria.

   3. A **hipertensão arterial grave** pode ser controlada com agentes como a hidralazina, o labetalol ou a nifedipino. O nitroprussiato de sódio deve ser evitado antes do parto em virtude da toxicidade fetal em potencial do cianeto. É importante evitar reduções grandes ou abruptas da pressão arterial, pois o volume intravascular reduzido e a perfusão uteroplacentária deficiente podem acarretar insuficiência placentária aguda e a consequente perda da garantia relativa ao bem-estar fetal.

   4. Recomenda-se **monitoramento fetal eletrônico contínuo**, dado o risco potencial de disfunção placentária na pré-eclâmpsia. O monitoramento deve ser estabelecido durante a avaliação inicial, a indução ao trabalho de parto e no parto em si. O monitoramento contínuo tem menor utilidade durante intervalos de conduta expectante prolongados. Padrões sugestivos de comprometimento fetal incluem taquicardia persistente, variabilidade mínima ou ausente e desacelerações tardias recorrentes e refratárias às medidas básicas de reanimação. Uma variabilidade reduzida da frequência cardíaca fetal também pode advir da administração materna de sulfato de magnésio.

   5. As pacientes podem receber **anestesia peridural** seguramente se a contagem plaquetária for superior a 70.000 e não houver evidências de coagulação intravascular disseminada. Deve-se considerar a instalação precoce de um cateter extradural quando a contagem de plaquetas for razoável e houver a preocupação de que a contagem esteja diminuindo. Toda anestesia deve ser instituída cuidadosamente por profissionais bem treinados e experientes na assistência de mulheres com pré-eclâmpsia, dadas as alterações hemodinâmicas associadas ao distúrbio. Deve-se garantir uma pré-carga adequada para minorar o risco de hipotensão.

   6. **Monitoramento central invasivo** da mãe raramente é indicado, mesmo na pré-eclâmpsia grave.

Capítulo 4 | Pré-eclâmpsia e Condições Relacionadas **35**

C. Manejo pós-parto. O estado da mãe pode se agravar imediatamente após o parto. Contudo, os sinais e sintomas geralmente começam a melhorar em 24 a 48 horas e remitem totalmente no intervalos de 1 a 2 semanas. Alguns pacientes, embora suficientemente estáveis para receberem alta, podem precisar de medicamento anti-hipertensivo durante mais de 8 semanas. Como as crises epilépticas eclâmpticas pós-parto costumam ocorrer nas primeiras 48 horas e, em geral, nas primeiras 24 horas após o parto, continua-se a profilaxia com sulfato de magnésio por, no mínimo, 24 horas. O monitoramento meticuloso do balanço hídrico é mantido. Depois que a diurese materna espontânea começar, pode-se acelerar a recuperação pela administração de diuréticos orais.

VIII. Manejo da eclâmpsia

A. Aproximadamente metade das **crises epilépticas da eclâmpsia** ocorre antes do parto, 20% durante o parto e outros 30% no período pós-parto. Embora não exista um conjunto bem definido de sinais/sintomas preditivo das pacientes que terão uma crise epiléptica, a cefaleia é um sintoma precursor frequentemente relatado.

B. Os **princípios básicos de reanimação materna** devem ser seguidos no manejo inicial de uma crise epiléptica eclâmptica: proteção das vias respiratórias, oxigênio, posicionamento em decúbito lateral esquerdo para evitar compressão uterina da veia cava, acesso IV e controle da pressão arterial.

C. O sulfato de magnésio deve ser prescrito para **evitar crises epilépticas recorrentes.** Se não forem tratadas, 10% das mulheres com crises epilépticas da eclâmpsia terão uma crise recorrente.

D. Bradicardia fetal transitória geralmente é observada durante a crise epiléptica, seguida por **taquicardia fetal transitória** com perda da variabilidade. Idealmente, o feto deve ser reanimado *in utero*.

E. A eclâmpsia é uma indicação para o parto, mas não necessariamente cesariana. Nenhuma intervenção deve ser iniciada até que a estabilidade materna esteja garantida e a crise epiléptica tenha cessado. Em virtude do risco de coagulação intravascular disseminada, os parâmetros da coagulação devem ser avaliados e hemoderivados disponibilizados, se necessário.

F. Deve-se realizar **exame neurológico** quando a paciente se recuperar da crise epiléptica. Se a crise epiléptica for atípica ou algum déficit neurológico persistir, um **exame de neuroimagem** é indicado.

IX. Risco de recorrência. As pacientes com história de pré-eclâmpsia correm risco aumentado de doença hipertensiva em gestações subsequentes. O risco de recorrência chega a 40% nas mulheres com pré-eclâmpsia antes de 32 semanas de gestação, em oposição a 10% ou menos naquelas com pré-eclâmpsia leve próximo ao termo. Doença grave e eclâmpsia também estão associadas à recorrência. Existem diferenças raciais, e as afrodescendentes apresentam taxas de recorrência mais altas. A taxa de recorrência da síndrome HELLP é de aproximadamente 5%.

X. Risco de hipertensão arterial crônica. A pré-eclâmpsia pode estar ligada ao desenvolvimento de hipertensão arterial crônica em época posterior da vida da mãe. As mulheres com pré-eclâmpsia recorrente, aquelas com pré-eclâmpsia de início precoce e as multíparas com diagnóstico de pré-eclâmpsia (ainda que não seja recorrente) estão sob risco aumentado.

XI. Inovações e tratamentos propostos

A. Diversos ensaios analíticos com base nos níveis de proteínas sFLT1 e PlGF relacionadas estão sendo avaliados. A utilidade clínica dessas análises ainda precisa ser determinada.

B. Níveis maternos reduzidos de vitamina D 25(OH) têm sido associados com risco aumentado de pré-eclâmpsia. Experiências controladas com placebo realizadas aleatoriamente com suplementação de vitamina D estão em andamento e podem ser uma forma de reduzir o risco de pré-eclâmpsia.

36 Parte 1 | Avaliação e Condições Pré-natais

C. O ácido acetilsalicílico (AAS) **em dose baixa** foi avaliado como possível agente profilático. Contudo, nenhum benefício claro foi demonstrado. Na verdade, há algumas sugestões de risco mais alto de descolamento prematuro da placenta nas pacientes que recebem AAS em dose baixa.

D. Embora estudos iniciais tenham sugerido que a **suplementação antenatal de cálcio** poderia reduzir a incidência de distúrbios hipertensivos na gravidez, um grande estudo controlado com placebo, patrocinado pelo National Institutes of Health, não detectou qualquer benefício da suplementação para nulíparas sadias.

E. O entusiasmo recente pela terapia antioxidante também foi minorado depois que um estudo bem executado mostrou que a suplementação de vitamina E durante a gravidez está associada a risco mais alto de desfecho adverso em comparação com placebo.

F. A eficácia da **terapia com heparina** para a evitar pré-eclâmpsia em mulheres com trombofilia genética é desconhecida e deve ser considerada apenas no caso de pesquisa clínica.

XII. Implicações para o recém-nascido

A. Os recém-nascidos de mulheres com pré-eclâmpsia moderada ou grave podem ter evidências de **RCIU** (ver Capítulos 1 e 7) e, com frequência, são prematuros. Eles podem tolerar mal o trabalho de parto e necessitar de reanimação.

B. Os **medicamentos utilizados antes e durante o parto podem prejudicar o feto.**

1. Às vezes, observam-se **sequelas a curto prazo da hipermagnesemia**, como hipotonia e depressão respiratória. A administração materna prolongada de sulfato de magnésio raramente esteve associada a anormalidades paratireóideas neonatais ou outras anormalidades da homeostase do cálcio (ver Capítulo 25).

2. Os **medicamentos anti-hipertensivos**, como os bloqueadores dos canais de cálcio, podem ter efeitos fetais, incluindo hipotensão. Os agentes anti-hipertensivos e o sulfato de magnésio geralmente não contraindicam o aleitamento materno.

3. A **terapia com AAS em dose baixa** não parece aumentar a incidência de hemorragia intracraniana, equimoses assintomáticas, sangramento pelo local de circuncisão ou hipertensão pulmonar persistente.

4. Aproximadamente um terço dos recém-nascidos de mulheres com pré-eclâmpsia tem **contagens plaquetárias baixas ao nascimento**, mas em geral as contagens se normalizam rapidamente. Cerca de 40 a 50% dos neonatos têm neutropenia, que costuma resolver-se antes de 3 dias de vida. Esses recém-nascidos correm risco aumentado de infecção neonatal.

Leitura sugerida

American College of Obstetricians and Gynecologists (ACOG). *ACOG Practice Bulletin 33: Diagnosis and Management of Preeclampsia and Eclampsia.* Washington, DC: American College of Obstetricians and Gynecologists; 2002.

Levine RJ, Maynard SE, Qian C, et al. Circulating angiogenic factors and the risk of preeclampsia. *N Engl J Med* 2004;350:672–683.

Roberts JM. Pregnancy-related hypertension. In: Creasy RK, Resnik R, eds. *Maternal-Fetal Medicine.* 6th ed. Philadelphia: WB Saunders; 2009.

Sibai BM, Mercer BM, Schiff E, et al. Aggressive versus expectant management of severe preeclampsia at 28 to 32 weeks' gestation: a randomized controlled trial. *Am J Obstet Gynecol* 1994;171:818–822.

Sibai BM, Taslimi M, Abdella TN, et al. Maternal and perinatal outcome of conservative management of severe preeclampsia in midtrimester. *Am J Obstet Gynecol* 1985;152:32–37.

Parte 2
Avaliação e Tratamento no Período Pós-natal Imediato

Reanimação na Sala de Parto
Steven A. Ringer

I. Princípios gerais. Uma pessoa treinada em reanimação neonatal básica, cuja responsabilidade primária é o recém-nascido, deve estar presente em todo parto. O ideal é que o parto de todos os recém-nascidos de alto risco seja acompanhado por profissionais treinados e capacitados para atuar em caso de reanimação.

O padrão de assistência mais alto demanda: (i) conhecimento da fisiologia perinatal e dos princípios de reanimação; (ii) domínio das habilidades técnicas necessárias; e (iii) compreensão clara dos papéis de outros membros da equipe e coordenação entre os membros dessas equipes. Isso torna possível a antecipação das reações de cada pessoa em uma determinada situação e ajuda a garantir um cuidado apropriado e abrangente. A conclusão do Newborn Resuscitation Program (NRP) da American Academy of Pediatrics/American Heart Association por cada profissional garante uma abordagem coerente durante a reanimação e um treinamento para trabalho em equipe. O NRP oferece uma abordagem da reanimação que é bem-sucedida em uma porcentagem muito alta dos casos e auxilia os pediatras na identificação mais rápida dos casos incomuns em que intervenções especializadas podem ser necessárias.

A. **Fisiologia perinatal.** Os esforços de reanimação no parto têm como objetivo ajudar o recém-nascido a fazer as transições respiratória e circulatória que devem ser realizadas imediatamente após o nascimento: os pulmões se expandem, eliminam o líquido pulmonar fetal e estabelecem troca gasosa efetiva, e os *shunts* circulatórios direito-esquerda terminam. O período crítico para essas mudanças fisiológicas é durante as primeiras incursões respiratórias, que resultam em expansão pulmonar e elevação da pressão parcial de oxigênio (PO_2) nos alvéolos e na circulação arterial. A elevação da PO_2 do nível fetal de aproximadamente 25 mmHg para valores de 50 a 70 mmHg está associada à (i) redução da resistência vascular pulmonar, (ii) redução do *shunt* direito-esquerda por intermédio do canal arterial, (iii) aumento do retorno venoso para o átrio esquerdo, (iv) elevação da pressão atrial esquerda e (v) interrupção do *shunt* direito-esquerda por intermédio do forame oval. O resultado final é a conversão do padrão circulatório fetal a um padrão transicional e, então, ao neonatal. A oxigenação arterial sistêmica adequada resulta da perfusão de pulmões bem expandidos e ventilados e da circulação adequada.

Condições ao nascimento podem comprometer a capacidade do feto de efetuar as transições necessárias. Alterações na perfusão e oxigenação teciduais podem, subsequentemente, acarretar depressão da função cardíaca, mas os fetos humanos respondem inicialmente à hipoxia tornando-se apneicos. Até mesmo um período relativamente breve de privação de oxigênio pode resultar em **apneia primária.** A recuperação rápida desse estado geralmente é alcançada com estimulação apropriada e exposição ao

38 Parte 2 | Avaliação e Tratamento no Período Pós-natal Imediato

oxigênio. Se o período de hipoxia persistir, o feto terá arquejos irregulares e entrará em **apneia secundária.** Esse estado pode ocorrer algum tempo após o nascimento ou no período periparto. Tais recém-nascidos precisam de reanimação com ventilação assistida e oxigênio (ver III.D.).

B. Os **objetivos da reanimação** são:

1. **Minorar a perda imediata de calor** por secagem e provimento de calor, reduzindo o consumo de oxigênio pelo recém-nascido.
2. **Estabelecer a respiração e a expansão pulmonar normais** por desobstrução das vias respiratórias superiores e, se necessário, uso de ventilação com pressão positiva.
3. **Aumentar a PO_2 arterial** por meio de ventilação alveolar adequada. O uso **rotineiro** de oxigênio suplementar não se justifica, mas em algumas situações a intervenção pode ser necessária.
4. **Manter débito cardíaco adequado.**

II. Preparação. Antecipação é a chave para garantir que as providências adequadas tenham sido tomadas para um neonato que provavelmente precisará de reanimação ao nascimento. Estima-se que até 10% dos recém-nascidos precisam de alguma assistência para a transição normal ao nascimento, enquanto menos de 1% precisa de substanciais medidas de reanimação.

A. Condições perinatais associadas a partos de alto risco. Idealmente, o obstetra deve notificar o pediatra bem antes do nascimento. Então, o pediatra terá tempo de rever a história obstétrica e os eventos que levaram ao parto de alto risco e preparar-se para os problemas específicos que poderão ocorrer. Se o tempo possibilitar, os problemas devem ser discutidos com os pais. Os seguintes eventos anteparto e intraparto justificam a presença de uma equipe de reanimação na sala de parto:

1. **Evidências de estado fetal não tranquilizador**

   a. Traçado fetal de categoria III, inclusive padrão sinusoidal ou ausência de variabilidade da frequência cardíaca, e quaisquer das seguintes alterações: desacelerações tardias, desacelerações variáveis recorrentes ou bradicardia

   b. História pregressa de evento perinatal agudo, como descolamento de placenta, prolapso de cordão umbilical, teste fetal anormal ou pH do escalpo menor ou igual a 7,20

   c. História pregressa de diminuição do movimento fetal, restrição do crescimento ou anormalidades nos estudos com doppler dos vasos umbilicais

2. **Evidências de doença fetal ou de condições potencialmente graves (ver Capítulo 1)**

   a. Líquido amniótico tinto de mecônio e/ou outras evidências de possível comprometimento fetal (ver Capítulo 35)

   b. Prematuridade (< 37 semanas), pós-maturidade (> 42 semanas), previsão de baixo peso ao nascer (< 2,0 kg) ou alto peso ao nascer (> 4,5 kg)

   c. Anomalias congênitas importantes diagnosticadas no período pré-natal

   d. Hidropisia fetal

   e. Gestação múltipla (ver Capítulo 11)

3. **Condições no parto e nascimento**

   a. Sangramento vaginal significativo

   b. Apresentação fetal anormal

   c. Trabalho de parto prolongado, incomum ou difícil

   d. Suspeita de distocia de ombro.

B. As condições a seguir não exigem a presença de equipe pediátrica, mas um profissional deve estar disponível para avaliação e triagem:

1. **Condições neonatais**

   a. Anomalias congênitas inesperadas

   b. Angústia respiratória

   c. Depressão neonatal imprevista, por exemplo, escore de Apgar < 6 aos 5 minutos

Capítulo 5 | Reanimação na Sala de Parto 39

2. Condições maternas

   a. Sinais de infecção materna
- **i.** Febre materna
- **ii.** Ruptura das membranas há > 24 horas
- **iii.** Líquido amniótico de odor fétido
- **iv.** História pregressa de doenças sexualmente transmissíveis (DST)

   b. Doença materna ou outros fatores
- **i.** Diabetes melito
- **ii.** Isoimunização por Rh ou outras sem evidências de hidropisia fetal
- **iii.** Hipertensão arterial crônica ou doença hipertensiva específica da gravidez
- **iv.** Doença renal, endócrina, pulmonar ou cardíaca
- **v.** Etilismo ou consumo de outra substância psicoativa

   c. Tipo de parto
Se não houver outros fatores de risco pré-natais, o parto por cesariana, sob anestesia regional, da 37ª a 39ª semana de gestação não aumenta a probabilidade de o recém-nascido precisar de intubação endotraqueal (ET) em comparação com o parto vaginal a termo.

C. É obrigatório ter a mão o **equipamento necessário** e que esteja funcionando adequadamente. Toda sala de parto deve ser equipada com:

1. **Aquecedor radiante** com mesa ou leito de procedimentos. O aquecedor deve ser ligado e verificado antes do parto. Técnicas adicionais de aquecimento para recém-nascido de muito baixo peso ao nascer (MBPN) devem estar disponíveis, dentre elas: sala de parto preaquecida a 26ºC, folha de plástico polietileno ou manta exotérmica para enrolar o recém-nascido. Quando essas medidas são combinadas, deve-se ter cuidado para evitar hipertermia
2. Uma **fonte mista de oxigênio (ajustável entre 21 e 100%)** com fluxímetro ajustável e comprimento adequado do tubo extensor. Umidificador e aquecedor são desejáveis
3. **Oxímetro de pulso** disponível para uso quando a terapia com oxigênio for antecipada
4. **Bolsa de insuflação** com válvula de escape ajustável ou ambu autoinflável com reservatório. O tamanho da bolsa deve ser apropriado para neonatos (em geral, cerca de 750 mℓ) e capacidade para fornecer oxigênio a 100%
5. **Máscara(s) facial(is)** de tamanho apropriado para o recém-nascido esperado
6. **Seringa-bulbo** para aspiração
7. **Estetoscópio** com cabeça do tamanho para neonato a termo ou prematuro
8. **Maleta ou carrinho de emergência equipado**

   a. Laringoscópio com lâminas nº 0 e 1. Para crianças com MBPN, uma lâmina nº 00 é indicada

   b. Pilhas extras

   c. Tubos ET de diâmetro uniforme (diâmetros internos de 2,5, 3,0 e 3,5 mm), dois de cada

   d. Fármacos, incluindo epinefrina (a 1:10.000) e NaCl 0,9%. Bicarbonato de sódio (0,50 mEq/mℓ) ou outros tampões e naloxona raramente são úteis

   e. Bandeja de cateterismo umbilical com cateteres nos 3,5 e 5,0

   f. Seringas (1,0; 3,0; 5,0; 10,0; e 20,0 mℓ), agulhas (calibres 18 a 25), conectores em T e válvulas de fechamento

9. Incubadora de transporte com fonte de calor operada por bateria e oferta de oxigênio portátil deve estar disponível se a sala de parto não for perto do berçário
10. A utilidade do equipamento de monitoramento contínuo da função cardiopulmonar na sala de parto é prejudicada pela dificuldade em aplicar eficazmente eletrodos do monitor. A oximetria de pulso geralmente pode ser aplicada com rapidez e sucesso para obter informações sobre a saturação de oxigênio e a frequência cardíaca, e deve estar disponível para neonatos prematuros
11. Monitor/indicador de CO_2 corrente final para confirmar a posição do tubo ET após a intubação.

40 Parte 2 | Avaliação e Tratamento no Período Pós-natal Imediato

D. Preparo do equipamento. Ao chegar na sala de parto, verifique se a incubadora de transporte está ligada e aquecida, e se a bala de oxigênio está cheia. O especialista deve apresentar-se ao obstetra e ao anestesista, à mãe (se estiver acordada) e ao pai (se estiver presente). Enquanto a anamnese ou uma atualização é obtida, as seguintes providências devem ser tomadas:

1. Verifique se o aquecedor radiante está ligado e se campos quentes e secos estão disponíveis
2. Ligue a fonte de oxigênio ou o misturador de ar–oxigênio e ajuste o fluxo para 5 a 8 ℓ/min
3. Teste o balão de insuflação para avaliar o controle do escape e o fluxo adequado. Verifique a existência de uma máscara de tamanho apropriado
4. Certifique-se de que a luz do laringoscópio está forte e de que há uma lâmina apropriada (nº 1 para neonatos a termo, nº 0 para prematuros, nº 00 para neonatos de extremamente baixo peso ao nascer)
5. Prepare um tubo ET apropriado para o peso ao nascer esperado (3,5 mm para recém-nascidos a termo, 3,0 mm para neonatos prematuros > 1.250 g e 2,5 mm para aqueles menores). O NRP recomenda um tubo de 4,0 mm para recém-nascidos maiores, que raramente é necessário. Para todos os neonatos, o tubo deve ter comprimento de 13 cm. Pode-se usar um estilete para intubação, desde que sua ponta seja mantida a, no mínimo, 0,5 cm da extremidade distal do tubo ET
6. Se a situação clínica sugerir necessidade de reanimação, as seguintes medidas devem ser instituídas:
   a. Prepare uma bandeja de cateterismo venoso umbilical
   b. Prepare seringas com epinefrina a 1:10.000, solução de bicarbonato de sódio (0,5 mEq/mℓ) e solução salina isotônica para lavagem de cateteres e reposição de volume
   c. Certifique-se de que outras substâncias potencialmente necessárias estão na bandeja, prontas para administração.

E. Precauções universais. Exposição a sangue ou outros líquidos corporais é inevitável na sala de parto. Devem-se observar as precauções universais usando gorros, óculos, luvas e capotes impermeáveis até que o cordão umbilical seja cortado e o recém-nascido seja seco e coberto.

III. Durante o parto, a equipe deve ser informada do tipo e da duração da anestesia, do grau de sangramento materno e de problemas recém-identificados, como circular de cordão ou líquido amniótico tinto de mecônio.

A. Imediatamente após o nascimento, começar o processo de avaliação, tomada de decisões e ação (reanimação)

1. Coloque o recém-nascido na mesa aquecida.
2. Seque-o completamente e remova os campos molhados, incluindo aqueles sobre os quais o recém-nascido está deitado. A secagem deve ser completa, porém delicada; evite esfregá-lo vigorosamente ou tentativas de remover todo o sangue ou verniz. Certifique-se de que o neonato está aquecido. Recém-nascidos extremamente pequenos podem precisar de técnicas extras de aquecimento, como manter corpo e membros em uma folha ou bolsa de plástico ou usar um colchão térmico.
3. Posicione o neonato com a cabeça na linha média e o pescoço em discreta extensão.
4. Aspire a boca, a orofaringe e as narinas cuidadosamente com um bulbo de aspiração. A estimulação faríngea profunda, com cateter de aspiração, pode causar arritmias provavelmente de origem vagal, e deve ser evitada. Em seu lugar, deve-se usar um bulbo de aspiração. Se houver líquido amniótico tinto de mecônio e o neonato não for vigoroso, aspire a orofaringe e a traqueia o mais rapidamente possível (ver IV.A. e Capítulo 35).

B. Avaliação da necessidade de oxigênio suplementar. No ambiente fetal normal os níveis de saturação de oxigênio são bem inferiores aos necessários à vida extrauterina. Tais níveis só alcançam a faixa pós-natal normal aproximadamente 10 minutos após o nascimento, e níveis de saturação de oxigênio de 70 a 80% são normais por vários minutos. Durante esse período, o recém-nascido parece cianótico, embora a avaliação clínica de cianose não seja um indicador fidedigno da verdadeira saturação de oxiemoglobina. Todavia, uma oxigenação insuficiente ou excessiva pode ser deletéria para o recém-nascido.

1. **Oximetria de pulso.** Vários estudos avaliaram a modificação dos níveis de saturação de oxigênio nos minutos seguintes ao parto e definiram faixas de percentis para recém-nascidos a termo sem comprometimento. Os dados mais bem definidos foram obtidos a partir de leituras feitas em um

local pré-ductal (ou seja, membro superior direito) para evitar o potencial efeito gerador de confusão do desvio (*shunting*) durante a transição para a circulação do tipo adulto. Sondas elaboradas especificamente para recém-nascidos conseguem fornecer leituras confiáveis durante 1 a 2 minutos ou menos. Contudo, a determinação da saturação de oxigênio não é confiável quando o débito cardíaco e a perfusão cutânea não são satisfatórios. Recomenda-se manter um oxímetro na sala de parto para o caso de:

a. Existir necessidade de reanimação, como mencionado antes
b. A ventilação com pressão positiva ser usada por mais que algumas incursões respiratórias
c. A cianose ser persistente, apesar das intervenções
d. Ser administrado oxigênio suplementar.

C. A **concentração de oxigênio** utilizada para começar a reanimação ainda é motivo de debate. Vários ensaios mostraram que a sobrevida é melhorada quando a reanimação é iniciada com ar ambiente, com oxigênio a 100%, em recém-nascidos a termo. Entretanto, não existem estudos avaliando outras concentrações. Um estudo de recém-nascidos pré-termo mostrou que o uso de uma mistura de ar e oxigênio como gás inicial resultou em menos hipoxemia ou hiperoxemia do que o uso de ar ambiente ou oxigênio a 100%. Entretanto, ainda não foi definida a concentração inicial ideal. Após iniciar a oxigenoterapia, a concentração deve ser ajustada de modo que a saturação pré-ductal de oxigênio medida fique dentro da faixa de referência especificada para o minuto desde o nascimento (Quadro 5.1), como preconizado pelo NRP. A melhor referência disponível é a faixa interquartil de saturações determinadas, em recém-nascidos a termo saudáveis, após parto vaginal ao nível do mar. Faixas diferentes ainda não foram determinadas para recém-nascidos pré-termo ou para recém-nascidos via cesariana.

Embora a utilização dessas diretrizes de administração de oxigênio seja orientada pela saturação de oxigênio medida, e a escolha da concentração inicial seja eletiva, é razoável seguir uma abordagem uniforme. Nós usamos **ar ambiente** como concentração inicial para recém-nascidos a termo e **oxigênio a 60%** para prematuros com menos de 32 semanas de idade gestacional.

1. Ar deve ser usado se não houver mistura com oxigênio.
2. A concentração de oxigênio deve ser aumentada para 100% se a bradicardia (FC < 60 batimentos por minuto [bpm]) não melhorar após 90 segundos de reanimação, durante a utilização de concentração de oxigênio mais baixa.

Quadro 5.1	SpO2 pré-ductal desejada durante os primeiros 10 minutos após o nascimento
1 minuto	60-65%
2 minutos	65-70%
3 minutos	70-75%
4 minutos	75-80%
5 minutos	80-85%
10 minutos	85-95%

D. Sequência de intervenção. Enquanto os escores de Apgar (Quadro 5.2) são calculados após 1 e 5 minutos, os esforços de reanimação devem começar durante o período de estabilização neonatal inicial. O NRP recomenda que, no momento do parto, o recém-nascido deve ser avaliado por quatro perguntas: (i) a gestação é a termo?; (ii) está chorando ou respirando?; (iii) tem bom tônus muscular?; (iv) o neonato ou o líquido amniótico está sem mecônio? Se a resposta a alguma dessas perguntas for "não", devem-se instituir as etapas iniciais de reanimação. Nos recém-nascidos, todos os problemas relacionados com reanimação ocorrem no período pós-natal inicial por conta de esforço respiratório inadequado ou obstrução nas vias respiratórias. Assim sendo, o foco deve ser a manutenção de vias respiratórias desobstruídas e ventilação adequada.

42 Parte 2 | Avaliação e Tratamento no Período Pós-natal Imediato

Quadro 5.2 — Sistema do Escore de Apgar.

Sinal	Escore		
	0	1	2
Frequência cardíaca	Ausente	< 100 bpm	> 100 bpm
Esforço respiratório	Ausente	Lento (irregular)	Bom choro
Tônus muscular	Flácido	Alguma flexão dos membros	Movimentos ativos
Irritabilidade reflexa	Nenhuma resposta	Careta	Tosse ou espirro
Cor	Cianótico, pálido	Corpo róseo, membros cianóticos	Todo róseo

Fonte: Adaptado de Apgar, V. A proposal for a new method of evaluation of the newborn infant. *Curr Res Anesth Analg* 1953; 32: 260–267.

Primeiro, avalie se o recém-nascido está **respirando espontaneamente**. Em seguida, avalie se a **frequência cardíaca é > 100 bpm.** Por fim, avalie se a cor geral do neonato é rósea (acrocianose normal) ou se o nível de saturação de oxigênio é apropriado (Quadro 5.1). Se alguma dessas três características for anormal, tome medidas imediatas para corrigir a deficiência, e reavalie a cada 15 a 30 segundos, até que todas as características estejam presentes e estáveis. Desse modo, o suporte adequado será fornecido enquanto intervenções excessivamente vigorosas são evitadas à medida que os recém-nascidos estão realizando progresso adequado por si mesmos. Essa abordagem ajuda a evitar complicações como laringospasmo e arritmias cardíacas por aspiração excessiva ou pneumotórax por ventilação indevida com ambu. Algumas intervenções são imprescindíveis em circunstâncias específicas.

1. **O recém-nascido respira espontaneamente, a frequência cardíaca é > 100 bpm e a cor está se tornando rósea (escore de Apgar 8–10).** Tal situação é encontrada em mais de 90% de todos os neonatos a termo, com tempo mediano até a primeira incursão respiratória de aproximadamente 10 segundos. Após (ou durante) aquecimento, secagem, posicionamento e aspiração da orofaringe, deve-se avaliar o recém-nascido. Se a respiração, a frequência cardíaca e a cor forem normais, o neonato deve ser envolto em campos limpos e devolvido aos pais.

    Alguns recém-nascidos não estabelecem respiração espontânea imediata, mas respondem rapidamente à estimulação tátil, como piparotes vigorosos nas plantas ou esfregaduras no dorso (p. ex., casos de **apneia primária**). A estimulação mais vigorosa ou por outras técnicas não tem valor terapêutico e é potencialmente lesiva. Se a respiração não começar após **duas** tentativas de estimulação tátil, deve-se considerar que o neonato está em **apneia secundária** e instituir suporte respiratório. Nessa situação, é melhor pecar por excesso no diagnóstico de apneia secundária do que continuar as tentativas de estimulação malsucedida.

2. **O recém-nascido respira espontaneamente, a frequência cardíaca é > 100 bpm, mas a cor geral mostra-se cianótica (escore de Apgar 5–7).** Tal situação não é incomum e pode suceder a apneia primária. Um oxímetro de pulso deve ser colocado no membro superior direito (geralmente na mão) o mais cedo possível após o nascimento. Se os níveis apurados estiverem abaixo da média apresentada no Quadro 5.1 momentos após o nascimento, deve ser administrado oxigênio misturado (30 a 40%) no fluxo de 5 ℓ/min por máscara ou tubo mantido a cerca de 1 cm da face. Se a cor melhorar, a concentração de oxigênio deve ser ajustada ou gradualmente suspensa enquanto a cor é reavaliada como indicador para manter a coloração dentro dos limites de referência.

    A instituição precoce de pressão positiva contínua nas vias respiratórias (CPAP) de um recém-nascido pré-termo que ventila espontaneamente, mas apresenta angústia respiratória na sala de parto, é preconizada por alguns especialistas. Em estudos realizados em recém-nascidos com menos de 29 semanas de idade gestacional, a CPAP iniciada logo após o parto foi tão efetiva na prevenção de morte ou demanda de oxigênio de recém-nascidos com 36 semanas de idade gestacional quanto a intubação inicial e ventilação mecânica. A instituição precoce de CPAP reduziu a necessidade de intubação, ventilação mecânica e administração de surfactante exógeno, mas foi associada em um estudo à incidência mais elevada de pneumotórax. Nos recém-nascidos pré-termo respirando espontaneamente em angústia respiratória o uso de CPAP na sala de parto constitui uma alternativa razoável para a intubação e ventilação mecânica. É preferível a utilização de um meio regulado de administração, como ventilação mecânica ou reanimador com tubo T.

Capítulo 5 | Reanimação na Sala de Parto **43**

3. **O recém-nascido está apneico, apesar da estimulação tátil, ou tem frequência cardíaca < 100 bpm, apesar de esforços respiratórios evidentes (escore de Apgar 3 a 4).** Tal quadro representa **apneia secundária** e requer tratamento com ventilação por ambu-máscara. Ao iniciar essa intervenção, peça ajuda se a sua equipe ainda não estiver presente.

    Uma bolsa autoinflável com volume aproximado de 750 mℓ deve ser conectada a um misturador de ar-oxigênio (concentração inicial de acordo com a idade gestacional, conforme III.C.) à taxa de 5 a 8 ℓ/min e máscara de tamanho apropriado. A máscara deve cobrir o queixo e o nariz, mas deixar os olhos descobertos. Após posicionar a cabeça do neonato na linha média em discreta extensão, a primeira incursão deve ser fornecida com pressão máxima e adequada para produzir elevação torácica suficiente. Muitas vezes, 20 cm de H_2O são eficazes, mas 30 a 40 cm H_2O podem ser necessários no neonato a termo. Isso estabelecerá a capacidade residual funcional, e as insuflações seguintes serão eficazes a pressões inspiratórias menores.

    As pressões inspiratórias nas incursões subsequentes devem ser escolhidas de modo a produzir elevação adequada do tórax. Em neonatos com pulmões normais, essa pressão inspiratória não costuma ser superior a 15 a 20 cm H_2O. Em recém-nascidos com doença conhecida ou suspeita que reduza a complacência pulmonar, pressões inspiratórias contínuas acima de 20 cm H_2O podem ser necessárias. Se não houver elevação do tórax, apesar de pressão aparentemente adequada nem evidências de obstrução mecânica, deve-se pensar em intubação. Especialmente em neonatos prematuros, envidam-se todos os esforços para utilizar as pressões mínimas necessárias a fim de elevar o tórax e manter níveis normais de saturação de oxigênio. Deve-se instituir uma frequência de 40 a 60 incursões respiratórias por minuto (irpm) e reavaliar o neonato em 15 a 30 segundos. Em geral, é preferível buscar uma frequência mais próxima de 40 irpm, pois muitas pessoas fornecem incursões menos adequadas em frequências mais altas. Deve-se manter o suporte até que a respiração seja espontânea, e a frequência cardíaca seja > 100 bpm, mas também pode-se avaliar a efetividade da reanimação pela melhora da saturação de oxigênio e do tônus muscular antes da respiração espontânea se estabelecer.

    Os neonatos moderadamente deprimidos estarão acidóticos, mas em geral capazes de corrigir essa acidose respiratória, espontaneamente, após o estabelecimento da respiração. Tal processo pode demorar várias horas, porém, a menos que o pH permaneça < 7,25, a acidose não requer tratamento adicional.

    a. Se a ventilação positiva for mantida por mais de algumas incursões respiratórias, sobretudo se o recém-nascido estiver intubado, o uso de reanimador com tubo T (Neopuff Infant Resuscitator [Fisher & Paykel, Inc.]) aprimora a capacidade de propiciar ventilação consistente regulada por pressão. Trata-se de um dispositivo acionado manualmente, limitado por pressão e ciclado, também manualmente, além de impulsionado por um fluxômetro. Propicia maior controle sobre a ventilação manual, pois a ventilação é feita com pressões máximas e expiratória final de volume reproduzível e é um método simplificado de controlar a frequência respiratória administrada.

    b. As máscaras laríngeas são de fácil colocação e efetivamente ventilam recém-nascidos com mais de 2.000 g. Devem ser aventadas quando a ventilação com bolsa-máscara não é efetiva e a intubação malogrou ou não existe um profissional habilidoso para realizar a intubação. As máscaras laríngeas não são úteis para a aspiração traqueal e ainda não foram estudadas como maneira de administrar medicação intraqueal.

4. **O recém-nascido está apneico e a frequência cardíaca é 100 bpm a despeito de 30 segundos de ventilação assistida (escore de Apgar 0-2).** Se a frequência cardíaca for > 60 bpm, deve-se continuar a ventilação com pressão positiva e reavaliar a frequência cardíaca após 30 segundos. É apropriado avaliar cautelosamente a eficácia do suporte durante esse período de tempo por meio das medidas a seguir:

    a. A **adequação da ventilação** é o mais importante, e deve ser avaliada por observação dos movimentos da parede torácica proximal e ausculta de murmúrio respiratório igual lateralmente nos hemitórax direito e esquerdo nas linhas axilares médias. Deve-se ventilar o recém-nascido de 40 a 60 irpm utilizando a pressão mínima capaz de mover o tórax e produzir murmúrio audível. Os neonatos com síndrome de desconforto respiratório, hipoplasia pulmonar ou ascite podem precisar de pressões mais altas. Deve-se conferir o equipamento e garantir rapidamente boa vedação entre a máscara e a face do neonato. Ao mesmo tempo, a posição da cabeça do recém-nascido deve ser verificada e, sempre que necessário, reposicionada na linha média, em ligeira extensão. Quando necessário, as vias respiratórias são aspiradas.

44 Parte 2 | Avaliação e Tratamento no Período Pós-natal Imediato

b. Aumente a concentração de oxigênio para 100% nos neonatos, de qualquer idade gestacional, quando a reanimação foi iniciada com mistura de ar–oxigênio.

Continue a ventilação com ambu-máscara e reavalie em 15 a 30 segundos. A medida mais importante de adequação da ventilação é a resposta do recém-nascido. Se, a despeito de boa entrada de ar, a frequência cardíaca não subir e a cor/saturação de oxigênio permanecer ruim, deve-se considerar a intubação. Deve-se excluir extravasamento de ar (p. ex., pneumotórax) (ver Capítulo 38).

c. Constitui **indicação absoluta de intubação** a suspeita ou a comprovação de hérnia diafragmática ou anomalia semelhante. A intubação é justificada quando a ventilação com ambu-máscara não é efetiva, quando são ministradas compressões torácicas e quando um tubo ET é necessário para a administração de medicamentos de emergência ou quando o bebê requer transporte por intermédio de mais do que uma curta distância após estabilização. Mesmo nessas situações, a ventilação efetiva com ambu e máscara é exequível por longos períodos e preferível a tentativas mal-sucedidas repetidas de intubação ou tentativas por pessoas não supervisionadas e pouco familiarizadas com o procedimento.

A intubação deve ser realizada rapidamente por um profissional treinado. Se a ventilação inadequada era a única causa da bradicardia, a intubação bem-sucedida induzirá aumento da frequência cardíaca para mais de 100 bpm e rápida melhora na saturação de oxigênio. Detectar a expiração de dióxido de carbono por um colorímetro significa confirmar o posicionamento correto do tubo, especialmente nos bebês menores.

A chave para uma intubação bem-sucedida é posicionar corretamente o neonato e o laringoscópio e conhecer os marcos de referência anatômicos. Se o queixo, o esterno e o umbigo do neonato estiverem alinhados em um único plano, e se, após introdução na boca do bebê, o cabo e a lâmina do laringoscópio estiverem alinhados com aquele plano e seguros em um ângulo aproximado de 60° com o tórax, apenas um de quatro marcos anatômicos será visível pelo intubador: estes incluem, em direção cefalocaudal, a parte posterior da língua, a valécula e a epiglote, a laringe (traqueia e cordas vocais) ou o esôfago. O intubador bem-sucedido deve ver a ponta do laringoscópio e um marco e, então, saber se este é cefálico ou caudal à laringe. O intubador pode ajustar a posição da lâmina em vários milímetros e localizar as cordas vocais. Isso feito, inserir o tubo ET sob visualização direta (ver Capítulo 66).

d. Circulação. Se, após a intubação e 30 segundos de ventilação com oxigênio a 100%, a frequência cardíaca permanecer inferior a 60 bpm, deve-se instituir **massagem cardíaca.** A melhor técnica é permanecer aos pés do recém-nascido, envolver o tórax com as duas mãos, com os polegares unidos sobre os terços médio e inferior do esterno e os dedos cingindo e apoiando o tórax. Se o recém-nascido estiver intubado, a compressão torácica também pode ser feita efetivamente enquanto o profissional está na cabeceira do leito, ao lado da pessoa que realiza a ventilação do paciente. O profissional envolve o tórax do recém-nascido com as mãos, com os polegares direcionados para os pés do recém-nascido, em uma configuração que seria o inverso do primeiro método descrito. Como alternativa, pode-se permanecer ao lado do neonato e comprimir o terço inferior do seu esterno com os dedos indicador e médio de uma mão. Nos dois métodos, deve-se comprimir o esterno em cerca de um terço do diâmetro do tórax, à frequência de 90 vezes por minuto, na proporção de três compressões para cada incursão. A ventilação com pressão positiva deve ser continuada, à frequência de 30 incursões por minuto, entremeadas no período após cada terceira compressão. Determine a eficácia das compressões pela palpação dos pulsos femorais, braquiais ou do cordão umbilical.

Periodicamente, suspenda a ventilação e as compressões enquanto avalia a frequência cardíaca. No entanto, interrupções frequentes das compressões podem comprometer a manutenção da perfusão sistêmica e coronária. Se a frequência for > 60 bpm, suspendem-se as compressões torácicas e a ventilação é mantida até que a respiração seja espontânea. Caso não se observe melhora, as compressões e a ventilação são mantidas.

Os neonatos que precisam de suportes ventilatório e circulatório estão intensamente deprimidos e necessitam de reanimação imediata e vigorosa. A reanimação pode exigir pelo menos três indivíduos treinados trabalhando em equipe.

Capítulo 5 | Reanimação na Sala de Parto **45**

e. Medicação. Se, a despeito da ventilação adequada com oxigênio a 100% e das compressões torácicas, uma frequência cardíaca > 60 bpm não for alcançada dentro de 1 ou 2 min após o nascimento, devem-se fornecer medicamentos, como agentes cronotrópicos e inotrópicos, para estimular o miocárdio, garantir hidratação adequada e, em algumas situações, corrigir a acidose (ver, no Quadro 5.3, substâncias, indicações e doses). Os medicamentos fornecem substrato e estímulo ao coração, de modo que ele possa manter a circulação de oxigênio e nutrientes para o cérebro. Para realizar cálculos rápidos, utilize 1, 2 ou 3 kg como estimativa do peso ao nascer.

  i. A via intravenosa mais acessível para a administração neonatal de medicamentos é o cateterismo da veia umbilical (ver Capítulo 66), que pode ser realizado de maneira rápida e asséptica. Embora o cateter preenchido com solução salina possa alcançar a veia cava inferior (*i. e.*, 8 a 10 cm), em 60 a 70% dos neonatos ele pode estacionar em uma posição indesejável ou perigosa (p. ex., veias hepática, porta ou pulmonar). Portanto, a introdução do cateter por 2 a 3 cm além da parede abdominal (total de 4 a 5 cm no neonato a termo), somente até o ponto de retorno sanguíneo fácil, é mais segura antes da injeção de medicamentos. Nessa posição, a ponta do cateter está no ducto venoso ou logo abaixo; é importante lavar o cateter após a administração de todos os medicamentos porque não há fluxo por intermédio do vaso após a secção do cordão umbilical.

  ii. O **tratamento farmacológico** como medida adjuvante ao oxigênio visa estimular o miocárdio e corrigir a acidose. Bradicardia persistente é uma indicação para administração de **epinefrina**, após o estabelecimento de ventilação efetiva. A epinefrina é um potente agonista adrenérgico, e atua em adultos e neonatos induzindo vasoconstrição intensa e aumento da perfusão nas artérias coronárias (e cerebrais). A dose recomendada é extrapolada a partir da dose aparentemente eficaz em adultos, e baseia-se em respostas medidas e na experiência empírica. A dose intravenosa de 0,1 a 0,3 mℓ/kg (até 1,0 mℓ) da solução de epinefrina a 1:10.000 deve ser fornecida, idealmente, por intermédio do cateter venoso umbilical e levada até a circulação central por lavagem do cateter. Pode-se repetir a dose a cada 3 a 5 min, se necessário, e não há benefício aparente em doses mais altas.

  Quando um acesso à circulação central é difícil ou demorado, pode-se administrar a epinefrina pelo tubo ET para absorção transpulmonar, embora efeitos positivos desse tratamento só tenham sido demonstrados em animais, com doses muito mais altas do que as atualmente recomendadas. Essa via de administração pode ser considerada enquanto o acesso intravenoso é estabelecido, usando doses de 0,5 a 1,0 mℓ/kg da solução a 1:10.000 (0,05 a 0,1 mg/kg). Tais doses mais altas não precisam ser diluídas para aumentar o volume total. Se duas doses de epinefrina não promoverem melhora, podem-se fornecer doses adicionais, mas devem-se considerar outras causas da depressão persistente.

  iii. Expansão do volume. Se a ventilação e a oxigenação forem estabelecidas, mas a pressão arterial ainda for baixa ou a perfusão periférica precária, a expansão do volume seria indicada, com uso de soro fisiológico (NaCl a 0,9%), albumina a 5%, concentrado de hemácias ou sangue total, começando com 10 mℓ/kg (ver IV.B.). Outras indicações de expansão do volume incluem evidências de sangramento agudo ou resposta fraca aos esforços de reanimação. A expansão do volume deve ser realizada com cautela em recém-nascidos, nos quais a hipotensão pode ser causada por lesão miocárdica asfíxica em vez de por hipovolemia. É importante utilizar normogramas da pressão arterial apropriados à idade gestacional e ao peso ao nascer para determinar a volemia (ver Capítulo 40).

  Na maioria das situações, não é útil a administração de bicarbonato ou outros tampões durante a reanimação imediata. Como existem riscos em potencial, além de benefícios em todos os medicamentos (ver Quadro 5.3), a administração de fármacos pela veia umbilical deve ser reservada aos neonatos cuja bradicardia persiste, apesar de transporte de oxigênio e ventilação adequados após o estabelecimento de uma via respiratória adequada. Após estabelecida essa via respiratória, uma ventilação eficaz ter sido obtida e a frequência cardíaca exceder 100 bpm, deve-se remover o neonato para a unidade de terapia intensiva neonatal (UTIN), e o exame físico, medição dos sinais vitais e resultados de exames, como radiografia de tórax, identificarão mais claramente a conveniência de intervenções específicas.

Quadro 5.3	Reanimação neonatal

Fármaco/ tratamento	Dose/kg	Peso (kg)	Volume IV (mℓ)	Volume IM (mℓ)	Método	Indicação
Epinefrina 1:10.000 0,1 mg/mℓ	0,01-0,03 mg/kg IV 0,03-0,1 mg/kg IT	1 2 3 4	0,2 0,4 0,6 0,8	0,6 1,2 1,8 2,4	Injeção IV rápida ou no tubo ET. As doses administradas atualmente no tubo não exigem diluição nem uso posterior de soro fisiológico. **Não administrar** em uma artéria; **não misturar** com bicarbonato; repetir em 5 min se necessário	Assistolia ou bradicardia grave
Expansores de volume Soro fisiológico Albumina a 5% Sangue total	10 mℓ/kg	1 2 3 4	10 mℓ 20 mℓ 30 mℓ 40 mℓ		Injeção IV lenta (em 5 a 10 min) Injeção mais lenta em prematuros	Hipotensão causada por perda de volume intravascular
Naloxona 0,4 mg/mℓ	0,1-0,2 mg/kg	1 2 3 4	0,25-0,5 0,50-1,0 0,75-1,5 1,0-2,0		Injeção IV rápida, IM, SC ou no tubo ET; repetir, se necessário, 3 vezes, se não houver resposta; **se houver suspeita de drogadição em narcóticos, não administrar**; não misturar com bicarbonato (ver Capítulo 12)	Depressão por narcótico
Dopamina	30/60/90 mg/100 mℓ de solução	-	-		Oferecer como infusão contínua	Hipotensão causada por baixo débito cardíaco (ver Capítulo 40)
Cardioversão/desfibrilação (ver Capítulo 41)	1-4 J/kg aumentar 50% por vez	-	-		-	Fibrilação ventricular, taquicardia ventricular
Tubo ET (ver Capítulo 66)	-	-	-		Diâmetro interno (mm)	Distância da ponta do tubo ET
		< 1.000 g 1.000-2.000g 2.000-4.000g > 4.000g	-		2,5 sem *cuff* 3,0 sem *cuff* 3,5 sem *cuff* 3,5-4,0 sem *cuff*	7 cm 8 cm 9 cm 10 cm (para intubação nasal, acrescentar 2 cm)
Lâminas de laringoscópio (ver Capítulo 66)	-	< 2.000 g > 2.000 g	-		-	0 (reta) 1 (reta)

ET = endotraqueal; IM = intramuscular; IV = intravenoso.

Capítulo 5 | Reanimação na Sala de Parto **47**

iv. A **reversão da depressão por narcóticos raramente é necessária** durante as etapas iniciais da reanimação, e não é recomendada. Se a mãe tiver recebido analgesia por narcótico nas últimas horas antes do nascimento, o recém-nascido pode ter depressão respiratória devido à passagem transplacentária. A depressão em geral apresenta-se como apneia persistente mesmo após a bradicardia e a cianose terem sido corrigidas facilmente por ventilação com ambu-máscara. Tais neonatos devem ser tratados com naloxona (0,4 mg/mℓ), na dose de 0,25 mℓ/kg (*i. e.*, 0,1 mg/kg). A naloxona não deve ser utilizada se a mãe for usuária crônica de narcóticos, em virtude do risco de abstinência aguda no recém-nascido. Deve-se manter suporte respiratório até a respiração espontânea ocorrer.

IV. Situações especiais

A. Aspiração de mecônio (ver Capítulo 35)

1. Se houver coloração de mecônio do líquido amniótico, o obstetra deve avaliar rapidamente o bebê durante o processo de nascimento para verificar se há mecônio nas secreções ou grande quantidade de líquido amniótico. A **aspiração rotineira** de todos os neonatos tintos de mecônio não é recomendada, mas, na presença de líquido ou secreções significativas, a boca e a faringe devem ser aspiradas com seringa-bulbo após liberação da cabeça e antes de a respiração começar.
2. O recém-nascido deve ser avaliado imediatamente para determinar se é vigoroso, o que é definido como esforço respiratório forte, bom tônus muscular e frequência cardíaca > 100 bpm. Os neonatos vigorosos devem ser tratados como normais, a despeito da presença de líquido amniótico tinto de mecônio. Se o obstetra e o pediatra assistente concordarem que o recém-nascido é vigoroso, não é necessário afastar o recém-nascido da mãe após o parto. Os neonatos que não estiverem claramente vigorosos devem ser intubados rapidamente e sua traqueia aspirada para remover o mecônio, de preferência antes da primeira incursão respiratória. Em muitos casos, ainda que o recém-nascido tenha arquejado, é possível remover algum mecônio por aspiração traqueal direta. A aspiração é realizada por meio de adaptadores que possibilitam conectar o tubo ET ao cateter de aspiração. O profissional que realiza a reanimação deve evitar técnicas de aspiração que possam levar à autocontaminação com sangue ou conteúdo vaginal.
3. No caso de neonatos que correm risco da síndrome de aspiração de mecônio e que manifestam dificuldade respiratória inicial, deve-se monitorar e manter os níveis de saturação de oxigênio dentro de limites normais com a administração adequada de oxigênio suplementar.

B. Choque. Alguns recém-nascidos apresentam palidez e choque na sala de parto (ver capítulos 40 e 43). O choque pode advir de perda sanguínea intraparto significativa devido a separação placentária, hemorragia fetomaterna, avulsão do cordão umbilical da placenta, vasos ou placenta prévios, incisão de uma placenta anterior durante a cesariana, transfusão fetofetal ou ruptura de uma víscera abdominal (fígado ou baço) durante um parto difícil. Também pode decorrer de vasodilatação ou perda do tônus vascular secundária à septicemia ou hipoxemia e acidose. Esses neonatos mostram-se pálidos, taquicárdicos (acima de 180 bpm), taquipneicos e hipotensos com enchimento capilar débil e pulsos fracos.

Após instituição do suporte respiratório, uma transfusão imediata de concentrado de hemácias O-negativas e albumina a 5% podem ser necessárias se a perda sanguínea aguda for a causa subjacente. Administra-se um volume de 20 mℓ/kg pelo cateter venoso umbilical. Se não houver melhora clínica, pesquisam-se causas de perda sanguínea adicional, além de manter reposição mais vigorosa de sangue e solução coloide. É importante lembrar que o hematócrito pode ser normal imediatamente após o nascimento, caso a perda sanguínea tenha sido aguda durante o período intraparto.

Exceto nos casos de perda sanguínea aguda maciça, o uso de emergência de reposição sanguínea é desnecessário e a estabilização aguda é possível com soluções cristaloides. O soro fisiológico (NaCl a 0,9%) é a primeira escolha como solução de reposição. Assim, há tempo para obter hemoderivados apropriados do banco de sangue se a reposição de sangue for necessária depois.

Exceto nas situações de emergência mais extremas, em que não existe outra opção terapêutica, não se recomenda o uso de sangue autólogo da placenta.

48 Parte 2 | Avaliação e Tratamento no Período Pós-natal Imediato

C. Extravasamento de ar. Se o recém-nascido não responder à reanimação, apesar de ventilação aparentemente efetiva, compressões torácicas e medicamentos, considere a possibilidade das síndromes de extravasamento de ar. O pneumotórax (unilateral ou bilateral) e o pneumopericárdio devem ser excluídos por transiluminação ou toracocentese diagnóstica (ver Capítulo 38).

D. Prematuridade. Os neonatos prematuros precisam de assistência especial na sala de parto, incluindo o uso de misturas de oxigênio–ar e monitoramento por oximetria, além de precauções, como envoltórios ou folha de plástico polietileno e/ou uso de colchão térmico para evitar perda de calor devido à pele mais fina e razão área de superfície/peso corporal mais alta. Apneia secundária à insuficiência respiratória é mais provável nas idades gestacionais menores, e deve-se instituir suporte. Os pulmões com deficiência de surfactante têm baixa complacência, e pressões ventilatórias mais altas podem ser necessárias nas primeiras incursões respiratórias. Dependendo da causa da prematuridade, uma infecção perinatal é mais provável em neonatos prematuros, o que eleva seu risco de depressão perinatal.

V. Escores de Apgar.
A avaliação e as decisões acerca das medidas de reanimação devem ser baseadas na avaliação da respiração, da frequência cardíaca e da cor da pele/saturação de oxigênio. Os escores de Apgar são atribuídos após o nascimento e registrados no prontuário do neonato. O escore de Apgar consiste na soma dos pontos totais atribuídos a cinco sinais objetivos no recém-nascido. Cada sinal avaliado recebe um escore de 0, 1 ou 2. Em geral, calculam-se os escores totais 1 e 5 min após o nascimento. Se o escore de 5 min for igual ou menor que 6, registra-se o escore a intervalos sucessivos de 5 min até que seja > 6 (Quadro 5.2). Um escore de 10 indica que o neonato está em perfeito estado. Isso é bastante incomum, pois a maioria dos neonatos tem algum grau de acrocianose. Se calculado corretamente, o escore fornece as seguintes informações:

A. Escore de Apgar de 1 min. Geralmente é correlacionado com o pH no sangue do cordão umbilical, e é um índice de depressão intraparto. Não se correlaciona com o prognóstico. Mostrou-se que os neonatos com escore de 0 a 4 têm pH significativamente menor, pressão parcial de dióxido de carbono ($PaCO_2$) mais alta e base tampão menor que aqueles com escores de Apgar > 7. No recém-nascido com MBPN, um Apgar baixo pode não indicar depressão grave. Até 50% dos neonatos com idade gestacional de 25 a 26 semanas e escores de Apgar de 0 a 3 têm pH do sangue do cordão > 7,25. Portanto, não se deve presumir que um neonato com MBPN com escore de Apgar baixo esteja gravemente deprimido. Não obstante, tais neonatos devem ser reanimados ativamente, e costumam responder mais rapidamente e a medidas menos invasivas do que os neonatos cujo escore de Apgar reflete acidemia

B. Escores de Apgar após mais de 1 minuto refletem o estado em evolução do neonato e a adequação dos esforços de reanimação. A persistência de escores de Apgar baixos indica a necessidade de esforços terapêuticos adicionais e, em geral, a gravidade do problema subjacente do neonato. Ao avaliar a adequação da reanimação, o problema mais comum é insuflação pulmonar e ventilação inadequadas. É importante garantir boa vedação da máscara, corrigir a posição do tubo ET e adequar a pressão inspiratória máxima aplicada ao ambu se o escore de Apgar não subir à medida que a reanimação prosseguir.

Quanto mais longo for o período de depressão grave (*i. e.*, escore de Apgar < 3), maior a probabilidade de prognóstico neurológico a longo prazo anormal. No entanto, muitos neonatos com depressão prolongada (> 15 min) são normais no acompanhamento. Ademais, a maioria dos bebês com anormalidades motoras a longo prazo, como paralisia cerebral, não teve períodos de depressão após o nascimento e recebeu escores de Apgar normais (ver Capítulo 55). Os escores de Apgar foram criados para monitorar a transição neonatal e a efetividade da reanimação, e sua utilidade permanece limitada a esse papel importante. A American Academy of Pediatrics atualmente recomenda um formulário expandido de registro do escore de Apgar, o que detalha a pontuação numérica e as intervenções concomitantes de reanimação.

VI. Evolução da assistência.
A prática da reanimação neonatal continua a evoluir com o advento de novos equipamentos e uma maior compreensão dos melhores métodos de reanimação.

A. Detectores de CO_2 expiratório ou corrente final são simplesmente usados para ajudar na confirmação da colocação apropriada do tubo ET na traqueia. Tais dispositivos também são úteis durante a ventilação com bolsa-máscara, pois ajudam a identificar obstrução das vias respiratórias. Ainda não foi determinado se esses detectores ajudam a garantir a oferta de ventilação apropriada.

Capítulo 5 | Reanimação na Sala de Parto **49**

B. A **hipotermia terapêutica induzida** está se tornando a terapia padrão para os recém-nascidos com ≥ 36 semanas de idade gestacional que apresentam encefalopatia hipóxico-isquêmica moderada a grave. A maioria dos protocolos inclui instituição da hipotermia nas primeiras 6 horas após o parto. Contudo, ainda não se sabe se a instituição precoce aumenta a efetividade ou se a instituição tardia é válida. Da mesma maneira, o valor do resfriamento passivo demanda avaliação mais completa. A prevenção da hipertermia materna ou neonatal é justificada e pode impedir lesão neurológica sutil (ver Capítulo 55).

C. **Omissão ou suspensão da reanimação.** A reanimação ao nascimento é indicada para os neonatos que provavelmente terão alta taxa de sobrevida e baixa probabilidade de morbidade grave, incluindo aqueles com idade gestacional igual ou superior a 25 semanas. Quando a sobrevida é improvável ou a morbidade associada é muito alta, os desejos dos pais, como os melhores representantes do recém-nascido, devem guiar as decisões sobre a instituição de reanimação (ver Capítulo 19).

Se não houver sinais de vida em um recém-nascido após 10 min de esforços agressivos de reanimação, sem evidências de outras causas de depressão neonatal, a suspensão da reanimação é apropriada.

Leitura sugerida

Burchfield DJ. Medication use in neonatal resuscitation. *Clin Perinatol* 1999;26:683–691.

Davis PG, Tan A, O'Donnell CP, et al. Resuscitation of newborn infants with 100% oxygen or air: a systemic review and meta-analysis. *Lancet* 2004;364:1329–1333.

Dawson JA, Kamlin CO, Wong C, et al. Oxygen saturation and heart rate during delivery room resuscitation of infants <30 weeks' gestation with air or 100% oxygen. *Arch Dis Child Fetal Neonatal Ed* 2009;94:F87–F91.

Kattwinkel J, ed. *Textbook of neonatal resuscitation.* 6th ed. Dallas, TX: American Academy of Pediatrics and American Heart Association; 2011.

Morley CJ, Davis PG, Doyle LW, et al. Nasal CPAP or intubation at birth for very preterm infants. *N Engl J Med* 2008;358:700–708.

Ostrea EM, Odell GB. The influence of bicarbonate administration on blood pH in a "closed system": clinical implications. *J Pediatr* 1972;80:671–680.

Perlman JM, Risser R. Cardiopulmonary resuscitation in the delivery room. Associated clinical events. *Arch Pediatr Adolesc Med* 1995;149:20–25.

Saugstad OD. Resuscitation of newborn infants with room air or oxygen. *Semin Neonatol* 2001;6:233–239.

Saugstad OD, Rootwelt T, Aalen O. Resuscitation of asphyxiated newborn infants with room air or oxygen: an international controlled trial. *Pediatrics* 1998;102:e1.

Vain NE, Szyld EG, Prudent LM, et al. Oropharyngeal and nasopharyngeal suctioning of meconium-stained neonates before delivery of their shoulders: multicentre, randomised controlled trial. *Lancet* 2004;364:597–602.

6 Tocotraumatismo

Elisa Abdulhayoglu

I. Introdução. O tocotraumatismo é definido pelo National Vital Statistics Report como "comprometimento da função corporal ou da estrutura do feto consequente a influências adversas que ocorreram no nascimento". A lesão pode ocorrer no período pré-natal, durante o parto ou durante a reanimação, e pode ser evitável ou inevitável.

A. Incidência. A taxa de morbidade por tocotraumatismo é de 2,8 por 1.000 nascidos vivos e varia de acordo com o tipo de lesão. Nos EUA, de 2005 a 2006, a taxa de mortalidade por tocotraumatismo caiu pouco, de 0,6 para 0,5 por 100.000 nascidos vivos.

B. Fatores de risco. Quando o tamanho fetal, a imaturidade ou a apresentação distócica complicam o parto, as compressões, contorções e forças normais intraparto podem levar a lesões no recém-nascido. A instrumentação obstétrica pode aumentar as forças mecânicas, amplificando ou induzindo uma lesão. A apresentação pélvica está associada ao maior risco de tocotraumatismo. No entanto, a realização de cesariana na ausência de trabalho de parto não impede todos os tocotraumatismos. Os fatores a seguir contribuem para o aumento do risco de tocotraumatismo:

1. Primiparidade
2. Baixa estatura materna
3. Anomalias pélvicas maternas
4. Trabalho de parto prolongado ou extraordinariamente rápido
5. Oligoidrâmnio
6. Apresentação distócica do feto
7. Uso de fórceps médio ou extração a vácuo
8. Versões e extração
9. Muito baixo peso ao nascimento ou prematuridade extrema
10. Macrossomia fetal ou cabeça fetal grande
11. Anomalias fetais.

C. Avaliação. Um recém-nascido em risco de tocotraumatismo deve ser submetido a um exame completo, incluindo avaliação neurológica meticulosa. Devem-se avaliar os recém-nascidos que precisam de reanimação após o nascimento, visto que pode haver uma lesão oculta. Deve-se prestar especial atenção à simetria e função das estruturas, nervos cranianos, amplitude de movimento de cada articulação e integridade do couro cabeludo e da pele.

II. Tipos de tocotraumatismo

A. Lesões de cabeça e de pescoço

1. **Lesões associadas ao monitoramento fetal intraparto.** A colocação de um eletrodo no couro cabeludo fetal ou na parte que se apresenta para monitoramento cardíaco fetal pode provocar escoriações ou lacerações superficiais. Tais lesões demandam tratamento local mínimo, quando necessário. Pode ocorrer traumatismo facial ou ocular por um eletrodo mal posicionado. Abscessos raramente se formam no local do eletrodo. A hemorragia é uma complicação rara da coleta de sangue fetal.
2. **Hemorragia extracraniana**
   a. **Bossa serossanguinolenta**
      i. A **bossa serossanguinolenta** é um acúmulo subcutâneo de líquido extraperiosteal. Sua ocorrência é comum e pode ser hemorrágica. Tem margens mal definidas e pode estender-se além da linha média, cruzando as suturas. Tipicamente, estende-se sobre a parte do couro cabeludo em que se apresenta e geralmente está associada à moldagem.

Capítulo 6 | Tocotraumatismo **51**

    ii. De modo geral, o sangue é reabsorvido espontaneamente, sem sequelas, nos primeiros dias após o nascimento. Raramente provoca perda significativa de sangue ou icterícia. Há relatos raros de necrose do couro cabeludo com cicatrizes.

    iii. *Vacuum caput* é uma **bossa serosanguinolenta** com margens bem demarcadas causada pelo vacuoextrator.

b. Céfalo-hematoma

    i. O **céfalo-hematoma** é um acúmulo subperiosteal de sangue resultante da ruptura das veias superficiais entre o crânio e o periósteo. A lesão é sempre limitada pelas suturas. Pode ocorrer em até 2,5% de todos os nascidos vivos. É mais frequente em partos instrumentados, ocorrendo em 1 a 2% dos partos vaginais espontâneos, 6 a 10% dos partos assistidos a vácuo e em aproximadamente 4% dos partos assistidos por fórceps.

    ii. O céfalo-hematoma volumoso pode resultar em hiperbilirrubinemia importante. A hemorragia raramente é grave o suficiente para exigir a transfusão de sangue. A infecção também é uma complicação rara e geralmente ocorre em associação à septicemia e à meningite. As fraturas de crânio foram associadas a 5% dos céfalo-hematomas. Deve-se realizar uma tomografia computadorizada (TC) da cabeça caso existam manifestações neurológicas. A maioria dos céfalo-hematomas é reabsorvida em oito semanas. Ocasionalmente, calcificam e persistem por vários meses ou anos.

    iii. Na maior parte dos casos, o manejo é limitado à observação. A incisão e a aspiração de um céfalo-hematoma podem introduzir infecção, sendo contraindicadas. A anemia ou a hiperbilirrubinemia devem ser tratadas conforme necessário.

c. Hematoma subgaleal

    i. O hematoma subgaleal é a hemorragia sob a aponeurose do couro cabeludo. É mais frequentemente observada após partos assistidos por fórceps ou vácuo.

    ii. Dado que o espaço subgaleal ou subaponeurótico se estende das cristas orbitais à nuca e lateralmente às orelhas, a hemorragia pode espalhar-se por toda a calvária.

    iii. A apresentação inicial inclui tipicamente palidez, tônus muscular ruim e tumefação flutuante no couro cabeludo. O hematoma pode aumentar lenta ou rapidamente e resultar em choque. Com a disseminação progressiva, as orelhas podem ser deslocadas anteriormente e pode ocorrer edema periorbital. Pode-se desenvolver equimose do couro cabeludo. O sangue é reabsorvido lentamente e a tumefação diminui de maneira gradual. A morbidade pode ser importante em recém-nascidos com hemorragia grave que necessitam de cuidados intensivos para esta lesão. A taxa de mortalidade pode variar de 14 a 22%.

    iv. Não há tratamento específico. O recém-nascido deve ser observado atentamente à procura de sinais de hipovolemia e o volume sanguíneo deve ser mantido, conforme necessário, com transfusões. Deve-se fornecer fototerapia para a hiperbilirrubinemia. Devem ser investigados distúrbios hemorrágicos. A drenagem cirúrgica deve ser considerada apenas em caso de deterioração clínica não controlada. O hematoma subgaleal associado a abrasões de pele pode tornar-se infectado, e deve ser tratado com antibióticos, podendo exigir drenagem.

3. Hemorragia intracraniana (ver Capítulo 54)

4. Fratura de crânio

a. As fraturas de crânio podem ser lineares, geralmente envolvendo o osso parietal, ou deprimidas, envolvendo os ossos parietais ou frontal. Fraturas deprimidas são frequentemente associadas à utilização do fórceps. As fraturas do osso occipital normalmente estão mais associadas a partos em apresentação pélvica.

b. A maioria dos recém-nascidos com fraturas no crânio lineares ou deprimidas é assintomática, a menos que haja hemorragia intracraniana associada (p. ex., hemorragia subdural ou subaracnoidea). A osteodiástase occipital é uma separação das porções basal e escamosa do osso occipital, que muitas vezes resulta em contusão cerebelar e hemorragia significativa. Pode ser uma complicação letal em partos pélvicos. A fratura linear associada à laceração da dura-máter pode evoluir para herniação das meninges e do encéfalo, com o desenvolvimento de cisto leptomeníngeo.

c. Fraturas lineares sem complicações não costumam exigir tratamento. O diagnóstico é feito por uma radiografia de crânio. Deve-se solicitar uma tomografia computadorizada da cabeça se houver suspeita de lesão intracraniana. As fraturas de crânio deprimidas precisam de avaliação neurocirúrgica.

52 Parte 2 | Avaliação e Tratamento no Período Pós-natal Imediato

Algumas podem ser elevadas usando técnicas fechadas. As fraturas de crânio cominutivas ou extensas, associadas a achados neurológicos, necessitam de avaliação neurocirúrgica imediata. Se for detectado extravasamento de líquido cerebrospinal das narinas ou orelhas, deve ser iniciada antibioticoterapia e solicitada consulta à neurocirurgia. Exames de imagem de acompanhamento devem ser realizados em 8 a 12 semanas para avaliar a possível formação de cisto leptomeníngeo.

5. **Fraturas faciais ou mandibulares**

   a. As fraturas faciais podem ser causadas por diversas forças, incluindo a passagem natural pelo canal de parto, o uso de fórceps ou a passagem da cabeça em apresentação pélvica.

   b. As fraturas de mandíbula, maxila e ossos lacrimais exigem atenção imediata. Tais fraturas podem se manifestar como assimetria facial com equimose, edema e crepitação, ou dificuldade respiratória com problemas de alimentação. As fraturas não tratadas podem levar a deformidades faciais, com subsequentes má oclusão e dificuldades de mastigação. O tratamento deve começar imediatamente, pois as fraturas maxilar e lacrimal começam a se consolidar em 7 a 10 dias, e as mandibulares, em 10 a 14 dias. As fraturas tratadas geralmente se consolidam sem complicações.

   c. Deve-se monitorar cuidadosamente a perviedade das vias respiratórias. Deve-se consultar imediatamente um cirurgião plástico ou otorrinolaringologista e solicitar os exames radiográficos apropriados. Pode ser necessária uma TC ou uma ressonância magnética (RM) da cabeça para avaliar se há ruptura retro-orbital ou da lâmina cribriforme. Devem-se administrar antibióticos em caso de fraturas envolvendo os seios da face ou a orelha média.

6. **Lesões nasais**

   a. Fratura e luxação nasais podem ocorrer durante o processo de nascimento. A lesão nasal mais frequente é o deslocamento da cartilagem nasal, que pode resultar da pressão aplicada pela sínfise púbica ou pelo promontório sacral materno. A prevalência relatada de luxação é inferior a 1%.

   b. Os recém-nascidos com traumatismo nasal significativo podem desenvolver desconforto respiratório. Semelhante às fraturas faciais, as fraturas nasais começam a consolidar em 7 a 10 dias e devem ser tratadas imediatamente. Habitualmente, a consolidação é rápida após o início do tratamento. Se o tratamento for tardio, é comum haver deformidades.

   c. Um nariz disforme pode aparecer desviado. Para diferenciar o desvio de uma deformação temporária, comprima a ponta do nariz. No desvio de septo, as narinas colapsam e o septo desviado é mais aparente. No nariz disforme não há desvio nasal. O edema nasal consequente à aspiração repetida pode mimetizar obstrução parcial. Pode-se avaliar a perviedade com uma mecha de algodão sob as narinas. O manejo envolve a proteção das vias respiratórias e a consulta à otorrinolaringologia.

   d. Se as luxações nasais não forem tratadas, existe um risco aumentado de deformidade do septo em longo prazo.

7. **Lesões oculares**

   a. As hemorragias retinianas e subconjuntivais são comumente vistas após o parto vaginal. Elas são decorrentes de aumento da congestão venosa e da pressão durante o parto. O fórceps mal posicionado pode resultar em lesão ocular e periorbital, incluindo hifema, hemorragia vítrea, lacerações, fratura orbital, lesão da glândula ou canal lacrimal e ruptura da membrana de Descemet da córnea (o que pode levar a astigmatismo e ambliopia). Em 0,19% de todos os partos ocorre traumatismo ocular significativo.

   b. As hemorragias retinianas geralmente desaparecem em 1 a 5 dias. As hemorragias subconjuntivais são reabsorvidas em 1 a 2 semanas. Habitualmente, não há complicações em longo prazo. Para outras lesões oculares, são necessários diagnóstico e tratamento imediatos a fim de garantir um bom desfecho em longo prazo.

   c. Como tratamento, deve-se solicitar uma consulta oftalmológica imediata.

8. **Lesões de orelha**

   a. As orelhas são suscetíveis a lesões, especialmente com a aplicação de fórceps. As lesões mais relevantes ocorrem com o mau posicionamento fetal. Podem ocorrer escoriações, hematomas e lacerações.

   b. As abrasões costumam cicatrizar bem com cuidados locais. Os hematomas da orelha externa podem levar ao desenvolvimento de uma "orelha em couve-flor". As lacerações podem resultar em pericondrites. A lesão do osso temporal pode levar a complicações da orelha média e interna, como hemotímpano e desarticulação da cadeia ossicular.

Capítulo 6 | Tocotraumatismo **53**

c. Os hematomas da orelha devem ser drenados para evitar a organização do coágulo e o desenvolvimento de orelha em couve-flor. Se a cartilagem e o osso temporal estiverem envolvidos, deve-se consultar um otorrinolaringologista. Pode ser necessária antibioticoterapia.

9. Músculo esternocleidomastóideo (ver Capítulo 58)

a. A lesão do músculo esternocleidomastóideo (ECM) também é conhecida como torcicolo congênito ou muscular. A etiologia é incerta. A causa mais provável é uma síndrome compartimental muscular resultante do posicionamento intrauterino. O torcicolo também pode surgir durante o parto conforme o músculo se hiperestender e se romper, com o desenvolvimento de hematoma e subsequentes fibrose e encurtamento.

b. O torcicolo pode se manifestar no momento do nascimento como uma massa palpável de 1 a 2 cm, na região do músculo ECM, e inclinação da cabeça para o lado da lesão. Mais frequentemente, é observado com 1 a 4 semanas de idade. Pode existir assimetria facial, juntamente com hemi-hipoplasia no lado da lesão. O tratamento imediato pode diminuir ou corrigir o torcicolo.

c. Outras condições podem mimetizar um torcicolo congênito e devem ser descartadas. Estas incluem anomalias vertebrais cervicais, hemangioma, linfangioma e teratoma.

d. O tratamento inicialmente é conservador. O alongamento do músculo envolvido deve começar imediatamente e ser realizado várias vezes ao dia. Em aproximadamente 80% dos casos, a recuperação ocorre em 3 a 4 meses. A cirurgia é necessária se o torcicolo persistir após 6 meses de fisioterapia.

e. Em até 10% dos pacientes com torcicolo congênito, existe displasia congênita de quadril. É necessário um exame cuidadoso do quadril, com avaliações subsequentes, conforme indicado.

10. Lesão da faringe

a. Pequenas lesões submucosas da faringe podem ocorrer pelo uso do bulbo de aspiração pós-parto. Lesões mais graves, como a perfuração da cavidade pleural ou do mediastino, podem resultar da colocação do cateter nasogástrico ou endotraqueal. Os recém-nascidos afetados podem ter secreção abundante e dificuldades para deglutir, e pode ser difícil avançar o cateter nasogástrico.

b. As lesões submucosas leves normalmente cicatrizam sem complicações. Traumatismos mais extensos exigem diagnóstico e tratamento rápidos para a resolução completa.

c. O diagnóstico de laceração retrofaríngea é feito utilizando um contraste radiográfico solúvel em água. Os recém-nascidos são tratados com antibióticos de amplo espectro e a alimentação VO é interrompida por 2 semanas. Repete-se o exame com contraste para confirmar a cura antes de reintroduzir a alimentação. Os recém-nascidos com derrame pleural podem exigir a colocação de um dreno torácico. Obtém-se consulta à cirurgia se o extravasamento persistir ou se a perfuração for grande.

B. Lesões de nervos cranianos, de medula espinal e de nervos periféricos

1. Lesões de nervos cranianos

a. Lesão do nervo facial (nervo craniano VII)

 i. A lesão do nervo facial é a lesão de nervo periférico mais comum em recém-nascidos, ocorrendo em até 1% dos nascidos vivos. A incidência exata não é conhecida, visto que muitos casos são sutis e se resolvem prontamente. A etiologia inclui a compressão do nervo facial pelo fórceps (especialmente o fórceps médio), a pressão sobre o nervo pela posição do feto apoiado contra o promontório sacral da mãe ou, raramente, por compressão exercida por uma massa uterina (p. ex., mioma).

 ii. A lesão do nervo facial resulta em assimetria da face ao chorar.

 a) A **lesão central do nervo facial** ocorre com menos frequência do que a lesão periférica. A paralisia está limitada da metade inferior a dois terços do lado contralateral, que se apresenta liso, sem prega nasolabial. O canto da boca cai. O movimento da testa e da pálpebra não é afetado.

 b) A **lesão periférica** envolve todo o lado do rosto e é consistente com uma lesão do neurônio motor inferior. A prega nasolabial é achatada e a boca se inclina para o lado afetado. O recém-nascido não consegue enrugar a testa nem fechar o olho completamente. A língua não é afetada.

 c) A **lesão de ramo de nervo periférico** resulta em paralisia que se limita a apenas um grupo de músculos faciais: a testa, as pálpebras ou a boca.

54 Parte 2 | Avaliação e Tratamento no Período Pós-natal Imediato

    iii. O diagnóstico diferencial inclui síndrome de Möbius (agenesia nuclear), hemorragia intracraniana, hipoplasia congênita do músculo depressor do ângulo da boca e ausência congênita dos músculos ou ramos nervosos faciais.

    iv. O prognóstico da lesão de nervo facial adquirida é excelente, com recuperação completa habitualmente em 3 semanas. O tratamento inicial é direcionado à prevenção de lesões na córnea utilizando lágrimas artificiais e proteção do olho aberto com curativos. A eletromiografia pode ser útil para prever a recuperação ou potenciais efeitos residuais. O mais provável é que haja recuperação total. A exploração cirúrgica do nervo facial só deve ser realizada em crianças com paralisia clínica e eletrofísica completa, que não mostram nenhuma melhora até a quinta semana de vida.

  b. **Lesão do nervo laríngeo recorrente**

    i. A paralisia unilateral do músculo abdutor pode ser causada por uma lesão do nervo laríngeo secundária à tração excessiva sobre a cabeça fetal durante o parto pélvico ou à tração lateral da cabeça com um fórceps. O nervo laríngeo recorrente esquerdo é mais frequentemente envolvido, por conta de seu trajeto mais longo. A lesão bilateral do nervo laríngeo recorrente pode ser causada por traumatismo, mas geralmente é decorrente de hipóxia ou hemorragia do tronco encefálico.

    ii. Um recém-nascido com paralisia unilateral do músculo abdutor frequentemente é assintomático em repouso, mas apresenta rouquidão e estridor inspiratório quando chora. A lesão unilateral está ocasionalmente associada à lesão do nervo hipoglosso e manifesta-se como dificuldade para alimentar-se e secreções. A paralisia bilateral geralmente resulta em estridor, dificuldade respiratória grave e cianose.

    iii. O diagnóstico diferencial de manifestações semelhantes a uma lesão unilateral inclui malformações congênitas da laringe. Particularmente na paralisia bilateral, as malformações intrínsecas do sistema nervoso central (SNC) precisam ser descartadas, incluindo a malformação de Chiari e a hidrocefalia. Se não houver história de tocotraumatismo, deve ser aventada a possibilidade de anomalias cardiovasculares e massas mediastinais.

    iv. O diagnóstico pode ser feito por laringoscopia direta ou fibra óptica flexível. O exame contrastado com bário modificado e um parecer da fonoaudiologia ajudam a otimizar a alimentação. A lesão unilateral geralmente se resolve até 6 semanas de vida, sem intervenção nem tratamento. A paralisia bilateral tem um prognóstico variável; pode ser necessária traqueostomia.

2. Lesões na medula espinal

  a. O parto vaginal de um feto cuja cabeça ou pescoço está em hiperextensão, o parto pélvico e a distocia grave do ombro são fatores de risco para lesão raquimedular. No entanto, lesões raquimedulares importantes são raras, com uma taxa de prevalência de 0,14 por 10.000 nascidos vivos. As lesões incluem hematomas epidurais espinais, lesões das artérias vertebrais, hematomielia cervical traumática, oclusão da artéria vertebral e transecção raquimedular.

  b. A lesão raquimedular se manifesta de quatro maneiras:

    i. Alguns fetos com lesão raquimedular alta ou do tronco encefálico grave são natimortos ou apresentam condição geral ruim no momento do nascimento, com depressão respiratória, choque e hipotermia. A morte geralmente ocorre horas após o nascimento.

    ii. Os fetos com lesão cervical alta ou média manifestam depressão respiratória central. Eles têm paralisia de membros inferiores, reflexos tendinosos profundos ausentes e ausência de sensibilidade na metade inferior do corpo, retenção urinária e constipação intestinal. Pode existir lesão bilateral do plexo braquial.

    iii. A lesão na sétima vértebra cervical ou em vértebra mais baixa pode ser reversível. No entanto, pode resultar em complicações neurológicas permanentes, incluindo atrofia muscular, contraturas, deformidades ósseas e micção constante.

    iv. A lesão raquimedular parcial ou a oclusão da artéria espinhal podem resultar em sinais neurológicos sutis e espasticidade.

  c. O **diagnóstico diferencial** inclui amiotonia congênita, mielodisplasia associada à espina bífida oculta, tumores da medula espinal e hipotonia cerebral.

Capítulo 6 | Tocotraumatismo **55**

d. O prognóstico depende da gravidade e da localização da lesão. Em caso de suspeita de lesão raquimedular no momento do nascimento, concentram-se os esforços na reanimação e na prevenção de novos danos. A cabeça, o pescoço e a coluna vertebral devem ser imobilizados. Devem ser solicitados pareceres da neurologia e da neurocirurgia. São necessários exames cuidadosos e repetidos para ajudar a prever o desfecho em longo prazo. Radiografias, tomografia computadorizada e ressonância magnética da coluna cervical podem ser úteis.

3. **Lesões de raízes nervosas cervicais**

   a. **Lesão do nervo frênico (C3, C4 ou C5)**

      i. A lesão do nervo frênico que leva à paralisia do diafragma ipsilateral pode resultar de uma lesão por estiramento devido à hiperextensão lateral do pescoço ao nascimento. Os fatores de risco incluem o parto pélvico e o parto com fórceps difícil. Acredita-se que a lesão do nervo ocorra no ponto em que ele cruza o plexo braquial. Assim, aproximadamente 75% dos pacientes também apresentam lesões do plexo braquial. Ocasionalmente, a inserção do dreno torácico ou a cirurgia lesiona este nervo.

      ii. Muitas vezes, observam-se dificuldade respiratória e cianose. Alguns recém-nascidos apresentam taquipneia persistente e diminuição do murmúrio vesicular na base do pulmão. Pode haver diminuição da movimentação do hemitórax afetado. As radiografias de tórax podem mostrar elevação do diafragma afetado, embora isso possa não ser evidente se o recém-nascido estiver em pressão positiva contínua nas vias respiratórias (CPAP) ou ventilação mecânica. Se o recém-nascido estiver respirando espontaneamente, e não em CPAP, pode ocorrer atelectasia progressiva. O diagnóstico é confirmado por ultrassonografia ou fluoroscopia, que mostra movimento paradoxal (para cima) do diafragma com a inspiração.

      iii. O diagnóstico diferencial inclui causas cardíacas, pulmonares e outras causas neurológicas de desconforto respiratório. Estas geralmente podem ser avaliadas por um exame físico cuidadoso e exames de imagem apropriados. A ausência congênita do nervo é rara.

      iv. O tratamento inicial é de suporte. Pode ser necessária ventilação mecânica ou CPAP, com cuidado minucioso das vias respiratórias, para evitar atelectasia e pneumonia. A maioria se recupera em 1 a 3 meses, sem sequelas permanentes. Considera-se a plicatura diafragmática em casos refratários. A estimulação do nervo frênico é possível em caso de paralisia bilateral.

   b. **Lesão do plexo braquial**

      i. A incidência da lesão do plexo braquial varia de 0,1 a 0,2% de todos os nascimentos. A causa é a tração excessiva sobre a cabeça, o pescoço e o braço durante o parto. Os fatores de risco incluem macrossomia, distocia de ombro, apresentação distócica e partos instrumentados. A lesão geralmente envolve a raiz do nervo, especialmente no ponto em que as raízes se unem para formar os troncos nervosos do plexo.

      ii. A paralisia de Erb-Duchenne envolve os troncos superiores (C5, C6 e, ocasionalmente, C7), sendo o tipo mais comum de lesão do plexo braquial, representando aproximadamente 90% dos casos. A paralisia total do plexo braquial ocorre em alguns casos e envolve todas as raízes de C5 a T1. A paralisia de Klumpke, que envolve C7/C8 a T1, é a menos comum.

         a) **Paralisia de Erb-Duchenne.** O braço está tipicamente aduzido e rodado internamente no ombro. Há extensão e pronação do cotovelo e flexão do punho e dedos, na característica postura "da gorjeta do garçom". Os músculos deltoide, infraespinal, bíceps braquial, supinador e braquiorradial, além dos músculos extensores do punho e dos dedos, podem apresentar fraqueza ou paralisia. Os reflexos de Moro, bicipital e radial estão ausentes no lado afetado. O reflexo de preensão palmar está intacto. A sensibilidade é afetada em níveis variados. Paralisia do diafragma ocorre em 5% dos casos.

         b) **Lesão total do plexo braquial.** Representa aproximadamente 10% de todos os casos. O braço inteiro está flácido. Todos os reflexos, incluindo a preensão palmar e a sensibilidade, estão ausentes. Se as fibras simpáticas forem lesionadas em T1, pode existir síndrome de Horner.

         c) **Paralisia de Klumpke.** A mais rara das paralisias é responsável por 1% das lesões do plexo braquial. A paralisia da região distal do braço afeta os músculos intrínsecos da mão e os flexores longos do punho e dos dedos. O reflexo de preensão palmar está ausente. No entanto, os reflexos bicipital e radial estão presentes. Há comprometimento sensorial no

56 Parte 2 | Avaliação e Tratamento no Período Pós-natal Imediato

lado ulnar do antebraço e da mão. Como a primeira raiz torácica geralmente é lesionada, as suas fibras simpáticas são danificadas, o que leva a uma síndrome de Horner ipsilateral.

iii. O **diagnóstico diferencial** inclui lesão cerebral, que geralmente tem outros sinais e sintomas do SNC associados. A lesão da clavícula, da parte superior do úmero e da coluna cervical inferior pode mimetizar uma lesão do plexo braquial.

iv. Devem-se realizar radiografias do ombro e do braço para descartar uma lesão óssea. O tórax deve ser cuidadosamente examinado para detectar paralisia do diafragma. O tratamento inicial é conservador. A fisioterapia e os exercícios de amplitude de movimento passivos previnem contraturas. Estes devem ser iniciados com 7 a 10 dias, quando a neurite pós-lesão tiver sido resolvida. As talas no estilo "Estátua da Liberdade" devem ser evitadas, visto que podem levar a contraturas na cintura escapular. As talas de punho e dedos podem ser úteis.

v. O prognóstico para a recuperação completa varia de acordo com a extensão da lesão. Se as raízes nervosas estiverem intactas e não avulsionadas, o prognóstico para a recuperação completa é excelente (90%). A melhora clínica notável nas duas primeiras semanas após o nascimento indica que a função normal ou quase normal retornará. A maioria dos lactentes se recupera totalmente até os 3 meses de idade. Naqueles com recuperação lenta, estudos de eletromiografia e condução nervosa podem distinguir uma avulsão de uma lesão por estiramento. A cirurgia tem sido mais frequentemente recomendada quando existe perda funcional do músculo bíceps aos 3 meses de idade.

C. Lesões ósseas

1. A **clavícula** é o osso mais comumente fraturado durante o parto. A fratura ocorre em até 3% dos recém-nascidos. Até 40% das fraturas da clavícula não são identificadas antes da alta hospitalar.

   a. Essas fraturas são vistas em apresentações de vértice com distocia do ombro ou em partos de apresentação pélvica quando os braços estão estendidos. A macrossomia é um fator de risco.

   b. A fratura em galho verde ou incompleta pode ser assintomática no momento do nascimento. O primeiro sinal clínico pode ser um calo ósseo com 7 a 10 dias de idade. Os sinais de uma fratura completa incluem crepitação, irregularidade óssea palpável e espasmo do músculo ECM. O braço afetado pode ter pseudoparalisia, pois o movimento provoca dor.

   c. O diagnóstico diferencial inclui fratura do úmero ou paralisia do plexo braquial.

   d. A **fratura clavicular** é confirmada pela radiografia de tórax. Se o movimento do braço estiver diminuído, devem ser avaliados a coluna cervical, o plexo braquial e o úmero. O tratamento deve ser dirigido para o alívio da dor com analgésicos. A manga do lactente deve ser fixada à camisa para limitar o movimento até que o calo ósseo comece a se formar. É esperada consolidação completa.

2. **Lesões de ossos longos**

   a. As **fraturas de úmero** têm uma prevalência de 0,05 por 1.000 nascidos vivos.

   i. As fraturas do úmero ocorrem tipicamente durante a liberação dos braços de um feto em apresentação pélvica e/ou dos ombros em apresentações de vértice. A compressão direta do úmero também pode resultar em fratura.

   ii. A fratura em galho verde pode não ser detectada até que se forme o calo ósseo. O primeiro sinal é tipicamente a ausência de movimento espontâneo do braço, seguido por tumefação e dor à mobilização passiva. A fratura completa com fragmentos deslocados apresenta deformidade óbvia. A radiografia confirma o diagnóstico.

   iii. O diagnóstico diferencial inclui fratura clavicular e lesão do plexo braquial.

   iv. O prognóstico é excelente, sendo esperada a consolidação completa. A dor deve ser tratada com analgésicos.

   a) O úmero fraturado geralmente requer o uso de uma tala durante 2 semanas. Fraturas com luxação associada exigem redução fechada e imobilização. Deve-se observar se há lesão do nervo radial.

   b) A luxação epifisária ocorre quando a epífise umeral separa-se da camada cartilaginosa hipertrofiada da placa de crescimento. A luxação grave pode resultar em comprometimento significativo do crescimento. O diagnóstico pode ser confirmado pela ultrassonografia, pois a epífise não está ossificada ao nascimento. O tratamento inclui imobilização do membro durante 10 a 14 dias.

Capítulo 6 | Tocotraumatismo **57**

b. As **fraturas de fêmur** têm uma prevalência de 0,13 por 1.000 nascidos vivos.

    i. As fraturas de fêmur geralmente ocorrem após um parto pélvico. Os recém-nascidos com hipotonia congênita correm maior risco.

    ii. O exame físico revela habitualmente deformidade óbvia da coxa. Em alguns casos, a lesão não é observada por alguns dias, até que surjam edema, diminuição dos movimentos ou dor à palpação. O diagnóstico é confirmado pela radiografia.

    iii. É esperada consolidação completa sem encurtamento do membro.

        a) As fraturas, mesmo que unilaterais, devem ser tratadas com talas e imobilização, com aparelho gessado ou arnês de Pavlik.

        b) A separação da epífise femoral pode ser confundida com displasia do desenvolvimento do quadril, pois a epífise não está ossificada ao nascimento. É mais provável que haja dor espontânea e à palpação em caso de separação epifisária do que de luxação. O diagnóstico é confirmado pela ultrassonografia. O tratamento inclui imobilização do membro por 10 a 14 dias e analgésicos para dor.

D. Lesões intra-abdominais. O tocotraumatismo intra-abdominal é raro.

  1. Lesão hepática

    a. O fígado é o órgão sólido mais comumente lesionado durante o nascimento. Macrossomia, hepatomegalia e apresentação pélvica são fatores de risco para hematoma e/ou ruptura hepáticos. Acredita-se que a etiologia seja a pressão direta sobre o fígado.

    b. Os hematomas subcapsulares não costumam ser sintomáticos no momento do nascimento. Sinais inespecíficos de perda de sangue, como má alimentação, palidez, taquipneia, taquicardia e início de icterícia se desenvolvem nos primeiros 1 a 3 dias após o nascimento. Hematócritos seriados podem sugerir perda de sangue. A ruptura do hematoma por meio da cápsula resulta em alteração da cor da parede abdominal e colapso circulatório com choque.

    c. O diagnóstico diferencial inclui traumatismo de outros órgãos intra-abdominais.

    d. O tratamento inclui a restauração do volume sanguíneo, a correção dos distúrbios da coagulação e a consulta à cirurgia para provável laparotomia. O diagnóstico e a correção precoces da perda de volume melhoram a sobrevida.

  2. Lesão esplênica

    a. Os fatores de risco para lesão do baço incluem macrossomia, apresentação pélvica e esplenomegalia (p. ex., sífilis congênita, eritroblastose fetal).

    b. Os sinais e sintomas são semelhantes aos da ruptura hepática. A massa é, às vezes, palpável no quadrante superior esquerdo do abdome; a bolha do estômago pode estar deslocada medialmente na radiografia de abdome.

    c. O diagnóstico diferencial inclui lesões de outros órgãos abdominais.

    d. O tratamento inclui a reposição de volume e a correção dos distúrbios da coagulação. Deve-se solicitar um parecer do setor de cirurgia. A conduta expectante associada à observação atenta é apropriada se o sangramento tiver parado e o paciente estiver estabilizado. Se for necessária laparotomia, tenta-se a recuperação do baço para minimizar o risco de sepse.

  3. Hemorragia suprarrenal

    a. O tamanho relativamente grande das glândulas suprarrenais por ocasião do nascimento pode contribuir à lesão. Os fatores de risco são apresentação pélvica e macrossomia. Noventa por cento das hemorragias suprarrenais são unilaterais e 75% ocorrem no lado direito.

    b. Os achados no exame físico dependem do volume da hemorragia. Os sinais clássicos são febre, massa no flanco, púrpura e palidez. A insuficiência suprarrenal pode se manifestar como má alimentação, vômitos, irritabilidade, apatia e choque. O diagnóstico é feito por ultrassonografia do abdome.

    c. O diagnóstico diferencial inclui outros traumatismos abdominais. Se for palpável uma massa no flanco, deve-se aventar a possibilidade de neuroblastoma e tumor de Wilms.

    d. O tratamento inclui a reposição do volume sanguíneo. A insuficiência suprarrenal pode exigir tratamento com esteroides. A hemorragia substancial que exige intervenção cirúrgica é rara.

58 Parte 2 | Avaliação e Tratamento no Período Pós-natal Imediato

E. Lesões de tecidos moles

1. **Petéquias e equimoses** são comumente observadas em recém-nascidos. A história do nascimento, a localização das lesões, o seu surgimento, sem o desenvolvimento de novas lesões, e a ausência de hemorragia a partir de outros locais ajudam a diferenciar as petéquias e as equimoses secundárias ao tocotraumatismo das causadas por vasculite ou distúrbio de coagulação. Se a etiologia for incerta, devem ser realizados exames para descartar coagulopatias e infecções. A maioria das petéquias e equimoses desaparece em uma semana. Se a equimose for excessiva, podem ocorrer icterícia e anemia. O tratamento é de suporte.

2. **Lacerações e escoriações** podem ser secundárias aos eletrodos aderidos ao couro cabeludo e à coleta de sangue ou lesão no couro cabeludo fetal durante o parto. As feridas profundas (p. ex., causadas por bisturi durante a cesariana) podem exigir sutura. A infecção é um risco, particularmente em caso de lesões no couro cabeludo, **bossa serosanguinolenta** ou hematoma. O tratamento inclui a limpeza da ferida e observação.

3. A **necrose do tecido adiposo** não costuma ser reconhecida por ocasião do nascimento. Geralmente se manifesta nas duas primeiras semanas após o nascimento, como placas ou nódulos subcutâneos bem demarcados, de formato irregular, consistência firme e não depressíveis nos membros, na face, no tronco ou nas nádegas. A lesão pode ser incolor ou ter uma coloração vermelha-escura ou arroxeada. Pode ocorrer calcificação. Não é necessário tratamento. Tipicamente, as lesões melhoram completamente ao longo de várias semanas a meses.

Leitura sugerida

Borschel GH, Clarke HM. Obstetrical brachial plexus palsy. *Plast Reconstr Surg* 2009;124(suppl 1):144e–155e.

Doumouchtsis SK, Arulkumaran S. Head trauma after instrumental births. *Clin Perinatol* 2008;35:69–83.

Goetz E. Neonatal spinal cord injury after an uncomplicated vaginal delivery. *Pediatr Neurol* 2010;42:69–71.

Moczygemba CK, Paramsothy P, Meikle S, et al. Route of delivery and neonatal birth trauma. *Am J Obstet Gynecol* 2010;202(4):361.e1–e6.

Rosenberg AA. Traumatic birth injury. *NeoReviews* 2003;4(10):e270–e276.

Uhing MR. Management of birth injuries. *Clin Perinatol* 2005;32:19–38.

7
Recém-nascido de Alto Risco I Antecipação, Avaliação, Tratamento e Desfechos

Vincent C. Smith

I. Recém-nascidos de alto risco estão frequentemente associados a determinadas condições maternas, placentárias ou fetais; quando existe um ou mais fatores, a equipe de enfermagem deve estar atenta e preparada para possíveis dificuldades. A placenta deve ser guardada depois do parto em todos os casos de parto de alto risco, incluindo os casos de transferência para outro hospital, visto que um diagnóstico difícil – como a toxoplasmose – pode ser feito com base no exame histopatológico da placenta. Os fatores a seguir estão associados a recém-nascidos de alto risco.

A. Características maternas e risco associado ao feto ou ao recém-nascido

1. Idade materna por ocasião do parto

   a. **Acima de 40 anos.** Anormalidades cromossômicas, macrossomia, retardo do crescimento intrauterino (RCIU), perda de sangue (descolamento de placenta ou placenta previa).
   b. **Abaixo de 16 anos.** RCIU, prematuridade, maus-tratos/negligência (a própria mãe pode ser a agressora).

2. Fatores pessoais

   a. **Pobreza.** Prematuridade, RCIU, infecção.
   b. **Tabagismo.** Aumento da taxa de mortalidade perinatal, RCIU.
   c. **Uso abusivo de substâncias psicoativas/etanol.** RCIU, síndrome alcoólica fetal, síndrome de abstinência, síndrome de morte súbita infantil, maus-tratos/negligência infantil.
   d. **Dieta insatisfatória.** Desde RCIU leve até morte fetal em caso de desnutrição grave.
   e. **Traumatismo (agudo, crônica).** Descolamento prematuro de placenta, morte fetal, prematuridade.

3. Condições clínicas

   a. **Diabetes melito.** Natimorto, macrossomia/traumatismo ao nascimento, síndrome de angústia respiratória (SAR), hipoglicemia, anomalias congênitas (ver Capítulo 2).
   b. **Doenças da tireoide.** Bócio, hipotireoidismo, hipertireoidismo (ver Capítulo 3).
   c. **Doença renal.** Natimortos, RCIU, prematuridade.
   d. **Infecção urinária.** Prematuridade, sepse.
   e. **Doença cardíaca e/ou pulmonar.** Natimortos, RCIU, prematuridade.
   f. **Hipertensão arterial (crônica ou relacionada à gravidez).** Natimortos, RCIU, prematuridade, asfixia.
   g. **Anemia.** Natimorto, RCIU, hidropisia, prematuridade, asfixia.
   h. **Isoimunização (antígenos de glóbulos vermelhos).** Natimorto, hidropisia, anemia, icterícia.
   i. **Aloimunização (antígenos plaquetários).** Natimorto, sangramento.
   j. **Trombocitopenia.** Natimorto, sangramento.

4. História obstétrica

   a. **História pregressa de feto prematuro, de feto com icterícia, de feto com síndrome de angústia respiratória ou com anomalias.** Mesmos para a gravidez atual.
   b. **Medicamentos maternos.** (ver Apêndices B e C).
   c. **Sangramento no início da gravidez.** Natimorto, prematuridade.
   d. **Hipertermia.** Morte fetal, anomalias fetais.
   e. **Sangramento no terceiro trimestre de gravidez.** Natimorto, anemia.

60 Parte 2 | Avaliação e Tratamento no Período Pós-natal Imediato

    f. Ruptura prematura das membranas amnióticas. Infecção/sepse.

    g. Infecções TORCH. (ver Capítulo 48).

    h. Traumatismo. Morte fetal, prematuridade.

B. Características do feto e risco associado para o feto ou recém-nascido

1. **Gestação múltipla.** RCIU, síndrome de transfusão fetofetal, prematuridade, tocotraumatismo, asfixia.
2. **RCIU.** Morte fetal, anomalias congênitas, asfixia, hipoglicemia, policitemia.
3. **Macrossomia.** Anomalias congênitas, tocotraumatismo, hipoglicemia.
4. **Posição/apresentação fetal anormal.** Anomalias congênitas, tocotraumatismo, hemorragia.
5. **Anormalidade da frequência cardíaca fetal ou do ritmo cardíaco fetal.** Insuficiência cardíaca congestiva, bloqueio atrioventricular, hidropisia, asfixia.
6. **Atividade diminuída.** Morte fetal, asfixia.
7. **Poli-hidrâmnio.** Anencefalia, outras doenças do sistema nervoso central (SNC), doenças neuromusculares, problemas de deglutição (p. ex., agnatia, qualquer massa na boca, atresia de esôfago), quilotórax, hérnia diafragmática, onfalocele, gastrosquise, trissomia, tumores, hidropisia, isoimunização, anemia, insuficiência cardíaca, infecção intrauterina, incapacidade de concentrar a urina, grande para a idade gestacional, diabetes melito materno.
8. **Oligoidrâmnio.** Morte fetal, insuficiência placentária, RCIU, agenesia renal, hipoplasia pulmonar, deformações, sofrimento intraparto, parto pós-termo.

C. Condições do trabalho de parto e o risco associado para o feto ou para o recém-nascido

1. **Parto pré-termo.** Síndrome de angústia respiratória, outros problemas do parto pré-termo (ver Capítulo 13).
2. **Parto pós-termo (que ocorre mais de 2 semanas após o termo) (ver item IV.).** Natimorto, asfixia, aspiração de mecônio.
3. **Febre materna.** Infecção/sepse.
4. **Hipotensão materna.** Natimorto, asfixia.
5. **Trabalho de parto rápido.** Tocotraumatismo, hemorragia intracraniana (HIC), retenção de líquido pulmonar fetal/taquipneia transitória.
6. **Trabalho de parto prolongado.** Natimorto, asfixia, tocotraumatismo.
7. **Apresentação anormal.** Tocotraumatismo, asfixia.
8. **Tetania uterina.** Asfixia.
9. **Líquido amniótico tinto de mecônio.** Natimorto, asfixia, síndrome de aspiração de mecônio, hipertensão pulmonar persistente.
10. **Prolapso do cordão umbilical.** Natimorto, asfixia.
11. **Cesariana.** Síndrome de angústia respiratória, retenção de líquido pulmonar fetal/taquipneia transitória, perda de sangue.
12. **Analgesia e anestesia obstétricas.** Depressão respiratória, hipotensão, hipotermia.
13. **Anomalias placentárias**

    a. Placenta pequena. RCIU.

    b. Placenta grande. Hidropisia, diabetes materno, criança grande.

    c. Laceração da placenta e/ou dos vasos umbilicais. Perda de sangue.

    d. Inserção anormal dos vasos na placenta. Perda de sangue.

D. Condições neonatais imediatamente evidentes e o risco associado para o feto ou recém-nascido

1. **Prematuridade.** Síndrome de angústia respiratória, outras sequelas da prematuridade.
2. **Baixo índice de Apgar de 5 minutos.** Transição prolongada (especialmente respiratória).
3. **Baixo índice de Apgar de 15 minutos.** Dano neurológico.
4. **Palidez ou choque.** Perda de sangue.
5. **Líquido amniótico ou membranas com odor fétido.** Infecção.
6. **Pequeno para a idade gestacional (PIG) (ver item V.).**
7. **Síndrome pós-maturidade.** (ver item IV.D.).

Capítulo 7 | Recém-nascido de Alto Risco | Antecipação, Avaliação, Tratamento e Desfechos **61**

II. Classificação pela idade gestacional (IG) e peso ao nascimento. Os recém-nascidos devem ser classificados pela IG, se possível, pois esta é, geralmente, mais fisiologicamente importante do que o peso ao nascimento.

A. Classificação pela IG

1. A avaliação com base em **informações obstétricas** é abordada no Capítulo 1. Observe que a estimativa da IG pela ultrassonografia no primeiro trimestre tem acurácia de 4 dias
2. Para confirmar ou complementar a data obstétrica, a avaliação de recém-nascidos pelo exame modificado de Dubowitz (Ballard) (Figura 7.1) pode ser útil na estimativa da IG. Não há limitações a esse método, especialmente com o uso do componente neuromuscular para recém-nascidos enfermos

Avaliação maturacional da idade gestacional (New Ballard Score)

Nome _____ Sexo _____
Número do hospital _____ Data de nascimento _____
Raça _____ Comprimento _____
Data/hora do nascimento _____ Circunferência cefálica _____
Data/hora da avaliação _____ Examinador _____
Idade quando avaliado _____
Apgar: 1 minuto _____ 5 minutos _____ 10 minutos _____

Maturidade neuromuscular

Sinal de maturidade neuromuscular	Escore							Anote a pontuação aqui
	-1	0	1	2	3	4	5	
Postura								
Ângulo de flexão do punho (janela quadrada)	>90°	90°	60°	45°	30°	0°		
Retração do braço		180°	140°–180°	110°–140°	90°–110°	<90°		
Ângulo poplíteo	180°	160°	140°	120°	100°	90°	<90°	
Sinal do xale								
Manobra de calcanhar à orelha								

Total do escore de maturidade neuromuscular

Maturidade física

Sinal de maturidade física	Escore							Anote a pontuação aqui
	-1	0	1	2	3	4	5	
Pele	pegajosa, friável, transparente	gelatinosa, vermelha, translúcida	homogeneamente rosa, veias visíveis	exantema ou descamação superficial, poucas veias	descamação grosseira, veias raras	apergaminhada, fissuras profundas, sem vasos	coriácea, fissuras profundas, enrugada	
Lanugo	nenhum	escasso	abundante	fino	áreas calvas	na maior parte calva		
Superfície plantar	calcanhar-hálux 40 a 50 mm: -1 < 40 mm: -2	> 50 mm sem marcas	marcas tênues	sulcos na superfície anterior	sulcos nos 2/3 anteriores	sulcos em toda a superfície plantar		
Glândula mamária	imperceptível	pouco perceptível	aréola lisa, sem glândula	aréola parcialmente elevada, glândula 1 a 2 mm	aréola elevada, glândula 3 a 4 mm	borda elevada, glândula 5 a 10 mm		
Olho/orelha	pálpebras fundidas frouxamente: -1 firmemente: -2	pálpebras abertas, pavilhão plano, permanece dobrado	orelha parcialmente encurvada, mole, com retração lenta	orelha completamente encurvada, mole, com retração rápida	orelha completamente encurvada, firme, com retração instantânea	cartilagem grossa, orelha firme		
Genitália (masculina)	escroto plano, liso	testículo fora da bolsa escrotal, sem rugas	testículo no canal superior, rugas raras	testículo descendo, poucas rugas	testículos na bolsa, rugas bem visíveis	bolsa escrotal em pêndulo, rugas profundas		
Genitália (feminina)	clitóris proeminente, lábios planos	clitóris proeminente, lábios menores pequenos	clitóris proeminente, pequenos lábios evidentes	lábios menores e maiores igualmente proeminentes	lábios maiores grandes e menores pequenos	lábios maiores recobrem o clitóris e os lábios menores		

Total do escore de maturidade física

Escore
Neuromuscular _____
Físico _____
Total _____

Classificação da maturidade

Escore	Semanas
-10	20
-5	22
0	24
5	26
10	28
15	30
20	32
25	34
30	36
35	38
40	40
45	42
50	44

Idade gestacional (semanas)
Pelo DUM _____
Pela ultrassonografia _____
Pelo exame _____

Figura 7.1 Novo escore de Ballard (De Ballard JL, Khoury JC, Wedig K, et al. New Ballard Score, expanded to include extremely premature infants. *J Pediatr* 1991;119(3):417–423.)

62 Parte 2 | Avaliação e Tratamento no Período Pós-natal Imediato

  3. **Classificação do recém-nascido pela IG (pós-menstrual)**
     a. **Pré-termo.** Menos de 37 semanas completas (259 dias).
     b. **Pré-termo tardio.** Um subgrupo de recém-nascidos com IG entre 34 e 36 semanas (238 a 258 dias).
     c. **A termo.** De 37 a 41 6/7 semanas (260 a 294 dias).
     d. **Pós-termo.** Quarenta e duas semanas (295 dias) ou mais.

B. **Classificação de acordo com o peso ao nascer.** Embora não haja uma concordância universal, as definições comuns são as seguintes:
  1. **Peso normal ao nascimento (PNN).** De 2.500 a 4.000 g
  2. **Baixo peso ao nascimento (BPN).** Menos de 2.500 g. Observe que enquanto a maioria dos recém-nascidos de baixo peso é pré-termo, alguns crianças são a termo, mas PIG. Os recém-nascidos com baixo peso podem ainda ser subclassificados como se segue:
     a. **Muito baixo peso ao nascimento (MBPN).** Menos de 1.500 g
     b. **Extremo baixo peso ao nascimento (EBPN).** Menos de 1.000 g.

III. Parto pré-termo. Como mencionado acima, um **neonato pré-termo** é aquele cujo nascimento ocorre antes do fim da 37ª semana (258 dias; ou seja, 36 6/7 semanas) após a data da última menstruação.

A. **Incidência.** Aproximadamente 12,7% de todos os nascimentos nos Estados Unidos são pré-termo. A distribuição deste grupo está gradualmente mudando para a idade gestacional relativamente mais avançada, por causa do aumento de 25% nos pré-termos tardios (34 a 36 semanas) desde 1990 até a taxa atual de 9,1%.

B. **A etiologia** não é conhecida na maioria dos casos. Os partos de pré-termo e/ou feto com baixo peso ao nascer estão associados às seguintes condições:
  1. **Baixo nível socioeconômico**, medido pela renda familiar, escolaridade, área geográfica/CEP, classe social e/ou ocupação
  2. É três vezes mais provável que mulheres **negras não hispânicas** tenham um prematuro extremo (menos de 28 semanas de gestação) (1,9%) em comparação com mulheres brancas não hispânicas e hispânicas (0,6%). Essa disparidade no número de partos de prematuros extremos por raça/etnia contribui para a substancial diferença nas taxas de mortalidade infantil quando são comparados brancos e negros. As disparidades persistem mesmo quando a condição socioeconômica baixa é levada em conta
  3. É mais provável que **mulheres com menos de 16 ou mais de 35 anos** tenham o feto com baixo peso ao nascer; a associação com a idade é mais significativa em brancos do que em afro-americanos
  4. **A atividade materna** que exige longos períodos em pé ou muito estresse físico pode estar associada a RCIU e prematuridade
  5. **Doença materna aguda ou crônica** está associada a parto antecipado, tanto espontâneo quanto, não raro, induzido
  6. **Os partos de gestação múltipla** frequentemente levam a nascimento de prematuros (60% dos gêmeos e 94% dos trigêmeos nos Estados Unidos em 2005). Nestes nascimentos, a maior taxa de mortalidade neonatal é principalmente decorrente da prematuridade
  7. **Parto pregresso com desfecho ruim** é o preditor isolado mais importante de desfecho ruim do parto. Um primeiro parto pré-termo é o melhor preditor de um segundo parto pré-termo
  8. **Fatores obstétricos**, como malformações uterinas, traumatismo uterino, placenta prévia, descolamento prematuro de placenta, doenças hipertensivas, apagamento prematuro do colo do útero, cirurgia cervical prévia, ruptura prematura das membranas amnióticas e corioamnionite, também contribuem para a prematuridade
  9. **Condições fetais**, como teste do bem-estar fetal não tranquilizador (ver Capítulo 1), RCIU ou hidropisia grave podem exigir um parto pré-termo
  10. **Parto antecipado inadvertido** por causa da estimativa incorreta da IG é cada vez mais raro.

C. **Problemas de parto pré-termo** estão relacionados à dificuldade de adaptação extrauterina devido à imaturidade dos sistemas de órgãos.
  1. **Respiratório.** Os prematuros podem apresentar as seguintes condições:
     a. **Depressão perinatal** na sala de parto devido à má transição para a respiração (ver Capítulos 5 e 55)
     b. **SAR** devido à deficiência de surfactante e imaturidade pulmonar (ver Capítulo 33)

Capítulo 7 | Recém-nascido de Alto Risco | Antecipação, Avaliação, Tratamento e Desfechos **63**

   c. **Apneia** devido à imaturidade dos mecanismos que controlam a respiração (ver Capítulo 31)
   d. **Doença pulmonar crônica (DPC)** da prematuridade, antigamente chamada de displasia broncopulmonar (DBP), doença de Wilson-Mikity e insuficiência pulmonar crônica da prematuridade (ver Capítulo 34).

2. **Neurológico.** Os prematuros correm risco maior de problemas neurológicos, incluindo:

   a. Depressão perinatal (ver Capítulo 55)
   b. **Hemorragia intracraniana** (HIC) (ver Capítulo 54).

3. **Cardiovascular.** Os prematuros podem apresentar problemas cardiovasculares, incluindo:

   a. Hipotensão
     i. Hipovolemia
     ii. Disfunção cardíaca
     iii. Vasodilatação induzida por sepse
   b. A persistência do canal arterial (PCA) é comum e pode levar a hiperfluxo pulmonar e hipotensão arterial diastólica (ver Capítulo 41).

4. **Hematológico.** As condições em que os prematuros correm maior risco incluem:

   a. Anemia (ver Capítulo 45)
   b. Hiperbilirrubinemia (ver Capítulo 26).

5. **Nutricional.** Os pré-termos exigem uma atenção específica ao conteúdo, densidade calórica, volume e via de alimentação (ver Capítulo 21).

6. **Gastrintestinal.** Os prematuros correm risco aumentado de enterocolite necrosante; a alimentação por fórmula é um fator de risco adicional; o leite materno parece ser protetor (ver Capítulo 27).

7. **Metabólico.** Os problemas, especialmente nos metabolismos da glicose e do cálcio, são mais comuns em prematuros (ver Capítulos 24 e 25).

8. **Renal.** Rins imaturos são caracterizados por uma baixa taxa de filtração glomerular, bem como incapacidade de lidar com a água, o soluto e cargas ácidas. Portanto, o manejo de líquidos e eletrólitos exige muita atenção (ver Capítulo 23 e 28).

9. **Regulação da temperatura.** Os prematuros são especialmente suscetíveis à hipotermia e à hipertermia (ver Capítulo 15).

10. **Imunológico.** Por causa de deficiências tanto na resposta humoral quanto na resposta celular, os recém-nascidos pré-termo correm maior risco de infecção do que os nascidos a termo.

11. **Oftalmológico.** A retinopatia da prematuridade pode se desenvolver na retina imatura dos lactentes com menos de 32 semanas ou peso ao nascimento inferior a 1.500 g (ver Capítulo 64).

D. **Tratamento da criança pré-termo** (ver Capítulo 13)

1. **Tratamento pós-parto imediato**

   a. É preferível um **parto** em um hospital com profissionais e equipamentos devidamente preparados. Os riscos para o recém-nascido pré-termo muito prematuro ou doente são muito aumentados pela demora em iniciar o atendimento especializado necessário.
   b. **A reanimação e a estabilização** exigem a imediata disponibilidade de pessoal e equipamentos qualificados. A reanimação do recém-nascido no momento do parto deve ser de acordo com o American Academy of Pediatrics Neonatal Resuscitation Program (NRP). A antecipação e a prevenção são sempre preferidas à mera reação aos problemas já existentes. O fornecimento de oxigenação adequada e a manutenção da temperatura correta são os objetivos do período pós-natal imediato (ver Capítulo 5).

2. **Manejo neonatal**

   a. A **regulação térmica** deve ser direcionada de modo a alcançar uma zona térmica neutra, isto é, uma temperatura ambiente suficiente para manter a temperatura corporal com o mínimo consumo de oxigênio. Para o recém-nascido pré-termo pequeno, isso exige uma incubadora com fonte de calor radiante (com as vantagens de acessibilidade à criança e resposta rápida da temperatura) ou uma incubadora fechada (com a vantagem de diminuição da perda de água insensível) ou uma unidade combinada (ver Capítulo 15).
   b. **Oxigenoterapia e ventilação assistida** (ver Capítulo 29).

64 Parte 2 | Avaliação e Tratamento no Período Pós-natal Imediato

c. **A persistência do canal arterial (PCA)** em recém-nascidos pré-termo com peso ao nascimento inferior a 1.000 g muitas vezes demanda apenas manejo conservador com restrição de líquidos e oxigenação adequada. Para recém-nascidos menores, pode ser necessário um antagonista da prostaglandina, como indometacina ou ibuprofeno. Para os lactentes mais sintomáticos ou para aqueles com contraindicação ao tratamento conservador ou quando essa abordagem não fecha o canal arterial, pode ser necessária a ligadura cirúrgica (ver Capítulo 41).

d. **O manejo de líquidos e eletrólitos** precisa levar em conta a perda insensível de água relativamente elevada, mantendo a hidratação adequada e as concentrações plasmáticas de eletrólitos e glicose normais (ver Capítulo 23).

e. A **nutrição** pode ser complicada pela incapacidade de muitos recém-nascidos pré-termo de tolerar a alimentação enteral, exigindo nutrição parenteral. Sucção e deglutição não efetivas podem exigir a alimentação por gavagem (ver Capítulo 21).

f. A **hiperbilirrubinemia**, que é inevitável em recém-nascidos menos maduros, geralmente pode ser tratada de modo efetivo pelo monitoramento cuidadoso dos níveis de bilirrubina e uso precoce de fototerapia. Nos casos mais graves, pode ser necessária transfusão sanguínea (ver Capítulo 26).

g. Uma **infecção** pode ser o agente precipitante do parto pré-termo. Se o recém-nascido apresentar sinais ou sintomas que poderiam ser atribuídos à infecção, deve ser cuidadosamente avaliado à procura de sepse (p. ex., exame físico/hemograma completo/hemocultura). Deve haver um limiar baixo para iniciar a administração de antibióticos de largo espectro (p. ex., ampicilina e gentamicina) até que a sepse possa ser descartada. Considere antibióticos antiestafilocócicos para recém-nascidos de muito baixo peso submetidos a vários procedimentos ou que permaneceram por longos períodos no hospital e correm maior risco de infecção hospitalar (ver Capítulos 48 e 49).

h. **Imunizações.** A vacina contra difteria, tétano e coqueluche acelular (DTPa); a vacina com poliovírus inativados (IPV); a vacina antipneumocócica multivalente conjugada (PCV) e a vacina contra *Haemophilus influenzae* do tipo b (Hib) são dadas em doses plenas para recém-nascidos pré-termos, com base em sua idade cronológica (*i.e.*, semanas após o nascimento) e na idade pós-menstrual. A vacina contra a hepatite B pode ser administrada a pré-termos clinicamente estáveis cujas mães eram negativas para antígeno de superfície do vírus da hepatite B (HBsAg), seguindo um cronograma modificado. A profilaxia para infecção por vírus sincicial respiratório (VSR) e *influenza* deve ser realizada conforme indicado. Deve-se dar atenção especial à vacina contra o rotavírus (RV), porque é uma vacina oral viva que não é dada até a alta da unidade de tratamento intensivo neonatal (UTIN), com estrita limitação em sua administração. Todas as recomendações dos Centers for Disease Control and Prevention (CDC) e do Advisory Committee on Immunization Practices (ACIP) podem ser encontradas em http://www.cdc.gov/vaccines (ver Capítulos 48 e 49).[1]

E. **Sobrevida de pré-termos.** Por muitos motivos, as estatísticas de sobrevida variam de acordo com a instituição, bem como com a região geográfica e o país.

F. **Problemas de longo prazo da prematuridade.** Os pré-termos são vulneráveis a um amplo espectro de morbidades. O risco de morbidade e mortalidade declina acentuadamente com o aumento da IG.

1. **Deficiência de desenvolvimento**
a. **Grandes deficiências** (paralisia cerebral, retardo mental).
b. **Comprometimentos sensitivos** (perda auditiva, deficiência visual) (ver Capítulos 64 e 65).
c. **Disfunção cerebral** (transtornos da linguagem, dificuldades de aprendizagem, hiperatividade, déficits de atenção, transtornos de comportamento).
2. **Retinopatia da prematuridade** (ver Capítulo 64).
3. **Doença pulmonar crônica** (ver Capítulo 34).
4. **Crescimento insatisfatório.** Os pré-termos correm risco de uma ampla gama de problemas de crescimento (ver Capítulo 21). Embora seja imperativo que os médicos avaliem visualmente o tamanho e a velocidade de crescimento das crianças, existe uma considerável controvérsia em relação a qual gráfico de crescimento usar. Tradicionalmente, os gráficos de crescimento de Lubchenco e Battaglia são populares (Figura 7.2). Como esses gráficos são baseados em uma coorte de crianças mais velhas

---

[1] N.R.T.: No Brasil, as recomendações podem ser consultadas no *site* da Sociedade Brasileira de Imunizações: http://www.sbim.org.br/vacinacao/.

e não diversas de um único centro, usando estimativas de IG antes do uso da datação fetal pela ultrassonagrafia ter sido amplamente praticada, esses gráficos de crescimento têm sido cada vez mais questionados quanto à sua aplicabilidade à população de hoje. Os gráficos de crescimento de Fenton usam uma coorte mais recente e diversificada de crianças que tiveram avaliações acuradas da IG, mas se baseiam em dados que são estatisticamente atenuados entre 36 e 46 semanas (Figura 7.3). Este gráfico de crescimento pode não ser apropriado para determinar o crescimento fetal em crianças com mais de 36 semanas de gestação. Como os pré-termos extrauterinos crescem em um ritmo diferente do que suas contrapartes fetais, alguns argumentam que pode ser necessária uma medida diferente para avaliar o crescimento fetal em comparação com o crescimento longitudinal da criança pré-termo. Assim, há várias abordagens para o monitoramento do crescimento infantil.

Uma abordagem é avaliar o crescimento fetal (que se reflete na medida ao nascimento) usando um gráfico de crescimento (Figura 7.2), avaliando o crescimento longitudinal de pré-termos com um

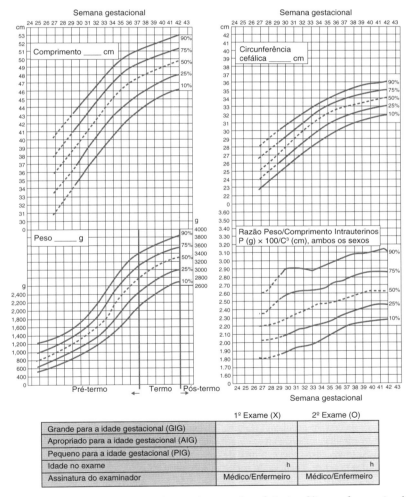

Figura 7.2 Crescimento intrauterino em termos de comprimento e circunferência cefálica, conforme estimado pelos nascidos vivos com idade gestacional entre 26 e 42 semanas. (Adaptada de Lubchenco LO, Hansman C, Boyd E. Intrauterine growth in length and head circumference as estimated from live births at gestational ages from 26 to 42 weeks. *Pediatrics* 1966;37:403–408; Battaglia FC, Lubchenco LO. A practical classification of newborn infants by weight and gestational age. *J Pediatr* 1967;71:159–163.)

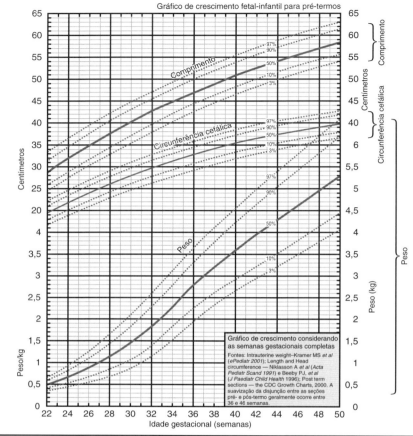

Figura 7.3 Gráfico de crescimento fetal-infantil para recém-nascidos pré-termo (peso, circunferência cefálica e comprimento). (Reproduzida com a permissão de Fenton TR; licenciado BioMed Central Ltd. Este é um artigo de acesso aberto: a cópia e redistribuição deste artigo são permitidas em todas as mídias para qualquer finalidade, desde que esta nota seja preservada junto à URL original do artigo: http://www.biomedcentral.com/1471-2431/3/13).

segundo gráfico de crescimento (Figura 7.3). Uma abordagem mais simples consiste em utilizar a mesma curva de crescimento para avaliar o crescimento fetal (tamanho ao nascimento) e crescimento longitudinal da criança pré-termo (Figura 7.3), reconhecendo que é provável que os pré-termos não alcancem as mesmas taxas de crescimento que os fetos da mesma idade segundo a data da última menstruação usada para gerar o gráfico de crescimento (consulte a referência Olson).

5. **Aumento das taxas de doenças da infância e de reinternação.**

IV. Recém-nascidos pós-termo

A. **Definição.** Aproximadamente 6% (3 a 14%) das gestações se estendem além das 42 semanas de gestação (294 dias ou mais desde a data da última menstruação) e são consideradas pós-termo. A taxa de gravidez pós-termo é fortemente influenciada pelas práticas obstétricas locais.

Capítulo 7 | Recém-nascido de Alto Risco | Antecipação, Avaliação, Tratamento e Desfechos **67**

B. Etiologia. Alguns casos de gestação pós-termo resultam, na verdade, de determinação inexata da idade gestacional. Na maioria dos casos, a causa da gravidez prolongada não é conhecida. Não há associação entre a idade ou raça materna e a incidência de gravidez pós-termo. Os fatores de risco para gravidez pós-termo incluem:

1. **Nuliparidade**
2. **Gestação pós-termo prévia**
3. **Obesidade**
4. **Feto masculino**
5. **Anencefalia.** Parece ser necessário um eixo hipófise-adrenal fetal intacto para a iniciação do trabalho de parto
6. **Trissomias do 16 e 18**
7. **Síndrome de Seckel** (nanismo com cabeça de pássaro).

C. As morbidades associadas à gestação pós-termo incluem líquido amniótico tinto de mecônio, aspiração de mecônio, oligoidrâmnio, traçado de frequência cardíaca fetal não tranquilizador no trabalho de parto, macrossomia fetal, baixo índice de Apgar e tocotraumatismo.

D. Síndrome pós-maturidade. Os fetos pós-termo já começaram a perder peso, mas geralmente têm comprimento e circunferência cefálica normais. Eles podem ser classificados como se segue:

1. **Estágio 1**
   a. Pele ressecada, fissurada, desmativa, solta e enrugada
   b. Aparência desnutrida
   c. Diminuição do tecido subcutâneo
   d. Olhos abertos e alertas

2. **Estágio 2**
   a. Todas as características do estágio 1
   b. Líquido amniótico tingido de mecônio (LATM)
   c. Depressão perinatal (em alguns casos).

3. **Estágio 3**
   a. Todas as características dos estágios 1 e 2
   b. Cordão umbilical e unhas tingidas de mecônio devido à exposição prolongada ao mecônio
   c. Maior risco de morte fetal, intraparto ou neonatal.

E. Manejo

1. **Manejo pré-parto**
   a. Estimativa cuidadosa da IG verdadeira, incluindo dados ultrassonográficos.
   b. Avaliações pré-parto com exame cervical e monitoramento do bem-estar fetal (ver Capítulo 1) devem ser iniciadas entre a 41ª e a 42ª semana, pelo menos uma vez por semana. Se o teste fetal não for tranquilizador, geralmente indica-se o parto. Na maioria dos casos, a paciente é candidata à indução do trabalho de parto se estiver na 41ª semana de gestação e a condição do colo do útero for favorável.

2. **O tratamento intraparto** envolve o uso do monitoramento fetal e a preparação para uma possível depressão perinatal e aspiração de mecônio.

3. **Manejo pós-parto**
   a. **Pesquisa de outras condições.** As condições infantis mais frequentemente associadas ao parto pós-termo incluem:
      i. Anomalias congênitas
      ii. Depressão perinatal
      iii. Hipertensão pulmonar persistente
      iv. Síndrome de aspiração de mecônio
      v. Hipoglicemia
      vi. Hipocalcemia
      vii. Policitemia.
   b. Atenção ao suporte nutricional adequado.

68 Parte 2 | Avaliação e Tratamento no Período Pós-natal Imediato

V. Recém-nascidos que são PIG ou apresentam RCIU (ver Capítulo 1).

A. Definição. Embora muitos usem os termos "pequeno para a idade gestacional" (PIG) e "retardo do crescimento intrauterino" (RCIU) como sinônimos, na verdade são populações sutilmente diferentes. O acrônimo PIG descreve um recém-nascido cujo peso ao nascer ou o comprimento cabeça-calcanhar ao nascimento está abaixo do 10° percentil para a IG ou 2 desvios-padrão (DP) abaixo da média para a IG da criança (aproximadamente no 3° percentil para IG). RCIU descreve a velocidade de crescimento diminuída no feto, conforme documentado por, pelo menos, duas avaliações do crescimento intrauterino. Os fetos que são constitucionalmente PIG em geral correm menor risco do que aqueles que apresentam RCIU devido a algum processo patológico. Inúmeras "curvas de normalidade ao nascimento" foram definidas por meio de estudos de grandes populações de crianças (Figura 7.2); deve-se notar que, ao longo dos últimos 30 anos, o peso ao nascer aumentou na população em geral. A etiologia e o tratamento dos fetos PIG e da RCIU se sobrepõem consideravelmente.

B. Etiologia da criança PIG/RCIU. Cerca de um terço dos lactentes com BPN são também PIG/RCIU. Existe uma associação entre os fatores a seguir e crianças PIG/RCIU:

1. Os fatores maternos (ver Capítulo 1) incluem o tamanho genético; demográfico (idade nos extremos da vida fértil, raça/etnia, condição socioeconômica); nuliparidade e grande multiparidade; baixo peso antes da gravidez (p. ex., desnutrição); anomalias uterinas; doença crônica; fatores que interferem no fluxo e na oxigenação placentários (doença cardiovascular, doença renal, hipertensão arterial [crônica ou induzida pela gravidez], anemia falciforme, doença pulmonar, colagenoses, diabetes melito [classes D, E, F e R], doenças autoimunes , doença trombótica, parto pós-termo, ambiente em altitude elevada); exposição a teratógenos, incluindo a radiação e etanol; e tabagismo ou uso de cocaína

2. Os fatores da anatomia da placenta e do cordão umbilical incluem malformações (p. ex., corioangioma, infarto, placenta circunvalada, mosaicismo de placenta, doença vascular obliterante do leito placentário, malformações vasculares ou inserção vilamentosa do cordão umbilical), infarto ou lesões focais, descolamento, local de implantação subótimo (p. ex., placenta de implantação baixa), placenta prévia, perfusão uteroplacentária insuficiente e artéria umbilical única

3. Fatores fetais incluem fatores constitucionais (normal, "geneticamente pequeno"), malformações (p. ex., anomalias do sistema nervoso central e do sistema esquelético), anormalidade cromossômica (menos de 5% dos recém-nascidos PIG; maior probabilidade de ocorrer quando existe malformação), infecção congênita (ou seja, rubéola e citomegalovírus) (ver Capítulo 48) e gestação múltipla.

C. Tratamento do recém-nascido PIG/RCIU

1. Gravidez (ver Capítulo 1)

a. Tente determinar a causa de PIG/RCIU procurando por fatores relevantes (listados acima) na anamnese, nos exames laboratoriais e na ultrassonografia. Trate qualquer causa subjacente (p. ex., hipertensão arterial), quando possível. Hipoxemia fetal crônica é encontrada em cerca de 30% dos fetos com PIG/RCIU. Portanto, uma vez determinado o diagnóstico, as mudanças no tratamento obstétrico podem melhorar os desfechos.

b. Monitore o bem-estar fetal, incluindo cardiotocografia basal e com oxitocina, o perfil biofísico, a contagem dos movimentos fetais, a avaliação do volume de líquido amniótico e ultrassonografias seriadas (ver Capítulo 1). Pode-se realizar a avaliação com o doppler do fluxo placentário para investigar a possibilidade de insuficiência uteroplacentária.

c. Se o parto antecipado estiver previsto (ver Capítulo 1), considere a questão da maturidade pulmonar fetal.

2. Parto. O parto antecipado é necessário se o risco da permanência do feto no útero for considerado maior do que os riscos da prematuridade.

a. Em geral, as indicações para a antecipação do parto são interrupção do crescimento fetal e/ou sofrimento fetal, especialmente no caso de maturidade pulmonar próxima do termo.

b. Deve-se considerar a aceleração da maturidade pulmonar com glicocorticoides administrados para a mãe caso a análise do líquido amniótico sugira imaturidade pulmonar ou se o parto for antecipado para uma data distante do termo.

c. Se houver fluxo sanguíneo placentário insatisfatório, o feto pode não tolerar o trabalho de parto e precisar de uma cesariana.

Capítulo 7 | Recém-nascido de Alto Risco | Antecipação, Avaliação, Tratamento e Desfechos **69**

d. Os recém-nascidos PIG/RCIU extrema correm risco de problemas perinatais e muitas vezes necessitam de cuidados especializados nos primeiros dias de vida. Portanto, se possível, o parto deve ocorrer em um centro com uma UTIN ou cuidados de berçário especiais. A equipe de parto deve estar preparada para gerenciar o sofrimento fetal, a depressão perinatal, a aspiração de mecônio, a hipóxia, a hipoglicemia e a perda de calor.

3. Pós-parto

a. Se não for conhecida, deve-se investigar a etiologia da PIG/RCIU.

i. Exame do recém-nascido. O recém-nascido deve ser examinado à procura de sinais de qualquer uma das causas de crescimento fetal deficiente enumeradas anteriormente, especialmente anomalias cromossômicas, malformações e infecção congênita.

a) Os recém-nascidos com restrição do crescimento que afeta a última porção da gestação terão circunferência cefálica relativamente normal, discreta redução do comprimento, mas redução mais significativa do peso. Acredita-se que isso seja decorrente da redistribuição do fluxo sanguíneo fetal preferencialmente para os órgãos vitais, principalmente o encéfalo, daí o termo "RCIU poupadora de cabeça." O uso do índice ponderal ([raiz cúbica do peso ao nascer (em gramas) × 100]/[comprimento em centímetros]) ou da razão peso:comprimento irá quantificar a perda de peso. Esses recém-nascidos apresentam pouco tecido subcutâneo, pele solta e descamativa, aparência emaciada e manchas de mecônio. Devido à redistribuição "poupadora da cabeça" da perfusão, os marcadores físicos usuais de IG (p. ex., verniz caseoso, brotos mamários) não são confiáveis.

b) Os recém-nascidos cuja restrição do crescimento começou no início da gravidez terão circunferência cefálica, comprimento e peso proporcionalmente pequenos em contraste com a RCIU que começou no final da gravidez. Muitas vezes diz-se que esses recém-nascidos apresentam *RCIU simétrico* e seu índice ponderal pode ser normal. Os recém-nascidos com RCIU simétrica são mais propensos a ter problemas fetais intrínsecos significativos (p. ex., defeitos cromossômicos, malformações e/ou infecções congênitas contraídas no início da gravidez).

ii. O **exame histopatológico da placenta** à procura de infarto ou infecção congênita pode ser útil.

iii. Em geral, o **rastreamento sorológico** de infecção congênita não é indicado, a menos que a anamnese ou o exame físico sugiram a infecção como uma possível causa.

b. Os recém-nascidos PIG geralmente precisam de **mais calorias por quilo de peso corporal** do que os recém-nascidos adequados para a idade gestacional (AIG) para "alcançar" o crescimento normal; os recém-nascidos PIG a termo muitas vezes regulam a sua ingestão em conformidade

c. Potenciais complicações dos recém-nascidos PIG/RCIU:

i. Anomalias congênitas

ii. Depressão perinatal

iii. Aspiração de mecônio

iv. Hemorragia pulmonar

v. Hipertensão pulmonar persistente

vi. Hipotensão

vii. Hipoglicemia por depleção das reservas de glicogênio

viii. Hipocalcemia

ix. Hipotermia por depleção da gordura subcutânea

x. Dislipidemia

xi. Policitemia

xii. Neutropenia

xiii. Trombocitopenia

xiv. Necrose tubular aguda/insuficiência renal.

D. Desfechos dos recém-nascidos PIG/RCIU. Com o mesmo peso ao nascer, os recém-nascidos PIG/RCIU correm risco menor de morte neonatal em comparação com recém-nascidos pré-termo AIG. Comparados aos recém-nascidos AIG de mesma IG, os recém-nascidos PIG/RCIU têm maior in-

70 Parte 2 | Avaliação e Tratamento no Período Pós-natal Imediato

cidência de morbidade e mortalidade neonatais. Em geral, os recém-nascidos PIG/RCIU (especialmente aqueles de ambientes socioeconômicos desfavorecidos) correm maior risco de crescimento pós-natal insatisfatório, comprometimento neurológico, retardo do desenvolvimento cognitivo e desempenho acadêmico ruim. Por fim, alguns adultos que eram PIG/RCIU no nascimento parecem correr maior risco de coronariopatia, hipertensão arterial, diabetes melito não insulinodependente, acidente vascular encefálico, doença pulmonar obstrutiva, comprometimento renal, diminuição da função reprodutiva, assim como outros riscos à saúde e questões psicossociais relacionadas ao crescimento.

E. O manejo das gestações subsequentes é importante, porque é comum a recorrência de recém-nascido PIG e RCIU. A mãe deve ser atendida por profissionais experientes em lidar com a gravidez de alto risco. A saúde da mãe e do feto deve ser avaliada durante a gravidez por meio de ultrassonografia e cardiotocografia (ver Capítulo 1). Deve-se considerar a antecipação do parto se o crescimento fetal não for satisfatório.

VI. Recém-nascidos grandes para a idade gestacional (GIG) (ver Capítulo 1)

A. Definição. Tal como acontece com os recém-nascidos PIG, não há uma definição uniforme de GIG, embora a maioria dos relatórios defina como sendo o recém-nascido dois desvios-padrão acima da média para a IG ou acima do 90º percentil.

B. Etiologia

1. Lactentes constitucionalmente grandes (pais grandes).
2. Filhos de diabéticas (p. ex., classes A, B e C).
3. Alguns recém-nascidos pós-termo.
4. Síndrome de Beckwith-Wiedemann e outras síndromes.

C. Tratamento

1. Procure evidências de tocotraumatismo, incluindo lesão do plexo braquial e depressão perinatal (ver Capítulos 6 e 55).
2. Permita que o recém-nascido se alimente precocemente e monitore o nível sanguíneo de glicose. Alguns recém-nascidos GIG desenvolvem hipoglicemia secundária a hiperinsulinismo (especialmente os filhos de diabéticas, recém-nascidos com a síndrome de Beckwith-Wiedemann ou recém-nascidos com eritroblastose) (ver Capítulos 2 e 24).
3. Considere a possibilidade de policitemia (ver Capítulo 46).

VII. Sangue do cordão umbilical. O texto a seguir é um resumo da American Academy of Pediatrics e do American College of Obstetricians and Gynecologists (2007) (ver Capítulo 42).

A. Os futuros pais podem buscar informações sobre bancos de sangue de cordão umbilical. Devem ser fornecidas informações equilibradas e acuradas sobre as vantagens e desvantagens do sistema de banco privado *versus* público. Os profissionais de saúde devem fornecer as seguintes informações:

1. Existe um potencial clínico para as células-tronco hematopoéticas encontradas no sangue do cordão umbilical.
2. Onde for logisticamente possível, são incentivados a coleta e o suporte do sangue do cordão umbilical para o banco público.
3. As indicações para o transplante autólogo (autotransplante) são limitadas.
4. O banco de sangue de cordão umbilical privado deve ser incentivado quando houver conhecimento de um membro da família, especialmente um irmão germano, com uma condição clínica atual ou potencial (maligna ou genética) que poderia se beneficiar do transplante de sangue do cordão umbilical.
5. O armazenamento do sangue do cordão umbilical como "seguro biológico" deve ser desencorajado, pois atualmente não há dados científicos que apoiem o transplante autólogo (autotransplante).

Leitura sugerida

American Academy of Pediatrics. *Red Book: 2009 Report of the Committee on Infectious Diseases.* 28th ed. Evanston: American Academy of Pediatrics; 2009.

American Academy of Pediatrics and American College of Obstetricians and Gynecologists. *Guidelines for Perinatal Care.* 6th ed. Elk Grove Village, IL; Washington, DC: American Academy of Pediatrics and American College of Obstetricians and Gynecologists; 2007.

Barker DJ. Early growth and cardiovascular disease. *Arch Dis Child* 1999;80(4):305–307.

Committee on Infectious Diseases. From the American Academy of Pediatrics: policy statements—modified recommendations for use of palivizumab for prevention of respiratory syncytial virus infections. *Pediatrics* 2009;124(6):1694–1701.

Cortese MM, Parashar UD, Centers for Disease Control and Prevention: Prevention of rotavirus gastroenteritis among infants and children: recommendations of the Advisory Committee on Immunization Practices (ACIP). *MMWR Recomm Rep* 2009;58(RR-2):1–25.

Dancis J, O'Connell JR, Holt LE Jr. A grid for recording the weight of premature infants. *J Pediatr* 1948;33(11):570–572.

Doherty L, Norwitz ER. Prolonged pregnancy: when should we intervene? *Curr Opin Obstet Gynecol* 2008;20(6):519–527.

Horbar JD, Badger GJ, Carpenter JH, et al. Trends in mortality and morbidity for very low birth weight infants, 1991–1999. *Pediatrics* 2002;110:143–151.

Lee SK, McMillan DD, Ohlsson A, et al. Variations in practice and outcomes in the Canadian NICU network: 1996–1997. *Pediatrics* 2000;106(5):1070–1079.

Mandruzzato G, Antsaklis A, Botet F, et al. Intrauterine restriction (IUGR). *J Perinat Med* 2008;36(4):277–281.

Martin JA, Hamilton BE, Sutton PD, et al. Births: final data for 2005. *Natl Vital Stat Rep* 2007;56(6):1–103.

McCormick MC, McCarton C, Tonascia J, et al. Early educational intervention for very low birth weight infants: results from the Infant Health and Development Program. *J Pediatr* 1993;123(4):527–533.

Saenger P, Czernichow P, Hughes I, et al. Small for gestational age: short stature and beyond. *Endocr Rev* 2007;28(2):219–251.

Vohr BR, Wright LL, Dusick AM, et al. Neurodevelopmental and functional outcomes of extremely low birth weight infants in the National Institute of Child Health and Human Development Neonatal Research Network, 1993–1994. *Pediatrics* 2000;105(6):1216–1226.

Wiswell TE, Cornish JD, Northam RS. Neonatal polycythemia: frequency of clinical manifestations and other associated findings. *Pediatrics* 1986;78(1):26–30.

8

Avaliação da História e do Exame Físico do Recém-nascido

Lise Johnson e William D. Cochran

I. História. As histórias familiar materna, obstétrica, perinatal e social devem ser revisadas (Quadro 8.1).

Quadro 8.1	Aspectos importantes da história materna e perinatal.
História familiar	
Doenças hereditárias (p. ex., distúrbios metabólicos, distúrbios hemorrágicos, hemoglobinopatias, fibrose cística, rins policísticos, perda auditiva neurossensorial, doenças ou síndromes genéticas)	
Distúrbios do desenvolvimento, incluindo distúrbios do espectro do autismo	
Distúrbios que requerem triagem de acompanhamento em familiares (p. ex., displasia do desenvolvimento do quadril, refluxo vesicoureteral, anomalias cardíacas congênitas, arritmias familiares)	
História materna	
Idade	
Gestação e paridade	
Tratamentos de infertilidade necessários para a gravidez, incluindo a fonte do óvulo e do espermatozoide (de doador ou da mãe/pai)	
Resultados de gestações anteriores (a termo, abortos espontâneos, óbitos fetais, óbitos neonatais, prematuridade, pós-termo, malformações)	
Tipo sanguíneo e sensibilizações do grupo sanguíneo	
Doença materna crônica (p. ex., diabetes melito, hipertensão arterial, doença renal, doença cardíaca, doenças da tireoide, lúpus eritematoso sistêmico, miastenia *gravis*)	
Rastreio de doenças infecciosas na gravidez (estado de imunidade à rubéola; triagem de sífilis, gonorreia, clamídia e HIV; triagem de antígeno de superfície do vírus da hepatite B; cultura para estreptococos do grupo B (GBS); testes para varicela, citomegalovírus e toxoplasmose, se realizados; reação ao derivado proteico purificado (PPD) e quaisquer tratamentos anteriores; infecções recentes ou exposições)	
Triagem de doença hereditária (p. ex., eletroforese de hemoglobina, triagem de deficiência de glicose-6-fosfato desidrogenase (G6PD), triagem genética para pacientes judeus Ashkenazi, teste de mutação da fibrose cística, teste do X frágil)	
Fármacos	
Tabagismo, etilismo e uso de substâncias ilícitas	
Complicações na gravidez (p. ex., diabetes gestacional, pré-eclâmpsia, infecções, hemorragias, anemia, trauma, cirurgia, doenças agudas, parto pré-termo, com ou sem uso de tocolíticos ou glicocorticoides)	
Exame do feto	
Triagem de aneuploidia no primeiro e/ou no segundo trimestres (marcadores sorológicos e ultrassonografia)	
Avaliação fetal por ultrassonografia do segundo trimestre (aproximadamente 18 semanas)	
Testes genéticos, incluindo pré-implantação, biópsia de vilosidades coriônicas e triagem genética por amniocentese	
Acompanhamento ultrassonográfico do bem-estar fetal	
Testes de maturidade pulmonar fetal	
História intraparto	
Idade gestacional no momento do parto e método de cálculo (p. ex., pela ultrassonografia, inseminação artificial ou fertilização *in vitro*, data da última menstruação)	
Apresentação	
Início e duração do trabalho de parto	

(continua)

Capítulo 8 | Avaliação da História e do Exame Físico do Recém-nascido **73**

Quadro 8.1	Aspectos importantes da história materna e perinatal. *(Continuação)*
Tempo de ruptura de membranas e aparência do líquido amniótico (volume, presença de mecônio, sangue)	
Resultados do monitoramento fetal	
Febre	
Fármacos, especialmente antibióticos, analgésicos, anestésicos e sulfato de magnésio	
Complicações (p. ex., perda excessiva de sangue, corioamnionite, distócia de ombro)	
Tipo de parto	
Avaliação da criança na sala de parto, incluindo escores de Apgar e qualquer medida de reanimação necessária	
Exame da placenta	
História social	
Aspectos culturais da família	
Estado civil da mãe	
Natureza do envolvimento do pai do feto	
Familiares agregados	
Quem está com os outros filhos	
Ocupação materna e paterna	
Suporte social identificado	
Envolvimento atual do serviço de apoio social	
História pregressa ou atual de envolvimento de agências de proteção à criança	
História pregressa ou atual de violência doméstica	

II. Exame físico de rotina do recém-nascido.

Embora não existam estatísticas disponíveis, o primeiro exame de rotina provavelmente revela mais anomalias do que qualquer outro exame físico. Sempre que possível, o exame deve ser realizado na presença dos pais, para incentivá-los a fazer perguntas sobre o recém-nascido e possibilitar a observação compartilhada dos achados físicos normais e anormais.

A. Exame geral. No exame inicial, a atenção deve ser dirigida a determinar (i) se há alguma anomalia congênita, (ii) se o recém-nascido fez uma transição bem-sucedida da vida fetal para a extrauterina, (iii) até que ponto a gestação, o trabalho de parto, o parto, os analgésicos ou anestésicos afetaram o recém-nascido e (iv) se o recém-nascido apresenta quaisquer sinais de infecção ou doença metabólica.

1. O recém-nascido deve ser despido para o exame, de preferência em uma sala bem iluminada e com luzes de aquecimento para evitar hipotermia, o que ocorre facilmente no período neonatal.

2. O médico deve desenvolver uma ordem consistente para o seu exame físico, geralmente começando com o sistema cardiorrespiratório, que é mais bem avaliado quando o recém-nascido está tranquilo. Se o recém-nascido que está sendo examinado está agitado, pode ser oferecido um dedo enluvado para que sugue. Deve-se aproveitar a oportunidade de realizar o exame oftalmológico sempre que o recém-nascido estiver acordado e alerta.

B. Sinais vitais e mensuração. Os sinais vitais devem ser avaliados quando o recém-nascido estiver calmo, se possível.

1. **Temperatura.** A temperatura do recém-nascido geralmente é aferida na axila. A temperatura retal pode ser aferida para confirmar uma temperatura axilar anormal, embora essas medidas tendam a se correlacionar de modo bastante estreito. A temperatura axilar normal está compreendida entre 36,5 e 37,4°C.

2. **Frequência cardíaca.** A frequência cardíaca normal em um recém-nascido está entre 95 e 160 batimentos por minuto (bpm). A desaceleração vagal pode ser notada e avaliada como um sinal tranquilizador. Alguns recém-nascidos, especialmente os pós-termo, podem ter uma frequência cardíaca de repouso tão baixa quanto 80 bpm. A boa aceleração com a estimulação deverá ser verificada nessas

74 Parte 2 | Avaliação e Tratamento no Período Pós-natal Imediato

crianças. A pressão arterial normal garante a adequação do débito cardíaco em caso de bradicardia sinusal acentuada.

3. **Frequência respiratória.** A frequência respiratória normal em um recém-nascido varia entre 30 e 60 incursões por minuto. A respiração periódica é comum em recém-nascidos. Pausas curtas (geralmente de 5 a 10 segundos) são consideradas normais. Períodos de apneia (definidos como 20 segundos ou mais) associados à cianose e/ou bradicardia não são normais em recém-nascidos a termo e merecem uma avaliação mais aprofundada (ver Capítulo 31).

4. **Pressão arterial.** A pressão arterial não é rotineiramente aferida em recém-nascidos sem que haja motivo. Quando a aferição da pressão arterial é indicada clinicamente, deve-se tomar cuidado para que seja escolhido o tamanho adequado da braçadeira neonatal e o membro utilizado seja documentado no registro da pressão sanguínea. Uma diferença acima de 10 mmHg entre a pressão sistólica do membro superior e do membro inferior leva à suspeita de coarctação ou outras anomalias da aorta (ver Capítulo 41).

5. **Oximetria de pulso.** A cianose leve pode facilmente passar despercebida no recém-nascido, particularmente naquele com pigmentação mais escura de pele. A utilidade da oximetria de pulso universal em recém-nascidos para a detecção de cardiopatia cianótica é um assunto muito debatido, principalmente devido à preocupação com altas taxas de falso-positivos. Estudos recentes têm levado o debate em favor da triagem universal. Estratégias para reduzir as taxas de falso-positivos incluem a execução da triagem após o primeiro dia de vida, garantindo que os funcionários sejam devidamente treinados na medição da oximetria de pulso e usando oxímetros de pulso de última geração, menos sensíveis ao artefato de movimento. Um critério razoável que merece uma investigação mais aprofundada para cardiopatia congênita é uma saturação de oxigênio abaixo de 95% em um dos membros inferiores após o primeiro dia de vida.

6. **Mensurações.** Todos os recém-nascidos devem ser submetidos à mensuração do peso, comprimento e circunferência cefálica logo após o nascimento. Tais medidas devem ser plotadas em curvas de crescimento padrão, de modo que se possa determinar se o recém-nascido é apropriado para a idade gestacional (AIG), pequeno para a idade gestacional (PIG) ou grande para a idade gestacional (GIG). O recém-nascido PIG ou GIG pode exigir uma avaliação mais profunda, tanto da etiologia quanto das sequelas dessas condições (ver Capítulo 7).

Os recém-nascidos com moldagem e/ou bossa serossanguinolenta excessivas podem precisar de uma medida repetida da circunferência cefálica alguns dias após o nascimento.

C. Sistema cardiorrespiratório

1. **Cor.** O recém-nascido saudável deve ter um tom rosa-avermelhado, exceto por uma possível cianose normal das mãos e pés (acrocianose). A palidez ou vermelhidão excessiva deve levar à medição do hematócrito para detectar anemia relativa (hematócrito inferior a 42%) ou policitemia (hematócrito superior a 65%), respectivamente (ver Capítulos 45 e 46).

2. **Padrão respiratório.** A maior parte do exame respiratório neonatal pode ser realizada visualmente, sem a utilização de um estetoscópio. Em repouso, passada a transição inicial, o recém-nascido deve respirar sem esforço, sem grunhido (pressão expiratória final positiva [PEEP] autogerada), sem batimento de asa de nariz (diminuição da resistência das vias respiratórias) nem retrações intercostais (estabilização da parede torácica). A doença respiratória significativa na ausência de taquipneia é rara, a menos que a criança tenha também depressão grave do sistema nervoso central. Ocasionalmente, encontram-se estertores, diminuição do murmúrio vesicular, bulhas cardíacas hipofonéticas ou deslocadas ou assimetria do murmúrio vesicular na ausculta de uma criança assintomática. Tais achados podem revelar uma doença oculta, que deve ser confirmada por uma radiografia de tórax (p. ex., edema pulmonar, pneumonia neonatal, pneumotórax, pneumomediastino, dextrocardia).

3. **Coração.** O examinador deve observar a atividade precordial, a frequência, o ritmo, as características das bulhas cardíacas e a existência ou não de sopros.
   a. Deve-se determinar se o coração está do lado esquerdo ou direito do tórax, pela palpação do ponto de impulso máximo (PMI) e ausculta.
   b. Arritmias, na maioria dos casos extrassístoles atriais, são ocasionalmente ouvidas no exame neonatal de rotina. Deve-se obter um eletrocardiograma (ECG) com derivação de ritmo para identificar a etiologia da arritmia e rastrear evidências de doença estrutural.

Capítulo 8 | Avaliação da História e do Exame Físico do Recém-nascido **75**

c. Deve-se auscultar as bulhas cardíacas, com especial atenção para confirmar a ocorrência de desdobramento da segunda bulha cardíaca (evidência da existência de duas valvas semilunares), a detecção de qualquer galope (um achado sombrio que merece avaliação mais aprofundada) e a detecção de cliques de ejeção, que podem indicar estenose da valva pulmonar ou da aorta ou uma valva da aorta bicúspide.

d. Os sopros em recém-nascidos podem ser enganosos. Os sopros sistólicos são frequentemente auscultados transitoriamente em recém-nascidos sem doença cardíaca estrutural significativa, sobretudo porque o canal arterial está fechando ou naqueles com estenose de ramo pulmonar leve. Por outro lado, um recém-nascido com doença cardíaca hemodinamicamente significativa grave pode não ter sopro. Os sopros diastólicos devem sempre ser considerados anormais. Em um recém-nascido sem outras manifestações além de um sopro persistente ou preocupante (p. ex., alto, áspero, pansistólico, diastólico), a investigação deve incluir um eletrocardiograma, a medição da saturação de oxigênio pré-ductal e pósductal e medições da pressão arterial nos quatro membros. Também pode ser considerada a realização de uma radiografia de tórax simples. Em consulta com o cardiologista pediátrico, também pode ser obtido um ecocardiograma, se este estiver prontamente disponível. Em locais em que a ecocardiografia não está prontamente disponível, deve-se obter um teste de hiperoxia para determinar se existe cardiopatia cianótica e potencial necessidade de instituição de prostaglandina E1 (ver Capítulo 41).

e. Os pulsos femorais devem ser palpados, embora muitas vezes sejam fracos no primeiro ou segundo dia após o nascimento. Os pulsos femorais são mais facilmente avaliados se o recém-nascido estiver calmo. A técnica a seguir pode ser útil para localizar os pulsos femorais: com o recém-nascido calmo e em decúbito dorsal, o examinador usa a palma de sua mão para estender os joelhos até que os membros inferiores encostem na cama. Os dedos indicadores são delicadamente colocados nos sulcos femorais das coxas e deslizados para cima, de modo que as pontas dos dedos das mãos possam avaliar os pulsos femorais, normalmente localizados logo acima dos sulcos da virilha. Se houver dúvida sobre os pulsos femorais no momento da alta, a pressão arterial nos membros superior e inferior deve ser medida para investigar uma preocupação com a eventual coarctação da aorta.

D. Tórax

1. As clavículas devem ser palpadas. Crepitação ou, menos comumente, um "degrau" pode ser encontrado em caso de fratura de clavícula. A palpação da clavícula deve sempre ser repetida no exame de alta, pois algumas fraturas podem ser mais aparentes no segundo ou no terceiro dia de vida. Em exames de acompanhamento após a alta hospitalar, a fratura de clavícula consolidada pode deixar um nódulo consistente firme no osso. Não são necessários cuidados especiais para as fraturas de clavícula, além do manuseio delicado para evitar dor nos primeiros dias de vida do neonato. Tais fraturas geralmente consolidam sem intercorrências nem sequelas. Na verdade, ocorrem muitas fraturas de clavícula no período neonatal que, sem dúvida, passam despercebidas.

2. Deve-se inspecionar a forma e a simetria do tórax. Ocasionalmente, são observados um ou mais mamilos acessórios na linha mamária. Minúsculos acrocórdons periareolares na pele, que geralmente secam e caem nos primeiros dias de vida, também podem ser observados. Normalmente podem ser palpados brotos mamários em recém-nascidos, devido à influência dos hormônios maternos. Às vezes, os pais precisam ser confortados de que a ponta do apêndice xifoide, que pode ser muito proeminente no recém-nascido, é também um sinal normal.

E. Abdome. O exame abdominal de um recém-nascido é diferente do realizado em lactentes maiores; a observação pode novamente ser utilizada com grandes benefícios.

1. Os órgãos abdominais anteriores (p. ex., fígado, baço, intestino grosso) podem ser vistos pela parede abdominal, especialmente em recém-nascidos magros ou pré-termo. A borda do fígado é vista ocasionalmente e o padrão intestinal às vezes é visível. A diástase do músculo reto do abdome é frequentemente encontrada em recém-nascidos, e mais evidente durante o choro. A assimetria devido a anomalias ou massas congênitas muitas vezes é apreciada primeiramente pela observação.

2. Ao palpar o abdome, comece com leve pressão ou deslizamento, movendo-se dos quadrantes inferiores para os superiores, a fim de revelar as bordas do fígado ou do baço. A borda hepática normal pode se estender até 2,5 cm abaixo da margem costal direita. O baço geralmente é não palpável. Lembre-se de que pode haver *situs inversus*.

76 Parte 2 | Avaliação e Tratamento no Período Pós-natal Imediato

3. Após o abdome ter sido palpado delicadamente, a palpação profunda é possível, não só por conta da falta de musculatura desenvolvida, mas também porque não há alimento e existe pouco ar no intestino. Os rins podem ser palpados e as massas abdominais podem ser avaliadas, embora o rendimento clinicamente significativo dessa parte do exame possa ser baixo em comparação com a atual evolução da ultrassonografia fetal.
4. O coto umbilical deve ser inspecionado. Deve ser identificada a veia umbilical e uma ou duas artérias umbilicais, bem como a quantidade de geleia de Wharton. Observe se há secreções, odor ou eritema periumbilical. As hérnias umbilicais são vistas com frequência em recém-nascidos e geralmente são benignas e desaparecem espontaneamente.

F. Genitália e reto

1. Sexo masculino

a. O **pênis**, quase invariavelmente, tem fimose importante. O comprimento do pênis esticado inferior a 2,5 cm é anormal e requer avaliação (ver Capítulo 61). Se esse for o caso, avalie o grau de hipospádia, bem como a existência e o grau de curvatura peniana. Deve-se solicitar uma circuncisão a um urologista sempre que a hipospádia for identificada.

b. O **escroto** muitas vezes é bastante grande, pois é um análogo embrionário dos lábios vaginais do sexo feminino e responde aos hormônios maternos. A hiperpigmentação da bolsa escrotal deve levar a suspeita de uma das síndromes adrenogenitais (ver Capítulo 61). O escroto também pode estar aumentado devido a **hidrocele**, que pode ser identificada como uma massa transluminescente em um ou ambos os lados do escroto. As hidroceles são coleções de líquido peritoneal no escroto, devido à permeabilidade do processo vaginal na vida fetal. Eles são comuns e não exigem intervenção imediata, embora seja necessário monitorar para assegurar uma resolução completa no primeiro ano de vida. Os **testículos** devem ser palpados, com identificação do epidídimo e do ducto deferente. Os testículos devem ter o mesmo tamanho e não devem parecer azuis (sinal de torção) atrás da pele do escroto. O tamanho do testículo normal em um recém-nascido a termo varia de 1,6 cm (comprimento) × 1,0 cm (largura) até 2,9 cm × 1,8 cm. Cerca de 2 a 5% dos recém-nascidos a termo apresentam um testículo retido, cuja descida deve ser acompanhada nos primeiros meses de vida.

2. Sexo feminino

a. Devem-se examinar os **pequenos** e os **grandes lábios**. O tamanho relativo dos grandes e pequenos lábios muda ao longo das últimas semanas de gestação, com os pequenos lábios retrocedendo visivelmente conforme o feto progride para a fase a termo. Os grandes lábios de recém-nascidas a termo são frequentemente avermelhados e inchados devido à influência dos hormônios maternos, que também são responsáveis por secreção vaginal clara ou branca nos primeiros dias de vida. Ocasionalmente, um pequeno volume de sangue (pseudomenstruação) acompanha a secreção após os primeiros dias de vida, conforme os hormônios maternos na neonata regridem.

b. O **introito vaginal** deve ser examinado e o hímen deve ser identificado. A descoberta de um hímen imperfurado, que às vezes pode ser difícil de distinguir de um cisto parauretral, deve levar ao encaminhamento a um ginecologista pediátrico para tratamento. Comumente encontram-se excrecências vaginais, cuja presença não tem importância clínica.

c. O **clítóris**, cuja proeminência retrocede com o aumento da idade gestacional, deve ser observado. O tamanho médio do clítóris em recém-nascidas a termo ± 1 DP é de 4,0 ± 1,24 mm (ver referência Oberfield). O aumento do clítóris, particularmente quando há hiperpigmentação associada, deve levantar a suspeita de excesso de andrógenos (ver Capítulo 61).

3. Deve-se verificar cuidadosamente a perviedade, a posição e o tamanho do ânus. Ocasionalmente, uma grande fístula é confundida com um ânus normal; após um exame mais minucioso, pode-se notar que a fístula está posicionada anterior ou posteriormente ao local habitual de um ânus normal.

G. Pele. Existem diversos achados de pele, geralmente benignos, comumente encontrados em recém-nascidos (ver Capítulo 63).

1. O **ressecamento** é comum, às vezes acompanhado de fissuras ou descamação da pele, especialmente em recém-nascidos pós-termo.

2. As **mílias**, cistos de inclusão preenchidos por restos celulares queratinosos, são pequenas pápulas brancas bem definidas, muitas vezes solitárias, comumente encontradas no rosto e couro cabeludo. A mília resolve-se espontaneamente nas primeiras semanas ou meses de vida.

3. A **hiperplasia sebácea** aparece como diminutas pápulas foliculares brancas amareladas, mais comumente agrupadas no nariz. Tais pápulas desaparecem espontaneamente nas primeiras semanas de vida

4. O **eritema tóxico neonatal** ocorre em cerca de metade dos recém-nascidos a termo. Classicamente, as lesões do eritema tóxico são pápulas amareladas sobre uma base eritematosa, levando o nome de dermatite em "picada de pulga". As manifestações podem variar de algumas lesões espalhadas isoladas a áreas extensas de pápulas ou pústulas, às vezes confluentes, com eritema circundante. Quando desalojado e raspado, o conteúdo das pápulas e pústulas consiste em muitos eosinófilos na coloração de Wright ou de Giemsa. O eritema tóxico mais tipicamente aparece no segundo ou no terceiro dia de vida, aumenta e diminui durante alguns dias, e se resolve na primeira semana de vida.

5. O **nevus simplex** ou **mancha salmão** é uma malformação capilar frequente, encontrada na testa (geralmente em forma de V), na nuca, nas pálpebras, no nariz e no lábio superior. Embora a maioria das manchas salmão do rosto ("beijo de anjo") desapareça no primeiro ano de vida, aquelas da nuca ("bicadas de cegonha") às vezes persistem.

6. A **melanose pustulosa transitória neonatal (MPTN)**, mais comum em recém-nascidos de pigmentação mais escura, consiste em pústulas frágeis de 2 a 10 mm que se rompem espontaneamente e contêm neutrófilos, deixando um colar de escamas e máculas hiperpigmentadas subjacentes, que acabam desaparecendo (em semanas ou meses). Frequentemente, as crianças apresentam máculas hiperpigmentadas de MPTN no nascimento, de modo que a fase pustulosa supostamente ocorreu no útero. Às vezes, é necessário distinguir a MPTN das pústulas bacterianas (geralmente por estafilococos), que costumam ser maiores do que a MPTN, rendem culturas positivas e não estão associadas às máculas hiperpigmentadas típicas.

7. A **melanose dérmica** ("mancha mongólica") é comumente vista em pessoas de pele mais escura e em pacientes de origem asiática. Consiste em coleções dérmicas de melanócitos que aparecem como máculas ou manchas de tamanho variável de cor azul, cinza ou ardósia preta, na maioria das vezes nas nádegas, embora possam ocorrer também em muitos outros locais. É prudente anotar no prontuário o achado de melanose cutânea no exame do recém-nascido, para que no futuro não haja confusão com hematomas traumáticos.

8. **Bolhas de sucção** são ocasionalmente encontradas na mão ou no antebraço do feto no momento do nascimento. Elas desaparecem sem incidentes e não devem ser motivo de preocupação.

9. O achado de **icterícia** no exame, nas primeiras 24 horas de vida, não é normal e exige avaliação mais aprofundada. Algum grau de icterícia após o primeiro dia de vida é comum (ver Capítulo 26).

H. Linfonodos palpáveis são encontrados em cerca de um terço dos neonatos normais. Eles são geralmente têm menos de 12 mm de diâmetro e são frequentemente encontrados nas regiões inguinal, cervical e, ocasionalmente, axilar. A linfadenopatia excessiva exige avaliação mais aprofundada.

I. Membros, articulações e coluna vertebral (ver Capítulo 58).

1. **Membros.** Anomalias dos dígitos, como polidactilia (especialmente a polidactilia pós-axial, que pode ser de origem hereditária), clinodactilia ou algum grau de membranas interdigitais ou sindactilia, são vistas com relativa frequência. As pregas palmares devem ser examinadas. Cerca de 4% dos indivíduos têm uma prega palmar única de um lado. Pregas palmares únicas bilateralmente são menos comuns, mas não exigem preocupação imediata, a menos que associadas a outras características dismórficas. Por conta da posição fetal, muitos recém-nascidos têm adução do antepé, curvatura da tíbia ou mesmo torção tibial. A adução do antepé, também conhecida como metatarso varo, muitas vezes corrige-se em algumas semanas e pode ser acompanhada atentamente com exercícios de alongamento. Graus leves de curvatura ou torção tibial também são normais. O pé equinovaro, ou pé torto, sempre requer intervenção ortopédica, que deve ser procurada o mais rápido possível após o nascimento (ver Capítulo 58).

2. **Articulações.** Todos os recém-nascidos devem ser examinados quanto à presença de displasia do desenvolvimento do quadril. Os "clunks" de quadril podem ser procurados tanto pela manobra de Barlow, que provoca uma luxação posterior do quadril instável, quanto pela manobra de Ortolani, que provoca

78 Parte 2 | Avaliação e Tratamento no Período Pós-natal Imediato

a redução da luxação. Os "cliques" de quadril, decorrentes do movimento do ligamento redondo no acetábulo, são muito mais comuns do que os "clunks" de quadril e não são motivo de preocupação.

3. **Coluna vertebral.** A criança deve ser virada e suspensa com a face para baixo, com a mão do examinador apoiando o tórax. As costas, em especial as áreas lombar inferior e sacral, devem ser examinadas. É fundamental a busca cuidadosa de trajetos fistulosos pilonidais, achados na pele ou pequenas tumefações medianas de consistência mole que podem indicar uma pequena meningocele ou outra anomalia (ver Capítulo 57). Depressões sacrais simples na linha média, de extremidade fechada, são um achado comum e não exigem avaliação mais aprofundada, a menos que satisfaçam os critérios de alto risco para disrafismo espinal. Tais critérios incluem depressões profundas, com mais de 0,5 cm, a mais de 2,5 cm da borda anal, ou associadas a outros marcadores cutâneos (ver referência Drolet).

J. Cabeça e pescoço

1. Cabeça

a. Couro cabeludo. O couro cabeludo deve ser inspecionado a procura de cortes, escoriações ou contusões do processo de nascimento. Deve-se fazer uma observação especial em relação a feridas pontuais pela aplicação dos eletrodos de monitoramento fetal, já que, ocasionalmente, estas podem infectar-se e exigir mais atenção. Raramente, aplasia congênita da pele ou um nevo sebáceo também são identificados.

b. Tumefação. A tumefação deve ser observada e identificada, distinguindo entre uma **bossa serosanguinolenta**, **céfalo-hematomas** e **hemorragia subgaleal**. A bossa serosanguinolenta, muitas vezes de textura amolecida, é simplesmente a tumefação dos tecidos moles pelo processo de nascimento. A bossa serosanguinolenta geralmente se situa na região occipital, embora também possa ter uma forma de "salsicha" na região parietal, atravessa as linhas de sutura e, mais frequentemente, desaparece no período de 1 ou 2 dias. Os céfalo-hematomas, mais comuns no contexto de um parto vaginal instrumentado, e que na maioria das vezes envolve um dos ossos parietais, são decorrentes de hemorragia subperiosteal. Assim, não cruzam as linhas de sutura. Os céfalo-hematomas podem, inicialmente, ser obscurecidos pela bossa serosanguinolenta sobrejacente e tornar-se progressivamente mais evidentes nos primeiros 3 a 4 dias de vida. Tipicamente são mais tensos à palpação do que a bossa e podem levar semanas e até mesmo meses para se resolver plenamente. Os céfalo-hematomas são uma fonte de excesso de produção de bilirrubina, que pode contribuir para a icterícia neonatal. As hemorragias subgaleais, também associadas a extrações a vácuo, mas de incidência muito mais rara, resultam de sangramento sob a aponeurose do músculo occipitofrontal e, classicamente, causam uma tumefação mole que flui livremente da nuca para a testa. Pode até ser possível criar uma onda de fluido por meio da expansão de uma hemorragia subgaleal. Em caso de suspeita de hemorragia subgaleal, o recém-nascido deve ser cuidadosamente monitorado para possível sangramento hemodinamicamente significativo dentro da hemorragia.

c. Ossos do crânio. Os ossos do crânio (occipital, parietal e frontal) devem ser examinados e as linhas de sutura (sagital, coronal, lambdoidal e metópica) devem ser palpadas. A mobilidade das suturas descarta a possibilidade de craniossinostose. A mobilidade pode ser apreciada pela colocação de um polegar nos lados opostos da sutura e, em seguida, empurrando alternadamente ao sentir o movimento. Qualquer moldagem dos ossos do crânio, que se resolve nos primeiros dias de vida, deve ser observada. O crânio também deve ser observado por plagiocefalia deformacional; quando presente, devem ser fornecidas instruções de posicionamento para ajudar na sua resolução. Por fim, ocasionalmente é encontrada craniotabes à palpação dos ossos do crânio (em geral os ossos parietais), que resulta em um recuo semelhante ao efeito da pressão sobre uma bola de pingue-pongue. O craniotabes geralmente se resolve em questão de semanas, não sendo necessária avaliação mais profunda, se este for um achado isolado.

d. Fontanelas. As fontanelas devem ser palpadas. Quando a circunferência cefálica é normal e não há movimento das linhas de sutura, dá-se pouca atenção ao tamanho das fontanelas (grandes ou pequenas). Muitas fontanelas grandes refletem atraso na ossificação e podem estar associadas a hipotireoidismo (ver Capítulo 3), síndromes de trissomia, desnutrição intrauterina, hipofosfatasia e osteogênese imperfeita. As fontanelas devem ser moles, particularmente quando a criança está em uma posição vertical ou sentada. Fontanelas tensas ou fechadas devem causar preocupação por pressão intracraniana elevada devido a causas como meningite ou hemorragia intracraniana aguda.

Capítulo 8 | Avaliação da História e do Exame Físico do Recém-nascido **79**

2. **Olhos**
Os olhos devem ser examinados a procura de hemorragias das escleras, icterícia, exsudato conjuntival, coloração da íris, movimentos dos músculos extraoculares e tamanho, simetria, reatividade e centralização da pupila. Deve-se avaliar o reflexo vermelho e descartar a existência de catarata. Observe que a catarata pode causar fotofobia, resultando em dificuldade para obter a colaboração da criança em manter seus olhos abertos para o exame. Pálpebras inchadas podem impedir o exame dos olhos. Caso isso ocorra, o fato deve ser anotado, de modo que os olhos sejam examinados durante as consultas de acompanhamento.

3. **Orelhas**
Observe o tamanho, a forma, a posição e a existência de meato acústico, bem como a ocorrência de seio pré-auricular, covas ou marcas na pele.

4. **Nariz**
O nariz deve ser inspecionado, observando qualquer deformação pela posição intrauterina, a permeabilidade das narinas ou evidências de lesão septal.

5. **Boca**
A boca deve ser inspecionada por fissuras palatinas. **Pérolas de Epstein** (pequenos cistos de inclusão brancos, agrupados sobre a linha média na junção dos palatos duro e mole) são um achado frequente e normal. Achados muito menos comuns incluem mucoceles na mucosa oral, rânula sublingual, cistos alveolares e dentes natais. O frênulo lingual também deve ser inspecionado e qualquer grau de anquiloglossia deve ser observado.

6. **Pescoço**
Como os recém-nascidos têm pescoços curtos, o queixo deve ser levantado para expor o pescoço a uma avaliação completa. Deve-se estimar a amplitude de movimento do pescoço, avaliando-o também por bócio e arcos branquiais e ducto tireoglosso.

K. **Exame neurológico.** Ao se aproximar para o exame neurológico do recém-nascido, o examinador deve ser ao mesmo tempo humilde e ambicioso. Por um lado, anomalias neurológicas graves podem ser inaparentes no exame do recém-nascido. Além disso, ainda não existem boas evidências da importância prognóstica do exame neurológico neonatal. Por outro lado, com um olhar treinado, uma ampla gama de observações clínicas relevantes pode ser feita a respeito do sistema neurológico do recém-nascido. A categorização das observações neurocomportamentais em quatro sistemas (autonômico, motor, comportamental e capacidade de resposta) possibilita ao médico capturar nuances de competência ou vulnerabilidade, regulação ou desregulação, maturidade ou imaturidade do recém-nascido, bem como identificar evidências de lesão ou comprometimento neurológico, caso existam.

1. O exame do **sistema autonômico** neonatal inclui a avaliação da estabilidade dos sinais vitais, a estabilidade neurocutânea (coloração rosada *vs.* manchas ou cianose), a estabilidade gastrointestinal, bem como a ocorrência ou não de agitação ou mioclonia. A agitação extrema deve ter sua causa investigada, incluindo a hipoglicemia, a hipocalcemia, a hipomagnesemia ou a abstinência da exposição intrauterina a fármacos ou drogas ilícitas, incluindo opioides, cocaína, tabaco ou inibidores seletivos da recaptação da serotonina (ISRS) (ver Capítulo 12). Espirros, soluços e bocejos frequentes também podem ser considerados expressões sutis de estresse autônomo no neonato e são muito comumente encontrados em crianças normais a termo. Vale a pena mencionar que a maior parte dos itens na Escala de Abstinência Neonatal de Finnegan são sinais e sintomas de desregulação autonômica.

2. A avaliação do **sistema motor** começa com o tônus do tronco e membros, procurando particularmente por assimetrias, como aquelas vistas nas lesões do plexo braquial. Uma careta assimétrica durante o choro pode indicar lesão do sétimo nervo craniano (especialmente se acompanhada por fechamento palpebral ipsilateral incompleto), ausência congênita ou hipoplasia do músculo depressor do ângulo da boca, uma condição que se torna menos perceptível ao longo do tempo. As atividades motoras autorregulatórias (como os esforços de levar a mão à boca, colocá-la na boca, apertar e segurar) ou as atividades motoras disregulatórias (como arquear, agitar e espalmar a mão) também devem ser observadas. A parte motora do exame neurológico é completada pela estimulação dos reflexos primitivos, incluindo a preensão palmar e plantar, o sinal de Babinski, o reflexo de Moro, o reflexo de busca, o reflexo de sucção, a reação de Galant, o reflexo tônico cervical, o reflexo de marcha automá-

80 Parte 2 | Avaliação e Tratamento no Período Pós-natal Imediato

tica, a reação positiva de suporte e a observação da qualidade e quantidade da atividade motora da criança.

3. Os seis estados comportamentais do recém-nascido incluem o sono profundo, o sono leve, a sonolência, o estado de alerta silencioso, a vigília ativa (ou agitação) e o choro. Os aspectos do **estado comportamental** que podem ser observados incluem a clareza dos estados do recém-nascido, a gama de estados exibidos, a maneira como o recém-nascido passa de um estado para outro, a capacidade de proteger o sono de um estímulo externo e as características do choro e a capacidade de ser consolado.

4. Por fim, pode ser observada a **capacidade de resposta** do recém-nascido para o mundo exterior e a capacidade de se engajar socialmente, incluindo a capacidade de fixar e acompanhar um rosto e voz. Também pode ser observada a resposta a um estímulo inanimado, como a capacidade de fixar e acompanhar um objeto pequeno de alto contraste (como uma bola vermelha brilhante) ou de responder a um som, como um sino ou chocalho.

L. Resumo. Todos os pais expectantes sonham com uma criança saudável e se preocupam com a possibilidade de anormalidades ou doenças em seu filho. Seja o exame do recém-nascido realizado com os pais ou sozinho no berçário, o médico deve fazer um resumo dos achados da avaliação inicial para os pais. A maioria dos recém-nascidos apresenta exames físicos normais e transições suaves da vida fetal para a vida extrauterina. Contudo, embora o exame seja corriqueiro para o médico, é uma fonte de prazer e tranquilização para a família de todo recém-nascido. Quando são detectados problemas ou anormalidades na avaliação inicial do recém-nascido, é de fundamental importância que eles sejam discutidos com clareza e sensibilidade com os pais, incluindo quaisquer planos para uma avaliação mais aprofundada, monitoramento ou tratamento.

Leitura sugerida

Brazelton TB, Nugent JK. *Neonatal Behavioral Assessment Scale.* 3rd ed. London: Mac Keith Press; 1995.

Drolet BA. Cutaneous signs of neural tube dysraphism. *Pediatr Clin North Am* 2000;47(4):813–823.

Eichenfeld LF, Frieden IJ, Esterly NB. *Neonatal Dermatology.* 2nd ed. Philadelphia: WB Saunders; 2008.

Mahle WT, Newburger JW, Matherne GP, et al. Role of pulse oximetry in examining newborns for congenital heart disease: a scientific statement from the AHA and AAP. *Pediatrics* 2009; 124(2):823–836.

Mayfield SR, Bhatia J, Nakamura KT, et al. Temperature measurement in term and preterm neonates. *J Pediatr* 1984;104(2):271–275.

Nugent JK, Keefer CH, Minear S, et al. *Understanding Newborn Behavior and Early Relationships: The Newborn Behavioral Observations (NBO) System Handbook.* Baltimore: Paul H. Brookes Publishing Co; 2007.

Oberfield SE, Mondok A, Shahrivar F, et al. Clitoral size in full-term infants. *Am J Perinatol* 1989;6(4):453–454.

Wein AJ, Kavoussi LR, Novick AC, et al. *Campbell-Walsh Urology.* 9th ed. Philadelphia: WB Saunders; 2007.

Sites sugeridos

Layton K, Brackbill E. Examination of the newborn. University of Michigan Medical School. 2004. Available at: http://www.med.umich.edu.lrc/newbornexam.

Stanford School of Medicine. Newborn Nursery at LPCH: Professional Education. 2010. Available at: http://newborns.stanford.edu/RNMDEducation.html.

Assistência ao Recém-nascido Sadio no Berçário
Lori A. Sielski e Tiffany M. McKee-Garrett

I. Admissão no berçário. Os recém-nascidos sadios devem permanecer na sala de parto com suas mães o máximo possível para promover o início imediato da amamentação e a formação de vínculo inicial (ver Capítulo 14). Devem-se envidar todos os esforços para evitar separar o recém-nascido da mãe. Os cuidados centrados na família, nos quais os profissionais de enfermagem cuidam da puérpera e do recém-nascido no mesmo aposento (alojamento conjunto), promovem a formação de vínculo e a orientação.

- **A.** Os critérios de admissão de um recém-nascido no berçário normal ou de alojamento conjunto variam entre os hospitais. O requisito mínimo costuma ser um neonato em bom estado geral, com idade gestacional mínima de 35 semanas, embora alguns berçários especifiquem um peso mínimo de, por exemplo, 2 kg ao nascer.
- **B. Segurança** impecável no berçário e no quarto da mãe é essencial para proteger o bem-estar das famílias e evitar a retirada não autorizada de recém-nascidos.
   1. Muitos berçários utilizam sistemas de segurança eletrônica para rastrear os recém-nascidos.
   2. Pulseiras de identificação com números equivalentes são colocadas no recém-nascido e na mãe logo após o nascimento. O transporte do neonato entre áreas do hospital não deve ocorrer sem uma pulseira de identificação.
   3. Todos os funcionários são obrigados a utilizar um crachá de identificação com foto, e os pais devem ser instruídos a possibilitar que o recém-nascido só seja levado do quarto por alguém que tenha este crachá.

II. Assistência transicional

- **A.** O período transicional costuma ser definido como as primeiras 4 a 6 horas após o nascimento. Nesse período, a resistência vascular pulmonar do recém-nascido diminui, o fluxo sanguíneo para os pulmões aumenta sobremodo, a oxigenação e a perfusão gerais aumentam e o canal arterial começa a contrair ou fechar.
- **B.** A interrupção da transição normal, em geral devido a complicações que ocorrem no período perinatal, causa sinais de sofrimento no recém-nascido.
- **C.** Os sinais comuns de comprometimento da transição são (i) dificuldade respiratória, (ii) má perfusão associada a cianose ou palidez ou (iii) necessidade de oxigênio suplementar.
- **D.** A assistência transicional do recém-nascido pode ocorrer no quarto da mãe ou no berçário.
   1. Os neonatos são avaliados à procura de problemas que requeiram um nível maior de cuidado, como malformações evidentes e distúrbios da transição.
   2. O recém-nascido deve ser avaliado a cada 30 a 60 min durante esse período, incluindo verificação da frequência cardíaca, da frequência respiratória e da temperatura axilar; avaliação da cor e do tônus; e observação dos sinais de abstinência de medicamentos maternos.
   3. Quando se suspeita de distúrbio da transição, um neonato hemodinamicamente estável pode ser observado cuidadosamente no berçário normal por um breve período de tempo. Aqueles com sinais persistentes de distúrbio da transição necessitam de transferência para um nível mais alto de assistência.

III. Assistência rotineira

- **A.** Neonatos sadios devem permanecer com suas mães todo ou quase todo o tempo. Quando possível, os exames físicos, a administração de medicamentos, os exames laboratoriais de rotina e o banho devem ocorrer no quarto da mãe. No caso de cuidados centrados na família, a razão de cuidado de enfermagem não deve ultrapassar 1:4 duplas mãe-recém-nascido.

82 Parte 2 | Avaliação e Tratamento no Período Pós-natal Imediato

1. Ao serem admitidos no berçário, todos os recém-nascidos devem ter sua idade gestacional avaliada por meio do escore de Ballard expandido (ver Capítulo 7).
2. Registram-se o peso, a circunferência fronto-occipital (CFO) e o comprimento. Com base nessas medidas, o recém-nascido é classificado como adequado para a idade gestacional (AIG), pequeno para a idade gestacional (PIG) ou grande para a idade gestacional (GIG) (ver Capítulo 7).

B. A temperatura do neonato é estabilizada com uma de três modalidades possíveis:

1. Contato pele a pele com a mãe
2. Aquecedor radiante aberto servocontrolado
3. Incubadora servocontrolada.

C. Observam-se as precauções universais durante todos os contatos com pacientes.

D. O primeiro **banho** é dado com água morna e sabão neutro após o registro de temperatura axilar > 36,4°C.

E. As práticas aceitáveis de **cuidados do cordão umbilical** incluem exposição ao ar ou aplicação de antissépticos tópicos (como corante triplo) ou antibióticos tópicos (como bacitracina). O uso de antissépticos ou antibióticos tópicos parece reduzir a colonização bacteriana do cordão umbilical, mas nenhum método de cuidados mostrou-se superior na evitação da colonização e da doença. A manutenção do cordão seco promove a queda antecipada do coto umbilical.

IV. Medicamentos de rotina

A. Todos os recém-nascidos devem receber profilaxia contra a oftalmia gonocócica neonatal nas primeiras 1 a 2 horas após o nascimento, independentemente do modo de parto. A profilaxia é fornecida com a aplicação de pomada de eritromicina a 0,5% ou pomada de tetraciclina a 1% no saco conjuntival bilateral (ver Capítulo 49).

B. Deve-se administrar uma dose intramuscular única de 0,5 a 1 mg de óxido de vitamina K_1 (fitonadiona) a todos os recém-nascidos antes de 6 horas de vida para evitar hemorragia por deficiência de vitamina K (HDVK). As preparações orais de vitamina K **não** são recomendadas, pois a HDVK tardia (2 a 12 semanas de vida) é melhor evitada com a administração de vitamina K parenteral (ver Capítulo 43).

C. A administração da primeira dose da vacina anti-hepatite B isenta de conservantes é recomendada a todos os neonatos durante a hospitalização neonatal, mesmo que a mãe seja HBsAg-negativo (ver Capítulo 48).

1. A vacina anti-hepatite B é administrada nas primeiras 12 h de vida quando o HepBsAg materno é positivo ou desconhecido. Os recém-nascidos de mães HepBsAg-positivo também necessitam de imunoglobulina anti-hepatite B (HBIG) (ver Capítulo 48).
2. A vacina é fornecida após consentimento dos pais, como uma única injeção intramuscular de 0,5 mℓ de Recombivax HB® (5 µg) (Merck & Co., Inc., Whitehouse Station, New Jersey) ou Engerix-B® (10 µg) (GlaxoSmithKline Biologicals, Rixensart, Bélgica).
3. Os pais devem receber um folheto de informações sobre a vacina no momento em que ela é administrada.

V. Triagem

A. Os resultados dos exames de triagem pré-natais devem ser revistos e documentados no prontuário do neonato no momento do nascimento. Os exames de triagem pré-natais maternos costumam incluir:

1. Grupo sanguíneo, Rh, triagem de anticorpos
2. Hemoglobina ou hematócrito
3. Título de anticorpos antirrubéola
4. HBsAg
5. Teste sorológico para sífilis (Venereal Disease Research Laboratory [VDRL] ou reagina plasmática rápida [RPR])
6. Vírus da imunodeficiência humana (HIV)
7. Cultura para estreptococos do grupo B (GBS)

Capítulo 9 | Assistência ao Recém-nascido Sadio no Berçário **83**

    8. Culturas para *Neisseria gonorrhoeae* e *Chlamydia*
    9. Teste de tolerância à glicose
    10. Níveis sanguíneos de alfafetoproteína (AFP), gonadotropina coriônica humana (hCG), estriol e inibina A
    11. Pesquisa de portador de gene para fibrose cística.

B. Nos EUA, o sangue do cordão umbilical é armazenado de 14 a 21 dias, de acordo com as normas do banco de sangue.

    1. Devem-se solicitar grupo sanguíneo e teste de Coombs (exame de antiglobulina direto ou DAT) em todo recém-nascido cuja mãe seja Rh-negativo, apresente triagem de anticorpos positiva ou já deu à luz recém-nascido com anemia hemolítica e teste de Coombs positivo.

    2. O grupo sanguíneo e o DAT também devem ser solicitados em todo neonato com icterícia nas primeiras 24 horas de vida ou se houver hiperbilirrubinemia inexplicada (ver Capítulo 26).

C. Triagem metabólica neonatal (ver Capítulo 60)

    1. A American Academy of Pediatrics (AAP), a March of Dimes e o American College of Medical Genetics recomendam que seja feita a triagem de distúrbios específicos para os quais existam benefícios comprovados da detecção precoce e tratamento eficaz.

    2. Nos EUA, os programas de triagem de recém-nascidos pertencem à esfera estadual. Um esforço está sendo envidado para criar um consenso nacional de número mínimo de exames e do tipo de distúrbios a serem investigados. Todavia, em todos os estados são pesquisados hipotireoidismo congênito, fenilcetonúria, galactosemia e hemoglobinopatias. Na maioria dos estados também são investigados distúrbios dos aminoácidos, dos ácidos graxos e dos ácidos orgânicos, assim como fibrose cística e deficiência de biotinidase. O National Newborn Screening and Genetics Resource Center (http://genes-r-us.uthscsa.edu/) informa sobre as condições atualmente investigadas em cada estado.

    3. A coleta rotineira de amostras se dá entre 24 e 72 horas de vida. Em alguns estados norte-americanos, realiza-se rotineiramente uma segunda triagem com 2 semanas de vida.

D. Doença estreptocócica do grupo B (ver Capítulo 49)

    1. Todos os recém-nascidos devem ser submetidos a triagens do risco de doença por GBS contraída no período perinatal, conforme descrito pelos Centers for Disease Control and Prevention (www.cdc.gov/groupbstrep/hospitals/hospitals_guidelines_summary.htm).

    2. A penicilina é o agente quimioterápico intraparto preferido e a ampicilina é uma alternativa aceita. Mães alérgicas à penicilina devem ser cuidadas de acordo com as diretrizes de manejo revisadas (ver Capítulo 49).

    3. Os recém-nascidos devem ser assistidos de acordo com o algoritmo de manejo revisado (ver Capítulo 49).

E. Triagem da glicemia

    1. Neonatos devem ser alimentados precocemente, e a intervalos frequentes, para evitar hipoglicemia

    2. Recém-nascidos cujas mães são diabéticas (ver Capítulo 2) e os PIG e GIG devem realizar triagem de hipoglicemia no período neonatal imediato (ver Capítulo 24).

F. Triagem da bilirrubina

    1. Antes da alta, todos os recém-nascidos devem ser examinados por conta do risco de desenvolverem hiperbilirrubinemia significativa subsequente. A verificação (antes da alta) dos níveis séricos ou transcutâneos de bilirrubina, combinada com a avaliação dos fatores de risco, constitui a melhor maneira de prever hiperbilirrubinemia subsequente que exija tratamento. Os níveis séricos totais de bilirrubina podem ser determinados por ocasião da realização da triagem metabólica do recém-nascido. O valor deve ser extrapolado e interpretado em um nomograma hora-específico (ver Capítulo 26).

    2. A icterícia nas primeiras 24 horas é considerada patológica e constitui indicação de determinação dos níveis séricos totais de bilirrubina. Este resultado é extrapolado em um nomograma hora-específico para avaliar a necessidade de fototerapia.

    3. Forneça aos pais informações verbais e escritas sobre a icterícia neonatal.

84 Parte 2 | Avaliação e Tratamento no Período Pós-natal Imediato

G. A triagem rotineira da audição para perda auditiva congênita em recém-nascidos é exigida em grande parte dos EUA (ver Capítulo 65), conforme a AAP's Joint Commission on Infant Hearing. Uma comunicação verbal e a documentação escrita dos resultados da triagem auditiva devem ser fornecidas aos pais com informações de encaminhamento, quando necessário.

VI. Avaliações rotineiras

A. O médico do recém-nascido deve realizar um exame físico completo nas primeiras 24 horas de vida.

B. Os sinais vitais, incluindo as frequências respiratória e cardíaca e a temperatura axilar, são registrados a cada 8 a 12 horas.

C. Toda eliminação de urina e fezes é documentada no prontuário do recém-nascido. A primeira micção deve ocorrer até 30 horas de vida. A primeira eliminação de mecônio é esperada nas primeiras 48 horas de vida. O retardo na micção ou defecação é motivo de preocupação e deve ser investigado.

D. O peso diário do neonato é anotado no prontuário. Uma perda ponderal acima de 8 a 10% causa preocupação e deve ser investigada. Uma perda excessiva de peso geralmente decorre de taxa calórica insuficiente; deve-se incentivar a lactação (ver Capítulo 21). Se a taxa calórica for considerada adequada, devem-se considerar etiologias orgânicas, bem como distúrbios metabólicos, infecção ou hipotireoidismo.

VII. Questões familiares e sociais

A. A visitação por irmãos é incentivada e é um elemento importante da assistência centrada na família. No entanto, irmãos com febre, sinais de doença respiratória ou gastrintestinal aguda ou história de exposição recente a doenças contagiosas, como varicela, não devem visitar o recém-nascido.

B. A participação do serviço social é útil em certas circunstâncias, como mães adolescentes, ausência ou deficiência da assistência pré-natal, história de violência doméstica, abuso materno de substâncias psicoativas e história de envolvimento prévio com o Conselho Tutelar ou problema similar.

VIII. Alimentação. A frequência, duração e volume de cada mamada dependem de o neonato receber alimentação com leite materno ou mamadeira.

A. O neonato **que recebe leite materno** deve mamar logo após o nascimento, de preferência na sala de parto, e fazê-lo 8 a 12 vezes/dia antes de receber alta. A participação de um especialista em lactação no período de permanência no hospital é altamente recomendada para todas as lactantes (ver Capítulo 22).

B. Oferece-se uma fórmula láctea infantil padrão contendo ferro (67 cal/100 mℓ) aos neonatos para os quais o aleitamento materno esteja contraindicado ou por solicitação da mãe que deseja alimentar o recém-nascido com mamadeira. A menos que sejam contraindicadas por uma história familiar forte, as fórmulas à base de lactose com proteína do leite (lactalbumina e caseína) podem ser fornecidas a todos os neonatos.

   1. O recém-nascido deve ser alimentado pelo menos a cada 3 a 4 horas.
   2. Durante os primeiros dias de vida, o neonato sadio deve ingerir no mínimo 15 a 30 mℓ por mamada.
   3. A frequência e o volume de cada mamada são registrados no prontuário do recém-nascido.

IX. Circuncisão do recém-nascido

A. A AAP declarou existirem evidências científicas demonstrando benefícios médicos em potencial da circuncisão neonatal masculina. Contudo, tais dados não são suficientes para recomendar a circuncisão neonatal rotineira. Os benefícios em potencial são: menor incidência de infecção do trato urinário no primeiro ano de vida, redução do risco de carcinoma epidermoide do pênis e redução do risco de adquirir doença sexualmente transmissível (DST), em particular a infecção pelo HIV.

B. Obtém-se consentimento informado antes de realizar o procedimento. Os riscos e benefícios em potencial do procedimento são explicados aos pais.

1. A taxa de complicações gerais da circuncisão neonatal é de aproximadamente 0,5%.
2. A complicação mais comum é sangramento (~ 0,1%), seguida por infecção. A história familiar de distúrbios hemorrágicos, como hemofilia ou doença de von Willebrand, deve ser explorada com os pais durante a obtenção do consentimento. Se a história familiar for positiva, solicitam-se exames apropriados para excluir um distúrbio hemorrágico antes de realizar o procedimento.
3. Os pais devem compreender que a circuncisão neonatal é um procedimento eletivo; a decisão de submeter o filho à circuncisão é voluntária e não é imprescindível do ponto de vista médico.
4. As contraindicações à circuncisão no período neonatal incluem:
   a. Enfermidade ou estado clínico instável
   b. Diagnóstico de um distúrbio hemorrágico congênito. Pode-se realizar a circuncisão se o recém-nascido receber tratamento clínico apropriado antes do procedimento (p. ex., infusão de fator VIII ou IX)
   c. Pênis diminuto ou "embutido"
   d. Anormalidades do pênis, incluindo hipospadia, ambiguidade, curvatura ventral ou micropênis
   e. A circuncisão deve ser adiada em neonatos com criptorquidia bilateral.

C. É obrigatória a analgesia adequada para a realização de circuncisão neonatal. Os métodos aceitáveis de analgesia são bloqueio do nervo dorsal do pênis, bloqueio anelar subcutâneo e mistura eutética de anestésicos locais (EMLA® creme): prilocaína a 2,5% e lidocaína a 2,5%.

D. Além de analgesia, outros métodos de conforto são oferecidos ao recém-nascido durante a circuncisão.

1. Deve-se fornecer sacarose a 24% em uma chupeta, segundo o protocolo do berçário, ao neonato durante a circuncisão.
2. Os membros superiores do recém-nascido devem ser imobilizados por um lençol, e o recém-nascido colocado em uma prancha de circuncisão acolchoada com contenção apenas dos membros inferiores.
3. A administração de paracetamol antes do procedimento não é uma medida efetiva para analgesia.

E. A circuncisão no recém-nascido pode ser realizada por três métodos diferentes:

1. Pinça de Gomco
2. Pinça de Mogen
3. Dispositivo Plastibell.

F. Devem-se fornecer, a todos os pais, instruções orais ou escritas explicando os cuidados a serem tomados após a circuncisão.

X. Preparação da alta

A. A orientação dos pais sobre os cuidados rotineiros ao recém-nascido deve começar ao nascimento e continuar até a alta. Informações escritas, além das instruções verbais, podem ser úteis, e em alguns casos obrigatórias. Por ocasião da alta, devem-se rever as seguintes questões do neonato:

1. Observação de icterícia neonatal
2. Cuidados rotineiros ao cordão umbilical e à pele
3. Cuidados rotineiros após a circuncisão (quando indicado)
4. Colocação do recém-nascido em decúbito dorsal durante o sono
5. Sinais sutis de enfermidade no recém-nascido, como febre, irritabilidade, letargia ou alimentação precária
6. Adequação da ingestão, particularmente para os neonatos que recebem leite materno (ver Capítulos 21 e 22). Isso inclui um mínimo de 8 mamadas por dia; pelo menos uma fralda molhada no primeiro dia de vida, aumentando para pelo menos 6 a partir do sexto dia de vida; duas defecações por período de 24 horas
7. Instalação e utilização apropriadas de assento infantil em automóveis
8. Detectores de fumaça
9. Diminuição da temperatura da água quente
10. Prevenção do tabagismo passivo.

86 Parte 2 | Avaliação e Tratamento no Período Pós-natal Imediato

B. O exame físico à alta é revisto no Capítulo 8.

C. Condições de alta

1. Cada díade mãe–recém-nascido deve ser avaliada individualmente para determinar o momento ideal da alta.
2. A estadia da mãe e do recém-nascido deve ser suficientemente longa para que se identifiquem problemas precocemente e para garantir que a família esteja apta e preparada para cuidar do recém-nascido em casa.
3. Todos os esforços devem ser feitos para promover a alta simultânea da mãe e do recém-nascido.
4. A AAP recomenda que os critérios mínimos para a alta sejam contemplados antes que qualquer recém-nascido a termo (37 a 41 semanas) receba alta do hospital. Tais critérios incluem:
   a. Boa evolução clínica e exame físico sem qualquer anormalidade que requeira hospitalização contínua
   b. Sinais vitais normais e estáveis em berço aberto durante, no mínimo, 12 horas antes da alta
   c. Primeira micção e defecação ocorreram espontaneamente
   d. Realização de pelo menos duas mamadas bem-sucedidas
   e. Ausência de sangramento excessivo no local de circuncisão há no mínimo 2 horas
   f. Avaliação do risco de desenvolvimento subsequente de hiperbilirrubinemia significante
   g. Monitoramento e avaliação adequados para sepse com base nos fatores de risco da mãe
   h. Revisão dos exames sanguíneos maternos e neonatais
   i. Revisão e interpretação dos exames de sangue e de triagem do recém-nascido
   j. Avaliação da competência materna para cuidar do recém-nascido em casa
   k. Administração da vacina anti-hepatite B inicial
   l. Conclusão da triagem metabólica e auditiva
   m. Avaliação dos fatores de risco familiares, ambientais e sociais
   n. Identificação de unidade de saúde para o atendimento médico ambulatorial
   o. Consultas para acompanhamento definitivos da mãe e do recém-nascido
   p. Identificação de barreiras para o acompanhamento adequado.
5. Os **recém-nascidos prematuros tardios** (35 a 36 semanas de idade gestacional) são, com frequência, considerados elegíveis para admissão no berçário normal ou no alojamento conjunto. Todavia, esses recém-nascidos correm maior risco de morbidade e mortalidade do que os recém-nascidos a termo, e é mais provável que apresentem problemas no período neonatal, tais como icterícia, instabilidade térmica, dificuldades alimentares e angústia respiratória. De modo geral, não se espera que os prematuros tardios apresentem as competências necessárias para receber alta antes de 48 horas de vida. Os critérios de alta da AAP para os prematuros tardios são semelhantes aos critérios elaborados para recém-nascidos a termo saudáveis (ver anteriormente item 4) com os seguintes acréscimos:
   a. Determinação acurada da idade gestacional
   b. É identificada a unidade de saúde de referência para acompanhamento ambulatorial e uma consulta de acompanhamento é marcada para 48 horas após a alta
   c. Demonstração de alimentação bem-sucedida durante 24 horas, com o recém-nascido apresentando capacidade de coordenar sucção, deglutição e respiração enquanto mama
   d. Uma avaliação formal do aleitamento materno foi realizada e documentada no prontuário por cuidadores treinados (pelo menos 2 vezes/dia após nascimento)
   e. Um plano de alimentação foi elaborado e compreendido pela família
   f. Realização bem-sucedida de teste do assento de segurança do carro para observar se o recém-nascido apresenta apneia, bradicardia ou dessaturação de oxigênio. Os resultados devem ser registrados no prontuário do recém-nascido.

XI. Acompanhamento

A. Para os recém-nascidos que recebem alta menos de 48 horas após o parto, a consulta de acompanhamento com o pediatra deve ocorrer, preferencialmente, no máximo 48 horas após a alta, e na maioria dos casos não deveria ultrapassar as 72 horas. Se o acompanhamento precoce não estiver garantido, deve-se adiar a alta.

B. Para os recém-nascidos que recebem alta entre 48 e 72 horas de vida, a consulta de acompanhamento deve ocorrer 2 a 3 dias após a alta. O dia da consulta deve-se basear no risco de hiperbilirrubinemia, questões alimentares ou outras preocupações.

C. A consulta de acompanhamento visa esclarecer estas questões:

1. Avaliar o estado geral de saúde do neonato, incluindo o peso, a hidratação e o grau de icterícia
2. Identificar quaisquer problemas novos
3. Realizar exames de triagem de acordo com a legislação vigente
4. Rever a adequação da ingestão e analisar os padrões de eliminação
5. Avaliar a qualidade do vínculo mãe–bebê
6. Reforçar a orientação dos pais
7. Rever os resultados de quaisquer exames laboratoriais pendentes
8. Oferecer orientação preventiva e cuidados de puericultura
9. Avaliar o bem-estar dos pais, incluindo depressão pós-parto.

Leitura sugerida

American Academy of Pediatrics and American College of Obstetricians and Gynecologists. Guidelines for Perinatal Care. 6th ed. Elk Grove Village, IL: American Academy of Pediatrics and American College of Obstetricians and Gynecologists; 2007.

American Academy of Pediatrics, Committee on Fetus and Newborn. Hospital stay for healthy term newborns. Pediatrics. 2010;125(2):405–409.

Centers for Disease Control and Prevention National Immunization Program (NIP). Available at: http://www.cdc.gov/nip/recs/child-schedule.htm

Centers for Disease Control and Prevention. Recommended childhood and adolescent immunization schedule—United States, 2009. Available at: http://www.immunize.org/acip/

Parte 3
Condições Gerais do Recém-nascido

Problemas Genéticos Comuns no Recém-nascido
Carlos A. Bacino

I. Princípios gerais

A. Cerca de 3 a 4% dos recém-nascidos apresentam um defeito congênito importante e precisarão de avaliação genética. Tais defeitos ou malformações congênitas podem ser isolados ou associados a outras anomalias. Algumas crianças podem ter características físicas compatíveis com uma síndrome conhecida, enquanto outras podem ter anomalias detectadas no período pré-natal ou pós-natal. Certas apresentações neonatais incluem alguns erros inatos do metabolismo (acidose), convulsões inexplicáveis, hipotonia extrema ou dificuldades de alimentação. Os recém-nascidos com genitália ambígua precisam de avaliação multidisciplinar, envolvendo geneticistas, endocrinologistas, urologistas, pediatrias ou neonatologistas e psicólogos. A avaliação clínica completa demanda anamnese pré-natal detalhada, histórico familiar e exame clínico abrangente, muitas vezes incluindo medidas antropométricas.

B. As anomalias congênitas podem ser divididas em maiores ou menores.

1. As **malformações maiores** são anormalidades estruturais que têm consequências clínicas e estéticas. Podem exigir intervenção cirúrgica. Exemplos: fenda palatina e cardiopatias congênitas, como a tetralogia de Fallot.
2. As **malformações menores** são anomalias sem importância clínica ou estética. Podem ajudar no diagnóstico ou no reconhecimento de uma síndrome específica. A maioria das anomalias menores está limitada à região da cabeça e do pescoço. Os recém-nascidos com três ou mais malformações menores correm risco elevado de ter uma malformação maior (20 a 25%) e/ou uma síndrome.

C. As malformações maiores e menores muitas vezes são parte de padrões.

1. Uma **síndrome** consiste em um grupo de anomalias associadas e com etiologia igual ou similar, com causa conhecida ou desconhecida, como a síndrome de Down devido à trissomia do 21.
2. As **associações** são grupos de malformações que ocorrem em conjunto com mais frequência do que ocorrem esporadicamente, como a associação VACTERL (anomalia da coluna vertebral, atresia anal, anomalias cardíacas, fístula traqueoesofágica, atresia esofágica, anomalias eenais e defeito nos membros, sobretudo defeitos no rádio), sendo necessárias pelo menos três anomalias para o diagnóstico.
3. O **defeito desenvolvimental** consiste em um grupo de anomalias resultantes do desenvolvimento defeituoso de um grupo relacionado de células (campo desenvolvimental). Neste caso, as regiões embrionárias envolvidas geralmente são correlatas espacialmente, mas podem não ser contíguas nos recém-nascidos. A holoprosencefalia, que afeta o prosencéfalo e a face, é um exemplo.
4. As **interrupções** são eventos extrínsecos que ocorrem durante o desenvolvimento normal. Estes eventos podem comprometer a circulação fetal e resultar em um defeito congênito importante. Um exemplo de interrupção é uma banda amniótica, que pode resultar em amputação de dedos ou membros.

90 Parte 3 | Condições Gerais do Recém-nascido

5. As **deformações** podem ocorrer quando forças físicas agem sobre estruturas previamente formadas. Exemplos de deformações incluem a aglomeração uterina ou o oligoidrâmnio, que resultam em plagiocefalia ou pés tortos.

II. Incidência. Os CDC (Centers for Disease Control and Prevention) monitoram as taxas de defeitos congênitos nos EUA (http://cdc.gov/ncbddd/bd/). Aproximadamente 1 em cada 33 crianças apresenta um defeito congênito maior. Os recém-nascidos com defeitos congênitos representam 20% dos óbitos infantis.

III. Etiologia. A etiologia de aproximadamente 50% dos defeitos congênitos não é conhecida. Do restante, 6 a 10% têm etiologia cromossômica, 3 a 7,5% são causados por distúrbios mendelianos de um único gene, 20 a 30% são multifatoriais e 4 a 5% são causados por exposições ambientais. É provável que a tecnologia molecular mais sensível possibilite a determinação da etiologia em mais casos.

IV. Abordagem do recém-nascido com defeitos congênitos

A. A anamnese abrangente é um passo importante na avaliação do recém-nascido com defeito congênito.

1. **Pré-natal**

a. Doenças crônicas maternas e tratamentos farmacológicos associados, incluindo diabetes melito (insulinodependente ou não), epilepsia, hipertensão arterial, distrofia miotônica, fenilcetonúria e doença de Graves (consulte o Quadro 10.1 para verificar exposições e efeitos pré-natais).

b. As exposições a fármacos devem incluir medicamentos prescritos, como anti-hipertensivos (inibidores da enzima conversora da angiotensina), anticonvulsivantes, agentes antineoplásicos (metotrexato) e drogas ilícitas (p. ex., cocaína). Outros fármacos que podem resultar em defeitos congênitos incluem o misoprostol (para induzir aborto). O tempo de exposição é importante. Os agentes teratogênicos tendem a ter o seu efeito máximo durante o período embrionário, do início da quarta ao fim da sétima semana pós-fertilização, com exceção de tipos graves de holoprosencefalia, quando a exposição pode ocorrer em torno de 23 dias ou por volta disso (ver Apêndice B).

c. Infecções e imunizações.

d. História social.

e. Outras exposições incluem etilismo, agentes físicos, como radiografia e temperatura elevada, agentes químicos e tabagismo (Quadro 10.1).

f. Estado nutricional.

g. Problemas de fertilidade e uso de reprodução assistida (p. ex., história de múltiplos abortos, fertilização *in vitro*, medicamentos para estimular a ovulação). Distúrbios genéticos, como a síndrome de Beckwith-Wiedemann, de Russell-Silver e de Angelman, que podem ser causados por defeitos de *imprinting* (mutações epigenéticas) têm sido observados em crianças concebidas via tecnologias de reprodução assistida usando a injeção intracitoplasmática de espermatozoides (ICSI).

h. Gestações múltiplas (ver Capítulo 11).

i. Resultados de exames pré-natais devem ser reavaliados, incluindo ultrassonografia e ressonância magnética (RM), além de exames cromossômicos ou por *microarray* (microarranjo) realizados em amostras obtidas por amniocentese, biopsia de vilosidade coriônica (CVS) ou coleta percutânea de sangue umbilical.

j. Devem ser obtidos os resultados dos exames realizados no primeiro e no segundo trimestres da gravidez, incluindo os testes triplo e quádruplo. O rastreamento do primeiro trimestre combina o uso da translucência nucal com os níveis séricos de proteína A do plasma associada à gravidez (PAPP-A) e gonadotrofina coriônica humana (hCG), medida como a subunidade beta livre (beta hCG) ou hCG total. O rastreamento do segundo trimestre inclui alfafetoproteína (AFP), estriol não conjugado (UE3), hCG livre para o teste triplo, além de inibina A como parte do teste quádruplo. Níveis mais baixos de AFP no soro materno (MSAFP) podem ser encontrados nas trissomias do 21, do 18 e do 13. Níveis de MSAFP altos podem ser um sinal de gestação múltipla, defeito do tubo neural aberto, defeito na parede abdominal, morte fetal iminente, nefrose congênita ou epidermólise bolhosa. Níveis altos de hCG podem ser encontrados na trissomia do cromossomo 21, enquanto níveis baixos de hCG podem ocorrer nas trissomias do 18 e do 13.

k. Deve-se registrar as características e a frequência dos movimentos fetais. Movimentos rápidos e intensos poderiam ser decorrentes de convulsões fetais, ao passo que a diminuição do movimento pode ser vista na atrofia dos músculos espinais, síndrome de Prader-Willi e outras miopatias congênitas.

Quadro 10.1	Teratógenos humanos reconhecidos.
Tipo de exposição	**Efeito fetal**
Fármaco/substância	
Aminopterina/metotrexato	Restrição do crescimento, fenda labial/palatina, sindactilia, defeitos esqueléticos, craniossinostose, características dismórficas
Ácido retinoico	Defeitos do SNC, microtia, DI, defeitos conotroncais: CIV, CIA, TDF
Lítio	Anomalia de Ebstein
Propiltiouracila, iodo	Hipotireoidismo
Varfarina	Anomalias esqueléticas, epífises pontilhadas, hipoplasia nasal
Inibidores da ECA	Defeitos de crânio, hipoplasia/agenesia renal
Álcool etílico	Síndrome alcoólica fetal ou transtornos de neurodesenvolvimento relacionadas com o álcool etílico
Talidomida	Redução dos membros
Ácido valproico	Defeitos do tubo neural
Fenitoína	Características dismórficas, hipoplasia ungueal, fenda labial e palatina, DI, restrição de crescimento
Dietilbestrol	Câncer de colo de útero de células claras
Cocaína	Interrupções vasculares, anomalias do SNC
Misoprostol	Malformações nos membros, ausência de dedos
Estatinas (inibidores da HMG-CoA redutase)	Defeitos nos membros, anomalias do SNC, cardiopatia congênita
Condições maternas	
Fenilcetonúria materna	Microcefalia, deficiência intelectual
Miastenia *gravis*	Miastenia neonatal
Lúpus eritematoso sistêmico	Anormalidades da condução cardíaca
Diabetes melito	Defeitos do tubo neural, agenesia sacral, cardiopatia congênita, anomalias renais
Outras exposições	
Radiação	Aborto espontâneo, restrição de crescimento
Exposição prolongada ao calor	Microcefalia
Tabagismo	Restrição do crescimento
Chumbo	Baixo peso ao nascimento, déficits neurocomportamentais e neurológicos
Mercúrio	Anomalias do SNC, déficits neurocomportamentais e neurológicos
Infecções	
Varicela	Cicatrizes em membros
Citomegalovírus	Microcefalia, coriorretinite, DI
Toxoplasmose	Microcefalia, calcificações cerebrais, DI
Rubéola	Microcefalia, surdez, cardiopatia congênita, DI

DI = deficiência intelectual; CIV = comunicação interventricular; CIA = comunicação interatrial; TDF = tetralogia de Fallot; SNC = sistema nervoso central; ECA = enzima conversora da angiotensina.

92 Parte 3 | Condições Gerais do Recém-nascido

2. O histórico familiar deve incluir as seguintes perguntas:

   a. Há algum filho anterior com múltiplas anomalias congênitas?

   b. Qual é a etnia dos pais? Algumas doenças são mais prevalentes em populações específicas.

   c. Há consanguinidade ou os pais são da mesma área geográfica? Qual é o tamanho da população da comunidade dos pais? Em casos de doenças autossômicas recessivas raras, os pais podem ser parentes.

   d. Existe história pregressa de infertilidade, abortos múltiplos, anomalias congênitas múltiplas, óbitos neonatais ou crianças com atraso no desenvolvimento? Estes podem ser secundários a um rearranjo cromossômico equilibrado em um dos pais, mas desequilibrado no filho.

3. Devem-se avaliar os eventos pré-natais e perinatais:

   a. Qual foi a apresentação fetal, como e por quanto tempo a cabeça ficou encaixada? Houve aglomeração fetal, como pode ocorrer na gestação múltipla? Há anomalias uterinas (p. ex., útero septado, miomatose)? Várias deformações, sinostose sagital e pé torto podem ser causados por aglomerações fetais.

   b. Qual foi o padrão de crescimento ao longo da gestação? Houve restrição do crescimento proporcional ou desproporcional?

   c. Qual foi o tipo de parto? Houve sofrimento fetal ou eventos que potencialmente levaram à hipoxia?

   d. Aparência da placenta: Há evidências de infartos placentários? O cordão umbilical é normal? A inspeção do cordão pode revelar estreitamento significativo, coágulos ou nós.

4. **Eventos neonatais**

   a. Quais foram os escores de Apgar? Foi necessária reanimação? Foram necessárias intubação e ventilação mecânica? Houve dificuldades alimentares importantes que exigiram nutrição parenteral ou enteral? Ocorreram crises convulsivas neonatais? Houve hipotonia ou hipertonia?

B. Exame físico

1. **Medidas antropométricas.** A avaliação dos parâmetros de crescimento é extremamente importante para determinar padrões como restrição, crescimento exagerado, desproporção ou microcefalia. Além disso, medições precisas das estruturas e dos marcos anatômicos podem auxiliar no processo de avaliação diagnóstica. Exemplos são o comprimento das orelhas, as medidas dos olhos para detectar hipertelorismo ou hipotelorismo (olhos muito ou pouco espaçados), o comprimento dos dedos das mãos e a distância entre os mamilos. Tabelas de referência abrangentes para várias destas medidas estão disponíveis para crianças de todas as idades, incluindo recém-nascidos pré-termo a partir de 27 semanas de gestação (Hall *et al.*, 2007).

2. É necessária uma avaliação clínica minuciosa para documentar a existência de características dismórficas: formato da cabeça (p. ex., craniossinostose, trigonocefalia, braquiocefalia); formato e posicionamento das orelhas (p. ex., microtia, covas de orelha ou apêndices); hipoplasia da hemiface; fendas labiais; micrognatia; pescoço curto e anomalias dos membros (p. ex., assimetria, clinodactilia, braquidactilia, polidactilia). Uma boa descrição clínica pode auxiliar no diagnóstico, visto que as características podem ser combinadas às de um banco de dados, como o London Dysmorphology Databases ou o banco de dados digital POSSUM. Certos achados físicos podem ser obscurecidos pelos cuidados clínicos, como a posição do tubo endotraqueal e enfaixamento ou a placa de suporte do cateter intravenoso do braço e a fita adesiva sobre os membros. Isso precisa ser levado em consideração e o recém-nascido deve ser reexaminado após a retirada desses elementos.

3. Avaliações auxiliares incluem as da audição, que tipicamente é feita antes da alta do berçário ou da UTI neonatal, e a oftalmológica.

C. Exames laboratoriais

1. Estudos cromossômicos costumam ser realizados com sangue total coletado em tubos com heparina sódica. Os linfócitos T no sangue são estimulados com mitógenos, cultivados por 72 horas, colocados em lâminas e cariotipados com a ajuda de técnicas de junção, como pela análise da banda-G pela técnica Tripsina-Giemsa (GTG). Em recém-nascidos extremamente enfermos, os imunossuprimidos ou nos que tenham baixas contagens de linfócitos T (como na síndrome de DiGeorge), o crescimento celular pode estar prejudicado e a estimulação das células, falha. Nesse caso, pode ser realizada uma biopsia de pele em saca-bocado para obter os cromossomos a partir de fibroblastos da pele. A desvan-

Capítulo 10 | Problemas Genéticos Comuns no Recém-nascido **93**

tagem de usar fibroblastos de pele é a demora de até várias semanas para conseguir um resultado. Estudos cromossômicos conseguem detectar até 5% das anormalidades. Os Quadros 10.2 e 10.4 listam os principais achados clínicos das aneuploidias cromossômicas mais comuns.

Quadro 10.2	**Anomalias cromossômicas comuns (aneuploidias).**			
	Trissomia do 13	**Trissomia do 18**	**Trissomia do 21**	**Síndrome de Turner**
Crescimento	Restrição do crescimento	Restrição do crescimento	Normal	Discreta restrição do crescimento
Craniofacial	Hipotelorismo, fenda labial e fenda palatina, orelhas pequenas e mal formadas, colobomas, microftalmia	Fácies triangular, micrognatia, orelhas pontudas, rodadas e de implantação baixa	Fissuras palpebrais inclinadas para cima, pregas epicânticas, hipoplasia do terço médio da face, orelhas pequenas redondas, projeção da língua	Proeminência frontal, linha de implantação posterior do cabelo baixa
Pescoço	Curto	–	Curto, pele redundante	Curto, alado, pterígio, higroma cístico
Sistema nervoso central	Holoprosencefalia, microcefalia	Microcefalia	Microcefalia	Normal
Neurológico	Hipertonia, convulsões, apneia	Hipertonia, apneia	Hipotonia	Tônus normal, discreto retardo do desenvolvimento
Coração	CIA, CIV	Várias anomalias valvares	Canal AV, CIV, CIA	Coarctação da aorta
Abdominal	Rins multicísticos, rins em ferradura, ureteres duplos	Onfalocele, anomalias renais	Atresia duodenal, doença de Hirschsprung	Rins em ferradura
Membros	Polidactilia, displasia de unha	Sobreposição de dedos das mãos, hipoplasia ungueal, pés em "mata-borrão"	Braquidactilia, quinto dedo clinodáctilo, prega palmar transversal única	Linfedema de mão e pé, unhas profundas
Pele	Defeitos do couro cabeludo	Diminuição do tecido subcutâneo	Cútis marmórea	Múltiplos nevos

AV = atrioventricular; CIV = comunicação interventricular; CIA = comunicação interatrial.

2. Os estudos de hibridação fluorescente *in situ* (FISH) podem ser úteis para a detecção rápida de aneuploidias. Tais estudos são realizados em células de interfase não estimuladas; os resultados normalmente estão disponíveis em poucas horas ou durante a noite. O FISH rápido é usado para avaliação das trissomias do 13 e do 18 e para o teste de cromossomo sexual em recém-nascidos com genitália ambígua. Estudos mais específicos, como FISH para SRY (região determinante do sexo no cromossomo Y), exigem mais tempo e são feitos em células metafásicas estimuladas.

3. A hibridização genômica comparativa (aCGH), também conhecida como análise cromossômica por *microarray*, é uma técnica molecular que torna possível a detecção de perdas numéricas de cópias (deleções) e ganhos numéricos de cópias de DNA (duplicações, triplicações) de pequenas regiões genômicas, às vezes até mesmo no nível de éxons. Tal estudo é baseado na comparação de um genoma conhecido de um indivíduo normal com a amostra de teste; geralmente é feito com um controle de sexo correspondente. A análise cromossômica por *microarray* consegue detectar de 12 a 16% mais anormalidades do que os estudos de anormalidades citogenéticas convencionais (cariótipo regular). As desvantagens dos testes de *microarray* incluem a falha em detectar inversões, translocações balanceadas de cromossomos e mosaicismo em nível baixo. Qualquer perda ou ganho de material genético tem de ser confirmada por meio de técnicas moleculares, como FISH, reação em cadeia da polimerase (PCR) ou amplificação multiplex de sondas dependente de ligação (MLPA). Os pais têm de ser estudados após a confirmação, para determinar se um deles é carreador e para auxiliar na interpretação do(s) achado(s), caso seja uma variante polimórfica. A consulta a um citogeneticista ou especialista em genética clínica é essencial para interpretar os resultados anormais. As síndromes de microdeleção mais comumente detectadas em recém-nascidos são descritas no Quadro 10.3.

94 Parte 3 | Condições Gerais do Recém-nascido

Quadro 10.3 Microdeleções cromossômicas comuns detectadas no período neonatal.

	Síndrome de Prader-Willi	Síndrome de DiGeorge e síndrome velocardiofacial	Síndrome de Williams	Síndrome de Miller-Dieker
Defeito cromossômico e genético	Depleção do 15q11q13 70% DUP 20-25% Defeito no centro de *imprinting* 5%	Deleção do 22q11.2	Deleção do 7q11.23	Deleção do 17p13.3
Gene(s) crítico(s) envolvido(s)	SNRPN	TBX1	ELN (elastina)	LIS-1
Crescimento	Peso ao nascer normal, má alimentação, sucção ruim	Baixa estatura	Baixa estatura	RCIU
Craniofacial	Estreitamento bitemporal, olhos amendoados	Nariz tubular proeminente, orelhas pequenas, fenda palatina, incompetência velofaríngea (regurgitação nasal)	Plenitude supraorbital, padrão estrelado da íris, filtro longo, lábio inferior evertido	Microcefalia, concavidade bitemporal, sulco sobre a hemitesta, implantação baixa das orelhas
Abdome	–	Rins ausentes/hipoplásicos	Nefrocalcinose, estenose da artéria renal	Atresia duodenal, onfalocele
Sistema nervoso central	DI moderada a grave	DI moderada a leve	DI moderada a leve	Lisencefalia, agiria, paquigiria, heterotopias, ausência de corpo caloso, DI grave
Neurológico	Hipotonia grave nas primeiras semanas de vida, má alimentação	–	–	Hipertonia, espasticidade progressiva, postura descerebrada, convulsões
Coração	Normal	Defeitos cardíacos conotruncais: CIV, CIA, tetralogia de Fallot, interrupção do arco aórtico	Estenose aórtica supravalvar	–
Membros	Mãos e pés pequenos	Dedos longos	Normal	Normal
Pele	Pigmentação mais clara do que os pais (em casos de deleção)	Normal	Normal	Normal
Outros	–	Disfunção dos linfócitos T: infecção frequente	Hipercalcemia	–
História natural	Obesidade e hiperfagia após 2 a 3 anos	Vida normal	Vida normal	Morte antes dos 2 anos de idade

DUP = dissomia uniparental; RCIU = restrição do crescimento intrauterino; CIV = comunicação interventricular; CIA = comunicação interatrial; DI = deficiência intelectual.

Quadro 10.4	Outras anormalidades cromossômicas comuns.			
	Síndrome do choro do gato (*cri-du-chat*)	**Síndrome de Wolf-Hirschhorn**	**Síndrome de deleção de 1p36.3**	**Síndrome de Killian/Teschler-Nicola (síndrome do mosaico de Pallister)**
Defeito cromossômico	Deleção do 5p15.2	Deleção do 4p16.3	Deleção do braço curto distal do cromossomo 1 (1p36.3)	Tetrassomia 12p; mosaicismo para o isocromossomo 12p
Crescimento	Restrição do crescimento	Restrição do crescimento, retardo do desenvolvimento	Restrição do crescimento, retardo do desenvolvimento	Peso normal ou aumentado, desaceleração tardia do crescimento, macrocefalia
Craniofacial	Hipertelorismo, rosto redondo, implantação baixa das orelhas, prega epicântica, micrognatia	Hipertelorismo, fenda palatina, glabela proeminente com aparência de elmo	Sobrancelhas horizontais finas, hipoplasia de hemiface, queixo pontiagudo, fenda labial/palatina, fontanela anterior grande	Hipertelorismo, pelos esparsos na região frontal lateral, sobrancelhas e cílios, testa proeminente, bochechas rechonchudas, lábios grossos, características grosseiras
Pele	–	Defeitos na parte posterior do couro cabeludo	–	Lesões de pele lineares hipercrômicas e hipocrômicas
Sistema nervoso central	Microcefalia	Microcefalia	Microcefalia	Polimicrogiria
Neurológico	Choro agudo estridente característico (semelhante a um felino), DI grave	Convulsões que podem melhorar com a idade, hipotonia, DI grave	DI moderada a grave, fala ausente, convulsões	Convulsões, hipotonia, desenvolvimento tardio de contraturas, DI profunda
Coração	–	CIA, CIV	Miocardiopatia	–
Abdominal	–	Rotação intestinal, vesícula biliar ausente	–	Hérnia diafragmática, ânus imperfurado
Membros	Hipoplasia da unha	Pés tortos, unhas hiperconvexas	–	Braquidactilia, dígitos amplos
Geniturinário	–	Hipospadia, criptorquidia, útero ausente	–	Hipospadia
Outros	–	–	Perda auditiva neurossensorial	O mosaicismo é frequentemente encontrado em fibroblastos da pele e raramente existe nos cromossomos do sangue
História natural	DI grave, comportamento agressivo, automutilação	DI grave, grandes dificuldades para alimentar-se (às vezes precisam de gastrostomia)	DI moderada a grave, em 50% dos casos as convulsões frequentemente melhoram; perda auditiva leva a atrasos na fala	DI grave, não fala, convulsões, contraturas articulares

CIV = comunicação interventricular; CIA = comunicação interatrial; DI = deficiência intelectual.

96 Parte 3 | Condições Gerais do Recém-nascido

4. O teste de DNA é reservado principalmente para os distúrbios monogênicos. São causados por mutações hereditárias ou novas e, muitas vezes, transmitidos de modo mendeliano como distúrbios autossômicos recessivos, autossômicos dominantes e/ou ligados ao cromossomo X. Muitos deles podem ocorrer em recém-nascidos como transtornos potencialmente fatais. Estes incluem atrofia dos músculos paravertebrais; hiperplasia suprarrenal congênita (mais comumente devido à deficiência de 21-hidroxilase); distrofia miotônica congênita (somente quando herdada de uma mãe acometida); osteogênese imperfeita devido a mutações do colágeno do tipo I e outros tipos recessivos raros (CRTAP, LEPRE1, PPIB); holoprosencefalia consequente a mutações em SHH (responsável por 30 a 40% dos casos), ZIC2, TGIF, SIX3, PTCH1, GLI2; fibrose cística devido a mutações do gene CFTR e doença renal policística autossômica recessiva. Vários erros inatos do metabolismo são distúrbios mendelianos. Outros distúrbios monogênicos não fatais que podem ocorrer no recém-nascido incluem a acondroplasia, devido a mutações no FGFR3, e a surdez não sindrômica, devido a mutações na conexina 26 e na conexina 30.
5. **Infecção.** Pode-se suspeitar do complexo TORCH em recém-nascidos com microcefalia, catarata, surdez (citomegalovírus, rubéola, toxoplasmose, herpes simples) e cardiopatia congênita (rubéola). Neste caso, deve-se solicitar testes para anticorpos IgG e IgM ou ensaios baseados na PCR. Exames de imagem cerebral e o exame de fundo de olho podem revelar calcificações cerebrais e/ou coriorretinite. A parvovirose deve ser considerada em casos de hidropisia fetal. O diagnóstico diferencial da hidropisia fetal não imune também inclui algumas raras doenças de depósito lisossômico (ver Capítulo 26).
6. O **teste metabólico** para erros inatos do metabolismo (EIM) é tipicamente incluído em programas de triagem neonatal. Na maioria dos estados norte-americanos, realiza-se a triagem neonatal obrigatória inicialmente entre 24 e 48 horas de vida, sendo realizado um segundo rastreamento entre 1 e 2 semanas de idade. A March of Dimes e o American College of Medical Genetics recomendam o teste para 29 condições. A maioria destas condições pode ser controlada por meio de medicamentos e/ou dietas e tratamentos especiais, que em muitos casos podem salvar vidas. Estudos metabólicos adicionais considerados para o diagnóstico de EIM incluem o perfil de acilcarnitina para pesquisa de distúrbios da oxidação de ácidos graxos, ácidos orgânicos urinários para pesquisa de acidemias orgânicas, ácidos graxos de cadeia muito longa para distúrbios peroxissomais (síndrome de Zellweger), painel de esterol (síndrome de Smith-Lemli-Opitz associada a baixos níveis de 7-desidrocolesterol), aminoácidos plasmáticos para investigação de aminoacidopatias (p. ex., fenilcetonúria, tirosinemia, hiperglicinemia não cetótica), amônia no plasma e ácido orótico na urina (distúrbios do ciclo da ureia). Deve-se determinar o intervalo aniônico em casos de acidose; se o intervalo estiver aumentado, deve-se mensurar o ácido láctico no plasma total a partir de uma amostra de sangue de fluxo livre (preferencialmente arterial) e mensurar os ácidos orgânicos na urina. É importante notar que muitos recém-nascidos com EIM só apresentam sinais e/ou sintomas quando começam a ingerir leite (ver Capítulo 60).

D. Avaliação complementar

1. **Exames de imagem**

   a. Ultrassonografia: do encéfalo, para detecção de malformações importantes e hemorragia intracraniana; abdominal, para detectar anomalias significativas nos rins e no fígado, além da existência e posição dos testículos/ovários; e ecocardiografia, para detectar defeitos cardíacos.
   b. RM do encéfalo, para delinear a anatomia do encéfalo em mais detalhes.
   c. Espectroscopia por ressonância magnética (MRS) em recém-nascidos com acidose láctica para investigar doenças mitocondriais.
   d. Angiorressonância magnética (ARM) em recém-nascidos com malformações vasculares, para descartar envolvimento adicional, como fístulas arteriovenosas e hemangiomas.
   e. Exame do esqueleto em recém-nascidos com RCIU, crescimento linear insatisfatório, especialmente se o crescimento for desproporcional, para pesquisar displasias esqueléticas; em caso de fraturas, pode ser útil uma pesquisa de osteogênese imperfeita.

E. Exame anatomopatológico

1. Pode-se considerar uma biopsia muscular quando os recém-nascidos apresentam hipotonia grave, em conjunto com a biopsia do nervo, para pesquisar doenças como distrofia muscular congênita, amioplasia congênita e síndromes de hipomielinização. Às vezes, a biopsia muscular pode ser adiada até

que a criança tenha pelo menos 6 meses, a fim de reunir informações de melhor qualidade e mais completas.
2. Estudos de necropsia de natimortos ou recém-nascidos podem fornecer um diagnóstico e ajudar a diminuir os riscos de recorrência e a fornecer aconselhamento. Deve ser obtida uma boa documentação e considerar a realização de radiografias em conjunto com o exame anatomopatológico.
3. O exame anatomopatológico da placenta pode ser útil em lactentes com restrição de crescimento. Uma amostra da placenta também pode ser apresentada para estudos genéticos, como a cariotipagem.

F. Acompanhamento

1. Os pacientes com defeitos congênitos exigem avaliações rigorosas de acompanhamento após a alta hospitalar, para ajudar no diagnóstico ou para orientar a família. Uma vez que cerca de 50% dos recém-nascidos com anomalias congênitas múltiplas não têm um diagnóstico conhecido, o acompanhamento revelará novos achados que contribuirão para o diagnóstico final. Isso ajudará a prever a história natural e possibilita uma avaliação correta do risco de recorrência.
2. Os recém-nascidos sob suspeita de possível retardo do desenvolvimento devem ser encaminhados a serviços de tratamento ou programas de intervenção precoce.

Leitura sugerida

GeneTests. Available at: http://www.ncbi.nlm.nih.gov/sites/GeneTests/?db=GeneTests.

Hall JG, Allanson JE, Gripp KW, et al. *Handbook of Physical Measurements.* 2nd ed. New York: Oxford University Press; 2007.

Hennekam R, Allanson J, Krantz I. *Gorlin's Syndromes of the Head and Neck.* 5th ed. New York: Oxford University Press; 2010.

Jones KL. *Smith's Recognizable Patterns of Human Malformations.* 6th ed. Philadelphia: Elsevier Saunders; 2006.

Online Mendelian Inheritance in Man. Up-to-date online catalogue of Mendelian genetic disorders and traits with a useful search engine for the identification of syndromes. Available at: http://www.ncbi.nlm.nih.gov/sites/entrez?db=omim.

11 Nascimentos Múltiplos
Yvette R. Johnson

I. Classificação

A. Zigosidade. Gêmeos monozigóticos (MZ) se originam e se desenvolvem a partir de um único óvulo fertilizado (zigoto) como resultado da divisão da massa celular interna do blastocisto. Gêmeos MZ são do mesmo sexo e geneticamente idênticos. Gêmeos dizigóticos (DZ) ou fraternos se originam e se desenvolvem a partir de dois óvulos fertilizados separadamente. Trigêmeos e gestações de ordem mais alta (quádruplos, quíntuplos, sêxtuplos, séptuplos etc.) podem ser multizigóticos, MZ e idênticos, e raramente uma combinação de ambas.

B. Placenta e membranas fetais. Uma grande porção da placenta e das membranas fetais se origina do zigoto. A placenta consiste em duas partes: (i) uma parte fetal maior, derivada das vilosidades coriônicas, e (ii) uma parte materna menor, derivada da decídua basal. Os sacos coriônicos e amnióticos envolvem o feto. O cório começa a se formar no terceiro dia após a fertilização, e o âmnio começa a se formar entre os dias 6 e 8. As duas membranas acabam se fundindo para formar a membrana amniocoriônica.

1. Gêmeos MZ comumente têm uma placenta com um cório e dois âmnios (**monocoriônico diamniótico**) ou, raramente, uma placenta com um cório e um âmnio (**monocoriônico monoamniótico**)
2. Se a divisão precoce ocorrer antes da formação do cório e do âmnio (entre o dia 0 e 3), gêmeos MZ podem acabar tendo duas placentas com dois córios e dois âmnios (**dicoriônico diamniótico**)
3. Gêmeos DZ sempre têm duas placentas com dois córios e dois âmnios (dicoriônico diamniótico); contudo, as duas placentas e os córios podem se fundir.

II. Epidemiologia

A. Incidência. A taxa de nascimento gemelar, em 2006, foi 32,1 para cada 1.000 nascidos vivos, e se manteve estável nos dois anos posteriores.

1. A taxa de gemelaridade MZ tem se mantido relativamente constante (3,5 para cada 1.000 nascimentos).
2. A taxa de gemelaridade DZ é de aproximadamente 1 a cada 100 nascimentos. Esta taxa é influenciada por vários fatores, como etnia (1 a cada 500 em asiáticos, 1 a cada 125 em brancos e tão alto quanto 1 a cada 20 em populações africanas) e idade materna. A frequência de gemelaridade DZ tem uma tendência genética que é afetada pelo genótipo da mãe, não pelo do pai. Nos EUA, aproximadamente dois terços dos gêmeos são DZ.
3. A taxa de nascimento de trigêmeos e múltiplos de ordem mais alta alcançou seu máximo em 1998, com 194 para cada 100.000 nascidos vivos. A taxa declinou para 153 para cada 100.000 nascidos vivos em 2006. As taxas para outros múltiplos de ordem mais alta (quádruplos em diante) declinaram para 21% em 2006 comparado às taxas máximas em 1998 (194 para cada 100.000 nascidos vivos).

B. Fatores causais. Dois fatores principais são responsáveis pelo aumento nos nascimentos múltiplos ao longo das últimas duas décadas: (i) aumento do uso de **terapias de fertilidade**, incluindo tecnologias de reprodução assistida (TRA) tais como fertilização *in vitro* (FIV), e terapias não TRA, como medicações indutoras de ovulação e inseminação artificial, e (ii) **idade materna avançada** na gravidez e no parto (pico entre 35 e 39 anos), que está associada ao aumento de nascimentos múltiplos.

III. Etiologia

A. Gestações MZ resultam da divisão de um único óvulo entre o dia 0 e o dia 14 após a fertilização. O tipo de placenta que se forma depende do dia da divisão embrionária.

1. Uma placenta **dicoriônica diamniótica** resulta quando a divisão precoce ocorre entre os dias 0 a 3 antes da formação do cório (que geralmente ocorre por volta do dia 3) e antes da implantação. Uma

placenta **monocoriônica diamniótica** resulta quando a divisão ocorre por volta do dia 4 ao 7, momento no qual a cavidade do blastocisto se desenvolveu e o cório foi formado. A formação do âmnio ocorre entre os dias 6 e 8, e a divisão do óvulo após este período (dia 4 a 7) resulta em uma placenta **monocoriônica monoamniótica**. Do dia 14 em diante o cordão primitivo começa a se formar, e a divisão tardia do embrião após este período resulta nos **gêmeos unidos** (xifópagos).

2. **Gestações DZ ou multizigóticas** resultam quando mais de um folículo dominante amadureceu durante o mesmo ciclo menstrual, ocorrendo ovulações múltiplas. Níveis aumentados de hormônio foliculoestimulante (FSH) na mãe têm sido associados à gemelaridade DZ espontânea. Os níveis de FSH aumentam com a idade materna avançada (pico aos 37 anos). Uma tendência familiar à gemelaridade também tem sido mostrada estar associada aos níveis aumentados de FSH.

IV. Diagnóstico. Sacos gestacionais múltiplos podem ser detectados pela ultrassonografia até mesmo a quinta semana, e a atividade cardíaca pode ser detectada de mais de um feto com 6 semanas.

A. Placentação. A ultrassonografia de primeiro trimestre consegue determinar melhor a corionicidade de uma gestação múltipla; a corionicidade é mais difícil de determinar no segundo trimestre. A partir das semanas 10 a 14, uma placenta dicoriônica fundida pode frequentemente ser distinguida de uma placenta monocoriônica verdadeira pela existência de uma membrana divisória interna ou de uma crista na superfície placentária (sinal de lambda). O septo divisor de uma placenta dicoriônica parece mais espesso e inclui duas camadas amnióticas e duas coriônicas. Em contraste, o septo divisor de uma placenta monocoriônica consiste em dois âmnios delgados. Uma placenta, fetos do mesmo sexo e ausência de septo divisor sugerem gêmeos monoamnióticos, mas a ausência de um septo divisor também pode ser consequente à ruptura do septo. Ambas as condições têm prognóstico reservado.

B. Zigosidade. A **tipagem do ácido desoxirribonucleico** (DNA) pode ser utilizada para determinar a zigosidade de gêmeos do mesmo sexo. Antes do nascimento, o DNA pode ser obtido por biopsia de vilosidade coriônica (BVC) ou amniocentese. Após o nascimento, a tipagem do DNA deve ser realizada idealmente de tecido de cordão umbilical, esfregaço bucal ou um espécime por biopsia de pele, em vez de sangue. Existem evidências de que gêmeos DZ, mesmo na ausência de conexões vasculares, também podem carrear células-tronco hematopoéticas (CTH) do gêmeo. As CTH são transferidas provavelmente de um feto para o outro por meio da circulação materna.

C. O **exame citopatológico da(s) placenta(s)** ao nascimento é importante para estabelecer e verificar a corionicidade.

V. Triagem pré-natal e diagnóstico

A. A **zigosidade** determina o grau de risco de anormalidades cromossômicas em cada feto de uma gestação múltipla. O risco de aneuploidia em cada feto de uma gestação MZ é o mesmo de uma gestação única e, exceto por casos raros de discordância genética, ambos os fetos são afetados. Em uma gestação DZ, cada gêmeo corre um risco independente de aneuploidia; logo, a gestação tem o dobro do risco de anormalidade cromossômica comparada a uma gestação única.

B. A **triagem sérica materna no segundo trimestre**, nos casos de gestação múltipla, é limitada, pois cada feto contribui em níveis variáveis para estes marcadores séricos. Quando os níveis são anormais, é difícil identificar que feto está afetado.

C. A **ultrassonografia no primeiro trimestre** para avaliar a **translucência nucal** é um exame mais sensível e específico para rastrear anormalidades cromossômicas. Um **exame ultrassonográfico no segundo trimestre** é importante na vigilância de cada feto para **defeitos anatômicos**. A **amniocentese no segundo trimestre** e **BVC no primeiro trimestre** podem ser realizados com segurança em gestações múltiplas, e ambos são procedimentos diagnósticos acurados para determinar aneuploidia.

VI. Complicações maternas

A. Alguns estudos já demonstraram que a **diabetes gestacional** é mais comum em gestações gemelares.

100 Parte 3 | Condições Gerais do Recém-Nascido

B. Abortamento espontâneo ocorre em 8 a 36% das gestações múltiplas, com redução para gestação única no final do primeiro trimestre (**gêmeo evanescente**). Causas possíveis incluem implantação anormal, defeitos precoces no desenvolvimento cardiovascular e anormalidades cromossômicas. Antes da viabilidade fetal, o manejo do cogêmeo sobrevivente em uma gravidez dicoriônica inclui conduta expectante até o termo ou próximo do termo, além de vigilância cuidadosa de trabalho de parto prematuro, bem-estar fetal e crescimento fetal. A conduta no caso de óbito fetal único em uma gravidez gemelar monocoriônica é mais complicada. O cogêmeo sobrevivente corre alto risco de lesão isquêmica multiorgânica e neurológica, que se acredita ser secundária à hipotensão ou a eventos tromboembólicos. A imagem fetal por meio de ultrassonografia ou ressonância magnética (RM) pode ser útil na detecção de lesão neurológica. A interrupção da gestação pode ser oferecida como uma opção quando o óbito fetal único ocorre em uma gestação gemelar monocoriônica inviável.

C. Incompetência cervical ocorre em até 14% das gestações múltiplas.

D. O risco de **descolamento prematuro da placenta** aumenta conforme aumenta o número de fetos por gravidez. Em um grande estudo de coorte retrospectivo, a incidência de descolamento prematuro da placenta foi 6,2; 12,2; e 15,6 para cada 1.000 gestações únicas, gemelares e trigemelares, respectivamente.

E. Ruptura prematura de membranas ovulares complica entre 7 a 10% das gestações gemelares, comparado a 2 a 4% das gestações únicas. **Trabalho de parto e nascimento prematuros** ocorrem em aproximadamente 57% das gestações gemelares e em 76 a 90% das gestações múltiplas de ordem mais alta.

F. Doença hipertensiva específica da gravidez (DHEG) e pré-eclâmpsia são 2,5 vezes mais comuns em gestações multifetais do que nas gestações únicas.

G. Cesariana. Aproximadamente 66% das pacientes com gêmeos e 91% das pacientes com trigêmeos são submetidas à cesariana. A apresentação pélvica de um ou mais fetos, prolapso de cordão e descolamento prematuro da placenta são fatores que contam para a frequência aumentada de cesarianas nas gestações múltiplas.

VII. Complicações fetais e neonatais

A. Prematuridade e baixo peso ao nascer. A duração média da gestação é menor em gestações multifetais e encurta à medida que o número de fetos aumenta. A idade gestacional média ao nascimento é de 36, 33 e 29 semanas e meia, respectivamente, para gêmeos, trigêmeos e quadrigêmeos. Em países desenvolvidos, a incidência de nascimento prematuro em gêmeos foi de 60,4% em 2006, comparado a 11,1% em gestações únicas. Embora a maior parte desta incidência aumentada seja por conta de prematuridade leve, a gestação multifetal aumenta o risco de prematuridade grave e muito baixo peso ao nascer (MBPN). A probabilidade de um peso ao nascimento inferior a 1.500 g é 8 e 33 vezes maior em gêmeos e trigêmeos ou em gestações de ordem mais alta, respectivamente, comparado aos nascimentos únicos. Em dois ensaios multicêntricos, múltiplos ocorreram em 21 a 24% dos nascimentos com menos de 1.500 g e em 30% dos nascimentos com menos de 1.000 g.

B. Restrição do crescimento intrauterino (RCIU). O crescimento fetal é independente do número de fetos até aproximadamente a 30ª semana de gestação, quando o crescimento de múltiplos cai gradualmente comparado aos nascimentos únicos. A RCIU é definida como um peso fetal estimado (PFE) menor do que o terceiro percentil para a idade gestacional ou um PFE menor que o décimo percentil para a idade gestacional com evidências de comprometimento fetal. Os mecanismos são provavelmente "superlotação" uterina, limitação da perfusão placentária, inserção anômala de cordão umbilical, infecção, anomalias fetais, complicações maternas (p. ex., hipertensão arterial materna) e monocorionicidade. É mais provável que gêmeos monocoriônicos apresentem RCIU do que os gêmeos dicoriônicos, e aqueles também apresentam taxa de mortalidade perinatal mais elevada.

C. A **discordância no crescimento fetal** é tipicamente definida como uma diferença entre o par no peso de nascimento de mais de 20% do peso do gêmeo maior. Ela também pode ser categorizada como leve (< 15%), moderada (15 a 30%) ou grave (> 30%). Fatores de risco para o crescimento discordante incluem placentação monocoriônica associada à inserção velamentosa de cordão, disfunção placentária, pré-eclâmpsia, sangramento anteparto, síndrome de transfusão fetofetal (STFF), infecção fetal e anomalias fetais estruturais e cromossômicas. O gêmeo menor corre risco aumentado de óbito fetal, morte perinatal e nascimento prematuro. De 5 a 15% dos gêmeos e 30% dos trigêmeos têm discordância do crescimento fetal associada a um aumento de seis vezes na morbidade e na mortalidade perinatais.

D. Óbito fetal intrauterino (OFIU) se refere ao óbito fetal após a 20ª semana de gestação, mas antes do nascimento, e é confirmado por evidências ultrassonográficas de ausência de atividade cardíaca fetal. A morte de um gêmeo, que ocorre em 9% das gestações múltiplas, é menos comum nos segundo e terceiro trimestres. O risco de OFIU é quatro a seis vezes maior nas gestações MZ. Uma vez que quase todos os gêmeos MZ apresentam conexões vasculares placentárias, o que resulta em circulações compartilhadas, existe um risco significativo (20 a 40%) de lesão neurológica (encefalomalacia multicística) no cogêmeo sobrevivente, como resultado da hipotensão grave associada ou eventos tromboembólicos devido à morte do cogêmeo. Uma vez que as suas circulações não são compartilhadas, a morte de um gêmeo DZ geralmente tem efeitos adversos mínimos no cogêmeo sobrevivente. Neste caso, o cogêmeo é completamente reabsorvido se a morte ocorre no primeiro trimestre ou é comprimido entre o saco amniótico do seu cogêmeo e a parede uterina (feto papiráceo). Outras complicações envolvendo o cogêmeo sobrevivente incluem morte anteparto, nascimento prematuro, descolamento prematuro de placenta e corioamnionite.

No evento do óbito de um gêmeo monocoriônico, a interrupção imediata da gestação do cogêmeo sobrevivente deve ser considerada após a viabilidade fetal. Contudo, isto não parece alterar o desfecho, pois acredita-se que a lesão neurológica ocorra no momento da morte do cogêmeo. A coagulapatia intravascular disseminada é uma complicação vista em 20 a 25% das mulheres que retêm um feto morto por mais de 3 semanas. O monitoramento do perfil de coagulação materno é recomendado, e o parto dentro deste contexto temporal deve ser considerado.

E. Malformações congênitas ocorrem em aproximadamente 6% das gestações gemelares, ou 3% dos gêmeos individuais. O risco em gêmeos MZ é aproximadamente 2,5 vezes maior do que em gêmeos DZ ou gestações únicas. Defeitos estruturais específicos dos gêmeos MZ incluem (i) malformações precoces, que compartilham uma origem comum com o processo de gemelaridade, (ii) síndromes de ruptura vasculares e (iii) deformações.

1. **Defeitos estruturais precoces** incluem os seguintes:

   a. Malformações caudais (sirenomelia, teratoma sacrococcígeo)
   b. Malformações urológicas (cloaca ou extrofia de bexiga)
   c. Espectro VATER (anomalias vertebrais, atresia anal, fístula traqueoesofágica, agenesia renal, defeitos cardíacos)
   d. Defeitos do tubo neural (anencefalia, encefalocele ou holoprosencefalia)
   e. Defeitos de lateralidade (*situs inversus*, polisplenia ou asplenia).

2. **Síndromes de ruptura vascular** podem ocorrer precoce ou tardiamente na gestação.

   a. A existência de grandes anastomoses entre os dois embriões precocemente no desenvolvimento pode causar perfusão arterial desigual resultando em **acardia**. Um embrião recebe apenas fluxo sanguíneo de baixa pressão pela artéria umbilical e perfunde, preferencialmente, suas extremidades inferiores. Malformações profundas podem resultar, variando de amorfismo completo a anormalidades graves na parte superior do corpo, tais como anencefalia, holoprosencefalia, características faciais e membros rudimentares e ausência de órgãos torácicos e abdominais. O cogêmeo é geralmente bem formado. A acardia é rara, ocorrendo em 1% das gestações gemelares monoamnióticas e afetando 1 a cada 35.000 a 150.000 nascimentos. Em gestações gemelares acardíacas, a incidência de aborto espontâneo e prematuridade é de 20 e 60%, respectivamente. A taxa de mortalidade perinatal do gêmeo doador é de 40%.
   b. Rupturas vasculares que ocorrem tardiamente na gestação são compatíveis com eventos embólicos ou a troca de tecido entre os gêmeos por meio de anastomoses placentárias. Rupturas vasculares tardias frequentemente ocorrem após o óbito de um feto. Malformações resultantes incluem aplasia cutânea, interrupção de membro, atresia intestinal, gastrosquise, anorquia ou disgenesia gonadal, microssomia hemifacial, síndrome de Goldenhar (defeitos oculoauriculovertebrais) ou sequência de Poland. Anormalidades cranianas incluem cistos porencefálicos, hidranencefalia, microcefalia e hidrocefalia.

Parte 3 | Condições Gerais do Recém-Nascido

3. **Deformações** tais como pé torto congênito, luxação de quadril e sinostose craniana são mais frequentes em gestações múltiplas como resultado da "superpopulação" intrauterina.

4. **Vigilância.** Gestações gemelares devem ser avaliadas quanto a existência de anomalias por meio de ultrassonografia fetal ou procedimentos mais invasivos, se indicado. Anomalias congênitas são concordantes na minoria dos casos, mesmo em gêmeos MZ. Se técnicas de reprodução assistida resultam em uma incidência aumentada de defeitos congênitos, é incerto.

F. **Anomalias cromossômicas** ocorrem em uma frequência maior nos descendentes de gestações múltiplas. A **idade materna avançada** contribui para o risco aumentado de anomalias cromossômicas. O risco em gêmeos MZ é equivalente ao da gestação única. O risco em gêmeos DZ é independente para cada feto, de modo que o risco de anormalidades cromossômicas em pelo menos um gêmeo DZ é duas vezes o do feto único.

G. **Gêmeos unidos** (xifópagos) resultam quando a divisão embrionária incompleta ocorre tardiamente, após o dia 14 pós-concepção. Neste momento, a diferenciação do cório e do âmnio já ocorreu, e por isto os gêmeos unidos são vistos apenas em gêmeos monocoriônicos monoamnióticos. Gêmeos unidos são raros e ocorrem em aproximadamente 1 em 50.000 a 100.000 nascimentos. Os locais de fusão mais comuns são o tórax e/ou abdome. A sobrevida é rara quando existe fusão cardíaca ou cerebral. Ultrassonografias seriadas podem definir a anatomia fetal e ajudar a determinar as opções de conduta. O poli-hidrâmnio pode afetar até 50% dos casos de gêmeos unidos e pode requerer amniorredução. A cesariana eletiva próximo ao termo é recomendada, e em casos nos quais um gêmeo provavelmente não sobreviva, o parto do cogêmeo por meio de um procedimento de tratamento intraparto *ex utero* (TIEX) deve ser considerado. A separação cirúrgica deve ser realizada emergencialmente no caso de um gêmeo falecer, e a sobrevida do cogêmeo nestes casos é de 30 a 50%. A taxa de sobrevida é de 80 a 90% em gêmeos submetidos à separação eletiva, que geralmente é realizada entre 2 e 4 meses de idade.

H. **STFF** ocorre apenas em gestações monocoriônicas e complica entre 10 a 20% destas gestações.

1. A **fisiopatologia** da STFF não é completamente compreendida, mas anastomoses vasculares placentárias, divisão placentária desigual e inserções anormais do cordão umbilical são todas necessárias para a ocorrência da STFF. Das placentas monocoriônicas, 85% apresentam conexões vasculares que incluem anastomoses superficiais arterioarteriais (AA) e venovenosas (VV), que têm fluxo bidirecional e comunicações profundas interfetais arteriovenosas (AV), com fluxo unidirecional localizadas nos cotilédones placentários que são supridos por um feto e drenado para o outro. O número e o tipo das anastomoses influenciam se a troca de sangue entre os gêmeos é equilibrada ou desequilibrada. A STFF resulta quando existe fluxo bidirecional limitado pelas conexões AA ou VV. Acredita-se que as conexões AA são protetoras, associadas à redução em 9 vezes do risco de desenvolvimento de STFF crônica, enquanto anastomoses AV, com fluxo unidirecional, levam ao desvio do sangue de um gêmeo para o outro e estão associadas a desfecho perinatal pior. De 10 a 20% das placentas monocoriônicas apresentam desequilíbrio circulatório suficiente para produzir STFF. Um feto (**o doador**) bombeia sangue lentamente para a circulação do cogêmeo (**o receptor**). Complicações no doador incluem anemia, hipovolemia e ativação resultante do sistema renina-angiotensina-aldosterona, restrição do crescimento, lesões cerebrais isquêmicas, hipoperfusão e insuficiência renal, oligoidrâmnio ("gêmeo contido"), hipoplasia pulmonar, deformidade de membros e alto risco de óbito fetal. Complicações no receptor incluem policitemia, trombose, embolia cerebral, coagulação intravascular disseminada, poli-hidrâmnio, miocardiopatia progressiva por conta da sobrecarga de volume e hidropisia fetal. Novas evidências sugerem que a fisiopatologia da STFF envolve alterações no sistema renina-angiotensina-aldosterona e níveis aumentados de peptídio natriurético cerebral humano (PNCh), peptídio natriurético atrial (PNA) e endotelina-1. Mediadores vasoativos produzidos no doador são desviados para o receptor, resultando em hipertensão e contribuindo para o desenvolvimento de cardiomiopatia hipertensiva e microangiopatia hipertensiva.

2. O diagnóstico geralmente é feito entre a 17ª e a 26ª semana de gestação, mas o processo pode ocorrer tão precoce quanto na 13ª semana. Casos graves de STFF apresentam sinais antes da 20ª semana de gestação e têm uma taxa entre 80 a 100% de mortalidade de pelo menos um feto se não for tratado. Os **critérios diagnósticos** para STFF incluem monocorionicidade, poli-hidrâmnio na bolsa de um gêmeo (o receptor) e oligoidrâmnio na bolsa do outro gêmeo (o doador), discrepância no tamanho do cordão umbilical, disfunção cardíaca no gêmeo poli-hidrâmnio, velocimetria por doppler anormal

na artéria umbilical e/ou no ducto venoso, e discordância significativa no crescimento (> 20%). Tais achados são sugestivos de STFF, embora nem todos sejam necessários para o diagnóstico. Vários sistemas de estadiamento têm sido utilizados para classificar a gravidade da doença e a sua progressão, e também para fornecer critérios para o escalonamento da assistência ao centro de referência especializado e um arcabouço para avaliar os ensaios terapêuticos. O sistema mais utilizado é o sistema de estadiamento Quintero. Outros incluem o sistema de perfil cardiovascular (CVPS – *cardiovascular profile system*), o sistema do Children's Hospital of Philadelphia (CHOP) e o sistema de estadiamento de Cincinnati. O sistema de estadiamento Quintero é baseado em uma série de achados ultrassonográficos e não inclui achados de ecocardiografia fetal. À medida que alterações cardiovasculares fetais no gêmeo receptor se correlacionem melhor com a gravidade da doença ou predigam seu desfecho ou progressão, validação adicional será exigida. Ensaios clínicos adicionais são necessários para avaliar outros parâmetros fisiológicos (p. ex., índices cardíacos ou marcadores de alterações hemodinâmicas sistêmicas) que melhorarão a predição da gravidade, progressão e desfecho da doença.

3. Intervenções para **tratamento fetal** incluem amniorreduções seriadas, microsseptostomia da membrana intergemelar, fotocoagulação a *laser* por fetoscopia e coagulação fetoscópica seletiva do cordão. Já foi constatado que amniorredução por causa de poli-hidrâmnio, inicialmente realizada para promover o conforto materno, melhora a sobrevida quando comparada com a conduta expectante. A taxa de sobrevida em estudos de amniorreduções seriadas varia de 37 a 83%, com melhor sobrevida quando a intervenção ocorre durante o estágio precoce da doença. A microsseptostomia era realizada para restaurar a dinâmica do líquido amniótico sem a necessidade de procedimentos repetidos. Contudo, ensaios randomizados comparando a amniorredução e a septostomia não mostraram vantagens em termos de sobrevida de nenhuma das duas. A microsseptostomia caiu em desuso por conta do risco de criar uma gestação monoamniótica e emaranhamento de cordão umbilical ou acidente de cordão. Os resultados do ensaio Eurofoetus mostraram que a fotocoagulação a *laser* melhorou tanto a sobrevida perinatal quanto o desfecho neurológico a curto prazo com 6 meses de vida comparado à amniorredução seriada. O risco de morte de ambos os gêmeos e de leucomalacia periventricular (LPV) também foi reduzido com terapia a *laser*. Contudo, a seleção dos pacientes mais prováveis de se beneficiarem com a melhor intervenção para uma paciente em particular e o momento ideal da intervenção continuam incertos. Estudos atuais sugerem que os desfechos do neurodesenvolvimento, a longo prazo, nos recém-nascidos sobreviventes de STFF (*i. e.*, incidência de paralisia cerebral [PC]) melhoraram após a fotocoagulação a *laser* comparado à amniorredução seriada. Estes estudos têm demonstrado um menor risco de lesões cerebrais (LPV, leucoencefalopatia multicística, hemorragia intraventricular, hidrocefalia e porencefalia) após a terapia a *laser* comparado à amniorredução. Contudo, estudos adicionais são necessários para comparar os desfechos do neurodesenvolvimento a longo prazo de gêmeos após estas intervenções.

4. O **manejo neonatal** pode incluir **reanimação** ao nascimento e necessidade de suporte ventilatório e cardiovascular contínuo, o estabelecimento rápido de um **acesso intravascular** para expansão volumétrica a fim de tratar hipotensão, a correção de hipoglicemia, a hemotransfusão para tratar anemia e a **exsanguineotransfusão parcial** no receptor para tratar policitemia significativa. **Exames de neuroimagem** são realizados para detectar lesão do sistema nervoso central (SNC).

5. **Hipertensão pulmonar persistente do recém-nascido (HPPRN).** A STFF está associada a uma frequência maior (até 3%) de HPPRN quando comparada aos gêmeos monocoriônicos sem STFF. A associação entre HPPRN e STFF pode resultar da pré-carga aumentada, sobrecarga de volume, policitemia, resistência vascular pulmonar aumentada e pós-carga aumentada devido às substâncias vasoativas no gêmeo receptor. Em contraste, o gêmeo doador pode também estar suscetível por causa da RCIU e níveis baixos de aminoácidos específicos, tais como a arginina, que, como precursora do óxido nítrico, desempenha um papel na diminuição da resistência vascular pulmonar após o nascimento (ver Capítulo 36).

I. **Inserção velamentosa do cordão e vasa prévia** ocorrem seis a nove vezes mais frequentemente em gêmeos do que em gestações únicas, e ainda mais frequentemente em gestações de ordem mais alta. Prováveis fatores contribuintes para este risco mais alto incluem superpopulação placentária e implantação blastocística anormal. Todos os tipos de placentação podem ser afetados. Com a inserção velamentosa de cordão, os vasos estão desprotegidos pela geleia de Wharton, além de mais propensos à compressão, trombose ou ruptura, levando a sofrimento fetal ou hemorragia (ver Capítulo 43).

104 Parte 3 | Condições Gerais do Recém-Nascido

J. A taxa de mortalidade perinatal relatada em gêmeos monocoriônicos monoamnióticos é de aproximadamente 10 a 15%, devido principalmente a circulares de cordão umbilical e compressão, anomalias congênitas, nascimento prematuro e RCIU. O período de maior risco para acidentes de cordão é da 26ª à 32ª semana.

VIII. Desfechos

A. Taxa de mortalidade neonatal. O nascimento de gêmeos está associado a um risco aumentado de morte neonatal comparado aos nascimentos únicos em todas as idades gestacionais; a taxa de mortalidade perinatal é ainda maior no segundo gêmeo nascido em comparação com o primeiro gêmeo nascido (26,1 contra 20,3 para cada 1.000 nascidos vivos). A taxa de mortalidade aumenta três e quatro vezes para nascimentos de trigêmeos e quadrigêmeos, respectivamente. Assim como nos nascimentos únicos, a taxa de mortalidade é inversamente proporcional à idade gestacional. Além disso, a taxa de mortalidade perinatal em gestações gemelares alcança um novo pico com o avanço da idade gestacional, particularmente após a 37ª semana de gestação; o parto com 37 a 38 semanas é considerado o período ideal para o parto gemelar. Prematuridade e baixo peso ao nascer são os fatores predominantes que aumentam as taxas de mortalidade e morbidade dos nascimentos múltiplos. A reprodução assistida tem contribuído para aumentar a incidência de gestações multifetais, e o parto prematuro está fortemente correlacionado com o número de fetos. Além disso, técnicas que limitam o número de óvulos reimplantados ou embriões transferidos ou redução seletiva de múltiplos de ordem mais alta podem melhorar a probabilidade de um desfecho bem-sucedido.

B. Morbidade. Prematuridade e restrição do crescimento estão associadas a risco aumentado de morbidades tais como displasia broncopulmonar, enterocolite necrosante, retinopatia da prematuridade e hemorragia intraventricular. Estes são discutidos mais detalhadamente em outros capítulos (ver Capítulos 27, 34, 54 e 64).

C. Morbidade a longo prazo, tais como paralisia cerebral (PC) e outras deficiências neurológicas, afeta mais gêmeos e fetos múltiplos do que fetos únicos. O risco de PC em fetos múltiplos, quando comparado com fetos únicos, está aumentado em 5 até 10 vezes. Os gêmeos representam 5 a 10% de todos os casos de PC nos EUA. A prevalência de PC em gêmeos é de 7,4%, comparado a 1% em únicos. A maior prevalência de PC em gêmeos é primariamente observada em gêmeos maiores, especialmente entre pares do mesmo sexo; o risco relativo de PC em gêmeos $\geq$ 2.500 g ao nascimento, em comparação com gêmeos < 2.500 g, é 6,3 (intervalo de confiança [IC] de 95%, 2,0-20,1). Logo, a prevalência maior de PC em gêmeos, em comparação com nascimentos únicos, é devido à frequência maior de prematuridade e baixo peso ao nascer, assim como uma prevalência maior de PC em pares de gêmeos maiores. A morte de um cogêmeo é considerada um fator de risco independente para PC no gêmeo sobrevivente. Outros fatores de risco para PC em gêmeos incluem pares do mesmo sexo, monocorionicidade, discordância grave do peso de nascimento, STFF e tecnologia de reprodução artificial. Entre os recém-nascidos de extremo baixo peso ao nascimento (EBPN), a frequência de PC não é significativamente diferente em fetos únicos e gêmeos. Além disso, a frequência de doença pulmonar crônica e hemorragia intraventricular (HIC) não são significativamente diferentes entre crianças únicas e gêmeos $\leq$ 28 semanas de gestação. Gêmeos correm risco maior de transtornos do aprendizado, mesmo após controle para PC e baixo peso ao nascimento.

D. Impacto da tecnologia de reprodução assistida nos desfechos. Nos EUA, 18% dos nascimentos gemelares resultaram de TRA. Há múltiplos relatos de aumento nos desfechos adversos maternos e perinatais associados à TRA. Contudo, o quanto a frequência desproporcionalmente aumentada de nascimentos múltiplos (30% dos nascimentos gemelares por TRA *versus* 1,5% dos partos não TRA) após a TRA contribui para esse risco exige estudos adicionais. Estudos populacionais recentes, nos EUA, demonstraram um risco aumentado de desfechos perinatais adversos nos nascimentos gemelares em comparação com fetos únicos por TRA e gemelares não TRA, incluindo prematuridade, baixo peso ao nascimento e EBPN. As taxas de cesariana também são aumentadas nos gêmeos por TRA. Estudos também demonstraram que desfechos do neurodesenvolvimento adversos a longo prazo não são diferentes nos gêmeos por TRA comparado aos gêmeos ou múltiplos de ordem mais alta não TRA. Embora a gestação múltipla em geral esteja associada a risco aumentado para anormalidades do neurodesenvolvimento, este risco é similar nas multiplicidades concebidas espontaneamente e por TRA, e é independente do tipo de reprodução assistida. Os estudos avaliando o risco aumentado de defeitos congênitos entre nascimentos de TRA têm sido inconsistentes. Contudo, vários estudos mostraram um risco até 2 vezes maior de anomalias congênitas entre os nascimentos de TRA após tanto FIV quanto injeção intracitoplasmática de espermatozoides (ICSI – *intracytoplasmic sperm injection*). Defeitos congênitos cardíacos, urogenitais, assim como oculares, têm sido relatados com a TRA. Também foram descritos defeitos de *imprinting* raros com a TRA incluindo a síndrome de Beckwith-Wiedemann (SBW) e síndrome de Angelman. Contudo, estudos de coorte prospectivos maiores são necessários para relacionar definitivamente estas raras condições à TRA.

E. Impacto econômico. As estadias hospitalares para as mães e bebês são tipicamente mais longas para as gestações múltiplas. Um estudo estimou que, comparados aos nascimentos únicos, os custos hospitalares médios foram 3 a 6 vezes maiores para gêmeos e trigêmeos, respectivamente; o custo familiar total foi 4 e 11 vezes maior, respectivamente. O aumento dos nascimentos múltiplos devido ao uso de TRA tem causado um impacto nos custos médicos gerais. Trinta e cinco por cento dos gêmeos e 75% dos trigêmeos resultaram de técnicas de reprodução assistida. Em outro estudo, os custos médicos desde a indução da gestação por FIV até o final do período neonatal, para uma gestação gemelar, foram mais do que 5 vezes maiores do que em uma gestação única.

F. Impacto social e familiar. Cuidar de gêmeos ou múltiplos de ordem mais alta contribui para aumentar o estresse marital, o estresse financeiro, a ansiedade dos pais e a sua depressão, e tem uma influência maior na vida profissional e social das mães destes recém-nascidos, particularmente as primíparas, comparado às mães de crianças únicas. Contudo, em um estudo, nos pais de gêmeos por FIV encontrou-se ter um risco menor (7,3%) de divórcio/separação comparado aos pais de gêmeos controle (13,3%), sugerindo que os pais de gêmeos consequentes a FIV conseguiram lidar melhor com o estresse maior de gêmeos. Os múltiplos são mais propensos a ter complicações clínicas (*i. e.*, prematuridade, defeitos congênitos, RCIU) que resultam em estadias hospitalares prolongadas, o que contribui ainda mais para o estresse emocional e financeiro da família. Serviço social, apoio à lactação e assistência de cuidadores adicionais e membros da família podem ajudar os pais a lidar com a quantidade aumentada de cuidados necessários para os múltiplos. Organizações de pais de fetos múltiplos podem fornecer conselhos e apoio emocional que podem ajudar futuramente novos pais de múltiplos a lidar com a situação.

Leitura sugerida

Chauhan SP, Scardo JA, Hayes E, et al. Twins: prevalence, problems, and preterm birth. *Am J Obstet Gynecol* 2010;203:305–315.

Habli M, Lim FY, Crombleholme T. Twin-to-twin transfusion syndrome: a comprehensive update. *Clin Perinatol* 2009;36:391–416.

Luu TM, Vohr B. Twinning on the brain: the effect on neurodevelopmental outcomes. *Am J Med Genet C Semin Med Genet* 2009;151C:142–147.

Uso de Substâncias Ilícitas, Exposição e Abstinência Materna*

Katherine W. Altshul

I. Uso abusivo de substâncias ilícitas pela mãe. Existem muitas substâncias ilícitas, exposições e fármacos que, quando ingeridos durante a gravidez, podem ter impacto negativo no desenvolvimento do feto e da criança após o nascimento. Entre eles estão drogas ilícitas, como medicamentos prescritos. A preocupação com a exposição pré-natal a tais substâncias não é apenas em relação ao seu efeito sobre a saúde e conforto do lactente, mas também ao seu impacto sobre o crescimento, desenvolvimento e comportamento da criança. A mais recente Pesquisa Nacional sobre Uso de Drogas e Saúde (Substance Abuse and Mental Health Services Administration, www.samhsa.gov), que comparou os dados de uso de substâncias ilícitas entre grávidas e não grávidas, mostrou que 4% das grávidas relataram tê-las usado em um dado mês, em comparação com 10% das não grávidas. No entanto, com a crescente epidemia de substâncias do tipo é importante que os médicos compreendam como tais exposições podem afetar o feto e o recém-nascido.

As substâncias ilícitas mais comumente usadas nos EUA são os canabinoides, a cocaína, a heroína e a metanfetamina. Há também uma crescente epidemia de uso abusivo de narcóticos e metadona, com um impacto profundo em recém-nascidos. O uso abusivo de álcool e o tabagismo também são exposições comuns durante a gravidez, embora seus efeitos teratogênicos sejam conhecidos e exista orientação generalizada contra o seu uso. A exposição intrauterina ao álcool ocorre com mais frequência do que a exposição a quaisquer substâncias ilícitas que figuram no texto precedente combinadas. Também é difícil avaliar os efeitos de qualquer uma das substâncias, já que muitas são utilizadas em conjunto. Outra tendência crescente é o uso de medicamentos psicotrópicos durante a gravidez, sobretudo para o tratamento da depressão, ansiedade e distúrbio bipolar maternos. Muitos dos fármacos utilizados para tratar tais distúrbios não são recomendados durante a gravidez, e outros, incluindo alguns dos inibidores seletivos da recaptação da serotonina (ISRS), ainda estão sendo estudados.

II. Diagnóstico do uso abusivo de substâncias ilícitas

A. Como parte de todas as avaliações pré-natais e neonatais, é importante coletar um **histórico médico e psicossocial abrangente**, incluindo um questionamento específico a respeito do uso de substâncias ilícitas pela mãe. Às vezes é difícil obter informações precisas em relação ao uso durante a gravidez.

1. **Fatores maternos associados ao uso de substâncias ilícitas**
   a. Pouco ou nenhum acompanhamento pré-natal.
   b. Trabalho de parto pré-termo.
   c. Ruptura da placenta.
   d. Parto súbito.
   e. Solicitações ou pedidos frequentes de grandes doses de medicação para a dor.

2. **Sinais no lactente de uso de drogas pela mãe**
   a. Pequeno para a idade gestacional (PIG).
   b. Microcefalia.
   c. Acidente vascular encefálico neonatal ou qualquer infarto arterial.
   d. Qualquer um dos sintomas listados no Quadro 12.1.

---

*Esta é uma revisão do capítulo apresentado por Sylvia Schechner na 6ª edição.

Quadro 12.1 — Sintomas de abstinência relatados em recém-nascidos após a ingestão de substâncias psicoativas pela mãe.

	Letargia	Estado de perda de controle	Febre	Sudorese	Taquicardia	Taquipneia ou desconforto respiratório	Cianose	Grito estridente ou anormal	Sono alterado	Tremores	Hipotonia	Hipertonia	Hiper-reflexia	Sucção aumentada	Sucção ineficaz	Irritabilidade	Nervosismo	Convulsões	Congestão nasal	Espirros/bocejos	Apetite voraz	Vômitos	Regurgitação excessiva	Diarreia	Perda de peso	Distensão abdominal	Início	Duração
Narcóticos																												
Codeína			X							X		X	X			X	X	X		X				X			0,5 a 30 h	4 a 17 dias
Heroína			X	X	X	X		X	X	X		X	X	X		X	X	X	X	X	X	X	X	X	X	X	1 a 144 h	7 a 20 dias
Metadona			X	X	X	X		X	X	X		X	X	X		X	X	X	X	X	X	X	X	X	X	X	1 a 14 dias	20 a 45 dias
Morfina/oxicodona			X	X	X	X		X	X	X		X	X	X		X	X	X	X	X	X	X	X	X	X	X	1 h a 7 dias	1 a 2 semanas
Propoxifeno			X	X	X	X		X				X	X	X		X	X	X	X	X		X		X	±		3 a 20 h	56 h a 6 dias
Pentazocina e tripelenamina				X	X			X		X	X			X		X	X	X		X		X		X		X		
("T's and Blues")				X				X								X	X	X										
Sedativos																												
Barbitúricos				X		±	X	X	X	X	X					X	X	X	X	X	X	X	X	X	X		0,5 h a 14 dias	11 dias a 6 meses
Butalbital (Fiorinal®, Esgic®)																X	X	X	?	X							2 dias	24 dias
Clordiazepóxido										X						X											2 dias	37 dias
Diazepam				X	X					X		X	X	X		X							X	X			2 a 6 h	10 dias a 6 semanas
Difenidramina										X										X							5 dias	10 dias a 5 semanas
Etanol				X						X		X				X	X	X			±				±	X	6 a 12 dias	

(continua)

Quadro 12.1 **Sintomas de abstinência relatados em recém-nascidos após a ingestão de substâncias psicoativas pela mãe.** *(Continuação)*

	Letargia	Estado de perda de controle	Febre	Sudorese	Taquicardia	Taquipneia ou desconforto respiratório	Cianose	Grito estridente ou anormal	Sono alterado	Tremores	Hipotonia	Hipertonia	Hiper-reflexia	Sucção aumentada	Sucção ineficaz	Irritabilidade	Nervosismo	Convulsões	Congestão nasal	Espirros/bocejos	Apetite voraz	Vômitos	Regurgitação excessiva	Diarreia	Perda de peso	Distensão abdominal	Início	Duração
Etclorvinol (Placidyl®) (e propoxifeno e diazepam)						X				X					X	X	X				X	X					24 h	9 a 10 dias
Glutetimida (e heroína)				X		X	X			X		X	X			X								X			8 h	45 dias
Hidroxizina (Vistaril®) (600 mg/dia e fenobarbital)						X	X			X		X				X	X	X									15 min	156 h
Estimulantes																												
Metanfetamina	X	X					X					X				X				X								5 a 24 h
Fenciclidina											X	X	X			X						X		X			18 a 20 h	18 dias a 2 meses
Cocaína	X	X					X	X	X		X	X	X	X					X	X	X						1 a 3 dias	
Antidepressivos																												
Inibidores seletivos da recaptação da serotonina (ISRS)	X				X	X	X	X	X	X	X	X				X	X	X	X								12 h a 3 dias	2 a 3 semanas
Antidepressivos tricíclicos (ADT)	X			X	X	X				X	X	X	X			X	X	X	X								5 a 12 h	96 h a 30 dias
Antipsicóticos																												
Fenotiazinas						X				X		X	X	X	X	X	X								X		2 dias	> 11 dias a 4 meses

X = sintoma geralmente presente; ± = sintoma pode estar presente, mas nem sempre.

Capítulo 12 | Uso de Substâncias Ilícitas, Exposição e Abstinência Materna **109**

B. Exames diagnósticos. É possível realizar um exame de urina procurando por abstinência de substâncias ilícitas. O exame de urina é uma maneira rápida e não invasiva de testar se o recém-nascido foi exposto à substância. No entanto, só mostrará o uso que ocorreu há poucos dias do parto. A cocaína, por exemplo, permanecerá na urina até 3 dias após o último episódio de uso; a maconha, 7 a 30 dias; a metanfetamina, 3 a 5 dias; e os opioides (incluindo a metadona), 3 a 5 dias. Fármacos administrados durante o parto podem dificultar a interpretação dos resultados do exame de urina.

A análise do mecônio por radioimunoensaio proporciona uma visão adicional ao padrão de uso de drogas, mas é um exame caro e os resultados demoram. A análise de cabelo do lactente pode revelar o uso de substâncias pela mãe nos 3 meses anteriores, mas o cabelo cresce lentamente, o que impede a detecção do uso recente. Qualquer exame negativo não exclui a possibilidade de exposição à substâncias, de modo que a avaliação do estado clínico é a mais importante. A triagem também não é adequada em determinadas situações; é importante considerar as implicações de um resultado positivo. O texto a seguir reflete nossas diretrizes para exames:

Diretrizes médicas para exames, relatos e atendimento de recém-nascidos que podem ter sido expostos a substâncias controladas antes do nascimento
Brigham and Women's Hospital, Boston, MA

1. Teste

   a. Finalidade. Um teste de urina positivo para substâncias controladas pode atender a vários propósitos: (i) ajudar a completar um exame diagnóstico para uma criança com sintomas de dependência ou abstinência de drogas (p. ex., convulsões ou nervosismo), (ii) servir como marcador para uma criança em risco de atraso no desenvolvimento e (iii) indicar uma família em situação de risco, que necessita de apoio do serviço social. (Um resultado negativo, no entanto, não é suficiente para descartar qualquer um dos propósitos mencionados anteriormente.)

   b. Lactentes sintomáticos

     i. Recomenda-se fortemente a realização de exame toxicológico para crianças com qualquer um dos sintomas a seguir: (i) restrição do crescimento intrauterino (RCIU) grave, definido como um peso ao nascer abaixo do percentil, (ii) sintomas compatíveis com dependência neonatal de substâncias, (iii) abstinência e/ou irritabilidade do sistema nervoso central (SNC) e (iv) sintomas consistentes com uma hemorragia intracraniana (HIC), como convulsões focais ou paresia. Tais critérios têm apenas a intenção de servir como diretrizes. Analisando cada caso, o médico assistente deve decidir se é indicada a realização de exame toxicológico, prescrevendo-o se necessário.

     ii. É política do hospital não exigir um termo de consentimento específico separado dos pais para a realização de um exame toxicológico na criança sintomática. Como o teste da criança sintomática é feito para ajudar no diagnóstico médico e/ou no seu tratamento, o consentimento geral dos pais, obtido no termo de consentimento no início da internação, é suficiente. Os pais devem ser informados pelo pediatra responsável (antes do exame, se possível) da finalidade do exame toxicológico. Essa discussão deve ser documentada no prontuário médico, indicando que foi realizada e que o pai (mãe) consente a realização do exame. Caso os pais, quando informados, não autorizem a realização do exame toxicológico, o setor jurídico deve ser consultado. Os resultados do exame e qualquer tipo de acompanhamento ou tratamento também devem ser discutidos com os pais. O obstetra também deverá ser notificado de todos os resultados positivos.

   c. Crianças assintomáticas

     i. Quando uma criança assintomática precisa ser submetida a um exame toxicológico, é da responsabilidade do médico assistente (ou seu designado) informar verbalmente ao(s) pai(s) deste plano e sua indicação. Deve-se documentar no prontuário da criança essa discussão e deixar registrado se o pai consente ou recusa o plano. (O consentimento separado, por escrito e com a assinatura do pai não é necessário.)

     ii. O exame de crianças assintomáticas geralmente é indicado nas seguintes circunstâncias: (i) falta de pré-natal adequado, (ii) história ou sinais de uso abusivo de substâncias ou (iii) descolamento prematuro de placenta pregresso ou presente.

      Tais critérios são apenas diretrizes. É da responsabilidade do médico assistente determinar, analisando cada caso, se o exame toxicológico pode ser benéfico para a criança assintomática.

110 Parte 3 | Condições Gerais do Recém-Nascido

2. **Encaminhamento.** O State of Massachusetts' Protection and Care of Children Act (comumente conhecido como 51A) exige que médicos, enfermeiros, coordenadores de cuidados e outros funcionários responsáveis pelo paciente informem os casos de suspeita de abuso infantil ao Massachusetts Department of Social Services, incluindo todas as crianças "consideradas como fisicamente dependentes de uma substância que vicia ao nascimento". Os relatos produzidos por este hospital costumam ser arquivados pelo departamento de coordenação de cuidados hospitalares. Tal departamento deve, portanto, ser notificado de todas as crianças com sintomas de dependência física a uma substância que vicia, de modo que o relatório 51A possa ser apresentado conforme exigido legalmente.

O departamento de coordenação de cuidados hospitalares também deverá ser notificado de todos os recém-nascidos assintomáticos com um exame toxicológico positivo e de todas as crianças que se acredita estar em risco devido à possibilidade de abuso de substâncias pelos pais ou familiares. O relato desses casos não é automaticamente exigido por lei; a assistente social do hospital realizará uma nova avaliação para determinar se há um potencial abuso ou situação de negligência. Caso se acredite que essa situação exista, deve ser feito um relatório. A experiência anterior indica que a maior parte das situações que envolve uma criança com um exame toxicológico positivo (mesmo a criança sendo assintomática) exigirá a apresentação de um relatório.

3. **Cuidados e tratamento**

   a. **Amamentação.** A maior parte das substâncias ilícitas não representa risco específico para o recém-nascido. O seu uso, por si só, não é uma contraindicação para a amamentação. Alguns fármacos podem causar sintomas indesejáveis no recém-nascido e os efeitos a longo prazo de certos fármacos não são bem estudados. As mães devem ser aconselhadas sobre os potenciais e possíveis riscos e sobre recomendações em relação ao aleitamento materno individualizado, conforme necessário (ver Apêndice C).

   b. **Triagem e tratamento de doenças e distúrbios associados ao uso de substâncias.** A triagem da criança e da mãe por distúrbios e doenças relacionadas com o uso de substâncias (principalmente HIV) e seu estilo de vida associado é fortemente recomendada em casos de uso de substâncias conhecido ou suspeito. Isso inclui:

      i. O estado do antígeno de superfície da hepatite B deve ser conhecido em todas as mulheres no momento do parto. Se tal informação não for facilmente conhecida, deve-se realizar o teste para garantir a determinação precisa do estado de hepatite B materna, a fim de possibilitar a administração da vacina contra a hepatite B e a imunoglobulina contra a hepatite B (IGHB) durante o período efetivo. Se o estado do antígeno de superfície da hepatite B (HBsAg) materno for desconhecido no momento do parto, devem ser administradas vacina contra a hepatite B ao recém-nascido nas primeiras 12 h após o nascimento. O estado de HBsAg deve ser determinado tão rapidamente quanto possível. Em caso positivo, deve ser administrado IgHB ainda nos primeiros 7 dias de vida, em um local separado do da vacina contra a hepatite B (ver Capítulo 48).

      ii. Determine o estado de sífilis da mãe, a fim de possibilitar o tratamento de um ou ambos, conforme necessário, o que é particularmente importante considerando o recente aumento da sífilis congênita (ver Capítulo 51).

      iii. Esse é um momento oportuno para explorar os riscos da hepatite C e AIDS com a mãe. A conversa pode incluir uma recomendação para testes de HIV e/ou hepatite C, para o qual é necessário consentimento específico da paciente (ver Capítulo 48).

   A mãe toxicodependente é um risco aumentado de outras doenças, como doenças sexualmente transmissíveis, tuberculose, hepatite B e C e AIDS, especialmente se estiver envolvida com o consumo de substâncias ilícitas por via intravenosa ou com a prostituição. Cerca de 30% das grávidas usuárias de drogas injetáveis são soropositivas para HIV (ver Capítulo 48).

III. Exposição a entorpecentes na gravidez.
A metadona, a heroína e os fármacos prescritos são as razões mais comuns para a abstinência em nossos berçários. Os narcóticos prescritos, como morfina, fentanila, Percocet e Dilaudid, são administrados durante a gravidez para o tratamento da dor crônica, apesar de seu potencial de dependência.

Houve também um aumento no uso de OxyContin® no país desde o início dos anos 2000, quando surgiram relatos sobre o uso abusivo deste opioide. O seu uso ilícito, mas também o legal, é encontrado em mulheres grávidas. O OxyContin® é a maneira de libertação prolongada da oxicodona, um opioide duas vezes mais potente do que a morfina oral. Inicialmente, acreditava-se que as propriedades de liberação prolongada reduziriam o potencial de abuso. No entanto, quando esmagada e inalada ou injetada, a pílula libera rapidamente a oxicodona e tornou-se uma poderosa droga de abuso. Os metabólitos dos narcóticos, incluindo os do OxyContin®, são excretados na urina, na qual podem ser detectados níveis mínimos de opioides e oxicodona.

Outro narcótico com potencial de abuso elevado é a heroína, opioide semissintético sintetizado a partir da morfina. O elevado grau de pureza da heroína disponível viabiliza opções como cheirar ou fumar, o que aumentou o seu consumo em comparação com anos anteriores, quando a injeção era a única opção.

Felizmente, com o uso da metadona para o tratamento da dependência de opioides, tais dependências podem ser administradas. Pequenas doses orais de metadona atuam nos mesmos receptores opioides, diminuindo os sintomas de abstinência. No entanto, essa droga de ação prolongada provoca sintomas de abstinência semelhantes em recém-nascidos, e que podem ser mais graves e prolongados do que com a exposição a outros opioides.

A. Exposição à metadona

1. A metadona pode causar abstinência em 75 a 90% das crianças submetidas à exposição intrauterina. Os nascidos a termo apresentam sintomas de abstinência mais graves do que os pré-termos.
2. A gravidade dos sintomas correlaciona-se com a dose materna.
3. A manutenção de uma mulher em 20 mg/dia de metadona durante a gravidez minimiza os sintomas na criança. Doses mais elevadas de metadona podem aumentar a gravidade e a duração da abstinência. Têm sido usadas doses mais elevadas nos últimos anos, pois foi observada uma melhor adesão em dependentes de heroína mantidos em doses de metadona de 80 mg.
4. Alguns recém-nascidos têm abstinência tardia, que pode ser de dois tipos:

    a. Os sintomas aparecem logo após o nascimento, melhoram e retornam em 2 a 4 semanas
    b. Os sintomas não são visíveis ao nascer, mas surgem 2 a 3 semanas mais tarde.

5. Efeitos na criança exposta à metadona durante a gravidez:

    a. Menor peso, comprimento e perímetro cefálico ao nascer
    b. Distúrbios do sono
    c. Interação diminuída
    d. Baixa capacidade de se acalmar sozinha
    e. Tremores
    f. Aumento do tônus
    g. Crises de abstinência associadas
    h. Pneumogramas anormais
    i. Aumento da incidência de morte súbita do lactente (MSL)
    j. Estudos de acompanhamento revelam maior incidência de hiperatividade, distúrbios de aprendizagem e comportamento, além de problemas de ajuste social. Isso pode ser devido a fatores ambientais, mais do que a uma consequência da exposição intrauterina à metadona.

IV. Abstinência de narcóticos no lactente.
O aparecimento de sintomas de abstinência aguda de narcóticos varia de logo após o nascimento a 2 semanas de idade, mas os sintomas geralmente surgem em 24 a 48 horas, dependendo do tipo de droga e de quando a mãe a utilizou pela última vez. A Tabela 12.1 mostra os sintomas de abstinência em recém-nascidos.

A. A gravidade da abstinência depende da substância utilizada. A abstinência do uso de múltiplas substâncias é mais grave do que o da metadona, que é mais grave do que a abstinência por uso isolado de opioides ou de cocaína.

B. Diagnóstico diferencial. Considere a possibilidade de hipoglicemia, hipocalcemia, hipomagnesemia, sepse e meningite, ainda que o diagnóstico da mãe dependente seja certo.

112   Parte 3 | Condições Gerais do Recém-Nascido

V. Tratamento da criança com privação de narcóticos.
O objetivo é que a criança não fique irritada, não tenha vômitos nem diarreias, possa se alimentar bem e dormir entre as mamadas, mesmo que não esteja fortemente sedada (Figura 12.1). Nunca administre naloxona (Narcan®) a essas crianças, nem àquelas cuja mãe estava em uso de metadona, pois isso pode precipitar convulsões ou abstinência imediata.

A. Tratamento sintomático. Quarenta por cento das crianças não precisam de medicação. O tratamento sintomático inclui envolver a criança, segurá-la, balançá-la, colocá-la em uma área tranquila, ligeiramente escura, e administrar uma fórmula hipercalórica (24 cal/30 ml), conforme necessário.

B. Tratamento farmacológico. Os lactentes que não respondem ao tratamento sintomático vão precisar de medicação. Baseie a decisão de introduzir medicamentos em medidas objetivas dos sintomas, registrados no formulário de pontuação de abstinência, como o mostrado na Figura 12.2. A pontuação total de abstinência de 8 ou mais, por 3 avaliações consecutivas, indica a necessidade de intervenção farmacológica. Quando a pontuação do lactente for de 8 ou mais, diminua o intervalo de avaliação de 4 para 2 horas. Uma vez obtido o efeito desejado durante 72 horas, reduza lentamente a dose até que esta seja interrompida. Observe a criança por 2 a 3 dias antes de dar alta.

1. **Solução de morfina neonatal (SMN).** A solução de sulfato de morfina, preparada em uma concentração de 0,4 mg/ml, é o nosso tratamento de escolha para a abstinência de narcóticos.

   a. Trata-se de uma reposição farmacológica.
   b. Controla todos os sintomas.
   c. Prejudica menos a sucção do que outros medicamentos.
   d. Contém poucos aditivos.

   No entanto, frequentemente são necessárias doses elevadas, e a retirada é lenta.

   A dosagem para SMN anteriormente mencionada é equivalente a de morfina contida na solução neonatal de opioide (SNO). Como o único diluente na SMN é a água, evite o álcool, os conservantes ou a cânfora. A SMN é preparada na farmácia do hospital. Apresenta uma estabilidade maior do que a tintura de ópio desodorizado (TOD) e, quando adequadamente preparada, não há problemas com o crescimento de bolor ou microrganismos.

   Esquema de dosagem para a SMN ou a SNO, de acordo com a pontuação de abstinência:

Pontuação	SMN ou SNO
8 a 10	0,32 mg (0,8 ml)/kg/dia, a cada 4 horas
11 a 13	0,48 mg (1,2 ml)/kg/dia, a cada 4 horas
14 a 16	0,64 mg (1,6 ml)/kg/dia, a cada 4 horas
17 ou mais	0,8 mg (2,0 ml)/kg/dia, a cada 4 horas; aumentar em incrementos de 0,4 ml até que controlada

Adicione fenobarbital para controlar a irritabilidade quando a dose de SMN ou de SNO for acima de 2 ml/kg/dia. Alguns lactentes vão precisar de medicação em maior frequência do que a cada 4 horas.

Quando tiver sido encontrada uma dose adequada e a pontuação do lactente for inferior a 8 por 72 horas, desmame em 10% da dose total diária. Se o desmame resultar em pontuação superior a 8, reinicie a última dose eficaz. Suspenda a SMN ou a SNO quando a dose diária for de 0,3 ml/kg/dia. A criança deve ser capaz de tolerar uma sintomatologia leve durante a redução. Essas crianças geralmente são irritáveis, por isso devem ser mantidas todas as medidas de conforto mencionadas anteriormente (ver V.A.).

Se as pontuações forem baixas, certifique-se de que a criança não está em superdosagem. Os efeitos da superdosagem incluem sonolência, constipação intestinal, sucção ineficaz, hipotermia, depressão respiratória, apneia, bradicardia e, finalmente, narcose profunda com obnubilação. Se tais sintomas ocorrerem, interrompa a medicação até que a pontuação de abstinência esteja acima de 8. Use docusate de sódio para gerenciar a constipação intestinal.

Capítulo 12 | Uso de Substâncias Ilícitas, Exposição e Abstinência Materna 113

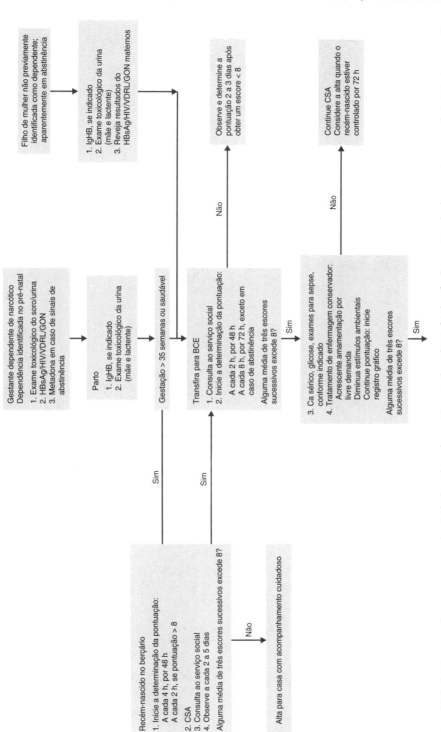

Figura 12.1 Abordagem geral para o tratamento da grávida dependente de narcótico cuja dependência foi identificada no pré-natal e de uma criança com abstinência de uma mulher não previamente identificada como dependente. HBsAg = antígeno de superfície da hepatite B; HIV = vírus da imunodeficiência humana; VDRL = Venereal Disease Research Laboratory; GON = gonorreia; HBIG = imunoglobulina contra a hepatite B; CSA = cuidado sensível e afetuoso; BCE = berçário de cuidados especiais; SMN = solução de morfina neonatal.

(continua)

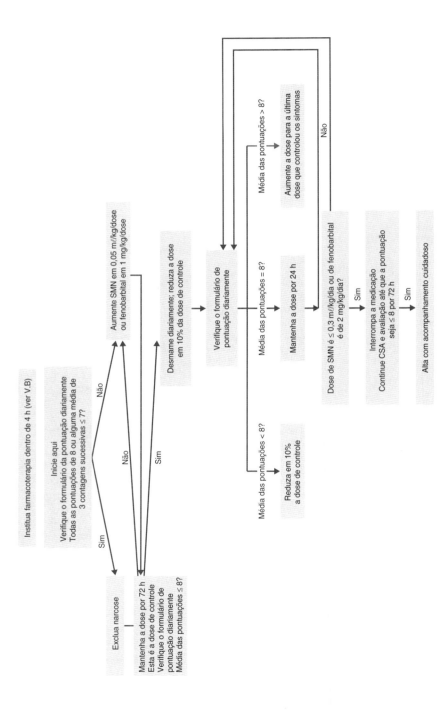

Figura 12.1 *(Continuação)* Abordagem geral para o tratamento da grávida dependente de narcótico cuja dependência foi identificada no pré-natal e de uma criança com abstinência de uma mulher não previamente identificada como dependente. HBsAg = antígeno de superfície da hepatite B; HIV = vírus da imunodeficiência humana; VDRL = Venereal Disease Research Laboratory; GON = gonorreia; HBIG = imunoglobulina contra a hepatite B; CSA = cuidado sensível e afetuoso; BCE = berçário de cuidados especiais; SMN = solução de morfina neonatal.

Diretrizes para o uso de sistema de pontuação da abstinência neonatal

1. Registre a hora da avaliação (final do intervalo de observação).
2. Pontue todos os comportamentos ou sintomas observados durante o intervalo de observação, mesmo os que não estejam presentes no momento do registro (p. ex., se o lactente estava sudorético às 11 h e foi avaliado ao meio-dia, quando não estava sudorético, registre o item "sudorese" como presente).
3. Acorde o lactente para testar os reflexos. Acalme-o antes de avaliar o tônus muscular, a respiração ou o reflexo de Moro. Muitos dos sinais de fome podem parecer semelhantes aos da abstinência. O aspecto após alimentação dá uma boa ideia da atividade muscular.
4. Conte a frequência respiratória por um minuto inteiro. Sempre avalie a temperatura retal: a temperatura axilar, que é 2° mais baixa, também pode indicar abstinência.
5. Não pontue por sudorese se a criança estiver envolta em mantas.
6. O reflexo de sobressalto não deve ser substituído pelo reflexo de Moro.

Data: _____

Sistema	Sinais e sintomas	Escore	AM	PM	Comentários
Distúrbios metabólicos/vasomotores/respiratórios	Choro estridente excessivo (ou outro)	2			Peso diário:
	Choro estridente contínuo (ou outro)	3			
	Dorme < 1 h após a alimentação	3			
	Dorme < 2 h após a alimentação	2			
	Dorme < 3 h após a alimentação	1			
	Reflexo de Moro hiperativo	2			
	Reflexo de Moro muito hiperativo	3			
	Tremor leve quando perturbado	1			
	Tremor moderado a grave quando perturbado	2			
	Tremor leve sem ser perturbado	3			
	Tremor moderado a grave sem ser perturbado	4			
	Tônus muscular aumentado	2			
	Escoriação (área específica): _____	1			
	Espasmos mioclônicos	3			
	Convulsões generalizadas	5			
Distúrbios do sistema nervoso central	Sudorese	1			
	Hipertermia < 37,2°C a 38,2°C	1			
	Hipertermia > 38,4°C	2			
	Bocejos frequentes (> 3 a 4 vezes/intervalo de observação)	1			
	Manchas	1			
	Congestão nasal	1			
	Espirros (> 3 a 4 vezes/intervalo de observação)	1			
	Batimento de asa de nariz	2			
	Frequência respiratória > 60/min	1			
	Frequência respiratória > 60/min com retrações	2			

Figura 12.2 Avaliação e tratamento da síndrome de abstinência neonatal. Também estão incluídas diretrizes para o uso do sistema de pontuação de abstinência neonatal. (Adaptada de Finnigan, L. P.; Kron, R. E.; Connaughton, J. F. *et al.* A scoring system for evaluation and treatment of neonatal abstinence syndrome: a new clinical and research tool. In: Morselli, P. L.; Garattini, S.; Scrini, F. eds. Basic and Therapeutic Aspects of Perinatal Pharmacology. New York: Raven Press; 1975.). *(continua)*

116 Parte 3 | Condições Gerais do Recém-Nascido

Distúrbios gastrintestinais		
Sucção excessiva	1
Má alimentação	2
Regurgitação	2
Vômito em jato	3
Fezes soltas	2
Fezes aquosas	3

Escore total

Iniciais do avaliador

7. Registre as doses administradas (dose/h/iniciais) no formulário de avaliação. Uma margem de 1 h é aceitável na dosagem de um lactente razoavelmente estável.
8. Registre o peso diário no formulário de avaliação.
9. Não hesite em solicitar a opinião de colegas experientes.

Número	Tratamento farmacológico	Estado da farmacoterapia	RX	Estado	Dose	h	Estado	Dose	h	Estado	Dose	h	Estado	Dose	h	Estado
1	Regimes de titulação	Indique dose exata, hora da administração e estado de dosagem codificado com a seguinte legenda: Legenda de dosagem: Introdução (+) Manutenção (m) Aumento (↑) Redução (↓) Descontinuação (–)	#1													
			#2													
2			#3													
			#4													

Fármaco administrado	Quantificação sorológica dos agentes farmacológicos	AM PM	AM PM	AM PM	AM PM
* Antes do nascimento					
- Após o nascimento					

Figura 12.2 *(Continuação)* Avaliação e tratamento da síndrome de abstinência neonatal. Também estão incluídas diretrizes para o uso do sistema de pontuação de abstinência neonatal. (Adaptada de Finnigan, L. P.; Kron, R. E.; Connaughton, J. F. *et al.* A scoring system for evaluation and treatment of neonatal abstinence syndrome: a new clinical and research tool. In: Morselli, P. L.; Garattini, S.; Serini, F. eds. Basic and Therapeutic Aspects of Perinatal Pharmacology. New York: Raven Press; 1975.).

Capítulo 12 | Uso de Substâncias Ilícitas, Exposição e Abstinência Materna **117**

2. **Solução neonatal de ópio (SNO ou TOD).** Se a SMN não estiver disponível, use a SNO para o tratamento da abstinência de narcóticos. A SNO também é chamada de TOD. Trata-se uma solução hidroalcoólica contendo láudano USP 10%, igual à morfina 1%. É diluída 25 vezes com água estéril até uma concentração e potência igual à do paregórico (0,4 mg de morfina/mℓ). A mistura diluída deve ser chamada de SNO, como sugerido pelo Neonatal Drug Withdrawal Statement, do American Academy of Pediatrics (AAP) Committee on Drugs. A dose de SNO é a mesma que a de SMN. Tal diluição é estável por 2 semanas. Mantenha um estoque de solução de tintura de ópio na farmácia e dilua-a neste mesmo local, devido à possibilidade de administrar erroneamente uma mistura mais forte para o paciente.
3. **Paregórico.** O paregórico contém ópio a 0,4%, equivalente à morfina 0,04% (0,4 mg/mℓ). Contém também óleo de anis, ácido benzoico, cânfora e glicerina em uma base de álcool. Dose da mesma maneira que para SMN ou SNO. O paregórico está facilmente disponível e tem uma vida útil longa. Devido aos efeitos desconhecidos de muitos dos ingredientes, não o utilizamos.
4. **Fenobarbital.** Administre uma dose de carga de 15 a 20 mg/kg. Se três avaliações consecutivas resultarem em pontuação de 8, ou duas avaliações consecutivas de 12, administre uma nova dose de 10 mg/kg/dose, a cada 8 a 12 horas, conforme necessário, até que o total cumulativo de todas as doses de carga atinjam um máximo de 40 mg/kg. Administre uma dose de manutenção, que depende da soma do total das doses de carga, a cada 24 horas.

Soma cumulativa das doses de carga	Fenobarbital de manutenção
20 mg/kg	5 mg/kg/dia
30 mg/kg	6,5 mg/kg/dia
40 mg/kg	8 mg/kg/dia

O fenobarbital pode ser administrado via oral (VO) ou intramuscular (IM). Geralmente, VO.

a. **Níveis séricos**
   i. Se tiver sido administrada uma dose cumulativa de 30 mg/kg ou mais de fenobarbital, mensure o nível sérico antes de administrar qualquer dose de carga adicional.
   ii. Avalie o nível sérico antes da primeira dose de manutenção, a fim de avaliar a concentração inicial de fenobarbital.
   iii. Avalie os níveis mínimos semanalmente.
   iv. Avalie os níveis séricos se as pontuações da criança permanecerem acima de 8 apesar das doses de carga apropriadas ou pontuações repetidas de 4 com sinais clínicos de sedação.
   Reduza em 10% por dia após a melhora dos sintomas. O fenobarbital é o fármaco de escolha caso se acredite que a criança está em abstinência de uma substância não narcótica ou de múltiplas substâncias. Na abstinência de narcóticos, alguns preferem o fenobarbital à SNO para interromper a exposição do encéfalo do neonato em desenvolvimento aos narcóticos. Os possíveis efeitos colaterais do fenobarbital incluem a sedação e a dificuldade de sucção. O fármaco também não controla a diarreia que ocorre com a abstinência. O uso do fenobarbital com a SMN possibilita o uso de uma dose mais baixa de SMN e diminui os efeitos colaterais.
5. **Morfina e fenobarbital** podem ser introduzidos juntos em lactentes com abstinência de múltiplas substâncias e podem diminuir os sintomas em comparação com o uso isolado de um dos fármacos.
   A dose inicial de morfina (0,4 mg/mℓ) é de 0,05 mℓ/kg a cada 4 horas, aumentada em incrementos de 0,1 mℓ/kg para pontuações acima de 7. A morfina é reduzida em 0,1 mℓ/kg caso os escores sejam inferiores a 5 durante 24 horas. Administra-se fenobarbital em duas doses, de 10 mg/kg a cada 12 horas, seguido por terapia de manutenção de 5 mg/kg/dia, divididas a cada 12 horas, após a última dose de carga. Os níveis séricos ideais de fenobarbital vão de 20 a 30 mg/dℓ.
   A morfina deve ser retirada primeiro e a criança deve ser observada durante 2 a 3 dias sem morfina e em uso exclusivo de fenobarbital.
   No contexto de um ambiente adequado, isso pode possibilitar a alta para casa, com prescrição de fenobarbital. Torna-se possível que a criança aumente a dose em casa ou a dose pode ser reduzida sob os cuidados do pediatra. Por conta do recente relato na literatura a respeito de um comprometimento

Parte 3 | Condições Gerais do Recém-Nascido

cognitivo e uma redução da massa encefálica associada à exposição pré ou pós-natal de seres humanos à terapia anticonvulsivante, nossa primeira escolha de fármacos no tratamento da síndrome de abstinência neonatal permanece sendo a morfina.

A morfina, em doses de 0,1 a 0,2 mg/kg, pode ser eficaz no tratamento de emergência de convulsões ou do choque devido à abstinência aguda de narcóticos.

6. Nós deixamos de utilizar a **clorpromazina** por conta de seus efeitos colaterais inaceitáveis, incluindo a discinesia tardia. Esse fármaco é útil para controlar o vômito e a diarreia que às vezes ocorrem na abstinência. A dosagem é de 1,5 a 3 mg/kg/dia, administrada em quatro doses divididas, inicialmente por via IM e, em seguida, por VO. Mantenha a mesma dose por 2 a 4 dias e, em seguida, reduza-a conforme tolerado, a cada 2 a 4 dias.

7. **Metadona.** A metadona não é usada rotineiramente por nós para a abstinência de narcóticos. A metadona é excretada no leite materno em um nível muito baixo. Atualmente, é considerado seguro que as mães tratadas com metadona amamentem, na ausência de outras contraindicações. Tem uma meia-vida plasmática prolongada (24 horas). As doses utilizadas são uma dose de carga inicial de 0,1 mg/kg/dose, com adicional de 0,025 mg/kg/dose administradas a cada 4 horas, até que os sintomas sejam controlados. A dose máxima diária é de 0,5 mg/kg/dia. A dose de manutenção é a dose de metadona total administrada nas 24 horas anteriores, dividida por 2 e administrada a cada 12 horas. O desmame pode então ser tentado administrando-se metadona a cada 12 horas, depois a cada 24 horas na última dose utilizada. Uma vez alcançada a dose de 0,05 mg/kg/dia, o fármaco pode ser interrompido. A formulação oral de metadona contém 8% de etanol.

8. **Diazepam (Valium).** Não recomendamos o diazepam, mas ele tem sido utilizado para o controle dos sintomas. Alguns hospitais usam-no em doses de 0,1 a 0,3 mg/kg IM, até que os sintomas sejam controlados, quando reduzem a dose pela metade, e passam a usar a cada 12 horas, quando reduzem a dose novamente. O principal efeito colateral é a depressão respiratória. Sintomas episódicos, incluindo convulsões, depressão respiratória e bradicardia, foram vistos durante o uso de diazepam. A abstinência retornou após o término do tratamento. O benzoato de sódio incluído no diazepam parenteral pode interferir na ligação da bilirrubina à albumina. O fabricante adverte que a segurança e a eficácia do diazepam injetável no recém-nascido não foram estabelecidas (ver Apêndice A).

9. O **lorazepam (Ativan)** é frequentemente usado para a sedação, de maneira isolada ou com uma SMN ou SNO. A preparação parenteral de lorazepam contém álcool benzílico e polietileno-glicol. É administrado a 0,05 a 0,1 mg/kg por dose IV. Quando em conjunto com a SNO, pode diminuir a quantidade de SNO necessária. Existem dados limitados em relação a seu uso em recém-nascidos.

Monitore atentamente a ingestão e as perdas de líquidos e eletrólitos. Reponha-os, se necessário.

A avaliação da pontuação de abstinência a narcóticos (Figura 12.2) ajudará a determinar critérios objetivos para o desmame do lactente dos medicamentos. Irritabilidade, tremores e distúrbios dos padrões de sono podem durar até 6 meses, e não devem ser motivo de manutenção da medicação. Para uma abordagem geral ao tratamento, consulte a Figura 12.1.

VI. Dependência materna a substâncias não narcóticas. Os recém-nascidos de mães que usam outras substâncias além dos narcóticos podem ser sintomáticos.

A. **Cocaína.** A cocaína tem um efeito anoréxico potente e pode causar desnutrição pré-natal, aumento da taxa de parto pré-termo, aborto espontâneo, descolamento prematuro da placenta, sofrimento fetal, tingimento por mecônio e baixos índices de Apgar. A cocaína aumenta as catecolaminas, o que pode aumentar a contratilidade uterina e causar hipertensão arterial e vasoconstrição placentária com diminuição do fluxo sanguíneo uterino e hipoxia fetal.

1. Eis as anomalias congênitas associadas ao uso de cocaína durante a gravidez: anomalias cardíacas; malformações do trato geniturinário; atresia intestinal, microcefalia com ou sem atraso no crescimento; infartos cerebrais perinatais, geralmente na distribuição da artéria cerebral média, que resultam em lesões císticas; enterocolite necrosante de início precoce; e disgenesia da retina e coloboma de retina.

2. **Efeitos no recém-nascido.** Embora as crianças dependentes de cocaína não mostrem os sinais clássicos de abstinência a narcóticos, elas demonstram padrões anormais de sono, tremores, falta de resposta organizacional, incapacidade de serem consoladas e eletroencefalogramas (EEG) e potenciais

Capítulo 12 | Uso de Substâncias Ilícitas, Exposição e Abstinência Materna **119**

evocados visuais transitoriamente anormais. Muitos desses achados também ocorrem pelo tabagismo; e como vários usuários de *crack* também fumam, pode ser difícil identificar quais deles são específicos da cocaína.

3. **Tratamento.** A abstinência do recém-nascido raramente requer tratamento farmacológico. Quando a gestante que usa cocaína também utiliza outras drogas, o recém-nascido pode ter abstinência mais grave. Nesse caso, usamos fenobarbital. Se o tratamento sintomático não for adequado, utilizamos fenobarbital ou lorazepam para a sedação.

4. **MSL.** As crianças expostas à cocaína parecem ter um risco 3 a 7 vezes maior de MSL. Isso pode ser devido ao prejuízo na regulação da respiração e da excitação.

5. Foram relatadas **deficiências a longo prazo,** como déficit de atenção, dificuldade de concentração, padrões anormais de brincadeira e humor apático e indiferente. Alguns acreditam que os resultados neurológicos e cognitivos da exposição à cocaína não são claros porque os métodos convencionais de medição da função neurológica e comportamental da criança são difíceis de quantificar. Também é difícil separar os efeitos do uso de cocaína dos efeitos da falta de cuidados pré-natais, uso de múltiplas substâncias, tabagismo e aumento dos riscos pelo estilo de vida associado à drogadição. Convulsões têm sido vistas tanto em recém-nascidos de mães que amamentam usando cocaína quanto em recém-nascidos expostos à inalação passiva de fumaça de *crack*. Como a cocaína e seus metabólitos podem ser encontrados no leite materno até 60 horas após o uso, a amamentação não é recomendada.

B. **Etanol.** Os resultados de estudos teratogênicos são confundidos por outros fatores de risco, mas não há nível seguro estabelecido de uso de etanol na gravidez. Pode ocorrer retardo simétrico no crescimento intraútero, que depende da dose e do tempo de uso materno, além de outros fatores, como o concomitante tabagismo, o uso de outras substâncias e a nutrição geral. Embora o álcool passe livremente para o leite materno, o acetaldeído, que é o metabólito tóxico do etanol, não passa para o leite. Portanto, a AAP considera o uso do etanol materno moderado compatível com a amamentação.

1. A **síndrome alcoólica fetal (SAF)** inclui as seguintes características: microcefalia, retardo do crescimento, características faciais dismórficas (como hipoplasia da face média, ponte nasal baixa, filtro nasal achatado, parte vermelha do lábio superior fina, prega epicântica, fenda palpebral encurtada), problemas cardíacos, hidronefrose, aumento da incidência de atraso intelectual, problemas motores e problemas comportamentais. A exposição pré-natal pesada ao álcool, com ou sem características físicas de SAF, pode levar a déficits de quociente de inteligência (QI). Como ocorre com outras síndromes associadas a anomalias craniofaciais e deficiência auditiva, também podem ocorrer doenças da fala e da linguagem em lactentes com SAF.

C. **Tabagismo.** O tabagismo em mulheres grávidas está associado a uma maior taxa de aborto espontâneo. A resistência vascular placentária é aumentada em consequência dos efeitos da nicotina, com resultante isquemia e hipoxia crônica. A nicotina pode passar para o leite materno em níveis relativamente baixos e não é bem absorvida pelo trato intestinal do lactente. Isso não nega que existam riscos ao lactente da exposição passiva ao tabagismo.

1. Efeitos do tabagismo regular (um maço por dia) no recém-nascido:
   a. **Tais crianças** normalmente pesam 150 a 250 g a menos do que os recém-nascidos não tabagistas. Os efeitos mais pronunciados do tabagismo sobre o crescimento fetal ocorrem após o segundo trimestre. Os fetos também podem estar em risco pela exposição passiva
   b. Aumento nos tremores
   c. Resposta auditiva precária
   d. Aumento do tônus
   e. Não foi encontrada associação entre o tabagismo materno durante a gravidez e as anomalias congênitas.
   f. A MSL tem sido associada, de modo dependente da dose, ao tabagismo materno, possivelmente secundária à exposição passiva ao tabagismo após o nascimento.

D. **Maconha.** Seu uso pré-natal pode resultar em gestação mais curta, com prolongamento ou impedimento do trabalho de parto. Pode haver diminuição do crescimento fetal, mas sem aumento na incidência de anomalias morfológicas maiores ou menores. Não foram documentados efeitos adversos na amamen-

120   Parte 3 | Condições Gerais do Recém-Nascido

tação. No entanto, a substância pode persistir no leite por dias após a exposição e tornar-se concentrada na utilização a longo prazo. Encoraje a abstinência se a criança for amamentada. Alguns encontraram baixos escores de Brazelton nesses recém-nascidos e más pontuações de McCarthy no seguimento.

E. Metanfetamina. A metanfetamina, estimulante psicoativo que aumenta o estado de alerta e a energia, é utilizada clinicamente para tratar os sintomas do déficit de atenção e hiperatividade (TDAH). Seu potencial de abuso reside no fato de oferecer uma sensação de euforia após fumada, inalada ou injetada. Age no sistema nervoso central ativando a via das catecolaminas e causando vasoconstrição, aumento da frequência cardíaca e da pressão arterial e diminuindo o apetite. Assim, pode ter efeitos prejudiciais, especialmente a restrição de crescimento. Os sintomas da abstinência de metanfetaminas são difíceis de trazer à tona, já que é comumente usada em conjunto com outras substâncias, como a heroína e a cocaína.

F. Fenciclidina (PCP). Uma metanálise de 206 crianças expostas à PCP no pré-natal não mostrou a ocorrência de anomalias congênitas. Os lactentes de mães que usam PCP são de tamanho normal. A maior parte das manifestações neonatais da exposição intrauterina centram-se nos efeitos neurocomportamentais (irritabilidade, agitação, hipertonia). Como a PCP é excretada no leite materno, desencoraje a amamentação se a mãe usar essa substância.

VII. Uso materno de fármacos psicotrópicos.

O uso de fármacos psicotrópicos durante a gravidez se tornou mais comum nos últimos 10 anos, especialmente os ISRS seguidos de lítio, antipsicóticos e benzodiazepínicos. Crescentes evidências mostram que crianças expostas a muitos desses medicamentos desenvolvem irritabilidade, nervosismo e desconforto respiratório leve, geralmente transitórios e autolimitados. Mulheres em uso de medicações psicotrópicas que engravidam precisam estar cientes do potencial perfil de risco que esses fármacos têm para o seu feto e criança, e devem decidir se querem continuar a medicação durante a gravidez. No entanto, mães com humor mal controlado ou transtorno psiquiátrico também podem ser prejudiciais para o feto e para o lactente. A relação risco-benefício da utilização desses medicamentos na gravidez continua sendo estudada conforme cresce a sua prevalência. Consulte o Apêndice B para os fármacos que não constam no texto a seguir.

A. ISRS. Os efeitos a longo prazo no desenvolvimento de crianças expostas aos ISRS são desconhecidos. Vários estudos analisaram o risco de uso de ISRS e defeitos de nascimento. Enquanto muitos estudos são inconclusivos, cada vez mais evidências sugerem um aumento do risco de defeitos cardíacos leves com certos medicamentos (revistos neste capítulo posteriormente). Também parece haver um risco aumentado de hipertensão pulmonar persistente do recém-nascido (HPPN) com os ISRS em geral, o que em parte pode explicar a dificuldade respiratória transitória observada no período pós-natal. Outro resultado comumente observado é a síndrome comportamental neonatal autolimitante. As crianças são irritáveis, com padrões de sono ruins, choro prolongado e má alimentação; apesar de autolimitada, às vezes requerem medicação, conforme descrito nas seções anteriores. Vários dos ISRS mais comumente utilizados são indicados no texto subsequente.

Deve-se notar que estamos observando a utilização de ISRS com mais frequência do que os antidepressivos tricíclicos (ADT) para o tratamento da depressão, em especial em mulheres grávidas. Os ADT são inibidores da serotonina e/ou da recaptação da norepinefrina; alguns são também utilizados no tratamento da enxaqueca. Exemplos de ADT incluem fármacos como a amitriptilina, a desipramina e a imipramina. Tais fármacos podem causar sintomas de abstinência no neonato semelhantes aos causados pelos ISRS (Quadro 12.1). Para uma análise mais completa, consulte as recomendações do Committee on the Fetus and Newborn, da AAP, em relação ao uso de fármacos psicoativos durante a gravidez.

1. O **cloridrato de paroxetina (Paxil®)** é comumente usado para tratar a depressão e a ansiedade. Ele atravessa com facilidade a placenta. Embora originalmente acreditássemos que não aumentava o risco teratogênico, avisos mais recentes indicam que os lactentes de mulheres que receberam paroxetina durante o primeiro trimestre tiveram risco 1,5 vezes maior de malformações cardíacas e 1,8 vezes maior de malformações congênitas em comparação com mulheres que receberam outros antidepressivos. Tais defeitos pareciam leves, como defeitos septais (defeito do septo interatrial [DSA], defeito

Capítulo 12 | Uso de Substâncias Ilícitas, Exposição e Abstinência Materna **121**

do septo ventricular [DSV]). A Food and Drug Administration (FDA) norte-americana mudou a categoria de risco na gravidez da paroxetina de C para D. O risco na lactação é de nível II, de acordo com a mesma instituição.

Os níveis no leite materno são variáveis, com maiores concentrações no colostro em comparação com o leite subsequente. As amostras séricas de crianças amamentadas cujas mães estão em uso de Paxil® apresentaram quantidades mínimas do fármaco, sem sintomas indesejáveis resultantes. Portanto, tudo indica que, para lactentes saudáveis a termo, pode não haver motivos para desencorajar as mulheres em uso de Paxil de amamentar.

2. **Sertralina (Zoloft®).** A razão entre a média da concentração no sangue do cordão umbilical em relação ao soro materno parece ser significativamente menor para a sertralina do que para a fluoxetina (Prozac®). O risco na gravidez é classificado como sendo de classe C pela FDA.

Um estudo recente mostrou níveis séricos detectáveis em crianças amamentadas por mães que tomaram 100 mg ou mais de sertralina. Não houve sequelas adversas significativas. O risco na lactação é categorizado como de nível II pela FDA.

3. **A fluoxetina (Prozac®)** é o ISRS mais estudado na gravidez. Não parece haver um risco aumentado de perda fetal, grandes anomalias fetais ou qualquer efeito sobre o QI global ou desenvolvimento comportamental. Casos de desconforto respiratório leve transitório, hipertensão pulmonar persistente do recém-nascido, problemas de alimentação e nervosismo foram relatados em mulheres que tomaram fluoxetina no final do terceiro trimestre de gravidez. O risco na gravidez é classificado como sendo de classe C pela FDA.

O nível de fluoxetina no leite materno é mais elevado em comparação com outros ISRS. Tal valor correspondeu a 10,8% da dose materna ajustada ao peso. Atualmente, a AAP "considera desconhecidos os efeitos sobre o lactente, mas eles podem ser preocupantes". Por essa razão, a recomendação pode ser a de considerar o tratamento da mãe em fase de aleitamento com outros ISRS pós-parto, se um ISRS for necessário. O risco à lactação é classificado como sendo de nível III pela FDA. (Consulte os anexos B e C para obter informações sobre todos esses fármacos.)

4. **Citalopram (Celexa®) e oxalato de escitalopram (Lexapro®).** O citalopram e seu L-isômero escitalopram estão emergindo como ISRS comumente prescritos durante a gravidez. Encontrou-se que seus efeitos sobre o feto e a criança são mínimos. No entanto, foram realizados poucos estudos, com amostras limitadas. A síndrome comportamental neonatal parece ser uma complicação comum em recém-nascidos expostos, com indicações de que podem ser dependentes da dose; isto sugere que as mães em uso destes fármacos devem ser mantidas com a menor dose eficaz. O risco na gravidez de ambos os fármacos é classificado como sendo de classe C e o risco na lactação é considerado de nível II pela FDA.

VIII. Disposição.
Uma questão importante para o filho de uma mulher toxicodependente é a disposição e o acompanhamento adequados. Estudos mostram uma alta incidência de abuso e violência na vida das mulheres toxicodependentes. Isso, combinado ao uso de substâncias ilícitas propriamente dito e ao estilo de vida caótico, coloca-as em risco de maternidade inadequada. Tais fatores podem ser mais importantes para o resultado da criança que o próprio uso dessas substâncias. A saúde da mãe é importante para o bem-estar máximo da criança.

A. Essas crianças são difíceis de cuidar, já que muitas vezes são irritáveis, têm padrões de sono ruins e vão exigir paciência de qualquer cuidador. Elas estão em maior risco de abuso infantil. Os filhos de mães HIV-positivo devem ser acompanhados atentamente por conta de seu risco aumentado de AIDS (ver Capítulo 48).

B. A coordenação de planos com as agências de serviços sociais, centros de desintoxicação e tribunais, quando necessário, é essencial ao acompanhamento e disposição adequados.

C. Muitos estados norte-americanos exigem que as crianças que apresentam sinais de abstinência sejam relatadas como crianças que sofrem maus-tratos.

Para díades mãe-criança em uso de ISRS ou outra exposição a fármacos psicotrópicos, deve-se pesar a relação risco-benefício de manter o uso desses medicamentos após a alta. A síndrome comportamental neonatal associada à ISRS é transitória; as crianças expostas geralmente melhoraram no momento da alta. Em-

122 Parte 3 | Condições Gerais do Recém-Nascido

bora limitar sua exposição continuada seja prudente, também é importante garantir que a depressão, a ansiedade ou outra doença psiquiátrica da mãe seja bem controlada, possibilitando assim que ela crie um afeto e um ambiente seguro para ela e para o lactente.

Leitura sugerida

Chang G. Substance Use in Pregnancy. *UpToDate*. 2009. Available at: http://www.uptodate.com/online. Accessed April 2010.

Cicero TJ, Inciardi JA, Muñoz A. Trends in abuse of Oxycontin and other opioid analgesics in the United States: 2002–2004. *J Pain* 2005;6(10):662–672.

Fleschler R, Peskin MF. Selective serotonin reuptake inhibitors (SSRIs) in pregnancy: a review. *MCN Am J Matern Child Nurs* 2008;33(6):355–361.

Gomella TL, Cunningham MD, Eyal FG, et al. *Neonatology: Management, Procedures, On-Call Problems, Diseases, and Drugs*. 5th ed. New York: McGraw-Hill; 2004.

Hale TW. *Medications and Mothers' Milk*. 13th ed. Amarillo, TX: Hale Publishing; 2008.

Jansson LM, Velez ML. Infants of drug-dependent mothers. *Pediatr Rev* 2011;32:5–13.

Merlob P, Birk E, Sirota L, et al. Are selective serotonin reuptake inhibitors cardiac teratogens? Echocardiographic screening of newborns with persistent heart murmur. *Birth Defects Res A Clin Mol Teratol* 2009;85(10):837–841.

National Institute on Drug Abuse. Available at: http://www.drugabuse.gov. Accessed April 2010.

Neonatal drug withdrawal. American Academy of Pediatrics Committee on Drugs. *Pediatrics*. 1998;101(6):1079–1088.

Sielski LA. Infants of Mothers with Substance Abuse. *UpToDate*. 2010. Available at: http://www.uptodate.com/online. Accessed April 2010.

Substance Abuse and Mental Health Services Administration. Available at: http://www.samhsa.gov. Accessed April 2010.

Tuccori M, Testi A, Antonioli L, et al. Safety concerns associated with the use of serotonin reuptake inhibitors and other serotonergic/noradrenergic antidepressants during pregnancy: a review. *Clin Ther*. 2009;31(1):1426–1453.

United States National Library of Medicine, National Institutes of Health. Available at: http://www.nlm.nih.gov. Accessed April 2010.

13
Cuidados com Prematuros de Extremo Baixo Peso ao Nascer
Steven A. Ringer

I. Introdução. Os prematuros de extremo baixo peso ao nascer (EBPN, peso ao nascimento < 1.000 g) representam um grupo singular de pacientes na unidade de tratamento intensivo neonatal (UTIN). Como esses recém-nascidos são muito imaturos fisiologicamente, eles são extremamente sensíveis a pequenas alterações no manejo respiratório, na pressão arterial, na infusão de líquido, na nutrição e em praticamente todos os outros aspectos da assistência. O cuidado ideal desses prematuros será estabelecido por meio de pesquisa constante. Não obstante, a assistência mais efetiva com base nas evidências disponíveis atualmente é mais bem assegurada pela implementação de protocolos padronizados de atendimentos aos prematuros de EBPN nas UTIN. Nossa abordagem é apresentada no Quadro 13.1. A uniformidade da abordagem em uma instituição e o compromisso de prover e avaliar o atendimento de modo colaborativo são os aspectos mais importantes desses protocolos.

Quadro 13.1 Elementos de um protocolo para padronização da assistência ao prematuro de extremo baixo peso ao nascer (EBPN).

Consultas pré-natais
Orientação dos genitores
Determinação dos desejos dos genitores quando há dúvidas quanto a viabilidade
Definição de limites da escolha parental; necessidade de trabalho em equipe (cuidadores e genitores)

Cuidados na sala de parto
Definir os limites dos esforços de reanimação
Suporte respiratório
Estratégia de ventilação com baixo volume corrente
Prevenção de perda de calor e água
Terapia precoce com surfactante

Estratégia de ventilação
Ventilação com baixo volume corrente, tempo inspiratório curto
Evitar hiperoxia e hipocapnia
Terapia precoce com surfactante, se houver indicação
Definir indicações para ventilação de alta frequência

Líquidos
Uso precoce de incubadoras umidificadas para limitar as perdas de líquido e calor
Uso criterioso de *bolus* de líquido em caso de hipotensão
Monitoramento meticuloso do estado hidreletrolítico
Uso de cateteres venosos umbilicais de duplo lúmen para suporte hídrico

Nutrição
Instituição de nutrição parenteral pouco depois do nascimento
Instituição precoce de alimentação trófica com leite materno
Avanço da densidade do alimento de modo a fornecer calorias adequadas para cicatrização e crescimento

Suporte cardiovascular
Manutenção dos níveis de pressão arterial dentro da faixa padrão
Uso de dopamina como suporte, se houver indicação
Corticosteroides para hipotensão refratária

PCA
Evitar administração excessiva de líquido
Terapia farmacológica precoce em caso de PCA hemodinamicamente significativa
Ligadura cirúrgica após fracasso da terapia farmacológica

Controle de infecção
Lavagem escrupulosa das mãos, uso de gel de álcool à beira do leito
Limitar a coleta de amostras de sangue, punções cutâneas
Protocolo de cuidado com CVC, tempo de utilização
Penetração mínima nos CVC, não usar soluções preparadas na UTIN

PCA = persistência do canal arterial; CVC = cateter venoso central; UTIN = unidade de tratamento intensivo neonatal.

124 Parte 3 | Condições Gerais do Recém-nascido

II. Considerações pré-natais. Idealmente, os prematuros extremos devem vir ao mundo em instituições que tenham serviços de obstetrícia de alto risco e uma UTIN de nível III. A segurança do transporte materno tem de ser avaliada em termos dos riscos do transporte do recém-nascido (ver Capítulo 17). A administração pré-natal de glicocorticoides à gestante, mesmo que não haja tempo para completar o ciclo de tratamento, reduz o risco de síndrome de angústia respiratória (SAR) e outras sequelas da prematuridade.

A. Parecer do setor de neonatologia. Se for suspeitado o nascimento de prematuro extremo, o neonatologista deve conversar com os pais, se possível, na presença do obstetra. Um estudo realizado em prematuros com EBPN nascidos em UTIN, que participavam do Eunice Kennedy Shriver National Institute of Child Health and Human Development (NICHD) Neonatal Network, determinou que a sobrevida sem déficit neurodesenvolvimental de recém-nascidos com 23 a 25 semanas de idade gestacional dependia de: (i) semanas completas de gestação; (ii) sexo; (iii) peso ao nascimento; (iv) exposição a corticosteroides no período pré-natal e (v) gestação de feto único ou de múltiplos. A partir desses dados, o NICHD elaborou uma ferramenta baseada na *web* para fazer estimativas da probabilidade de sobrevida com ou sem déficit neurossensorial grave (www.nichd.nih.gov/neonatalestimates). Para utilizar essa ferramenta, os dados são incluídos em cada uma das cinco categorias: idade gestacional estimada; peso ao nascimento; sexo; exposição a corticosteroides no período pré-natal; e gestação de feto único ou de múltiplos. A ferramenta calcula as estimativas de desfecho de sobrevida e de sobrevida com déficits moderados ou substanciais. Nós consideramos útil o emprego dessa ferramenta como guia, combinada com a experiência de cada instituição, durante as conversas pré-natais com os pais. De modo geral, nossa abordagem é a seguinte:

1. **Sobrevida.** Para a maioria dos genitores, o parto iminente de um prematuro extremo é uma experiência amedrontadora e sua preocupação inicial quase sempre é com a probabilidade de sobrevida desse prematuro. Um estudo recente relatou que a taxa de sobrevida de prematuros com menos de 23 semanas de idade gestacional foi 0 e que a taxa de sobrevida dos prematuros com 23, 24 e 25 semanas foram, respectivamente, 15%, 55% e 79%. As avaliações fundamentadas apenas na melhor estimativa obstétrica de idade gestacional não incluem o impacto de outros fatores, enquanto as avaliações baseadas no peso ao nascimento (um parâmetro mais acuradamente determinado) não consideram plenamente o impacto da restrição de crescimento. A utilização da ferramenta do NICHD possibilita que o neonatologista faça uma estimativa do impacto e da interação entre maturidade gestacional, peso ao nascimento e outros fatores críticos identificados. Embora essa abordagem seja extremamente proveitosa como ponto de partida, pelo menos duas precauções devem ser lembradas em casos individuais. Primeiro, o peso ao nascimento tem de ser calculado para fins de discussão pré-natal, embora frequentemente haja estimativas fidedignas disponíveis a partir das ultrassonografias realizadas durante a gravidez. Se não houver essa informação, estimativas da idade gestacional para fetos com peso apropriado para a idade gestacional (AIG) podem ser aproximadamente feitas da seguinte maneira: (i) 600 g = 24 semanas; (ii) 750 g = 25 semanas; (iii) 850 g = 26 semanas e (iv) 1.000 g = 27 semanas. Segundo, podem existir informações adicionais importantes em casos individuais que influenciem significativamente o prognóstico, tais como anomalias, infecção, restrição crônica do crescimento ou evidências de deterioração das condições clínicas antes do nascimento. A experiência clínica deve ser usada para orientar a interpretação do impacto desses fatores.

   Para o aconselhamento pré-natal, também é importante interpretar os dados publicados em função dos resultados locais. A melhor estimativa obstétrica da idade gestacional pode variar de uma instituição para outra, e as condutas e disponibilidades locais podem influenciar substancialmente tanto a taxa de mortalidade como a taxa de morbidade dos prematuros de EBPN. Dentro de cada instituição os profissionais devem, por consenso, definir qual idade gestacional implica esperança de sobrevida.

   Nas conversas com os genitores, tentamos chegar a uma decisão colaborativa sobre o curso de tratamento que seria melhor para cada prematuro. Nós preconizamos a tentativa de reanimação de todos os recém-nascidos potencialmente viáveis; contudo, reconhecemos que os pontos de vista dos pais em relação ao que seria um desfecho aceitável para seus filhos variam e, portanto, isso influencia as decisões em relação à reanimação. Atualmente, informamos aos genitores que a reanimação por ocasião do nascimento é tecnicamente exequível até mesmo nas 23 2/7 e 23 5/7 semanas de idade gestacional e peso ao nascimento de aproximadamente 500 g, mas reconhecemos que as evidências em alguns centros sugerem que isso possa mudar no futuro. Em um caso específico, a superposição de

Capítulo 13 | Cuidados com Prematuros de Extremo Baixo Peso ao Nascer **125**

outras condições clínicas além da prematuridade pode tornar a sobrevida extremamente improvável ou impossível mesmo em idades gestacionais mais avançadas. Ao conversar com os pais, nós enfatizamos que, dentro desses parâmetros, a reanimação na sala de parto como medida isolada tem chance elevada (mas não absoluta) de sucesso, mas que não há como garantir a sobrevida após esses minutos iniciais. Estudos já confirmaram nossa experiência de que decisões fundamentadas apenas na condição aparente ao nascimento não são confiáveis em termos de viabilidade ou desfecho a longo prazo. Também mencionamos que a admissão na unidade de tratamento intensivo não precisa ser mantida se posteriormente for determinado que esta é uma medida infrutífera ou que muito provavelmente resultará em desfecho ruim a longo prazo. Garantimos que a reanimação inicial sempre é seguida por reavaliações frequentes na UTIN e conversas com os pais e que o suporte intensivo pode ser retirado se o grau de imaturidade resultar em ausência de resposta à terapia ou se ocorrer uma complicação avassaladora e irreversível. Os pais são informados de que o período de maior vulnerabilidade pode durar várias semanas nos casos de prematuros com idades gestacionais mais baixas. Após todos esses elementos serem apresentados, nós fazemos uma recomendação no tocante à reanimação inicial.

Se os genitores discordarem dessa recomendação, primeiro tentamos solucionar as divergências verificando se eles compreenderam as informações técnicas apresentadas e afirmando que entendemos seus pontos de vista e preocupações, assim como sua participação crucial na determinação da assistência apropriada ao seu filho. Quase sempre se chega a um consenso em relação ao plano de assistência; contudo, se o impasse persistir, nós recomendamos o parecer da comissão de ética da instituição (ver Capítulo 19).

2. **Morbidade.** As decisões sobre a assistência e as expectativas dos genitores têm de ser fundamentadas não apenas em informações sobre o provável prognóstico a curto e longo prazos. Antes do parto é dada atenção especial aos eventuais problemas durante e logo após o parto. Em nossa UTIN, todos os prematuros com 24 semanas de idade gestacional precisam de algum suporte ventilatório; para os prematuros com 25 a 26 semanas de idade gestacional, esse percentual cai para 80 a 90% e, nos prematuros com 27 a 28 semanas de idade gestacional, aproximadamente 50 a 60% precisam de suporte ventilatório. Em nossas instituições, o suporte geralmente implica ventilação mecânica, embora a CPAP (pressão positiva contínua nas vias respiratórias) por ocasião do nascimento, ou logo após, seja cada vez mais aplicada. Também informamos aos pais sobre a probabilidade de infecção por ocasião do nascimento, assim como nossos planos de rastreamento e instituição de antibioticoterapia empírica enquanto são aguardados os resultados das culturas.

3. Durante a consulta pré-natal, geralmente evitamos fornecer aos genitores informações detalhadas sobre cada sequela potencial da prematuridade porque eles podem estar abatidos demais para conseguir processar muitas informações. Nós conversamos especificamente sobre os problemas que mais provavelmente ocorrem em muitos prematuros com EBPN ou que serão investigados durante a hospitalização. Entre esses problemas estão apneia da prematuridade, hemorragia intraventricular, sepse hospitalar (ou investigação de possível sepse) e dificuldades alimentares, assim como déficits sensoriais a longo termo. Fazemos questão de expor sucintamente os riscos de retinopatia da prematuridade e subsequentes déficits visuais e a necessidade de rastreamento da acuidade auditiva e o potencial de perda auditiva. Essas complicações não são detectadas inicialmente, mas consideramos importante que os pais tenham noção do que pode ocorrer ao longo da hospitalização.

4. **Os desejos dos genitores.** Na maioria dos casos, os pais são os melhores defensores de seus filhos. Nós acreditamos que, em cada instituição, deve haver uma abordagem uniforme das demandas parentais no tocante à tentativa ou não de reanimação de prematuros com idade gestacional muito baixa. A melhor conduta é formular decisões em conjunto com os genitores após fornecer a eles informações claras, realistas e factuais sobre as possibilidades de sucesso da terapia e o desfecho a longo prazo.

Durante a consulta, o neonatologista deve tentar compreender os desejos dos genitores em relação aos esforços de reanimação e suporte subsequente, sobretudo quando as chances de sobrevida do prematuro são escassas. Em nosso serviço, quando conversamos com pais a respeito do parto provável antes de 24 semanas de idade gestacional, nós especificamente oferecemos a eles a escolha de limitar as intervenções na sala de parto àquelas voltadas apenas para o conforto se eles acreditam que o prognóstico parece muito sombrio para seu filho. Nós encorajamos esses genitores a verbalizar a

126 Parte 3 | Condições Gerais do Recém-nascido

sua compreensão da abordagem planejada e suas expectativas para essa criança. Além disso, reafirmamos que os desejos deles ajudam a orientar os profissionais de saúde durante as tentativas de reanimação. Por meio dessa abordagem, elucidamos a participação dos genitores na tomada de decisão e a limitação dessa participação. Na prática, os desejos dos pais em relação à reanimação são cruciais para a tomada de decisão quando a idade gestacional é inferior a 24 semanas e 6/7 dias. No caso de prematuros com 25 semanas de idade gestacional ou mais, na ausência de outros fatores, somos veementemente favoráveis à reanimação e deixamos isso bem claro para os pais.

III. Cuidados na sala de parto. A equipe da pediatria deve incluir um pediatra ou neonatologista experiente, sobretudo quando o feto tem menos de 26 semanas de idade gestacional. A abordagem de reanimação é semelhante à instituída em recém-nascidos mais maduros (ver Capítulo 5). Deve-se dar atenção especial aos seguintes itens:

A. Aquecimento e secagem do prematuro. Os prematuros com EBPN correm risco específico de hipotermia. A conduta convencional consiste em colocar o prematuro sob um aquecedor radiante, secá-lo rapidamente e retirar os campos molhados. Deve-se ter o cuidado de minimizar a fricção para limitar a lesão da pele imatura. Um melhor controle da temperatura é alcançado por uma ou mais das seguintes técnicas: (i) envolvimento imediato do corpo e dos membros ainda molhados do prematuro em uma película de plástico, ou colocá-lo em uma bolsa de plástico (nós tivemos mais sucesso com o uso de uma grande película de plástico, envolvendo o prematuro como um cueiro); (ii) uso de colchão exotérmico; (iii) manutenção da temperatura na sala de parto em 26°C. É preciso ter cuidado e não aquecer demais o prematuro, especialmente quando mais de uma dessas técnicas é empregada.

B. Suporte respiratório. A maioria dos prematuros com EBPN precisa de algum suporte respiratório por causa da imaturidade pulmonar e força limitada da musculatura respiratória. Deve estar disponível um misturador de oxigênio e ar para ajudar a evitar hiperoxia prolongada após a reanimação inicial, e deve ser usado em combinação com a oximetria de pulso, com colocação de uma sonda no membro superior direito ("pré-ductal"). Estudos já demonstraram que a mistura de oxigênio e ar é preferível à administração isolada de um ou de outro, embora ainda não tenha sido identificada a concentração ideal. Nós optamos por começar com 60% de oxigênio e titular a concentração de acordo com a saturação de oxigênio medida. Seguimos as metas de saturação identificadas para todos os recém-nascidos durante os primeiros minutos (ver Quadro 15.1) e, a partir daí, ajustamos o oxigênio de modo a manter o nível de saturação igual ao da assistência em UTIN para todos os prematuros com menos de 32 semanas de idade gestacional (meta de 90 a 92% com variação de 85 a 93%). Se o prematuro chorar vigorosamente por ocasião do nascimento, administramos oxigênio misturado passivo, se isso for exigido pela saturação, e observamos se o prematuro apresenta sinais de angústia respiratória.

Muitos desses recém-nascidos precisam de ventilação com bolsa e máscara por causa de apneia ou impulso respiratório não efetivo. Se o prematuro estiver respirando espontaneamente, embora apresente angústia respiratória, pode ser instituído suporte respiratório inicial por meio de ventilação com pressão positiva ou CPAP. Não foram encontradas diferenças de sobrevida ou incidência de doença pulmonar crônica nos estudos que compararam essas duas modalidades. Se o prematuro não estiver respirando espontaneamente, é preciso instituir ventilação com pressão positiva, e o suporte adequado resultará em frequência cardíaca normal ou na sua manutenção. É preciso usar o discernimento clínico em relação à manutenção do suporte, dependendo das condições do recém-nascido e dos padrões de prática local. Muitas vezes o suporte é mantido com CPAP a 6 a 8 cm H_2O. Se for instituída ventilação com pressão positiva, inicialmente pode ser necessário usar pressões de insuflação moderadamente elevadas quando o prematuro apresenta deficiência de surfactante. Após uma ou duas ventilações, a pressão máxima deve ser rapidamente diminuída para minimizar o agravo pulmonar, com a meta de usar os menores volumes correntes e pressões máximas possíveis enquanto se mantém a ventilação adequada do prematuro. De modo geral, esses prematuros precisam de suporte respiratório contínuo e realmente se beneficiam da aplicação precoce de pressão expiratória final. Nossa conduta é aplicar pressão expiratória final via intubação endotraqueal e ventilação logo após o nascimento. Nós usamos um dispositivo T (Neopuff Infant Resuscitator® [Fisher and Paykel]) em vez de bolsa manual ou máscara facial com CPAP porque promove pressão expiratória final positiva regulada e adequada e pressões de insuflação reguladas. Embora seja realizada em muitas instituições, a administração de surfactante exógeno antes da primeira respiração ainda não se mostrou mais benéfica do que a administração após a estabilização inicial do prematuro. O surfactante exógeno pode ser administrado com segurança na sala de parto após confirmação clínica da posição correta do tubo endotraqueal.

O pediatra deve avaliar a resposta à reanimação e a necessidade de intervenção adicional. Se o prematuro não responder, a equipe deve verificar novamente se todas as medidas de suporte estão sendo efetivamente administradas. O suporte para apneia ou esforço respiratório insatisfatório precisa incluir ventilação intermitente ou CPAP nasal. CPAP por máscara facial como medida isolada não é suporte adequado para o prematuro apneico e a ausência de resposta a essa intervenção limitada não significa que ele seja imaturo demais para ser reanimado. Se, por outro lado, não apresentar resposta positiva à reanimação após um período de tempo razoável, nós consideramos a limitação dos esforços a medidas de conforto.

C. Cuidados após a reanimação. Imediatamente depois da reanimação o prematuro envolto em uma película de plástico deve ser colocado em uma incubadora de transporte preaquecida para transferência à UTIN. Encorajamos o máximo possível de interação do prematuro com os genitores na sala de parto (enquanto o prematuro está na incubadora de transporte) para promover o início do vínculo entre eles. Na UTIN o prematuro é colocado em uma unidade que combina incubadora e aquecedor radiante (Giraffe Bed®, Ohmeda Medical®), onde se realiza uma avaliação completa e é iniciado o tratamento. A temperatura do recém-nascido é novamente verificada nesse momento e monitorada atentamente. A unidade é fechada o mais cedo possível para funcionar como incubadora. A umidade é mantida em 70% na primeira semana de vida e, depois, 50 a 60% até completar a idade corrigida de 32 semanas de gestação. Além de reduzir a perda insensível de líquido e, assim, simplificar a hidratação, a incubadora ajuda a minimizar a estimulação desnecessária e o barulho para o prematuro.

IV. Cuidados na unidade de tratamento intensivo.
Os elementos básicos da assistência ao prematuro com EBPN são atenção aos detalhes e monitoramento frequente porque alterações críticas podem ocorrer rapidamente. Grandes perdas de líquido, equilíbrio entre aporte de líquido e níveis sanguíneos de sangue, condições pulmonares precárias e imaturidade e maior sensibilidade de vários sistemas de órgãos exigem esse monitoramento rigoroso. Todavia, o próprio monitoramento implica aumento dos riscos porque cada exame laboratorial exige a coleta de uma porcentagem significativa do volume sanguíneo total do prematuro, os vasos de calibre diminuto são de difícil canulação (são necessárias várias tentativas) e a integridade cutânea limitada exacerba a suscetibilidade a lesão ou infecção. Dentre os tópicos que exigem atenção especial na assistência aos prematuros com EBPN estão os seguintes:

A. Sobrevida. Os primeiros dias após o nascimento, mas sobretudo as primeiras 24 a 48 horas, são os mais críticos em termos de sobrevida. Os prematuros que precisam de suporte respiratório, cardiovascular e/ou hídrico significativo são avaliados continuamente, e suas chances de sobreviver são avaliadas como parte desse processo. Se os cuidadores e os genitores determinarem que a morte é iminente, que o tratamento continuado é inútil ou que o tratamento provavelmente resultará na sobrevida de uma criança com acentuado comprometimento neurológico, nós recomendamos a suspensão da ventilação mecânica e de outros suportes invasivos e redirecionamos os cuidados para a promoção de conforto e suporte à família.

B. Suporte respiratório. A maioria dos prematuros com EBPN precisa de suporte respiratório inicial.

    1. Ventilação convencional. Habitualmente usamos ventilação mandatória intermitente sincronizada (VMIS) limitada por pressão convencional, em geral no modo com volume garantido, disponível no respirador Dräger Babylog®, como modo primário de ventilação mecânica (ver Capítulo 29). Deve ser utilizado o menor volume corrente possível para propiciar ventilação e oxigenação adequadas, assim como tempo inspiratório curto. Esforços especiais devem ser envidados para evitar hiperoxia, almejando saturações de oxigênio em níveis mais baixos do que os tradicionalmente aplicados. Alguns relatos demonstraram que os limites de saturação de prematuros com menos de 32 semanas de idade gestacional devem ser inferiores aos empregados em recém-nascidos mais maduros, para reduzir os episódios de flutuação hipoxia-hiperoxia e a incidência e a gravidade da retinopatia da prematuridade. Um estudo recente constatou que uma variação de 85 a 89% reduziu a retinopatia, mas está

128 Parte 3 | Condições Gerais do Recém-nascido

associada a aumento da taxa de mortalidade, em comparação com a faixa de 90 a 94%. Em nosso serviço a meta é uma variação de 90 a 92% e ajustamos os limites em 85 e 93%. Esses limites de alarme visam dar à equipe alguns segundos para determinar se a saturação de oxigênio fora da faixa predeterminada se corrigirá sem intervenção, reduzindo assim a tendência a flutuações hipoxia-hiperoxia. Isso pode ser efetivamente feito enquanto se garante que um nível de saturação que permanece, por exemplo, em 86% será corrigido pelo aumento da concentração de oxigênio, embora ainda esteja dentro dos limites de alarme. Existe a hipótese de que a limitação da hiperoxia também reduz a incidência ou a gravidade da doença pulmonar crônica. Também é importante evitar a ocorrência de hipocapnia, embora ainda seja motivo de controvérsia o benefício potencial da hipercapnia permissiva como estratégia ventilatória.

2. **Terapia com surfactante** (ver Capítulo 33). No nosso serviço administramos surfactante a prematuros com síndrome de angústia respiratória em ventilação mecânica com pressão média nas vias respiratórias de pelo menos 7 cm H_2O e concentração de oxigênio inspirado (FI_{O_2}) igual ou superior a 0,3 nas primeiras 2 horas após o nascimento. Nós administramos a primeira dose o mais cedo possível após o nascimento, de preferência na primeira hora.

3. **Ventilação oscilatória de alta frequência** é usada em prematuros que não melhoram após a administração de surfactante e precisam de ventilação convencional em altas pressões inspiratórias máximas. Para os prematuros com síndrome de extravasamento de ar, sobretudo enfisema intersticial pulmonar (ver Capítulo 38), a ventilação com jato de alta frequência é o modo preferido de ventilação.

4. **Suplementação de vitamina A.** Em muitas unidades, prematuros com peso ao nascimento menor ou igual a 1.000 g são medicados com 5.000 UI de vitamina A por via intramuscular 3 vezes/semana durante as primeiras 4 semanas de vida. Constatou-se que essa terapia resulta em pequena redução da incidência de doença pulmonar crônica.

5. **Citrato de cafeína,** administrado nos primeiros 10 dias após o nascimento em doses padronizadas (ver Apêndice A), comprovadamente reduz o risco de desenvolver displasia broncopulmonar (DBP).

6. Foi constatado em um estudo que o **óxido nítrico** reduz a incidência de doença pulmonar crônica quando administrado aos prematuros que ainda precisam de ventilação mecânica após a primeira semana de vida. Ainda estão sendo investigados os detalhes referentes ao tratamento ideal e a estratégia posológica com esse agente.

C. Reposição hidreletrolítica (ver Capítulos 23 e 28). A demanda de líquido aumenta muito à medida que a idade gestacional cai abaixo de 28 semanas de idade gestacional, em decorrência da maior razão área de superfície:peso corporal e da imaturidade da pele. A imaturidade renal resulta em grandes perdas de líquido e eletrólitos que precisam ser repostas. O uso precoce de incubadoras com umidificador reduz substancialmente a perda de água insensível e, portanto, o volume total que precisa ser administrado para manter o balanço hídrico, sobretudo quando as intervenções são coordenadas de modo a garantir que a incubadora seja aberta em raras ocasiões.

1. **Via de administração.** Sempre que possível, um cateter arterial umbilical e um cateter venoso umbilical de duplo lúmen são implantados logo após o nascimento. Os cateteres arteriais são mantidos por 7 a 10 dias e, depois, são substituídos por cateteres arteriais periféricos, se ainda forem necessários. Cateteres venosos umbilicais (CVU) podem ser utilizados por até 7 a 14 dias (embora prefiramos limitar o uso a 10 dias) e, depois, costumam ser substituídos por cateteres venosos centrais de inserção percutânea (PICC) se for necessário manter um acesso intravenoso (IV) a longo prazo.

2. **Velocidade de administração.** O Quadro 13.2 apresenta as velocidades iniciais de infusão de líquido em diferentes idades gestacionais e pesos ao nascimento quando são usadas incubadoras com umidificador. Nós monitoramos o peso corporal, a pressão arterial, o débito urinário e os níveis séricos de eletrólitos com frequência. A velocidade de infusão de líquido é ajustada de modo a evitar desidratação ou hipernatremia. De modo geral, nós determinamos os níveis séricos de eletrólitos antes de 12 horas de vida (6 horas no caso de prematuros com menos de 800 g) e repetimos esse exame a intervalos de 6 horas até os níveis ficarem estáveis. Até o segundo ou terceiro dias de vida muitos prematuros apresentam diurese significativa e natriurese, exigindo avaliação frequente continuada e ajuste da infusão de líquido e eletrólitos. A perda de água insensível diminui à medida que a pele fica mais espessa e seca nos primeiros dias de vida.

Capítulo 13 | Cuidados com Prematuros de Extremo Baixo Peso ao Nascer **129**

Quadro 13.2	Velocidade de infusão de líquido durante os dois primeiros dias dos recém-nascidos sob aquecedor radiante.*		
Peso ao nascimento (g)	Idade gestacional (semanas)	Velocidade de infusão (mℓ/kg/dia)	Frequência de monitoramento dos eletrólitos
500 a 600	23	110 a 120	6/6 h
601 a 800	24	100 a 110	8/8 h
801 a 1.000	25 a 26	80 a 100	12/12 h

*A velocidade de infusão deve ser 20 a 30% menor quando é usada uma incubadora com umidificador. O débito urinário e os eletrólitos séricos devem ser monitorados atentamente para determinar as melhores velocidades de infusão.

3. **Composição das soluções.** A hidratação venosa inicial deve consistir em solução glicosada em uma concentração suficiente para manter os níveis séricos de glicose acima de 45 a 50 mg/dℓ. Com frequência, os prematuros imaturos não toleram a infusão rápida de soluções glicosadas com concentração superior a 10%; portanto, em nosso serviço utilizamos soluções glicosadas a 5 ou 7,5%. Habitualmente, é suficiente infundir 4 a 10 mg de glicose/kg/min. Se ocorrer hipoglicemia, nós reduzimos a concentração de glicose, mas evitamos a administração de soluções hiposmolares (< 5%). Se a hiperglicemia persistir em níveis superiores a 180 mg/dℓ e for acompanhada de glicosuria, iniciamos uma infusão de insulina em uma dose de 0,05 a 0,1 unidade/kg/h e ajustamos conforme a necessidade (ver Capítulo 4).

   Os prematuros de EBPN começam a perder proteína e desenvolvem balanço nitrogenado negativo quase imediatamente após o parto. Para evitar que isso aconteça, nós iniciamos nutrição parenteral imediatamente na admissão na UTIN, com uma solução pré-misturada de aminoácidos e oligoelementos em solução glicosada a 5 a 7,5%. Soluções multivitamínicas não são incluídas nessa nutrição parenteral inicial por causa de problemas de tempo de validade, mas polivitamínicos são acrescentados nas primeiras 24 horas de vida. Não são acrescidos eletrólitos na solução inicial, com exceção de uma pequena quantidade de fosfato sódico necessário para tamponar os aminoácidos. A solução é elaborada de modo que a administração de 60 mℓ/kg/dia (a velocidade máxima de infusão usada) forneça 2 g de proteína/kg/dia. A demanda adicional de líquido é atendida pelas soluções descritas anteriormente. Nutrição parenteral customizada, incluindo emulsão lipídica, é iniciada o mais cedo possível, geralmente no decorrer do primeiro dia de internação.

4. **Cuidados com a pele.** A imaturidade da pele e a suscetibilidade a agravos exige atenção extrema à manutenção da integridade da pele (ver Capítulo 63). A aplicação tópica de emolientes ou produtos com vaselina não é prescrita exceto em situações extremas; contudo, curativos transparentes semipermeáveis (Tegaderm® e Vigilon®) podem ser aplicados em áreas com solução de continuidade na pele.

D. **Suporte cardiovascular**

1. **Pressão arterial.** Não existe um consenso em relação aos valores aceitáveis de pressão arterial em prematuros extremos; alguns especialistas sugerem que a perfusão cerebral possa ser comprometida por valores abaixo da pressão arterial média (PAM) de 30 mmHg. Como não existem dados que comprovem o impacto nos desfechos neurológicos a longo prazo, nós aceitamos pressões arteriais médias de 26 a 28 mmHg para prematuros com 24 a 26 semanas de idade gestacional se eles parecerem estar bem perfundidos e apresentarem frequência cardíaca estável. A hipotensão de ocorrência precoce é, mais comumente, consequência da alteração da vasorreatividade do que da hipovolemia; portanto, a administração de *bolus* de líquido é limitada a 10 a 20 mℓ/kg, e, depois, é iniciado o suporte pressórico, inicialmente com dopamina. Hidrocortisona em dose de estresse (1 mg/kg a cada 12 horas, duas doses) é útil para os prematuros com hipotensão refratária a essa estratégia (ver Capítulo 40).

2. **Persistência do canal arterial (PCA).** A incidência de PCA sintomática chega a 70% nos prematuros com menos de 1.000 g de peso ao nascimento. A cronologia natural de aparecimento foi acelerada pela terapia com surfactante exógeno, ou seja, atualmente a PCA costuma se manifestar 24 a 48 horas após o parto na forma de aumento progressivo da necessidade de suporte ventilatório ou da demanda de oxigênio. Pode não existir sopro, ou este pode ser muito sutil, e os sinais físicos de aumento dos

130 Parte 3 | Condições Gerais do Recém-nascido

pulsos arteriais ou precórdio ativo são de difícil percepção. Os prematuros com PCA sintomática correm risco maior de displasia broncopulmonar, mas o fechamento precoce não reduz esse risco. Embora nossa conduta inclua a instituição de tratamento, achamos prudente adiar a prescrição de indometacina ou ibuprofeno até a avaliação da PCA por ecocardiografia e a constatação de que a PCA está comprometendo a função ventricular esquerda e reduzindo o fluxo distal na aorta descendente. A terapia também pode ser instituída quando houver sinais clínicos de comprometimento cardiorrespiratório e não for possível fazer o ecocardiograma. O tratamento profilático com indometacina comprovadamente reduz a incidência e a gravidade da PCA, e a necessidade de ligadura subsequente. Contudo, ainda não há comprovação que modifique os desfechos neurológicos ou respiratórios a longo prazo. Embora não seja uma terapia rotineira, muitos centros ainda administram indometacina profilaticamente. PCA persistente ou recorrente é tratada com um segundo ciclo de indometacina ou ibuprofeno. A recorrência de PCA com desvio significativo da esquerda para direita é, geralmente, uma indicação de ligadura cirúrgica.

E. Transfusões de sangue. Com frequência, as transfusões de sangue se fazem necessárias nos prematuros pequenos por causa das grandes perdas obrigatórias por flebotomia. Os prematuros com menos de 1.000 g de peso ao nascimento e que apresentam doença moderada ou grave podem receber até oito ou nove transfusões nas primeiras semanas de vida. A exposição a doadores pode ser reduzida pela limitação ao mínimo necessário de exames laboratoriais solicitados, pelo uso de critérios rigorosos e uniformes na transfusão e pela identificação de uma unidade específica de sangue para cada paciente que provavelmente precisará de várias transfusões (ver Capítulo 45). Cada uma dessas unidades pode ser fracionada de modo a permitir até oito transfusões para um dado paciente em um período de 21 dias. Isso resulta em exposição a apenas um doador. A terapia com eritropoetina associada a ferro resulta em eritropoese acelerada, mas não há provas de que diminua a necessidade de transfusão e não é prescrita rotineiramente para esses pacientes.

F. Infecção e controle de infecção (ver Capítulo 49). De modo geral, o parto prematuro está associado a uma incidência aumentada de sepse de aparecimento precoce, com incidência de 1,5% nos prematuros com peso ao nascimento inferior a 1.500 g. O estreptococo do grupo B (EGB) ainda é um patógeno importante, mas atualmente os microrganismos gram-negativos são responsáveis pela maioria dos casos de sepse de aparecimento precoce em prematuros com peso ao nascimento inferior a 1.500 g. No nosso serviço quase sempre investigamos a possibilidade de infecção imediatamente após o parto e prescrevemos antibióticos profiláticos (ampicilina e gentamicina) enquanto aguardamos os resultados das culturas. Os prematuros com EBPN são especialmente suscetíveis às infecções hospitalares (ocorrendo em mais de 72 horas após o nascimento), e, em alguns relatos, até um terço dos prematuros com menos de 1.000 g de peso ao nascimento têm pelo menos um episódio de sepse de aparecimento tardio, com variações amplas em sua incidência entre os centros. Quando essas infecções realmente ocorrem, quase 50% delas são causadas por estafilococos coagulase-negativos, 18% são causadas por microrganismos gram-negativos e 12% são causadas por fungos, embora haja diferenças substanciais de patógenos de um centro para outro. A taxa de mortalidade é mais elevada nos prematuros que desenvolvem essas infecções de aparecimento tardio, sobretudo no caso de infecções por microrganismos gram-negativos. Os fatores de risco de infecção de aparecimento tardio incluem duração maior da ventilação mecânica, cateteres venosos central e umbilical e nutrição parenteral.

Alguns relatos demonstraram que algumas dessas infecções de aparecimento tardio (sobretudo as infecções associadas a cateter central) podem ser prevenidas por melhorias nas práticas de assistência. A principal medida é a atenção rigorosa à lavagem das mãos. No nosso serviço usamos álcool em gel, e recipientes são colocados na cabeceira de todos os leitos e em vários locais da UTIN. Há sinalização especial desses recipientes. Além disso, fazemos observação anônima para monitorar e relatar as práticas de higiene das mãos antes de qualquer contato do profissional de saúde com os pacientes. A aspiração *in-line* é usada nos circuitos respiratórios para minimizar interrupções, e todos os esforços são envidados para encurtar a duração da ventilação mecânica. Utilizamos apenas soluções de nutrição parenteral que tenham sido preparadas sob fluxo laminar e nunca as modificamos depois da preparação. A instituição precoce da alimentação, de preferência leite humano, minimiza a necessidade de cateteres centrais e acrescenta o benefício dos fatores imunes encontrados no leite materno. Quando são necessários cateteres centrais, temos uma pessoa que é designada para monitorar a técnica de inserção do cateter central de inserção

Capítulo 13 | Cuidados com Prematuros de Extremo Baixo Peso ao Nascer **131**

periférica (PICC) e identificar imediatamente qualquer desvio ou omissão em relação ao *checklist* padrão. Em muitas unidades há equipes dedicadas à inserção de cateteres centrais, e isso é muito útil na padronização das técnicas de inserção e redução do risco de infecção. Após a inserção do cateter, a atenção aos cuidados rigorosos com o cateter central para evitar colonização bacteriana comprovadamente reduz o risco de infecção bacteriana associada ao cateter central. Os exames laboratoriais são mantidos no mínimo essencial, e, sempre que possível, é feita uma coleta para reduzir o número de punções na pele e reduzir a manipulação do paciente. Essas práticas fazem parte de um protocolo padrão de cuidados com a pele de todos os recém-nascidos com menos de 1.000 g. Idealmente, a criação de uma cultura de UTIN que rejeita a ideia de que esses processos infecciosos são inevitáveis e promove o orgulho e a cooperação resultou em um ambiente de questionamento imparcial entre os profissionais de saúde.

G. Suporte nutricional (ver Capítulo 21)

1. **Manejo inicial.** Para todos os recém-nascidos com menos de 1.200 g a nutrição parenteral é iniciada logo após o parto. É utilizada uma solução padronizada, que é infundida na razão de 60 ml/kg/dia (ver IV.C.3.) e resulta no aporte de 2 g de proteína/kg/dia. Nos dias subsequentes, soluções parenterais customizadas são formuladas de modo a aumentar o aporte de proteína em 1 g/kg/dia até um máximo de 4 g/kg/dia. As emulsões lipídicas são iniciadas no segundo dia de vida e aumentadas a cada dia até um máximo de 3 g/kg/dia. A nutrição enteral é iniciada assim que o paciente estiver clinicamente estável e não estiver mais recebendo indometacina ou agentes vasopressores.

2. A instituição segura da nutrição enteral começa com a administração de pequenas doses tróficas de leite materno ordenhado ou de fórmula para prematuros (10 a 20 ml/kg/dia), com o objetivo de condicionar o intestino por meio da indução dos fatores locais necessários para a função normal. Esse volume pode ser iniciado mesmo que o recém-nascido ainda esteja com um cateter arterial umbilical implantado e é mantido por 3 a 4 dias sem modificação do volume administrado. A seguir, são fornecidas 20 calorias por 30 ml de leite materno ou fórmula, e essa dose é aumentada aos poucos (10 a 20 ml/kg/dia) enquanto se monitora o eventual aparecimento de sinais de intolerância alimentar (p. ex., distensão abdominal, vômitos [raros] e aumento do resíduo gástrico). É importante, embora frequentemente difícil, diferenciar a motilidade gastrintestinal caracteristicamente insatisfatória dos prematuros com EBPN dos sinais de uma condição gastrintestinal mais grave como a enterocolite necrosante (ver Capítulo 27). Pelo menos dois terços dos prematuros com EBPN do nosso serviço apresentam episódios de intolerância alimentar que resultam em interrupção da alimentação. Depois de estabelecida a tolerância bem-sucedida à alimentação de 90 a 100 ml/kg/dia, a densidade calórica é aumentada para 24 cal/30 ml e, depois disso, o volume é aumentado (ver Capítulo 21). Isso evita a redução do aporte calórico enquanto a nutrição parenteral é retirada. Depois de estabelecida a tolerância à alimentação plena de 24 cal/30 ml, a densidade da alimentação pode ser aumentada em 2 cal/30 ml/dia até um máximo de 30 a 32 cal/30 ml. Proteína em pó é acrescida até um teor total de 4 g de proteína/kg/dia porque isso promove o crescimento cefálico e somático nas primeiras semanas de vida. Muitos recém-nascidos extremamente pequenos se beneficiam da restrição de líquido (130 a 140 ml/kg/dia). Isso minimiza problemas de excesso de líquido enquanto se fornece aporte calórico adequado.

Leitura sugerida

Ballard RA, Truog WE, Cnaan A, et al. Inhaled nitric oxide in preterm infants undergoing mechanical ventilation. *N Engl J Med* 2006;355:343–353.

Horbar JD, Rogowski J, Plsek PE, et al. Collaborative quality improvement for neonatal intensive care. NICQ Project Investigators of the Vermont Oxford Network. *Pediatrics* 2001;107:14–22.

Laughton MM, Simmons MA, Bose CL. Patency of the ductus arteriosus in the premature infant: is it pathologic? Should it be treated? *Curr Opin Pediatr* 2004;16:146–151.

Manley BJ, Dawson JA, Kamlin CO, et al. Clinical assessment of extremely premature infants in the delivery room is a poor predictor of survival. *Pediatrics* 2010;125(3):e559–e564.

Morley CJ, Davis PG, Doyle LW, et al. Nasal CPAP or intubation at birth for very preterm infants. *N Engl J Med* 2008;358:700–708.

Schmidt B, Davis P, Moddemann D, et al. Long-term effects of indomethacin prophylaxis in extremely low birth weight infants. *N Engl J Med* 2001;344(26):1966–1972.

132 Parte 3 | Condições Gerais do Recém-nascido

Seri I. Management of hypotension and low systemic blood flow in the very low birth weight neonate during the first postnatal week. *J Perinatol* 2006;26(suppl 1):S8–S13.

Stoll BJ, Hansen N, Fanaroff AA, et al. Late-onset sepsis in very low birth weight neonates: the experience of the NICHD Neonatal Research Network. *Pediatrics* 2002;110:285–291.

SUPPORT Study Group of the Eunice Kennedy Shriver NICHD Neonatal Research Network. Early CPAP versus surfactant in extremely preterm infants. *N Engl J Med* 2010; 362:1970–1979.

SUPPORT Study Group of the Eunice Kennedy Shriver NICHD Neonatal Research Network.Target ranges of oxygen saturation in extremely preterm infants. *N Engl J Med* 2010;362:1959–1969.

Tyson JE, Parikh NA, Langer J, et al. Intensive care for extreme prematurity—moving beyond gestational age. *N Engl J Med* 2008;358(16):1672–1681.

Vohra S, Roberts RS, Zhang B, et al. Heat loss prevention (HeLP) in the delivery room: A randomized controlled trial of polyethylene occlusive skin wrapping in very preterm infants. *J Pediatr* 2004;145(6):750–753.

Wood NS, Marlow N, Costeloe K, et al. Neurologic and developmental disability after extremely preterm birth. EPICure Study Group. *N Engl J Med* 2000;343(6):378–384.

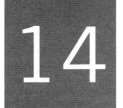

14 Apoio ao Desenvolvimento
Carol Spruill Turnage e Lu-Ann Papile

I. Introdução. O cuidado de apoio ao desenvolvimento individualizado (CIAD) promove uma cultura que respeita a personalidade do recém-nascido pré-termo e do recém-nascido a termo clinicamente frágil, além de otimizar o atendimento e o ambiente em que os cuidados de saúde são prestados à população vulnerável em termos de desenvolvimento neurológico. A implementação dos princípios do CIAD focado na família, no ambiente de terapia intensiva neonatal (UTIN), promove melhor adaptação da família e pode aprimorar os desfechos relacionados com o desenvolvimento neurológico.

Os recém-nascidos pré-termo têm uma incidência substancialmente maior de problemas cognitivos, neuromotores, neurossensoriais e de alimentação do que os recém-nascidos a termo. As flutuações na circulação cerebral que ocorrem nos recém-nascidos pré-termo, mesmo durante cuidados de rotina, e os volumes cerebrais menores do que o esperado na idade pós-menstrual de 36 a 40 semanas podem contribuir para essa maior morbidade. As alterações na oxigenação cerebral e no volume sanguíneo, medidos com a espectrometria de infravermelho próximo (NIRS), que ocorrem durante a elevação das pernas e das nádegas ao trocar a fralda, durante a aspiração e o reposicionamento do tubo endotraqueal (TE), durante o exame físico de rotina e durante a alimentação por gavagem padrão, foram associadas a anormalidades precoces no parênquima cerebral. O CIAD ajuda a minimizar esses distúrbios.

II. Avaliação. A fim de criar planos de cuidados que apoiem e promovam o desenvolvimento neurológico ideal, é essencial identificar as respostas de estresse e os comportamentos de autoconsolo em repouso do recém-nascido, bem como durante os cuidados e procedimentos de rotina (Quadro 14.1). De modo ideal, os sinais vitais são monitorados continuamente e o plano de cuidados é modificado conforme necessário para reduzir o estresse e promover a estabilidade. Os recém-nascidos a termo com doença aguda têm respostas ao estresse e à dor semelhantes aos recém-nascidos pré-termo, mas podem não responder tão bem quanto os recém-nascidos saudáveis. Seus sinais muitas vezes são mais fáceis de detectar do que no recém-nascido prematuro, pois eles apresentam comportamento autônomo, motor e de estado mais maduros.

Quadro 14.1	Organização neurocomportamental e facilitação.		
Sistema	**Sinais de estresse**	**Sinais de estabilidade**	**Intervenções**
Autônomo			
Respiratório	Taquipneia, pausas respiratórias, padrão respiratório irregular, incursões respiratórias lentas, suspiros ou arquejos	Respiração tranquila, sem esforço; frequência e padrão regulares	Reduzir a luz, barulho e atividade na beira do leito (colocar celulares no modo vibratório, conversar mais baixo à beira do leito)
Coloração	Pálida, mosqueada, avermelhada, escura ou cianótica	Estável, corpo todo rosado	Utilizar cobertura para a mão e chupeta durante exames, procedimentos ou cuidados
			Acordar o recém-nascido lentamente e com voz suave, antes de tocá-lo, em todos os procedimentos, exames e cuidados, exceto no caso de deficiência auditiva; usar transição lenta de movimentos
Visceral	Vários episódios de tosse, espirros, bocejos, soluços, engasgos, grunhidos e estiramentos associados a defecar, cuspir	Estabilidade visceral, digestão tranquila, tolera alimentação	Adequar o ritmo da alimentação à capacidade e aos sinais do recém-nascido em um ambiente adequadamente modificado

(continua)

134 Parte 3 | Condições Gerais do Recém-nascido

Quadro 14.1 — Organização neurocomportamental e facilitação. *(Continuação)*

Sistema	Sinais de estresse	Sinais de estabilidade	Intervenções
Padrões motores relacionados com o sistema autônomo	Tremores, sobressaltos, espasmos musculares da face e/ou corpo, membros	Não são observados tremores, sobressaltos ou espasmos musculares	Reposicione delicadamente enquanto restringe os membros próximos ao corpo, se prematuro
			Evite perturbações do sono
			Posicione de modo adequado para o desenvolvimento neuromotor e conforto; aninhe/aconchegue ou envolva em mantas, conforme necessário, para reduzir tremores e sobressaltos
			Controle a dor de modo adequado
Motor			
Tônus	Hipertonia ou hipotonia; corpo, membros e/ou face moles/flácidos; hiperflexão	Tônus consistente e fidedigno com a idade corrigida; movimento, atividade e postura controlados ou com maior controle	Incentive períodos de repouso/ reduza as perturbações do sono, minimize o estresse, aconchegue ou envolva em mantas
Postura	Incapaz de manter postura flexionada, alinhada e confortável	Postura melhorada ou mais bem mantida; com maturação na postura, sustentável sem o auxílio de dispositivos de posicionamento	Forneça limites, dispositivos de posicionamento ou mantas para manter a flexão, aconchegar, alinhar e fornecer conforto, conforme apropriado
Nível de atividade	Contorce-se com frequência, debate-se freneticamente ou exibe pouco ou nenhum movimento	Atividade consistente com o ambiente, estado e idade corrigida	Intervenha conforme necessário para o manejo da dor, modificação ambiental, diminuição dos estímulos; incentive o contato pele com pele; contenha
Estado			
Sono	Inquietação, espasmos faciais, movimentos, incursões respiratórias irregulares, agitação, caretas, gemidos ou sons; reage ao ambiente	Períodos de sono calmo e reparador; menos movimento corporal/facial; pouca resposta ao ambiente	Posicionamento confortável e adequado à idade para o sono, em um ambiente calmo e escuro, sem interrupções, exceto por necessidade médica. Posicione as mãos do recém-nascido perto da face ou da boca, ou de modo que ele possa aprender a posicioná-las sozinho
Vigília	Baixo nível de vigília com os olhos desfocados; expressão hiperalerta de preocupação/ pânico; face de choro ou choro ativo; evita ativamente o contato visual desviando o olhar ou fechando os olhos; irritabilidade, períodos de vigília prolongada; difícil de consolar ou inconsolável	Alerta, olhos brilhantes e vivos, com foco da atenção em um objeto ou pessoa; choro forte; acalma-se rapidamente com a intervenção, é consolado em 2 a 5 min	Encoraje a mãe/pai a segurar o recém-nascido conforme desejado, do modo convencional ou com contato pele com pele. Pode estar pronto para um breve contato ocular em torno de 30 a 32 semanas, sem apresentar sinais de estresse Incentive momentos acordados com atividades apropriadas à idade corrigida, com base em dados do estresse e estabilidade de cada recém-nascido
Autorregulação			
Motora	Poucas tentativas de flexionar ou dobrar o corpo, poucas tentativas de empurrar os pés contra os limites, incapaz de manter as mãos na face ou na boca, sugar a chupeta pode ser mais estressante do que calmante	As estratégias de autorregulação incluem: pressionar o pé contra os limites ou contra o próprio pé/perna; apertar as mãos uma contra a outra; levar a mão à boca ou ao rosto, segurando cobertores ou tubos; dobrar o corpo/tronco; sugar; mudanças de posição	Confira o uso de mantas para enrolar o recém-nascido ou para dar suporte ao mesmo, removendo apenas uma pequena parte do corpo de cada vez, mantendo a maior parte do corpo coberta

(continua)

Capítulo 14 | Apoio ao Desenvolvimento **135**

Quadro 14.1	**Organização neurocomportamental e facilitação.** *(Continuação)*		
Sistema	Sinais de estresse	Sinais de estabilidade	Intervenções
Motora			Peça ajuda do pai/mãe ou enfermeiro durante exames, testes ou procedimentos; envolva com mantas ou acomode o recém-nascido, conforme necessário, de modo a manter os membros próximos ao corpo durante o cuidado ou exame e limitar o espaço para que o recém-nascido tenha onde pressionar ou apertar os pés
			Posicione para dormir com as mãos na face ou na boca
			Forneça a chupeta de modo intermitente quando acordado e em alguns outros momentos, além de durante exames, cuidados ou procedimentos
			Dê aos recém-nascidos mais velhos algo para segurar (pode ser um dedo ou cobertor)
			Incentive a parentalidade a ofereça apoio à habilidades de maternidade/paternidade; ensine aos pais os sinais e comportamentos de comunicação da criança; exemplifique respostas adequadas aos sinais
Estado	Transições rápidas de estado, incapaz de passar para o estado sonolento ou de sono quando está estressado; os estados não são claros para o observador	Passa suavemente de estados de excitação elevada para estados de vigília tranquila ou para o sono; foca a atenção em um objeto ou pessoa; mantém um estado acordado calmo sem estresse ou com alguma facilitação	Evite consistentemente a interrupção abrupta do estado de comportamento (p. ex., iniciar um exame sem preparar o recém-nascido para isso), acordando-o lentamente, com uma fala calma ou toque; use iluminação indireta ou proteja os olhos do recém-nascido durante exames ou cuidados, dependendo da idade corrigida
			Ajude-o a voltar a dormir ou voltar ao estado acordado calmo após a manipulação
			Forneça estimulação visual auditiva e facial para os recém-nascidos em estado acordado calmo, baseado nos sinais; recém-nascidos pré-termo podem precisar começar com apenas um modo de estimulação, acrescentando outros modos de acordo com os sinais
			Acomode ou envolva o recém-nascido com mantas para facilitar o controle ou a manutenção do estado

Modificado de Als H. "Toward a synactive theory of development: promise for the assessment and support of infant individuality." *Infant Ment Health J.*, 1982; 3: 229-243; Als H. "A synactive model of neonatal behavior organization: framework for the assessment of neurobehavioral development in the premature infant and for support of infants and parents in the neonatal intensive care environment." *Phys Occup Ther Pediatr.*, 1986; 6: 3-55; Hunter, J. G. "The neonatal intensive care unit." In: Case-Smith, J.; Allen, A. S.; Pratt, P. N. eds. *Occupational Therapy for Children*. St. Louis, MO: Mosby; 2001: 593; Carrier, C. T.; Walden, M.; Wilson, D. "The high-risk newborn and family." In: Hockenberry, M. J. ed. *Wong's Nursing Care of Infants and Children*. 7ª ed. St. Louis, MO: Mosby; 2003.

136 Parte 3 | Condições Gerais do Recém-nascido

A. Respostas ao estresse. Os sinais de estresse relacionados com o comportamento autônomo, motor, de estado e organizacional e de atenção/interação se combinam para proporcionar um perfil basal da tolerância geral do recém-nascido a diversos estímulos. Os sinais autônomos de estresse incluem alterações na coloração, na frequência cardíaca e no padrão respiratório, bem como alterações viscerais como engasgos, soluços, vômitos e defecação. Os sinais motores de estresse incluem caretas, abrir muito a boca, espasmos, hiperextensão dos membros, abdução dos dedos das mãos, arqueamento do dorso, agitação psicomotora e hipertonia ou hipotonia generalizada. Movimentos bruscos e tremores estão associados ao sistema neuromotor imaturo do recém-nascido prematuro. As alterações situacionais que sugerem estresse incluem transições rápidas na condição, estados de sono difuso, irritabilidade e letargia. Mudanças na atenção ou disponibilidade interacional de crianças pré-termo, exibidos ao cobrir os olhos/face, demonstrar aversão ao olhar, franzir a testa e na apresentação facial hiperalerta ou em pânico, representam sinais de estresse em recém-nascidos pré-termo.

B. Comportamento autorregulador. Recém-nascidos pré-termo empregam diversos comportamentos de autoconsolo para lidar com o estresse. Esses comportamentos incluem apertar a mão ou pé, sugar, trazer as mãos à face, ficar em posição flexionada, arrulhar e segurar a roupa de cama, tubos ou partes do seu próprio corpo. Procedimentos dolorosos podem superar a capacidade de autoconsolo do recém-nascido. O apoio ao recém-nascido durante situações estressantes demanda facilitação pela enfermagem, pelo médico ou pelos pais.

III. Objetivos do apoio ao desenvolvimento.
O apoio ao desenvolvimento de recém-nascidos de alto risco exige que os cuidadores atentem para os sinais observáveis (autônomos, motores e de estado) e sejam sensíveis a esses sinais. Os sinais da criança fornecem dicas para o tipo de intervenção que pode ser mais eficaz para reduzir as respostas ao estresse e ao subsequente custo fisiológico. Cada cuidador precisa aprender a reconhecer e reagir adequadamente quando o recém-nascido comunica estresse, dor ou necessidade de atenção. A prioridade do CIAD consiste nos recém-nascidos que recebem estímulos auditivos, visuais e sociais sem comprometimento da função e da integração autônoma, motora ou de estado. Quando esse objetivo é alcançado, recém-nascidos pré-termo e recém-nascidos de alto risco podem começar a explorar o seu mundo e se relacionar com seus pais durante trocas significativas e recíprocas.

A. Apoio à estabilidade do sistema autônomo. Como os sistemas autônomo e visceral não podem ser afetados diretamente, modificações motoras e ambientais são utilizadas para auxiliar o retorno do recém-nascido a um estado estável e calmo, que incentive a estabilidade autônoma. As intervenções, incluindo envolver com mantas, conter as mãos (segurar as mãos e pés da criança, posicionando-a na linha média) e aninhar limitando a liberdade do recém-nascido, são eficazes para acalmar e reduzir as respostas de dor. A alimentação com planejamento antecipado para se ter um ambiente calmo e silencioso, o envolvimento com manta para reduzir a excitação motora e o ato de deixar o recém-nascido estabelecer o ritmo da alimentação têm maior probabilidade de dar certo e desencadear menos comportamentos de estresse.

B. Intervenção por meio do sistema motor. O apoio ao sistema motor é focado no desenvolvimento e na função, bem como na prevenção de deformidades de posicionamento ou limitações funcionais adquiridas. A restrição do sistema motor ou segurar as mãos e os pés da criança, posicionando-a na linha média, é útil para acalmar ou fornecer apoio durante os cuidados e/ou procedimentos. São necessários dispositivos de posicionamento quando o recém-nascido não consegue manter uma postura flexionada e alinhada, com orientação na linha média, que também seja confortável. Recém-nascidos a termo que não conseguem manter a postura e/ou o movimento apropriados à idade por conta de doenças neuromusculares, anomalias congênitas, gravidade da doença ou medicamentos podem desenvolver problemas musculoesqueléticos ou perda da integridade da pele pela roupa de cama e apoio impróprios, e também precisam de auxílio para o posicionamento.

C. Criação de ambientes que estimulam a organização da condição. Recém-nascidos pré-termo têm controle precário, com menor capacidade de manter um estado e uma transição variável entre os estados, em comparação com crianças nascidas a termo. Fazem-se modificações ambientais para promover estados de atenção calmos e focados e para estimular períodos de sono bem definido e reparador, com respirações regulares e pouco movimento. Para promover o desenvolvimento da organização do estado, é importante evitar atividades que causem transições abruptas de estado, como acordar um

Capítulo 14 | Apoio ao Desenvolvimento **137**

recém-nascido dormindo ao reposicioná-lo para um exame. Falar baixo com o recém-nascido e chamá-lo pelo nome ao se aproximar para realizar um atendimento à beira do leito, tocá-lo delicadamente e segurá-lo de modo gradual para reposicioná-lo são medidas preventivas de interrupção abrupta do estado. Funcionários, pais e qualquer outra pessoa que se aproxime do recém-nascido devem ser consistentes em suas abordagens.

IV. Ambiente de apoio ao desenvolvimento. Ao fornecer um ambiente de UTIN que apoia o desenvolvimento, os cuidadores neonatais dão suporte ao desenvolvimento neurológico e sensorial e potencialmente minimizam os desfechos negativos em recém-nascidos pré-termo e lactentes clinicamente frágeis. O recém-nascido em estado grave também precisa de modificações ambientais que reduzam o estresse e promovam o sono e a recuperação. Quando possível, o ideal é antecipar as necessidades ambientais do recém-nascido antes da internação.

A. Som. O alto nível de ruído na UTIN está associado a estresse fisiológico e instabilidade autônoma. Níveis de ruído intensos, entre 55 e 60 dB(A), e também acima disso, interrompem o sono e podem afetar o desenvolvimento do encéfalo, que ocorre tanto durante o sono ativo/leve quanto durante o sono tranquilo. O desenvolvimento da organização do estado de sono também pode ser alterado. A American Academy of Pediatrics (AAP) recomenda que os níveis de ruído médios da UTIN não excedam 50 decibéis com ponderação A (dB[A]). Um programa de CIAD inclui esforços sistemáticos para controlar o som ambiente (p. ex., conversar em tons baixos, passar visita longe do leito, colocar celulares no modo vibratório, ter cuidado ao abrir e fechar portinholas da incubadora). É necessário mensurar os níveis de ruído de base, além de avaliar as fontes que contribuem para a intensidade dos ruídos ou os sons altos repentinos. O monitoramento aleatório dos níveis sonoros é útil para manter baixos os níveis de ruído.

Uma consideração importante é que a fonte mais natural de som para o recém-nascido prematuro e clinicamente frágil é a voz da mãe. Se o recém-nascido não conseguir distinguir a voz materna dos ruídos do ambiente, seu desenvolvimento auditivo pode se desviar da evolução natural que começa no útero.

B. Iluminação. A correlação entre a luz ambiente e o desenvolvimento neuropsicomotor é menos clara. A iluminação reduzida (*i. e.*, incubadora escura e uso de tapa-olhos durante a fototerapia) está associada à maior estabilidade autônoma em recém-nascidos pré-termo e abertura ocular mais frequente entre recém-nascidos pré-termo e a termo. Um benefício desenvolvimental além da redução da luz ambiente é a redução do ruído ambiente e o menor manuseio do lactente. Recém-nascidos pré-termo precoces podem sentir desconforto quando expostos à luz intensa, visto que suas pálpebras são muito finas e não conseguem bloquear a luz e porque o reflexo pupilar imaturo não é aparente até que a idade corrigida seja de cerca de 30 semanas. A estimulação visual antes da idade corrigida de 30 a 32 semanas muitas vezes é acompanhada por respostas ao estresse. A proteção do recém-nascido pré-termo precoce contra a luz pode ser realizada com tampões acolchoados espessos que contenham material escuro no lado voltado para a incubadora. A iluminação para os funcionários precisa estar em níveis que possibilitem o atendimento seguro e eficiente. Durante os procedimentos, os olhos do recém-nascido precisam ser protegidos da luz direta usando tendas de cobertor ou outros métodos que não exijam estímulos táteis. Pode-se usar tampão ocular, mas estes podem ser outra fonte de estresse tátil.

A redução da luz na UTIN não parece afetar a incidência ou a progressão da retinopatia da prematuridade nem alterar os potenciais visuais evocados medidos na primeira infância. Como estes são desfechos de relativamente curto prazo, os efeitos a longo prazo da iluminação e estimulação visual atípica precoce ainda são desconhecidos.

As AAP (Guidelines for Perinatal Care) recomendam parâmetros de iluminação de 10 a 600 lux, com iluminação separada para procedimentos não superior a 1.000 a 1.500 lux. A AAP também apoia a recomendação da Illuminating Engineering Society e o projeto Consensus Committee on NICU, de 2007, de que as UTIN novas ou reformadas forneçam iluminação ambiente de 10 a 20 lux, níveis semelhantes aos usados em pesquisas com iluminação cíclica para o tratamento com luz diurna.

A iluminação cíclica pode ser benéfica para recém-nascidos pré-termo, mas não é conhecida a idade gestacional na qual a intensidade de luz, o padrão dia/noite e a duração da iluminação são seguros e benéficos. Os recém-nascidos pré-termo expostos à iluminação cíclica na idade gestacional igual ou superior

138 Parte 3 | Condições Gerais do Recém-nascido

a 30 semanas apresentaram maior ganho de peso, alimentação oral mais precoce e padrões mais regulados de repouso/atividade, após a alta, do que os grupos controle. No entanto, a estimulação sensorial atípica de um sistema sensorial pode afetar adversamente a função de outro sistema sensorial. Até que se saiba mais sobre a exposição à luz, é melhor utilizar uma abordagem conservadora.

V. Prática de cuidados de apoio ao desenvolvimento. O apoio ao desenvolvimento na UTIN demanda colaboração e trabalho em equipe para integrar as necessidades de desenvolvimento dos recém-nascidos no contexto de tratamento médico e cuidados de enfermagem. Isso exige uma equipe primária coordenada que inclui a família e é projetada para trabalhar em parceria em torno do estado de vigília, ciclos de sono, sinais de comunicação, condição clínica e presença da família do recém-nascido. O objetivo é maximizar o repouso, minimizar o estresse e otimizar a cura e o crescimento em uma estrutura que apoia a participação da família.

A. Posicionamento. Os objetivos são facilitar o posicionamento dos membros flexionados e na linha média, estabilizar o padrão respiratório e diminuir o estresse fisiológico. As intervenções incluem flexão, aconchego, alinhamento na linha média e conforto. O uso de "materiais para aninhar o recém-nascido" (p. ex., rolos de cobertor macio, dispositivos de posicionamento disponíveis no mercado) ou envolver o recém-nascido em mantas é útil para minimizar a abdução dos membros superiores/inferiores, a retração escapular e a hiperextensão cervical típica de recém-nascidos pré-termo. Os recém-nascidos mais maduros com transtornos neuromusculares congênitos ou esqueléticos também podem precisar de apoio ao posicionamento.

O aninhamento precisa oferecer espaço suficiente para que o recém-nascido prematuro empurre o que limita seus movimentos, pois a capacidade de se mover como o feto se move no útero possibilita maior desenvolvimento dos sistemas neuromotor e esquelético.

B. Alimentação. A alimentação oral é uma complexa tarefa que demanda maturação fisiológica, coordenação da mecânica para sugar-deglutir-respirar e desenvolvimento de habilidades motoras orais. O aleitamento materno é o método preferido. O leite materno é recomendado tanto para recém-nascidos prétermo quanto para os recém-nascidos a termo (ver Capítulo 22). A transição da nutrição enteral para a mamadeira exige excelente avaliação e julgamento por parte do cuidador. O recém-nascido que aprende a sugar o bico da mamadeira com sucesso e gosta da alimentação é menos propenso a desenvolver problemas de alimentação após a alta. É importante que os recém-nascidos aprendam a se alimentar corretamente e que os familiares sejam capazes de alimentá-los, em suas casas, sem o uso de técnicas não ortodoxas. A progressão para alimentação oral depende muito de elementos do CIAD e ocorre previsivelmente em várias fases. A pré-sucção não nutritiva (PSNN) é caracterizada por sucção fraca e instabilidade dos sistemas de regulação motor, autônomo e do estado; a PSNN é caracterizada por padrões de sucção mais ideais e deve ser incentivada durante a alimentação por gavagem. A sucção nutritiva começa tipicamente na idade corrigida de aproximadamente 33 semanas e progride para a ingestão completa conforme melhoram a estabilidade autônoma e a coordenação motora oral. As estratégias para promover a progressão bem-sucedida por essas fases incluem identificar e minimizar os sinais de estresse fisiológico, modificar o ambiente para promover a estabilidade autônoma, alimentar em uma posição mediana flexionada, usar técnicas de estimulação e bicos de fluxo lento. As considerações ao planejar a alimentação incluem fornecer oportunidades para a prática, preparar o ambiente para minimizar o estresse e considerar os sinais do recém-nascido de prontidão à alimentação para começar a alimentar, em vez de aderir estritamente ao padrão para uma idade corrigida específica, intervalos de tempo determinados e duração da alimentação. Quando são seguidos os sinais de prontidão para a alimentação, os recém-nascidos apresentam significativamente menos eventos adversos durante as alimentações, chegam à alimentação oral completa mais cedo, recebem alta antes, ganham tanto peso quanto os controles e demonstram cerca de três sinais por alimentação. Além disso, a alimentação empírica, que consiste em alimentar com frequência durante o dia, sem se preocupar com sua duração, também resulta em menos tempo até a alimentação oral completa. Manter um cateter de gavagem posicionado durante as tentativas iniciais de alimentação ou realizar inserções repetidas pode causar desconforto e interferir na progressão da alimentação ou posteriormente levar à aversão oral e transtornos alimentares. São necessárias pesquisas para entender melhor os fatores de risco de distúrbios de comportamento alimentar associados à estimulação nociceptiva aversiva ou repetida da orofaringe e do sistema digestório.

Capítulo 14 | Apoio ao Desenvolvimento **139**

C. Toque

1. A **contenção facilitada** pode ser realizada pelos pais logo após a admissão. Essa técnica reduz as respostas de dor durante os eventos dolorosos e não dolorosos. Os pais podem aprender a tocar seu recém-nascido de modo que seja confortável para ele e não provoque estresse

2. O **método canguru** é outra técnica consistentemente associada a melhores desfechos infantis (*i. e.*, menos complicações respiratórias, maior ganho de peso e melhor regulação da temperatura) e maternos (*i. e.*, maior competência materna e amamentação por um período mais prolongado). As mães que usam o método canguru produzem um maior volume de leite materno do que aquelas que seguram o recém-nascido do modo tradicional. O método canguru pode ser iniciado assim que o recém-nascido estiver clinicamente estável. O recém-nascido fica apoiado no tórax da mãe ou pai usando apenas uma fralda, sendo protegido com um cobertor e touca, conforme necessário. Recomenda-se segurá-lo por no mínimo 1 hora nesse método. Um protocolo de UTIN para o método canguru garante segurança e minimiza a resposta de estresse do recém-nascido ao manuseio/posicionamento. O método canguru influencia o desenvolvimento de vários sistemas sensoriais, incluindo tátil (pele), olfatório e vestibular (elevação/depressão do tórax). O pai/mãe está perto o suficiente para falar em tom suave e ser escutado por seu recém-nascido se o ruído ambiente for minimizado. A capacidade visual do recém-nascido prematuro não é estimulada, pois o contato visual não é um componente necessário para o método canguru. Os pais podem estar com seu recém-nascido precocemente, de um modo que é gratificante para eles e apoiador para o seu recém-nascido.

D. Colaboração em equipe e consistência do cuidado. O cuidado desenvolvimental não é considerado um apoio adicional ou "extra" para o recém-nascido, feito apenas quando o tempo possibilita ou em situações não emergenciais. A natureza imprevisível do cuidado na UTIN pode ser minimizada por cuidadores consistentes e familiarizados com as condições clínicas e comportamentais basais do recém-nascido, por pessoas que prestem cuidados de modo semelhante, que respondam rapidamente aos sinais do recém-nascido e que forneçam informações relevantes a todos os membros da equipe, incluindo os familiares, para criar um plano individualizado de atendimento. O plano de desenvolvimento é complementar ao plano de assistência médica e utiliza princípios de desenvolvimento, técnicas e modificações ambientais para reduzir os estressores que desafiam a estabilidade fisiológica do recém-nascido ao longo da instabilidade comportamental.

VI. Dor e estresse. A avaliação e o manejo da dor constituem um direito básico de *todos* os pacientes. As diretrizes de avaliação e prática baseadas em evidências facilitam o uso do manejo da dor por médicos, enfermeiros e outros profissionais da saúde. A abordagem simplificada usando algoritmos pode aumentar sua utilização na beira do leito.

A. Dor. Intervenções não farmacológicas efetivas incorporam princípios de desenvolvimento, como envolver em mantas, PSNN, método canguru, contenção com as mãos do recém-nascido posicionando os membros em direção à linha média/contenção facilitada, amamentação e administração oral de uma solução de sacarose (ver Capítulo 67). As medidas não farmacológicas são utilizadas como complemento ao tratamento farmacológico de dor moderada a intensa (ver Capítulo 67).

B. A AAP e a Canadian Pediatric Society defendem o manejo da dor e do estresse. Situações de alto estresse precisam ser identificadas e modificadas para minimizar o impacto sobre o recém-nascido doente ou prematuro. Exemplos de condições de possível estresse elevado incluem os cuidados na sala de parto, o transporte para a UTI, o processo de internação e procedimentos diagnósticos que muitas vezes causam dor ou desconforto, além de estresse. Durante eventos estressantes, o apoio ao desenvolvimento com base nos sinais do recém-nascido orienta o cuidado da equipe da UTIN.

VII. Orientações/apoio aos pais. O CIAD efetivo é dependente da implementação de princípios do cuidado centrado na família durante a internação na UTIN, bem como na transição para casa.

A. Na UTIN. O nascimento prematuro e a hospitalização na UTIN têm impacto negativo nas interações entre pais e filhos, o que, por sua vez, está associado a sequelas adversas no desenvolvimento a longo

140 Parte 3 | Condições Gerais do Recém-nascido

prazo. Interações individuais centradas na família (*i. e.*, avaliações, apoio e orientações de desenvolvimento baseados na família) têm sido associadas à redução do estresse dos pais e à interações mais positivas entre pais e filhos. As políticas da UTIN centradas na família incluem acolhimento dos familiares 24 h/dia, promoção da participação da família no cuidado do recém-nascido, criação de conselhos consultivos de pais, implementação de grupos de apoio aos pais e disposição de áreas confortáveis de alojamento conjunto para os pais.

B. Orientações para a alta. Como o crescimento e a maturação do encéfalo ocorrem mais lentamente no ambiente extrauterino, os pais precisam estar preparados para o fato de que, muito provavelmente, seu recém-nascido não se comportará como um recém-nascido a termo, mesmo depois de ter chegado à idade corrigida de 40 semanas. Muitos pais relatam estar sendo mal preparados para a alta da UTI no que diz respeito ao reconhecimento de sinais de doença, à utilização de estratégias efetivas de tranquilização do recém-nascido, à conscientização do desenvolvimento típico e atrasado e ao uso de estratégias de promoção do desenvolvimento infantil. Iniciar as orientações bem antes da alta pode ajudar os pais a estarem mais bem preparados para assumir o papel de cuidadores primários.

C. Apoio à família após a alta. Os pais de recém-nascidos pré-termo relatam sentir-se assustados e sozinhos após a alta da UTI, mesmo quando enviados para casa com o apoio de uma enfermeira e de especialistas em intervenção precoce. Muitas comunidades dispõem de grupos de apoio para pais de recém-nascidos pré-termo, projetados para fornecer apoio emocional e educacional a longo prazo. Além disso, estão disponíveis revistas, livros e materiais na internet relacionados sobre a parentalidade de recém-nascidos pré-termo. Nos EUA, uma abordagem promissora para facilitar a transição sem intercorrências para serviços comunitários inclui o encaminhamento para o programa federal Early Intervention (EI, Intervenção Precoce), antes da alta do recém-nascido, e a colaboração entre os profissionais da UTIN e da EI para criar um plano de transição que apoie o desenvolvimento.

D. Acompanhamento do recém-nascido e programas de EI. O foco de um programa de acompanhamento é evitar ou minimizar o atraso no desenvolvimento por meio da identificação precoce de fatores de risco e encaminhamento para programas de tratamento adequado. O acompanhamento atento é fundamental para maximizar os desfechos de desenvolvimento. O grupo de recém-nascidos que é acompanhado e a frequência das avaliações desse acompanhamento dependem dos recursos locais e do centro médico. Independente disso, todo centro que atende recém-nascidos clinicamente frágeis e pré-termos deve ter um programa de acompanhamento.

Leitura sugerida

Als H. *Manual for the Naturalistic Observation of Newborn Behavior: Newborn Individualized Developmental Care and Assessment Program.* Boston: Harvard Medical School; 1995.

Kenner C, McGrath JM, eds. *Developmental Care of Newborns and Infants: A Guide for Health Professionals.* St. Louis, MO: Mosby; 2010.

Laadt VL, Woodward BJ, Papile LA. System of risk triage: a conceptual framework to guide referral and developmental intervention decisions in the NICU. *Infants & Young Children* 2007;20(4):336–344.

Turnage-Carrier C. Developmental support. In: Walden M, Verklan T, eds. *Core Curriculum for Neonatal Nursing.* 4th ed. Philadelphia: WB Saunders; 2010:208–232.

15 Controle da Temperatura
Kimberlee Chatson

I. Produção de calor. A termorregulação em adultos é alcançada por meio de atividades metabólica e muscular (p. ex., tremores). Durante a gravidez, os mecanismos maternos mantêm a temperatura intrauterina. Após o nascimento, os recém-nascidos precisam adaptar-se ao seu ambiente relativamente frio pela produção metabólica de calor, pois não conseguem causar uma resposta de tremor adequada.

Os neonatos a termo têm uma fonte de termogênese na gordura marrom, que é altamente vascularizada e inervada por neurônios simpáticos. Quando enfrentam estresse do frio, os níveis de norepinefrina aumentam e atuam no tecido adiposo marrom estimulando a lipólise. A maioria dos ácidos graxos livres (AGL) é reesterificada ou oxidada; ambas as reações produzem calor. A hipoxia ou o bloqueio beta-adrenérgico reduz essa resposta.

II. Manutenção da temperatura

A. Os **neonatos prematuros** apresentam exacerbação dos mecanismos de perda de calor combinada com redução da capacidade de produção de calor. Esses problemas especiais na manutenção da temperatura os deixam em desvantagem em comparação com neonatos a termo; neonatos prematuros apresentam:
1. Razão área de superfície cutânea/peso mais alta
2. Pele extremamente permeável, o que acarreta maior perda transepidérmica de água
3. Redução da gordura subcutânea, com menos capacidade isolante
4. Reservas menos desenvolvidas de gordura marrom
5. Redução da reserva de glicogênio
6. Incapacidade de receber calorias suficientes para prover nutrientes para a termogênese e o crescimento
7. Limitação do consumo de oxigênio quando há problemas pulmonares.

B. Estresse do frio. Os neonatos prematuros sujeitos à hipotermia aguda respondem com vasoconstrição periférica, causando metabolismo anaeróbico e acidose metabólica. Isso pode causar vasoconstrição pulmonar, que leva à piora da hipoxemia, do metabolismo anaeróbico e da acidose. A hipoxemia compromete ainda mais a resposta do recém-nascido ao frio. Portanto, os neonatos prematuros correm alto risco de hipotermia e suas sequelas (*i. e.*, hipoglicemia, acidose metabólica, aumento do consumo de oxigênio). O problema mais comum enfrentado por neonatos prematuros é a perda de calor pelo estresse do frio crônico não reconhecido, resultando em consumo excessivo de oxigênio e incapacidade de ganhar peso.

C. A **lesão neonatal** pelo frio ocorre em neonatos de baixo peso ao nascer (BPN) e em neonatos a termo com distúrbios do sistema nervoso central (SNC). É mais frequente em partos domiciliares, partos de emergência e situações em que não se dá atenção adequada ao ambiente térmico e à perda de calor. Esses recém-nascidos podem ter uma cor vermelho-viva em virtude da incapacidade da oxi-hemoglobina de dissociar-se em temperatura baixa. Pode haver palidez ou cianose central. A pele pode mostrar edema e esclerema. A temperatura central é com frequência inferior a 32,2°C. Os sinais podem incluir: (i) hipotensão; (ii) bradicardia; (iii) respiração irregular, superficial e lenta; (iv) atividade reduzida; (v) reflexo de sucção débil; (vi) resposta reduzida a estímulos; (vii) reflexos diminuídos; e (viii) distensão abdominal ou vômitos. Há acidose metabólica, hipoglicemia, hiperpotassemia, azotemia e oligúria. Às vezes há sangramento generalizado, incluindo hemorragia pulmonar. É incerto se o aquecimento deve ser rápido ou lento. O ajuste da temperatura cutânea abdominal para 1°C mais alta que a temperatura central em um aquecedor radiante produzirá reaquecimento lento, e um ajuste para 36,5°C também resultará em reaquecimento lento. Se o recém-nascido estiver hipotenso, deve-se fornecer solução de NaCl a 0,9% (10 a 20 mℓ/kg); usa-se o bicarbonato de sódio para corrigir a acidose metabólica. A possibilidade de infecção, sangramento ou lesão deve ser investigada e tratada.

D. Hipertermia, definida como temperatura corporal central elevada, pode ser causada por ambiente relativamente quente, infecção, desidratação, disfunção do SNC ou medicamentos. A exposição de recém-nascidos à luz solar para tratar a hiperbilirrubinemia é perigosa e pode acarretar hipertermia significativa.

142 Parte 3 | Condições Gerais do Recém-nascido

Se a temperatura ambiente for a causa da hipertermia, o tronco e os membros têm a mesma temperatura e o neonato parece vasodilatado. Em contrapartida, os neonatos com sepse muitas vezes apresentam vasoconstrição generalizada e os membros são 2 a 3°C mais frios que o tronco.

III. Mecanismos de perda de calor

A. Radiação. O calor dissipa-se do neonato para um objeto mais frio no ambiente.

B. Convecção. O calor é perdido da pele para o ar em movimento. A perda depende da velocidade e da temperatura do ar.

C. Evaporação. O grau de perda depende principalmente da velocidade e da umidade relativa do ar. Recém-nascidos molhados na sala de parto são especialmente suscetíveis à perda de calor evaporativa.

D. Condução. Este é um mecanismo leve de perda de calor que ocorre do neonato para a superfície sobre a qual ele repousa.

IV. Ambientes térmicos neutros minoram a perda de calor. Condições termoneutras existem quando a produção de calor (medida pelo consumo de oxigênio) é mínima e a temperatura central está dentro da faixa normal (Quadro 15.1).

Quadro 15.1	Temperatura ambiente neutra.		
Idade e peso		**Temperatura***	
		No início (°C)	**Faixa (°C)**
0 a 6 h			
Abaixo de 1.200 g		35,0	34,0 a 35,4
1.200 a 1.500 g		34,1	33,9 a 34,4
1.501 a 2.500 g		33,4	32,8 a 33,8
Acima de 2.500 g (e > 36 semanas de gestação)		32,9	32,0 a 33,8
6 a 12 h			
Abaixo de 1.200 g		35,0	34,0 a 35,4
1.200 a 1.500 g		34,0	33,5 a 34,4
1.501 a 2.500 g		33,1	32,2 a 33,8
Acima de 2.500 g (e > 36 semanas de gestação)		32,8	31,4 a 33,8
12 a 24 h			
Abaixo de 1.200 g		34,0	34,0 a 35,4
1.200 a 1.500 g		33,8	33,3 a 34,3
1.501 a 2.500 g		32,8	31,8 a 33,8
Acima de 2.500 g (e > 36 semanas de gestação)		32,4	31,0 a 33,7
24 a 36 h			
Abaixo de 1.200 g		34,0	34,0 a 35,0
1.200 a 1.500 g		33,6	33,1 a 34,2
1.501 a 2.500 g		32,6	31,6 a 33,6
Acima de 2.500 g (e > 36 semanas de gestação)		32,1	30,7 a 33,5
36 a 48 h			
Abaixo de 1.200 g		34,0	34,0 a 35,0
1.200 a 1.500 g		33,5	33,0 a 34,1
1.501 a 2.500 g		32,5	31,4 a 33,5
Acima de 2.500 g (e > 36 semanas de gestação)		31,9	30,5 a 33,3
48 a 72 h			
Abaixo de 1.200 g		34,0	34,0 a 35,0
1.200 a 1.500 g		33,5	33,0 a 34,0
1.501 a 2.500 g		32,3	31,2 a 33,4
Acima de 2.500 g (e > 36 semanas de gestação)		31,7	30,1 a 33,2
72 a 96 h			
Abaixo de 1.200 g		34,0	34,0 a 35,0
1.200 a 1.500 g		33,5	33,0 a 34,0
1.501 a 2.500 g		32,2	31,1 a 33,2
Acima de 2.500 g (e > 36 semanas de gestação)		31,3	29,8 a 32,8

(continua)

Capítulo 15 | Controle da Temperatura **143**

Quadro 15.1	Temperatura ambiente neutra. *(Continuação)*	
Idade e peso	**Temperatura***	
	No início (°C)	**Faixa (°C)**

4 a 12 dias
  Abaixo de 1.500 g
  1.501 a 2.500 g
  Acima de 2.500 g (e > 36 semanas de gestação)
	33,5
	32,1
	–
		33,0 a 34,0
		31,0 a 33,2
		–

4 a 5 dias	31,0	29,5 a 32,6
5 a 6 dias	30,9	29,4 a 32,3
6 a 8 dias	30,6	29,0 a 32,2
8 a 10 dias	30,3	29,0 a 31,8
10 a 12 dias	30,1	29,0 a 31,4

12 a 14 dias
  Abaixo de 1.500 g
  1.501 a 2.500 g
  Acima de 2.500 g (e > 36 semanas de gestação)
	33,5
	32,1
	29,8
		32,6 a 34,0
		31,0 a 33,2
		29,0 a 30,8

2 a 3 semanas
  Abaixo de 1.500 g
  1.501 a 2.500 g
	33,1
	31,7
		32,2 a 34,0
		30,5 a 33,0

3 a 4 semanas
  Abaixo de 1.500 g
  1.501 a 2.500 g
	32,6
	31,4
		31,6 a 33,6
		30,0 a 32,7

4 a 5 semanas
  Abaixo de 1.500 g
  1.501 a 2.500 g
	32,0
	30,9
		31,2 a 33,0
		29,5 a 35,2

5 a 6 semanas
  Abaixo de 1.500 g
  1.501 a 2.500 g
	31,4
	30,4
		30,6 a 32,3
		29,0 a 31,8

*Em termos gerais, os menores neonatos em cada grupo de peso necessitam de temperatura no segmento mais alto da faixa térmica. Dentro de cada faixa etária, os neonatos mais jovens precisam de temperaturas mais altas. Fonte: Klaus M, Fanaroff A. The physical environment. In: *Care of the high risk neonate*, 5th ed. Philadelphia: WB Saunders, 2001.

V. Medidas para evitar perda de calor

A. Recém-nascido a termo sadio

1. As diretrizes de cuidado térmico padrão incluem: (i) manutenção da temperatura da sala de parto em 25°C (OMS); (ii) secar imediatamente o recém-nascido (sobretudo a cabeça); (iii) retirar mantas molhadas e (iv) enrolar o recém-nascido em mantas pré-aquecidas. Também é importante pré-aquecer superfícies e minimizar correntes de ar. Um gorro é útil para evitar perda significativa de calor pelo couro cabeludo, embora as evidências sugiram que apenas gorros de lã são efetivos.
2. O exame físico na sala de parto deve ser realizado com o neonato sob aquecedor radiante. Durante exames prolongados, deve-se utilizar uma sonda cutânea servocontrolada para manter a temperatura cutânea em 36,5°C.

B. Recém-nascido enfermo

1. As diretrizes de cuidado térmico padrão devem ser seguidas. Intervenções adicionais durante os primeiros 10 minutos podem otimizar a termorregulação.
2. Fontes externas de calor, inclusive o contato pele com pele e colchões aquecidos, comprovadamente reduzem o risco de hipotermia.
3. Barreiras para evitar a perda de calor também devem ser utilizadas no caso de recém-nascidos extremamente prematuros. Esses recém-nascidos devem ser colocados em um saco de polietileno imediatamente após o parto; o corpo molhado é colocado no saco até a altura do pescoço. Mantas e gorros de plástico também têm sido efetivas em recém-nascidos com menos de 29 semanas.

144 Parte 3 | Condições Gerais do Recém-nascido

4. Um aquecedor radiante deve ser utilizado durante a reanimação e a estabilização. Uma incubadora com aquecimento deve ser usada para fins de transporte.

5. Na UTIN, os recém-nascidos precisam de um ambiente termoneutro para minimizar o gasto energético; a incubadora deve ser mantida em temperatura apropriada, no modo ar (Quadro 15.1), se não for possível usar uma sonda cutânea devido ao potencial de lesão da pele nos recém-nascidos extremamente prematuros. Uma opção é programar o modo pele ou o servocontrole de tal maneira que o termostato interno da incubadora responda a alterações na pele do recém-nascido para garantir uma temperatura normal apesar de qualquer flutuação ambiental.

6. A umidificação das incubadoras comprovadamente reduz a perda de calor por evaporação e a perda insensível de água. Os riscos e preocupações com possível contaminação bacteriana foram contemplados pelos atuais modelos de incubadora, que incluem dispositivos de aquecimento que elevam a temperatura da água a um nível que destrói a maioria dos microrganismos. A água é transformada em vapor gasoso e não em névoa, eliminando as gotículas de água como meio de cultura para microrganismos.

7. Os leitos com aquecedor aberto servocontrolado podem ser usados para neonatos muito enfermos quando o acesso é importante. O uso de uma tenda feita de plástico ou cremes que sirvam de barreira, como vaselina ou óleo de girassol, previne a perda de calor por convecção e a perda hídrica insensível (ver Capítulo 23).

8. As incubadoras de paredes duplas não só limitam a perda de calor por radiação como reduzem as perdas por convecção e evaporação.

9. A tecnologia atual inclui o desenvolvimento de dispositivos híbridos, como a Versalet Incuwarmer (Hill-Rom Air-Shields) e a Giraffe Omnibed (Ohmeda Medical), que oferecem ambas as características do leito com aquecedor radiante tradicional e da incubadora em um só equipamento. Isso torna possível a conversão sem sobressaltos entre os modos, o que minora o estresse térmico e permite pronto acesso ao recém-nascido durante procedimentos de rotina e de emergência.

10. Os neonatos prematuros em condição relativamente estável podem ser vestidos com roupa e gorro e cobertos com lençol. Isso deve ser feito o quanto antes, ainda que o neonato esteja sob respirador. A frequência cardíaca e a respiração devem ser monitoradas continuamente, pois a roupa limita a observação.

VI. Perigos dos métodos de controle da temperatura

A. Hipertermia. Um aquecedor servocontrolado pode provocar calor em excesso, o que pode causar hipertermia intensa se a sonda se desprender da pele do recém-nascido. Os alarmes de temperatura estão sujeitos a falhas mecânicas.

B. Infecções não detectadas. A temperatura servocontrolada pode mascarar hipotermia ou hipertermia associada a infecções. O registro das temperaturas ambiente e central, além da observação para outros sinais de sepse, ajuda a detectar o problema.

C. Depleção de volume. Os aquecedores radiantes podem aumentar a perda hídrica insensível. O peso corporal e as entradas e eliminações devem ser monitorados estreitamente em neonatos assistidos sob aquecedores radiantes.

Leitura sugerida

Cramer K, Wiebe N, Hartling L, et al. Heat loss prevention: a systematic review of occlusive skin wrap for premature neonates. *J Perinatol* 2005;25(12):763–769.

Klaus MH, Fanaroff AA, eds. The physical environment. In: *Care of the high risk neonate.* 5th ed. Philadelphia: WB Saunders; 2001.

McCall EM, Alderdice FA, Halliday HL, et al. Interventions to prevent hypothermia at birth in preterm and/or low birthweight infants. *Cochrane Database Syst Rev* 2010;(3):CD004210.

Sherman TI, Greenspan JS, St Clair N, et al. Optimizing the neonatal thermal environment. *Neonatal Netw* 2006;25(4):251–260.

Sinclair JC. Servo-control for maintaining abdominal skin temperature at 36°C in low-birth-weight infants. *Cochrane Database Syst Rev* 2002;1:CD001074.

Acompanhamento de Recém-nascidos de Muito Baixo Peso ao Nascer e Prematuros Extremos

Jane E. Stewart e Marsha R. Joselow

I. Introdução. Dos mais de 4 milhões de nascimentos por ano nos EUA, 2% (ou 88.000) são prematuros extremos, ou seja, com menos de 32 semanas de idade gestacional (IG). Felizmente, a média de prematuros extremos parece ter se estabilizado após uma alta persistente no período de 1990 a 2005; associada à média de aumento de gêmeos e trigêmeos, que, presume-se, tem relação com a grande procura por tratamentos de fertilidade. Graças aos avanços do cuidado neonatal, o número de prematuros extremos em estado grave que sobreviveu ao período neonatal e recebeu alta da UTI cresceu. Tais crianças, com risco alto de sequelas clínicas e de desenvolvimento, têm necessidades únicas de acompanhamento que incluem a utilização de recursos médicos e educacionais especializados.

II. Questões da assistência médica

A. Questões respiratórias (ver Capítulo 34). Cerca de 23% dos neonatos de muito baixo peso ao nascer (MBPN; peso ao nascer < 1.500 g) e 35 a 45% dos neonatos de extremo baixo peso ao nascer (EBPN; peso ao nascer < 1.000 g) apresentam displasia broncopulmonar (DBP, definida como dependência de O_2 na idade pós-menstrual de 36 semanas). Os recém-nascidos com DBP devem ser monitorados à procura de morbidades relacionadas, incluindo exacerbações respiratórias agudas, infecções das vias respiratórias superiores e inferiores, doença reativa das vias respiratórias, condições cardíacas (p. ex., hipertensão pulmonar e *cor pulmonale*), falhas no crescimento e retardo do desenvolvimento. Aqueles com DBP grave podem precisar de tratamento por traqueostomia e suporte ventilatório a longo prazo. Mais comumente, os neonatos com DBP significativa necessitam da combinação de oxigenoterapia suplementar, broncodilatador, esteroides e diuréticos.

1. Os neonatos de MBPN têm probabilidade quatro vezes mais alta de serem re-hospitalizados durante o primeiro ano de vida do que neonatos de peso ao nascer mais alto; até 60% são re-hospitalizados pelo menos uma vez até alcançarem a idade escolar. As internações durante o primeiro ano de vida decorrem mais comumente de complicações das infecções respiratórias. Em recente estudo sobre prematuros extremos, 57% deles nasceram entre 23 e 25 semanas de gestação, e 49% dos que nascem entre 26 e 28 semanas requerem re-hospitalização nos primeiros 18 meses de vida. O risco aumentado de hospitalização persiste até o início da idade escolar; 7% das crianças com MBPN são hospitalizadas a cada ano, em comparação com 2% das crianças de peso maior ao nascer.
2. O **vírus sincicial respiratório (RSV)** é a causa mais importante de infecção respiratória em prematuros, sobretudo naqueles com doença pulmonar crônica. Para evitar a doença causada por RSV, os lactentes com MBPN devem receber tratamento profilático com palivizumabe (Synagis®), composto de anticorpos monoclonais. A American Academy of Pediatriacs (AAP) recomenda o tratamento durante a estação do RSV, pelo menos no primeiro ano de vida, para os nascidos com idade gestacional ≤ 28 semanas, e pelo menos nos primeiros 6 meses de vida para os que nasceram entre 28 e 32 semanas de gestação. De modo semelhante, devem-se recomendar às famílias boa higiene das mãos por todos aqueles em contato próximo com os lactentes, prevenção da exposição a outras pessoas com infecções respiratórias (especialmente crianças pequenas e durante o inverno) e prevenção da exposição à fumaça de cigarro para evitar doença causada por vírus respiratórios. A vacina antigripal também é recomendada para lactentes com MBPN a partir de 6 meses de idade; em idades menores, os cuidadores em contato próximo com o lactente devem realmente considerar receber a vacina antigripal.

146 Parte 3 | Condições Gerais do Recém-nascido

3. **Viagem aérea.** Em geral, a viagem aérea não é recomendada para lactentes com DBP em virtude do risco aumentado de exposição a infecções e devido à pressão reduzida no avião, que resulta em menor tensão de oxigênio no ar da cabine. Se a Pa_{O_2} do lactente for ≤ 80 mmHg, ele necessitará de oxigênio suplementar durante o voo.

B. Imunizações. Os lactentes com MBPN devem receber as imunizações pediátricas rotineiras de acordo com o calendário de recém-nascidos a termo, exceto a vacina anti-hepatite B. Recém-nascidos clinicamente estáveis que estão crescendo adequadamente devem receber a vacina anti-hepatite B com 30 dias de vida, seja qual for a idade gestacional ou o peso ao nascer. Se o recém-nascido puder receber alta antes de 30 dias de vida, pode-se ministrar a vacina no momento da alta para o lar. Embora estudos avaliando a resposta imune a longo prazo às imunizações rotineiras tenham mostrado títulos de anticorpos menores em recém-nascidos pré-termo, a maioria deles alcança títulos na faixa terapêutica.

C. Crescimento. Os lactentes com MBPN têm alta incidência de problemas de alimentação e crescimento por múltiplas razões. Os lactentes com DBP têm necessidades calóricas aumentadas para obter ganho ponderal apropriado. Muitos também apresentam desenvolvimento motor oral anormal ou retardado, além de aversão oral, em consequência da estimulação oral negativa durante o início da vida. O crescimento deve ser acompanhado atentamente, em curvas padronizadas, utilizando-se a idade da criança corrigida para a prematuridade, pelo menos durante os primeiros 2 anos de vida. Densidade calórica suplementar é comumente necessária para otimizar o crescimento. As fórmulas lácteas especializadas para prematuros, com aumento do teor de proteína, cálcio e fosfato (acrescentadas ao leite humano ou usadas de maneira isolada), devem ser consideradas nos primeiros 6 a 12 meses de vida de lactentes que mostram crescimento limítrofe. O crescimento dos lactentes com EBPN costuma seguir perto ou abaixo do percentil 5. Contudo, se o crescimento seguir paralelamente à curva normal, trata-se em geral de um padrão de crescimento saudável. Os lactentes cuja curva de crescimento estaciona ou cuja trajetória de crescimento desacelera merecem investigação adicional para avaliar sua taxa calórica. Se o atraso do crescimento persistir, deve-se considerar o parecer de um gastroenterologista ou endocrinologista para excluir patologias gastrintestinais, como refluxo gastresofágico grave, ou problemas endócrinos, como deficiência de hormônio do crescimento.

A colocação de tubo de gastrostomia pode ser necessária em um pequeno subgrupo de pacientes com problemas alimentares graves. Problemas alimentares a longo prazo são frequentes nessa população de crianças e, em geral, demandam alimentação especializada e terapia motora oral, para posteriormente suspender as refeições por sonda de gastrostomia.

1. **Anemia.** Os lactentes com MBPN correm risco de anemia por deficiência de ferro e devem receber ferro suplementar nos primeiros 12 a 15 meses de vida.

2. **Raquitismo.** Os lactentes com MBPN e déficits nutricionais de cálcio, fósforo ou vitamina D correm risco aumentado de raquitismo. Os lactentes sob risco mais alto são os tratados com nutrição parenteral prolongada, furosemida e com absorção reduzida de vitamina D secundária à má absorção de lipídios. Os lactentes com raquitismo diagnosticado na unidade de terapia intensiva neonatal (UTIN) podem precisar de suplementação contínua de cálcio, fósforo e vitamina D durante o primeiro ano de vida. Todos os lactentes e aqueles que têm consumido menos de 1 ℓ de fórmula láctea por dia devem receber suplementação diária de 400 IU de vitamina D no primeiro ano de vida.

D. Questões sensoriais que necessitam de acompanhamento incluem a visão e a audição.

1. **Acompanhamento oftalmológico** (ver Capítulo 64). Os lactentes com retinopatia da prematuridade (RP) grave correm risco elevado de perda visual significativa ou cegueira, além de descolamento da retina. O risco de RP grave é mais alto na população de EBPN, na qual a incidência de cegueira é de 2 a 9%.

Além da RP, existem outras condições oftalmológicas observadas em recém-nascidos na UTIN:

a. Os **erros de refração** são mais frequentes em recém-nascidos prematuros do que em recém-nascidos a termo. Miopia é a condição mais comum, e pode ser substancial. Hiperopia também acomete mais frequentemente os recém-nascidos prematuros. A visão é corrigida com óculos

b. Ambliopia (redução da acuidade visual causada pela não utilização de um olho durante a idade crítica para desenvolvimento visual) é mais frequente em recém-nascidos prematuros, geralmente relacionada com estrabismo, anisometropia, e erro de refração bilateral de alto grau (ametropia bilateral). A ambliopia pode se tornar permanente se não for tratada até os 6 a 10 anos de idade

Capítulo 16 | Acompanhamento de Recém-nascidos de Muito Baixo Peso ao Nascer e Prematuros Extremos **147**

c. Estrabismo (desalinhamento dos olhos) é mais comum em recém-nascidos prematuros, sobretudo naqueles com história de RP, hemorragia intracraniana ou lesão da substância branca. O tipo mais frequente é a esotropia (estrabismo convergente), embora a exotropia (também conhecida como estrabismo divergente) e a hipertropia (desalinhamento vertical dos olhos de modo que um olho fica mais alto que o outro) também ocorram. O estrabismo pode ser tratado com oclusão de um olho, colírio de atropina, lentes corretivas ou cirurgia, dependendo da causa

d. Anisometropia, definida como diferença substancial de erro de refração entre os dois olhos, é mais encontrada em recém-nascidos prematuros do que em recém-nascidos a termo. Visto que os olhos não conseguem fazer a acomodação (foco) separadamente, o olho com o erro de refração mais alto pode desenvolver ambliopia. O tratamento para a anisometropia consiste em correção com óculos.

Nos pacientes que tiveram RP grave, inclusive aqueles que receberam terapia a laser, existe um risco aumentado de catarata, glaucoma, descolamento tardio de retina e déficits de campo visual.

Todos os lactentes com MBPN devem ser acompanhados por um oftalmologista com experiência em problemas oculares relacionados à prematuridade. O acompanhamento deve ocorrer até 8 a 10 meses de idade e, depois, de acordo com a recomendação do oftalmologista, em geral, anualmente ou com nova consulta marcada para os 3 anos de idade, no máximo.

2. **Acompanhamento da audição.** Perda auditiva ocorre em 2 a 11% dos lactentes com MBPN. A prematuridade eleva o risco de perda auditiva neurossensorial e condutiva. Todos os recém-nascidos com MBPN devem ser submetidos a triagem no período neonatal e de novo ao completar 1 ano de idade (ou mais cedo, se os pais demonstrarem preocupação ou se o lactente tiver fatores de risco adicionais para perda auditiva) (ver Capítulo 65). Há também evidências de que os lactentes com MBPN correm risco aumentado de dessincronia auditiva (também chamado de neuropatia auditiva) e problemas do processamento auditivo central.

E. Problemas dentários. Os lactentes com MBPN apresentam maior incidência de hipoplasia e manchas do esmalte. A intubação oral prolongada no período neonatal pode acarretar deformação do palato e das cristas alveolares, afetando o desenvolvimento dos dentes. Recomenda-se encaminhamento a um dentista pediátrico nos primeiros 18 meses, além de suplementação rotineira de fluoreto.

III. Desfechos do neurodesenvolvimento.
Os recém-nascidos com hemorragia intracraniana, sobretudo a parenquimatosa, ou lesão da substância branca periventricular correm risco mais alto de atraso neuromotor e cognitivo. Aqueles com lesão da substância branca também correm risco aumentado de problemas visuomotores, além de déficits dos campos visuais. Dentre os prematuros extremos com complicações neonatais, como DBP, lesão cerebral (definida na ultrassonografia como ecodensidade intraparenquimatosa, leucomalacia periventricular, cisto porencefálico, hemorragia intraventricular [HIVe] grau 3 ou 4) e RP grave (RP liminar ou no estágio 4 ou 5 em um ou dois olhos), 88% tiveram desfechos neurossensoriais desfavoráveis aos 18 meses de idade, tais como paralisia cerebral, atraso cognitivo, perda auditiva grave ou cegueira bilateral. Os recém-nascidos com hemorragia cerebelar correm risco elevado de desenvolvimento motor anormal, além de riscos de problemas de desenvolvimento cognitivo, comportamental, funcional e social.

A. Problemas neuromotores. A incidência de paralisia cerebral é de 7 a 12% em lactentes com MBPN e 11 a 15% em prematuros extremos. O tipo mais comum de paralisia cerebral é a diplegia espástica, que se correlaciona com a localização anatômica dos tratos corticospinais na substância branca periventricular. Os lactentes com MBPN também correm risco de outros tipos de desenvolvimento motor anormal, como problemas da coordenação motora e problemas subsequentes do planejamento motor.

1. Os problemas motores transitórios e a longo prazo em lactentes exigem avaliação e tratamento por fisioterapeutas e terapeutas ocupacionais. Tais serviços costumam ser prestados em domicílio, por meio de programas locais. Os lactentes com déficits neurossensoriais precisam da coordenação de serviços clínicos apropriados e programas de promoção do desenvolvimento. Para crianças maiores, a colaboração com escolas e a participação em um plano pedagógico são importantes.

2. O diagnóstico precoce e os pareceres de um neurologista e de um ortopedista levarão ao encaminhamento para serviços apropriados de intervenção precoce, como fisioterapia e terapia ocupacional. Alguns lactentes com paralisia cerebral são candidatos a tratamento com órteses ou outro equipa-

148 Parte 3 | Condições Gerais do Recém-nascido

mento adaptativo. Outros, com espasticidade significativa, são candidatos ao tratamento com injeções de toxina botulínica A (Botox®). No caso de espasticidade grave, o tratamento com baclofeno (oral ou por cateter intratecal com bomba subcutânea) pode ser útil. Outras crianças são candidatas a procedimentos cirúrgicos.

B. Atraso cognitivo. O progresso é tipicamente avaliado mediante algum tipo de quociente de inteligência (QI) ou quociente do desenvolvimento (QD) em uma escala estabelecida, como as Escalas Bayley de Desenvolvimento Infantil ou as Escalas Mullen de Aprendizado Precoce.

1. Os lactentes com MBPN tendem a ter escores médios um pouco inferiores nessas escalas do que os recém-nascidos a termo, mas ainda podem enquadrar-se a faixa normal. A porcentagem de lactentes com MBPN com escores > 2 e desvios padrão abaixo da média é entre 5 e 20%, e de lactentes de EBPN entre 14 e 40%. A maioria dos estudos retrata a situação das crianças menores de 2 anos. Entre crianças mais velhas, a porcentagem daquelas com comprometimento grave parece ser a mesma, mas a porcentagem de fracasso escolar ou problemas escolares chega a 50%, com taxas de 20%, até mesmo entre aquelas com escores de QI médios. Quando crianças entre 8 e 11 anos de idade foram avaliadas, as deficiências do aprendizado relacionadas, sobretudo, com habilidades visuoespaciais e visuomotoras, escrita e função verbal, foram mais comuns em prematuros extremos (sem problemas neurológicos detectados) em comparação com recém-nascidos a termo de nível sociodemográfico equivalente. Mais de 50% dos prematuros extremos necessitam de algum tipo de apoio educacional especial, em comparação com < 15% dos lactentes a termo sadios. Contudo, prematuros extremos avaliados na adolescência apresentaram medidas de autoestima que não diferiram dos recém-nascidos a termo.

2. O encaminhamento a **programas de intervenção precoce** no momento da alta da UTIN possibilita a identificação precoce das crianças com atrasos e, quando apropriado, acesso à terapia por especialistas em pedagogia e fonoaudiologia. As crianças com atraso substancial da linguagem também podem se beneficiar de programas de comunicação especial que utilizam tecnologia adaptativa para promover a linguagem e a comunicação.

3. **Desenvolvimento social.** Dificuldades sociais e de comunicação são problemas crescentes na população de prematuros. Diversos estudos recentes sinalizam a prematuridade como um fator de risco para o autismo e constataram que, nos estudos prospectivos de recém-nascidos prematuros, já na faixa de 1 a 3 anos, é mais provável que o rastreamento seja positivo para autismo. Tais estudos estão em andamento e a verdadeira taxa positiva de autismo será mais bem compreendida após pesquisa adicional.

C. Saúde emocional e comportamental

1. **Problemas do sono** são mais comuns em lactentes pré-termo do que a termo. A causa é frequentemente multifatorial, com componentes clínicos e comportamentais. Os pais podem se beneficiar da leitura de livros sobre treinamento do sono ou, nos casos mais graves, encaminhamento a um especialista em medicina do sono.

2. **Problemas comportamentais.** As crianças com MBPN correm risco aumentado de problemas do comportamento relacionados com hiperatividade e/ou déficit de atenção. Os fatores de risco para problemas comportamentais incluem estresse dentro da família, depressão materna e tabagismo. Os problemas comportamentais podem contribuir para as dificuldades escolares. No que diz respeito aos problemas escolares e outras questões de saúde, as crianças com MBPN são vistas como menos competentes socialmente do que as crianças com PN normal. A detecção de problemas do comportamento é realizada mais comumente por meio de escalas concebidas para levantar as preocupações dos pais e professores. Nos EUA, a menor idade para a qual essas escalas padronizadas estão disponíveis é 2 anos. O tratamento depende da natureza do problema e do grau de ruptura funcional. Alguns problemas podem ser assistidos por programas de educação especial; outros exigem encaminhamento a serviços de psicoterapia apropriados. Também é preconizado o rastreamento das mães que acompanham os recém-nascidos na UTIN a procura de sinais de depressão pós-parto e transtorno de estresse pós-traumático. A incidência de manifestações depressivas nas mulheres que deram à luz a prematuros é mais elevada e a identificação possibilita a instituição de medidas que melhorarão a saúde da mãe e da criança.

Capítulo 16 | Acompanhamento de Recém-nascidos de Muito Baixo Peso ao Nascer e Prematuros Extremos **149**

IV. Programas de acompanhamento do desenvolvimento: propiciam a otimização dos desfechos da saúde para os recém-nascidos que receberam alta da UTIN e fornecem informações para aperfeiçoamento da assistência médica. Os programas podem incluir as seguintes atividades:

A. Tratamento das sequelas associadas à prematuridade. À medida que recém-nascidos cada vez menores sobrevivem o risco de sequelas crônicas aumenta.

B. Avaliação especializada e encaminhamento a serviços. Independentemente da morbidade existente por ocasião da alta, os recém-nascidos que deixam a UTIN precisam de vigilância quanto ao aparecimento de vários de problemas que poderão exigir encaminhamento e coordenação de múltiplos serviços de prevenção e reabilitação.

C. Monitoramento dos desfechos. As informações sobre os problemas de saúde e uso dos serviços por crianças que foram internadas na UTIN são essenciais à avaliação do efeito dos serviços e ao aconselhamento dos pais sobre o futuro de cada criança.

D. Estrutura do programa

1. A população que precisa de acompanhamento difere em cada UTIN e de acordo com a disponibilidade e qualidade dos recursos comunitários. A maioria dos programas utiliza como critérios alguma combinação do peso ao nascer e complicações específicas. Os critérios precisam ser explícitos e bem compreendidos por todos os membros da equipe da UTIN, com a criação de mecanismos para identificar e encaminhar as crianças apropriadas.

2. As visitas domiciliares dependem das necessidades do lactente e dos recursos comunitários. Alguns programas recomendam uma primeira visita algumas semanas após a alta para avaliar a transição ao lar. Se não forem determinadas por problemas agudos, as futuras visitas são marcadas para avaliar o progresso em atividades fundamentais. Se não houver necessidade de assistência aguda, avaliamos os pacientes rotineiramente a intervalos de 6 meses.

3. Como o foco da assistência de acompanhamento é a promoção das funções individual e familiar, os profissionais devem ter amplitude de treinamento, incluindo (i) habilidade clínica no manejo das sequelas da prematuridade; (ii) capacidade de realizar avaliação diagnóstica neurológica e cognitiva; (iii) familiaridade com os problemas pediátricos gerais que surgem em recém-nascidos prematuros; (iv) capacidade de assistir crianças com problemas clínicos, motores e cognitivos complexos; e (v) conhecimento da disponibilidade e acesso a programas comunitários.

4. Os métodos para avaliar o progresso de cada criança dependem da necessidade de avaliação direta por profissionais de saúde e da qualidade da assistência primária e dos serviços de intervenção precoce. Existem vários métodos indiretos de avaliação do progresso do desenvolvimento (incluindo pesquisas com os pais) para fornecer informações que identifiquem as crianças com retardo ou outros problemas de desenvolvimento, bem como informações capazes de garantir futuras avaliações e/ou intervenções. Tal estratégia de avaliação inicial pode ser útil quando há dificuldade para as famílias viajarem até os centros médicos ou para reduzir os custos do programa. Membros da equipe e consultores recomendados incluem um pediatra (especialista em desenvolvimento ou neonatologista), residentes de neonatologia ou pediatria (como treinamento), neurologista infantil, fisioterapeuta, psicólogo, terapeuta ocupacional, nutricionista, fonoaudiólogo e assistente social.

5. **Função e apoio à família/pais.** Ter um recém-nascido prematuro é, com frequência, uma experiência extremamente estressante para os pais. O acesso a especialistas na avaliação, aconselhamento e recursos para as famílias que cuidam do recém-nascido/lactente de MBPN é essencial e inclui atenção particular a questões de transtornos afetivos puerperais e ansiedade após a experiência potencialmente traumática de ter um filho em estado crítico. A equipe deve oferecer orientação comportamental especializada e terapia de apoio, além de facilitar encaminhamentos a profissionais na comunidade para obter assistência adicional. A satisfação das necessidades básicas das famílias, como questões do seguro-saúde, períodos de descanso dos cuidadores, promoção do acesso a serviços na comunidade, recursos financeiros e estresse conjugal, também são importantes.

150 Parte 3 | Condições Gerais do Recém-nascido

Leitura sugerida

Bhutta AT, Cleves MA, Casey PH, et al. Cognitive and behavioral outcomes of school-aged children who were born preterm: a meta-analysis. *JAMA* 2002;288:728–737.

Delobel-Ayoub M, Arnaud C, White-Koning M, et al. Behavioral problems and cognitive performance at 5 years of age after very preterm birth: the EPIPAGE study. *Pediatrics* 2009;123(6):1485–1492.

Hack M, Fanaroff A. Outcomes of children of extremely low birthweight and gestational age in the 1990s. *Semin Neonatol* 2000;5(2):89–106.

Wilson-Costello D, Friedman H, Minich N, et al. Improved neurodevelopmental outcomes for extremely low birth weight infants in 2000–2002. *Pediatrics* 2007;119(1):37–45.

Wood NS, Costeloe K, et al. The EPICure study: associations and antecedents of neurological and developmental disability at 30 months of age following extremely preterm birth. *Arch Dis Child Fetal Neonatal Ed* 2005;90(2):F134–F140.

17 Transporte Neonatal
Caraciolo J. Fernandes

I. Introdução. O transporte neonatal pode ser definido como o ato de deslocar um recém-nascido de um local ou instituição para outro centro de atendimento, a fim de possibilitar a prestação de um nível de cuidados e/ou tipo de serviço que não está disponível na primeira instituição. Embora o termo transporte neonatal tipicamente descreva transferências inter-hospitalares de recém-nascidos de alto risco para instituições de nível terciário a fim de possibilitar a prestação de cuidados mais sofisticados, os princípios relativos ao transporte neonatal são igualmente importantes para a transferência intra-hospitalar do recém-nascido da sala de parto para o berçário de cuidados especiais, e também para o transporte de recém-nascidos de instituições de nível terciário de volta para seus hospitais de referência ou, às vezes, para casa. O ideal seria que o feto nascesse e fosse tratado em hospitais devidamente equipados e com funcionários adequados para seu cuidado. Sendo assim, fetos de alto risco só deveriam nascer em instituições de nível terciário. Cautela especial com a anamnese pode identificar condições maternas e fetais que sugerem a necessidade de realizar o parto em hospital capaz de fornecer o nível apropriado de cuidado (ver Capítulo 7). Nesses casos, é preferível transportar a gestante antes do parto do que deixar que um feto de alto risco nasça em um ambiente não preparado para cuidar dele. Infelizmente, nem todos os fetos de alto risco são identificados com antecedência, nascendo em instituições que não atendem às suas necessidades. Nesse caso, é essencial entrar em contato imediato com a instituição de nível terciário para possibilitar um envolvimento precoce e oportuno dos especialistas no cuidado do recém-nascido.

II. Indicações

A. Deve-se considerar transporte inter-hospitalar se os recursos médicos ou funcionários necessários ao atendimento de um recém-nascido de alto risco não estiverem disponíveis no hospital que atualmente presta os cuidados. Como o parto de feto de alto risco nem sempre pode ser previsto, todas as instituições que atendem gestantes e recém-nascidos devem assegurar-se de que os funcionários que atendem os recém-nascidos (ou que atuam no período neonatal imediato) são proficientes na reanimação e na estabilização neonatal básica.

B. Após a estabilização inicial, a transferência para o centro neonatal regional de nível terciário deve ser acelerada. A equipe médica do centro que encaminha o recém-nascido deve contatar o serviço de transporte afiliado à unidade de terapia intensiva neonatal (UTIN) para providenciar a transferência e discutir um plano de manejo que otimize o atendimento ao recém-nascido antes da chegada da equipe de transporte ao hospital que faz o encaminhamento.

C. **Os critérios para transferência neonatal** dependem da capacidade funcional do hospital que faz o encaminhamento, conforme definido pela declaração de políticas da American Academy of Pediatrics sobre os níveis de cuidado neonatal e conforme ditado pelas diretrizes de saúde pública locais e estaduais. As condições que exigem a transferência para um centro de cuidados intensivos neonatais incluem:

1. Prematuridade e/ou peso ao nascer inferior a 1.500 g
2. Idade gestacional inferior a 32 semanas
3. Angústia respiratória com necessidade de suporte ventilatório (pressão positiva contínua nas vias respiratórias [CPAP], ventilação mecânica)
4. Insuficiência respiratória hipóxica ou hipertensão pulmonar persistente
5. Cardiopatia congênita ou arritmias cardíacas que demandam cuidados cardíacos específicos
6. Anomalias congênitas e/ou erros inatos do metabolismo
7. Lesão hipóxico-isquêmica grave
8. Crises convulsivas
9. Outras condições que demandam parecer do neonatologista e possível transferência:
   a. Hiperbilirrubinemia grave que exija exsanguineotransfusão
   b. Filho de mulher diabética

152 Parte 3 | Condições Gerais do Recém-nascido

   c. Restrição do crescimento intrauterino grave
   d. Peso ao nascer entre 1.500 e 2.000 g e idade gestacional entre 32 e 36 semanas
   e. Procedimentos indisponíveis no hospital que faz o encaminhamento (cirurgia, oxigenação por membrana extracorpórea [OMEC] etc.).

III. Organização dos serviços de transporte

A. Todos os hospitais com serviços de maternidade estabelecidos e serviços de assistência neonatal de nível primário ou secundário devem ter acordos com centros perinatais regionais que delineiam critérios para consultas perinatais e transferência neonatal.

B. A equipe de transporte da UTIN regional deve ter um **diretor médico** designado. A equipe de transporte deve seguir orientações práticas detalhadas em protocolos e procedimentos de fácil acesso, mantidos por escrito, e que deverão ser revisados periodicamente.

C. Equipes de transporte. Equipes de transporte qualificadas devem ser compostas por funcionários com experiência em cuidados intensivos pediátricos/neonatais e treinamento nas necessidades de lactentes e crianças durante o transporte. Tais funcionários devem participar do transporte destes pacientes com frequência suficiente para manter seus conhecimentos atualizados. Essas equipes consistem tipicamente em uma combinação de pelo menos duas ou três pessoas treinadas, e podem incluir uma ou mais das seguintes opções: enfermeira, profissionais de enfermagem neonatal, fisioterapeutas e médicos. Residentes de pediatria e colegas de subespecialidades podem integrar o componente médico de algumas equipes. As competências da equipe de transporte devem ser avaliadas periodicamente, e as habilidades e o treinamento situacional devem fazer parte da rotina de educação continuada. Cada equipe de transporte deve ser supervisionada por um médico oficial responsável, que pode ser o neonatologista assistente. O médico responsável deve estar prontamente disponível para consulta por telefone, a fim de auxiliar no manejo do recém-nascido durante o transporte.

   Tipos de equipes de transporte:
   1. As equipes de transporte da unidade, compostas por funcionários envolvidos nos cuidados rotineiros ao recém-nascido na UTIN (enfermeiros, fisioterapeutas, profissionais de enfermagem neonatal etc.), são montadas quando é recebido um pedido de transporte. Quando poucos recém-nascidos são transportados para a UTI neonatal, esse tipo de arranjo de pessoal pode ser mais custo-efetivo; no entanto, esse arranjo não tem a experiência e a perícia de uma equipe dedicada exclusivamente ao transporte
   2. Equipes dedicadas exclusivamente ao transporte são formadas por funcionários da UTIN especificamente selecionados para o transporte de recém-nascidos para o hospital e de volta para a unidade encaminhadora. Esses funcionários não são atribuídos a pacientes específicos, embora possam ajudar a equipe da UTIN quando não estiverem envolvidos em atividades de transporte. É necessário haver um grande volume de transportes para justificar uma equipe dedicada exclusivamente ao transporte, que deve consistir em funcionários suficientes para atendimento em tempo integral. Esse arranjo de pessoal possibilita que os funcionários se dediquem a manter suas habilidades para o transporte seguro e eficiente dos pacientes.

D. Os modos de transporte incluem a ambulância e aeronaves de asa fixa (avião) e rotativa (helicóptero). O tipo de veículo escolhido dependerá das necessidades específicas de cada programa, como a distância de transporte prevista, a agudeza da condição do paciente e a área geográfica a ser coberta pelo veículo. Alguns hospitais adquirem, mantêm e asseguram seus próprios veículos, enquanto outros contratam estabelecimentos comerciais que alugam veículos capazes de acomodar o transporte de uma incubadora e dos equipamentos apropriados. Embora o tipo de veículo escolhido para o transporte varie de acordo com as necessidades específicas do programa, os veículos escolhidos têm de ser equipados para estar de acordo com normas que garantam a segurança e a eficiência do transporte. Os veículos devem cumprir todas as diretrizes municipais, estaduais e federais para ambulâncias de transporte aéreo e/ou terrestre. O veículo deve ser grande o suficiente para possibilitar que, quando necessário, a equipe de transporte avalie e trate adequadamente os pacientes no trajeto para o hospital que o receberá. Devem ainda ser equipados com suprimento adequado de energia elétrica,

Capítulo 17 | Transporte Neonatal **153**

gases medicinais (com capacidade de reserva, em caso de avaria) e sistemas de comunicação. Todos os equipamentos e macas devem estar devidamente fixados. Cada modo de transporte – terrestre, asa fixa e asa rotativa – tem vantagens e desvantagens. O **transporte terrestre ou por aeronave de asa rotativa** tem a vantagem de uma resposta rápida, com serviço de transporte do paciente de um hospital para outro a uma distância de 160 a 240 km ou menos em cada trajeto, embora um serviço de asa rotativa seja mais caro. O **transporte com aeronave de asa fixa** é aconselhável para cobrir distâncias maiores (acima de 240 km cada trajeto), é moderadamente caro de operar e exige um aeroporto para pouso e uma ambulância em cada extremidade do voo para transportar o paciente entre o avião e o hospital.

E. Equipamentos. A equipe deve levar consigo todos os equipamentos, medicamentos e outros insumos que possam ser necessários para estabilizar a criança no hospital que faz o encaminhamento. As equipes devem usar listas de verificação, antes da partida, para garantir que não foram esquecidos suprimentos e equipamentos vitais. Embalagens especialmente concebidas para o transporte neonatal estão disponíveis comercialmente. Tais embalagens ou outros recipientes devem ser abastecidos pelos membros da equipe de transporte, o que garante que eles saberão onde encontrar prontamente os itens necessários. Para o transporte aéreo, deve-se documentar o peso das embalagens estocadas (Quadros 17.1 a 17.3).

F. Questões legais. Nos EUA, o processo de transporte neonatal pode levantar questões legais, que variam entre os estados da federação. As equipes de transporte devem rever periodicamente todos os procedimentos de rotina e os formulários de documentação com a assessoria jurídica de seu hospital para garantir a conformidade com a mudança nas leis que regem o transporte de crianças e familiares acompanhantes (se houver). A equipe deve ter meios de entrar em contato por telefone com a assessoria jurídica adequada do hospital, quando necessário.

G. É necessária **cobertura de seguro por imperícia** para todos os membros da equipe. O hospital de nível terciário deve decidir se o transporte é considerado uma atividade externa ou interna prolongada, o que pode afetar a cobertura necessária.

H. Nos EUA, a **regulação do transportador** varia de estado para estado e pode entrar em conflito com os objetivos do transporte. Por exemplo, alguns estados exigem que a ambulância pare no local de um acidente não atendido para prestar ajuda até que uma segunda ambulância chegue.

Quadro 17.1	Equipamento da equipe de transporte.
Incubadora de transporte equipada com ventilador mecânico e monitores de frequência cardíaca, pressões vasculares, saturação de oxigênio e temperatura	
Aparelho de aspiração	
Equipamento de administração de óxido nítrico	
Bombas de infusão	
Colchão preenchido com gel	
Adaptadores para conectar em tomadas de alimentação do hospital e do veículo	
Equipamentos de vias respiratórias	
Bolsa de fluxo inflável com manômetro	
Laringoscópios com lâminas 00, 0 e 1	
Pinça de Magill	
Detectores de CO_2	
Bandeja de material para inserção de drenos torácicos e cateteres vasculares	
Estetoscópio	
Tanques de oxigênio, ar comprimido e óxido nítrico	
Fonte de energia elétrica, calor e luz	

154 Parte 3 | Condições Gerais do Recém-nascido

Quadro 17.2	Suprimentos utilizados pelas equipes de transporte.
Cânulas para vias respiratórias	
Compressas com álcool	
Placas para imobilização do braço	
Baterias	
Benzoína	
Cotonetes com iodo-povidona	
Frascos para hemocultura	
Braçadeira de esfigmomanômetro	
Agulhas com *butterfly*: calibres 23 e 25	
Drenos torácicos: 10 e 12 F e conectores	
Tiras reagentes	
Prancheta com formulários de dados de transporte, formulários de permissão, anotações de evolução e folheto para os pais	
Tubos de cultura	
Tubos endotraqueais: 2,5, 3, 3,5 e 4 mm	
Máscaras faciais para recém-nascidos a termo e pré-termo	
Tubos de alimentação: 5 e 8 F	
Compressas de gaze	
Luvas, estéreis e de procedimentos	
Válvulas de Heimlich	
Tubo intravenoso	
Cateteres intravenosos: calibres 22 e 24	
Pinça de Kelly	
Pomada lubrificante	
Eletrodos de monitoramento e transdutores	
Agulhas: calibres 18, 20 e 26	
Tubo de oxigênio	
Cateteres duplo J	
Tubo nasogástrico, sonda de Replogle	
Lâminas de bisturi n° 11	
Aventais estéreis	
Válvula luer para acesso IV	
Estilete	
Cateteres de aspiração: 6, 8 e 10 F e fitas	
Material de sutura (fio de seda 3 a 0, 4 a 0, na agulha curva)	
Seringas: 1, 3, 10, 50 mℓ	
Fita adesiva	
Conectores T	
Termômetro	
Tubos para amostras de sangue	
Cateteres umbilicais: 3,5 e 5 F (duplo lúmen)	
Bolsas de coleta de urina	
Gaze vaselinada	

Capítulo 17 | Transporte Neonatal

Quadro 17.3	Fármacos usados no transporte.
Adenosina
Albumina a 5 %
Ampicilina
Atropina
Cálcio
Gliconato de cálcio
Dexametasona
Glicose a 50 %
Soro glicosado a 10 %
Difenil-hidantoína
Digoxina
Dobutamina
Dopamina
Epinefrina
Pomada oftálmica de eritromicina
Fentanila
Furosemida
Gentamicina
Heparina
Lidocaína
Midazolam
Morfina
Naloxona
Soro fisiológico
Pancurônio
Fenobarbital
Cloreto de potássio
Prostaglandina E_1 (refrigerada)
Bicarbonato de sódio
Água estéril para injeção
Solução oral de sacarose
Vitamina K_1

IV. Responsabilidades do hospital que faz o encaminhamento

A. Identificar a instituição de nível terciário apropriada para a transferência. Se antes do nascimento se souber que o feto será transferido para uma instituição de atenção terciária (p. ex., feto com cardiopatia cianótica congênita), os pais e a instituição de nível terciária apropriada podem ser preparados para a transferência. A notificação imediata do hospital que receberá o recém-nascido propicia a implantação oportuna da equipe de transporte e a verificação da disponibilidade dos serviços necessários. Qualquer risco de doenças transmissíveis apresentado pelo paciente deve ser informado à instituição de nível terciário, ainda no momento do pedido de transferência.

B. Documentação. Os funcionários do hospital que faz o encaminhamento devem preencher os formulários administrativos necessários para a transferência, que incluem o termo de consentimento informado

156 Parte 3 | Condições Gerais do Recém-nascido

dos pais. Um resumo para transferência deve documentar os cuidados prestados ao recém-nascido no hospital que faz o encaminhamento.

O médico do hospital que faz o encaminhamento geralmente continua sendo o médico responsável até que o paciente deixe esse hospital com a equipe de transporte.

V. Responsabilidades da equipe de transporte

A. Ao receber o pedido inicial para a transferência, a equipe de transporte deve obter um resumo suficientemente detalhado do médico que faz o encaminhamento para decidir qual a composição apropriada da equipe e os equipamentos necessários. Essa comunicação é facilitada por uma lista de verificação com os acrônimos **SAAR** (Situação, Aspectos gerais, Avaliação, Recomendação) ou **ISAARP** (Introdução, Situação, Aspectos gerais, Avaliação, Recomendação, Perguntas).

B. O médico oficial responsável ou o neonatologista assistente devem discutir a condição do paciente, os problemas esperados e os potenciais tratamentos com os membros da equipe antes da partida. As recomendações para o manejo (com foco na estabilização respiratória, cardiovascular e metabólica) devem ser comunicadas aos funcionários do hospital que faz o encaminhamento para a sua implementação antes da chegada da equipe de transporte. As intervenções relacionadas com o manejo das vias respiratórias e o acesso vascular devem ser específicas, e todas as recomendações devem ser documentadas.

C. Após a chegada na UTI do hospital que faz o encaminhamento, os membros da equipe de transporte devem se apresentar de modo claro e educado aos funcionários do hospital e familiares. Devem usar identificação adequada, com fotografia. O médico que fez o encaminhamento e o médico principal devem ser identificados e seus nomes registrados.

D. A transferência de informações do paciente deve ser clara e deve haver acordo sobre quando a equipe de transporte assume a responsabilidade pelo manejo. O uso de listas de verificação para a comunicação (ver V.A.) diminui a probabilidade de omissão de itens importantes durante a transferência de informações.

E. A equipe deve ser objetiva em sua avaliação e estabilização e trabalhar colaborativamente com os funcionários do hospital que faz o encaminhamento os quais devem ser incluídos nas seções do cuidado, quando apropriado.

F. Os pais devem ter a oportunidade de ver seu recém-nascido antes de a equipe deixar o hospital que faz o encaminhamento. Durante a reunião com a família, a equipe deve obter sua assinatura no termo de consentimento informado para a transferência e outros procedimentos previstos (incluindo transfusão de sangue, se indicado), bem como a revisão da política da equipe a respeito da permanência dos pais com o recém-nascido durante o transporte. As equipes de transporte devem receber, por escrito, as políticas em relação à presença dos pais durante o transporte terrestre ou aéreo.

G. Após a conclusão do transporte, a equipe deve ligar para os funcionários do hospital que fez o encaminhamento com uma revisão pertinente da condição do paciente e de como ele tolerou o transporte para a instituição de nível terciário.

H. As equipes de transporte devem considerar um programa de treinamento ativo de aprimoramento para a equipe do hospital que faz o encaminhamento, que poderia incluir conferências, apresentações internas e revisões de casos clínicos.

VI. Tratamento clínico antes do transporte

A. O tratamento clínico do recém-nascido que será transportado para a instituição de nível terciário pode ser otimizado enquanto a equipe de transporte está a caminho do hospital que faz o encaminhamento. Uma vez que a equipe está organizada, o neonatologista responsável pode discutir recomendações para o cuidado com a equipe do hospital que faz o encaminhamento.

B. Os pontos a seguir devem ser abordados pela equipe do hospital que faz o encaminhamento:

1. Estabelecer e manter um ambiente termoneutro
2. Garantir oxigenação e ventilação adequadas
3. Corrigir os déficits circulatórios e otimizar a pressão arterial com agentes inotrópicos, se necessário

4. Garantir que a concentração de glicose no sangue é adequada
5. Obter um acesso venoso umbilical, se indicado
6. Obter um acesso arterial umbilical, se indicado
7. Coletar material para as culturas apropriadas e administrar as primeiras doses de antibióticos, se indicado
8. Colocar tubo nasogástrico e descomprimir o estômago
9. Obter dos pais a assinatura no termo de consentimento informado para o transporte
10. Obter cópias dos prontuários obstétrico e neonatal para a equipe de transporte
11. Obter cópias dos exames radiográficos e exames aplicáveis para a equipe de transporte
12. Preparar os pais para o transporte de seu recém-nascido e dar-lhes um tempo para ficarem com seu filho.

VII. Transporte de volta para o hospital que faz o encaminhamento. Se o recém-nascido estiver estabilizado, a maioria das viagens de regresso não tem intercorrências. A observação contínua direta do recém-nascido é uma das modalidades de monitoramento mais importantes. O benefício de manipular o paciente e mensurar os sinais vitais tem de ser avaliado em relação à possibilidade de extubação acidental ou perda térmica consequentes à abertura da incubadora de transporte. Em caso de deterioração clínica inesperada, a equipe de transporte precisa entrar em contato com o médico oficial responsável ou neonatologista, via telefone celular ou rádio, para discutir a condição do paciente e/ou plano de cuidados. Sirenes de ambulância e luzes piscando são usadas em raras circunstâncias, pois isso aumenta o risco de causar acidentes e não mostrou economizar tempo nem reduzir a taxa de mortalidade.

VIII. Chegada à UTIN

A. A equipe deve fornecer aos cuidadores da UTIN um resumo sucinto e completo da condição clínica do recém-nascido, além de cópias do prontuário do paciente e exames radiográficos do hospital que faz o encaminhamento. O uso de um roteiro padronizado de transmissão de informações garantirá que informações relevantes não sejam inadvertidamente omitidas.

B. Um membro da equipe deve telefonar para os pais para que eles saibam que seu filho chegou em segurança.

C. Um membro da equipe deve telefonar para os médicos solicitantes e responsáveis para informá-los do estado do paciente e para dizer que ligarão posteriormente com mais informações.

D. A documentação relevante relacionada com o transporte deve ser preenchida e uma cópia adicionada ao prontuário do paciente.

E. Todos os fármacos utilizados no transporte devem ser imediatamente repostos e todos os equipamentos devem ser verificados e preparados para transportes subsequentes.

F. Se ocorreu algum incidente inesperado durante o transporte, deve-se preencher a documentação apropriada e o diretor médico da equipe de transporte deve ser notificado para possibilitar uma investigação adequada e uma reunião de avaliação (*debriefing*). Rotineiramente, devem ser realizadas atividades de garantia da qualidade.

IX. Condições específicas e manejo

A. Recém-nascidos pré-termo com síndrome de angústia respiratória do recém-nascido (SARRN) que não responderam à aplicação antecipada de pressão positiva contínua nas vias respiratórias se beneficiam da administração de surfactante. Após consulta com o médico responsável, a equipe de transporte deve administrar surfactante e esperar pelo menos 30 minutos antes de passar o recém-nascido para a incubadora de transporte. O desmame da ventilação, antes do início do transporte, minimizará a probabilidade de extravasamento de ar e hipocarbia no caminho.

B. Insuficiência respiratória hipóxica e hipertensão pulmonar. O manejo deve se concentrar em garantir o recrutamento pulmonar ideal por meio de estratégias ventilatórias e administração de surfactante, além de suporte da função cardíaca e da pressão arterial. As equipes de transporte devem estar preparadas para administrar óxido nítrico, por via inalatória, no hospital que faz o encaminhamento e durante o transporte.

158 Parte 3 | Condições Gerais do Recém-nascido

C. Doença cardíaca. De modo ideal, um cardiologista da instituição de nível terciário deve estar disponível para fazer recomendações sobre os cuidados necessários antes e durante o transporte do recém-nascido. Quando existe a suspeita de cardiopatia congênita dependente do canal arterial, a infusão de prostaglandina E_1 (PGE_1) pode ser iniciada antes do transporte. Apneia, febre e hipotensão são efeitos colaterais comuns da PGE_1. A intubação endotraqueal geralmente é justificada para o transporte do recém-nascido que precisa de infusão de PGE_1.

D. Condições cirúrgicas. Deve-se dar atenção especial a recém-nascidos sendo transportados por via aérea (ver X.B.).

X. Considerações fisiológicas dos transportes aéreos

A. Alterações da pressão barométrica. Conforme aumenta a altitude, a pressão barométrica e a pressão parcial de oxigênio no ar diminuem (Quadro 17.4), o que resulta em redução da pressão alveolar de oxigênio. Mesmo em aviões com cabines pressurizadas, como a pressão da cabine é geralmente mantida em um nível igual a 8.000 a 10.000 pés (~2.400 m a ~ 3.048 m) acima do nível do mar, pode ser necessário aumentar a FiO_2 fornecida ao recém-nascido para garantir o aporte adequado de oxigênio. A FiO_2 necessária para aproximar a mesma pressão de oxigênio que o paciente está recebendo pode ser calculada pela fórmula do Quadro 17.4. Se recém-nascidos com doença pulmonar grave forem transportados por via respiratória, pode ser necessário pressurizar a cabine no nível do mar. Por fim, devem ser usadas estimativas de oximetria de pulso e gasometria para orientar os ajustes na FiO_2 fornecida de modo a manter a saturação de oxigênio adequada.

Quadro 17.4	Pressão barométrica e pressão parcial de oxigênio com o aumento da altitude.					
	Nível do mar	2.000 pés (~609 m)	4.000 pés (~1.200 m)	6.000 pés (~1.800 m)	8.000 pés (~2.400 m)	10.000 pés (~3.048 m)
Pressão barométrica (torr)	760	706	656	609	565	523
Pressão parcial em FiO_2 de 0,21 (torr)	160	148	138	128	119	110
FiO_2 necessária = $FiO_2 \times PB_1 / PB_2$						

FiO_2 = fração de oxigênio inspirado que o paciente está recebendo atualmente; PB_1 = pressão barométrica atual; PB_2 = pressão barométrica no destino.

B. Expansão dos gases. Conforme a altitude aumenta e a pressão barométrica diminui, gases retidos em espaços fechados se expandem. Isso pode resultar em um pequeno pneumotórax ou aumento da distensão gasosa no sistema digestório, causando deterioração clínica de um recém-nascido que permanecia estável ao nível do mar. Para evitar o comprometimento, o pneumotórax deve ser drenado, e descomprimir o estômago por colocação de tubo nasogástrico antes do transporte aéreo.

XI. Simulação em transporte.
O transporte de recém-nascidos em estado crítico envolve situações de alto estresse, e em tais situações é crucial que a equipe trabalhe muito bem em conjunto para assegurar segurança ao paciente e aos membros da equipe, aumentar a eficiência e melhorar os desfechos do paciente. O treinamento baseado em simulações possibilita que as equipes pratiquem o trabalho em conjunto para melhorar as suas interações e eficiência em um ambiente seguro.

Leitura sugerida

Woodward A, Insoft R, Kleinman M, eds. *Guidelines for Air and Ground Transport of Neonatal and Pediatric Patients.* 3rd ed. Elk Grove Village, IL: American Academy of Pediatrics; 2007.

Planejamento da Alta
Ruth A. Hynes e Theresa M. Andrews

As mudanças no sistema de saúde dos EUA e de outros países têm incentivado as altas mais precoces e a realização de mais cuidados fora do ambiente hospitalar. Isso ocorre em um momento em que alguns recém-nascidos necessitam níveis de cuidados mais complexos em casa. O movimento para tornar o processo de alta cada vez mais eficiente e centrado na família requer um planejamento cuidadoso e organizado. A alta segura e bem-sucedida requer a participação recíproca da família e das equipes médica e cirúrgica. Deve começar por ocasião da admissão e acompanhar o *continuum* de internação do recém-nascido.

I. Metas de um plano de alta abrangente

A. Ser individualizado, de modo a atender às necessidades e recursos do recém-nascido e de sua família.
B. Começar precocemente. O planejamento pode começar com o diagnóstico pré-natal ou por ocasião da internação na unidade de terapia intensiva neonatal (UTIN).
C. Incluir avaliações diárias continuadas e metas claramente identificadas.
D. Antecipar possíveis retardos no desenvolvimento e orientar os cuidados para a prevenção e a intervenção precoce.
E. Promover a comunicação multidisciplinar como um componente essencial.
F. Ser baseado na comunidade, com a identificação precoce de um pediatra responsável e outros recursos da comunidade.
G. Promover o acesso aos cuidados e progressão ao longo do sistema profissional, com mínima fragmentação do cuidado e duplicação dos serviços.
H. Diminuir a possibilidade de reinternação.

II. A avaliação da família

é essencial ao processo de alta bem-sucedido. Os familiares são capazes de desenvolver seus pontos fortes se tiverem a oportunidade de participar do cuidado precocemente e se forem participantes ativos do processo de alta. A parceria precoce com a família promove a confiança e diminui o estresse, melhorando a sensação de controle dos pais. A capacidade de fornecer orientações adequadas aos pais é vital para o sucesso da transição para casa. Com planejamento antecipado, orientações continuadas e atenção às necessidades e aos recursos da família, a transição para casa pode ser tranquila, mesmo nos casos mais complexos. A avaliação da família deve abordar as seguintes questões:

A. Família
   1. Quem será(ão) o(s) cuidador(es) principal(is) do recém-nascido? Qual o grau de alegria com que ele(s) assume(m) essa responsabilidade?
   2. Como é a estrutura familiar? Eles têm um sistema de apoio? Esse sistema precisa ser desenvolvido ou reforçado?
   3. Existem barreiras de linguagem ou de aprendizagem? Aborde isso precocemente.
   4. Como eles aprendem melhor? A equipe de enfermagem deve maximizar o uso de ferramentas educacionais: materiais escritos, suportes visuais e demonstrações.
   5. Como experiências anteriores ou atuais com o cuidado do recém-nascido afetam a capacidade da família de conduzir os cuidados após a alta?
   6. Quais são as complexidades atuais, bem como percebidas, das habilidades necessárias para cuidar do recém-nascido?
   7. Quais são seus hábitos e estilos de enfrentamento?
   8. Os pais têm alguma questão clínica ou psicológica que possa prejudicar suas habilidades como cuidador?

160 Parte 3 | Condições Gerais do Recém-nascido

9. Quais são as crenças culturais e como elas poderiam afetar o cuidado do recém-nascido?
10. Quais são as preocupações financeiras? A renda da família mudará? Se a resposta for positiva, quais são os recursos disponíveis para compensar isso?
11. Existem questões relacionadas com as condições de vida da família que serão um desafio? Os familiares podem se sentir sobrecarregados pelo volume de equipamentos hospitalares que serão levados para casa nos dias anteriores à alta. Avalie o quarto do recém-nascido na casa e outros espaços para o recém-nascido /cuidadores e suprimentos. Peça ao pai/mãe que fotografe a casa e os arredores, de modo a avaliar as opções de disposição do equipamento. Discuta recomendações de armazenamento de alimentos, como caixas de plástico sobre rodas, cestas e assim por diante.

B. Ambiente domiciliar. Se o recém-nascido precisar de suporte respiratório em casa, faça um encaminhamento para uma empresa de equipamentos médicos duráveis (EMD). Um fisioterapeuta respiratório (FR) deve analisar a casa e avaliar os arredores da área na qual o recém-nascido ficará, medindo as aberturas de portas, questionando acerca da localização e da capacidade do painel elétrico e garantindo um ambiente seguro.

C. Estresse e enfrentamento. A separação entre os familiares e a criança, a incapacidade de experimentar um papel paterno/materno tradicional e a inclusão de vários profissionais de saúde no cuidado diário podem ser estressantes para os familiares. Estabelecer, precocemente, os pais como parceiros e participantes no cuidado do recém-nascido ajuda a família a lidar com o estresse e a separação associados aos cuidados na UTI neonatal. A equipe de saúde, incluindo a assistente social, deve avaliar a prontidão psicológica da família para a transição à casa. A assistência social pode fazer recomendações de apoio psicológico futuro na comunidade, conforme necessário. É útil ter em mente que, enquanto a família está se preparando para uma criança com necessidades médicas complexas, pode também estar em luto pela perda da experiência tradicional.

D. Recursos financeiros. Os assistentes sociais e/ou especialistas em recursos devem avaliar precocemente a condição financeira da família. Um parto prematuro ou a necessidade de cuidados domiciliares complexos pode alterar os planos da família em relação ao trabalho e aos cuidados com o recém-nascido. A perda do trabalho, as mudanças na renda, o custo com o pagamento de taxas coparticipativas do plano de saúde e a incapacidade de fazer sua carreira evoluir por causa da cobertura do plano de saúde afetam a estabilidade financeira da família. O serviço social pode oferecer recursos secundários de plano de saúde precocemente se a evolução clínica do recém-nascido parece exigir uma hospitalização superior a 30 dias ou no caso de previsão de necessidades clínicas especiais a longo prazo.

III. Avaliação do sistema.
É importante saber como funciona uma instituição, quem assume a responsabilidade pelos vários componentes do planejamento de alta e como a comunicação é realizada. Não é necessário reforçar que é preciso haver coerência entre os profissionais da saúde durante o processo de alta. O relacionamento eficaz com a família, bem como uma equipe de saúde familiarizada com o recém-nascido, ajudará imensamente na comunicação concisa e aprimorará um processo de alta organizado. Identificar a cobertura pagadora precocemente promove a avaliação oportuna dos requisitos contratuais.

A. Um **médico** ou uma **enfermeira** é responsável pela gestão diária dos cuidados. Nas instituições de ensino, em que os funcionários se revezam nos diferentes setores, as famílias podem precisar se adaptar a muitos funcionários diferentes. Para os recém-nascidos com questões complexas, identificar um médico assistente ou médico responsável fornece maior continuidade à família. A equipe então pode coordenar, implementar e avaliar o plano de cuidados desenvolvido.

B. A **enfermeira responsável** ou os **profissionais de enfermagem** do recém-nascido acompanham a família ao longo da estadia na UTIN coordenando, implementando e avaliando diariamente o plano de cuidados desenvolvido.

C. O **fisioterapeuta, o fisioterapeuta respiratório** e o **terapeuta ocupacional** orientam os familiares nas habilidades específicas necessárias e ajudam na transição dos cuidados para os recursos da comunidade.

D. **Assistentes sociais** avaliam e apoiam a família. O serviço social deve participar das reuniões entre familiares e a equipe de saúde para ajudar a facilitar a comunicação com a família.

E. No hospital, o **gerente de caso/coordenador do atendimento ao cliente** reúne a cobertura de seguro necessária, configura os sistemas de atenção domiciliar e os horários programados, quando aprovado pelo plano de saúde. Os gerentes de caso da UTIN são essenciais na atuação com serviços e companhias de seguro para garantir autorizações prévias de exceções para benefícios, equipamentos e ambulâncias.

F. O papel do **coordenador ou planejador de alta** varia de acordo com a instituição. O planejador de alta pode auxiliar na identificação de crianças que possam estar se aproximando da alta, discutir alternativas para o uso domiciliar (se necessário) e trabalhar com as equipes médicas e de enfermagem para garantir que a família receba planejamento de alta de modo atempado e organizado.

G. O **especialista em recursos** pode ser útil para encontrar outros recursos financeiros disponíveis para as famílias, a fim de cobrir os custos médicos quando o cliente receber alta.

H. Muitas vezes os **planos de saúde** têm gerentes de caso para ajudar na coordenação dos serviços. O uso de fornecedores preferenciais pode ser obrigatório contratualmente. Gerentes de caso extra-hospitalares podem ser consultados pela família ou pelo gerente de caso da UTIN, a fim de ajudar a esclarecer questões relacionadas com a cobertura e a disponibilidade de recursos.

I. **Intérpretes** ajudam na comunicação com as famílias, quando indicado. Quaisquer atualizações e orientações complexas relacionadas com a alta devem ser feitas com um intérprete quando a família não falar bem a língua do país.

IV. Prontidão do recém-nascido para a alta

A. O **recém-nascido pré-termo saudável em crescimento** é considerado apto para a alta se cumprir os seguintes critérios:

1. Consegue manter a temperatura corporal em um ambiente aberto
2. Consegue fazer todas as refeições pela mamadeira ou amamentação sem comprometimento respiratório
3. Apresenta ganho de peso constante, evidenciado por um aumento no peso do prematuro de 10 a 15 g/kg/dia, e de 20 a 30 g/kg/dia no recém-nascido a termo
4. Não apresenta apneia nem bradicardia durante 5 dias (ver Capítulo 31)
5. Consegue dormir com a cabeceira no mesmo nível do leito sem apresentar comprometimento da saúde e da segurança. (Se houver refluxo e este comprometer a saúde ou a segurança do recém-nascido, orientar em relação a medidas cabíveis, como almofada antirrefluxo).

B. **Recém-nascidos com necessidades especiais** necessitam de um plano flexível, contínuo e complexo de orientações e alta. Medicamentos e fórmulas especiais ou suplementos alimentares devem ser obtidos o mais precocemente possível para otimizar as orientações. Algumas especificidades da alta podem não ser identificadas até pouco antes da mesma. É importante considerar a relativa fragilidade do recém-nascido e a complexidade das intervenções. Inclua a avaliação de questões comportamentais e de desenvolvimento, avalie o reconhecimento e a resposta dos pais.

C. **Triagem para a alta.** Faça os testes de triagem de rotina e as imunizações de acordo com as diretrizes específicas da instituição (Quadro 18.1).

1. **Triagem auditiva** (ver Capítulo 65 e Quadro 18.1).
2. **Exame oftalmológico** (ver Capítulo 64 e Quadro 18.1).
3. **Ultrassonografia de crânio** (ver Capítulo 54 e Quadro 18.1). Triagem para hemorragia intraventricular e leucomalacia periventricular para todos os recém-nascidos que preencham os seguintes critérios:
   a. Peso < 1.500 g ou idade gestacional < 32 semanas
   b. Realize ultrassonografias da cabeça no 1º e no 3º dias de vida; se os resultados alterarem o tratamento clínico, repetir ultrassonografia no 7º ao 10º dia de vida, e com 1 mês de idade.
4. **Imunizações.** Administre de acordo com as diretrizes da American Academy of Pediatrics, com base na idade cronológica, não corrigida (www.cdc.gov/vaccines; ver Capítulo 7)[1].
5. **Teste do assento do carro** (Quadro 18.1). Os recém-nascidos que não passam no teste do assento do carro precisam ser testados novamente em um leito de carro. O teste do assento do carro pode ser repetido 1 mês depois da alta.

---

[1]N.R.T.: As diretrizes brasileiras estão no *site* do Ministério da Saúde: www.saude.gov.br.

162 Parte 3 | Condições Gerais do Recém-nascido

Quadro 18.1 — Diretrizes para os exames de rotina, testes, tratamentos e acompanhamento de recém-nascidos internados na unidade de terapia intensiva neonatal (UTIN).

Triagem do recém-nascido à procura de doença metabólica (ver Capítulo 60)

Critérios

- Todos os recém-nascidos internados na UTI

Inicial

- 3º dia ou na data da alta (o que ocorrer primeiro)

Acompanhamento

- 14º dia ou na data da alta (o que ocorrer primeiro)
- 6ª semana (se PN < 1.500 g)
- 10ª semana (se PN > 1.500 g)

Ultrassonografia da cabeça (ver Capítulo 54)

Critérios

- Todos os recém-nascidos com IG < 32 semanas (ou qualquer idade gestacional, em qualquer momento, se clinicamente indicado)

Inicial

- 7º ao 10º dia (no caso de recém-nascidos em estado crítico, quando os resultados de uma ultrassonografia mais precoce puder modificar o manejo clínico, a ultrassonografia deve ser realizada a critério do médico)

Acompanhamento (mínimo se não forem observadas anormalidades)

- Se não houver hemorragia ou hemorragia da matriz germinativa
  - ○ Se < 32 semanas: 4ª semana *e* com idade corrigida de 36 semanas (ou na data da alta se < 36 semanas)
- Em caso de hemorragia intraventricular (grau 2+) ou intraparenquimatosa: acompanhamento, no mínimo semanal, até que esteja estável (com maior frequência em caso de hidrocefalia pós-hemorrágica instável ou se clinicamente indicado)

Exame oftalmológico (ver Capítulo 64)

Critérios

- Todos os recém-nascidos com PN < 1.500 g ou IG < 32 semanas

Inicial

- Se < 27 semanas: 6ª semana
- Se entre 27 e 28 semanas: 5ª semana
- Se entre 29 e 30 semanas: 4ª semana
- Se entre 31 e 32 semanas: 3ª semana

Observação

- Se o recém-nascido for transferido para outro berçário antes de 4 semanas de idade, recomendamos que o exame seja realizado no hospital que o receber
- Se o recém-nascido for receber alta antes do primeiro exame oftalmológico agendado, remarque o exame para antes da alta

Acompanhamento

- De acordo com o oftalmologista (com base nos resultados do exame inicial)

Triagem auditiva (ver Capítulo 65)

Critérios

- Todos os recém-nascidos que forem receber alta da UTIN para casa

Momento

- Examine na 34ª semana de gestação ou depois disso

(continua)

Capítulo 18 | Planejamento da Alta **163**

Quadro 18.1	Diretrizes para os exames de rotina, testes, tratamentos e acompanhamento de recém-nascidos internados na unidade de terapia intensiva neonatal (UTIN). *(Continuação)*

Teste do assento do carro

Critérios

- Todos os recém-nascidos que forem receber alta da UTIN após 37 semanas do nascimento e todos os recém-nascidos com características que possam comprometer a condição respiratória

- Todos os recém-nascidos que não passarem no teste do assento do carro devem ir para casa em um leito de carro. O pediatra geralmente decide quando o recém-nascido está pronto para viajar em um assento de carro. Alguns hospitais oferecem uma reavaliação do teste do assento do carro.

Momento

- Faça o teste antes da alta para casa, quando fora do oxigênio por pelo menos 24 h

Vacinação contra a hepatite B (ver Capítulo 48)

Critérios

- Filhos de mães HbsAg negativas

Momento

- PN > 2.000 g antes da alta hospitalar

- PN < 2.000 g: 1 mês de idade ou no momento da alta hospitalar, o que ocorrer primeiro

- Administre a segunda dose pelo menos 1 mês após a primeira

Previdência social

Critérios

- Todos os recém-nascidos que preencham uma das seguintes condições:

    ○ PN < 1.200 g

    ○ PN entre 1.200 e 2.000 g e pequenos para a idade gestacional (PIG)

    ○ Qualquer criança com condições incapacitantes graves

Momento

- Inscrição concluída tão precocemente quanto na primeira semana de vida

Acompanhamento

- Pai notifica a previdência social (SSI) da alta do recém-nascido por meio de um formulário

Programa de acompanhamento infantil (IFUP) oferecido por muitos hospitais com UTIN nível III

Critérios

- Todos os recém-nascidos que preencham uma das seguintes condições:

    ○ IG < 28 semanas

    ○ IG < 32 semanas com um dos seguintes:

        ▪ Restrição do crescimento intrauterino (RCIU)

        ▪ Idade materna < 20 anos

        ▪ Hemorragia intraventricular (anotar o grau)

        ▪ Leucomalacia periventricular (LPV)

        ▪ Enterocolite necrosante cirúrgica

        ▪ Retinopatia da prematuridade (RDP)

        ▪ Problemas psicossociais

Momento

- Encaminhamento realizado antes da alta

(continua)

164 Parte 3 | Condições Gerais do Recém-nascido

Quadro 18.1	Diretrizes para os exames de rotina, testes, tratamentos e acompanhamento de recém-nascidos internados na unidade de terapia intensiva neonatal (UTIN). *(Continuação)*

Programa de neurologia neonatal

Critérios

* Todos os recém-nascidos que preencham uma das seguintes condições:
  * Transtornos neurológicos (p. ex., acidente vascular encefálico, hemorragia intracraniana e crises convulsivas neonatais)
  * Doenças neuromusculares
  * PN < 1.500 g com hemorragia intraventricular (ou parenquimatosa) ou LPV

Momento

* Encaminhamento realizado antes da alta

Programa de intervenção precoce (PIP)

Critérios

* Recém-nascido que preenche quatro ou mais dos seguintes critérios:
  * PN < 1.200 g
  * IG < 32 semanas
  * Admissão na UTIN há mais de 5 dias
  * Apgar de 5 min < 5
  * RCIU ou pequeno para a idade gestacional (PIG) (consulte as curvas de crescimento)
  * Internação hospitalar > 25 dias
  * Dificuldade de alimentação crônica
  * Incerteza em relação ao apego dos pais
  * Suspeita de anomalia do sistema nervoso central
  * Idade materna < 17 *ou* mãe com 3 ou mais partos antes dos 20 anos de idade
  * Escolaridade materna < 10 anos
  * Doença crônica parental ou incapacidade que compromete o cuidado
  * Falta de apoio da família
  * Alimentos, moradia e roupas inadequados
  * Investigação do serviço de proteção aberta ou confirmada
  * Uso abusivo de substâncias psicoativas em casa
  * Violência doméstica

Momento

* Encaminhamento realizado antes da alta

V. Preparação da família para a alta. Um plano bem elaborado prepara a família para reconhecer problemas precocemente e procurar cuidados médicos antes que a saúde do recém-nascido esteja comprometida. Um planejamento de alta ruim tem sido associado à maior necessidade de cuidados de saúde não programados e reinternações.

A. Inicie as orientações precocemente para possibilitar aos cuidadores o tempo adequado para processar as informações, praticar as habilidades e formular perguntas. É importante criar protocolos de orientação detalhados e minuciosos. Inclua informações escritas para a família levar para casa, como referência (Figura 18.1 e Quadro 18.2). Padronize as informações para assegurar-se de que cada familiar receberá a mesma informação essencial. Crie uma pasta de alta para ajudar a organizar o cuidado e as rotinas da criança. Aborde informações clínicas necessárias, cuidados rotineiros de qualquer recém-nascido saudável, como "voltar a dormir", questões de desenvolvimento, tabagismo passivo e síndrome do recém-nascido sacudido. Forneça orientações precoces em relação à reanimação cardiopulmonar (RCP) e, se possível, repita-as mais perto do momento da alta. Inclua vários familiares no processo de aprendizagem, para que os pais possam obter o apoio necessário.

Unidade de Terapia Intensiva Neonatal
Formulário de instruções para alta

Cuidadores do recém-nascido:
Neonatologista responsável na alta:_____
Enfermeira principal e equipe:_____
Assistente social: _____

Informações dos pais

	Revisado	N/D	Assinatura da enfermeira	Data
Kit de informações da UTIN para os pais	☐		_____	__/__/__
Formulário WIC	☐	☐	_____	__/__/__
Carteirinha de imunização	☐	☐	_____	__/__/__
Ficha de informação sobre Palivizumabe	☐	☐	_____	__/__/__
Ficha de informação sobre Hepatite B	☐	☐	_____	__/__/__
Outro _____	☐	☐	_____	__/__/__

Preparação para alta

	Revisado	Assinatura da enfermeira	Data
Alimentação: leite materno ou fórmula	☐	_____	__/__/__
Padrões vesical e intestinal	☐	_____	__/__/__
Uso de seringa de bulbo	☐	_____	__/__/__
Banho, cuidados com a pele, cuidados com o cordão	☐	_____	__/__/__
Mensuração da temperatura	☐	_____	__/__/__
Cuidados com a circuncisão (se aplicável)	☐	_____	__/__/__
Orientações para RCP	☐	_____	__/__/__
Quando ligar para o pediatra	☐	_____	__/__/__
Instruções sobre assento do carro	☐	_____	__/__/__
Teste do assento do carro	☐	_____	__/__/__
Proteção contra infecções	☐	_____	__/__/__
Outro _____	☐	_____	__/__/__

Data da alta: __/__/__

Medidas na alta:
	Assinatura da enfermeira	Data
Peso _____ g	_____	__/__/__
Comprimento _____ cm	_____	__/__/__
Circunferência craniana _____ cm	_____	__/__/__

Triagem do estado do recém-nascido: Teste mais recente __/__/__

Triagem auditiva do recém-nascido: ☐ Aprovado ☐ Encaminhado (ver acompanhamento)

Observações adicionais:

Acompanhamento do recém-nascido

Pediatra responsável: ☐ N/D
Nome:
Telefone:
Data da consulta: __/__/__ Hora:

Intervenção precoce: ☐ N/D
Nome do centro/cidade:
Telefone:
Contato inicial: __/__/__ Data acordada: __/__/__

Enfermeira visitadora: ☐ N/D
Nome do centro/cidade:
Telefone:
Data do contato: __/__/__ ☐ Encaminhamento por fax

Programa de acompanhamento infantil: (617) 667 a 1330 ☐ N/D
(< 1.500 g – ver critérios no formulário de encaminhamento)
Data do contato __/__/__ ☐ Encaminhamento por fax

Programa de neurologia neonatal: (617) 355-6388 ☐ N/D
Hospital da criança
(ver critérios no formulário de encaminhamento)
Data do contato: __/__/__

Consultora de aleitamento: ☐ N/D
Nome:
Telefone:

Oftalmologista: ☐ N/D
Nome:
Telefone:
Data: __/__/__ Hora:
☐ Recomendado acompanhamento aos 8 meses

Acompanhamento da triagem auditiva: ☐ N/D
Data: __/__/__ Hora:
Local:
☐ Hospital Infantil – Fegan 11 (617) 355-6461
☐ Hospital Infantil – Lexington (781) 672-2000
☐ HVMA – Kenmore (617) 421-8888
☐ Outros

Outros:

Atividades de medicação/alimentação	Motivo	Quantidade a ser administrada	Quando administrar	Como administrar
☐ Verificar se há leite materno armazenado				

Eu revisei tais informações e minhas perguntas foram respondidas. Autorizo os funcionários da UTIN a fornecer as informações necessárias do prontuário do meu filho para os provedores/serviços acima descritos.

☐ Cópia entregue aos pais

_____ _____ __/__/__
Assinatura dos pais Assinatura da enfermeira Data

MCD104 Revisado 5/00 Branca: prontuário Amarela: cliente

Observação: esta é uma diretriz geral e não representa um padrão profissional de atendimento que rege as obrigações dos funcionários para com os clientes. O cuidado é revisado de modo a atender às necessidades de cada paciente.

© Beth Israel Deaconess Medical Center

Figura 18.1 Formulário de instruções para alta de recém-nascidos. (Adaptada de Beth Israel Deaconess Medical Center.)

166 Parte 3 | Condições Gerais do Recém-nascido

Quadro 18.2	Formulário de instruções adicionais para a alta.

Diretrizes para quando os pais devem ligar para o pediatra

Quaisquer mudanças bruscas nos padrões habituais de comportamento do recém-nascido:

- Aumento da sonolência
- Aumento da irritabilidade
- Má alimentação

Qualquer um dos seguintes tópicos:

- Dificuldade para respirar
- Coloração azulada ao redor dos lábios, da boca ou dos olhos
- Febre acima de 37,8°C (temperatura retal) ou 37,6°C (axilar) ou temperatura (retal) inferior a 36,1°C
- Vômitos ou diarreia
- Fralda seca por mais de 12 h
- Não defeca há mais de 4 dias
- Fezes de cor preta ou vermelho-vivo

B. Simplifique e organize os cuidados revisando minuciosamente a rotina diária da criança.

C. Ensine um conjunto de cuidados para ajudar a organizar a rotina diária para os pais e o cliente.

D. Avalie o cronograma de medicamentos e mude os horários para que se encaixem no cronograma domiciliar dos pais/cliente. Elimine medicamentos desnecessários e faça as alterações necessárias antes da alta. Deixe as prescrições por escrito e preenchidas pelo menos 2 a 3 dias antes da alta. Alguns medicamentos podem não ser vendidos comercialmente e devem ser aviados em farmácia de manipulação. Revise os medicamentos com o farmacêutico hospitalar com antecedência, já que procurar por uma farmácia de manipulação e aguardar até que a medicação fique pronta pode levar tempo. Uma vez preenchida a prescrição, peça à família que traga um frasco cheio e pratique a preparação do medicamento antes de ir para casa.

E. Avalie o cronograma de alimentação de modo a possibilitar um período de sono adequado para os pais, garantindo a ingestão calórica suficiente do recém-nascido. Determine se a fórmula e os aditivos são cobertos pelo plano de saúde. Algumas fórmulas não são encontradas em todas as farmácias e pode ser necessário encomendá-las. Encomendar fórmulas de uma loja ou farmácia pode demorar 1 ou 2 dias. O nutricionista pode ensinar as famílias a misturar fórmula rica em calorias ou leite materno. O gerente de caso/coordenador de alta pode obter os documentos necessários para a aprovação de fórmulas especializadas pelo plano de saúde.

F. Abordagem da prontidão para a alta. Não deixe para fornecer o maior volume de informações na última semana antes da alta. Forneça programas de transição para os pais. Programe conjuntos de cuidados práticos com cada um dos pais, de modo individual, ou em conjunto. Antes da alta, encoraje-os a passar a noite com seu recém-nascido, a fim de avaliar se estão prontos para a alta. Isso maximiza a competência e a confiança dos pais e ajuda a fortalecer o vínculo entre mãe/pai e recém-nascido. De modo ideal, o dia da alta é um dia sem estresse, com quase todos os detalhes concluídos e as orientações devidamente realizadas.

VI. Preparação dos serviços domiciliares para a alta hospitalar do recém-nascido

A. A abrangência dos serviços de atenção domiciliar (AD) está aumentando. No entanto, a sua capacidade de prestar serviços pediátricos ou neonatais especializados é variável. Consulte o gerente de caso da UTIN para avaliar as necessidades de atenção domiciliar do recém-nascido, reveja questões relacionadas com o plano de saúde e faça os encaminhamentos para os serviços da comunidade.

B. Cuidados de enfermagem domiciliares (*home care*)

1. **A enfermeira visitadora** faz consultas domiciliares para reforço das orientações, avaliações de saúde e psicossociais e tratamentos a curto prazo ou cuidados de enfermagem

Capítulo 18 | Planejamento da Alta

2. **Enfermeiras** ou **profissionais de enfermagem particulares** podem atender recém-nascidos que estão recebendo alta com condições agudas importantes, como com uma traqueostomia. O setor de gerenciamento de caso deve ser consultado assim que se souber que um recém-nascido com necessidades clínicas complexas receberá alta para casa. O gestor fará os encaminhamentos para que os cuidados com o recém-nascido sejam revisados a fim de determinar o número de horas a serem atribuídas. Esse nível de cuidados domiciliares exige uma cobertura secundária[2] (plano de saúde ou programas especiais do Ministério da Saúde).

C. **Notifique os prestadores de cuidados de emergência**, incluindo os serviços de urgência do hospital da comunidade e os serviços de emergência locais da condição do recém-nascido, de suas necessidades clínicas e de possíveis problemas. Isso otimizará a resposta de emergência adequada. Ajudar a família a preparar um resumo sucinto das condições clínicas do recém-nascido e dos medicamentos atuais pode ser extremamente útil. Dá-se preferência a uma cópia eletrônica, para que as informações possam ser facilmente atualizadas.

D. **Empresas de serviços públicos locais** (como telefonia, eletricidade, combustível e obras públicas) devem ser notificadas por escrito da existência do recém-nascido com necessidades especiais no domicílio, para que deem prioridade na retomada dos serviços, se houver uma interrupção do seu fornecimento.

E. **Suprimentos e equipamentos**

1. Solicite **equipamentos** bem antes da alta para garantir a disponibilidade e tempo para orientações.
2. Suprimentos, **medicamentos** e **fórmulas especiais** ou suplementos dietéticos também devem ser especificados e solicitados o quanto antes. Muitas preparações são diferentes na comunidade; obter e usar esses itens durante a prática de orientações na UTIN aumenta a familiaridade da família e promove a administração segura.

VII. Acompanhamento.
Recém-nascidos com necessidades especiais podem precisar de muitos serviços e fornecedores diferentes para ter todas as suas necessidades atendidas.

A. **A atenção primária** costuma ser prestada por um pediatra, médico da família ou enfermeira. A comunicação constante entre os funcionários da UTIN e o pediatra responsável começa muito antes da alta. Isso mantém a continuidade e facilita cuidados clínicos apropriados após a alta. A família deve fazer uma consulta com o pediatra 1 a 3 dias após a alta, de preferência não no mesmo dia em que recebe a visita de uma enfermeira.

B. Certas vezes são necessárias **consultas de acompanhamento** a profissionais de diversas áreas da saúde. Considere ajudar a família a agendar esse conjunto inicial de consultas para aliviar um processo de alta complexo. Identifique quais serviços estarão cuidando de quais questões, de modo que isso fique claro para as famílias. Por exemplo, o responsável por ajustar a fórmula conforme o cliente cresce será o nutricionista ou o pediatra?

C. **Programas de acompanhamento infantil** filiados a muitos berçários de nível III oferecem serviços multidisciplinares, incluindo avaliações de desenvolvimento, triagem visual e de audição, avaliação de fisioterapia e encaminhamentos para médicos e grupos de apoio da comunidade (ver Capítulo 16).

D. **Programas de intervenção precoce** são oferecidos pela comunidade e dispõem de serviços multidisciplinares para crianças, do nascimento aos 3 anos de idade. Os lactentes considerados em risco biológico, ambiental ou emocional são elegíveis. Os programas são parcialmente financiados pelo governo federal e oferecidos em uma escala móvel. Prestam serviços multidisciplinares, incluindo fisioterapia, terapia ocupacional, fonoaudiologia, educação infantil, serviço social e grupos de apoio para os pais. Os serviços podem ser domiciliares ou prestados na instituição. Para critérios mais detalhados, consulte a Quadro 18.1.

---

[2] N.R.T.: Ver Caderno de Atenção Domiciliar – 2012: http://dab.saude.gov.br/melhor_em_casa_caderno_ad.php.

168 Parte 3 | Condições Gerais do Recém-nascido

VIII. A comunicação com os profissionais da comunidade é essencial para uma transição suave para casa. Uma conversa antes da alta, seguida imediatamente pelo resumo escrito (Quadro 18.3) e cópias dos exames realizados no hospital, possibilitará a comunicação ideal. Pode ser necessário enviar um resumo de alta para os programas de acompanhamento. O PIP exige que seja enviado um formulário de encaminhamento dos clientes até a data da alta.

IX. As alternativas da alta para casa podem ser temporárias ou permanentes. Integrar o recém-nascido ao lar pode ser difícil por conta das necessidades clínicas ou da condição familiar. A opção por uma colocação alternativa pode ser dolorosa para a família e, portanto, eles podem necessitar de apoio extra. As alternativas variam muito de uma comunidade para outra.

A. **A internação em uma enfermaria pediátrica ou berçário de nível II** pode ser uma opção para o recém-nascido estável, mas precisa de um nível menos intensivo de cuidados hospitalares antes de ir para casa. As enfermarias pediátricas podem ter um local para os pais se reunirem, e os hospitais da comunidade podem ser mais próximos de casa. Ambas as opções podem oferecer mais oportunidades para que as famílias se reúnam a fim de participar dos cuidados e ter mais tempo para aprender.

B. **Os hospitais de reabilitação pediátrica** podem ser usados pelo recém-nascido de alto risco que precisa de cuidados continuados, porém menos agudos do que o cuidado hospitalar.

C. **Abrigos pediátricos** prestam atendimento estendido em um nível qualificado.

Quadro 18.3	Alta da unidade de terapia intensiva neonatal (UTIN)/Diretriz para o resumo da transcrição do período/Conteúdo do resumo de alta.
Alta da UTIN/Diretriz para o resumo da transcrição do período	
1. Nome de quem dita as informações (soletre o nome)	
2. Nome do médico assistente (soletre o nome)	
3. Nome do cliente (soletre o nome)	
4. Serviço ("neonatologia")	
5. Número de prontuário do cliente	
6. Data de nascimento e sexo do cliente	
7. Data de admissão	
8. Data da alta. Em caso de resumo provisório, informe data inicial e final	
9. Anamnese	
a. Em caso de resumo provisório, especifique as datas cobertas e o autor/data do resumo anterior	
b. Inclua o motivo da internação, peso ao nascer e idade gestacional	
c. Histórico materno: inclua exames laboratoriais pré-natais, história da gestação, trabalho de parto e parto	
10. Exame físico na admissão	
a. Inclua peso, circunferência craniana e comprimento com percentil	
11. Resumo da evolução hospitalar por sistemas (conciso). Inclua os resultados de exames laboratoriais pertinentes	
a. Respiratório: Surfactante, se administrado, nível máximo de suporte. Dias em ventilação mecânica, pressão positiva contínua nas vias respiratórias (CPAP), suplementação de oxigênio. Em caso de apneia, relate como o cliente foi tratado, quando o tratamento terminou e quando a condição foi resolvida (níveis, se ainda estiver em tratamento)	
b. Cardiovascular: Diagnósticos/tratamentos, resumidamente. Resultados do eco/eletrocardiograma (ECG)	
c. Líquidos, eletrólitos, nutrição: Breve história da alimentação. Inclua peso, comprimento e circunferência craniana recentes	
d. Gastrintestinal (GI): Diagnóstico e tratamento pertinentes. Bilirrubina máxima e tratamento utilizado	
e. Hematologia: Tipo sanguíneo do recém-nascido, breve resumo da transfusão, hematócrito (Ht) recente	

(continua)

Capítulo 18 | Planejamento da Alta **169**

Quadro 18.3	Alta da unidade de terapia intensiva neonatal (UTIN)/Diretriz para o resumo da transcrição do período/Conteúdo do resumo de alta. *(Continuação)*

f. Doenças infecciosas: Culturas, ciclos de antibióticos

g. Neurologia: Descreva os achados ultrassonográficos

h. Sensorial

    i. Audiologia: Resultados dos testes de triagem. (Se o recém-nascido não foi aprovado ou o teste não foi realizado, indique a data/local do teste de acompanhamento ou recomende que o teste seja realizado antes da alta)

    ii. Psicossocial: Serviço social envolvido com a família. O acompanhamento será realizado por (nome e número de telefone da instituição/assistente social)

12. Condição na alta

13. Disposição para a alta (p. ex., para casa, nível II, nível III, cuidados crônicos)

14. Nome do pediatra responsável (soletre o nome). Número do telefone e fax

15. Cuidados/recomendações (resumo rápido para aqueles que assumirem o cuidado do recém-nascido)

    a. Alimentação por ocasião da alta (se fórmula de transição, por exemplo, Neosure®, recomende até a idade corrigida de 6 a 9 meses)

    b. Fármacos

    c. Teste do assento do carro

    d. Declare o estado de triagem do neonato

    e. Imunizações recebidas

    f. Imunizações recomendadas

        i. Palivizumabe (anticorpo monoclonal contra vírus sincicial respiratório)

        ii. A imunização antigripal deve ser considerada anualmente, no outono, para todas as crianças após os 6 meses de idade. Antes disso (e nos primeiros 24 meses de vida), a imunização antigripal é recomendada para contactantes domiciliares e cuidadores que não residem no domicílio da criança

    g. Consultas de acompanhamento agendadas/recomendadas

16. Lista de diagnósticos de alta

D. Adoção temporária com cuidados clínicos especializados coloca o recém-nascido com necessidades especiais em um ambiente domiciliar com cuidadores especialmente treinados. O objetivo final é devolver o recém-nascido para a família.

E. Cuidados paliativos (*hospice*) podem ser institucionais ou domiciliares. Concentram-se em maximizar a qualidade de vida quando não se espera mais a cura.

Leitura sugerida

American Academy of Pediatrics. Changing concepts of sudden infant death syndrome: implications for infant sleeping environment and sleep position. *Pediatrics* 2000;105:650–656.

Discenza D. NICU parents' top ten worries at discharge. *Neonatal Netw.* 2009;28(3):202–203.

Griffin T, Abraham M. Transition to home from the newborn intensive care unit: applying the principles of family-centered care to the discharge process. *J Perinat Neonatal Nurs* 2006;20(3):243–249.

Hansen A, Puder M. *Manual of Neonatal Surgical Intensive Care.* 2nd ed. Shelton: People's Medical Publishing House; 2009;612–628.

Hummel P, Cronin J. Home care of the high-risk infant. *Adv Neonatal Care* 2004;4(6):354–364.

Mills MM, Sims DC, Jacob J. Implementation and case-study results of potentially better practices to improve the discharge process in the neonatal intensive care unit. *Pediatrics.* 2006;118(suppl 2):S124–S133.

Scherf RF, Reid KW. Going home: what NICU nurses need to know about home care. *Neonatal Netw* 2006;25(6):421–425.

Section on Ophthalmology American Academy of Pediatrics, American Academy of Ophthalmology, American Association for Pediatric Ophthalmology and Strabismus. Screening examination of premature infants for retinopathy of prematurity. *Pediatrics* 2006;117(2):572–576.

Smith VC, Young S, Pursley DM, et al. Are families prepared for discharge from the NICU? *J Perinatol* 2009;29(9):623–629.

19 Tomada de Decisão e Dilemas Éticos

Frank X. Placencia

I. Aspectos gerais. A prática da neonatologia exige a tomada de decisão em todos os aspectos do cuidado. A maioria dos neonatologistas se sente confortável em tomar decisões clínicas de rotina em relação ao manejo da função pulmonar ou cardíaca, infecção, nutrição e cuidados de neurodesenvolvimento. Por outro lado, as situações clínicas com implicações éticas são mais difíceis para os profissionais e familiares. Entre elas estão as decisões relacionadas com a instituição, a manutenção ou a retirada tratamentos de prolongamento da vida em pacientes com situações irreversíveis ou terminais, como imaturidade extrema, encefalopatia hipóxico-isquêmica grave, determinadas anomalias congênitas ou outras condições refratárias aos melhores tratamentos disponíveis.

A. Os **princípios éticos** que têm de ser considerados no processo de tomada de decisão na unidade de terapia intensiva neonatal (UTIN) incluem a beneficência, a não maleficência, o respeito à autonomia, a justiça e outros princípios associados à relação médico-paciente. Outros princípios que devem ser considerados:

1. As decisões de tratamento devem ser baseadas nos melhores interesses da criança, livre de considerações de raça, etnia, capacidade de pagamento ou outras influências. Nos EUA, a American Academy of Pediatrics (AAP), o sistema judicial e vários especialistas em bioética adotaram alguma variação dessa norma, embora suas interpretações tenham divergido

2. Os pais atuam como fiduciários (ou defensores) legais e morais de seu filho. A relação entre pais e filhos é de responsabilidade, não de direito. Como as crianças são incapazes de tomar decisões por si próprias, os pais tornam-se seus representantes legais. Portanto, deve-se respeito à autonomia dos pais na tomada de decisões, desde que suas decisões não entrem em conflito com os melhores interesses dos filhos

3. O médico atua como um fiduciário que age no melhor interesse do paciente, usando as informações técnicas baseadas em evidências mais atuais. Nesse papel de defensor da criança, o médico supervisiona as respostas (decisões) dos pais de seu paciente. É de responsabilidade do médico envolver o sistema judicial quando ele percebe que os interesses da criança estão ameaçados pela decisão dos pais.

B. Há um debate considerável sobre como definir o "melhor interesse" da criança. A questão mais controversa é se o foco principal deve ser a preservação da vida (doutrina vitalista) ou manter uma determinada qualidade de vida (doutrina não vitalista). Esse debate permeia decisões difíceis cada vez com mais frequência, conforme se torna tecnicamente possível sustentar a vida de recém-nascidos menores e mais enfermos. Os funcionários e os pais muitas vezes lutam para identificar as escolhas médicas e morais e para tomar decisões baseadas nessas escolhas. Tais escolhas, incluindo a compreensão do que constitui qualidade de vida satisfatória ou adequada, variam substancialmente entre as famílias e os profissionais.

C. Consentimento × permissão dos pais. Nos EUA, o Informed Consent, Parental Permission, and Assent in Pediatric Practice do Committee on Bioethics, de 1995, da AAP, adotou o conceito de autorização dos pais. A autorização dos pais, como o consentimento informado, exige que os pais sejam informados das várias opções de tratamento, bem como de seus riscos e benefícios, e lhes possibilita tomar decisões em colaboração com o médico. Ela difere do consentimento informado na medida em que deriva da obrigação compartilhada de pais e médicos de tomar decisões no melhor interesse da criança, possibilitando que o médico prossiga com um plano de tratamento sem autorização dos pais, se isso for claramente o melhor interesse da criança.

II. Elaboração de um processo de tomada de decisão ética. Um processo eticamente razoável, bem definido e rigoroso de tomada de decisões, em casos eticamente difíceis, é fundamental para evitar a intervenção indesejada por uma agência estatal ou judicial. A UTIN deve definir o processo de tomada de decisão e identificar os indivíduos (equipe de enfermagem, equipe médica principal, subespecialistas, assis-

Capítulo 19 | Tomada de Decisão e Dilemas Éticos **171**

tentes sociais, especialistas em ética, assessoria jurídica do hospital) que podem precisar participar desse processo. A elaboração do processo possibilita discussões saudáveis entre os funcionários da UTIN que incorporam conhecimentos e valores éticos em um tempo e lugar distantes de um paciente específico. De modo ideal, tal preparação aliviará o estresse quando uma decisão real deva ser tomada.

A. Elaborar um programa educacional com o intuito de preparar os cuidadores da UTIN para enfrentar decisões difíceis em relação ao cuidado do paciente. Concentre-se no processo (quem, quando, onde), bem como no conteúdo (como). A identificação das áreas de consenso e desacordo frequente dentro de uma UTI neonatal e a definição da abordagem geral para essas situações pode fornecer um direcionamento útil. O programa educacional deve estar disponível para os funcionários da UTIN e deve ser discutido durante a orientação de novos profissionais. A comissão de ética do hospital pode servir como recurso educativo para os funcionários em relação a como lidar com a tomada de decisão ética.

B. Parte do programa educacional poderia ser voltado para a identificação de situações éticas comuns (p. ex., prematuridade extrema, anomalias congênitas múltiplas, asfixia grave) que poderiam provocar conflitos e ter várias discussões multidisciplinares sobre esses modelos. Tais conversas devem incluir uma revisão dos princípios éticos comuns subjacentes que possam estar em conflito e elucidar áreas comuns de concordância ou discordância. Essas discussões ajudam a desenvolver um consenso sobre os valores do grupo, promover a tolerância a diferenças individuais e estabelecer laços de confiança e respeito entre os profissionais. O objetivo geral é preparar melhor os cuidadores para quando surgirem situações reais.

C. Definir e apoiar o papel dos pais, que devem ser encarados como os principais tomadores de decisão para seu filho, a menos que haja indicação em contrário. A tomada da decisão desejada pelos pais deve ser explorada com eles, em discussões abertas e honestas. A presunção ética e legal é que eles tomem a decisão que for mais interessante para seus filhos (os melhores interesses convencionais) e no contexto dos limites legais e sociais aceitos. Se os profissionais de saúde acreditarem que a escolha dos pais não é a melhor, como defensores do lactente, eles têm a obrigação de sobrepujar a decisão dos pais. Embora devam ser feitos todos os esforços para alinhar os pontos de vista dos pais e da equipe de saúde, caso os pais continuem em desacordo com o curso escolhido pelo médico como sendo o melhor interesse de seu recém-nascido, a comissão de ética do hospital, a assessoria jurídica do hospital e o assistente social devem ser consultados, e o sistema judicial pode precisar ser envolvido. Nessa situação, o médico deve continuar sendo o defensor da criança.

D. Chegar a um consenso entre a equipe médica principal e os consultores antes de se reunir com os pais. As reuniões da equipe, antes do encontro com os familiares, possibilitam que os cuidadores esclareçam os dilemas e as opções que serão oferecidos à família e, espera-se, cheguem a um consenso em relação às recomendações. Também possibilita que a equipe estabeleça quem se comunicará com a família para ajudar a manter a consistência durante a discussão de questões médicas e éticas complicadas.

Em grandes instituições, é comum haver um diversificado leque de opiniões. Estabelecer um fórum em que a equipe principal possa solicitar as opiniões de outros membros da equipe em relação a questões médicas e éticas específicas para o caso tem múltiplas finalidades: (i) identificação de opções alternativas de tratamento; (ii) identificação de membros da equipe (médicos, enfermeiros etc.) que se sentem dispostos a seguir um curso de ação que os membros atuais não conseguem; (iii) criação de um consenso dentro do grupo de um curso de ação específico, que pode ser apresentado à comissão de ética do hospital, se necessário.

E. Identificar os recursos disponíveis. Determine as funções do assistente social, do capelão, do advogado do hospital e da comissão de ética da instituição. Embora um conhecimento geral das políticas hospitalares existentes em situações comuns, como "ordens de não reanimar" ou a retirada de suporte de vida, deva ser incluído nas discussões multidisciplinares mencionadas anteriormente, a UTIN deve identificar uma ou duas pessoas importantes para consulta, que estejam facilmente acessíveis. Tais profissionais devem estar familiarizados com as políticas da instituição, com os códigos de ética do hospital, bem como com aqueles de organizações nacionais como a AAP ou a American Medical Association, e com as leis federais e estaduais aplicáveis. A pessoa-chave de consulta muitas vezes é um membro da comissão de ética do hospital, que pode estar disponível sem exigir um parecer formal.

172 Parte 3 | Condições Gerais do Recém-nascido

F. **Basear as decisões nas informações médicas mais acuradas e atualizadas.** A boa ética começa com bons fatos. Aproveite o tempo para acumular dados relevantes. Os serviços de consulta são suscetíveis de dar uma valiosa contribuição. Seja consistente, fazendo as mesmas perguntas apropriadas em cada situação clínica. As respostas a essas questões podem variar de caso para caso, mas as perguntas sobre os princípios éticos devem sempre ser feitas. Seja prudente ao determinar a convicção como objetivo, uma vez que isso quase nunca é viável na UTIN. Em vez disso, um grau razoável de convicção médica muitas vezes é mais viável. Conforme aumenta o peso das consequências de uma decisão, o mesmo acontece com o rigor da exigência de um grau razoável de certeza e da importância da participação dos pais no processo de tomada de decisão.

G. **Pessoas de boa fé podem discordar.** Cada cuidador precisa se sentir livre para retirar-se do atendimento de um paciente se seu sentido ético estiver em conflito com a decisão da equipe principal e dos pais. Tal conflito deve ser conversado com o diretor de enfermagem ou diretor médico da UTIN. Os pais e cuidadores precisam ter a possibilidade de recorrer das decisões com o diretor médico da UTIN ou a comissão de ética do hospital. Nenhum sistema fornece certeza absoluta de que a decisão "certa" será sempre tomada. No entanto, é mais provável que um sistema inclusivo, sistemático e fundamentado em uma abordagem que estabeleça um procedimento para lidar com questões difíceis resulte em decisões aceitáveis.

III. Recém-nascido pré-termo extremo. Quase todas as UTIN têm lutado com decisões sobre recém-nascidos no limiar da viabilidade e a questão de "quão pequeno é pequeno demais". A prática de reanimar recém-nascidos pré-termo extremos apresenta difíceis desafios médicos e éticos. A tecnologia atual possibilita que alguns desses recém-nascidos sobrevivam, mas com grande risco de deficiência substancial. Os pais podem solicitar que os neonatologistas utilizem terapias agressivas, apesar de prognósticos ruins. Os neonatologistas preocupam-se com o fato de que instituir tais tratamentos pode não ser o curso de ação mais apropriado. A declaração da AAP no cuidado perinatal no limiar da viabilidade salienta várias áreas importantes: (i) os pais precisam receber informações adequadas e atuais sobre a potencial sobrevida do recém-nascido e os desfecho a curto e longo prazo; (ii) os médicos são obrigados a estar cientes dos dados de sobrevida nacionais e locais mais atualizados; e (iii) a escolha dos pais deve ser respeitada, tanto quanto possível, com o padrão sendo a tomada de decisão conjunta por pais e médicos. À medida que se ganha mais experiência com essas situações muito difíceis, os debates e discussões adicionais são suscetíveis de levar a um maior consenso nessa área. As diretrizes para reanimação por idade gestacional e peso ao nascer são intencionalmente vagas. Ao tomar tais decisões e fazer tais recomendações, os médicos devem levar em consideração os dados específicos de cada gestação, bem como os dados locais dos desfechos (consulte NICHD Neonatal Research Network (NRN): Extremely Preterm Birth Outcome Data em http://www.nichd.nih.gov/about/org/der/branches/ppb/programs/epbo/Pages/index.aspx.

IV. A decisão de redirecionar tratamentos de manutenção da vida para medidas de conforto. Uma das questões mais difíceis é decidir quando suspender ou retirar o suporte de vida. As filosofias e abordagens variam entre os cuidadores e a UTIN. A declaração da AAP sobre não iniciar ou suspender cuidados intensivos a recém-nascidos de alto risco salienta vários pontos importantes: (i) as decisões sobre não iniciar ou suspender cuidados intensivos devem ser feitas pela equipe de saúde, em colaboração com os pais, que precisam estar bem informados sobre a condição e o prognóstico de seu recém-nascido; (ii) os pais devem ser participantes ativos no processo de tomada de decisões; (iii) deve-se fornecer cuidados de conforto afetuosos a todas as crianças, incluindo aquelas para as quais os cuidados intensivos não são fornecidos; (iv) é apropriado prestar cuidados intensivos quando se acredita que sejam benéficos para a criança, e não quando se acredita que sejam prejudiciais, fúteis ou inúteis.

Um modelo a ser considerado enfatiza uma abordagem interdisciplinar objetiva para determinar o melhor curso de ação.

A. O objetivo do processo é identificar a ação que representa o **melhor interesse da criança**. Os interesses de outras pessoas, incluindo familiares e cuidadores, são de menor prioridade do que os do recém-nascido.

B. **A tomada de decisão deve ser guiada por dados.** Os cuidadores devem explorar todas as possibilidades razoáveis para maximizar a coleta de dados relevantes à questão ética a ser resolvida. Informações sobre terapias alternativas e prognóstico devem ser procuradas. Os dados objetivos são avaliados no contexto das reuniões da equipe principal. As consultas a subespecialidades devem ser obtidas quando indicado e incluídas nas deliberações da equipe principal. Muitas vezes, essas consultas podem adicionar informações extras, que ajudam nas questões que a equipe principal está tentando resolver. É importante que as informações desses consultores sejam revisadas com a equipe principal antes de serem discutidas com os pais.

C. Quando o foco for a decisão de manter ou retirar um tratamento médico de suporte de vida, a equipe discute os melhores dados disponíveis, suas implicações e seu grau de certeza. O objetivo deve um **consenso** sobre o melhor plano de tratamento para o recém-nascido e/ou recomendações para os pais. Às vezes, existe um forte apoio científico para uma dada opção. Em outros casos, é preciso estimar o melhor curso de ação. Nesse momento, é muito importante procurar ativamente o *feedback* dos pais em relação a seus pensamentos, sentimentos e compreensão da situação clínica. Deve-se ressaltar que os diferentes cuidadores chegam ao consenso com diferente rapidez e em momentos distintos. Pode ser o enfermeiro a entender e aceitar a futilidade da conduta de um paciente muito antes dos médicos e dos pais ou vice-versa. É importante apoiar cada participante ao longo desse processo até que todos entendam e aceitem o consenso e, em seguida, possam concordar com uma decisão.

D. **A atuação dos pais como procuradores de cuidados de saúde é respeitada.** Tal processo se inicia com uma comunicação completamente transparente. A equipe de saúde principal deve se reunir pelo menos diariamente com os pais a fim de discutir o progresso do recém-nascido, a condição atual e o plano de cuidados, mas também para resumir as discussões médicas e éticas da equipe. O ponto de vista dos pais é sempre considerado. É mais provável que eles influenciem as decisões quando não sabem qual opção (p. ex., manter ou interromper um tratamento de prolongamento da vida) é o melhor interesse da criança. Não se espera que os pais avaliem os dados clínicos de modo isolado. Mesmo em casos de incerteza médica, a equipe principal avalia objetivamente o que é conhecido, assim como o que permanece incerto sobre a condição e/ou prognóstico da criança. A equipe também deve fornecer aos pais a sua melhor avaliação e recomendação. Se houver incerteza médica real, os desejos dos pais devem ser apoiados, e não os anseios da equipe médica principal.

E. Existe um consenso entre os estudiosos éticos e legais de que não existe distinção importante entre **manter ou suspender tratamentos de prolongamento da vida.** Portanto, uma prova terapêutica de prolongamento da vida é aceitável, e os pais e funcionários não devem sentir remorso em retirar os tratamentos quando já não melhoram a condição da criança, ou se nunca conseguiram bons resultados. Assim sendo, não servem aos melhores interesses do paciente. Não utilizar a abordagem de iniciar ou interromper um tratamento que não seja benéfico pode resultar em um de dois desfechos adversos: (i) um tratamento não benéfico, possivelmente até prejudicial, pode ser continuado por mais tempo do que o necessário; e (ii) algumas crianças que poderiam se beneficiar do tratamento podem ser excluídas caso se tema que ele prolongaria desnecessariamente a vida de um maior número de crianças cuja condição não responderia. A President's Commission on Medical Ethics afirma que a retirada de um tratamento de prolongamento da vida, após ele ter se mostrado não eficaz, é mais justificável do que presumir a sua não utilidade e, portanto, não o instituir. Tal abordagem apoia o conceito de "tentar um cuidado intensivo", em que os funcionários e a família concordam em iniciar o tratamento de prolongamento da vida e descontinuá-lo se ficar claro que a sua continuação já não é o melhor interesse da criança.

Nos EUA, a emenda de 1984 ao Child Abuse and Prevention and Treatment Act (CAPTA) define que um tratamento *não* tem indicação médica se a criança estiver em coma irreversível, se apenas adiar a morte, se não melhorar efetivamente nem corrigir todas as condições potencialmente fatais, se for inútil ou praticamente inútil em termos de sobrevida e se for desumano. Tais condições protegem os direitos das crianças ao tratamento, apesar das condições subjacentes ou potenciais desvantagens, e apoiam a importância das decisões de qualidade de vida na prestação de cuidados. Pode surgir um conflito substancial se os cuidadores e os pais discordarem em relação às metas do cuidado. A equipe da UTIN precisa estar preparada para essas circunstâncias.

F. A **comissão de ética do hospital** é muito útil quando a equipe principal é incapaz de chegar a um consenso ou discorda dos desejos dos pais. Em nossa experiência, a consulta à comissão de ética ajuda a incentivar a comunicação entre todas as partes envolvidas e melhorar a tomada de decisão colaborativa. A comissão de ética muitas vezes pode aliviar as tensões entre os pais e cuidadores, possibilitando que se chegue a uma solução para o dilema.

174 Parte 3 | Condições Gerais do Recém-nascido

Leitura sugerida

American Academy of Pediatrics Committee on Fetus and Newborn, Bell EF. Noninitiation or withdrawal of intensive care for high-risk newborns. *Pediatrics* 2007;119(2):401–403.

Batton DG; Committee on Fetus and Newborn. Clinical report—Antenatal counseling regarding resuscitation at an extremely low gestational age. *Pediatrics* 2009;124(1):422–427.

Informed consent, parental permission, and assent in pediatric practice. Committee on Bioethics, American Academy of Pediatrics. *Pediatrics* 1995;95(2):314–317.

President's Commission for the Study of Ethical Problems in Medicine and Biomedical and Behavioral Research. *Deciding to Forego Life-Sustaining Treatment: A Report on the Ethical, Medical, and Legal Issues in Treatment Decisions.* Washington, DC: U.S. G.P.O.; 1983.

Pub L No. 98-457, the Amendment to Child Abuse Prevention and Treatment Act (CAPTA).

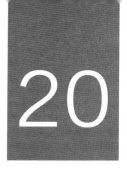

20 Manejo da Terminalidade da Vida Neonatal e Acompanhamento do Luto
Caryn E. Douma

I. Introdução. Prestar assistência empática e centrada na família ao paciente terminal na unidade de tratamento intensivo neonatal (UTIN) é muito difícil para os cuidadores. A equipe de saúde precisa equilibrar as necessidades clínicas do recém-nascido com as demandas dos pais e familiares. Os pais são profundamente influenciados pela compaixão e pelo tratamento que recebem dos profissionais de saúde durante o processo de terminalidade da vida. Embora a morte de um recém-nascido seja um acontecimento devastador, o conhecimento e a habilidade da equipe multidisciplinar podem influenciar substancialmente a capacidade dos pais para lidar efetivamente com a perda.

Apesar dos avanços da assistência neonatal, morrem mais crianças nos períodos perinatal e neonatal do que em qualquer outro período da infância. Nos EUA, a maioria das mortes de recém-nascidos é consequente a malformações congênitas e distúrbios relacionados com gestação abreviada e baixo peso ao nascer.

Muitas vezes a condição letal ou limitadora da vida é diagnosticada precocemente durante a gestação, e o processo de tomada de decisão começa antes da internação na UTIN. *Hospice* perinatal é uma alternativa para a interrupção da gravidez e constitui uma abordagem estruturada para os pais e para a equipe de saúde quando é elaborado um plano para criar o melhor desfecho possível para o recém-nascido e a sua família.

II. Princípios e domínios da assistência na terminalidade da vida. A prestação de assistência de qualidade na terminalidade da vida é um processo que exige comunicação consistente e convincente da equipe multidisciplinar empática em um arcabouço de tomada de decisão compartilhada. O suporte físico e emocional, assim como o acompanhamento, possibilita que os pais comecem o processo de cura ao voltarem para casa.

Os domínios da terminalidade da vida abrangem a assistência centrada na família na UTIN. Tais domínios possibilitam a avaliação e a prestação de cuidados de qualidade na terminalidade da vida.

A. Tomada de decisão centrada na família e no paciente.
B. Comunicação entre os membros da equipe multidisciplinar e entre os membros da equipe de saúde e os pais e familiares.
C. Suporte espiritual das famílias.
D. Suporte emocional e de natureza prática das famílias.
E. Manejo dos sintomas e cuidados para promover o conforto.
F. Continuidade dos cuidados.
G. Suporte emocional e organizacional dos profissionais de saúde.

III. Coordenação dos cuidados

A. **Comunicação e colaboração.** O suporte da família na UTIN fundamenta-se sobretudo na comunicação entre a família e a equipe de saúde e no relacionamento entre os membros da equipe de saúde. Um modelo de assistência colaborativa que possibilita que médicos, profissionais de enfermagem e outros membros da equipe de saúde trabalhem de modo interativo e compartilhem decisões promove a prestação da melhor assistência possível, além de respeitar a contribuição singular de cada profissional.

176 Parte 3 | Condições Gerais do Recém-nascido

1. O cuidado prestado na terminalidade da vida é uma extensão do relacionamento que já existe entre os profissionais de saúde e o recém-nascido e sua família. Os profissionais de saúde podem facilitar tal relacionamento da seguinte maneira:

   a. A equipe da rotina deve comunicar-se com as famílias por meio de reuniões frequentes
   b. Incluir a equipe de assistência obstétrica e outros profissionais, quando apropriado
   c. Incentivar a visita de irmãos do recém-nascido e o apoio de outros familiares
   d. Incentivar a incorporação de costumes culturais e espirituais
   e. Propiciar um ambiente que possibilite aos pais desenvolver uma relação com o filho, visitando-o e segurando-o tão frequentemente quanto o estado clínico possibilitar.

2. Os pais desejam que as informações sejam dadas de maneira clara, concisa e valorizam a honestidade e a transparência.
3. Recomendações claras sobre as metas dos cuidados (suporte de vida *vs.* medidas para aumentar o conforto) prestados pelos membros da equipe de saúde são apropriadas e reduzem parte do ônus da tomada de decisão no contexto da terminalidade da vida.
4. A maioria das mortes neonatais ocorre após a decisão de retirar as medidas de suporte de vida.
5. Antes da reunião com a família para conversar sobre a passagem do cuidado com metas terapêuticas para medidas de conforto é crucial que os membros da equipe de saúde multidisciplinar entrem em consenso sobre as metas de assistência e identifiquem as necessidades do paciente e seus familiares.
6. É essencial lidar com os conflitos existentes na equipe de saúde no início do processo, utilizando os suportes profissionais disponíveis, tais como pessoas do comitê de ética ou guias espirituais.
7. É imprescindível que a equipe de saúde chegue a um consenso antes de se encontrar com a família do paciente.
8. Recomenda-se a escolha de um porta-voz (habitualmente o médico assistente) com o propósito de manter a continuidade da comunicação.

B. Tomada de decisão centrada no paciente e na família

1. A maioria dos genitores deseja participar na decisão de passar do cuidado terapêutico para as medidas de conforto. Contudo, nem todos conseguem participar ou desejam se sentir responsáveis pela decisão final. Eles dependem da equipe de saúde para interpretar as informações e apresentar as opções de modo sensível e empático, incorporando suas necessidades individuais e o nível desejado de envolvimento.
2. Pais precisam se sentir amparados, independentemente da decisão tomada.
3. A qualidade do relacionamento e o estilo de comunicação dos membros da equipe médica podem influenciar a capacidade dos pais de compreender as informações passadas, fazendo-os chegar a um consenso com a equipe de saúde.
4. Dividir a tomada de decisão envolve o apoio e a participação de toda equipe médica.
5. Reúna-se com a família em local calmo e reservado; dê tempo suficiente para que a família entenda a informação apresentada e as recomendações da equipe de saúde:

   a. Ofereça um intérprete, se necessário
   b. Refira-se ao recém-nascido pelo nome
   c. Pergunte aos pais como eles se sentem e de que modo enxergam a situação
   d. Uma vez que a decisão de redirecionar o cuidado tenha sido tomada, ou seja, passar do suporte de vida às medidas de conforto, elabore um plano específico com a família que envolva a descrição de como o suporte à vida será retirado e determine o nível de participação desejado por ela.

C. Suspensão do suporte à vida

1. Uma vez tomada a decisão de suspender o suporte à vida e oferecer conforto, a família deve dispor de um ambiente tranquilo e reservado que acomode todas as pessoas que ela deseja incluir.
2. A alocação dos profissionais deve ser arranjada de modo que um enfermeiro e um médico estejam prontamente disponíveis para a família durante todo o tempo.
3. Conceda bastante tempo para que os pais criem memórias e se tornem uma família. Deixe que eles segurem, fotografem, banhem e vistam o seu bebê antes, durante ou depois da suspensão da ventilação mecânica ou outro suporte à vida.

Capítulo 20 | Manejo da Terminalidade da Vida Neonatal e Acompanhamento do Luto

4. Discuta todo o processo com os pais, incluindo a remoção do tubo endotraqueal e o controle da dor. Descreva delicadamente como ficará a aparência do neonato e as medidas que a equipe adotará para garantir que ele tenha uma morte confortável e indolor. Informe-lhes que a morte nem sempre ocorre imediatamente.

5. Tome providências para o batismo e o apoio espiritual, se desejado; incorpore práticas espirituais e culturais no plano de cuidado, se necessário.

6. A meta do cuidado de conforto é proporcionar uma morte tranquila e sem dor. Preveja os medicamentos que poderão ser necessários, deixando um acesso intravenoso pronto. Suspenda o relaxamento muscular antes da extubação. O objetivo do uso de medicação deve ser garantir o máximo de conforto possível para o recém-nascido.

7. Quando o neonato é extubado, remova todos os equipamentos e cateteres intravenosos desnecessários.

8. Deixe que os pais segurem o recém-nascido pelo tempo que eles desejarem após a suspensão do suporte à vida. O enfermeiro e o médico assistente devem estar próximos para auxiliar a família e avaliar a frequência cardíaca e o conforto do recém-nascido.

9. Quando a família tem outro recém-nascido sobrevivente, é importante que a equipe de assistência expresse a dificuldade que isso representará no momento da morte e durante o processo de luto.

10. A necropsia deve ser discutida antes ou após a morte, a critério do médico assistente.

11. Crie uma caixa de memórias, incluindo cartões, fotografias, roupas, uma mecha de cabelos, impressões dos pés, impressões das mãos e quaisquer outras recordações acumuladas durante a vida do recém-nascido. Mantenha-a em um lugar designado caso a família não deseje vê-la ou guardá-la por ocasião da morte. Com frequência, eles mudam de ideia depois.

12. Certifique-se de que os pais tiraram fotografias do recém-nascido. Os pais de gêmeos ou outros múltiplos costumam desejar uma fotografia dos recém-nascidos ou da família reunida. Convém à UTIN ter uma câmera digital e impressora disponíveis.

D. Suporte emocional e organizacional para os membros da equipe de saúde

1. Uma reunião com todos os membros da equipe de saúde após a morte do recém-nascido oferece a todos uma oportunidade de compartilhar seus sentimentos e emoções, quando for o anseio da equipe. O capelão e a assistente social são, com frequência, excelentes suportes para a equipe de saúde e, habitualmente, estão integrados à equipe.

2. A revisão dos eventos da morte ajuda a identificar o que está funcionando bem e as oportunidades para melhorar.

3. O suporte institucional pode incluir pagamento do período de afastamento por causa do óbito (nojo), psicoterapia e cerimônias de rememoração.

4. O reconhecimento e a expressão da resposta da equipe ao luto no local de trabalho são uma parte crucial da assistência na terminalidade da vida.

5. Muitas instituições têm programas formais para dar suporte às equipes que atendem pacientes moribundos. Com frequência, os programas incluem grupos de suporte, psicoterapia, *workshops* e outras intervenções. A criação de rituais para o momento da morte e disponibilizar um período de tempo para reflexão antes de voltar a atender os pacientes são abordagens valiosas.

IV. Acompanhamento do luto

A. Princípios gerais. O acompanhamento do luto propicia suporte às famílias quando elas voltam para casa. Algumas famílias não desejam ter qualquer contato com a equipe de saúde após saírem do hospital, outras anseiam por telefonemas ou encontros. Antes da saída do hospital é essencial que um membro da equipe de saúde faça uma revisão do suporte que será proporcionado. Um "pacote de luto" com literatura e um resumo de programas específicos do hospital ajuda a família a conhecer os recursos e suportes disponíveis. A maioria dos programas inclui telefonemas e envio de cartões na primeira semana após a morte do recém-nascido e a repetição dessa conduta 4 a 6 semanas depois. Um encontro com a equipe de saúde oferece às famílias a oportunidade de rever os eventos da morte, inclusive os resultados da necropsia, quando apropriado. Além de dar suporte à família esse encontro torna possível a avaliação da necessidade de suporte adicional e de encaminhamento para grupos de suporte ou psicoterapia.

178 Parte 3 | Condições Gerais do Recém-nascido

B. Assistência hospitalar

1. Um membro da equipe é designado para fazer a revisão do programa e do material de luto. Muitas vezes, um familiar consegue absorver melhor as informações e comunicá-las aos pais no momento apropriado.
2. Descreva brevemente o processo de luto e o que esperar nos dias e semanas seguintes.
3. Deve-se oferecer apoio à lactação, se apropriado, e instituir um plano para supressão da lactação e acompanhamento.
4. Ofereça auxílio nas providências para enterro ou cremação.
5. O obstetra e o pediatra da família, além de outros apoios da comunidade, devem ser informados da morte do neonato.
6. Um representante da equipe da rotina ou funcionário devidamente treinado deve assumir a responsabilidade pela coordenação do acompanhamento do luto. Essa pessoa será responsável pelas providências e pela documentação do processo de acompanhamento.
7. Forneça apoio à família no momento em que eles deixarem o hospital sem o seu filho. Se possível, providencie o pagamento antecipado do estacionamento ou um acompanhante até a porta do hospital.

C. Acompanhamento após a alta

1. O contato com a família na primeira semana após o óbito oferece uma oportunidade para responder a quaisquer questionamentos e oferecer suporte. O coordenador do acompanhamento geralmente assume a responsabilidade pelo chamado e pela documentação. Outros membros da equipe de saúde podem desejar manter o contato se desenvolveram um relacionamento próximo com a família. É importante conversar com eles sobre os detalhes específicos do acompanhamento antes de irem para casa.
2. Os pais apreciam receber um cartão de solidariedade, assinado pelos membros da equipe da rotina, enviado ao lar da família nas primeiras semanas e contatos posteriores.
3. Agende uma reunião de acompanhamento com a família 4 a 6 semanas após a morte do neonato. O momento ideal depende da disponibilidade dos resultados da necropsia e da conveniência dos pais. Em alguns casos, a família não deseja retornar ao hospital ou continuar o contato. O coordenador documentará isso e providenciará que a família seja assistida por um profissional de assistência primária ou outro serviço comunitário. Telefonemas de acompanhamento são oportunos, se a família consentir.
4. As reuniões devem incluir uma revisão dos eventos que circundaram a morte do recém-nascido, resultados da necropsia ou outros exames e implicações para futuras gestações.
5. Deve-se avaliar a capacidade de enfrentamento da família à medida que eles avançam no processo de luto e, se necessário, encaminhá-la aos profissionais ou serviços apropriados, incluindo grupos de apoio.
6. Envie um cartão e dê um telefonema no aniversário de 1 ano de morte do bebê, que pode ser um momento difícil para a família. Muitas famílias desenvolvem seus próprios rituais para celebrar a vida de seus filhos durante esse período. O contato dos membros da equipe de saúde será muito bem recebido.
7. Se a família desejar, marque reuniões futuras.

Leitura sugerida

Abe N, Catlin A, Mihara D. End of life in the NICU: a study of ventilator withdrawal. *Am J Matern Child Nurs* 2001;26(3):141–146.

Clarke EB, Curtis JR, Luce JM, et al. Quality indicators for end-of-life care in the intensive care unit. *Crit Care Med* 2003;31(9):2255–2262.

Gale G, Brooks A. Implementing a palliative care protocol in a newborn intensive care unit. *Adv Neonatal Care* 2006;6(1):37–53.

Munson D, Leuthner SR. Palliative care for the family carrying a fetus with a life-limiting diagnosis. *Pediatr Clin N Am* 2007;54(5):787–798.

Parte 4
Questões da Nutrição Hidreletrolítica, Gastrintestinal e Renal

Nutrição
Deirdre M. Ellard e Diane M. Anderson

Os recém-nascidos a termo adaptam-se rapidamente à substituição da oferta intrauterina relativamente constante de nutrientes pelas refeições intermitentes de leite. Os neonatos pré-termo, no entanto, estão em mais alto risco de sofrerem problemas nutricionais. Nascem com reservas limitadas e maior demanda de nutrientes, e vias metabólicas imaturas. Além disso, os distúrbios clínicos e cirúrgicos comumente associados à prematuridade têm o potencial de alterar as necessidades de nutrientes e complicar a administração de nutrientes adequados. Como a sobrevida desses neonatos continua a melhorar, os dados atuais sugerem que a intervenção nutricional precoce e agressiva seja vantajosa.

I. Crescimento

A. A composição corporal fetal muda ao longo de toda a gestação, e o acréscimo de nutrientes ocorre principalmente no fim do segundo e em todo o terceiro trimestre. Os neonatos a termo normalmente têm reservas suficientes de glicogênio e lipídio para satisfazer as necessidades de energia durante a inanição relativa do primeiro dia de vida. Em contraste, os recém-nascidos pré-termo exaurem rapidamente suas limitadas reservas de nutrientes e tornam-se hipoglicêmicos e catabólicos, a menos que recebam tratamento nutricional apropriado. Na prática, em geral, pressupõe-se que a intensidade da deficiência de nutrientes seja inversamente proporcional à idade gestacional e ao peso ao nascer.

B. O crescimento pós-natal distingue-se do crescimento intrauterino pelo fato de que começa com um período de perda ponderal, devido sobretudo à perda de líquido extracelular. A perda típica de 5 a 10% do peso no nascimento a termo pode chegar a 15% do peso no nascimento pré-termo. O nadir da perda ponderal geralmente ocorre aos 4 a 6 dias de vida, e o peso ao nascer é recuperado aos 14 a 21 dias na maioria dos bebês pré-termo. Atualmente, não existe uma medida consensual do crescimento neonatal que leve em conta a perda ponderal e o característico ganho ponderal subsequente desse período. Os objetivos na prática são limitar o grau e a duração da perda ponderal inicial em recém-nascidos pré-termo e facilitar a recuperação do peso ao nascer nos primeiros 7 a 14 dias de vida.

C. Após a recuperação do peso ao nascer, os dados sobre o crescimento intrauterino e a taxa de acreção de nutrientes são amplamente aceitos como padrões de referência para avaliar o crescimento e as necessidades de nutrientes. Metas de ganho ponderal de 10 a 20 g/kg/dia (15 a 20 g/kg/dia para neonatos com peso < 1.500 g), aumento aproximado de 1 cm/semana do comprimento e 0,5 a 1 cm/semana da circunferência craniana são seguidas. Embora tais metas não sejam alcançáveis inicialmente

180 Parte 4 | Questões da Nutrição Hidreletrolítica, Gastrintestinal e Renal

na maioria dos neonatos pré-termo, a replicação do crescimento do feto na mesma idade gestacional continua a ser um objetivo apropriado, segundo as recomendações da American Academy of Pediatriacs (AAP).

D. As determinações seriadas do peso corporal, da circunferência craniana e do comprimento registradas em curvas de crescimento propiciam informações valiosas na avaliação nutricional do recém-nascido pré-termo. Historicamente, as curvas de crescimento intrauterino de Lubchenco (1966) eram muito usadas porque o gráfico baseia-se em um tamanho de amostra razoável, oferece curvas para monitorar o peso, o comprimento e a circunferência craniana, e é fácil de usar e interpretar. Mais recentemente, o gráfico fetal-neonatal de Fenton (2003) tem sido mais utilizado. Ele se baseia em um número maior de recém-nascidos de uma área geográfica mais ampla e reflete os dados de bebês nascidos mais recentemente. Com o gráfico Fenton, o crescimento do recém-nascido prematuro pode ser monitorado por um período de tempo maior, de 22 a 50 semanas de idade pós-menstrual (IPM). Ainda mais recentemente, as curvas de crescimento de Olsen (2010) tornaram-se disponíveis. Estes gráficos de crescimento norte-americanos mais novos são produzidos a partir de amostras grandes, contemporâneas e com diversidade étnica. São apresentadas curvas de peso, altura e circunferência craniana específicas para meninos e meninas. Curvas de crescimento pós-natal também estão disponíveis. As curvas de crescimento pós-natal acompanham os mesmos neonatos ao longo do tempo (*i. e.*, curvas de crescimento longitudinais), e provieram de vários estudos de uma única UTIN, e do estudo multicêntrico do National Institute for Child Health and Human Development (NICHD) (2000). Contudo, o problema dessas curvas é que elas mostram o crescimento **real**, não o ideal. Embora forneçam informações interessantes ao permitirem a comparação do crescimento de neonatos em uma UTIN com o de recém-nascidos em outra, tais curvas não indicam se um dos grupos está crescendo adequadamente. O crescimento intrauterino continua a ser o padrão-ouro para comparação.

E. Quando o recém-nascido está em idade gestacional a termo corrigida, o Centers for Disease Control and Prevention (CDC) recomenda que os World Health Organization (WHO) Child Growth Standards 2006 sejam usados para monitorar o crescimento. Os dados dos neonatos devem ser plotados no gráfico segundo a idade corrigida, e o crescimento deve ser acompanhado. Os gráficos podem ser "baixados" na página www.cdc.gov/growthcharts/who_charts.htm.

II. Recomendações de nutrientes

A. As fontes de recomendações de nutrientes para neonatos pré-termo incluem o American Academy of Pediatriacs Committee on Nutrition (AAP-CON), o European Society for Paediatric Gastroenterology, Hepatology, and Nutrition Committee on Nutrition (ESPGHAN-CON) e as Reasonable Ranges of Nutrient Intakes publicadas por Tsang *et al.* (Quadro 21.1). Tais recomendações baseiam-se em: (i) dados sobre a taxa de acréscimo intrauterino; (ii) o conteúdo de nutrientes do leite humano; (iii) as supostas reservas reduzidas de nutrientes e as necessidades nutricionais mais altas de neonatos pré-termo; e (iv) os dados disponíveis sobre as medidas bioquímicas que refletem uma administração adequada. Contudo, em virtude das limitações dos dados atualmente disponíveis, as metas do fornecimento de nutrientes a recém-nascidos pré-termo são consideradas apenas recomendações.

B. Líquido (ver Capítulos 13 e 23). A etapa inicial no suporte nutricional é determinar a necessidade hídrica do recém-nascido, que depende da idade gestacional, da idade pós-natal e de condições ambientais. Em geral, as necessidades hídricas básicas estão inversamente relacionadas com a idade gestacional ao nascimento e o peso ao nascer. Durante a primeira semana de vida, neonatos de muito baixo peso ao nascer (MBPN) sofrem maior perda hídrica em virtude da imaturidade da sua pele, com conteúdo de água mais alto e permeabilidade aumentada, e da imaturidade da função renal, com capacidade reduzida de concentrar a urina. Fatores ambientais, como aquecedores radiantes e fototerapia *versus* incubadoras com umidificador, também impactam as perdas insensíveis e talvez afetem as necessidades hídricas. Por outro lado, a restrição da taxa hídrica pode ser necessária para auxiliar na prevenção e/ou no tratamento de persistência do canal arterial (PCA), insuficiência renal e displasia broncopulmonar (DBP). Por conseguinte, as necessidades hídricas na primeira semana de vida são continuamente reavaliadas, durante a transição da vida fetal para neonatal, e depois pelo menos 1 vez/dia.

Quadro 21.1 — Comparação das recomendações de administração enteral e esquemas alimentares para recém-nascidos pré-termo por quilograma por dia.*

Nutriente	Unidade	Recomendações para alimentação enteral para neonatos pré-termo estáveis em crescimento (2, 8)	Leite humano maduro‡	Leite humano maduro com ELH mais 4 pacotes de Enfamil®/dl	Leite humano maduro com ELH mais 4 pacotes de Enfamil® acidificado líquido	Leite humano maduro com ELH mais 4 pacotes de Similac®/dl	Leite humano maduro com Prolact® +4	Enfamil® Prematuro 24 kcal/30 ml com ferro	Similac Special Care® 24 kcal/30 ml com ferro
Proteína‡‡	g/kg/dia	-	1,6	3,2	4	3	3	3,6	3,6
Neonatos EBPN	g/kg/dia	3,8 a 4,4	-	-	-	-	-	-	-
Neonatos MBPN	g/kg/dia	3,4 a 4,2	-	-	-	-	-	-	-
Carboidrato	g/kg/dia	-	10,8	11,4	9,7	13,5	11,4	13,4	12,6
Neonatos EBPN	g/kg/dia	9 a 20	-	-	-	-	-	-	-
Neonatos MBPN	g/kg/dia	7 a 17	-	-	-	-	-	-	-
Lipídio	g/kg/dia	-	5,9	7,4	7,7	6,4	7,4	6,2	6,6
Neonato EBPN	g/kg/dia	6,2 a 8,4	-	-	-	-	-	-	-
Neonato MBPN	g/kg/dia	5,3 a 7,2	-	-	-	-	-	-	-
Ácido dosaexaenoico	mg/kg/dia	-	-	-	≥ 15	-	-	20,7	17,1
Neonatos EBPN	mg/kg/dia	≥ 21	-	-	-	-	-	-	-
Neonatos MBPN	mg/kg/dia	≥ 18	-	-	-	-	-	-	-
Ácido araquidônico	mg/kg/dia	-	-	-	-	-	-	42	26,9
Neonatos EBPN	mg/kg/dia	≥ 28	-	-	-	-	-	-	-

(continua)

Quadro 21.1	Comparação das recomendações de administração enteral e esquemas alimentares para recém-nascidos pré-termo por quilograma por dia.* *(Continuação)*

Nutriente	Unidade	Recomendações para alimentação enteral para neonatos pré-termo estáveis em crescimento (2, 8)	Leite humano maduro‡	Leite humano maduro com ELH mais 4 pacotes de Enfamil®/dℓ	Leite humano maduro com ELH mais 4 pacotes de Enfamil® acidificado líquido	Leite humano maduro com ELH mais 4 pacotes de Similac®/dℓ	Leite humano maduro com Prolact® +4	Enfamil® Prematuro 24 kcal/30 mℓ com ferro	Similac Special Care® 24 kcal/30 mℓ com ferro
Neonatos MBPN	mg/kg/dia	≥ 24	-	-	-	-	-	-	-
Vitamina A	UI/kg/dia	700 a 1.500	338	1.763	1.731	1.268	360	1.515	1,521
Vitamina D	UI/dia	150 a 400‡‡‡	3	228	237	183	42	292,5	183
Vitamina E	UI/kg/dia	6 a 12	0,6	7,5	7,5	5,4	1	7,7	4,8
Vitamina K	mcg/kg/dia	8 a 10	0,3	6,9	7,4	12,8	0,2	9,8	14,6
Tiamina	mcg/kg/dia	180 a 240	32	257	257	381	31.5	243	304,5
Riboflavina	mcg/kg/dia	250 a 360	52	382	373	677	64,5	360	754,5
Vitamina B$_6$	mcg/kg/dia	150 a 210	30,6	203	200	347	24	183	304,5
Vitamina B$_{12}$	mcg/kg/dia	0,3	0,07	0,3	1	1	0,06	0,3	0,67
Niacina	mg/kg/dia	3,6 a 4,8	0,2	4,7	4,8	5,6	0,26	4,8	6,1
Folato	mcg/kg/dia	25 a 50	7,2	44,7	44,4	41,7	13,5	48	45
Ácido pantotênico	mg/kg/dia	1,2 a 1,7	0,27	1,4	1,4	2,5	0,33	1,5	2,3
Biotina	mcg/kg/dia	3,6 a 6	0,6	4,7	4,7	39,6	0,75	4,8	45
Vitamina C	mg/kg/dia	18 a 24	6,1	24	24	43,5	4,5	24,3	45

Colina	mg/kg/dia	14,4 a 28	14,3	-	-	17,2	12	24,3	12
Inositol	mg/kg/dia	32 a 81	22,5	-	-	28,5	18	54	48*
Taurina	mg/kg/dia	4,5 a 9	-	-	-	-	-	7,3	-
Carnitina	mg/kg/dia	Cerca de 2,9	-	-	-	-	-	2,9	-
Cálcio	mg/kg/dia	100 a 220	42	177	180	217,5	210	201	219
Fósforo	mg/kg/dia	60 a 140	21,4	96,3	97	121,9	121,5	100,5	121,5
Magnésio	mg/kg/dia	7,9 a 15	5,2	6,7	6,6	15,6	11,9	11	14,6
Ferro	mg/kg/dia	2 a 4	0,04	2,2	2,2	0,6	0,15	2,2	2,2
Zinco	mcg/kg/dia	1.000 a 3.000	183	1.263	1.352	1.683	960	1.830	1.830
Manganês	mcg/kg/dia	0,7 a 7,5	1	16	13	11,8	19,5	7,7	15
Cobre	mcg/kg/dia	120 a 150	37,8	103,8	107	292,8	121,5	145,5	304,5
Iodo	mcg/kg/dia	10 a 60	16,3	-	-	-	13,5	30	7,5
Selênio	mcg/kg/dia	1,3 a 4,5	2,3	-	-	3	-	3,5	2,3
Sódio	mEq/kg/dia	3 a 5	1,2	2,2	2,5	2,2	3,3	3,1	2,3
Potássio	mEq/kg/dia	2 a 3	2	3,1	3,1	4,4	3	3,1	4
Cloreto	mEq/kg/dia	3 a 7	1,8	2,3	2,5	3,4	3	3,1	2,9

ELH = enriquecedor de leite humano (HMF). *Os volumes calculados de leite humano e fórmula são baseados na ingestão de 150 ml/kg/dia. ‡Termo que designa o leite de mães de recém-nascidos prematuros após os primeiros 21 dias de lactação. ‡‡Segundo a AAP, as necessidades estimadas com base na taxa de acréscimo de proteína fetal são de 3,5 a 4 g/kg/dia. ‡‡‡Meta de 400 UI/dia.

184 Parte 4 | Questões da Nutrição Hidreletrolítica, Gastrintestinal e Renal

C. Energia. As estimativas sugerem que os recém-nascidos pré-termo em ambiente termoneutro necessitam de 40 a 60 kcal/kg/dia para manutenção do peso corporal, pressupondo que seja fornecida proteína adequada. Calorias adicionais são essenciais ao crescimento, e os menores neonatos tendem a apresentar a maior necessidade, pois sua taxa de crescimento é mais alta (Quadro 21.2). A AAP recomenda 105 a 130 kcal/kg/dia. Na prática, geralmente buscamos aportes energéticos de 110 a 130 kcal/kg/dia. Os neonatos com enfermidade grave e/ou prolongada precisam, em média, de 130 a 150 kcal/kg/dia. Aportes menores (90 a 120 kcal/kg/dia) mantêm taxas de crescimento intrauterinas se o gasto energético for mínimo ou se for empregada nutrição parenteral (NP).

Quadro 21.2	Estimativa das necessidades energéticas do recém-nascido de baixo peso.*
	Estimativa média, kcal/kg/dia
Energia despendida	40 a 60
Taxa metabólica em repouso	40 a 50[†]
Atividade	0 a 5[†]
Termorregulação	0 a 5[†]
Síntese	15[‡]
Energia armazenada	20 a 30[‡]
Energia excretada	15
Taxa de energia	90 a 120

*De American Academy of Pediatrics, Committee on Nutrition (AAP-CON). *Pediatric Nutrition Handbook*. 6th ed. Elk Grove Village, IL: American Academy of Pediatrics; 2009. [†]Energia para manutenção; [‡]Custo energético do crescimento.

III. Nutrição parenteral

A. Objetivos nutricionais. Nosso objetivo inicial com a nutrição parenteral (NP) é fornecer calorias e aminoácidos adequados para prevenir balanços energético e nitrogenado negativos. Os objetivos subsequentes incluem a promoção de ganho ponderal e crescimento apropriados, enquanto se aguarda um aporte enteral adequado.

B. Indicações para o início da NP

A NP é iniciada no primeiro dia de vida nos neonatos com < 1.500 g de peso corporal. A NP também pode ser instituída nos recém-nascidos para os quais nutrição enteral significativa não seja prevista por até 5 dias de idade ou naqueles com doença cardíaca que precisem de suplementação de cálcio.

C. NP periférica *versus* NP central

1. As soluções parenterais podem ser infundidas por veias periféricas ou veia central, com acesso pelas veias antecubital e safena, respectivamente. Historicamente, a AAP recomenda que as soluções periféricas tenham osmolaridade entre 300 e 900 mOsm/ℓ. Em virtude dessa limitação, as soluções periféricas geralmente não conseguem sustentar adequadamente o crescimento daqueles com extremo baixo peso ao nascer (EBPN). A NP central não somente possibilita o uso de soluções mais hipertônicas, como também implica riscos maiores, particularmente sepse relacionada com cateter.

2. NP central é indicada nas seguintes situações:

   a. As necessidades nutricionais excedem os limites da NP periférica

   b. Período longo (p. ex., > 7 dias) de incapacidade de receber alimentação enteral, como em neonatos com enterocolite necrosante (ECN) e alguns neonatos no pós-operatório

   c. Ausência iminente de acesso venoso periférico.

D. Carboidrato. A dextrose (D-glicose) é a fonte de carboidrato nas soluções intravenosas (IV) (ver Capítulo 24).

1. O valor calórico da dextrose é de 3,4 kcal/g.

2. Como a dextrose contribui para a osmolaridade da solução, em geral, recomenda-se que a concentração de glicose administrada através de veias periféricas seja limitada a ≤ 12,5%. Concentrações

maiores de dextrose podem ser usadas para infusão venosa central quando for muito limitado o volume de líquido a ser infundido. Neonatos que estão recebendo oxigenação por membrana extracorpórea (OMEC) podem necessitar de glicose em concentração de até 40%.
3. As infusões de dextrose são tipicamente descritas em termos de miligramas de glicose por quilograma por minuto (mg/kg/min), o que expressa a carga total de glicose e leva em conta a velocidade de infusão, a concentração de dextrose e o peso do paciente (Figura 21.1).
4. A necessidade inicial de glicose de recém-nascidos a termo é definida como aquela essencial à prevenção de hipoglicemia. Em geral, esse objetivo é alcançado com velocidades de infusão iniciais de aproximadamente 4 mg/kg/min.
5. Os neonatos pré-termo geralmente precisam de taxas de glicose mais altas, pois apresentam razão peso do cérebro/peso corporal mais alta e necessidades energéticas totais maiores. Velocidades de infusão iniciais de 4 a 8 mg/kg/min podem ser necessárias para manter a euglicemia.
6. As velocidades iniciais podem ser aumentadas, se tolerado, em 1 a 2 mg/kg/min diariamente até no máximo 11 a 12 mg/kg/min. Isso pode ser alcançado por meio de aumento da concentração de dextrose ou da taxa de infusão, ou por uma combinação de ambas. Infusão acima de 11 a 12 mg/kg/min pode ultrapassar a capacidade oxidativa do neonato e, em geral, não é recomendada, pois poderia causar excesso de glicose para ser convertida em gordura, particularmente no fígado. Essa conversão também pode aumentar o consumo de oxigênio, o gasto energético e a produção de CO_2.
7. A quantidade de dextrose que um recém-nascido consegue tolerar varia com as idades gestacional e pós-natal. Os sinais de intolerância à glicose incluem hiperglicemia e glicosúria secundária com diurese osmótica.

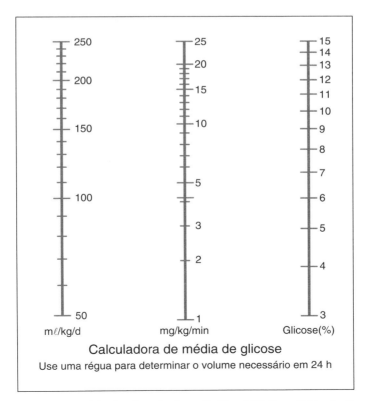

Figura 21.1 Interconversão de unidades de infusão de glicose. De Klaus MH, Faranoff AA, eds. *Care of the High-Risk Neonate.* 2nd ed. Philadelphia: WB Saunders, 1979:430.

186 Parte 4 | Questões da Nutrição Hidreletrolítica, Gastrintestinal e Renal

E. Proteína. As soluções cristalinas de aminoácidos constituem a fonte de nitrogênio da NP.

1. O valor calórico dos aminoácidos é de 4 kcal/g.
2. Três produtos de aminoácidos pediátricos são comercializados nos EUA: TrophAmine® (B. Braun), Aminosyn-PF® (Hospira) e PremaSol® (Baxter). Teoricamente, eles são mais bem adaptados às necessidades do recém-nascido do que as formulações convencionais para adultos, pois foram modificados para aumentar a tolerância e contêm aminoácidos essenciais específicos. Contudo, ainda não se definiu a composição ideal de aminoácidos para a NP neonatal, e não existem produtos concebidos especificamente para neonatos pré-termo.
3. Já foi demonstrado que os neonatos de MBPN que não recebem aminoácidos nos primeiros dias de vida extrauterina catabolizam a proteína corporal à taxa mínima de 1 g/kg/dia. Os estudos que investigaram o uso precoce de aminoácidos mostraram constantemente reversão desse catabolismo sem consequências metabólicas adversas. As recomendações atuais propõem a infusão de aminoácidos na dose de pelo menos 2 g/kg/dia desde as primeiras 24 horas após o nascimento.
4. Aos recém-nascidos com peso ao nascer < 1.250 g são administrados 2 a 2,4 g/kg/dia imediatamente após o nascimento. Aqueles com peso ao nascer entre 1.250 e 1.500 g começam a receber 2 g/kg/dia nas primeiras 24 horas de vida. Neonatos com peso > 1.500 g recebem 2 g/kg/dia apenas se indicado, de acordo com seu tamanho, estado clínico e tempo estimado para alcançar volumes enterais significativos.
5. As taxas de infusão de proteína geralmente são elevadas até a meta de 3,5 g/kg/dia para neonatos prematuros e acima de 3 g/kg/dia para aqueles a termo.

F. Lipídio. O óleo de soja, ou uma combinação dos óleos de soja e açafrão, constitui a fonte de lipídios para as emulsões IV.

1. O valor calórico das emulsões lipídicas a 20% é de 2 kcal/mℓ (cerca de 10 kcal/g). As emulsões a 20% são preferíveis àquelas a 10% porque a relação mais alta de fosfolipídios/triglicerídios na emulsão a 10% interfere na depuração plasmática de triglicerídios. As emulsões a 20% também são uma fonte mais concentrada de calorias. Por essas razões, apenas as emulsões a 20% são usadas.
2. Os dados atuais sugerem que os neonatos pré-termo estejam sob risco de deficiência de ácidos graxos essenciais (AGE) dentro de 72 horas após o nascimento se não for fornecida uma fonte de lipídios exógenos. Evita-se o estado de deficiência pela administração de 0,5 a 1 g/kg/dia de emulsão lipídica. Portanto, neonatos com peso < 1.500 g recebem aproximadamente 1 a 2 g/kg/dia nas primeiras 24 a 48 h após o nascimento. Essa taxa é elevada em aproximadamente 1 g/kg/dia, conforme a tolerância, até a meta de 3 g/kg/dia.
3. A tolerância também se correlaciona à taxa de infusão horária, e não se identificou nenhum benefício em instituir um período de repouso. Por conseguinte, as emulsões lipídicas são infundidas ao longo das 24 horas a fim de otimizar sua depuração. No entanto, em razão dos fatores de risco da sepse, as seringas podem ser trocadas a cada 12 horas.

G. Eletrólitos

1. As concentrações de sódio e potássio são ajustadas diariamente com base nas necessidades individuais (ver Capítulo 23). As necessidades de manutenção são estimadas em 2 a 4 mEq/kg.
2. O aumento da proporção de ânions fornecidos como acetato auxilia no tratamento da acidose metabólica em neonatos MBPN.

H. Vitaminas. A formulação atual de vitaminas (MVI Pediatric®, Hospira, INFUVITE Pediatric®, Baxter) não mantém os níveis sanguíneos de todas as vitaminas dentro de faixas aceitáveis para recém-nascidos pré-termo. Contudo, não existe nenhum produto disponível que tenha sido concebido especificamente para neonatos pré-termo. O Quadro 21.3 fornece as diretrizes para o uso das formulações disponíveis para neonatos a termo e pré-termo. Para neonatos com peso < 2.500 g, a AAP sugere uma dose de 40% do frasco de 5 mℓ de MVI Pediatric® (INFUVITE Pediatric®)/kg/dia. Essa diretriz pode ser cumprida pelo acréscimo de 1,5 mℓ de MVI Pediatric®/100 mℓ de NP, aproximadamente 140 mℓ/kg/dia. No caso de recém-nascidos com peso ≥ 2.500 g, a AAP recomenda a administração de 5 mℓ de MVI Pediatric® (INFUVITE Pediatric®) por dia. A vitamina A é a mais difícil de fornecer em cotas adequadas ao recém-nascido MBPN sem prover cotas excessivas das outras vitaminas, pois está sujeita a perdas por fotodegradação e absorção no equipo de plástico e recipientes das soluções. As vitaminas do complexo B também podem ser afetadas por fotodegradação. Isso é uma preocupação especial durante o emprego prolongado de NP, e, por essa razão, deve-se considerar proteger os frascos e equipos de plástico contendo NP da luz.

Quadro 21.3 — Taxas sugeridas de vitaminas parenterais em recém-nascidos.

Vitaminas	Necessidades estimadas		2 mℓ/kg de frasco de 5 mℓ (dose única) de MVI Pediatric® (Hospira), INFUVITE Pediatric® (Baxter)	1,5 mℓ de MVI Pediatric® (Hospira), INFUVITE Pediatric® (Baxter) por 100 mℓ de NP à taxa de 140 mℓ/kg/dia[†]
	Neonatos a termo ($\geq$ 2,5 kg) (dose/dia)	Neonatos pré-termo ($\leq$ 2,5 kg)*		
Lipossolúveis				
A (mcg) [‡]	700	280	280	294
D (UI) [‡]	400	160	160	168
E (mg) [‡]	7	2,8	2,8	2,9
K (mcg)	200	80	80	84
Hidrossolúveis				
Tiamina (mg)	1,2	0,48	0,48	0,5
Riboflavina (mg)	1,4	0,56	0,56	0,59
Niacina (mg)	17	6,8	6,8	7,1
Pantotenato (mg)	5	2	2	2,1
Pirodoxina (mg)	1	0,4	0,4	0,42
Biotina (mcg)	20	8	8	8,4
Vitamina B_{12} (mcg)	1	0,4	0,4	0,42
Ácido ascórbico (mg)	80	32	32	34
Ácido fólico (mcg)	140	56	56	59

*Dose/kg de peso corporal por dia para neonatos pré-termo; não se deve exceder a dose diária (>2,5 kg) para neonatos a termo. [†]Pressupõe que 140 mℓ/kg seja a taxa máxima de administração da NP; [‡]700 mcg de equivalente de retinol = 2.300 UI; 7 mg de alfatocoferol = 7 UI; 10 mcg de vitamina D = 400 UI.

I. Minerais. A dose de cálcio e fósforo que pode ser administrada por via IV é limitada pela precipitação de fosfato de cálcio. Infelizmente, as variáveis que determinam a compatibilidade de cálcio e fosfato na NP são complexas, e os níveis que constituem as concentrações seguras máximas, controversos. O teor de alumínio dessas preparações também deve ser considerado.

1. Razões cálcio/fósforo de aproximadamente 1,3:1 a 1,7:1 por peso (1:1 a 1,3:1 molar) são sugeridas. Contudo, a despeito dos esforços para otimizar a administração de minerais, os neonatos pré-termo sob NP prolongada continuam em alto risco de doença óssea metabólica (ver Capítulo 59).
2. Soluções de NP 3 em 1 (dextrose, aminoácidos e lipídios misturados em uma única bolsa) não são usadas pelas seguintes razões:

   a. O pH das emulsões lipídicas é mais básico e eleva o pH da solução total, o que reduz a solubilidade do cálcio e do fósforo e limita o teor desses minerais na solução

   b. Se o cálcio e o fósforo em uma solução 3 em 1 se precipitassem, seria difícil de detectar, porque a solução já é turva

   c. As soluções 3 em 1 exigem um filtro de mícrons maior ou a remoção do filtro, o que significa maior risco de sepse.

J. Oligoelementos

1. Atualmente, 0,2 mℓ/dℓ de NeoTrace® e 1,5 mcg/dℓ de selênio são acrescentados inicialmente nos primeiros dias de NP. Contudo, quando a NP está suplementando a nutrição enteral ou será realizada durante menos de 2 semanas, é necessário acrescentar apenas zinco.

188 Parte 4 | Questões da Nutrição Hidreletrolítica, Gastrintestinal e Renal

   2. Como o cobre e o manganês são excretados na bile, normalmente se reduzem ou se omitem esses oligoelementos se houver deficiência da excreção biliar e/ou doença hepática colestática.

K. Procedimentos gerais da NP

   1. Se possível, a continuidade de um cateter central não deve ser interrompida para coleta de sangue ou transfusão sanguínea devido ao risco de infecção.

   2. A maioria dos medicamentos não é administrada nas soluções de NP. Se necessário, o cateter de NP pode ser lavado com solução salina e, então, um medicamento é infundido em solução IV compatível. Consulte, no Apêndice A, nossas diretrizes sobre a compatibilidade da NP (dextrose e solução de aminoácido), e lipídio intravenoso e medicação.

   3. A heparina é acrescentada a todos os cateteres centrais na concentração de 0,5 unidade/mℓ de solução.

L. Monitoramento metabólico de recém-nascidos sob NP. Todos os neonatos que estão recebendo NP são monitorados segundo o esquema indicado no Quadro 21.4.

Quadro 21.4	Esquema de monitoramento de recém-nascidos sob nutrição parenteral.
Medição	**Frequência da medição**
Sangue	
Glicose, eletrólitos, incluindo o dióxido de carbono total ou pH	Diariamente até estável, então de acordo com a indicação clínica
Ureia, nitrogênio, creatinina, cálcio, fósforo, magnésio, bilirrubina total e direta, triglicerídios	Semanalmemte a cada 14 dias, de acordo com a indicação clínica
ALT, AST, fosfatase alcalina	De acordo com a indicação clínica
Urina	
Volume total	Diariamente

ALT = alanina-aminotransferase; AST = aspartato-aminotransferase.

M. Complicações potenciais associadas à NP

   1. Colestase (ver Capítulo 26) pode ocorrer e é mais frequentemente transitória do que progressiva. Experimentalmente, até mesmo a NP breve pode reduzir o fluxo biliar e a formação de sais biliares.

     a. Os fatores de risco incluem:

        i. Prematuridade

        ii. Duração da administração de NP

        iii. Duração do jejum (a ausência de nutrição enteral também acarreta espessamento biliar e colestase)

        iv. Infecção

        v. Administração de narcóticos.

     b. Manejo recomendado:

        i. Tentar introduzir alimentação enteral. Até mesmo refeições enterais mínimas estimulam a secreção biliar

        ii. Evitar alimentação excessiva com NP

        iii. O fornecimento de uma fonte mista de combustíveis pode ser proveitoso

        iv. Há pesquisas em andamento que avaliam o uso de emulsão lipídica com ácidos graxos ômega-3 para a prevenção e/ou o tratamento da colestase (ver Capítulo 26).

   2. Doença óssea metabólica (ver Capítulo 59). O uso mais precoce de nutrição enteral e da NP central, com razões cálcio/fósforo mais altas, reduziu a incidência de doença óssea metabólica. Contudo, a doença continua sendo detectada com NP prolongada em lugar da nutrição enteral ou a administração de formulações próprias para o neonato a termo.

Capítulo 21 | Nutrição

3. **Anormalidades metabólicas.** Azotemia, hiperamonemia e acidose metabólica hiperclorêmica tornaram-se incomuns desde a introdução das soluções cristalinas de aminoácidos atuais. Contudo, tais complicações podem ocorrer com infusões de aminoácidos superiores a 4 g/kg/dia.

4. **Anormalidades metabólicas relacionadas com emulsões lipídicas**

   a. Hiperlipidemia/hipertrigliceridemia. A incidência tende a ser inversamente proporcional à idade gestacional ao nascimento e à idade pós-natal. Uma redução transitória na velocidade de infusão da emulsão lipídica geralmente é suficiente para normalizar os níveis séricos de lipídios. A AAP sugere que as concentrações séricas de triglicerídeos sejam mantidas abaixo de 200 mg/dℓ.

   b. Hiperbilirrubinemia indireta. Como os ácidos graxos livres teoricamente deslocam a bilirrubina dos locais de ligação à albumina, o uso de emulsões lipídicas durante os períodos de hiperbilirrubinemia neonatal foi contestado. Contudo, pesquisas sugerem que é improvável que a infusão de lipídios de até 3 g/kg/dia desloque a bilirrubina. Não obstante, durante períodos de hiperbilirrubinemia extrema (p. ex., exigindo exsanguineotransfusão), taxas < 3 g/kg/dia são tipicamente instituídas.

   c. A **sepse** esteve associada à diminuição da atividade de lipoproteína lipase e da depuração de triglicerídeos. Portanto, durante um episódio de sepse, pode ser necessário reduzir e/ou limitar temporariamente a infusão de lipídio para evitar hipertriglicemia.

   d. Os efeitos adversos potenciais das emulsões lipídicas sobre a função pulmonar, o risco de displasia broncopulmonar (DBP) e a disfunção imune ainda são temas controversos. Devido à preocupação com produtos tóxicos da peroxidação lipídica, também se deve proteger as emulsões lipídicas do ambiente e da luz da fototerapia.

N. Outros aditivos

1. A **carnitina** facilita o transporte de ácidos graxos de cadeia longa para dentro das mitocôndrias, onde sofrerão oxidação. Contudo, esse nutriente não costuma ser acrescentado às soluções de NP. Os neonatos pré-termo que recebem NP prolongada não suplementada correm risco de deficiência de carnitina devido às suas reservas limitadas e taxas inadequadas de síntese de carnitina. Neonatos que toleram a nutrição enteral recebem carnitina via leite humano e/ou fórmula infantil contendo carnitina. Contudo, no caso de neonatos que precisam de NP prolongada (p. ex., > 2 a 4 semanas), uma fonte parenteral de carnitina deve ser providenciada em uma dose inicial de 10 a 20 mg/kg/dia até que possa ser estabelecida a nutrição enteral.

2. A **cisteína** não é um componente das soluções cristalinas de aminoácidos atuais, porque é instável ao longo do tempo e se precipita. A cisteína é habitualmente sintetizada a partir de metionina e serve de substrato para a taurina. Contudo, pode ser considerada um aminoácido essencial para recém-nascidos pré-termo devido à baixa atividade da enzima cistationase hepática, que converte a metionina em cisteína. A suplementação com cloridrato de L-cisteína diminui o pH da solução de NP e pode exigir o uso de acetato adicional para prevenir acidose. Entretanto, o pH menor também aumenta a solubilidade do cálcio e fósforo e possibilita aporte maior de minerais. Cisteína é rotineiramente suplementada na NP (cerca de 30 a 40 mg/g de proteína).

3. A **glutamina** é um substrato importante para as células epiteliais intestinais e linfócitos, mas devido à sua instabilidade, atualmente não integra as soluções cristalinas de aminoácidos. Estudos atuais não demonstraram que seu acréscimo à NP seria benéfico para o recém-nascido.

4. A **insulina** não é acrescentada rotineiramente à NP. Deve-se ponderar seu uso contra o risco de oscilações abruptas nos níveis de glicemia, além das preocupações em torno dos efeitos gerais do aumento da captação de glicose. Quando a hiperglicemia é intensa ou persistente, uma infusão de insulina pode ser oportuna (ver Capítulo 24).

5. A **vitamina A** é importante para o crescimento e a diferenciação normais do tecido epitelial, particularmente para o desenvolvimento e a manutenção do tecido epitelial pulmonar. Sabe-se que os neonatos EBPN têm reservas reduzidas de vitamina A ao nascimento, alimentação enteral mínima nas primeiras semanas de vida, baixa absorção enteral de vitamina A e fornecimento parenteral não confiável. Estudos sugeriram que a suplementação de vitamina A pode reduzir o risco de displasia broncopulmonar (DBP). Atualmente, fornecemos aos neonatos com peso < 1.000 g suplementação com 5.000 UI de vitamina A por via IM 3 vezes/semana nas primeiras 4 semanas de vida, a partir das primeiras 72 horas de vida (ver Capítulo 34).

190 Parte 4 | Questões da Nutrição Hidreletrolítica, Gastrintestinal e Renal

IV. Nutrição enteral

A. Alimentação enteral precoce

1. A integridade estrutural e funcional do trato gastrintestinal (GI) depende do provimento de nutrição enteral. A omissão da alimentação enteral após o nascimento coloca o recém-nascido em risco de todas as complicações associadas à inanição luminal, como adelgaçamento da mucosa, achatamento das vilosidades e translocação bacteriana. A **nutrição enteral mínima** (também chamada de "preparação intestinal" ou "alimentação trófica") pode ser descrita como o fornecimento não nutritivo e em volumes muito pequenos de leite humano ou fórmula com a finalidade de preservar a maturação intestinal em vez de fornecer nutrientes. Não é possível chegar a conclusões definitivas sobre o volume ideal para nutrição enteral mínima.

2. **Os benefícios associados à nutrição enteral mínima incluem:**

   a. Elevação dos níveis de hormônios intestinais
   b. Menos intolerância alimentar
   c. Progressão antecipada para alimentação enteral plena
   d. Ganho de peso mais rápido
   e. Maior retenção de cálcio e fósforo
   f. Menos dias sob NP.

3. **A seguir são apresentadas as diretrizes para a preparação intestinal a recém-nascidos pré-termo:**

   a. Começar tão logo possível após o nascimento, idealmente até o segundo ou terceiro dia pós-natal.
   b. Usar colostro/leite materno pré-termo ou leite humano pasteurizado de doadora (LHPD) em concentração plena. Quando o volume de leite materno for insuficiente para perfazer 100% do volume de preparação intestinal e o LHPD for recusado pela família ou não estiver disponível, pode-se usar fórmula para prematuros em concentração normal de 20 kcal/30 mℓ. A preparação intestinal pode ser administrada em dose fixa (*i. e.*, 0,5 mℓ a cada 4 h, qualquer que seja o peso ao nascimento ou a idade gestacional). Outra opção é administrar um pequeno volume por quilograma (*i. e.*, 10 a 20 mℓ/kg/dia fracionados em 8 porções).
   c. Preparação intestinal não é oferecida a neonatos com instabilidade hemodinâmica grave, com ECN suspeita ou confirmada, evidências de íleo paralítico ou sinais clínicos de patologia intestinal. Recém-nascidos em tratamento clínico de persistência do canal arterial podem receber preparação intestinal a critério da equipe médica.
   d. Estudos controlados da preparação intestinal na vigência de um cateter arterial umbilical (CAU) instalado não mostraram aumento da incidência de ECN. Além disso, o CAU não é considerado contraindicação a nutrição enteral mínima. Contudo, o estado clínico associado ao uso prolongado de CAU pode ser uma contraindicação.

B. Neonatos pré-termo

1. **Leite humano enriquecido.** O leite humano representa o padrão-ouro para alimentar recém-nascidos a termo. Embora não exista tal padrão-ouro para neonatos pré-termo, o leite humano oferece muitas vantagens nutricionais e não nutricionais para o prematuro. Há melhora da tolerância alimentar, com progresso mais rápido da alimentação. Diminui a incidência de sepse e ECN. A alta é antecipada graças à maior tolerância alimentar e ao menor adoecimento. No entanto, o leite humano enriquecido é considerado o alimento nutricionalmente mais adequado para esse grupo de pacientes.

   a. O leite humano pré-termo contém teores mais altos de proteína, sódio, cloreto e magnésio que o leite a termo. Contudo, os níveis desses nutrientes permanecem abaixo das recomendações para bebês pré-termo, as diferenças persistem aproximadamente pelos primeiros 21 dias de lactação, e sabe-se que sua composição varia.
   b. Por essas razões, a complementação do leite humano para recém-nascidos pré-termo com enriquecedor (ELH) é uma medida de rotina. Apenas recentemente o ELH em pó à base de leite de vaca passou a ser encontrado nos EUA. Agora existe também um ELH líquido à base de leite humano. O acréscimo de ELH à base de leite de vaca ao leite humano (Quadro 21.1) aumenta o teor de energia, proteínas, vitaminas e minerais a níveis mais adequados para os prematuros. O enriquecedor à base de leite humano aumenta o aporte de energia, proteínas e minerais. No entanto, como não há

aumento significativo do teor de vitaminas com esse produto, é praxe a administração diária de suplemento multivitamínico e ferro.

c. Ao usar o ELH em pó à base de leite de vaca, considera-se o acréscimo de ELH (2 a 4 kcal/30 mℓ) até o volume aproximado de 100 mℓ/kg de leite humano para recém-nascidos com peso < 1.500 g. Para os neonatos de maior peso, considera-se o acréscimo de ELH à alimentação em volume pleno.

d. Ao usar o ELH líquido à base de leite humano, pode-se considerar o acréscimo de ELH até o volume aproximado de 60 mℓ/kg de leite humano para recém-nascidos com peso <1.250 g.

e. Quando não dispomos de 100% de leite materno em nossas unidades, oferecemos LHPD aos recém-nascidos em maior risco de intolerância alimentar e ECN. De modo geral, são tratados aqueles com muito baixo peso ao nascer (MBPN) e/ou nascidos antes de 30 semanas de gestação. Antes de administrar LHPD, obtém-se o consentimento dos pais ou responsáveis. A conduta preferível é a alimentação com o leite materno disponível e uso de LHPD, segundo a necessidade, para completar o volume desejado. Em regra, o LHPD é oferecido até que se disponha de 100% de leite materno ou até que se alcance um critério de avaliação estabelecido. Esse critério pode ser a alimentação em volume pleno durante certo período (*i. e.*, alimentação completa durante 48 horas) ou uma meta de peso ou de idade pós-menstrual (*i. e.*, 34 semanas). Uma vez alcançado esse critério de avaliação predefinido, inicia-se uma transição lenta com a substituição gradual do LHPD por fórmula. Esse processo geralmente leva alguns dias.

f. A administração de leite humano por infusão contínua pode levar a uma oferta incompleta de nutrientes; particularmente, a gordura não homogeneizada e os nutrientes no ELH podem aderir ao equipo. Refeições em *bolus* pequenas e frequentes podem aumentar a administração e a absorção de nutrientes, em comparação com a infusão contínua.

g. Nossos protocolos para coleta e armazenamento do leite humano são descritos no Capítulo 22.

2. **Fórmulas para neonatos pré-termo** (Quadros 21.1 e 21.6) são concebidas para satisfazer as necessidades nutricionais e fisiológicas de recém-nascidos pré-termo e têm algumas características comuns:

a. A fonte de proteína predominante é lactalbumina suplementada com taurina, a qual é mais bem tolerada e produz perfil de aminoácidos plasmáticos mais normal do que a proteína com predomínio de caseína.

b. Misturas de carboidratos com 40 a 50% de lactose e 50 a 60% de polímeros de glicose, a fim de compensar a relativa deficiência de lactase dos prematuros

c. Misturas lipídicas contendo cerca de 50% de triglicerídios de cadeia média (TCM), para compensar a limitada secreção de lipase pancreática e os pequenos reservatórios de ácidos biliares, bem como 50% de triglicerídios de cadeia longa como fonte de AGE

d. Concentrações mais altas de proteína, vitaminas, minerais e eletrólitos para satisfazer as necessidades aumentadas associadas a crescimento rápido, absorção intestinal reduzida e tolerância hídrica limitada.

3. **Progressão da dieta.** Para a determinação da melhor conduta para avançar a dieta do recém-nascido pré-termo até a nutrição enteral plena, existem dados muito limitados para permitir definir algum método como ideal. As diretrizes a seguir refletem nossa conduta atual:

a. Utilizamos leite humano ou fórmula para prematuros na concentração de 20 kcal/30 mℓ e aumentamos o volume das refeições segundo as diretrizes no Quadro 21.5 para todo neonato alimentado por gavagem

b. Como exposto anteriormente, quando os recém-nascidos são alimentados com leite humano, pode-se aumentar a densidade calórica à razão de 2 a 4 kcal/30 mℓ para um volume de 100 mℓ/kg com ELH em pó à base de leite de vaca. Ao usar o enriquecedor líquido à base de leite humano, pode-se acrescentá-lo a um volume de 60 mℓ/kg/dia de leite humano. A densidade calórica para os recém-nascidos MBPN alimentados com 20 kcal/30 mℓ de fórmula para prematuros pode ser aumentada para 24 kcal/30 mℓ com volume de 100 mℓ/kg. O volume, na nova densidade calórica, é tipicamente mantido por cerca de 24 horas antes de retomar o esquema de progressão

c. À medida que os volumes enterais são aumentados, a taxa de qualquer solução IV é reduzida proporcionalmente, de modo que a taxa hídrica diária total permaneça igual. Os nutrientes enterais são levados em conta durante a preparação de qualquer NP suplementar.

192 Parte 4 | Questões da Nutrição Hidreletrolítica, Gastrintestinal e Renal

Quadro 21.5	Diretrizes para alimentação por gavagem.*,†,‡,§	
Peso ao nascer (g)	**Taxa inicial (mℓ/kg/dia)**	**Aumento do volume (mℓ/kg/a cada 12 h)**
<1.000	10	10
1.001 a 1.250	10 a 20	10
1.251 a 1.500	20 a 30	10 a 15
1.501 a 1.800	30	15
1.801 a 2.500	30 a 40	15 a 20

*Deve-se administrar o volume inicial durante um período mínimo de 24 horas antes de aumentá-lo. †É necessário adaptar as diretrizes citadas em função do estado clínico do recém-nascido e da história da doença atual.‡Uma vez alcançado um volume aproximado de 80 mℓ/kg/dia, deve-se considerar um intervalo entre as refeições de 2 ou 3 horas, em vez de 4 horas, nos recém-nascidos com peso < 1.250 g. ‡Uma vez alcançado um volume aproximado de 100 mℓ/kg/dia, considere o aumento para 22 kcal/30 mℓ ou 24 kcal/30 mℓ em todos os recém-nascidos com peso < 1.500 g. ‡Uma vez alcançada a tolerância de > 100 mℓ/kg/dia, considere o aumento do volume das refeições mais rapidamente do que preconizam as diretrizes, mas os acréscimos não devem ultrapassar 15 mℓ/kg a cada 12 h para a maioria dos recém-nascidos com peso < 1.500 g. §A meta recomendada de volume é de 140 a 160 mℓ/kg/dia. Essas diretrizes não se aplicam a recém-nascidos que conseguem se alimentar à vontade.

C. Neonatos a termo

1. **O leite humano** é considerado a dieta preferível para neonatos a termo.
2. **Fórmulas para neonatos a termo.** A AAP fornece diretrizes específicas para a composição das fórmulas infantis, de modo que aquelas para recém-nascidos a termo se aproximem do leite humano na composição geral. O Quadro 21.6 descreve a composição das fórmulas comumente disponíveis, muitas das quais são derivadas do leite de vaca modificado.

D. Fórmulas especializadas foram criadas para uma série de distúrbios congênitos e neonatais, incluindo alergia à proteína do leite, síndromes de má absorção e diversos erros inatos do metabolismo. O Quadro 21.7 revê sucintamente as indicações das fórmulas especializadas mais comumente utilizadas, enquanto o Quadro 21.6 descreve sua composição. Contudo, é importante salientar que **essas fórmulas não foram concebidas para satisfazer as necessidades nutricionais especiais dos neonatos pré-termo.** Os neonatos pré-termo que são alimentados com essas fórmulas precisam de avaliação nutricional vigilante e monitoramento para receberem suplementação potencial de proteína, minerais e multivitaminas.

E. Alimentação com aumento das calorias. Muitos neonatos pré-termo e enfermos precisam receber taxas de energia/nutrientes elevadas a fim de alcançar um ritmo ideal de crescimento.

1. Conforme mencionado, para neonatos pré-termo, ao usar ELH à base de leite de vaca, a densidade calórica do leite humano é aumentada inicialmente por meio da concentração das refeições para 24 kcal/30 mℓ com ELH. Se necessário, fórmula em pó para neonatos, triglicerídios de cadeia média ou óleo de milho e/ou Polycose® podem ser introduzidos depois em incrementos de 2 a 3 kcal/30 mℓ (tipicamente, sem ultrapassar a densidade calórica máxima de 30 kcal/30 mℓ). Os ajustes são realizados de maneira gradual, com avaliação da tolerância às refeições após cada mudança. Se a produção materna de leite for maior que a ingestão do recém-nascido, pode-se usar o leite posterior para elevar a taxa calórica. Contudo, essa medida não deve abolir o uso de ELH. É preferível oferecer energia e proteínas em vez de apenas energia. A ingestão de proteínas promove o crescimento. Pode-se usar a fórmula infantil em pó, pois não existe um suplemento estéril, líquido e satisfatório do ponto de vista nutricional para manter o volume de leite humano administrado. A fórmula em pó não é estéril, e há risco de contaminação por *Cronobacter* spp. Pode-se acrescentar suplemento lipídico à alimentação na forma de *bolus* ou misturada à alimentação. No entanto, lipídio acrescentado à alimentação está sujeito a aderir ao recipiente de armazenamento.
2. Para os recém-nascidos alimentados com ELH líquido à base de leite humano, podem-se usar os enriquecedores criados para produzir leite com 26 kcal/30 mℓ a 30 kcal/30 mℓ. Há aumento do teor energético e proteico do leite.
3. Pode-se considerar a administração de suplementação proteica, com proteínas do soro do leite, a recém-nascidos com MBPN, com o objetivo de aumentar o conteúdo proteico para cerca de 4 g/kg/dia, conforme a necessidade.

| Quadro 21.6 | Composição do leite humano e das fórmulas. |

	kcal/30 mℓ	Proteína (g/dℓ)	Gorduras (g/dℓ)	DHA (mg/dℓ)	ARA (mg/dℓ)	Carboidratos* (g/dℓ)	Eletrólitos (mEq/dℓ)			Minerais (mg/dℓ)			Vitaminas (UI/dℓ)			Ácido fólico (mcg/dℓ)	Osmolalidade (mOsmol/kg H_2O)	CPSR (mOsmol/ℓ)
							Na	K	Cl	Ca	P	Fe†	A	D	E			
Leite humano maduro (composição variável)	20	1	3,9			7,2	0,8	1,4	1,2	28	14	0,03	225	2	0,4	4,8	286	97,6
Fórmula (fabricante††)																		
Fórmulas para prematuros																		
Enfamil® Prematuro (Mead Johnson)	20	2	3,4	11,5	23	7,4	1,7	1,7	1,7	112	56	1,22	850	162	4,3	27	240	181
Enfamil® Prematuro (Mead Johnson)	24	2,4	4,1	13,8	28	8,9	2	2	2,1	134	67	1,46	1.010	195	5,1	32	300	220
Enfamil® Prematuro High Protein® (Mead Johnson)	24	2,8	4,1	13,6	27,,2	8,4	2	2	2	132	66	1,44	1.000	192	5	32	300	241
Similac Special Care® (Abbott)	20	2	3,7	9,2	14,7	7	1,3	2,2	1,6	122	68	1,22	845	101	2,7	25	235	188,2
Similac Special Care® (Abbott)	24	2,4	4,4	11	17,6	8,4	1,5	2,7	1,9	146	81	1,46	1.014	122	3,3	30	280	225,8
Similac Special Care High Protein® (Abbott)	24	2,68	4,4	11	17,6	8,1	1,5	2,7	1,9	146	81	1,46	1.014	122	3,3	30	280	240
Similac Special Care® (Abbott)	30	3	6,7	14	22,1	7,8	1,9	3,4	2,3	183	101	1,8	1.268	152	4,1	37,5	325	282,3
Fórmulas pós-alta enriquecidas com nutrientes																		
Enfamil EnfaCare® (Mead Johnson)	22	2,1	3,9	12,6	25	7,7	1,1	2	1,6	89	49	1,33	330	52	3	19,2	Líquido 250 Pó 310	Líquido 181 Pó 184

(continua)

Quadro 21.6 — Composição do leite humano e das fórmulas. (Continuação)

	kcal/30 mℓ	Proteína (g/dℓ)	Gorduras (g/dℓ)	DHA (mg/dℓ)	ARA (mg/dℓ)	Carboidratos* (g/dℓ)	Eletrólitos (mEq/dℓ)			Minerais (mg/dℓ)			Vitaminas (UI/dℓ)			Ácido fólico (mcg/dℓ)	Osmolalidade (mOsmol/kg H₂O)	CPSR (mOsmol/ℓ)
							Na	K	Cl	Ca	P	Fe†	A	D	E			
Similac Expert Care NeoSure® (Abbott)	22	2,1	4,1	10,4	16,4	7,5	1,1	2,7	1,6	78	46	1,34	342	52	2,7	18,6	250	187,4
Fórmulas convencionais à base de leite de vaca																		
Enfamil PREMIUM Newborn® (Mead Johnson)	20	1,4	3,6	11,5	23	7,6	0,8	1,9	1,2	53	29	1,22	200	51	1,35	10,8	300	129
Enfamil PREMIUM® (Mead Johnson)	20	1,4	3,6	11,5	23	7,6	0,8	1,9	1,2	53	29	1,22	200	41	1,36	10,9	300	129
Enfamil LIPIL® (Mead Johnson)	24	1,7	4,3	13,8	28	8,8	1	2,3	1,4	63	35	1,46	240	49	1,62	13	NA	156
Similac Advance® (Abbott)	20	1,4	3,6	5,4	14,6	7,6	0,7	1,8	1,2	53	28	1,2	203	41	1	10	310	126,7
Similac Expert Care® (Abbott)	24	2,2	4,3			8,5	1,2	2,7	1,9	72	56	1,5	242	48	1,2	12	280	201
Fórmulas especiais																		
Similac Expert Care Alimentum® (Abbott)	20	1,9	3,7	5,6	14,9	6,9	1,3	2	1,6	71	51	1,2	203	30	2	10	370	171,3
Elecare® com DHA/ARA (Abbott)	20	2,1	3,3	5,4	14,9	7,2	1,3	2,6	1,1	78	57	1	185	28	1,4	20	350	187
Nutramigen LIPIL® (Mead Johnson)	20	1,9	3,6	11,5	23	7	1,4	1,9	1,6	64	35	1,22	200	34	1,35	10,8	Líquido 320 Pó 300	168
Nutramigen® com Enflora LGG Powder® (Mead Johnson)	20	1,9	3,6	11,5	23	7	1,4	1,9	1,6	64	35	1,22	200	34	1,35	10,8	300	168

Nutramigen AA® (pó) (Mead Johnson)	20	1,9	3,6	11,5	23	7	1,4	1,9	1,6	64	35	1,22	200	34	1,35	10,8	350	168
Pregestimil LIPIL® (Mead Johnson)	20	1,9	3,8	11,5	23	6,9	1,4	1,9	1,6	64	35	1,22	260 (Líquido) / 240 (Pó)	34	2,7	10,8	Líquido 290 Pó 320	168
Pregestimil LIPIL® (líquido) (Mead Johnson)	24	2,3	4,5	13,7	27,5	8,3	1,7	2,3	2	76	42	1,5	308	41	3,2	13	340	200
Neocate Infant® com DHA/ARA (Nutricia)	20	2,1	3	5,75	10,14	7,8	1,1	2,7	1,5	83	62	1,2	274	40	0,8	6,8	375	192
Enfaport® (Mead Johnson)	20	2,4	3,7	11,5	23	6,9	0,9	2	1,7	64	35	1,22	240	34	2,7	10,8	170	193,4
Monogen® (Nutricia)	20	1,8	1,9			10,8	1,4	1,5	1	41	32	0,67	172	42	0,7	7,5		151
Enfamil A.R.® (Mead Johnson)	20	1,7	3,4	11,5	23	7,4	1,2	1,9	1,4	53	36	1,22	200	41	1,35	10,8	Líquido 240 Pó 230	Líquido 151 Pó 153
Similac Sensitive for Spit Up® (Abbott)	20	1,4	3,7	5,5	14,6	7,2	0,9	1,9	1,2	57	38	1,22	203	41	2	10,1	180	134,7
Similac PM 60/40® (Abbott)	20	1.5	3,8			6,9	0,7	1,4	1,1	38	19	0,5	203	41	1	10,1	280	124,1
Similac Isomil Advance® (Abbott)	20	1,7	3,7	5,5	14,7	7	1,3	1,9	1,2	71	51	1,22	203	41	1	10,1	200	154,5
Prosobee® (Mead Johnson)	20	1,7	3,6	11,5	23	7,2	1	2,1	1,5	71	47	1,22	200	41	1,35	10,8	Líquido 170 Pó 180	156

DHA = ácido docosaexanoico; ARA = ácido araquidônico; Ca = cálcio; P = fósforo; Fe = ferro; Na = sódio; K = potássio; Cl = cloreto. *Ver no texto os tipos de carboidratos usados em fórmulas. †Quando há formulações com alto e baixo teor de ferro, é mostrado o valor enriquecido com ferro. ††Outras informações sobre o produto e a composição nutricional são encontradas nos seguintes *sites*: www.meadjohnson.com, www.abbott.com, www.nutricia-na.com.

196 Parte 4 | Questões da Nutrição Hidreletrolítica, Gastrintestinal e Renal

Quadro 21.7 Indicações das fórmulas infantis.

Condição clínica	Tipo de fórmula infantil recomendado	Justificativa
Alergia à proteína do leite de vaca ou à proteína de soja	Proteínas extensamente hidrolisadas ou aminoácidos livres	Comprometimento da digestão/utilização de proteínas intactas
Displasia broncopulmonar	Alto valor energético, densa em nutrientes	Necessidade energética aumentada, restrição de líquidos
Atresia biliar	Semielementar, com menor concentração de TCL (cerca de 45%) e suplemento de TCM (cerca de 55%)	Comprometimento da digestão e da absorção intraluminal de gorduras de cadeia longa
Quilotórax (persistente)	Redução significativa da concentração de TCL (cerca de 15%), com suplemento de TCM (cerca de 84%)	Diminuição da absorção linfática de gorduras
Insuficiência cardíaca congestiva	Fórmula com alto conteúdo energético	Menor ingestão de líquidos e sódio; aumento da necessidade energética
Fibrose cística	Semielementar, com menor concentração de TCL (cerca de 45%) e suplemento de TCM (cerca de 55%) ou fórmula convencional com suplemento de enzimas pancreáticas	Comprometimento da digestão e da absorção intraluminal de gorduras de cadeia longa
Galactosemia	Fórmula à base de proteína da soja	Sem lactose
Refluxo gastresofágico	Fórmula convencional, Enfamil A.R.	Considere a administração frequente de pequenos volumes
Insuficiência hepática	Fórmula semielementar, com menor concentração de TCL (cerca de 45%) e suplemento de TCM (cerca de 55%)	Comprometimento da digestão e da absorção intraluminal de gorduras de cadeia longa
Intolerância à lactose	Fórmula com baixo teor de lactose	Comprometimento da digestão ou utilização de lactose
Anomalias linfáticas	Redução significativa da concentração de TCL (cerca de 15%), com suplemento de TCM (cerca de 84%)	Comprometimento da absorção de gorduras de cadeia longa
Enterocolite necrosante	Fórmula para pré-termo ou fórmula semielementar, se houver indicação	Comprometimento da digestão
Insuficiência renal	Fórmula convencional	–
	Similac PM 60/40	Baixo conteúdo de fosfato, baixa carga renal de soluto

TCL = triglicerídio de cadeia longa; TCM = triglicerídio de cadeia média.

4. Os neonatos pré-termo alimentados com fórmula sob restrição hídrica podem passar a receber uma fórmula de neonatos prematuros contendo 26 a 30 kcal/30 mℓ quando estiverem tolerando volumes apropriados de refeições com 24 kcal/30 mℓ.

5. Os neonatos a termo alimentados com leite humano que estejam precisando de aumento da taxa calórica também podem receber fórmula em pó, TCM ou óleo de milho e/ou Polycose®, introduzidos em incrementos de 2 a 3 kcal/30 mℓ (tipicamente, sem ultrapassar a densidade calórica máxima de 30 kcal/30 mℓ). A exemplo dos neonatos pré-termo, os ajustes devem ser realizados gradualmente, com avaliação da tolerância às refeições após cada mudança. Também se pode usar o leite posterior.

6. Para neonatos a termo que estejam recebendo fórmula comum, pode-se aumentar a densidade da fórmula, conforme a necessidade, com uso de uma fórmula convencional em pó e/ou suplementos, ou, ainda, uma fórmula concentrada diluída de modo a obter maior densidade calórica. É preciso levar em conta a composição nutricional geral das refeições.

7. Os suplementos mencionados são descritos no Quadro 21.8.

Capítulo 21 | Nutrição **197**

Quadro 21.8	Suplementos nutricionais orais disponíveis para recém-nascidos.		
Nutriente	**Produto**	**Fonte**	**Conteúdo de energia**
Lipídios	Óleo TCM (Novartis)	Triglicerídios de cadeia média	8,3 kcal/g 7,7 kcal/mℓ
	Microlipid® (Novartis)	Triglicerídios de cadeia longa	4,5 kcal/mℓ
	Óleo de milho	Triglicerídios de cadeia longa	8,6 kcal/g 8 kcal/mℓ
Carboidratos	Polycose® (Ross)	Polímeros de glicose	3,8 kcal/g 8 kcal/colher de chá (pó)
Proteína	Beneprotein® (Nestlé)	Lactalbumina Isolados de proteína	3,6 kcal/g 5,5 kcal/colher de chá

CM = triglicerídios de cadeia média.

8. Os padrões de crescimento dos recém-nascidos que recebem esses suplementos são monitorados estreitamente, e o plano terapêutico nutricional é ajustado de acordo com os dados.

F. Método alimentar. O método deve ser individualizado de acordo com a idade gestacional, o estado clínico e a tolerância alimentar.

1. **Tubo nasogástrico/orogástrico.** A alimentação por tubo nasogástrico é utilizada com maior frequência, porque os tubos orogástricos tendem a ser mais difíceis de fixar.

    a. **Candidatos**
       i. Neonatos com menos de 34 semanas de gestação, pois a maioria ainda não tem a capacidade de coordenar os movimentos de sucção-deglutição-respiração.
       ii. Neonatos com deficiência da coordenação da sucção/deglutição em virtude de distúrbios como encefalopatia, hipotonia e anormalidades maxilofaciais.
    b. **Em *bolus versus* contínua.** Podem-se encontrar estudos em favor de ambos os métodos, e, na prática, os dois são utilizados. Em geral, inicia-se com refeições em *bolus*, divididas a cada 3 a 4 horas. Se ocorrerem dificuldades na tolerância à alimentação, deve-se prolongar o período de tempo em que uma refeição é ministrada através de uma bomba de seringa por 30 a 120 min.

2. **Alimentação transpilórica**

    a. **Candidatos.** Há apenas algumas indicações para a alimentação transpilórica.
       i. Neonatos que não toleram alimentação por tubo nasogástrico/orogástrico.
       ii. Neonatos sob risco mais alto de aspiração.
       iii. Retenção gástrica intensa ou regurgitação.
       iv. Anormalidades anatômicas do sistema digestório, como microgastria.
    b. **Outras considerações**
       i. A alimentação por via transpilórica deve ser fornecida continuamente, pois o intestino delgado não tem a mesma capacidade de expansão que o estômago.
       ii. O risco de má absorção é aumentado, pois as secreções de lipase lingual e gástrica são desviadas.
       iii. Esses tubos costumam ser introduzidos sob orientação da fluoroscopia.

3. **A transição para aleitamento materno/fórmula** é um processo gradual. Os neonatos com aproximadamente 33 a 34 semanas de gestação que tenham padrões de sucção-deglutição-respiração coordenados e frequências respiratórias < 60 irpm são candidatos apropriados à introdução do leite materno/fórmula.

4. **Alimentação por gastrostomia**

    a. **Candidatos**
       i. Neonatos com déficit neurológico e/ou aqueles incapazes de receber volumes suficientes por fórmula/leite materno para manter crescimento/grau de hidratação adequados.

198 Parte 4 | Questões da Nutrição Hidreletrolítica, Gastrintestinal e Renal

G. Ferro. A AAP recomenda que neonatos pré-termo em crescimento recebam uma fonte de ferro, fornecida de 2 a 4 mg/kg/dia, após 2 semanas de idade. A AAP também sugere que os neonatos pré-termo alimentados com fórmula enriquecida com ferro não precisam de ferro adicional. O Summary of Reasonable Nutrient Intakes continua a recomendar 2 a 4 mg/kg/dia a neonatos de MBPN e EBPN. Sugeriu-se que podem ser necessários mais de 2 mg/kg/dia quando se consideram as perdas por flebotomia não repostas e o número de dias durante os quais o recém-nascido não recebe ferro devido a intolerância alimentar ou doenças. A suplementação de ferro é recomendada até que o recém-nascido complete 12 meses de idade. As fórmulas e os ELH enriquecidos com ferro fornecem aproximadamente 2,2 mg/kg/dia quando fornecidos à taxa de 150 mℓ/kg/dia. Não se recomenda o uso de fórmulas pobres em ferro.

1. **Vitamina E** é um antioxidante importante que previne a peroxidação dos ácidos graxos na membrana celular. A recomendação para recém-nascidos pré-termo é 6 a 12 UI de vitamina E/kg/dia, sendo o limite superior desejável. Os neonatos pré-termo não começam a receber suplementos de ferro enquanto não estiverem tolerando volumes plenos de refeições enterais com 24 kcal/30 mℓ, as quais fornecem vitamina E na faixa inferior à média do recomendado. Um suplemento adicional de vitamina E seria necessário para alcançar a faixa superior do recomendado.

H. Outros nutrientes

1. **Glutamina.** A exemplo da suplementação parenteral de glutamina, não existe nenhuma recomendação para a suplementação enteral de glutamina em neonatos prematuros.
2. **Ácidos graxos poli-insaturados de cadeia longa (AGPICL).** A inclusão dos AGPICL, especificamente dos ácidos docosaexaenoico (DHA) e araquidônico (ARA), em fórmulas infantis foi motivo de muitos debates. Tais AGPICL são derivados dos AGE, ácido linoleico e alfalinoleico, e são importantes no desenvolvimento cognitivo e na acuidade visual. O leite humano contém esses AGPICL, mas, até recentemente, as fórmulas infantis convencionais não os continham. Os estudos controlados que investigaram os efeitos da fórmula suplementada com AGPICL no desenvolvimento cognitivo de neonatos pré-termo foram inconclusivos. Os efeitos sobre a acuidade visual sugeriram uma vantagem mais consistente. Ademais, não se observaram efeitos adversos.

V. Considerações especiais

A. Refluxo gastresofágico (RGE). Episódios de RGE, monitorados por sondas de pH-metria do esôfago, são comuns em recém-nascidos pré-termo e a termo. Porém, a maioria dos neonatos não exibe comprometimento clínico por causa do RGE.

1. **Introdução da alimentação enteral.** Podem ocorrer vômitos durante a introdução e a progressão das refeições enterais em neonatos pré-termo. Tais episódios estão relacionados mais comumente com dismotilidade intestinal secundária à prematuridade e responderão a modificações do esquema alimentar.

   a. Reduções temporárias do volume da refeição, prolongamento da duração da refeição (às vezes a ponto de utilizar infusão contínua), remoção de aditivos nutricionais e interrupção temporária da nutrição enteral são estratégias possíveis, de acordo com a evolução clínica do recém-nascido.

   b. Raramente, usam-se fórmulas especializadas quando todas as outras modificações alimentares foram tentadas sem sucesso. Em geral, essas fórmulas devem ser usadas apenas por períodos breves, com monitoramento nutricional rigoroso.

   c. Os neonatos que apresentam vômitos repetidos que os impeçam de alcançar nutrição enteral plena podem necessitar de avaliação para problemas anatômicos, como malrotação ou doença de Hirschsprung. Em geral, exames radiográficos são realizados somente se os problemas alimentares persistirem por 2 semanas ou mais ou se ocorrerem vômitos biliosos (ver Capítulo 62).

2. **Alimentação estabelecida.** Neonatos pré-termo que estejam recebendo nutrição enteral plena têm episódios eventuais de vômitos sintomáticos. Se tais episódios não comprometerem a função respiratória nem o crescimento do recém-nascido, nenhuma intervenção é necessária além do monitoramento rigoroso e contínuo. Se além dos vômitos sintomáticos também houver comprometimento respiratório, apneia repetida ou restrição do crescimento, indicam-se medidas terapêuticas.

Capítulo 21 | Nutrição **199**

    a. Posição. Reposicione o neonato a fim de elevar a cabeça e a parte superior do tronco e mantê-lo em decúbito dorsal ou lateral direito.

    b. Intervalos entre as refeições. O encurtamento do intervalo entre as refeições para fornecer um volume menor de cada vez pode melhorar os sinais de RGE. Os neonatos alimentados por gavagem podem ter refeição mais prolongada.

    c. Metoclopramida. Os neonatos que continuam a ter comprometimento clínico por RGE após mudanças da posição e do intervalo entre as refeições podem ser submetidos à prova terapêutica com metoclopramida. Se não houver melhora do estado clínico após 1 semana, deve-se interromper a medicação (ver Apêndice A).

   3. Apneia. Estudos de pH-metria e manometria esofágica não mostraram associação entre RGE e episódios de apneia. O tratamento com agentes pró-motilidade não deve ser instituído para a apneia não complicada da prematuridade (ver Capítulo 31).

B. ECN (ver Capítulo 27). O suporte nutricional do paciente com ECN consiste em fornecer NP total durante a fase aguda da doença, seguida por introdução gradual de nutrição enteral depois que o paciente estiver estável e o intestino tiver tido tempo de se recuperar.

   1. NP. Durante no mínimo 2 semanas após o diagnóstico inicial de ECN, o paciente é mantido em dieta zero e recebe NP total. Os objetivos da NP foram delineados previamente na seção III.

   2. Introdução das refeições. Se o paciente estiver clinicamente estável após pelo menos 2 semanas de repouso intestinal, a alimentação é geralmente introduzida com 10 a 20 mℓ/kg/dia, preferencialmente com leite materno ou LHPD, embora também possa ser usada uma fórmula convencional apropriada à idade gestacional do paciente (*i. e.*, fórmula pré-termo para o neonato típico da UTIN). Raramente são indicadas fórmulas mais especializadas contendo proteínas elementares.

   3. Progressão da dieta. Se o baixo volume de refeições tróficas (10 a 20 mℓ/kg/dia) for tolerado por 24 a 48 horas, a progressão gradual do volume das refeições é realizada em incrementos de 10 mℓ/kg a cada 12 a 24 horas durante os próximos 2 a 3 dias. Se essa progressão for tolerada, prossegue-se de acordo com as diretrizes expostas no Quadro 21.5. A NP suplementar é continuada até que a nutrição enteral esteja fornecendo aproximadamente 100 a 120 mℓ/kg/dia do volume.

   4. Intolerância alimentar. Os sinais de intolerância alimentar incluem vômitos, resíduos gástricos volumosos, distensão abdominal e aumento do número de episódios de apneia. Em geral indica-se redução do volume ou suspensão das refeições. Se esses sinais clínicos impedirem a consecução da alimentação enteral plena a despeito de várias tentativas de aumentar as refeições, exames radiográficos com contraste podem ser indicados para excluir estenoses intestinais. Esse tipo de avaliação costuma ocorrer após 1 a 2 semanas de tentativa de alcançar a nutrição enteral plena.

   5. Enterostomias. Se uma ou mais enterostomias foram criadas em decorrência do tratamento cirúrgico da ECN, pode ser difícil alcançar a nutrição plena por refeições enterais. Dependendo do comprimento e da função do trato intestinal proximal, o aumento do volume ou da densidade nutricional das refeições pode resultar em problemas como má absorção, síndrome de *dumping* e atraso do crescimento.

    a. Realimentação. Após o débito da enterostomia intestinal proximal, pode haver realimentação na(s) parte(s) distal(is) do intestino através da(s) fístula(s) mucosa(s). Essa medida aumenta a absorção de líquido e nutrientes.

    b. Suporte com NP. Se as metas de crescimento não forem alcançadas por meio da nutrição enteral, pode-se indicar a continuação da NP suplementar, de acordo com o estado geral e a função hepática do paciente. A alimentação enteral deve ser continuada na velocidade de administração e na densidade nutricional mais altas toleradas, e a NP suplementar deve ser mantida a fim de alcançar os objetivos nutricionais e as metas de crescimento conforme descrito.

C. DBP. Os neonatos pré-termo com DBP têm necessidades calóricas aumentadas em virtude do seu maior gasto metabólico e, ao mesmo tempo, têm menor tolerância a uma taxa hídrica excessiva (ver Capítulo 34).

   1. Restrição hídrica. O aporte hídrico total é tipicamente reduzido do valor habitual de 150 mℓ/kg/dia para 140 mℓ/kg/dia. Nos casos de DBP grave, restrição adicional para 130 mℓ/kg/dia pode ser

necessária. Monitoramento cuidadoso é essencial quando se institui restrição hídrica a fim de garantir a administração de calorias e micronutrientes adequados. Os parâmetros de crescimento também precisam ser monitorados de modo que o crescimento continuado não seja prejudicado.
2. **Densidade calórica.** Os recém-nascidos com DBP comumente necessitam de alimentação com 30 kcal/30 mℓ para alcançar as metas de crescimento desejadas.

VI. Considerações nutricionais no plano de alta. Dados recentes sobre o crescimento pós-natal nos EUA sugerem que um número significativo de neonatos de MBPN e EBPN continua a ter necessidades de crescimento de recuperação após a alta hospitalar. De qualquer maneira, há poucos dados a respeito do que oferecer ao neonato pré-termo após a alta.

A. Leite humano. O uso de leite humano e os esforços para realizar a transição para o aleitamento materno pleno em recém-nascidos que foram prematuros e continuam precisando de alimentação com densidade calórica elevada constituem um desafio singular. Planeja-se uma assistência individualizada a fim de promover a transição para o aleitamento materno pleno sem deixar de buscar taxas ideais de crescimento. Em geral, isso é realizado pela combinação de um número predeterminado de mamadas por dia, suplementadas por refeições de leite materno com densidade calórica aumentada ou amamentação por demanda suplementada por várias refeições diárias de fórmula pós-alta enriquecida com nutrientes. Os dados da taxa de crescimento no hospital podem ser encaminhados ao ambulatório e ao pediatra particular dos recém-nascidos de MBPN e EBPN.

B. Opções de fórmulas
1. **Fórmulas enriquecidas com nutrientes para consumo após a alta hospitalar.** Segundo a AAP, uma metanálise recente de ensaios controlados randomizados concluiu que os benefícios dessas fórmulas em relação ao crescimento e ao desenvolvimento até 18 meses após o termo são, na melhor das hipóteses, limitados em comparação com as fórmulas convencionais. Em alguns dos estudos, recém-nascidos alimentados com fórmula convencional aumentaram o volume de ingestão, o que geralmente compensa os nutrientes adicionais das fórmulas pós-alta. A ESPGHAN sugeriu recentemente que neonatos pré-termo com crescimento subnormal para a idade no momento da alta devem ser alimentados com leite humano enriquecido ou fórmula especial enriquecida com altos teores de proteína, minerais e oligoelementos, bem como AGPICL até pelo menos a idade pós-concepção de 40 semanas de idade pós-menstrual, mas possivelmente por mais 3 meses. Na prática, recém-nascidos pré-termo são considerados candidatos apropriados ao uso dessas fórmulas, seja como aditivo ao leite humano ou como única fórmula de escolha, depois que tiverem > 2.000 g de peso corporal ou idade gestacional corrigida de 35 semanas. No entanto, o período de tempo durante o qual a fórmula deve ser usada após a alta hospitalar ainda não foi definido.
2. **Fórmulas a termo** também podem ser utilizadas; contudo, deve-se manter monitoramento cuidadoso do crescimento após a alta.

C. Suplementação de vitaminas
1. A AAP recomenda 400 UI de vitamina D por dia para todos os neonatos. A menos que eles estejam consumindo pelo menos 1.000 mℓ/dia de fórmula enriquecida com vitamina D, não alcançarão essa meta. A American Academy of Breastfeeding Medicine sugere até 400 UI de vitamina D por dia para o recém-nascido que recebeu alta da UTIN. Na prática, prematuros com peso > 2.000 g, idade gestacional corrigida de 35 semanas e alimentados com leite humano recebem suplementação diária com 1 mℓ de MVI pediátrico com ferro. Como alternativa, pode-se oferecer multivitamínico pediátrico sem ferro e acrescentam-se gotas de sulfato de ferro em separado.
2. Neonatos pré-termo com peso > 2.000 g e 35 semanas de idade gestacional, alimentados com leite humano e fórmula combinados, recebem suplementação com 0,5 a 1 mℓ de vitamina D para meta de 400 UI por dia. Sulfato de ferro na forma de gotas deve ser administrado separadamente, se necessário.
3. Neonatos pré-termo com peso > 2.000 g e 35 semanas de idade gestacional, alimentados com fórmula, recebem suplementação com 0,5 mℓ (400 unidades/mℓ) de vitamina D em gotas, para meta de 400 UI de vitamina D por dia. Sulfato de ferro na forma de gotas é administrado separadamente, se necessário.

4. Neonatos a termo, alimentados exclusivamente com leite humano, recebem diariamente suplementação com 1 mℓ de vitamina D na forma de gotas (400 unidades/mℓ) uma vez que as refeições tenham sido estabelecidas.
5. Neonatos a termo alimentados com fórmula podem receber suplementação diária com 0,5 mℓ de vitamina D na forma de gotas para meta de 400 UI por dia, uma vez que as refeições tenham sido estabelecidas.
6. As diretrizes de suplementação de ferro para neonatos são recomendadas conforme a descrição anterior.

Leitura sugerida

Agostoni C, Buonocore G, Carnielli VP, et al. Enteral nutrient supply for preterm infants: commentary from the European Society for Paediatric Gastroenterology, Hepatology, and Nutrition Committee on Nutrition. *J Pediatr Gastroenterol Nutr* 2010;50:85–91.

American Academy of Pediatrics, Committee on Nutrition (AAP-CON). *Pediatric Nutrition Handbook*, 6th ed. Elk Grove Village, IL: American Academy of Pediatrics, 2009.

Ehrenkranz RA, Younes N, Lemons JA, et al. Longitudinal growth of hospitalized very low birth weight infants. *Pediatrics* 1999;104(2 Pt 1):280–289.

Fenton TR. A new growth chart for preterm babies: Babson and Benda's chart updated with recent data and a new format. *BMC Pediatr* 2003;3:13. Chart may be downloaded from: http://members.shaw.ca/growthchart.

Lubchenco LO, Hansman C, Boyd E. Intrauterine growth in length and head circumference as estimated from live births at gestational ages from 26–42 weeks. *Pediatrics* 1966;37:403–408.

Martinez JA, Ballew MP. Infant formulas. *Pediatr Rev.* 2011;32(5):179–189.

Olsen IE, Groveman S, Lawson ML, et al. New intrauterine growth curves based on United States data. *Pediatrics* 2010;125:e214–e224. Chart may be downloaded from: http://www.nursing.upenn.edu/media/infantgrowthcurves/Documents/Olsen-NewIUGrowthCurves_2010permission.pdf.

Tsang RC, Uauy R, Koletzko B, et al, eds. *Nutritional Needs of the Premature Infant: Scientific Basis and Practical Guidelines*. 3rd ed. Baltimore: Lippincott Williams & Wilkins, 2005.

"Use of World Health Organization and CDC growth charts for children aged 0–59 months in the United States". *MMWR Recomm Rep* 2010;59(RR-9):1–15. Available at: http://www.cdc.gov/mmwr/pdf/rr/rr5909.pdf.

World Health Organization Child Growth Standards. Birth to 24 months: boys head circumference-for-age and weight-for-length percentiles. *Centers for Disease Control and Prevention.* November 1, 2009. Available at: http://www.cdc.gov/growthcharts/data/who/GrChrt_Boys_24HdCirc-L4W_rev90910.pdf.

World Health Organization Child Growth Standards. Birth to 24 months: boys length-for-age and weight-for-age percentiles. *Centers for Disease Control and Prevention.* November 1, 2009. Available at: http://www.cdc.gov/growthcharts/data/who/GrChrt_Boys_24LW_9210.pdf.

World Health Organization Child Growth Standards. Birth to 24 months: Girls head circumference-for-age and weight-for-length percentiles. *Centers for Disease Control and Prevention.* November 1, 2009. Available at: http://www.cdc.gov/growthcharts/data/who/GrChrt_Girls_24HdCirc-L4W_9210.pdf.

World Health Organization Child Growth Standards. Birth to 24 months: Girls length-for-age and weight-for-age percentiles. *Centers for Disease Control and Prevention.* November 1, 2009. Available at: http://www.cdc.gov/growthcharts/data/who/GrChrt_Girls_24LW_9210.pdf.

22 Aleitamento Materno

Nancy Hurst

I. Justificativa para o aleitamento materno. O aleitamento materno promove o envolvimento, a interação e a ligação da mãe com o bebê; oferece nutrientes próprios da espécie para apoiar o crescimento normal do lactente; fornece substâncias não nutritivas como fatores de crescimento, fatores imunes, hormônios e outros componentes bioativos que atuam como sinais biológicos; e pode reduzir a incidência e a gravidade de doenças infecciosas, incentivar o neurodesenvolvimento, reduzir a incidência de obesidade infantil e algumas enfermidades crônicas, além de diminuir a incidência e a gravidade das doenças atópicas. É benéfico para a saúde materna, pois aumenta o metabolismo da mãe; tem efeitos contraceptivos maternos se a amamentação for frequente e exclusiva; está associado a menor incidência materna de câncer de mama antes da menopausa e osteoporose; e confere benefícios à comunidade por diminuição dos custos da assistência médica e economia relacionada com as despesas da aquisição de fórmulas infantis comerciais.

II. As recomendações sobre o aleitamento materno de recém-nascidos a termo sadios incluem os seguintes princípios gerais:

A. Aleitamento materno exclusivo durante os primeiros 6 meses

B. Quando a amamentação direta não for possível, deve-se oferecer leite materno "ordenhado"

C. Coloque o neonato em contato com a pele da mãe imediatamente após o nascimento e incentive mamadas frequentes (8 a 12 mamadas/24 horas)

D. Suplementos (*i. e.*, água ou fórmula) não devem ser fornecidos, exceto no caso de indicação clínica

E. O aleitamento materno deve estar bem estabelecido antes do uso de chupetas

F. Alimentos complementares devem ser introduzidos por volta dos 6 meses de idade, com a continuação do aleitamento materno até 1 ano e depois

G. Vitamina D oral em gotas (400 UI/dia) deve ser administrada já nos primeiros dias de vida

H. Suplemento de fluoreto não deve ser fornecido nos primeiros 6 meses de idade.

III. Orientação e apoio são essenciais ao aleitamento materno bem-sucedido

A. Período pós-parto inicial. Antes da alta hospitalar, todas as mães devem receber:

1. Avaliação do aleitamento por uma enfermeira especializada.
2. Informações gerais sobre:
   a. Posicionamento básico do recém-nascido de modo a possibilitar o encaixe correto da boca do recém-nascido com a mama
   b. Frequência mínima prevista de aleitamento (8 vezes/24 horas)
   c. Ingestão fisiologicamente apropriada de colostro (cerca de 15 a 20 mℓ nas primeiras 24 horas)
   d. Sinais de fome e de adequação da ingestão de leite (demonstrados pelo lactente)
   e. Problemas comuns da mama no início do aleitamento materno e estratégias básicas de tratamento
   f. Fontes apropriadas de encaminhamento, quando indicado.

B. Todos os neonatos em aleitamento materno devem ser atendidos por um pediatra ou outro profissional de saúde, de 3 a 5 dias de vida, para garantir que tenha parado de perder peso e não tenha perdido mais de 8 a 10% do peso ao nascer; tenha fezes amareladas e liquefeitas (aproximadamente 3 episódios/dia), sem eliminação de mecônio; e molhe pelo menos seis fraldas diárias.

1. De 3 a 5 dias após o parto, a mãe deve sentir alguma plenitude nas mamas e perceber gotejamento de leite na mama oposta durante a amamentação; demonstrar capacidade de induzir uma boa pega

à mama; conhecer os sinais de fome e saciedade do recém-nascido; compreender as expectativas e o tratamento de pequenos problemas na mama/mamilo.

2. Espera-se o retorno ao peso ao nascer com 12 a 14 dias de vida e taxa de crescimento contínuo de pelo menos 15 g por dia no primeiro mês.

3. Se o crescimento do neonato for inadequado, após descartar a possibilidade de distúrbios subjacentes, a avaliação do aleitamento materno deve incluir a adequação da pega do recém-nascido à mama; a existência ou não de sinais de lactogênese normal (*i. e.*, plenitude da mama, extravasamento); além da história patológica pregressa materna (*i. e.*, doenças endócrinas, cirurgia mamária) que possa comprometer a lactação.

   a. Pode-se determinar a capacidade do recém-nascido de transferir leite da mama pesando-o antes e depois da mamada, seguindo estas instruções:

   i. Pese o neonato com fralda antes e imediatamente depois (sem trocar a fralda) da mamada

   ii. O ganho ponderal de 1 g no bebê é igual 1 mℓ de leite ingerido.

4. Se a transferência de leite não for adequada, pode-se indicar suplementação (de preferência com leite materno ordenhado).

5. A orientação da mãe para extrair seu leite com bomba mecânica após cada mamada possibilitará que a estimulação adicional das mamas aumente a produção de leite.

IV. Manejo de problemas do aleitamento materno

A. Mamilos sensíveis e irritados. A maioria das mães apresenta algum grau de hipersensibilidade mamilar que resulta das mudanças hormonais e do aumento da fricção causado pela sucção do neonato. Uma descrição comum dessa sensibilidade inclui início intenso na primeira pega, com remissão rápida do desconforto quando o fluxo de leite aumenta. A hipersensibilidade mamilar deve diminuir durante as primeiras semanas, até que a mãe não sinta desconforto durante a amamentação. Lanolina purificada e/ ou leite materno ordenhado aplicados em pequenas quantidades aos mamilos após cada mamada podem acelerar o processo.

B. Mamilos traumatizados e dolorosos (podem incluir sangramento, bolhas, rachaduras). O desconforto mamilar associado ao aleitamento materno que não se enquadra no cenário descrito na seção anterior requer atenção imediata para determinar a causa e instituir modalidades terapêuticas apropriadas. As causas possíveis incluem: pega insatisfatória e não efetiva, técnica de sucção imprópria do neonato, remoção do bebê da mama sem primeiro interromper a sucção e infecção mamilar subjacente (p. ex., micose, eczema). O manejo compreende: (i) avaliação da posição e da pega do neonato, com correção das técnicas impróprias, garantindo que a mãe seja capaz de reproduzir a técnica de posicionamento e sinta alívio com a pega corrigida; (ii) diagnóstico de qualquer distúrbio mamilar subjacente e prescrição do tratamento apropriado; (iii) nos casos de traumatismo intenso dos mamilos, pode-se indicar suspensão temporária da amamentação para tornar possível a resolução. É importante instruir a mãe a manter a lactação com ordenha mecânica/manual até que o aleitamento materno direto seja reiniciado.

C. Ingurgitamento é um modo grave de aumento da plenitude mamária que geralmente surge do 3º ao 5º dia após o parto, assinalando o início da produção copiosa de leite. O ingurgitamento pode ser causado por estimulação inadequada e/ou infrequente das mamas resultando em mamas tumefeitas, de consistência endurecida e quentes ao toque. O recém-nascido pode ter dificuldade na pega à mama até que o ingurgitamento se resolva. O tratamento inclui: (i) aplicação de calor úmido à mama, alternado com compressas frias, a fim de reduzir o edema do tecido mamário; (ii) ordenha manual delicada do leite para amolecer a aréola a fim de facilitar a pega do neonato à mama; (iii) massagem delicada da mama durante a mamada e/ou ordenha do leite; (iv) analgésico leve (paracetamol) ou anti-inflamatório (ibuprofeno) para alívio da dor e/ou redução da inflamação.

D. Ductos obstruídos em geral apresentam-se como um nódulo palpável ou área da mama que não amolece durante uma mamada ou sessão de ordenha. Pode advir de um sutiã mal ajustado, roupas apertadas e compressivas ou perda ou atraso de uma mamada/ordenha. O tratamento inclui: (i) mamadas ou ordenhas frequentes, começando pela mama acometida; (ii) aplicação de calor úmido e massagem mamá-

204 Parte 4 | Questões da Nutrição Hidreletrolítica, Gastrintestinal e Renal

ria antes e durante a mamada; (iii) posicionamento do neonato durante a mamada a fim de localizar seu queixo em direção à área afetada, o que torna possível a aplicação máxima de pressão de sucção para facilitar o esvaziamento da mama.

E. Mastite é a inflamação e/ou infecção da mama (em geral de apenas uma). Os sinais e sintomas abrangem: início rápido de fadiga, dores corporais, cefaleia, febre e eritema, além de dor de uma área mamária. O tratamento inclui: (i) imediato repouso no leito com a continuação da amamentação nas mamas afetadas e não afetadas; (ii) remoção frequente e eficiente do leite, com uso de bomba mamária elétrica quando necessário (o leite materno ordenhado não precisa ser descartado); (iii) antibióticos apropriados por período suficiente (10 a 14 dias); (iv) medidas de conforto para aliviar o desconforto mamário e mal-estar geral (*i. e.*, analgésicos, calor úmido/massagem da mama).

V. Situações especiais.
Certos problemas (seja no recém-nascido, na mãe ou em ambos) podem indicar estratégias específicas que exigem retardo e/ou modificação da relação normal do aleitamento materno. Sempre que o aleitamento materno é adiado ou suspenso por um período de tempo, a ordenha frequente das mamas com bomba elétrica é recomendada para garantir a manutenção da lactação.

A. Problemas no recém-nascido. A hiperbilirrubinemia não é uma contraindicação ao aleitamento materno. Deve-se dar atenção especial para garantir que o neonato esteja amamentando-se eficazmente a fim de aumentar a motilidade intestinal e facilitar a excreção de bilirrubina. Em situações raras de hiperbilirrubinemia aguda deve-se interromper o aleitamento. A interrupção é por um curto período de tempo.

1. **Anomalias congênitas** podem exigir manejo especial.

   a. As anomalias craniofaciais (p. ex., fenda labial/palatina, síndrome de Pierre Robin) constituem desafios à capacidade do neonato de pegar efetivamente a mama. Uma posição modificada e dispositivos especiais (p. ex., obturador, escudo mamilar) podem ser utilizados para obter pega efetiva.
   b. Condições cardíacas ou respiratórias podem exigir restrição hídrica do recém-nascido e atenção especial ao ritmo das mamadas para minorar a fadiga durante a alimentação.
   c. Frênulo da língua restritivo (anquiloglossia) pode interferir na capacidade do neonato de mamar efetivamente. A incapacidade do neonato de estender a língua sobre a linha gengival inferior e levantá-la para comprimir o tecido mamário subjacente pode comprometer a transferência efetiva de leite. A frenulotomia muitas vezes é o tratamento de escolha.

2. **Prematuros** se beneficiam muito do aleitamento materno e da ingestão do leite das mães, que devem ser incentivadas a ordenhar seu leite (ver, na seção seguinte, Ordenha e coleta do leite materno), ainda que não planejem o aleitamento materno direto, a fim de oferecer aos seus recém-nascidos os componentes nutricionais e não nutricionais especiais do leite humano.

   Embora o leite materno seja o mais benéfico para os recém-nascidos pré-termo e de alto risco, o leite pasteurizado de doadoras é uma alternativa quando não se dispõe do leite da própria mãe. O leite deve ser obtido de bancos de leite que obedeçam as diretrizes da Rede Nacional de Bancos de Leite Humano (ver www.bvsam.icict.fiocruz.br/). Tais diretrizes asseguram a manipulação e a manutenção da concentração máxima de componentes ativos do leite humano. É necessário obter o consentimento dos pais.

   a. Deve-se dar atenção especial aos neonatos pré-termo tardios (35 a 37 semanas), que frequentemente recebem alta hospitalar antes que a amamentação eficaz seja estabelecida. O tratamento deve incluir: (i) ordenha mecânica do leite, juntamente com aleitamento materno, até que o bebê seja capaz de amamentação eficaz; (ii) avaliação sistemática (e documentação) do aleitamento por um observador treinado; (iii) medição do peso do neonato antes e depois da mamada para avaliar a adequação da ingestão de leite e determinar a necessidade de suplementação.
   b. Para neonatos prematuros com menos de 35 semanas, as mães devem ser incentivadas a promover o contato pele-a-pele precoce e frequente e tornar possível a sucção da mama vazia, a fim de facilitar a estimulação mamilar, aumentar o volume de leite e a avaliação da alimentação oral do neonato.

Capítulo 22 | Hemorragia Pulmonar **205**

B. **Problemas na mãe**

1. **Doenças endócrinas** têm o potencial de afetar a lactação e a produção de leite.

   a. Mulheres com diabetes devem ser incentivadas a amamentar e podem observar melhora do seu metabolismo da glicose durante a lactação. Recomenda-se monitoramento estreito e precoce para garantir o estabelecimento da lactação e a adequação do crescimento do neonato, em virtude do retardo bem documentado (1 a 2 dias) na fase secretora da lactogênese.

   b. Doenças tireóideas não impedem o aleitamento materno, mas na ausência de tratamento apropriado do distúrbio tireóideo subjacente, a produção insuficiente de leite (hipotireoidismo) ou a perda ponderal, o nervosismo e as palpitações cardíacas maternas (hipertireoidismo) podem prejudicar a lactação. Com tratamento farmacológico adequado, a capacidade de amamentar não parece ser afetada.

   c. Cistos da teca ovariana e fragmentos retidos de placenta são exemplos de condições que retardam a fase secretória da lactogênese.

2. Mulheres com história de cirurgia mamária devem ser capazes de amamentar com sucesso. A avaliação pré-natal deve incluir a documentação do tipo de procedimento (p. ex., mamoplastia redutora, de aumento) e a técnica cirúrgica (submamária, periareolar, transplante do mamilo livre) utilizada a fim de avaliar o nível de acompanhamento indicado no período pós-parto precoce, visando monitorar o progresso do aleitamento materno e a adequação da produção de leite e do crescimento neonatal.

VI. Cuidados e manipulação do leite materno ordenhado.
Quando possível, o aleitamento materno direto propicia o maior benefício à mãe e ao neonato, especialmente em termos do provimento de componentes específicos do leite humano e da interação mãe–bebê. Contudo, quando o aleitamento materno direto não é possível, deve-se incentivar a ordenha do leite materno, com atenção especial às técnicas de ordenha e armazenamento. As mães separadas de seus filhos imediatamente após o parto (em decorrência de prematuridade ou enfermidade do recém-nascido) devem iniciar a lactação por ordenha mecânica do leite. As técnicas de ordenha e armazenamento do leite influenciam a composição e o conteúdo bacteriano do leite materno.

A. **Ordenha e coleta do leite materno.** As recomendações para início e manutenção da ordenha mecânica do leite para as mães de neonatos hospitalizados que dependem do uso de uma bomba incluem: (i) estimulação das mamas com bomba elétrica associada à massagem/ordenha manual nas primeiras horas após o parto; (ii) a ordenha frequente (8 a 10 vezes/dia) durante as primeiras 2 semanas após o nascimento teoricamente estimula o crescimento alveolar mamário e maximiza a produção em potencial de leite; (iii) ordenha por 10 a 15 min por sessão durante os primeiros dias até o início do fluxo de leite aumentado, quando então pode-se modificar o tempo de ordenha por sessão para 1 a 2 min, após obter fluxo constante de leite; (iv) a meta ótima é obter volume diário de leite de 800 a 1.000 mℓ ao final da segunda semana após o parto.

B. **As diretrizes para coleta do leite materno** incluem: (i) instruir as mães a lavar as mãos e escovar embaixo das unhas antes de cada sessão de ordenha; (ii) todo o equipamento de coleta do leite que entrar em contato com a mama e o leite deve ser cuidadosamente limpo antes e depois de cada sessão; (iii) esterilização do equipamento de coleta do leite 1 vez/dia; (iv) coletar o leite em recipientes de vidro ou plástico duro estéreis (os sacos plásticos não são recomendados para armazenamento do leite de neonatos pré-termo); (v) aposição de rótulo em cada recipiente de leite com as informações de identificação do neonato e data e hora da ordenha.

C. **As diretrizes para armazenamento do leite materno** incluem: (i) utilizar leite fresco não refrigerado até 4 horas após a ordenha; (ii) refrigerar o leite imediatamente após a ordenha quando o neonato for alimentado dentro de 48 horas; (iii) congelar o leite quando o neonato não estiver sendo alimentado ou a mãe for incapaz de entregar o leite ao hospital nas 72 horas após a ordenha; (iv) na eventualidade de o leite congelado derreter de maneira parcial/total, aguarde o completo derretimento e forneça o leite ao bebê ou recongele.

VII. Contraindicações e distúrbios que *não* impedem o aleitamento materno
Existem algumas contraindicações ao aleitamento materno ou alimentação com leite materno ordenhado. Os distúrbios clínicos da mãe devem ser avaliados e o tratamento apropriado prescrito a fim de promover

206 Parte 4 | Questões da Nutrição Hidreletrolítica, Gastrintestinal e Renal

a amamentação contínua e/ou interrupção mínima da alimentação, quando possível. A maioria dos medicamentos ingeridos pela mãe alcança o leite materno em certo grau. No entanto, com poucas exceções, as concentrações são relativamente baixas e a dose fornecida ao neonato é muitas vezes subclínica (ver Apêndice C).

A. Contraindicações do aleitamento materno

1. O neonato com **galactosemia** não pode ser amamentado nem receber leite materno.
2. A mãe com **tuberculose ativa não tratada** deve ser isolada do recém-nascido durante o cuidado inicial. Ela pode ordenhar para iniciar e manter seu volume de leite, e quando considerado seguro que tenha contato com o neonato pode começar o aleitamento (ver Apêndice C).
3. Nos Estados Unidos, os Centers for Disease Control and Prevention recomendam que as **mulheres com teste positivo do vírus da imunodeficiência humana (HIV)** evitem o aleitamento materno.
4. **Alguns medicamentos maternos** são contraindicados durante a amamentação. Os médicos devem manter fontes fidedignas de informações sobre a transferência de medicamentos ao leite materno (ver o Apêndice C).

B. Distúrbios que **não** contraindicam o aleitamento materno

1. Mães positivas para o antígeno de superfície da hepatite B (HBsAg). Os recém-nascidos devem receber a imunoglobulina anti-hepatite B e a vacina anti-hepatite B para eliminar o risco de transmissão.
2. Embora tenha sido encontrado no leite materno, não se comprovou a transmissão do vírus da hepatite C (HCV) durante o aleitamento materno (ver Capítulo 48).
3. Em neonatos a termo, os benefícios do aleitamento materno parecem sobrepujar o risco de transmissão pelas mães citomegalovírus (CMV) positivas. O neonato extremamente pré-termo corre risco aumentado de aquisição perinatal do CMV. O leite congelado ou a pasteurização pode reduzir o risco de transmissão no leite humano.
4. Mães com febre.
5. Mães expostas em baixo nível a agentes químicos ambientais.
6. Embora o tabagismo não seja contraindicado, as mães devem ser aconselhadas a evitar o fumo no lar e a envidar todos os esforços para abandonar o fumo durante a amamentação.
7. O consumo de bebidas alcoólicas deve ser evitado pois o etanol se concentra no leite e pode inibir a produção de leite a curto prazo. Embora seja aceitável o consumo ocasional de etanol, o aleitamento deve ser evitado nas 2 horas seguintes.

Leitura sugerida

American Academy of Pediatrics. Breastfeeding and the use of human milk. Pediatrics 2005;115(2):496–506.
Hale T. Medications and Mother's Milk. 14th ed. Amarillo, TX: Pharmasoft Medical Publishing, 2010.
Hurst NM, Meier PP. Breastfeeding the preterm infant. In: Riordan J, Wambach K, eds. Breastfeeding and Human Lactation. 4th ed. Boston, MA: Jones & Bartlett, 2010:425–470.
Lawrence RA. Breastfeeding: A Guide for the Medical Profession. 6th ed. St. Louis, MO: Mosby, 2005.

Sites sugeridos

The Academy of Breastfeeding Medicine, http://www.bfmed.org.
Baby Friendly Hospital Initiative in the United States, http://www.babyfriendlyusa.org.
Human Milk Banking Association of North America, http://www.hmbana.org.
International Lactation Consultant Association, http://www.ilca.org.
La Leche League International, http://www.llli.org.
LactMed—drugs and lactation database, http://toxnet.nlm.nih.gov/cgi-bin/sis/htmlgen?LACT.
Wellstart International, http://www.wellstart.org.

23 Manejo Hidreletrolítico
Elizabeth G. Doherty

O manejo hidreletrolítico cuidadoso em recém-nascidos a termo e pré-termo é um componente essencial da assistência neonatal. As mudanças na composição corporal ao longo do desenvolvimento, juntamente com alterações funcionais na pele e nos sistemas renal e neuroendócrino, explicam os desafios no balanço hídrico que os neonatologistas enfrentam diariamente. O manejo hídrico requer compreensão de diversos princípios fisiológicos.

I. Distribuição da água corporal

A. Princípios gerais. A transição da vida fetal para a neonatal está associada a grandes mudanças no controle homeostático da água e dos eletrólitos. Antes do nascimento, o feto tem oferta constante de água e eletrólitos da mãe por meio da placenta. Após o parto, o neonato passa a ter controle de sua homeostase hidreletrolítica. A composição corporal do feto muda durante a gestação, e menor proporção do peso corporal compõe-se de água à medida que a gestação avança.

B. Definições
1. Água corporal total (ACT) = líquido intracelular (LIC) + líquido extracelular (LEC) (Figura 23.1).
2. O LEC é formado pelos líquidos intravascular e intersticial.
3. Perda hídrica insensível (PHI) = aporte de líquido − débito urinário + alteração do peso.

C. Mudanças perinatais na ACT. Uma parcela da diurese, em recém-nascidos a termo e pré-termo durante os primeiros dias de vida, deve ser considerada fisiológica. Essa diurese leva à perda ponderal de 5 a 10% em neonatos a termo e de até 15% em neonatos pré-termo. Em idades gestacionais inferiores, o LEC representa maior proporção do peso ao nascer (Figura 23.1). Portanto, os neonatos de muito baixo peso ao nascer (MBPN) devem perder maior porcentagem para manter as proporções do LEC equivalentes às de neonatos a termo. A perda de peso aumentada é possivelmente benéfica para o recém-nascido pré-termo, pois a administração excessiva de líquido e sódio (Na) aumenta o risco de doença pulmonar crônica (DPC) e persistência do canal arterial (PCA).

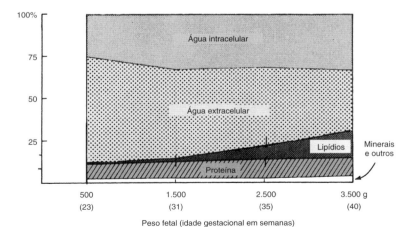

Figura 23.1 Composição corporal em relação ao peso fetal e à idade gestacional. (De Dweck HS. Feeding the prematurely born infant. Fluids, calories, and methods of feeding during the period of extrauterine growth retardation. *Clin Perinatol* 1975; 2: 183-202. Dados de Widdowson EM. Growth and composition of the fetus and newborn. In: Assali NS, ed. *Biology of gestation*, Vol. 2. New York: Academic Press, 1968.).

208 Parte 4 | Questões da Nutrição Hidreletrolítica, Gastrintestinal e Renal

D. Fontes de perda de água

1. **Perdas renais.** A função renal amadurece com o aumento da idade gestacional (IG). A homeostase imatura de Na e água é comum no neonatos pré-termo. Os fatores que contribuem para perdas urinárias variáveis de água e eletrólitos incluem:

   a. Taxa de filtração glomerular (TFG) reduzida

   b. Menor reabsorção de Na nos túbulos proximais e distais

   c. Redução da capacidade de concentrar ou diluir a urina

   d. Redução da secreção de íons potássio (K) e hidrogênio.

2. **Perdas extrarrenais.** Em recém-nascidos de MBPN, a PHI pode ultrapassar 150 mℓ/kg/dia devido a elevadas temperaturas ambiente e corporal, soluções de continuidade na pele, aquecedores radiantes, fototerapia e prematuridade extrema (Quadro 23.1). A perda hídrica respiratória aumenta inversamente com a IG e diretamente com a frequência respiratória; em neonatos intubados, a umidificação inadequada do gás inspirado aumenta a PHI. Outras perdas hídricas que devem ser repostas se o volume for considerado significativo incluem fezes (diarreia ou drenagem por ostomia), líquido cefalorraquidiano (por ventriculostomia ou punções lombares seriadas) e drenagem por tubo nasogástrico ou toracostomia.

   As incubadoras neonatais modernas são concebidas com a finalidade de conservar o calor e a umidade e podem reduzir a PHI (p. ex., Giraffe Isolette®).

Quadro 23.1	Perda hídrica insensível (PHI).*
Peso ao nascer (g)	**PHI (mℓ/kg/dia)**
750 a 1.000	82
1.001 a 1.250	56
1.251 a 1.500	46
> 1.501	26

*Os valores representam a PHI média para recém-nascidos em incubadoras durante a primeira semana de vida. A PHI é aumentada por fototerapia (até 40%), aquecedores radiantes (até 50%) e febre. A PHI é reduzida pelo uso de gás umidificado nos respiradores e escudos térmicos nas incubadoras. (Bell *et al.*, 1980; Fanaroff *et al.*, 1972; e Okken *et al.*, 1979.

II. Avaliação do estado hidreletrolítico

A. Anamnese

1. **Materna.** O estado hidreletrolítico do recém-nascido reflete parcialmente o grau de hidratação materno e a administração de fármacos à mãe. O uso excessivo de ocitocina, diuréticos ou soluções intravenosas (IV) hiponatrêmicas pode acarretar hiponatremias na gestante e no feto. Os esteroides administrados antes do parto podem acelerar a maturação da pele, subsequentemente reduzindo a PHI e o risco de hiperpotassemia.

2. **Fetal/perinatal.** Oligoidrâmnio está associado à disfunção renal congênita, incluindo agenesia renal, doença renal policística ou válvulas uretrais posteriores. A hipoxemia grave *in utero* ou a asfixia perinatal pode induzir a necrose tubular aguda.

B. Exame físico

1. **Alteração do peso corporal.** As alterações agudas do peso do recém-nascido geralmente refletem alterações da ACT. O compartimento afetado depende da idade gestacional e da evolução clínica do neonato. Por exemplo, o uso prolongado de agentes paralíticos e a peritonite podem aumentar o volume de líquido intersticial e o peso corporal, mas reduzir o volume intravascular. Portanto, deve-se avaliar o peso diariamente.

2. **Manifestações na pele e nas mucosas.** Alteração do turgor cutâneo, afundamento da fontanela anterior e mucosas secas não são indicadores sensíveis do equilíbrio hidreletrolítico.

3. **Cardiovascular.** A taquicardia pode advir do excesso de LEC (p. ex., insuficiência cardíaca) ou hipovolemia. O tempo de reenchimento capilar pode estar retardado quando o débito cardíaco está reduzido ou existe vasoconstrição periférica, e a hepatomegalia pode acompanhar o aumento do volume de LEC. As alterações da pressão arterial ocorrem tardiamente na sequência de respostas à redução do débito cardíaco.

C. Exames laboratoriais

1. **Eletrólitos séricos e osmolaridade plasmática** refletem a composição e a tonicidade do LEC. Deve-se instituir monitoramento frequente, a cada 4 a 6 horas, em caso de extremo baixo peso ao nascer (EBPN) durante os primeiros dias de vida em virtude da PHI elevada.
2. **O balanço hídrico,** com verificação do aporte e da eliminação de líquido, deve ser monitorado. O débito urinário normal é de 1 a 3 mℓ/kg/h. Se houver depleção de LEC (desidratação), o débito urinário pode cair para < 1 mℓ/kg/h. Contudo, em neonatos com função renal imatura, o débito urinário pode não cair, apesar da depleção do volume de LEC.
3. **Os eletrólitos e a densidade específica da urina** refletem a capacidade renal de concentrar ou diluir a urina e de reabsorver ou excretar sódio. Aumentos da densidade podem ocorrer quando o recém-nascido está recebendo pouco líquido, tem débito urinário reduzido ou está excretando glicose. Os eletrólitos e a densidade urinária não são muito úteis quando o neonato está em uso de diuréticos.
4. **A excreção fracionada de Na (EF-Na)** reflete o equilíbrio entre a filtração glomerular e a reabsorção tubular de Na.

   EF-Na = (Na urinário × creatinina plasmática)/(Na plasmático × creatinina urinária) × 100

   - Nível < 1% indica que fatores pré-natais reduzem o fluxo sanguíneo renal
   - Nível de 2,5% ocorre na insuficiência renal aguda (IRA)
   - Nível > 2,5% é frequentemente observado em neonatos < 32 semanas de gestação.

5. **Os níveis de ureia sanguínea e de creatinina (Cr) sérica** fornecem informações indiretas sobre o volume de LEC e a TFG. Os valores no período pós-natal imediato refletem a depuração placentária.
6. **A gasometria arterial para medir o pH, a tensão de dióxido de carbono (P_{CO_2}) e o bicarbonato de sódio** fornece evidências indiretas de depleção do volume intravascular, pois a hipoperfusão tecidual provoca acidose metabólica com hiato aniônico (*anion gap*) alto (acidose láctica).

III. Manejo hidreletrolítico. O objetivo do manejo precoce é tornar possível a perda inicial de LEC durante os primeiros 5 a 6 dias que se reflete em perda ponderal, enquanto mantém a tonicidade e o volume intravascular normais, os quais se refletem na pressão arterial, na frequência cardíaca, no débito urinário, nos níveis séricos de eletrólitos e no pH. O manejo hídrico subsequente deve manter o equilíbrio hidreletrolítico, incluindo as necessidades de crescimento corporal.

A. Recém-nascido a termo. O peso corporal diminui 3 a 5% durante os primeiros 5 a 6 dias. Subsequentemente, os líquidos devem ser ajustados de modo que as alterações do peso corporal sejam coerentes com o aporte calórico. Deve-se monitorar o estado clínico quanto à má distribuição de água (p. ex., edema). A suplementação de Na costuma ser desnecessária nas primeiras 24 horas, a menos que haja necessidade de expansão do LEC. Os neonatos a termo pequenos para a idade gestacional (PIG) podem precisar de suplementação precoce de Na para manter um volume de LEC adequado.

B. Recém-nascido prematuro. Deve ocorrer uma perda ponderal de 5 a 15% nos primeiros 5 a 6 dias. O Quadro 23.2 resume a terapia de hidratação inicial. Depois, deve-se ajustar o aporte de líquido para manter o peso estável, até que um estado anabólico seja alcançado e ocorra crescimento. Deve-se avaliar frequentemente a resposta à terapia hidreletrolítica durante os 2 primeiros dias de vida. **Pode ser necessário repetir o exame físico, o débito e a densidade urinários e os níveis séricos de eletrólitos a intervalos tão frequentes quanto 6/6 a 8/8 horas em neonatos < 1.000 g** (ver VIII.A.).

210 Parte 4 | Questões da Nutrição Hidreletrolítica, Gastrintestinal e Renal

Quadro 23.2	Hidratação inicial.*			
		Velocidade de infusão (mℓ/kg/dia)		
Peso ao nascer (kg)	Glicose (g/100 mℓ)	< 24 h	24 a 48 h	> 48 h
< 1	5 a 10	100 a 150†	120 a 150	140 a 190
1 a 1,5	10	80 a 100	100 a 120	120 a 160
> 1,5	10	60 a 80	80 a 120	120 a 160

*Neonatos em incubadoras umidificadas. Aqueles sob aquecedores radiantes geralmente necessitam de taxas hídricas iniciais mais altas.
†Os neonatos de muito baixo peso ao nascer (MBPN) frequentemente precisam de taxas iniciais ainda mais altas de administração de líquido e de reavaliação frequente de eletrólitos séricos, débito urinário e peso corporal.

A perda hídrica por meio da pele e da urina pode ultrapassar 200 mℓ/kg/dia, o que representa até **um terço da ACT**. A suplementação de Na por via IV é desnecessária nas primeiras 24 horas, a menos que a perda de volume do LEC exceda 5% do peso corporal/dia (ver Capítulo 13). Se for necessário expandir o volume de LEC, o **soro fisiológico (SF) é preferível às soluções de albumina a 5%** a fim de reduzir o risco de DPC.

IV. Abordagem dos distúrbios do equilíbrio de Na e água.
As anormalidades podem ser agrupadas em distúrbios da **tonicidade** ou do **volume de LEC**. A abordagem conceitual dos distúrbios da tonicidade (p. ex., hiponatremia) depende de o recém-nascido ter LEC normal (euvolemia), depleção de LEC (desidratação) ou excesso de LEC (edema).

A. Distúrbios isonatrêmicos

1. **Desidratação**

   a. Fatores predisponentes frequentemente envolvem perdas equivalentes de Na e água (por drenagem por toracostomia, tubo nasogástrico ou ventriculostomia) ou perdas para o terceiro espaço que acompanham peritonite, gastrosquise ou onfalocele. As perdas renais de Na e água no neonato de MBPN podem causar hipovolemia, apesar da tonicidade corporal normal.

   b. Diagnóstico. A desidratação geralmente se manifesta por perda ponderal, queda do débito urinário e aumento da densidade urinária. Contudo, recém-nascidos com menos de 32 semanas de idade gestacional podem não apresentar oligúria em resposta à hipovolemia. Turgor cutâneo reduzido, taquicardia, hipotensão, acidose metabólica e elevação da ureia sérica podem coexistir. A EF-Na baixa (< 1%) geralmente é encontrada apenas em neonatos com idade gestacional > 32 semanas (ver II.C.4.).

   c. Tratamento. Administre Na e água para primeiro corrigir os déficits e, então, ajustar às necessidades de manutenção mais perdas ativas. A desidratação isonatrêmica aguda pode exigir infusão IV de 10 mℓ/kg de SF se a perda ponderal aguda for > 10% do peso corporal com sinais de baixo débito cardíaco.

2. **Edema**

   a. Fatores predisponentes incluem administração excessiva de soluções isotônicas, insuficiência cardíaca, sepse e paralisia neuromuscular.

   b. Diagnóstico. Os sinais clínicos compreendem edema periorbital e dos membros, ganho de peso e hepatomegalia.

   c. O tratamento consiste em **restrição de Na** (para reduzir o Na corporal total) e restrição hídrica (de acordo com a resposta dos eletrólitos).

B. Distúrbios hiponatrêmicos (Quadro 23.3). Considere a possibilidade de **hiponatremia factícia** consequente à hiperlipidemia ou **hiponatremia hiposmolar** devida a agentes osmóticos. Então, pode-se avaliar a hiponatremia hiposmolar verdadeira.

1. **Hiponatremia devida à depleção do volume de LEC**

   a. Fatores predisponentes incluem uso de diuréticos, diurese osmótica (glicosúria), MBPN com perda renal de água e Na, distúrbios suprarrenais ou tubulares renais perdedores de sal, perdas GI

Capítulo 23 | Manejo Hidreletrolítico **211**

Quadro 23.3	Distúrbios hiponatrêmicos.	
Diagnóstico clínico	**Etiologia**	**Tratamento**
Hiponatremia factícia	Hiperlipidemia	-
Hiponatremia hipertônica	Manitol Hiperglicemia	-
Volume de LEC normal	Síndrome de secreção inapropriada de hormônio antidiurético (SIHAD) Dor Opiáceos Excesso de líquido IV	Restringir o aporte hídrico
Déficit de volume de LEC	Diuréticos Hiponatremia de início tardio da prematuridade Hiperplasia suprarrenal congênita Desequilíbrio glomerulotubular grave (imaturidade) Acidose tubular renal Perdas gastrintestinais Enterocolite necrosante (perda para o terceiro espaço)	Aumentar o aporte de Na
Excesso de volume de LEC	Insuficiência cardíaca Bloqueio neuromuscular (p. ex., pancurônio) Sepse	Restringir a taxa hídrica

LEC = líquido extracelular.

(vômitos, diarreia) e perdas de LEC para o terceiro espaço (descamação excessiva da pele, enterocolite necrosante [ECN] incipiente).

b. Diagnóstico. Com frequência observam-se perda de peso, turgor cutâneo reduzido, taquicardia, elevação progressiva da ureia sanguínea e acidose metabólica. Se a função renal estiver madura, o recém-nascido pode apresentar débito urinário reduzido, aumento da densidade urinária e EF-Na baixa.

c. Tratamento. Se possível, reduz-se a perda ativa de Na. Administre Na e água para repor os déficits e, então, ajuste a solução para cobrir as necessidades de manutenção mais perdas ativas.

2. Hiponatremia com volume de LEC normal

a. Fatores predisponentes incluem administração excessiva de líquido e a síndrome de secreção inapropriada de hormônio antidiurético (SIHAD). Os fatores que causam SIHAD abrangem dor, administração de opiáceos, hemorragia intraventricular (HIVe), asfixia, meningite, pneumotórax e ventilação com pressão positiva.

b. Diagnóstico de SIHAD. Em geral, ocorre ganho ponderal sem edema. A administração excessiva de líquido sem SIHAD resulta em densidade urinária baixa e débito urinário alto. Por outro lado, a SIHAD induz **débito urinário reduzido** e **osmolaridade urinária elevada**. A excreção urinária de Na em neonatos com SIHAD varia muito e reflete o aporte de Na. O diagnóstico de SIHAD presume que não houve estímulo relacionado com o volume à liberação de hormônio antidiurético (HAD), como redução do débito cardíaco ou disfunção renal, suprarrenal ou tireóidea

c. Tratamento. A **restrição hídrica** é terapêutica, a menos que (i) a concentração sérica de Na seja < 120 mEq/ℓ ou (ii) surjam sinais neurológicos como obnubilação ou atividade epiléptica. Nesses casos, pode-se iniciar **furosemida**, 1 mg/kg IV 6/6 h, e repor a excreção urinária de Na com **solução de NaCl hipertônica (a 3%) (dose inicial de 1 a 3 mℓ/kg)**. Essa estratégia suscita perda de água livre sem alteração efetiva do Na corporal total. A restrição hídrica como medida isolada pode ser utilizada depois que a concentração sérica de Na for > 120 mEq/ℓ e os sinais neurológicos remitirem.

3. Hiponatremia devida a excesso do volume de LEC

a. Fatores predisponentes incluem sepse com débito cardíaco aumentado, ECN tardia, insuficiência cardíaca, drenagem linfática anormal e paralisia neuromuscular.

b. Diagnóstico. Observa-se ganho de peso associado a edema. Débito urinário decrescente, ureia sanguínea e densidade urinária crescentes e EF-Na baixa muitas vezes são encontrados em neonatos com função renal madura.

c. Tratamento. Trate o distúrbio subjacente e **restrinja o aporte de água** para aliviar a hipotonicidade. A restrição de Na e o aumento do débito cardíaco podem ser benéficos.

C. Distúrbios hipernatrêmicos

1. Hipernatremia com volume de LEC normal ou deficiente

a. Fatores predisponentes incluem perda renal e PHI aumentadas em neonatos de MBPN. A descamação excessiva da pele pode acelerar a perda hídrica. A deficiência de ADH secundária a HIVe às vezes exacerba a perda renal de água.

b. Diagnóstico. Podem ocorrer perda ponderal, taquicardia e hipotensão, acidose metabólica, débito urinário decrescente e densidade urinária crescente. A urina pode estar diluída se o recém-nascido exibir diabetes insípido (DI) central ou nefrogênico.

c. Tratamento. Aumente a **administração de água livre** para reduzir o Na sérico em ritmo não superior a 1 mEq/ℓ/h. Surgindo sinais de depleção ou excesso de LEC, ajusta-se a taxa de Na. **A hipernatremia não necessariamente significa Na corporal total excessivo.** Por exemplo, **no recém-nascido com MBPN, a hipernatremia nas primeiras 24 horas de vida quase sempre decorre de déficits de água livre** (ver VIII.A.1.).

2. Hipernatremia com excesso do volume de LEC

a. Fatores predisponentes incluem administração excessiva de líquido isotônico ou hipertônico, especialmente na presença de baixo débito cardíaco.

b. Diagnóstico. Observa-se ganho ponderal associado a edema. O neonato pode exibir frequência cardíaca, pressão arterial e débito e densidade urinários normais, mas EF-Na elevada.

c. Tratamento. Institui-se **restrição de Na.**

V. Oligúria existe se o fluxo urinário for < 1 mℓ/kg/h. Embora o retardo da micção em neonato sadio não seja preocupante até 24 horas de vida, o débito urinário em um recém-nascido em estado crítico deve ser avaliado com 8 a 12 horas de vida, por meio de cateterismo uretral, se indicado. A redução do débito urinário pode refletir fatores pré-renais, parenquimatosos renais ou pós-renais anormais (Quadro 23.4). As causas mais comuns de IRA neonatal são asfixia, sepse e doença respiratória grave. É importante excluir outras etiologias potencialmente tratáveis (ver Capítulo 28). No caso de MBPN, a oligúria pode ser normal nas primeiras 24 horas de vida (ver VIII.A.1.).

A. Anamnese e exame físico. Deve-se analisar a história da mãe e do recém-nascido à procura de diabetes materno (trombose venosa renal), asfixia perinatal (necrose tubular aguda) e oligoidrâmnio (síndrome de Potter). Avaliam-se a força do jato urinário do neonato (válvulas uretrais posteriores), a velocidade de infusão e a natureza da hidratação intravenosa, o débito urinário e o uso de fármacos nefrotóxicos (ami-

Quadro 23.4	Etiologias da oligúria.	
Pré-renais	**Renais parenquimatosas**	**Pós-renais**
Inotropismo reduzido	Necrose tubular aguda Isquemia (hipoxia, hipovolemia)	Válvulas uretrais posteriores
Pré-carga reduzida	Coagulação intravascular disseminada Trombose da artéria ou veia renal	Bexiga neuropática
Resistência periférica aumentada	Nefrotoxina Malformação congênita	Síndrome de hipoplasia congênita da musculatura abdominal
	Doença policística Agenesia Displasia	Nefropatia por ácido úrico

Capítulo 23 | Manejo Hidreletrolítico **213**

noglicosídios, indometacina, furosemida). O **exame físico** deve determinar a pressão arterial e o volume de LEC; evidências de cardiopatias, massas abdominais ou ascite; e a existência de quaisquer anomalias congênitas associadas a anormalidades renais (p. ex., síndrome de Potter, epispadia).

B. Diagnóstico

1. **Exames laboratoriais iniciais** devem incluir exame de urina, ureia sanguínea, creatinina sérica e EF-Na. Esses dados auxiliam no diagnóstico e fornecem valores básicos para o manejo adicional.

2. **Prova terapêutica com volume** consiste na administração total de 20 mℓ/kg de SF, em duas infusões de 10 mℓ/kg/h, se não houver suspeita de cardiopatia estrutural nem insuficiência cardíaca. Baixo débito cardíaco refratário à expansão do LEC pode exigir a administração de agentes pressóricos inotrópicos/cronotrópicos. A dopamina, na dose de 1 a 5 μg/kg/min, aumenta o fluxo sanguíneo renal, e na dose de 2 a 15 μg/kg/min aumenta o débito cardíaco total. Tais efeitos podem elevar a TFG e o débito urinário (ver Capítulo 40).

3. **Se não houver resposta à prova terapêutica com volume** pode-se induzir diurese com **furosemida**, 2 mg/kg IV.

4. Os pacientes que não respondem ao aumento do débito cardíaco e à diurese devem ser avaliados com **ultrassonografia abdominal** para definir os detalhes anatômicos renais, uretrais e vesicais. Urografia excretora, cintigrafia renal, angiografia ou cistouretrografia pode ser necessária (ver Capítulo 28).

C. Manejo. A oligúria **pré-renal** deve responder ao aumento do débito cardíaco. A obstrução **pós-renal** exige parecer da urologia, com possível desvio da urina e correção cirúrgica. Caso se suspeite de **IRA** parenquimatosa, minimize a expansão excessiva de LEC e as anormalidades eletrolíticas. Se possível, elimine as causas reversíveis de declínio da TFG, como o uso de agentes nefrotóxicas.

1. **Monitore** o peso diário, o balanço hídrico e os níveis séricos de ureia, creatinina e eletrólitos.

2. **Restrição hídrica.** Reponha a perda hídrica insensível mais o débito urinário. **Não institua suplementação de K**, a menos que ocorra hipopotassemia. Reponha as perdas urinárias de Na, a menos que sobrevenha edema.

3. **Ajuste a dose e a frequência dos fármacos** eliminados por excreção renal. Monitore as concentrações séricas dos medicamentos para orientar a definição dos intervalos entre doses dos agentes.

4. **Diálise peritoneal ou hemodiálise** pode ser indicada para pacientes cuja TFG está declinando progressivamente, causando complicações relacionadas com o volume de LEC ou anormalidades dos eletrólitos (ver Capítulo 28).

VI. Distúrbios metabólicos acidobásicos

A. Fisiologia acidobásica normal. A acidose metabólica resulta da perda excessiva de tampão ou de aumento de ácido volátil ou não volátil no espaço extracelular. As fontes normais de produção de ácido incluem o metabolismo de aminoácidos contendo enxofre e fosfato, bem como a liberação de íons hidrogênio pela mineralização óssea. Os tampões intravasculares compreendem o bicarbonato, o fosfato e a hemoglobina intracelular. A manutenção do pH normal depende da excreção de ácido volátil (p. ex., ácido carbônico) pelos pulmões, da permuta de cátions por hidrogênio no esqueleto e da regeneração e recuperação renais de bicarbonato. Os rins contribuem para a manutenção do equilíbrio acidobásico por meio de reabsorção da carga filtrada de bicarbonato, secreção de íons hidrogênio como acidez titulável (p. ex., H_2PO_4) e excreção de íons amônio.

B. Acidose metabólica (ver Capítulo 60)

1. **Hiato aniônico.** A acidose metabólica pode advir do acúmulo de ácido ou perda de equivalentes de tampões. A determinação do hiato aniônico sugerirá o mecanismo. Na, Cl e bicarbonato são os principais íons do espaço extracelular e existem aproximadamente em equilíbrio eletroneutro. O **hiato aniônico**, calculado como a diferença entre a concentração de Na e a soma das concentrações de Cl e bicarbonato, reflete a composição de ânions não computados do LEC. Um hiato aniônico aumentado indica acúmulo de ácido orgânico, enquanto um hiato aniônico normal indica perda de equivalentes de tampões. Os valores normais para o hiato aniônico neonatal são 5 a 15 mEq/ℓ e variam diretamente com a concentração sérica de albumina.

214 Parte 4 | Questões da Nutrição Hidreletrolítica, Gastrintestinal e Renal

2. **Acidose metabólica associada a hiato aniônico aumentado (> 15 mEq/ℓ).** Os distúrbios (Quadro 23.5) incluem insuficiência renal, erros inatos do metabolismo, acidose láctica, acidose metabólica tardia e exposição a toxinas. A acidose láctica advém de diminuição da perfusão tecidual e resultante metabolismo anaeróbico em recém-nascidos com asfixia ou doença cardiorrespiratória grave. A acidose metabólica tardia ocorre tipicamente durante a segunda ou terceira semana de vida em neonatos prematuros que ingerem fórmulas lácteas com alto conteúdo de caseína. O metabolismo de aminoácidos contendo enxofre na caseína e a maior liberação de íons hidrogênio por conta da mineralização óssea rápida aumentam a carga ácida. Subsequentemente, a excreção inadequada de íons hidrogênio pelo rim prematuro leva à acidose.
3. **Acidose metabólica associada a hiato aniônico normal (< 15 mEq/ℓ)** resulta da perda de tampão pelo sistema renal ou GI (Quadro 23.5). Os prematuros com IG < 32 semanas frequentemente manifestam acidose tubular renal (ATR) proximal ou distal. Um pH urinário persistentemente > 7 em neonato com acidose metabólica sugere ATR distal. Um pH urinário < 5 documenta secreção normal de íons hidrogênio pelo túbulo distal, mas a reabsorção tubular proximal de bicarbonato ainda pode ser inadequada (ATR proximal). A infusão IV de bicarbonato de Na em recém-nascidos com ATR proximal produz um pH urinário > 7 antes de alcançar concentração sérica de bicarbonato normal (22 a 24 mEq/ℓ).

Quadro 23.5	Acidose metabólica.
Hiato aniônico aumentado (> 15 mEq/ℓ)	**Hiato aniônico normal (< 15 mEq/ℓ)**
Insuficiência renal aguda	Perda renal de bicarbonato
Erros inatos do metabolismo	Acidose tubular renal
Acidose láctica	Acetazolamida
Acidose metabólica tardia	Displasia renal
Toxinas (p. ex., álcool benzílico)	Perda GI de bicarbonato Diarreia Colestiramina Drenagem do intestino delgado Acidose dilucional Acidose da hiperalimentação

4. **Tratamento.** Sempre que possível, **trate a causa subjacente**. A acidose láctica devida a baixo débito cardíaco ou a diminuição do transporte periférico de oxigênio deve ser tratada com medidas específicas. O uso de uma fórmula pobre em caseína pode aliviar a acidose metabólica. Trate a acidose metabólica com hiato aniônico normal por redução da taxa de perda de bicarbonato (p. ex., redução da drenagem do intestino delgado) ou administração de equivalentes de tampões. **Bicarbonato de Na ou acetato de Na por via IV** (compatível com sais de Ca) é usado mais comumente para corrigir pH arterial < 7,25. Os suplementos de tampões orais podem incluir o ácido cítrico ou citrato de Na (1 a 3 mEq/kg/dia). Estima-se o déficit de bicarbonato por meio da seguinte fórmula:

$$\text{Déficit} = 0,4 \times \text{peso corporal} \times (\text{bicarbonato desejado} - \text{bicarbonato atual}).$$

O estado acidobásico do neonato prematuro pode mudar rapidamente, e um monitoramento frequente é oportuno. A capacidade do neonato de tolerar uma carga de Na aumentada e de metabolizar Na é uma variável importante que influencia o estado acidobásico durante o tratamento.

C. **Alcalose metabólica.** A etiologia da alcalose metabólica é esclarecida medindo-se a concentração urinária de Cl. Alcalose acompanhada de depleção do LEC está associada a Cl urinário reduzido, enquanto os estados de excesso de mineralocorticoides costumam estar associados a Cl urinário elevado (Quadro 23.6). Trate o distúrbio subjacente.

Capítulo 23 | Manejo Hidreletrolítico **215**

Quadro 23.6	Alcalose metabólica.
Cl urinário baixo (< 10 mEq/ℓ)	**Cl urinário alto (> 20 mEq/ℓ)**
Terapia com diuréticos (tardia)	Síndrome de Bartter com excesso de mineralocorticoides
Correção aguda de acidose respiratória compensada cronicamente	Administração de álcali
Aspiração nasogástrica	Transfusão maciça de hemoderivados
Vômitos	Terapia com diuréticos (precoce)
Diarreia secretora	Hipopotassemia

Cl = cloro.

VII. Distúrbios do balanço de K. O potássio é o cátion intracelular fundamental. A concentração sérica de K não necessariamente reflete o K corporal total, pois as distribuições extra e intracelular de K também dependem do pH dos compartimentos corporais. **Um aumento de 0,1 no pH sérico resulta em redução de aproximadamente 0,6 mEq/ℓ na concentração sérica de K devida ao desvio intracelular de íons K.** O K corporal total é regulado pelo balanço da entrada de K (normalmente 1 a 2 mEq/kg/dia) e excreção pela urina e pelo sistema digestório.

A. Hipopotassemia pode causar arritmias, íleo paralítico, defeitos da concentração renal e embotamento no recém-nascido.

1. **Fatores predisponentes** incluem drenagem por tubo nasogástrico ou ileostomia, uso crônico de diuréticos e defeitos tubulares renais.
2. **Diagnóstico.** Verifique os eletrólitos séricos e urinários, o pH e o eletrocardiograma (ECG) para detectar possíveis defeitos da condução (intervalo QT prolongado e ondas U).
3. **Tratamento.** Reduzem-se as perdas renais ou gastrintestinais de K. Se necessário, aumente gradualmente o aporte de K.

B. Hiperpotassemia. O nível sérico de K normal em amostra não hemolisada com pH normal é de 3,5 a 5,5 mEq/ℓ; a hiperpotassemia sintomática pode começar com nível sérico de K > 6 mEq/ℓ.

1. **Fatores predisponentes.** A hiperpotassemia pode ocorrer inesperadamente em qualquer paciente, mas deve ser **antecipada** e **pesquisada** nos seguintes cenários:

   a. Aumento da liberação de K secundário a destruição tecidual, traumatismo, céfalo-hematoma, hipotermia, sangramento, hemólise intravascular ou extravascular, asfixia/isquemia e HIVe

   b. Redução da depuração de K por conta de insuficiência renal, oligúria, hiponatremia e hiperplasia suprarrenal congênita

   c. Outras associações, incluindo desidratação, peso ao nascer < 1.500 g (ver VIII.A.2.), transfusão sanguínea, administração excessiva inadvertida (KCl), DPC com suplementação de KCl e exsanguinotransfusão

   d. Até 50% dos neonatos de MBPN com menos de 25 semanas de gestação manifestam níveis séricos de K > 6 mEq/ℓ nas primeiras 48 horas de vida (ver VIII.A.2.). **A causa mais comum de hiperpotassemia súbita inesperada na unidade de terapia intensiva neonatal (UTIN) é erro de medicação.**

2. **Diagnóstico.** Determine os níveis séricos e urinários de eletrólitos, o pH sérico e a concentração de Ca. O recém-nascido hiperpotassêmico pode estar assintomático ou apresentar-se com um espectro de sinais, como bradiarritmias ou taquiarritmias, instabilidade ou colapso cardiovascular. Os achados no ECG evoluem com K sérico crescente desde ondas T apiculadas (maior rapidez da repolarização), ondas P achatadas e intervalo PR crescente (supressão da condutividade atrial), até alargamento e borramento do QRS (retardo da condução no tecido de condução ventricular e no próprio miocárdio) e finalmente taquicardia supraventricular/ventricular, bradicardia ou fibrilação ventricular. Os achados do ECG podem ser a primeira indicação de hiperpotassemia (ver Capítulo 41).

Uma vez diagnosticada a hiperpotassemia, remova todas as fontes de K exógeno (troque todas as soluções IV e analise a taxa de K, verifique o conteúdo de K de toda a alimentação), reidrate o paciente, se necessário, e elimine os fatores promotores de arritmias. O tratamento farmacológico da hiperpotassemia neonatal consiste em três componentes:

a. Objetivo 1: estabilização dos tecidos de condução, que pode ser realizada pela administração de íons Na ou Ca. **Gliconato de Ca (a 10%) fornecido cuidadosamente a 1 a 2 mℓ/kg IV (durante 30 min a 1 hora)** pode ser a intervenção mais proveitosa na UTIN. O tratamento com solução de NaCl hipertônica não é realizado rotineiramente. Contudo, se o paciente estiver hiperpotassêmico e hiponatrêmico, a infusão de soro fisiológico pode ser benéfica. O uso de agentes antiarrítmicos, como lidocaína e bretílio, deve ser considerado para a taquicardia ventricular refratária (ver Capítulo 41).

b. Objetivo 2: diluição e desvio intracelular de K. A elevação do K sérico no contexto de desidratação deve responder à reposição de líquido. A alcalemia promoverá a permuta intracelular de K por íon hidrogênio. Pode-se usar **bicarbonato de Na, 1 a 2 mEq/kg/h IV**, embora a resultante alteração do pH possa ser insuficiente para desviar íons K de maneira significativa. O tratamento com Na descrito no objetivo 1 pode ser efetivo. **A fim de reduzir o risco de HIVe, evite a administração rápida de bicarbonato de Na, especialmente em neonatos com menos de 34 semanas de gestação e menos de 3 dias de vida.** Pode-se produzir alcalose respiratória em um recém-nascido intubado por hiperventilação, mas o risco de diminuição da perfusão cerebral pela hipocapnia torna essa opção mais adequada para situações de emergência. Teoricamente, cada aumento de 0,1 do pH reduz o K sérico em 0,6 mEq/ℓ.

A **insulina** aumenta a captação intracelular de K por estimulação direta da Na–K-ATPase ligada à membrana. A infusão de insulina com administração concomitante de glicose para manter a glicemia normal é relativamente segura, desde que os níveis séricos ou sanguíneos de glicose sejam monitorados frequentemente. **Esse tratamento pode começar com um bolus de insulina e glicose (0,05 unidade/kg de insulina regular humana com 2 mℓ/kg de solução glicosada a 10% [SG10]), seguido por infusão contínua de SG10 (2 a 4 mℓ/kg/h) e insulina regular humana (10 unidades/100 mℓ, a 1 mℓ/kg/h).** Para minorar o efeito de aderência ao equipo IV, a insulina diluída em SG10 deve ser "lavada" do equipo. Os ajustes na velocidade de infusão de glicose ou insulina em resposta a hiperglicemia ou hipoglicemia podem ser simplificados se as duas soluções forem preparadas individualmente (ver Capítulo 24).

A **estimulação β-2-adrenérgica** aumenta a captação de K, provavelmente por meio da estimulação da Na–K-ATPase. A imaturidade da resposta dos receptores β em neonatos pré-termo pode contribuir para a hiperpotassemia não oligúrica nesses pacientes (ver VIII.A.2.). Até o presente, a estimulação β não é um tratamento importante da hiperpotassemia na população pediátrica. Contudo, se houver disfunção cardíaca e hipotensão, o uso de dopamina ou outros agentes adrenérgicos pode, por meio da estimulação β-2, reduzir o K sérico.

c. Objetivo 3: aumento da excreção de K. A terapia com diuréticos (p. ex., **furosemida, 1 mg/kg IV**) aumenta a excreção de K por aumento do fluxo e do transporte de Na aos túbulos distais. No contexto clínico de débito urinário inadequado e doença renal reversível (p. ex., oligúria induzida por indometacina), a **diálise peritoneal** e a **exsanguineotransfusão de volume duplo** são opções que podem salvar a vida do recém-nascido. A diálise peritoneal pode ser bem-sucedida em neonatos com peso < 1.000 g e deve ser considerada se o estado clínico do paciente e a etiologia da hiperpotassemia sugerirem uma chance razoável de bom desfecho a longo prazo. **Usa-se sangue total fresco (coletado há < 24 horas) ou hemácias desglicerolizadas e reconstituídas com plasma fresco congelado para a exsanguineotransfusão de volume duplo.** O sangue velho armazenado pode ter níveis de K tão altos quanto 10 a 12 mEq/ℓ; um concentrado de hemácias velhas e lavadas terá baixos níveis de K (ver Capítulo 42).

A promoção da excreção de K por meio de resinas de troca de cátions, como sulfonato sódico ou cálcico de poliestireno, foi estudada principalmente em adultos. As resinas podem ser administradas por via oral por gavagem (PG) ou via retal. Um estudo com ratos urêmicos e controles demonstrou que o sulfonato sódico de polistireno (Kayexalate®), administrado por via retal com sorbitol, foi tóxico para o cólon, mas a administração retal após suspensão em água destilada produziu apenas eritema leve da mucosa em 10% dos animais. Outra complicação possível das resinas é a obstrução intestinal secundária à formação de bezoar ou tampão.

A experiência descrita com o uso da resina em neonatos inclui aqueles com idade gestacional de 25 a 40 semanas. **A administração por gavagem de Kayexalate® não é recomendada a neonatos pré-termo, que são propensos a hipomotilidade e correm risco de ECN.** A administração retal de Kayexalate® (1 g/kg a 0,5 g/mℓ de SF), com tempo de retenção mínimo de 30 min, deve ser eficaz para reduzir os níveis séricos de K em aproximadamente 1 mEq/ℓ. **O enema deve ser introduzido por 1 a 3 cm, por meio de tubo alimentar fino de Silastic®.** As evidências publicadas apoiam a eficácia desse tratamento em neonatos. O Kayexalate® preparado em água ou SF (eliminando o sorbitol como agente solubilizante), e ministrado por via retal, deve ser um agente terapêutico com uma razão risco/benefício aceitável.

O estado clínico, o ECG e o nível sérico de K influenciam a escolha do tratamento para a hiperpotassemia. A Figura 23.2 contém diretrizes para o tratamento da hiperpotassemia.

VIII. Situações clínicas comuns

A. Recém-nascido de MBPN

1. Os recém-nascidos de MBPN atravessam três fases de homeostase hidreletrolítica: pré-diurética (primeiro dia de vida), diurética (segundo a terceiro dias) e pós-diurética (quarto a quinto dias).

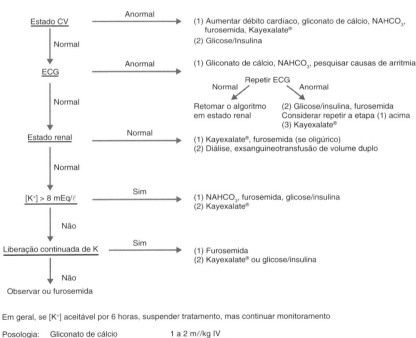

Figura 23.2 Tratamento da hiperpotassemia (CV = cardiovascular; ECG = eletrocardiograma; GI = gastrintestinal). Para um dado desfecho do algoritmo, deve-se instituir toda a série de intervenções marcadas com (1). Se não lograr êxito na redução de [K⁺] ou melhora do estado clínico, avance para a série seguinte de intervenções, por exemplo (2) e depois (3).

218 Parte 4 | Questões da Nutrição Hidreletrolítica, Gastrintestinal e Renal

Diurese acentuada e natriurese podem ocorrer durante a fase diurética, levando à **hipernatremia** e à necessidade de medições frequentes dos eletrólitos séricos (a cada 6 a 8 horas) e elevação da taxa hídrica parenteral. O aumento da perda de água livre por meio da pele e a natriurese associada à dopamina (devida ao aumento da TFG) também complicam o manejo. Hipernatremia é frequente, a despeito do déficit de Na corporal total. A ausência de uma fase diurética vigorosa esteve associada à maior incidência de DPC.

Além disso, a **intolerância à glicose** pode acarretar hiperglicemia, exigindo redução da taxa de infusão de glicose parenteral (ver Capítulo 24). Essa combinação frequentemente leva à administração de soluções glicosadas menos concentradas (< 5%) nas soluções parenterais. Evite a infusão de soluções parenterais contendo < 200 mOsm/ℓ (*i. e.*, SG3), a fim de minorar a hemólise osmótica local e, desse modo, reduzir a carga renal de K.

2. **Neonatos de MBPN frequentemente apresentam hiperpotassemia não oligúrica** nos primeiros dias de vida. Isso é causado por TFG relativamente baixa combinada com desvio do K intracelular para o espaço extracelular devido à atividade reduzida da Na–K-ATPase. O uso pós-natal de glicocorticoides inibe ainda mais a atividade da Na–K-ATPase. A infusão de insulina para tratar a hiperpotassemia pode ser necessária, mas eleva o risco de hipoglicemia iatrogênica. O tratamento com sulfonato sódico de polistireno (ver VII.B.2.c.) às vezes é benéfico em neonatos < 32 semanas de idade gestacional, apesar da sobrecarga obrigatória de Na e da irritação potencial da mucosa intestinal pela administração retal. A restrição de Na consegue reduzir o risco de DPC.

3. **Hiponatremia de início tardio da prematuridade** frequentemente ocorre 6 a 8 semanas após o nascimento, no neonato prematuro em crescimento. A incapacidade dos túbulos renais imaturos de reabsorver o Na filtrado no neonato em rápido crescimento é uma causa frequente desse distúrbio. Outros fatores que contribuem incluem baixo conteúdo de Na no leite materno e tratamento com diuréticos para a DPC. Os lactentes sob risco devem ser monitorados com medições periódicas dos eletrólitos e, se afetados, tratados com suplementação simples de Na (dose inicial de 2 mEq/kg/dia).

B. **Doença pulmonar crônica (DPC) grave** (ver Capítulo 34). A DPC que exige tratamento com diuréticos frequentemente induz **alcalose metabólica hipopotassêmica e hipoclorêmica**. Muitos dos lactentes acometidos têm acidose respiratória crônica com compensação metabólica parcial. Subsequentemente, a diurese vigorosa pode causar depleção do volume de LEC e de K corporal total, provocando alcalose metabólica superposta. Se a alcalose for intensa, alcalemia (pH > 7,45) pode sobrevir e resultar em hipoventilação central. Se possível, reduza gradualmente a perda urinária de Na e K por diminuição da dose de diurético e/ou aumente a taxa de K por administração de KCl (dose inicial de 1 mEq/kg/dia). Raramente, a administração de cloreto de amônio (0,5 mEq/kg) é necessária para tratar a alcalose metabólica. O uso prolongado de diuréticos de alça, como a furosemida, promove perdas urinárias excessivas de Ca e nefrocalcinose. As perdas urinárias de Ca podem ser reduzidas mediante terapia concomitante com diuréticos tiazídicos (ver Capítulo 34).

Leitura sugerida

Baumgart S. What's new from this millennium in fluids and electrolyte management for the VLBW and ELBW prematures. *J Neonatal-Perinatal Med* 2009;2:1–9.

Baumgart S, Costarino AT. Water and electrolyte metabolism of the micropremie. *Clin Perinatol* 2000;27(1):131–146.

Bell EF, Gray JC, Weinstein MR, et al. The effects of thermal environment on heat balance and insensible water loss in low-birth-weight infants. *J Pediatr* 1980;96:452–459.

Bhatia J. Fluid and electrolyte management in the very low birth weight neonate. *J Perinatol* 2006;26(Suppl 1):S19–S21.

Costarino AT Jr, Gruskay JA, Corcoran L, et al. Sodium restriction versus daily maintenance replacement in very low birth weight premature neonates: a randomized, blind therapeutic trial. *J Pediatr* 1992;120:99–106.

Fanaroff AA, Wald M, Gruber HS, et al. Insensible water loss in low birth weight infants. *Pediatrics* 1972;50(2):236–245.

Lorenz JM, Kleinman LI, Ahmed G, et al. Phases of fluid and electrolyte homeostasis in the extremely low birth weight infant. *Pediatrics* 1995;96(3 Pt 1):484–489.

Lorenz JM, Kleinman LI, Kotagal UR, et al. Water balance in very low-birth-weight infants: relationship to water and sodium intake and effect on outcome. *J Pediatr* 1982;101(3):423–432.

Shaffer SG, Kilbride HW, Hayen LK, et al. Hyperkalemia in very low birth weight infants. *J Pediatr* 1992;121(2):275–279.

24 Hipoglicemia e Hiperglicemia

Richard E. Wilker

Historicamente, a **hipoglicemia** é um dos distúrbios metabólicos mais comuns no berçário e na unidade de terapia intensiva neonatal (UTIN), mas a confirmação do diagnóstico de hipoglicemia clinicamente significativa exige que se interprete o nível de glicose dentro do contexto clínico. Ainda há controvérsias a respeito da definição de hipoglicemia, de sua importância clínica e do melhor manejo. Nas primeiras horas de vida, os níveis sanguíneos de glicose são mais baixos do que os valores normais de crianças maiores ou adultos. Em recém-nascidos saudáveis, o nível sanguíneo de glicose pode, com frequência, ser mantido na faixa apropriada com o início da alimentação logo após o parto. A maioria dos casos de hipoglicemia neonatal é transitória, responde prontamente ao tratamento e está associada a excelente prognóstico. É mais provável que hipoglicemia persistente esteja associada a distúrbios endócrinos, incluindo hiperinsulinemia, assim como a possíveis sequelas neurológicas, mas não é possível quantificar de maneira válida os efeitos da hipoglicemia neonatal no neurodesenvolvimento subsequente.

Hiperglicemia persistente é muito raramente observada no berçário, mas é frequente nos recém-nascidos com muito baixo peso ao nascer (MBPN) na UTIN.

I. Hipoglicemia. A glicose provê 60 a 70% das demandas energéticas do feto. Quase toda a glicose fetal origina-se da circulação materna graças ao processo de difusão facilitada transplacentária, que mantém os níveis fetais de glicose em aproximadamente dois terços dos níveis maternos. A ligadura do cordão umbilical ao nascimento interrompe abruptamente a fonte de glicose e, para manter níveis de glicose adequados, o recém-nascido precisa responder rapidamente com glicogenólise das reservas hepáticas, indução de gliconeogênese e utilização de nutrientes exógenos (alimentação). Durante essa transição normal, os níveis de glicose do recém-nascido caem até o seu nadir com 1 a 2 horas de vida, então sobem e estabilizam-se em valores médios de 65 a 70 mg/dℓ às 3 ou 4 horas de vida.

A. Incidência. A incidência relatada de hipoglicemia varia com a definição, mas estimou-se que ocorra em até 16% dos neonatos grandes para a idade gestacional (GIG) e 15% daqueles pequenos para a idade gestacional (PIG). Visto que os níveis sanguíneos de glicose variam substancialmente nas primeiras horas de vida, é crucial saber a idade exata do recém-nascido para interpretar os níveis sanguíneos de glicose.

B. Definição. A ausência de uma definição racional e baseada em evidências da hipoglicemia neonatal prejudica a discussão de sua incidência, de seus efeitos e das metas terapêuticas.

1. **Definições históricas**

   a. As definições epidemiológicas mais antigas que resultaram na aceitação de repetidos níveis de glicemia na faixa de 20 a 30 mg/dℓ não são mais consideradas válidas.

   b. A utilização de uma definição clínica (*tríade de Whipple*), que exige a ocorrência de sinais e sintomas em associação a níveis sanguíneos baixos de glicose e sua resolução quando da normalização dos níveis sanguíneos de glicose, também gera problemas, visto que o aparecimento de sinais ou sintomas clínicos pode ser uma manifestação tardia de hipoglicemia. Uma das metas do manejo atual é prever e tentar evitar a hipoglicemia sintomática em vez de apenas adotar uma conduta reativa.

2. **Limiar operacional.** Em 2000, Cornblath recomendou o uso de um *limiar operacional* para o manejo da glicemia em neonatos. O limiar operacional é uma indicação para ação, e não um diagnóstico de doença ou anormalidade.

   A **descrição de Cornblath do limiar operacional** sugere níveis de glicemia nos quais se deve considerar uma intervenção com base na experiência clínica e na análise de evidências disponíveis. Algumas características importantes do limiar operacional estão listadas a seguir:

   a. Mais baixo que a meta terapêutica

   b. Depende do estado clínico e da idade

   c. Não define o normal nem o anormal

   d. Oferece uma margem de segurança

220 Parte 4 | Questões da Nutrição Hidreletrolítica, Gastrintestinal e Renal

    e. Os limiares operacionais são sugeridos por Cornblath *et al.*

      i. Recém-nascido a termo sadio.

        a) < 24 horas de idade – 30 a 35 mg/dℓ são aceitáveis na primeira medição, mas o limiar é elevado para 45 mg/dℓ após o início da alimentação ou se a medição for repetida nas primeiras 24 horas.

        b) Após 24 h, o limiar deve ser aumentado para 45 a 50 mg/dℓ

      ii. Neonato com sinais ou sintomas anormais – 45 mg/dℓ

      iii. Neonatos assintomáticos com fatores de risco para hipoglicemia – 36 mg/dℓ. É fundamental o acompanhamento cuidadoso, e a intervenção é feita se a glicose plasmática permanecer abaixo desse nível, não se elevar após a alimentação ou se houver sinais clínicos anormais

      iv. Para qualquer neonato, se o nível glicêmico estiver abaixo de 20 a 25 mg/dℓ, glicose IV é necessária para aumentar o nível de glicose plasmática para > 45 mg/dℓ.

3. A importância de um dado nível de glicemia depende do método de medição, da idade gestacional do neonato, da idade cronológica e de outros fatores de risco.

4. A ausência de sinais e sintomas francos na vigência de baixos níveis de glicose não descarta a possibilidade de lesão do sistema nervoso central (SNC). Não existem evidências de que o neonato prematuro ou pequeno esteja protegido dos efeitos de oferta inadequada de glicose para o SNC.

5. Não existe um valor único abaixo do qual a ocorrência de lesão cerebral seja certa.

6. Nas primeiras horas de vida, neonatos assintomáticos normais podem ter níveis de glicose transitórios entre 30 e 39 mg/dℓ, que aumentarão espontaneamente ou em resposta à alimentação. Tais recém-nascidos têm excelente prognóstico.

7. Níveis sanguíneos de glicose inferiores a 40 mg/dℓ em recém-nascidos, não importando o momento da verificação, demandam acompanhamento imediato para documentação dos valores normais. Se o valor não se elevar, é necessária intervenção.

8. Com base em recentes estudos clínicos, metabólicos, neuroanatômicos e do desenvolvimento, nosso objetivo é manter a glicemia > 45 mg/dℓ no primeiro dia e, depois, > 50 mg/dℓ.

C. Hiatos no conhecimento. Um relatório do seminário do Eunice Kennedy Shriver National Institute of Child Health and Human Development sobre hipoglicemia neonatal, realizado em 2009, identificou os seguintes hiatos de conhecimento:

1. Ainda precisam ser estudados nos recém-nascidos humanos a natureza complexa e os fatores de amadurecimento do uso de energia pelo cérebro (uso regional) e do uso energético global

2. Não há estudos baseados em evidências para identificar uma concentração plasmática de glicose (ou faixa de valores) específica para definir "hipoglicemia" patológica. As pesquisas precisam preencher esse hiato básico de conhecimento e, assim, ajudar a demonstrar a correlação entre as concentrações plasmáticas de glicose durante o período neonatal e os desfechos neurológicos posteriores

3. Existe uma grande inconsistência nas fontes e nos métodos de coleta de sangue (capilar, venoso, arterial) e os métodos empregados para subsequente análise, inclusive técnicas de processamento. Isso influencia os valores "normais" com base na literatura existente.

    Não existem métodos não invasivos para determinar as concentrações de glicose e de outros substratos energéticos (de modo intermitente ou contínuo). Os métodos minimamente invasivos atuais precisam de aprimoramento para serem úteis.

    Ainda precisa ser determinado o valor dos exames de neuroimagem e eletroencefalograma (EEG) no manejo e na previsão dos agravos neuronais relacionados com a hipoglicemia.

D. Etiologia

1. A **hipoglicemia hiperinsulinêmica** é, reconhecidamente, uma causa importante de hipoglicemia persistente e recorrente em recém-nascidos. Está associada a risco aumentado de agravo cerebral, visto que não apenas há redução dos níveis séricos de glicose, como também o comprometimento da utilização da capacidade do cérebro de utilizar fontes energéticas secundárias (por meio de supressão da liberação de ácidos graxos e síntese de corpos cetônicos). Alguns casos de hipoglicemia hiperinsulinêmica são transitórios e corrigidos em alguns dias, enquanto outros precisam de tratamento mais agressivo e prolongado.

    a. Historicamente, o exemplo mais comum de hiperinsulinismo é o do recém-nascido cuja mãe é diabética (ver Capítulo 2).

Capítulo 24 | Hipoglicemia e Hiperglicemia **221**

b. Genético congênito. O hiperinsulinismo é encontrado em mutações de genes que codificam o canal de potássio sensível ao ATP das células beta pancreáticas, tais como ABCC8 e KCNJ11, que codificam o receptor de sulfonilurea (SUR1) e Kir6.2. Níveis elevados de insulina também são associados a mutações de perda de função no gene HNF4A. Outras mutações continuam a ser identificadas.

c. Secundário a outras condições, como:

    i. Asfixia ao nascimento

    ii. Síndromes desenvolvimentais, tais como a síndrome de Beckwith-Wiedemann (macrossomia, discreta microcefalia, onfalocele, macroglossia, hipoglicemia e visceromegalia)

    iii. Distúrbios congênitos da glicosilação e outras condições metabólicas

    iv. Eritroblastose (ilhotas de Langerhans hiperplásicas) (ver Capítulo 26)

    v. Terapia tocolítica materna com agentes beta simpaticomiméticos (terbutalina)

    vi. Posicionamento incorreto do cateter de artéria umbilical que é utilizado na infusão de glicose em alta concentração nas artérias celíaca e mesentérica superior T11-12, estimulando a liberação de insulina pelo pâncreas

    vii. Interrupção abrupta da infusão de altas concentrações de glicose

    viii. Depois de exsanguineotransfusão com sangue contendo altas concentrações de glicose

    ix. Tumores produtores de insulina (nesidioblastose, carcinoma de células das ilhotas pancreáticas ou dismaturidade das células das ilhotas pancreáticas).

2. Recém-nascidos grandes para a idade gestacional (GIG). Atualmente o cuidado pré-natal inclui a pesquisa nas gestantes de intolerância à glicose; graças a isso, diminuiu o número de recém-nascidos de mulheres com diabetes gestacional não diagnosticado. A incidência exata de hipoglicemia nessa população heterogênea não é conhecida, mas esse grupo continua a ser considerado de alto risco para hipoglicemia e constitui indicação de rastreamento de rotina.

3. Redução da produção/reservas

  a. Prematuridade.

  b. Restrição do crescimento intrauterino (RCIU).

  c. Aporte calórico inadequado.

  d. Retardo no início da alimentação.

4. Aumento da utilização e/ou redução da produção. Todo neonato com uma das condições a seguir deve ser avaliado para hipoglicemia; glicose parenteral pode ser necessária para o manejo desses neonatos.

  a. Estresse perinatal

    i. Sepse.

    ii. Choque.

    iii. Asfixia.

    iv. Hipotermia (aumento da utilização).

    v. Angústia respiratória.

    vi. Após reanimação.

  b. Depois de exsanguineotransfusão com sangue heparinizado com baixa concentração de glicose na ausência de infusão de glicose; hipoglicemia reativa após exsanguineotransfusão com sangue contendo citrato-fosfato-dextrose (CPD) relativamente hiperglicêmico.

  c. Defeitos do metabolismo de carboidratos (ver Capítulo 60)

    i. Doença de depósito de glicogênio.

    ii. Intolerância à frutose.

    iii. Galactosemia.

  d. Deficiência endócrina

    i. Insuficiência suprarrenal.

    ii. Deficiência hipotalâmica.

    iii. Hipopituitarismo congênito.

    iv. Deficiência de glucagon.

    v. Deficiência de epinefrina.

222   Parte 4 | Questões da Nutrição Hidreletrolítica, Gastrintestinal e Renal

    e. Defeitos no metabolismo de aminoácidos (ver Capítulo 60)

        i. Doença da urina em xarope de bordo.

        ii. Acidemia propiônica.

        iii. Acidemia metilmalônica.

        iv. Tirosinemia.

        v. Acidemia glutárica do tipo II.

        vi. Acidúria etilmalônica adípica.

    f. Policitemia. A hipoglicemia pode advir de maior utilização de glicose pela massa aumentada de eritrócitos. O volume reduzido de soro por gota de sangue pode gerar uma leitura compatível com hipoglicemia nas análises laboratoriais do sangue total, mas nível de glicose normal nas análises do soro (ver Capítulo 46).

    g. Tratamento materno com betabloqueadores (p. ex., labetalol ou propranolol). Os mecanismos possíveis incluem:

        i. Prevenção de estimulação simpática da glicogenólise

        ii. Prevenção da recuperação das diminuições induzidas por insulina dos ácidos graxos livres e glicerol

        iii. Inibição dos aumentos induzidos por epinefrina dos ácidos graxos livres e lactato após exercício.

E. Diagnóstico

    1. Os sinais e sintomas que têm sido atribuídos à hipoglicemia são inespecíficos.

        a. Tremores, abalos musculares ou irritabilidade.

        b. Crises epilépticas, coma.

        c. Letargia, apatia e hipotonia.

        d. Recusa alimentar, vômitos.

        e. Apneia.

        f. Choro fraco ou agudo.

        g. Cianose.

        h. Muitos neonatos são assintomáticos.

    2. Rastreamento. Os níveis de glicemia devem ser medidos de modo seriado e rotineiro nos recém-nascidos com fatores de risco para hipoglicemia e naqueles com sinais e sintomas atribuíveis à hipoglicemia (ver I.D. e I.E.1.).

        a. Começamos o rastreamento pelos neonatos com fatores de risco nos primeiros 30 a 60 min de vida. Em muitos casos, baixos níveis de glicose na primeira hora se elevam espontaneamente ou em resposta à alimentação. O período de tempo durante o qual o rastreamento deve ser mantido depende dos níveis de glicose obtidos e da etiologia da hipoglicemia.

            i. Os recém-nascidos de mulheres diabéticas geralmente manifestam hipoglicemia nas primeiras horas de vida e devem ter medições precoces e frequentes da glicemia (ver Capítulo 2).

            ii. Os neonatos pré-termo e PIG devem ter medições da glicemia entre 30 e 60 min de nascimento e continuamente nos primeiros 3 ou 4 dias de vida. Prematuros tardios correm risco de hipoglicemia por causa de suas reservas energéticas diminuídas, dos sistemas enzimáticos imaturos para gliconeogênese e aporte oral reduzido.

            iii. Os neonatos com eritroblastose fetal devem ser rastreados rotineiramente quanto a hipoglicemia após o parto por causa do hiperinsulinismo, sendo crucial monitorar se ocorre hipoglicemia reativa depois de exsanguineotransfusão (consequente a elevada concentração de glicose no sangue armazenado).

            iv. Os recém-nascidos sintomáticos devem ser avaliados quanto a hipoglicemia quando houver sinais e sintomas.

    3. Fitas reagentes com medidor de refletância. Embora amplamente usadas como recurso de rastreamento, as fitas reagentes não tiveram sua confiabilidade comprovada para documentar hipoglicemia em neonatos.

        a. As fitas reagentes medem a glicose no sangue total, a qual é 15% inferior aos níveis plasmáticos.

        b. As fitas reagentes estão sujeitas a resultados falso-positivos e falso-negativos durante a pesquisa de hipoglicemia, mesmo quando utilizadas com medidor de refletância.

c. Uma análise laboratorial válida da glicose é necessária antes de se diagnosticar hipoglicemia.
d. Se a fita reagente mostrar concentração < 45 mg/dℓ, o tratamento não deve ser adiado enquanto se aguarda a confirmação da hipoglicemia por análise laboratorial. Se um recém-nascido apresentar sinais e sintomas que possam advir de hipoglicemia e/ou baixo nível de glicose medido por fita reagente, deve-se iniciar o tratamento imediatamente após a coleta de amostra sanguínea para confirmação.

4. Novos exames rápidos estão disponíveis para a determinação acurada e rápida dos níveis de glicose em amostras de pequeno volume, mas não são usados para testes de rotina.

5. **Diagnóstico laboratorial**

   a. A amostra laboratorial deve ser coletada e analisada prontamente para evitar que a medição seja falsamente reduzida por glicólise. O nível de glicose pode cair 18 mg/dℓ/h em uma amostra sanguínea à espera de análise.

6. **Investigação adicional de hipoglicemia persistente.** A maioria dos episódios de hipoglicemia melhora em 2 a 3 dias. A demanda de mais de 8 a 10 mg de glicose/kg/min sugere aumento da utilização consequente a hiperinsulinismo (Figura 24.1). Habitualmente essa condição é transitória; contudo, se persistir é necessária avaliação endócrina para pesquisa específica de hiperinsulinismo ou outras causas raras de hipoglicemia (ver I.D.). Muitas vezes a investigação diagnóstica não é produtiva porque é realizada muito precocemente durante um estado hipoglicêmico transitório ou as amostras de sangue para determinar os níveis hormonais são coletadas quando a glicemia está normal.

   a. **Amostra de sangue.** O diagnóstico de hiperinsulinemia exige a determinação do nível de insulina que seja inapropriadamente elevado para o nível sérico de glicose simultâneo. A investigação exige a coleta de sangue para determinação dos níveis de insulina, cortisol e aminoácidos quando o nível de glicose é inferior a 40 mg/dℓ. A solicitação típica de exame de sangue inclui:
      i. Glicose
      ii. Insulina

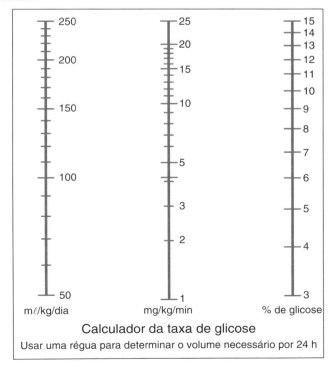

Figura 24.1 Interconversão das unidades de infusão de glicose. (De Klaus MH, Fanaroff AA, eds. *Care of the high-risk neonate*, 2nd ed. Philadelphia: WB Saunders, 1979:430.)

224 Parte 4 | Questões da Nutrição Hidreletrolítica, Gastrintestinal e Renal

    iii. Cortisol. Os níveis de cortisol podem ser usados para rastrear a integridade do eixo hipotála-mo-hipófise-suprarrenal.

    iv. Níveis de beta-hidroxibutirato e ácidos graxos livres. A determinação dos níveis plasmá-ticos de beta-hidroxibutirato e ácidos graxos livres pode ser valiosa porque níveis diminuídos dessas substâncias podem indicar ação excessiva da insulina mesmo que os níveis dela não estejam significativamente elevados.

   b. Se o nível de insulina estiver normal para o nível sanguíneo de glicose, pode-se aventar uma in-vestigação adicional para pesquisar outras causas de hipoglicemia persistente, tais como defeitos do metabolismo de carboidratos (ver I.D.4.c.), deficiência endócrina (ver I.C.4.d.) e defeitos do meta-bolismo dos aminoácidos (ver I.D.4.e.).

    i. Hormônio do crescimento.

    ii. Hormônio adrenocorticotrófico (ACTH).

    iii. Tiroxina (T4) e hormônio tireoestimulante (TSH).

    iv. Glucagon.

    v. Aminoácidos plasmáticos.

    vi. Cetonas urinárias.

    vii. Substâncias redutoras (na urina).

    viii. Aminoácidos urinários.

    ix. Ácidos orgânicos urinários.

    x. Testes genéticos para várias mutações, como SUR1 and Kir6.2.

7. Diagnóstico diferencial. Os sintomas mencionados em I.E.1. podem decorrer de muitas outras causas, com ou sem hipoglicemia associada. Se os sintomas persistirem depois que a concentração de glicose estiver na faixa normal, devem-se considerar outras etiologias. A seguir, alguns exemplos:

  a. Sepse

  b. Doença do SNC

  c. Exposição tóxica

  d. Anormalidades metabólicas

    i. Hipocalcemia

    ii. Hiponatremia ou hipernatremia

    iii. Hipomagnesemia

    iv. Deficiência de piridoxina

  e. Insuficiência suprarrenal

  f. Insuficiência cardíaca

  g. Insuficiência renal

  h. Insuficiência hepática.

F. Manejo. Antecipação e prevenção, quando possíveis, são fundamentais para o manejo de recém-nascidos que correm risco de hipoglicemia.

1. Os neonatos sadios que correm risco de hipoglicemia (ver I.D.) devem ter medições seriadas da gli-cemia. Os *recém-nascidos de mulheres diabéticas* devem ter a glicemia medida e receber tratamento, de acordo com o protocolo apresentado no Capítulo 2.

2. Outros neonatos *assintomáticos* que correm risco de hipoglicemia devem ter a glicemia medida nas primeiras 1 a 2 horas de vida. Imediatamente após o nascimento e tão logo o seu estado permita, eles devem ser amamentados ou receber fórmula, segundo a preferência da mãe. As mamadas devem ser repetidas a cada 2 a 3 horas.

3. *O intervalo entre as medições da glicemia requer discernimento clínico.* Se a glicemia for de apenas 20 a 25 mg/dℓ, o recém-nascido deve ser tratado com glicose IV tendo-se a meta de manter a glicemia acima de 45 mg/dℓ nas primeiras 24 horas e acima de 50 mg/dℓ depois.

4. Alimentação. Alguns neonatos assintomáticos com níveis iniciais de glicemia entre 30 e 39 mg/dℓ respondem à alimentação (leite materno ou fórmula). Deve-se repetir a medição da glicemia 1 hora após o início da refeição. Se o nível de glicose não subir, uma conduta mais agressiva pode ser necessá-ria. A administração precoce de solução glicosada não é indicada. A introdução precoce de leite é pre-ferível e frequentemente resultará na elevação dos níveis de glicose até o normal, manutenção de níveis

Capítulo 24 | Hipoglicemia e Hiperglicemia **225**

estáveis normais e prevenção de problemas com hipoglicemia de rebote. Às vezes, é oportuno acrescentar calorias à fórmula de neonatos que se alimentam bem mas têm níveis de glicemia limítrofes.

5. **Aleitamento materno.** Neonatos que recebem leite materno têm níveis de glicemia inferiores aos de recém-nascidos alimentados com fórmula; contudo, os níveis de corpos cetônicos são superiores. O uso de substratos energéticos alternativos pode ser um mecanismo de adaptação durante os primeiros dias de vida, enquanto aumentam o aporte de leite materno e a capacidade alimentar do recém-nascido. O aleitamento materno precoce promove a gliconeogênese e aumenta a produção de precursores gliconeogênicos. Alguns recém-nascidos têm dificuldade em adaptar-se à amamentação, e a ocorrência de hipoglicemia sintomática foi relatada em neonatos que receberam leite materno após a alta hospitalar. É importante documentar a pega e a sucção de leite nos neonatos amamentados. No entanto, não há necessidade de monitorar rotineiramente os níveis de glicemia em neonatos a termo sadios que não tenham outros fatores de risco e que recebam leite materno.

6. **Tratamento IV**

   a. **Indicações**
      i. Intolerância à alimentação oral.
      ii. Sinais e sintomas.
      iii. A alimentação oral não mantém os níveis de glicose normais.
      iv. Níveis de glicemia < 25 mg/dℓ.

   b. **Tratamento urgente**
      i. 200 mg/kg de glicose durante 1 min, seguida por terapia contínua, descrita a seguir.
      ii. Esse tratamento inicial é equivalente a 2 mℓ/kg de solução glicosada a 10% (SG10%), infundidos por via IV.

   c. **Terapia contínua**
      i. Infusão de glicose (6 a 8 mg de glicose/kg/min).
      ii. A infusão de 86,4 mℓ/kg/dia, ou 3,6 mℓ/kg/h de SG 10% fornece 6 mg/kg/min de glicose. A velocidade de infusão de glicose (VIG) pode ser calculada com a seguinte fórmula:

$$(VIG) \text{ em mg/kg/min} = \frac{\% \text{ da concentração de glicose} \times \text{m}\ell/\text{kg/dia}}{144}$$

Por exemplo, se um recém-nascido estiver recebendo 80 mℓ/kg/dia de SG10%, sua VIG será

$$\frac{10 \times 80}{144} = 5,6 \text{ mg/kg/min (Figura 24.1)}.$$

Muitos hospitais atualmente possuem sistemas de prescrição computadorizados que calculam a VIG automaticamente.

      iii. Verifique novamente o nível de glicemia 20 a 30 min após *bolus* IV e, depois, de hora em hora até a estabilidade, a fim de avaliar se é necessário tratamento adicional.
      iv. Infusões IV rápidas adicionais de 2 mℓ/kg de SG10% podem ser necessárias.
      v. Se a glicemia estiver estável e em faixa aceitável, a alimentação pode ser continuada e a infusão de glicose reduzida, se as medições da glicemia antes das refeições permitirem.

   d. Na maioria dos neonatos, a SG10% intravenosa em taxas de manutenção diárias fornece glicose suficiente. A concentração de glicose necessária nas soluções IV depende da taxa hídrica diária. Sugere-se o cálculo da taxa de infusão de glicose (*i. e.*, miligramas de glicose por quilograma por minuto) e das necessidades hídricas 1 vez/dia, ou com maior frequência se os níveis de glicemia forem instáveis. Por exemplo, no primeiro dia, a demanda hídrica em geral é de aproximadamente 80 mℓ/kg/dia, ou 0,055 mℓ/kg/min; portanto, a SG10% fornece cerca de 5,6 mg de glicose/kg/min, e a SG15% a 80 mℓ/kg/dia fornece 8,25 mg de glicose/kg/min.

   e. Alguns neonatos com hiperinsulinismo e outros com RCIU precisam de 12 a 15 mg de glicose/kg/min (frequentemente como SG15% ou 20%).

   f. A concentração de glicose e a velocidade de infusão são aumentadas quando necessário para manter a glicemia normal. Um cateter venoso central pode ser essencial para fornecer glicose adequada (SG15% a 20%) em volume hídrico aceitável. Após a estabilização da glicemia nos limites da normalidade, é apropriado reduzir gradativamente a VIG e a concentração de glicose enquanto se mo-

226 Parte 4 | Questões da Nutrição Hidreletrolítica, Gastrintestinal e Renal

nitora a glicemia antes das mamadas. A hidratação venosa deve ser reduzida lentamente enquanto se aumenta a alimentação oral.

7. Considerar o acréscimo de **hidrocortisona,** 5 mg/kg/dia IV em duas doses divididas, caso seja difícil manter os níveis de glicose do recém-nascido em níveis normais apesar de ele receber mais de 12 a 15 mg de glicose/kg/min. A hidrocortisona reduz a utilização periférica de glicose, aumenta a gliconeogênese e incrementa os efeitos do glucagon. Geralmente resulta em níveis de glicose estáveis e adequados, então pode ser reduzida rapidamente ao longo de alguns dias. Antes de administrar hidrocortisona, é importante coletar uma amostra de sangue para determinação do nível de cortisol e enviar essa amostra para o laboratório.

8. **Diazóxido** (5 a 8 mg/kg/dia em doses fracionadas a cada 8 a 12 horas) pode ser administrado por via oral em recém-nascidos com hiperinsulinemia persistente. O diazóxido inibe a liberação de insulina porque atua como agonista específico do canal de potássio ATP-sensível nas células das ilhotas pancreáticas normais e reduz a liberação de insulina. Podem transcorrer até 5 dias antes de ser observado um efeito positivo.

9. **Octreotida** (5 a 20 mcg/kg/dia SC ou IV, em doses fracionadas a cada 6 a 8 horas). A octreotida, um análogo da somatostatina de ação prolongada que inibe a secreção de insulina, pode ser prescrita quando o diazóxido não consegue controlar o nível de glicose. Pode ocorrer taquifilaxia.

10. **Glucagon,** 0,025 a 0,2 mg/kg por via IM, SC ou IV (máximo 1 mg), raramente é usado. Pode ser fornecido aos neonatos hipoglicêmicos com boas reservas de glicogênio, mas é apenas uma medida contemporizadora para mobilizar a glicose por 2 a 3 horas em uma emergência, até que se possa fornecer glicose IV. A glicemia frequentemente cai depois que os efeitos do glucagon cessam, e, assim, continua a ser importante obter acesso IV para tratar esses neonatos adequadamente. Para os recém-nascidos de mulheres diabéticas, a dose é de 0,3 mg/kg (dose máxima de 1 mg) (ver Capítulo 2).

11. Se o tratamento clínico não controlar o nível sanguíneo de glicose, solicitar PET com 18F-fluoro-L-DOPA para identificar lesões focais no pâncreas e aventar a realização de pancreatectomia subtotal. Encaminhar para unidade hospitalar com experiências nesses procedimentos se houver a suspeita ou a confirmação de defeito genético do controle da glicose.

G. Acompanhamento prolongado e avaliação

Ressonância magnética (RM). Há relatos de que recém-nascidos com hipoglicemia apresentam um padrão típico de lesão do SNC, que acomete, sobretudo, o córtex parieto-occipital e a substância branca subcortical. Estudos recentes descrevem padrões de lesão mais disseminados e variados, assim como alterações nas imagens ponderadas por difusão que são observadas nos 6 dias seguintes ao agravo. Com frequência, é difícil separar clinicamente a hipoglicemia isolada da encefalopatia isquêmica hipóxica associada a hipoglicemia. Alguns neonatologistas acreditam que vale a pena solicitar RM em recém-nascidos com hipoglicemia sintomática; entretanto, no seminário do National Institute of Child Health and Human Development sobre hiatos do conhecimento sobre hipoglicemia neonatal afirmou-se que ainda é necessário determinar o valor da neuroimagem na avaliação de recém-nascidos com hipoglicemia sintomática. Os recém-nascidos com hipoglicemia sintomática precisam de acompanhamento atento do seu neurodesenvolvimento.

II. Hiperglicemia geralmente é definida como nível de glicose no sangue total acima de 125 mg/dℓ ou

valores plasmáticos da glicose acima de 145 mg/dℓ. Esse problema é comumente encontrado em prematuros com baixo peso ao nascer que estão recebendo glicose parenteral, mas também é visto em outros neonatos enfermos. Em geral, não existem sinais e sintomas específicos associados à hiperglicemia neonatal, mas os principais problemas clínicos associados à hiperglicemia são hiperosmolaridade e diurese osmótica. Osmolaridade acima de 300 mOsm/ℓ geralmente induz diurese osmótica (cada 18 mg/dℓ de elevação na glicemia aumenta a osmolaridade sérica em 1 mOsm/ℓ). Desidratação subsequente pode ocorrer rapidamente em prematuros pequenos com perdas hídricas insensíveis elevadas.

O estado hiperosmolar, aumento de 25 a 40 mOsm ou glicemia acima de 450 a 720 mg/dℓ, pode provocar o deslocamento da água do compartimento intracelular para o extracelular. A resultante contração do volume intracelular do cérebro pode causar hemorragia intracraniana.

Embora raramente detectado nos primeiros meses de vida, o diabetes melito pode apresentar-se com sinais e sintomas clínicos graves, incluindo poliúria, desidratação e cetoacidose, que exigem tratamento imediato. A base genética do diabetes melito neonatal está começando a ser compreendida e tem implicações no seu tratamento (ver discussão adiante).

A. Etiologia

1. **Glicose parenteral exógena.** A administração > 4 a 5 mg/kg/min de glicose a neonatos pré-termo com peso < 1.000 g está associada a hiperglicemia.

2. **Fármacos.** A associação mais comum é aos esteroides. Outras substâncias implicadas são cafeína, teofilina, fenitoína e diazóxido.

3. **Recém-nascidos com EBPN** (< 1.000 g), possivelmente devido a resposta variável da insulina, produção hepática endógena persistente de glicose apesar de elevações significativas da insulina plasmática ou resistência à insulina que pode advir, em parte, de sistemas enzimáticos de glicogenólise imaturos. Os neonatos com EBPN precisam, algumas vezes, de substancial infusão de líquido (> 200 mℓ/kg/dia) e uma concentração de glicose mínima de 5% para evitar a infusão de solução hipotônica. Quando esse volume de líquido é infundido, o neonato recebe uma carga excessiva de glicose. Modificações do ambiente físico (ou seja, incubadoras com umidificadores, ver Capítulos 13, 15 e 23) que reduzem a perda de água livre (ajudam a limitar o volume de líquido IV que precisa ser infundido.

4. **Infusão de lipídios.** Os ácidos graxos livres estão associados a níveis de glicose elevados.

5. **Sepse,** possivelmente devido à liberação reduzida de insulina, às citocinas ou a endotoxinas, resultando em menor utilização de glicose. Os hormônios de estresse, como o cortisol e as catecolaminas, estão elevados na sepse. Em um recém-nascido que tem glicemia normal e, então, torna-se hiperglicêmico sem carga excessiva de glicose, sepse deve ser a principal hipótese.

6. **Neonatos prematuros "estressados"** sob ventilação mecânica ou outros procedimentos dolorosos têm produção endógena persistente de glicose devida às catecolaminas e outros "hormônios de estresse". Os níveis de insulina geralmente são apropriados ao nível de glicemia.

7. **Hipoxia,** possivelmente devido ao aumento da produção de glicose na ausência de alteração na utilização periférica.

8. **Procedimentos cirúrgicos.** A hiperglicemia nesse contexto decorre possivelmente da secreção de epinefrina, glicocorticoides e glucagon, bem como da administração excessiva de soluções IV contendo glicose.

9. **Diabetes melito neonatal.** Neste distúrbio raro, os recém-nascidos apresentam-se com hiperglicemia significativa que exige tratamento com insulina nos primeiros meses de vida. São tipicamente neonatos a termo PIG, não há predomínio de sexo, e um terço tem história familiar de diabetes melito. Eles apresentam glicosúria acentuada, hiperglicemia (240 a 2.300 mg/dℓ), poliúria, desidratação grave, acidose, cetonúria leve ou ausente, gordura subcutânea reduzida e atraso do crescimento. Os níveis de insulina estão absoluta ou relativamente baixos para a glicemia elevada correspondente. Cerca de metade dos neonatos tem necessidade transitória de tratamento com insulina e corre risco de recorrência de diabetes melito na segunda ou terceira década de vida. Muitos dos pacientes com diabetes melito permanente têm mutações envolvendo a regulação dos canais de potássio sensíveis ao ATP das células beta pancreáticas. Mutações ativadoras do gene *KCNJ11,* que codifica a subunidade Kir6.2, ou do gene *ABCC8,* que codifica SUR1, foram implicadas na etiologia do diabetes melito neonatal. A medição repetida dos níveis plasmáticos de insulina é essencial para distinguir entre diabetes melito transitório e permanente. O diagnóstico por genética molecular ajuda a diferenciar os neonatos com diabetes melito transitório daqueles com diabetes melito permanente, e também pode ser importante para determinar quais provavelmente responderão ao tratamento com sulfonilureias.

10. **Diabetes melito devido a lesões pancreáticas,** como aplasia pancreática ou hipoplasia ou ausência de células betapancreáticas, geralmente ocorre em neonatos PIG, que podem ter outros defeitos congênitos. Em geral, manifesta-se logo após o nascimento, e esses neonatos raramente sobrevivem.

11. **Hiperglicemia transitória associada à ingestão de fórmula hiperosmolar.** A apresentação clínica pode simular o diabetes neonatal transitório com glicosúria, hiperglicemia e desidratação. O relato de diluição imprópria da fórmula é essencial. O tratamento baseia-se em reidratação, suspensão da fórmula hiperosmolar e instruções apropriadas sobre a preparação da fórmula concentrada ou em pó.

228 Parte 4 | Questões da Nutrição Hidreletrolítica, Gastrintestinal e Renal

12. A produção hepática de glicose pode persistir a despeito de níveis de glicose normais ou elevados.

13. Desenvolvimento imaturo de proteínas transportadoras de glicose, como GLUT-4.

B. Tratamento. O objetivo primário é a prevenção e a detecção precoce da hiperglicemia por cálculo cuidadoso da VIG, e monitoramento frequente dos níveis de glicemia e da urina para glicosúria. Se houver hiperglicemia, avaliação e, possivelmente, intervenção estão indicadas.

1. Meça os níveis de glicemia em recém-nascidos prematuros ou naqueles com sinais e sintomas anormais.

2. No caso de prematuros de extremo baixo peso ao nascer (< 1.000 g), começar com uma VIG de pelo 4 to 6 mg/kg/min. A glicemia e o balanço hídrico precisam ser monitorados atentamente de modo a obter dados para ajustar a concentração e/ou a velocidade de infusão da glicose. Soluções hipotônicas (soros glicosados com concentrações inferiores a 5%).

3. Se for apropriado, reduzir a VIG e acompanhar atentamente os níveis de glicose no sangue.

4. Começar a nutrição parenteral tão logo possível em neonatos de baixo peso ao nascer. Alguns aminoácidos promovem a secreção de insulina.

5. Alimentar o recém-nascido se o estado dele assim o permitir; a alimentação induz à secreção de hormônios que promovem a secreção de insulina.

6. Muitos neonatos pequenos são incapazes, no início, de tolerar uma certa carga de glicose (p. ex., 6 mg/kg/min), mas depois desenvolvem tolerância se receberem a quantidade exata de glicose para manter seu nível de glicemia alto, porém não o suficiente para causar glicosúria.

7. A terapia com insulina exógena tem sido utilizada quando os níveis de glicemia ultrapassream 250 mg/dℓ, apesar dos esforços para reduzir a quantidade de glicose fornecida, ou quando a restrição prolongada da glicose administrada por via parenteral puder reduzir sobremaneira o aporte calórico total. Os neonatos são extremamente sensíveis aos efeitos da insulina. É desejável reduzir a glicemia gradualmente a fim de evitar deslocamentos rápidos de líquido. São administradas doses muito baixas de insulina, e pode ser difícil determinar a dose efetiva porque parte da insulina é adsorvida às superfícies de plástico do equipo IV. Ao contrário das UTI de adulto, nas quais o controle rígido da glicemia e das doses de insulina comprovadamente aumenta a sobrevida, o uso rotineiro de insulina não é preconizado na UTIN.

   a. Infusão de insulina

      i. Uma diluição padrão consiste em 15 unidades de insulina humana regular (0,15 mℓ) acrescentadas a 150 mℓ de SG10%, SG5% ou NaCl a 0,9%, obtendo-se concentração de 0,1 unidade/mℓ.

      ii. Antes de iniciar a infusão, "lavar" o equipo IV com no mínimo o dobro do volume existente. É usada para este fim uma solução contendo insulina com o propósito de saturar os locais de ligação existentes no plástico.

      iii. Infusão de insulina em *bolus.*

         a) Dose de 0,05 a 0,1 unidade/kg a cada 4 a 6 horas (esquema SOS)

         b) Infundir durante 15 min por meio de bomba infusora.

         c) Monitorar glicemia a cada 30 a 60 min.

         d) Se a glicemia persistir > 200 mg/dℓ após 3 doses, aventar infusão contínua de insulina.

      iv. Infusão contínua de insulina.

         a) Velocidade de infusão de 0,01 a 0,2 unidade/kg/h. (Dose inicial habitual de 0,05 unidade/kg/h).

$$\text{Velocidade de infusão (m}\ell\text{/h)} = \frac{\text{dose (unidades/kg/h)} \times \text{peso (kg)}}{\text{concentração (unidades/m}\ell\text{)}}$$

Por exemplo:

Dose prescrita: 0,05 unidade/kg/h e peso do neonato 600 g (0,6 kg)

0,05 unidade/kg/h × 0,6 kg = 0,03 unidade/h

A concentração é 0,5 unidade/mℓ

$$\text{Velocidade de infusão é: } \frac{0,03 \text{ unidade/h}}{0,05 \text{ m}\ell} = 0,06 \text{ m}\ell\text{/h}$$

Capítulo 24 | Hipoglicemia e Hiperglicemia **229**

    b) Verificar os níveis de glicemia a cada 30 min até a estabilidade, para ajustar a taxa de infusão.

    c) Se o nível de glicemia permanecer > 180 mg/dℓ, aumentar a dose de insulina (incrementos de 0,01 unidade/kg/h).

    d) Se ocorrer hipoglicemia, suspender a infusão de insulina e administrar *bolus* IV de SG10%, 2 mℓ/kg (1 vez).

    e) Monitorar o nível de potássio.

    f) Monitorar a ocorrência de hiperglicemia de rebote.

b. Insulina subcutânea lispro

    i. Raramente é prescrita para diabetes melito neonatal. Uma dose típica é 0,03 unidade/kg conforme necessidade para glicemia $\geqslant$ 200 mg/dℓ.

    ii. Não administrar a intervalos inferiores a 3 horas para evitar hipoglicemia.

    iii. Revezar os locais de administração.

    iv. Monitorar com frequência a glicemia.

    v. Monitorar os níveis sanguíneos de eletrólitos, inclusive potássio, a cada 6 horas inicialmente.

    vi. A insulina lispro apresenta início de ação rápido (15 a 30 min) e seu efeito máximo ocorre em 30 min a 2 ½ horas.

c. As sulfonilureias orais têm sido usadas no manejo a longo prazo de bebês com defeitos Kir6.2 e SUR1.

Leitura sugerida

Beardsall K, Vanhaesebrouck S, Ogilvy-Stuart AL, et al. Early insulin therapy in very low birth weight infants. *N Engl J Med* 2008;359:1873–1884.

Burns CM, Rutherford MA, Boardman JP, et al. Patterns of cerebral injury and neurodevelopmental outcomes after symptomatic neonatal hypoglycemia. *Pediatrics* 2008;122:65–74.

Cornblath M, Hawdon JM, Williams AF, et al. Controversies regarding definition of neonatal hypoglycemia: suggested operational thresholds. *Pediatrics* 2000;105:1141–1145.

De León DD, Stanley CA. Mechanisms of disease: advances in diagnosis and treatment of hyperinsulinism in neonates. *Nat Clin Pract* 2007;3:57–68.

Hay WW, Raju TN, Higgins RD, et al. Knowledge gaps and research needs for understanding and treating neonatal hypoglycemia: workshop report from Eunice Kennedy Shriver National Institute of Child Health and Human Development. *J Pediatr* 2009;155:612–617.

Kapoor RR, Flanagan SE, James C, et al. Hyperinsulinaemic hypoglycaemia. *Arch Dis Child* 2008;94:450–457.

Tam EW, Widjaja E, Blaser SI, et al. Occipital lobe injury and cortical visual outcomes after neonatal hypoglycemia. *Pediatrics* 2008;122:507–512.

25 Anormalidades do Cálcio e Magnésio Séricos

Steven A. Abrams

I. Hipocalcemia

A. Princípios gerais

1. **Definição.** A hipocalcemia neonatal é definida como concentração sérica de cálcio total < 7 mg/dℓ, ou concentração de cálcio ionizado < 4 mg/dℓ (1 mmol/ℓ). Em recém-nascidos de muito baixo peso (MBPN), valores do cálcio ionizado de 0,8 a 1 mmol/ℓ são comuns e, em geral, não acompanhados de sinais e sintomas clínicos. Em neonatos maiores, e naqueles com idade gestacional > 32 semanas, os sinais e sintomas podem surgir mais rapidamente com uma concentração de cálcio ionizado < 1 mmol/ℓ.

2. **Fisiopatologia**

   a. Os íons cálcio (Ca^{2+}) no interior das células e no líquido extracelular (LEC) são essenciais a muitos processos bioquímicos. Alterações significativas das concentrações séricas de cálcio são frequentemente observadas no período neonatal.

   i. Regulação hormonal da homeostase de cálcio. A regulação da concentração de cálcio ionizado no soro e no LEC dentro de uma faixa estreita é crucial para coagulação sanguínea, excitabilidade neuromuscular, integridade e função das membranas celulares e atividades enzimáticas e secretoras das células. Os principais hormônios calcitrópicos ou reguladores do cálcio são o paratormônio (PTH) e a 1,25-di-hidroxivitamina D (1,25[OH]$_2$D, também chamada de *calcitriol*).

   ii. Quando o nível de cálcio ionizado no LEC declina, as células das glândulas paratireoides secretam PTH. O PTH mobiliza o cálcio dos ossos, aumenta a reabsorção de cálcio no túbulo renal e estimula a produção renal de 1,25(OH)$_2$D. A secreção de PTH induz elevação do nível sérico de cálcio e manutenção ou redução do nível sérico de fósforo.

   iii. A vitamina D é sintetizada a partir da provitamina D na pele, após exposição à luz solar, e também é ingerida na dieta. É transportada até o fígado, local em que é convertida em 25(OH)D (principal maneira de armazenamento do hormônio). Essa é transportada aos rins, local em que é convertida no hormônio biologicamente ativo 1,25(OH)$_2$D (calcitriol). O calcitriol aumenta a absorção intestinal de cálcio e fosfato e mobiliza o cálcio e fosfato dos ossos.

3. **Etiologia**

   a. Prematuridade. Os recém-nascidos pré-termo são capazes de apresentar uma resposta do PTH à hipocalcemia, mas a responsividade dos órgãos-alvo ao PTH pode estar reduzida.

   b. Os recém-nascidos de mulheres diabéticas (RNMD) têm incidência de 25 a 50% de hipocalcemia se o controle materno não for satisfatório. Hipercalcitoninemia, hipoparatireoidismo, metabolismo anormal da vitamina D e hiperfosfatemia foram implicados, mas a etiologia permanece incerta (ver Capítulo 2).

   c. A depressão neonatal grave ao nascimento está frequentemente associada a hipocalcemia e hiperfosfatemia. Ingestão de cálcio reduzida e aumento da carga de fosfato endógeno são causas prováveis.

   d. Congênita. A ausência das paratireoides na sequência de DiGeorge (hipoplasia ou ausência das estruturas da terceira e quarta bolsas branquiais) como defeito isolado no desenvolvimento das glândulas paratireoides, ou como parte da síndrome de Kenny-Caffey.

   e. Pseudo-hipoparatireoidismo. Hiperparatireoidismo materno.

   f. A deficiência de magnésio (incluindo o erro inato do transporte intestinal de magnésio) compromete a secreção de PTH.

   g. Deficiência de vitamina D (raramente uma causa nas primeiras semanas de vida).

   h. Alcalose e terapia com bicarbonato.

   i. A infusão rápida de sangue tamponado com citrato (exsanguineotransfusão) produz quelação do cálcio ionizado.

   j. Choque ou sepse.

Capítulo 25 | Anormalidades do Cálcio e Magnésio Séricos **231**

k. A fototerapia pode estar associada à hipocalcemia por redução da secreção de melatonina e aumento da captação óssea de cálcio.

l. Para a hipocalcemia de início tardio, aportes altos de fosfato acarretam excesso de fósforo e redução do cálcio sérico.

B. Diagnóstico

1. Apresentação clínica

a. A hipocalcemia aumenta tanto a permeabilidade celular aos íons sódio quanto a excitabilidade das membranas celulares. Os sinais geralmente são inespecíficos: apneia, crises epilépticas, abalos, hipertonia extensora, clônus, hiper-reflexia e estridor (laringospasmo).

b. A hipocalcemia de início precoce em neonatos pré-termo muitas vezes é assintomática, mas podem ocorrer apneia, crises epilépticas ou anormalidades da função cardíaca.

c. Em contrapartida, as síndromes de início tardio podem apresentar-se como crises epilépticas hipocalcêmicas. Com frequência, é preciso diferenciá-las de outras causas de crises neonatais, incluindo as "crises do quinto dia".

2. Anamnese

a. Para a apresentação de início tardio, as mães podem relatar amamentação parcial. Movimentos anormais e letargia podem preceder a atividade epiléptica óbvia. Raramente se relata o uso de leite de cabra ou leite de vaca integral. Os sinais e sintomas costumam ser descritos do terceiro ao quinto dia de vida.

3. Exame físico

a. Os achados físicos gerais associados ao transtorno epiléptico no recém-nascido podem estar presentes em alguns casos. Em geral, não há achados físicos francos.

4. Exames laboratoriais

a. Existem três frações definíveis do cálcio no soro: (i) cálcio ionizado ($\sim$ 50% do cálcio total sérico); (ii) cálcio ligado a proteínas séricas, principalmente à albumina ($\sim$ 40%); e (iii) cálcio em complexos com ânions séricos, sobretudo fosfatos, citrato e sulfatos ($\sim$ 10%). O cálcio ionizado é a única forma biologicamente disponível do cálcio.

b. A avaliação do estado de cálcio por meio da determinação do cálcio ionizado é preferível, especialmente na primeira semana de vida. Os nomogramas para correção usados para converter o cálcio total em cálcio ionizado não são confiáveis.

c. Pode-se converter em unidades molares a concentração de cálcio relatada como miligramas por decilitro dividindo-a por 4 (p. ex., 10 mg/dℓ equivalem a 2,5 mmol/ℓ).

d. Alterações pós-natais nas concentrações séricas de cálcio. Ao nascimento, o nível sérico de cálcio no cordão umbilical está elevado (10 a 11 mg/dℓ). Em neonatos a termo sadios, as concentrações de cálcio declinam durante as primeiras 24 a 48 horas; o nível mais baixo geralmente é de 7,5 a 8,5 mg/dℓ. Depois, as concentrações de cálcio aumentam progressivamente até alcançarem os valores médios observados em crianças maiores e adultos.

e. Embora a associação à deficiência de vitamina D seja incomum, a avaliação do nível sérico de 25(OH)D, tanto da mãe quanto do neonato, deve ser feita. Valores < 10 a 12 ng/dℓ sugerem deficiência significativa, que pode estar associada a manifestações clínicas em alguns neonatos, mas provavelmente não na maioria deles.

5. Monitoramento

a. Esquema sugerido de monitoramento dos níveis de cálcio em recém-nascidos, como MBPN, RNMD e depressão perinatal, que estão sob risco de hipocalcemia:

    i. Cálcio ionizado: às 12, 24 e 48 horas de vida.

    ii. Fósforo total sérico e magnésio total sérico nos neonatos com hipocalcemia.

    iii. Outros exames laboratoriais, incluindo concentrações séricas de PTH, 25(OH)D e 1,25(OH)$_2$D, geralmente são desnecessários, a menos que a hipocalcemia neonatal não responda prontamente à terapia com cálcio. É extremamente raro (ou nunca é feito) determinar os níveis de 1,25(OH)$_2$D em neonatos.

232 Parte 4 | Questões da Nutrição Hidreletrolítica, Gastrintestinal e Renal

> iv. Um intervalo QTc prolongado no ECG é um indicador tradicional, mas em geral inútil do ponto de vista clínico no período neonatal.

6. Exames de imagem

a. A falta de sombra tímica na radiografia de tórax e a ocorrência de anormalidades cardíacas conotruncais sugerem o diagnóstico da síndrome de deleção 22q11.2, também chamada de *CATCH22* ou *síndrome de DiGeorge*.

C. Tratamento

1. Medicamentos

a. O tratamento com cálcio geralmente é adequado para a maioria dos casos. Em alguns pacientes (ver texto adiante), indica-se a combinação com magnésio.

b. A infusão intravenosa rápida de cálcio pode causar elevação súbita do nível sérico de cálcio, levando a bradicardia ou outras arritmias. O cálcio intravenoso só deve ser fornecido rapidamente no tratamento da crise hipocalcêmica (p. ex., crises epilépticas), sempre com monitoramento cardiovascular cuidadoso.

c. A infusão pela veia umbilical pode resultar em necrose hepática se o cateter estiver alojado em um ramo da veia porta.

d. A infusão rápida pela artéria umbilical pode causar espasmos arteriais e, pelo menos experimentalmente, necrose intestinal; portanto, em geral não é indicada.

e. As soluções de cálcio intravenosas são incompatíveis com bicarbonato de sódio, pois haveria precipitação de carbonato de cálcio.

f. O extravasamento de soluções de cálcio aos tecidos subcutâneos pode provocar necrose grave e calcificações subcutâneas.

g. **Preparações de cálcio.** A solução de gliconato de cálcio a 10% é preferível para uso intravenoso. O xarope de glibionato de cálcio é uma apresentação oral conveniente. Contudo, o conteúdo de açúcar e a osmolalidade elevados podem suscitar irritação gastrintestinal ou diarreia.

> i. Se o nível de cálcio ionizado cair para 1 mmol/ℓ ou menos (> 1.500 g) ou 0,8 mmol/ℓ ou menos (< 1.500 g), pode-se iniciar infusão IV contínua de cálcio. Para os recém-nascidos com hipocalcemia precoce, isso pode ser realizado por meio da nutrição parenteral total (NPT). Na ausência dos demais componentes de NPT, a dose típica de cálcio elementar é de 40 a 50 mg/kg/dia.
>
> ii. Pode ser desejável prevenir o início de hipocalcemia nos recém-nascidos que exibem comprometimento cardiovascular (p. ex., síndrome de angústia respiratória grave, asfixia, choque séptico e hipertensão pulmonar persistente do recém-nascido). Utilize uma infusão de cálcio contínua, de preferência por meio de cateter central, a fim de manter o cálcio ionizado entre 1 e 1,4 mmol/ℓ (< 1.500 g) ou 1,2 e 1,5 mmol/ℓ (> 1.500 g).
>
> iii. O tratamento de emergência com cálcio (crises epilépticas ativas ou insuficiência cardíaca profunda aparentemente associada à hipocalcemia grave) consiste em 100 a 200 mg/kg de gliconato de cálcio a 10% (9 a 18 mg de cálcio elementar/kg) por infusão IV durante 10 a 15 min.

h. Monitore a frequência e o ritmo cardíacos e o local de infusão durante todo o processo.

i. Repita a dose em 10 min, se não houver resposta clínica.

j. Após a(s) dose(s) inicial(is), deve-se fornecer cálcio de manutenção por meio de infusão IV contínua.

k. Hipocalcemia associada à hiperfosfatemia que se apresenta após o 3º dia de vida (DDV).

> i. O objetivo do tratamento inicial é reduzir a carga renal de fosfato e, ao mesmo tempo, aumentar a taxa de cálcio. Reduza a carga de fosfato alimentando o neonato com leite humano ou com uma fórmula pobre em fósforo (Similac® PM 60/40 é a fórmula mais usada, mas outras fórmulas com concentrações relativamente baixas de minerais podem ser usadas).
>
> ii. Evite o uso de fórmulas para prematuros, isentas de lactose ou outras fórmulas especiais ou transicionais, pois elas contêm altos níveis de fósforo ou podem ser mais limitadas quanto à biodisponibilidade de cálcio.
>
> iii. Aumente a ingestão de cálcio por meio de suplementos (p. ex., 20 a 40 mg/kg/dia de cálcio elementar acrescentado ao Similac® PM 60/40). Os quelantes de fosfato geralmente são desnecessários, e seu emprego pode não ser seguro, especialmente em neonatos prematuros.
>
> iv. Reduza a dose dos suplementos de cálcio gradualmente ao longo de 2 a 4 semanas. Monitore os níveis séricos de cálcio e fósforo 1 a 2 vezes/semana.

Capítulo 25 | Anormalidades do Cálcio e Magnésio Séricos **233**

    v. Há controvérsias em relação ao uso de vitamina D ou D ativa (1,25[OH]$_2$D) nessa circunstância. De modo geral, não é necessário fazê-lo. Se for determinado o nível sérico de 25(OH) D, e este for < 10 a 12 ng/mℓ, 1.000 UI de vitamina D devem ser administradas diariamente, e o valor reavaliado após 14 a 21 dias. Raramente há indicação de doses maiores de vitamina D para recém-nascidos.

    l. Raros defeitos no metabolismo da vitamina D são tratados com análogos da vitamina D, como di-hidrotaquisterol e calcitriol. O rápido início de ação e a meia-vida curta desses fármacos reduzem o risco de hipercalcemia de rebote.

II. Hipercalcemia

A. Princípios gerais

1. Definição

    a. A hipercalcemia neonatal (nível sérico de cálcio total > 11 mg/dℓ e nível sérico de cálcio ionizado > 1,45 mmol/ℓ) pode ser assintomática e descoberta por acaso, durante triagem rotineira. De outro modo, a apresentação da hipercalcemia grave (> 16 mg/dℓ ou cálcio ionizado > 1,8 mmol/ℓ) pode exigir intervenção médica imediata. Tipos muito brandos de hipercalcemia (cálcio sérico: 11 a 12 mg/dℓ) são comuns e não exigem intervenção.

2. Etiologia

    a. Desequilíbrio na ingestão ou no uso de cálcio.

    b. O ajuste clínico da NPT por remoção do fósforo (p. ex., por conta da preocupação com taxa excessiva de sódio ou potássio) pode induzir hipercalcemia rapidamente, sobretudo em neonatos de MBPN. Isso normalmente leva a valores de cálcio ionizado entre 1,45 e 1,6 mmol/ℓ.

    c. Prematuridade extrema. A hipercalcemia, de moderada a extrema, não é incomum em recém-nascidos < 700 g que recebem NPT habitual. Valores até 2,2 mmol/ℓ de cálcio ionizado podem ser encontrados. Provavelmente seja consequência da incapacidade de utilização do cálcio por esses prematuros, e pode não estar associada a níveis séricos elevados de fósforo.

    d. Hiperparatireoidismo:

        i. Hiperparatireoidismo congênito associado a hipoparatireoidismo materno geralmente se resolve durante várias semanas.

        ii. Hiperparatireoidismo primário grave neonatal (HPPGN). As paratireoides são refratárias à regulação pelo cálcio, produzindo hipercalcemia acentuada (com frequência, 15 a 30 mg/dℓ)

        iii. Hiperparatireoidismo secundário autolimitado associado à acidose tubular renal neonatal.

    e. Hipertireoidismo. O hormônio tireóideo estimula a reabsorção e a renovação ósseas.

    f. A hipofosfatasia, uma displasia óssea autossômica recessiva, produz desmineralização óssea intensa e fraturas.

    g. Aumento da absorção intestinal de cálcio.

    h. A hipervitaminose D pode advir da ingestão excessiva de vitamina D pela mãe (durante a gravidez) ou neonato. Como a vitamina D é substancialmente armazenada na gordura, a intoxicação pode persistir por semanas a meses (ver Capítulo 21).

    i. Redução da depuração renal de cálcio.

    j. A hipercalcemia hipocalciúrica familiar, distúrbio autossômico dominante e clinicamente benigno, pode manifestar-se no período neonatal. A mutação gênica é no cromossomo 3q21-24.

    k. A hipercalcemia neonatal/infantil idiopática ocorre na síndrome de Williams (hipercalcemia, estenose aórtica supravalvar ou outras anomalias cardíacas, fácies de "elfo", retardo psicomotor) e em um padrão familiar desprovido do fenótipo de Williams. Demonstrou-se aumento da absorção de cálcio; os mecanismos possíveis propostos incluem aumento da sensibilidade à vitamina D e redução da secreção de calcitonina.

    l. A necrose da gordura subcutânea é uma sequela de traumatismo ou asfixia. Apenas a necrose mais generalizada observada na asfixia está associada à hipercalcemia significativa. A inflamação granulomatosa (macrófagos) das lesões necróticas pode ser uma fonte de síntese desregulada de 1,25(OH)$_2$D$_3$.

    m. Insuficiência renal aguda, geralmente durante a fase diurética ou de recuperação.

234 Parte 4 | Questões da Nutrição Hidreletrolítica, Gastrintestinal e Renal

B. Diagnóstico

1. Apresentação clínica

a. O hiperparatireoidismo inclui hipotonia, encefalopatia, recusa alimentar, vômitos, constipação intestinal, poliúria, hepatoesplenomegalia, anemia e calcificações extraesqueléticas, incluindo nefrocalcinose.

b. A hipercalcemia mais leve pode apresentar-se como dificuldades alimentares ou crescimento linear deficiente.

2. Anamnese

a. História materna/familiar de hiper ou hipocalcemia, distúrbios paratireóideos, nefrocalcinose.

b. História familiar de hipercalcemia ou hipercalcemia hipocalciúrica familiar.

c. Manipulações da NPT.

3. Exame físico

a. Neonato pequeno para a idade gestacional (hiperparatireoidismo, síndrome de Williams).

b. Craniotabes, fraturas (hiperparatireoidismo) ou displasia óssea típica (hipofosfatasia).

c. Fácies de "elfo" (síndrome de Williams).

d. Sopro cardíaco (estenose aórtica supravalvar e estenose pulmonar periférica associadas à síndrome de Williams).

e. Lesões vermelho-azuladas endurecidas (necrose da gordura subcutânea).

f. Evidências de hipertireoidismo.

4. Avaliação laboratorial

a. A história clínica, os níveis séricos e urinários de fósforo e a razão cálcio:creatinina urinária ($[U_{Ca}/U_{Cr}]$) devem sugerir um diagnóstico provável.

    i. Nível sérico de cálcio muito elevado (> 16 mg/dℓ) geralmente indica hiperparatireoidismo primário ou, em neonatos de MBPN, depleção de fosfato.

    ii. Nível sérico de fósforo baixo indica depleção de fosfato, hiperparatireoidismo ou hipercalcemia hipocalciúrica familiar.

    iii. U_{Ca}/U_{Cr} muito baixa sugere hipercalcemia hipocalciúrica familiar.

b. Níveis séricos de hormônios específicos (PTH, 25[OH]D) podem confirmar a impressão diagnóstica quando não há manipulações óbvias da dieta/NPT. A medição de 1,25(OH)$_2$D raramente é indicada, a menos que a hipercalcemia persista em neonatos > 1.000 g com outra etiologia aparente.

c. Atividade sérica de fosfatase alcalina muito baixa sugere hipofosfatasia (confirmada por elevação do nível urinário de fosfoetanolamina).

d. Radiografias de mão/punho podem sugerir hiperparatireoidismo (desmineralização, reabsorção subperiosteal) ou hipervitaminose D (rarefação submetafiseal).

C. Tratamento

1. Tratamento clínico de emergência (sintomático ou cálcio > 16 mg/dℓ, cálcio ionizado > 1,8 mmol/ℓ).

a. Expansão do volume com solução salina isotônica. Hidratação e sódio promovem a excreção urinária de cálcio. Se a função cardíaca for normal, infunde-se NaCl a 0,9% (10 a 20 mℓ/kg) durante 15 a 30 min.

b. A furosemida (1 mg/kg IV) induz calciúria.

2. Fosfato inorgânico pode reduzir os níveis séricos de cálcio em pacientes hipofosfatêmicos por meio da inibição da reabsorção óssea e da promoção do acréscimo de minerais ósseos.

a. Os glicocorticoides são efetivos na hipervitaminose A e D e na necrose da gordura subcutânea ao inibir a reabsorção óssea e a absorção intestinal de cálcio; não são efetivos no hiperparatireoidismo.

b. Dietas pobres em cálcio e vitamina D são uma medida adjuvante efetiva para a hipervitaminose A ou D, a necrose da gordura subcutânea e a síndrome de Williams.

c. A calcitonina é um potente inibidor da reabsorção óssea. O efeito anti-hipercalcêmico é transitório, mas pode ser prolongado se glicocorticoides forem usados ao mesmo tempo. Existe pouca experiência relatada com neonatos.

d. Paratireoidectomia com reimplante autólogo é indicada para o hiperparatireoidismo neonatal persistente grave.

Capítulo 25 | Anormalidades do Cálcio e Magnésio Séricos **235**

III. Distúrbios do magnésio | Hipomagnesemia e hipermagnesemia

A. Etiologia

1. A hipermagnesemia geralmente decorre de sobrecarga exógena de magnésio acima da capacidade excretora renal.

   a. Terapia com sulfato de magnésio para pré-eclâmpsia materna ou parto prematuro.
   b. Administração de antiácidos contendo magnésio ao recém-nascido.
   c. Excesso de magnésio na nutrição parenteral.
   d. Hipomagnesemia é incomum, mas com frequência acompanha a hipocalcemia de início tardio.

B. Diagnóstico

1. Nível sérico de magnésio elevado (> 3 mg/dℓ) sugere hipermagnesemia, embora os sinais e sintomas sejam incomuns com nível sérico de magnésio < 4 a 5 mg/dℓ. Nível sérico de magnésio baixo (< 1,6 mg/dℓ) sugere hipomagnesemia.
2. Sinais e sintomas de hipermagnesemia grave são incomuns em neonatos com nível sérico de magnésio < 6 mg/dℓ. Os efeitos curariformes comuns incluem apneia, depressão respiratória, letargia, hipotonia, hiporreflexia, sucção débil, redução da motilidade intestinal e atraso na eliminação de mecônio.
3. A hipomagnesemia é geralmente vista com hipocalcemia no recém-nascido. Os sinais e sintomas de hipomagnesemia podem incluir apneia e hipotonia muscular.

C. Tratamento

1. Crises epilépticas hipocalcêmicas com hipomagnesemia concomitante devem incluir o tratamento da hipomagnesemia.

   a. A preparação preferível para o tratamento é sulfato de magnésio. A solução a 50% contém 500 mg, ou 4 mEq/mℓ.
   b. Corrija a hipomagnesemia grave (< 1,6 mg/dℓ) com 50 a 100 mg/kg de sulfato de magnésio por via IV fornecida durante 1 a 2 horas. Quando administrar IV, infunda lentamente e monitore a frequência cardíaca. A dose pode ser repetida após 12 horas. Verifique os níveis séricos de magnésio antes de cada dose.

2. Em muitos casos, a única intervenção necessária para a hipermagnesemia é remoção da fonte exógena de magnésio.
3. Exsanguineotransfusão, diálise peritoneal e hemodiálise não são usadas no período neonatal.
4. Para neonatos hipermagnesêmicos, só comece a alimentação depois que a sucção e a motilidade intestinal estiverem estabelecidas. Raramente assistência respiratória é necessária.

Leitura sugerida

De Marini S, Mimouni FB, Tsang RC, et al. Disorders of calcium, phosphorus, and magnesium metabolism. In: Fanaroff AA, Mouton RJ, eds. *Neonatal–perinatal medicine*, 6th ed. St. Louis: Mosby, 1997.

Tsang RC. Calcium, phosphorus, and magnesium metabolism. In: Polin RA, Fox WW, eds. *Fetal and Neonatal Physiology*, 2nd ed. Philadelphia: WB Saunders 1992.

26 Hiperbilirrubinemia Neonatal

Maria Lucia P. Gregory, Camilia R. Martin e John P. Cloherty

I. Introdução. O nível sérico de bilirrubina normal no adulto é < 1 mg/dℓ. Os adultos tornam-se ictéricos quando o nível sérico de bilirrubina é > 2 mg/dℓ, e os recém-nascidos, quando este nível é > 7 mg/dℓ. Aproximadamente 85% de todos os neonatos a termo e a maioria dos prematuros apresentam icterícia clínica. Ademais, 6,1% dos recém-nascidos a termo sadios têm nível sérico máximo de bilirrubina > 12,9 mg/dℓ. Nível sérico de bilirrubina > 15 mg/dℓ é observado em 3% dos neonatos a termo normais. **O exame físico não é uma medida confiável da bilirrubina sérica.**

A. Origem da bilirrubina. A bilirrubina provém da degradação de proteínas contendo heme no sistema reticuloendotelial. O recém-nascido normal produz 6 a 10 mg de bilirrubina/kg/dia, em oposição à produção de 3 a 4 mg/kg/dia no adulto.

1. A principal proteína que contém heme é a **hemoglobina dos eritrócitos (hemácias).** A hemoglobina liberada pelas hemácias senescentes no sistema reticuloendotelial (SRE) é a origem de 75% de toda a bilirrubina produzida. Um grama de hemoglobina produz 34 mg de bilirrubina. A liberação acelerada de hemoglobina pelos eritrócitos é a causa de hiperbilirrubinemia na isoimunização (p. ex., incompatibilidade por Rh e ABO), anormalidades bioquímicas eritrocitárias (p. ex., deficiências de glicose-6-fosfato-desidrogenase [G6PD] e piruvatoquinase), morfologia anormal dos eritrócitos (p. ex., esferocitose hereditária [EH]), sangue sequestrado (p. ex., equimoses e céfalo-hematoma) e policitemia.

2. Os demais 25% da bilirrubina denominam-se **bilirrubina marcada precocemente.** Provém da hemoglobina liberada por eritropoese não efetiva na medula óssea, de outras proteínas contendo heme nos tecidos (p. ex., mioglobina, citocromos, catalase e peroxidase) e do heme livre.

B. Metabolismo da bilirrubina. O anel heme das proteínas que contêm heme é oxidado nas células reticuloendoteliais em **biliverdina** pela enzima microssômica heme-oxigenase. Essa reação libera **monóxido de carbono (CO)** (excretado pelo pulmão) e **ferro** (reutilizado). Então, a biliverdina é reduzida em bilirrubina pela enzima **biliverdina-redutase**. O catabolismo de 1 mol de hemoglobina produz 1 mol, cada, de CO e bilirrubina. O aumento da produção de bilirrubina, medida pelas taxas de excreção de CO, responde pelos níveis de bilirrubina mais altos em neonatos asiáticos, gregos e norte-americanos nativos.

1. **Transporte.** A bilirrubina é apolar, hidroinsolúvel e transportada até os hepatócitos ligada à **albumina** sérica. Geralmente, a bilirrubina ligada à albumina não entra no sistema nervoso central (SNC), e acredita-se ser atóxica. O deslocamento da bilirrubina da albumina por substâncias, como as sulfonamidas, ou por ácidos graxos livres (AGL) em altas relações molares de AGL:albumina, pode aumentar a toxicidade da bilirrubina (Quadro 26.1).

2. **Captação.** A bilirrubina apolar lipossolúvel (dissociada da albumina) atravessa a membrana plasmática do hepatócito e liga-se principalmente à **ligandina** citoplasmática (proteína Y) para transporte ao retículo endoplasmático liso (REL). O fenobarbital eleva a concentração de ligandina.

3. **Conjugação.** A bilirrubina não conjugada (BNC) (indireta) é convertida na bilirrubina conjugada (BC) (direta) hidrossolúvel no REL pela **uridina difosfoglicuronato glicuronosiltransferase (UGT).** Essa enzima é induzível pelo fenobarbital e catalisa a formação de monoglicuronídio de bilirrubina. O monoglicuronídio é ainda conjugado em diglicuronídio de bilirrubina. As formas mono e diglicuronídio de BC são excretadas nos canalículos biliares contra um gradiente de concentração.

As deficiências hereditárias e os polimorfismos do gene da enzima de conjugação causam hiperbilirrubinemia grave em neonatos. Já foram descritos **polimorfismos do gene da bilirrubina uridina difosfoglicuronato glicuronosiltransferase (UGT1A1) que diminuem a expressão da enzima UDPG-T. A mutação de TATA box** é a mutação mais comumente encontrada e, na população ocidental, está implicada na síndrome de Gilbert. Em vez das habituais seis repetições (TA) na região promotora, há uma repetição extra do par de bases (TA), resultando em sete repetições (TA) ([TA]7TAA). A frequência estimada do alelo entre brancos é 0,33 a 0,4, e entre asiáticos, é 0,15.

Capítulo 26 | Hiperbilirrubinemia Neonatal **237**

Quadro 26.1	**Substâncias que deslocam significativamente a bilirrubina da albumina *in vitro.***
Sulfonamidas	
Moxalactam	
Ticarcilina, azlocilina, carbenicilina	
Ceftriaxona, cefotetano, cefmetazol, cefonicida	
Ácido fusídico	
Meios de contraste radiográficos para colangiografia (iodipamida de sódio, ipodato de sódio, ácido iopanoico, loglicamato de meglumina)	
Álcool benzílico (conservante), benzoato	
Álcool benzílico (conservante), benzoato	
Ácido acetilsalicílico (AAS)	
Ibuprofeno	
Aminofilina	
Diatrizoato	
Apazona	
Tolbutamida	
Infusões rápidas de conservantes da albumina (caprilato de sódio e *N*-acetiltriptofano)	
Infusões rápidas de ampicilina	
AGL de cadeia longa em altas razões molares de AGL:albumina	

AGL = ácido graxo livre. De Roth P, Rolin RA. Controversial topics in kernicterus. *Clin Perinatol* 1988;15:965-990 e Robertson A, Karp W, Broderson R. Bilirubin displacing effect of drugs used in neonatology. *Acta Paediatr Scand* 1991; 80:1119-1127.

Sozinha, essa mutação pode não gerar hiperbilirrubinemia neonatal significativa; contudo, na presença de outros fatores de risco de hiperbilirrubinemia (deficiência de G6PD, incompatibilidade ABO, EH e icterícia do leite materno), essa mutação pode conferir um risco significativo de hiperbilirrubinemia neonatal. A mutação **211G** → **A (G71R)** ocorre com frequência aumentada entre a população japonesa, e a ocorrência isolada dessa mutação (homozigoto ou heterozigoto) pode acarretar atividade enzimática reduzida e hiperbilirrubinemia neonatal. Esta também é a mutação mais comum em pacientes japoneses com a síndrome de Gilbert. A mutação G71R não foi detectada na população branca. Outras mutações foram descritas, como a **1456T** → **G** e a **mutação de CAT box** (CCAAT → GTGCT); contudo, sabe-se menos sobre essas mutações e o papel delas na hiperbilirrubinemia no recém-nascido. As diferenças populacionais nas frequências de alelos podem explicar parte da variação racial e étnica observada na ocorrência de icterícia.

4. **Excreção.** A BC na árvore biliar entra no trato gastrintestinal (GI) e é então eliminada nas fezes, que contêm grandes quantidades de bilirrubina. A BC normalmente não é reabsorvida no intestino, a menos que seja reconvertida em BNC pela enzima intestinal **betaglicuronidase.** A reabsorção da bilirrubina pelo trato GI e o transporte de volta ao fígado para reconjugação denomina-se **circulação êntero-hepática.** As bactérias intestinais podem impedir a circulação êntero-hepática de bilirrubina convertendo a BC em **urobilinoides,** que não são substratos para a betaglicuronidase. Os distúrbios que aumentam a circulação êntero-hepática incluem redução da alimentação enteral, atresias intestinais, íleo paralítico meconial e doença de Hirschsprung.

5. **Metabolismo da bilirrubina fetal.** A maior parte da BNC formada pelo feto é depurada pela placenta para a circulação materna. A formação de BC é limitada no feto em virtude do fluxo sanguíneo hepático fetal reduzido, escassez de ligandina hepática e atividade de UDPG-T diminuída. A pequena

238 Parte 4 | Questões da Nutrição Hidreletrolítica, Gastrintestinal e Renal

quantidade de BC excretada no intestino fetal geralmente é hidrolisada pela betaglicuronidase e reabsorvida. A bilirrubina é normalmente encontrada no líquido amniótico com 12 semanas de gestação e desaparece com 37 semanas. Observam-se níveis elevados de bilirrubina no líquido amniótico na doença hemolítica do recém-nascido e na obstrução intestinal fetal distal aos ductos biliares.

II. Hiperbilirrubinemia fisiológica.
O nível sérico de BNC da maioria dos recém-nascidos eleva-se para > 2 mg/dℓ na primeira semana de vida. Esse nível costuma subir em neonatos a termo até um pico de 6 a 8 mg/dℓ aos 3 a 5 dias de vida e, então, cai. A elevação até 12 mg/dℓ está dentro da faixa fisiológica. Em neonatos prematuros, o pico pode ser de 10 a 12 mg/dℓ no quinto dia de vida, possivelmente subindo até > 15 mg/dℓ sem anormalidades específicas do metabolismo da bilirrubina. Níveis < 2 mg/dℓ podem não ser encontrados até 1 mês de idade em neonatos a termo e prematuros. Essa "icterícia normal" é atribuída aos seguintes mecanismos:

A. Aumento da produção de bilirrubina devido a:
1. Maior volume de eritrócitos por quilograma e menor sobrevida dos eritrócitos (90 *versus* 120 dias) em recém-nascidos em comparação com adultos
2. Aumento da eritropoese não efetiva e da renovação das outras proteínas contendo heme que não a hemoglobina.

B. Aumento da circulação êntero-hepática causado por altos níveis de betaglicuronidase intestinal, preponderância de monoglicuronídio em vez de diglicuronídio de bilirrubina, número reduzido de bactérias intestinais e diminuição da motilidade intestinal com evacuação deficiente de mecônio repleto de bilirrubina.

C. Defeito na captação da bilirrubina plasmática causado por escassez de ligandina e ligação de outros ânions à ligandina.

D. Defeito na conjugação devido à menor atividade de UDPG-T.

E. Redução da excreção hepática de bilirrubina.

III. Hiperbilirrubinemia não fisiológica.
A icterícia não fisiológica às vezes não é facilmente distinguível da icterícia fisiológica. As seguintes situações sugerem hiperbilirrubinemia não fisiológica e exigem avaliação (Figura 26.1 e Quadro 26.2):

A. Condições gerais (Quadros 26.2 e 26.3)
1. Início da icterícia antes de 24 horas de vida.
2. Qualquer elevação da bilirrubina sérica que exija fototerapia (Figura 26.2 e VI.D).
3. Elevação dos níveis séricos de bilirrubina > 0,2 mg/dℓ/h.
4. Sinais de doença subjacente em qualquer recém-nascido (vômitos, letargia, recusa alimentar, perda ponderal excessiva, apneia, taquipneia ou instabilidade da temperatura).
5. Icterícia persistindo após 8 dias em neonato a termo ou após 14 dias em neonato prematuro.

B. Anamnese
1. História familiar de icterícia, anemia, esplenectomia ou doença precoce da vesícula biliar sugerem anemia hemolítica hereditária (p. ex., esferocitose, deficiência de G6PD).
2. História familiar de doença hepática sugere galactosemia, deficiência de α_1-antitripsina, tirosinose, hipermetioninemia, doença de Gilbert, síndrome de Crigler-Najjar dos tipos I e II ou fibrose cística.
3. Origem étnica ou geográfica associada a hiperbilirrubinemia (pessoas do leste da Ásia, gregos e indígenas norte-americanos) (ver as possíveis influências genéticas em I.B.3).
4. Um irmão com icterícia ou anemia sugere incompatibilidade de grupos sanguíneos, icterícia do leite materno ou síndrome de Lucey-Driscoll.
5. Doenças maternas durante a gravidez podem sugerir infecção congênita viral ou por toxoplasmose. Os recém-nascidos cujas mães são diabéticas tendem a apresentar hiperbilirrubinemia (ver Capítulo 2).
6. As substâncias usadas pela gestante podem interferir na ligação da bilirrubina à albumina, trazendo a bilirrubina tóxica a níveis relativamente baixos (sulfonamidas), ou induzir hemólise em neonatos com deficiência de G6PD (sulfonamidas, nitrofurantoína, antimaláricos).

Capítulo 26 | Hiperbilirrubinemia Neonatal 239

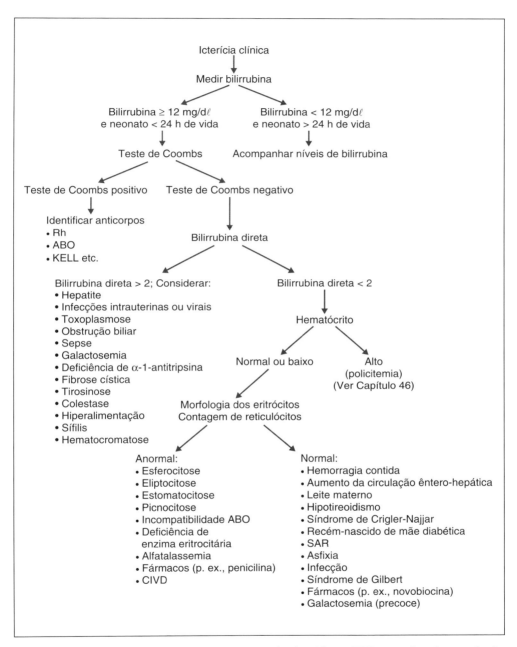

Figura 26.1 Diagnóstico da etiologia de hiperbilirrubinemia. Rh = fator Rhesus; CIVD = coagulação intravascular disseminada; SAR = síndrome de angústia respiratória.

240 Parte 4 | Questões da Nutrição Hidreletrolítica, Gastrintestinal e Renal

Quadro 26.2 — Causas de hiperbilirrubinemia neonatal.

Produção excessiva	Secreção deficiente	Misto	Mecanismo incerto
Incompatibilidade fetomaterna de grupos sanguíneos (p. ex., Rh, ABO) Esferocitose (CHCM > 36,0 g/dℓ), eliptocitose, estomatocitose hereditárias Anemias hemolíticas não esferocitárias Deficiência de G6PD e fármacos Deficiência de piruvatoquinase Deficiência de outras enzimas eritrocitárias Alfatalassemia Delta-betatalassemia Hemólise adquirida devida a vitamina K, nitrofurantoína, sulfonamidas, antimaláricos, penicilina, ocitocina, bupivacaína ou infecção **Sangue extravascular** Petéquias Hematomas Hemorragia pulmonar, cerebral ou oculta **Policitemia** Transfusão fetomaterna ou fetofetal Ligadura tardia do cordão umbilical **Aumento da circulação êntero-hepática** Estenose pilórica* Atresia ou estenose intestinal, incluindo pâncreas anular Doença de Hirschsprung Íleo paralítico meconial e/ou síndrome do tampão de mecônio Jejum ou hipoperistalse de outras etiologias Íleo paralítico induzido por substância (hexametônio) Sangue deglutido	**Distúrbios metabólicos e endócrinos** Galactosemia Icterícia não hemolítica familiar dos tipos 1 e 2 (síndrome de Crigler-Najjar) Doença de Gilbert Hipotireoidismo Tirosinose Hipermetioninemia Fármacos e hormônios Novobiocina Pregnanediol Síndrome de Lucey-Driscoll Recém-nascido de mãe diabética Prematuridade Hipopituitarismo e anencefalia **Distúrbios obstrutivos** Atresia biliar* Síndromes de Dubin-Johnson e de Rotor* Cisto de colédoco* Fibrose cística (bile espessada) Tumor* ou faixa* (obstrução extrínseca) Deficiência de α-1-antitripsina* Nutrição parenteral	Sepse Infecções intrauterinas Toxoplasmose Rubéola DIC Herpes simples Sífilis Hepatite Síndrome de angústia respiratória Asfixia Recém-nascido de mãe diabética Eritroblastose fetal grave	Neonatos chineses, japoneses, coreanos e indígenas norte-americanos (ver discussão sobre polimorfismo, seção I.B.3.) Icterícia do leite materno

CHCM = concentração de hemoglobina corpuscular média; G6PD = glicose-6-fosfato-desidrogenase; DIC = doença de inclusão por citomegalovírus, como no TORCH (toxoplasmose, outras, rubéola, citomegalovírus, herpes simples). *Icterícia pode não ser observada no período neonatal. Modificado de Odell GB, Poland RL, Nostrea E Jr. Neonatal hyperbilirubinemia. In: Klaus MH, Fanaroff A, eds. *Care of the High-Risk Neonate*. Philadelphia: WB Saunders, 1973, Chapter 11.

Quadro 26.3 — Fatores de risco para hiperbilirrubinemia grave.

Nível pré-alta de BST ou BTc na zona de alto risco ou de risco intermediário-alto
Idade gestacional mais baixa
Aleitamento materno exclusivo, particularmente se não for satisfatório, e o recém-nascido apresentar perda de peso excessiva
Icterícia observada nas primeiras 24 horas de vida
Doença isoimune ou outra doença hemolítica
Irmão com icterícia
Céfalo-hematoma ou equimoses significativas
Origem do Leste Asiático

De Maisels MJ, Bhutani VK, Bogen D et al. Hyperbilirubinemia in the newborn infant ≥ 35 weeks' gestation: an update with clarifications. *Pediatrics* 2009; 124:1193-1198.

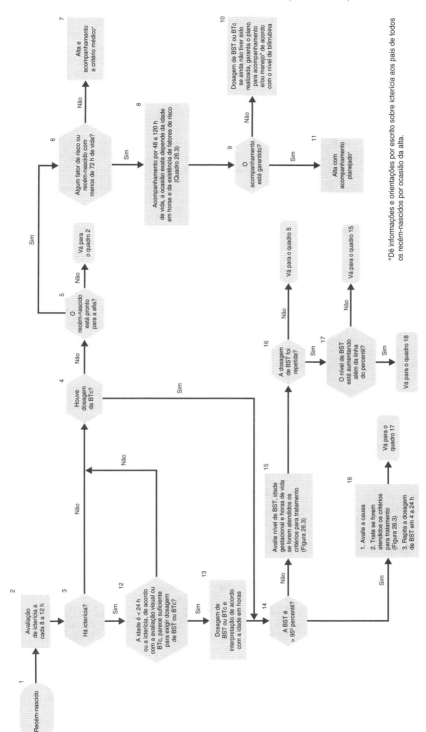

Figura 26.2 Algoritmo com recomendações para o manejo e o acompanhamento que leva em conta os níveis de bilirrubina antes da alta, a gestação e os fatores de risco de hiperbilirrubinemia subsequente. (Reproduzida com permissão de Maisels MJ, Bhutani VK, Bogen D, et al. Hyperbilirubinemia in the newborn infant ≥ 35 weeks' gestation: an update with clarifications. *Pediatrics* 2009;123:1193–1198.)

242 Parte 4 | Questões da Nutrição Hidreletrolítica, Gastrintestinal e Renal

7. A história do parto e do nascimento pode revelar traumatismo associado a sangramento extravascular e hemólise. O uso de ocitocina pode estar associado a hiperbilirrubinemia, mas isso é controverso. Recém-nascidos com lesões hipóxico-isquêmicas podem ter níveis elevados de bilirrubina; entre as causas estão incapacidade do fígado de processar a bilirrubina e hemorragia intracraniana. Retardo na ligadura do cordão umbilical pode estar associado a policitemia neonatal e aumento da carga de bilirrubina.

8. A história do recém-nascido pode mostrar retardo ou baixa frequência de defecação, o que pode advir de baixa ingestão calórica ou obstrução intestinal e aumentar a circulação êntero-hepática de bilirrubina. O aporte calórico insuficiente também diminui a captação hepática de bilirrubina. Vômitos podem decorrer de sepse, estenose pilórica ou galactosemia.

9. **Aleitamento materno.** É preciso distinguir entre a icterícia por leite materno, que é supostamente causada por fatores do próprio leite, e a icterícia associada à amamentação, geralmente observada quando a amamentação não é satisfatória e a ingestão é insuficiente.

   a. Icterícia do aleitamento. Os neonatos que recebem leite materno exibem níveis de bilirrubina mais altos após o terceiro dia de vida em comparação com neonatos alimentados com fórmula. As diferenças nos níveis de bilirrubina não costumam ser clinicamente significativas. A incidência de níveis máximos de bilirrubina > 12 mg/dℓ em neonatos a termo que recebem leite materno é de 12 a 13%. O principal fator supostamente responsável pela icterícia do aleitamento é a ingestão reduzida de leite, que resulta em menor eliminação de bilirrubina e aumento da circulação êntero-hepática.

   b. Icterícia do leite materno tem início tardio, com incidência de 2 a 4% em lactentes a termo. No 4º dia, em vez da queda habitual da bilirrubina sérica, o nível de bilirrubina continua a aumentar e pode alcançar 20 a 30 mg/dℓ aos 14 dias de vida se não for instituído tratamento. Caso a amamentação seja continuada, os níveis permanecem elevados e caem lentamente a partir de 2 semanas de vida, normalizando-se entre a 4ª e a 12ª semana de vida. Caso a amamentação seja interrompida, o nível de bilirrubina cai rapidamente em 48 horas. Então, se a amamentação for reiniciada, a bilirrubina pode elevar-se até 2 a 4 mg/dℓ, mas não costuma alcançar o elevado nível anterior. Esses recém-nascidos têm bom ganho de peso e resultados normais das provas de função hepática (PFH) e não apresentam sinais de hemólise. A taxa de recorrência em gestações futuras nas mães cujos recém-nascidos têm síndrome de icterícia por leite materno é de 70% (ver possíveis influências genéticas em I.B.3.). Não se conhece o mecanismo da verdadeira icterícia por leite materno, mas supõe-se que seja causada por um ou mais fatores não identificados do leite materno que interferem no metabolismo da bilirrubina. Além disso, o aumento da circulação êntero-hepática é mais provável em recém-nascidos que recebem leite materno do que naqueles alimentados com fórmula, pois os primeiros ingerem a betaglicuronidase existente no leite materno, têm colonização mais lenta por bactérias intestinais que convertem bilirrubina conjugada (BC) em urobilinoides e eliminam menor volume fecal.

C. Exame físico. Detecta-se icterícia branqueando a pele por pressão digital para observar a sua cor e a dos tecidos subcutâneos. A icterícia progride em direção cefalocaudal. Os níveis de bilirrubina mais altos estão tipicamente associados à icterícia abaixo dos joelhos e nas mãos, embora haja considerável superposição de níveis séricos de bilirrubina associados ao progresso da icterícia. **A inspeção visual não é um indicador fidedigno dos níveis séricos de bilirrubina.**

Os recém-nascidos ictéricos devem ser examinados quanto aos seguintes aspectos:

1. **Prematuridade. A idade gestacional é um importante fator preditor de hiperbilirrubinemia; isso deve ser avaliado e documentado para cada recém-nascido**
2. **Tamanho pequeno para a idade gestacional (PIG),** o qual pode estar associado a policitemia e infecções intrauterinas
3. **Microcefalia,** que pode estar associada a infecções *in utero*
4. **Sangue extravascular** na forma de equimoses, céfalo-hematoma ou outra hemorragia contida
5. **Palidez** associada a anemia hemolítica ou perda sanguínea extravascular
6. **Petéquias** associadas a infecção congênita, sepse ou eritroblastose
7. **Hepatoesplenomegalia** associada a anemia hemolítica, infecção congênita ou doenças hepáticas
8. **Onfalite**
9. **Coriorretinite** associada a infecção congênita
10. Evidências de **hipotireoidismo** (ver Capítulo 3).

D. Predição da hiperbilirrubinemia que pode exigir tratamento em recém-nascidos sem outras doenças ≥ 35 semanas de gestação.

1. Inspeção visual **não** é uma medida fidedigna da bilirrubina sérica.
2. Mostrou-se que a **triagem da bilirrubina sérica total (BST)** em amostra coletada antes da alta do berçário, com o nível registrado em "nomograma da bilirrubina horária", ajuda a identificar os neonatos sob alto risco de apresentar hiperbilirrubinemia não fisiológica.
3. Alternativamente, a medição da **bilirrubina transcutânea (BTc)** por análise de múltiplos comprimentos de onda (em vez do método com dois comprimentos de onda) fornece uma estimativa confiável dos níveis séricos de bilirrubina independentemente de pigmentação cutânea, idade gestacional, idade pós-natal e peso do recém-nascido. Assim como a bilirrubina sérica total, pode-se usar a BTc como recurso de triagem para identificar os neonatos sob alto risco de hiperbilirrubinemia grave por meio de registro dos valores obtidos em nomograma da bilirrubina horária. A despeito dos avanços na tecnologia transcutânea, a extrapolação dos níveis séricos de bilirrubina a partir da bilirrubina transcutânea deve continuar a ser realizada com cautela. Medimos a BTc em todos os neonatos a termo sadios antes da alta hospitalar.

   A bilirrubina transcutânea é um método de rastreamento e pode subestimar a bilirrubina sérica total. Algumas opções são recomendadas para evitar que se deixe de detectar um nível elevado de bilirrubina sérica total. Entre elas estão a dosagem de bilirrubina sérica total se (i) a bilirrubina transcutânea ultrapassar o 70º percentil do nível recomendado para fototerapia, (ii) a bilirrubina transcutânea ultrapassar o 75º percentil no nomograma de Bhutani ou (iii) durante o acompanhamento após a alta, o nível de bilirrubina transcutânea for > 13 mg/dℓ. Nossa abordagem prática é solicitar dosagem da bilirrubina sérica total junto com as provas metabólicas se a bilirrubina transcutânea for > 8, de modo que o médico disponha do resultado ao dar alta.

   É importante notar que o monitoramento da bilirrubina transcutânea não é confiável após o início da fototerapia devido ao empalidecimento da pele com o tratamento. Entretanto, a bilirrubina transcutânea verificada na pele não exposta à fototerapia (p. ex., sob o protetor ocular) guarda correlação com a BST ou superestima a BST. A BTc como recurso de triagem tem o potencial de reduzir os exames de sangue invasivos realizados em recém-nascidos e diminuir os custos da assistência médica.
4. O **monóxido de carbono corrente final (COCF$_c$)** não melhora a sensibilidade ou a especificidade de predição de hiperbilirrubinemia não fisiológica em comparação com a bilirrubina sérica total ou bilirrubina transcutânea isolada. Embora possa ajudar a esclarecer o processo patológico subjacente que leva à hiperbilirrubinemia (hemólise *versus* defeitos da conjugação), não está disponível para comercialização atualmente nos EUA.

E. **Exames complementares** (Figuras 26.1 e 26.2). Os seguintes exames são indicados quando a bilirrubina sérica total estiver acima de do 95º percentil para a idade em horas de vida ou perto do limiar para início da fototerapia.

1. **Grupo sanguíneo, fator Rh e triagem de anticorpos da mãe** devem ter sido realizados durante a gravidez, e a triagem de anticorpos é repetida no parto.
2. **Grupo sanguíneo, fator Rh e teste de Coombs direto do neonato** para pesquisar doença hemolítica isoimune. Os recém-nascidos cujas mães são Rh-negativas devem ter seu grupo sanguíneo, fator Rh e teste de Coombs realizados ao nascimento. A realização rotineira de grupo sanguíneo e teste de Coombs em todos os recém-nascidos de mães O Rh-positivas para determinar se há risco de incompatibilidade ABO provavelmente é desnecessária. Tais exames são reservados para neonatos com hiperbilirrubinemia clinicamente significativa, aqueles cujo acompanhamento será difícil ou para os neonatos cuja pigmentação cutânea dificulte o reconhecimento da icterícia. O grupo sanguíneo e o teste de Coombs devem ser considerados para os neonatos que receberão alta precoce, especialmente se a mãe for do grupo O (ver Capítulo 9).
3. **Esfregaço do sangue periférico com análise da morfologia eritrocitária e contagem de reticulócitos** para detectar causas de doença hemolítica com teste de Coombs negativo (p. ex., esferocitose). A esferocitose hereditária (EH) acomete 1 a cada 2.000 nascidos e pode não ser detectada caso se use apenas a história familiar para rastreamento, pois muitos casos são novos e a herança pode ser

244 Parte 4 | Questões da Nutrição Hidreletrolítica, Gastrintestinal e Renal

autossômica recessiva em lactentes de ascendência japonesa. Uma publicação mostrou que a concentração de hemoglobina corpuscular média (CHCM) $\geq$ 36,0 g/dℓ tem sensibilidade de 82% e especificidade de 98% para o diagnóstico de EH.

4. **Hematócrito** detecta policitemia ou sugere perda sanguínea por hemorragia oculta.
5. Identificação de **anticorpos nos eritrócitos do neonato** (se o resultado do teste de Coombs direto for positivo).
6. Deve-se realizar a medição da **bilirrubina direta** quando os níveis de bilirrubina são iguais ou superiores ao 95º percentil ou quando o limite da fototerapia estiver próximo. A bilirrubina direta também deve ser medida quando a icterícia persiste após as primeiras duas semanas de vida ou sempre que houver sinais de colestase (acolia e bilirrubina na urina). Se estiver elevada, obtêm-se exame de urina e urocultura. Deve-se avaliar a triagem neonatal estadual para hipotireoidismo e galactosemia. Solicite a pesquisa de substâncias redutoras na urina.
7. Na icterícia prolongada, indicam-se exames para doenças hepáticas, infecção congênita, sepse, defeitos metabólicos ou hipotireoidismo. A nutrição parenteral total (NPT) é uma causa bem conhecida de hiperbilirrubinemia direta prolongada.
8. **Triagem de G6PD** pode ser útil, especialmente em neonatos do sexo masculino de ascendência da África, Ásia, sul da Europa, região do Mediterrâneo ou Oriente Médio. A incidência da deficiência de G6PD em afrodescendentes do sexo masculino é de 11 a 13%, compreendendo a subpopulação mais afetada na América do Norte. Crianças afetadas correm risco aumentado de hiperbilirrubinemia. Uma combinação de fatores de risco genéticos e ambientais determinará o risco individual de hiperbilirrubinemia neonatal (ver as possíveis influências genéticas em I.B.3.). A triagem da deficiência de G6PD nos pais também ajuda a definir o diagnóstico. Há relatos de recém-nascidos com deficiência de G6PD que receberam alta precoce e, como consequência, tiveram hiperbilirrubinemia grave e sequelas significativas.

IV. Diagnóstico de hiperbilirrubinemia neonatal (Quadro 26.2 e Figura 26.1).

V. Toxicidade da bilirrubina. Os níveis de bilirrubina associados à toxicidade em recém-nascido a termo ou pré-termo são incertos e parecem variar entre as crianças e em diferentes situações clínicas.

A. A bilirrubina penetra no cérebro como bilirrubina livre (não ligada), ou como bilirrubina ligada à albumina quando a barreira hematencefálica está comprometida. Estima-se que 8,5 mg de bilirrubina ligam-se firmemente a 1 g de albumina (razão molar de 1), porém essa capacidade de ligação é menor em prematuros pequenos e enfermos. Os AGL e determinadas substâncias (Quadro 26.1) interferem na ligação da bilirrubina à albumina, enquanto a acidose afeta a solubilidade da bilirrubina e o seu depósito no tecido cerebral. Os fatores que comprometem a barreira hematencefálica incluem hiperosmolaridade, asfixia e hipercapnia. A barreira é mais permeável em neonatos prematuros.

B. *Kernicterus* é um diagnóstico histopatológico e refere-se à **coloração amarelada** do cérebro por bilirrubina juntamente com evidências de **lesão neuronal.** Ao exame macroscópico, a coloração por bilirrubina é vista mais comumente nos núcleos da base, núcleos de vários nervos cranianos, outros núcleos do tronco encefálico, núcleos cerebelares, hipocampo e células do corno anterior da medula espinal. Ao exame microscópico, há necrose, perda neuronal e gliose. Pode-se observar intensidade de sinal anormal na ressonância magnética (RM) do encéfalo, e está em investigação a existência de uma assinatura metabólica na espectroscopia por RM. O termo *kernicterus*, no contexto clínico, deve ser utilizado para denotar *as sequelas crônicas* e *permanentes* de toxicidade da bilirrubina.

C. **Encefalopatia bilirrubínica aguda** é a manifestação clínica de toxicidade da bilirrubina vista no período neonatal. A apresentação clínica da encefalopatia bilirrubínica aguda divide-se em três fases:

1. **Fase precoce.** Hipotonia, letargia, choro agudo e sucção débil.
2. **Fase intermediária.** Hipertonia dos músculos extensores (com opistótono, rigidez, crise oculógira e retrocolo), irritabilidade, febre e crises epilépticas. Muitos neonatos morrem nessa fase. Todos os neonatos que sobrevivem a essa fase manifestam encefalopatia bilirrubínica crônica (diagnóstico clínico de *kernicterus*).

Capítulo 26 | Hiperbilirrubinemia Neonatal **245**

3. **Fase avançada.** Opistótono marcante (embora a hipotonia substitua a hipertonia após aproximadamente 1 semana de idade), choro estridente, apneia, crises epilépticas, coma e morte.

D. Encefalopatia bilirrubínica crônica (*kernicterus*) caracteriza-se por atetose, surdez neurossensorial parcial ou total (neuropatia auditiva), limitação do olhar para cima, displasia dentária e, algumas vezes, déficits intelectuais.

E. Toxicidade da bilirrubina e doença hemolítica. Há um consenso geral de que na doença hemolítica por Rh há associação direta entre elevações intensas da bilirrubina e os sinais de encefalopatia bilirrubínica com *kernicterus* à necropsia. Os estudos e a experiência clínica mostraram que, em neonatos a termo com doença hemolítica, se o nível de bilirrubina total for mantido < 20 mg/dℓ, é improvável que ocorra encefalopatia bilirrubínica. Teoricamente, essa regra deve aplicar-se a outras causas de doença hemolítica isoimune, como a incompatibilidade ABO, e a processos hemolíticos hereditários como a EH, a deficiência de piruvatoquinase ou a deficiência de G6PD.

F. Toxicidade da bilirrubina e o recém-nascido a termo sadio. Ao contrário dos neonatos com doença hemolítica, há poucas evidências de desfecho neurológico adverso em neonatos a termo sadios com níveis de bilirrubina < 25 a 30 mg/dℓ. Um grande estudo prospectivo de coortes não encontrou associação clinicamente significativa entre níveis de bilirrubina > 20 mg/dℓ e anormalidade neurológica, perda auditiva a longo prazo ou déficits do quociente de inteligência (QI). Contudo, observou-se aumento de anormalidades motoras menores de importância incerta naqueles com níveis séricos de bilirrubina > 20 mg/dℓ. A hiperbilirrubinemia em recém-nascidos a termo esteve associada a anormalidades nas respostas evocadas audiométricas do tronco encefálico (BAER, do inglês *brainstem auditory-evoked responses*), características do choro e medidas neurocomportamentais. No entanto, essas alterações desaparecem quando os níveis de bilirrubina caem e não há sequelas mensuráveis a longo prazo. O *kernicterus* foi relatado em neonatos a termo sadios alimentados ao seio com icterícia. **Todos os valores preditivos de toxicidade da bilirrubina baseiam-se em níveis medidos por punção do calcanhar.**

G. Toxicidade da bilirrubina e o recém-nascido de baixo peso. Os estudos pioneiros de neonatos com 1.250 a 2.500 g e idade gestacional de 28 a 36 semanas não mostraram correlação entre lesão neurológica e níveis de bilirrubina > 18 a 20 mg/dℓ. Estudos subsequentes, contudo, começaram a relatar "*kernicterus*" em necropsia ou anormalidades do neurodesenvolvimento no acompanhamento de neonatos prematuros < 1.250 g que tiveram níveis de bilirrubina previamente considerados seguros (p. ex., < 10 a 20 mg/dℓ). Como o *kernicterus* em neonatos pré-termo atualmente é considerado incomum, o retrospecto sugere que o chamado "*kernicterus* com bilirrubina baixa" decorreu de outros fatores que não somente a bilirrubina. Por exemplo, a hemorragia intracraniana não reconhecida, a exposição inadvertida a substâncias que deslocam a bilirrubina da albumina ou o uso de soluções (p. ex., álcool benzílico) que alteram a barreira hematencefálica podem ser responsáveis por atrasos do desenvolvimento ou *kernicterus* em neonatos com baixos níveis séricos de bilirrubina. Ademais, é mais provável que os neonatos prematuros sofram de anoxia, hipercapnia e sepse, os quais também abrem a barreira hematencefálica e promovem o depósito de bilirrubina nos tecidos neurais. Por fim, as alterações patológicas observadas no cérebro *postmortem* de neonatos pré-termo foram mais compatíveis com lesão inespecífica do que com *kernicterus* verdadeiro. Portanto, a toxicidade da bilirrubina em neonatos de baixo peso pode ser consequente ao seu estado clínico geral, e não aos níveis de bilirrubina.

VI. Manejo da hiperbilirrubinemia não conjugada.
Dada a incerteza na definição de quais níveis de bilirrubina são tóxicos, as recomendações a seguir são apenas diretrizes clínicas gerais e devem ser modificadas para todo recém-nascido enfermo com acidose, hipercapnia, hipoxemia, asfixia, sepse, hipoalbuminemia (< 2,5 mg/dℓ) ou sinais de encefalopatia bilirrubínica. Ao avaliar a necessidade de fototerapia ou exsanguineotransfusão, deve-se usar o nível de bilirrubina total. A bilirrubina direta não é subtraída do total, exceto, talvez, se representar > 50% da bilirrubina total.

A. Princípios gerais. O manejo da hiperbilirrubinemia não conjugada depende claramente da etiologia. A identificação precoce das causas conhecidas de hiperbilirrubinemia não fisiológica (ver III.B, C e D) deve levar à observação cuidadosa do aparecimento de icterícia, investigação laboratorial apropriada e

246 Parte 4 | Questões da Nutrição Hidreletrolítica, Gastrintestinal e Renal

intervenção oportuna. Qualquer medicamento (Quadro 26.1) ou fator clínico que possa interferir no metabolismo da bilirrubina, na ligação da bilirrubina à albumina ou na integridade da barreira hematencefálica deve ser suspenso ou corrigido. Os neonatos que estejam recebendo alimentação inadequada ou que tenham débitos urinário e fecal reduzidos necessitam de aumento do volume e do teor calórico da alimentação a fim de diminuir a circulação êntero-hepática da bilirrubina. Os recém-nascidos com hipotireoidismo precisam de reposição adequada de hormônio tireóideo. Se os níveis de bilirrubina forem tão altos que o recém-nascido corra risco de *kernicterus*, a bilirrubina pode ser removida mecanicamente por exsanguineotransfusão, sua excreção aumentada por vias alternativas mediante fototerapia ou seu metabolismo normal aumentado por fármacos como o fenobarbital.

B. Recém-nascidos com doença hemolítica (ver XII. e XIII.)

1. Na doença por incompatibilidade Rh, instituímos fototerapia intensiva imediatamente. Realiza-se exsanguineotransfusão caso se preveja que o nível de bilirrubina alcançará 20 mg/dℓ (Figura 26.3 A e B).

2. Imunoglobulina intravenosa (IGIV) em altas doses (500 a 1.000 mg/kg por via IV administrados durante 2 a 4 horas) foi usada para reduzir os níveis de bilirrubina em recém-nascidos com doença hemolítica isoimune. O mecanismo é desconhecido, mas acredita-se que a imunoglobulina ocupe os receptores Fc das células reticuloendoteliais, assim impedindo a captura e a lise de hemácias revestidas por anticorpos. Nós administramos IGIV em casos de incompatibilidade A–O ou B–O se a fototerapia não reduzir o nível de bilirrubina sérica total e se este estiver se aproximando do nível para exsanguineotransfusão.

3. Na doença hemolítica ABO, os níveis de bilirrubina sérica total para início de fototerapia intensiva ou exsanguineotransfusão acompanham a linha de risco média ou alta, dependendo da idade gestacional. Nossa abordagem é mais conservadora: iniciamos a fototerapia intensiva se o nível de bilirrubina ultrapassar 10 mg/dℓ em 12 h, 12 mg/dℓ em 18 horas, 14 mg/dℓ em 24 horas ou 15 mg/dℓ a qualquer tempo, e fazemos a exsanguineotransfusão se a bilirrubina alcançar 20 mg/dℓ.

4. Na doença hemolítica por outras causas, tratamos como se o neonato tivesse doença por incompatibilidade Rh (Quadros 26.4 a 26.6).

C. Recém-nascidos pré-termo tardios e a termo sadios (Figura 26.2). A American Academy of Pediatriacs (AAP) publicou diretrizes de prática para o tratamento da hiperbilirrubinemia não conjugada em neonatos sadios com idade gestacional igual ou maior que 35 semanas. Esse parâmetro baseia-se em três princípios gerais para reduzir a ocorrência de hiperbilirrubinemia grave e ao mesmo tempo evitar dano inadvertido: avaliação sistemática universal antes da alta hospitalar, acompanhamento cuidadoso e intervenção diligente quando indicado.

1. Em nossos berçários, usamos dosagem universal de bilirrubina transcutânea (ver III.D.) ou níveis de bilirrubina sérica total em amostra coletada por ocasião do rastreamento metabólico. Esses níveis de bilirrubina são representados em um nomograma de bilirrubina horário para identificar recém-nascidos com risco de hiperbilirrubinemia significativa.

2. A maioria dos neonatos pré-termo tardios e a termo sadios recebe alta para o lar com 24 a 48 horas de idade; portanto, os pais devem ser informados sobre a icterícia neonatal antes da alta hospitalar. **Devem-se tomar providências para que haja uma consulta de acompanhamento 1 ou 2 dias após a alta. Isso é especialmente importante se o neonato tiver idade gestacional < 38 semanas, for primogênito, receber leite materno ou tiver quaisquer outros fatores de risco de hiperbilirrubinemia.**

3. Em neonatos pré-termo tardios e a termo sadios que estejam ictéricos, seguimos as diretrizes publicadas pela AAP (Figura 26.2).

4. Em **neonatos alimentados ao seio** com hiperbilirrubinemia, as medidas preventivas são a melhor conduta e incluem incentivo a mamadas frequentes (no mínimo 3/3 horas) e, se necessário, suplementação com leite materno expresso ou fórmula (*não* com água ou solução glicosada) (ver III.B.9.).

5. As diretrizes para fototerapia e exsanguineotransfusão são idênticas para neonatos que recebem leite materno ou fórmula. Contudo, nos **neonatos que recebem leite materno,** muitas vezes é preciso so decidir se o aleitamento materno será interrompido. Em um estudo controlado randomizado de neonatos que recebiam leito materno com níveis de bilirrubina mínimos de 17 mg/dℓ, 3% daqueles que passaram a ser alimentados com fórmula e receberam fototerapia alcançaram níveis de bilirrubina

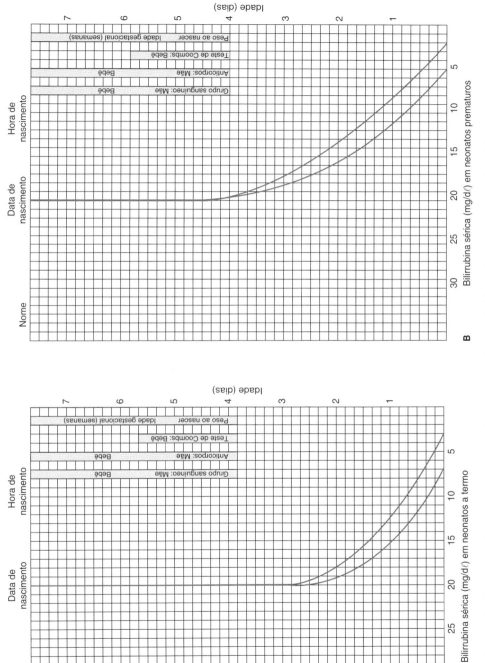

Figura 26.3 Níveis séricos de bilirrubina *versus* idade em neonatos a termo (**A**) e prematuros (**B**) com eritroblastose. Neonatos com níveis abaixo da linha não requerem nenhuma ação; aqueles com níveis entre as duas linhas devem receber fototerapia; e aqueles com níveis acima da linha superior devem ser submetidos a exsanguineotransfusão.

248 Parte 4 | Questões da Nutrição Hidreletrolítica, Gastrintestinal e Renal

Quadro 26.4	Fatores de risco para hiperbilirrubinemia neurotóxica.
Doença hemolítica isoimune	
Deficiência de G6PD	
Asfixia	
Sepse	
Acidose	
Albumina abaixo de 3,0 mg/dℓ	

De Maisels MJ, Bhutani VK, Bogen D et al. Hiperbilirubinemia in the newborn infant ≥ 35 weeks' gestation: an update with clarifications. *Pediatrics* 2009; 124:1193-1198.

Quadro 26.5	Outros antígenos envolvidos nas doenças hemolíticas do recém-nascido.	
Antígeno	Símbolo ou nome alternativo	Sistema do grupo sanguíneo
Co^a	–	Colton
Di^b	–	Diego
Ge	–	Gerbich
Hy	Holley	–
Jr	–	–
Js^b	Matthews, K:7	Kell
K	Cellano, K:2	Kell
Kp^b	Rautenberg, K:4	Kell
Lan	Langereis	–
Lu^b	–	Lutheran
LW	Landsteinder-Weiner	–
P, P1, P^k	Tj^a	P
U	–	MNSs
Yt^a	–	Cartwright

> 20 mg/dℓ em comparação com 14% daqueles que continuaram a ser amamentados enquanto receberam fototerapia. Dentre os neonatos que não receberam fototerapia, 19% dos que passaram a ser alimentados com fórmula alcançaram níveis de bilirrubina > 20 mg/dℓ *versus* 24% dos que mantiveram a amamentação. Nenhum neonato de qualquer grupo teve bilirrubina > 23 mg/dℓ, e nenhum precisou de exsanguineotransfusão. Contudo, a interrupção total do aleitamento materno pode ser desnecessária. Em um estudo prospectivo subsequente, os neonatos alimentados ao seio que continuaram a ser amamentados e receberam fórmula suplementar tiveram uma resposta ao tratamento comparável aos neonatos que tiveram a amamentação suspensa e foram alimentados apenas com fórmula.

Em geral, **nossa conduta atual** é a de que, se a bilirrubina atingir um nível que exija fototerapia, esta deve ser iniciada e instruímos a mãe a continuar a amamentar ou a extrair o leite com bomba para alimentar o recém-nascido. Podem-se usar mantas de fibra óptica quando a fototerapia é interrompida para alimentação. Caso o volume de leite materno seja insuficiente, se houver perda

Quadro 26.6 — Antígenos infrequentes implicados nas doenças hemolíticas do recém-nascido.

Antígeno	Símbolo ou nome alternativo	Sistema do grupo sanguíneo
Be^a	Berrens	Rh
Bi	Biles	–
By	Batty	–
C^w	Rh:8	Rh
C^x	Rh:9	Rh
Di^{a*}	–	Diego
Evans	–	Rh
E^w	Rh:11	Rh
Far	Ver Kam	–
Ga	Gambino	–
Go^a	Gonzales	Rh
Good	–	–
Heibel	–	–
Hil	Hill	MNSs Mi sub+
Ht^a	Hunt	–
Hut	Hutchinson	MNSs Mi sub
Js^a	Sutter	Kell
Kam (Far)	Kamhuber	–
Kp^a	Penney	Kell
Mit	Mitchell	–
Mt^a	Martin	MNSs#
Mull	Lu:9	Lutheran
Mur	Murrell	MNSs Mi sub
Rd	Radin	–
Re^a	Reid	–
R^N	Rh:32	Rh
Vw (Gr)	Verweyst (Graydon)	MNSs Mi sub
Wi^a	Wright	–
Zd	–	–

*Esta lista pode estar incompleta. Qualquer antígeno que o pai tenha e a mãe não tenha e que induza uma resposta de imunoglobulina G (IgG) na mãe pode gerar sensibilização.

excessiva de peso ou hipovolemia, ou se não houver diminuição do nível de bilirrubina, institui-se a complementação com fórmula. A mãe necessita de bastante apoio ao longo desse processo e é incentivada a reiniciar a amamentação o quanto antes.

D. Recém-nascidos prematuros. Não existem diretrizes consensuais para fototerapia e exsanguineotransfusão em neonatos de baixo peso. Um grande ensaio controlado randomizado de comparação da fototerapia intensiva à fototerapia conservadora em recém-nascido com peso extremamente baixo (EBPN), realizado pelo National Institute of Child Health and Human Development (NICHD) Neonatal Research Network, mostrou diminuição considerável do comprometimento do desenvolvimento neurológico, sobretudo do comprometimento profundo, aos 18 a 20 meses de idade corrigida com a fototerapia

250 Parte 4 | Questões da Nutrição Hidreletrolítica, Gastrintestinal e Renal

intensiva. No entanto, na classe de 501 g a 750 g de peso ao nascimento, a fototerapia intensiva foi associada a aumento de 5% da taxa de mortalidade. Não há evidências disponíveis em prematuros de peso moderado ao nascimento.

Nossa conduta atual no tratamento da icterícia em neonatos prematuros é a seguinte:

1. **Neonatos < 1.000 g.** Fototerapia nas primeiras 24 horas e exsanguineotransfusão em níveis de 10 a 12 mg/dℓ.
2. **Neonatos de 1.000 a 1.500 g.** Fototerapia em níveis de bilirrubina de 7 a 9 mg/dℓ e exsanguineotransfusão em níveis de 12 a 15 mg/dℓ.
3. **Neonatos de 1.500 a 2.000 g.** Fototerapia em níveis de bilirrubina de 10 a 12 mg/dℓ e exsanguineotransfusão em níveis de 15 a 18 mg/dℓ.
4. **Neonatos de 2.000 a 2.500 g.** Fototerapia em níveis de bilirrubina de 13 a 15 mg/dℓ e exsanguineotransfusão em níveis de 18 a 20 mg/dℓ.

VII. Fototerapia. Embora a bilirrubina absorva a luz visível com comprimentos de onda de aproximadamente 400 a 500 nm, as luzes de fototerapia mais efetivas são aquelas com débito de alta energia próximo ao pico de absorção máxima da bilirrubina (450 a 460 nm). Lâmpadas azuis especiais com débito máximo em 425 a 475 nm são as mais eficientes para fototerapia. Lâmpadas brancas frias com pico principal em 550 a 600 nm e faixa de 380 a 700 nm costumam ser adequadas para o tratamento. A fototerapia com fibra óptica (mantas de fototerapia) comprovadamente reduz os níveis de bilirrubina, porém menos efetivamente em neonatos a termo, provavelmente devido à exposição cutânea limitada.

A. Reações fotoquímicas. Quando a bilirrubina absorve luz, ocorrem três tipos de reações fotoquímicas.

1. **Fotoisomerização** ocorre no espaço extravascular da pele. O isômero natural da BNC (4Z,15Z) é instantaneamente convertido em um isômero polar menos tóxico (4Z,15E) que se difunde para o sangue e é excretado na bile sem conjugação. Porém, a excreção é lenta, e o fotoisômero é facilmente reconvertido em BNC, que é absorvida no intestino se o neonato não defecar. Após cerca de 12 horas de fototerapia, os fotoisômeros constituem aproximadamente 20% da bilirrubina total. Os testes convencionais não distinguem entre a bilirrubina de ocorrência natural e o fotoisômero; portanto, os níveis de bilirrubina podem não mudar muito, embora a fototerapia tenha tornado a bilirrubina presente menos tóxica. A fotoisomerização ocorre na fototerapia em baixa dose (6 μW/cm²/nm), sem benefício significativo na duplicação da irradiância.
2. **Isomerização estrutural** é a ciclização intramolecular da bilirrubina em **lumirrubina.** A lumirrubina perfaz 2 a 6% da concentração sérica de bilirrubina durante a fototerapia e é rapidamente excretada na bile e na urina sem conjugação. Ao contrário da fotoisomerização, a conversão da bilirrubina em lumirrubina é irreversível, e ela não é reabsorvida. É a via mais importante para redução dos níveis séricos de bilirrubina e está fortemente relacionada com a dose de fototerapia utilizada na faixa de 6 a 12 μW/cm²/nm.
3. O processo lento de **foto-oxidação** converte a bilirrubina em pequenos produtos polares que são excretados na urina. É a reação menos importante para diminuir os níveis de bilirrubina.

B. Indicações da fototerapia

1. A fototerapia deve ser usada quando o nível de bilirrubina puder tornar-se perigoso para o recém-nascido caso aumente, mas ainda não atingiu níveis que exijam exsanguineotransfusão (ver VI.).
2. A fototerapia profilática é indicada em circunstâncias especiais, como neonatos de extremo baixo peso ou aqueles com equimoses extensas, quando há expectativa de aumento rápido da bilirrubina sérica total. Na doença hemolítica do recém-nascido, a fototerapia é instituída imediatamente enquanto a elevação do nível de bilirrubina é acompanhada no gráfico (Figura 26.3) e durante a espera para exsanguineotransfusão.
3. A fototerapia geralmente é contraindicada para neonatos com hiperbilirrubinemia direta causada por doença hepática ou icterícia obstrutiva, porque os níveis de bilirrubina indireta não costumam ser altos nesses distúrbios e porque a fototerapia pode acarretar a **síndrome do "bebê bronzeado".** Se as bilirrubinas direta e indireta estiverem elevadas, a exsanguineotransfusão provavelmente é mais segura que a fototerapia porque não se sabe se o pigmento cor de bronze é tóxico.

C. Técnica de fototerapia. A fototerapia efetiva depende do espectro de luz, da irradiância (emissão de energia), da distância do recém-nascido (quanto mais perto, maior é a irradiância) e da extensão da exposição cutânea. A fototerapia convencional deve administrar irradiância espectral no nível do recém-nascido de 8 a 10 μW/cm^2/nm, 430 a 490 nm, quando posicionada 20 cm acima do recém-nascido; a fototerapia intensiva administra no mínimo 30 μW/cm^2/nm nesse espectro. Todos os aparelhos devem ser usados de acordo com as instruções do fabricante para evitar superaquecimento.

1. Observamos que os **conjuntos de lâmpadas** fluorescentes azuis especiais (de espectro estreito) e brancas intercaladas são efetivos e não fazem o recém-nascido parecer cianótico. Em neonatos com hiperbilirrubinemia grave, utilizamos lâmpadas de fototerapia Neo-BLUE® (Natus, 1501 Industrial Park, San Carlos, CA 94070, www.natus.com). Elas não causam hiperaquecimento. As lâmpadas devem ser trocadas nos intervalos especificados pelo fabricante. Nossa rotina é trocar todas as lâmpadas a cada 3 meses porque esse período se aproxima do número correto de horas de uso em nossa unidade.

2. Quando são usados aquecedores radiantes, os recém-nascidos são colocados sobre mantas de fibra óptica e/ou utilizamos **fototerapia focal** acima da cabeça com lâmpadas brancas halógenas de quartzo que tenham débito no espectro azul.

3. As **mantas de fibra óptica** com débito de luz no espectro azul-verde mostraram-se muito úteis em nossa unidade, não apenas para fototerapia única como também para a **"fototerapia dupla"**, na qual o neonato permanece deitado sobre uma manta de fibra óptica com luzes de fototerapia acima.

4. Os neonatos sob lâmpadas de fototerapia permanecem despidos, exceto por protetores oculares e uma máscara facial usada como fralda para garantir exposição à luz da maior área de superfície cutânea. Recentemente passamos a empregar os protetores oculares *Biliband*® (Natus, 1501 Industrial Park, San Carlos, CA 94070, www.natus.com). Os neonatos são virados a cada 2 horas. Deve-se assegurar que os protetores oculares não ocluam as narinas, o que poderia acarretar asfixia e apneia.

5. Se o neonato estiver em uma incubadora, deve haver um espaço de 5 a 8 cm entre ela e as lâmpadas para prevenir hiperaquecimento.

6. A temperatura do neonato deve ser cuidadosamente monitorada e servocontrolada.

7. Os neonatos devem ser pesados diariamente (os menores são pesados 2 vezes/dia). Fornecemos entre 10 e 20% de líquido além das necessidades habituais para compensar o aumento da perda hídrica insensível dos neonatos em berços abertos ou com aquecedores que estão recebendo fototerapia. A perda hídrica também aumenta por causa de defecação mais frequente (ver Capítulo 23).

8. A cor da pele não é um guia para os níveis de bilirrubina sérica total em recém-nascidos sob fototerapia; por isso, geralmente monitoramos o nível de bilirrubina no mínimo a cada 12 a 24 horas – dependendo do nível de bilirrubina, da velocidade de aumento ou declínio e das idades gestacional e pós-natal.

9. Após ter ocorrido declínio satisfatório dos níveis de bilirrubina (*i. e.*, a exsanguineotransfusão foi evitada), interrompemos a fototerapia para as refeições e visitas breves dos pais.

10. **A fototerapia é suspensa** quando acreditamos que o nível esteja baixo o suficiente para eliminar a preocupação com os efeitos tóxicos da bilirrubina, quando os fatores de risco para níveis tóxicos de bilirrubina cessaram e quando o neonato tem idade suficiente para manejar a carga de bilirrubina. Em geral, interrompemos a fototerapia iniciada durante a hospitalização para o nascimento quando a bilirrubina sérica total é menor que o nível em que a fototerapia começou. O nível de bilirrubina geralmente é checado 12 a 24 horas após a suspensão da fototerapia em bebês que apresentem doença hemolítica e em recém-nascidos pré-termo. Em estudo recente de neonatos com hiperbilirrubinemia não hemolítica, a fototerapia foi suspensa em níveis médios de bilirrubina de 13 ± 0,7 mg/dℓ em recém-nascidos a termo e 10,7 ± 1,2 mg/dℓ em neonatos pré-termo. Os níveis de bilirrubina de rebote 12 a 15 horas depois foram mais altos, em média, < 1 mg/dℓ, e nenhum recém-nascido necessitou de reinstituição da fototerapia.

11. A **fototerapia domiciliar** é efetiva, mais barata do que a fototerapia hospitalar e fácil de implementar com o uso de mantas de fibra óptica. Talvez elas não tenham a mesma irradiação proporcionada pela fototerapia feita em um hospital. A maioria dos candidatos à fototerapia domiciliar são neonatos que recebem leite materno, cujos problemas com bilirrubina podem ser resolvidos com uma breve interrupção do aleitamento materno e aumento do aporte de líquido. Supervisão constante

252 Parte 4 | Questões da Nutrição Hidreletrolítica, Gastrintestinal e Renal

é necessária, e todos os outros detalhes da fototerapia, como controle da temperatura e do aporte de líquido, também são essenciais. A AAP recomenda a realização de fototerapia domiciliar apenas para crianças com níveis de bilirrubina na faixa "opcional de fototerapia".

12. Está contraindicado deixar recém-nascidos ictéricos sob a luz solar direta, pois isso pode resultar em queimadura ou hipertermia.

D. Efeitos colaterais da fototerapia

1. A **perda hídrica insensível** é aumentada em recém-nascidos submetidos à fototerapia, especialmente naqueles sob aquecedores radiantes. O aumento pode chegar a 40% para neonatos a termo e 80 a 190% para prematuros. As incubadoras com aquecedores servocontrolados reduzem essa perda hídrica. Deve-se fornecer líquido extra para repor essas perdas (ver Capítulo 23).

2. **Redistribuição do fluxo sanguíneo.** Em neonatos **a termo,** o débito ventricular esquerdo e a velocidade do fluxo sanguíneo renal diminuem, enquanto a velocidade dos fluxos sanguíneos arteriais pulmonar esquerdo e cerebral aumenta. Todas as velocidades retornam ao nível anterior após a suspensão da fototerapia. No recém-nascido **pré-termo,** a velocidade do fluxo sanguíneo cerebral também aumenta e a resistência vascular renal aumenta com redução da velocidade do fluxo sanguíneo renal. Em neonatos pré-termo ventilados, as alterações nas velocidades do fluxo sanguíneo não retornam ao nível prévio mesmo após suspensão da fototerapia. Ademais, em neonatos pré-termo sob fototerapia convencional, mostrou-se que a elevação pós-prandial habitual do fluxo sanguíneo mesentérico superior é reduzida. A fototerapia de fibra óptica não pareceu afetar a resposta pós-prandial. Embora as alterações no fluxo sanguíneo das artérias cerebrais, renais e mesentérica superior de neonatos pré-termo sob fototerapia possam causar preocupação, não se determinou qualquer efeito clínico prejudicial devido a essas alterações.

3. **Diarreia aquosa e aumento da perda hídrica fecal** podem ocorrer. A diarreia pode ser causada por aumento dos sais biliares e BNC no intestino.

4. **Níveis de cálcio baixos** foram descritos em neonatos pré-termo sob fototerapia.

5. **Lesão retiniana** foi descrita em animais cujos olhos foram expostos a lâmpadas de fototerapia. Os olhos devem ser vedados por protetores oculares. Estudos de acompanhamento de recém-nascidos cujos olhos receberam vedação adequada mostraram visão e eletrorretinografia normais.

6. **Bronzeamento** da pele de recém-nascidos negros. Também podem-se observar eritema e aumento do fluxo sanguíneo cutâneo.

7. **Síndrome do "bebê bronzeado"** (ver VII.B.3.).

8. **Mutações, permuta de cromátides-irmãs e quebras de filamentos do DNA** foram descritas em cultura de células. É sensato proteger a bolsa escrotal durante a fototerapia.

9. **O triptofano é reduzido em soluções de aminoácidos** expostas à fototerapia. A metionina e a histidina também são reduzidas nessas soluções se multivitamínicos forem acrescentados. Desconhecem-se os efeitos sobre o desfecho e os efeitos da proteção dessas soluções com o uso de papel alumínio sobre os cateteres e frascos.

10. **Nenhuma diferença significativa no desenvolvimento a longo prazo** foi observada em neonatos submetidos a fototerapia *versus* controles.

11. A fototerapia prejudica as **interações mãe–bebê,** portanto, deve ser usada apenas depois de ponderação e explicação adequadas.

VIII. Exsanguineotransfusão

A. Mecanismos. A exsanguineotransfusão remove os eritrócitos parcialmente hemolisados e revestidos por anticorpos, bem como os anticorpos não fixados, e os substitui por eritrócitos do doador sem antígeno sensibilizador. À medida que a bilirrubina é removida do plasma, a bilirrubina extravascular se reequilibra rapidamente e liga-se à albumina no sangue transfundido. Nos 30 min seguintes à transfusão, os níveis de bilirrubina retornam a 60% dos níveis pré-transfusão, representando o rápido influxo de bilirrubina no espaço vascular. Aumentos adicionais dos níveis de bilirrubina pós-transfusão decorrem de lise de eritrócitos revestidos por anticorpos sequestrados na medula óssea ou no baço, de hemácias senescentes do doador e da bilirrubina marcada precocemente.

Capítulo 26 | Hiperbilirrubinemia Neonatal **253**

B. Indicações da exsanguineotransfusão

1. Quando a fototerapia não consegue impedir elevação da bilirrubina a níveis tóxicos (ver VI. e as Figuras 26.2 e 26.3).
2. Para corrigir a anemia e melhorar a insuficiência cardíaca em neonatos hidrópicos com doença hemolítica.
3. Para deter a hemólise e a produção de bilirrubina pela remoção dos anticorpos e das hemácias sensibilizadas.
4. A Figura 26.3 mostra a história natural da elevação da bilirrubina em neonatos com sensibilização Rh sem fototerapia. Na doença hemolítica, a exsanguineotransfusão imediata geralmente é indicada se:

    a. O nível de bilirrubina no cordão umbilical for maior que 4,5 mg/dℓ e o nível de hemoglobina no cordão umbilical for inferior a 11 g/dℓ.
    b. O nível de bilirrubina estiver subindo mais de 1 mg/dℓ/h a despeito da fototerapia.
    c. O nível de hemoglobina estiver entre 11 e 13 g/dℓ e o nível de bilirrubina estiver subindo mais de 0,5 mg/dℓ/h a despeito da fototerapia.
    d. O nível de bilirrubina for 20 mg/dℓ, ou se parecer que ele alcançará 20 mg/dℓ no ritmo em que está subindo (Figura 26.3).
    e. Houver piora da anemia apesar de controle adequado da bilirrubina por outros métodos (p. ex., fototerapia).

5. Novas exsanguineotransfusões são realizadas pelas mesmas indicações da transfusão inicial. Todos os neonatos devem permanecer sob fototerapia intensiva enquanto se tomam as decisões acerca da exsanguineotransfusão.

C. Sangue para exsanguineotransfusão

1. Utilizamos sangue total (hematócrito de 45 a 50%), fresco (menos de 7 dias), irradiado e reconstituído a partir de concentrado de hemácias e plasma fresco congelado coletado em citrato-fosfato-dextrose (CPD). A cooperação com o obstetra e o banco de sangue é essencial na preparação para o nascimento de um bebê que precisará de exsanguineotransfusão (ver Capítulo 42).
2. **Na doença hemolítica por Rh,** se o sangue for preparado antes do nascimento, deve ser do tipo O Rh-negativo e submetido a prova cruzada com o sangue materno. Se for obtido após o nascimento, o sangue também pode passar por reação cruzada contra o sangue do recém-nascido.
3. **Na incompatibilidade ABO,** o sangue deve ser O Rh-negativo ou Rh-compatível com a mãe e o neonato, submetido a prova cruzada em relação ao sangue materno e neonatal e ter títulos baixos de anticorpos anti-A ou anti-B de ocorrência natural. Em geral, usam-se células do tipo O com plasma AB para garantir que não haja anticorpos anti-A ou anti-B.
4. Em outras doenças hemolíticas isoimunes, o sangue não deve conter o antígeno sensibilizador e deve ser submetido a prova cruzada em relação à mãe.
5. Na hiperbilirrubinemia não imune, o sangue é tipado e submetido a prova cruzada contra o plasma e os eritrócitos do neonato.
6. A exsanguineotransfusão geralmente envolve o dobro da volemia do recém-nascido, e é conhecida como troca de duas volemias. Se a volemia do neonato for de 80 mℓ/kg, então a exsanguineotransfusão de duas volemias utiliza 160 mℓ/kg de sangue. Esse volume substitui 87% da volemia do neonato por sangue novo.

D. Técnica de exsanguineotransfusão

1. A exsanguineotransfusão é realizada com o neonato sob aquecedor radiante servocontrolado e monitoramento da função cardíaca, pressão arterial e saturação de oxigênio. O equipamento e os profissionais para reanimação devem estar prontamente disponíveis, e deve-se instalar cateter intravenoso para a administração de glicose e medicamentos. Os braços e as pernas do neonato devem ser contidos de modo apropriado.
2. Um assistente deve ter a tarefa de registrar os volumes de sangue, observar o recém-nascido e medir os sinais vitais.
3. A medição do potássio e do pH do sangue para transfusão está indicada se o sangue estiver armazenado há > 7 dias ou caso se observem anormalidades metabólicas após a exsanguineotransfusão.

254 Parte 4 | Questões da Nutrição Hidreletrolítica, Gastrintestinal e Renal

4. O sangue deve ser aquecido a 37°C.
5. Deve-se utilizar técnica estéril. Um cordão umbilical antigo e ressecado pode ser amolecido com gaze embebida em solução salina para facilitar a localização da veia e a inserção do cateter. Caso se introduza um cateter umbilical em recém-nascido com mais de 1 ou 2 dias de vida ou se a técnica estéril não for cumprida, instituímos tratamento com oxacilina e gentamicina por 2 a 3 dias.
6. Realizamos a maioria das exsanguineotransfusões pela **técnica de aspiração-injeção** por meio de cateter na veia umbilical inserido apenas o suficiente para permitir a troca livre de sangue. Um cateter no coração pode causar arritmias (ver Capítulo 66).
7. A exsanguineotransfusão **isovolumétrica** (aspiração de sangue pela artéria umbilical simultaneamente à injeção de sangue na veia umbilical) pode ser mais bem tolerada por neonatos pequenos, enfermos ou hidrópicos.
8. Se for impossível introduzir o cateter na veia umbilical, pode-se realizar a exsanguineotransfusão por meio de um cateter de pressão venosa central introduzido na fossa antecubital ou na veia femoral através da veia safena.
9. No método de aspiração-injeção, o sangue é removido em alíquotas toleráveis pelo neonato. Cada alíquota geralmente é de **5 mℓ** para neonatos com menos de 1.500 g, **10 mℓ** para neonatos de 1.500 a 2.500 g, **15 mℓ** para neonatos de 2.500 a 3.500 g e **20 mℓ** para aqueles com mais de 3.500 g. A velocidade da troca e o tamanho da alíquota têm pouco efeito na eficiência da remoção de bilirrubina, porém alíquotas menores e troca mais lenta impõem menos estresse ao sistema cardiovascular. A duração recomendada da exsanguineotransfusão é de 1 hora.
10. O sangue deve ser misturado delicadamente após cada decilitro de troca para prevenir a sedimentação dos eritrócitos e a transfusão de sangue anêmico no final do procedimento.
11. Após a exsanguineotransfusão, a fototerapia é continuada e os níveis de bilirrubina são medidos de 4/4 horas.
12. Quando a exsanguineotransfusão acabar, deve-se colocar uma sutura de seda em bolsa de tabaco ao redor da veia; as pontas do material de sutura devem ser preservadas. Essa localização da veia facilitará a próxima exsanguineotransfusão, se necessário.
13. Quando o cateter é removido, o nó em torno do cordão umbilical deve ser mantido bem apertado por cerca de 1 hora. É importante lembrar-se de afrouxar o nó após 1 hora para evitar necrose da pele.

E. **Complicações da exsanguineotransfusão**

1. **Hipocalcemia e hipomagnesemia.** O citrato do sangue com CPD liga-se ao cálcio e magnésio iônicos. A hipocalcemia associada à exsanguineotransfusão pode produzir efeitos cardíacos e outros (ver Capítulo 25). Em geral, não fornecemos cálcio extra, a menos que o eletrocardiograma (ECG) e a avaliação clínica sugiram hipocalcemia. A queda do magnésio associada à exsanguineotransfusão não acarreta problemas clínicos.
2. **Hipoglicemia.** A concentração de glicose do sangue com CPD é de aproximadamente 300 mg/dℓ e estimula a secreção de insulina e causa hipoglicemia 1 a 2 horas após o procedimento. A glicemia é monitorada por várias horas após a transfusão, e o neonato deve receber hidratação intravenosa contendo glicose (ver Capítulo 24).
3. **Equilíbrio acidobásico.** O citrato no sangue com CPD é metabolizado em álcali pelo fígado sadio e pode gerar alcalose metabólica tardia. Se o neonato estiver muito enfermo e incapaz de metabolizar citrato, este pode provocar acidose significativa.
4. **Hiperpotassemia.** Os níveis de potássio podem ser muito elevados em concentrados de hemácias armazenados, mas a lavagem das hemácias antes da reconstituição com plasma fresco congelado remove o excesso de potássio. A lavagem por alguns métodos (lavador celular IBM) pode causar hipopotassemia. Se o sangue tiver mais de 7 dias, mede-se o nível de potássio antes de usá-lo (ver Capítulo 23).
5. **Cardiovasculares.** Perfuração de vasos, embolização (ar ou coágulos), vasospasmo, trombose, infarto, arritmias, sobrecarga de volume e parada.
6. **Sangramento.** Trombocitopenia, deficiência de fatores da coagulação (ver Capítulo 43).
7. **Infecções.** Bacteriemia, hepatite, citomegalovírus (CMV), vírus da imunodeficiência humana (HIV) (síndrome de imunodeficiência adquirida [AIDS]), vírus do oeste do Nilo e malária (ver Capítulos 48 e 49).

Capítulo 26 | Hiperbilirrubinemia Neonatal **255**

8. **Hemólise.** Relataram-se hemoglobinemia, hemoglobinúria e hiperpotassemia causadas por hiperaquecimento do sangue. Hemólise maciça, afoiçamento intravascular e morte ocorreram em virtude do uso de sangue de doador com anemia falciforme.

9. **Doença enxerto *versus* hospedeiro.** Essa complicação é evitada pelo uso de **sangue irradiado.** Anteriormente à irradiação rotineira do sangue infundido em neonatos, descreveu-se uma síndrome de exantema maculopapuloso transitório, eosinofilia, linfopenia e trombocitopenia sem outros sinais de imunodeficiência em neonatos submetidos a múltiplas exsanguineotransfusões. Em geral, esse quadro não evoluía para doença enxerto *versus* hospedeiro.

10. **Outras.** Hipotermia, hipertermia e possivelmente enterocolite necrosante.

IX. Terapias obsoletas ou experimentais. Os seguintes tratamentos têm sido testados, mas ainda não estão em uso:

A. **Aumento da conjugação da bilirrubina.** O fenobarbital induz as enzimas microssômicas, promove a conjugação e a excreção da bilirrubina e aumenta o fluxo biliar. É útil no tratamento da hiperbilirrubinemia indireta da síndrome de Crigler-Najjar do tipo II (mas não do tipo I) e da hiperbilirrubinemia direta associada a hiperalimentação. Quando fornecido à mãe antes do parto, o fenobarbital efetivamente reduz os níveis de bilirrubina na eritroblastose fetal, mas preocupações em torno da toxicidade impedem seu uso rotineiro em gestantes nos EUA. O fenobarbital não amplia os efeitos da fototerapia. Nós não usamos fenobarbital para tratar neonatos com hiperbilirrubinemia.

B. **Diminuição da circulação êntero-hepática.** Nos neonatos alimentados com leite humano ou com fórmula que apresentam níveis de bilirrubina superiores a 15 mg/dℓ, ágar oral aumenta sobremodo a eficiência e abrevia a duração da fototerapia. De fato, o ágar oral isolado foi tão efetivo quanto a fototerapia na redução dos níveis de bilirrubina. Embora o ágar oral possa se tornar um tratamento econômico da hiperbilirrubinemia, temos experiência limitada com ele em nossos berçários.

C. **Inibição da produção de bilirrubina.** As metaloprotoporfirinas (p. ex., protoporfirinas de estanho e zinco) são inibidores competitivos da heme-oxigenase, a primeira enzima na conversão do heme em bilirrubina. Foram usadas para tratar a hiperbilirrubinemia na incompatibilidade ABO Coombs-positiva e em pacientes com síndrome de Crigler-Najjar do tipo I. Além disso, uma dose única de mesoporfirina de estanho fornecida logo após o nascimento reduziu substancialmente a incidência de hiperbilirrubinemia e a duração da fototerapia em neonatos pré-termo (30 a 36 semanas) gregos. Um estudo de acompanhamento pelo mesmo grupo de pesquisa demonstrou que uma dose única de Sn-mesoporfirina em recém-nascidos com deficiência de G6PD reduziu significativamente os níveis de bilirrubina e eliminou a necessidade de fototerapia. Contudo, tais agentes ainda são experimentais e não estão em uso rotineiro.

X. Hiperbilirrubinemia direta ou conjugada advém de falha na excreção de BC pelo hepatócito para o duodeno. Manifesta-se por um nível de BC superior a 2 mg/dℓ, ou superior a 15% do nível de bilirrubina total. Pode estar associada a hepatomegalia, esplenomegalia, acolia e colúria. A BC é encontrada na urina, ao contrário da BNC. O termo descritivo preferível é **colestase**, que abrange a retenção de BC, ácidos biliares e outros componentes da bile.

A. **Diagnóstico diferencial**

1. **Lesão celular hepática (ductos biliares normais)**

a. **Tóxica.** O uso prolongado de nutrição parenteral (geralmente por mais de 2 semanas) em neonatos de baixo peso é uma causa importante de elevação da BC na unidade de terapia intensiva neonatal (UTIN). Parece estar relacionada com o uso parenteral de lipídios. Sepse e necrose isquêmica também podem causar colestase.

b. **Infecção.** Viral: hepatite (B, C), hepatite neonatal de células gigantes, rubéola, CMV, herpes, vírus Epstein-Barr, vírus Coxsackie, adenovírus, vírus ECHO 14 e 19. Bacteriana: sífilis, *Escherichia coli*, estreptococo beta-hemolítico do grupo B, *Listeria*, tuberculose, estafilococo. Parasitose: toxoplasmose.

256 Parte 4 | Questões da Nutrição Hidreletrolítica, Gastrintestinal e Renal

  c. Metabólica. Deficiência de alfa-1-antitripsina, fibrose cística, galactosemia, tirosinemia, hipermetioninemia, frutosemia, doenças de depósito (doença de Gaucher, de Niemann-Pick, glicogenose do tipo IV, de Wolman), síndrome de Rotor, síndrome de Dubin-Johnson, doença de Byler, síndrome de Zellweger, cirrose idiopática, porfiria, hemocromatose, trissomia do 18.

2. **Sobrecarga de bilirrubina (síndrome da bile espessada)** pode ser observada em toda doença hemolítica grave, mas especialmente em neonatos com eritroblastose fetal que foram tratados por transfusão intrauterina. Ademais, frequentemente se observa icterícia colestática autolimitada em neonatos sob oxigenação por membrana extracorpórea (ECMO) (ver Capítulo 39). A colestase pode durar até 9 semanas e acredita-se advir de hemólise durante a ECMO.

3. **Obstrução do fluxo biliar (atresia biliar extra ou intra-hepática).** O tipo extra-hepático pode ser isolado ou associado a cisto de colédoco, trissomia do 13 ou do 18 ou poliesplenia. O tipo intra-hepático pode estar associado a síndrome de Alagille, atresia intra-hepática com linfedema (síndrome de Aagenaes, escassez não sindrômica de ductos biliares intra-hepáticos, acidemia coprostânica, cisto de colédoco, estenose de ductos biliares, ruptura de ducto biliar, linfadenopatia, hemangiomas, tumores, cisto pancreático, síndrome da bile espessada e fibrose cística). Já existem testes genéticos para o diagnóstico da síndrome de Alagille.

4. Na UTIN, as causas mais comuns de elevação da BC, em ordem decrescente de frequência, são NP, hepatite idiopática, atresia biliar, deficiência de alfa-1-antitripsina, infecção intrauterina, cisto de colédoco, galactosemia e aumento da carga de bilirrubina por doença hemolítica.

B. Exames complementares e manejo

1. Devem-se pesquisar hepatomegalia, esplenomegalia, petéquias, coriorretinite e microcefalia.

2. Avalie a ocorrência de lesão hepática e a função hepática por meio da medição do nível sérico de transaminase glutâmico-oxaloacética (TGO), nível sérico de transaminase glutamicopirúvica (TGP), nível de fosfatase alcalina, tempo de protrombina (TP), tempo de tromboplastina parcial (TTP) e nível sérico de albumina.

3. Estabeleça alimentação enteral para que a nutrição parenteral seja interrompida. Se a nutrição parenteral for a causa, a disfunção hepática geralmente se resolverá.

4. Investigue as infecções bacterianas, virais e intrauterinas (ver Capítulos 48, 49 e 51).

5. Análise sérica para deficiência de alfa-1-antitripsina.

6. Determinações dos aminoácidos no soro e na urina (ver Capítulo 60).

7. Pesquisa de glicose e substâncias redutoras na urina (ver Capítulo 60).

8. Uma vez excluídas as causas conhecidas, o problema é diferenciar entre hepatite neonatal idiopática e anormalidades dos ductos biliares, como atresia biliar intra-hepática ou hipoplasia, cisto de colédoco, síndrome do tampão biliar, atresia biliar extra-hepática, hipoplasia ou atresia biliar total.

  a. Deve-se obter ultrassonografia abdominal para excluir um cisto ou massa no colédoco.

  b. Recorremos à cintigrafia hepatobiliar com tecnécio [Tc 99m]-ácido di-isopropiliminodiacético (DISIDA) como a etapa seguinte para visualizar a árvore biliar.

  c. O teste de excreção fecal de rosa-bengala–I^{131} pode ser útil se não for possível realizar cintigrafia com [Tc 99m]-DISIDA.

  d. Pode-se introduzir um tubo nasoduodenal e coletar alíquotas de líquido a cada 2 horas durante 24 horas. Se não houver bile, institui-se tratamento com fenobarbital, 5 mg/kg/dia durante 7 dias, e repete-se a coleta de líquido duodenal.

  e. Se as coletas de líquido duodenal, os exames de imagens e a ultrassonografia sugerirem que não há obstrução extra-hepática, o recém-nascido pode ser observado com acompanhamento meticuloso.

  f. Se a ultrassonografia ou as coletas de líquido sugerirem doença obstrutiva extra-hepática, o recém-nascido precisará de laparotomia exploradora, colangiografia e biopsia hepática aberta para firmar o diagnóstico definitivo.

  g. Se o diagnóstico de doença obstrutiva extra-hepática não puder ser excluído, o neonato deve ter seus exames revistos, porque o tratamento cirúrgico do cisto de colédoco é curativo se realizado precocemente e a hepatoportoenterostomia tem melhores resultados quando realizada em idade menor.

Capítulo 26 | Hiperbilirrubinemia Neonatal **257**

h. A maioria dos casos de colestase na UTIN decorre de exposição prolongada à NP. Após a exclusão de outras causas (sepse, distúrbios metabólicos, ultrassonografia para cisto de colédoco e presença de vesícula biliar), instituímos a seguinte conduta:

i. Alimentação enteral, até mesmo em volumes "tróficos" de 10 mℓ/kg/dia, deve ser iniciada tão logo seja considerada segura.

ii. Após o reinício da alimentação enteral, os neonatos com elevação persistente da bilirrubina direta e das PFH devem receber suplementos de vitaminas lipossolúveis (A, D, E e K).

iii. Os pacientes sob NP devem ter as PFH medidas regularmente (1 vez/semana), e se a bilirrubina direta, juntamente com a alanina aminotransferase (ALT) e gamaglutamiltransferase (GGT), começar a subir, deve-se ajustar a NP. Reduz-se o conteúdo de minerais a fim de minorar os efeitos tóxicos do acúmulo deles. Cobre e manganês, os quais são excretados na bile, devem ser eliminados ou reduzidos na nutrição parenteral (ver Capítulo 21). Um ciclo de NP, com infusão por 18 a 20 horas, e suspensão por 4 a 6 horas. (Infunde-se solução glicosada quando a NP está suspensa.)

iv. O fenobarbital não deve ser usado para tratar a colestase nessa população de pacientes.

v. Após consultar com um gastroenterologista e considerar o uso rotineiro de ursodiol (Actigall®) em neonatos que toleram alimentação enteral.

vi. Utilizamos óleo de peixe parenteral (Omegaven®, emulsão de óleo de peixe a 10% – Fresenius Kabi, Homburg, Alemanha) em protocolo investigacional em neonatos com doença hepática associada à NP. O Intralipid® é suspenso e substituído por Omegaven® na dose de 1 g/kg/dia. Calorias extras são fornecidas como glicose. Mais de 100 pacientes com doença hepática associada a NP, em sua maioria relacionada com a síndrome do intestino curto, foram tratados com Omegaven® no Children's Hospital de Boston e obtiveram bons resultados. Óleo de peixe parenteral não está aprovado para uso nos EUA; seu uso requer solicitação à Food and Drug Administration (FDA) de permissão para uso compassivo e aquisição em uma farmácia internacional na Alemanha.

XI. Hidropisia é o termo usado para descrever edema subcutâneo generalizado no feto ou recém-nascido. Em geral acompanha-se de ascite e, muitas vezes, por derrames pleural e/ou pericárdico. A hidropisia fetal é descrita aqui porque, no passado, a doença hemolítica do recém-nascido era a principal causa de hidropisia fetal e neonatal. Contudo, graças ao declínio da sensibilização Rh, os distúrbios não imunes atualmente são as principais causas de hidropisia nos EUA.

A. Etiologia. A patogenia da hidropisia inclui anemia, insuficiência cardíaca, redução da pressão coloidosmótica (hipoalbuminemia), aumento da permeabilidade capilar, asfixia e anormalidades da perfusão placentária. Há uma correlação geral, porém não constante, entre o grau de anemia, o nível sérico de albumina e a ocorrência de hidropisia. Não há correlação entre a intensidade da hidropisia e o volume sanguíneo do neonato. A maioria dos neonatos hidrópicos tem volemia normal (80 mℓ/kg).

1. Hematológica, devida a anemia *in utero* crônica (10% dos casos). Doença hemolítica isoimune (p. ex., incompatibilidade Rh), alfatalassemia homozigótica, deficiência de G6PD homozigótica, hemorragia fetomaterna crônica, transfusão fetofetal, hemorragia, trombose, insuficiência da medula óssea (cloranfenicol, infecção materna por parvovírus) e substituição da medula óssea (doença de Gaucher), leucemia.

2. Cardiovascular, devida à insuficiência cardíaca (20% dos casos) (ver Capítulo 41).

a. Arritmias. Bloqueio atrioventricular (BAV), taquicardia supraventricular, *flutter* atrial.

b. Cardiopatia significativa. Coração esquerdo hipoplásico, anomalia de Ebstein, tronco arterioso, miocardite (vírus Coxsackie), fibroelastose endocárdica, neoplasia cardíaca (rabdomioma), trombose cardíaca, malformações arteriovenosas, fechamento prematuro do forame oval, calcificação arterial generalizada, reestruturação prematura do forame oval.

3. Renal (5% dos casos). Nefrose, trombose venosa renal, hipoplasia renal, obstrução urinária.

4. Infecciosa (8% dos casos). Sífilis, rubéola, CMV, hepatite congênita, herpes-vírus, adenovírus, toxoplasmose, leptospirose, doença de Chagas, parvovírus (ver Capítulos 48, 50 e 51).

5. Pulmonar (5% dos casos). Quilotórax congênito, hérnia diafragmática, linfangiectasia pulmonar, malformações adenomatoides císticas, massa intratorácica.

258 Parte 4 | Questões da Nutrição Hidreletrolítica, Gastrintestinal e Renal

6. **Placentária ou do cordão umbilical** (causa rara). Corangioma, trombose da veia umbilical, malformação arteriovenosa, trombose venosa coriônica, nó verdadeiro do cordão umbilical, compressão do cordão umbilical, coriocarcinoma.
7. **Por distúrbios maternos** (5% dos casos). Toxemia, diabetes melito, tireotoxicose.
8. **GI** (5% dos casos). Peritonite meconial, vólvulo *in utero* e atresia.
9. **Cromossômica** (10% dos casos). Síndrome de Turner; aneuploidia, incluindo trissomias do 13, do 18 e do 21; triploidia.
10. **Outras** (10% dos casos). Tumor de Wilms, angioma, teratoma, neuroblastoma, malformações do SNC, síndrome da faixa amniótica, doenças de depósito lisossômico, doenças de depósito de glicogênio do tipo II, doença de Gaucher, gangliosidose GM1, doença de Niemann-Pick, distrofia miotônica congênita, anormalidades esqueléticas (osteogênese imperfeita, acondrogênese, hipofosfatasia, nanismo tanatofórico, artrogripose), síndrome de Noonan, acardia e ausência do ducto venoso.
11. **Desconhecida** (20% dos casos).

B. Diagnóstico. Uma gestante com poli-hidrâmnio, anemia grave, toxemia ou doença isoimune deve realizar ultrassonografia para determinação das condições do feto. Se o feto estiver hidrópico, uma investigação cuidadosa por ultrassonografia e ecocardiograma fetal em tempo real pode revelar a causa e orientar o tratamento fetal. O acúmulo de líquido pericárdico ou ascítico pode ser o primeiro sinal de hidropisia iminente em um feto sensibilizado por Rh. Devem-se investigar as causas de hidropisia fetal citadas em XI.A. A investigação habitual inclui:

1. **Na mãe,** grupo sanguíneo e teste de Coombs, títulos de anticorpos eritrocitários, hemograma completo e índices eritrocitários, eletroforese de hemoglobina, coloração de Kleihauer-Betke do sangue materno à procura de hemácias fetais, testes para sífilis, infecção viral e toxoplasmose (ver Capítulos 48, 50 e 51), VHS e pesquisa de lúpus.
2. **No feto,** ecocardiograma para anormalidades cardíacas e ultrassonografia para pesquisa de outras lesões estruturais.
3. **Amniocentese** para realizar cariótipo, testes metabólicos, fetoproteína, culturas e reação em cadeia da polimerase (PCR) para infecções virais e endonucleases de restrição, quando indicado.
4. Medições por ultrassonografia com **doppler** da velocidade máxima do fluxo sanguíneo na artéria cerebral média fetal têm boa correlação com anemia fetal.
5. **Coleta de sangue fetal–coleta percutânea de sangue umbilical (CPSU)** (ver Capítulo 1). Cariótipo, hemograma completo, eletroforese de hemoglobina, culturas e PCR, testes do DNA e albumina.
6. **No recém-nascido.** Após o parto, muitos dos mesmos exames podem ser realizados no neonato. Devem-se obter hemograma completo, tipagem sanguínea e teste de Coombs; ultrassonografia da cabeça, do coração e do abdome; e pesquisa das causas citadas em XI.A. O exame do líquido pleural e/ou ascítico, provas de função hepática, exame de urina, títulos virais, cromossomos, exame da placenta e radiografias podem ser indicados. Se o feto nascer morto, ou o recém-nascido morrer, deve-se realizar necropsia minuciosa.

C. Manejo

1. O feto hidrópico corre grande risco de morte intrauterina. Deve-se tomar uma decisão acerca do tratamento intrauterino se possível – por exemplo, transfusão fetal na anemia hemolítica isoimune (ver Capítulo 1) ou terapia materna com digitálicos para taquicardia supraventricular (ver Capítulo 41). Se o tratamento fetal for impossível, deve-se avaliar o feto quanto à possibilidade relativa de morte intrauterina *versus* os riscos de um parto prematuro. Se este for planejado e não houver maturidade pulmonar, deve-se induzi-la com esteroides (ver Capítulo 33). Uma paracentese ou toracocentese intrauterina logo antes do parto pode facilitar a reanimação subsequente do neonato.
2. A reanimação do neonato hidrópico é complexa e requer preparação antecipada, sempre que possível. A intubação pode ser dificílima devido ao edema maciço da cabeça, do pescoço e da orofaringe e deve ser realizada por um profissional hábil imediatamente após o nascimento. (Um laringoscópio de fibra óptica facilita a introdução do tubo endotraqueal.) Um segundo profissional de saúde deve providenciar alívio rápido da pressão hidrostática sobre o diafragma e os pulmões por meio de paracentese e/ou toracocentese com um angiocateter calibre 18 a 20 conectado a um *three-way* e seringa.

Após a penetração na cavidade torácica ou abdominal, a agulha é removida de modo que o cateter de plástico permaneça sem risco de laceração. A pericardiocentese também pode ser necessária se houver dissociação eletromecânica secundária a tamponamento cardíaco.

3. O manejo ventilatório pode ser complicado por hipoplasia pulmonar, barotrauma, edema pulmonar ou reacúmulo de ascite e/ou líquido pleural. Se toracocenteses repetidas não controlarem o hidrotórax, pode-se indicar drenagem torácica. O uso criterioso de diuréticos (p. ex., furosemida) geralmente ajuda a reduzir o edema pulmonar. É necessário acesso arterial para monitorar os gases sanguíneos e o equilíbrio acidobásico.

4. Como os neonatos hidrópicos apresentam enormes quantidades de sal e água extravasculares, o aporte hídrico baseia-se na estimativa do seu "peso seco" (p. ex., 50º percentil para a idade gestacional). O aporte de água livre e sal é mantido no mínimo (p. ex., 40 a 60 mℓ/kg/dia de solução glicosada) até que o edema esteja resolvido. O monitoramento da composição eletrolítica do soro, da urina, do líquido ascítico e/ou do líquido pleural e a determinação cuidadosa do aporte, da eliminação e do peso corporal são essenciais para orientar o tratamento. A normoglicemia é alcançada por infusão de glicose (4 a 8 mg/kg/min). A menos que as funções cardiovascular e/ou renal estejam comprometidas, o edema será eliminado e o aporte de sal e água pode ser normalizado.

5. Se o hematócrito estiver abaixo de 30%, deve-se realizar exsanguineotransfusão parcial com 50 a 80 mℓ/kg de concentrado de hemácias (hematócrito de 70%) a fim de elevá-lo e aumentar a capacidade de transporte de oxigênio. Se o problema for isoimunização por Rh, o sangue deve ser tipo O Rh-negativo. Frequentemente utilizamos células O Rh-negativas e soro AB preparado antes do parto e submetido a reação cruzada com o sangue materno. Uma exsanguineotransfusão isovolumétrica (remoção de sangue pela artéria umbilical simultaneamente à transfusão de sangue na veia umbilical a 2 a 4 mℓ/kg/min) é mais bem tolerada em recém-nascidos com sistema cardiovascular comprometido.

6. Suporte inotrópico (p. ex., dopamina) pode ser necessário para aumentar o débito cardíaco. Cateteres venoso e arterial centrais são essenciais para monitorar as pressões. A maioria dos neonatos hidrópicos é normovolêmica, mas a manipulação do volume sanguíneo pode estar indicada após medição das pressões arterial e venosa e após correção da acidose e asfixia. Se um nível sérico de albumina baixo estiver contribuindo para a hidropisia, a transfusão de plasma fresco congelado pode ser útil. Deve-se tomar cuidado para não impor sobrecarga de volume a um coração já insuficiente, e pode ser necessário administrar diurético após as infusões de soluções coloide.

7. A hiperbilirrubinemia deve ser tratada conforme em VI.

8. Muitos neonatos com hidropisia sobreviverão se for providenciada assistência neonatal agressiva.

XII. Doença hemolítica isoimune do recém-nascido

A. Etiologia. A exposição materna (por transfusão sanguínea, hemorragia fetomaterna, amniocentese ou aborto) a antígenos estranhos nos eritrócitos fetais induz a produção e a transferência transplacentária de anticorpos maternos específicos da classe imunoglobulina G (IgG) contra os antígenos fetais, resultando na destruição imune das hemácias fetais. O antígeno habitual envolvido no período pré-natal é o antígeno Rh(D) e, após o nascimento, os antígenos A e B. A frequência do antígeno Rh varia por região no mundo todo (http://anthro.palomar.edu/vary/vary_3.htm). Um resultado positivo do teste de Coombs no recém-nascido deve suscitar a identificação imediata do anticorpo. Se o anticorpo não for anti-Rh (D), anti-A nem anti-B, ou conhecido a partir de testes de triagem de anticorpos, deve-se identificá-lo por análise do soro materno contra um painel de antígenos eritrocitários ou os eritrócitos paternos. Essa informação pode ter implicações em futuras gestações. Desde o abrupto declínio da doença hemolítica por Rh com o advento da imunoglobulina anti-D, os anticorpos maternos contra o antígeno A ou B (incompatibilidade ABO) são atualmente a causa mais comum de doença hemolítica isoimune. Ademais, outros antígenos relativamente incomuns (Kell, Duffy, E, C e c) passaram representar maior proporção dos casos de anemia hemolítica isoimune (Quadros 26.4 a 26.6). O **antígeno de Lewis** é encontrado comumente, mas não causa doença hemolítica do recém-nascido. A maioria dos anticorpos de Lewis pertence à classe IgM (que não atravessam a placenta), e o antígeno de Lewis é pouco desenvolvido e expresso nos eritrócitos fetais e/ou neonatais.

260 Parte 4 | Questões da Nutrição Hidreletrolítica, Gastrintestinal e Renal

B. Manejo neonatal. Metade dos neonatos com teste de Coombs positivo por doença hemolítica devida ao Rh terá hemólise e hiperbilirrubinemia mínimas (nível de bilirrubina no cordão umbilical < 4 mg/dℓ e nível de hemoglobina > 14 g/dℓ). Tais neonatos podem não precisar de tratamento ou receber apenas fototerapia. Um quarto dos neonatos com doença hemolítica por Rh apresenta-se com anemia (hemoglobina < 14 g/dℓ) e hiperbilirrubinemia (bilirrubina no sangue do cordão umbilical > 4 mg/dℓ). Eles exibem aumento das hemácias nucleadas e dos reticulócitos no esfregaço sanguíneo. Podem ter trombocitopenia e contagem de leucócitos muito elevada. Apresentam hepatoesplenomegalia e precisam de exsanguineotransfusão precoce e fototerapia (ver VI.B, VII. e VIII.). Os Quadros 26.4 a 26.6 podem servir de base para a decisão do tratamento a ser instituído. Os recém-nascidos com anemia hemolítica isoimune podem ter anemia fisiológica exacerbada com 12 semanas de idade, exigindo transfusão sanguínea. Atualmente está sendo avaliada a eritropoetina para uso na prevenção dessa anemia tardia. O tratamento com altas doses de gamaglobulina imune intravenosa, 500 a 1.000 mg/kg IV, é empregado para a doença hemolítica (ver VI.B.2.).

C. Prevenção. A eliminação da exposição das mulheres a antígenos de eritrócitos estranhos previne a doença hemolítica imune do recém-nascido. A exclusão de transfusões desnecessárias e procedimentos médicos que encerrem risco de passagem transplacentária de sangue ajuda a reduzir a sensibilização. A doença hemolítica por Rh atualmente é prevenida pela administração de **imunoglobulina anti-D (RhoGAM®)** a mães Rh-negativas não sensibilizadas. A administração geralmente é realizada com 28 semanas de gestação e de novo nas primeiras 72 horas após o parto. Outras indicações da imunoglobulina anti-D (ou para o uso de doses mais altas) são profilaxia após aborto, amniocentese, biopsia de vilosidades coriônicas e hemorragia transplacentária. A incompatibilidade ABO entre a mãe e o feto protege contra a sensibilização de uma mãe Rh-negativa, provavelmente porque os anticorpos maternos eliminam os eritrócitos fetais da circulação materna antes que eles encontrem linfócitos formadores de anticorpos.

XIII. Doença hemolítica ABO do recém-nascido.
Desde o advento da imunoglobulina anti-Rh, a incompatibilidade ABO tornou-se a causa mais comum de doença hemolítica do recém-nascido nos EUA.

A. Etiologia. A causa é a reação de anticorpos anti-A ou anti-B maternos contra o antígeno A ou B nos eritrócitos do feto ou recém-nascido. Em geral, é observada apenas em neonatos do grupo sanguíneo A ou B cujas mães são do grupo O, porque elas produzem anticorpos anti-A ou anti-B da classe IgG que cruzam a placenta, enquanto as mães do grupo A ou B geralmente produzem anticorpos anti-A ou anti-B da classe IgM, que não cruzam a placenta. A combinação de uma mãe do grupo O e um recém-nascido do grupo A ou B ocorre em 15% das gestações nos EUA. Apenas 20% dos recém-nascidos com essa combinação de grupos sanguíneos (ou 3% do total de recém-nascidos) apresenta icterícia significativa. Algumas vacinas bacterianas, como o toxoide tetânico e a vacina pneumocócica, continham substância A e B no meio de cultura e foram associadas a hemólise significativa em neonatos do grupo A ou B nascidos de mães do grupo O que receberam essas vacinas. Diz-se que as novas preparações das vacinas são livres dessas substâncias A e B.

B. Apresentação clínica. A apresentação clínica típica é a de mãe do grupo O com um recém-nascido do grupo A ou B que se torna ictérico nas primeiras 24 horas de vida. Cerca de 50% dos casos ocorrem em primogênitos. Não existe um padrão previsível de recorrência em neonatos subsequentes. **A maioria dos neonatos ABO-incompatíveis tem anticorpos anti-A ou anti-B nos seus eritrócitos, porém apenas um pequeno número terá doença hemolítica ABO significativa.** Os neonatos podem ter baixa concentração de anticorpos nas suas hemácias; por isso, seus anticorpos não serão demonstrados pelas técnicas de eluição ou por um teste de antiglobulina (teste de Coombs) direto positivo. À medida que a concentração de anticorpos aumenta, os anticorpos tornam-se demonstráveis pelas técnicas de eluição e então pelo teste de Coombs. Embora todos os neonatos ABO-incompatíveis tenham algum grau de hemólise, hemólise significativa geralmente está associada apenas a um resultado positivo do teste de Coombs direto nas hemácias neonatais. Se houver outras causas de icterícia neonatal, a incompatibilidade ABO intensificará a produção de bilirrubina. Nos neonatos com incompatibilidade ABO significativa, haverá muitos esferócitos no esfregaço sanguíneo e contagem de reticulócitos elevada. Os eritrócitos de recém-nascidos com incompatibilidade ABO podem ter aumento da fragilidade osmótica e auto-hemólise, como na EH. A auto-hemólise não é corrigida por glicose, como na EH. A história familiar e a evolução a longo prazo costumam ajudar no diagnóstico de EH (ver III.E.3.).

C. Manejo. A maioria dos neonatos com incompatibilidade ABO não desenvolve icterícia significativa. Aproximadamente 10% desses neonatos com teste de Coombs positivo direto precisará de fototerapia. Ver avaliação e manejo nas seções III.E.2. e VI.B. deste capítulo.

Leitura sugerida

American Academy of Pediatrics Subcommittee on Hyperbilirubinemia. Management of hyperbilirubinemia in the newborn infant 35 or more weeks of gestation. *Pediatrics* 2004;114:297–316.

Fallon EM, Le HD, Puder M. Prevention of parenteral nutrition-associated liver disease: role of omega-3 fish oil. *Curr Opin Organ Transplant* 2010;15(3):334–340.

Maisels MJ, Bhutani VK, Bogen D, et al. Hyperbilirubinemia in the newborn infant ≥ 35 weeks' gestation: an update with clarifications. *Pediatrics* 2009;124:1193–1198.

Maisels MJ, McDonagh AF. Phototherapy for neonatal jaundice. *N Eng J Med* 2008;358:920–928.

27 Enterocolite Necrosante

Muralidhar H. Premkumar

I. Histórico. **Enterocolite necrosante (ECN)** é a emergência gastrintestinal (GI) mais comum em neonatos. Sua patogenia é complexa e multifatorial, e sua etiologia ainda não está clara. Apesar dos avanços em neonatologia nas últimas décadas, as taxas de mortalidade e morbidade da ECN ainda são elevadas. A prática clínica atual é direcionada principalmente para o diagnóstico precoce imediato e a instituição de medidas apropriadas de terapia intensiva.

A. Epidemiologia. A ECN é o distúrbio cirúrgico sério mais comum em recém-nascidos na unidade de terapia intensiva neonatal (UTIN) e uma causa significativa de morbidade e mortalidade neonatais.

1. A **incidência** de ECN varia de um centro para outro e de ano a ano em um mesmo centro. Existem ocorrências endêmicas e epidêmicas. Estima-se que ocorram de 0,3 a 2,4 casos por mil nascidos vivos. Na maioria dos centros, a ECN ocorre em 2 a 5% de todas as internações na UTIN e em 5 a 10% dos neonatos de muito baixo peso ao nascer (MBPN). Se forem excluídos os neonatos de MBPN que morrem logo e apenas aqueles alimentados forem incluídos, a incidência é de aproximadamente 15%.

2. Sexo, raça, geografia, clima e estação do ano não parecem desempenhar papéis determinantes na incidência ou na evolução da ECN.

3. **Prematuridade** é o maior fator de risco isolado. A diminuição da idade gestacional está associada a aumento do risco de ECN. A idade gestacional média dos recém-nascidos com ECN é de 30 a 32 semanas e, em geral, eles têm peso apropriado para a idade gestacional. Cerca de 10% dos neonatos com ECN nascem a termo. A idade pós-natal no início da doença está inversamente relacionada com o peso ao nascer e a idade gestacional, com idade de início média de 12 dias.

4. A nutrição enteral é, talvez, o segundo fator de risco mais importante. Mais de 90% dos recém-nascidos já tinham se alimentado antes do aparecimento da ECN. Nos prematuros extremos o risco é menor naqueles que recebem apenas leite materno e qualquer exposição a produtos com leite de vaca aumenta o risco de ECN.

5. A administração pré-natal de esteroides aumenta a maturidade do sistema digestório (efeito semelhante ao observado nos pulmões). Estudos controlados e randomizados realizados antes do uso disseminado de esteroides no período pré-natal mostraram redução da incidência de ECN nos recém-nascidos tratados com esteroides no período pré-natal.

6. Os recém-nascidos expostos à cocaína correm um risco 2,5 vezes mais alto de apresentar ECN. As propriedades vasoconstritoras e hemodinâmicas da cocaína provocam isquemia intestinal (ver Capítulo 12).

7. A taxa de **mortalidade** global é de 9 a 28%, independentemente das intervenções cirúrgicas ou clínicas. A taxa de mortalidade de neonatos com peso < 1.500 g pode alcançar 45%; para aqueles que pesam < 750 g, é ainda mais alta. A introdução de protocolos terapêuticos padronizados com critérios de tratamento clínico e intervenção cirúrgica, o alto índice de suspeição dessa doença e os avanços gerais em terapia intensiva neonatal reduziram a taxa de mortalidade. Os neonatos expostos à cocaína que manifestam ECN sofrem incidência significativamente mais alta de gangrena maciça, perfuração e mortalidade que os neonatos não expostos.

8. Estudos epidemiológicos de casos-controle revelaram que quase todos os fatores de risco previamente descritos para ECN, incluindo distúrbios maternos (p. ex., toxemia), evolução clínica do recém-nascido (p. ex., asfixia, persistência do canal arterial [PCA] e tipo de assistência (p. ex., cateterismo arterial umbilical [CAU]), simplesmente descrevem uma população de neonatos de alto risco. Além da prematuridade, da exposição a fórmula artificial e a cocaína, nenhum fator materno ou neonatal conhecido, exceto prematuridade, eleva o risco de ECN. Isso sugere que a imaturidade do sistema digestório seja o principal fator de risco.

9. Embora a ECN seja basicamente uma doença de prematuros, em raras ocasiões recém-nascidos a termo também são acometidos. A incidência de ECN em recém-nascidos a termo é de 1 em 20.000 nascidos vivos. Alguns autores acreditam que a ECN em recém-nascidos a termo seja um processo

mórbido diferente da ECN apresentada pelos recém-nascidos prematuros, exibindo uma associação mais definida com hipoperfusão esplâncnica. Os recém-nascidos a termo com ECN apresentam outros fatores de risco, tais como cardiopatia congênita, policitemia, sepse, hipotensão e asfixia.

B. Patogenia

1. A patogenia de ECN não está bem definida. A ECN é uma doença multifatorial que resulta de interações complexas entre imaturidade, lesão da mucosa secundária a vários fatores (incluindo isquemia, substrato luminal e infecção) e resposta insatisfatória do hospedeiro à lesão.

2. O conceito de **agravo hipóxico ou hemodinâmico,** resultando em vasoconstrição esplâncnica e redução do fluxo mesentérico, induzindo hipoxia da mucosa intestinal e tornando o intestino suscetível à lesão, é há muito tempo considerado fator contribuinte na patogenia da ECN. Os achados histopatológicos da ECN assemelham-se àqueles observados em indivíduos de mais idade com comprometimento vascular intestinal. Em um número significativo de casos, contudo, nenhum problema hipóxico ou isquêmico pode ser identificado, e a sequência temporal de eventos não apoia a hipótese de um evento isquêmico isolado.

3. A **nutrição enteral** tem envolvimento na patogenia da ECN, pois quase todos os bebês que apresentam ECN foram alimentados. Os fatores estudados incluem a osmolalidade da fórmula, a ausência de fatores imunoprotetores na fórmula e a cronologia, o horário, o volume e a velocidade de administração. O leite materno comprovadamente apresenta fatores protetores. Contudo, o leite materno sozinho não previne a incidência de ECN em prematuros extremos. Já foi constatado que o consumo exclusivo de leite materno, em comparação com a associação de leite materno e derivados do leite de vaca, reduz as taxas de ECN e de ECN cirúrgica. Alguns estudos de casos-controle sugerem que a introdução ponderada da alimentação e a prevenção de aumentos grandes do volume de um dia para outro reduzam a incidência de ECN. Todavia, não se se identificou a taxa diária de incremento da alimentação que pode proteger os recém-nascidos de desenvolver ECN e ignora-se o mecanismo pelo qual volumes maiores predispõem à ocorrência de ECN. Constatou-se que a adoção (e a adesão) de um esquema padronizado de alimentação, preconizando a antecipação da alimentação em prematuros com muito baixo peso ao nascer, reduz o risco de ECN em até 87% apesar da heterogeneidade dos esquemas alimentares instituídos.

4. A **flora microbiológica** envolvida na ECN não é singular, pois representa os microrganismos intestinais predominantes existentes no recém-nascido em seu início. Diversos agentes bacterianos e virais foram citados no quadro microbiológico que às vezes está associado à ECN, especialmente à ECN epidêmica, mas nenhum foi comprovado como sendo a causa. Mais frequentemente, apenas representa a flora intestinal que transloca a barreira intestinal comprometida. A liberação de endotoxinas e citocinas pela proliferação de bactérias colonizantes e fermentação bacteriana com distensão gasosa também participam do processo. O achado de bactérias é, provavelmente, importante na patogenia da ECN visto que a isquemia intestinal pré-natal resulta em estenose e não em ECN quando o intestino está em um ambiente estéril.

5. As evidências corroboram o papel crucial dos mediadores inflamatórios. O **fator ativador de plaquetas** e o lipopolissacarídio (LPS) de endotoxina, o fator de necrose tumoral α (TNF-α), as interleucinas e o óxido nítrico são alguns dos supostos mediadores inflamatórios que participam na fisiopatologia da ECN. Estudos em animais e amostras de recém-nascidos humanos demonstram a associação dos níveis elevados de fator ativador de plaquetas em recém-nascidos com ECN em comparação com recém-nascidos sem ECN. Em modelos animais a administração exógena de fator ativador de plaquetas simula o agravo encontrado na ECN e os antagonistas do fator ativador de plaquetas limitam esse agravo. A descoberta das funções dos vários mediadores inflamatórios aponta para a etiologia multifatorial da doença e ressalta o fato de que são necessárias mais de uma estratégia para a prevenção da ECN. É essencial maior compreensão da ação da inflamação e dos mediadores inflamatórios no desenvolvimento da ECN antes da elaboração de estratégias para limitar ou prevenir essa cascata inflamatória.

6. O **exame histopatológico** do tecido após cirurgia ou necropsia mostra que o íleo terminal e o cólon ascendente são as áreas acometidas com mais frequência, porém nos casos mais graves todo o intestino pode ser afetado. Essa localização tem implicações nas sequelas a longo prazo (ver IV.). As lesões anatomopatológicas consistem em necrose de coagulação, hipercrescimento bacteriano, inflamação e alterações reparatórias.

264 Parte 4 | Questões da Nutrição Hidreletrolítica, Gastrintestinal e Renal

7. O uso de **bloqueadores de H2** foi citado no aumento do risco de ECN em neonatos de extremo baixo peso ao nascer (EBPN), sugerindo que um ambiente GI ácido seria protetor.

8. Alguns estudos já sugeriram a existência de uma associação temporal entre as transfusões de concentrado de hemácias e a ocorrência de ECN. Entre os possíveis mecanismos estão ativação de células T, hemólise imunomediada e vasoconstrição esplâncnica associada a transfusão. Não obstante, não existe uma descrição consistente de fatores de risco como gravidez, gravidade da anemia ou estabilidade do recém-nascido antes da transfusão. Isso, obviamente, dificulta a criação de diretrizes de transfusão baseadas em evidências.

II. Diagnóstico.

O diagnóstico precoce de ECN é um fator importante na determinação do desfecho. Isso se fundamenta em um alto grau de suspeição e observação clínica cuidadosa à procura de sinais nos recém-nascidos de risco.

A. Características clínicas. Há um amplo espectro de manifestações da doença. As manifestações clínicas da ECN podem ser divididas em sinais sistêmicos e abdominais. A maioria dos neonatos apresenta uma combinação de ambos, embora sinais abdominais geralmente predominem.

1. **Sinais sistêmicos.** Angústia respiratória, apneia e/ou bradicardia, letargia, instabilidade da temperatura, irritabilidade, recusa alimentar, hipotensão (choque), hipoperfusão periférica, acidose, oligúria ou diátese hemorrágica.

2. **Sinais abdominais (entéricos).** Distensão ou dor à palpação abdominal, aspirado gástrico (resíduos alimentares), vômitos (de bile, sangue, ou ambos), íleo paralítico (redução ou ausência do borborigmo), fezes sanguinolentas, eritema ou induração da parede abdominal, massa abdominal localizada persistente ou ascite.

3. A **evolução da doença** varia de um recém-nascido para outro. Mais frequentemente, aparece como um quadro (i) rapidamente progressivo e fulminante de sinais compatíveis com necrose intestinal e sepse; ou (ii) paroxístico e lento de distensão abdominal, íleo paralítico e possível infecção. A segunda evolução varia com a rapidez das intervenções terapêuticas e demanda monitoramento contínuo e avaliação preventiva (ver III.).

B. Características laboratoriais. O diagnóstico é suspeito com base no quadro clínico, mas tem de ser confirmado por radiografias, cirurgia ou necropsia. Não existem exames laboratoriais específicos para ECN; no entanto, alguns exames são valiosos na confirmação da suspeita diagnóstica.

1. **Exames radiológicos.** A radiografia de abdome com frequência revela um padrão de gás anormal, compatível com íleo paralítico. Devem-se obter incidências anteroposterior (AP) e lateral com raios X transversais à mesa ou em decúbito lateral esquerdo. As radiografias revelam edema da parede intestinal, uma alça em posição fixa em imagens seriadas, aparecimento de massa, pneumatose intestinal (a característica radiológica utilizada para confirmar o diagnóstico), ar na veia porta ou hepática, pneumobilia ou pneumoperitônio que aparece como gás sob o diafragma. Perfuração intestinal (PI) isolada pode manifestar-se como pneumoperitônio sem outros sinais clínicos.

2. **Exames de sangue e séricos.** Trombocitopenia, acidose metabólica persistente e hiponatremia intensa refratária constituem a tríade de sinais mais comuns. Medições seriadas da proteína C reativa (PCR) também são úteis ao diagnóstico e à avaliação da resposta ao tratamento da ECN grave. As hemoculturas podem revelar bacteriemia por um microrganismo patogênico.

3. **Análise das fezes** à procura de sangue tem sido usada, a fim de detectar neonatos com ECN, com base nas alterações na integridade intestinal. Embora fezes francamente sanguíneas sejam um indício de ECN, hematoquezia oculta não se correlaciona bem a ECN, e não é preconizada a pesquisa rotineira de sangue oculto nas fezes.

C. Critérios de estadiamento de Bell, com a modificação de Walsh e Kleigman, promovem uniformidade do diagnóstico em vários centros. O estadiamento de Bell não é um *continuum*, os recém-nascidos podem apresentar ECN avançada sem sinais ou sintomas prévios.

1. **Estágio I** (ECN suspeita) – sinais e sintomas clínicos, incluindo sinais abdominais e radiografias sem achados diagnósticos.

Capítulo 27 | Enterocolite Necrosante **265**

2. **Estágio II** (ECN definida) – sinais e sintomas clínicos, pneumatose intestinal e existência de gás na veia porta nas radiografias.
   a. Acometimento leve.
   b. Moderadamente enfermo com toxemia sistêmica.

3. **Estágio III** (ECN avançada) – sinais e sintomas clínicos, pneumatose intestinal (PI) nas radiografias e estado crítico.
   a. PI iminente.
   b. PI demonstrada.

D. Diagnóstico diferencial

1. **Pneumonia e sepse** são comuns e frequentemente associadas a íleo paralítico. Dor à palpação do abdome típica de ECN pode não ocorrer nos recém-nascidos com íleo paralítico que não é consequente a ECN.

2. **Catástrofes abdominais cirúrgicas** incluem má rotação com obstrução (total ou intermitente), má rotação com vólvulo do intestino médio, intussuscepção, úlcera, perfuração gástrica e trombose de vasos mesentéricos. A apresentação clínica desses distúrbios pode superpor-se à da ECN. Em alguns casos, o diagnóstico é definido apenas no momento da laparotomia exploradora (ver Capítulo 62).

3. **PI isolada** é uma entidade clínica distinta que ocorre em aproximadamente 2% dos neonatos de EBPN. Frequentemente, manifesta-se como pneumoperitônio assintomático, mas podem existir outras anormalidades clínicas e laboratoriais. A PI tende a ocorrer em uma idade pós-natal menor que a ECN, e não está associada à alimentação. O risco de PI é aumentado por exposição precoce a glicocorticoides e pelo tratamento com indometacina da PCA. O tratamento concomitante com glicocorticoides e indometacina eleva o risco de PI.

4. **Enterocolite infecciosa** é rara nessa população, mas deve ser considerada se houver diarreia. As espécies de *Campylobacter* estiveram associadas a diarreia sanguinolenta em recém-nascidos. Tais neonatos não apresentam outros sinais sistêmicos ou entéricos de ECN.

5. Diversos tipos de **doença metabólica hereditária** (p. ex., galactosemia com sepse por *Escherichia coli*) podem causar acidose profunda, choque e vômitos e, no início, confundirem-se com alguns sinais de ECN.

6. **Colite alérgica** grave pode manifestar-se como distensão abdominal e fezes sanguinolentas. Em geral, esses neonatos exibem bom estado geral, e suas radiografias de abdome e exames laboratoriais são normais.

7. **Intolerância alimentar** é um problema comum, porém mal definido, em neonatos prematuros. A despeito da função GI *in utero* adequada, alguns bebês prematuros terão períodos de aumento dos resíduos gástricos e distensão abdominal associados ao aumento da alimentação. Pode ser difícil diferenciar entre esse problema e ECN. Uma avaliação cautelosa por suspensão da alimentação enteral e administração de nutrição parenteral (NP) e de antibióticos por 48 a 72 horas pode estar indicada até que esse distúrbio benigno seja distinguível de ECN. O monitoramento seriado da proteína C reativa algumas vezes ajuda a diferenciação da ECN.

E. Outras considerações diagnósticas

1. Como os sinais abdominais iniciais podem ser inespecíficos, no momento, um **alto índice de suspeição** é a abordagem mais fidedigna para o diagnóstico precoce. Até o momento as tentativas de identificação de biomarcadores que possibilitariam a identificação precoce de um recém-nascido com ECN não foram bem-sucedidas. Deve-se considerar o conjunto completo da anamnese, exame físico e achados laboratoriais no contexto da evolução clínica de cada neonato. Sinais clínicos ou achados laboratoriais isolados frequentemente indicam a necessidade de avaliar o diagnóstico diferencial cuidadosamente, a despeito da preocupação óbvia com ECN.

2. **Diarreia** é uma apresentação rara da ECN na ausência de fezes sanguinolentas. Esse sinal é um argumento contra a ECN.

3. Os **achados radiográficos** frequentemente são sutis e geram confusão. A perfuração de uma víscera abdominal, por exemplo, nem sempre causa pneumoperitônio, e, por outro lado, o pneumoperitônio não necessariamente indica perfuração abdominal por ECN. Uma revisão seriada das radiografias com um radiologista pediátrico é indicada para auxiliar a interpretação e para o planejamento de exames apropriados.

266 Parte 4 | Questões da Nutrição Hidreletrolítica, Gastrintestinal e Renal

III. Manejo

A. Manejo clínico imediato (Quadro 27.1). O tratamento deve começar imediatamente quando houver suspeita de diagnóstico de ECN e se baseia em medidas de terapia intensiva e na antecipação dos possíveis problemas.

Quadro 27.1   Manejo da enterocolite necrosante.

Critérios de estadiamento de Bell	Diagnóstico	Manejo (supondo atenção rotineira à reanimação respiratória, cardiovascular e hematológica)
Estágio I (ECN suspeita)	Sinais e sintomas clínicos Radiografia não diagnóstica	DZ com líquidos IV Drenagem nasogástrica Hemograma completo, eletrólitos, radiografia de abdome a cada 6 a 8 h × 48 h Hemocultura Pesquisa de heme nas fezes e Clinitest® Ampicilina e gentamicina × 48 h
Estágio II (ECN definida)	Sinais e sintomas clínicos Pneumatose intestinal nas radiografias	DZ com nutrição parenteral (por CVC após exclusão de sepse) Drenagem nasogástrica Hemograma completo eletrólitos, radiografia de abdome (AP e lateral) a cada 6 a 8 h × 48 a 72 h, depois conforme a necessidade Hemocultura Pesquisa de heme nas fezes e Clinitest® Ampicilina, gentamicina e clindamicina × 14 dias Parecer da cirurgia
Estágio III (ECN avançada)	Sinais e sintomas clínicos	DZ com nutrição parenteral (por CVC após exclusão de sepse)
	Paciente em estado crítico	Drenagem nasogástrica
	Pneumatose intestinal ou pneumoperitônio nas radiografias	Hemograma completo, eletrólitos, radiografia de abdome (AP e lateral) a cada 6 a 8 h durante 48 a 72 h, depois SOS Pesquisa de heme nas fezes e Clinitest® Ampicilina, gentamicina e clindamicina durante 14 dias Parecer da cirurgia, com intervenção se indicado: Ressecção com enterostomia ou anastomose primário Em casos selecionados (geralmente < 1.000 g e instável), drenagem à beira do leito com anestesia local

AP = anteroposterior; CVC = cateter venoso central; DZ = dieta zero; ECN = enterocolite necrosante.

1. **Função respiratória.** Deve-se realizar avaliação rápida do estado ventilatório (exame físico, gasometria arterial) e, se necessário, instituir oxigênio suplementar e suporte ventilatório mecânico.
2. **Função cardiovascular.** Deve-se realizar avaliação do estado circulatório (exame físico, pressão arterial) e, se necessário, instituir suporte circulatório. Volume com NaCl a 0,9%, plasma fresco congelado ou concentrado de hemácias (dose de 10 mℓ/kg) se o volume circulátório estiver comprometido. Suporte farmacológico pode ser necessário; nesse caso, utilizam-se doses baixas de dopamina (3 a 5 μg/kg/min), a fim de otimizar o efeito no fluxo sanguíneo esplâncnico e renal; todavia, doses mais altas podem ser necessárias para assegurar perfusão tecidual e níveis adequados de pressão arterial. Colapso circulatório iminente muitas vezes manifesta-se como perfusão e oxigenação insatisfatórias, embora a pressão arterial seja mantida. O monitoramento intra-arterial da pressão arterial frequentemente é necessário, porém a proximidade das artérias umbilicais da circulação mesentérica impede o uso desses vasos. Na verdade, deve-se remover prontamente qualquer cateter arterial umbilical e utilizar cateteres arteriais periféricos, se necessário. Monitoramento adicional da pressão venosa central (PVC) pode tornar-se imprescindível se houver necessidade de suporte farmacológico adicional da circulação ou de um miocárdio insuficiente (ver Capítulo 40).
3. **Função metabólica.** A acidose metabólica intensa geralmente responde à expansão do volume. Bicarbonato de sódio deve ser reservado para acidose metabólica grave (dose de 1 a 2 mEq/kg). O pH e o nível de lactato sanguíneos devem ser monitorados atentamente; ademais, os níveis séricos de eletrólitos e de glicose no sangue e a função hepática devem ser acompanhados.

Capítulo 27 | Enterocolite Necrosante **267**

4. **Nutrição.** Toda a alimentação GI é suspensa, e o intestino é descomprimido por aspiração por meio de tubo nasogástrico ou orogástrico. Institui-se NP por veia periférica tão logo possível, com a meta de fornecer 90 a 110 cal/kg/dia, depois que as soluções de aminoácidos e emulsões de lipídios forem toleradas. Um cateter venoso central quase sempre é necessário para fornecer calorias adequadas ao recém-nascido de MBPN. Aguarda-se para instalar um cateter central com essa finalidade até que as hemoculturas estejam negativas, e nesse tempo de adaptação realiza-se a NP periférica (ver Capítulo 21).

5. **Doenças infecciosas.** Devem-se obter amostras de sangue, urina, fezes e líquido cefalorraquidiano (LCR), analisá-las cuidadosamente à procura de indícios de infecção e enviá-las para cultura e antibiogramas. Nossa rotina inclui a prescrição de antibióticos de amplo espectro tão logo possível, como ampicilina, gentamicina e clindamicina, para cobrir a maior parte da flora entérica. A piperacilina-tazobactam tem sido utilizada recentemente por seu amplo espectro e pela possibilidade de ser empregada apenas como um agente. Tendo em vista a variação das sensibilidades aos antibióticos, é preciso conhecer a flora predominante na UTIN, os microrganismos associados à ECN e seus padrões de resistência, e ajustar a abrangência da antibioticoterapia de acordo. A antibioticoterapia é ajustada segundo os resultados das culturas, porém apenas 10 a 40% das hemoculturas serão positivas, exigindo cobertura ampla contínua na maioria dos casos. Nos neonatos que precisam de cirurgia, culturas do líquido peritoneal também podem ajudar a definir um esquema apropriado de antibióticos. O tratamento geralmente é mantido por 14 dias. Não há evidências em favor do uso de antibióticos enterais.

6. **Aspectos hematológicos.** Sempre são solicitados hemograma completo com contagem diferencial e esfregaço sanguíneo. Recorre-se a transfusões de plaquetas para corrigir a trombocitopenia grave e de concentrado de hemácias para manter o hematócrito acima de 35%. O tempo de protrombina, o tempo parcial de tromboplastina, o fibrinogênio e a contagem plaquetária devem ser avaliados à procura de sinais de coagulação intravascular disseminada. Usa-se plasma fresco congelado para corrigir os problemas da coagulação (ver Capítulo 42).

7. **Função renal.** Oligúria frequentemente acompanha a hipotensão e a hipoperfusão iniciais de ECN; a medição do débito urinário é essencial. Além disso, devem-se monitorar os níveis séricos de ureia, creatinina e eletrólitos. É essencial prever a ocorrência de insuficiência renal iminente por necrose tubular aguda, necrose de coagulação ou acidente vascular e ajustar a hidratação venosa de acordo (ver Capítulo 28).

8. **Função neurológica.** A avaliação do estado do recém-nascido pode ser difícil, dado o grau da enfermidade, mas é crucial estar alerta aos problemas associados de meningite e hemorragia intraventricular. Crises epilépticas podem advir de meningite, hemorragia intraventricular ou de distúrbios metabólicos associados à ECN. Tais complicações têm de ser previstas e prontamente reconhecidas e tratadas.

9. **Função GI.** Usam-se exame físico e radiografias seriadas (a cada 6 a 8 horas durante os primeiros 2 a 3 dias) para avaliar a lesão GI ativa. A menos que ocorra perfuração ou a necrose de espessura total desencadeie peritonite grave, o tratamento permanece clínico. Contudo, a avaliação da necessidade de intervenção cirúrgica é uma questão importante e complexa da assistência (ver tópico III.B.).

10. **Apoio à família.** Toda família com um bebê na UTIN se sente devastada perante a crise. Os neonatos com ECN apresentam um desafio específico porque a doença muitas vezes causa deterioração súbita "sem razão aparente". Ademais, a possibilidade de intervenção cirúrgica iminente, a alta taxa de mortalidade e o prognóstico incerto tornam a situação ainda muito difícil para os pais. A equipe de assistência tem como obrigação compartilhar as informações de maneira cuidadosa e preventiva visando estabelecer uma aliança de confiança com a família.

B. Intervenção cirúrgica (ver Capítulo 62)

1. Deve-se obter **parecer imediato** de um cirurgião pediátrico. Isso possibilita que o cirurgião se familiarize com o neonato e ofereça sua própria avaliação especializada. Se um cirurgião pediátrico não estiver disponível, o neonato deve ser transferido para um centro que disponha do especialista.

2. Em geral, é um consenso que a **perfuração GI** constitui indicação de intervenção. Infelizmente, não existem indícios fidedignos ou absolutos de perfuração iminente; portanto, o monitoramento

268 Parte 4 | Questões da Nutrição Hidreletrolítica, Gastrintestinal e Renal

frequente é essencial. A perfuração ocorre em 20 a 30% dos pacientes, geralmente 12 a 48 horas após o início da ECN, mas pode ser mais tarde. Em alguns casos, a ausência de pneumoperitônio na radiografia de abdome pode adiar o diagnóstico, e a paracentese pode ajudar a defini-lo. Em geral, um recém-nascido com distensão abdominal crescente, massa abdominal e piora do quadro clínico a despeito do tratamento clínico ou uma alça fixa persistente em radiografias seriadas pode ter sofrido perfuração e precisa de intervenção cirúrgica.

3. **Necrose de espessura total do trato GI** pode requerer intervenção cirúrgica, porém é difícil estabelecer esse diagnóstico na ausência de perfuração. Na maioria dos casos, o neonato com necrose intestinal terá sinais de peritonite, como ascite, massa abdominal, eritema da parede abdominal, induração, trombocitopenia persistente, choque progressivo com perdas para o terceiro espaço ou acidose metabólica persistente. Uma paracentese ajuda a identificar esses pacientes antes que ocorra perfuração.

4. A base do **tratamento cirúrgico** é a ressecção com enterostomia, porém a ressecção com reanastomose primária é eventualmente utilizada em casos selecionados. Na cirurgia, a meta é a excisão do intestino necrótico com preservação da maior extensão possível do intestino. O líquido peritoneal é examinado à procura de sinais de infecção e enviado para cultura, o intestino necrótico é ressecado e enviado para confirmação histopatológica, e as extremidades intestinais viáveis são exteriorizadas como estomas. Todos os pontos de intestino acometido são registrados, esteja ou não a remoção indicada. Se houver comprometimento extenso, pode-se realizar uma "cirurgia de reavaliação" após 24 a 48 horas para definir se quaisquer áreas supostamente necróticas na verdade são viáveis. A extensão e as áreas de intestino removido são registradas. Se grandes áreas forem ressecadas, registram-se a extensão e a posição do intestino remanescente, pois esses dados influenciarão o desfecho a longo prazo. Em cerca de 14% dos neonatos com essa condição ocorre ECN total (necrose intestinal do duodeno até o reto). Nesses casos, a morte é quase certa.

5. **Drenagem peritoneal** sob anestesia local é uma opção de manejo para neonatos de EBPN (< 1.000 g) e recém-nascidos extremamente instáveis. Em muitos casos, essa medida retarda a realização de laparotomia até que o recém-nascido esteja mais estável, e, em alguns casos, não há mais necessidade de procedimento cirúrgico. Um estudo de coorte multicêntrico recente comparou a laparotomia com a drenagem peritoneal na ECN com perfuração e mostrou que não há diferenças significativas na sobrevida ou na demanda total a longo prazo de NP entre os dois procedimentos. Todavia, alguns estudos já sugeriram que o desfecho neurodesenvolvimental tardio dos recém-nascidos com ECN é pior quando eles são tratados apenas com drenos peritoneais, talvez por representar os recém-nascidos cujo estado era grave demais para serem submetidos a laparotomia. Ainda não existe um consenso em relação à terapia cirúrgica ideal.

C. Manejo a longo prazo. Depois que o neonato for estabilizado e tratado efetivamente, reintroduz-se a alimentação. Em geral, esse processo começa após 2 semanas de tratamento por interrupção da descompressão gástrica. Se o recém-nascido conseguir tolerar suas próprias secreções, a alimentação é iniciada muito lentamente enquanto a nutrição parenteral é reduzida gradualmente. Não há dados conclusivos sobre o melhor método ou tipo de alimentação, mas o leite materno parece ser mais bem tolerado e é preferível. A ocorrência de estreitamentos complica os planos alimentares. A incidência de ECN recorrente é de 4% e parece ser independente do tipo de tratamento. A doença recorrente deve ser tratada de maneira igual à anterior e costuma responder do mesmo modo. Caso tenha havido necessidade de intervenção cirúrgica e uma ileostomia ou colostomia tenha sido criada, pode-se realizar reanastomose intestinal eletivamente após um período adequado de resolução. Se o recém-nascido tolerar a alimentação enteral, a reanastomose pode ser realizada após um período de crescimento em casa. Todavia, a intervenção cirúrgica mais precoce seria indicada quando não se consegue evoluir para alimentação com volume pleno ou consistência normal devido a má absorção e esvaziamento intestinal rápido (*dumping*). Antes da reanastomose, obtém-se exame de contraste do intestino distal para investigar se existe estreitamento, que pode ser ressecado por ocasião do fechamento da ostomia.

IV. Prognóstico.
Existem poucos estudos detalhados e acurados sobre prognóstico. Nos casos não complicados de ECN, o prognóstico a longo prazo pode ser comparável ao de outros neonatos de baixo peso ao nascer; contudo, aqueles com ECN nos estágios IIB e III apresentam maior incidência de morte (taxa de mortalidade (> 50%), atraso do crescimento (atraso no aumento do perímetro cefálico é o mais preocupante)

e desfecho neurodesenvolvimental. A ECN que exige intervenção cirúrgica pode ter sequelas mais graves, incluindo das taxas de mortalidade secundárias a infecção, insuficiência respiratória, doença hepática associada à NP (ver Capítulo 26), raquitismo e atraso significativo do desenvolvimento.

A. As **sequelas** da ECN podem estar diretamente relacionadas com o processo patológico ou a assistência prolongada na UTIN, que, muitas vezes, é necessária para tratá-la. As sequelas GI incluem estreitamentos, fístulas entéricas, síndrome do intestino curto, má absorção e diarreia crônica, síndromes de esvaziamento rápido (*dumping*) associadas a perda do íleo terminal e da válvula ileocecal, perdas hidreletrolíticas associadas a desidratação rápida e hepatite ou colestase relacionada com NP prolongada. Estreitamentos ocorrem em 25 a 35% dos pacientes com ou sem cirurgia e são mais comuns no intestino grosso. No entanto, nem todos os estreitamentos são clinicamente significativos e podem não impossibilitar a evolução para volumes alimentares plenos. A síndrome do intestino curto ocorre em aproximadamente 10 a 20% dos casos após o tratamento cirúrgico. As sequelas metabólicas abrangem atraso do crescimento, doença óssea metabólica e problemas relacionados com a função do sistema nervoso central (SNC) no recém-nascido de MBPN. Estudos têm demonstrado alto risco de neonatos com ECN apresentarem neurodesenvolvimento prejudicado.

B. **A prevenção da ECN é a meta final.** Infelizmente, essa meta só pode ser mais bem alcançada pela prevenção do nascimento prematuro. Se a prematuridade for inevitável, diversas estratégias preventivas podem ser benéficas.

1. **Indução de maturação GI.** A incidência de ECN é significativamente reduzida após terapia pré-natal com esteroides.

2. **Alimentação exclusiva com leite materno.** Prematuros alimentados exclusivamente com leite materno "ordenhado" correm menor risco de desenvolver ECN. As mães devem ser encorajadas a retirar leite das mamas por meio de bombas específicas para fornecer para seus filhos prematuros, quando possível. O valor do leite humano de doadoras ainda não foi adequadamente estudado.

3. **Otimização da alimentação enteral** (ver Capítulo 21). Tendo em vista a falta de estudos randomizados de tamanho adequado em prematuros com EBPN, atualmente não há evidências suficientes para apoiar a alimentação precoce ou tardia ou uma velocidade ótima de avanço da alimentação. Todavia, as evidências atuais deixam claro que a adoção e a adesão rigorosa a um esquema específico e padronizado de alimentação reduzem significativamente o risco de ECN, portanto, as UTIN devem estabelecer um esquema alimentar e monitorar a adesão ao mesmo.

4. **Administração enteral de probióticos** constitui uma nova e promissora abordagem para a prevenção de ECN. A administração de probióticos a prematuros ajudaria a normalizar a colonização da microflora intestinal. Metanálise recente mostrou redução (mais de 50%) da incidência de ECN em recém-nascidos alimentados com probióticos (p. ex., *Lactobacillus GG, Bifidobacterium breve, Saccharomyces boulardii, Lactobacillus acidophilus*) em comparação com os controles. Até que haja mais evidências para ajudar a determinar qual ou quais probióticos são mais efetivos, sua posologia ótima e a segurança a curto e longo prazos, o uso de probióticos na prevenção e no tratamento da ECN deve ser limitada a estudos cuidadosamente monitorados.

Leitura sugerida

Deshpande G, Rao S, Patole S, Bulsara M. Updated meta-analysis of probiotics for preventing necrotizing enterocolitis in preterm neonates. *Pediatrics* 2010;125(5):921–930.

Patole S, de Klerk N. Impact of standardised feeding regimens on incidence of neonatal necrotising enterocolitis: a systematic review and meta-analysis of observational studies. *Arch Dis Child Fetal Neonatal Ed* 2005;90(2):F147–F151.

Sullivan S, Schanler RJ, Kim JH, et al. An exclusively human milk-based diet is associated with a lower rate of necrotizing enterocolitis than a diet of human milk and bovine milk-based products. *J Pediatr* 2010;156(4):562–567.e1.

Condições Renais

David J. Askenazi e Stuart L. Goldstein

Os problemas renais no recém-nascido podem advir de anormalidades hereditárias específicas do desenvolvimento ou de eventos adquiridos no período pré-natal ou pós-natal. Por essa razão, a avaliação inclui uma revisão detalhada da anamnese (história familiar, história gestacional e eventos neonatais) e revisão das manifestações clínicas iniciais e dos achados laboratoriais/radiológicos relevantes. A avaliação requer conhecimento do processo do desenvolvimento e das diferenças na fisiologia renal no período neonatal em comparação com as idades subsequentes.

I. Embriogênese e desenvolvimento funcional renais

A. Embriologia

1. Três pares de sistemas renais desenvolvem-se a partir da crista nefrogênica do mesoderma.
2. Os primeiros dois sistemas, **pronefro** e **mesonefro**, têm função limitada no ser humano e são transitórios. Nos homens, os túbulos e o ducto mesonéfricos formam os dúctulos eferentes do epidídimo, ductos deferentes, ductos ejaculatórios e vesículas seminais. Nas mulheres, formam o epoóforo e paraóforo.
3. O **metanefro** é o terceiro e último sistema excretor e aparece na quinta semana de gestação. Compõe-se de dois tipos celulares diferentes. Estes diferenciam-se no sistema **pelvicaliceal**, que está bem delineado na 13ª ou 14ª semana, e nos néfrons, que continuam a se formar até a 34ª semana de gestação, chegando a um complemento final de 1 milhão de **néfrons** por rim. A urina é produzida a partir da 12ª semana.
4. O desenvolvimento paralelo das vias urinárias inferiores ocorre com a abertura do ducto mesonéfrico para a alantoide e cloaca na idade gestacional de 5 semanas. Pouco depois, com 6 semanas, a prega urorretal se forma como um septo dividindo o trato gastrintestinal (GI) (compartimento posterior) do compartimento geniturinário (GU) anterior – o seio urogenital. Com 7 semanas, formam-se aberturas vesicoureterais, e a alantoide degenera-se em um cordão que se torna o úraco e a parte superior da bexiga, porém o trígono desenvolve-se a partir do remanescente do ducto de Wolff. O desenvolvimento do sistema mülleriano produz um cordão ureterovaginal, que em meninas se torna vestíbulo vaginal, vagina e colo uterino. Em meninos, a regressão do sistema mülleriano origina a uretra prostática.
5. A ruptura do desenvolvimento renal normal pode originar malformações, como agenesia, hipoplasia, ectopia e displasia renais e doença cística.

B. Desenvolvimento funcional.
Ao nascimento, o rim substitui a placenta como o principal órgão homeostático, mantendo o equilíbrio hidreletrolítico e removendo os produtos residuais nocivos. Essa transição ocorre com alterações no fluxo sanguíneo renal (FSR), na taxa de filtração glomerular (TFG) e nas funções tubulares. O nível da função renal relaciona-se mais estreitamente com a idade pós-natal do que com a idade gestacional ao nascimento.

1. O **FSR** permanece baixo no feto, respondendo por apenas 2 a 3% do débito cardíaco. Ao nascimento, o FSR aumenta rapidamente para 15 a 18% do débito cardíaco devido a (i) redução da resistência vascular renal, que é proporcionalmente maior no rim em comparação com outros órgãos, (ii) aumento da pressão arterial sistêmica e (iii) aumento do fluxo sanguíneo cortical interno para o externo.
2. A **filtração glomerular** começa logo após a formação dos primeiros néfrons, e a TFG aumenta paralelamente ao crescimento corporal e renal (aproximadamente 1 mℓ/min/kg de peso corporal). Depois que todos os glomérulos estão formados na idade gestacional de 34 semanas, a TFG continua a aumentar até o nascimento em virtude de diminuições da resistência vascular renal. Após o nascimento, a TFG sobe rapidamente, dobrando com 2 semanas de idade e atingindo níveis adultos com 1 ano. A taxa de maturação da TFG não é alterada pelo nascimento prematuro e aumenta em resposta

à carga de solutos. A TFG é menos bem autorregulada no recém-nascido. É controlada pela manutenção da pressão capilar glomerular por meio do maior efeito vasoconstritor da angiotensina II na arteríola eferente do que na aferente; nesta o efeito é atenuado por vasodilatação concomitante induzida por prostaglandinas.

A TFG ao nascimento é menor nos mais prematuros e, após o nascimento, eleva-se de acordo com o grau de prematuridade. Em nascidos a termo, a TFG aumenta rapidamente, duplicando com 2 semanas de idade e alcançando os níveis de adulto com um ano de vida; os lactentes prematuros alcançam níveis semelhantes (Quadro 28.5).

3. **Função tubular**

   a. **Manejo de sódio (Na⁺).** A habilidade de reabsorver Na⁺ é desenvolvida com 24 semanas de gestação. Contudo, a reabsorção tubular de Na é lenta até 34 semanas. Isso é importante ao avaliar a possibilidade de azotemia pré-renal, pois o lactente será incapaz de reabsorver o sódio ao máximo e, portanto, terá alta excreção fracionada de sódio (EFNa; Quadro 28.1). Neonatos muito prematuros não conseguem conservar Na⁺, mesmo quando o balanço de Na⁺ é negativo. Por conseguinte, os bebês prematuros com menos de 34 semanas de gestação que recebem fórmula ou leite materno sem suplementação de Na⁺ podem apresentar hiponatremia. Após 34 semanas de gestação, a reabsorção de Na torna-se mais eficiente, de modo que 99% do Na⁺ filtrado é reabsorvido, resultando em EFNa < 1% se estimulada por hipoperfusão renal. Os neonatos a termo conservam Na⁺ quando estão com balanço de Na⁺ negativo, mas, assim como os prematuros, também são limitados na sua capacidade de excretar uma carga de Na⁺ em virtude de sua TFG baixa.

   b. **Manejo de água.** O recém-nascido possui capacidade limitada de concentrar a urina devido à concentração reduzida de ureia dentro do interstício secundária à baixa ingestão de proteína e do crescimento anabólico. A resultante osmolalidade baixa do interstício reduz a reabsorção de água e a capacidade de concentração do rim neonatal. A osmolalidade urinária máxima é de 500 mOsm/ℓ em neonatos prematuros e de 800 mOsm/ℓ naqueles a termo. Embora isso não tenha maiores consequências em recém-nascidos que recebem quantidades apropriadas de água com alimentação hipotônica, a situação pode tornar-se clinicamente relevante nos neonatos que estão recebendo altas cargas osmóticas. Em contrapartida, os neonatos prematuros e a termo são capazes de diluir a urina, com osmolalidade urinária mínima de 25 a 35 mOsm/ℓ. Contudo, a TFG baixa limita sua capacidade de lidar com cargas de água.

   c. **Manejo de potássio (K⁺).** A capacidade limitada de recém-nascidos prematuros de excretar grandes cargas de K⁺ está relacionada com a diminuição da secreção tubular distal de K⁺, uma consequência da menor sensibilidade à aldosterona, baixa atividade de Na⁺–K⁺-adenosina-trifosfatase (ATPase) e TFG reduzida.

   d. O **manejo de ácido e bicarbonato** é limitado por baixo limiar do bicarbonato sérico no túbulo proximal (14 a 16 mEq/ℓ em neonatos prematuros, 18 a 21 mEq/ℓ a termo), que aumenta à medida que ocorre maturação de Na⁺–K⁺-ATPase e do transportador de Na⁺–H⁺. Ademais, a produção de amônia no túbulo distal e a síntese de glutamina no túbulo proximal estão reduzidas. A taxa reduzida

Quadro 28.1	Equações e fórmulas de uso comum.
DpCr (mℓ/min/1,73 m²) = $K \times$ Comprimento (cm)$/P_{Cr}$	
DpCr (mℓ/min/1,73 m²) = $U_{Cr} \times U_{vol} \times 1,73/P_{Cr} \times$ ASC	
EFNa = $100 \times (U_{Na^+} \times P_{Cr})/(P_{Na^+} \times U_{Cr})$	
RTP = $100 \times (1 - ((U_P \times P_{Cr})/(P_P \times U_{Cr})))$	
$P_{osm} \geq 2 \times$ plasma [Na⁺] + [glicose]/18 + BUN/2,8	
Hiato aniônico plasmático = [Na⁺] − [Cl⁻] − [HCO₃⁻]	

ASC = área de superfície corporal; DpCr = depuração de creatinina; EFNa = excreção fracionada de sódio; P_{Cr} = creatinina plasmática; P_{osm} = osmolaridade plasmática; P_{Na} = sódio plasmático; RTP = reabsorção tubular de fosfato; U_{Cr} = creatinina urinária; U_{vol} = volume urinário por minuto.

272 Parte 4 | Questões da Nutrição Hidreletrolítica, Gastrintestinal e Renal

de excreção de fosfato limita a geração de ácido titulável, reduzindo ainda mais a capacidade de eliminar uma carga de ácido. Os recém-nascidos de muito baixo peso ao nascer podem ter acidose metabólica leve durante a segunda à quarta semana após o nascimento, o que pode exigir a administração de bicarbonato de sódio adicional.

e. O **manejo de cálcio e fósforo** no recém-nascido caracteriza-se por um padrão de maior retenção de fosfato associada ao crescimento. A ingestão e carga filtrada de fosfato, o paratormônio (PTH) e fatores do crescimento modulam o transporte de fosfato. O nível de fosfato mais alto e a maior taxa de reabsorção de fosfato não são explicados por uma TFG baixa ou irresponsividade tubular a fatores extrarrenais (PTH, vitamina D). Mais provavelmente, há um mecanismo desenvolvimental que favorece a conservação renal de fosfato, em parte devido aos efeitos do hormônio do crescimento, bem como ao transportador de fosfato dependente de Na^+ relacionado com o crescimento, de modo que um balanço de fosfato positivo é mantido para o crescimento. A reabsorção tubular de fosfato (RTP) também é modificada pela idade gestacional, aumentando de 85% com 28 semanas para 93% com 34 semanas e 98% com 40 semanas.

Os níveis de cálcio no feto e no sangue do cordão umbilical são mais altos do que no recém-nascido. Os níveis de cálcio caem nas primeiras 24 horas, mas níveis baixos de PTH persistem. Esse hipoparatireoidismo relativo nos primeiros dias após o nascimento pode advir da resposta fisiológica à hipercalcemia no feto normal. Embora níveis plasmáticos de Ca^+ < 8 mg/dℓ sejam comuns em neonatos prematuros, geralmente são assintomáticos, porque o nível de cálcio ionizado costuma ser normal. Os fatores que favorecem a fração de Ca^+ ionizado normal incluem albumina sérica mais baixa e acidose metabólica relativa no recém-nascido.

A excreção urinária de cálcio é menor em neonatos prematuros e correlaciona-se à idade gestacional. A termo, a excreção de cálcio aumenta e persiste até aproximadamente 96 meses de idade. A excreção urinária de cálcio em prematuros varia diretamente com a ingestão de Na^+, excreção urinária de Na^+ e inversamente com o Ca^{2+} plasmático. Estresse neonatal e intervenções como administração agressiva de líquido ou furosemida elevam a excreção de Ca^{2+}, agravando a tendência a hipocalcemia.

4. A contribuição da urina fetal para o volume de líquido amniótico é mínima (10 mℓ/h) na primeira metade da gestação, mas aumenta significativamente até uma média de 50 mℓ/h e torna-se uma contribuição essencial ao desenvolvimento pulmonar. Oligoidrâmnio e poli-hidrâmnio podem refletir disfunção do rim em desenvolvimento.

II. Avaliação clínica da função renal. A avaliação da função renal baseia-se na anamnese, no exame físico e em exames laboratoriais e radiológicos apropriados.

A. Anamnese

1. A **história pré-natal** inclui qualquer doença materna, uso de substâncias ou exposição a teratógenos conhecidos e em potencial.

a. O uso materno de inibidores da enzima de conversão da angiotensina (ECA), antagonistas do receptor de angiotensina ou indometacina reduz a pressão capilar glomerular e a TFG e esteve associado a insuficiência renal neonatal.

b. Oligoidrâmnio pode indicar redução da produção fetal de urina. Com frequência está associado a agenesia renal, displasia renal, doença renal policística ou obstrução grave do sistema urinário. Na maioria das vezes é um sinal de hipoperfusão fetal causada por insuficiência placentária, como se observa na pré-eclâmpsia, na vasculopatia materna ou na ruptura prematura de membranas.

O poli-hidrâmnio é observado em gestações complicadas por diabetes melito materno (ver Capítulo 2) e em anomalias fetais como atresia esofágica (ver Capítulo 62) ou anencefalia (ver Capítulo 57) Isso também pode advir de disfunção tubular renal com incapacidade de concentrar a urina plenamente.

c. A elevação da alfafetoproteína no soro e o aumento da placenta estão associados à síndrome nefrótica congênita.

2. História familiar. O risco de doença renal é mais alto se houver história familiar de anomalias do sistema urinário, doença renal policística, consanguinidade ou distúrbios tubulares renais hereditários.

As doenças familiares podem ser reconhecidas *in utero* (síndrome nefrótica congênita, doença renal policística autossômica recessiva [DRPAR], hidronefrose, displasia) ou continuar assintomáticas até uma fase posterior da vida.

3. **História do parto.** Sofrimento fetal, asfixia perinatal, sepse ou perda de volume pode acarretar lesão isquêmica ou anóxica.

4. **Micção.** Dezessete por cento dos recém-nascidos urinam na sala de parto, cerca de 90% nas primeiras 24 horas e 99% até 48 horas. A taxa de formação de urina varia de 0,5 a 5,0 mℓ/kg/h em todas as idades gestacionais. A causa mais comum de retardo ou redução da produção de urina é a perfusão inadequada dos rins; contudo, retardo na micção pode advir de anormalidades renais intrínsecas ou obstrução do trato urinário.

B. Exame físico. Um exame cuidadoso detecta massas abdominais em 0,8% dos neonatos. A maioria dessas massas é de origem renal ou relaciona-se com o sistema GU. É importante considerar no diagnóstico diferencial se a massa é uni ou bilateral (Quadro 28.2). Pode haver edema em recém-nascidos com síndrome nefrótica congênita (devida à baixa pressão oncótica), ou sobrecarga hídrica se a entrada exceder a saída. Defeitos tubulares e uso de diuréticos podem causar perda de sal e água, que podem levar à desidratação.

Em muitas síndromes congênitas há comprometimento dos rins; portanto, uma avaliação minuciosa é necessária naqueles que apresentarem anomalias renais congênitas. Anomalias congênitas detectadas ao exame físico que estão associadas a anormalidades renais incluem orelhas de implantação baixa, genitália ambígua, atresia anal, defeito da parede abdominal, anomalias vertebrais, aniridia, meningomielocele ou medula espinal ancorada, pneumotórax, hipoplasia pulmonar, hemi-hipertrofia, úraco persistente, hipospadia e criptorquidia, dentre outras (Quadro 28.3). Pneumotórax espontâneo pode ocorrer naqueles que apresentam hipoplasia pulmonar associada a anormalidades renais.

C. Avaliação laboratorial. As provas de função renal devem ser interpretadas à luz das idades gestacional e pós-natal (Quadros 28.4 e 28.5).

1. O exame de urina reflete os estágios de desenvolvimento da fisiologia renal.

   a. Densidade urinária. Os neonatos a termo têm a capacidade de concentração limitada, com densidade máxima de 1,021 a 1,025.

   b. A excreção de proteína varia com a idade gestacional. É mais alta em neonatos prematuros e diminui progressivamente com a idade pós-natal. Em recém-nascidos a termo normais, a excreção urinária de proteína é mínima após a segunda semana de vida.

Quadro 28.2	Massas abdominais no recém-nascido.
Tipo de massa	**Porcentagem total**
Renal	55
Hidronefrose	
Rim displásico multicístico	
Doença renal policística	
Nefroma mesoblástico	
Ectopia renal	
Trombose venosa renal	
Nefroblastomatose	
Tumor de Wilms	
Genital	15
Hidrometrocolpo	
Cisto de ovário	
Gastrintestinal	20

De Pinto E, Guignard JP. Renal masses in the neonate. *Biol Neonate* 1995;68:175-184.

274 Parte 4 | Questões da Nutrição Hidreletrolítica, Gastrintestinal e Renal

Quadro 28.3 Síndromes congênitas com componentes renais (ver Capítulo 10).

Distúrbios dismórficos, sequências e associações	Manifestações gerais	Anormalidades renais
Sequência de oligoidrâmnio (síndrome de Potter)	Fácies alterada, hipoplasia pulmonar, posição anormal dos membros e da cabeça	Agenesia renal, obstrução bilateral grave, displasia bilateral acentuada, doença renal policística autossômica recessiva
Síndrome VATER e VACTERL	Anomalias vertebrais, atresia anal, fístula traqueoesofágica, displasia radial, defeitos no coração e nos membros	Agenesia renal, displasia renal, ectopia renal
Associação MURCS e sequência de Rokitansky	Falha dos ductos paramesonéfricos, hipoplasia/atresia vaginal e uterina, displasia dos somitos cervicotorácicos	Hipoplasia/agenesia renal, ectopia renal, ureteres duplos
Ausência de musculatura abdominal ("abdome em ameixa seca")	Hipoplasia dos músculos abdominais, criptorquidia	Megaureteres, hidronefrose, rins displásicos, bexiga atônica
Espinha bífida	Meningomielocele	Bexiga neurogênica, refluxo vesicoureteral, hidronefrose, ureter duplo, rim em ferradura
Sequência de displasia caudal (síndrome de regressão caudal)	Hipoplasia sacral (e lombar), ruptura da medula espinal distal	Bexiga neurogênica, refluxo vesicoureteral, hidronefrose, agenesia renal
Atresia anal (ânus imperfurado alto)	Fístula retovaginal, retovesical ou retouretral ancorada à medula espinal	Agenesia renal, displasia renal
Hemi-hipertrofia	Hemi-hipertrofia	Tumor de Wilms, hipospadia
Aniridia	Aniridia, criptorquidia	Tumor de Wilms
Síndrome de Drash	Genitália ambígua	Esclerose mesangial, tumor de Wilms
Orelhas pequenas e deformadas ou de implantação baixa	–	Agenesia/displasia renal
Autossômicos recessivos		
Síndrome cérebro-hepatorrenal (síndrome de Zellweger)	Hepatomegalia, glaucoma, anomalias cerebrais, condrodistrofia	Cistos renais corticais
Síndrome de Jeune (distrofia torácica asfixiante)	Gradil torácico pequeno, costelas curtas, junções costocondrais anormais, hipoplasia pulmonar	Displasia tubular cística, glomerulosclerose, hidronefrose, rins em ferradura
Síndrome de Meckel-Gruber (disencefalia esplancnicocística)	Encefalocele, microcefalia, polidactilia, criptorquidia, anomalias cardíacas, doença hepática	Rins policísticos/displásicos
Síndrome de Johanson-Blizzard	Hipoplasia das asas do nariz, hipotireoidismo, surdez, ânus imperfurado, criptorquidia	Hidronefrose, caliectasia
Síndrome de Schinzel-Giedion	Membros curtos, fácies anormal, anormalidades ósseas, hipospadia	Hidronefrose, megaureter
Síndrome de costelas curtas–polidactilia	Costelas curtas e horizontais, hipoplasia pulmonar, polissindactilia, defeitos ósseos e cardíacos, genitália ambígua	Cistos glomerulares e tubulares
Síndrome de Bardet-Biedl	Obesidade, pigmentação retiniana, polidactilia	Nefrite intersticial
Autossômicos dominantes		
Esclerose tuberosa	Lesões fibrosas-angiomatosas, máculas hipopigmentadas, calcificações intracranianas, crises epilépticas, lesões ósseas	Rins policísticos, angiomiolipoma renal
Síndrome de Melnick-Fraser (síndrome brânquio-otorrenal [BOR])	Depressões pré-auriculares, fendas branquiais, surdez	Displasia renal, ureteres duplicados
Síndrome das unhas-patelas (ósteo-onicodisplasia hereditária)	Unhas hipoplásicas, patelas hipoplásicas ou inexistentes, outras anomalias ósseas	Proteinúria, síndrome nefrótica
Síndrome de Townes	Anomalias dos polegares, orelhas e ânus	Diversas anormalidades renais

(continua)

Capítulo 28 | Condições Renais **275**

Quadro 28.3 **Síndromes congênitas com componentes renais (ver Capítulo 10).** *(Continuação)*

Distúrbios dismórficos, sequências e associações	Manifestações gerais	Anormalidades renais
Ligados ao X		
Síndrome oculocerebrorrenal (síndrome de Lowe)	Cataratas, raquitismo, retardo mental	Síndrome de Fanconi
Síndrome orofacial-digital (OFD), tipo I	Fendas orais, hipoplasia das asas do nariz, assimetria digital (ligada ao X, letal em meninos)	Microcistos renais
Trissomia do 21 (síndrome de Down)	Fácies anormal, braquicefalia, cardiopatia congênita	Rim displásico cístico e outras anormalidades renais
Síndrome XO (síndrome de Turner)	Baixa estatura, cardiopatia congênita, amenorreia	Rim em ferradura, duplicações e malrotações do sistema coletor urinário
Trissomia do 13 (síndrome de Patau)	Fácies anormal, fendas labial e palatina, cardiopatia congênita	Rins displásicos císticos e outras anomalias renais
Trissomia do 18 (síndrome de Edwards)	Fácies anormal, orelhas anormais, dedos superpostos, cardiopatia congênita	Rins displásicos císticos, rim em ferradura ou duplicação
Síndrome XXY, XXX (síndrome de triploidia)	Fácies anormal, defeitos cardíacos, hipospadia e criptorquidia em meninos, sindactilia	Diversas anormalidades renais
Trissomia parcial de 10q	Fácies anormal, microcefalia, anormalidades dos membros e do coração	Diversas anormalidades renais

Quadro 28.4 **Valores urinários e renais normais em recém-nascidos a termo e pré-termo.**

	Neonatos pré-termo < 34 semanas	Neonatos a termo ao nascimento	Neonatos a termo, 2 semanas	Neonatos a termo, 8 semanas
TFG ($m\ell/min/1,73\ m^2$)	13 a 58	15 a 60	63 a 80	-
Limiar de bicarbonato (mEq/ℓ)	14 a 18	21	21,5	-
TRP (%)	> 85%	> 95%	-	-
Excreção de proteína ($mg/m^2/24\ h$) (média ± 1 DP)	60 ± 96	31 ± 44	-	-
Capacidade de concentração máxima ($mOsmol/\ell$)	500	800	900	1.200
Capacidade de diluição máxima ($mOsmol/\ell$)	25 a 30	25 a 30	25 a 30	25 a 30
Densidade urinária	1.002 a 1.015	1.002 a 1.020	1.002 a 1.025	1.002 a 1.030
Fita reagente	-	-	-	-
pH	5,0 a 8,0	4,5 a 8,0	4,5 a 8,0	4,5 a 8,0
Proteínas	Neg a ++	Neg a +	Neg	Neg
Glicose	Neg a ++	Neg	Neg	Neg
Sangue	Neg	Neg	Neg	Neg
Leucócitos	Neg	Neg	Neg	Neg

Neg = negativo.

276 Parte 4 | Questões da Nutrição Hidreletrolítica, Gastrintestinal e Renal

Quadro 28.5	Níveis séricos de creatinina normais em recém-nascidos a termo e pré-termo (média ± DP).			
Idade (d)	<28 semanas	28 a 32 semanas	32 a 37 semanas	>37 semanas
3	1,05 ± 0,27	0,88 ± 0,25	0,78 ± 0,22	0,75 ± 0,2
7	0,95 ± 0,36	0,94 ± 0,37	0,77 ± 0,48	0,56 ± 0,4
14	0,81 ± 0,26	0,78 ± 0,36	0,62 ± 0,4	0,43 ± 0,25
28	0,66 ± 0,28	0,59 ± 0,38	0,40 ± 0,28	0,34 ± 0,2

De Rudd PT, Hughes EA, Placzek MM *et al.* Reference ranges for plasma creatinine during the first month of life. *Arch Dis Child* 1983;58:212-215; van den Anker JN, de Groot R, Broerse HM *et al.* Assessment of glomerular filtration rate in preterm infants by serum creatinine: Comparison with insulin clearance. *Pediatrics* 1995;96:1156-1158.

    c. Glicosúria está comumente presente em neonatos prematuros com < 34 semanas de gestação. A reabsorção tubular de glicose é < 93% nos recém-nascidos com menos de 34 semanas de gestação, em comparação com 99% naqueles nascidos após 34 semanas. As taxas de excreção de glicose são mais altas em neonatos com menos de 28 semanas de gestação.

    d. Hematúria é anormal e pode indicar lesão renal intrínseca ou advir de sangramento ou anormalidade da coagulação (ver III.G.).

    e. O exame do sedimento geralmente demonstra múltiplas células epiteliais (que se acreditam serem células da mucosa uretral) nas primeiras 24 a 48 horas. Em recém-nascidos com asfixia, há aumento das células epiteliais, e hematúria microscópica transitória com leucócitos é comum. Investigação adicional é necessária se tais achados do sedimento persistirem. Cilindros hialinos e granulosos finos são comuns na desidratação e na hipotensão. Cristais de ácido úrico são comuns nos estados de desidratação e nas amostras de urina concentrada. São vistos como uma coloração rósea ou castanho--avermelhada na fralda (particularmente nas fraldas absortivas modernas).

2. Método de coleta

    a. Aspiração suprapúbica é o método mais confiável para obter amostra não contaminada para urinocultura. A orientação por ultrassonografia aumenta as chances de sucesso.

    b. Usa-se **cateterismo vesical** se o recém-nascido não tiver urinado após 36 a 48 horas de vida e não estiver aparentemente hipovolêmico (ver III.B.), ou se for necessária a determinação precisa do volume de urina, ou ainda para otimizar a drenagem de urina em caso de suspeita de obstrução funcional ou anatômica.

    c. O uso de **saco coletor** é adequado para a maioria dos exames, como medições da densidade, pH, eletrólitos, proteína, glicose e sedimento, mas não para a urocultura. É o método preferível para detecção de eritrócitos na urina.

    d. As **amostras de urina extraídas da fralda** são confiáveis para estimativa do pH e medição qualitativa da presença de glicose, proteína e sangue.

3. Avaliação da função renal

    a. A **creatinina sérica** ao nascimento reflete a função renal materna. Em neonatos sadios, os níveis séricos de creatinina caem de 0,8 mg/dℓ ao nascimento para 0,5 mg/dℓ aos 5 a 7 dias e atingem um nível estável de 0,3 a 0,4 mg/dℓ aos 9 dias. A creatinina sérica de bebês prematuros aumenta transitoriamente nos primeiros dias para então diminuir lentamente após semanas ou meses, dependendo do nível de prematuridade (Figura 28.1). A taxa de redução da creatinina sérica nas primeiras semanas é mais lenta em neonatos de menor idade gestacional com TFG mais baixa (Quadro 28.5).

    b. A **ureia sérica** é um indicador útil da função renal. Contudo, pode ser elevada em decorrência da maior produção de ureia nos estados hipercatabólicos, sequestro de sangue, degradação tecidual, uso de esteroide, hemoconcentração ou redução da ingestão de proteína.

    c. A **TFG** pode ser medida por exames da depuração de substâncias exógenas (inulina, EDTA-Cr [ácido etilenodiaminotetracético-cromo], iotalamato de sódio) ou substâncias endógenas como a

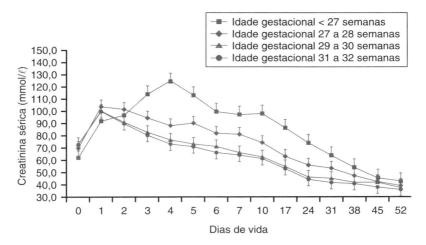

Figura 28.1 A concentração sérica de creatinina (mmol/ℓ) (média e erro padrão) em neonatos varia com a idade gestacional. (Adaptada de Gallini et al. *Pediatric Nephrology* 2000).

Quadro 28.6	Causas de insuficiência renal no período neonatal.
Idade	mℓ/min/1,73 m²
1 a 3 dias	14,0 ± 5
1 a 7 dias	18,7 ± 5,5
4 a 8 dias	44,3 ± 9,3
3 a 13 dias	47,8 ± 10,7
1,5 a 4 meses	67,4 ± 16,6
8 anos	103 ± 12

creatinina (Quadro 28.6). Considerações práticas como coleta frequente de sangue, coleta de urina ou infusão de uma substância exógena limitam a sua aplicação e são seguidas apenas com fins científicos. Pode-se estimar a TFG a partir da creatinina sérica e do comprimento corporal (Quadro 28.1), mas deve-se ter cuidado na aplicação dessa equação, pois foi desenvolvida usando-se o método de Jaffe para detectar a creatinina sérica e é, evidentemente, uma estimativa com significativa variabilidade preditiva na determinação da TFG real.

    d. Usa-se a **medição dos eletrólitos séricos e urinários** para guiar o tratamento hidreletrolítico e avaliar a função tubular renal. É preciso levar em conta os valores séricos e a situação clínica ao interpretar os níveis urinários de eletrólitos (ver Capítulo 23).

D. Exames radiológicos

    1. A **ultrassonografia** é o exame de imagem inicial para delinear a arquitetura do parênquima renal. Técnicas de fluxo com doppler em cores estimam o FSR, mas há significativa variabilidade intraoperador. O comprimento em milímetros dos rins é aproximadamente igual à idade gestacional em semanas. O córtex renal apresenta ecogenicidade semelhante à do fígado ou baço no recém-nascido, em contraste com o córtex renal hipoecoico observado em adultos e crianças maiores. Ademais, as pirâmides medulares no neonato são bem mais hipoecoicas que o córtex, portanto exibem aspecto mais proeminente.

278 Parte 4 | Questões da Nutrição Hidreletrolítica, Gastrintestinal e Renal

2. A **cistouretrografia miccional (CUGM)**, com fluoroscopia, é um método excelente para determinar refluxo vesicoureteral (RVU), definir a anatomia da bexiga, a anatomia do trato inferior mais especificamente, bem como as válvulas uretrais posteriores. A cistografia com radionuclídeo é utilizada para avaliar RVU em razão de sua dose de radiação mais baixa. Contudo, a CUGM produz imagens estáticas melhores dos defeitos anatômicos e é preferível na avaliação inicial de uropatia obstrutiva.

3. A **cintigrafia com radionuclídeo** é útil para demonstrar a posição e função relativa dos rins. Isótopos como tecnécio-99m-ácido dietilenotriaminopentacético (DTPA) ou mercaptoacetiltriglicina (MAG 3) são manejados por filtração glomerular e podem ser usados para avaliar o FSR e a função renal. Juntamente com administração intravenosa de furosemida, o exame ajuda a distinguir entre hidronefrose obstrutiva e não obstrutiva. Os isótopos que se ligam aos túbulos renais, como o tecnécio-99m-ácido dimercaptossuccínico (DMSA), produzem imagens estáticas do córtex renal. Isso pode ser útil para avaliar a pielonefrite aguda e cicatrizes renais por êmbolos na artéria renal ou distúrbios vasculares renais, e para quantificar a extensão do córtex renal em pacientes com displasia e hipoplasia renais.

III. Problemas renais clínicos comuns

A. Ultrassonografia pré-natal. A triagem ultrassonográfica materna rotineira detecta uma incidência de anormalidades GU fetais de 0,3 a 0,5%.

1. O achado mais comum é **hidronefrose**, relatada em > 80% dos casos. Cerca de 75% desses casos são confirmados após o nascimento.

   a. O manejo inicial de um recém-nascido com hidronefrose identificada no pré-natal depende do estado clínico do paciente e da natureza da lesão suspeita.

   b. Hidronefrose unilateral é mais comum e não está associada a complicações sistêmicas ou pulmonares, se o rim contralateral for normal. A confirmação por ultrassonografia pós-natal pode ser realizada de maneira eletiva com cerca de 2 a 4 semanas de vida, de acordo com a gravidade. É importante não realizar o exame ultrassonográfico nos primeiros dias após o nascimento, quando a hidronefrose pode não ser detectada em virtude de desidratação fisiológica.

   c. Hidronefrose bilateral é mais preocupante, especialmente se houver oligoidrâmnio ou doença pulmonar. No lactente de sexo masculino, deve-se fazer a avaliação pós-natal (CUGM e ultrassonografia) no primeiro dia para identificar a causa (válvulas uretrais posteriores [VUP], obstrução da junção ureteropélvica [JUP], obstrução da junção ureterovesical (JUV), síndrome de hipoplasia da musculatura abdominal ou RVU). Na obstrução pós-vesical como as VUP, a ultrassonografia frequentemente revela uma parede vesical trabeculada e espessada.

2. A ultrassonografia pré-natal rotineira aumentou o diagnóstico de rim displásico multicístico (RDMC), especialmente com envolvimento unilateral. O RDMC é aquele que não tem parênquima funcional e tem uma estrutura lobulada semelhante a um "cacho de uvas". Os neonatos com RDMC unilateral geralmente são assintomáticos, e o rim afetado não tem função renal demonstrável por cintigrafia renal com DMSA. Há consenso geral de que a remoção cirúrgica esteja indicada nos casos com hipertensão ou infecção associada, ou com comprometimento respiratório secundário a compressão abdominal pelo rim anormal. Embora se tenha sugerido que a remoção cirúrgica reduza o potencial de carcinoma de células renais, não há evidências de que no RDMC assintomático ela melhore o prognóstico a longo prazo. Em pacientes assintomáticos, a observação clínica é a conduta atual, e a remoção cirúrgica é reservada para quando surgirem sinais/sintomas.

3. As anormalidades renais podem ser acompanhadas de outras anomalias congênitas, como defeitos do tubo neural, lesões cardíacas congênitas, lesões obstrutivas intestinais, defeitos da parede abdominal, anormalidades do sistema nervoso central (SNC) ou da coluna vertebral e anormalidades urológicas do trato urinário inferior.

B. A lesão renal aguda (LRA), antes conhecida como insuficiência renal aguda, pode ser secundária a azotemia pré-renal, distúrbios intrínsecos (doença tubular, glomerular ou intersticial) ou distúrbios pós-renais (obstrutivos) (Quadro 28.7). A **azotemia pré-renal** ocorre em caso de hipoperfusão renal. As causas mais comuns de azotemia pré-renal são perda de volume sanguíneo efetivo, perda relativa de

Capítulo 28 | Condições Renais **279**

volume intravascular por aumento do extravasamento capilar, baixo débito cardíaco, medicamentos e síndrome compartimental do abdome. Essas condições podem causar lesão tubular renal intrínseca se não forem corrigidas rapidamente. A **LRA intrínseca** implica lesão direta dos glomérulos, do interstício ou dos túbulos renais. Em neonatos, as causas mais comuns de lesão tubular são isquemia prolongada ou grave, nefrotoxinas ou sepse. A lesão glomerular e intersticial primária é muito rara em neonatos. É causada por obstrução do fluxo urinário nos dois rins. Em meninos, a lesão mais comum é a VUP; entretanto, também pode haver obstrução adquirida (por tumores, cálculos ou aspergiloma [*fungus ball*]). A função renal pode ser anormal mesmo após a correção da obstrução.

Quadro 28.7	Causas de lesão renal aguda no período neonatal.
A. Pré-renal	
1. Diminuição do volume circulatório efetivo	
a. Hemorragia	
b. Desidratação	
c. Sepse	
d. Enterocolite necrosante	
e. Cardiopatia congênita	
f. Hipoalbuminemia	
2. Aumento da resistência vascular renal	
a. Policitemia	
b. Indometacina	
c. Fármacos adrenérgicos	
3. Hipoxia/asfixia	
B. Intrínseca ou do parênquima renal	
1. Hipoperfusão prolongada com consequente necrose tubular aguda	
2. Anomalias congênitas	
a. Agenesia	
b. Hipoplasia/displasia	
c. Doença renal policística	
3. Doença tromboembólica	
a. Trombose da veia renal bilateral	
b. Trombose da artéria renal bilateral	
4. Nefrotoxinas	
a. Aminoglicosídios	
b. Meio de contraste radiológico	
c. Uso materno de captopril ou indometacina	
C. Obstrutiva	
1. Obstrução da uretra	
a. Válvulas uretrais posteriores	
b. Estenose	
c. Síndrome de hipoplasia da musculatura abdominal	
2. Ureterocele	
3. Obstrução ureteropélvica/ureterovesical	
4. Tumores extrínsecos	
5. Bexiga neurogênica	
6. Síndrome de megabexiga ou megaureter	

Parte 4 | Questões da Nutrição Hidreletrolítica, Gastrintestinal e Renal

1. **A avaliação para identificar a etiologia subjacente do aumento da creatinina ou da diminuição do débito urinário é fundamental para o manejo da LRA.**

   a. Avalie se existe história pregressa de oligoidrâmnio, asfixia perinatal, distúrbios hemorrágicos, policitemia, trombocitose, trombocitopenia, sepse ou uso materno de substâncias. Pesquise o uso de medicação nefrotóxica.

   b. Aplique cateterismo vesical de demora.

   c. Avalie sinais e sintomas de depleção intravascular (taquicardia, afundamento das fontanelas, diminuição do turgor cutâneo, mucosas secas). A avaliação laboratorial pode ajudar a identificar a etiologia. O Quadro 28.8 lista exames complementares úteis para diferenciar a azotemia pré-renal de causas intrínsecas e obstrutivas. Se possível, as amostras devem ser coletadas antes da prova de volume.

Quadro 28.8	Indicadores de insuficiência renal no neonato oligúrico.	
Índices	**Insuficiência pré-renal**	**Insuficiência renal intrínseca**
Sódio urinário (mEq/ℓ)	10 a 50	30 a 90
Creatinina urinária/plasmática	29,2 ± 1,6	9,7 ± 3,6
EFNa*	0,9 ± 0,6	4,3 ± 2,2

*Excreção fracionada de sódio definida no Capítulo 23.
Fonte: Modificada de Mathew OP, Jones AS, James E, et al. Neonatal renal failure: usefulness of diagnostic indices. *Pediatrics* 1980;65(1):57–60.

   d. Em caso de edema, verifique se há aumento ou depleção do volume intravascular (na hipoalbuminemia, por exemplo); isso ajuda a identificar a etiologia e a definir o plano de ação.

   e. A prova de infusão de volume (10 a 20 mℓ/kg de soro fisiológico durante 30 min) não só repõe o volume intravascular, mas também ajuda a determinar se existe depleção intravascular. É imprescindível a avaliação de insuficiência cardíaca antes da reposição volêmica intensiva para insuficiência renal.

   f. Deve-se fazer ultrassonografia renal para descartar obstrução vesical e avaliar se há anomalias congênitas do rim e das vias urinárias.

2. O manejo dos pacientes que desenvolvem LRA deve se concentrar em tratar a etiologia, evitar lesão adicional e abordar as consequências da diminuição da função renal.

   a. Como mencionado, a resposta à prova de volume não só fornece informações sobre a causa subjacente da LRA, mas também serve como início do plano de manejo. É preciso fazer a avaliação meticulosa da causa da depleção de volume intravascular e instituir o manejo adequado com líquidos. Em caso de hipoalbuminemia, deve-se considerar a administração intravenosa de albumina.

   b. É necessário evitar medicamentos nefrotóxicos para que não haja danos adicionais e ajustar a dose de medicamentos concomitantes de acordo com a estimativa da função renal.

   c. A furosemida pode ser administrada para corrigir a sobrecarga de líquidos, mas não há comprovação de que evite a LRA. Também NÃO se demonstrou que a dopamina em doses baixas ou "renais" evite a LRA.

   d. Quando a pressão arterial for baixa em relação à congestão vascular e/ou às pressões abdominais, considere o aumento da pressão arterial com inotrópicos para aumentar a filtração glomerular (ver Capítulo 40).

3. **Manejo das complicações**

   a. Hiperpotassemia. Interrompa ou minimize o aporte de potássio (K⁺). Para isso, use uma fórmula com baixo teor de K⁺, como Similac PM 60/40®, ou solução IV sem K⁺. O tratamento da hiperpotassemia (K⁺ > 6 mEq/ℓ) é o seguinte (ver Capítulo 23):

   i. Administra-se **sulfonato de polistireno sódico (Kayexalate®)** por via retal na dose de 1,0 a 1,5 g/kg (dissolvido em NaCl a 0,9%, 0,5 g/mℓ de solução) ou por via oral na dose de 1 g/kg (dissolvido em solução glicosada a 10%) conforme necessário para reduzir os níveis séricos de K⁺. O cateter usado no enema, um tubo gástrico fino de Silastic®, é inserido por 1 a 3 cm. Se possível, evitamos utilizar Kayexalate® em neonatos de baixo peso ao nascer devido ao risco de perfuração intestinal. A dose de 1 g/kg de Kayexalate® remove 1 mEq/ℓ de potássio.

ii. O **cálcio** é fornecido como 1 a 2 mℓ/kg de gliconato de cálcio a 10% durante 2 a 4 min para cardioproteção, enquanto o eletrocardiograma (ECG) é monitorado.

iii. **Bicarbonato de sódio desloca o K⁺ para dentro das células e pode diminuir temporariamente o nível sérico de K⁺.** Administra-se 1 mEq/kg por via intravenosa durante 5 a 10 min, o que reduz o potássio sérico em 1 mEq/ℓ.

iv. **Glicose e insulina também deslocam K⁺ para dentro das células para diminuir temporariamente os níveis séricos de K⁺.** Começar com um *bolus* de insulina regular humana (0,05 unidade/kg) e solução glicosada a 10% (2 mℓ/kg), seguido por infusão contínua de solução glicosada a 10%, 2 a 4 mℓ/kg/h, e insulina regular humana (10 unidades/100 mℓ), 1 mℓ/kg/h. Monitorar a glicemia frequentemente. Manter uma proporção de 1 ou 2 unidades de insulina para 4 g de glicose.

v. **Furosemida** pode ser administrada para induzir caliurese e natriurese em caso de expansão de volume. Administram-se doses intermitentes de 1 mg/kg como prova terapêutica.

vi. A **diálise** é considerada quando não é possível controlar a hiperpotassemia com tratamento clínico. Embora a hemodiálise (HD) seja o mecanismo mais eficiente para remoção de K⁺, pode-se realizar diálise peritoneal (DP) ou hemoperfusão venovenosa contínua (HVVC).

b. O **manejo de líquido** é baseado na hidratação do paciente e na determinação das perdas contínuas. A menos que haja desidratação ou poliúria, o volume deve ser limitado à reposição das perdas insensíveis e do débito urinário (ver Capítulo 23). A incapacidade de prescrever nutrição adequada por causa da necessidade de restrição de líquidos e/ou da sobrecarga hídrica importante é uma indicação de diálise.

c. O **sódio** (Na⁺) é restrito e a concentração de Na⁺, monitorada, bem como o balanço hídrico. A hiponatremia geralmente é secundária a excesso de água livre. Monitoramento cuidadoso dos eletrólitos, especialmente do sódio, é essencial durante a terapia com diurético ou a diálise.

d. O **fósforo** é restrito mediante o uso de uma fórmula pobre em fósforo (p. ex., Similac PM 60/40®). Pode-se utilizar carbonato de cálcio oral como agente quelante de fosfato.

e. Administra-se **cálcio** suplementar se o cálcio ionizado estiver reduzido ou o paciente, sintomático. Em neonatos com insuficiência renal crônica, fornece-se 1,25-di-hidroxivitamina D ou seu análogo para maximizar a absorção de Ca²⁺ e prevenir osteodistrofia renal (ver Capítulo 25).

f. A **acidose metabólica** geralmente é leve, a menos que haja (i) disfunção tubular significativa com redução da capacidade de reabsorver bicarbonato, ou (ii) aumento da produção de lactato devido a hipoperfusão secundária a insuficiência cardíaca ou perda de volume por hemorragia (ver I.B.1.). Considere bicarbonato de sódio ou citrato de sódio para corrigir acidose metabólica intensa.

g. A nutrição é crítica para o neonato em crescimento. Os neonatos que puderem ser alimentados por via oral devem receber uma fórmula pobre em fosfato e em potássio com carga pequena de solutos renais (p. ex., Similac PM 60/40®). A densidade calórica pode ser aumentada progressivamente até o máximo de 50 kcal/100 mℓ com polímeros de glicose (Polycose®) e óleo. Devem-se administrar proteínas satisfatórias para neonatos com função renal normal, exceto em caso de hemodiálise ou diálise peritoneal contínua. Como essas terapias causam perdas de proteínas de 1 a 1,5 g/kg/dia, é necessária a suplementação.

h. Hipertensão arterial (ver III.D.2.).

i. A **diálise** é indicada quando o tratamento conservador não consegue corrigir sobrecarga hídrica grave, hiperpotassemia, acidose e uremia. Nutrição inadequada devida a restrição hídrica intensa no neonato anúrico é uma indicação relativa para diálise. Como os aspectos técnicos e a assistência de apoio são especializados e exigentes, o procedimento deve ser realizado em centros cuja equipe tenha experiência na diálise de recém-nascidos e lactentes.

C. As anomalias congênitas do rim e do sistema urinário (ACRSU) podem ser diagnosticadas pela ultrassonografia pré-natal, ser detectadas ao nascimento ou manifestar-se em uma fase posterior da vida. As lesões comuns são hidronefrose, rim displásico (com ou sem cistos), rim displásico multicístico (RDMC) e obstrução do sistema urinário na altura da JUP, JUV ou por válvulas uretrais (VUP). Além das anomalias ACRSU, a DRPAR, que está associada à fibrose hepática, é outra causa de insuficiência renal em neonatos.

282 Parte 4 | Questões da Nutrição Hidreletrolítica, Gastrintestinal e Renal

A doença renal policística autossômica dominante (DRPAD) é mais comum na população em geral, mas só costuma se manifestar em uma fase posterior da vida. O diagnóstico diferencial inclui outras massas renais (Quadro 28.2). O grau de comprometimento renal nessas doenças varia de oligoidrâmnio extremo e comprometimento intrauterino até a apresentação tardia na vida adulta. Por fim, o prognóstico depende da gravidade da anomalia, da viabilidade do rim contralateral e da disfunção de órgãos extrarrenais. No recém-nascido, o grau de hipoplasia pulmonar determina a probabilidade de viabilidade.

D. A **pressão arterial** no recém-nascido está relacionada com o peso e a idade gestacional. A pressão arterial sobe com a idade pós-natal, 1 a 2 mmHg/dia durante a primeira semana e 1 mmHg/semana durante as 6 semanas seguintes em neonatos pré-termo e a termo.

1. Os Quadros 28.9 a 28.11 mostram os valores normativos da pressão arterial para neonatos a termo e prematuros.
2. A **hipertensão** é definida como pressão arterial persistente > 2 desvios padrão acima da média. Os sinais e sintomas clínicos, que podem estar ausentes ou ser inespecíficos, incluem anormalidades cardiorrespiratórias como taquipneia, cardiomegalia ou insuficiência cardíaca; achados neurológicos como irritabilidade, letargia ou crise epiléptica; atraso do crescimento ou dificuldades GI.
3. A hipertensão neonatal tem muitas causas (Quadro 28.12). As três causas mais comuns de hipertensão em recém-nascidos são secundárias a displasia broncopulmonar, tromboembolia da artéria umbilical e coarctação da aorta. A anamnese e o exame físico, a avaliação do estado de

Quadro 28.9	Evolução longitudinal normal da pressão arterial em lactentes a termo (mmHg).			
	Meninos		Meninas	
Idade	Sistólica	Diastólica	Sistólica	Diastólica
1º dia	67 ± 7	37 ± 7	68 ± 8	38 ± 7
4º dias	76 ± 8	44 ± 9	75 ± 8	45 ± 8
1 mês	84 ± 10	46 ± 9	82 ± 9	46 ± 10
3 meses	92 ± 11	55 ± 10	89 ± 11	54 ± 10
6 meses	96 ± 9	58 ± 10	92 ± 10	56 ± 10

Fonte: Gemelli M, Manganaro R, Mamì C, et al. Longitudinal study of blood pressure during the 1st year of life. *Eur J Pediatr* 1990;149(5):318–320.

Quadro 28.10	Intervalos da pressão arterial sistólica e diastólica em lactentes com peso ao nascimento de 500 a 2.000 g com 3 a 6 horas de vida.	
Peso ao nascer (g)	Sistólica (mm Hg)	Diastólica (mm Hg)
501 a 750	50 a 62	26 a 36
751 a 1.000	48 a 59	23 a 36
1.001 a 1.250	49 a 61	26 a 35
1.251 a 1.500	46 a 56	23 a 33
1.501 a 1.750	46 a 58	23 a 33
1.751 a 2.000	48 a 61	24 a 35

Fonte: Hegyi T, Carbone MT, Anwar M, et al. Blood pressure ranges in premature infants. I. The first hours of life. *J Pediatr* 1994; 124(4):627–633.

Capítulo 28 | Condições Renais **283**

Quadro 28.11	Pressão arterial média (PAM) em lactentes com peso ao nascimento de 500 a 1.500 g.

	PAM ± DP (mmHg)		
Peso ao nascer (g)	Dia 3	Dia 17	Dia 31
501 a 750	38 ± 8	44 ± 8	46 ± 11
751 a 1.000	43 ± 9	45 ± 7	47 ± 9
1.001 a 1.250	43 ± 8	46 ± 9	48 ± 8
1.251 a 1.500	45 ± 8	47 ± 8	47 ± 9

Fonte: Klaus MH, Fanaroff AA, eds. *Care of the High-risk Neonate.* Philadelphia: WB Saunders, 1993, p. 497.

Quadro 28.12	Causas de hipertensão no neonato.

A. Vasculares

1. Trombose da artéria renal
2. Trombose da veia renal
3. Coarctação da aorta
4. Estenose da artéria renal
5. Calcificação arterial idiopática

B. Renais

1. Uropatia obstrutiva
2. Doença renal policística
3. Insuficiência renal
4. Tumor renal
5. Tumor de Wilms
6. Glomerulonefrite
7. Pielonefrite

C. Endócrinas

1. Hipoplasia suprarrenal congênita
2. Hiperaldosteronismo primário
3. Hipertiroidismo

D. Neurológicas

1. Aumento da pressão intracraniana
2. Doença de Cushing
3. Tumor da crista neural
4. Angioma cerebral
5. Abstinência de drogas

E. Pulmonares

1. Displasia broncopulmonar

F. Fármacos

1. Corticosteroides
2. Teofilina
3. Fármacos adrenérgicos
4. Fenilefrina

G. Outras

1. Sobrecarga de líquidos/eletrólitos
2. Cirurgia abdominal
3. Associada à oxigenação por membrana extracorpórea (OMEC)

Parte 4 | Questões da Nutrição Hidreletrolítica, Gastrintestinal e Renal

hidratação, os medicamentos, a localização do trombo arterial e os pulsos arteriais distais fracos podem fornecer indícios sobre a etiologia subjacente. Tanto a hipertensão mediada por renina quanto a hipervolemia podem contribuir para as causas renais de hipertensão. Devem-se obter exame de urina, provas de função renal, níveis séricos de eletrólitos e ultrassonografia renal. O exame do fluxo com Doppler em cores pode detectar trombose aórtica ou vascular renal, embora esse exame não seja confiável e haja a possibilidade de resultados falso-positivos e falso-negativos. A cintigrafia renal com DMSA pode detectar infartos arteriais renais segmentares. Os níveis plasmáticos de renina são difíceis de interpretar. O ecocardiograma é indicado na suspeita de coarctação e identifica se houve hipertrofia do ventrículo esquerdo em virtude de hipertensão prolongada.

4. O tratamento visa corrigir a causa subjacente, sempre que possível. Administra-se terapia anti-hipertensiva (Quadro 28.13) para a hipertensão persistente não relacionada com sobrecarga de volume ou fármacos. A hidralazina é o fármaco mais usado. Caso a hipertensão persista, é frequente o uso de captopril.

Quadro 28.13	Anti-hipertensivos para o recém-nascido (ver recomendações posológicas específicas no Apêndice A).	
	Dose	**Comentário**
Diuréticos		
Furosemida	0,5 a 1,0 mg/kg/dose IV, IM, VO	Pode causar hiponatremia, hipopotassemia, hipercalciúria
Clorotiazida	25 a 40 mg/kg/dia VO fracionados 12/12 h 2 a 8 mg/kg/dia IV fracionados 12/12 h	Pode causar hiponatremia, hipopotassemia, hipocloremia
Vasodilatadores		
Hidralazina	1 a 8 mg/kg/dia; fracionados a cada 6 a 8 h	Pode causar taquicardia
Bloqueadores dos canais de cálcio		
Nifedipino	0,2 mg/kg/dose	Início em 15 a 30 min; duração de 4 a 8 h
Nicardipino	Dose inicial de 0,5 mcg/kg/min com ajuste gradual até obter o efeito (máx. de 4 a 5 mcg/kg/min)	Início da ação em minutos — ajuste gradual a cada 5 a 10 min
Isradipino	0,1 a 0,2 mg/kg/dose VO	Início da ação em 15 a 30 min; duração de 4 a 8 h
Anlodipino	0,1 a 0,4 mg/kg/dia VO fracionados 12/12 h	Início da ação em 3 h; tempo até o pico de ação, 6 a 12 h; duração, 12 a 24 h
Antagonista dos receptores beta		
Propranolol	0,5 a 5 mg/kg/dia VO; fracionados a cada 6 a 8 h	Pode causar broncospasmo
Antagonista dos receptores alfa/beta		
Labetalol	0,5 a 1,0 mg/kg/dose IV, a cada 4 a 6 h	Uso limitado em neonatos
Inibidor da ECA		
Captopril	0,15 a 2 mg/kg/dia VO, fracionados a cada 8 a 12 h	Pode causar oligúria, hiperpotassemia, insuficiência renal
Enalapril	5 a 10 µg/kg/dose IV, 8 a 24 h	Pode causar oligúria, hiperpotassemia, insuficiência renal

ECA = enzima conversora da angiotensina.

E. Trombose vascular renal

1. **Trombose da artéria renal (TAR)** muitas vezes está relacionada com o uso de cateteres arteriais umbilicais permanentes, que podem obstruir ou emitir um êmbolo para a artéria renal. Outras causas raras são os estados de hipercoagulabilidade congênita e hipotensão grave. Embora o tratamento seja controverso, opções potenciais incluem trombectomia cirúrgica, agentes trombolíticos e conduta conservadora, incluindo medicação anti-hipertensiva. A taxa de preservação renal da cirurgia não é melhor do que a do tratamento clínico, e encerra taxa de mortalidade considerável de 33%. Os pacientes com TAR unilateral que receberam tratamento clínico conservador geralmente estão normotensos aos 2 anos de idade, não precisam mais de medicamentos anti-hipertensivos e apresentam depuração de creatinina normal, embora alguns tenham atrofia renal unilateral com hipertrofia contralateral compensatória. Houve relatos de complicações a longo prazo com hipertensão e/ou proteinúria e evolução para insuficiência renal na adolescência (ver Capítulo 44).

2. **Trombose da veia renal (TVR)** tem os distúrbios predisponentes de hiperosmolaridade, policitemia, hipovolemia e estados de hipercoagulabilidade, e, portanto, está comumente associada a recém-nascidos de mães diabéticas ou ao uso de cateteres venosos umbilicais. Casos clássicos de trombose venosa renal intrauterina foram descritos e apresentam-se com calcificação do coágulo na veia cava inferior (VCI). Os achados clínicos abrangem hematúria franca frequentemente com coágulos, rins aumentados, hipertensão e trombocitopenia. Outros sintomas incluem vômitos, choque, edema dos membros inferiores e distensão abdominal. O diagnóstico de TVR é confirmado por ultrassonografia, que mostra tipicamente um rim aumentado com hiperecogenicidade homogênea difusa; o exame do fluxo com doppler pode detectar trombos na VCI ou veia renal, levando à ausência de fluxo renal. O diagnóstico diferencial inclui massas renais ou síndrome hemolítico-urêmica.

   O manejo da TVR também é motivo de controvérsia. O tratamento inicial deve concentrar-se na manutenção de circulação, balanço hídrico e balanço de eletrólitos, enquanto se avaliam distúrbios clínicos predisponentes subjacentes. A investigação do estado da coagulação compreende contagem plaquetária, tempo de protrombina (TP), tempo de tromboplastina parcial (TTP), fibrinogênio e produtos de degradação da fibrina. É necessário fazer uma pesquisa completa de estados de hipercoagulabilidade, pois mais de 50% dos lactentes com TVR têm pelo menos um defeito (ver Capítulo 44).

   Não existe consenso sobre o uso de heparina. Se houver envolvimento unilateral sem evidências de coagulação intravascular disseminada (CID), preconiza-se o manejo conservador. Se houver acometimento bilateral e evidências de CID, é indicado tratamento mais agressivo já que o neonato corre risco de perda total da função renal. Tratamento com heparina deve ser iniciado com *bolus* inicial de 50 a 100 unidades/kg seguido por infusão contínua de 25 a 50 unidades/kg a fim de manter um TTP de 1,5 vez o normal. A atividade de antitrombina III (AT III) deve ser reavaliada antes de a terapia com heparina ser instituída, pois a AT III é essencial à ação anticoagulante da heparina. Recentemente, tem-se utilizado a heparina de baixo peso molecular no tratamento inicial da trombose e como profilaxia após recanalização do vaso ocluído. No tratamento de pacientes com trombose, relatou-se que doses de 200 a 300 U de antifator Xa (anti-Fxa)/kg alcançam nível terapêutico de 0,5 a 1,0 U anti-Fxa/mℓ. As doses relatadas variam de 45 a 100 unidades de anti-Fxa/kg para atingir níveis profiláticos de 0,2 a 0,4 U anti-Fxa/mℓ.

   A terapia trombolítica com estreptoquinase e uroquinase tem sido usada na TAR e TVR, com sucesso variável, mas não está mais disponível comercialmente. Há experiência limitada com o uso do ativador de tromboplastina (TPA), que é utilizada em dose baixa (0,02 a 0,03 mg/kg) se houver evidências de sangramento, e titulada até um valor do TTP de 1,5 vez o normal. A infusão de plasma pode ser necessária para ativar a tromboplastina. A protamina e o ácido e-caproico devem estar disponíveis à beira do leito porque pode ocorrer sangramento significativo. Deve-se considerar intervenção cirúrgica se tiver havido um cateter venoso umbilical permanente, e a trombose for bilateral e envolver as principais veias renais levando a insuficiência renal. Esse tipo de trombose provavelmente começa na VCI em vez de na veia intrarrenal e, portanto, é mais acessível à ação cirúrgica (ver Capítulo 44).

286 Parte 4 | Questões da Nutrição Hidreletrolítica, Gastrintestinal e Renal

F. **Proteinúria em pequenas quantidades durante as primeiras semanas de vida** é frequente. Após a primeira semana, proteinúria persistente > 250 mg/m²/dia deve ser investigada (Quadro 28.4).

1. Em geral, **proteinúria leve** reflete lesão vascular ou tubular do rim ou a incapacidade de os túbulos imaturos reabsorverem proteína. A administração de grandes volumes de solução coloide pode ultrapassar a capacidade reabsortiva dos túbulos renais neonatais e resultar em proteinúria leve.

2. **Proteinúria maciça** (> 1,5 g/m²/dia), hipoalbuminemia com níveis séricos de albumina < 2,5 g/dℓ e edema são componentes da síndrome nefrótica congênita. Os indícios pré-natais do diagnóstico são elevação dos níveis maternos/amnióticos de alfafetoproteína e aumento do tamanho da placenta. Crianças com formas graves de síndrome nefrótica congênita precisam de administração diária de albumina intravenosa e furosemida para eliminar líquido, dieta hipercalórica, reposição de hormônios tireoidianos, ferro e vitaminas em virtude das perdas excessivas de proteínas de ligação e, por fim, necessitam de nefrectomia bilateral e transplante renal. Há um alto risco de infecção e trombose decorrente das perdas de imunoglobulinas e de proteínas anticoagulantes.

3. Não há necessidade de tratamento específico para a proteinúria leve. Pode-se tratar o distúrbio subjacente e monitorar a proteinúria até sua resolução.

4. Uma doença glomerular é rara e geralmente está associada à síndrome nefrótica congênita se a apresentação for no berçário.

G. **Hematúria** é definida como quantidade de eritrócitos maior que 5 por campo de alta potência. É incomum em recém-nascidos e sempre deve ser investigada.

1. A hematúria tem muitas causas (Quadro 28.14), incluindo doença hemorrágica do recém-nascido caso não se tenha fornecido suplementação de vitamina K. O diagnóstico diferencial de hematúria inclui coloração da fralda por uratos, mioglobinúria ou hemoglobinúria. Um teste com fita reagente negativo com sedimento benigno sugere uratos, enquanto um teste positivo com sedimento negativo

Quadro 28.14	Etiologia da hematúria no recém-nascido.
Necrose tubular aguda	
Necrose cortical	
Doenças vasculares	
Trombose da veia renal	
Trombose da artéria renal	
Sangramento e distúrbios da coagulação (entre os quais a doença hemorrágica do recém-nascido)	
Coagulação intravascular disseminada	
Trombocitopenia grave	
Deficiência de fatores da coagulação	
Anomalias urológicas	
Infecção	
Doenças glomerulares (ver III.F.4.)	
Tumores	
Tumor de Wilms	
Neuroblastoma	
Angiomas	
Nefrocalcinose	
Traumatismo	
Aspiração vesical suprapúbica	
Cateterização uretral	

Capítulo 28 | Condições Renais **287**

para eritrócitos indica pigmentos de globina. Sangramento vaginal ("pseudomenstruação") em meninas ou dermatite amoniacal intensa também é possível causa de sangue nas fraldas ou teste com fita reagente positivo para heme.

2. A investigação da hematúria neonatal depende da situação clínica. Na maioria dos casos, a investigação inicial inclui os seguintes exames: exame de urina com análise do sedimento, urocultura, ultrassonografia das vias urinárias superior e inferior, provas de função renal (creatinina sérica e ureia sanguínea) e coagulograma.

H. Infecção do trato urinário (ITU) (ver Capítulo 5).

1. As infecções em recém-nascidos podem acarretar bacteriúria assintomática ou pielonefrite e/ou sepse. Deve-se solicitar urocultura em todo neonato com febre, ganho ponderal insuficiente, recusa alimentar, icterícia prolongada inexplicada ou quaisquer sinais clínicos de sepse. ITU não é comum nas primeiras 48 horas de vida.

2. O diagnóstico é confirmado por urocultura positiva de amostra obtida por punção vesical suprapúbica ou cateterismo, com contagem de colônias acima de 1.000 colônias por milímetro. Também se deve obter hemocultura, mesmo de neonatos assintomáticos com ITU. Embora a maioria dos recém-nascidos com ITU tenha leucócitos na urina, pode ocorrer infecção sem piúria associada.

3. *Escherichia coli* causa 75% das infecções. As demais são causadas por outros bacilos gram-negativos (*Klebsiella, Enterobacter, Proteus*) e por cocos gram-positivos (enterococos, *Staphylococcus epidermidis, Staphylococcus aureus*).

4. A avaliação emergencial do sistema urinário por ultrassonografia é essencial para excluir uropatia obstrutiva, refluxo grave ou bexiga neurogênica com incapacidade de ser esvaziada. Drenagem adequada ou alívio da obstrução são necessários para controle da infecção por antibiótico. A CUGM é essencial para detectar refluxo e definir anormalidades das vias urinárias inferiores. RVU ocorre em 40% dos neonatos com ITU e tem ligeiro predomínio em meninos. Tratamento inadequado, particularmente quando há anormalidades urológicas, pode provocar cicatrizes renais com o potencial aparecimento de hipertensão arterial e perda da função renal.

5. O tratamento inicial é com antibióticos, em geral uma combinação de ampicilina e gentamicina por via parenteral. A escolha final do antibiótico baseia-se na sensibilidade do microrganismo cultivado. O tratamento é continuado por 10 a 14 dias, e a profilaxia com amoxicilina (20 mg/kg/dia) é administrada até a realização de CUGM. Se houver RVU, o tratamento profilático deve ser considerado. Para as infecções de início tardio (> 7 dias) em neonatos hospitalizados, alguns especialistas sugerem o uso de vancomicina, em vez de ampicilina, a fim de cobrir a possibilidade de microrganismos hospitalares até que os resultados definitivos da cultura estejam disponíveis.

I. Distúrbios tubulares

1. A **síndrome de Fanconi** é um grupo de distúrbios com disfunção generalizada do túbulo proximal resultando em perdas urinárias excessivas de aminoácidos, glicose, fosfato e bicarbonato. A função glomerular geralmente é normal.

   a. Os **achados clínicos e laboratoriais** incluem:

   i. Hipofosfatemia devida à perda urinária excessiva de fosfato. Nesses pacientes, a reabsorção tubular de fosfato (RTP ou TRP, do inglês *tubular reabsorption of phosphate*) é anormalmente baixa. Raquitismo e osteoporose são secundários à hipofosfatemia e podem surgir no período neonatal.

   ii. Acidose metabólica é secundária à perda de bicarbonato (acidose tubular renal [ATR] proximal).

   iii. A aminoacidúria e a glicosúria não produzem sinais ou sintomas clínicos significativos.

   iv. Os neonatos geralmente são poliúricos, portanto, correm risco de desidratação.

   v. Hipopotassemia, devida a aumento da excreção pelo túbulo distal para compensar a maior reabsorção de sódio, também é frequente e, às vezes, profunda.

   b. Etiologia. A forma primária da síndrome de Fanconi é rara no período neonatal e um diagnóstico de exclusão. Embora tenham sido descritos casos familiares (principalmente autossômicos dominantes), a síndrome geralmente é esporádica. A maioria das formas secundárias da síndrome no período neonatal está relacionada com erros inatos do metabolismo, incluindo cistinose, tirosinemia hereditária, intolerância hereditária à frutose, galactosemia, glicogenose, síndrome de Lowe (síndrome oculocerebrorrenal) e distúrbios mitocondriais. Também foram relatados casos associados a intoxicação por metais pesados.

288 Parte 4 | Questões da Nutrição Hidreletrolítica, Gastrintestinal e Renal

2. A **ATR** é definida como acidose metabólica resultante da incapacidade dos rins de excretar íons hidrogênio ou de reabsorver bicarbonato. Atraso do crescimento pode advir da ATR.

    a. A **ATR distal (tipo I)** é causada por defeito na secreção de íons hidrogênio pelo túbulo distal. A urina não pode ser acidificada abaixo do pH 6. Está frequentemente associada a hipercalciúria. Nefrocalcinose (NC) é comum em crianças maiores. No período neonatal, a ATR distal pode ser primária, devida a um defeito genético, ou secundária a vários distúrbios.

    b. A **ATR proximal (tipo II)** é um defeito do túbulo proximal com redução da reabsorção de bicarbonato, levando a perda de bicarbonato. A concentração sérica de bicarbonato cai até alcançar o limiar anormalmente baixo da reabsorção de bicarbonato no túbulo proximal (em geral < 16 mEq/ℓ). Depois que o limiar é alcançado, nenhuma quantidade significativa de bicarbonato chega ao túbulo distal, e a urina pode ser acidificada naquele nível. A ATR proximal pode ocorrer como um defeito isolado ou em associação à síndrome de Fanconi (ver III.I.1.).

    c. A **ATR hiperpotassêmica (tipo IV)** resulta de deficiência combinada da excreção de íons hidrogênio e potássio no túbulo distal. No período neonatal, é observada em portadores de deficiência de aldosterona, síndrome adrenogenital, redução da responsividade tubular à aldosterona ou uropatias obstrutivas associadas.

    d. O **tratamento da ATR** baseia-se na correção da acidose com terapia alcalina. Bicitra® (ácido cítrico/citrato de sódio) ou citrato de sódio, 2 a 3 mEq/kg/dia em doses divididas, geralmente é suficiente para tratar a ATR dos tipos I e IV. O tratamento da ATR proximal requer doses mais altas, às vezes de até 10 mEq/kg/dia de bicarbonato. Nas formas secundárias de ATR, o tratamento da causa primária frequentemente leva à resolução da ATR.

J. A **nefrocalcinose (NC)** é detectada por ultrassonografia renal.

1. A NC geralmente está associada a um estado de hipercalciúria. As substâncias que estão associadas a NC e aumento da excreção urinária de cálcio incluem diuréticos de alça como a furosemida, metilxantinas, glicocorticoides e vitamina D em doses farmacológicas. Ademais, a hiperoxalúria, muitas vezes associada a nutrição parenteral, e a hiperfosfatúria facilitam o depósito de cristais de cálcio no rim.

2. Cálculos renais e NC secundários a hiperoxalúria/oxalose primária, ATR ou infecção urinária são raros em recém-nascidos.

3. Existem poucos estudos de acompanhamento da NC em neonatos prematuros. Em geral, a função renal não é significativamente prejudicada, e 75% dos casos resolvem-se espontaneamente, muitas vezes no primeiro ano de vida, o que é demonstrado por ultrassonografia, mas a resolução pode demorar até 5 a 7 anos. Contudo, relatou-se disfunção tubular expressiva ao 1 a 2 anos de idade.

4. Não está claro se a NC exige tratamento específico. Se possível, as substâncias que causam hipercalciúria devem ser suspensas. A troca ou o acréscimo de diuréticos tiazídicos e a suplementação de magnésio em pacientes com displasia broncopulmonar que necessitam de terapia prolongada com diurético podem ser úteis. O monitoramento da excreção urinária de cálcio (relação cálcio:creatinina urinária) ajuda a determinar a resposta ao tratamento.

K. A **doença cística do rim** pode resultar de anormalidades no desenvolvimento, como displasia multicística, ou de doenças induzidas geneticamente. O principal diagnóstico diferencial da doença renal cística bilateral no recém-nascido inclui a doença renal policística autossômica recessiva (**DRPAR**), a forma infantil da doença renal policística autossômica dominante (**DRPAD**) e a doença renal glomerulocística.

1. Na DRPAR, o defeito genético foi mapeado no cromossomo 6p21, que codifica um novo produto proteico denominado fibrocistina ou poliductina. Nos neonatos com DRPAR, os rins estão muito aumentados e hiperecogênicos à ultrassonografia, com um típico aspecto de "tempestade de neve", e há fibrose hepática e/ou ductos biliares dilatados concomitantes. Em contrapartida, geralmente detectam-se cistos macroscópicos nos casos de DRPAD e doença glomerulocística, e o fígado é poupado. Os achados clínicos da DRPAR são variáveis e incluem rins aumentados de contorno liso, graus variáveis de disfunção renal, que costuma evoluir para insuficiência renal ao longo do tempo, e hipertensão arterial grave mediada por renina. Os neonatos com envolvimento mais grave podem ter oligoidrâmnio com hipoplasia pulmonar e síndrome de Potter, mas os que sobrevivem ao período

neonatal são assistidos até o transplante renal na segunda infância ou adolescência. A DRPAR está sempre associada a envolvimento do fígado, o qual pode evoluir para insuficiência hepática exigindo transplante na adolescência.

2. Na DRPAD, um gene anormal, PKD1, foi identificado e localizado no braço curto do cromossomo 16, e um segundo gene, PKD2, foi localizado no braço longo do cromossomo 4. Esses dois genes são responsáveis pela maioria dos casos de DRPAD. As manifestações clínicas incluem massas renais bilaterais, que, em geral, são menos simétricas do que na DRPAR.

3. Outras síndromes hereditárias que podem se manifestar como doença cística renal incluem esclerose tuberosa, doença de von Hippel-Lindau, síndrome de Jenne ou distrofia torácica asfixiante, síndrome orofacial-digital tipo 1, síndrome renal-braquimesomelia e trissomias do 9, do 13 e do 18.

L. A decisão de realizar **circuncisão** baseia-se principalmente em questões culturais ou étnicas. Os dados sobre o risco de infecção urinária e câncer de pênis e proteção contra doenças sexualmente transmissíveis em homens circuncidados e não circuncidados são insuficientes para recomendar circuncisões rotineiras. As indicações clínicas da circuncisão incluem infecções urinárias recorrentes, retenção urinária devida a aderências do prepúcio ou fimose estreita. A circuncisão deve ser evitada nos casos de hipospadia, genitália ambígua e distúrbios hemorrágicos (ver Capítulo 9).

M. Os tumores renais são raros no período neonatal. Incluem o nefroma mesoblástico e a nefroblastomatose. O diagnóstico diferencial inclui outras causas de massas renais (Quadro 28.2).

Leitura sugerida

Andreoli SP. Acute renal failure in the newborn. *Semin Perinatol* 2004;28:112.

Bailie MD, ed. Renal function and disease. *Clin Perinatol* 1992;19(1):91–92.

Chevalier RL. Perinatal obstructive nephropathy. *Semin Perinatol* 2004;28:124.

Guignard JP, Drukker A. Clinical neonatal nephrology. In: Barratt TM, Avner ED, Harmon WE, eds. *Pediatric Nephrology.* Philadelphia: Lippincott Williams & Wilkins, 1999.

Mesrobian HG. Urologic problems of the neonate: an update. *Clin Perinatol* 2007;34:667.

Moghal NE, Embleton ND. Management of acute renal failure in the newborn. *Semin Fetal Neonatal Med* 2006;11(3):207–213.

Parte 5
Distúrbios Respiratórios

Ventilação Mecânica
Eric C. Eichenwald

I. Princípios gerais. A ventilação mecânica é um procedimento invasivo de suporte à vida com muitos efeitos sobre o sistema cardiopulmonar. O objetivo é otimizar a troca gasosa e o estado clínico em concentração fracionada de oxigênio inspirado (FI_{O_2}) e pressões do respirador/volume corrente mínimas. A estratégia ventilatória empregada para realizar esse objetivo depende, em parte, da enfermidade do recém-nascido. Além disso, avanços tecnológicos recentes trouxeram mais opções de assistência ventilatória para os neonatos.

II. Tipos de suporte ventilatório

A. Pressão positiva contínua nas vias respiratórias (CPAP)

1. **A CPAP geralmente é administrada por meio de um respirador ou sistema de CPAP autônomo.** Qualquer sistema utilizado para administrar CPAP deve possibilitar monitoramento contínuo da pressão fornecida e estar equipado com alarmes de segurança para indicar quando a pressão estiver acima ou abaixo do nível desejado. Uma opção é administrar CPAP por um sistema simplificado que inclui fluxo de oxigênio misturado às vias respiratórias do recém-nascido com a extremidade do tubo submersa em solução de ácido acético a 0,25% em água estéril à profundidade desejada para produzir pressão ("CPAP em selo de água"). Há também dispositivos autônomos de CPAP com fluxo variável nos quais a resistência expiratória é reduzida por controle do fluxo na peça nasal durante a expiração.

2. **Características gerais.** Um fluxo contínuo de gás aquecido e umidificado circula pelas vias respiratórias do recém-nascido, geralmente à pressão preestabelecida de 3 a 8 cm H_2O, mantendo um volume pulmonar expiratório final elevado enquanto o neonato respira espontaneamente. A mistura ar–oxigênio e a pressão nas vias respiratórias podem ser ajustadas. Os sistemas de CPAP com fluxo variável podem reduzir o trabalho da respiração e melhorar o recrutamento pulmonar em recém-nascidos em CPAP, mas não se mostrou flagrantemente superior ao modo convencional. A CPAP geralmente é administrada por meio de prongas nasais, tubo nasofaríngeo ou máscara nasal. A CPAP endotraqueal não deve ser usada porque a alta resistência do tubo endotraqueal aumenta o trabalho da respiração, especialmente em neonatos pequenos. Os capacetes/tendas de pressão positiva e a CPAP em máscara contínua não são recomendados.

3. **Vantagens**

   a. A CPAP é menos invasiva que a ventilação mecânica e causa menos traumatismo pulmonar.

   b. Quando instituída precocemente em recém-nascidos com síndrome de angústia respiratória (SAR), a CPAP consegue ajudar a evitar colapso dos alvéolos e das vias respiratórias e, desse modo, reduzir a necessidade de ventilação mecânica.

292 Parte 5 | Distúrbios Respiratórios

    c. O emprego imediato de CPAP já na sala de parto para prematuros imaturos com ≥ 25 semanas de idade gestacional reduz a necessidade de ventilação mecânica e administração de surfactante. Todavia, estudos comparando CPAP inicial e ventilação mecânica mostraram taxas semelhantes de displasia broncopulmonar (DBP).

    d. CPAP reduz a frequência de episódios de apneia obstrutiva e de apneia mista em alguns neonatos.

4. Desvantagens

    a. CPAP não é efetiva em pacientes com apneia ou impulso respiratório inadequado.

    b. CPAP fornece suporte respiratório inadequado perante alterações graves na complacência e na resistência pulmonar.

    c. A manutenção da CPAP nasal ou nasofaríngea em neonatos grandes e ativos pode ser tecnicamente difícil.

    d. Recém-nascidos em CPAP frequentemente deglutem ar, resultando em distensão gástrica e elevação do diafragma. Isso exige descompressão por tubo gástrico.

5. Indicações (ver III.A.)

B. Respiradores ciclados por tempo, limitados por pressão e de fluxo contínuo são usados com maior frequência em recém-nascidos com insuficiência respiratória.

    1. Características gerais. Um fluxo contínuo de gás aquecido e umidificado circula pelas vias respiratórias do recém-nascido; o gás é uma mistura de ar com oxigênio para manter o nível de saturação de oxigênio desejado. A pressão inspiratória máxima (P_I ou PIP), a pressão expiratória final positiva (PEEP) e o ciclo respiratório (frequência e duração da inspiração e expiração) são escolhidos.

    2. Vantagens

        a. O fluxo contínuo de gás fresco possibilita que o recém-nascido realize esforços respiratórios espontâneos entre as incursões do respirador (ventilação mandatória intermitente [VMI]).

        b. Mantém-se bom controle sobre as pressões respiratórias.

        c. Os tempos inspiratório e expiratório podem ser controlados de maneira independente.

        d. O sistema é relativamente simples e barato.

    3. Desvantagens

        a. O volume corrente (V_C) não é controlado satisfatoriamente.

        b. O sistema não responde a alterações na complacência do sistema respiratório.

        c. Neonatos com respiração espontânea que respiram defasados do respirador em número excessivo de incursões da VMI ("brigam" com o respirador) podem receber ventilação inadequada e correm maior risco de extravasamento de ar.

C. Respiradores sincronizados e deflagrados pelo paciente (assistocontrolados ou com suporte de pressão) são adaptações dos respiradores limitados por pressão convencionais utilizados em recém-nascidos e, atualmente, são o "padrão-ouro" da ventilação mecânica dos neonatos.

    1. Características gerais. Esses respiradores combinam as características dos respiradores limitados por pressão, ciclados pelo tempo, de fluxo contínuo com um sensor de pressão nas vias respiratórias, fluxo de ar ou movimento respiratório. Por meio da medição do fluxo ou do movimento inspiratório, o respirador fornece de modo intermitente pressão positiva em uma frequência definida em sincronia com os esforços inspiratórios do neonato ("VMI sincronizada" ou ventilação mandatória intermitente sincronizada [VMIS]). Durante a apneia, os respiradores com VMIS continuam a fornecer a frequência de VMI definida. Na ventilação desencadeada pelo paciente, é fornecida pressão positiva a cada esforço inspiratório. Em consequência, o respirador administra incursões com pressão positiva mais frequentemente, em geral possibilitando a redução da pressão inspiratória (PIP) necessária para a troca gasosa adequada. Durante a apneia, o respirador em modo desencadeado pelo paciente fornece uma frequência ("controlada") de VMI selecionada pelo operador. Em alguns respiradores, as incursões da VMI sincronizada podem ser complementadas por incursões com suporte de pressão no recém-nascido com respiração espontânea. Também podem-se utilizar respiradores equipados com sensor de fluxo para monitorar o V_C fornecido continuamente por integração do sinal de fluxo.

2. Vantagens

a. Sincronização da ventilação sob pressão positiva com o esforço inspiratório do neonato reduz o fenômeno de respiração defasada da VMI ("briga" com o respirador). Isso reduz a necessidade de medicamentos sedativos e auxilia no desmame da ventilação mecânica em neonatos.

b. Assincronia marcante das incursões do respirador durante a VMI convencional esteve associada à ocorrência de extravasamento de ar e hemorragia intraventricular. Não se sabe se o uso de VMIS ou ventilação assistocontrolada reduz tais complicações.

3. Desvantagens

a. Em determinadas condições, os respiradores podem deflagrar indevidamente uma incursão em decorrência de artefatos ou não serem deflagrados em decorrência de problemas com o sensor.

b. É limitada a quantidade de dados comparativos entre a ventilação desencadeada pelo paciente e outros modos de ventilação em recém-nascidos. A ventilação com suporte de pressão pode não ser apropriada para neonatos prematuros pequenos com padrões respiratórios irregulares e apneia frequente, dado o potencial de variabilidade significativa da ventilação. Todavia, alguns dados sugerem que o uso de modos de ventilação deflagrados pelos pacientes em prematuros pode reduzir marcadores de inflamação pulmonar e propiciar extubação mais precoce, quando usados como modo inicial de suporte ventilatório mecânico.

4. Indicações.
A VMIS pode ser usada quando um respirador limitado por pressão convencional é indicado. Se disponível, é o modo de assistência ventilatória preferido para os neonatos que respirem espontaneamente em VMI. As indicações da ventilação assistocontrolada e com suporte de pressão ainda não foram estabelecidas, mas muitas UTIN usam esses modos de ventilação como suporte inicial por causa das vantagens percebidas (pressão inspirada máxima e V_C menores).

D. Respiradores ciclados a volume raramente são usados em recém-nascidos, embora avanços recentes da tecnologia tenham renovado o interesse por esse modo ventilatório em determinadas situações. Devem-se utilizar apenas respiradores ciclados a volume especialmente desenvolvidos para recém-nascidos.

1. Características gerais.
Os respiradores ciclados a volume são semelhantes àqueles limitados por pressão, exceto que o operador seleciona o volume fornecido em vez da PIP. O "volume corrente garantido" é um modo de VMIS no qual o respirador procura fornecer um V_C (geralmente 4 a 6 mℓ/kg) escolhido pelo operador durante as incursões mecânicas. O modo volume corrente garantido possibilita a resposta rápida das pressões do respirador a modificações da complacência pulmonar e pode ser útil, sobretudo, para os recém-nascidos com SAR que estão sendo medicados com surfactante.

2. Vantagens.
A pressão varia automaticamente com a complacência do sistema respiratório, a fim de fornecer o V_C definido, teoricamente minimizando a variabilidade da ventilação minuto.

3. Desvantagens

a. O sistema é complicado e sua operação exige mais habilidade.

b. Como os V_C em neonatos são pequenos, a maior parte do V_C definido se perde no circuito do respirador ou em extravasamentos de ar em volta dos tubos endotraqueais sem balonete (*cuff*). Alguns respiradores compensam essas perdas por direcionamento pelo V_C expirado em vez de V_C inspirado.

4. Indicações.
Os respiradores ciclados por volume podem ser úteis se houver mudanças rápidas da complacência pulmonar, como são observadas nos recém-nascidos que recebem surfactante.

E. Ventilação de alta frequência (HFV, do inglês *high-frequency ventilation*) é um importante recurso adicional à ventilação mecânica convencional em recém-nascidos. As indicações e estratégias ventilatórias da HFV continuam a evoluir com a experiência clínica. Três tipos de respiradores de alta frequência foram aprovados para uso em recém-nascidos: oscilador de alta frequência (HFO), interruptor do fluxo de alta frequência (HFFI) e respirador a jato de alta frequência (HFJ).

1. Características gerais.
Os respiradores de alta frequência disponíveis são semelhantes, a despeito de diferenças consideráveis no desenho. Todos conseguem fornecer frequências altíssimas (300 a 1.500 incursões/min, 5 a 25 Hz; 1 Hz = 60 incursões/min) com volumes correntes iguais ou menores que o espaço morto anatômico. Esses respiradores aplicam pressão distensora contínua para manter o volume pulmonar elevado; V_C pequenos se superpõem em rápida frequência. Os respiradores HFJ

294 Parte 5 | Distúrbios Respiratórios

são acompanhados de um dispositivo convencional limitado por pressão usado para fornecer incursões intermitentes de "suspiro" para ajudar a evitar a atelectasia. As incursões de "suspiro" não são utilizadas na ventilação com HFO. A expiração é passiva (*i. e.*, dependente da elasticidade da parede torácica e dos pulmões) com os respiradores HFFI e HFJ, enquanto a expiração é ativa na ventilação com HFO. Os mecanismos de troca gasosa não são completamente compreendidos.

2. Vantagens

    a. O modo HFV propicia ventilação adequada e ao mesmo tempo evita as grandes oscilações do volume pulmonar exigidas por respiradores convencionais e associadas a lesão pulmonar. Assim, esse mecanismo é útil nas síndromes de extravasamento de ar pulmonar (enfisema intersticial pulmonar [EIP], pneumotórax), ou em neonatos refratários à ventilação mecânica convencional.

    b. O **HFV** possibilita o uso de pressão média nas vias respiratórias (PMVR) alta para obter recrutamento alveolar e a resultante melhora no equilíbrio da ventilação-perfusão ($\dot{V}/\dot{Q}$). Isso pode ser vantajoso em neonatos com insuficiência respiratória grave exigindo PMVR alta para manter a oxigenação adequada em respirador mecânico convencional.

3. Desvantagens. Apesar das vantagens hipotéticas do método HFV, nenhum benefício significativo foi demonstrado em sua aplicação clínica rotineira em comparação com os respiradores mais convencionais. Apenas um estudo rigorosamente controlado encontrou pequena redução da DBP em neonatos de alto risco tratados com ventilação oscilatória de alta frequência (HFOV) como principal modo ventilatório. Contudo, essa experiência provavelmente não pode ser aplicada de modo generalizado, pois outros estudos não acusaram nenhuma diferença. Tais respiradores são mais complexos e dispendiosos, e a experiência clínica a longo prazo é menor. Os estudos iniciais com a ventilação oscilatória de alta frequência sugeriram aumento do risco de hemorragia intraventricular significativa, embora essa complicação não tenha sido observada em estudos clínicos recentes. Não há estudos comparando os diferentes tipos de ventilação de alta frequência; portanto, as vantagens ou desvantagens relativas de HFO, HFFI e HFJ, se existentes, não estão definidas.

4. Indicações. O modo HFV é prescrito basicamente como tratamento de resgate para neonatos refratários à ventilação convencional. Tanto o HFJ como o HFO são comprovadamente superiores à ventilação convencional em recém-nascidos com síndromes de extravasamento de ar, especialmente EIP. Dados o potencial de complicações e a equivalência à ventilação convencional na incidência de DBP, não se utilizou a ventilação de alta frequência como modo primário de suporte ventilatório em neonatos.

F. Pressão negativa. Essas versões neonatais do "pulmão de aço" adulto raramente são empregadas porque o acesso da enfermagem é limitado pelo cilindro de pressão negativa e porque a vedação no pescoço as torna factíveis apenas para neonatos grandes. Seu uso limita-se a lactentes maiores com problemas neuromusculares que possam ser ventilados sem tubo endotraqueal.

III. Indicações do suporte respiratório

A. Indicações da CPAP no recém-nascido pré-termo com síndrome de angústia respiratória incluem:

    1. Prematuro recente com angústia respiratória mínima e baixa necessidade de oxigênio suplementar (para evitar atelectasia)

    2. Angústia respiratória e necessidade de $F_{I_{O_2}}$ acima de 0,30 por capacete/tenda de oxigenação

    3. $F_{I_{O_2}}$ acima de 0,40 por capacete/tenda de oxigenação

    4. Estabilização inicial na sala de parto do prematuro extremo (25 a 28 semanas de idade gestacional) que respira espontaneamente

    5. Manejo inicial de prematuros com angústia respiratória moderadamente grave

    6. Retrações e/ou angústia respiratória clinicamente significativas após extubação recente

    7. Em geral, os neonatos com SAR que necessitam de $F_{I_{O_2}}$ acima de 0,35 a 0,40 na CPAP devem ser intubados, ventilados e tratados com reposição de surfactante. Em algumas UTIN, a intubação para terapia com surfactante em neonatos com SAR é seguida por extubação imediata e CPAP. Geralmente, utiliza-se ventilação mecânica para todos os neonatos que recebem surfactante

    8. Após extubação para facilitar a manutenção do volume pulmonar.

B. Indicações relativas da ventilação mecânica em recém-nascidos incluem:

1. Apneia intermitente frequente e refratária ao tratamento farmacológico
2. Tratamento precoce quando o uso da ventilação mecânica é previsto por causa de deterioração da troca gasosa
3. Alívio do "aumento do trabalho da respiração" em neonato com sinais de angústia respiratória moderada a grave
4. Administração de surfactante em neonatos com SAR.

C. Indicações absolutas da ventilação mecânica

1. Apneia prolongada.
2. Pa_{O_2} inferior a 50 mmHg ou FI_{O_2} superior a 0,80. Essa indicação pode não ser válida para o recém-nascido com cardiopatia congênita cianótica.
3. Pa_{CO_2} acima de 60 a 65 mmHg com acidemia persistente.
4. Anestesia geral.

IV. Como os ajustes do respirador afetam os gases sanguíneos

A. Oxigenação (Quadro 29.1)

1. **FI_{O_2}.** O objetivo é manter o transporte de oxigênio tecidual adequado. Em geral, isso é alcançado pela obtenção de Pa_{O_2} de 50 a 70 mmHg e resulta em saturação de hemoglobina de 88 a 95% (Figura 29.1). O aumento do oxigênio inspirado é o meio mais simples e direto de aumentar a oxigenação. Em neonatos prematuros, o risco de retinopatia e efeitos tóxicos pulmonares pelo oxigênio é um argumento em favor de redução da Pa_{O_2}. Para neonatos com outros distúrbios, a Pa_{O_2} ideal talvez seja mais alta. A toxicidade pulmonar direta do oxigênio começa a ocorrer com níveis de FI_{O_2} acima de 0,60 a 0,70.

2. **Pressão média nas vias respiratórias (PMVR)**

   a. A PMVR é a área média sob a curva de pressão em formato de onda. Muitos respiradores atuais mostram a PMVR ou podem ser equipados com um dispositivo para fazê-lo; pode-se calcular a PMVR com a seguinte equação: PMVR = ([PIP – PEEP][T_I]/T_I + T_E) + PEEP. A PMVR é elevada por aumentos

Quadro 29.1	Ajustes do respirador para aumentar a oxigenação.	
Parâmetro	**Vantagem**	**Desvantagem**
↑ FI_{O_2}	Minimiza barotrauma	Não influencia o equilíbrio de $\dot{V}/\dot{Q}$
	Facilmente executado	Toxicidade direta, especialmente > 0,6
↑ PIP	Melhora a $\dot{V}/\dot{Q}$	Lesão pulmonar: extravasamento de ar, DBP
↑ PEEP	Mantém a CRF/previne colapso	Desloca para a parte mais rígida da curva de complacência
	Imobiliza as vias respiratórias obstruídas	Pode impedir o retorno venoso Aumenta o trabalho expiratório e o CO_2 Aumenta o espaço morto
↑ T_I	Aumenta a PMVR	Resulta em frequências menores; pode ser necessário aumentar a PIP
	"Tempo de abertura crítico"	Menor ventilação minuto para dada combinação PIP-PEEP
↑ Fluxo	Onda quadrada – maximiza a PMVR	Maior força de cisalhamento, mais barotrauma Maior resistência em fluxos mais altos
↑ Frequência	Aumenta a PMVR enquanto usa PIP mais baixa	PEEP inadvertida com frequências altas ou constante a longo prazo

↑ = aumento; DBP = displasia broncopulmonar; FI_{O_2} = concentração fracionada de oxigênio inspirado; CRF = capacidade residual funcional; PIP = pressão inspiratória; T_I = tempo inspiratório; PEEP = pressão expiratória final positiva; PMVR = pressão média nas vias respiratórias; $\dot{V}/\dot{Q}$ = razão ventilação-perfusão. Todos os ajustes (exceto o da FI_{O_2}) resultam em PMVR mais alta.

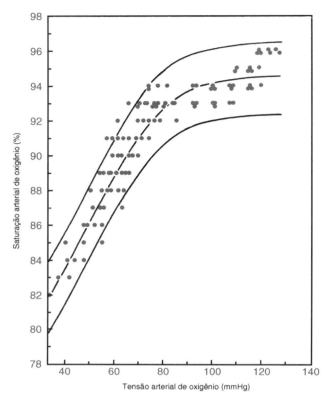

Figura 29.1 Comparação de medições pareadas da saturação de oxigênio por oximetria de pulso e da tensão de oxigênio por eletrodo de oxigênio arterial umbilical permanente. As linhas representam ± 2 desvios padrão. (Modificada de Wasunna A, Whitelaw AG. Pulse oximetry in preterm infants. *Arch Dis Child* 1987; 62:957.)

da PEEP, da PIP, do T_I, da frequência e da taxa de fluxo. Todas essas alterações elevam a Pa_{O_2}, mas cada uma tem efeitos diferentes na Pa_{CO_2}. Para dada elevação da PMVR, o aumento da PEEP obtém maior aumento da Pa_{O_2}. Outros modos de aumentar a PMVR são aumentar a PIP e prolongar o T_I.

 b. A PMVR ideal resulta do equilíbrio entre otimização da Pa_{O_2}, redução da toxicidade direta do oxigênio, minoração de barotrauma e volutrauma, obtenção de ventilação adequada e diminuição dos efeitos adversos cardiovasculares. A lesão pulmonar induzida pelo respirador está provavelmente relacionada mais estreitamente com oscilações do volume pulmonar entre picos, porém alterações na pressão das vias respiratórias também podem estar envolvidas.

 c. Uma pressão média nas vias respiratórias de apenas 5 cm H_2O pode ser suficiente em neonatos com pulmões normais, enquanto 20 cm H_2O ou mais podem ser necessários na SAR grave. Uma pressão média nas vias respiratórias excessiva pode impedir o retorno venoso e prejudicar o débito cardíaco.

3. **Ventilação (Quadro 29.2)**

 a. A eliminação de CO_2 depende da ventilação minuto. Como esta é o produto da frequência respiratória pelo V_C, aumentos da frequência do respirador reduzem a Pa_{CO_2}. Pode-se elevar o V_C por aumento da PIP nos respiradores ciclados a pressão ou por aumento do volume almejado nos equipamentos limitados por volume ou com volume garantido. Como o V_C é uma função da diferença entre PIP e PEEP, a redução da PEEP também aumenta a ventilação. Em V_C muito baixos, o volume do espaço morto torna-se importante e pode acarretar retenção de CO_2.

Capítulo 29 | Ventilação Mecânica **297**

Quadro 29.2	**Ajustes do respirador para aumentar a ventilação e reduzir a Pa_{CO_2}.**	
Parâmetro	**Vantagem**	**Desvantagem**
↑ Frequência	Fácil de ajustar	Mantém mesma razão espaço morto/V_C
	Minimiza barotrauma	Pode acarretar PEEP inadvertida
↑ PIP	Aumento do fluxo geral (melhora da razão espaço morto/V_C)	Mais barotrauma Desloca para curva de complacência mais rígida
↓ PEEP	Amplia pressão de compressão	Reduz PMVR
	Diminui espaço morto	Reduz oxigenação/colapso alveolar
	Desloca para a parte mais íngreme da curva de complacência	Reduz rigidez de vias respiratórias obstruídas/fechadas
↑ Fluxo	Possibilita T_I mais curto, T_E mais longo	Mais barotrauma
↑ T_E	Viabiliza mais tempo para expiração passiva quando a constante de tempo está prolongada	Encurta T_I Reduz PMVR Reduz oxigenação

↓ = redução; T_E = tempo expiratório; ↑ = aumento; T_I = tempo inspiratório; PMVR = pressão média nas vias respiratórias; Pa_{CO_2} = pressão parcial de dióxido de carbono; PIP = pressão inspiratória; PEEP = pressão expiratória final positiva.

    b. A Pa_{CO_2} ideal varia de acordo com o estado patológico. Para neonatos muito imaturos ou para os com extravasamento de ar, uma Pa_{CO_2} de 50 a 60 mmHg pode ser tolerada para minimizar a lesão pulmonar induzida pelo respirador, desde que o pH possa ser mantido entre > 7,20 e 7,25.

V. Estados patológicos

A. Efeitos das doenças. A insuficiência respiratória pode advir de inúmeras doenças por meio de diversos mecanismos fisiopatológicos. A estratégia ventilatória ideal deve levar em conta a fisiopatologia, a evolução temporal esperada e as vulnerabilidades específicas do paciente.

B. A mecânica pulmonar influencia a estratégia ventilatória selecionada.

    1. Complacência é a rigidez ou distensibilidade do pulmão e da parede torácica, isto é, a alteração do volume (ΔV) produzida por uma alteração na pressão (ΔP), ou $\Delta V/\Delta P$. Diminui na deficiência de surfactante, no excesso de água pulmonar e na fibrose pulmonar. Também está reduzida quando os pulmões estão hiperexpandidos.

    2. Resistência é o impedimento ao fluxo de ar decorrente do atrito entre o gás e as vias respiratórias (resistência das vias respiratórias) e entre os tecidos dos pulmões e a parede torácica (resistência tecidual viscosa). Quase metade da resistência das vias respiratórias provém das vias respiratórias superiores, incluindo o tubo endotraqueal quando utilizado. A resistência é alta em doenças caracterizadas por obstrução das vias respiratórias, como a aspiração de mecônio e a DBP. A resistência pode mudar rapidamente se, por exemplo, secreções ocluírem parcialmente o tubo endotraqueal.

    3. Constante de tempo é o produto da complacência pela resistência. É uma medida do tempo transcorrido para equilibrar a pressão entre as vias respiratórias proximais e os alvéolos. As constantes do tempo expiratório são um pouco mais longas que as do tempo inspiratório. Quando as constantes de tempo são longas, como na aspiração de mecônio, é preciso ter o cuidado de definir tempos inspiratórios e frequências do respirador que possibilitem inspiração adequada para obter o V_C necessário e expiração adequada para evitar PEEP inadvertida.

    4. Capacidade residual funcional (CRF) é uma medida do volume dos pulmões ao fim da expiração. A CRF está reduzida em doenças associadas a colapso alveolar, particularmente na deficiência de surfactante.

    5. Equilíbrio de $\dot{V}/\dot{Q}$. As doenças que reduzem a área de superfície alveolar (por meio de atelectasia, exsudatos inflamatórios ou obstrução) possibilitam *shunt* intrapulmonar de sangue dessaturado. O oposto ocorre na hipertensão pulmonar persistente, quando o *shunt* extrapulmonar desvia sangue

298 Parte 5 | Distúrbios Respiratórios

para longe do pulmão ventilado. Ambos os mecanismos resultam em recirculação sistêmica de sangue dessaturado.

6. **O trabalho da respiração** é especialmente importante nos neonatos menores e naqueles com doença pulmonar crônica cuja resistência alta das vias respiratórias, complacência pulmonar reduzida, parede torácica complacente e musculatura fraca podem sobrepujar suas necessidades metabólicas de energia e impedir o crescimento.

C. **Estados patológicos específicos.** Vários dos processos patológicos neonatais mais comuns são descritos no texto subsequente e apresentados no Quadro 29.3, com as estratégias ventilatórias ideais. Antes de instituir suporte ventilatório, é preciso pesquisar causas mecânicas de angústia respiratória, incluindo pneumotórax ou obstrução das vias respiratórias.

Quadro 29.3	**Fisiologia pulmonar neonatal por estado patológico.**					
Doença	Complacência mℓ/cm H$_2$O	Resistência cm H$_2$O/mℓ/s	Constante de tempo (s)	CRF (mℓ/kg)	Equilíbrio de $\dot{V}/\dot{Q}$	Trabalho
Termo normal	4 a 6	20 a 40	0,25	30	–	–
SAR	↓↓	–	↓↓	↓	↓ / ↓↓	↑
Aspiração de mecônio	– / ↓	↑↑	↑	↑ / ↑↑	↓↓	↑
DBP	↑ / ↓	↑↑	↑	↑↑	↓↓ / ↓	↑↑
Extravasamento de ar	↓↓	– / ↑	– / ↑	↑↑	↓ / ↓↓	↑↑
Apneia do MBPN	↓	–	↓↓	– / ↓	↓ / –	– / ↑

DBP = displasia broncopulmonar; ↓ = redução; CRF = capacidade residual funcional; ↑ = aumento; – = pouca ou nenhuma alteração; SAR = síndrome de angústia respiratória; $\dot{V}/\dot{Q}$ = razão ventilação-perfusão; MBPN = neonato de muito baixo peso ao nascer; / = ou.

1. **SAR (ver Capítulo 33)**

a. **Fisiopatologia.** A SAR é causada por deficiência de surfactante, que resulta em diminuição marcante da complacência (pulmão duro). Isso induz colapso alveolar difuso com desigualdade de $\dot{V}/\dot{Q}$ e aumento do trabalho da respiração.

b. **Reposição de surfactante.** A instituição precoce de CPAP, habitualmente já na sala de parto, pode evitar a necessidade de ventilação mecânica e terapia com surfactante em alguns recém-nascidos, mesmo os com idade gestacional muito baixa. Como alternativa, alguns recomendam a intubação e o início de ventilação mecânica precocemente na evolução da SAR, de modo a iniciar imediatamente a administração de surfactante. A terapia com surfactante modifica a evolução temporal de agravamento, platô e desmame na SAR clássica. A estratégia ventilatória deve antecipar o risco aumentado de pneumotórax, à medida que a complacência aumenta e as constantes de tempo se prolongam, especialmente com a rápida melhora que pode ocorrer após a administração de surfactante. Em todas as abordagens, uma Pa$_{CO_2}$ acima do nível fisiológico é aceitável para minimizar a lesão pulmonar induzida pelo respirador.

c. **Estratégia ventilatória**

i. **CPAP.** Nos neonatos afetados leve ou moderadamente que talvez não necessitem de intubação e administração de surfactante, usa-se CPAP no início da evolução da doença para evitar atelectasia adicional. A CPAP é instituída entre 5 e 6 cm H$_2$O e aumentada até, no máximo, 7 a 8 cm H$_2$O. O risco de pneumotórax aumenta em níveis mais altos de pressão de CPAP. A CPAP é titulada pela avaliação clínica das retrações e da frequência respiratória e por observação da saturação de O$_2$. Como alternativa para neonatos com SAR mais grave, pode-se considerar a intubação para administração de surfactante, um curto período de ventilação mecânica e seguido por CPAP quando a troca gasosa melhorar.

ii. A ventilação mecânica é empregada quando o desequilíbrio de $\dot{V}/\dot{Q}$ é tão intenso que a Fi$_{O_2}$ elevada e a CPAP são inadequadas para manter as trocas gasosas, ou nos recém-nascidos que entram em fadiga por causa do maior trabalho da respiração. Dados sugerem que uma estratégia ventilatória que evite grandes alterações do V_C pode reduzir a lesão pulmonar induzida pelo respirador. O objetivo de todas as estratégias de ventilação assistida no recém-nascido com SAR deve ser fornecer o menor nível possível de suporte ventilatório para manter oxigenação e ventilação adequadas e, ao mesmo tempo, tentar reduzir a lesão pulmonar aguda e crônica secundária a barotrauma/volutrauma e toxicidade do oxigênio. Nossa abordagem preferida é manter a pressão média nas vias respiratórias apropriada com um T_I inicial definido em 0,3 segundo e frequência de aproximadamente 20 a 40 incursões/min. Raramente um T_I mais longo é necessário para garantir a oxigenação adequada. Essa abordagem ventilatória requer PIP moderada para fornecer ventilação minuto adequada e manter o recrutamento alveolar.

iii. **PIP e PEEP.** A PIP, aplicada para recrutar alvéolos, é inicialmente estimada por excursão torácica visível e, geralmente, é de 20 a 25 cm H_2O. A PEEP é habitualmente definida em 4 a 6 cm H_2O. A PEEP mais alta pode interferir no débito cardíaco e deve ser evitada na SAR aguda.

iv. **Fluxo.** Taxas de fluxo de 7 a 12 ℓ/min são necessárias para criar uma onda de pressão relativamente quadrada. Fluxos mais altos são necessários para uma PIP muito alta (> 35 cm H_2O).

v. As **frequências** são geralmente definidas em 20 a 40 incursões/min e ajustadas de acordo com os resultados da gasometria sanguínea.

vi. Quando são utilizados modos de ventilação com volume garantido ou com volume controlado, os V_C desejados são habitualmente de 4 a 6 mℓ/kg (volume expirado).

vii. **Desmame.** Quando o paciente melhora, a F_{IO_2} e a PIP são desmamadas primeiro, alternando com a frequência, em resposta à avaliação da excursão torácica, da saturação de oxigênio e dos resultados da gasometria arterial. Nos modos de ventilação deflagrados pelo paciente, a frequência de *back-up* do respirador não é geralmente modificada e reduções progressivas da PIP são usadas para o desmame da ventilação mecânica. Na ventilação com volume garantido, a PIP diminui automaticamente em resposta à melhora da complacência e o desmame será alcançado graças à redução do nível desejado de V_C. A extubação geralmente é bem-sucedida quando as frequências do respirador são inferiores a 20 a 25 incursões/min ou a PIP é inferior a 16 a 18 cm H_2O. Pode-se utilizar citrato de cafeína para facilitar a respiração espontânea antes da extubação; esse medicamento aumenta a taxa de sucesso da extubação em MBPN.

viii. **Vantagens e desvantagens.** Essa estratégia ventilatória maximiza o recrutamento alveolar, mas com um potencial de maior agravo pulmonar secundário à P_I mais alta e volutrauma secundário ao V_C mais alto.

ix. **Estratégias ventilatórias alternativas.** Uma abordagem alternativa à ventilação mecânica na SAR baseia-se na utilização de altas frequências para a pressão média nas vias respiratórias, enquanto promove a redução da PIP e do V_C para minimizar o agravo pulmonar. Utilizam-se frequências de 60 a 80 incursões/min com T_I de apenas 0,2 segundo. PEEP inadvertida não é observada porque a constante de tempo na síndrome de angústia respiratória pode ser de apenas 0,05 segundo. A PIP é ajustada para apenas 12 a 18 cm H_2O, com PEEP de 4 a 5 cm H_2O. Os parâmetros iniciais baseiam-se na ausculta de murmúrio vesicular satisfatório e são aumentados conforme necessário para manter ventilação minuto e oxigenação adequadas. Em geral, a pressão é desmamada primeiro, enquanto a frequência permanece alta, ou por decrementos de 10% da frequência alternando com a pressão, conforme tolerado. Essa estratégia ventilatória minimiza o barotrauma por causa de PIP e V_C mais baixos, com a desvantagem de menos recrutamento alveolar e consequente necessidade de F_{IO_2} mais alta para manter a saturação de oxigênio adequada.

A ventilação de alta frequência pode ser instituída se a ventilação convencional não mantiver a troca gasosa em níveis aceitáveis. A ventilação de alta frequência deve ser empregada apenas por clínicos familiarizados com sua aplicação. Considera-se a HFV quando a PMVR necessária para uma troca gasosa adequada excede 10 a 11 cm H_2O em neonatos pequenos e 12 cm H_2O em neonatos maiores ou se ocorrer extravasamento de ar. As estratégias diferem conforme o uso de HFJ, HFO ou HFFI. É preferível a HFOV aos outros modos de ventilação

300 Parte 5 | Distúrbios Respiratórios

de alta frequência disponíveis, por seu fácil uso e aplicabilidade em uma grande gama de doenças pulmonares e pesos de recém-nascidos.

a) **Ventilação com HFJ.** O modo HFJ exige um adaptador especial do tubo endotraqueal convencional para possibilitar a conexão ao acesso do jato do respirador.

1) **PIP e PEEP.** As pressões máximas no respirador a jato são no início definidas cerca de 20% abaixo dos níveis que estavam sendo utilizados na ventilação convencional e ajustadas para obter vibração torácica adequada, avaliada clinicamente e pela gasometria arterial. PIP, PEEP e Fi_{O_2} são ajustadas quando necessário para manter a oxigenação. A eliminação de CO_2 depende da diferença de pressão (PIP – PEEP). Dadas as menores pressões máximas necessárias para ventilar, pode-se aumentar a PEEP, se necessário, para 8 a 10 cm H_2O, a fim de melhorar a oxigenação.

2) **Frequência.** A frequência geralmente é definida em 420 incursões/min, com tempo inspiratório da válvula do jato de 0,02 segundo.

3) **Parâmetros do respirador convencional.** Depois que a ventilação com HFJ estiver ajustada adequadamente, reduz-se a frequência do respirador convencional para 2 a 10 incursões/min, a fim de ajudar a manter o recrutamento alveolar, com PIP de 2 a 3 cm H_2O inferior à PIP do jato. Nas síndromes de extravasamento de ar, pode ser vantajoso não fornecer incursões de suspiro com o respirador convencional, desde que a PEEP seja definida alta o suficiente para manter o volume pulmonar.

4) **O desmame** da ventilação com HFJ é realizada por redução da PIP do jato, em resposta aos resultados da gasometria arterial, e da Fi_{O_2}. A PEEP é desmamada conforme tolerado, se pressões acima de 4 a 5 cm H_2O forem utilizadas. A frequência e o tempo da válvula do jato geralmente não são ajustados.

5) **Estratégias semelhantes** descritas para ventilação HFJ são válidas para a ventilação com HFFI.

b) **HFOV.** Na ventilação com HFO, os parâmetros selecionados pelo operador incluem pressão média nas vias respiratórias, frequência e amplitude do pistão.

1) **PMVR.** Na SAR, a PMVR inicial geralmente é definida 2 a 5 cm H_2O acima daquela usada no respirador convencional, a fim de aumentar o recrutamento alveolar. A PMVR usada na ventilação de alta frequência é titulada de acordo com a necessidade de O_2 e visando manter a expansão pulmonar adequada na radiografia de tórax. É preciso ter cautela e evitar hiperinsuflação pulmonar, que poderia prejudicar o transporte de oxigênio ao reduzir o débito cardíaco.

2) **A frequência geralmente é definida como 10 a 15 Hz.** O tempo inspiratório é ajustado para 33%.

3) **Amplitude.** As alterações na amplitude do pistão afetam primariamente a ventilação. É ajustada para fornecer vibração torácica adequada, a qual é avaliada clinicamente e pela gasometria arterial.

4) **Taxas de fluxo** de 8 a 15 ℓ/min costumam ser adequadas.

5) **Desmame.** Em geral, a Fi_{O_2} é desmamada primeiro, seguida pela PMVR em decrementos de 1 a 2 cm H_2O depois que a Fi_{O_2} estiver abaixo de 0,6. A amplitude do pistão é ajustada por avaliação frequente da vibração torácica e pelos resultados da gasometria arterial. A frequência não costuma ser ajustada, a menos que não seja conseguida ventilação ou oxigenação adequada. Ao contrário da ventilação mecânica convencional, a redução da frequência de incursões na HFOV melhora a ventilação graças aos efeitos da V_T. Tanto na ventilação com HFJ quanto na com HFO, geralmente desmama-se para extubação após retornar à ventilação convencional, embora alguns neonatos possam ser extubados diretamente da HFV.

2. **Síndrome de aspiração de mecônio (SAM) (ver Capítulo 35)**

a. **Fisiopatologia.** A SAM resulta da aspiração de líquido amniótico tinto de mecônio. A gravidade da síndrome está relacionada com o agravo da asfixia associada e o volume aspirado. O mecônio aspirado causa obstrução aguda das vias respiratórias, resistência acentuadamente aumentada nessas vias, atelectasia esparsa com desequilíbrio de $\dot{V}/\dot{Q}$ e hiperexpansão causada por efeitos obstrutivos em válvula esférica. A fase obstrutiva é seguida por uma fase inflamatória 12 a 24 horas, a qual acarreta maior envolvimento alveolar. A aspiração de outros líquidos (como sangue ou líquido amniótico) tem efeitos semelhantes, porém mais leves.

b. Estratégia ventilatória. Dados os efeitos em válvula esférica, a aplicação de pressão positiva pode resultar em pneumotórax ou outro extravasamento de ar, portanto, a instituição de ventilação mecânica requer consideração cuidadosa dos riscos e benefícios. Níveis de PEEP baixos (4 a 5 cm H_2O) ajudam a manter a perviedade das vias respiratórias parcialmente obstruídas e a melhorar o equilíbrio de $\dot{V}/\dot{Q}$. Níveis mais altos podem causar hiperinsuflação. Se a resistência das vias respiratórias for alta e a complacência normal, uma estratégia com frequência baixa e pressão moderada é necessária. Se a pneumonite for mais proeminente, podem-se utilizar frequências mais rápidas. Sedação ou relaxamento muscular pode ser usado para minorar os riscos de extravasamento de ar na SAM grave decorrentes das altas pressões transpulmonares que esses neonatos grandes podem provocar quando "brigam" com o respirador, bem como os resultantes da hiperexpansão em válvula esférica causada pela doença. A utilização de ventilação deflagrada pelo paciente pode ser proveitosa em alguns casos e evita a necessidade de relaxamento muscular. O desmame pode ser rápido, se a doença estiver relacionada primariamente com obstrução das vias respiratórias, ou prolongado, se complicada por traumatismo pulmonar e inflamação intensa. Por causa da inativação secundária do surfactante, o emprego da terapia com surfactante nos casos mais graves de SAM pode aumentar a complacência pulmonar e a oxigenação e deve ser considerado para os casos mais graves de síndrome de aspiração de mecônio.

A ventilação de alta frequência também tem sido bem-sucedida em neonatos com síndrome de aspiração de mecônio que se mostram refratários à ventilação convencional ou que apresentaram extravasamento de ar. As estratégias são semelhantes às descritas no texto precedente. Durante a ventilação HOF, frequências mais baixas (8 a 10 Hz) podem ser úteis para melhorar a oxigenação nos casos graves.

3. DBP (ver Capítulo 34)

a. Fisiopatologia. A DBP advém de lesão dos alvéolos e das vias respiratórias. A formação de bolhas pode comprometer a elasticidade. Fibrose e excesso de água pulmonar diminuem a complacência. As vias respiratórias podem estar estreitadas e fibróticas ou hiper-reativas. As vias respiratórias superiores podem estar hiperdistendidas e conduzir mal o fluxo respiratório. A DBP caracteriza-se por atelectasia focal móvel, hiperinsuflação com desequilíbrio de $\dot{V}/\dot{Q}$, elevações crônicas e agudas da resistência das vias respiratórias e aumento significativo do trabalho da respiração.

b. Estratégia ventilatória. A estratégia ideal é desmamar os neonatos do respirador tão logo possível, para evitar traumatismo mecânico e toxicidade do oxigênio adicionais. Se o desmame não for viável, os parâmetros do respirador devem ser reduzidos para possibilitar reparo tecidual e crescimento a longo prazo. Frequências inferiores a 20 incursões/min devem geralmente ser evitadas, a fim de impedir o aumento do trabalho da respiração, mas T_I mais longo (0,4 a 0,5 segundo) pode ser usado para manter a CRF. Alguns centros usam VMIS em associação a ventilação com suporte pressórico nos casos graves para reduzir o trabalho da respiração e melhorar a ventilação. Pressões inspiratórias mais altas às vezes são necessárias (20 a 30 cm H_2O) por causa dos pulmões rígidos, porém a resistência elevada impede a transferência da maior parte da pressão para os alvéolos. Deve-se manter a oxigenação (saturação de 90 a 92%), porém níveis mais altos de Pa_{CO_2} são permitidos (55 a 65 mmHg), desde que o pH seja aceitável. Descompensações agudas podem advir de broncospasmo e acúmulo de líquido intersticial. Essas descompensações têm de ser tratadas com ajuste de PIP, broncodilatadores e diuréticos. Os "episódios" agudos de DBP, nos quais a oxigenação e a resistência das vias respiratórias pioram abruptamente, decorrem habitualmente de colapso das vias respiratórias maiores e podem ser bem tratados com PEEP mais alta (7 a 8 cm H_2O). Dessaturações rápidas e frequentes secundárias à diminuição aguda da CRF durante o choro ou movimentos do recém-nascido respondem a ajustes da Fi_{O_2}, mas também podem ser parcialmente melhoradas por meio de PEEP mais alta. O desmame é um processo lento e difícil, com diminuições da frequência de 1 a 2 incursões/min ou decrementos de 1 cm H_2O da PIP diariamente, quando tolerado. Felizmente, com as assistências médica e ventilatória avançadas desses neonatos, é raro que pacientes com DBP necessitem de traqueostomia para ventilação crônica.

Parte 5 | Distúrbios Respiratórios

4. **Extravasamento de ar (ver Capítulo 38)**
   a. **Fisiopatologia.** Pneumotórax e EIP são as duas síndromes de extravasamento de ar mais comuns. O pneumotórax ocorre quando o ar invade o espaço pleural. No EIP, o ar intersticial reduz sobremodo a complacência tecidual, bem como o ressalto. Ademais, o ar peribrônquico e perivascular pode comprimir as vias respiratórias e o suprimento vascular, causando "obstrução por ar".
   b. **Estratégia ventilatória.** Como o ar é impelido para o interstício durante todo o ciclo ventilatório, o principal objetivo é reduzir a PMVR por meio de qualquer um de seus componentes (PIP, T_I ou PEEP) e confiar que a FI_{O_2} elevada garantirá a oxigenação. Essa estratégia é válida para todas as síndromes de extravasamento de ar. Se a redução da PMVR não for tolerada, podem-se tentar outras técnicas. Como as constantes de tempo para o ar intersticial são bem mais longas que aquelas para os alvéolos, às vezes adotam-se frequências convencionais muito rápidas (até 60 incursões/min), que ventilam os alvéolos preferencialmente.
   A ventilação de alta frequência é uma alternativa importante nos casos de extravasamento de ar grave e, se disponível, pode ser o tratamento ventilatório de escolha. As estratégias de HFV para o extravasamento de ar diferem das usadas na doença alveolar difusa. Conforme descrito acerca da ventilação convencional, o objetivo ventilatório nas síndromes de extravasamento de ar é reduzir a PMVR, baseando-se na FI_{O_2} para manter a oxigenação. Quando são usados os modos de ventilação HFJ e HFFI, a PEEP é mantida em níveis mais baixos (4 a 6 cm H_2O), e poucas ou nenhuma incursão de suspiro são fornecidas. Na ventilação HFO, a PMVR inicialmente usada é igual àquela que estava sendo utilizada no respirador convencional, e a frequência é definida em 15 Hz. Durante o desmame, a pressão média nas vias respiratórias é reduzida progressivamente, tolerando-se uma FI_{O_2} mais alta na tentativa de limitar a exposição à pressão média nas vias respiratórias.

5. **Apneia (ver Capítulo 31)**
   a. **Fisiopatologia.** Em alguns casos, a apneia é grave o bastante para justificar suporte ventilatório, até mesmo na ausência de doença pulmonar. Essa situação pode advir de apneia da prematuridade, durante ou após anestesia geral, ou de paralisia neuromuscular.
   b. **Estratégia ventilatória.** Para neonatos totalmente dependentes do respirador, o objetivo deve ser fornecer ventilação "fisiológica" por meio de PEEP moderada (3 a 4 cm H_2O), fluxo de gás baixo e frequências normais (30 a 40 incursões/min), com a pressão inspiratória ajustada para evitar hiperventilação (10 a 18 cm H_2O). Tempo inspiratório prolongado é desnecessário. Para os neonatos que precisam de ventilação mecânica por causa de apneia intermitente porém prolongada, frequências baixas (12 a 15 incursões/min) podem ser suficientes.

VI. Medidas adjuvantes à ventilação mecânica

A. Sedação (ver diretrizes de sedação em pacientes intubados e Capítulo 67) pode ser usada quando a agitação psicomotora ou o sofrimento estiver associado a labilidade excessiva da oxigenação e hipoxemia. Embora esse problema seja mais comum no recém-nascido sob ventilação prolongada, neonatos com acometimento agudo às vezes se beneficiam da sedação. A morfina (0,05 a 0,1 mg/kg) ou a fentanila (1 a 3 µg/kg) é usada, mas pode causar depressão neurológica. O uso prolongado pode levar a dependência. O lorazepam (0,05 a 0,1 mg/kg/dose a cada 4 a 6 horas) ou o midazolam (0,05 a 0,1 mg/kg/dose a cada 2 a 4 horas) tem sido usado em neonatos mais maduros e em situações mais crônicas. Em neonatos pré-termo, métodos não farmacológicos, como limitar a luz e o barulho ambientais e fornecer apoio comportamental, ajudam a reduzir a agitação psicomotora e limitar a necessidade de medicamentos sedativos. Como mencionado, ventilação mandatória intermitente (VMI) ou ventilação sincronizada deflagrada pelo paciente também ajuda a diminuir a agitação psicomotora e o comprometimento ventilatório.

B. Relaxamento muscular com brometo de pancurônio (0,1 mg/kg/dose, repetido se necessário) ou vecurônio (0,1 mg/kg/dose) raramente é utilizado, mas pode ser indicado para alguns neonatos que continuam a respirar defasados do respirador após tentativas de encontrar parâmetros adequados e fracasso da sedação. Embora não haja dados inequívocos, a troca gasosa melhora em alguns neonatos após o relaxamento muscular. O relaxamento muscular prolongado induz retenção hídrica e pode levar à deterioração da complacência. Administra-se sedação rotineiramente aos neonatos em uso de miorrelaxantes.

C. Monitoramento dos gases sanguíneos (ver Capítulo 30). Todos os neonatos sob ventilação mecânica precisam de monitoramento contínuo da saturação de oxigênio e medições intermitentes dos gases sanguíneos.

VII. Complicações e sequelas.
Como uma tecnologia complexa e invasiva, a ventilação mecânica pode resultar em inúmeros desfechos adversos, tanto iatrogênicos quanto inevitáveis.

A. Traumatismo pulmonar e toxicidade do oxigênio

1. **DBP** está relacionada com pressões elevadas nas vias respiratórias e alterações do volume pulmonar, porém a toxicidade do oxigênio, as imaturidades anatômica e fisiológica e a suscetibilidade individual também contribuem.
2. **Extravasamento de ar** está diretamente relacionado com pressões elevadas nas vias respiratórias. O risco é mais alto quando a PMVR é superior a 14 cm H_2O.

B. Mecânicas

1. Obstrução do tubo endotraqueal resultando em hipoxemia e acidose respiratória.
2. Mau funcionamento do equipamento, particularmente desconexão, não é raro e demanda sistemas de alarme funcionantes e vigilância.

C. Complicações do monitoramento invasivo

1. Oclusão de artérias periféricas com infarto (ver Capítulo 44).
2. Trombose aórtica por cateteres na artéria umbilical, às vezes levando a comprometimento renal e hipertensão arterial.
3. Êmbolos de cateteres "lavados", particularmente para os membros inferiores, o leito esplâncnico ou até mesmo o cérebro.

D. Anatômicas

1. Estenose subglótica decorrente de intubação prolongada; o risco aumenta com múltiplas reintubações.
2. Sulcos palatinos por intubação orotraqueal prolongada.
3. Lesão das cordas vocais.

Leitura sugerida

Goldsmith J, Karotkin E. *Assisted Ventilation of the Neonate*. 5th ed. Philadelphia, PA: Saunders-Elsevier, 2010.

Monitoramento dos Gases Sanguíneos e da Função Pulmonar

James M. Adams

I. Princípios gerais. O monitoramento dos gases sanguíneos nos pacientes internados em unidades de terapia intensiva neonatal (UTIN) possibilita: (i) avaliação da troca gasosa pulmonar; (ii) determinação da saturação de oxigênio da hemoglobina e do conteúdo arterial de oxigênio; e (iii) análise, embora limitada, da adequação do transporte tecidual de oxigênio. Usam-se técnicas invasivas e não invasivas na prática clínica.

II. Uso e monitoramento de oxigênio. Em situações de emergência, deve-se administrar oxigênio suficiente para abolir a cianose. O monitoramento de oxigênio com oximetria de pulso deve ser instituído tão logo possível, e a concentração de oxigênio deve ser ajustada de modo a manter níveis de saturação dentro da faixa desejada. Misturadores (*blenders*) de oxigênio e oxímetro de pulso devem ser empregados sempre que for administrado oxigênio suplementar. O monitoramento do uso de oxigênio é essencial para reduzir o agravo hipóxico aos tecidos e para minimizar o agravo oxidativo aos pulmões ou à retina imatura do recém-nascido prematuro.

   A. Gasometria arterial. P_{O_2} e P_{CO_2} arteriais são indicadores diretos da eficiência da troca gasosa pulmonar em neonatos com doença pulmonar aguda. A tensão arterial de oxigênio (Pa_{O_2}), medida em condições de estabilidade dinâmica por meio de cateter de demora, é atualmente o "padrão-ouro" para monitoramento de oxigênio.

   1. **Valores habituais.** A maioria das fontes considera 50 a 80 mmHg uma faixa aceitável para a Pa_{O_2} neonatal. Os neonatos prematuros que necessitam de ventilação mecânica exibem grandes oscilações dos níveis da Pa_{O_2}. Em tais circunstâncias, o valor dos gases sanguíneos de uma amostra isolada pode não refletir com acurácia a tendência geral da oxigenação.

   2. **Coleta de amostras.** A fim de minimizar os artefatos resultantes da coleta e diluição de amostras, elas devem ser coletadas para gasometria arterial em seringas com heparina seca, as quais são comercializadas para essa finalidade. A maioria dos analisadores de gases sanguíneos possibilita determinar os valores destes, bem como outros parâmetros do sangue total, em amostras de 0,2 a 0,3 mℓ, as quais devem ser analisadas em 15 min ou preservadas em gelo se forem enviadas para um laboratório distante. A coleta da amostra por punção percutânea é utilizada quando a necessidade de medição é infrequente ou um cateter permanente não está disponível. Contudo, o desconforto da punção pode resultar em agitação psicomotora e queda da Pa_{O_2}, de modo que o valor obtido subestima o valor real em estabilidade dinâmica.

   B. Determinação dos gases sanguíneos capilares. Essa técnica requer aquecimento substancial do membro, punção sob fluxo livre e coleta estritamente anaeróbica. Nessas condições, a coleta de amostra capilar pode ser útil à determinação do pH e da P_{CO_2}. Entretanto, as técnicas apropriadas de coleta são difíceis de garantir na situação clínica, e não se deve usar amostras de sangue capilar para determinar a Pa_{O_2}.

   C. A análise contínua dos gases sanguíneos via cateter de demora foi preconizada para fornecer dados rápidos, em tempo real e reduzir o volume de sangue necessário para gasometrias repetidas. No entanto, dadas as limitações técnicas, ainda não foi estabelecida uma função para esse dispositivo no cuidado neonatal intensivo.

   D. Monitoramento não invasivo de oxigênio fornece dados em tempo real das tendências que são particularmente úteis para os recém-nascidos que exibem oscilações frequentes da Pa_{O_2} e saturação de oxigênio. Os dispositivos não invasivos também reduzem a frequência de coleta de amostras de sangue para gasometria em alguns pacientes.

Capítulo 30 | Monitoramento dos Gases Sanguíneos e da Função Pulmonar **305**

1. **Oximetria de pulso** é o principal recurso para monitoramento não invasivo de oxigênio em neonatos. Oxímetros de pulso oferecem medição contínua da saturação de oxigênio da hemoglobina (Sp_{O_2}) com alto nível de acurácia ($\pm 3\%$) em comparação com os valores-controle medidos por cooximetria, pelo menos na faixa de 70%.

    a. **Características gerais.** Os oxímetros dependem das características diferentes de absorção da hemoglobina oxigenada *versus* reduzida para vários comprimentos de onda da luz. Medem-se as diferenças na transmissão de dois ou mais comprimentos de onda (geralmente luz vermelha ou perto do infravermelho) por tecidos com fluxo sanguíneo pulsátil. Com os valores medidos, a proporção da hemoglobina oxigenada e reduzida é calculada e exibida como saturação percentual.

    b. **Desvantagens.** A oximetria de pulso não mede a Pa_{O_2}, portanto, não é sensível na detecção de hiperoxemia. Tendo em vista o formato da curva de dissociação da oxi-hemoglobina, se Sp_{O_2} for superior a 95%, a Pa_{O_2} é imprevisível. Nessas condições, a Pa_{O_2} pode ser maior que 100 mmHg. Os movimentos do paciente e a onda de pulso de baixa amplitude dos pequenos prematuros podem introduzir artefatos que resultam em falsos episódios de dessaturação, embora modificações de *software* tenham reduzido esse problema. Outras causas potenciais de artefato incluem colocação inapropriada do sensor, intensidade muito alta da luz (alguns dispositivos de fototerapia), valores de hemoglobina fetal superiores a 50% e existência de oxi-hemoglobina ou metemoglobina.

    c. **Valores de saturação desejados.** Ainda não foi definida a faixa ideal de saturação de oxigênio, sobretudo em prematuros. No Surfactant, Positive Pressure, and Oxygenation Randomized Trial (SUPPORT), os prematuros com 24 a 27 semanas de idade gestacional receberam aleatoriamente saturação de oxigênio nas faixas de 85 a 89% ou 91 a 95%. A taxa de retinopatia da prematuridade grave (ROP) ou morte (o desfecho primário) não foi diferente entre os grupos. A morte antes da alta foi mais frequente no grupo que recebeu saturação mais baixa, embora a retinopatia da prematuridade tenha ocorrido menos amiúde nos sobreviventes. Nos estudos mais antigos que abordavam os valores de oxigênio desejados em prematuros após o período neonatal imediato (STOP-ROP [supplemental therapeutic oxygen for prethreshold retinopathy of prematurity] e BOOST [benefits of oxygen saturation targeting]), valores de $Sp_{O_2} > 95\%$ em prematuros que estavam recebendo oxigênio suplementar foram associados a aumento da demanda por oxigênio suplementar por períodos prolongados. Para os recém-nascidos que precisam de oxigênio suplementar uma abordagem seria manter a Sp_{O_2} na faixa de 88 a 92% para prematuros com menos de 30 semanas de idade gestacional ou 1.250 g (programar o alarme do monitor para 85 a 95%). Para os recém-nascidos com 30 semanas de idade gestacional ou mais, manter Sp_{O_2} entre 88 e 95% (programar o alarme do monitor para 85 a 97%). Se essas metas forem mantidas, a P_{O_2} arterial raramente ultrapassa 90 mmHg.

2. **Monitoramento de oxigênio transcutâneo** ($PtcO_2$) pode ser útil no manejo das doenças cardiopulmonares agudas durante as primeiras 2 semanas de vida ou se o cateterismo arterial for impossível. Todavia, essa técnica foi praticamente suplantada pela oximetria de pulso na UTIN.

III. Avaliação da ventilação pulmonar.
A avaliação da ventilação alveolar é realizada por medição direta ou não invasiva da P_{CO_2}. Valores baixos devem ser evitados por causa da associação a agravo pulmonar consequente à distensão excessiva de volume do pulmão imaturo. A estratégia de "hipercarbia permissiva" em recém-nascidos sob ventilação mecânica geralmente possibilita valores de P_{CO_2} entre 50 e 65 mmHg.

A. **Determinação dos gases sanguíneos.** A exemplo do monitoramento de oxigênio, um valor da Pa_{CO_2} obtido em estabilidade dinâmica por meio de cateter arterial de demora é o indicador mais acurado de ventilação alveolar. Entretanto, a ausência do cateter limita a disponibilidade desse método de coleta em muitos pacientes. O sangue obtido por punção arterial percutânea é uma alternativa, mas talvez não reflita os valores em estabilidade dinâmica por causa dos artefatos induzidos pela dor e pela agitação psicomotora.

1. **Sangue venoso** de um cateter central também pode ser proveitoso em determinadas circunstâncias. Se a ventilação alveolar e a função circulatória forem normais, a P_{CO_2} venosa geralmente excede os valores arteriais entre 5 e 6 mmHg. Contudo, se houver hipoventilação significativa ou disfunção circulatória, essa relação é imprevisível.

306 Parte 5 | Distúrbios Respiratórios

2. **Gases sanguíneos capilares.** Os níveis da P_{CO_2} e do pH obtidos do sangue capilar coletado adequadamente conseguem refletir bem os níveis arteriais. Deve-se aquecer o membro e coletar uma amostra de fluxo livre em condições rigorosamente anaeróbicas sem apertar o membro. Em neonatos prematuros menores, é difícil satisfazer essas condições.

B. Monitoramento de CO_2 transcutâneo. A maioria dos sensores atuais para monitoramento de oxigênio transcutâneo também inclui um eletrodo de CO_2 transcutâneo. Contudo, é mais difícil obter os valores precisos de $PtcCO_2$ que os valores da tensão de oxigênio transcutânea. As taxas de difusão tecidual e os coeficientes de temperatura do CO_2 são diferentes daqueles do oxigênio. Calibração a gás do eletrodo é necessária, e um fator de calibração tem de ser incluído no algoritmo. A tensão de CO_2 transcutânea excede a do sangue arterial por uma média de 4 mmHg, mas esse gradiente pode mais que dobrar quando há hipercapnia. A necessidade de alto nível de atenção do usuário limita o uso dessa técnica.

C. Capnografia. A utilidade da medição do CO_2 expiratório final em neonatos é limitada por diversos fatores. A ventilação mecânica ocorre geralmente em frequências relativamente rápidas em comparação com as estratégias em adultos, e a maioria dos circuitos de respiradores fornece um fluxo fresco contínuo de gás ao longo de todo o ciclo respiratório. Isso limita a capacidade de obter um platô expiratório final verdadeiro. Além disso, os gradientes de CO_2 alveoloarteriais são elevados em recém-nascidos com séria doença pulmonar primária causada pela má distribuição da ventilação (média, 6 a 10 mmHg). As medições resultantes no final da expiração, portanto, podem subestimar significativamente os valores da P_{CO_2} arterial em neonatos com doença pulmonar parenquimal. Não obstante, a técnica pode ser útil ao monitoramento de tendências em neonatos com distribuição mais uniforme da ventilação.

1. **Monitoramento da intubação endotraqueal.** O Neonatal Resuscitation Program preconiza o uso de um detector de CO_2 exalado (dispositivo colorimétrico ou capnógrafo) para confirmar o posicionamento correto do tubo durante a intubação endotraqueal.
2. **Monitoramento durante a anestesia.** Os Standards for Basic Anesthetic Monitoring of the American Society of Anesthesiologists especificam o uso de monitoramento contínuo do CO_2 corrente final durante a anestesia geral com tubo endotraqueal ou máscara laríngea. Esse monitoramento é realizado durante o cuidado intraoperatório, inclusive de recém-nascidos, por meio de capnografia, capnometria ou espectroscopia de massa.

IV. Monitoramento gráfico pulmonar.
Há no mercado vários equipamentos para a realização de provas de função pulmonar à beira do leito em lactentes e crianças pequenas. Ademais, a maioria dos respiradores de última geração apresenta graficamente vários parâmetros medidos e calculados. Apesar do custo adicional e da crescente disponibilidade desses recursos, não há evidências de efeito benéfico nos desfechos neonatais. Diversas técnicas foram preconizadas em estudos limitados.

A. Medição do volume corrente. Pode-se utilizar a medição do volume corrente para auxiliar no ajuste manual dos parâmetros do respirador. De outro modo, a medição pode servir de base para ajustes do respirador automatizados por *software* que visam manter uma faixa predefinida de volume corrente fornecido ("garantia de volume") ou fornecer um volume corrente constante empregando o menor nível de pressão máxima nas vias respiratórias ("controle do volume regulado por pressão"). No entanto, várias questões técnicas limitam a eficácia dessas modalidades. Existem grandes variações no volume corrente medido entre dispositivos de fabricantes diferentes. Embora os modos mais recentes de ventilação possam aumentar a constância do volume corrente fornecido, uma proporção significativa dos valores ainda permanece fora da faixa desejada. Os motivos dessas discrepâncias incluem diferenças no local de medição nos respiradores, variações na complacência da tubulação do sistema e uso de estratégias distintas para compensar os extravasamentos no tubo endotraqueal. Ademais, alguns algoritmos de *software* calculam a média do volume corrente durante algumas incursões. A despeito dessas desvantagens, as medições do volume corrente com o mesmo dispositivo ao longo do tempo fornecem informações clinicamente úteis durante a ventilação mecânica crônica e ajudam o desmame após o tratamento com surfactante quando rápidas alterações da complacência pulmonar e do volume corrente fornecido causarem preocupação significativa (ver Capítulo 29).

B. Curvas de fluxo-volume. A pressão expiratória final positiva (PEEP) é um recurso importante no manejo de recém-nascidos com broncomalacia congênita ou adquirida (complicação comum da displasia broncopulmonar [DBP] grave). Estudos de caso limitados descreveram o uso de traçados em tempo real da curva de fluxo-volume para orientar a determinação da PEEP ideal para evitar o colapso das vias respiratórias. Contudo, os índices que quantificam a correlação fluxo-volume não foram validados em recém-nascidos. Por causa da respiração rápida, o início da inspiração frequentemente ocorre antes do fechamento expiratório final da curva. Em consequência, é difícil obter traçados "normais", e a aplicação clínica dessa técnica em recém-nascidos é limitada.

Leitura sugerida

Askie L, Henderson-Smart D, Irwig L, et al. Oxygen-saturation targets and outcomes in extremely preterm infants (BOOST trial). *N Engl J Med* 2003;349:959–967.

The STOP-ROP Multicenter Study Group. Supplemental therapeutic oxygen for prethreshold retinopathy of prematurity (STOP-ROP), a randomized, controlled trial. I: primary outcomes. *Pediatrics* 2000;105:295–310.

SUPPORT Study Group of the Eunice Kennedy Shriver NICHD Neonatal Research Network. Target ranges of oxygen saturation in extremely preterm infants. *N Engl J Med* 2010;362:1959–1969.

31 Apneia
Ann R. Stark

I. Histórico

A. Definição. Apneia é definida como a suspensão do fluxo de ar. É patológica (episódio de apneia) quando a ausência de fluxo de ar é prolongada (em geral 20 s ou mais) ou acompanhada de bradicardia (frequência cardíaca < 100 bpm) ou hipoxemia, que é detectada clinicamente (cianose) ou por monitoramento da saturação de oxigênio. A bradicardia e a dessaturação geralmente ocorrem após 20 s de apneia, mas surgem tipicamente mais cedo no recém-nascido prematuro pequeno. Quando o episódio continua, observam-se palidez e hipotonia, e os neonatos podem estar irresponsivos à estimulação tátil. Não se conhecem o nível nem a duração da bradicardia ou dessaturação que aumentam o risco de comprometimento neurodesenvolvimental.

B. A **classificação** da apneia baseia-se na existência ou não de esforços inspiratórios e de obstrução das vias respiratórias superiores, além do fluxo de ar ausente. A maioria dos episódios é de apneia central ou mista.

   1. Apneia central ocorre quando não há esforços inspiratórios.
   2. Apneia obstrutiva ocorre quando os esforços inspiratórios persistem, mas há obstrução das vias respiratórias.
   3. A apneia é mista quando a obstrução das vias respiratórias com esforços inspiratórios precede ou sucede a apneia central.

C. Incidência. Os episódios de apneia são frequentes em neonatos prematuros. A incidência de apneia aumenta inversamente à idade gestacional. Essencialmente, todos os neonatos < 28 semanas de idade gestacional têm apneia. Até 25% de todos os prematuros com peso < 1.800 g (~34 semanas de idade gestacional) têm pelo menos um episódio de apneia.

   1. Início. Os episódios de apneia geralmente começam 1 ou 2 dias após o nascimento; se não ocorrerem nos primeiros 7 dias, é improvável que ocorram depois.
   2. Duração. Os episódios de apneia persistem por períodos variáveis após o nascimento e em geral cessam até a 37ª semana de idade gestacional. Contudo, nos neonatos com menos de 28 semanas de gestação, os episódios muitas vezes persistem depois da idade pós-menstrual a termo. Em um estudo no qual os neonatos foram monitorados no lar, registraram-se apneia e/ou bradicardia significativas até a idade gestacional de 43 semanas em 20% dos neonatos pré-termo que não apresentaram episódios por no mínimo 5 dias antes da alta, e em 33% dos neonatos que tiveram episódios durante aquele período. A importância clínica desses eventos é incerta.
   3. Recém-nascidos a termo. Os episódios de apneia que ocorrem em neonatos a termo ou quase a termo sempre são anormais e estão quase sempre associados a causas identificáveis sérias, como asfixia perinatal, hemorragia intracraniana, crises epilépticas ou depressão por medicação. A incapacidade de respirar ao nascimento, na ausência de depressão medicamentosa ou asfixia, geralmente é causada por anormalidades estruturais irreversíveis do sistema nervoso central (SNC).

II. Patogenia.
Diversos mecanismos foram propostos para explicar a apneia em neonatos prematuros, embora os responsáveis por esse distúrbio sejam desconhecidos. Muitos distúrbios clínicos também estão associados a episódios de apneia, e alguns podem ser causais.

A. Imaturidade do desenvolvimento do impulso respiratório central é um fator contributivo provável, porque os episódios de apneia são mais frequentes em recém-nascidos imaturos.

   1. A ocorrência de apneia pode correlacionar-se à função neural do tronco encefálico. A frequência de apneia diminui ao longo de um período no qual o tempo de condução da resposta evocada auditiva no tronco encefálico encurta-se à medida que a idade gestacional aumenta.

Capítulo 31 | Apneia **309**

2. A respiração em neonatos é fortemente influenciada pelo estado do sono. O sono ativo ou com movimentos oculares rápidos (REM) caracteriza-se por irregularidade do volume corrente e da frequência respiratória. O sono REM predomina em neonatos pré-termo, e os episódios de apneia são mais frequentes nesse estado do que no sono não REM (sono profundo).

B. Resposta dos quimiorreceptores

1. Em neonatos pré-termo, a hipoxia resulta em hiperventilação transitória, seguida por hipoventilação e às vezes apneia, em contraste com a resposta em adultos. Ademais, a hipoxia torna o neonato prematuro menos responsivo a níveis aumentados de dióxido de carbono. Isso sugere que a imaturidade dos quimiorreceptores periféricos está envolvida na patogenia da apneia. Embora a maioria dos recémnascidos não aparente hipoxemia antes do início da apneia, a hipoxemia pode contribuir para prolongar o episódio.

2. A resposta ventilatória ao dióxido de carbono elevado está diminuída em neonatos prematuros com apneia em comparação com um grupo-controle sem apneia, e também está diminuída em comparação com recém-nascidos a termo ou adultos. Isso sugere a possível contribuição de quimiorreceptores centrais imaturos para a patogenia da apneia.

C. Reflexos. Reflexos ativos suscitados por estimulação da parte posterior da faringe, insuflação pulmonar, líquido na laringe ou distorção da parede torácica podem precipitar apneia em recém-nascidos. Tais reflexos podem estar envolvidos na apneia que às vezes está associada, por exemplo, ao uso vigoroso de cateteres de aspiração na faringe ou à presença de líquido nas vias respiratórias superiores durante a alimentação.

D. Músculos respiratórios. Ventilação não efetiva pode advir de incoordenação dos músculos inspiratórios (diafragma e músculos intercostais) e dos músculos das vias respiratórias superiores (laringe e faringe).

1. A obstrução das vias respiratórias contribui para os episódios de apneia mista e obstrutiva. A obstrução geralmente ocorre na parte superior da faringe, que é vulnerável devido à hipotonia muscular, sobretudo durante o sono REM. Flexão passiva do pescoço, pressão sobre a borda inferior por uma máscara facial e pressão submentoniana (eventos que ocorrem durante procedimentos de enfermagem) podem obstruir as vias respiratórias em recém-nascidos e acarretar apneia, especialmente em um neonato prematuro pequeno. A obstrução espontânea das vias respiratórias é mais frequente quando neonatos pré-termo adotam uma posição de flexão do pescoço.

2. A obstrução nasal pode causar apneia, especialmente em neonatos prematuros, que não costumam mudar para respiração oral após oclusão nasal.

E. Refluxo gastresofágico é comum em recém-nascidos pré-termo. Contudo, não se demonstrou associação entre apneia da prematuridade e refluxo gastresofágico.

F. Acredita-se que muitos neurotransmissores inibidores participem da patogenia da apneia.

III. Monitoramento e avaliação. Todos os recém-nascidos com idade gestacional < 35 semanas devem ser monitorados quanto a episódios de apneia pelo menos durante a primeira semana após o nascimento em virtude do risco de apneia nesse grupo. O monitoramento deve continuar até que nenhum episódio de apneia significativo seja detectado há no mínimo 5 dias. Como os monitores de apneia de impedância podem não distinguir esforços respiratórios durante obstrução das vias respiratórias e de incursões respiratórias normais, deve-se monitorar a frequência cardíaca além, ou em vez, da respiração. Oximetria de pulso deve ser monitorada para detectar episódios de dessaturação. Até mesmo com monitoramento cuidadoso, alguns episódios prolongados de apneia e bradicardia podem não ser reconhecidos.

A. Quando o alarme do monitor dispara, deve-se atentar para o recém-nascido, não para o monitor, e verificar se ele apresenta bradicardia, cianose e obstrução das vias respiratórias.

B. A maioria dos episódios de apneia em neonatos prematuros responde à estimulação tátil. Os neonatos que não respondem à estimulação devem ser ventilados com ambu e máscara durante o episódio, em geral começando com concentração fracionada de oxigênio inspirado (FiO_2) igual à FiO_2 antes do episódio para evitar elevações acentuadas da tensão arterial de oxigênio (PO_2).

310 Parte 5 | Distúrbios Respiratórios

C. Após o primeiro episódio de apneia, o recém-nascido deve ser avaliado à procura de uma possível causa subjacente (Quadro 31.1); se uma causa for identificada, pode-se então instituir o tratamento específico. É preciso estar particularmente alerta à possibilidade de uma causa precipitante em neonatos com idade gestacional maior que 34 semanas. A avaliação deve incluir anamnese e exame físico, gasometria arterial com monitoramento contínuo da saturação de oxigênio, hemograma completo e medição dos níveis sanguíneos de glicose, cálcio e eletrólitos.

Quadro 31.1	Avaliação do recém-nascido com apneia.	
Causa em potencial	**Sinais associados**	**Avaliação**
Infecção	Intolerância alimentar, letargia, instabilidade da temperatura	Hemograma completo, culturas, se apropriado
Oxigenação deficiente	Cianose, taquipneia, dificuldade respiratória	Monitoramento de oxigênio contínuo, gasometria arterial, radiografia de tórax
Distúrbios metabólicos	Abalos musculares, recusa alimentar, letargia, depressão do SNC, irritabilidade	Glicose, cálcio, eletrólitos
Drogas ilícitas	Depressão do SNC, hipotonia, história materna	Magnésio, triagem toxicológica na urina
Instabilidade da temperatura	Letargia	Monitorar temperatura do paciente e do ambiente
Patologia intracraniana	Exame neurológico anormal, crises epiléticas	Ultrassonografia transfontanela

SNC = sistema nervoso central

IV. Tratamento.

Quando os episódios de apneia são repetidos e prolongados (*i. e.*, mais de 2 a 3 vezes/h) ou quando exigem ventilação frequente com ambu e máscara, deve-se instituir o tratamento.

A. Medidas gerais

1. O **tratamento específico** deve visar à causa subjacente, se identificada.
2. O nível ótimo de saturação de oxigênio para neonatos pré-termo não é conhecido. De qualquer modo, deve ser oferecido oxigênio suplementar se for necessário para manter os valores dentro do intervalo desejado (ver Capítulo 30, Seção II.D.1.c. Meta de valores de saturação).
3. **Deve-se ter a cautela** de evitar os reflexos que desencadeiam apneia. A aspiração da faringe deve ser realizada com cuidado, e a alimentação oral deve ser evitada.
4. As **posições de flexão ou extensão extremas** do pescoço devem ser evitadas, para reduzir a probabilidade de obstrução das vias respiratórias. O decúbito ventral estabiliza a parede torácica e reduz a apneia.

B. A **pressão positiva contínua nas vias respiratórias** (CPAP) por via nasal em níveis moderados (4–6 cm H_2O) consegue reduzir o número de episódios de apneia mista e obstrutiva. É especialmente útil em neonatos com idade gestacional < 32 a 34 semanas e naqueles com doença pulmonar residual. A ventilação com pressão positiva intermitente por via nasal (VPPIN) reduz o insucesso da extubação decorrente de apneia após ventilação mecânica, mas são necessárias mais evidências.

C. **Tratamento com cafeína, uma metilxantina**, reduz sobremodo o número de episódios de apneia e a necessidade de ventilação mecânica. Os mecanismos pelos quais a metilxantina reduz a apneia incluem (i) estimulação do centro respiratório; (ii) antagonismo da adenosina, neurotransmissor que pode causar depressão respiratória; e (iii) melhora da contratilidade do diafragma.

No estudo Caffeine for Apnea of Prematurity (CAP), o desfecho primário, a sobrevida sem comprometimento neurodesenvolvimental aos 18 a 21 meses de idade, melhorou em recém-nascidos com 500 a 1.250 g que receberam tratamento precoce com cafeína em comparação com placebo. O tratamento com cafeína também diminuiu a taxa de displasia broncopulmonar. Portanto, iniciamos o tratamento com citrato de cafeína em todos os recém-nascidos com menos de 1.250 g logo após o parto, mantendo-o até que não seja mais considerado necessário tratar a apneia. Nos recém-nascidos pré-termo com mais de 1.250 g que necessitam de ventilação mecânica, iniciamos o tratamento com cafeína antes da extubação. Em outros recém-nascidos com apneia da prematuridade, administramos cafeína para tratar a apneia frequente e/ou grave.

1. Utilizamos dose de ataque de 20 mg/kg de citrato de cafeína (10 mg/kg de cafeína-base) por via oral ou intravenosa ao longo de 30 min, seguida por doses de manutenção de 5 a 8 mg/kg (2,5 a 5 mg/kg de cafeína-base) em doses diárias únicas a partir de 24 horas após a dose de ataque.

   a. Se a apneia continuar, ministramos uma dose adicional de 10 mg/kg de citrato de cafeína, e aumentamos a dose de manutenção em 20%.

   b. Níveis séricos de cafeína de 5 a 20 $\mu g/m\ell$ são considerados terapêuticos. Não costumamos medir as concentrações séricas do fármaco em virtude do índice terapêutico amplo e da ausência de relação dose-resposta estabelecida.

   c. A cafeína geralmente é suspensa na idade pós-menstrual de 34 a 36 semanas, se nenhum episódio de apneia tiver ocorrido há 5 a 7 dias. Como já foi mencionado, a apneia em recém-nascidos com menos de 28 semanas de gestação frequentemente persiste além dessa idade pós-menstrual e a cafeína é mantida até que não haja mais episódios. O efeito da cafeína provavelmente permanece por cerca de 1 semana após sua suspensão. Continuamos o monitoramento até que nenhuma apneia seja detectada, no mínimo 5 dias após esse período.

2. Os benefícios adicionais ou riscos da cafeína são incertos. No estudo CAP, o ganho ponderal foi menor durante as primeiras 3 semanas após a randomização nos neonatos tratados com cafeína, mas não após 4 e 6 semanas e a circunferência craniana foi semelhante nos dois grupos durante o período de observação de 6 semanas. Os percentis médios para os parâmetros de crescimento foram semelhantes aos 18 a 21 meses de idade corrigida.

3. A maioria dos relatos de efeitos colaterais das metilxantinas em recém-nascidos baseia-se na experiência com a teofilina. A cafeína parece ser menos tóxica do que a teofilina e é bem tolerada.

4. Não utilizamos doxapram, estimulante respiratório que reduz a apneia se a terapia com metilxantina for malsucedida.

D. **A redução da frequência de episódios de apneia por transfusão de sangue** em alguns recém-nascidos é uma questão controversa. Nós consideramos a transfusão de concentrado de hemácias se o hematócrito for < 25% e o recém-nascido apresentar episódios de apneia e bradicardia frequentes ou graves durante o tratamento com cafeína (ver Capítulo 45).

E. A **ventilação mecânica** pode ser necessária se as demais intervenções forem malsucedidas.

V. Apneia persistente.
Em alguns neonatos, especialmente aqueles com idade gestacional < 28 semanas, os episódios de apneia persistem na idade pós-menstrual de 37 a 40 semanas, quando o neonato satisfaz as demais condições para receber alta do berçário para o lar. Ainda não há consenso sobre o manejo apropriado desses neonatos, mas os esforços visam reduzir o risco de episódios de apneia de modo que eles possam ser assistidos no lar.

A. **Traçados da pneumografia de impedância** e do eletrocardiograma (ECG) por 12 a 24 horas ("pneumografias") podem ser usados para documentar a ocorrência de apneia e bradicardia durante esse período de tempo, mas não predizem o risco de síndrome de morte súbita do lactente (SMSL).

B. O **uso continuado de cafeína** pode ser útil nos recém-nascidos cujos episódios recorrem quando esta é suspensa. Pode-se tentar suspender a cafeína a intervalos de aproximadamente 2 meses, enquanto a criança permanece sob monitoramento rigoroso.

C. **Alguns neonatos são assistidos com monitoramento cardiorrespiratório no lar,** embora haja poucos dados sobre sua efetividade. Deve-se oferecer apoio psicossocial aos pais, que devem ser treinados em reanimação cardiopulmonar (RCP) e uso do monitor. O monitoramento domiciliar rotineiro de neonatos pré-termo assintomáticos não é indicado.

312 Parte 5 | Distúrbios Respiratórios

VI. Estratégias para prevenção da SMSL. Embora a incidência máxima de SMSL ocorra após o
período neonatal, os pais frequentemente expressam preocupação com o risco de seu filho. Embora a SMSL seja mais frequente em recém-nascidos prematuros ou de baixo peso ao nascer, a história de apneia da prematuridade não eleva esse risco.

Nós encorajamos as estratégias que reduzem o risco de SMSL.

A. **Posição durante o sono.** A posição do sono em decúbito ventral aumenta o risco de SMSL, e o sono em decúbito dorsal o reduz. Em geral, os bebês devem ser colocados em decúbito dorsal para dormir sobre uma superfície firme. As exceções incluem neonatos pré-termo com doença respiratória, aqueles com refluxo gastresofágico sintomático e neonatos com anormalidades craniofaciais ou evidências de obstrução das vias respiratórias superiores. Para esses neonatos, devem-se evitar colchões moles. A American Academy of Pediatrics (AAP) recomenda um ambiente de sono que seja separado, porém próximo ao da mãe. O uso de chupeta durante o sono também parece reduzir o risco de SMSL.

B. **Tabagismo.** Os recém-nascidos expostos a tabagismo materno durante a gravidez e após o nascimento correm risco mais alto de SMSL. Os pais devem evitar o fumo, e os neonatos não devem ser expostos à fumaça.

C. **Hiperaquecimento.** Os neonatos expostos a temperaturas ambientes excessivamente altas ou a hiperaquecimento por excesso de roupa correm risco mais alto de SMSL. Os cuidadores devem evitar práticas que resultem em hiperaquecimento.

D. **Aleitamento materno.** Os recém-nascidos que jamais receberam aleitamento materno têm maior risco de SMSL do que os amamentados. Incentivamos o aleitamento materno por muitas razões (ver Capítulo 22).

Leitura sugerida

Kinney HC, Thach BT. The sudden infant death syndrome. *N Engl J Med* 2009;361:795–805.

32 Taquipneia Transitória do Recém-nascido
Kirsten A. Kienstra

I. Definição. A taquipneia transitória do recém-nascido (TTRN), descrita pela primeira vez por Avery *et al.* em 1966, resulta do atraso na eliminação do líquido do pulmão fetal. Como o nome implica, geralmente é um processo benigno e autolimitado. Ocorre sobretudo em recém-nascidos pré-termo tardios ou a termo. A condição é caracterizada por taquipneia com sinais de angústia respiratória leve, incluindo retrações e cianose; a diminuição na saturação de oxigênio geralmente é aliviada por suplementação de oxigênio com $FiO_2 < 0,04$.

II. Fisiopatologia. A fim de acomodar a transição para a respiração de ar ambiente ao nascimento, os pulmões precisam passar do modo secretório, que fornece ao pulmão fetal o líquido necessário para seu crescimento e desenvolvimento intrauterino normal, ao modo absortivo. Acredita-se que essa transição é facilitada por mudanças hormonais no ambiente maternofetal, incluindo um pulso de glicocorticoides e catecolaminas, associado a eventos fisiológicos que ocorrem próximo do final da gestação e durante o parto espontâneo. Canais de sódio sensíveis à amilorida, expressados na membrana apical do epitélio alveolar, desempenham um papel importante na eliminação do líquido pulmonar. A estimulação adrenérgica e outras alterações que ocorrem próximo do nascimento levam ao transporte passivo de sódio por meio dos canais de sódio epiteliais, seguido pelo transporte para o interstício via Na^+/K^+–ATPase basolateral e o movimento passivo de cloreto e água por meio das vias paracelular e intracelular. O líquido intersticial pulmonar se acumula nas bainhas perivasculares de tecido e nas fissuras interlobares, sendo liberado para os capilares e vasos linfáticos pulmonares. A interrupção ou o atraso na remoção do líquido dos pulmões fetais resulta no edema pulmonar transitório, que caracteriza a TTRN. A compressão das vias respiratórias complacentes pelo líquido acumulado no interstício pode levar a obstrução das vias respiratórias, retenção de ar e desequilíbrio ventilação-perfusão. Como os recém-nascidos geralmente se recuperam, não há uma definição patológica precisa do que ocorre.

III. Epidemiologia. Os fatores de risco para TTRN incluem o nascimento por cesariana com ou sem trabalho de parto, parto acelerado e parto pré-termo. Estes têm sido atribuídos à remoção tardia ou anormal do líquido pulmonar fetal, devido à ausência das alterações hormonais que acompanham o trabalho de parto espontâneo. Para aqueles nascidos por cesariana eletiva, a ocorrência do trabalho de parto e a idade gestacional no momento do nascimento impactam o risco de complicações respiratórias, com o início do trabalho de parto e a gestação a termo conferindo algum grau de proteção. O parto em idades gestacionais menores, incluindo o parto pré-termo tardio, aumenta o risco de TTRN. O diagnóstico em gestações anteriores é complicado pela existência de outras condições associadas, como a síndrome de angústia respiratória do recém-nascido (SARRN). Outros fatores de risco incluem sexo masculino e história familiar de asma brônquica (especialmente materna). O mecanismo subjacente aos riscos associado à asma e ao gênero não é claro, mas pode estar relacionado com a sensibilidade alterada às catecolaminas, que atuam na eliminação do líquido do pulmão. Os polimorfismos genéticos nos receptores beta-adrenérgicos das células alveolares tipo II foram associados à TTRN e podem influenciar na eliminação do líquido pulmonar por meio da regulação da expressão do canal de sódio epitelial. Macrossomia, diabetes melito materno e gestações múltiplas também aumentam o risco de TTRN. As associações entre a TTRN e outros fatores obstétricos, como sedação materna excessiva, trabalho de parto prolongado e volume de líquido intravenoso infundido na mãe, têm sido menos consistentes.

IV. Manifestação clínica. Os recém-nascidos pré-termo tardios ou a termo afetados geralmente apresentam taquipneia nas primeiras 6 horas de vida; a frequência respiratória varia tipicamente entre 60 e 120 incursões respiratórias por minuto. A taquipneia pode estar associada à dificuldade respiratória leve a moderada, com retrações intercostais, grunhidos, batimento de asas de nariz e/ou cianose discreta que geralmente

314 Parte 5 | Distúrbios Respiratórios

respondem à suplementação de oxigênio a uma $FiO_2 < 0,40$. A insuficiência respiratória e o uso de ventilação mecânica são raros. Os recém-nascidos podem apresentar aumento do diâmetro anteroposterior do tórax (tórax em forma de barril) devido à hiperinsuflação, que pode também empurrar o fígado e o baço para baixo, tornando-os palpáveis. A ausculta geralmente revela boa entrada de ar, podendo ou não ser auscultadas crepitações. Os sinais de TTRN geralmente persistem por 12 a 24 horas em casos de doença leve, mas podem perdurar até 72 horas em casos mais graves.

V. Diagnóstico diferencial. O diagnóstico de TTRN exige a exclusão de outras etiologias potenciais de angústia respiratória leve a moderada nas primeiras 6 horas de idade. O diagnóstico diferencial inclui pneumonia/sepse, SARRN, hipertensão pulmonar, aspiração de mecônio, cardiopatia congênita cianótica, malformações congênitas (p. ex., hérnia diafragmática congênita, malformações adenomatoides císticas), lesões do sistema nervoso central (SNC) (hemorragia subaracnóidea, encefalopatia hipóxico-isquêmica) que causam hiperventilação central, pneumotórax, policitemia e acidose metabólica.

VI. Avaliação

A. Anamnese e exame físico. Uma anamnese cuidadosa identifica elementos (como prematuridade, fatores de risco infecciosos, mecônio ou depressão perinatal) que podem ajudar no direcionamento da avaliação. Do mesmo modo, os achados do exame físico (como anormalidades cardíacas ou neurológicas) podem levar a uma investigação mais orientada.

B. Avaliação radiográfica. A radiografia de tórax do recém-nascido com TTRN é consistente com retenção do líquido pulmonar fetal, com faixas peri-hilares proeminentes características (padrão de sol nascente) devido ao ingurgitamento dos vasos linfáticos periarteriais que participam da remoção do líquido alveolar. Densidades grosseiras "em algodão" podem refletir edema alveolar. Também pode ser observada hiperaeração com alargamento dos espaços intercostais, cardiomegalia leve, fissura interlobar alargada e cheia de líquido e derrames pleurais leves. Os achados radiográficos na TTRN geralmente melhoram em 12 a 18 horas e desaparecem em até 48 a 72 horas. Essa resolução rápida ajuda a distinguir o processo de uma pneumonia ou aspiração de mecônio. A radiografia do tórax também pode ser usada para excluir outros diagnósticos, como pneumotórax, SARRN e malformações congênitas. É importante lembrar que o aumento da vascularidade pulmonar na ausência de cardiomegalia pode representar retorno venoso pulmonar anômalo total.

C. Exames laboratoriais. Um hemograma completo e culturas apropriadas podem fornecer informações a respeito de uma possível pneumonia ou sepse. Se os fatores de risco ou dados laboratoriais sugerirem uma infecção ou se a angústia respiratória não melhorar, devem ser prescritos antibióticos de amplo espectro. Pode-se usar uma gasometria arterial para determinar o grau de hipoxemia e a adequação da ventilação.

Os recém-nascidos com taquipneia transitória podem ter hipoxemia leve e acidose respiratória discreta, que normalmente se resolve em 24 horas. Em caso de hipoxemia persistente ou grave, deve-se considerar a realização de avaliação cardíaca. A alcalose respiratória pode refletir hiperventilação central decorrente de doença do SNC.

VII. Tratamento.
O tratamento é majoritariamente de suporte, com fornecimento de oxigênio suplementar, conforme necessário. Casos mais graves podem responder à pressão positiva contínua nas vias respiratórias (CPAP) para melhorar o recrutamento pulmonar. Os recém-nascidos muitas vezes são submetidos à pesquisa de infecções e tratados com antibióticos por 24 a 48 horas, até que os resultados da hemocultura sejam negativos. Se a taquipneia persistir e estiver associada a aumento do trabalho respiratório, pode ser necessária alimentação por gavagem ou líquidos intravenosos. As estratégias destinadas a facilitar a absorção dos líquidos do pulmão não mostraram eficácia clínica. A furosemida oral não mostrou melhorar a duração da taquipneia nem o tempo de internação. Em um estudo baseado na hipótese de que os recém-nascidos com taquipneia transitória têm níveis relativamente baixos de catecolaminas (que facilitam a absorção de líquido do pulmão fetal), o tratamento com epinefrina racêmica não alterou a incidência de resolução da taquipneia em comparação com o placebo.

VIII. Complicações. Embora a TTRN seja um processo autolimitado, a terapia de suporte pode ser acompanhada por complicações. A instituição de CPAP está associada a risco aumentado de extravasamento de ar. O atraso no início da alimentação oral pode interferir no vínculo com os pais e no estabelecimento da amamentação, e pode prolongar a internação.

IX. Prognóstico. Por definição, a TTRN é um processo autolimitado, sem risco de recidiva e seu prognóstico é excelente. Em geral, não há efeitos residuais significativos a longo prazo. No entanto, há cada vez mais evidências na literatura que descreve uma possível ligação entre a TTRN e a doença reativa das vias respiratórias. Tal correlação ainda precisa ser confirmada.

Leitura sugerida

Guglani L, Lakshminrusimha S, Ryan RM. Transient tachypnea of the newborn. *Pediatr Rev* 2008;29:e59–e65.

Tutdibi E, Gries K, Bucheler N, et al. Impact of labor on outcomes in transient tachypnea of the newborn. *Pediatrics* 2010;125:e577–e583.

33 Síndrome de Desconforto Respiratório

Kushal Y. Bhakta

A principal causa da síndrome de desconforto respiratório (SDR), também conhecida como doença da membrana hialina, é uma quantidade inadequada de surfactante pulmonar. O nascimento pré-termo é o fator etiológico mais comum. As apresentações da doença são causadas por atelectasia alveolar difusa, edema e lesão celular resultantes. Subsequentemente, proteínas séricas que inibem a função do surfactante extravasam para dentro dos alvéolos. O aumento do conteúdo de água, os mecanismos imaturos de remoção do líquido pulmonar, a ausência de aposição alveolocapilar e a baixa área de superfície para troca gasosa típica do pulmão imaturo também contribuem para a doença. O diagnóstico pré-natal para identificar os neonatos sob risco, a prevenção da doença por administração antenatal de glicocorticoides, as melhoras no tratamento peri e neonatal, os avanços no suporte respiratório e terapia de reposição de surfactante têm reduzido a mortalidade da SDR. Contudo, a SDR permanece uma causa importante de morbidade e mortalidade neonatais, especialmente entre a maioria dos neonatos imaturos.

I. Identificação

A. Fatores de risco perinatais

1. **Fatores** que interferem no estado de desenvolvimento pulmonar ao nascimento incluem prematuridade, diabetes materno e fatores genéticos (raça branca, história de SDR em irmãos, sexo masculino). As malformações torácicas que causam hipoplasia pulmonar, como hérnia diafragmática, também elevam o risco de deficiência de surfactante. Os distúrbios genéticos da produção e o metabolismo de surfactante incluem mutações dos genes das proteínas B e C do surfactante e mutações do gene ABCA3, cujo produto é um transportador cassete de ligação ao trifosfato de adenosina (ATP) localizado nos corpúsculos lamelares das células alveolares do tipo II. Esses distúrbios raros causam um quadro semelhante à SDR grave, frequentemente em neonatos a termo, e costumam ser fatais se não for realizado transplante de pulmão.

2. **Fatores** que podem prejudicar agudamente a produção, liberação ou função do surfactante incluem asfixia perinatal em neonatos prematuros e parto cesáreo sem trabalho de parto. Os neonatos que nascem antes do início do trabalho de parto não se beneficiam dos hormônios adrenérgicos e esteroides liberados durante o trabalho de parto, os quais aumentam a produção e liberação de surfactante. Em consequência, pode-se observar a SDR em neonatos pré-termo tardios ou a termo precoces que nascem de parto cesáreo eletivo.

B. Predição pré-natal

1. **Avaliação** da maturidade pulmonar fetal (MPF). A predição pré-natal da maturidade pulmonar é possível por meio de testes no líquido amniótico obtido por amniocentese.

    a. **A relação lecitina-esfingomielina** (L/E) é realizada por cromatografia em camada fina. As técnicas específicas variam entre os laboratórios e podem afetar os resultados. Em geral, o risco de SDR é muito baixo se a relação L/E for > 2. As exceções à predição da maturidade pulmonar com uma relação L/E > 2 são os recém-nascidos de mães diabéticas (RNMD), com eritroblastose fetal e que sofreram asfixia intraparto. Exceções possíveis são restrição do crescimento intrauterino (CIUR), descolamento prematuro da placenta, pré-eclâmpsia e hidropisia fetal. Os contaminantes, como sangue e mecônio, interferem na interpretação dos resultados.

    b. **A TDx-MPF II** mede a relação surfactante-albumina por meio de tecnologia de polarização fluorescente. Uma proporção > 55 mg de surfactante/g de albumina está associada à maturidade pulmonar; a capacidade preditiva desse teste pode melhorar se forem usados limiares específicos para a idade gestacional. A contaminação com sangue ou mecônio prejudica a interpretação do teste, porém o grau e a direção são incertos.

Capítulo 33 | Síndrome de Desconforto Respiratório **317**

    c. Também se usaram as **contagens de corpúsculos lamelares** no líquido amniótico como um teste rápido e barato para determinar a MPF. Corpúsculos lamelares são "pacotes" de fosfolipídios produzidos pelas células alveolares do tipo II presentes no líquido amniótico em números crescentes com o avançar da idade gestacional. Uma contagem > 50 mil corpúsculos lamelares/microlitro prevê maturidade pulmonar. Também é possível fazer a avaliação indireta de corpúsculos lamelares por medida da densidade óptica do líquido amniótico.

    d A **fosfatidilglicerol (FG)** também pode ser usada para determinar a MPF, mas a FG surge no final do processo de maturação pulmonar. Uma vantagem desse exame é não ser afetado por contaminação por sangue ou mecônio. A principal desvantagem é que sua sensibilidade é baixa, portanto, o resultado pode ser falso-negativo quando outros exames indicam maturidade pulmonar.

    e. O **índice de estabilidade da espuma (FSI)** prevê a MPF com base na formação de espuma estável quando se agita uma mistura de líquido amniótico e etanol em tubo de ensaio. A contaminação por sangue e mecônio interfere na interpretação, que também varia de acordo com o usuário.

2. A terapia **antenatal** com corticosteroides deve ser fornecida a mulheres grávidas entre 24 e 34 semanas de gestação com membranas intactas ou com amniorrexe (AR) prematura sem corioamnionite que estejam sob alto risco de parto pré-termo nos próximos 7 dias. A eficácia do tratamento em idades gestacionais anteriores a 24 semanas é duvidosa; entretanto, a administração abaixo dessa idade pode ser prudente dependendo das circunstâncias clínicas. Essa estratégia induz a produção de surfactante e acelera a maturação dos pulmões e outros tecidos fetais, diminuindo substancialmente a SDR, a hemorragia intraventricular (HIVe), a enterocolite necrosante (ECN) e a mortalidade perinatal. Um ciclo completo consiste em duas doses de betametasona (12 mg IM) separadas por intervalo de 24 horas ou quatro doses de dexametasona (6 mg IM) a intervalos de 12 horas; ciclos incompletos podem, porém, melhorar o prognóstico. As contraindicações do tratamento incluem corioamnionite ou outras indicações de parto imediato. A maioria dos estudos sugere que a betametasona possa ser preferível em razão da possível neurotoxicidade da dexametasona. No entanto, o único ensaio randomizado (Betacode®) de comparação dos dois fármacos não constatou diferença na maioria dos resultados, exceto pela maior taxa de hemorragia intraventricular e lesões encefálicas em lactentes expostos à betametasona.

C. Diagnóstico pós-natal. O recém-nascido prematuro com SDR manifesta, logo após o nascimento, sinais clínicos, a saber: taquipneia, retrações, batimentos das asas do nariz, gemência e cianose. O aspecto radiográfico clássico é o de pulmões de baixo volume com um padrão reticulogranular difuso e broncogramas aéreos.

II. Manejo.
Os elementos essenciais do manejo de recém-nascidos com SDR são: (i) evitar hipoxemia e acidose (isso viabiliza o metabolismo tecidual normal, otimiza a produção de surfactante e impede *shunt* direita-esquerda); (ii) otimizar o manejo hídrico (evitando hipovolemia e choque, por um lado, e edema, particularmente edema pulmonar, por outro); (iii) reduzir as demandas metabólicas; (iv) impedir agravamento da atelectasia e edema pulmonar; (v) minorar a lesão oxidante dos pulmões; e (vi) diminuir a lesão pulmonar causada por ventilação mecânica.

A. Oxigênio

1. A **oferta de oxigênio** deve ser suficiente para alcançar a saturação desejada, embora se desconheça o intervalo ideal de oxigenação. Quando há necessidade de oxigênio suplementar, uma solução possível é considerar como meta a Sp_{O_2} de 88 a 92% para lactentes com menos de 30 semanas de gestação ou 1.250 g (alarme do monitor programado para limites de 85 a 95%). Para lactentes com 30 semanas de gestação ou mais, ou quando a idade pós-menstrual chega a 30 semanas, a meta de Sp_{O_2} varia de 88 a 95% (alarme programado para limites de 85 a 97%). Caso se mantenham essas metas, a P_{O_2} arterial raramente ultrapassa 90 mmHg (ver Capítulo 30, seção II.D.1.c. Valores de saturação desejados). Deve-se evitar concentração fracionada de oxigênio inspirado (Fi_{O_2}) maior que a necessária por causa do risco de favorecer a lesão pulmonar e a retinopatia da prematuridade. O oxigênio é aquecido, umidificado e administrado por um misturador de ar e oxigênio que possibilita o controle preciso da concentração de oxigênio. Para lactentes com SDR

318 Parte 5 | Distúrbios Respiratórios

aguda, prescreve-se o oxigênio pela concentração a ser administrada às vias respiratórias do lactente, não pelo fluxo. A concentração de oxigênio é verificada, no mínimo, a cada hora e deve ser ajustada de acordo com a meta de saturação de oxigênio, que deve ser monitorada continuamente. Quando há necessidade de ventilação manual na aspiração das vias respiratórias, na inserção de um tubo endotraqueal ou em um episódio de apneia, a concentração de oxigênio deve ser semelhante à administrada antes da ventilação com bolsa para evitar hiperoxia e deve ser ajustada em resposta ao monitoramento contínuo.

2. **Monitoramento dos gases sanguíneos** (ver Capítulo 30). Durante os estágios agudos da doença, pode ser necessário obter amostras com frequência para manter os gases arteriais dentro do intervalo adequado. É preciso mensurar os gases arteriais (tensão arterial de oxigênio [Pa_{CO_2}], tensão arterial de dióxido de carbono [Pa_{CO_2}] e pH) 30 min depois de modificações na terapia respiratória, como alteração da Fi_{O_2} ou dos ajustes do ventilador. Utilizam-se cateteres arteriais de longa permanência para esse fim. Para o monitoramento contínuo das tendências na oxigenação, empregam-se oxímetros de pulso. Em lactentes mais estáveis, a coleta de sangue capilar após aquecer o calcanhar pode ser satisfatória para monitorar a Pa_{CO_2} e o pH.

B. Pressão positiva contínua nas vias respiratórias

1. **Indicações.** Inicia-se a terapia com pressão positiva contínua nas vias respiratórias (CPAP), logo que possível, após o nascimento em lactentes com SDR, incluindo os com idade gestacional extremamente baixa (ver Capítulo 29). Embora os estudos clínicos CPAP or Intubation at Birth (COIN) e Surfactant, Positive Pressure, and Oxygenation Randomized Trial (SUPPORT) tenham constatado que a taxa de mortalidade ou displasia broncopulmonar (DBP) não era diferente entre grupos que receberam tratamento precoce com CPAP ou surfactante, a necessidade de ventilação mecânica foi menor nos lactentes do grupo tratado com CPAP nasal. A taxa de pneumotórax foi maior nos lactentes tratados com CPAP no estudo COIN, mas não no estudo SUPPORT. Em lactentes com SDR, a CPAP parece ajudar a evitar a atelectasia, o que minimiza a lesão pulmonar, preserva as propriedades funcionais do surfactante e possibilita a diminuição da concentração de oxigênio, à medida que aumenta a Pa_{O_2}. De maneira geral, o insucesso da CPAP nasal precoce e a necessidade de intubação ocorrem em lactentes extremamente imaturos ou com desconforto respiratório grave, que necessitam de Fi_{O_2} superior a 0,4 ou 0,5 para manter a saturação de oxigênio desejada e apresentam Pa_{CO_2} maior que 55 a 60 mmHg. Lactentes com SDR que necessitam de intubação e ventilação mecânica devem ser tratados com surfactante.

   Caso a CPAP possibilite a inspiração em uma porção mais complacente da curva de pressão-volume, a Pa_{CO_2} pode cair. No entanto, a CPAP pode diminuir a ventilação-minuto, sobretudo se a pressão de distensão for alta demais. Realiza-se uma radiografia de tórax antes ou logo após o início da CPAP para confirmar o diagnóstico de SDR e descartar distúrbios nos quais deve haver cuidado ao instituir esse tipo de tratamento, como o extravasamento de ar.

2. **Métodos de administração de CPAP.** De modo geral, inicia-se a CPAP por cateter nasal com ventilador de fluxo contínuo. A pressão inicial habitual é de 5 a 7 cmH$_2$O, com fluxo suficientemente alto para evitar a reinalação (5 a 10 ℓ/min), depois é ajustada em acréscimos de 1 a 2 cmH$_2$O até um máximo de 8 cmH$_2$O, com observação da frequência e do esforço respiratório e monitoramento da saturação de oxigênio. Insere-se um tubo orogástrico para descomprimir o ar deglutido. Também é possível usar aparelhos mais simples de CPAP, com tubos submersos em água estéril para administrar a pressão de distensão desejada (CPAP de "bolhas"), que pode propiciar alguns benefícios em relação a um ventilador de fluxo contínuo. Existem aparelhos de CPAP de fluxo variável que reduzem o trabalho respiratório, sobretudo durante a expiração, embora não tenham sido observados benefícios clínicos importantes a longo prazo com seu uso.

3. **Problemas encontrados com a CPAP**

   a. A CPAP pode interferir no retorno venoso para o coração e, assim, reduzir o débito cardíaco. A pressão positiva pode ser transmitida para o leito vascular pulmonar, com consequente elevação da resistência vascular pulmonar e promoção de *shunt* direita-esquerda. O risco desses fenômenos aumenta quando há melhora da SDR e da complacência pulmonar. Nessa circunstância, a redução da CPAP pode melhorar a oxigenação.

   b. A hipercarbia pode indicar que a CPAP está alta demais e o volume corrente, diminuído.

Capítulo 33 | Síndrome de Desconforto Respiratório

c. O uso de cateter nasal pode ser ineficaz se o choro ou a abertura da boca impedir a transmissão adequada de pressão ou se houver distensão abdominal apesar da inserção de tubo orogástrico. Nessas situações, pode ser necessária a intubação endotraqueal.

4. Desmame. Quando há sinais de melhora, reduz-se a Fi_{O_2} em decréscimos de 0,05 para manter a saturação de oxigênio desejada. Em geral, quando a Fi_{O_2} é < 0,30, a CPAP pode ser reduzida para 5 cmH_2O, com monitoramento da saturação de oxigênio. O exame físico mostra evidências de esforço respiratório durante o desmame, e as radiografias de tórax podem ajudar a estimar o volume pulmonar. Caso o volume pulmonar pareça baixo e persista a atelectasia alveolar, é preciso ter cuidado ao tentar reduzir a pressão de distensão. É prática interromper a CPAP se não houver desconforto e se a Fi_{O_2} permanecer < 0,3.

C. Terapia de reposição de surfactante é uma das terapias mais bem estudadas em neonatos. Em numerosos estudos clínicos, mostrou-se bem-sucedida na melhora da SDR. Tais estudos examinaram os efeitos das preparações de surfactante administradas por meio do tubo endotraqueal dentro de minutos após o nascimento (tratamento profilático) ou após o início dos sinais e sintomas de SDR (tratamento seletivo ou de "resgate"). Utilizaram-se surfactantes de origem humana, bovina ou porcina e preparações sintéticas. Em geral, esses estudos mostraram melhora da oxigenação e redução da necessidade de suporte ventilatório durante horas ou dias após o tratamento e, em muitos dos maiores estudos, redução da incidência de extravasamentos de ar e morte. Beractanto (Survanta®, um extrato pulmonar bovino), calfactanto (Infasurf®, extrato pulmonar de bezerro) e alfaporactanto (Curosurf®, extrato pulmonar porcino) estão disponíveis nos EUA (Quadro 33.1).

Quadro 33.1	Informações sobre a posologia, a origem e a concentração de fosfolipídios e proteínas com beractanto (Survanta®), calfactanto (Infasurf®) e alfaporactanto (Curosurf®).				
Nome comercial	**Princípio ativo**	**Origem**	**Posologia**	**Concentração de fosfolipídios**	**Concentração de proteínas**
Survanta®	Beractanto	Extrato pulmonar bovino	• 4 mℓ/kg (100 mg/kg de fosfolipídio) fracionados em quatro doses administradas por tubo endotraqueal. Profilaxia: administrado nos primeiros 15 min após o nascimento quando houver risco de deficiência de surfactante. Terapia de resgate: administrado quando se fizer o diagnóstico de deficiência de surfactante • Máximo de quatro doses, com intervalo de 6 h	25 mg/mℓ	< 1 mg/mℓ (SP-B e SP-C; não contém SP-A)
Infasurf®	Calfactanto	Líquido de lavado pulmonar de bezerro	• 3 mℓ/kg (105 mg/kg de fosfolipídio) por tubo endotraqueal para profilaxia ou terapia de resgate • Podem-se usar até três doses, administradas com intervalo de 12 h	35 mg/mℓ	0,7 mg/mℓ (SP-B e SP-C; não contém SP-A)
Curosurf®	Alfaporactanto	Extrato pulmonar porcino	• Dose inicial: 2,5 mℓ/kg por tubo endotraqueal (dose de fosfolipídios de 200 mg/kg) • Podem-se usar até duas doses subsequentes de 1,25 mℓ/kg com intervalo de 12 h (volume máximo de 5 mℓ/kg)	76 mg/mℓ	1 mg/mℓ (SP-B e SP-C; não contém SP-A)

Bulas de: Survanta®, Abbott Nutrition, Columbus, OH; Infasurf®, ONY, Inc., Amherst, NY; Curosurf®, Chiesi Farmaceutici, S.p.A., Parma, Itália.

1. **Momento de administração.** O tratamento profilático da deficiência de surfactante, antes de ocorrer lesão pulmonar, resulta em melhor distribuição e menos lesão pulmonar que a reposição quando a insuficiência respiratória é grave. O "resgate precoce" (antes de 2 horas de vida) é preferível ao tratamento tardio, porém não está definido se o tratamento profilático é melhor que o tratamento precoce. Entretanto, deve-se avaliar a intubação precoce e a administração de surfactante em relação à aplicação de CPAP nasal, que pode diminuir a necessidade de ventilação mecânica subsequente.
2. **A resposta à terapia com surfactante** varia entre neonatos. As causas dessa variabilidade incluem o momento de administração do tratamento e fatores do paciente, como outras doenças intercorrentes e o grau de imaturidade pulmonar. Retardo na reanimação, insuflação pulmonar insuficiente, estratégias ventilatórias impróprias e taxa hídrica excessiva podem anular os benefícios da terapia com surfactante. O uso combinado de corticosteroides antenatais e surfactante pós-natal, quando indicado, melhora o desfecho neonatal mais que a terapia somente com surfactante pós-natal.

   Em recém-nascidos com SDR estabelecida, o tratamento com surfactante repetido amplia a melhora da oxigenação e da ventilação, reduz o risco de pneumotórax e mostra tendência a aumento da sobrevida em comparação com o tratamento em dose única. Contudo, não há benefício claro em mais de quatro doses de beractanto ou calfactanto ou três doses de alfaporactanto. Ainda não se definiu se todos os neonatos devem receber doses adicionais ou apenas os que preencham certos critérios de intensidade da doença nos intervalos recomendados para a repetição do tratamento. Em geral, repete-se o tratamento dos neonatos que ainda necessitem de ventilação mecânica com pressões médias nas vias respiratórias acima de 7 cmH_2O e concentração fracionada de oxigênio inspirado (Fi_{O_2}) acima de 0,30 até o número máximo de doses, embora a maioria dos neonatos exija apenas uma ou duas doses.
3. **Administração.** Ver informações sobre a posologia, a origem e a concentração de fosfolipídios e proteínas com beractanto (Survanta®), calfactanto (Infasurf®) e alfaporactanto (Curosurf®) no Quadro 33.1. As instruções específicas sobre a administração dessas preparações variam pouco e estão disponíveis na bula. Surfactante é administrado durante breve desconexão do respirador, em duas ou quatro doses divididas dependendo do produto, por meio de um cateter com orifício terminal um pouco apenas mais longo que o tubo endotraqueal; também se pode usar um adaptador com dispositivos de aspiração fechados para não interromper a ventilação. Dessaturação, bradicardia e apneia são efeitos adversos frequentes. A administração deve ser ajustada de acordo com a tolerância do recém-nascido. Apneia ocorre comumente em baixas frequências ventilatórias, portanto, a frequência deve ser de, no mínimo, 30 incursões por minuto durante a administração. Ademais, alguns neonatos podem responder rapidamente e necessitam de ajuste cuidadoso dos parâmetros do respirador para evitar hipotensão ou pneumotórax secundário à melhora súbita da complacência. Outros apresentam hipoxia transitória durante o tratamento e precisam de oxigênio adicional.
4. **Complicações.** Hemorragia pulmonar é um evento adverso infrequente após a terapia com surfactante. É mais comum em neonatos de extremamente baixo peso ao nascer (EBPN), nos de sexo masculino e nos com evidências clínicas de persistência do canal arterial (PCA) (ver Capítulo 37, Hemorragia Pulmonar).

   O tratamento com surfactante não reduziu constantemente a incidência de HIVe, ECN e retinopatia da prematuridade. Embora tendam a estar associados à SDR grave, esses distúrbios são causados primariamente por imaturidade de outros órgãos. De modo semelhante, a maioria dos estudos não demonstrou redução da incidência de displasia broncopulmonar (DBP), particularmente nos menores neonatos, que correm o risco mais alto. Entretanto, a diminuição da mortalidade atribuível à terapia com surfactante não se acompanhou, em geral, de grande aumento das taxas de DBP, sugerindo que a terapia com surfactante impeça a DBP em alguns neonatos. Nenhuma diferença significativa foi demonstrada em neonatos tratados com surfactante *versus* placebo no que diz respeito aos desfechos do neurodesenvolvimento e do crescimento físico.

D. Ventilação mecânica (ver Capítulo 29)

1. **A instituição da assistência ventilatória** é influenciada pela decisão de administrar surfactante (ver seção II.C.). Uma vez instituída a ventilação mecânica, os objetivos são limitar o volume corrente sem perder volume pulmonar nem precipitar atelectasia e desmamar até a extubação tão logo possível. As indicações para iniciar a ventilação são acidose respiratória com $Pa_{CO_2} > 55$ mmHg ou rapidamente

crescente, Pa_{O_2} < 50 mmHg ou saturação de oxigênio < 90% com Fi_{O_2} acima de 0,50 ou apneia grave. Os níveis efetivos de Pa_{O_2} e Pa_{CO_2} que exigem intervenção dependem da evolução da doença e da idade gestacional recém-nascido. Por exemplo, uma Pa_{CO_2} alta no início da evolução da SDR geralmente indica a necessidade de suporte com respirador, enquanto a mesma Pa_{CO_2} quando o neonato está se recuperando poderia ser manejada, após avaliação cuidadosa, por observação e repetição da gasometria antes de qualquer intervenção ser realizada.

2. **Respiradores.** Um respirador ciclado pelo tempo, limitado por pressão e de fluxo contínuo é apropriado para ventilar recém-nascidos porque as formas de ondas da pressão, a duração da inspiração e expiração e a pressão podem ser variadas de maneira independente e porque o fluxo de gás possibilita respiração espontânea desobstruída. É preferível a ventilação mecânica intermitente sincronizada (SIMV) que se sincroniza com o esforço respiratório do neonato (ver Capítulo 29). Outros modos de ventilação limitada por pressão, incluindo o modo assistocontrolado, suporte de pressão e garantia de volume, também são empregados, porém não se demonstraram benefícios clínicos com esses procedimentos mais recentes.

A ventilação oscilatória de alta frequência (VOAF) pode ser útil para minorar a lesão pulmonar em neonatos muito pequenos e/ou enfermos que necessitam de pressões inspiratórias máximas e concentração de oxigênio altas para manter a troca gasosa adequada e para assistir neonatos cuja SDR é complicada por síndromes de extravasamento de ar.

a. **Parâmetros iniciais.** Em geral, instituímos a ventilação mecânica com pressão inspiratória máxima de 20 a 25 cmH_2O, pressão expiratória final positiva (PEEP) de 5 a 6 cmH_2O, frequência de 25 a 30 incursões/min, duração inspiratória de 0,3 a 0,4 s e Fi_{O_2} previamente necessária (em geral, 0,50 a 1). Em razão da constante de tempo pulmonar curta no início da SDR, também podem-se usar frequências mais altas (40 a 60 incursões por minuto) com tempo inspiratório mais curto (0,2 s). Convém primeiro proceder à ventilação manual do lactente; uma bolsa autoinflável e um manômetro ajudam a determinar as pressões reais necessárias. Devem-se observar a cor, os movimentos torácicos e o esforço respiratório do recém-nascido, bem como auscultar o murmúrio respiratório e avaliar alterações na saturação de oxigênio. Ajustes nos parâmetros do respirador podem ser necessários de acordo com essas observações ou com os resultados da gasometria arterial.

b. **Ajustes** (ver Capítulo 29). A Pa_{CO_2} deve ser mantida na faixa de 45 a 55 mmHg. A acidose pode exacerbar a SDR; portanto, se a hipercapnia relativa for aceita para reduzir a lesão pulmonar, é essencial um controle meticuloso de qualquer acidose metabólica. Níveis crescentes de Pa_{CO_2} podem indicar o início de complicações, como atelectasia, extravasamento de ar ou PCA sintomática. A Pa_{O_2} geralmente sobe em resposta a aumentos da Fi_{O_2} ou da pressão média nas vias respiratórias. Alguns neonatos têm hipertensão pulmonar resultando em *shunt* direita-esquerda pelas vias fetais; nesses pacientes, intervenções para reduzir a resistência vascular pulmonar podem melhorar a oxigenação (ver Capítulo 36). Mais comumente, os neonatos prematuros permanecem hipoxêmicos por causa do *shunt* pelos pulmões atelectásicos e respondem a medidas que elevam o recrutamento pulmonar, incluindo a VOAF.

3. A **assistência do neonato sob terapia ventilatória** inclui atenção minuciosa aos sinais vitais e ao estado clínico. A Fi_{O_2} e os parâmetros do respirador devem ser verificados frequentemente. Deve-se monitorar a saturação de oxigênio continuamente. Os níveis de gases sanguíneos devem ser medidos pelo menos a cada 4 a 6 horas durante a doença aguda, ou com maior frequência se o estado do neonato estiver mudando rapidamente, e 30 min após mudanças nos parâmetros do respirador. As secreções das vias respiratórias podem exigir aspiração periódica por meio de dispositivos fechados (em linha).

4. **Sinais de perigo**
   a. Se o recém-nascido em uso de CPAP ou ventilação mecânica piorar, deve-se suspeitar das seguintes possibilidades:
      i. **Obstrução ou desalojamento do tubo endotraqueal**
      ii. **Defeito no respirador**
      iii. **Extravasamento de ar.**
   b. **Medidas corretivas.** O neonato deve ser removido do respirador e ventilado com ambu, o qual deve estar imediatamente disponível à beira do leito. Introduz-se um cateter de aspiração apropriado para determinar a perviedade do tubo, e avalia-se a posição do tubo por ausculta do murmúrio

322 Parte 5 | Distúrbios Respiratórios

respiratório ou por laringoscopia. Se houver alguma dúvida, deve-se remover o tubo e ventilar o neonato por ambu e máscara, enquanto se aguarda a reintrodução do tubo. O respirador deve ser avaliado para garantir que o ajuste da Fi_{O_2} seja adequado. O tórax do neonato é auscultado e transiluminado para pesquisar pneumotórax (ver Capítulo 38). Se houver suspeita de pneumotórax, obtêm-se radiografias torácicas, mas se o estado do recém-nascido for crítico, a aspiração imediata com agulha é diagnóstica e terapêutica. Hipotensão secundária a hemorragia, extravasamento capilar ou disfunção miocárdica também pode complicar a SDR e deve ser tratada por expansão da volemia ou agentes pressóricos ou ambos. O pneumopericárdio e a hemorragia pulmonar ou intraventricular também podem causar deterioração súbita. Atenção imediata aos distúrbios tratáveis é apropriada.

5. **Desmame.** Quando o neonato mostra sinais de melhora, deve-se tentar desmamá-lo do respirador. As etapas específicas para reduzir a pressão inspiratória, a PEEP e a Fi_{O_2} dependem dos gases sanguíneos, do exame físico e das respostas do neonato.

   a. Os parâmetros com os quais a ventilação mecânica pode ser suspensa com sucesso variam de acordo com o tamanho, o estado, o impulso respiratório e a mecânica pulmonar individual do bebê. Os neonatos com peso < 2 kg geralmente são mais bem desmamados para frequências do respirador de aproximadamente 20 incursões por minuto e, então, extubados se estiverem estáveis com Fi_{O_2} < 0,30 e pressão inspiratória máxima < 18 cmH$_2$O. Neonatos maiores podem tolerar a extubação com parâmetros mais altos. Frequentemente utiliza-se a CPAP por meio de prongas nasais ou tubos nasofaríngeos para estabilizar os volumes pulmonares após a extubação, sobretudo nos pacientes menores.

   b. A incapacidade de desmamar pode advir de uma série de causas parcialmente apresentadas na lista a seguir.

   i. Pode haver edema pulmonar secundário a extravasamento capilar durante os estágios agudos da doença ou pode-se desenvolver secundariamente à persistência do canal arterial. Contudo, o tratamento com diuréticos na fase aguda da SDR é inútil.

   ii. A recuperação do pulmão na SDR não é uniforme, e atelectasia segmentar ou lobar, edema ou enfisema intersticial podem retardar o desmame.

   iii. À medida que os pulmões do recém-nascido tornam-se mais complacentes, pode ser necessário prolongar os tempos inspiratório e expiratório para possibilitar insuflação e desinsuflação ideais dos pulmões.

   iv. Outras razões incluem o início de DBP ou apneia da prematuridade. A rotina é começar a administração de cafeína logo após o parto em lactentes com peso ao nascimento < 1.250 g. Inicia-se o tratamento com cafeína antes da extubação em lactentes < 30 semanas de gestação que não receberam tratamento prévio para melhorar o estímulo respiratório e evitar a apneia (ver Capítulo 31). Edema glótico ou subglótico resultando em obstrução pode responder a epinefrina racêmica inalante; raramente um ciclo breve de glicocorticoides sistêmicos é necessário.

E. Terapia de apoio

1. **Temperatura** (ver Capítulo 15). O controle da temperatura é crucial em todos os neonatos de baixo peso ao nascer, especialmente nos com doença respiratória. Se a temperatura do bebê estiver alta ou baixa demais, as demandas metabólicas aumentam sobremodo. Se a captação de oxigênio for limitada pela SDR, a demanda aumentada não será satisfeita. Deve-se recorrer a uma incubadora ou aquecedor radiante para manter um ambiente termoneutro para o recém-nascido.

2. **Hidratação e nutrição** (ver Capítulos 21 e 23)

   a. Inicialmente, os **neonatos com SDR** precisam de hidratação intravenosa. Institui-se uma taxa hídrica de 60 a 80 mℓ/kg/dia, com solução glicosada a 10%. Os neonatos de muito baixo peso ao nascer (MBPN), nos quais se esperam baixa tolerância à glicose e grandes perdas transcutâneas, recebem, no início, 100 a 120 mℓ/kg/dia. Os recém-nascidos de EBPN podem começar a receber até 120 a 140 mℓ/kg/dia, porém o uso de incubadoras umidificadas reduz intensamente as perdas insensíveis e as necessidades hídricas resultantes. A fototerapia, o traumatismo cutâneo e aquecedores radiantes aumentam as perdas insensíveis. Uma taxa hídrica excessiva pode causar edema pulmonar e eleva o risco de PCA sintomática. A chave do manejo hídrico é o monitoramento cuidadoso dos eletrólitos séricos e do peso corporal e ajustes frequentes das soluções de hidratação quando indicado. Retenção hídrica é comum em neonatos com SDR. Porém, com frequência muitos neonatos extremamente prematuros não apresentam eficiência na concentração renal e sofrem enormes perdas evaporativas se não forem colocados dentro de incubadoras umidificadas.

b. No segundo dia, costuma-se acrescentar sódio (2 mEq/kg/dia), potássio (1 mEq/kg/dia) e cálcio (100 a 200 mg/kg/dia) às soluções intravenosas. Se parecer improvável que uma nutrição enteral adequada será alcançada dentro de vários dias, deve-se iniciar nutrição parenteral total desde o primeiro dia após o nascimento.

c. Na maioria dos neonatos com SDR ocorre diurese espontânea no segundo ao quarto dias, precedendo a melhora da função pulmonar. A diurese e a melhora da complacência pulmonar ocorrem bem mais cedo nos neonatos tratados com surfactante, muitas vezes dentro de horas. Se a diurese e a melhora da função pulmonar não ocorrerem até 1 a 2 semanas de vida, isso pode indicar o início de DBP (ver Capítulo 34). É desaconselhável o uso rotineiro de diuréticos no tratamento da SDR, pois não há dados que mostrem melhora de nenhum dos parâmetros de desfecho e esses medicamentos podem ter efeitos colaterais.

3. **Circulação é avaliada** por monitoramento da frequência cardíaca, pressão arterial e perfusão periférica. O uso criterioso de sangue ou expansor do volume (solução salina normal) pode ser essencial, e podem-se utilizar agentes pressóricos para manter a circulação. Em geral, tenta-se limitar a administração de soluções cristaloides (visando reduzir o extravasamento capilar de líquido para dentro do parênquima pulmonar inflamado e a administração excessiva de sódio em *bolus* repetidos de solução salina). Com frequência, emprega-se dopamina (dose inicial de 5 μg/kg/min) para manter pressão arterial e débito cardíaco adequados e promover a perfusão tecidual e o débito urinário, e evitar acidose metabólica. Após as primeiras 12 a 24 horas, a hipotensão e a má perfusão também podem produzir um *shunt* esquerda-direita volumoso pela PCA; a avaliação cautelosa, portanto, é oportuna. O volume de sangue coletado para exames deve ser monitorado e, em neonatos de muito baixo peso ao nascer enfermos com SDR, geralmente reposto com transfusão de concentrado de hemácias, quando o hematócrito cair para abaixo de 35 a 40% (ver Capítulos 40, 41 e 45).

4. **Possível infecção.** Como a pneumonia ou a sepse (classicamente por *Streptococcus* do grupo B) podem reproduzir os sinais clínicos e o aspecto radiográfico da SDR, obtêm-se hemoculturas e hemograma completo com contagem diferencial de todos os neonatos com SDR considerados em risco de infecção, para serem tratados com antibióticos de amplo espectro (ampicilina e gentamicina); o procedimento geralmente é interrompido quando a hemocultura é negativa por 48 horas, a menos que haja forte suspeita de infecção.

F. Complicações agudas

1. **Extravasamento de ar** (ver Capítulo 38). Deve-se suspeitar de pneumotórax, pneumomediastino, pneumopericárdio ou enfisema intersticial quando um recém-nascido com SDR deteriora, geralmente com hipotensão, apneia, bradicardia ou acidose persistente.

2. Uma **infecção** (ver Capítulo 49) pode acompanhar a SDR e manifestar-se de diversas maneiras. Ademais, a instrumentação, como cateteres ou o equipamento respiratório, favorece o acesso de microrganismos para invadirem o neonato pré-termo imunologicamente imaturo. Sempre que houver suspeita de infecção, devem-se obter culturas apropriadas e prescrever antibióticos imediatamente.

3. **Hemorragia intracraniana** (ver Capítulo 54). Os neonatos com SDR grave estão sob risco aumentado de hemorragia intracraniana e devem ser monitorados com ultrassonografia transfontanela.

4. A **PCA** (ver Capítulo 41) frequentemente complica a SDR. Em geral, apresenta-se quando as pressões vasculares pulmonares começam a cair. Pode elevar o *shunt* esquerda-direita e finalmente causar insuficiência cardíaca, manifestada por descompensação respiratória e cardiomegalia. As consequências sistêmicas do *shunt* podem incluir pressão arterial média baixa, acidose metabólica, redução do débito urinário e piora da icterícia causada por hipoperfusão de órgãos. Considera-se o tratamento de neonatos, sobretudo aqueles com peso < 1.500 g, com indometacina intravenosa ou ibuprofeno, caso eles apresentem quaisquer sinais de PCA sintomática, como sopro sistólico ou contínuo, precórdio hiperdinâmico, pulsos céleres ou pressão de pulso alargada, e tenham descompensação respiratória, ou, ainda, nos quais seja impossível suspender a ventilação mecânica.

De modo geral, o diagnóstico de PCA é confirmado por ecocardiograma. Reserva-se a ligadura cirúrgica para os neonatos em que o tratamento médico seja contraindicado (p. ex., com insuficiência renal ou enterocolite necrosante) ou para os que não responderem ao tratamento médico. Em neonatos maiores que estejam melhorando continuamente, apesar dos sinais da PCA, e não apresentem evidências de insuficiência cardíaca, a restrição hídrica leve e o tempo podem levar ao fechamento do canal.

G. As **complicações a longo prazo** incluem a DBP (ver Capítulo 34) e outras consequências da prematuridade, como déficit do neurodesenvolvimento e retinopatia da prematuridade. O risco dessas complicações aumenta inversamente com o peso ao nascer e a idade gestacional.

Leitura sugerida

Morley CJ, Davis PG, Doyle LW, et al. Nasal CPAP or intubation at birth for very preterm infants. *N Engl J Med* 2008;358:700–708.

SUPPORT Study Group of the Eunice Kennedy Shriver NICHD Neonatal Research Network, Carlo WA, Finer NN, et al. Target ranges of oxygen saturation in extremely preterm infants. *N Engl J Med* 2010;362:1959–1969.

SUPPORT Study Group of the Eunice Kennedy Shriver NICHD Neonatal Research Network, Finer NN, Carlo WA, et al. Early CPAP versus surfactant in extremely preterm infants. *N Engl J Med* 2010;362:1970–1979.

34

Displasia Broncopulmonar I Doença Pulmonar Crônica
Richard B. Parad

I. Definição. Uma conferência do National Institutes of Health (NIH) propôs definições para a displasia broncopulmonar (DBP), também conhecida como *doença pulmonar crônica* (DPC) da prematuridade, que é um termo mais genérico. Para os neonatos que nascem com menos de 32 semanas de gestação e permanecem sob oxigenoterapia durante os primeiros 28 dias, na idade pós-menstrual (IPM) de 36 semanas, a DBP leve é definida como ausência de necessidade de oxigênio suplementar, a DBP moderada como necessidade de O_2 suplementar < 30% e a DBP grave como necessidade de $O_2 \geq 30\%$ e/ou pressão positiva contínua nas vias respiratórias (CPAP), ou suporte com respirador. Para aqueles que nascem com 32 semanas ou mais, a DBP é definida como necessidade de O_2 suplementar nos primeiros 28 dias e seu nível de gravidade baseia-se na necessidade de oxigênio à idade de 56 dias. Propôs-se uma definição fisiológica da DBP com base na Sa_{O_2} durante um teste de provocação com ar ambiente realizado na idade de 36 semanas (ou 56 dias para neonatos com mais de 32 semanas) ou antes da alta hospitalar, com Sa_{O_2} persistente < 90%, o ponto de corte em que há necessidade de O_2 suplementar. O parênquima pulmonar geralmente é anormal nas radiografias de tórax. Essa definição pode ser aplicada a neonatos a termo com síndrome de aspiração de mecônio, pneumonia e certas anomalias cardíacas e gastrintestinais (GI) que necessitam de suporte ventilatório crônico. A DBP está associada a morbidade respiratória crônica (MRC).

II. Epidemiologia. Aproximadamente 15.000 casos de DBP por ano ocorrem nos EUA. Os neonatos de peso < 1.250 g são os mais suscetíveis ao distúrbio. Diferenças na população (raça/etnia/nível socioeconômico); práticas clínicas e definições explicam a ampla variação na frequência relatada entre os centros. O risco relativo é menor em afrodescendentes e em mulheres. Dos recém-nascidos com peso < 1.000 g, idade gestacional < 32 semanas e vivos com IPM de 36 semanas, 44% dos que precisam de O_2 com IPM de 36 semanas desenvolvem MRC (definida como a necessidade de medicamentos de ação pulmonar com idade corrigida de 18 meses), enquanto 29% sem necessidade de O_2 com IPM de 36 semanas também desenvolvem MRC.

III. Patogenia

A. **A lesão pulmonar aguda** é causada pela combinação de intoxicação por oxigênio, barotrauma e volutrauma por ventilação mecânica. A lesão celular e intersticial resulta na liberação de citocinas pró-inflamatórias (interleucina 1β [IL-1β], IL-6, IL-8, fator de necrose tumoral-α [TNF-α]) que provocam alterações secundárias na permeabilidade alveolar e recrutam células inflamatórias para os espaços intersticiais e alveolares; lesão adicional por proteases, oxidantes e outras quimiocinas e quimioatratores induz recrutamento ativo de células inflamatórias e extravasamento de água e proteína. O tônus vascular das vias respiratórias pode ser alterado. O desenvolvimento alveolar é interrompido e o parênquima destruído, levando a alterações enfisematosas. As células desprendidas e secreções acumuladas que não são removidas adequadamente pelo sistema de transporte mucociliar danificado causam obstrução heterogênea das vias respiratórias periféricas, provocando áreas alternadas de colapso e hiperinsuflação e dilatação proximal das vias respiratórias. Uma proteína semelhante à bombesina, peptídio pró-inflamatório produzido por células neuroendócrinas, está elevada na urina de recém-nascidos que desenvolvem subsequentemente DBP. Historicamente, a DBP "antiga", conforme originalmente descrito por Northway, em 1967, foi relatada em recém-nascidos com idade gestacional média de 33 semanas e peso ao nascer de 2.000 g. O exame histopatológico daqueles que não sobreviveram revelou um predomínio de lesão das pequenas vias respiratórias, fibrose e enfisema. Atualmente, após o advento da terapia com surfactante, a "nova" DBP passa a predominar, acometendo uma população diferente de recém-nascidos prétermo, com idade gestacional média de menos de 28 semanas e peso ao nascer abaixo de 1.000 g. Para esse grupo, o achado histopatológico mais significativo naqueles que não sobrevivem consiste em alveolarização diminuída.

326 Parte 5 | Distúrbios Respiratórios

B. Na fase crônica da lesão pulmonar, o interstício é alterado por fibrose e hiperplasia celular que resulta da liberação excessiva de fatores de crescimento e citocinas, levando a reparo insuficiente. A remoção de líquido intersticial é comprometida, acarretando retenção hídrica pulmonar. As vias respiratórias desenvolvem muscularização aumentada e hiper-reatividade. Os efeitos fisiológicos são redução da complacência pulmonar, aumento da resistência das vias respiratórias e comprometimento da troca gasosa com resultante desigualdade da ventilação-perfusão e retenção de ar.

C. Fatores que contribuem para o desenvolvimento de DBP incluem:

1. **Substrato pulmonar imaturo.** O pulmão é mais suscetível antes de a septação alveolar começar. Uma lesão nesse estágio resulta em parada da alveolarização

2. **A atividade inadequada** das enzimas antioxidantes superóxido dismutase, catalase, glutationa peroxidase e/ou deficiência de escoadouros de radicais livres, como a vitamina E, glutationa e ceruloplasmina, podem predispor o pulmão à intoxicação por oxigênio. De modo semelhante, a proteção antiprotease inadequada pode predispor o pulmão a lesão por proteases liberadas pelas células inflamatórias recrutadas que não são controladas

3. **Administração precoce exagerada de soluções intravenosas,** talvez pela sua contribuição para a formação de edema pulmonar

4. *Shunt* **esquerda-direita persistente através da persistência do canal arterial (PCA).** Embora a ligadura profilática da PCA ou a administração de indometacina ou ibuprofeno não previna a DBP, o *shunt* esquerda-direita persistente e o fechamento tardio da PCA parecem estar associados a risco aumentado de DBP. Entretanto, o fechamento cirúrgico da PCA também está associado a risco aumentado de DBP

5. **Infecção intrauterina ou perinatal,** com liberação de citocina, pode contribuir para a etiologia da DBP ou modificar sua evolução. *Ureaplasma urealyticum* tem sido associado à DBP em neonatos prematuros, embora permaneça incerto se essa relação é causal. Infecções intrauterinas por *Chlamydia trachomatis* e por outros vírus também têm sido implicadas

6. **Hiper-reatividade familiar das vias respiratórias** é encontrada mais comumente no contexto do trabalho de parto prematuro, o que confunde a estimativa de risco aumentado de recém-nascidos tanto prematuros quanto acometidos por DBP

7. **Aumento da depuração de inositol** resulta em redução dos níveis plasmáticos de inositol e da síntese de surfactante ou em metabolismo deficiente de surfactante

8. **Aumento da vasopressina** e diminuição da liberação de peptídio natriurético atrial modificam o balanço hídrico pulmonar e sistêmico quando há doença pulmonar obstrutiva.

IV. Apresentação clínica

A. O exame físico revela tipicamente taquipneia, retrações e estertores à ausculta.

B. A gasometria arterial mostra hipoxemia e hipercapnia com subsequente compensação metabólica da acidose respiratória.

C. O aspecto da radiografia de tórax muda à medida que a doença evolui. Na descrição inicial da DBP, o estágio I apresentava o mesmo aspecto da síndrome de angústia respiratória (SAR), o estágio II mostrava opacidade difusa com aumento da densidade e volumes pulmonares normais a baixos, o estágio III exibia densidades raiadas com transparências bolhosas e hiperinsuflação incipiente, e o estágio IV consistia em hiperinsuflação com áreas hipertransparentes maiores intercaladas com densidades raiadas mais espessas. Nem todos os neonatos avançavam até o estágio IV, e alguns seguiam diretamente do estágio I para o III. As anormalidades radiográficas muitas vezes persistiam na segunda infância. A *DBP nova* está frequentemente associada às alterações do estágio II que podem evoluir se houver progressão do distúrbio.

D. Avaliação cardíaca. Devem-se excluir as causas não pulmonares de insuficiência respiratória. O eletrocardiograma (ECG) pode evidenciar hipertrofia ventricular direita persistente ou progressiva se sobrevier *cor pulmonale.* Hipertrofia ventricular esquerda pode suceder a hipertensão sistêmica. O ecocardiograma bidimensional ajuda a excluir a possibilidade de *shunts* esquerda-direita (ver Capítulo 41) e de hipertensão pulmonar (ver Capítulo 36). Insuficiência biventricular é incomum quando uma boa oxigenação é mantida e o aparecimento de hipertensão pulmonar é evitado.

Capítulo 34 | Displasia Broncopulmonar | Doença Pulmonar Crônica **327**

E. Provas de função pulmonar infantil (PFPi). O aumento da resistência do sistema respiratório (Rrs) e a diminuição da complacência dinâmica (Crs) têm sido as características essenciais da DBP. No primeiro ano de vida, as PFPi revelam diminuição do fluxo expiratório forçado, aumento da capacidade residual funcional (CRF), aumento do volume residual (VR) e aumento da razão VR/capacidade pulmonar total e responsividade a broncodilatadores, com um padrão global de obstrução leve a moderada do fluxo de ar, retenção de ar e aumento da reatividade das vias respiratórias.

F. Alterações histopatológicas são detectáveis nos casos graves nos primeiros dias após o nascimento. Ao fim da primeira semana, há bronquiolite necrosante, obstrução do lúmen por restos e edema das pequenas vias respiratórias e áreas de fibrose peribrônquica e intersticial. Alterações enfisematosas e deficiência significativa do desenvolvimento alveolar resultam em diminuição da área de superfície para troca gasosa. Alterações tanto nas vias respiratórias grandes (hiperplasia glandular) quanto nas pequenas (hiperplasia do músculo liso) provavelmente constituem a base histológica da doença reativa das vias respiratórias. Podem-se observar alterações vasculares pulmonares associadas a hipertensão pulmonar. A parada da alveolarização é mais proeminente em idades gestacionais menores.

V. Tratamento hospitalar.
Os objetivos do tratamento durante a evolução na unidade de terapia intensiva neonatal (UTIN) são minimizar a lesão pulmonar adicional (barotrauma e volutrauma, intoxicação por oxigênio, inflamação), maximizar a nutrição e diminuir o consumo de oxigênio.

A. Ventilação mecânica

1. **Fase aguda.** Realizam-se ajustes do respirador para minimizar as pressões nas vias respiratórias e os volumes correntes (geralmente 3 a 5 mℓ/kg/respiração), enquanto se possibilita troca gasosa adequada (ver Capítulo 30). É possível que o emprego de técnicas de ventilação controlada pelo paciente, como respirações desencadeadas pelo paciente, respirações espontâneas com suporte pressórico e respirações desencadeadas pelo paciente dirigidas pelo volume, reduza o risco de DBP, embora ensaios clínicos recentes não tenham demonstrado claramente essa vantagem, e alguns tenham identificado taxa aumentada de pneumotórax e mortalidade. O uso precoce da ventilação com pressão positiva intermitente nasal (VPPIN) é mais efetivo do que a CPAP nasal padrão para evitar a necessidade de intubação e tratamento com surfactante, e a VPPIN também pode diminuir a taxa de fracasso da extubação, embora seja necessária a realização de ensaios clínicos adequadamente validados.

   Na maioria das circunstâncias, evitamos a hiperventilação (mantendo a tensão arterial de dióxido de carbono [Pa$_{CO_2}$] > 55 mmHg, com pH > 7,25) e mantemos a saturação de oxigênio (Sa$_{O_2}$) em 90 a 95% e a tensão arterial de oxigênio (Pa$_{O_2}$) em 60 a 80 mmHg. Rotineiramente, não utilizamos ventilação oscilatória de alta frequência porque a maioria das evidências disponíveis sugere que essa técnica não previne a DBP em recém-nascidos de alto risco. CPAP precoce com exclusão da ventilação mecânica e transição antecipada da ventilação mecânica para CPAP são estratégias de manejo associadas a menor risco de DBP.

2. **Fase crônica.** Depois que os parâmetros iniciais do respirador são definidos com Pa$_{CO_2}$ não superior a 65 mmHg, mantemos a frequência do respirador sem desmame até que um padrão de ganho ponderal constante se estabeleça.

B. Fornece-se **oxigênio suplementar** para manter a Pa$_{O_2}$ >55 mmHg. A Sa$_{O_2}$ deve ser correlacionada à Pa$_{O_2}$ em cada recém-nascido. Vários estudos publicados antes de 2007, que avaliaram o impacto da limitação da exposição ao O$_2$ sobre o risco de retinopatia da prematuridade (RP), observaram que o risco de DBP foi menor nos grupos com faixas de valores mais baixos de saturação da oximetria. Com base nesses achados e em outros estudos de coorte, regulamos os limites do alarme do oxímetro em 85 a 93% para recém-nascidos com idade gestacional de <32 semanas e, em seguida, passamos para a faixa de 87 a 97% com IPM de 32 semanas ou mais. Como nota de cautela, o ensaio clínico PORT (2010) de Sa$_{O_2}$ baixa (85 a 89%) *versus* alta (91 a 95%) em recém-nascidos com menos de 28 semanas de gestação revelou uma taxa mais alta de mortalidade e ausência de redução da taxa de DBP no grupo de Sa$_{O_2}$ baixa, embora a RP grave tenha sido menos frequente naqueles que sobreviveram.

Quando há necessidade de concentração de oxigênio < 30% por capacete, fornecemos oxigênio por cânula nasal. Se uma Sa$_{O_2}$ adequada não puder ser mantida com fluxo < 1 ℓ/min, deve-se retornar ao

328 Parte 5 | Distúrbios Respiratórios

capacete de oxigênio. Utilizamos um fluxímetro que é acurado em taxas baixas, e reduzimos gradualmente o fluxo de oxigênio a 100%, porém mantendo a Sa_{O_2} apropriada. Como alternativa, pode-se diminuir o fluxo até a menor marca do fluxímetro e, então, reduzir a concentração de oxigênio. Estimativas da concentração efetiva de O_2 liberada nos pulmões por cânula nasal em diferentes fluxos de O_2 a 100% foram obtidas por medidas hipofaríngeas. Sa_{O_2} deve permanecer > 90% durante o sono, a alimentação e os períodos ativos antes que o oxigênio suplementar possa ser suspenso.

C. A terapia de reposição de surfactante reduz o desfecho combinado de DPC ou morte aos 28 dias de idade, embora tenha pouco ou nenhum impacto na incidência global de DPC. Metanálises sugerem que a incidência é reduzida em neonatos prematuros maiores, porém é elevada em neonatos prematuros menores que teriam morrido sem tratamento com surfactante (ver Capítulo 33). A exaustão tardia do surfactante pode contribuir para o desenvolvimento da DBP; um ensaio clínico em andamento está avaliando a dose de surfactante tardia em recém-nascidos descompensados ou com necessidade persistente de ventilação mecânica.

D. PCA. Consideramos o tratamento da PCA hemodinamicamente significativa quando os recém-nascidos apresentam descompensação respiratória ou não podem ser desmamados da ventilação mecânica (ver Capítulo 41).

E. Monitoramento (ver Capítulo 30)

1. A **gasometria arterial** é usada para monitorar a troca gasosa e confirmar os valores do monitoramento não invasivo.

2. **Utilizamos oximetria de pulso contínua** para monitoramento prolongado de recém-nascidos com DPC, definimos os limites do alarme do oxímetro em 85 a 93% para neonatos com menos de 32 semanas de gestação e elevamos a faixa para 87 a 97% na idade gestacional de 32 semanas. O objetivo a longo prazo é manter a $Pa_{O_2} \geq 55$ mmHg e evitar a hiperoxemia.

3. Os valores dos **gases sanguíneos capilares** (GSC) são úteis para monitorar o pH e a P_{CO_2}. Como o pH e a P_{CO_2} às vezes diferem dos valores centrais, comparamo-los com os níveis da gasometria arterial. Se os valores dos GSC e da gasometria arterial forem semelhantes, monitoramos os neonatos estáveis dependentes do respirador com oximetria de pulso e uma ou duas análises dos GSC por dia inicialmente ou com menos frequência se não houver alteração da condição clínica; realizam-se medições de GSC menos frequentes nos pacientes que recebem oxigênio por cânula nasal.

4. **Os monitores transcutâneos de P_{CO_2}**, como resultado dos avanços técnicos recentes, exigem calibração menos frequente e operam em temperaturas mais baixas (minimizando a lesão cutânea). Podem ser úteis para monitorar as tendências da P_{CO_2}, o que possibilita um melhor ajuste do respirador em tempo real para minimizar o barotrauma e responder mais precocemente à descompensação.

5. Alguns centros empregam as **provas de função pulmonar** para documentar as respostas funcionais a provas terapêuticas com broncodilatadores e diuréticos (ver V.G.1–4).

F. Manejo hídrico. O aporte hídrico inicial é limitado ao mínimo necessário. No início, fornecemos soluções adequadas para manter o débito urinário em pelo menos 1 mℓ/kg/h e a concentração sérica de sódio em 140 a 145 mEq/ℓ. Na fase crônica, limitamos os líquidos para apenas 130 mℓ/kg/dia, com monitoramento na obtenção de débito urinário adequado e atenção para nutrientes de maior densidade calórica a fim de fornecer calorias suficientes para o crescimento. Recalculamos a taxa hídrica regularmente de acordo com o ganho de peso, depois que este ultrapassa o peso ao nascer. Mais tarde, quando a função respiratória é estável, a restrição hídrica é liberada gradualmente.

G. Fármacos. Quando o neonato permanece dependente do respirador sob restrição hídrica na ausência de PCA ou infecção intercorrente, devem-se considerar intervenções farmacológicas adicionais (geralmente > 24 horas).

1. **Prevenção.** Em estudos clínicos randomizados multicêntricos:

a. **A vitamina A** (5.000 U IM, 3 vezes/semana durante os primeiros 28 dias de vida) reduziu em 10% a incidência de DPC em neonatos de extremamente baixo peso ao nascer (EBPN). Embora tratemos rotineiramente os neonatos de EBPN com vitamina A por meio desse protocolo, o impacto sobre o prognóstico a longo prazo é incerto.

Capítulo 34 | Displasia Broncopulmonar | Doença Pulmonar Crônica **329**

b. O **citrato de cafeína** (dose de ataque de 20 mg/kg e manutenção diária com 5 mg/kg), administrado durante os primeiros 10 dias após o parto em recém-nascidos com peso de 500 a 1.250 g, reduziu a taxa de DBP de 47% para 36% e melhorou a taxa de sobrevida sem incapacidade de neurodesenvolvimento na idade corrigida de 18 a 21 meses. Seguimos esse protocolo de tratamento.

c. Tratamentos experimentais. Em recém-nascidos com menos de 27 semanas de gestação, a superóxido dismutase de Cu/Zn humana recombinante, administrada por via intratraqueal a cada 48 horas durante a intubação, resultou em redução aproximada de 50% no uso de medicamentos da asma, consultas de emergência e hospitalizações no primeiro ano de vida. A proteína 10 de células de Clara humanas recombinantes, uma proteína anti-inflamatória inata natural encontrada em abundância no pulmão, também está sendo submetida à avaliação para administração intratraqueal na profilaxia contra a MRC. Esses tratamentos continuam em fase de investigação.

d. A azitromicina pode diminuir o risco de DBP em recém-nascidos com colonização ou infecção documentada por *Ureaplasma*.

e. Óxido nítrico inalado (iNO). Em modelos animais de DBP, o iNO relaxa as vias respiratórias e o tônus vascular pulmonar e diminui a inflamação pulmonar. Vários ensaios clínicos multicêntricos avaliaram a eficácia potencial do iNO para atenuar ou prevenir a DBP utilizando diferentes esquemas de tratamento. Em um ensaio clínico, foi constatada redução da DBP em recém-nascidos com >1.000 g, embora isso não tenha sido observado em todo o grupo; outro ensaio clínico constatou um benefício global limitado àqueles tratados com 7 a 14 dias. Como o benefício não está bem definido, e tanto a segurança quanto o impacto a longo prazo não foram estabelecidos, um grupo de consenso dos NIH assinalou que o uso do iNO para prevenção ou tratamento da DBP não é sustentado pelas evidências disponíveis.

2. A retenção hídrica pulmonar é tratada com **diuréticos.** Os diuréticos atenuam indiretamente as manifestações de angústia respiratória e promovem redução da Rrs e aumento da Crs; a troca gasosa é afetada de maneira variável. Pode-se observar uma resposta clínica aguda dentro de 1 hora, porém o efeito máximo pode ser alcançado somente após 1 semana de tratamento. A melhora clínica provavelmente advém de redução do conteúdo de água pulmonar, com diminuição do líquido intersticial e peribrônquico resultando em menor resistência e melhor complacência. Os mecanismos de ação podem decorrer de diurese ou efeitos não diuréticos. Os diuréticos não se mostraram capazes de melhorar os desfechos clínicos, como a duração da dependência do respirador, duração da estadia hospitalar ou prognóstico a longo prazo.

a. A furosemida é usada inicialmente na dose de 0,5 a 1,0 mg/kg por via intravenosa 1 ou 2 vezes/dia. A dose pode ser fornecida por ocasião de transfusões sanguíneas, caso estas tenham se acompanhado de aumento do líquido pulmonar e angústia respiratória. Os recém-nascidos imaturos correm risco mais alto de toxicidade por doses mais altas ou mais frequentes em virtude da meia-vida prolongada do fármaco. Os efeitos colaterais incluem hipercalciúria, nefrocalcinose, ototoxicidade, desequilíbrio eletrolítico e nefrolitíase.

b. Clorotiazida. Se uma dose-teste de furosemida sugerir melhora clínica, preferimos o tratamento com clorotiazida (20 a 40 mg/kg/dia por via oral, em 2 doses diárias) para evitar a toxicidade da furosemida. A clorotiazida diminui a excreção de cálcio e, se utilizada em combinação com furosemida, pode reduzir a perda de cálcio e reverter a nefrocalcinose devida à furosemida. A combinação pode permitir o uso de uma dose menor de furosemida.

3. **Broncodilatadores.** Episódios de obstrução aguda ou aumento crônico da resistência podem estar relacionados com aumento do tônus das vias respiratórias ou broncospasmo e podem responder à terapia com broncodilatadores. Os neonatos com DPC em desenvolvimento podem beneficiar-se desde a segunda semana de vida.

a. A administração de nebulização com agonistas beta-adrenérgicos (ABA) resulta em Rrs menor e Crs maior. Taquicardia é um efeito colateral limitador importante. Os agentes mais recentes apresentam maior especificidade β2 com menos toxicidade β1. Usamos um inalador dosimetrado (IDM) de salbutamol com dispositivo espaçador (uma inalação) ou solução a 0,5% nebulizada (5 mg/mℓ), 0,02 a 0,04 mℓ/kg (total até 0,1 mℓ em 2 mℓ de solução salina a 0,9%) a cada 6 a 8 horas. Em recém-nascidos ventilados, visando à eficiência, nossa preferência é um IDM com espaçador colocado em linha com o respirador próximo ao tubo endotraqueal.

330 Parte 5 | Distúrbios Respiratórios

    b. Agentes muscarínicos. O brometo de ipratrópio em IDM (uma inalação) ou nebulizado (25 mg/kg/dose) aumenta a Crs e reduz a Rrs. O IDM de combinação contendo ABA e agentes muscarínicos pode obter um efeito sinérgico, mas isso não foi estudado em neonatos pré-termo.

    c. Citrato de cafeína é usado no tratamento da apneia na maioria dos neonatos com DBP tratada com citrato de cafeína devido à apneia. Embora não esteja bem estudado, os neonatos tratados com cafeína para apneia podem ter Crs mais alta.

4. **Corticosteroides pós-natais.** Nos estudos iniciais, o tratamento com glicocorticoides (em geral, dexametasona) em neonatos que permaneceram dependentes do respirador por 2 a 3 semanas resultou em Crs mais alta, Rrs menor, necessidade de oxigênio diminuída e extubação antecipada. Contudo, o tratamento com glicocorticoides não parece ter um impacto substancial nos desfechos pulmonares a longo prazo, como a duração da necessidade de oxigênio suplementar, duração da estadia hospitalar ou mortalidade. Estudos subsequentes de tratamento mais precoce, pulsos recorrentes e doses menores geraram resultados inconsistentes como agente profilático ou atenuante. Estudos randomizados de glicocorticoides inalantes também não demonstraram melhora do desfecho pulmonar. Além dos efeitos colaterais a curto prazo, incluindo hipertensão, hiperglicemia e perfuração GI espontânea, o acompanhamento a longo prazo de neonatos tratados com corticosteroides pós-natais, principalmente a dexametasona, suscitou preocupações com retardo do neurodesenvolvimento e crescimento. Em decorrência desse dano em potencial e ausência de benefício a longo prazo bem estabelecido, o uso rotineiro de corticosteroides é desencorajado, e reservado apenas para os neonatos com insuficiência respiratória progressiva refratária a todos os outros tratamentos. Se o tratamento com glicocorticoides for instituído, abordamos o dano em potencial no neurodesenvolvimento com os pais antes do seu uso. Embora esse esquema não tenha sido testado em estudos clínicos, utilizamos um ciclo breve e dose relativamente baixa de hidrocortisona para reduzir potencialmente as regulagens do respirador e facilitar a extubação. A hidrocortisona pode ser iniciada em uma dose de 5 mg/kg/dia, durante 3 dias, com redução da dose no decorrer de 7 a 10 dias. Se não for observada nenhuma resposta em 2 a 3 dias, interrompemos o tratamento.

    a. As **complicações agudas comuns** dos glicocorticoides incluem intolerância à glicose, hipertensão sistêmica e estado catabólico transitório. As contagens de neutrófilos totais, de bastões e de plaquetas aumentam durante o tratamento com esteroides. Miocardiopatia hipertrófica foi mencionada, mas é transitória e não parece comprometer a função cardíaca. Perfuração intestinal e ulcerações gástricas podem ocorrer. A supressão suprarrenal é transitória.

    b. O **edema das vias respiratórias pós-extubação,** com obstrução estridulosa (ver VI.A.) levando a insuficiência respiratória, pode ser atenuado com 3 doses de dexametasona, 0,25 mg/kg/dose 12/12 horas a partir de 8 a 12 horas antes da próxima extubação. O edema também pode ser reduzido agudamente com epinefrina racêmica nebulizada.

5. O **cromoglicato** atua nas vias respiratórias e no tônus vascular pulmonar. O tratamento profilático das vias respiratórias reativas atenua os sinais e sintomas em neonatos com DPC que apresentam asma durante o primeiro ano de vida. O uso na UTIN não foi bem avaliado. A administração pode ser por meio de IDM e espaçador ou por nebulização (10 a 20 mg a cada 6 a 8 horas).

6. **Manejo da dor.** Aplicam-se analgesia e sedação se houver sinais físicos ou autônomos de dor ou desconforto. Essas respostas podem interferir na capacidade de ventilar e oxigenar. Empregam-se sacarose oral, sulfato de morfina ou fentanila, fenobarbital, benzodiazepínicos de curta ação ou hidrato de cloral (ver Capítulo 67).

7. **Suplementos de eletrólitos.** Hiponatremia, hipopotassemia e hipocloremia com hipercapnia secundária são efeitos colaterais comuns da terapia crônica com diuréticos que são corrigidos por redução da dose de diurético ou acréscimo de suplementos de NaCl e KCl. Deve-se fornecer aporte de sódio adequado. O nível sérico de sódio pode cair abaixo de 130 mEq/ℓ antes de uma intervenção ser necessária. Embora a hipocloremia possa ocorrer na acidose metabólica compensada, baixa concentração sérica de cloreto por perda induzida por diurético e aporte inadequado podem causar alcalose metabólica e elevação da Pa_{CO_2}. A hipocloremia também pode contribuir para o atraso do crescimento. O déficit de cloreto pode ser corrigido com cloreto de potássio (KCl). Deve-se realizar monitoramento a intervalos regulares até que o equilíbrio seja alcançado (ver Capítulo 23).

H. Nutrição (ver Capítulo 21)

1. A **taxa metabólica** e o gasto energético estão elevados na DBP, embora o aporte calórico seja deficiente. A oferta de mais calorias pela administração de lipídios em vez de carboidratos reduz o quociente respiratório, desse modo diminuindo a produção de CO_2. Para otimizar o crescimento, deve-se minimizar o gasto energético desperdiçado e maximizar a taxa calórica. A nutrição parenteral prolongada muitas vezes é necessária. Quando a alimentação enteral é iniciada, utilizamos um tubo orogástrico ou nasogástrico e limitamos a refeição oral para evitar cansar o recém-nascido. Em geral, elevamos a concentração da fórmula ou de leite materno para 30 cal/30 mℓ, se necessário, para manter o crescimento diário em pelo menos 10 a 15 mg/kg.

2. **Suplementos de vitaminas, oligoelementos e outros suplementos nutricionais.** A vitamina E e enzimas antioxidantes diminuem a toxicidade de oxidantes, porém a suplementação de vitamina E não previne a DBP. A vitamina A promove o reparo epitelial e minimiza a fibrose. Selênio, zinco e cobre são oligoelementos vitais à função de enzimas antioxidantes, e o aporte inadequado pode prejudicar a proteção (ver Capítulo 25).

I. Transfusões sanguíneas. Em geral, mantemos o hematócrito em torno de 30 a 35% (hemoglobina, 8 a 10 g/dℓ) enquanto o oxigênio suplementar for necessário. Os pacientes sensíveis ao volume de líquido podem se beneficiar da furosemida, fornecida imediatamente após a transfusão. O aumento do transporte de oxigênio permite melhores reservas para o crescimento no recém-nascido com demandas metabólicas elevadas.

J. Fatores comportamentais. A exemplo de todos os neonatos enfermos, a assistência é mais bem prestada com atenção individualizada aos fatores comportamentais e ambientais (ver Capítulo 14).

VI. Complicações associadas

A. Obstrução das vias respiratórias. Traumatismo do septo nasal, da laringe, da traqueia ou dos brônquios é comum após intubações e aspirações prolongadas ou repetidas. As anormalidades incluem laringotraqueobroncomalacia, granulomas, paresia das cordas vocais, edema, ulceração com pseudomembranas, estenose subglótica e anomalias estruturais congênitas. Pode sobrevir estridor quando o edema pós-extubação se superpõe à estenose subjacente. As anormalidades não são excluídas pela ausência de estridor e podem ser assintomáticas, tornando-se sintomáticas por ocasião de uma infecção viral das vias respiratórias superiores. Deve-se realizar broncoscopia de fibra óptica flexível para avaliar estridor, rouquidão, sibilos persistentes, obstrução recorrente ou falha repetida da extubação.

B. Hipertensão pulmonar. A hipertensão pulmonar pode ter componentes reversíveis e fixos. A hipoxemia crônica acarreta vasoconstrição hipóxica, hipertensão pulmonar e subsequente hipertrofia e insuficiência ventriculares direitas. Documentaram-se diminuição da área de perfusão transversal e muscularização anormal dos vasos mais periféricos. A função do ventrículo esquerdo também pode ser afetada. O ECG deve ser acompanhado. Usa-se oxigênio suplementar para manter a $Pa_{O_2} > 55$ mmHg. O ECG deve ser seguido. Estudos adicionais podem ser necessários para definir a disfunção e avaliar o tratamento. Vasodilatadores pulmonares, incluindo hidralazina e nifedipino, têm eficácia variável e devem ser tentados apenas durante monitoramento da pressão arterial pulmonar e da Pa_{O_2}. O ecocardiograma pode excluir cardiopatias estruturais, avaliar a função ventricular esquerda e estimar a resistência vascular pulmonar e a função ventricular direita. Obtemos um ecocardiograma com IPM de 36 a 37 semanas em recém-nascidos com DBP que ainda precisam de ventilação assistida ou com concentração de O_2 inspirada > 30% para manter uma saturação adequada de O_2, ou que apresentam $PCO_2 \geq 60$ mmHg.

C. Hipertensão arterial sistêmica, às vezes associada a hipertrofia ventricular esquerda, pode desenvolver-se em neonatos com DBP que recebem oxigenoterapia prolongada.

D. *Shunt* sistêmico-pulmonar. *Shunt* esquerda-direita por vasos colaterais (p. ex., artérias brônquicas) pode ocorrer na DBP. Os fatores de risco incluem drenagem e cirurgia torácicas e inflamação pleural. Quando houver suspeita de *shunt* esquerda-direita e o ecocardiograma não detectar *shunt* intracardíaco ou através de canal arterial persistente, os vasos colaterais são demonstráveis por angiografia. A oclusão dos vasos grandes esteve associada a melhora clínica.

332 Parte 5 | Distúrbios Respiratórios

E. Desequilíbrio metabólico secundário a diuréticos (ver V.G.2 e 8).

F. Infecção. Como esses neonatos cronicamente enfermos e desnutridos correm risco mais alto, os episódios de descompensação pulmonar e sistêmica devem suscitar avaliação de infecção. O monitoramento por coloração de Gram de aspirados traqueais ajuda a distinguir entre colonização do tubo endotraqueal e traqueobronquite ou pneumonia (achado de microrganismos e neutrófilos). As infecções virais e fúngicas devem ser consideradas se ocorrer febre ou pneumonia. Nos recém-nascidos com evoluções clínicas mais graves, frequentemente solicitamos culturas traqueais para possível infecção por *Ureaplasma* sp. e *Mycoplasma hominis* e, caso esses microrganismos sejam identificados, instituímos tratamento com eritromicina.

G. Disfunção do sistema nervoso central (SNC). Uma síndrome neurológica que se apresenta com sinais extrapiramidais foi descrita em neonatos com DPC.

H. Perda auditiva. Os fármacos ototóxicos (furosemida, gentamicina) e a lesão isquêmica ou hipoxêmica do SNC aumentam o risco de perda auditiva sensorineural. Deve-se realizar uma triagem com respostas auditivas do tronco encefálico por ocasião da alta (ver Capítulo 65).

I. RP (ver Capítulo 64). Os neonatos EBPN com DBP constituem o grupo de risco mais alto para RP. O uso de gotas oftálmicas contendo fenilefrina antes de exames oftalmológicos pode elevar a resistência das vias respiratórias em alguns neonatos com DPC.

J. Nefrocalcinose é documentada com frequência na ultrassonografia e foi relacionada com o uso de furosemida e, possivelmente, de esteroides. Podem ocorrer hematúria e eliminação de cálculos. A maioria dos neonatos é assintomática, com resolução espontânea subsequente, mas a função renal deve ser acompanhada (ver Capítulo 28).

K. Prematuridade, retenção inadequada de cálcio e fósforo e imobilização prolongada podem induzir osteoporose. A perda de cálcio devida à furosemida e aos corticosteroides também pode contribuir. Deve-se otimizar a suplementação de vitamina D, cálcio e fósforo (ver Capítulos 21 e 59).

L. Refluxo gastresofágico (RGE). Tentamos documentar e tratar o RGE em neonatos mais velhos quando o refluxo ou aspiração contribui para a descompensação pulmonar, apneia ou intolerância alimentar com baixo crescimento. Como os estudos clínicos realizados não demonstraram a efetividade da neutralização do ácido e dos agentes propulsivos, o manejo que geralmente adotamos consiste em melhorar o posicionamento do recém-nascido, evitar volumes excessivos de alimentação e espessar o alimento. Se houver a suspeita de que as descompensações associadas à alimentação estão relacionadas com incoordenação da deglutição e microaspiração, efetuamos avaliações fluoroscópicas da deglutição durante a ingestão de alimentos ligados a meios de contraste para excluir a ocorrência de aspiração. Se houver aspiração, testamos uma modificação na viscosidade do alimento. Se o uso de agentes espessantes não eliminar a aspiração, interrompemos temporariamente a alimentação oral e passamos para a alimentação nasogástrica até confirmar a resolução da aspiração com a alimentação. Em alguns casos, a colocação de um tubo de gastrostomia é necessária até que ocorra amadurecimento adequado da coordenação da deglutição.

M. A incidência de hérnia inguinal é aumentada pelo processo vaginal persistente em neonatos de MBPN, particularmente meninos, com DPC. Se a hérnia for redutível, deve-se adiar a correção cirúrgica até que a função respiratória tenha melhorado. Anestesia raquidiana em vez de geral evita a reintubação e apneia pós-operatória.

N. Atraso precoce do crescimento pode advir de ingestão inadequada e gasto energético exagerado e pode persistir após a resolução clínica da doença pulmonar. A suspensão prematura do oxigênio suplementar deve ser evitada porque pode contribuir para a redução do crescimento.

VII. Planejamento da alta.
A escolha do momento da alta depende da disponibilidade de recursos de assistência domiciliar e da capacidade dos pais (ver Capítulo 18).

A. Ganho ponderal e oxigenoterapia. O oxigênio suplementar deve ser desmamado quando: (1) a Sa_{O_2} se mantiver > 92 a 94%, (2) nenhum período significativo de dessaturação ocorrer durante a alimentação e/ou o sono, (3) ganho ponderal adequado for estabelecido e (4) a função respiratória estiver estável (ver

Capítulo 34 | Displasia Broncopulmonar | Doença Pulmonar Crônica **333**

V.B. e VI.N.). Preferimos adiar a alta até que o oxigênio tenha sido suspenso. Contudo, se a suplementação de oxigênio a longo prazo parecer provável em um recém-nascido que esteja estável, crescendo e tenha cuidadores capazes, oferecemos a opção de oxigenoterapia domiciliar.

B. Orientação. A participação dos pais nos cuidados diários é vital à transição tranquila do hospital para a assistência domiciliar. As manobras de reanimação cardiopulmonar (RCP) devem ser ensinadas aos pais. Além disso, os pais devem ser orientados em relação aos sinais precoces de descompensação. O treinamento sobre uso do equipamento, administração de medicamentos e diretrizes nutricionais deve começar quando se planeja a alta.

C. Valores de referência. Valores de referência dos sinais vitais, ganho ponderal diário, peso e circunferência craniana, gases sanguíneos, Sa_{O_2}, hematócrito, eletrólitos e achados nas radiografias de tórax e no ECG devem ser documentados por ocasião da alta. São realizados ecocardiogramas nos recém-nascidos com acometimento mais grave, conforme já discutido (ver VI.B.). Essas informações são úteis para avaliar alterações subsequentes do estado clínico. Um exame oftalmológico e triagem da acuidade auditiva devem ocorrer antes da alta.

VIII. Tratamento ambulatorial

A. Oxigênio. O oxigênio suplementar pode ser fornecido por cilindros ou concentrador de oxigênio. Os cilindros portáteis proporcionam mobilidade. O desmame baseia-se na avaliação periódica da Sa_{O_2}.

B. Medicamentos. Os neonatos tratados com diuréticos precisam de monitoramento dos eletrólitos. Quando o recém-nascido está estável, reduzimos a dose de diurético em 50% antes de suspendê-lo. Os broncodilatadores são reduzidos gradualmente quando a função respiratória se mantém estável em ar ambiente. Os medicamentos nebulizados são suspensos por último. Os medicamentos suspensos devem permanecer disponíveis para uso precoce caso os sinais e sintomas reapareçam.

C. Imunizações. Além das imunizações básicas, os neonatos com DPC devem receber as vacinas antipneumocócica e antigripal e o anticorpo monoclonal palizumabe (Synagis®) (ver Capítulos 16, 48 e 49).

D. Nutrição. O ganho de peso é um indicador sensível do bem-estar e deve ser monitorado rigorosamente. Muitas vezes há necessidade de suplementação calórica para manter um bom crescimento após a alta. Na alta, suplementamos as calorias em uma fórmula de transição, ou, ainda melhor, no leite materno.

E. Exposição passiva ao tabagismo. Como o fumo no lar aumenta as doenças das vias respiratórias em crianças, os pais de recém-nascidos com DPC devem ser desencorajados a fumar e devem minimizar a exposição a ambientes contendo fumaça.

IX. Desfechos

A. Taxa de mortalidade. Estima-se que a taxa de mortalidade seja de 10 a 20% durante o primeiro ano de vida. O risco aumenta com a duração da exposição ao oxigênio e o nível de suporte ventilatório. A morte frequentemente é causada por infecção. O risco de morte súbita pode estar aumentado, mas a causa é incerta.

B. Morbidade a longo prazo

1. **Pulmonar.** Taquipneia, retrações, dispneia, tosse e sibilos podem ser observados por meses ou anos em crianças seriamente afetadas. Embora possa ocorrer recuperação clínica completa, anormalidades subjacentes da função pulmonar, troca gasosa e radiografia de tórax podem persistir até depois da adolescência. Desconhece-se o impacto de anormalidades leves persistentes da função e do crescimento na morbidade a longo prazo. A doença reativa das vias respiratórias é mais frequente, e os recém-nascidos com DPC correm risco aumentado de bronquiolite e pneumonia. A taxa de re-hospitalização por doença respiratória durante os primeiros 2 anos de vida é aproximadamente o dobro da taxa de controles equivalentes. As medidas de MRC efetuadas com PCA de 6 a 12 meses estão sendo avaliadas como desfechos potencialmente mais relevantes a serem analisados no estudo das intervenções terapêuticas precoces destinadas à prevenção ou a atenuação da DBP.

334 Parte 5 | Distúrbios Respiratórios

2. **Atraso do neurodesenvolvimento/déficits neurológicos.** A DBP não é claramente um fator preditivo independente de desfecho neurológico adverso. Contudo, de fato existem diferenças comportamentais precoces entre neonatos MBPN com DPC e controles com SAR. O prognóstico subsequente varia amplamente; um a dois terços dos lactentes com DBP são normais aos 2 anos, e pode haver melhora subsequente nos demais lactentes. A ocorrência de paralisia cerebral está acentuadamente aumentada em recém-nascidos com menos de 28 semanas de gestação e ainda tratados com ventilação mecânica e O_2 suplementar na IPM de 36 semanas, porém não naqueles tratados apenas com O_2. As crianças com DBP apresentam taxas mais altas de comprometimento cognitivo, educacional e comportamental.

3. **Atraso do crescimento.** O grau de atraso do crescimento a longo prazo é inversamente proporcional ao peso ao nascer e, provavelmente, é influenciado pela gravidade e pela duração da DPC. O peso é mais afetado, enquanto a circunferência craniana é menos comprometida. De modo notável, o atraso do crescimento (<2 desvios padrão abaixo da média) persiste com peso em ~20% e comprimento ou circunferência craniana em ~10% na idade corrigida de 20 meses.

Leitura sugerida

Jobe AH. The new bronchopulmonary dysplasia. *Curr Opin Pediatr* 2011;23(2):167–172.

Kinsella JP, Greenough A, Abman SH. Bronchopulmonary dysplasia. *Lancet* 2006;367(9520):1421–1431.

Watterberg KL; American Academy of Pediatrics, Committee on Fetus and Newborn. Policy statement—postnatal corticosteroids to prevent or treat bronchopulmonary dysplasia. *Pediatrics* 2010;126(4):800–808.

35 Aspiração de Mecônio
Heather H. Burris

I. Histórico

A. Causa. Hipoxia aguda ou crônica e/ou infecção podem suscitar a eliminação de mecônio *in utero*. Nesse contexto, arquejos pelo feto ou neonato que acaba de nascer podem causar aspiração de líquido amniótico contaminado por mecônio. A aspiração de mecônio antes ou durante o nascimento pode obstruir as vias respiratórias, interferir na troca gasosa e provocar dificuldade respiratória grave (Figura 35.1).

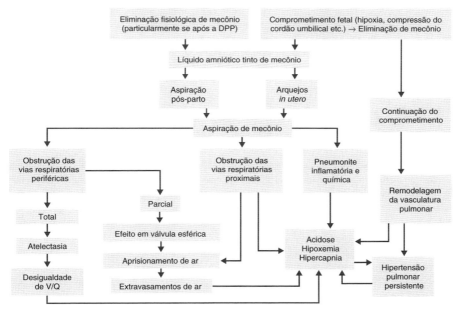

Figura 35.1 Fisiopatologia da aspiração de mecônio. DPP, data provável do parto; V/Q, relação ventilação-perfusão. (De Wiswell T, Bent RC. Meconium staining and the meconium aspiration syndrome: unresolved issues. *Pediatr Clin North Am* 1993;40:955. Usada com permissão.)

B. Incidência. O líquido amniótico tinto de mecônio (LATM) complica o parto em aproximadamente 8 a 25% dos nascidos vivos. A incidência de LATM em neonatos pré-termo é muito baixa. A maioria dos recém-nascidos com LATM tem, no mínimo, 37 semanas de gestação, e a muitos dos neonatos tintos de mecônio é pós-matura e pequena para a idade gestacional. Cerca de 5% dos recém-nascidos com LATM desenvolvem a síndrome de aspiração de mecônio (SAM) e cerca de 50% desses neonatos precisarão de ventilação mecânica.

II. Fisiopatologia. O mecônio é um material estéril, verde-escuro, espesso e inodoro que resulta do acúmulo de restos no intestino fetal no terceiro mês de gestação. Os componentes do mecônio incluem: água (72 a 80%), células descamadas do intestino e da pele, mucina gastrintestinal, pelos de lanugem, material adiposo do verniz caseoso, líquido amniótico e secreções intestinais, glicoproteínas específicas do grupo sanguíneo, bile e metabólitos de fármacos.

336 Parte 5 | Distúrbios Respiratórios

A. Eliminação de mecônio *in utero*. O LATM pode resultar de um feto pós-termo com níveis de motilina crescentes e função gastrintestinal normal, estimulação vagal produzida por compressão do cordão umbilical e da cabeça ou sofrimento fetal *in utero*. O líquido amniótico que está levemente tinto de mecônio é descrito como *aquoso*. O líquido moderadamente tinto de mecônio é opaco sem partículas, e aquele com mecônio espesso e partículas às vezes é chamado de *sopa de ervilhas*.

B. Aspiração de mecônio. No caso de sofrimento fetal, arquejos pelo feto podem levar à aspiração de mecônio antes, durante ou imediatamente após o parto. A SAM grave parece ser causada por processos intrauterinos patológicos, principalmente hipoxia crônica, acidose e infecção. O mecônio foi encontrado nos pulmões de bebês natimortos e de neonatos que morreram logo após o nascimento sem história de aspiração no parto.

C. Efeitos da aspiração de mecônio. Quando aspirado para dentro do pulmão, o mecônio pode estimular a liberação de citocinas e substâncias vasoativas que resultam em respostas cardiovasculares e inflamatórias no feto e recém-nascido. O próprio mecônio, ou a resultante pneumonite química, obstrui mecanicamente as pequenas vias respiratórias e causa atelectasia, um efeito "em válvula esférica" e, por conseguinte, aprisionamento e possível extravasamento de ar. O mecônio aspirado induz vasospasmo, hipertrofia da musculatura arterial pulmonar e hipertensão pulmonar, a qual suscita *shunt* direita-esquerda extrapulmonar por meio do canal arterial ou forame oval, resultando em piora da desigualdade da ventilação-perfusão (V/Q) e hipoxemia arterial grave. Um terço dos recém-nascidos com SAM apresenta hipertensão pulmonar persistente do recém-nascido (HPPRN), que contribui para a mortalidade associada a essa síndrome (ver Capítulo 36). O mecônio aspirado também inibe a função do surfactante.

D. Classificação da doença respiratória. A SAM leve é uma doença que requer oxigênio a < 40% durante < 48 horas. A SAM moderada exige oxigênio a > 40% por > 48 horas sem extravasamento de ar. A SAM grave é uma doença que demanda ventilação assistida por > 48 horas, com frequência associada a HPPRN.

E. Sequelas. A eliminação de mecônio *in utero* em neonatos a termo está associada a aumento do risco de mortalidade peri e neonatal, acidemia grave, necessidade de parto cesáreo, de terapia intensiva e de administração de oxigênio, e desfecho neurológico adverso. Os neonatos pré-termo que eliminam mecônio antes do parto sofrem efeitos adversos semelhantes, além de uma incidência mais alta de hemorragia intraventricular grave, leucomalacia periventricular cística e paralisia cerebral.

III. Prevenção da SAM

A. Prevenção da eliminação de mecônio *in utero*. As mães sob risco de insuficiência uteroplacentária e, por conseguinte, de LATM incluem aquelas com pré-eclâmpsia ou hipertensão arterial, doença cardiovascular ou respiratória crônica, crescimento fetal intrauterino deficiente, gestação pós-termo e tabagismo intenso. Essas mulheres devem ser monitoradas estreitamente durante a gravidez.

B. Amnioinfusão. O uso de amnioinfusão nas gestantes cujo trabalho de parto é complicado por LATM não reduz a morbidade neonatal relacionada com a aspiração de mecônio, porém a técnica trata eficazmente as desacelerações variáveis repetitivas da frequência cardíaca fetal, ao aliviar a compressão do cordão umbilical durante o parto. Um estudo randomizado grande de amnioinfusão para mulheres com líquido tinto de mecônio espesso com ou sem desacelerações variáveis da frequência cardíaca fetal mostrou ausência de redução do risco da SAM moderada ou grave, morte perinatal ou parto cesáreo. Contudo, o estudo não teve potência adequada para determinar de maneira definitiva se a amnioinfusão pode beneficiar o grupo com desacelerações variáveis.

C. Momento de ocorrência e via do parto. Nas gestações que prosseguem além da data prevista do parto, a indução com 41 semanas ajuda a impedir a SAM ao evitar a eliminação de mecônio. O tipo de parto parece não impactar de modo significativo o risco de aspiração.

IV. Manejo dos recém-nascidos com líquido amniótico tinto de mecônio.
A aspiração oro e nasofaríngea no períneo e a intubação traqueal rotineira e aspiração de mecônio em neonatos vigorosos não são eficazes na prevenção da SAM. Os neonatos devem ser avaliados, e a intervenção é reservada para aqueles que se apresentam deprimidos ou têm dificuldade respiratória.

A. Avaliação inicial. Em um parto complicado por LATM, o clínico deve determinar se o recém-nascido está vigoroso, o que é demonstrado por frequência cardíaca > 100 bpm, respiração espontânea e bom tônus (movimentos espontâneos ou algum grau de flexão). Em 20 a 30% dos casos, o neonato está deprimido.

1. Se o neonato parecer vigoroso, deve-se prestar assistência rotineira, seja qual for a consistência do mecônio.
2. Se sobrevier dificuldade respiratória ou o neonato tornar-se deprimido, deve-se intubar a traqueia sob laringoscopia direta e realizar aspiração intratraqueal. A visualização das cordas vocais sem o procedimento de aspiração não é adequada porque pode haver uma quantidade significativa de mecônio embaixo das cordas.

B. Técnica de aspiração para o lactente não vigoroso tinto de mecônio

1. O recém-nascido deve ser colocado sob aquecedor radiante e receber oxigênio em fluxo livre.
2. Adie as manobras para secar e estimular o neonato, bem como o esvaziamento do conteúdo gástrico.
3. Um clínico (p. ex., pediatra, anestesiologista, enfermeiro de treinamento avançado) deve intubar a traqueia sob laringoscopia direta, de preferência antes que os esforços inspiratórios tenham começado. Em neonatos a termo, emprega-se um tubo endotraqueal com diâmetro interno de 3,0 ou 3,5 mm.
4. Após intubação, o tubo é conectado a um aspirador de parede à pressão de 80 a 100 mmHg por meio de adaptador plástico (Neotech Meconium Aspirator®, Neotech Products, Chatsworth, CA). Outra opção é usar um tubo endotraqueal específico para aspiração de mecônio (Kurtis® Meconium Suction Device, Vital Signs, Inc., Totowa, NJ). Aspiração contínua é aplicada enquanto o tubo é retirado; repete-se o procedimento até que a traqueia esteja limpa ou seja necessário instituir reanimação.
5. Se possível, evite ventilação com pressão positiva até que a aspiração traqueal seja realizada. Adie o esvaziamento do conteúdo gástrico até que o neonato esteja estabilizado.

C. As **complicações da intubação** incluem sangramento, laringospasmo, estridor, apneia e cianose. O procedimento deve ser realizado rapidamente, e a ventilação com oxigênio instituída antes que ocorra bradicardia significativa. O estado geral do neonato não deve ser ignorado em tentativas persistentes de limpar a traqueia. Como alguns esforços inspiratórios pelo recém-nascido deslocarão o mecônio da traqueia para as vias respiratórias menores, tentativas exaustivas de removê-lo são impróprias.

V. Manejo da SAM

A. Observação. Os neonatos que estão deprimidos ao nascimento e tiveram mecônio removido da traqueia estão sob risco de pneumonia por aspiração de mecônio e devem ser observados estreitamente quanto a dificuldade respiratória.

1. Uma radiografia de tórax ajuda a identificar os neonatos que têm maior probabilidade de apresentar dificuldade respiratória, embora um número significativo de neonatos assintomáticos exiba achados anormais na radiografia. Os achados radiográficos clássicos são infiltrados irregulares, difusos e assimétricos, áreas de condensação, muitas vezes piores no lado direito, e hiperinsuflação.
2. O monitoramento da saturação de oxigênio durante esse período auxilia na avaliação da gravidade do estado do recém-nascido e impede hipoxemia.

B. Cuidado do neonato com SAM

1. O recém-nascido deve ser mantido em ambiente térmico neutro, e a estimulação tátil minimizada.
2. Os níveis sanguíneos de glicose e cálcio devem ser medidos e, se necessário, corrigidos. Lactentes com depressão grave podem apresentar acidose metabólica grave com necessidade de correção, embora seja recomendável apenas o uso criterioso de álcalis (ver Capítulo 36).
3. Deve-se restringir a taxa hídrica o máximo possível para evitar edemas cerebral e pulmonar.
4. Os neonatos também podem precisar de tratamento específico da hipotensão e do baixo débito cardíaco, incluindo medicamentos cardiotônicos como a dopamina.
5. Suporte circulatório com solução salina a 0,9% ou concentrado de hemácias deve ser fornecido no caso de pacientes com oxigenação limítrofe. Nos neonatos com necessidades de oxigênio e de ventilação consideráveis, geralmente mantém-se a concentração de hemoglobina acima de 15 g (hematócrito acima de 40%).
6. A função renal deve ser monitorada continuamente (ver Capítulo 28).

338 Parte 5 | Distúrbios Respiratórios

7. É preferível evitar a fisioterapia torácica em razão do possível efeito adverso de exacerbação da HPPRN (ver Capítulo 36).

8. Pode ser necessário aspirar as vias respiratórias e a boca para facilitar a desobstrução das vias respiratórias, mas é preciso avaliar os possíveis benefícios em relação ao risco de episódios de hipoxia e subsequente agravamento da HPPRN.

C. Oxigenoterapia. O manejo da hipoxemia deve ser realizado por meio de aumento da concentração de oxigênio inspirado e monitoramento dos gases e pH sanguíneos. Em geral, um cateter arterial permanente é essencial para a coleta de amostras. É crucial fornecer oxigênio suficiente, porque insultos hipóxicos repetidos podem suscitar vasoconstrição pulmonar ativa e contribuir para o desenvolvimento de HPPRN.

D. Ventilação assistida

1. **Pressão positiva contínua nas vias respiratórias (CPAP).** Se as necessidades de Fi_{O_2} ultrapassarem 0,40, pode-se considerar uma prova terapêutica com CPAP. A CPAP frequentemente é proveitosa, e as pressões apropriadas devem ser individualizadas em cada neonato. Contudo, a CPAP, às vezes, agrava o aprisionamento de ar e deve ser instituída com cautela se hiperinsuflação for evidente clinicamente ou radiologicamente.

2. **Ventilação mecânica.** Os neonatos com doença muito grave podem ter substanciais anormalidades da troca gasosa. A ventilação mecânica é indicada se houver retenção excessiva de dióxido de carbono ($Pa_{CO_2} < 60$ mmHg) ou hipoxemia persistente ($Pa_{O_2} < 50$ mmHg).

   a. Nesses neonatos, pressões inspiratórias mais altas (cerca de 30 a 35 cm H_2O) são necessárias mais frequentemente que naqueles com síndrome de desconforto respiratório; a pressão expiratória final positiva (PEEP) empregada (em geral, 3 a 6 cm H_2O) deve depender da resposta individual. Deve-se viabilizar tempo expiratório adequado para evitar aprisionamento de ar distal às vias respiratórias parcialmente obstruídas.

   b. Parâmetros iniciais úteis são tempo inspiratório de 0,4 a 0,5 s e frequência de 20 a 25 incursões/min. Alguns neonatos respondem melhor à ventilação convencional em frequências mais rápidas, com tempos inspiratórios de apenas 0,2 s.

   c. A ventilação de alta frequência com respiradores a jato ou osciladores pode ser bem-sucedida em recém-nascidos com SAM grave que não melhoram sob ventilação convencional, e naqueles que apresentam síndromes de extravasamento de ar. Não há estudos controlados randomizados prospectivos comparando a eficácia dos diversos modos ventilatórios na SAM.

3. A **oxigenação por membrana extracorpórea (OMEC)** pode ser necessária para lactentes com insuficiência respiratória refratária.

E. Medicação

1. **Antibióticos.** A distinção entre pneumonia bacteriana e aspiração de mecônio com base na evolução clínica e nos achados da radiografia de tórax pode ser difícil. Embora poucos neonatos com SAM tenham infecções documentadas, antibióticos de amplo espectro (p. ex., ampicilina e gentamicina) geralmente são indicados naqueles cuja radiografia de tórax exiba um infiltrado. Devem-se obter hemoculturas para identificar doença bacteriana, se presente, e determinar a duração da antibioticoterapia.

2. **Surfactante.** A atividade de surfactante endógeno pode ser inibida por mecônio. O tratamento da SAM com surfactante pode melhorar a oxigenação e reduzir as complicações pulmonares e a necessidade de oxigenação por membrana extracorpórea (ECMO). Não se utiliza surfactante rotineiramente para tratar neonatos com SAM. Contudo, nos recém-nascidos cujo estado clínico continua a deteriorar e que exigem suporte crescente, a administração de surfactante pode ser proveitosa. Não é recomendável a remoção de mecônio dos pulmões por meio de lavagem broncoalveolar com surfactante.

3. **Corticosteroides.** Não se recomenda o uso de corticosteroides na SAM, mas propõe-se essa intervenção para reduzir a inflamação induzida pelo mecônio e minorar a vasoconstrição pulmonar mediada por prostaglandinas.

4. **Sedativos.** O uso de sedação e relaxamento muscular pode ser justificado em lactentes que necessitam de ventilação mecânica (ver Capítulos 36 e 67).

F. Complicações

1. **Extravasamento de ar.** Pneumotórax ou pneumomediastino ocorre em 15 a 33% dos pacientes com SAM. Os extravasamentos de ar são mais frequentes na presença de ventilação mecânica, especialmente no contexto de aprisionamento de ar. É necessário manter alto índice de suspeição para extravasamento de ar. Deve haver equipamento disponível para evacuar um pneumotórax imediatamente (ver Capítulo 38).

2. A **HPPRN** está associada à SAM em aproximadamente um terço dos casos e contribui para a mortalidade dessa síndrome (ver Capítulo 36). De acordo com a intensidade da hipoxemia, deve-se realizar ecocardiograma para avaliar até que ponto o *shunt* direita-esquerda está contribuindo para a hipoxemia geral do recém-nascido e excluir a etiologia de cardiopatias congênitas. Nos neonatos gravemente enfermos com SAM e HPPRN, o óxido nítrico inalante (iNO) reduz a necessidade de ECMO.

3. **Sequelas pulmonares.** Cerca de 5% dos sobreviventes necessitam de oxigênio suplementar com 1 mês de idade, e uma proporção substancial tem função pulmonar anormal, incluindo capacidade residual funcional aumentada, reatividade das vias respiratórias e incidência mais alta de pneumonia.

Leitura sugerida

Fanaroff AA. Meconium aspiration syndrome: historical aspects. *J Perinatol* 2008;28:S3–S7.

Fraser WD, Hofmeyr J, Lede R, et al, for the Amnioinfusion Trial Group. Amnioinfusion for the prevention of the meconium aspiration syndrome. *N Engl J Med* 2005;353:909–917.

Vain NE, Szydl EG, Prudent LM, et al, for the Meconium Study Network. Oropharyngeal and nasopharyngeal suctioning of meconium-stained neonates before delivery of their shoulders: multicentre, randomised controlled trial. *Lancet* 2004;364:597–602.

Wiswell TE, Gannon CM, Jacob J, et al. Delivery room management of the apparently vigorous meconium-stained neonate: results of the multicenter, international collaborative trial. *Pediatrics* 2000;105:1–7.

Hipertensão Pulmonar Persistente do Recém-nascido

Linda J. Van Marter

I. Definição. A hipertensão pulmonar persistente do recém-nascido (HPPRN) resulta de comprometimento da transição circulatória fetal-neonatal perinatal normal. O distúrbio caracteriza-se por elevação persistente da resistência vascular pulmonar (RVP) mais do que a redução na RVP que normalmente ocorre ao nascimento. Os sobreviventes da HPPRN correm risco de sequelas adversas, incluindo doença pulmonar crônica e deficiências do neurodesenvolvimento. Avanços na assistência ventilatória, tratamento com óxido nítrico inalante (iNO) e oxigenação por membrana extracorpórea (ECMO) aumentaram a sobrevida de neonatos com HPPRN.

    A. Transição circulatória perinatal. A transição circulatória perinatal normal caracteriza-se por queda rápida da RVP associada à primeira incursão respiratória e elevação acentuada da resistência vascular sistêmica (RVS) após a ligadura do cordão umbilical. Mediadores bioquímicos circulantes humorais liberados em resposta ao aumento do conteúdo arterial de oxigênio e do pH e a redução de Pa_{CO_2} causam constrição do canal arterial e relaxamento da circulação pulmonar. Esses eventos fisiológicos elevam a RVS em relação à RVP, causam fechamento funcional do forame oval e sinalizam a transição perinatal normal das circulações pulmonar e sistêmica. A fisiologia da HPPRN simula a circulação fetal, na qual a RVP excede a RVS e ocorre *shunt* hemodinâmico direita-esquerda através do forame oval e/ou do canal arterial. HPPRN também tem sido chamada de "circulação fetal persistente". Antes do nascimento, essa configuração circulatória resulta no transporte sistêmico de sangue oxigenado a partir da circulação placentária; na vida pós-natal, causa hipoperfusão pulmonar e hipoxemia sistêmica.

II. Associações epidemiológicas. A HPPRN ocorre à taxa de 1 a 2 por 1.000 nascidos vivos e é mais comum em neonatos a termo e pós-termo. Os fatores de risco perinatais relatados em associação à HPPRN incluem líquido amniótico tinto de mecônio e distúrbios maternos como febre, anemia e doença pulmonar. Estudos de casos-controle sobre os fatores de risco da HPPRN sugerem associações entre HPPRN e vários fatores pré-natais e perinatais, como diabetes melito materno, infecção urinária durante a gravidez, consumo de inibidores seletivos da recaptação de serotonina (ISRS), ácido acetilsalicílico e anti-inflamatórios não esteroides (AINE) durante a gestação e cesariana. Embora os mecanismos da patogenia pré-natal permaneçam incertos, há inúmeras condições perinatais e neonatais que apresentam vínculos bem estabelecidos com a HPPRN.

    A. Hypoxemia fetal grave ("asfixia") é o diagnóstico associado mais comum. Alguns especulam que estresse e hipoxemia fetais prolongados podem levar a remodelagem e muscularização anormal das arteríolas pulmonares. Asfixia aguda no parto também causa liberação de fatores humorais vasoconstritores e supressão de vasodilatadores pulmonares, contribuindo para o vasoespasmo pulmonar.

    B. Doenças parenquimatosas pulmonares, incluindo deficiência de surfactante, pneumonia e síndromes de aspiração, como a de mecônio, também são associadas a aumento do risco de HPPRN. Na maioria desses casos, a hipertensão pulmonar é reversível, sugerindo uma contribuição vasospástica; contudo, a concomitante remodelagem vascular pulmonar típica não pode ser excluída. O risco de hipertensão pulmonar parece ser maior quando o feto tem idade gestacional mais avançada, sugerindo que o estágio do desenvolvimento poderia ter participação na susceptibilidade à HPPRN.

    C. As anormalidades do desenvolvimento pulmonar contribuem estruturalmente para HPPRN, seja pela supressão da árvore vascular, como a que ocorre na hérnia diafragmática congênita, síndrome de Potter e outros tipos de hipoplasia do parênquima pulmonar, ou mau alinhamento das artérias e veias pulmonares, como é detectado na displasia alveolocapilar.

    D. Disfunção miocárdica, miocardite, constrição intrauterina do canal arterial e diversas formas de cardiopatias congênitas, incluindo lesões obstrutivas nos lados esquerdo e direito, podem induzir a hipertensão pulmonar.

Capítulo 36 | Hipertensão Pulmonar Persistente do Recém-nascido **341**

E. Pneumonia e/ou sepse de origem bacteriana ou viral podem desencadear HPPRN. Os mecanismos fisiopatológicos subjacentes que contribuem para a hipertensão pulmonar nesse contexto clínico compreendem produção endógena de óxido nítrico (NO), depressão miocárdica mediada por endotoxinas e vasoconstrição pulmonar associada à liberação de tromboxanos e leucotrienos.

F. Embora a recorrência familiar da HPPRN seja incomum, predisposição genética pode influenciar o risco de HPPRN. Os recém-nascidos com HPPRN apresentam baixos níveis plasmáticos de arginina e metabólitos do NO e têm probabilidade mais alta de polimorfismos específicos na posição 1.405 do gene da carbamoil-fosfato sintetase. Além disso, embora não se tenha relatado nenhum polimorfismo específico dos genes da NO sintase em associação a HPPRN, tem sido observada a expressão da NO sintase endotelial (eNOS) em neonatos com HPPRN. Além disso, vários relatos de casos recentes conectaram a mutação do gene ABCA3 com a HPPRN.

III. Patologia e fisiopatologia

A. Remodelagem vascular pulmonar é patognomônica de HPPRN idiopática e foi descrita em vários neonatos com HPPRN fatal. A muscularização anormal das artérias intra-acinares, que normalmente não são musculares, com aumento da espessura da túnica média das artérias musculares maiores, resulta em menor área transversal do leito vascular pulmonar e elevação da RVP. Os mecanismos que induzem a remodelagem vascular de HPPRN estão sendo pesquisados. Um estímulo possível para a remodelagem vascular pulmonar é a hipoxemia fetal. Fatores de crescimento humorais liberados por células endoteliais lesionadas por hipoxia promovem vasoconstrição e hipercrescimento da média muscular da vasculatura pulmonar. Dados clínicos limitados e laboratoriais sugerem que alterações vasculares também poderiam ocorrer após exposição fetal a agentes anti-inflamatórios não esteroides, que causam constrição do canal arterial fetal e hipercirculação pulmonar fetal associada.

B. Hipoplasia pulmonar compromete o desenvolvimento alveolar e arteriolar pulmonar. Pode ser vista como uma anomalia isolada ou associada a hérnia diafragmática congênita, síndrome de oligoidrâmnio, agenesia renal (*i. e.*, síndrome de Potter) ou remodelagem ou vasoconstrição por respiração fetal deficiente.

C. Vasospasmo pulmonar reversível é o mecanismo fisiopatológico provável nos neonatos com HPPRN não fatal. O processo patológico subjacente, os distúrbios associados e o estágio de desenvolvimento do hospedeiro parecem modular a resposta fisiopatológica. A hipoxia induz substancial vasoconstrição pulmonar e essa resposta é exagerada por acidemia. Substâncias vasoativas neurais e humorais podem contribuir para a patogenia da HPPRN, a resposta à hipoxemia ou para ambas. Incluem fatores associados a ativação plaquetária e produção de metabólitos do ácido araquidônico. A supressão da produção endógena de NO, prostaciclina ou bradicinina e a liberação de tromboxanos (A_2 e seu metabólito, B_2) e leucotrienos (C_4 e D_4) parecem mediar a elevação da RVP observada na sepse e na hipoxemia.

D. Disfunção miocárdica com RVP elevada
1. **Disfunção ventricular direita (VD)** pode ser causada por constrição intrauterina do canal arterial, o qual resulta em hemodinâmica fetal alterada, hipertensão pulmonar pós-natal, insuficiência de VD e *shunt* atrial direita-esquerda. Além disso, insuficiência de VD que resulta em complacência diastólica alterada causa *shunt* atrial direita-esquerda mesmo na ausência de RVP elevada.
2. **Disfunção ventricular esquerda (VE)** causa hipertensão venosa pulmonar e hipertensão arterial pulmonar secundária, muitas vezes até níveis suprassistêmicos, contribuindo para o *shunt* hemodinâmico direita-esquerda através do canal arterial. O tratamento desse tipo de hipertensão pulmonar exige medidas que melhorem a função do VE, em vez de simplesmente reduzir a RVP.

E. Fatores mecânicos que influenciam a RVP incluem o débito cardíaco e a viscosidade sanguínea. Um débito cardíaco baixo recruta menos canais arteriolares pulmonares e eleva a RVP por esse mecanismo, bem como por seu efeito primário de redução da tensão venosa mista de oxigênio. A hiperviscosidade associada a policitemia reduz a perfusão da microvasculatura pulmonar.

342 Parte 5 | Distúrbios Respiratórios

IV. Diagnóstico. A HPPRN deve ser considerada rotineiramente durante a avaliação de cianose no recémnascido.

A. Dentre os casos suspeitos de HPPRN, os **diagnósticos alternativos** são doença cardíaca congênita, sepse e doença parenquimatosa pulmonar grave.

B. O neonato com HPPRN aparece angustiado e tem um **exame físico** que se caracteriza por evidências de cianose e enfermidade grave, além dos sinais de quaisquer diagnósticos associados. Em alguns neonatos, o grau de cianose é muito diferente entre as regiões perfundidas pela vasculatura pré-ductal e pela vasculatura pósductal. O exame cardíaco revela *ictus cordis* proeminente, segunda bulha cardíaca única ou com desdobramento reduzido e hiperfonética e, algumas vezes, um sopro sistólico compatível com insuficiência tricúspide.

C. **Um gradiente de saturação de oxigênio igual ou superior a 10%** entre gasometrias arteriais pré-ductal (membro superior direito) e pós-ductal (membros inferiores) simultâneas ou entre medidas da saturação de oxigênio transcutânea (Sa_{O_2}) documenta a existência de *shunt* hemodinâmico direita-esquerda no canal arterial e, na ausência de cardiopatia estrutural, sugere HPPRN. Visto que um subgrupo de neonatos com HPPRN apresenta *shunt* hemodinâmico apenas no nível do forame oval, a ausência de cianose diferencial e Sa_{O_2} não exclui a possibilidade de hipertensão pulmonar.

D. A **radiografia de tórax** geralmente é normal ou mostra doença parenquimatosa pulmonar associada. A silhueta cardiotímica costuma ser normal e o fluxo sanguíneo pulmonar é normal ou reduzido.

E. O **eletrocardiograma (ECG)** mostra mais comumente predomínio de VD, que está dentro da faixa considerada normal para a idade. Menos comumente, o ECG revela sinais de isquemia ou infarto do miocárdio.

F. **Ecocardiograma** deve ser realizado em todos os recém-nascidos com suspeita de HPPRN para documentar *shunt* hemodinâmico, avaliar a função ventricular e excluir cardiopatias congênitas cianóticas. O exame com doppler em cores é uma tecnologia útil para pesquisar se existe *shunt* hemodinâmico intracardíaco ou ductal. Marcadores ecocardiográficos adicionais, como a regurgitação da valva tricúspide ou septo interventricular retificado ou abaulado para o lado esquerdo, sugerem hipertensão pulmonar. Pode-se estimar a pressão arterial pulmonar por meio de amostragem com doppler em onda contínua da velocidade do jato de regurgitação tricúspide, caso ocorra.

G. **Outras possibilidades diagnósticas.** Vários distúrbios, alguns dos quais estão associados a hipertensão pulmonar secundária, podem ser erroneamente diagnosticados como HPPRN. Portanto, um aspecto importante da avaliação do recém-nascido com HPPRN presumida é excluir outros distúrbios, incluindo os seguintes:

1. As anormalidades cardiovasculares estruturais associadas a *shunt* ductal ou atrial direita-esquerda incluem:
   a. Obstrução do retorno venoso pulmonar: retorno venoso pulmonar anômalo total infradiafragmático, coração esquerdo hipoplásico, *cor triatriatum*, estenose mitral congênita
   b. Doença miopática do VE: fibroelastose endocárdica, doença de Pompe
   c. Obstrução do trato de saída do VE: estenose aórtica crítica, estenose aórtica supravalvar, interrupção do arco aórtico, coarctação da aorta
   d. *Shunt* esquerda-direita obrigatório: defeito dos coxins endocárdicos, malformação arteriovenosa, hemitronco, fístula arteriovenosa coronariana
   e. Outros distúrbios: anomalia de Ebstein, transposição das grandes artérias.

2. Disfunção do VE ou VD associada a *shunt* hemodinâmico direita-esquerda. A disfunção do VE, devida a isquemia ou obstrução causada por doença miopática do VE ou obstrução do trato de saída do VE, pode apresentar-se com *shunt* direita-esquerda no canal arterial. A disfunção do VD pode estar associada a *shunt* atrial direita-esquerda em consequência de redução da complacência diastólica e elevação da pressão diastólica final. Esses diagnósticos precisam ser diferenciados da HPPRN idiopática causada por remodelagem ou vasoconstrição vascular pulmonar.

H. Os sinais que falam a favor de uma cardiopatia congênita cianótica à HPPRN são cardiomegalia, sopro de grau 3+, pulsos arteriais fracos, precórdio ativo, diferença entre os pulsos dos membros superiores e inferiores, edema pulmonar e tensão arterial de oxigênio (Pa_{O_2}) pré- e pós-ductal persistentemente < 40 mmHg.

Capítulo 36 | Hipertensão Pulmonar Persistente do Recém-nascido **343**

V. Manejo. O neonato com HPPRN constitui uma emergência clínica na qual uma intervenção apropriada imediata é crucial para reverter a hipoxemia, aumentar a perfusão pulmonar e sistêmica e preservar a função dos órgãos-alvo. Suporte respiratório adequado proporcionando normoxemia e equilíbrio acidobásico neutro ou levemente alcalótico facilita a transição circulatória perinatal normal. Uma vez alcançada a estabilidade, o suporte cardiorrespiratório deve ser reduzido de maneira conservadora, com atenção especial à tolerância do neonato a cada etapa de redução do suporte cardiorrespiratório.

A. Oxigênio suplementar. A hipoxia é um potente vasoconstritor pulmonar. Portanto, no recém-nascido com suspeita de HPPRN ou com HPPRN documentada, a Sa_{O_2} pré-ductal e pós-ductal deve ser monitorada de modo contínuo. O uso de oxigênio suplementar para alcançar normoxia ou hiperoxia é a medida mais importante para reduzir a RVP anormalmente elevada. Se houver hipoxemia, deve-se administrar oxigênio suplementar suficiente a todo neonato pré-termo tardio, quase a termo ou a termo para manter oxigenação adequada e minimizar a hipoperfusão do órgão-alvo e a acidemia láctica. Os dados laboratoriais sugerem que a exposição excessiva ao oxigênio libera radicais livres que agravam a hipertensão pulmonar; por conseguinte, existem controvérsias sobre o ponto de ajuste ideal para a Sa_{O_2}. Nosso objetivo é manter Sa_{O_2} pós-ductal acima de 90% para assegurar oxigenação tecidual adequada e abaixo de 98% para evitar hiperoxemia. Acesso arterial é indicado para monitorar os gases sanguíneos e a pressão arterial.

B. Intubação e ventilação mecânica. Suporte respiratório máximo é instituído quando a hipoxemia persiste a despeito da administração plena de oxigênio suplementar, e/ou insuficiência respiratória é demonstrada por hipercapnia acentuada e acidemia. As condutas específicas para o suporte respiratório e a ventilação mecânica variam em diferentes centros médicos. Nossa abordagem mantém valores fisiológicos de Pa_{O_2} e Pa_{CO_2}, porém evita hiperoxia e hiperventilação. Como os recém-nascidos com HPPRN apresentam acentuada labilidade, indica-se uma abordagem conservadora de redução gradual do suporte até alcançar estabilidade durante 12 a 24 horas. As metas-alvo sugeridas são as seguintes: Sa_{O_2}, 90 a 98%, Pa_{CO_2}, 40 a 50 mm Hg, e pH de 7,30 a 7,40.

1. Tanto a natureza da anormalidade parenquimatosa pulmonar subjacente, se houver alguma, quanto a labilidade ou estabilidade clínica do recém-nascido são fatores importantes a considerar durante a escolha da estratégia de assistência respiratória.

   a. Se não houver doença alveolar pulmonar, a pressão intratorácica alta pode comprometer o débito cardíaco e elevar a RVP. A estratégia ótima para esse grupo de neonatos envolve rápida ventilação mecânica, com baixa pressão e tempo inspiratório curto no esforço de minimizar a pressão intratorácica e modular os efeitos da ventilação sobre o retorno venoso pulmonar e o débito cardíaco.

   b. Quando a HPPRN complica uma doença pulmonar parenquimatosa, as estratégias ventilatórias devem otimizar o tratamento do neonato com doença pulmonar primária. A ventilação oscilatória de alta frequência (HFOV) ou a ventilação de alta frequência a jato (VAFJ) são frequentemente úteis no tratamento de neonatos cuja HPPRN esteja associada a doença parenquimatosa pulmonar grave. A VAFJ parece ser muito útil na pneumonia por aspiração de mecônio e extravasamento de ar. A HFOV é comprovadamente mais efetiva do que a ventilação mecânica convencional na administração de iNO a recém-nascidos cuja HPPRN é complicada por doença parenquimatosa.

C. iNO. O NO é uma substância de ocorrência natural produzida pelas células endoteliais. Seja produzido pelo endotélio pulmonar ou fornecido pelo circuito do respirador, o NO difunde-se para as células musculares lisas, aumenta o monofosfato de guanosina cíclico (cGMP) intracelular, relaxa o músculo liso vascular e causa vasodilatação pulmonar. Na circulação, o NO liga-se à hemoglobina e é inativado bioquimicamente; portanto, quando administrado por inalação, causa pouca ou nenhuma vasodilatação sistêmica ou hipotensão. O iNO administrado por ventilação convencional ou de alta frequência em doses de 1 a 20 partes por milhão (ppm) causa vasodilatação pulmonar mas não sistêmica e, assim, reduz a RVP seletivamente. Em uma revisão sistemática realizada pela Cochrane Collaboration, o NOi foi considerado útil na redução da necessidade de ECMO por neonatos a termo com insuficiência respiratória grave. A metemoglobinemia é uma toxicidade séria em potencial do tratamento com iNO, que é rara com doses de 20 ppm ou menos. Medimos os níveis de metemoglobina (metHb) 24 horas após a instituição do tratamento. Se forem detectados níveis de metHb > 7%, reduzimos o iNO. Se for constatada a persistência de altos níveis, apesar da redução da dose ou da interrupção do iNO, deve-se instituir

344 Parte 5 | Distúrbios Respiratórios

uma intervenção imediata para reduzir os níveis de metHb. Continuamos monitorando os níveis de metHb em recém-nascidos tratados com altas doses de iNO por períodos prolongados. Outra complicação em potencial do tratamento iNO é a hipoxemia de rebote que ocorre quando o iNO é abruptamente suspenso. Por isso, o iNO deve ser reduzido muito gradualmente e não suspenso totalmente até que oxigenação adequada possa ser mantida com uma dose de iNO de 1 ppm com uma concentração de oxigênio abaixo de 50%. Como nem todos os neonatos com HPPRN respondem ao iNO e alguns pioram rapidamente, recomendamos o tratamento de recém-nascidos em estado crítico com HPPRN em um centro no qual iNO e ECMO estejam disponíveis.

1. A dose inicial habitual de iNO é de 20 ppm, administrada pelo circuito do respirador. À medida que o recém-nascidos melhorar, e a concentração de oxigênio inspirado for inferior a 50%, o iNO é reduzido de modo gradual para aproximadamente metade da dose (p. ex., 20 para 10 e para 5 ppm no decorrer de um período de 12 a 24 horas, de acordo com a tolerância) e, em seguida, de modo mais gradual para 2 e, por fim, 1 ppm. A saturação de oxigênio do recém-nascido em resposta a cada etapa de redução da dose é observada antes de prosseguir o desmame e/ou interromper o medicamento.

2. O iNO é mais efetivo quando administrado após recrutamento alveolar adequado. Isso pode ser realizado em pacientes com HPPRN e doença pulmonar difusa pelo uso concomitante de HFOV e/ou tratamento com surfactante.

3. Dados de uma série de casos recentes sugerem que a sildenafila, um inibidor da fosfodiesterase-5 que aumenta o NO endógeno por meio de inibição de seu metabolismo, mostra-se promissora para o tratamento da HPPRN. Os resultados de ensaios clínicos randomizados são aguardados para que esse tratamento possa ser recomendado.

D. ECMO. Se não houver hipoplasia pulmonar, ECMO salva a vida de aproximadamente 75 a 85% dos neonatos com HPPRN que não respondem ao tratamento convencional e/ou ao iNO (ver Capítulo 39). Dentre os neonatos a termo ou quase a termo que satisfazem os critérios de ECMO (diferença alveolo-arterial de oxigênio [$DAaO_2$] > 600 ou índice de oxigenação [IO] > 30 em duas gasometrias arteriais separadas por $\geq$ 30 min), tanto iNO quanto HFOV parecem reduzir a necessidade de tratamento com ECMO. Portanto, quando o estado clínico do recém-nascido permitir, uma breve prova terapêutica com HFOV e/ou iNO é geralmente instituída antes do início da ECMO.

E. Sedação e analgesia. Como a liberação de catecolaminas ativa os receptores alfa-adrenérgicos pulmonares, desse modo elevando a RVP potencialmente, um analgésico narcótico que bloqueie a resposta de estresse, como infusão de fentanila (1 a 4 μg/kg/h), é uma terapia adjuvante proveitosa. O sulfato de morfina (infusão de 0,05 a 0,1 mg/kg/hora) constitui um sedativo alternativo, que é mais bem usado quando o lactente não apresenta hipotensão. Os recém-nascidos com HPPRN raramente necessitam de bloqueio neuromuscular com pancurônio (0,1 mg/kg/dose; cada 1 a 4 h SOS) para obter relaxamento muscular e sincronizar plenamente a respiração com a ventilação mecânica (ver Capítulo 67).

F. Alcalose metabólica. O equilíbrio acidobásico neutro (pH de 7,30 a 7,40) também diminui a hipertensão pulmonar hipóxica. O pH neutro a alcalótico, em vez de uma Pa_{CO_2} baixa, constitui o estímulo fisiológico que reduz a RVP. Isso pode ser obtido pela normalização da troca gasosa pulmonar e/ou uso conservador de tratamento metabólico com bicarbonato de sódio, dispensando atenção cuidadosa para os riscos associados de sobrecarga excessiva de sódio e elevação dos níveis de Pa_{CO_2} nos recém-nascidos inadequadamente ventilados. Devido a relatos anteriores de efeitos adversos associados ao uso de trometamina (THAM) em neonatos, não recomendamos a sua utilização para o tratamento de recém-nascidos com HPPRN.

G. Suporte hemodinâmico (ver Capítulo 40). Um débito cardíaco ideal é necessário para maximizar a oxigenação tecidual e o conteúdo venoso misto de oxigênio. Uma limitação na prática neonatal atual é o déficit de tecnologia universalmente disponível para avaliar o débito cardíaco e a perfusão dos órgãos-alvo. Embora métodos não invasivos de avaliação do débito cardíaco estejam em desenvolvimento, eles não estão amplamente disponíveis atualmente. Na ausência de medidas diretas do débito cardíaco, o suporte hemodinâmico de recém-nascidos com HPPRN é geralmente orientado pela pressão arterial sistêmica necessária para superar a RVP elevada e reduzir ou eliminar o *shunt* hemodinâmico direita-esquerda. A perfusão dos órgãos-alvo é avaliada indiretamente pelo equilíbrio acidobásico (*i. e.*, ocorrência ou não de acidose lática). Como muitos recém-nascidos com HPPRN apresentam RVP que está na pressão arterial sistêmica normal ou quase normal, nós estabelecemos habitualmente metas iniciais de tratamento para elevar a pressão arterial sistêmica de modo gradual até níveis de 50 a 70 mmHg (sistólica) e 45 a 55 mmHg (média) e avaliar o *shunt* hemodinâmico a cada intervalo de aumento. À medida que o recém-nascido melhorar e a RVP diminuir, ele conseguirá tolerar pressões arteriais mais baixas sem exibir *shunt* hemodinâmico. Por conseguinte, a reavaliação contínua do estado hemodinâmico e a revisão do plano de tratamento são componentes essenciais no manejo do lactente com HPPRN.

1. **Expansão do volume.** O suporte do volume intravascular pode ser uma medida adjuvante importante para os neonatos com HPPRN acompanhada de distúrbios fisiopatológicos associados a depleção do volume intravascular (p. ex., hemorragia, hidropisia, extravasamento capilar) ou RVS reduzida (p. ex., choque séptico) ou hipotensão sistêmica. O soro fisiológico (NaCl a 0,9%, 10 mℓ/kg durante 20 a 30 min) é usado com mais frequência; se houver hemorragia ou extravasamento capilar excessivo, são também utilizados concentrados de hemácias. No tratamento de neonatos com evidências de extravasamento capilar acentuado, evitamos o uso de albumina a 5% porque, nessas circunstâncias, ela também extravasa dos capilares e agrava o edema intersticial.

2. **Tratamento farmacológico.** No contexto clínico da HPPRN, os agentes cardiotônicos, como dobutamina, e os vasopressores, como dopamina e/ou epinefrina, são frequentemente úteis. Quando a função cardíaca está muito comprometida, e o neonato não responde à dobutamina, a administração de milrinona – um agente que aumenta o débito cardíaco e também diminui a RVP – pode ser útil.

    a. A dobutamina, uma catecolamina sintética com estrutura química semelhante à do isoproterenol, apresenta efeito mais inotrópico do que cronotrópico sobre o coração, graças principalmente à estimulação beta1-adrenérgica.

    b. A dopamina é frequentemente usada em doses moderadas (3 a 5 µg/kg/minuto) a altas (6 a 20 µg/kg/minuto) para suporte da pressão arterial sistêmica e melhora do débito cardíaco por meio de estimulação dos receptores alfa e beta-adrenérgicos. A dopamina em baixas doses (1 a 2 µg/kg/minuto) também oferece o benefício de aumento do fluxo sanguíneo mesentérico e renal. A dopamina pode aumentar a RVP por meio de seus efeitos alfa-adrenérgicos, particularmente quando administrada em maior velocidade de infusão (>10 µg/kg/minuto).

    c. A epinefrina (0,03 a 0,10 µg/kg/minuto) estimula os receptores tanto alfa como beta-adrenérgicos; por conseguinte, mostra-se principalmente útil para elevar a pressão arterial sistêmica por meio de aumento do débito cardíaco e vasoconstrição periférica acentuada. Aconselha-se ter cautela no uso de infusão de epinefrina, visto que a estimulação dos receptores alfa-adrenérgicos pulmonares pode resultar em vasoconstrição pulmonar e elevação da RVP, podendo haver redução da perfusão de outros órgãos-alvo (p. ex., renal e mesentérica).

H. Correção das anormalidades metabólicas. As anormalidades bioquímicas podem contribuir para o *shunt* direita-esquerda por comprometimento da função cardíaca. A correção da hipoglicemia e da hipocalcemia é importante no tratamento de neonatos com HPPRN a fim de fornecer substratos adequados para a função miocárdica e respostas apropriadas aos agentes inotrópicos (ver Capítulos 24 e 25).

I. Correção da policitemia. A hiperviscosidade associada à policitemia aumenta a RVP e está associada à liberação de substâncias vasoativas por meio de ativação plaquetária. Deve-se considerar exsanguineotransfusão parcial para reduzir o hematócrito até 50 a 55% no recém-nascido com HPPRN cujo hematócrito central seja superior a 65% (ver Capítulo 46).

J. Agentes farmacológicos adicionais. O tratamento farmacológico visa aos objetivos simultâneos de otimizar o débito cardíaco, aumentar a pressão arterial sistêmica e reduzir a RVP. A consideração de diagnósticos associados e diferenciais e da patogenia conhecida ou hipotética do *shunt* hemodinâmico direita-esquerda pode ser útil à seleção do melhor agente ou combinação de agentes para um dado recém-nascido. Atualmente, os dados são insuficientes para apoiar o uso de outros agentes farmacológicos propostos na HPPRN, como sildenafila, adenosina, sulfato de magnésio, bloqueadores dos canais de cálcio, prostaciclina inalante, nitrito de etila inalante e tolazolina inalante ou intravenosa.

K. Controvérsias terapêuticas. Há substancial variação interinstitucional quanto às abordagens diagnóstica e terapêutica da HPPRN. Alguns centros relataram sucesso no tratamento da HPPRN sem ventilação mecânica, iNO ou ECMO.

VI. Desfechos pós-neonatais de recém-nascidos com HPPRN. A disponibilidade combinada de

iNO e ECMO proporcionou redução da taxa de mortalidade associada à HPPRN de 25 a 50% para 10 a 15%. Os sobreviventes da HPPRN permanecem sob risco significativo de sequelas clínicas e neurodesenvolvimentais. Estudos clínicos controlados sugerem que o risco de sequelas mórbidas não é afetado por tratamento(s) específico(s) da HPPRN. Os recém-nascidos que apresentam HPPRN correm risco de aproximadamente 20% de re-hospitalização no primeiro ano após a alta, e de 20 a 46% de deficiências auditiva, cognitiva ou neurodesenvolvimental.

Leitura sugerida

Abman SH. Recent advances in the pathogenesis and treatment of persistent pulmonary hypertension of the newborn. *Neonatology* 2007;91(4):283–290.

Konduri GG, Kim UO. Advances in the diagnosis and management of persistent pulmonary hypertension of the newborn. *Pediatr Clin North Am* 2009;56(3):579–600.

Steinhorn RH. Neonatal pulmonary hypertension. *Pediatr Crit Care Med* 2010;11 (Suppl 2):S79–S84.

37 Hemorragia Pulmonar[1]

Kirsten A. Kienstra

I. Definição. A hemorragia pulmonar é definida no exame **histopatológico** como o achado de eritrócitos nos alvéolos e/ou interstício pulmonar; os recém-nascidos que sobrevivem por mais de 24 horas mostram predominância de hemorragia intersticial. A hemorragia confluente envolvendo pelo menos dois lobos do pulmão é chamada de hemorragia pulmonar *maciça*. Há menos acordo quanto à definição **clínica**. Comumente, a hemorragia pulmonar é definida como o achado de líquido hemorrágico na traqueia, acompanhada por descompensação respiratória que exige maior suporte respiratório ou intubação nos 60 min seguintes ao aparecimento do líquido.

II. Fisiopatologia. Os mecanismos precisos subjacentes à hemorragia pulmonar permanecem incertos. A hemorragia pulmonar provavelmente resulta de condições heterogêneas que convergem para uma via fisiológica final comum.

A. Acredita-se que a hemorragia pulmonar resulte de edema pulmonar hemorrágico, em vez de sangramento direto no pulmão, com base em estudos de efluentes pulmonares que apresentavam concentração relativamente baixa de eritrócitos em comparação com o sangue total.

B. A insuficiência ventricular esquerda aguda, causada por hipoxia e outras condições, pode levar ao aumento da pressão capilar pulmonar e à lesão do endotélio capilar. Isso pode resultar em aumento da transudação e extravasamento para o interstício e, por fim, para o espaço aéreo pulmonar.

C. Os fatores que afetam a integridade da barreira epitélio-endotelial dos alvéolos ou a pressão de filtração por meio dessas membranas podem predispor os recém-nascidos à hemorragia pulmonar.

D. Os distúrbios da coagulação podem agravar a hemorragia pulmonar, mas acredita-se que não sejam os responsáveis por iniciar a condição.

III. Epidemiologia. A incidência da hemorragia pulmonar clinicamente aparente é de 1 a 12 por 1.000 nascidos vivos. É difícil determinar a incidência acurada, visto que a definição clínica não é uniforme e o diagnóstico definitivo exige exame histopatológico (que pode não estar disponível, pois o evento não foi fatal ou a permissão para o exame histopatológico não foi obtida). Em grupos de alto risco, como recém-nascidos pré-termo e com restrição de crescimento, a incidência aumenta para cerca de 50 por 1.000 nascidos vivos. Em estudos de necropsia, a hemorragia pulmonar é muito mais prevalente. Alguns estudos relatam hemorragia em até 68% dos recém-nascidos necropsiados, com ocorrência de hemorragia pulmonar grave em 19% dos recém-nascidos que morreram na primeira semana de vida. Na maioria dos casos, a morte ocorreu 2 a 4 dias após o nascimento.

IV. Fatores predisponentes. A hemorragia pulmonar tem sido associada a muitos fatores e condições predisponentes, como síndrome de angústia respiratória do recém-nascido (SARRN), restrição de crescimento intrauterino, asfixia intrauterina e intraparto, infecção, cardiopatia congênita, intoxicação por oxigênio, aspiração de sangue materno, hipotermia grave, embolia pulmonar difusa e defeitos do ciclo da ureia acompanhados de hiperamonemia. Os fatores de risco incluem as condições que predispõem o recém-nascido a aumento da pressão de enchimento do ventrículo esquerdo, aumento do fluxo sanguíneo pulmonar, drenagem venosa pulmonar comprometida ou má contratilidade cardíaca. Os fatores a seguir foram ligados à hemorragia pulmonar:

---

[1] Esta é a revisão de um capítulo escrito por Nancy A. Louis na edição anterior.

Parte 5 | Distúrbios Respiratórios

A. Persistência do canal arterial (PCA). A persistência do canal arterial é um fator de risco significativo para a hemorragia pulmonar. O fluxo sanguíneo pulmonar aumentado e a função ventricular comprometida acompanham a diminuição da resistência vascular pulmonar, resultando em lesão microvascular pulmonar e edema pulmonar hemorrágico

B. Surfactante exógeno. A hemorragia pulmonar parece ser uma complicação da terapia com surfactante. No entanto, os benefícios globais do tratamento com surfactante superam seus riscos. Uma meta-análise da Cochrane de quatro estudos utilizando surfactante profilático sintético, livre de proteína, mostrou um aumento na incidência de PCA e hemorragia pulmonar em comparação aos controles tratados com placebo. Outra meta-análise da Cochrane envolvendo 11 estudos, utilizando surfactantes sintéticos ou derivados de animais, também mostrou um aumento significativo na hemorragia pulmonar. No entanto, esse achado foi principalmente decorrente do aumento na hemorragia pulmonar em recém-nascidos tratados com preparações profiláticas de surfactantes sintéticos. O risco de hemorragia pulmonar não foi maior em recém-nascidos tratados com surfactante natural ou sintético utilizando uma estratégia de resgate. O aumento relatado na hemorragia pulmonar provavelmente resulta das mudanças associadas ao surfactante na hemodinâmica e complacência pulmonar, com *shunt* esquerdo-direito por meio do canal arterial persistente e aumento do fluxo sanguíneo pulmonar

C. Sepse. A sepse grave parece aumentar o risco de hemorragia pulmonar, provavelmente em decorrência da maior permeabilidade capilar pulmonar e potencialmente exacerbada pela trombocitopenia e coagulopatia associadas.

V. Manifestação clínica. Faz-se o diagnóstico clínico de hemorragia pulmonar quando ocorre descompensação cardiorrespiratória súbita associada ao achado de líquido hemorrágico nas vias respiratórias superiores. Apenas uma pequena porcentagem das hemorragias pulmonares observadas na necropsia é evidente clinicamente. Isso provavelmente decorre da dificuldade de diagnosticar a hemorragia confinada ao espaço intersticial, sem propagação para as vias respiratórias. Quando não há secreção hemorrágica, a deterioração respiratória é geralmente atribuída a outras causas.

VI. Avaliação

A. Anamnese e exame físico. A anamnese meticulosa pode ajudar a identificar os fatores predisponentes, como riscos de infecção ou existência de PCA. Ao exame físico, os recém-nascidos com hemorragia pulmonar apresentam líquido espumoso rosa ou vermelho nas vias respiratórias e sinais de descompensação respiratória. O sangramento isolado, na ausência de deterioração respiratória, pode resultar de erosão ou ulceração nas vias respiratórias superiores e não representa hemorragia pulmonar.

B. Avaliação radiográfica. O diagnóstico clínico de hemorragia pulmonar pode ser facilitado pelas alterações radiográficas que a acompanham. As alterações inespecíficas da radiografia de tórax incluem infiltrados difusos "em algodão" ou opacificação de um ou ambos os pulmões com broncograma aéreo.

C. Exames laboratoriais. Os exames laboratoriais refletem o comprometimento cardiopulmonar, com acidose metabólica associada ou mista, queda do hematócrito e, às vezes, evidências de coagulopatia. Na maioria dos casos, a coagulopatia acaba sendo decorrente da hemorragia, não de um fator precipitante.

VII. Tratamento. Como a patogênese subjacente ainda não está clara, o tratamento continua sendo de suporte. A abordagem geral envolve desobstruir as vias respiratórias do líquido hemorrágico e restaurar a ventilação adequada.

A. Forneça respiração com pressão positiva (PEEP). O uso de PEEP elevada, de 6 a 8 cmH_2O, ajuda a diminuir o efluxo de líquido intersticial para o espaço alveolar.

B. Restaure a estabilidade hemodinâmica. Corrija a instabilidade hemodinâmica com reposição volêmica, incluindo a reposição de concentrado de hemácias, e considere a prescrição de fármacos vasoativos, conforme necessário.

Capítulo 37 | Hemorragia Pulmonar **349**

C. Corrija a acidose. Restaure tanto a ventilação quanto a pressão arterial adequada para melhorar a acidose.

D. Considere um ecocardiograma. Uma avaliação ecocardiográfica pode ajudar na avaliação da função ventricular, na necessidade de fármacos vasoativos e na possível contribuição de um canal arterial persistente. Considere o fechamento farmacológico ou cirúrgico do canal arterial persistente, quando hemodinamicamente significativo.

E. Identifique outros fatores predisponentes. Potenciais fatores contribuintes adicionais, como sepse e coagulopatia, precisam ser abordados.

F. Estratégia para a ventilação. Não se sabe se o uso da ventilação de alta frequência para fornecer alta pressão média às vias respiratórias, limitando as excursões de volume corrente, é mais efetivo do que a ventilação convencional para minimizar o acúmulo de líquido intersticial e alveolar adicional.

G. Valor do tratamento com surfactante. Tem-se considerado o tratamento com surfactante, após a hemorragia pulmonar, para a continuação do tratamento da deficiência primária de surfactante na SARRN ou para o tratamento da deficiência secundária de surfactante resultante do edema hemorrágico das vias respiratórias. Após a hemorragia pulmonar, a hemoglobina, as proteínas plasmáticas e os lipídios da membrana celular presentes no espaço aéreo podem inativar o surfactante. A reposição com surfactante exógeno pode reverter a inibição, conforme demonstrado no quadro de aspiração de mecônio. Uma pequena revisão de casos retrospectiva revelou uma diminuição no índice de oxigenação (IO) de recém-nascidos tratados com surfactante após uma hemorragia pulmonar, embora o índice de oxigenação tenha permanecido elevado, acima do nível anterior à hemorragia. Após uma hemorragia, a complacência pulmonar diminuída pode evitar ou atenuar outras alterações na perfusão pulmonar associadas ao surfactante que conferem um risco aumentado de edema pulmonar antes da hemorragia. Nesses casos, os potenciais benefícios do tratamento com surfactante exigem uma investigação mais profunda, e o tratamento deve ser decidido analisando-se cada caso.

VIII. Prognóstico. É difícil determinar o prognóstico em parte devido à dificuldade de se estabelecer um diagnóstico clínico para essa condição. Acreditava-se que a hemorragia pulmonar era uniformemente fatal antes da ventilação mecânica, embora isso tenha sido baseado no diagnóstico histopatológico, excluindo, portanto, os recém-nascidos com hemorragias mais leves que sobreviveram. Um pequeno estudo de caso retrospectivo com recém-nascidos de muito baixo peso com hemorragia pulmonar sugere que, embora a taxa de mortalidade permaneça alta, a ocorrência de hemorragia pulmonar não aumenta significativamente o risco de subsequente deficiência pulmonar ou no desenvolvimento neurológico dos sobreviventes.

38 Extravasamento de Ar Pulmonar

Mohan Pammi

I. Histórico

A. Fatores de risco. Os principais fatores de risco do extravasamento de ar são ventilação mecânica e distúrbios pulmonares. Fatores de risco comuns em neonatos prematuros incluem a síndrome de desconforto respiratório (SDR), sepse e pneumonia. A terapia com surfactante para a SDR diminuiu, sobremodo, a incidência de pneumotórax. Os fatores de risco comuns em neonatos a termo são aspiração de mecônio, sangue ou líquido amniótico; pneumonia; e malformações congênitas.

B. Patogenia. As síndromes de extravasamento de ar originam-se via mecanismo comum. As pressões transpulmonares que excedem a resistência à tração das vias respiratórias terminais não cartilaginosas e dos sáculos alveolares podem lesionar o epitélio respiratório. A perda da integridade epitelial viabiliza a entrada do ar no interstício, causando enfisema intersticial pulmonar. A elevação persistente da pressão transpulmonar facilita a dissecção do ar até a pleura visceral e/ou o hilo pelos espaços peribrônquicos e perivasculares. Em circunstâncias raras, o ar penetra as veias pulmonares e resulta em embolia gasosa. A ruptura da superfície pleural possibilita que o ar adventício descomprima-se para o espaço pleural, causando pneumotórax. Seguindo um caminho de menor resistência, o ar pode dissecar do hilo e para o mediastino, resultando em pneumomediastino, ou para o pericárdio, produzindo pneumopericárdio. O ar no mediastino pode descomprimir-se para o espaço pleural, os planos fasciais do pescoço e pele (enfisema subcutâneo) ou o retroperitônio. Por sua vez, o ar retroperitoneal pode romper o peritônio (pneumoperitônio) ou dissecar até a bolsa escrotal ou pregas labiais.

  1. **Elevações da pressão transpulmonar.** As primeiras incursões respiratórias do recém-nascido podem causar pressão inspiratória negativa acima de 100 cm H_2O. Ventilação desigual decorrente de atelectasia, deficiência de surfactante, hemorragia pulmonar ou retenção de líquido pulmonar fetal podem elevar a pressão transpulmonar. Isso, por sua vez, acarreta hiperdistensão e ruptura alveolares. De modo semelhante, a aspiração de sangue, líquido amniótico ou mecônio pode facilitar a hiperdistensão alveolar por um mecanismo de válvula esférica.
  2. **Na presença de doença pulmonar, a ventilação com pressão positiva eleva o risco de extravasamento de ar.** A alta pressão nas vias respiratórias necessária para alcançar oxigenação e ventilação adequadas em neonatos com baixa complacência pulmonar (p. ex., hipoplasia pulmonar, SDR, inflamação, edema pulmonar) aumenta o risco ainda mais. Pressões transpulmonares excessivas podem ocorrer quando as pressões do respirador não são reduzidas à medida que a complacência pulmonar aumenta. Essa situação às vezes ocorre em recém-nascidos com SDR que melhoram rapidamente após tratamento com surfactante. Os neonatos pré-termo sob ventilação mecânica que fazem esforços expiratórios contra as incursões do respirador também estão sob risco mais alto de pneumotórax.
  3. **Traumatismo direto às vias respiratórias também causa extravasamento de ar.** Laringoscópios, tubos endotraqueais, cateteres de aspiração e sondas alimentares mal posicionadas podem danificar o revestimento das vias respiratórias e oferecer uma porta de entrada para o ar.

II. Tipos de extravasamento de ar

A. Pneumotórax. O pneumotórax espontâneo ocorre em 0,07% dos recém-nascidos de resto sadios. Um em 10 neonatos acometidos é sintomático. As altas pressões inspiratórias e a ventilação desigual que ocorrem nos estágios iniciais da insuflação pulmonar podem contribuir para esse fenômeno. O pneumotórax é mais comum em neonatos tratados com ventilação mecânica para uma doença pulmonar subjacente.

Os sinais clínicos de pneumotórax abrangem desde alterações insidiosas nos sinais vitais até o colapso cardiovascular completo que frequentemente acompanha um pneumotórax hipertensivo. À medida que a pressão intratorácica sobe, há redução do volume pulmonar, desvio do mediastino, compressão das

Capítulo 38 | Extravasamento de Ar Pulmonar **351**

veias intratorácicas grandes e aumento da resistência vascular pulmonar. O efeito final é aumento da pressão venosa central e diminuição da pré-carga e, por fim, do débito cardíaco. Deve-se considerar a presença de pneumotórax em neonatos sob ventilação mecânica que apresentam alterações inexplicadas na hemodinâmica, complacência pulmonar ou oxigenação e ventilação.

1. **Diagnóstico**
   a. **Exame físico**
      i. Os sinais de dificuldade respiratória incluem taquipneia, gemência, batimentos de asas do nariz e retrações.
      ii. Cianose.
      iii. Assimetria torácica com expansão do lado acometido.
      iv. Episódios de apneia e bradicardia.
      v. Desvio do *ictus cordis*.
      vi. Diminuição ou abafamento do murmúrio respiratório no lado acometido.
      vii. Distensão abdominal por deslocamento do diafragma.
      viii. Alterações dos sinais vitais. Com coleções menores de ar extrapulmonar, podem ocorrer aumentos compensatórios na frequência cardíaca e pressão arterial. Quando a quantidade de ar no espaço pleural aumenta, a pressão venosa central sobe e podem sobrevir hipotensão grave, bradicardia, apneia, hipoxia e hipercapnia.
   b. **Gasometria arterial.** As alterações nos valores dos gases sanguíneos arteriais são inespecíficas e demonstram P_{O_2} reduzida e P_{CO_2} elevada (e pH reduzido).
   c. **Radiografia de tórax.** As incidências anteroposteriores (AP) podem mostrar hemitórax hipertransparente, separação das pleuras visceral e parietal, achatamento do diafragma e desvio mediastinal. Coleções menores de ar intrapleural são detectáveis embaixo da parede anterior por meio de uma incidência lateral com raios X transversais à mesa; contudo, a incidência AP é necessária para identificar o lado afetado. A incidência em decúbito lateral (Laurel), com o lado suspeito de pneumotórax para cima, ajuda a detectar um pneumotórax pequeno e pode auxiliar na diferenciação de pregas cutâneas, enfisema lobar congênito, malformações adenomatoides císticas e bolhas superficiais que às vezes conferem o aspecto de ar intrapleural.
   d. **Transiluminação.** Uma fonte de luz de fibra óptica de alta intensidade pode demonstrar o pneumotórax. Essa técnica é menos sensível em neonatos com edema da parede torácica ou edema intersticial pulmonar (EIP) intenso, em neonatos extremamente pequenos com parede torácica delgada ou em neonatos a termo com parede torácica espessa ou pele escura. Com frequência, realiza-se transiluminação inicial nos recém-nascidos sob risco de extravasamento de ar.
   e. **Aspiração com agulha.** Na situação clínica de deterioração rápida, a toracocentese pode confirmar o diagnóstico e ser terapêutica (ver seção II.A.2.b.).

2. **Tratamento**
   a. **Conduta conservadora.** Observação estreita pode ser adequada para recém-nascidos que não tenham doença pulmonar subjacente ou não estejam recebendo assistência complexa (como ventilação mecânica), não tenham dificuldade respiratória significativa e não apresentem extravasamento de ar contínuo. O ar extrapulmonar geralmente desaparece em 24 a 48 horas. Embora alguns desses neonatos possam precisar de aumento da concentração de O_2 ambiente, não costumamos administrar oxigênio a 100%.
   b. **Aspiração com agulha.** A toracocentese com agulha *butterfly* ou cateter intravenoso com agulha interna pode ser usada para tratar um pneumotórax sintomático. A aspiração com agulha pode ser curativa em neonatos que não estão recebendo ventilação mecânica e, muitas vezes, é uma medida contemporizadora naqueles sob ventilação mecânica. Nos recém-nascidos com comprometimento hemodinâmico grave, a toracocentese pode salvar a vida.
      i. Conecte uma agulha *butterfly*, calibre 23 ou 25, ou um cateter intravenoso, calibre 22 ou 24, a uma seringa de 10 a 20 mℓ previamente ligada a um *three-way*.
      ii. Identifique o segundo ou terceiro espaço intercostal na linha hemiclavicular e prepare a pele sobrejacente com solução antibacteriana.
      iii. Insira a agulha firmemente no espaço intercostal, introduzindo-a logo acima da borda superior da terceira costela. Isso reduz o risco de lacerar uma artéria intercostal, pois os vasos localizam-se

352 Parte 5 | Distúrbios Respiratórios

sobre a face inferior das costelas. Enquanto a agulha é inserida, solicite que um assistente aplique aspiração contínua com a seringa. Um fluxo de ar rápido entra na seringa quando a agulha penetra o espaço pleural. Uma vez no espaço pleural, não é mais preciso aprofundar a agulha. Isso reduz o risco de puncionar o pulmão enquanto o ar remanescente é evacuado.

iv. Um extravasamento de ar contínuo pode ser aspirado enquanto um dreno torácico é instalado (ver II.A.2.c.). Pode-se deixar a agulha *butterfly* no lugar ou, se um cateter intravenoso for utilizado, remover a agulha e deixar o cateter de plástico no lugar para aspiração adicional. Um segmento curto de tubo de extensão IV, por exemplo, um conector em "T", ligado ao canhão do cateter intravenoso possibilitará flexibilidade durante aspirações repetidas. Do contrário, remova a agulha depois que o fluxo de ar cessar.

c. Drenagem torácica. A drenagem torácica geralmente é necessária para evacuar os pneumotórax que se desenvolvem em recém-nascidos sob ventilação com pressão positiva. Frequentemente, esses extravasamentos de ar são contínuos e, se não tratados, provocam comprometimento hemodinâmico grave.

i. Instalação do dreno torácico

a) Selecione um dreno torácico de tamanho apropriado; drenos n°s 10 (menor) e 12 (maior) são adequados para a maioria dos neonatos.

b) Prepare a região torácica com solução antisséptica. Infiltre solução de lidocaína a 1% nos tecidos subcutâneos ao longo da quarta à sexta costelas na linha hemiclavicular. Administra-se uma dose apropriada de narcótico para controle da dor.

c) Na linha hemiclavicular no sexto espaço intercostal (EIC), faça uma incisão pequena (1 a 1,5 cm) na pele, paralela à costela. Devem-se evitar incisões do tecido mamário localizando a posição do mamilo e tecido circundante. Um local alternativo é na parte anterossuperior da parede torácica; contudo, dadas as possíveis complicações de lesão da artéria mamária interna e outros vasos regionais, não se costuma utilizar esse método.

d) Com uma pequena pinça hemostática curva, disseque o tecido subcutâneo sobre a costela. Crie um trajeto subcutâneo até o quarto EIC. Deve-se ter o cuidado de evitar a área do mamilo, o músculo peitoral e a artéria axilar.

e) Entre no espaço pleural no quarto EIC na interseção da linha mamilar logo anterior à linha hemiclavicular com a pinça hemostática fechada. Oriente a ponta da pinça por cima da costela, a fim de evitar traumatismo da artéria intercostal. Empurre a pinça hemostática através dos músculos intercostais e da pleura parietal. A escuta de um jato de ar indica penetração da pleura. Abra a pinça para alargar a abertura e deixe-a no lugar. Raramente utilizam-se trocartes, uma vez que esses instrumentos podem aumentar o risco de perfuração pulmonar.

f) Prenda a extremidade do dreno torácico com as pontas de uma pinça hemostática-mosquito. O dreno de tórax e a pinça devem estar em orientação paralela. Introduza o dreno através da incisão cutânea, dentro da abertura pleural e entre as pontas abertas da pinça. Após penetrar no espaço pleural, empurre o dreno torácico em direção anterior e cefálica girando as pontas curvas da pinça hemostática. Abra a pinça e introduza o dreno por alguns centímetros. Certifique-se de que os orifícios laterais do dreno torácico estejam no espaço pleural.

g) O dreno torácico é ocupado com vapor ao penetrar o espaço pleural.

h) Oriente o dreno torácico para a localização do ar pleural. O espaço pleural anterior geralmente é mais eficaz para recém-nascidos em decúbito dorsal.

i) Palpe a parede torácica ao redor do local de entrada para confirmar que o dreno torácico não esteja nos tecidos subcutâneos.

j) Conecte o dreno torácico a uma válvula de Heimlich (para transporte) ou um sistema de drenagem em selo d'água, como Pleur-evac®. Aplique pressão negativa (10 a 20 cm H_2O) ao sistema de drenagem em selo d'água.

k) Usando fio de sutura de seda 3-0 ou 4-0, feche a incisão cutânea. Realiza-se sutura em bolsa de tabaco ao redor do tubo ou uma sutura ininterrupta única em um dos lados do tubo. Fixe o dreno torácico envolvendo-o e, em seguida, amarrando as pontas da sutura cutânea ao seu redor. Pode-se colocar uma segunda alça em volta do dreno a 2 a 4 cm da superfície cutânea.

Capítulo 38 | Extravasamento de Ar Pulmonar **353**

l) Cubra o local de inserção com gaze vaselinada e curativo cirúrgico adesivo, de plástico, pequeno e transparente. Evita-se o excesso de faixas ou de curativos grandes, porque interferem no exame do tórax e podem retardar a descoberta de um dreno torácico deslocado.

m) Obtêm-se radiografias de tórax em AP e lateral para confirmar a posição e verificar a drenagem do ar pleural.

n) As radiografias podem revelar que o dreno torácico é ineficaz na evacuação do ar extrapulmonar. A causa mais comum de falha é uma posição do dreno no espaço pleural posterior ou tecido subcutâneo. Outras causas de drenagem ineficaz são perfuração do pulmão, diafragma ou mediastino pelo dreno. O ar extrapulmonar fora do espaço pleural, como pneumomediastino ou pseudocisto pulmonar subpleural, não será evacuado por um dreno torácico. As complicações da inserção de drenagem torácica incluem hemorragia, perfuração pulmonar, tamponamento cardíaco e lesão do nervo frênico.

ii. **Inserção de cateter tipo rabo de porco (*pigtail*)**

a) Os cateteres tipo rabo de porco podem ser um método menos traumático e mais rápido de aliviar um pneumotórax e podem ser preferíveis ao dreno torácico em lactentes prematuros.

b) Os cateteres tipo rabo de porco 8 F ou 10 F são inseridos pela técnica de Seldinger modificada. Após escolher e esterilizar o local de inserção, introduz-se uma agulha 18 G ou um cateter intravenoso 18 G no espaço pleural. O fio-guia é inserido por meio do cateter. Retira-se a agulha ou o cateter IV, mantendo o fio-guia no lugar e introduzindo um dilatador sobre o fio. Depois, o cateter tipo rabo de porco é inserido no espaço pleural sobre o fio-guia. O cateter é inserido até que sua curva esteja dentro do tórax.

iii. **Remoção do dreno torácico.** Quando a doença pulmonar do recém-nascido melhorar e a drenagem torácica parar de drenar ar por 24 a 48 horas, suspende-se a aspiração e deixa-se o dreno em selo d'água. Se a radiografia de tórax mostrar que não houve reacúmulo de ar extrapulmonar nas próximas 12 a 24 horas, remove-se o dreno torácico. Administra-se um narcótico para controle da dor antes da remoção do dreno torácico. A fim de reduzir a chance de introdução de ar no espaço pleural, cubra a ferida torácica com um pequeno curativo oclusivo durante a remoção do dreno. Remova o dreno torácico durante a expiração nos neonatos que respiram espontaneamente e durante a inspiração naqueles sob ventilação mecânica. Uma incursão mecânica ou com ambu manual garantirá a remoção do dreno torácico durante a fase inspiratória.

d. Pneumotórax persistente refratário às medidas rotineiras. Sempre inicia-se com ventilação oscilatória de alta frequência (HFOV) para diminuir a pressão média nas vias respiratórias e resolver extravasamentos de ar em neonatos sob ventilação mecânica. Em pacientes com extravasamentos de ar graves, a suplementação de oxigênio pode ser aumentada para viabilizar a redução da pressão média nas vias respiratórias. A radiologia intervencionista pode ser necessária para inserção de cateteres guiada por ultrassonografia ou fluoroscopia com o objetivo de drenar coleções de ar inacessíveis por técnicas convencionais. Raros lactentes com extravasamento de ar refratário necessitam de oxigenação por membrana extracorpórea (ECMO) (ver Capítulo 39).

3. **Complicações**

a. Comprometimentos ventilatório e circulatório profundos podem ocorrer e, se não tratados, levar à morte.

b. Pode sobrevir hemorragia intraventricular, possivelmente secundária a uma combinação de pressões cerebrovasculares flutuantes, redução do retorno venoso, hipercapnia, hipoxia e acidose.

c. Pode haver secreção inapropriada de hormônio antidiurético.

B. O **enfisema intersticial pulmonar (EIP)** é mais frequente em neonatos extremamente pré-termo com SDR ou sepse sob ventilação mecânica. O ar intersticial pode ser localizado ou estender-se envolvendo áreas significativas de um ou ambos os pulmões. O ar intersticial pode dissecar em direção ao hilo e à superfície pleural pelo tecido conjuntivo adventício em volta dos vasos linfáticos e pulmonares. Isso pode comprometer a drenagem linfática e o fluxo sanguíneo pulmonar. O EIP altera a mecânica pulmonar reduzindo a complacência, aumentando o volume residual e o espaço morto e ampliando a desigualdade da ventilação/perfusão. A ruptura do ar intersticial para dentro do espaço pleural e mediastino pode resultar em pneumotórax e pneumomediastino, respectivamente.

354 Parte 5 | Distúrbios Respiratórios

1. **Diagnóstico**
   a. O EIP frequentemente se desenvolve nas primeiras 48 horas após o nascimento.
   b. O EIP pode ser acompanhado de hipotensão, bradicardia, hipercapnia, hipoxia e acidose.
   c. O EIP tem dois padrões radiográficos: semelhante a cistos e linear. As transparências lineares irradiam-se do hilo pulmonar. Em alguns casos, bolhas grandes semelhantes a cistos conferem o aspecto de um pneumotórax.

2. **Tratamento**
   a. Se possível, tente reduzir a pressão média nas vias respiratórias diminuindo a pressão inspiratória máxima, a pressão expiratória final positiva (PEEP) e o tempo inspiratório. Geralmente utilizamos HFOV nos recém-nascidos com EIP, a fim de evitar grandes oscilações do volume pulmonar.
   b. O EIP unilateral pode melhorar se o neonato for posicionado com o pulmão afetado situado inferiormente.
   c. A aspiração endotraqueal e a ventilação com pressão positiva manual devem ser minimizadas.
   d. O EIP localizado intenso que não melhorou com tratamento conservador pode exigir colapso do pulmão afetado por intubação brônquica seletiva ou oclusão ou, raramente, ressecção cirúrgica.

3. **Complicações.** O EIP pode preceder complicações mais graves como pneumotórax, pneumopericárdio ou embolia gasosa.

C. Pneumomediastino. Ar mediastinal pode aparecer quando o ar intersticial pulmonar disseca até o mediastino ou quando ocorre traumatismo direto às vias respiratórias ou à faringe posterior.

1. **Diagnóstico**
   a. **Exame físico.** As bulhas cardíacas podem estar abafadas.
   b. **Radiografia de tórax.** As coleções de ar são centrais e geralmente elevam ou circundam o timo. Isso resulta no típico sinal "em vela de fortuna". O pneumomediastino é mais bem visto na incidência lateral.

2. **Tratamento**
   a. O pneumomediastino tem pouca importância clínica, e, em geral, os procedimentos de drenagem específicos são desnecessários.
   b. Raramente, sobrevém comprometimento cardiorrespiratório se o ar estiver sob tensão e não descomprimir para o espaço pleural, retroperitônio ou tecidos moles do pescoço. Essa situação pode exigir drenagem por mediastinotomia. Se o recém-nascido estiver sob ventilação mecânica, reduza a pressão média nas vias respiratórias, se possível.

3. **Complicações.** O pneumomediastino pode estar associado a outros extravasamentos de ar.

D. Pneumopericárdio. É a apresentação menos comum de extravasamento de ar em recém-nascidos, porém a causa mais comum de tamponamento cardíaco. Um pneumopericárdio assintomático, às vezes, é detectado como achado casual na radiografia de tórax. A maioria dos casos ocorre em neonatos pré-termo com SDR tratados com ventilação mecânica, precedida por EIP e pneumomediastino. A taxa de mortalidade para neonatos criticamente enfermos que apresentam pneumopericárdio é de 70 a 80%.

1. **Diagnóstico.** O pneumopericárdio deve ser considerado em neonatos sob ventilação mecânica que manifestam comprometimento hemodinâmico agudo ou subagudo.
   a. **Exame físico.** Embora os neonatos possam no início ter taquicardia e pressão de pulso reduzida, podem sobrevir rapidamente hipotensão, bradicardia e cianose. A ausculta revela bulhas cardíacas abafadas ou distantes. Pode haver crepitações pericárdicas (sinal de Hamman) ou um sopro típico semelhante a roda de moinho (*bruit de moulin*).
   b. **Radiografia de tórax.** As incidências AP mostram ar circundando o coração. Ar sob a face inferior do coração é diagnóstico.
   c. **Transiluminação.** Uma fonte de luz de fibra óptica de alta intensidade pode iluminar a região subesternal. A oscilação da luz com a frequência cardíaca ajuda a diferenciar entre o pneumopericárdio e o pneumomediastino ou pneumotórax medial.
   d. **Eletrocardiograma (ECG).** Voltagens reduzidas, manifestadas por menor tamanho do complexo QRS, são compatíveis com pneumopericárdio.

Capítulo 38 | Extravasamento de Ar Pulmonar **355**

2. **Tratamento.** Frequentemente consulta-se um cardiologista para neonatos que requerem intervenção.

    a. Tratamento conservador. Os neonatos assintomáticos que não estejam sob ventilação com pressão positiva podem ser tratados com conduta expectante. Os sinais vitais são monitorados estreitamente (especialmente as alterações na pressão de pulso). Obtêm-se radiografias de tórax frequentes até que o pneumopericárdio se resolva.

    b. Aspiração com agulha. O tamponamento cardíaco é um evento ameaçador à vida que requer pericardiocentese imediata.

        i. Prepare a área subxifoide com solução antisséptica.

        ii. Conecte um cateter intravenoso calibre 20 ou 22 com agulha interna a um segmento curto de tubo de extensão IV, e este a um *three-way* e seringa de 20 mℓ.

        iii. Insira o cateter no espaço subxifoide em ângulo de 30 a 45° e em direção ao ombro esquerdo do recém-nascido.

        iv. Solicite que um assistente aspire a seringa enquanto o cateter é introduzido.

        v. Tão logo haja aspiração de ar, pare de introduzir o cateter.

        vi. Empurre o cateter de plástico sobre a agulha e para dentro do espaço pericárdico.

        vii. Remova a agulha, reconecte o tubo IV ao canhão do cateter plástico, evacue o ar remanescente e remova o cateter.

        viii. Se o extravasamento de ar persistir, prepare a colocação de dreno pericárdico.

        ix. Se for aspirado sangue, retire o cateter imediatamente para evitar lacerar a parede ventricular.

        x. As complicações da pericardiocentese incluem hemopericárdio e laceração do ventrículo direito ou da artéria coronária descendente anterior esquerda.

    c. Drenagem pericárdica contínua. O pneumopericárdio frequentemente evolui para tamponamento cardíaco e pode recorrer. Um dreno pericárdico pode ser necessário para drenagem contínua. Utiliza-se o dreno pericárdico de maneira semelhante ao dreno torácico, porém a aspiração deve ser com menos pressão negativa (5 a 10 cm H_2O).

3. **Complicações.** Os neonatos ventilados que têm um pneumopericárdio drenado por aspiração com agulha frequentemente (80%) sofrem recorrência. O pneumopericárdio recorrente pode ocorrer dias após resolução aparente do evento inicial.

E. Outros tipos de extravasamento de ar

1. **Pneumoperitônio.** Ar intraperitoneal pode advir de ar extrapulmonar que se descomprime para a cavidade abdominal. Em geral, o pneumoperitônio tem pouca importância clínica, mas deve ser diferenciado do ar intraperitoneal resultante de perfuração de uma víscera. Raramente o pneumoperitônio prejudica a excursão diafragmática e compromete a ventilação. Nesses casos, a drenagem contínua pode ser necessária.

2. **Enfisema subcutâneo.** Pode-se detectar ar subcutâneo por palpação de crepitação na face, no pescoço ou na região supraclavicular. Grandes coleções de ar no pescoço, embora geralmente não tenham relevância clínica, podem ocluir parcialmente ou obstruir a traqueia cartilaginosa e compressível do neonato prematuro.

3. **Embolia gasosa sistêmica.** A embolia gasosa é uma complicação rara porém geralmente fatal do extravasamento de ar pulmonar. O ar pode entrar na vasculatura por ruptura do sistema venoso pulmonar ou por injeção inadvertida por meio de cateter intravascular. A presença de bolhas de ar no sangue coletado de um cateter arterial umbilical é diagnóstica.

Leitura sugerida

Cates LA. Pigtail catheters used in the treatment of pneumothoraces in the neonate. *Adv Neonatal Care* 2009;9:7–16.

Oxigenação por Membrana Extracorpórea

Gerhard K. Wolf e John H. Arnold

I. Histórico. A oxigenação por membrana extracorpórea (ECMO) é uma técnica de suporte à vida para recém-nascidos em insuficiência cardíaca ou respiratória refratários ao tratamento convencional.

A ECMO foi instituída a mais de 23 mil recém-nascidos no mundo inteiro até o momento (Quadros 39.1 e 39.2). O emprego da ECMO para insuficiência respiratória neonatal começou a declinar no início da década de 1990, enquanto o uso da ECMO para insuficiência cardíaca está aumentando. Essa tendência está associada aos avanços da assistência ventilatória e ao tratamento da insuficiência respiratória neonatal com surfactante e inalação de óxido nítrico.

Quadro 39.1 Prognóstico geral da ECMO neonatal por indicação – Extracorporeal Life Support Organization (ELSO) 2010.

Neonatal	Total de pacientes	Sobreviveram ao SVEC	Sobrevida até alta ou transferência
Respiratório	23.558	19.964 (85%)	17.720 (75%)
Cardíaco	3.909	2.338 (60%)	1.515 (39%)
ECMO-RCP	537	340 (63%)	203 (38%)

ECMO = oxigenação por membrana extracorpórea; RCP = reanimação cardiopulmonar; SVEC = suporte à vida extracorpóreo. ECLS, janeiro de 2010, publicado por Extracorporeal Life Support Organization, Ann Arbor, Michigan. "Total de pacientes" refere-se a todas as terapias de ECMO neonatal relatadas no cadastro da ELSO. "ECMO-RCP" refere-se aos pacientes neonatais colocados sob ECMO de emergência durante reanimação cardiopulmonar.

Quadro 39.2 Ciclos respiratórios neonatais por diagnóstico – Extracorporeal Life Support Organization (ELSO) 2010.

Categorias neonatais	Ciclos totais	Percentual de sobrevida
SAM	7.584	94
HDC	5.929	51
HPPRN/CFP	3.870	78
Sepse	2.617	75
SDR	1.484	84
Pneumonia	327	57
Síndrome de extravasamento de ar	117	74
Outras	1.939	63

SAM = síndrome de aspiração de mecônio; HDC = hérnia diafragmática congênita; HPPRN = hipertensão pulmonar persistente do recém-nascido; CFP = circulação fetal persistente; SDR = síndrome de desconforto respiratório.

II. Indicações e contraindicações

A. Insuficiência respiratória. As indicações da ECMO neonatal são: (i) insuficiência respiratória irreversível; e (ii) mortalidade prevista com tratamento convencional alta o bastante para justificar os riscos da ECMO. A ECMO também é considerada em pacientes com extravasamentos de ar ameaçadores à vida intratáveis por suporte ventilatório ideal e drenagem torácica. O **índice de oxigenação (IO)** é uma medida da gravidade da insuficiência respiratória e é calculado como: IO = pressão média nas vias respiratórias (MAP) × Fi_{O_2} / Pa_{O_2} × 100. É essencial documentar a evolução do IO por gasometrias seriadas, visto que pode variar. As indicações de ECMO variam em diferentes centros. Os critérios habituais são dois IO > 40 no decorrer de 1 hora, um IO de 60 com ventilação de alta frequência ou IO de 40 com instabilidade cardiovascular. Quando o IO é igual a 20, é necessário entrar logo em contato com um centro que disponha de ECMO para possível transferência.

B. Insuficiência cardíaca. A ECMO fornece suporte biventricular aos neonatos com insuficiência cardíaca. Em neonatos com defeitos cardíacos congênitos (síndrome do coração esquerdo hipoplásico, coarctação da aorta, atresia pulmonar, retorno venoso anômalo total), a ECMO é oferecida como uma ponte para o tratamento definitivo até que o estado do recém-nascido tenha se estabilizado. Outras indicações cardíacas são incapacidade de desmame da circulação extracorpórea, miocardiopatia e hipertensão pulmonar. Em qualquer neonato com insuficiência respiratória, hipoxia e opacidades bilaterais na radiografia de tórax, deve-se descartar a possibilidade de retorno venoso pulmonar anômalo total (RVPAT) antes de iniciar a ECMO. Uma vez iniciada a ECMO venoarterial (VA), o fluxo sanguíneo pulmonar é reduzido e pode ser difícil fazer o diagnóstico de RVPAT com auxílio apenas do ecocardiograma; esses pacientes podem necessitar de cateterismo cardíaco durante a ECMO para demonstrar a existência ou ausência de veias pulmonares que entrem no átrio esquerdo.

C. ECMO em resposta rápida (ECMO-reanimação cardiopulmonar [RCP]). No contexto de uma parada cardiorrespiratória presenciada, ECMO é realizada nos centros com equipe de resposta rápida. Os tempos de resposta da parada à canulação são idealmente de 15 a 30 min. É preciso dispor prontamente de um circuito de ECMO preenchido com soro fisiológico, em vez de produtos do sangue, e de uma equipe de ECMO 24 horas por dia para oferecer ECMO com reanimação cardiopulmonar (ECMO-RCP). RCP eficaz antes da canulação é essencial para um prognóstico favorável durante a ECMO em resposta rápida.

D. Tratamento intraparto *ex utero* (EXIT) para procedimento ECMO. Os vasos são canulados durante um parto cesáreo enquanto o recém-nascido permanece sob suporte placentário. As indicações abrangem hérnia diafragmática congênita grave, tumores pulmonares e lesões obstrutivas das vias respiratórias como grandes massas cervicais e tumores mediastinais.

E. Contraindicações. A ECMO deve ser realizada para tratar apenas distúrbios reversíveis. Consideram-se contraindicações absolutas lesão encefálica irreversível, hemorragia intraventricular ou intraparenquimatosa importante, peso < 1.500 g, idade gestacional < 34 semanas, anormalidades congênitas letais, coagulopatia grave, doença pulmonar crônica progressiva e RCP contínua por mais de uma hora antes do suporte com ECMO.

III. Fisiologia

A. Fluxo. A drenagem venosa sempre é passiva do paciente para o circuito de ECMO. A interrupção da drenagem venosa (hipovolemia, tamponamento cardíaco, pneumotórax) causa desligamento automático do circuito, pois qualquer pressão negativa poderia aí introduzir ar. O fluxo é determinado pelo retorno venoso e pela bomba de ECMO.

B. ECMO venoarterial (V-A). A ECMO V-A auxilia os sistemas cardíaco e respiratório e é indicada para a insuficiência cardíaca primária ou a insuficiência respiratória combinada com a insuficiência cardíaca secundária. Na ECMO V-A, o sangue é drenado de uma veia (veia jugular interna, veia femoral) e devolvido para o sistema arterial (artéria carótida interna). O débito cardíaco (DC) total do paciente é a soma do DC original e do fluxo da bomba resultante do circuito: $DC_{total} = DC_{original} + DC_{circuito}$.

C. ECMO venovenosa (V-V). A ECMO V-V auxilia apenas o sistema respiratório e é indicada para a insuficiência respiratória isolada. A ECMO V-V também pode ser considerada na insuficiência respiratória com instabilidade hemodinâmica, quando se acredita que a hipotensão e a instabilidade cardiovascular sejam causadas apenas por hipoxemia, pois a ECMO V-V geralmente causa rápida reversão da hipoxia e da acidose. A ECMO V-V prescinde de acesso à artéria carótida. Na ECMO V-V, o sangue é drenado e devolvido para a veia jugular por uma cânula de duplo lúmen. Parte do sangue retorna imediatamente para o circuito da ECMO. O restante do sangue oxigenado segue para o lado direito do

358 Parte 5 | Distúrbios Respiratórios

coração, leito vascular pulmonar, lado esquerdo do coração e circulação sistêmica. Como requisito para a ECMO V-V, a veia jugular interna tem de ser calibrosa o suficiente para uma cânula de duplo lúmen nº 14. A conversão para ECMO V-A é considerada na presença de hipotensão adicional, insuficiência cardíaca ou acidose metabólica. Dificuldades técnicas relacionadas com recirculação volumosa na cânula venosa também podem levar à necessidade de conversão para ECMO V-A. Em nossa instituição, a artéria carótida já é identificada no momento da canulação V-V. Na conversão para ECMO V-A, a cânula venosa é mantida no lugar e uma cânula arterial adicional é inserida na artéria carótida interna.

D. Transporte de oxigênio. O transporte de oxigênio é o produto do DC pelo conteúdo arterial de oxigênio. Durante a ECMO, muitos fatores contribuem para o transporte de oxigênio. O conteúdo arterial de oxigênio é determinado pela troca gasosa no oxigenador de membrana e pela troca gasosa nos pulmões neonatais. O DC é alterado apenas durante a ECMO V-A e determinado pelo fluxo da ECMO e pelo DC original do recém-nascido.

E. Remoção de dióxido de carbono. A remoção de dióxido de carbono (CO_2) é realizada pela membrana do circuito ECMO e pelos pulmões do paciente. A quantidade de CO_2 removida depende: da Pa_{CO_2} do sangue que circula pela membrana, da área de superfície da membrana e do fluxo de gás pelo pulmão de membrana ("fluxo de gás de varredura"). À medida que a função pulmonar fisiológica e o volume corrente melhoram, a Pa_{CO_2} diminui ainda mais e é preciso ajustar a ECMO. A remoção de CO_2 é extremamente eficiente durante a ECMO, até o ponto em que é necessário acrescentar CO_2 adicional ao circuito, a fim de evitar hipocapnia e alcalose respiratória.

F. Perfusão cerebral. A perfusão cerebral durante o choque é rapidamente restaurada após a instituição de ECMO V-A. Por outro lado, a drenagem venosa cerebral e a perfusão arterial para o cérebro são prejudicadas por cânulas calibrosas durante a ECMO. A circulação colateral para o cérebro durante a ECMO V-A no neonato é mantida pelo polígono de Willis. A artéria carótida frequentemente é ligada após a decanulação da ECMO, porém realizou-se com sucesso a reconstrução da artéria carótida. Os obstáculos à reconstrução arterial são um retalho da íntima, trombose arterial, infecções ou tensão excessiva à tentativa de reconstrução. Em nossa instituição, a artéria carótida foi reconstruída com sucesso em 25% dos pacientes. Não está claro se a reconstrução da artéria carótida melhora o prognóstico neurológico.

G. Perfusão renal. Durante a ECMO V-A, a onda da pressão de pulso arterial pode tornar-se amortecida porque a bomba contribui significativamente para o DC do paciente. Modelos recentes em animais sugerem que a perfusão renal não seja diferente durante a ECMO V-A em comparação com a V-V. O desclampeamento da ponte durante a ECMO V-A dirige o fluxo para longe do paciente e pode estar associado a redução da pressão arterial e perfusão renal.

IV. Manejo

A. Pré-ECMO. Em preparação para a canulação, os seguintes recursos devem estar disponíveis: acesso venoso central ao paciente, cateter arterial pós-ductal, sangue submetido a prova cruzada no banco de sangue, hemograma completo, perfil da coagulação e ultrassonografia transfontanela. Deve-se realizar ecocardiograma antes da ECMO a fim de excluir anormalidades cardíacas estruturais. Durante a ECMO V-A, pode ser difícil quantificar hipertensão pulmonar ou identificar certas lesões congênitas, como retorno venoso anômalo total, pois o átrio direito é descomprimido e o fluxo sanguíneo pelos pulmões é diminuído. A transfusão de plaquetas é recomendada quando a contagem de plaquetas for < 100.000/mℓ.

B. Membrana. A membrana apropriada para um recém-nascido é um oxigenador de membrana de 0,8 ou 1,5 m² ou oxigenador pediátrico de fibra oca Quadrox-i D de 0,8 m². O volume total resultante do circuito de ECMO neonatal é de 600 mℓ.

C. Preparação com solução salina. Os pacientes que são tratados com ECMO de emergência podem começar em um circuito preparado com solução salina. Em vez de hemoderivados, o circuito é preparado com solução salina a 0,9%. Nos hospitais que oferecem ECMO em resposta rápida, um circuito estéril preparado com solução salina está sempre disponível, o que reduz o tempo para instituir a ECMO. O volume sanguíneo do neonato inicialmente é diluído com soro fisiológico do circuito de ECMO. Isso leva a uma queda do hematócrito e diminuição transitória da capacidade de transporte de oxigênio. Depois, restaura-se o hematócrito por meio de ultrafiltração e transfusão de concentrado de hemácias.

D. Preparação com sangue. Os pacientes que são tratados com ECMO eletiva começam em um circuito preparado com sangue. Os elementos da preparação inicial de um circuito neonatal são: 500 mℓ de concentrado de hemácias (negativas para citomegalovírus [CMV], armazenadas há < 7 dias), 200 mℓ de plasma fresco congelado, 2 unidades de crioprecipitado, 2 unidades de plaquetas (não concentradas). Heparina, tampão Tham (tris-hidroximetil-aminometano, também chamado de "Tris") e gliconato de cálcio são acrescentados ao circuito. Quando o circuito estiver completamente preenchido com sangue, coleta-se amostra para os seguintes exames laboratoriais (os intervalos desejados são apresentados entre parênteses) antes de conectar o paciente ao circuito de ECMO: pH (7,35 a 7,45), P_{CO_2} (35 a 45 mmHg), P_{O_2} (> 300 mmHg), HCO_3 (22 a 24 mEq/L), Na^+ (> 125 mEq/L), K^+ (< 8 mEq/L), Ca^{++} ionizado (> 0,8 mEq/L). Meta de tempo de coagulação ativada (TCA): (> 400 s). Essa amostra deve ser identificada claramente, indicando que os resultados são do circuito de ECMO antes da conexão ao paciente. Hiperpotassemia do circuito é tratada com cálcio e bicarbonato.

E. Canulação. A canulação da ECMO é realizada por cirurgiões cardíacos ou pediátricos à beira do leito, no laboratório de cateterismo cardíaco ou no centro cirúrgico. Uma abordagem com dissecção cirúrgica é preferível à canulação transcutânea. O recém-nascido é anestesiado e paralisado com fentanila, midazolam e pancurônio. Administra-se heparina, 30 unidades/kg, 3 minutos antes da canulação. Podem-se usar os seguintes tamanhos de cânulas: 8 F a 14 F para o lado venoso, 8 F a 10 F para o lado arterial. A veia é canulada primeiro. O cateter é introduzido por cerca de 6,5 cm até o átrio direito e suturado no lugar. Na ECMO V-A, a artéria é canulada de maneira semelhante. Em neonatos a termo, a cânula arterial é introduzida por 3,5 cm até o arco da aorta. Depois que o paciente estiver sob ECMO, administram-se 2 unidades de plaquetas e 2 unidades de crioprecipitado. Com o início da ECMO, os vasopressores podem ser removidos rapidamente. O neonato pode apresentar hipertensão acentuada no início da terapia com ECMO. Como a hipertensão é um fator de risco importante para hemorragia intracerebral em caso de acidose pré-ECMO e anticoagulação durante a ECMO, é preciso antecipar e tratar sem demora qualquer hipertensão importante. Pode-se administrar hidralazina 0,1 a 0,4 mg/kg/dose para tratar a hipertensão.

F. Tratamento com ECMO. A taxa de fluxo da bomba de ECMO geralmente é de 100 a 120 mℓ/kg/min em neonatos. A taxa de fluxo gasoso de varredura é de 1 a 2,5 ℓ/min para uma membrana de 0,8 m² e 1 a 4,5 ℓ/min para 1,5 m² membrana. Realizam-se verificações de segurança a cada 4 horas. A verificação inclui pesquisa de coágulos sanguíneos e inspeção do circuito à procura de vazamentos. Mantém-se normotermia, com regulação da temperatura por ajuste da temperatura da água do permutador de calor. A programação sugerida de exames laboratoriais é: (i) tempo de coagulação ativada a cada hora; (ii) níveis de lactato duas vezes ao dia; (iii) hemograma completo, plaquetas, eletrólitos no sangue total, cálcio ionizado e creatinina duas vezes ao dia; (iv) antitrombina III duas vezes ao dia, antes de administrar PFC e 3 horas após a administração de PFC; (v) provas de função hepática, fosfatase alcalina, LDH, bilirrubina, albumina, pré-albumina e proteínas totais a cada semana.

G. Monitoramento dos gases sanguíneos. As metas de gasometria arterial são Pa_{O_2} maior que 60 mmHg e Pa_{CO_2} de 40 a 45 mmHg. Se a Pa_{O_2} for menor que 60 mmHg, pode-se aumentar o fluxo de gás para a membrana de ECMO. Se a fração de oxigênio administrada (FD_{O_2}) já se encontrar no máximo de 1,0, pode ser útil aumentar a vazão do fluxo da bomba de ECMO ou aumentar o hematócrito do paciente para elevar a oferta de oxigênio. Na ECMO V-V, pode ser necessário aumentar os ajustes do ventilador para auxiliar a oxigenação e a ventilação.

H. Anticoagulação. Usa-se heparina em todos os pacientes para impedir a formação de coágulos. Usa-se o tempo de coagulação ativada (TCA) do sangue total para monitorar a infusão de heparina e evitar complicações hemorrágicas. O TCA é mantido em 180 a 200 s. Os níveis de antitrombina III (AT III) podem diminuir durante a ECMO, e níveis reduzidos de AT III podem ocasionar resistência à heparina e coagulação no circuito de ECMO. Como pode ser difícil interpretar os níveis de AT III durante a ECMO, alguns centros administram infusões diárias de plasma fresco congelado para complementar a AT III. A trombocitopenia induzida por heparina (TIH) foi descrita em crianças em ECMO. Caso a TIH seja confirmada, pode-se usar argatrobana, um inibidor direto da trombina sintético, como anticoagulante alternativo.

I. Hemoderivados. O tempo de protrombina é mantido em < 17 s por meio de plasma fresco congelado, o fibrinogênio é mantido acima de 150 mg/dℓ com auxílio de crioprecipitado e a contagem plaquetária é mantida acima de 100 mil por meio de concentrado de plaquetas. O hematócrito deve permanecer acima de 35% para facilitar o transporte de oxigênio.

360 Parte 5 | Distúrbios Respiratórios

J. Amicar®. O ácido ε-aminocaproico reduz a incidência de complicações hemorrágicas associadas à ECMO, incluindo hemorragia intracraniana e pós-operatória. Os efeitos negativos são o aumento da formação de coágulos no circuito. Os pacientes considerados sob alto risco de complicações hemorrágicas são tratados com Amicar®. Estão incluídos os neonatos que tenham (i) idade gestacional < 37 semanas, (ii) sepse, (iii) hipoxia prolongada ou acidose (pH de 7,1) antes da ECMO ou (iv) hemorragia intraventricular grau I ou II. Fornece-se uma dose de ataque de Amicar® (100 mg/kg), seguida por infusão de 30 mg/kg/h. Após 72 horas de Amicar®, o paciente é avaliado para riscos adicionais de complicações hemorrágicas. Se tais riscos ainda existirem, o Amicar® é continuado e o circuito trocado com 120 h. Do contrário, suspende-se essa infusão.

K. Antibióticos. Antibióticos de amplo espectro são administrados rotineiramente, a fim de diminuir o risco de infecção durante o tratamento com ECMO.

L. Analgesia e sedação. Os pacientes são sedados com uma combinação de opioide/benzodiazepínico. Os fármacos de escolha são morfina, 0,05 mg/kg/h, e lorazepam, 0,05 a 0,1 mg/kg/dose a cada 4 a 6 horas. Observe que a fentanila é absorvida em grandes quantidades pela membrana de ECMO, o que resulta em analgesia insuficiente. Pode-se usar a fentanila durante a canulação para ECMO, mas não durante a ECMO.

M. Hidratação e nutrição. A nutrição é administrada por via parenteral. Evita-se a alimentação gástrica durante a ECMO, porque pode aumentar a frequência de enterocolite necrosante. A administração de lipídios não deve exceder 1 g/kg/dia, para evitar o seu acúmulo e embolia no circuito. Os lipídios devem ser administrados diretamente ao paciente, e não ao circuito. A solução de glicose e aminoácidos (nutrição parenteral) pode ser fornecida por meio do circuito.

N. Ultrafiltração. Instala-se um ultrafiltro em linha com o circuito de ECMO. O objetivo é normalizar o balanço hídrico nos pacientes que apresentam balanço hídrico excessivamente positivo. As indicações são débito urinário < 0,5 mℓ/kg/h, balanço hídrico positivo > 500 mℓ/24 horas e fracasso da terapia com diuréticos.

O. Avaliação neurológica. Realiza-se um ultrassom transfontanela dentro de 24 horas após a canulação, em dias alternados, enquanto o paciente estiver sob suporte com ECMO. Obtém-se um eletroencefalograma quando houver suspeita de atividade epiléptica.

P. Estratégia ventilatória. O objetivo da estratégia ventilatória durante a ECMO é deixar o pulmão "descansar", sem possibilitar, porém, colapso pulmonar total. Os parâmetros típicos são pressão inspiratória máxima (PIP) = 25 cm H_2O, pressão expiratória final positiva (PEEP) = 5 cm H_2O, frequência = 10, tempo inspiratório = 1 segundo e Fi_{O_2} = 0,4. Se o paciente estiver recebendo ECMO V-A por causa de pneumotórax e extravasamento de ar, deve-se considerar oxigenação apneica com Fi_{O_2} = 1, começando com pressão positiva contínua nas vias respiratórias (CPAP) de 12 cm H_2O e diminuindo-a até que não haja mais extravasamentos de ar. Na ECMO V-V, pode ser necessário ajustar o ventilador para obter troca gasosa satisfatória, visto que os pulmões do próprio paciente contribuem para maior grau de oxigenação e ventilação em comparação com a ECMO V-A.

Realiza-se aspiração endotraqueal a cada 4 horas. Durante a ECMO, avalia-se a função pulmonar levando em conta que: (i) quando a função pulmonar melhora, a remoção de CO_2 aumenta e a oxigenação pelo pulmão se eleva, resultando em melhor troca gasosa. Os gases de varredura podem ser ajustados de acordo com isso; (ii) as radiografias de tórax mostram resolução gradual do edema pulmonar; (iii) à medida que o edema pulmonar se resolve, a mecânica pulmonar melhora e os volumes correntes expirados aumentam.

Q. Condicionamento e ciclagem. "Condicionamento" significa incentivar o paciente pela redução do suporte de ECMO para avaliar a troca gasosa realizada pelos pulmões. O fluxo de gás de varredura é reduzido; a Fi_{O_2} é aumentada para 1 e a frequência respiratória eleva-se para 25/min; o fluxo da bomba de ECMO é reduzido para 100 mℓ/min em decrementos de 50 mℓ; e gasometrias arteriais seriadas são obtidas. Se a saturação pós-ductal cair abaixo de 95%, os parâmetros da ECMO são retomados. "Ciclagem" significa remover o paciente transitoriamente do circuito de ECMO. Na ECMO V-A, as cânulas venosa e arterial são clampeadas, a ponte é aberta e o fluxo sanguíneo da ECMO "cicla" do lado arterial para o venoso pela ponte, sem perfundir o paciente. Na ECMO V-V, o fluxo de gás é interrompido ("fechado"), enquanto o circuito continua a fluir.

R. Decanulação. A doença pulmonar do paciente deve ter melhorado o suficiente para tolerar parâmetros moderados do respirador. Nossos critérios de decanulação são: PIP = 30 cm H_2O; PEEP = 5 cm H_2O; frequência = 25 incursões/min; e Fi_{O_2} = 0,35; Pa_{O_2} acima de 60 mmHg; Pa_{CO_2} = 40 a 50 mmHg; pH < 7,5.

Quando esses critérios são adotados, os pacientes raramente necessitam de recanulação. No momento de decanulação da ECMO V-A, tenta-se reconstruir a artéria carótida comum. A veia jugular é ligada rotineiramente. Após a decanulação, administram-se duas unidades de concentrado de plaquetas.

A suspensão do suporte da ECMO também é considerada nas seguintes situações: quando o processo patológico torna-se irreversível, incapacidade de desmame, eventos neurológicos (exame neurológico com déficits devastadores, hemorragia intracraniana significativa) ou falência de múltiplos órgãos.

V. Situações especiais durante suporte de ECMO

A. Substituição do circuito de ECMO. Considera-se a substituição de todo o circuito de ECMO: (i) se as pressões pré-membrana ultrapassarem 350 mmHg sem variação da pressão pós-membrana ou se for constatada trombose extensa do circuito por inspeção visual da tubulação; (ii) se houver comprometimento da remoção de CO_2 apesar da vazão máxima do fluxo de gás e se houver extensa coagulação no circuito; (iii) se houver extravasamento gás-sangue e extensa coagulação no circuito e (iv) se houver extenso consumo de plaquetas. Um novo circuito de ECMO pode ajudar a corrigir coagulopatia ou consumo de plaquetas persistente. Caso seja necessária a substituição, um novo circuito é preenchido, o paciente é retirado da ECMO, o circuito antigo é desconectado e o novo é conectado, com cuidado para manter o ar fora do sistema e manter barreiras estéreis rigorosas.

B. Biopsia pulmonar. Causas irreversíveis de insuficiência respiratória, como displasia capilar alveolar (DCA) ou outras apresentações de hipoplasia pulmonar, geralmente são desconhecidas antes do suporte com ECMO. Caso não haja melhora da função pulmonar após um longo período (geralmente 1 a 2 semanas de ECMO), pode-se fazer biopsia pulmonar por toracotomia. A biopsia pulmonar durante ECMO e anticoagulação acarreta risco significativo de hemorragia e deve ser realizada por equipe de cirurgia pediátrica com experiência.

C. Insuficiência cardíaca esquerda e descompressão do átrio esquerdo. Em caso de comprometimento grave da contratilidade do ventrículo esquerdo, o sangue arterial não é ejetado pelo trato de saída do ventrículo esquerdo, com consequente aumento da pressão diastólica final no ventrículo esquerdo e da pressão atrial esquerda. Isso pode causar edema pulmonar importante, por hipertensão atrial esquerda, e trombose intravascular e intracardíaca secundária à estase. Nessa circunstância, pode ser necessário descomprimir o átrio esquerdo para o lado venoso do circuito de ECMO. Isso pode ser feito por septostomia atrial no laboratório de cateterismo cardíaco ou, se já houver canulação por toracotomia, por inserção direta da cânula no átrio esquerdo.

VI. Complicações

A. Neurológicas. As sequelas que resultam em lesão neurológica frequentemente se originam de acidose e hipoxia antes do início da ECMO. De acordo com o cadastro de suporte à vida extracorpóreo (SVEC), a hemorragia intracraniana ocorreu em 6,8% e infarto do sistema nervoso central (SNC) em 7,7% dos neonatos durante tratamento com ECMO para indicações respiratórias. Pequenas hemorragias intracranianas são tratadas por otimização dos fatores da coagulação e terapia com Amicar®. Hemorragias intracranianas maiores podem exigir a suspensão da ECMO.

B. Mecânicas. Retorno venoso precário para o circuito leva ao desligamento da bomba, a fim de evitar a entrada de ar. As causas de retorno venoso precário do paciente para o circuito de ECMO incluem hipovolemia, pneumotórax ou fisiologia de tamponamento. As razões mecânicas do retorno venoso precário relacionadas com o circuito de ECMO são posição inadequada do cateter, diâmetro pequeno do cateter venoso, comprimento excessivo do cateter, acotovelamento da tubulação e comprimento insuficiente da coluna hidrostática (altura do paciente acima da cabeça da bomba). No início, administram-se líquidos enquanto se avaliam as outras razões do retorno venoso inadequado.

C. Cardiovasculares. A instabilidade hemodinâmica durante a ECMO pode advir de hipovolemia, vasodilatação durante resposta inflamatória séptica, arritmias e embolia pulmonar. Sobrecarga de volume, especialmente no contexto de extravasamento capilar, pode piorar a complacência da parede torácica e comprometer ainda mais a troca gasosa.

362 Parte 5 | Distúrbios Respiratórios

VII. Prognóstico

A. Sobrevida. O banco de dados de SVEC tem relatado os desfechos dos tratamentos de ECMO no mundo inteiro desde 1985. Relatou-se um total de 23.558 ciclos de ECMO (85% sobreviveram) para neonatos com distúrbios respiratórios até janeiro de 2010 (Quadro 39.1). A média de sobrevivência é apresentada no Quadro 39.2. Para a ECMO cardíaca em neonatos, relatou-se um total de 3.909 casos, com sobrevida de 39% até a alta hospitalar. Para a ECMO-RCP em neonatos (total de 537 casos), a sobrevida até a alta hospitalar foi de 38% (Quadros 39.1 e 39.2). A mortalidade aos 7 anos de idade após conclusão do estudo colaborativo de ECMO no Reino Unido foi de 33% no grupo sob ECMO e de 59% no grupo convencional (Quadro 39.3).

Quadro 39.3	UK Collaborative ECMO Trial Group	Estado geral aos 7 anos de idade.	
Estado geral aos 7 anos de idade	**ECMO (n = 93) (%)**	**Convencional (n = 92) (%)**
Mortes	31 (33)	54 (59)
Abandonaram o estudo	6 (6)	4 (4)
Crianças com:		
Deficiência grave	3 (3)	0
Deficiência moderada	9 (10)	6 (7)
Deficiência leve	13 (14)	11 (12)
Crianças com:		
Apenas comprometimento	21 (23)	15 (16)
Nenhum sinal anormal ou deficiência	10 (11)	2 (2)
Sobreviventes avaliados sem qualquer deficiência	31/56 (55)	17/34 (50)

ECMO = oxigenação por membrana extracorpórea. Acompanhamento após conclusão do estudo de McNally H, Bennett CC, Elbourne D *et al.* United Kingdom collaborative randomized trial of neonatal extracorporeal membrane oxygenation: Follow-up to age 7 years. *Pediatrics* 2006;117(5):e845–e854.

B. Neurodesenvolvimento. O desfecho neurológico foi avaliado 7 anos após a conclusão do estudo colaborativo de ECMO no Reino Unido (Quadro 39.3). Tanto os grupos de ECMO quanto os sob tratamento convencional tiveram problemas e comprometimento neurológico, mas o grupo de ECMO saiuse melhor em todas as tarefas. Ambos os grupos tiveram dificuldades significativas em tarefas do aprendizado e processamento. Observou-se perda auditiva neurossensorial progressiva nos dois grupos. Não houve diferença nas habilidades cognitivas, e 76% das crianças em cada grupo demonstraram nível cognitivo dentro da faixa normal. Comparando-se os sobreviventes nos dois grupos, 55% no grupo de ECMO *versus* 50% no grupo de tratamento convencional sobreviveram sem deficiências. Esse estudo sugere que a doença subjacente é a principal influência sobre a morbidade, e que o efeito benéfico da ECMO ainda está presente após 7 anos.

Leitura sugerida

ELSO Guidelines. Available at: http://www.elso.med.umich.edu/Guidelines.html.

McNally H, Bennett CC, Elbourne D, et al. United Kingdom collaborative randomized trial of neonatal extracorporeal membrane oxygenation: follow-up to age 7 years. *Pediatrics* 2006;117(5):e845–e854.

Short BL, Williams L, eds. *ECMO Specialist Training Manual*, 3rd ed. Ann Arbor, MI: ELSO, 2009. Available at: http://www.elso.med.umich.edu/Publications.html.

Van Meurs K, Lally KP, Peek G, et al., eds. *ECMO: extracorporeal cardiopulmonary support in critical care*, 3rd ed. Ann Arbor, MI: ELSO, 2005. Available at: http://www.elso.med.umich.edu/Publications.html.

Parte 6
Distúrbios Cardiovasculares

Choque
Pankaj B. Agrawal

I. Definição. Choque é um estado agudo complexo de disfunção circulatória. Resulta em insuficiência na liberação de oxigênio e nutrientes para os tecidos para atender à sua demanda metabólica, levando à disfunção celular que pode, eventualmente, causar a morte celular. Inicialmente, o choque pode ser compensado com redução no suprimento sanguíneo para a pele, músculos e vasos esplâncnicos, mantendo um fluxo sanguíneo adequado para os órgãos vitais. Isso pode ser seguido por uma fase não compensada, quando os sinais de baixa perfusão são acompanhados por hipotensão. Em recém-nascidos pré-termo, pode ocorrer perfusão sistêmica extremamente baixa com pressão arterial (PA) normal. Os limites inferiores de PA aceitável não foram bem estabelecidos, principalmente para recém-nascidos pré-termo. Estudos recentes indicam que uma pressão arterial média (PAM) < 30 mmHg em recém-nascidos de extremo baixo peso ao nascer está associada à redução do fluxo sanguíneo cerebral e falta de autorregulação cerebral. Isso, por sua vez, pode levar à lesão da substância branca e hemorragia cerebral.

II. Etiologia. No período pós-natal imediato, a regulação anormal da resistência vascular periférica, com ou sem disfunção do miocárdio, é a causa mais frequente de hipotensão subjacente ao choque, especialmente em crianças pré-termo. A hipovolemia também deve ser considerada como uma causa subjacente do choque em caso de perda de líquido (sangue, plasma, produção excessiva de urina ou perda transepidérmica de água).

A. Choque distributivo secundário a:
   1. Vasorregulação periférica anormal em recém-nascidos secundária a:
      a. Óxido nítrico (NO) endotelial aumentado ou desregulado no período perinatal de transição, especialmente no recém-nascido pré-termo
      b. Vias neurovasculares imaturas
   2. Relacionado com a sepse, com liberação de cascatas pró-inflamatórias que levam à vasodilatação
   3. Causas raras incluem choque anafilático e neurogênico em recém-nascidos.

B. Choque hipovolêmico. As situações comuns de perda de líquido no período neonatal incluem:
   1. Hemorragia placentária, como no descolamento prematuro de placenta ou na placenta prévia
   2. Hemorragia do feto para a mãe (diagnosticada pelo teste de Kleihauer-Betke, que procura por eritrócitos fetais no sangue da mãe)
   3. Transfusão feto-fetal (entre gêmeos)
   4. Hemorragia intracraniana
   5. Hemorragia pulmonar maciça (muitas vezes associada à persistência do canal arterial [PCA])

364 Parte 6 | Distúrbios Cardiovasculares

6. Coagulação intravascular disseminada (CIVD) ou outras coagulopatias graves
7. Perda de plasma para o compartimento extravascular, como se observa nos estados de pressão oncótica baixa ou síndrome de vazamento capilar (p. ex., sepse)
8. Perdas excessivas de líquido extracelular, como em caso de depleção de volume por excesso de perda de água insensível ou diurese inapropriada, como as comumente vistas em crianças pré-termo de muito baixo peso ao nascer.

C. Choque cardiogênico devido à disfunção do miocárdio. Embora o miocárdio da criança geralmente apresente boa contratilidade, vários insultos perinatais, anomalias congênitas ou arritmias podem resultar em insuficiência cardíaca.

1. A asfixia intraparto pode causar má contratilidade e disfunção do músculo papilar com insuficiência da valva atrioventricular direita, resultando em baixo débito cardíaco.
2. A disfunção miocárdica pode ocorrer secundariamente a agentes infecciosos (bacterianas ou virais) ou anormalidades metabólicas, como a hipoglicemia. A cardiomiopatia pode ser encontrada em filhos de mães diabéticas (FMD) com ou sem hipoglicemia.

D. Choque obstrutivo. Obstrução ao fluxo sanguíneo, resultando em redução do débito cardíaco. Os tipos de obstruções ao fluxo sanguíneo incluem:

1. Obstruções do influxo

   a. Anomalias cardíacas, incluindo retorno venoso pulmonar anômalo total, coração triatrial, atresia da valva atrioventricular direita e atresia da valva atrioventricular esquerda
   b. As obstruções do influxo adquiridas podem ocorrer a partir do ar intravascular ou embolia trombótica, ou pelo aumento da pressão intratorácica causada por altas pressões das vias respiratórias, pneumotórax, pneumomediastino ou pneumopericárdio.

2. Obstruções do efluxo

   a. Anomalias cardíacas, incluindo a estenose ou atresia pulmonar, estenose ou atresia aórtica e coarctação da aorta ou interrupção do arco aórtico
   b. Estenose subaórtica hipertrófica, visto em FMD com efluxo ventricular esquerdo comprometido
   c. Arritmias, se prolongadas.

III. Diagnóstico

A. Manifestação clínica. A manifestação clínica é baseada nos mecanismos de compensação que são ativados para manter o suprimento de oxigênio aos tecidos. O choque é inicialmente compensado quando os achados clínicos são consistentes com uma perfusão tecidual inadequada, mas a PA sistólica está dentro da faixa normal. Os achados clínicos durante o choque compensado incluem a taquicardia para manter o débito cardíaco; o aumento da resistência vascular sistêmica (RVS), que se manifesta como pele fria e pálida, atraso no enchimento capilar e pulsos periféricos fracos com pressão de pulso estreita (PA diastólica elevada); e aumento da resistência vascular esplâncnica, que se manifesta como oligúria e íleo paralítico.

A resposta fisiológica da RVS aumentada é alterada no choque séptico com a liberação de mediadores inflamatórios, que causam vasodilatação e elevação da permeabilidade capilar. Nesses casos, a hipotensão e a pressão de pulso ampliada são indicadores precoces de choque.

Quando a perfusão tecidual inadequada está associada à hipotensão sistólica, percebe-se que a criança está em choque hipotensivo. Isso indica que as tentativas fisiológicas de manter a PA sistólica e a perfusão não são mais eficazes, o que pode ser um sinal de lesão irreversível do órgão ou parada cardíaca iminente. Conforme a perfusão cerebral diminui, a criança se torna letárgica. Em crianças pré-termo, a diminuição associada no fluxo sanguíneo cerebral e no fornecimento de oxigênio durante a hipotensão predispõe a hemorragias cerebrais/intraventriculares e leucomalácia periventricular, com alterações no desenvolvimento neurológico a longo prazo. Além disso, em crianças pré-termo de muito baixo peso ao nascer, a vascularização do córtex cerebral pode responder à disfunção miocárdica transitória/choque com vasoconstrição em vez de vasodilatação, diminuindo ainda mais a perfusão cerebral e aumentando o risco de lesão neurológica.

IV. Pesquisas

A medição da **pressão venosa central** (PVC) pode ajudar no manejo, especialmente na criança a termo ou pré-termo tardia. A PVC é medida usando um cateter com a ponta no átrio direito ou na veia cava superior intratorácica. O cateter pode ser colocado pela veia umbilical ou por via percutânea, pela veia jugular ou subclávia externa ou interna. Em muitas crianças, manter a PVC em 5 a 8 mmHg com infusões de volume está associado a melhora do débito cardíaco. Se a PVC exceder 5 a 8 mmHg, o volume adicional geralmente não será útil. A PVC é influenciada por fatores não cardíacos, como as pressões do ventilador, e por fatores cardíacos, como a função da valva atrioventricular direita. Ambos os fatores podem afetar a interpretação e a utilidade das medidas de PVC.

A disfunção de órgão ocorre devido ao fluxo sanguíneo e oxigenação inadequados, e o metabolismo celular passa a ser predominantemente anaeróbio, produzindo ácido láctico e pirúvico. Assim, a acidose metabólica muitas vezes indica circulação insuficiente. A mensuração do lactato sérico pode ajudar a prever o desfecho, especialmente se realizada periodicamente.

A ecocardiografia funcional fornece uma avaliação objetiva da função cardíaca e ajuda a avaliar a resposta a intervenções terapêuticas. O fluxo na veia cava superior proporciona uma excelente avaliação do fluxo sanguíneo para a parte superior do corpo.

A espectroscopia de infravermelho próximo (NIRS) pode ser usada para avaliar a perfusão periférica e a oxigenação cerebral. Recentemente relatou-se uma forte correlação inversa entre os valores de lactato sérico e os valores regionais de saturação por oxi-hemoglobina mensurados em vários locais (cerebrais, esplâncnicos e renais). A NIRS pode ajudar a detectar estados de baixo débito cardíaco, embora ainda seja predominantemente utilizado em pesquisas.

V. Tratamento.
Utilizam-se líquidos, terapia de suporte, inotrópicos, vasopressores e reposição de hidrocortisona para tratar o choque no recém-nascido.

A. Fluidoterapia. A abordagem inicial geralmente inclui a administração de cristaloides, como soro fisiológico. Pequenos ensaios clínicos randomizados controlados apoiam a utilidade de cristaloides isotônicos em vez de soluções contendo albumina para a expansão aguda de volume, porque estão mais facilmente disponíveis, têm custo mais baixo e menor risco de complicações relacionadas com a infecção. É importante lembrar que a albumina não tem demonstrado ser mais eficaz do que a solução salina no tratamento da hipotensão. Utiliza-se uma infusão de 10 a 20 mℓ/kg de solução salina isotônica para tratar a suspeita de hipovolemia. Recomenda-se a transfusão de sangue ou plasma fresco congelado em casos de perda de sangue ou CIVD.

B. Tratamento de suporte. A correção de fatores inotrópicos negativos, como hipoxia, acidose, hipoglicemia e outros distúrbios metabólicos, irá melhorar o débito cardíaco. Além disso, a hipocalcemia ocorre com frequência em crianças com insuficiência circulatória, especialmente se tiverem recebido grandes quantidades de reposição volêmica. Nesse cenário, o cálcio frequentemente produz uma resposta inotrópica positiva. Se os níveis de cálcio ionizado forem baixos, pode-se infundir gliconato de cálcio a 10% (100 mg/kg) lentamente.

C. Fármacos

1. Inotrópicos

a. Comumente utilizam-se **aminas simpaticomiméticas** em lactentes. As vantagens incluem um início de ação rápido, a capacidade de controlar a dosagem e uma meia-vida ultracurta.

i. A **dopamina** é uma catecolamina que ocorre naturalmente. A dopamina exógena ativa receptores de modo dependente da dose. Em doses baixas (0,5 a 2 µg/kg/min), a dopamina estimula os receptores de dopamina periféricos e aumenta o fluxo sanguíneo renal, mesentérico e coronariano, com pouco efeito sobre o débito cardíaco. Em doses intermediárias (5 a 9 µg/kg/min), a dopamina tem efeito inotrópico positivo e cronotrópico. O aumento na contratilidade miocárdica depende em parte dos estoques de norepinefrina do miocárdio.

ii. A **dobutamina** é uma catecolamina sintética com efeitos inotrópicos relativamente cardiosseletivos. Em doses de 5 a 15 µg/kg por minuto, a dobutamina aumenta o débito cardíaco, com pouco efeito sobre a frequência cardíaca. A dobutamina pode diminuir a RVS e é frequentemente usada com a dopamina para melhorar o débito cardíaco em casos de diminuição da função miocárdica, já que seus efeitos inotrópicos são independentes dos estoques de norepinefrina, ao contrário do que ocorre com a dopamina. No entanto, como a hipotensão é decorrente da diminuição da RVS na maior parte dos recém-nascidos não asfixiados, a dopamina continua sendo o tratamento vasopressor de primeira linha.

iii. A **epinefrina** tem um potente efeito inotrópico e cronotrópico em doses de 0,05 a 0,3 $\mu g/kg/min$. Nessas doses, tem maiores efeitos beta-2-adrenérgicos na vasculatura periférica com pouco efeito alfa-adrenérgico, levando a uma queda na RVS. Não é um fármaco de primeira linha em recém-nascidos; no entanto, pode ser eficaz em clientes que não respondem à dopamina. A epinefrina é uma terapia adjuvante eficaz à dopamina, porque os estoques cardíacos de norepinefrina são facilmente esgotados com as infusões prolongadas e rápidas de dopamina.

b. A **milrinona** é um inibidor da fosfodiesterase-III que aumenta o conteúdo de adenosina monofosfato cíclica (cAMP) intracelular, preferencialmente do miocárdio, levando a um aumento na contratilidade cardíaca. Essa substância melhora a função miocárdica diastólica mais facilmente do que a dobutamina. A milrinona também diminui a resistência vascular pulmonar (RVP) e a RVS, aumentando os níveis de cAMP no músculo liso vascular, muitas vezes exigindo o uso de expansores de volume e dopamina (ver Apêndice A para dosagem).

2. A **terapia vasopressora** inclui dopamina em altas doses, epinefrina em altas doses, norepinefrina e vasopressina.

a. A **dopamina** em altas doses (10 a 20 $\mu g/kg/min$) causa vasoconstrição pela liberação de norepinefrina das vesículas simpáticas, bem como pela atuação direta nos receptores adrenérgicos. Os neonatos têm estoques liberáveis de norepinefrina reduzidos. O choque resistente à dopamina normalmente responde à **norepinefrina** ou à **epinefrina** em altas doses. A norepinefrina pode ser o agente preferido no choque associado à baixa RVS. É recomendada por muitos como o agente de primeira linha em adultos com choque refratário a líquidos, hipotensivo e hiperdinâmico.

b. A **vasopressina** para o tratamento de choque tem sido estudada principalmente em adultos, apesar de relatos recentes sugerirem uma eficácia terapêutica no tratamento do choque relacionado com a vasodilatação em crianças. A vasopressina é um hormônio que não só está envolvido primariamente na regulação pós-natal da homeostase de líquidos, mas também desempenha um papel importante na manutenção do tônus vascular em situações de instabilidade hemodinâmica. A deficiência de vasopressina pode ocorrer na hipotensão resistente a catecolaminas na evolução da sepse, o que explica a sua eficácia relatada no choque com vasodilatação. A vasopressina não é rotineiramente usada para tratar o choque no neonato, mas pode ser uma opção terapêutica a considerar em caso de vasorregulação periférica anormal. Um efeito benéfico adicional pode ser a sua ação inibitória sobre o aumento no segundo mensageiro monofosfato de guanosina cíclico (cGMP) induzido pelo NO, um potente sinal vasodilatador que predomina em caso de sepse por síntese aumentada de NO induzida por endotoxinas/inflamação (a dose habitual de vasopressina é de 0,0002 a 0,006 $\mu g/kg/min$).

3. Reposição de hidrocortisona. Os corticosteroides podem ser úteis em crianças pré-termo extremos com hipotensão refratária à expansão de volume e vasopressores. Em um estudo duplo-cego randomizado e controlado, a dose de estresse de hidrocortisona foi eficaz no tratamento da hipotensão refratária em neonatos de muito baixo peso ao nascer (MBPN). A hidrocortisona estabiliza a PA por meio de vários mecanismos. Induz a expressão dos receptores adrenérgicos cardiovasculares que são reprimidos pela utilização prolongada de agentes simpaticomiméticos e também inibe o metabolismo das catecolaminas. Após a administração de hidrocortisona, há um rápido aumento na disponibilidade de cálcio intracelular, resultando no aumento da capacidade de resposta a fármacos adrenérgicos. A resposta da PA é evidente tão cedo quanto em 2 horas após o tratamento com hidrocortisona. Para a hipotensão refratária, a hidrocortisona pode ser utilizada em uma dose de 1 mg/kg. Se for detectada eficácia, a dose pode ser repetida a cada 8 horas, durante 2 a 3 dias, em especial se forem documentados baixos níveis séricos de cortisol antes do tratamento com hidrocortisona.

VI. Cenários clínicos típicos de choque no recém-nascido e seu manejo

A. Neonato de muito baixo peso no período pós-natal imediato

1. A fisiologia inclui um tônus vasomotor precário, um miocárdio imaturo que é mais sensível a mudanças na pós-carga e uma produção desregulada de NO.

2. O tratamento recomendado inclui a dopamina e o uso criterioso de expansores de volume, se houver suspeita de hipovolemia. É importante não administrar grandes injeções de volume, devido à sua associação com o risco aumentado de displasia broncopulmonar e hemorragia intraventricular relatado em crianças pré-termo. A hidrocortisona pode ser considerada para a hipotensão resistente à dopamina.

B. Depressão perinatal em recém-nascidos pré-termo ou a termo

1. A fisiologia envolve a liberação de catecolaminas endógenas que levam a RVS normal ou aumentada, que se manifesta clinicamente por palidez, aparência manchada e má perfusão e disfunção miocárdica. É provável que a criança esteja euvolêmica e possa ter hipertensão pulmonar associada.
2. O tratamento recomendado inclui dopamina com ou sem dobutamina até 10 µg/kg/min. A milrinona pode ser considerada para produzir uma redução na pós-carga e efeitos inotrópicos sem o risco de lesões adicionais ao miocárdio devido à exposição excessiva a catecolaminas. Nos casos de hipertensão pulmonar associada, o uso de NO inalado é necessário para crianças com 34 semanas de gestação. Algumas delas podem manifestar choque vasodilatatório e se beneficiar de doses mais elevadas de dopamina. A cor da pele do cliente e a perfusão ao exame físico podem ser usadas para orientar o tratamento.

C. Recém-nascido pré-termo com PCA

1. A fisiologia inclui "furto" ductal comprometendo a perfusão dos órgãos vitais e aumentando o *shunt* esquerdo-direito com elevação do risco de hemorragia pulmonar.
2. O tratamento recomendado inclui evitar altas doses de dopamina (10 µg/kg/min), já que seu uso elevaria ainda mais o *shunt* esquerdo-direito e reduziria a perfusão dos órgãos vitais. Use a dobutamina para melhorar o inotropismo cardíaco. Configure a ventilação de modo a aumentar a RVP pelo aumento da pressão expiratória final positiva (PEEP), mantendo a hipercapnia permissiva e evitando a hiperoxigenação.

D. Choque séptico

1. A fisiologia envolve uma hipovolemia relativa, disfunção miocárdica, vasodilatação periférica e aumento das pressões pulmonares secundárias a acidose e hipoxia.
2. O tratamento inclui reposição volêmica com cristaloides (10 a 30 mℓ/kg), que deve ser repetida conforme necessário, e a administração de dopamina a 5 a 20 µg/kg/min, com ou sem epinefrina a 0,05 a 0,3 µg/kg/min. Pode-se obter um ecocardiograma para avaliar a função cardíaca, o fluxo da veia cava superior, o débito cardíaco e o *shunt* intracardíaco. Considere a oxigenação por membrana extracorpórea (OMEC) no neonato com 34 semanas de gestação se ele não responder a essas intervenções.

E. Recém-nascidos pré-termo com hipotensão resistente a vasopressores

1. Uma parte das crianças de muito baixo peso se torna dependente de doses intermediárias a elevadas de vasopressores (geralmente dopamina) além dos primeiros dias pós-natal. As etiologias incluem deficiência relativa de cortisol, insuficiência adrenal e baixa regulação dos receptores adrenérgicos.
2. Considere a hidrocortisona em baixas doses (3 mg/kg/dia durante 2 a 5 dias, dividido em três doses) depois de traçar os níveis séricos de cortisol. Estudos comprovam a eficácia da hidrocortisona no aumento da PA dentro de 2 horas após a administração. No entanto, os efeitos neurológicos a longo prazo desse tratamento no lactente com MBPN continuam sendo investigados. Devido a um relato publicado que indicou possível aumento na incidência de perfuração intestinal em crianças tratadas com indometacina associada à hidrocortisona, o uso concomitante desses fármacos não pode ser recomendado até que sejam realizados estudos mais amplos.

Leitura sugerida

Brierley J, Carcillo JA, Choong K, et al. Clinical practice parameters for hemodynamic support of pediatric and neonatal septic shock: 2007 update from the American College of Critical Care Medicine. *Crit Care Med* 2009;37(2):666–688.

Dempsey EM, Barrington KJ. Evaluation and treatment of hypotension in the preterm infant. *Clin Perinatol* 2009;36(1):75–85.

Munro MJ, Walker AM, Barfield CP. Hypotensive extremely low birth weight infants have reduced cerebral blood flow. *Pediatrics* 2004;114(6):1591–1596.

Seri I, Noori S. Diagnosis and treatment of neonatal hypotension outside the transitional period. *Early Hum Dev* 2005;81(5):405–411.

Short BL, Van Meurs K, Evans JR, et al. Summary proceedings from the cardiology group on cardiovascular instability in preterm infants. *Pediatrics* 2006;117(3 Pt 2):S34–S39.

41 Cardiopatias

Stephanie Burns Wechsler e Gil Wernovsky

I. Introdução. No início do século 20, Dr. William Osler escreveu em seu tratado de medicina que as cardiopatias congênitas tinham "interesse clínico limitado, pois, em uma grande proporção dos casos, a anomalia é incompatível com a vida, e, em outros, nada pode ser feito para remediar o defeito, nem mesmo aliviar os sinais e sintomas". Desde 1938, quando Dr. Robert Gross realizou a primeira ligadura bem-sucedida de persistência do canal arterial (PCA) em uma menina de 7 anos no Children's Hospital de Boston (com estadia pós-operatória de 17 dias, 12 dos quais foram por "interesse geral no caso"), as perspectivas das crianças com cardiopatias congênitas melhoraram sobremodo. Esse progresso notável advém de avanços sinérgicos em cardiologia pediátrica e fetal, cirurgia cardíaca, neonatologia, anestesia cardíaca, terapia intensiva e enfermagem.

Nas lesões críticas, o prognóstico final do paciente depende, em parte, (i) da investigação oportuna e acurada da anomalia estrutural e (ii) da avaliação e da reanimação da lesão orgânica secundária. Portanto, é fundamental que pediatras e neonatologistas sejam capazes de avaliar rapidamente e participar da assistência inicial aos recém-nascidos com cardiopatia congênita. Uma abordagem multidisciplinar envolvendo os serviços de diversos especialistas é frequentemente necessária, sobretudo porque 20% dos pacientes com cardiopatia congênita grave são prematuros e/ou pesam menos de 2.500 g ao nascimento. Embora esses neonatos (como um grupo) possam ter mortalidade cirúrgica um pouco mais alta do que os neonatos a termo, os efeitos secundários da lesão não operada sobre o coração, pulmões e cérebro podem ser significativos. Essas alterações secundárias podem incluir insuficiência cardíaca congestiva (ICC) crônica, atraso do crescimento, infecções frequentes, alterações vasculares pulmonares irreversíveis, atraso do desenvolvimento cognitivo ou déficits neurológicos focais. Por essas razões, no Children's Hospital em Boston, a correção cirúrgica primária é realizada no início da vida, muitas vezes no período neonatal. Este capítulo pretende ser um guia prático para a avaliação e o manejo iniciais, por pediatras e neonatologistas, de recém-nascidos e lactentes com suspeita de cardiopatia congênita. Para uma discussão detalhada das lesões individuais, o clínico deve consultar os livros-texto atuais de cardiologia pediátrica e cirurgia cardíaca.

II. Incidência e sobrevida. A incidência de cardiopatias congênitas estruturais moderadas a graves é de 6 a 8 por 1.000 nascidos vivos. Essa incidência tem se mantido relativamente constante ao longo dos anos e em diferentes regiões do mundo. As taxas de incidência recentes mais altas parecem decorrer da inclusão de tipos mais triviais de cardiopatia congênita, como comunicações interventriculares (CIV) diminutas que são detectadas mais frequentemente por ecocardiograma de alta sensibilidade. Os dados do New England Regional Infant Cardiac Program sugerem que aproximadamente 3 por 1.000 nascidos vivos têm cardiopatia que resulta em morte ou demanda cateterismo cardíaco ou cirurgia durante a primeira década de vida. A maioria desses neonatos com cardiopatia congênita é identificada até o fim do período neonatal. O Quadro 41.1 resume as lesões cardíacas congênitas mais comuns que se apresentam nas primeiras semanas de vida. Avanços recentes nos exames de imagem diagnósticos, cirurgia cardíaca e terapia intensiva reduziram os riscos cirúrgicos para muitas lesões complexas; a taxa de mortalidade hospitalar após todas as modalidades de cirurgia cardíaca neonatal diminuiu significativamente na última década.

III. Apresentações clínicas das cardiopatias congênitas no recém-nascido. A época de apresentação e a sintomatologia associada dependem (i) da natureza e da gravidade do defeito anatômico, (ii) dos efeitos *in utero* (se houver) da lesão estrutural e (iii) das alterações na fisiologia cardiovascular secundárias aos efeitos da circulação transicional: **fechamento do canal arterial** e **queda da resistência vascular pulmonar.** Este capítulo dedica-se principalmente às anomalias cardiovasculares com efeitos críticos no período neonatal.

Capítulo 41 | Cardiopatias **369**

Quadro 41.1	**Cinco principais diagnósticos que se apresentam em diferentes idades.***
Diagnóstico	Porcentagem de pacientes
Idade à internação: 0 a 6 dias (n = 537)	
D-Transposição das grandes artérias	19
Ventrículo esquerdo hipoplásico	14
Tetralogia de Fallot	8
Coarctação da aorta	7
Comunicação interventricular	3
Outros	49
Idade à internação: 7 a 13 dias (n = 195)	
Coarctação da aorta	16
Comunicação interventricular	14
Ventrículo esquerdo hipoplásico	8
D-Transposição das grandes artérias	7
Tetralogia de Fallot	7
Outros	48
Idade à internação: 14 a 28 dias (n = 177)	
Comunicação interventricular	16
Coarctação da aorta	12
Tetralogia de Fallot	7
D-Transposição das grandes artérias	7
Persistência do canal arterial	5
Outros	53

*Reimpresso com permissão de Flanagan MF, Yeager SB, Weindling SN. Cardiac disease. In: MacDonald MG, Mullett MD, Seshia MMK, eds. *Avery's neonatology: Pathophysiology and management of the newborn*, 6th ed. Philadelphia: Lippincott Williams & Wilkins, 2005.

Nas primeiras semanas de vida, muitas formas heterogêneas de cardiopatia apresentam-se em um número surpreendentemente limitado de quadros clínicos (sem ordem particular e não mutuamente exclusivos): (i) cianose; (ii) ICC (a apresentação mais extrema com colapso cardiovascular ou choque); (iii) sopro cardíaco assintomático; e (iv) arritmia. Com frequência crescente, os neonatos com cardiopatia congênita têm sido diagnosticados antes do parto por ecocardiograma fetal e, por isso, nascem com um diagnóstico presuntivo para serem assistidos por uma equipe preparada de médicos e enfermeiros. Em muitos recém-nascidos, contudo, a cardiopatia congênita só é suspeitada após o nascimento. O neonatologista pode afastar-se do diagnóstico de cardiopatia devido ao relato de ultrassonografia pré-natal "normal" realizada com fins de triagem. Por fim, o diagnóstico de "cardiopatia" jamais deve desviar o neonatologista de uma avaliação não cardíaca completa com pesquisa minuciosa de problemas clínicos adicionais ou secundários – alguns neonatos com cardiopatia congênita complexa e hipoxemia recebem atenção insuficiente na avaliação inicial e continuada à adequação das vias respiratórias e ventilação.

A. Cianose

1. **Achados clínicos.** Cianose (coloração azulada da pele e das mucosas) é um dos sinais iniciais mais comuns das cardiopatias congênitas no recém-nascido. Embora a cianose geralmente indique hipoxemia subjacente (nível reduzido de saturação arterial de oxigênio), ocasionalmente a cianose está associada à saturação arterial de oxigênio normal. Dependendo da coloração da pele, a cianose não é clinicamente evidente até que haja > 3 g/dℓ de hemoglobina **dessaturada** no sistema arterial. Portanto, o grau de cianose visível depende da intensidade da hipoxemia (que determina o percentual de saturação de oxigênio) e da concentração de hemoglobina. Por exemplo, considere dois neonatos com graus semelhantes de hipoxemia – ambos têm saturação arterial de oxigênio de 85%. O recém-nascido

policitêmico (hemoglobina de 22 g/dℓ) terá 3,3 g/dℓ (15% de 22) de hemoglobina dessaturada e será mais facilmente reconhecido com cianose do que o neonato anêmico (hemoglobina de 10 g/dℓ), que terá apenas 1,5 g/dℓ (15% de 10) de hemoglobina dessaturada. Uma observação adicional: a cianose central verdadeira deve ser um achado generalizado (ou seja, não se trata de acrocianose, coloração azulada apenas das mãos e dos pés, que é normal em recém-nascidos).

Como a definição de cianose à inspeção visual pode ser difícil pelos motivos já mencionados, houve interesse recente em acrescentar a oximetria de pulso rotineira dos membros inferiores como exame de triagem para cardiopatias congênitas de outro modo assintomáticas. Os dados são conflitantes em relação à eficácia e à custo-efetividade desse método de triagem, mas parece ser mais efetivo quando a medição da oximetria de pulso é realizada em um membro inferior do neonato com mais de 24 horas de idade, com avaliação adicional por ecocardiograma para resultados < 95% em ar ambiente.

   2. **Diagnóstico diferencial.** A diferenciação entre causas cardíacas e respiratórias de cianose na unidade de terapia intensiva neonatal (UTIN) é um problema comum. Os distúrbios pulmonares frequentemente são a causa de cianose no recém-nascido em virtude de *shunt* direita-esquerda intrapulmonar. Doença pulmonar primária (pneumonia, doença da membrana hialina, malformações arteriovenosas pulmonares etc.); pneumotórax; obstrução das vias respiratórias; compressão extrínseca dos pulmões (hérnia diafragmática congênita, derrames pleurais etc.); e anormalidades do sistema nervoso central podem provocar graus variáveis de hipoxemia que se manifesta como cianose no neonato. Os Capítulos 33 a 38 fornecem um diagnóstico diferencial mais completo das causas pulmonares de cianose. Por fim, cianose clínica pode ocorrer no neonato sem hipoxemia quando há metemoglobinemia ou policitemia marcante. O Quadro 41.2 resume o diagnóstico diferencial de cianose no recém-nascido.

   A cianose consequente a cardiopatias congênitas pode ser agrupada nas lesões com (i) fluxo sanguíneo pulmonar diminuído e *shunt* direita-esquerda intracardíaco e (ii) fluxo sanguíneo pulmonar normal ou aumentado com mistura intracardíaca (total ou parcial) dos retornos venosos sistêmico e pulmonar. As lesões específicas e o tratamento de cada lesão são descritos em mais detalhes na seção V.

B. Insuficiência cardíaca congestiva

   1. **Achados clínicos.** A insuficiência cardíaca congestiva (ICC) no neonato (ou em paciente de qualquer idade) é um diagnóstico **clínico** definido com base na existência de determinados sinais e sintomas em vez de achados radiográficos ou laboratoriais (embora estes possam fortalecer o diagnóstico). Os sinais e sintomas de ICC surgem quando o coração não consegue atender às demandas metabólicas dos tecidos. Os achados clínicos frequentemente decorrem de mecanismos homeostáticos que tentam compensar esse desequilíbrio. Nos estágios incipientes, o recém-nascido pode apresentar taquipneia e taquicardia com aumento do esforço respiratório, estertores, hepatomegalia e retardo do enchimento capilar. Ao contrário dos adultos, raramente se observa edema. Pode haver sudorese, dificuldade alimentar e atraso do crescimento. Por fim, a ICC pode apresentar-se agudamente com colapso cardiorrespiratório, particularmente nas lesões "do lado esquerdo" (ver V.A.). A *hidropisia fetal* é uma forma extrema de ICC intrauterina (ver Capítulo 26).

   2. **Diagnóstico diferencial.** A idade em que a ICC aparece depende da hemodinâmica da lesão implicada. Quando a insuficiência cardíaca ocorre nas primeiras semanas de vida, o diagnóstico diferencial inclui (i) lesão estrutural causando sobrecarga substancial de pressão e/ou volume, (ii) lesão miocárdica primária causando disfunção miocárdica ou (iii) arritmia. O Quadro 41.3 resume o diagnóstico diferencial do recém-nascido com ICC.

C. Sopro cardíaco.
Os sopros cardíacos são comumente auscultados ao exame físico de neonatos. As estimativas da prevalência de sopros cardíacos em recém-nascidos variam amplamente de < 1% a > 50%, de acordo com o estudo. Os sopros audíveis em neonatos nos primeiros dias de vida muitas vezes estão associados a cardiopatia estrutural de algum tipo, e, portanto, necessitam de avaliação adicional, particularmente se houver outros sinais/sintomas clínicos.

   Os sopros patológicos tendem a aparecer em idades típicas. A estenose de valva semilunar (sopros de ejeção sistólicos) e de insuficiência de valva atrioventricular (sopros de regurgitação sistólicos) tendem a

Capítulo 41 | Cardiopatias 371

Quadro 41.2	Diagnóstico diferencial de cianose no recém-nascido.

Lesões cardíacas primárias
Fluxo sanguíneo pulmonar diminuído, *shunt* direita-esquerda intracardíaco
    Estenose pulmonar crítica
    Atresia tricúspide
    Atresia pulmonar/septo interventricular intacto
    Tetralogia de Fallot
    Anomalia de Ebstein
    Conexão venosa pulmonar anômala total com obstrução
Fluxo sanguíneo pulmonar normal ou aumentado, mistura intracardíaca
    Síndrome do coração esquerdo hipoplásico
    Transposição das grandes artérias
    Tronco arterioso
    Tetralogia de Fallot/atresia pulmonar
    Canal atrioventricular comum total
    Conexão venosa pulmonar anômala total sem obstrução
    Outros complexos de ventrículo único

Lesões pulmonares (*shunt* direita-esquerda intrapulmonar) (ver Capítulos 32 a 38)
Doença pulmonar parenquimatosa primária
    Síndromes de aspiração (p. ex., mecônio e sangue)
    Síndrome de angústia respiratória
    Pneumonia
Obstrução das vias respiratórias
    Estenose ou atresia das cóanas
    Síndrome de Pierre Robin
    Estenose traqueal
    Alça pulmonar
    Síndrome de ausência da valva pulmonar
Compressão extrínseca dos pulmões
    Pneumotórax
    Enfisema intersticial ou lobar pulmonar
    Quilotórax ou outros derrames pleurais
    Hérnia diafragmática congênita
    Distrofias ou displasia torácicas
Hipoventilação
    Lesões do sistema nervoso central
    Doenças neuromusculares
    Sedação
    Sepse
Malformações arteriovenosas pulmonares

Hipertensão pulmonar persistente (ver Capítulo 36)

Cianose com P_{O_2} normal
    Metemoglobinemia
    Policitemia* (ver Capítulo 46)

*No caso de policitemia, esses neonatos têm pletora e congestão venosa nas partes distais dos membros, o que lhes dá o aspecto de cianose distal; esses neonatos não têm hipoxemia (ver texto).

ser observados imediatamente após o nascimento, no primeiro dia de vida. Por outro lado, os sopros devidos a lesões com *shunt* esquerda-direita (sopro regurgitativo sistólico de comunicação interventricular ou sopro contínuo de PCA) podem tornar-se audíveis apenas na segunda a quarta semanas de vida, quando a resistência vascular pulmonar diminui e o *shunt* esquerda-direita aumenta. Logo, a **idade do paciente** em que o sopro é descoberto e a **característica do sopro** constituem indícios importantes da natureza da malformação.

D. Arritmias. Ver adiante, na seção VIII (Arritmias), uma descrição detalhada da identificação e do manejo do recém-nascido com arritmia.

Parte 6 | Distúrbios Cardiovasculares

Quadro 41.3 **Diagnóstico diferencial de insuficiência cardíaca congestiva no recém-nascido.**

Sobrecarga de pressão

Estenose aórtica

Coarctação da aorta

Sobrecarga de volume

Shunt esquerda-direita no nível dos grandes vasos

Persistência do canal arterial

Janela aorticopulmonar

Tronco arterioso

Tetralogia de Fallot, atresia pulmonar com múltiplos colaterais aorticopulmonares

Shunt esquerda-direita no nível dos ventrículos

Comunicação interventricular

Canal atrioventricular comum

Ventrículo único sem estenose pulmonar (inclui a síndrome do coração esquerdo hipoplásico)

Malformações arteriovenosas

Sobrecarga de pressão e volume combinadas

Interrupção do arco aórtico

Coarctação da aorta com comunicação interventricular

Estenose aórtica com comunicação interventricular

Disfunção miocárdica

Primária

Miocardiopatias

Erros inatos do metabolismo

Genéticas

Miocardite

Secundária

Taquiarritmias incessantes

Asfixia perinatal

Sepse

Obstrução grave da valva intrauterina (p. ex., estenose aórtica)

Fechamento prematuro do canal arterial

E. Ecocardiograma fetal. É cada vez mais comum que bebês nasçam com o diagnóstico de provável cardiopatia congênita devido ao emprego difuso da ultrassonografia obstétrica e do ecocardiograma fetal. Essa previsão pode ser valiosa para a equipe de saúde que assistirá a mãe e o recém-nascido, pois orientará os planos da assistência pré-natal, o local e o momento do parto, bem como a assistência perinatal imediata do neonato. A época recomendada para o ecocardiograma fetal é 18 a 20 semanas de gestação, embora se possam obter imagens razoáveis a partir de 16 semanas, e pode-se utilizar a ultrassonografia transvaginal para fins diagnósticos em fetos no primeiro trimestre. O Quadro 41.4 resume as indicações

Quadro 41.4	Indicações do ecocardiograma fetal.
Indicações relacionadas com o feto	
Suspeita de cardiopatia congênita na ultrassonografia de triagem	
Anomalia cromossômica fetal	
Anomalia anatômica extracardíaca fetal	
Arritmia cardíaca fetal	
Bradicardia persistente	
Taquicardia persistente	
Ritmo irregular	
Hidropisia fetal não imune	
Indicações relacionadas com a mãe	
Cardiopatia congênita	
Doença metabólica materna	
Diabetes melito	
Fenilcetonúria	
Doença reumática materna (como lúpus eritematoso sistêmico)	
Exposições ambientais da mãe	
Álcool	
Medicamentos teratogênicos para o coração	
Anfetaminas	
Anticonvulsivantes	
Fenitoína	
Trimetadiona	
Trimetadiona	
Valproato	
Isotretinoína	
Carbonato de lítio	
Infecção viral materna	
Rubéola	
Indicações relacionadas com a família	
Criança anterior ou genitor com cardiopatia congênita	
Criança anterior ou genitor com doença genética associada a cardiopatia congênita	

Parte 6 | Distúrbios Cardiovasculares

do ecocardiograma fetal. É importante ressaltar, porém, que a maioria dos casos de cardiopatia congênita diagnosticada no pré-natal ocorre em gestações sem fatores de risco conhecidos. A maioria das formas graves de cardiopatia congênita é diagnosticada precisamente pelo ecocardiograma fetal. Coarctação da aorta, comunicações interatriais e interventriculares pequenas, retorno venoso pulmonar anômalo total e estenose aórtica ou pulmonar leve são anormalidades que podem passar despercebidas pelo ecocardiograma fetal. Em geral, nas cardiopatias congênitas complexas, a principal anormalidade é detectada; contudo, a extensão completa da malformação cardíaca será mais bem definida nos exames pós-natais.

As taquiarritmias ou bradiarritmias fetais (intermitentes ou persistentes) são detectáveis em ultrassonografias obstétricas de triagem rotineiras; esse achado deve suscitar o ecocardiograma fetal mais completo para excluir uma cardiopatia estrutural associada, avaliar a função ventricular fetal e definir melhor a arritmia.

O ecocardiograma fetal permitiu maior compreensão da evolução *in utero* de algumas formas de cardiopatia congênita. Isso, por sua vez, abriu a possibilidade de intervenção cardíaca fetal. Os sucessos recentes em casos selecionados de intervenção cardíaca fetal sugerem que esse é um método novo e promissor de tratamento das cardiopatias congênitas.

IV. Avaliação do recém-nascido suspeito de cardiopatia congênita. Conforme mencionado, a suspeita de cardiopatia congênita no recém-nascido sucede tipicamente alguns cenários clínicos. Infelizmente, o colapso circulatório não é uma forma incomum de apresentação do neonato acometido. Deve-se enfatizar que **o tratamento de emergência do choque precede o diagnóstico anatômico definitivo.** Embora a sepse possa ser suspeitada e tratada, os sinais de baixo débito cardíaco sempre devem alertar o médico assistente para a possibilidade de cardiopatia congênita.

A. Avaliação inicial

1. **Exame físico.** Um exame físico completo fornece indícios importantes do diagnóstico anatômico. Examinadores inexperientes frequentemente se concentram na existência ou não de sopros cardíacos, mas devem-se obter muitas outras informações durante um exame detalhado. Aprende-se muito pela simples inspeção visual do recém-nascido. A cianose pode evidenciar-se primeiro à inspeção das mucosas e/ou leitos ungueais (ver III.A.1.). Mosqueamento e/ou coloração pálida e acinzentada da pele são indícios significativos de comprometimento cardiovascular grave e choque incipiente. Durante a observação do neonato, deve-se prestar atenção ao padrão respiratório, incluindo o trabalho da respiração e o uso dos músculos acessórios.

   Antes da ausculta, a palpação das partes distais dos membros com atenção à temperatura e ao enchimento capilar é fundamental. O neonato "frio" com enchimento capilar tardio sempre deve ser avaliado à procura de cardiopatia congênita grave. Durante a palpação das partes distais dos membros, é essencial verificar se há pulsos arteriais e suas características. Pulsos distais diminuídos ou ausentes são altamente sugestivos de obstrução do arco aórtico. A palpação do precórdio pode fornecer um indício relevante da presença de cardiopatias congênitas. Frêmito precordial geralmente indica obstrução pelo menos moderada do trato de saída pulmonar ou aórtico, porém comunicação interventricular restritiva com hipotensão ventricular direita pode apresentar-se com achado semelhante. O precórdio hiperdinâmico sugere *shunt* esquerda-direita significativo.

   Durante a ausculta, o examinador deve primeiro prestar atenção na frequência cardíaca, notando sua regularidade e/ou variabilidade. As bulhas cardíacas, particularmente B2, também podem fornecer indícios do diagnóstico final. Uma segunda bulha desdobrada é um marcador especialmente importante da existência de duas valvas semilunares, embora muitas vezes seja difícil ter certeza do desdobramento de B2 com a frequência cardíaca rápida do recém-nascido. A diferenciação entre B3 e B4 é um desafio no neonato taquicárdico; contudo, um ritmo de galope por uma das duas é incomum e sugere a possibilidade de *shunt* esquerda-direita significativo ou disfunção miocárdica. Os cliques de ejeção sugerem estenose da valva pulmonar ou aórtica.

   A ocorrência e a intensidade de sopros sistólicos podem ser bastante úteis ao esclarecimento do tipo e da gravidade do diagnóstico anatômico subjacente; os sopros sistólicos geralmente decorrem de (i) estenose de valva semilunar ou do trato de saída, (ii) insuficiência de valva atrioventricular ou (iii) *shunt* através de uma comunicação septal. Os sopros diastólicos **sempre** indicam patologia cardiovascular. Para uma descrição mais completa da ausculta cardíaca, o leitor pode consultar um dos livros de cardiologia citados no fim do capítulo, em Leitura sugerida.

Uma pesquisa cuidadosa de outras anomalias é essencial, pois as cardiopatias congênitas são acompanhadas de pelo menos uma malformação extracardíaca em 25% dos casos. O Quadro 41.5 resume as malformações e síndromes cromossômicas comumente associadas às cardiopatias congênitas.

Quadro 41.5	Anomalias cromossômicas, síndromes e associações comumente associadas a cardiopatias congênitas.		
	Incidência aproximada ou modo de herança	Manifestações extracardíacas	Manifestações cardíacas
Anomalias cromossômicas			
Trissomia do 13 (síndrome de Patau)	1/5.000	PIG, fácies (hipoplasia mesofacial, fenda labial e palatina, microftalmia, coloboma, orelhas de implantação baixa); anomalias cerebrais (microcefalia, holoprosencefalia); aplasia cutânea congênita do couro cabeludo; polidactilia	≥ 80% têm defeitos cardíacos, CIV é o defeito mais comum
Trissomia do 18 (síndrome de Edwards)	1/3.000 (meninas/meninos = 3:1)	PIG; fácies (dolicocefalia, occipício proeminente, fissuras palpebrais curtas, orelhas de implantação baixa e rotação posterior, mandíbula pequena); esterno curto; plantas "em mata-borrão"; dedos das mãos sobrepostos com "punhos cerrados"	≥ 95% têm defeitos cardíacos, CIV é o mais comum (às vezes múltiplas); tecido valvar redundante com insuficiência muitas vezes acomete mais de uma valva (doença polivalvar)
Trissomia do 21 (síndrome de Down)	1/660	Fácies (braquicefalia, occipício plano, hipoplasia mesofacial, prognatismo mandibular, fissuras palpebrais inclinadas para cima, pregas epicânticas, manchas de Brushfield, macroglossia); pregas simiescas, clinodactilia com quinto dedo curto; hipotonia significativa	40 a 50% têm defeitos cardíacos, CAVT e CIV são os mais comuns, também TF, CIA, PCA; cardiopatia congênita complexa é muito rara
45,X (síndrome de Turner)	1/2.500	Linfedema das mãos e dos pés; baixa estatura; pescoço curto e alado; fácies (triangular com fissuras palpebrais inclinadas para baixo, orelhas de implantação baixa); tórax em escudo	25 a 45% têm defeitos cardíacos, coarctação e valva aórtica bicúspide são os mais comuns
Defeitos monogênicos			
Síndrome de Noonan	AD	Fácies (hipertelorismo, pregas epicânticas, fissuras palpebrais inclinadas para baixo, ptose); orelhas de implantação baixa; pescoço curto e alado com linha dos cabelos baixa; tórax em escudo, criptorquidia em meninos	50% têm defeitos cardíacos, em geral estenose pulmonar valvar, também CIA, MC hipertrófica
Síndrome de Holt-Oram	AD	Espectro de anomalias dos membros superiores e da cintura do ombro	≥ 50% têm defeitos cardíacos, em geral CIA ou CIV
Síndrome de Alagille	AD	Colestase; fácies (micrognatismo, fronte larga, olhos encovados); anomalias vertebrais, anormalidades oculares	Achados cardíacos em 90%. Estenose pulmonar periférica é o mais comum

(continua)

Parte 6 | Distúrbios Cardiovasculares

Quadro 41.5	Anomalias cromossômicas, síndromes e associações comumente associadas a cardiopatias congênitas. *(Continuação)*		
	Incidência aproximada ou modo de herança	Manifestações extracardíacas	Manifestações cardíacas
Síndromes por deleção gênica			
Síndrome de Williams (Deleção de 7q11)	1/7.500	PIG; AC; fácies (de "elfo" com fissuras palpebrais curtas, plenitude ou tumefação periorbital, ponte nasal plana, íris estrelada, filtro longo, lábios proeminentes); recém-nascidos inquietos com recusa alimentar, personalidade amistosa na segunda infância; deficiência mental típica (desempenho motor mais reduzido que o verbal)	50 a 70% têm defeitos cardíacos, mais comumente estenose aórtica supravalvar; outras estenoses arteriais também ocorrem, incluindo EPP, CoA, estenoses das artérias renais e coronárias
Síndrome de DiGeorge (Deleção de 22q11)	1/6.000	Hipoplasia/aplasia tímica; hipoplasia/aplasia das paratireoides; fenda palatina ou incompetência velofaríngea	IAA e malformações conotruncais, incluindo tronco arterioso, TF
Associações			
VACTERL		Defeitos vertebrais; atresia anal; FTE; anomalias radiais e renais; defeitos dos membros	Cerca de 50% têm defeitos cardíacos, mais comumente CIV
CHARGE		Coloboma; atresia das cóanas; deficiência mental e do crescimento; hipoplasia genital (em meninos); anomalias auriculares e/ou surdez	50 a 70% têm defeitos cardíacos, mais comumente anomalias conotruncais (TF, VDDS, tronco arterioso)

AD = autossômica dominante; AR = autossômica recessiva; CIA = comunicação interatrial; MC = miocardiopatia; CoA = coarctação da aorta; CAVT = canal atrioventricular total; VDDS = ventrículo direito de dupla saída; AC = atraso do crescimento; IAA = interrupção do arco aórtico; PCA = persistência do canal arterial; EPP = estenose pulmonar periférica; PIG = pequeno para a idade gestacional; TF = tetralogia de Fallot; FTE = fístula traqueoesofágica; CIV = comunicação interventricular.

2. **Pressão arterial nos quatro membros.** A medição da pressão arterial deve ser realizada nos braços e nas pernas. Geralmente se utiliza um equipamento de medição automatizada (Dinamap®), mas em um recém-nascido pequeno com pulsos arteriais difíceis de palpar, a medição manual da pressão arterial com amplificação por doppler pode ser essencial para medição precisa. Uma pressão sistólica que seja > 10 mmHg mais alta nos membros superiores em comparação com os membros inferiores é anormal e sugere coarctação da aorta, hipoplasia do arco aórtico ou interrupção do arco aórtico. Deve-se ressaltar que um gradiente da pressão arterial sistólica é bastante específico de anormalidade do arco aórtico, mas insensível; não haverá gradiente da pressão arterial sistólica no neonato com anormalidade do arco cujo canal arterial seja persistente e não restritivo. Portanto, a ausência de gradiente da pressão sistólica no recém-nascido **não** descarta de maneira definitiva a coarctação ou outras anormalidades do arco aórtico, mas o achado de gradiente da pressão sistólica confirma o diagnóstico de anormalidade do arco aórtico.

3. **Radiografia de tórax.** Devem-se obter incidências PA e perfil (se possível) do tórax. Em lactentes, particularmente recém-nascidos, pode ser difícil determinar o tamanho do coração em virtude do timo sobrejacente. No entanto, obtêm-se informações úteis na radiografia de tórax. Além do tamanho do coração, deve-se registrar a posição das vísceras e do coração (a dextrocardia e o *situs inversus* são geralmente acompanhados de cardiopatia congênita). Com frequência é possível determinar o lado do arco aórtico (direito ou esquerdo); arco aórtico no lado direito está associado a cardiopatia congênita em > 90% dos pacientes. Campos pulmonares hipertransparentes ou pouco perfundidos sugerem fluxo sanguíneo pulmonar diminuído, enquanto campos pulmonares difusamente opacos representam fluxo sanguíneo pulmonar aumentado ou hipertensão atrial esquerda significativa.

Capítulo 41 | Cardiopatias **377**

4. **Eletrocardiograma (ECG).** O ECG neonatal reflete as relações hemodinâmicas que existiam *in utero*; portanto, o ECG normal caracteriza-se por predomínio do ventrículo direito. Como muitas formas de cardiopatia congênita exercem efeitos hemodinâmicos pré-natais mínimos, o ECG muitas vezes é "normal para a idade" a despeito de patologia estrutural significativa (p. ex., transposição das grandes artérias, tetralogia de Fallot etc.). Ao longo do período neonatal, lactância e infância, o ECG evoluirá devido às alterações esperadas na fisiologia e às resultantes mudanças no tamanho e espessura das câmaras. Como a maioria dos achados do ECG de um neonato seria anormal em criança maior ou adulto, é essencial consultar os quadros de valores normais específicos para a idade da maioria dos parâmetros do ECG. O Quadro 41.6 apresenta os valores normais do ECG em neonatos a termo e prematuros.

Durante a interpretação do ECG, os seguintes parâmetros devem ser definidos: (i) frequência e ritmo; (ii) eixos da onda P, do complexo QRS e da onda T; (iii) intervalos da condução intracardíaca; (iv) evidências de aumento ou hipertrofia das câmaras; (v) evidências de doença pericárdica, isquemia,

Quadro 41.6	Padrões do ECG em recém-nascidos.			
	Idade (dias)			
Medida	**0 a 1**	**1 a 3**	**3 a 7**	**7 a 30**
Neonatos a termo				
Frequência cardíaca (batimentos por minuto, bpm)	122 (99 a 147)	123 (97 a 148)	128 (100 a 160)	148 (114 a 177)
Eixo do QRS (graus)	135 (91 a 185)	134 (93 a 188)	133 (92 a 185)	108 (78 a 152)
Intervalo PR, D II (s)	0,11 (0,08 a 0,14)	0,11 (0,09 a 0,13)	0,10 (0,08 a 0,13)	0,10 (0,08 a 0,13)
Duração do complexo QRS (s)	0,05 (0,03 a 0,07)	0,05 (0,03 a 0,06)	0,05 (0,03 a 0,06)	0,05 (0,03 a 0,08)
V1, amplitude da onda R (mm)	13,5 (6,5 a 23,7)	14,8 (7,0 a 24,2)	12,8 (5,5 a 21,5)	10,5 (4,5 a 18,1)
V1, amplitude da onda S (mm)	8,5 (1,0 a 18,5)	9,5 (1,5 a 19,0)	6,8 (1,0 a 15,0)	4,0 (0,5 a 9,7)
V6, amplitude da onda R (mm)	4,5 (0,5 a 9,5)	4,8 (0,5 a 9,5)	5,1 (1,0 a 10,5)	7,6 (2,6 a 13,5)
V6, amplitude da onda S (mm)	3,5 (0,2 a 7,9)	3,2 (0,2 a 7,6)	3,7 (0,2 a 8,0)	3,2 (0,2 a 3,2)
Neonatos pré-termo				
Frequência cardíaca (batimentos por minuto, bpm)	141 (109 a 173)	150 (127 a 182)	164 (134 a 200)	170 (133 a 200)
Eixo do QRS (graus)	127 (75 a 194)	121 (75 a 195)	117 (75 a 165)	80 (17 a 171)
Intervalo PR (s)	0,10 (0,09 a 0,10)	0,10 (0,09 a 1,10)	0,10 (0,09 a 0,10)	0,10 (0,09 a 0,10)
Duração do QRS (s)	0,04	0,04	0,04	0,04
V1, amplitude da onda R (mm)	6,5 (2,0 a 12,6)	7,4 (2,6 a 14,9)	8,7 (3,8 a 16,9)	13,0 (6,2 a 21,6)
V1, amplitude da onda S (mm)	6,8 (0,6 a 17,6)	6,5 (1,0 a 16,0)	6,8 (0,0 a 15,0)	6,2 (1,2 a 14,0)
V6, amplitude da onda R (mm)	11,4 (3,5 a 21,3)	11,9 (5,0 a 20,8)	12,3 (4,0 a 20,5)	15,0 (8,3 a 21,0)
V6, amplitude da onda S (mm)	15,0 (2,5 a 26,5)	13,5 (2,6 a 26,0)	14,0 (3,0 a 25,0)	14,0 (3,1 a 26,3)

Fontes: Davignon A, Rautaharja P, Boiselle E *et al.* Normal ECG standards for infants and children. *Pediatr Cardiol* 1980;1(2):123-131. Sreenivasan VV, Fisher BJ, Liebman J *et al.* Longitudinal study of the standard electrocardiogram in the healthy premature infant during the first year of life. *Am J Cardiol* 1973;31(1):57-63.

378 Parte 6 | Distúrbios Cardiovasculares

infarto ou anormalidades eletrolíticas; e (vi) se o padrão do ECG é compatível com o quadro clínico. Quando o ECG é anormal, deve-se também considerar colocação incorreta dos eletrodos; realiza-se uma confirmação simples da posição dos eletrodos comparando os complexos QRS na derivação dos membros I e a derivação precordial V_6 – ambas devem ter morfologia semelhante se os eletrodos dos membros tiverem sido colocados corretamente. O ECG do recém-nascido prematuro é um pouco diferente daquele do neonato a termo. No que se refere à frequência em repouso, é um pouco mais alta com maior variação circadiana e relacionada com atividade (bradicardia sinusal até 70 durante o sono não é incomum). A condução intracardíaca tem duração de PR e QRS um pouco mais curta. O QT_C máximo é < 0,44 s (mais longo que para neonatos a termo, QT_C < 0,40s). A respeito do complexo QRS, o eixo do QRS no plano frontal é mais à esquerda com idade gestacional decrescente; a amplitude do QRS é menor (possivelmente devido a menos massa ventricular); e há menor predominância do ventrículo direito nas derivações torácicas precordiais.

5. **Teste de hiperoxia.** Para **todos** os neonatos suspeitos de cardiopatias congênitas críticas (não apenas as cianóticas), deve-se considerar um teste de hiperoxia. **Esse teste talvez seja o recurso mais sensível e específico na avaliação inicial do recém-nascido suspeito de doença recente.** Nos hospitais com fácil acesso ao ecocardiograma, pode-se prescindir de um teste de hiperoxia completo; contudo, é importante ter em mente o quão valioso o teste de hiperoxia pode ser quando o ecocardiograma não está rapidamente disponível.

Para investigar a possibilidade de *shunt* direita-esquerda intracardíaco fixo, deve-se medir a tensão arterial de oxigênio em ar ambiente (se tolerado) e, em seguida, repetir as medições com o paciente recebendo oxigênio inspirado a 100% (o "teste de hiperoxia"). Se possível, a pressão parcial arterial de oxigênio (P_{O_2}) deve ser medida diretamente por meio de punção arterial, porém valores da P_{O_2} por monitor de oxigênio transcutâneo (MOTC) também são aceitáveis. **A oximetria de pulso não pode ser usada** para documentação; em recém-nascido que esteja recebendo oxigênio a 100%, pode-se obter um valor da saturação de oxigênio de 100% com P_{O_2} arterial que varia de 80 torr (anormal) a 680 torr (normal, ver III.A.1.).

As medições devem ser realizadas (por gasometria arterial ou MOTC) em locais "pré-ductal" e "pós-ductal", e a localização exata da medição da P_{O_2} precisa ser registrada, porque algumas malformações congênitas com fluxo sanguíneo dessaturado entrando na aorta descendente pelo canal arterial podem resultar em "cianose diferencial" (como na hipertensão pulmonar persistente do recém-nascido). Uma tensão de oxigênio bem mais alta na parte superior do que na parte inferior do corpo é um indício diagnóstico importante dessas lesões, incluindo todas as formas de obstrução crítica do arco aórtico ou obstrução do trato de saída do ventrículo esquerdo. Há também os casos raros de "cianose diferencial inversa", com saturação elevada na parte inferior do corpo e saturação reduzida na parte superior. Isso ocorre apenas em crianças com transposição das grandes artérias com *shunt* anormal da artéria pulmonar para a aorta devido a coarctação, interrupção do arco aórtico ou resistência vascular pulmonar suprassistêmica ("circulação fetal persistente").

Quando um paciente respira oxigênio a 100%, uma P_{O_2} arterial > 250 torr nos membros superiores e inferiores praticamente elimina a possibilidade de cardiopatia congênita cianótica estrutural crítica (o neonato "passou" no teste de hiperoxia). Uma P_{O_2} arterial < 100 na ausência de doença pulmonar nítida ("reprovação" no teste de hiperoxia) decorre mais provavelmente de *shunt* direita-esquerda intracardíaco e é praticamente diagnóstica de cardiopatia congênita cianótica. Os pacientes que apresentam P_{O_2} arterial entre 100 e 250 podem ter cardiopatia congênita estrutural com mistura intracardíaca completa e aumento acentuado do fluxo sanguíneo pulmonar, como às vezes se observa na presença de complexos de ventrículo único, como a síndrome do coração esquerdo hipoplásico. **O neonato que é "reprovado" no teste de hiperoxia muito provavelmente tem cardiopatia congênita envolvendo fluxo sanguíneo sistêmico ou pulmonar dependente do canal arterial, e deve receber prostaglandina E1 (PGE$_1$) até que se possa definir sua anatomia** (ver IV.B.2.).

B. **Estabilização e transporte.** De acordo com a avaliação inicial, se um recém-nascido foi identificado como provável portador de cardiopatia congênita, deve-se planejar a assistência médica e tomar providências para o diagnóstico anatômico definitivo. Isso pode envolver o transporte do neonato para outra unidade de saúde que disponha de cardiologista pediátrico.

Capítulo 41 | Cardiopatias **379**

1. **Reanimação inicial.** No neonato que se apresenta com evidências de redução do débito cardíaco ou choque, dá-se atenção inicial às medidas de suporte avançado à vida. Deve-se estabelecer e manter uma via respiratória estável, bem como ventilação adequada. Acesso vascular confiável é essencial, geralmente incluindo um cateter arterial. No recém-nascido, é mais seguro instalar o cateter arterial através dos vasos umbilicais. Reposição volêmica, suporte inotrópico e correção da acidose metabólica são necessários para alcançar o objetivo de melhorar o débito cardíaco e a perfusão tecidual (ver Capítulo 40).
2. **PGE$_1$.** O neonato que é "reprovado" no teste de hiperoxia (ou tem um resultado inconclusivo, além de outros sinais ou sintomas de cardiopatia congênita) bem como aquele que se apresenta em choque nas primeiras 3 semanas de vida têm alta probabilidade de ter cardiopatia congênita. Eles muito provavelmente apresentam lesões congênitas que incluem características anatômicas com fluxo sanguíneo sistêmico ou pulmonar dependente do canal arterial, ou nos quais a PCA propicia a mistura entre circulações.

   A PGE$_1$, administrada como infusão intravenosa contínua, tem efeitos colaterais importantes que devem ser previstos. A PGE$_1$ causa apneia em 10 a 12% dos neonatos, em geral nas primeiras 6 horas de administração. Portanto, o recém-nascido que será transferido para outra instituição durante a terapia com PGE$_1$ deve ser intubado para manutenção de via respiratória estável antes de deixar o hospital de origem. Nos neonatos que não necessitarão de transporte, a intubação pode ser prescindível, mas o monitoramento cardiorrespiratório contínuo é essencial. Ademais, a PGE$_1$ causa tipicamente vasodilatação periférica e subsequente hipotensão em muitos neonatos. Deve-se instalar um acesso intravenoso separado para administração de volume em todo neonato que esteja recebendo PGE$_1$, especialmente aqueles que serão transportados.

   Informações específicas acerca de outras reações adversas, doses e administração de PGE$_1$ estão contidas na seção VII.A.

   Nunca é demais enfatizar a necessidade de começar a PGE$_1$ em **todo** neonato que seja fortemente suspeito de cardiopatia congênita (ou seja, "reprovado" no teste de hiperoxia e/ou com ICC aguda grave). No recém-nascido com fluxo sanguíneo pulmonar dependente do canal arterial, a saturação de oxigênio costuma melhorar e o fluxo sanguíneo pulmonar se manterá até que se definam o diagnóstico anatômico e os planos da cirurgia. Em neonatos com transposição das grandes artérias, a manutenção do canal arterial aberto melhora a mistura entre circulações. O mais importante, **neonatos que se apresentam em choque nas primeiras semanas de vida têm fluxo sanguíneo pulmonar dependente do canal arterial, até prova em contrário;** a reanimação não será bem-sucedida se o canal não for aberto. Nesses casos, é apropriado instituir a infusão de PGE$_1$ até mesmo **antes** de o ecocardiograma esclarecer o diagnóstico anatômico preciso.

   É prudente repetir a gasometria arterial e reavaliar a perfusão, os sinais vitais e o equilíbrio acido-básico nos primeiros 15 a 30 min após o início da infusão de PGE$_1$. Raramente, os pacientes tornam-se mais instáveis após o início da PGE$_1$. Isso geralmente decorre de lesões com hipertensão atrial esquerda: síndrome do coração esquerdo hipoplásico com forame oval persistente restritivo, retorno venoso pulmonar anômalo total subdiafragmático, atresia mitral com forame oval persistente restritivo, transposição das grandes artérias associada a septo interventricular intacto e forame oval persistente restritivo e alguns casos de anomalia de Ebstein (ver V.B.5.). Nessas lesões, a deterioração sob PGE$_1$ muitas vezes é um achado diagnóstico proveitoso, e devem-se tomar providências **urgentes** para realizar ecocardiograma e um possível cateterismo intervencionista ou cirurgia.
3. **Agentes inotrópicos.** As infusões contínuas de agentes inotrópicos, em geral de aminas simpaticomiméticas, melhoram o desempenho miocárdico e a perfusão de órgãos vitais e da periferia. Deve-se ter a cautela de repor o volume intravascular antes da instituição de agentes vasoativos. A **dopamina** é um precursor da norepinefrina e estimula os receptores β-1, dopaminérgicos e α-adrenérgicos de maneira dose-dependente. Pode-se esperar que a dopamina aumente a pressão arterial média, melhore a função ventricular e aumente o débito urinário com baixa incidência de efeitos colaterais em doses < 10 μg/kg/min. A **dobutamina** é um análogo da dopamina, com efeitos predominantemente β-1 e atividade estimulante relativamente fraca dos receptores β-2 e α. Em comparação com a dopamina, carece de propriedades vasodilatadoras renais, tem menos efeito cronotrópico (em pacientes adultos) e não depende da liberação de norepinefrina por nervos periféricos para alcançar seu efeito. Existem poucos dados publicados acerca do uso da dobutamina em neonatos, porém a experiência clínica tem sido favorável. Pode-se usar uma combinação de dopamina em doses baixas (até 5 μg/kg/min) e dobutamina para minimizar a potencial vasoconstrição periférica induzida por altas doses de dopamina e, ao mesmo tempo,

380 Parte 6 | Distúrbios Cardiovasculares

maximizar os efeitos dopaminérgicos na circulação renal. Ver na seção VII.B. os detalhes da administração de agentes inotrópicos e outros agentes farmacológicos (ver Capítulo 40).

4. **Transporte.** Após estabilização inicial, o recém-nascido com suspeita de cardiopatia congênita frequentemente precisa ser transferido para uma instituição que ofereça assistência especializada em cardiologia pediátrica e cirurgia cardíaca. O transporte bem-sucedido envolve duas transições da assistência do neonato: (i) da equipe do hospital de origem para a equipe de transporte e (ii) da equipe de transporte para a equipe do hospital de referência. Nunca é demais enfatizar a necessidade de comunicação precisa, detalhada e completa das informações entre todas essas equipes. Se possível, o cardiologista pediátrico que cuidará do paciente deve ser incluído nas discussões da assistência enquanto o recém-nascido ainda está no hospital de origem.

Um **acesso vascular** confiável deve ser instalado no neonato que está recebendo infusão contínua de PGE$_1$ ou agentes inotrópicos. Os cateteres umbilicais instalados durante a reanimação e a estabilização devem ser preservados para o transporte; o neonato com cardiopatia congênita talvez necessite de cateterismo cardíaco por essa via.

Deve-se dar atenção especial às vias respiratórias e ao esforço respiratório do paciente antes do transporte. Em geral, todos os neonatos que estão recebendo infusão de PGE$_1$ devem ser **intubados para o transporte** (ver IV.B.2.). Os neonatos com cardiopatia congênita provável ou definida muito provavelmente precisarão de cirurgia ou cateterismo cardíaco durante a hospitalização; portanto, eles serão intubados em algum momento. Como há um risco real em não intubá-los, como regra geral, todos devem ser intubados para o transporte, a menos que haja um motivo convincente para não o fazer. Todos os pacientes intubados devem ter descompressão gástrica por tubo nasogástrico ou orogástrico.

O **estado acidobásico e o fornecimento de oxigênio** devem ser verificados com gasometria arterial antes do transporte. Embora a maioria dos pacientes sem condições cardíacas seja transportada recebendo oxigênio suplementar a 100%, ou quase a 100%, esta muitas vezes **não** é a concentração de oxigênio inspirado preferencial para o recém-nascido com cardiopatia congênita (ver em V detalhes da assistência específica de cada lesão). Essa decisão terapêutica acerca do transporte é particularmente importante para aqueles neonatos com fluxo sanguíneo sistêmico dependente do canal arterial e mistura intracardíaca completa com fisiologia de ventrículo único, e enfatiza a necessidade de consultar um cardiologista pediátrico antes do transporte para empreender assistência intratransporte ideal do paciente.

Por fim, é importante lembrar que em neonatos a **hipotensão** é um achado tardio no choque. Logo, outros sinais de descompensação incipiente, como taquicardia persistente e hipoperfusão tecidual, devem ser pesquisados e tratados antes do transporte. Antes de deixar o hospital de origem, deve-se reavaliar o estado hemodinâmico atual do paciente (perfusão distal, frequência cardíaca, pressão arterial sistêmica, estado acidobásico etc.) e comunicá-lo à equipe do hospital de referência.

C. Confirmação do diagnóstico

1. **Ecocardiograma.** O ecocardiograma bidimensional, complementado com doppler e doppler em cores, tornou-se o principal recurso diagnóstico para a definição anatômica em cardiologia pediátrica. Fornece informações sobre a estrutura e a função do coração e grandes vasos oportunamente. Embora não seja *per se* um exame invasivo, o ecocardiograma completo em recém-nascido com suspeita de cardiopatia congênita pode demorar uma hora ou mais; logo, pode não ser bem tolerado por um neonato enfermo e/ou prematuro. A instabilidade da temperatura devida à exposição durante a longa duração do exame pode ser problemática em neonatos. A extensão do pescoço, necessária para as incidências da incisura supraesternal do arco aórtico, pode ser difícil, sobretudo no neonato com dificuldade respiratória ou com via respiratória tênue. Por conseguinte, em neonatos enfermos, recomenda-se **monitoramento cuidadoso por outro membro da equipe de saúde** que não seja o responsável pelo ecocardiograma, com atenção a sinais vitais, estado respiratório, temperatura etc.

2. **Cateterismo cardíaco**

   a. **Indicações** (Quadro 41.7). Os objetivos do cateterismo cardíaco neonatal foram muito modificados. Hoje em dia, o cateterismo cardíaco raramente é necessário para definição anatômica de estruturas intracardíacas (embora ainda seja necessário para a definição das artérias pulmonares distais, colaterais aorticopulmonares e certos tipos de anomalias das artérias coronárias) ou para avaliação fisiológica, pois a tecnologia de doppler assumiu uma importância crescente a esse respeito. Cada vez mais, o cateterismo é realizado para tratamento transcateter de lesões congênitas. A Figura 41.1 mostra a saturação de oxigênio e as medições de pressões obtidas durante cateterismo cardíaco de recém-nascido normal.

Quadro 41.7	Indicações do cateterismo neonatal.
Intervenções	
Terapêuticas	
Septostomia atrial por balão	
Valvoplastia pulmonar por balão*	
Valvoplastia aórtica por balão*	
Angioplastia por balão de coarctação nativa da aorta*	
Embolização de comunicações vasculares anormais com *coil*	
Diagnósticas	
Biopsia endomiocárdica	
Definição anatômica (não visualizada no ecocardiograma)	
Artérias coronárias	
Atresia pulmonar/septo interventricular intacto	
Transposição das grandes artérias	
Tetralogia de Fallot	
Vasos colaterais da aorta para artéria pulmonar	
Tetralogia de Fallot	
Anatomia das artérias pulmonares distais	
Medições hemodinâmicas	

*Essas intervenções têm opções cirúrgicas alternativas e são controversas, de acordo com a experiência de cada instituição (ver texto).

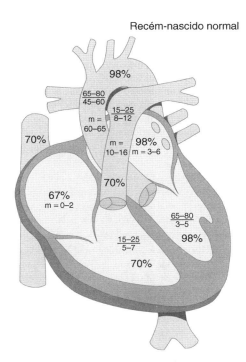

Figura 41.1 Medições hemodinâmicas típicas obtidas no cateterismo cardíaco em recém-nascido a termo sem cardiopatia congênita ou adquirida. Neste diagrama (e nos seguintes), as saturações de oxigênio são mostradas como porcentagens, e são fornecidas medidas típicas das pressões hemodinâmicas em mmHg. Neste exemplo, a transição da fisiologia fetal para neonatal está completa; a resistência vascular pulmonar caiu; o canal arterial fechou-se e não há *shunt* significativo no forame oval. m = valor médio.

382 Parte 6 | Distúrbios Cardiovasculares

b. Cateterismo intervencionista. Desde a primeira dilatação por balão da artéria pulmonar relatada por Kan em 1982, a valvoplastia por balão tornou-se o procedimento preferencial em muitos tipos de lesões valvares, até mesmo lesões críticas no recém-nascido. No Children's Hospital, a valvoplastia por balão é considerada o tratamento inicial preferencial para os casos de estenose pulmonar e estenose aórtica, com taxa de sucesso imediato > 90% no neonato. A aplicação da dilatação por balão de coarctação nativa da aorta é motivo de controvérsias (ver a seguir).

c. Preparação para o cateterismo. O cateterismo no recém-nascido não está isento de riscos; a baixa idade, o pequeno tamanho e os procedimentos intervencionistas são fatores de risco para complicações. Com assistência preventiva apropriada, as complicações podem ser minoradas. Além da estabilização clínica básica (ver IV.B.), atenção especial ao manejo das vias respiratórias é crucial. Sedação e analgesia são necessárias, mas deprimem o impulso respiratório no neonato. Durante o cateterismo neonatal, devem-se considerar fortemente intubação e ventilação mecânica, especialmente se for cogitada uma intervenção. Em nossa instituição, **um membro da equipe separado, que não esteja participando do cateterismo,** acompanha o procedimento, supervisionando o estado hemodinâmico e respiratório geral do recém-nascido.

A supervisão do neonato submetido ao cateterismo também deve incluir avaliação periódica da temperatura corporal, equilíbrio acidobásico, glicemia e monitoramento de perda sanguínea. Todos os pacientes submetidos a cateterismo intervencionista como procedimentos com balão devem ter 10 a 25 mℓ/kg de concentrado de hemácias (tipados e com reação cruzada realizada) disponíveis **no laboratório de cateterismo** durante o procedimento. Recomenda-se que os cateteres intravenosos sejam instalados nos membros superiores ou na cabeça (porque a parte inferior do corpo estará coberta e inacessível durante o exame) a fim de garantir acesso desobstruído para medicamentos, infusão de volume etc. Por fim, o neonato pode ter o cateterismo realizado através dos vasos umbilicais previamente utilizados para administração de líquido, glicose, PGE$_1$, agentes inotrópicos ou hemoderivados. Por conseguinte, deve-se instalar um cateter periférico e mudar a medicação para esse acesso antes da transferência do neonato para o laboratório de cateterismo cardíaco.

O parecer do cardiologista pediátrico que cuidará do caso ajudará a esclarecer essas questões e permitirá que o neonato seja bem preparado e monitorado durante o procedimento.

V. Assistência "específica por lesão" após o diagnóstico anatômico

A. Fluxo sanguíneo sistêmico dependente do canal arterial. Comumente chamadas de **lesões obstrutivas do lado esquerdo,** esse grupo de lesões inclui um espectro de hipoplasia das estruturas no lado esquerdo do coração, desde coarctação isolada da aorta até a síndrome do coração esquerdo hipoplásico. Tipicamente, esses neonatos apresentam-se em colapso cardiovascular quando o canal arterial se fecha, com resultante hipoperfusão sistêmica; os sintomas também podem ser mais insidiosos, com manifestações de ICC (ver III.B.). Embora todos os neonatos com lesões significativas no lado esquerdo e fluxo sanguíneo sistêmico dependente do canal arterial necessitem de persistência induzida por prostaglandina do canal arterial como parte do tratamento inicial, a assistência adicional varia um pouco em cada lesão.

1. Estenose aórtica (Figura 41.2). As anormalidades morfológicas da valva aórtica variam desde uma valva bicúspide não obstrutiva e funcionalmente normal até uma valva unicúspide, muito deformada e obstrutiva, a qual limita sobremodo o débito cardíaco sistêmico do ventrículo esquerdo. Por convenção, estenose aórtica "grave" é definida como um gradiente sistólico máximo do ventrículo esquerdo para a aorta ascendente de no mínimo 60 mmHg. A estenose aórtica "crítica" resulta de obstrução anatômica grave com insuficiência ventricular esquerda associada e/ou choque, independentemente do gradiente medido. Os pacientes com estenose aórtica crítica apresentam obstrução importante *in utero* (geralmente devida a valva unicúspide), com resultante hipertrofia ventricular esquerda e, frequentemente, fibroelastose endocárdica. Anormalidades associadas no lado esquerdo, como valvopatia mitral e coarctação, não são incomuns. Após o fechamento do canal arterial, o ventrículo esquerdo deve suprir todo o débito cardíaco sistêmico. Nos casos de disfunção miocárdica grave, ICC clínica ou choque se evidenciará.

O manejo inicial do neonato em estado grave inclui o tratamento do choque, acesso vascular estável, manejo das vias respiratórias e ventilação mecânica, sedação e paralisia muscular, suporte

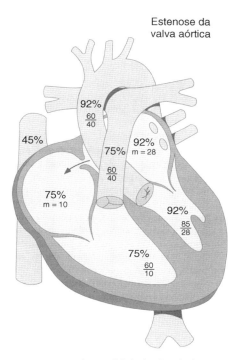

Figura 41.2 Estenose aórtica valvar crítica com canal arterial fechado. Os achados anatômicos e hemodinâmicos típicos incluem (i) valva estenótica morfologicamente anormal; (ii) dilatação pós-estenótica da aorta ascendente; (iii) pressão diastólica final ventricular esquerda e pressão atrial esquerda elevadas, contribuindo para o edema pulmonar (dessaturação venosa e arterial pulmonar leve); (iv) *shunt* esquerda-direita no nível atrial (observe aumento da saturação de oxigênio da veia cava superior para o átrio direito); (v) hipertensão arterial pulmonar (também secundária à pressão atrial esquerda elevada); (vi) gradiente apenas modesto (25 mmHg) através da valva. O baixo gradiente medido (a despeito da obstrução anatômica grave) através da valva aórtica decorre de limitação acentuada do débito cardíaco, o que é evidenciado pela baixa saturação venosa mista de oxigênio (45%) na veia cava superior. m = valor médio.

inotrópico e instituição de PGE_1. A pressão expiratória final positiva (PEEP) ajuda a superar a dessaturação venosa pulmonar por edema pulmonar secundário à hipertensão atrial esquerda. Para que um paciente com estenose aórtica crítica se beneficie da infusão de PGE_1, é essencial que haja um pequeno forame oval pérvio para permitir que o fluxo sanguíneo sistêmico (retorno venoso pulmonar) atravesse o septo interatrial e ganhe o leito vascular sistêmico pelo canal arterial. O oxigênio inspirado deve ser limitado a uma concentração fracionada de oxigênio inspirado (Fi_{O_2}) de 0,5 a 0,6, a menos que haja hipoxemia intensa.

Após a definição anatômica do tamanho do ventrículo esquerdo, da valva mitral e do arco aórtico por ecocardiograma, deve-se realizar cateterismo cardíaco ou cirurgia tão logo possível visando à valvotomia aórtica. Nos dois tipos de tratamento, o prognóstico do paciente depende principalmente (i) do grau de alívio da obstrução, (ii) do grau de insuficiência aórtica, (iii) das lesões cardíacas associadas (especialmente o tamanho do ventrículo esquerdo) e (iv) da intensidade da disfunção dos órgãos-alvo secundária à apresentação inicial (p. ex., enterocolite necrosante ou insuficiência renal). Todos os pacientes com estenose aórtica necessitarão de acompanhamento vitalício, pois a estenose frequentemente recorre. É comum a realização de múltiplos procedimentos na infância.

2. **Coarctação da aorta** (Figura 41.3) é um estreitamento anatômico da aorta descendente, mais comumente no local de inserção do canal arterial (ou seja, justaductal). Anormalidades cardíacas adicionais são comuns, como valva aórtica bicúspide (que ocorre em 80% dos pacientes) e comunicação interventricular (em 40% dos pacientes). Ademais, hipoplasia ou obstrução de outras estruturas

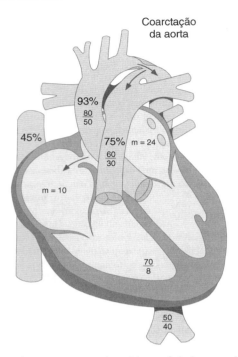

Figura 41.3 Coarctação da aorta de neonato com canal arterial quase fechado em estado crítico. Os achados anatômicos e hemodinâmicos típicos incluem (i) local "justaductal" da coarctação; (ii) valva aórtica bicomissural (vista em 80% dos pacientes com coarctação); (iii) pressão diferencial diminuída na aorta descendente e na parte inferior do corpo; (iv) *shunt* bidirecional no canal arterial. Assim como na estenose aórtica crítica (Figura 41.2), os pacientes apresentam elevação da pressão atrial esquerda, edema pulmonar, *shunt* esquerda-direita no nível atrial, hipertensão arterial pulmonar e um gradiente apenas moderado (30 mmHg) através da obstrução no arco. O baixo gradiente medido (a despeito da substancial obstrução anatômica) através do arco aórtico é decorrente do débito cardíaco baixo. m = valor médio.

no lado esquerdo, incluindo a valva mitral, o ventrículo esquerdo e a valva aórtica, não é incomum e deve ser avaliada durante a avaliação ecocardiográfica inicial.

In utero, o fluxo sanguíneo sistêmico para a parte inferior do corpo segue através do canal arterial. Após fechamento do canal no recém-nascido com coarctação crítica, o ventrículo esquerdo deve subitamente gerar pressão e volume adequados para bombear todo o débito cardíaco por meio de um ponto de obstrução significativa. Essa sobrecarga de pressão súbita pode ser mal tolerada pelo miocárdio, e o recém-nascido pode tornar-se rápida e criticamente enfermo em virtude de hipoperfusão da metade inferior do corpo.

Como na estenose aórtica crítica, o manejo inicial do neonato gravemente acometido inclui tratamento do choque, acesso vascular estável, cuidados com as vias respiratórias e a ventilação mecânica, oxigênio suplementar moderado, sedação e paralisia muscular, suporte inotrópico e instituição de PGE_1. A PEEP é útil para superar a dessaturação venosa pulmonar por edema pulmonar secundário à hipertensão atrial esquerda. Em alguns neonatos, a PGE_1 não consegue abrir o canal arterial.

Nos neonatos com coarctação sintomática, realiza-se reparo cirúrgico tão logo eles sejam reanimados e estabilizados clinicamente. Em geral, o procedimento é realizado por incisão de toracotomia lateral esquerda. Quando os recém-nascidos apresentam coarctação sintomática e uma grande comunicação interventricular, deve-se considerar o reparo dos dois defeitos no procedimento inicial por meio de esternotomia mediana. A dilatação por balão de coarctação nativa não é realizada rotineiramente em nossa instituição por causa da alta incidência de reestenose e formação de aneurisma, especialmente se for levada em conta a alternativa cirúrgica segura e efetiva.

3. A **interrupção do arco aórtico** (Figura 41.4) consiste em atresia total de um segmento do arco aórtico. Existem três subtipos anatômicos de interrupção do arco aórtico segundo a localização da interrupção: distal à artéria subclávia esquerda (tipo A), entre a artéria subclávia esquerda e a artéria carótida esquerda (tipo B), e entre o tronco braquiocefálico e a artéria carótida esquerda (tipo C). O tipo B é o mais comum. Mais de 99% desses pacientes apresentam comunicação interventricular; anormalidades da valva aórtica e regiões subaórticas estreitadas são anomalias associadas.

Os neonatos com interrupção do arco aórtico são totalmente dependentes da PCA para que haja fluxo sanguíneo para a parte inferior do corpo, portanto, o estado clínico deles se torna crítico quando o canal arterial se fecha. O tratamento imediato é semelhante ao descrito para a coarctação (ver V.A.2.); a infusão de PGE_1 é essencial. Todas as outras medidas de reanimação não serão efetivas se o fluxo sanguíneo para a parte inferior do corpo não for restaurado. Devem-se medir as saturações de oxigênio na parte superior do corpo; as leituras da oximetria de pulso na parte inferior do corpo refletem a saturação de oxigênio na artéria pulmonar e são tipicamente menores que os níveis distribuídos para o sistema nervoso central e as artérias coronárias. Altas concentrações de oxigênio inspirado podem resultar em baixa resistência vascular pulmonar, *shunt* esquerda-direita grande e "escoamento" durante a diástole da parte inferior do corpo para a circulação pulmonar. Logo, os níveis de oxigênio inspirado devem ser minimizados, visando a saturações de oxigênio normais (95%) na parte **superior** do corpo.

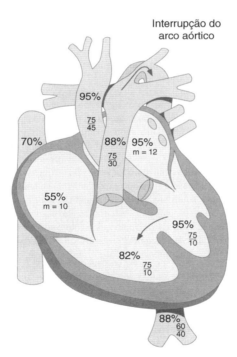

Figura 41.4 Interrupção do arco aórtico com canal arterial persistente restritivo. Os achados anatômicos e hemodinâmicos típicos incluem (i) atresia de um segmento do arco aórtico entre as artérias subclávia esquerda e a carótida comum esquerda (o tipo mais comum de interrupção do arco aórtico – "tipo B"); (ii) mau alinhamento posterior do septo conal, resultando em uma grande comunicação interventricular e área subaórtica estreita; (iii) valva aórtica bicúspide ocorre em 60% dos pacientes; (iv) pressão sistêmica no ventrículo direito e na artéria pulmonar (devido à substancial comunicação interventricular não restritiva); (v) aumento da saturação de oxigênio na artéria pulmonar devido ao *shunt* esquerda-direita no nível ventricular; (vi) "cianose diferencial" com saturação de oxigênio mais baixa na aorta descendente, devido a um *shunt* direita-esquerda no canal persistente. Observe a pressão arterial menor na aorta descendente devido à constrição do canal; a abertura do canal com PGE_1 resulta em pressão arterial igual nos membros superiores e inferiores, mas a "cianose diferencial" persiste. PGE_1 = prostaglandina E1; m = valor médio.

A reconstrução cirúrgica deve ser realizada tão logo a acidose metabólica (se presente) tenha sido resolvida, a disfunção de órgãos-alvo tenha melhorado e o paciente tenha sido hemodinamicamente estabilizado. O reparo consiste tipicamente em uma abordagem corretiva por meio de esternotomia mediana, com reconstrução do arco (em geral com anastomose terminoterminal) e fechamento da comunicação interventricular. A reconstrução do arco e cerclagem da artéria pulmonar (por meio de toracotomia lateral) em geral não são recomendadas, e costumam ser reservadas para pacientes com múltiplas comunicações interventriculares.

4. A **síndrome do coração esquerdo hipoplásico** (Figuras 41.5A e B) representa um grupo heterogêneo de anormalidades anatômicas, nas quais o ventrículo esquerdo é pequeno ou inexistente e há hipoplasia ou atresia das valvas mitral e aórtica. Antes da cirurgia, o ventrículo direito supre os fluxos sanguíneos pulmonar e sistêmico (através da PCA), e a proporção do débito cardíaco que segue para cada circuito depende das resistências relativas dos leitos vasculares.

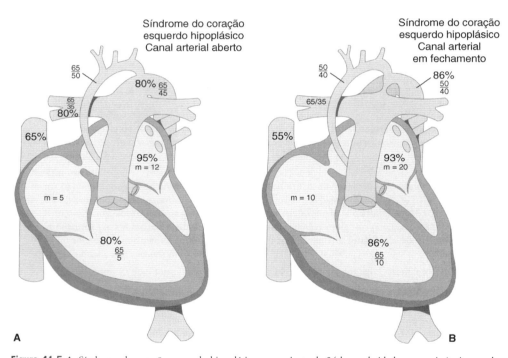

Figura 41.5 A. Síndrome do coração esquerdo hipoplásico em paciente de 24 horas de idade com resistência vascular pulmonar decrescente e canal arterial não restritivo. Os achados anatômicos e hemodinâmicos típicos incluem (i) atresia ou hipoplasia do ventrículo esquerdo e das valvas mitral e aórtica; (ii) aorta ascendente e arco aórtico transverso diminutos, geralmente com coarctação associada; (iii) o fluxo sanguíneo coronariano geralmente é *retrógrado* a partir do canal arterial pela pequena aorta ascendente; (iv) saturação arterial sistêmica de oxigênio (sob Fi_{O_2} de 0,21) de 80%, refletindo fluxos sanguíneos sistêmico e pulmonar relativamente equilibrados – as saturações arterial pulmonar e aórtica são iguais (ver o texto); (v) hipertensão pulmonar secundária ao canal arterial não restritivo; (vi) hipertensão atrial esquerda mínima; (vii) débito cardíaco sistêmico (observe a saturação de oxigênio na veia cava superior de 65%) e pressão arterial (65/45) normais. **B.** Colapso circulatório agudo após constrição do canal arterial na síndrome do coração esquerdo hipoplásico. Esses neonatos estão tipicamente em choque com hipoperfusão, taquicardia, acidose e dificuldade respiratória. As características anatômicas são semelhantes às da Figura 41.5A, exceto pelo canal arterial estreitado. Observe (i) o baixo débito cardíaco (evidenciado pela baixa saturação venosa mista de oxigênio na veia cava superior de 55%); (ii) a pressão diferencial diminuída; (iii) a pressão diastólica final atrial e ventricular elevada – a pressão atrial esquerda elevada pode causar edema pulmonar (observe a saturação atrial esquerda de 93%); (iv) o aumento significativo do fluxo sanguíneo pulmonar, refletido na saturação arterial de oxigênio (sob Fi_{O_2} de 0,21) de 86%. m = valor médio.

À medida que a resistência vascular pulmonar começa a cair (Figura 41.5A), o fluxo sanguíneo dirige-se preferencialmente para a circulação pulmonar em detrimento da circulação sistêmica. À medida que o fluxo sanguíneo sistêmico diminui, o volume sistólico e a frequência cardíaca aumentam como um mecanismo para preservar o débito cardíaco sistêmico. O ventrículo direito torna-se progressivamente sobrecarregado de volume, com elevação discreta das pressões diastólica final e atrial esquerda. O neonato pode apresentar taquipneia ou angústia respiratória, e pode haver hepatomegalia. A maior proporção de retorno venoso pulmonar no sangue ventricular misto resulta em diminuição leve da saturação arterial sistêmica de oxigênio (80%), e cianose visível pode ser leve ou inexistente. Não raro, esses pacientes recebem alta do berçário como recém-nascidos normais.

Nesse ponto, a queda continuada da resistência vascular pulmonar resulta em aumento progressivo do fluxo sanguíneo pulmonar e diminuição relativa do débito cardíaco sistêmico. À medida que o débito ventricular direito total é limitado pela frequência cardíaca e pelo volume sistólico, sobrevêm ICC clinicamente evidente, dilatação e disfunção do ventrículo direito, insuficiência tricúspide progressiva, baixa perfusão periférica com acidose metabólica, redução do débito urinário e edema pulmonar. A saturação arterial de oxigênio aproxima-se de 90%.

Por outro lado, pode ocorrer deterioração súbita com ICC rapidamente progressiva e choque após a constrição do canal arterial (Figura 41.5B). Há redução da perfusão sistêmica e aumento do fluxo sanguíneo pulmonar, que é substancialmente independente da resistência vascular pulmonar. Os pulsos arteriais periféricos são fracos ou ausentes. A perfusão renal, hepática, coronariana e do sistema nervoso central é comprometida, possivelmente resultando em necrose tubular aguda, enterocolite necrosante ou infarto ou hemorragia cerebral. Um círculo vicioso também pode advir de perfusão retrógrada inadequada da aorta ascendente (irrigação sanguínea coronariana), com disfunção miocárdica adicional e comprometimento contínuo do fluxo sanguíneo coronariano. A razão entre os fluxos pulmonar e sistêmico aproxima-se do infinito à medida que o fluxo sanguíneo sistêmico aproxima-se de zero. Portanto, ocorre a apresentação paradoxal de acidose metabólica profunda na vigência de P_{O_2} relativamente alta (70 a 100 mmHg).

A gasometria arterial seria o melhor indicador isolado da estabilidade hemodinâmica. Saturação arterial baixa (75 a 80%) com pH normal indica um equilíbrio aceitável do fluxo sanguíneo sistêmico e pulmonar com perfusão periférica adequada, enquanto uma saturação de oxigênio elevada (> 90%) com acidose representa aumento significativo do fluxo pulmonar e redução do fluxo sistêmico, com provável disfunção miocárdica e efeitos secundários nos outros sistemas orgânicos.

A reanimação desses neonatos envolve a manutenção farmacológica do canal arterial aberto com PGE_1 e manobras ventilatórias para **aumentar** a resistência pulmonar. Em nossa experiência, acidose respiratória leve (p. ex., pH de 7,35) é apropriada para a maioria desses neonatos. É importante salientar que **a hiperventilação e/ou o oxigênio suplementar geralmente não oferecem benefício relevante e podem ser nocivos** porque causam vasodilatação pulmonar excessiva e fluxo sanguíneo pulmonar aumentado à custa do fluxo sanguíneo sistêmico.

A hipotensão nesses neonatos é mais frequentemente causada por aumento do fluxo sanguíneo pulmonar (em detrimento do fluxo sistêmico) em vez de disfunção miocárdica intrínseca. Embora doses baixas a moderadas de agentes inotrópicos muitas vezes sejam benéficas, **doses altas de agentes inotrópicos podem ter efeito prejudicial** dependendo dos efeitos relativos nos leitos vasculares sistêmico e pulmonar. Elevações seletivas preferenciais do tônus vascular sistêmico aumentarão secundariamente o fluxo sanguíneo pulmonar, e o monitoramento cuidadoso da pressão arterial média e da saturação arterial de oxigênio é oportuno.

À semelhança do paciente com estenose aórtica crítica, para que o recém-nascido com síndrome do coração esquerdo hipoplásico se beneficie da infusão de PGE_1, é essencial que haja pelo menos um pequeno forame oval pérvio para possibilitar que o fluxo sanguíneo sistêmico efetivo (retorno venoso pulmonar) atravesse o septo interatrial e chegue ao leito vascular sistêmico pelo canal. Um neonato com síndrome do coração esquerdo hipoplásico e forame oval muito restritivo ou fechado se apresentará em estado crítico, com cianose significativa (saturação de oxigênio < 60 a 65%), e não melhorará após a instituição de PGE_1. **Para esses neonatos, é necessária dilatação por balão de emergência do septo interatrial.**

O tratamento clínico pode ser paliativo por um breve período; contudo, a intervenção cirúrgica é imprescindível para a sobrevida dos neonatos com síndrome do coração esquerdo hipoplásico. Após um período de estabilização clínica e suporte para permitir recuperação da lesão isquêmica de sistemas orgânicos (particularmente dos rins, fígado, sistema nervoso central e do próprio coração), o alívio cirúrgico da obstrução no lado esquerdo é necessário. A intervenção cirúrgica envolve reconstrução em estágios (com um procedimento de Norwood neonatal seguido por cirurgia de Fontan mais tarde na infância) ou transplante cardíaco neonatal. Os resultados recentes da cirurgia reconstrutora e do transplante melhoraram substancialmente o prognóstico dos recém-nascidos com essa cardiopatia anteriormente 100% fatal.

B. **Fluxo sanguíneo pulmonar dependente do canal arterial.** A fisiologia subjacente é compartilhada por um grupo variado de lesões que têm como achado comum a restrição do fluxo sanguíneo pulmonar devido a estenose pulmonar grave ou atresia pulmonar total. O fechamento do canal arterial acarreta cianose acentuada.

  1. **Estenose pulmonar** (ver Figura 41.6) com obstrução do fluxo sanguíneo pulmonar pode ocorrer em diversos níveis: (i) no corpo do ventrículo direito; (ii) na valva pulmonar (conforme delineado na Figura 41.6); (iii) nas artérias pulmonares periféricas. A estenose pulmonar vascular associada a septo interventricular intacto é a segunda forma mais comum de cardiopatia congênita; obstrução "crítica" é mais rara. A classificação do grau de estenose pulmonar assemelha-se à da estenose aórtica (ver V.A.1.); no entanto, a estenose pulmonar grave é definida como gradiente sistólico máximo do ventrículo direito para a artéria pulmonar > 60 mmHg. Por convenção, a estenose pulmonar "crítica" é definida como obstrução valvar significativa com hipoxemia associada devida a *shunt* direita-esquerda

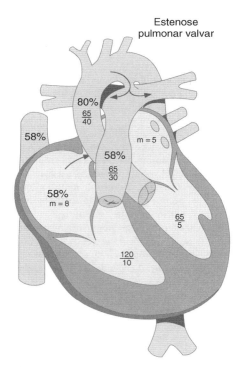

Figura 41.6 Estenose pulmonar valvar crítica em recém-nascido com canal arterial persistente não restritivo durante terapia com PGE₁. Os achados anatômicos e hemodinâmicos típicos incluem (i) valva pulmonar estenótica e espessada; (ii) dilatação pós-estenótica da artéria pulmonar principal com ramos das artérias pulmonares de tamanho normal; (iii) hipertrofia ventricular direita com pressão suprassistêmica; (iv) *shunt* direita-esquerda no nível atrial através do forame oval persistente com dessaturação sistêmica (80%); (v) pressão ventricular direita (VD) suprassistêmica com gradiente de ejeção sistêmico máximo de 55 mmHg; (vi) pressão arterial pulmonar sistêmica (devido ao canal arterial aberto não restritivo); (vii) fluxo sanguíneo pulmonar através do canal arterial persistente. PGE₁ = prostaglandina E1. m = valor médio.

no forame oval. A estenose pulmonar crítica pode ser acompanhada por hipoplasia do ventrículo direito e/ou da valva tricúspide e hipertrofia ventricular direita significativa. A pressão no ventrículo direito muitas vezes é mais alta que a pressão no ventrículo esquerdo (ou seja, suprassistêmica) de modo a conseguir ejetar sangue através do estreitamento acentuado. Em virtude da hipertensão ventricular direita prolongada (*in utero*), o ventrículo direito é tipicamente hipertrófico e incomplacente com resultante aumento da pressão de enchimento atrial direita. Quando a pressão atrial direita ultrapassa a pressão atrial esquerda, um *shunt* direita-esquerda no forame oval provoca cianose e hipoxemia. Pode haver disfunção ventricular direita e/ou insuficiência tricúspide associadas.

Após estabilização inicial do paciente e diagnóstico definitivo por ecocardiograma, a valvotomia por balão transcateter é o tratamento de escolha para essa lesão, mas pode-se optar pela valvotomia cirúrgica em determinados casos. A despeito do alívio bem-sucedido da obstrução durante o cateterismo, a cianose não costuma ser totalmente aliviada. Na verdade, a cianose desaparece gradualmente durante as primeiras semanas de vida à medida que o ventrículo direito se torna mais complacente, a insuficiência tricúspide diminui e há menos *shunt* direita-esquerda no nível atrial. A valvoplastia por balão bem-sucedida está associada a resultados clínicos excelentes nos pacientes; a necessidade de repetir o procedimento é bastante baixa.

2. **Atresia pulmonar associada a septo interventricular intacto** ("síndrome do coração direito hipoplásico", Figura 41.7) é comparável à síndrome do coração esquerdo hipoplásico porque há atresia da valva pulmonar associada a graus variáveis de hipoplasia do ventrículo direito e da valva tricúspide. Talvez a anomalia associada mais importante seja a ocorrência de conexões sinusoides entre as artérias coronárias, o miocárdio e o ventrículo direito. As artérias coronárias podem apresentar

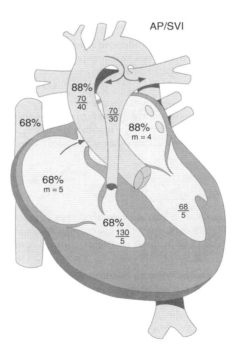

Figura 41.7 Atresia pulmonar (AP) com septo interventricular intacto (SVI) em neonato com canal arterial aberto não restritivo durante terapia com PGE$_1$. Os achados anatômicos e hemodinâmicos típicos incluem (i) hipertrofia e hipoplasia do ventrículo direito; (ii) hipoplasia da valva tricúspide e do ânulo pulmonar; (iii) atresia da valva pulmonar sem fluxo anterógrado; (iv) pressão ventricular direita suprassistêmica; (v) fluxo sanguíneo pulmonar através do canal arterial pérvio; (vi) *shunt* direita-esquerda no nível atrial com dessaturação sistêmica. Muitos pacientes apresentam anormalidades coronarianas significativas com conexões sinusoides ou fistulosas ao ventrículo direito hipertenso ou estenoses coronarianas significativas (*não ilustradas*). PGE$_1$ = prostaglandina E1; m = valor médio.

alterações importantes, incluindo áreas de estenose ou atresia total. Portanto, a perfusão miocárdica pode depender de um ventrículo direito hipertenso para suprir as artérias coronárias distais; o alívio cirúrgico da atresia pulmonar (com conexão ventrículo direito–artéria pulmonar) pode resultar em infarto miocárdico e morte. A ocorrência de conexões sinusoides entre o ventrículo direito e as artérias coronárias está associada a sobrevida a longo prazo reduzida. Como não existe trato de saída do ventrículo direito, há tipicamente pressão suprassistêmica no ventrículo direito e alguma insuficiência tricúspide. Ocorre *shunt* direita-esquerda obrigatório no nível atrial, e o fluxo sanguíneo pulmonar depende exclusivamente da PCA.

Embora a base do tratamento inicial consista em infusão de PGE_1 para manter o canal arterial aberto, uma forma mais permanente e confiável de fluxo sanguíneo pulmonar precisa ser criada cirurgicamente para que o recém-nascido sobreviva. O tratamento cirúrgico muitas vezes é precedido por cateterismo para definir a anatomia das artérias coronárias. Nos pacientes sem anormalidades coronarianas significativas, o fluxo sanguíneo pulmonar é estabelecido criando-se um trato de saída para o ventrículo direito por valvotomia pulmonar e/ou ampliação do trato de saída do ventrículo direito. Em geral, no momento desse procedimento, cria-se um *shunt* arterial sistêmico-pulmonar (com maior frequência, *shunt* de Blalock-Taussig) para também aumentar o fluxo sanguíneo pulmonar. Quando os pacientes apresentam artérias coronárias "dependentes do ventrículo direito", o *shunt* arterial sistêmico-pulmonar é o procedimento típico realizado no neonato.

3. A **atresia tricúspide** (ver Figura 41.8) envolve ausência completa da valva tricúspide, portanto, não há comunicação do átrio para o ventrículo direitos. O ventrículo direito pode ser extremamente hipoplásico ou totalmente ausente. Mais de 90% dos pacientes apresentam comunicação interventricular

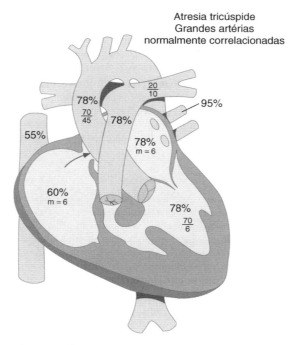

Figura 41.8 Atresia tricúspide com grandes artérias normalmente relacionadas e canal arterial persistente pequeno. Os achados anatômicos e hemodinâmicos típicos incluem (i) atresia da valva tricúspide; (ii) hipoplasia do ventrículo direito; (iii) restrição do fluxo sanguíneo pulmonar em dois níveis: uma comunicação interventricular (geralmente) pequena e valva pulmonar estenótica; (iv) todo o retorno venoso sistêmico precisa atravessar o forame oval persistente para atingir o ventrículo esquerdo; (v) mistura completa no nível do átrio esquerdo, com saturação sistêmica de oxigênio de 78% (sob $F_{I_{O_2}}$ de 0,21), sugerindo fluxo sanguíneo sistêmico e pulmonar equilibrados ("fisiologia de ventrículo único" – ver texto). m = valor médio.

associada, permitindo que o sangue siga do ventrículo esquerdo para o trato de saída ventricular direito e para as artérias pulmonares. A maioria dos pacientes apresenta alguma forma de estenose pulmonar adicional. Em 70% dos casos, as grandes artérias estão alinhadas normalmente com os ventrículos; contudo, nos demais 30%, as grandes artérias estão transpostas. Uma comunicação no nível atrial é essencial para que o sangue deixe o átrio direito; há *shunt* direita-esquerda obrigatório nesse nível. Nos pacientes com grandes artérias em posição normal, o fluxo sanguíneo pulmonar provém do ventrículo direito; se o ventrículo direito (ou sua conexão com o ventrículo esquerdo através de uma comunicação interventricular) for muito pequeno, o fluxo sanguíneo pulmonar dependerá do canal arterial; o fechamento do canal induzirá hipoxemia e acidose profundas.

O tratamento clínico imediato visa, principalmente, manter o fluxo sanguíneo pulmonar adequado. No caso habitual de estenose pulmonar grave e fluxo sanguíneo pulmonar diminuído, a infusão de PGE_1 mantém o fluxo sanguíneo pulmonar pelo canal arterial. A criação cirúrgica de uma fonte mais permanente de fluxo sanguíneo pulmonar (em geral, *shunt* de Blalock-Taussig) é realizada tão logo possível. Os casos mais complexos (p. ex., com transposição) podem exigir procedimentos paliativos mais extensos.

4. A **tetralogia de Fallot** (Figura 41.9) consiste em obstrução do trato de saída ventricular direito, comunicação interventricular (da variedade com desalinhamento anterior), "cavalgamento" da aorta sobre o septo interventricular e hipertrofia do ventrículo direito. Há um amplo espectro de variações anatômicas abrangendo esses achados, dependendo sobretudo do local e do grau de obstrução do trato de saída do ventrículo direito. O recém-nascido intensamente cianótico com tetralogia de Fallot apresenta, mais provavelmente, obstrução marcante do trato de saída ventricular direita e substancial *shunt* direita-esquerda no nível ventricular através da grande comunicação interventricular. O fluxo sanguíneo pulmonar pode ser dependente do canal arterial.

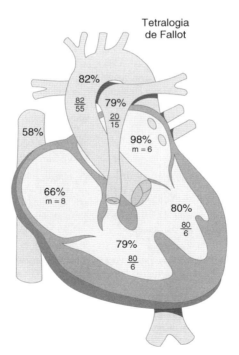

Figura 41.9 Tetralogia de Fallot. Os achados anatômicos e hemodinâmicos típicos incluem (i) deslocamento anterior do septo infundibular, resultando em estenose subpulmonar, comunicação interventricular grande e cavalgamento da aorta sobre o septo muscular; (ii) hipoplasia da valva pulmonar, artéria pulmonar principal e seus ramos; (iii) pressões ventriculares direita e esquerda iguais; (iv) *shunt* direita-esquerda no nível ventricular, com saturação sistêmica de oxigênio de 82%. m = valor médio.

O tratamento clínico imediato visa estabelecer um fluxo sanguíneo pulmonar adequado, geralmente com infusão de PGE$_1$, porém alguns tentam dilatação por balão do trato de saída ventricular direito. Antes da intervenção cirúrgica, uma definição detalhada da anatomia é essencial, particularmente acerca das artérias coronárias, da presença de comunicações interventriculares adicionais e das fontes do fluxo sanguíneo pulmonar (vasos colaterais sistêmico-pulmonares). Se o ecocardiograma não mostrar plenamente esses detalhes, realiza-se cateterismo diagnóstico. O reparo cirúrgico da criança **assintomática** com tetralogia de Fallot geralmente é recomendado durante o primeiro semestre de vida. O recém-nascido **sintomático** (ou seja, com cianose intensa) deve ser submetido a intervenção cirúrgica. Em nossa instituição, geralmente realizamos reparo completo, mas às vezes empregamos *shunt* arterial sistêmico-pulmonar em casos incomuns, como na ocorrência de múltiplas comunicações interventriculares ou anomalias coronarianas.

5. A **anomalia de Ebstein** (Figuras 41.10A e B) é uma lesão anatômica incomum, porém grave quando se apresenta no período neonatal. Anatomicamente, há "deslocamento para baixo" da valva tricúspide dentro do corpo do ventrículo direito. Geralmente, a valva tricúspide é insuficiente, o que acarreta acentuado aumento do átrio direito e um grande *shunt* direita-esquerda em nível atrial; há pouco fluxo anterógrado para fora do trato de saída ventricular direito até a circulação pulmonar. O prognóstico dos neonatos que se apresentam com cianose profunda devida à anomalia de Ebstein é muito reservado. As opções cirúrgicas são controversas e em geral reservadas para a criança gravemente sintomática. Complicando ainda mais a situação clínica, a anomalia de Ebstein muitas vezes é acompanhada da síndrome de Wolff-Parkinson-White (WPW) e de taquicardia supraventricular (TSV).

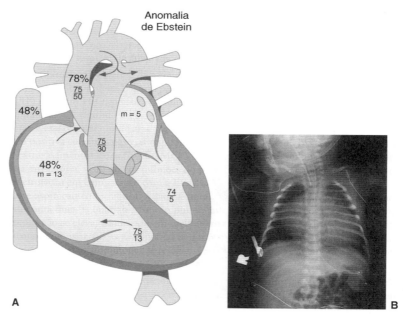

Figura 41.10 A. Anomalia de Ebstein (com grande canal arterial não restritivo). Os achados anatômicos e hemodinâmicos típicos incluem (i) deslocamento inferior da valva tricúspide para dentro do ventrículo direito, o que também pode causar obstrução subpulmonar; (ii) ventrículo direito muscular diminuto; (iii) aumento acentuado do átrio direito devido à parte "atrializada" do ventrículo direito, além de insuficiência tricúspide; (iv) *shunt* direita-esquerda no nível atrial (observe a saturação arterial de oxigênio de 78%); (v) *shunt* esquerda-direita e hipertensão pulmonar secundários a um grande canal arterial pérvio que supre o fluxo sanguíneo pulmonar; (vi) baixo débito cardíaco (observe a baixa saturação venosa mista de oxigênio na veia cava superior). **B.** Radiografia de tórax em neonato com anomalia de Ebstein grave e ausência de fluxo sanguíneo pulmonar significativo pelo canal arterial. A cardiomegalia decorre de dilatação acentuada do átrio direito. A trama vascular pulmonar está atenuada por causa do fluxo sanguíneo pulmonar diminuído. Hipoplasia dos pulmões é comum porque o coração grande atua como uma "lesão expansiva". m = valor médio.

O tratamento clínico visa apoiar o neonato durante o período inicial de circulação transicional. Devido à resistência vascular pulmonar elevada, o fluxo sanguíneo pulmonar pode ser substancialmente limitado, levando a hipoxemia e acidose profundas. O tratamento clínico inclui o cuidado da hipertensão pulmonar com oxigênio, alcalose e óxido nítrico inalado (iNO) (ver Capítulo 36). Se houver atresia valvar total, PGE_1 é usada para manter a PCA. Entretanto, se houver regurgitação pulmonar, a situação fica um pouco mais complexa. Se a pressão no ventrículo direito for alta (> 20), a meta é evitar a PGE_1 e manter os ductos fechados (indometacina ou cirurgia) para promover fluxo anterógrado através da valva pulmonar. Se a pressão no ventrículo direito for baixa, ele não está apto, então, a ejetar o fluxo anterógrado. Esse é o grupo com o pior prognóstico (regurgitação pulmonar e baixa pressão no ventrículo direito). Um fator importante que contribui para a alta mortalidade dos recém-nascidos com anomalia de Ebstein grave é a hipoplasia pulmonar associada (secundária ao aumento maciço do lado direito do coração *in utero*, Figura 41.10B).

C. **Circulação paralela/transposição das grandes artérias** (Figura 41.11). A **transposição das grandes artérias** é definida como a origem da aorta a partir do ventrículo morfologicamente direito e da artéria pulmonar a partir do ventrículo morfologicamente esquerdo. Cerca de 50% de todos os pacientes com transposição apresentam comunicação interventricular (defeito do septo interventricular) associada.

Na disposição habitual, a transposição cria uma situação de "circulações paralelas", com o retorno venoso sistêmico bombeado pela aorta de volta para a circulação sistêmica, e o retorno venoso pulmonar bombeado pela artéria pulmonar para a circulação pulmonar. Após a separação da placenta, os neonatos

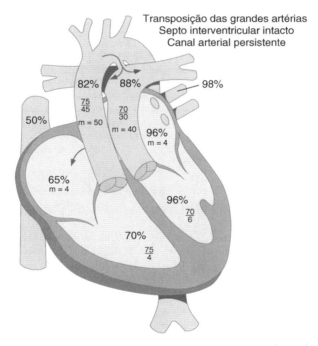

Figura 41.11 Transposição das grandes artérias com septo interventricular intacto, canal arterial persistente grande (com PGE_1) e comunicação interatrial (após septostomia atrial por balão). Observe o seguinte: (i) a aorta origina-se do ventrículo direito anatômico, e a artéria pulmonar do ventrículo esquerdo anatômico; (ii) "fisiologia de transposição", com saturação de oxigênio mais alta na artéria pulmonar do que na aorta; (iii) "mistura" entre as circulações paralelas (ver o texto) nos níveis atrial (após septostomia atrial por balão) e ductal; (iv) *shunt* do átrio esquerdo para o direito através da comunicação interatrial (não mostrada), com equalização das pressões atriais; (v) *shunt* da aorta para a artéria pulmonar através do canal arterial; (vi) hipertensão pulmonar devida a um canal arterial grande. PGE_1 = prostaglandina E1; m = valor médio.

394 Parte 6 | Distúrbios Cardiovasculares

com transposição dependem da mistura entre as circulações sistêmica e pulmonar paralelas para sobreviverem. Nos pacientes com septo interventricular intacto, há uma comunicação através do canal arterial e do forame oval persistentes. Esses pacientes em geral estão clinicamente cianóticos desde as primeiras horas de vida, o que leva ao diagnóstico precoce. Os neonatos com comunicação interventricular (CIV) associada costumam ter maior mistura entre as circulações sistêmica e pulmonar e podem não apresentar cianose intensa.

Em neonatos com transposição das grandes artérias e septo interventricular intacto, Pa_{O_2} muito baixa (15 a 20 torr) com Pa_{CO_2} alta (apesar de movimentos torácicos e ventilação adequados) e acidose metabólica são marcadores de redução acentuada do fluxo sanguíneo pulmonar efetivo e exigem atenção urgente. O manejo inicial do paciente com hipoxemia grave e transposição inclui (i) **garantir mistura adequada** entre os dois circuitos paralelos e (ii) **maximizar a saturação venosa mista de oxigênio.**

Nos pacientes que não respondem com aumento da saturação arterial de oxigênio à abertura do canal arterial com prostaglandina (esses neonatos geralmente têm comunicações interatriais muito restritivas e/ou hipertensão pulmonar), **o forame oval deve ser aberto como um procedimento de emergência por septostomia atrial por balão.** Hiperventilação e tratamento com bicarbonato de sódio são medidas importantes para promover alcalose, diminuir a resistência vascular pulmonar e aumentar o fluxo sanguíneo pulmonar (o que aumenta a mistura atrial após septostomia).

Na transposição das grandes artérias, a maior parte do fluxo sanguíneo sistêmico consiste em retorno venoso sistêmico recirculado. Se a mistura não for satisfatória, pode-se ganhar muito aumentando a saturação venosa mista de oxigênio, a qual é **o principal determinante da saturação arterial sistêmica de oxigênio.** Tais manobras incluem (i) reduzir o consumo corporal total de oxigênio (relaxantes musculares, sedação, ventilação mecânica) e (ii) aumentar o transporte de oxigênio (aumento do débito cardíaco com agentes inotrópicos, aumento da capacidade de transporte de oxigênio por tratamento da anemia). As causas coexistentes de dessaturação venosa pulmonar (p. ex., pneumotórax) também devem ser pesquisadas e tratadas. A elevação da Fi_{O_2} para 100% terá pouco efeito sobre a Pa_{O_2} arterial, a menos que sirva para reduzir a resistência vascular pulmonar e elevar o fluxo sanguíneo pulmonar.

Atualmente, o tratamento definitivo é a correção cirúrgica com o procedimento de *switch* arterial no período neonatal precoce. Se hipoxemia grave persistir a despeito do tratamento clínico, pode-se indicar suporte mecânico com oxigenação por membrana extracorpórea (ECMO) ou cirurgia de *switch* arterial urgente.

D. Lesões com mistura intracardíaca completa

1. O **tronco arterioso** (Figura 41.12) consiste em uma única artéria grande que se origina do coração e dá origem (em ordem) às artérias coronárias, pulmonares e braquiocefálicas. A valva truncal muitas vezes é anatomicamente anormal (apenas 50% são tricúspides) e espessada, estenótica e/ou regurgitante. Há uma comunicação interventricular coexistente em > 98% dos casos. O arco aórtico situa-se no lado direito em um terço dos casos; outras anormalidades do arco, como hipoplasia, coarctação e interrupção, são vistas em 10% dos casos. Anomalias extracardíacas ocorrem em 20 a 40% dos casos. Trinta e cinco por cento dos pacientes com tronco arterioso apresentam deleção do cromossomo 22 em 22q11, detectável pelo teste de hibridização *in situ* por fluorescência (FISH).

A maioria esmagadora dos neonatos com tronco arterioso apresenta sinais/sintomas de ICC nas primeiras semanas de vida. Os neonatos podem estar um pouco cianóticos, mas os sinais e sintomas de ICC costumam predominar. O fluxo sanguíneo pulmonar está aumentado, e hipertensão pulmonar significativa é comum. A história natural do tronco arterioso é bem desanimadora. Se não for reparado, apenas 15 a 30% sobrevivem ao primeiro ano de vida. Ademais, nos sobreviventes do período neonatal imediato, a ocorrência de doença vascular pulmonar irreversível acelerada é comum, tornando o reparo cirúrgico no período neonatal (ou tão logo o diagnóstico seja definido) o tratamento preferencial. O "tratamento clínico" da insuficiência cardíaca seria considerado apenas uma medida temporizadora até que a correção cirúrgica seja realizada.

2. A **conexão venosa pulmonar anômala total** (Figuras 41.13A e B) ocorre quando todas as veias pulmonares drenam para o sistema venoso sistêmico, com mistura completa do retorno venoso pulmonar

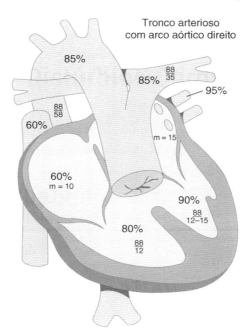

Figura 41.12 Tronco arterioso (com arco aórtico direito). Os achados anatômicos e hemodinâmicos típicos incluem (i) uma artéria única origina-se do conotronco, dando origem às artérias coronárias (não mostradas), artérias pulmonares e vasos braquiocefálicos; (ii) valva truncal anormal (tetracúspide, mostrada) com estenose e/ou insuficiência comuns; (iii) arco aórtico direito (ocorre em cerca de 30% dos casos); (iv) grande comunicação interventricular conoventricular; (v) hipertensão arterial pulmonar com grande *shunt* esquerda-direita (observe a saturação de oxigênio na veia cava superior de 60% e na artéria pulmonar de 85%); (vi) ocorre mistura completa (do retorno venoso sistêmico e pulmonar) no nível dos grandes vasos. m = valor médio.

e sistêmico geralmente no átrio direito. Portanto, o fluxo sanguíneo sistêmico depende de um *shunt* obrigatório através do forame oval persistente para o lado esquerdo do coração. As conexões anômalas das veias pulmonares podem ser (i) supracardíacas (geralmente para a veia cava superior direita ou veia braquiocefálica através de uma veia vertical persistente); (ii) cardíacas (geralmente ao átrio direito ou seio coronário); (iii) subdiafragmáticas (geralmente para o sistema portal); ou (iv) de drenagem mista.

Nos pacientes com conexão total abaixo do diafragma, a via é frequentemente obstruída com limitação grave do fluxo sanguíneo pulmonar, hipertensão pulmonar e cianose profunda. Essa forma de conexão venosa pulmonar anômala total é uma emergência cirúrgica, com benefícios mínimos do tratamento clínico. Embora a PGE_1 mantenha a perviedade do canal arterial, a limitação do fluxo sanguíneo pulmonar nesses pacientes **não** decorre de fluxo anterógrado limitado para o circuito pulmonar, mas de obstrução da saída nas veias pulmonares. Na era atual da prostaglandina, do suporte ventilatório e da terapia intensiva clínica avançada, a conexão venosa pulmonar anômala total representa uma das poucas lesões remanescentes que exige intervenção cirúrgica de emergência. O reconhecimento precoce do problema (Figura 41.13B) e a intervenção cirúrgica imediata (anastomose cirúrgica da confluência venosa pulmonar com o átrio direito) são essenciais à sobrevida do recém-nascido. Os pacientes com grau leve de obstrução apresentam, tipicamente, sinais e sintomas mínimos, e muitos neonatos não são diagnosticados até mais tarde na lactância, quando manifestam sinais e sintomas de ICC.

3. **Ventrículos únicos complexos.** Existem múltiplas anomalias complexas que compartilham a fisiologia comum de mistura complexa do retorno venoso sistêmico e pulmonar, frequentemente

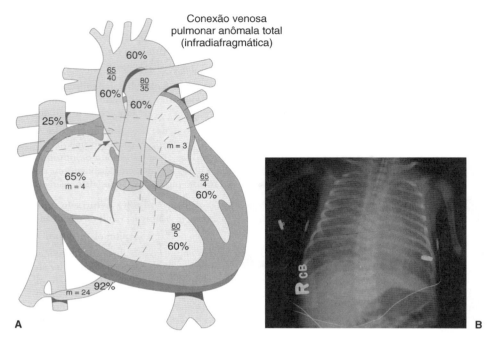

Figura 41.13 A. Conexão venosa pulmonar anômala total infradiafragmática. Observe o seguinte: (i) a confluência venosa pulmonar não se conecta com o átrio esquerdo, mas desce para conectar-se com a circulação portal abaixo do diafragma. Com frequência, essa conexão está muito obstruída; (ii) a obstrução do retorno venoso pulmonar resulta em elevação significativa das pressões venosas pulmonares, hipofluxo sanguíneo pulmonar, edema pulmonar e dessaturação venosa pulmonar (92%); (iii) pressão sistêmica a suprassistêmica na artéria pulmonar (na ausência de persistência do canal arterial, as pressões arteriais pulmonares podem exceder as pressões sistêmicas quando há obstrução venosa pulmonar grave); (iv) todo o fluxo sanguíneo sistêmico deve provir do *shunt* direita-esquerda no forame oval; (v) saturações de oxigênio quase iguais em todas as câmaras do coração (*i. e.*, mistura completa no nível do átrio direito), com hipoxemia grave (saturação sistêmica de oxigênio de 60%) e baixo débito cardíaco (saturação venosa mista de oxigênio de 25%). **B.** Radiografia de tórax em recém-nascido de 16 h de idade com obstrução infradiafragmática grave do retorno venoso pulmonar. Observe o edema pulmonar, coração pequeno e pulmões hiperinsuflados (sob ventilação mecânica). A despeito de altas pressões de insuflação e expiratória final positiva e FI_{O_2} de 1, a gasometria arterial revelou pH de 7,02, tensão arterial de dióxido de carbono (Pa_{CO_2}) de 84 e tensão arterial de oxigênio (Pa_{O_2}) de 23 torr. Um tratamento cirúrgico de emergência está indicado.

com conexões anômalas das veias sistêmicas e/ou pulmonares e com obstrução de um dos grandes vasos (em geral, a artéria pulmonar). Nos casos com polisplenia associada ou asplenia e anormalidades da posição das vísceras, usa-se o termo *síndrome de heterotaxia*. Fisiologicamente, os fluxos sanguíneos sistêmico e pulmonar são determinados pelo equilíbrio da resistência anatômica e/ou vascular nas circulações sistêmica e pulmonar. No ventrículo único bem equilibrado, a saturação de oxigênio na artéria pulmonar e na aorta será essencialmente igual (em geral, na faixa de 70 a 80%) com pH normal na gasometria arterial ("fisiologia de ventrículo único"). Foge ao escopo deste capítulo definir em mais detalhes esse grupo heterogêneo de pacientes, porém todos serão reprovados no teste de hiperoxia, a maioria terá anormalidades significativas no ECG, e raramente há alguma dúvida acerca do diagnóstico de cardiopatia congênita complexa (até mesmo antes da confirmação anatômica pelo ecocardiograma). Como há mistura complexa do retorno venoso e uma única câmara-bomba, o manejo inicial é semelhante ao descrito para a síndrome do coração esquerdo hipoplásico (ver V.A.4.).

E. Lesões com *shunt* esquerda-direita. Na maioria das vezes, os neonatos com lesões com *shunt* esquerda-direita puras não são diagnosticados em decorrência de uma doença sistêmica grave, mas sim devido ao achado de sopro ou sintomas de ICC que geralmente surgem no final do período neonatal ou depois. A lesão desse grupo com maior probabilidade de exigir atenção no berçário é a PCA.

1. **PCA** não é particularmente comum em recém-nascidos a termo e raramente causa ICC. Contudo, a frequência com que um neonato prematuro terá um *shunt* esquerda-direita hemodinamicamente significativo através da PCA será inversamente proporcional à idade gestacional e ao peso.

   A apresentação típica da PCA começa com um sopro sistólico ejetivo rude audível sobre todo o precórdio, porém mais alto na borda esternal esquerda superior e nas áreas infraclaviculares esquerdas. À medida que a resistência vascular pulmonar diminui, o sopro aumenta de intensidade e depois torna-se contínuo (*i. e.*, estende-se além da segunda bulha cardíaca). Os pulsos periféricos aumentam de amplitude ("pulsos céleres"), a pressão diferencial aumenta para > 25 mmHg, o impulso precordial torna-se hiperdinâmico e a função respiratória do paciente é comprometida (manifesta-se como taquipneia ou apneia, retenção de dióxido de carbono e necessidade crescente de ventilação mecânica). Radiografias de tórax seriadas mostram aumento do tamanho do coração, e os pulmões podem parecer mais radiopacos.

   É importante lembrar que essa evolução típica dos sinais clínicos **não é específica** apenas da PCA hemodinamicamente significativa. Outras lesões podem produzir pulsos céleres, precórdio hiperdinâmico e cardiomegalia (p. ex., fístula arteriovenosa ou janela aorticopulmonar). Geralmente, contudo, a avaliação clínica do recém-nascido prematuro com os achados típicos de um canal arterial hemodinamicamente significativo é adequada para orientar as decisões terapêuticas. Se houver dúvida acerca do diagnóstico, um ecocardiograma esclarecerá o diagnóstico anatômico.

   O manejo clínico inicial inclui suporte ventilatório intensivo, restrição hídrica e diuréticos. Nos pacientes sintomáticos, inicialmente se tenta o fechamento não cirúrgico da PCA com indometacina no neonato prematuro, a qual é efetiva em cerca de 80% dos casos. O peso ao nascer não influencia a efetividade da indometacina, e não há aumento das complicações da cirurgia após terapia com indometacina malsucedida. Nos pacientes assintomáticos, a eficácia da administração profilática de indometacina é motivo de controvérsia. As reações adversas à indometacina incluem oligúria transitória, anormalidades eletrolíticas, diminuição da função plaquetária e hipoglicemia. As contraindicações ao uso da indometacina e informações sobre a posologia são descritas no Apêndice A.

   As indicações de fechamento da PCA variam de uma instituição para outra. Em geral, recomendamos o tratamento clínico para neonatos prematuros < 1.000 g sob ventilação mecânica quando a PCA se evidencia, independentemente da presença de sinais ou sintomas de *shunt* esquerda-direita significativo. Para os recém-nascidos maiores que 1.000 g, recomendamos o tratamento com indometacina apenas depois do aparecimento de sinais cardiovasculares ou respiratórios de um canal arterial hemodinamicamente significativo. Alguns neonatos que são refratários ao primeiro ciclo de tratamento com indometacina podem responder a um segundo ciclo.

   Os pacientes sintomáticos que não respondem ao segundo tratamento com indometacina ou não a toleram devido aos efeitos colaterais devem ser submetidos à ligadura cirúrgica após documentação ecocardiográfica da persistência do canal.

   O ibuprofeno foi recentemente aprovado para uso em recém-nascidos nos EUA. É tão eficaz quanto a indometacina no fechamento da PCA, mas parece ter melhor perfil de segurança (débito urinário mais normal, menos elevação da ureia e creatinina, menos redução do fluxo sanguíneo mesentérico e maior autorregulação do fluxo sanguíneo cerebral). As taxas de enterocolite necrosante, hemorragia digestiva e hemorragia intraventricular não foram significativamente reduzidas no grupo tratado com ibuprofeno em comparação com o grupo da indometacina. Ao contrário da indometacina, o uso profilático precoce do ibuprofeno não diminuiu a taxa de hemorragia intraventricular. O ibuprofeno-lisina não esteve associado à maior incidência de hipertensão pulmonar e doença pulmonar crônica relatada com o uso da preparação ibuprofeno-trisidroxi-aminometano (THAM). Estudos farmacocinéticos mostraram que o ibuprofeno-lisina não desloca a bilirrubina da albumina. Atualmente utilizamos o ibuprofeno-lisina (NeoProfen®) como opção para fechamento da PCA após o primeiro dia de vida (ver Apêndice A).

2. **O canal atrioventricular total** (Figura 41.14) engloba uma combinação de defeitos na (i) parte endocárdica do septo interatrial, (ii) na parte de entrada do septo interventricular e (iii) uma valva

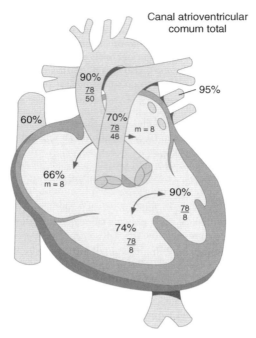

Figura 41.14 Canal atrioventricular comum total. Os achados anatômicos e hemodinâmicos típicos incluem (i) grandes comunicações interatrial e interventricular do tipo dos coxins endocárdicos; (ii) valva atrioventricular única; (iii) hipertensão arterial pulmonar (devido à grande comunicação interventricular); (iv) *shunt* bidirecional (com hipoxemia leve) nos níveis atrial e ventricular quando a resistência vascular pulmonar está elevada no período neonatal inicial. Com a queda subsequente da resistência vascular pulmonar, o *shunt* torna-se predominantemente esquerda-direita com sintomas de insuficiência cardíaca congestiva. m = valor médio.

atrioventricular única comum. Devido ao grande *shunt* esquerda-direita, que aumenta à medida que a resistência vascular pulmonar cai, esses neonatos costumam apresentar ICC precocemente. Também pode haver algum grau de cianose, particularmente no período neonatal imediato antes da diminuição da resistência vascular pulmonar. Na ausência de obstrução associada do trato de saída ventricular direito, as pressões arteriais pulmonares estão em níveis sistêmicos; a resistência vascular pulmonar está frequentemente elevada, sobretudo em pacientes com trissomia do 21.

Cerca de 70% dos neonatos com canal atrioventricular total têm trissomia do 21; a detecção dos achados fenotípicos da síndrome de Down muitas vezes leva à avaliação do paciente para cardiopatias congênitas (Quadro 41.5). No período neonatal imediato, esses neonatos podem ter um teste de hiperoxia duvidoso porque pode haver algum *shunt* direita-esquerda através das grandes conexões intracardíacas. Os sintomas de insuficiência cardíaca congestiva surgem durante as primeiras semanas de vida, quando a resistência vascular pulmonar cai e o paciente apresenta *shunt* esquerda-direita significativo. Tais pacientes exibem o achado típico no ECG de "eixo superior" (eixo do QRS de 0 a 180°; veja a Figura 41.15), o qual pode ser um indício útil da ocorrência de cardiopatia congênita no recém-nascido com trissomia do 21.

A maioria dos pacientes com canal atrioventricular total necessita de tratamento clínico imediato da ICC sintomática, porém um tratamento clínico prolongado nos pacientes com atraso do crescimento e insuficiência cardíaca sintomática não se justifica. O reparo cirúrgico completo é realizado eletivamente aos 4 a 6 meses de idade, com reparo antecipado nos pacientes sintomáticos. Em nossa experiência, a cirurgia corretiva do canal atrioventricular total pode ser bem realizada no início da lactância com bons resultados.

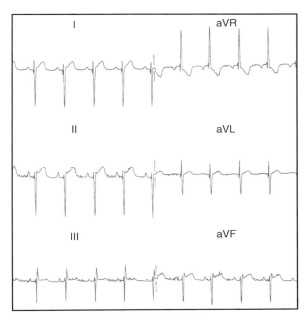

Figura 41.15 Eixo superior ("noroeste") visto no eletrocardiograma (apenas as derivações no plano frontal são mostradas) em recém-nascido com canal atrioventricular total. Observe a deflexão para cima inicial do complexo QRS (e deflexão subsequente predominantemente negativa) nas derivações I e aVF. Há um eixo superior (0 a 180°) em 95% dos pacientes com defeitos dos coxins endocárdicos.

3. A **comunicação interventricular** é a causa mais comum de ICC após o período neonatal inicial. As comunicações interventriculares moderadas ou grandes tornam-se hemodinamicamente significativas à medida que a resistência vascular pulmonar diminui e o fluxo sanguíneo pulmonar aumenta devido ao *shunt* esquerda-direita através do defeito. Como essa evolução geralmente leva 2 a 4 semanas, os neonatos a termo com comunicação interventricular e sintomas de ICC devem ser investigados à procura de anormalidades anatômicas coexistentes, como obstrução do trato de saída do ventrículo direito, coarctação da aorta ou PCA. Os recém-nascidos prematuros, que têm resistência vascular pulmonar inicial mais baixa, podem manifestar sintomas clínicos de insuficiência cardíaca mais cedo ou precisar de ventilação mecânica mais longa em comparação com neonatos a termo.

As comunicações interventriculares podem ocorrer em qualquer parte do septo interventricular e são classificadas segundo sua localização (Figura 41.16). As comunicações no septo membranoso constituem o tipo mais comum. Em geral, o diagnóstico de comunicação interventricular (CIV) é inicialmente suspeitado ao exame físico do recém-nascido; o ecocardiograma confirma o diagnóstico e localiza o defeito no septo interventricular. Como um grande número (até 90% de acordo com o tipo anatômico e o tamanho) das comunicações interventriculares fecha-se espontaneamente nos primeiros meses de vida, a cirurgia é em geral adiada para depois do período neonatal. Em séries grandes, apenas 15% dos pacientes com comunicação interventricular tornam-se clinicamente sintomáticos. O tratamento clínico da ICC inclui digoxina, diuréticos e suplementação calórica. Atraso do crescimento é o sintoma mais comum de ICC não inteiramente compensada pelo manejo clínico. Quando ocorre, atraso do crescimento é uma indicação para reparo cirúrgico do defeito.

F. **Cirurgia cardíaca no recém-nascido.** No passado, devido ao alto risco da cirurgia cardíaca aberta no início da vida, os neonatos criticamente enfermos eram submetidos principalmente a procedimentos paliativos ou a tratamento clínico prolongado. A circulação não reparada e as anormalidades hemodinâmicas residuais frequentemente geravam problemas secundários no coração, nos pulmões e no cérebro, além dos

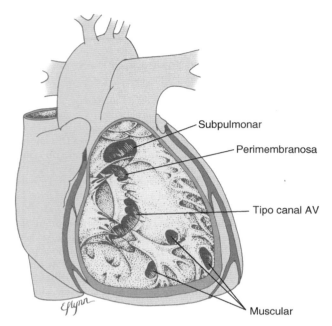

Figura 41.16 Diagrama dos tipos de comunicações interventriculares, vistas a partir do ventrículo direito. AV = atrioventricular. (Fyler DC, ed. *Nadas' Pediatric Cardiology*, 1st ed. Philadelphia, PA: Hanley & Belfus, Inc., Mosby-Year Book, Inc., 1992.)

problemas mais inespecíficos de atraso do crescimento, hospitalizações frequentes e infecções. Ademais, há o ônus psicológico difícil de quantificar para a família de um lactente com enfermidade crônica.

Baixo peso ao nascer não deve ser considerado uma contraindicação absoluta ao reparo cirúrgico. Em uma série, o tratamento clínico prolongado em neonatos de baixo peso ao nascer, para obter ganho ponderal na ocorrência de sobrecarga hemodinâmica significativa, não aumentou a taxa de sobrevida, e a terapia intensiva prolongada acarretou complicações hospitalares. Acreditamos que o neonato sintomático com cardiopatia congênita deve ser reparado tão logo possível, a fim de prevenir as sequelas secundárias da lesão congênita no coração, nos pulmões e no cérebro.

Recentemente, os avanços nas técnicas cirúrgicas, circulação extracorpórea e terapia intensiva do recém-nascido e do lactente proporcionaram melhoras expressivas quanto à mortalidade cirúrgica e à qualidade de vida dos sobreviventes. Foge ao escopo deste capítulo descrever os múltiplos procedimentos cirúrgicos atualmente empregados no tratamento das cardiopatias congênitas; o leitor pode consultar o Quadro 41.8 e os manuais de cirurgia cardíaca.

VI. Cardiopatias adquiridas

A. A **miocardite** pode ocorrer no recém-nascido como uma doença isolada ou como parte de uma doença generalizada com hepatite e/ou encefalite associadas. A miocardite geralmente advém de infecção viral (sendo as mais comuns coxsackie, rubéola e varicela), porém outros agentes infecciosos, como bactérias e fungos, e distúrbios não infecciosos, como doenças autoimunes, também podem causá-la. Embora a apresentação clínica (e em alguns casos a biopsia do endomiocárdio) defina o diagnóstico, a identificação do agente etiológico atualmente não é realizada na maioria dos casos.

O neonato com miocardite aguda apresenta-se com sinais e sintomas de ICC (ver III.B.1.) e/ou arritmia (ver VIII). A evolução da doença é frequentemente fulminante e fatal; contudo, pode ocorrer recuperação plena da função ventricular se o paciente puder ser apoiado e sobreviver à doença aguda. Os cuidados de apoio incluem oxigênio suplementar, diuréticos, agentes inotrópicos, redução da pós-carga

Capítulo 41 | Cardiopatias **401**

Quadro 41.8	Cirurgias neonatais comuns e suas sequelas precoces.		
		Sequelas pós-operatórias precoces	
Lesão	**Reparo cirúrgico (epônimo)**	**Comuns**	**Raras**
Procedimentos corretivos TGA	Procedimento de *switch* arterial (Jatene) 1. Divisão e reanastomose da AP ao VD e da aorta ao VE (ventrículos corrigidos anatomicamente) 2. Transferência das artérias coronárias 3. Fechamentos de comunicações septais, se presentes	Redução transitória do débito cardíaco 6 a 12 h após cirurgia	Estenose ou oclusão do óstio coronariano/morte súbita Paresia do hemidiafragma Quilotórax
	Procedimento de *switch* atrial (Senning ou Mustard) 1. Anteparo intra-atrial do retorno venoso sistêmico para o VE (para AP) e do retorno venoso pulmonar para o VD (para AO) 2. Fechamento de comunicações septais, se presentes	Taquicardia supraventricular Síndrome do nó sinoatrial Insuficiência tricúspide	Obstrução venosa pulmonar ou sistêmica
TF	1. Fechamento com *patch* da CIV por meio de ventriculotomia ou do átrio direito 2. Aumento do TSVD com *patch* infundibular ou ressecção de feixe muscular 3. ± alvotomia pulmonar 4. ± *Patch* transanular de VD para AP 5. ± Conduto de VD para AP	Insuficiência pulmonar (se *patch* transanular, valvotomia ou conduto sem válvula) Disfunção transitória de VD *Shunt* direita-esquerda através do FOP, geralmente se resolve após a cirurgia à medida que a função de VD melhora	*Shunt* esquerda-direita residual no *patch* da CIV Obstrução residual do TSVD Taquicardia ectópica juncional Bloqueio atrioventricular total
CoA	Ressecção com anastomose terminoterminal ou Retalho subclávio (técnica de Waldhaussen) ou Ampliação por *patch*	Hipertensão sistêmica Ausência de pulso arterial no braço esquerdo (se Waldhaussen)	Íleo paralítico Paresia do hemidiafragma Paresia de cordas vocais Quilotórax
PCA	Ligadura (divisão) da PCA por meio de toracotomia aberta e visualização direta ou videotoracoscopia	–	Paresia do hemidiafragma Paresia das cordas vocais Quilotórax Interrupção da AP esquerda ou aorta descendente
CVPAT	1. Reanastomose da confluência venosa pulmonar à face posterior do átrio esquerdo 2. Divisão da veia conectora	Hipertensão pulmonar Débito cardíaco baixo transitório	Obstrução venosa pulmonar residual
Tronco arterioso	1. Fechamento da CIV; anteparo de VE para tronco (neoaorta) 2. Remoção das AP do tronco 3. Colocação de conduto de VD para as AP	Hipertensão pulmonar reativa Disfunção transitória de VD com *shunt* direita-esquerda através do FOP Hipocalcemia (síndrome de DiGeorge)	Estenose ou insuficiência da valva truncal CIV residual Bloqueio atrioventricular total
Procedimento paliativo SCEH*	Estágio I (Norwood) 1. Conexão da AP principal à aorta com reconstrução do arco aórtico 2. *Shunt* sistêmico-pulmonar 3. Septectomia atrial	Baixo débito cardíaco sistêmico devido ao hiperfluxo sanguíneo pulmonar	Obstrução do arco aórtico Comunicação interatrial restritiva

(continua)

402 Parte 6 | Distúrbios Cardiovasculares

Quadro 41.8 — Cirurgias neonatais comuns e suas sequelas precoces. *(Continuação)*

		Sequelas pós-operatórias precoces	
Lesão	Reparo cirúrgico (epônimo)	Comuns	Raras
Lesões complexas com hipofluxo sanguíneo pulmonar*	*Shunt* sistêmico-pulmonar (usando tubo protético = *shunt* de Blalock-Taussig modificado; usando artéria subclávia = *shunt* de Blalock-Taussig clássico)	Hiperfluxo sanguíneo pulmonar e insuficiência cardíaca congestiva leve	Paresia do hemidiafragma Paralisia das cordas vocais Quilotórax Seroma
Lesões complexas com hiperfluxo sanguíneo pulmonar*	Ligadura da AP principal, criação de *shunt* sistêmico-pulmonar Cerclagem da AP (constrição com prótese ou Silastic da AP principal)	–	Distorção da AP Aneurisma da AP principal

TGA = transposição das grandes artérias; AP = artéria pulmonar; VD = ventrículo direito; VE = ventrículo esquerdo; AO = aorta; TF = tetralogia de Fallot; CIV = comunicação interventricular; TSVD = trato de saída do ventrículo direito; FOP = forame oval persistente; PCA = persistência do canal arterial; CoA = coarctação da aorta; CVPAT = conexão venosa pulmonar anômala total; SCEH = síndrome do coração esquerdo hipoplásico. *Em pacientes com ventrículo único, o objetivo é separar o retorno venoso pulmonar e sistêmico, redirecionando o sangue venoso sistêmico diretamente para as artérias pulmonares (cirurgia de Fontan), embora essa etapa seja realizada mais tarde na lactância ou no início da segunda infância. *Fonte*: Adaptado de Wernovsky G, Erickson LC, Weasel DL. Cardiac emergencies. In: May HL, ed. *Emergency medicine*. Boston: Little, Brown and Company, 1992.

e ventilação mecânica. Nos casos graves, pode-se considerar suporte mecânico do miocárdio com ECMO ou dispositivos de auxílio ventricular. Deve-se ter cautela na administração de digoxina, devido ao risco de potencializar arritmias ou bloqueio atrioventricular total (BAV total).

B. Isquemia miocárdica transitória com disfunção miocárdica pode ocorrer em qualquer recém-nascido com história de asfixia perinatal. A disfunção miocárdica pode estar associada à doença autoimune materna, como lúpus eritematoso sistêmico. Com frequência ausculta-se um sopro tricúspide ou mitral de insuficiência. Elevação da fração MB da creatinoquinase sérica ou do nível de troponina cardíaca ajuda a determinar a ocorrência de lesão miocárdica. O tratamento de apoio é determinado pela intensidade da disfunção miocárdica.

C. As **miocardiopatias hipertróficas e dilatadas** representam um complexo raro e multifatorial de doenças, cuja descrição completa foge ao escopo deste capítulo. O diagnóstico diferencial compreende doenças primárias (p. ex., causas genéticas e distúrbios metabólicos, de depósito e neuromusculares) ou secundárias (p. ex., infecção de órgãos-alvo, isquemia, doença endócrina, distúrbios nutricionais, drogas etc.). O leitor encontrará uma discussão mais completa em livros de cardiologia pediátrica.

A miocardiopatia hipertrófica mais comum que se apresenta no período neonatal é aquele tipo encontrado em **recém-nascidos cujas mães são diabéticas**. Nos seus aspectos ecocardiográficos e hemodinâmicos, esses neonatos são indistinguíveis dos pacientes com outros tipos de miocardiopatia hipertrófica. Eles são diferentes em um aspecto importante: sua miocardiopatia resolve-se completamente dentro de 6 a 12 meses. A detecção de um sopro sistólico de ejeção, com ou sem ICC associada, em recém-nascido de mãe diabética deve levantar a possibilidade de cardiopatia congênita, incluindo miocardiopatia hipertrófica. O tratamento consiste em medidas de apoio que visam aos sintomas de ICC do recém-nascido. O propranolol tem sido usado com sucesso em alguns pacientes com obstrução grave. A maioria dos pacientes não precisa de tratamento específico nem acompanhamento cardíaco prolongado (ver Capítulo 1).

VII. Farmacologia

A. PGE₁. A PGE_1 tem sido usada desde o fim da década de 1970 para manter farmacologicamente a perviedade do canal arterial em pacientes com fluxo sanguíneo sistêmico ou pulmonar dependente do canal. Ela deve ser administrada como infusão parenteral contínua, e a dose inicial habitual é 0,05 a 0,1 μg/kg/min. Uma vez alcançado o efeito terapêutico, muitas vezes pode-se reduzir a dose para apenas 0,025 μg/kg/min sem perda do efeito. A resposta à PGE_1 às vezes é imediata se a persistência do canal for importante para o estado hemodinâmico do neonato. A ausência de resposta à PGE_1 pode significar que o diagnóstico inicial estava incorreto, que o canal arterial é refratário à PGE₁ (em geral, apenas em neonatos maiores) ou que o canal arterial está ausente. O local de infusão não tem efeito significativo sobre a resposta do canal à PGE₁. As reações adversas à PGE₁ incluem apneia (10 a 12%), febre (14%), rubor cutâneo (10%), bradicardia (7%), crises epilépticas (4%), taquicardia (3%), parada cardíaca (1%) e edema (1%). No Quadro 41.9 é apresentado o protocolo de mistura e posologia da PGE₁.

Quadro 41.9	Preparação sugerida de prostaglandina E_1.	
Acrescentar 1 ampola (500 µg/1 mℓ) a:	Concentração (µg/mℓ)	mℓ/h × peso (kg), necessário para infundir 0,1 µg/kg/min
200 mℓ	2,5	2,4
100 mℓ*	5	1,2
50 mℓ	10	0,6

*Em geral, a diluição mais conveniente fornece 25% da necessidade hídrica de manutenção. Em geral mistura-se com solução glicosada para neonatos. *Fonte*: Adaptado de Wernovsky G, Erickson LC, Wessel DL. Cardiac emergencies. In: May HL, ed. *Emergency medicine*. Boston: Little, Brown and Company, 1992.

B. A **infusão de aminas simpaticomiméticas** é a base do tratamento farmacológico para aumentar o débito cardíaco e é descrita em detalhes em outra parte deste livro (ver Capítulo 40). As catecolaminas endógenas (dopamina, epinefrina) ou sintéticas (dobutamina, isoproterenol) exercem seus efeitos estimulando os receptores adrenérgicos miocárdicos e vasculares. Tais agentes devem ser ministrados na forma de infusão parenteral contínua. Podem ser fornecidos em combinação para o recém-nascido em estado crítico, na tentativa de maximizar os efeitos positivos de cada agente e minimizar seus efeitos negativos. Durante a infusão de catecolaminas, os pacientes devem ser monitorados atentamente, em geral com monitor eletrocardiográfico e cateter arterial. Antes de iniciar a infusão de aminas simpaticomiméticas, deve-se repor o volume intravascular, se necessário, embora isso possa comprometer ainda mais uma lesão congênita com sobrecarga de volume coexistente. As reações adversas às infusões de catecolaminas incluem taquicardia (que aumenta o consumo miocárdico de oxigênio), arritmias atriais e ventriculares e aumento da pós-carga devido à vasoconstrição periférica (que pode reduzir o débito cardíaco). O Quadro 41.10 apresenta a mistura e a posologia recomendadas para as aminas simpaticomiméticas.

Quadro 41.10	Aminas simpaticomiméticas.	
Droga	**Dose habitual (µg/kg/min)**	**Efeito**
Dopamina	1 a 5	↑ débito urinário, ↑ FC (discretamente), ↑ contratilidade
	6 a 10	↑ FC, ↑ contratilidade, ↑ PA
	11 a 20	↑ FC, ↑ contratilidade, ↑ RVS, ↑ PA
Dobutamina	1 a 20	↑ FC (discretamente), ↑ contratilidade, ↓ RVS
Epinefrina	0,05 a 0,50	↑ FC, ↑ contratilidade, ↑ RVS, ↑ PA
Isoproterenol	0,05 a 1,00	↑ FC, ↑ contratilidade, ↑ RVS, ↑ RVP

Essas infusões podem ser misturadas em soluções intravenosas contendo glicose e/ou NaCl. Para neonatos, geralmente utilizam-se soluções glicosadas com ou sem NaCl. Cálculo para preparação de soluções IV:

$$6 \times \frac{\text{dose desejada (µg/kg/min)}}{\text{taxa desejada (mℓ/h)}} \times \text{peso (kg)} = \frac{\text{mg do fármaco}}{100 \text{ mℓ de líquido}}$$

(FC = frequência cardíaca; PA = pressão arterial; RVS = resistência vascular sistêmica; RVP = resistência vascular pulmonar.)

404 Parte 6 | Distúrbios Cardiovasculares

C. Agentes redutores da pós-carga

1. Os **inibidores da fosfodiesterase** como a **milrinona** são compostos da **bipiridina** que inibem seletivamente a fosfodiesterase de nucleotídios cíclicos. Esses agentes não glicosídicos e não simpaticomiméticos exercem seu efeito no desempenho cardíaco por elevação do monofosfato de adenosina cíclico (cAMP) no miocárdio e na musculatura vascular, mas o fazem independentemente dos receptores β. O AMP cíclico promove aumento da contração por meio da regulação do cálcio por dois mecanismos: (i) ativação da proteinoquinase (que catalisa a transferência de grupos fosfato do trifosfato de adenosina [ATP]), tornando a entrada de cálcio mais rápida através dos canais de cálcio, e (ii) ativação das bombas de cálcio no retículo sarcoplasmático, secundária à liberação de cálcio.

   Existem três efeitos principais dos inibidores da fosfodiesterase: (i) maior inotropismo, com aumento da contratilidade e do débito cardíaco em virtude do aumento mediado pelo cAMP do fluxo de cálcio transarcolema; (ii) vasodilatação, com aumento das capacitâncias arteriolar e venosa em decorrência do aumento mediado pelo cAMP da captação de cálcio e redução do cálcio disponível para contração; e (iii) maior lusitropismo, ou melhora das propriedades de relaxamento durante a diástole.

   As indicações para uso incluem baixo débito cardíaco com disfunção miocárdica e resistência vascular sistêmica (RVS) elevada desacompanhada de hipotensão grave. Os efeitos colaterais são mínimos e consistem tipicamente na necessidade de infusões de volume (5 a 10 mℓ/kg) após administração da dose de ataque (ver informações posológicas no Apêndice A).

   Mostrou-se que o uso de inibidores da fosfodiesterase na população pediátrica após cirurgia cardíaca aumenta o índice cardíaco e reduz a RVS sem elevação significativa da frequência cardíaca. Os inibidores da fosfodiesterase são os agentes de segunda linha (após a dopamina) no tratamento de baixo débito cardíaco em neonatos, lactentes e crianças após circulação extracorpórea em nossa instituição.

2. **Outros vasodilatadores** melhoram o débito cardíaco baixo principalmente por redução da impedância à ejeção ventricular; tais efeitos são especialmente úteis após cirurgia cardíaca em crianças e adultos quando a RVS está muito elevada.

   O **nitroprussiato de sódio** é o agente redutor da pós-carga mais utilizado. Atua como doador de óxido nítrico, aumentando o monofosfato de guanosina cíclico (cGMP) intracelular, o que induz relaxamento do músculo liso vascular em arteríolas e veias. O efeito final é redução da pressão de enchimento atrial e da RVS com aumento concomitante do débito cardíaco. Os efeitos vasodilatadores do nitroprussiato ocorrem minutos após a administração intravenosa. Os principais metabólitos do nitroprussiato de sódio são tiocianato e cianeto; a intoxicação por tiocianato é incomum em crianças com função hepática e renal normais, e o monitoramento das concentrações de cianeto e tiocianato em crianças pode não se correlacionar aos sinais clínicos de intoxicação.

   Em neonatos com baixo débito cardíaco, a instituição de nitroprussiato pode induzir aumento do débito urinário e melhora da perfusão, mas também pode haver queda significativa da pressão arterial, o que exige cautela no seu uso.

   Muitos outros agentes têm sido usados como vasodilatadores arteriais e venosos para tratar a hipertensão arterial, reduzir a pós-carga ventricular e a RVS e aumentar o débito cardíaco. Um segundo nitrovasodilatador, **nitroglicerina**, principalmente um **dilatador venoso**, também tem início de ação rápido e meia-vida curta (< 2 min). Pode sobrevir tolerância após vários dias de infusão contínua. A nitroglicerina é muito usada em unidades coronarianas de adultos em casos de cardiopatia isquêmica; a experiência em pacientes pediátricos é mais limitada. A **hidralazina** é mais utilizada para a hipertensão arterial aguda; sua meia-vida relativamente longa limita sua aplicação em pacientes pós-operatórios com hemodinâmica lábil. O inibidor da enzima conversora da angiotensina **enalapril** também apresenta meia-vida relativamente longa (2 a 4 horas), o que limita seu uso na situação aguda. Os **betabloqueadores** (p. ex., propranolol, esmolol, labetolol), embora excelentes para reduzir a pressão arterial, podem ter efeitos deletérios na função ventricular. Os **bloqueadores dos canais de cálcio** (p. ex., verapamil) podem causar hipotensão aguda e grave, além de bradicardia no recém-nascido, e **raramente devem ser usados.** Todos os vasodilatadores intravenosos devem ser utilizados com cautela em pacientes com doença pulmonar moderada a grave; seu uso esteve associado a aumento do *shunt* intrapulmonar e reduções agudas da Pa$_{O_2}$.

D. A **digoxina** (ver Apêndice A) ainda é importante no tratamento da ICC e das arritmias. Em geral, emprega-se uma "dose digitalizante" (dose total de 30 µg/kg em 24 horas para neonatos a termo e 20 µg/kg em 24 horas para prematuros) apenas no tratamento de arritmias ou insuficiência cardíaca grave. Pode-se fornecer metade da **dose digitalizante total (DDT)** IV, IM ou VO, seguida por 25% da DDT a cada 8 a 12 horas nas duas doses subsequentes. Então, calcula-se uma dose de manutenção inicial de 1/4 a 1/3 da DDT (faixa, 5 a 10 µg/kg/dia) de acordo com a resposta clínica, função renal e tolerância do paciente à digoxina (detalhes adicionais no Apêndice A). Os neonatos com sinais/sintomas leves, miocardiopatia primária, disfunção renal ou sob risco de bloqueio atrioventricular podem ser digitalizados usando-se apenas a dose de manutenção (omitindo-se a dose de ataque). Divide-se a dose de manutenção em duas doses diárias iguais, com intervalo de 12 horas.

A intoxicação por digoxina manifesta-se mais comumente como desconforto gastrintestinal, sonolência e bradicardia sinusal. A forma mais grave de intoxicação pode causar bloqueio atrioventricular de alto grau e ectopia ventricular. Os recém-nascidos suspeitos de intoxicação por digoxina devem ter uma amostra de sangue coletada para determinação do nível de digoxina e as doses adicionais devem ser suspensas. O nível terapêutico é < 1,5 ng/mℓ, ocorrendo provável intoxicação com níveis > 4,0 ng/mℓ. Contudo, particularmente em neonatos, os níveis de digoxina nem sempre correlacionam-se bem à eficácia terapêutica ou à intoxicação.

A intoxicação por digoxina em neonatos geralmente é tratada por omissão de doses adicionais até que os sinais de intoxicação desapareçam e haja correção das anormalidades eletrolíticas (como hipopotassemia), que podem potencializar os efeitos tóxicos. Arritmias ventriculares graves associadas à intoxicação por digoxina podem ser tratadas com fenitoína, 2 a 4 mg/kg durante 5 min, ou lidocaína, dose de ataque de 1 mg/kg, seguida por infusão de 1 a 2 mg/kg por hora. O bloqueio atrioventricular geralmente é refratário à atropina. A bradicardia grave pode ser refratária a esses tratamentos e exigir implantação de marca-passo cardíaco temporário.

O uso de Fab (fragmentos de ligação a antígeno) específicos para digoxina (Digibind®; Burroughs Wellcome) é reservado para os pacientes com evidências de intoxicação grave por digoxina e sinais e sintomas clínicos de arritmia e/ou bloqueio atrioventricular refratário; nesses pacientes, é bastante efetivo. O cálculo da dose de Digibind® em miligramas é o seguinte: (concentração sérica de digoxina em nanogramas por mililitro × 5,6 × peso corporal em quilogramas/1.000) × 64. A dose é fornecida como infusão intravenosa única. Pode-se fornecer uma segunda dose de Digibind® àqueles pacientes que continuam a ter evidências clínicas de intoxicação residual. Recomenda-se um teste cutâneo para hipersensibilidade antes da primeira dose.

E. **Diuréticos** (ver Apêndice A) são utilizados com frequência em pacientes com ICC, muitas vezes em combinação com a digoxina. A **furosemida**, 1 a 2 mg/kg por dose, geralmente produz diurese acentuada dentro de 1 hora da administração. Se nenhuma resposta for observada dentro de 1 hora, pode-se fornecer uma segunda dose (o dobro da primeira). O uso crônico de furosemida pode produzir cálculos no trato urinário em virtude de seus efeitos calciúricos. Pode-se alcançar um efeito diurético mais potente por meio da combinação de uma tiazida com um diurético de "alça" como a furosemida. A terapia com diuréticos de combinação pode ser complicada por hiponatremia e hipopotassemia. A suplementação de potássio oral ou intravenoso (3 a 4 mEq/kg/dia) ou um antagonista da aldosterona geralmente deve acompanhar o uso de tiazidas e/ou diuréticos de "alça" para evitar perda excessiva de potássio. É importante monitorar cuidadosamente os níveis séricos de potássio e sódio ao instituir ou mudar a dose de medicamentos diuréticos. Quando da mudança de uma dose parenteral efetiva para uma dose oral de furosemida, deve-se aumentar a dose em 50 a 80%. A furosemida pode agravar a nefrotoxicidade e a ototoxicidade de antibióticos aminoglicosídios administrados ao mesmo tempo. Uma discussão detalhada de diuréticos alternativos (p. ex., clorotiazida, espironolactona etc.) é apresentada em outra parte do livro (Apêndice A).

VIII. Arritmias

A. **Avaliação inicial.** Durante a avaliação de todo recém-nascido com arritmia, é essencial investigar simultaneamente a eletrofisiologia e o estado hemodinâmico. Se o neonato apresentar hipoperfusão e/ou hipotensão, deve-se obter um acesso intravenoso confiável e instituir um nível de reanimação apropriado ao grau da enfermidade. Como sempre, **o tratamento de emergência do choque deve preceder o diagnóstico definitivo**. Contudo, deve-se enfatizar que **raramente** há uma situação em que se justifique omitir um ECG de 12 derivações da avaliação de recém-nascidos com arritmia, exceto aqueles com fibrilação ventricular ou *torsade de pointes* associada a instabilidade hemodinâmica. Essas arritmias frequentemente exigem desfibrilação imediata, mas são raríssimas em neonatos e lactentes pequenos.

Em quase todas as circunstâncias, o tratamento apropriado (a curto e a longo prazos) depende de um diagnóstico eletrofisiológico acurado. A determinação do mecanismo de transtorno do ritmo é obtida mais frequentemente por meio do ECG de 12 derivações do ritmo anormal que é comparado com o ECG de 12 derivações inicial do paciente em ritmo sinusal. Embora possam fornecer evidências úteis ao diagnóstico final, os traçados de ritmo de um monitor cardíaco **não** costumam ser diagnósticos e **não** devem ser a única documentação de uma arritmia, se possível.

As três categorias gerais de arritmias em neonatos são (i) taquiarritmias, (ii) bradiarritmias e (iii) ritmos irregulares. Pode-se consultar um algoritmo para o diagnóstico diferencial das taquiarritmias (Figura 41.17) na maioria dos casos. Ao analisar o ECG à procura do mecanismo da arritmia, deve-se adotar uma abordagem em etapas em três áreas principais: (i) **frequência** (variável, rápida demais ou lenta demais); (ii) **ritmo** (regular ou irregular, paroxístico ou gradual); e (iii) **morfologia do QRS**.

B. Diagnóstico diferencial e manejo inicial do paciente hemodinamicamente estável
   1. **Taquicardias com complexo QRS estreito**
      a. As **TSV** são as arritmias sintomáticas mais comuns em todas as crianças, incluindo recém-nascidos. Geralmente têm (i) frequência superior a 200 bpm, em muitos casos "fixa", sem variação de um batimento para outro; (ii) início e término rápidos (nos ritmos de reentrada); e (iii) complexos ventriculares normais no ECG de superfície. O neonato pode estar assintomático no início, mas depois pode tornar-se irritável, inquieto e recusar a alimentação. A ICC não costuma instalar-se antes de 24 horas de TSV contínua; porém, observa-se insuficiência cardíaca em 20% dos pacientes após 36 h e 50% após 48 horas.

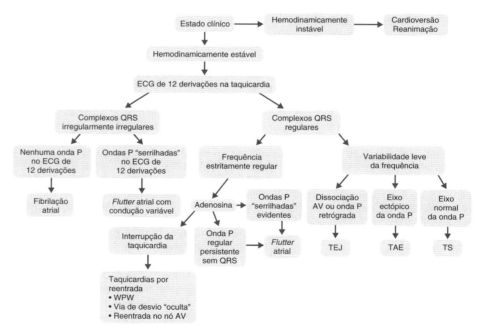

Figura 41.17 Algoritmo para diagnóstico diferencial à beira do leito de taquicardias com complexo QRS estreito, o tipo mais comum de arritmia em neonatos. Observe que, seja qual for o mecanismo da taquicardia, se o paciente estiver hemodinamicamente instável, são necessárias medidas imediatas para reanimar o recém-nascido, incluindo cardioversão. Ademais, a administração de adenosina é útil para fins terapêuticos e diagnósticos. Em geral, as taquicardias que são interrompidas (ainda que brevemente) após a adenosina são do tipo por reentrada. ECG = eletrocardiograma; TEJ = taquicardia ectópica juncional; TAE = taquicardia atrial ectópica; TS = taquicardia sinusal; WPW = síndrome de Wolff-Parkinson-White.

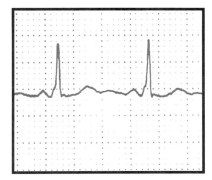

Figura 41.18 Síndrome de Wolff-Parkinson-White. Observe a típica deflexão inicial "borrada" do QRS e o intervalo PR curto que podem ocorrer em qualquer derivação; apenas a derivação I é mostrada aqui.

A TSV no recém-nascido quase sempre é "por reentrada", envolvendo uma via atrioventricular acessória e o nó atrioventricular, ou devida a *flutter* atrial. Cerca de metade desses pacientes apresenta pré-excitação (onda delta) no ECG quando está em taquicardia (síndrome de WPW, Figura 41.18). Em casos mais raros, o circuito de reentrada pode estar dentro do átrio (*flutter* atrial) ou do nó atrioventricular (AV) (taquicardia por reentrada no nó AV). Os pacientes com TSV podem ter cardiopatia estrutural associada; deve-se considerar a avaliação para cardiopatia estrutural em todos os neonatos com TSV. Outra causa rara de TSV é um neonato com taquicardia atrial ectópica, na qual as características distintivas são um eixo anormal da onda P, eixo do QRS normal e variabilidade significativa da frequência geral.

O tratamento clínico a longo prazo da TSV no recém-nascido baseia-se no diagnóstico eletrofisiológico subjacente. Para pacientes sem síndrome de WPW demonstrável, a **digoxina** é a terapia inicial em pacientes sem ICC. A digitalização é descrita na seção VII.D. e no Apêndice A. Manobras vagais (aplicação de gelo envolto por toalha à face/área malar para suscitar o "reflexo do mergulho") podem ser tentadas em neonatos estáveis. Deve-se evitar a compressão direta dos olhos. A digitalização parenteral geralmente abole a arritmia no decorrer de 10 horas. Se a digoxina mantiver o paciente em ritmo sinusal, é tipicamente mantida durante 6 a 12 meses. Embora seja há muito tempo a base do tratamento da TSV, o uso da digoxina na situação aguda diminuiu, pois agentes mais efetivos e de ação mais rápida, como os betabloqueadores, tornaram-se disponíveis.

A digoxina é evitada no tratamento crônico da síndrome de WPW em virtude do seu potencial de aumentar a condução anterógrada por via acessória. Usa-se o **propranolol** no tratamento farmacológico inicial e crônico dos pacientes com TSV devida à síndrome de WPW, a fim de prevenir a facilitação em potencial da condução anterógrada (atrioventricular) através da via acessória. O tratamento com propranolol pode acarretar apneia e hipoglicemia; portanto, os neonatos tratados com propranolol, especialmente aqueles prematuros, devem ser observados sob monitor cardíaco contínuo e ter a glicemia verificada repetidas vezes durante 1 a 2 dias.

O acréscimo ou a substituição por outros agentes antiarrítmicos, como a amiodarona, isoladamente ou em combinação, pode ser necessário e deve ser realizado apenas em colaboração com um cardiologista pediátrico. Em recém-nascidos, **o verapamil deve ser usado apenas raramente** porque esteve associado à morte súbita de lactentes.

Pode-se suspeitar de **TSV *in utero*** quando o obstetra detecta uma frequência cardíaca fetal muito rápida durante a assistência pré-natal. O diagnóstico é confirmado pelo ecocardiograma fetal. Nesse momento, realiza-se uma pesquisa inicial de cardiopatias congênitas e hidropisia fetal. O tratamento *in utero* do feto imaturo com TSV pode se dar pela prescrição de agentes antiarrítmicos para a gestante (lembrar que eles atravessam a placenta). A digoxina, a flecainida e outros agentes antiarrítmicos foram usados com sucesso. A incapacidade de controlar a TSV fetal quando ocorre hidropisia fetal é uma indicação para o parto. A cesariana de um feto com TSV persistente pode ser necessária, porque a frequência cardíaca fetal não será um indicador confiável de sofrimento fetal.

b. A **taquicardia sinusal** no neonato é definida como frequência cardíaca persistente > 2 desvios padrão acima da média para a idade com complexos normais no ECG, incluindo morfologia e eixo normais da onda P. A taquicardia sinusal é comum e ocorre particularmente em resposta a eventos sistêmicos como anemia, estresse, febre, altos níveis de catecolaminas circulantes, hipovolemia e efeitos tóxicos das xantinas (p. ex., aminofilina). Além da sua morfologia normal no ECG, um indício importante da existência de taquicardia sinusal é que a frequência não é fixa, e sim varia em 10 a 20% ao longo do tempo. O manejo clínico consiste em identificação e tratamento da causa subjacente.

2. Taquicardias com complexo QRS alargado

    a. A **taquicardia ventricular** é relativamente rara no neonato e, em geral, está associada a doenças clínicas graves, como hipoxemia, choque, anormalidades eletrolíticas, intoxicação digitálica e efeitos tóxicos das catecolaminas. Raramente, advém de uma anormalidade do sistema de condução elétrico do coração, como a síndrome do QTc prolongado e tumores intramiocárdicos. Complexos QRS alargados e frequentemente bizarros com frequência rápida são diagnósticos; esse padrão do ECG pode ser simulado pela TSV em pacientes com a síndrome de WPW, nos quais há condução anterógrada por via anômala (TSV com "aberração"). A taquicardia ventricular é um ritmo potencialmente instável, comumente com consequências hemodinâmicas. A causa subjacente deve ser pesquisada e tratada rapidamente. O paciente hemodinamicamente estável deve ser tratado com um *bolus* de lidocaína, 1 a 2 mg/kg, seguido por infusão de lidocaína, 20 a 50 μg/kg/min. Deve-se realizar cardioversão com corrente contínua (dose inicial de 1 a 2 J/kg) se o paciente estiver hemodinamicamente comprometido, porém essa intervenção muitas vezes não é efetiva quando ocorre acidose. Se houver acidose significativa (pH < 7,2), deve-se tratá-la com hiperventilação e/ou bicarbonato de sódio antes da cardioversão. A fenitoína, 2 a 4 mg/kg, pode ser efetiva se a arritmia originar-se de intoxicação por digoxina (ver VII.D.).

    b. A **fibrilação ventricular** no recém-nascido quase sempre é uma arritmia agônica (pré-terminal). Há um padrão irregular grosseiro no ECG, sem complexos QRS identificáveis. Ao exame físico, não há pulsos arteriais periféricos nem bulhas cardíacas. Deve-se instituir reanimação cardiopulmonar e realizar desfibrilação (dose inicial 1 a 2 J/kg). Administra-se um *bolus* de lidocaína, 1 mg/kg, seguido por infusão de lidocaína. Após a reanimação do neonato, os problemas subjacentes são avaliados e tratados.

3. Bradicardia

    a. A **bradicardia sinusal** não é incomum no recém-nascido, especialmente durante o sono ou durante manobras vagais, como a defecação. Se a perfusão e a pressão arterial do neonato forem normais, bradicardia transitória não gera preocupação. Bradicardia sinusal persistente pode advir de hipoxemia, acidose e hipertensão intracraniana. Por fim, bradicardia sinusal estável pode acompanhar a intoxicação por digoxina, hipotireoidismo ou disfunção do nó sinoatrial (geralmente, uma complicação de cirurgia cardíaca).

    b. Bloqueio atrioventricular

        i. O **bloqueio atrioventricular (BAV) de primeiro grau** ocorre quando o intervalo PR é > 0,15 s. No recém-nascido, o bloqueio atrioventricular (BAV) de primeiro grau pode ser consequente a transtorno inespecífico da condução, medicamentos (p. ex., digoxina), miocardite, hipotireoidismo, ou estar associado a determinados tipos de cardiopatia congênita (p. ex., canal atrioventricular total ou inversão ventricular). Em geral, não é indicado tratamento específico.

        ii. **Bloqueio atrioventricular de segundo grau.** O bloqueio atrioventricular (BAV) de segundo grau refere-se a falha **intermitente** da condução do impulso atrial para os ventrículos. Descreveram-se dois tipos: (i) Mobitz I (fenômeno de Wenckebach) e (ii) Mobitz II (falha intermitente da condução das ondas P, com intervalo PR constante). O BAV de segundo grau pode ocorrer na TSV, na intoxicação digitálica ou em transtornos inespecíficos da condução. Em geral, não é necessário tratamento específico, além do diagnóstico e do tratamento da causa subjacente.

        iii. O **BAV total** refere-se à ausência **completa** de condução de atividade atrial para os ventrículos. Manifesta-se tipicamente como frequência ventricular constante baixa que é independente da frequência atrial. Muitas vezes é detectada *in utero* como bradicardia fetal. Embora o BAV total possa ser secundário a traumatismo cirúrgico, o BAV total **congênito** enquadra-se em duas categorias principais. As causas mais comuns são (i) defeitos anatômicos (inversão ventricular e canal atrioventricular total) e (ii) exposição fetal a anticorpos maternos relacionados com uma doença reumatológica sistêmica, como o lúpus eritematoso. O BAV total sem cardiopatia estrutural deve fazer com que o neonatologista investigue doenças reumatológicas na mãe. Nos casos de BAV total *in utero* causado por anticorpos maternos relacionados com o lúpus eritematoso, o prognóstico pode ser reservado. Se houver alto risco de BAV total (feto anterior com BAV total, aborto, ecocardiograma fetal anormal), deve-se considerar o tratamento na gestação com dexametasona, azatioprina, gamaglobulina IV ou plasmaférese.

Os sinais/sintomas relacionados com o BAV total refletem a gravidade da malformação cardíaca associada (quando ocorre) e o grau de bradicardia. Felizmente, o feto com BAV total adapta-se bem aumentando o volume sistólico, e costuma chegar a termo sem dificuldade. Os neonatos com BAV total congênito isolado geralmente apresentam frequência cardíaca > 50 bpm, são assintomáticos e crescem normalmente.

4. **Ritmos irregulares**

   a. **Extrassístoles atriais** (ESA, Figura 41.19) são comuns em neonatos, geralmente benignas e não exigem tratamento específico. A maioria das ESA resulta em uma morfologia do QRS normal (Figura 41.19A), o que as diferencia das extrassístoles ventriculares (ESV). Se a ESA ocorrer enquanto o nó atrioventricular estiver parcialmente repolarizado, pode-se observar um padrão de despolarização

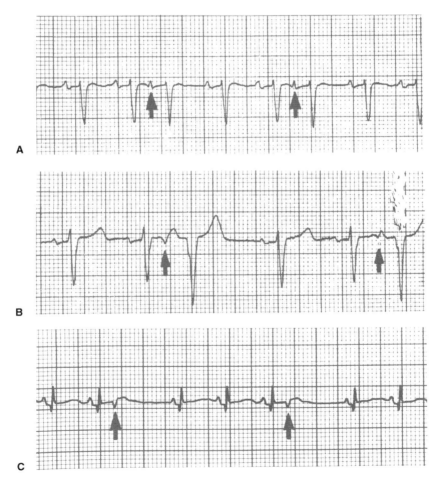

Figura 41.19 Extrassístoles atriais (*setas*) causando: **(A)** despolarização ventricular precoce com complexo QRS normal; **(B)** despolarização ventricular precoce com "aberração" do complexo QRS; **(C)** bloqueio no nó atrioventricular. (Fyler DC, ed. *Nadas' Pediatric Cardiology*. 1st ed. Hanley & Belfus, Inc., Mosby-Year Book, Inc., 1992.)

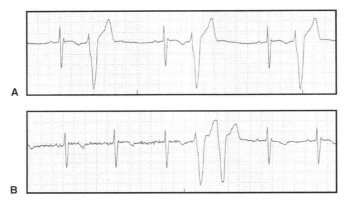

Figura 41.20 Extrassístoles ventriculares. **A.** ESV alternadas com batimentos sinusais normais (bigeminismo ventricular) geralmente não indicam patologia significativa. **B.** As ESV aos pares ("acopladas") são um ritmo potencialmente mais sério e exigem investigação adicional.

ventricular com condução aberrante no ECG de superfície (Figura 41.19B). Se o batimento prematuro ocorrer quando o nó atrioventricular estiver refratário (ou seja, no início do ciclo cardíaco, logo após o batimento sinusal normal), o impulso não será conduzido para o ventrículo ("bloqueado") e, por conseguinte, pode conferir o aspecto de bradicardia sinusal acentuada (Figura 41.19C).

    b. Extrassístoles ventriculares (ESV, Figura 41.20) são batimentos com "complexos QRS largos" que ocorrem quando um foco ventricular estimula um batimento espontâneo antes do batimento sinusal conduzido normalmente. ESV isoladas não são incomuns no recém-nascido normal e, em geral, não demandam tratamento. Embora ESV esporádicas sejam frequentes, às vezes elas ocorrem agrupadas, como a cada batimento alternado (bigeminismo, Figura 41.20A), a cada terceiro batimento (trigeminismo) etc. Essas ESV mais frequentes não costumam ser mais preocupantes que as ESV isoladas, porém sua maior frequência geralmente suscita uma investigação diagnóstica mais meticulosa. As ESV podem ser causadas por intoxicação por digoxina, hipoxemia, transtornos eletrolíticos e efeitos tóxicos das catecolaminas ou xantinas. As ESV que ocorrem em grupos de duas ou mais (ou seja, pares, trincas etc.; Figura 41.20B) são patológicas e de "alto grau"; podem ser um marcador de miocardite ou disfunção miocárdica, e deve-se considerar fortemente investigação detalhada.

C. Tratamento de emergência no paciente hemodinamicamente comprometido. Com todos os tratamentos descritos a seguir, é importante ter o equipamento de reanimação à mão antes de instituir essas intervenções antiarrítmicas.

    1. Taquicardias

        a. Adenosina. A adenosina tornou-se o agente preferido para o tratamento agudo. Bloqueia transitoriamente a condução no nó AV, permitindo a interrupção dos ritmos rápidos de reentrada envolvendo o nó AV. Tem de ser administrada como uma injeção intravenosa muito rápida porque sua meia-vida é de 10 s ou menos. Em virtude de sua breve meia-vida, a adenosina é uma medicação relativamente segura; contudo, relatou-se que causou BAV transitório grave o suficiente para exigir a implantação de marca-passo (embora por curto período). Portanto, deve-se utilizá-la com cautela e sob a orientação de um cardiologista pediátrico. Em decorrência de sua ação aguda no nó AV, a adenosina também é **diagnóstica** em muitos casos. Os pacientes que respondem com interrupção abrupta da TSV apresentam taquicardias por reentrada envolvendo o nó AV; aqueles com TSV consequente a *flutter* atrial apresentarão BAV agudo e ondas de *flutter* evidentes, com reaparecimento da TSV em 10 a 15 s.

        b. Cardioversão. No paciente hemodinamicamente instável, a **primeira** linha de tratamento consiste em cardioversão sincronizada com corrente contínua. A dose deve começar em 1 J/kg e, se for malsucedida, aumentada por um fator de 2. Deve-se ter cautela para evitar queimaduras cutâneas ou a formação de arco voltaico fora do corpo utilizando apenas gel de transmissão elétrica com as pás. Se possível, a posição das pás deve ser anteroposterior.

c. **Estimulação (*pacing*) cardíaca transesofágica.** Quando disponível, a estimulação cardíaca por via esofágica é uma manobra muito efetiva para interromper as taquiarritmias. A proximidade do átrio esquerdo com o esôfago distal permite que impulsos elétricos gerados no esôfago sejam transmitidos para o tecido atrial; assim sendo, a estimulação cardíaca em salva (*burst pacing*) interrompe as taquiarritmias por reentrada.

2. **Bradicardias.** As opções terapêuticas para corrigir uma bradiarritmia sintomática são mais limitadas. A implantação de um marca-passo transvenoso é uma medida temporária para os neonatos gravemente sintomáticos enquanto se prepara o implante de um marca-passo epicárdico permanente; contudo, a introdução de um marca-passo transvenoso em recém-nascido pequeno é tecnicamente difícil e frequentemente demanda fluoroscopia. Diversos marca-passos transcutâneos (Zoll) estão disponíveis, mas seu uso a longo prazo deve ser evitado devido a queimaduras cutâneas. A infusão de isoproterenol pode aumentar temporariamente a frequência ventricular e o débito cardíaco em recémnascido com ICC. O tratamento de escolha da disfunção do nó sinoatrial consiste em estimulação transesofágica em uma frequência apropriada, mas essa intervenção só pode ser realizada quando a condução atrioventricular está conservada e não é efetiva em pacientes com BAV total. Quando o neonato apresenta bradicardia transitória (consequente ao aumento do tônus vagal), pode-se administrar atropina intravenosa.

Leitura sugerida

Allen HD, Gutgesell HP, Clark EB, et al. *Moss and Adams' Heart Disease in Infants, Children and Adolescents Including the Fetus and Young Adult*, 6th ed. Philadelphia: Lippincott Williams & Wilkins, 2001.

Aranda JV, Thomas R. Systemic review: intravenous ibuprofen in preterm newborns. *Semin Perinatol* 2006;30(3):114–120.

Fyler DC. Report of the New England regional infant cardiac program. *Pediatrics* 1980;65(suppl):377–461.

Hoffman JI, Kaplan S. The incidence of congenital heart disease. *J Am Coll Cardiol* 2002; 39(12):1890–1900.

Jonas RA, DiNardo J, Laussen PC, et al. *Comprehensive Surgical Management of Congenital Heart Disease*. London: Arnold Publishers, 2004.

Keane JF, Fyler DC, Lock JE. *Nadas' Pediatric Cardiology*. 2nd ed. Philadelphia: Hanley and Belfus, 2006.

Kovalchin JP, Silverman NH. The impact of fetal echocardiography. *Pediatr Cardiol* 2004;25(3):299–306.

Liske MR, Greeley CS, Law DJ, et al. Report of the Tennessee task force on screening newborn infants for critical congenital heart disease. *Pediatrics* 2006;118(4):e1250–e1256.

Mavroudis C, Backer CL. *Pediatric Cardiac Surgery*. 3rd ed. Philadelphia, PA: Mosby, 2003.

Rein AJ, Omokhodion SI, Nir A. Significance of a cardiac murmur as the sole clinical sign in the newborn. *Clin Pediatr* 2000;39(9):511–520.

Saar P, Hermann W, Müller-Ladner U. Connective tissue diseases and pregnancy. *Rheumatology* 2006;45(suppl 3):iii30–iii32.

Shah SS, Ohlsson A. Ibuprofen for the prevention of patent ductus arteriosus in preterm and/or low birth weight infants. *Cochrane Database Syst Rev* 2006;25(1):CD004213.

Tworetzky W, Wilkins-Haug L, Jennings RW, et al. Balloon dilation of severe aortic stenosis in the fetus: potential for prevention of hypoplastic left heart syndrome: candidate selection, technique, and results of successful intervention. *Circulation* 2004;110(15):2125–2131.

Parte 7
Distúrbios Hematológicos

Hemoderivados Utilizados no Recém-nascido
Steven R. Sloan

I. Transfusões de sangue total e componentes do sangue

A. Princípios gerais. Os componentes sanguíneos de rotina consistem em concentrado de hemácias (eritrócitos), plaquetas, plasma congelado, plasma fresco congelado, crioprecipitado e granulócitos. Em alguns casos, pode-se utilizar sangue total, geralmente na forma de sangue total reconstituído. Na maioria dos casos, contudo, os componentes sanguíneos são preferíveis porque cada um deles apresenta condições de armazenamento ideais e o tratamento com componentes maximiza a utilização das doações de sangue. Outros hemoderivados incluem aqueles utilizados para transplantes, como sangue do cordão umbilical, e derivados purificados do sangue, como imunoglobulina intravenosa (IGIV).

B. Efeitos colaterais

1. **Doenças infecciosas.** Várias doenças infecciosas são transmissíveis por transfusão sanguínea. Nos EUA o HIV, o vírus da hepatite B (HBV), o vírus da hepatite C (HCV), a sífilis, o vírus linfotrópico T humano (HTLV) dos tipos I e II e o vírus do Nilo Ocidental (WNV) são incluídos na triagem por meio de questionários da história patológica pregressa e exames laboratoriais. O risco de contrair uma doença infecciosa transmissível por transfusão é muito baixo, sendo baixo demais para ser determinado com acurácia, mas os valores têm sido calculados nos EUA e são mostrados no Quadro 42.1. Os riscos variam, dependendo da prevalência da doença e do teste realizado e, portanto, diferem em outros países.

    O citomegalovírus (CMV) também é transmissível pelo sangue, mas isso é raro se o sangue for submetido a leucorredução e/ou não tiver anticorpos anti-CMV.[3] Outras doenças sabidamente capazes de serem transmitidas por transfusões sanguíneas incluem malária, babesiose e doença de

Quadro 42.1 Riscos atuais das doenças infecciosas por transfusão sanguínea.

Patógeno	Risco por unidade
Vírus da imunodeficiência humana (HIV)	1 em 2.135.000
Vírus da hepatite C (HCV)	1 em 1.935.000
Vírus da hepatite A	1 em 1.000.000
Vírus da hepatite B (HBV)	1 em 205.000 a 488.000
Vírus do Nilo Ocidental (WNV)	Nenhum
Parvovírus B19	1 em 10.000

414 Parte 7 | Distúrbios Hematológicos

Chagas. Estudos com animais sugerem que a doença de Creutzfeldt-Jakob variante (DCJv) seja transmissível por transfusão sanguínea, e foram descritos alguns casos prováveis de DCJv transmitida por transfusão em seres humanos.

C. Considerações especiais. O sangue total, os concentrados de plaquetas e o concentrado de hemácias podem ser leucorreduzidos por filtração ou irradiados a fim de diminuir a incidência de complicações específicas.

1. **Leucorredução.** Os filtros de leucorredução removem 99,9% dos leucócitos existentes nos concentrados de hemácias e de plaquetas. Ademais, a maioria das unidades de plaquetas coletadas por aférese está leucorreduzida mesmo sem filtração adicional. Os benefícios da leucorredução incluem:
   a. Redução da taxa de reações transfusionais febris
   b. Diminuição da taxa de transmissão do CMV
   c. Minimização de um possível (e controverso) efeito imunomodulador das transfusões sanguíneas
   d. Menor imunização contra antígenos existentes nos leucócitos, como o antígeno leucocitário humano (HLA). Isso só foi demonstrado em alguns pacientes oncológicos, e a sua importância em neonatos não é conhecida.

   Embora as três primeiras indicações não sejam essenciais para neonatos, eles frequentemente recebem hemoderivados leucorreduzidos para reduzir a transmissão do CMV.

2. **Irradiação.** A irradiação previne a doença enxerto-*versus*-hospedeiro associada a transfusão (DEVH-AT) desencadeada por leucócitos transfundidos nos componentes sanguíneos celulares. Dentre os pacientes sob risco estão os recém-nascidos prematuros e as crianças com determinadas imunodeficiências congênitas. Para garantir que ninguém sofra consequências fatais da transfusão, todos os concentrados de hemácias, de plaquetas e granulócitos são irradiados no Children's Hospital de Boston, a menos que a necessidade de sangue seja urgente.

   Algumas pessoas doam sangue para pacientes específicos, constituindo o que se chama comumente de sangue direcionado ou designado. As doações direcionadas mostram um aumento sutil da taxa de transmissão de doenças infecciosas. A diferença é mínima e muitos pais desejam doar sangue a seus filhos. A transfusão de hemácias ou plaquetas paternas é contraindicada se o plasma do recém-nascido contiver anticorpos direcionados contra antígenos expressos nos eritrócitos ou nas plaquetas paternos, respectivamente. Se um parente de primeiro grau doar componentes do sangue, os componentes celulares do sangue devem ser irradiados, pois existe um risco aumentado de DEVH-AT.

II. Concentrado de hemácias

A. Princípios gerais

1. **Mecanismo.** Os eritrócitos oferecem capacidade de transporte de oxigênio para os pacientes cujo sangue carece de capacidade de transporte de oxigênio suficiente devido a anemia, hemorragia ou hemoglobinopatia. Transfusão por causa de hemoglobinopatias é incomum no período neonatal, quando a maioria dos pacientes tem concentrações significativas de hemoglobina fetal.

   Diversos tipos de concentrados de hemácias estão disponíveis, os quais variam quanto aos conservantes contidos. Os aditivos químicos retardam a lesão eritrocitária por armazenamento, possibilitando o armazenamento por períodos mais longos. Os tipos de concentrados atualmente disponíveis nos EUA são os seguintes:

   a. **Unidades com solução anticoagulante e conservante.** Essas unidades contêm aproximadamente 250 mℓ de concentrado de hemácias. O hematócrito médio dessas unidades é 70 a 80%. Além disso, elas contêm 62 mg de sódio, 222 mg de citrato e 46 mg de fosfato. Três tipos de unidades estão aprovados pela FDA para uso nos EUA, a saber:

   i. **CPD.** Contém 773 mg de glicose e tem prazo de validade de 21 dias
   ii. **CP2D.** Contém 1.546 mg de glicose e seu prazo de validade é de 21 dias
   iii. **CPDA-1.** Contém 965 mg de glicose e 8,2 mg de adenina, com prazo de validade de 35 dias. É a mais utilizada das unidades com solução anticoagulante e conservante.

   b. **Unidades com solução aditiva.** A maioria dos concentrados de hemácias utilizados nos EUA consiste em unidades com solução aditiva. Três soluções aditivas estão aprovadas pela FDA para uso nos EUA, e cada uma delas contém aproximadamente 350 mℓ, hematócrito médio de 50 a 60% e prazo de validade de 42 dias. O Quadro 42.2 mostra o conteúdo das unidades.

Quadro 42.2	Conteúdo das unidades de hemácias com solução aditiva.		
Conteúdo (mg)	SA-1	SA-3	SA-5
Glicose	2.973	2.645	1.673
Sódio	962	406	407
Citrato	222	711	222
Fosfato	46	233	46
Adenina	27	30	30
Manitol	750	0	525

SA = solução aditiva.

2. **Alterações nos eritrócitos durante o armazenamento:**

   a. O pH diminui de 7,4 a 7,55 para 6,5 a 6,6 no vencimento da validade

   b. O potássio é liberado pelas hemácias. A concentração plasmática de K^+ inicial é de cerca de 4,2 mM, mas aumenta para 78,5 mM nas unidades CPDA-1 no 35º dia, e 45 a 50 mM nas unidades de solução aditiva no 42º dia. As unidades CPDA-1 contêm cerca de um terço do volume plasmático como solução aditiva; portanto, a concentração total de potássio extracelular é semelhante em todas as unidades com o mesmo tempo de coleta

   c. Os níveis de 2,3-difosfoglicerol (2,3-DPG) caem rapidamente durante as primeiras 2 semanas de armazenamento. Isso aumenta a afinidade da hemoglobina por oxigênio e reduz sua eficiência no transporte de oxigênio para os tecidos. Os níveis de 2,3-DPG se recompõem algumas horas após a transfusão.

3. **Toxicidade.** Embora existam preocupações teóricas de que o manitol possa causar diurese rápida e a adenina possa ser nefrotóxica no recém-nascido prematuro, relatos de casos e séries de casos não detectaram nenhum risco associado às unidades de solução aditiva. Portanto, alguns hospitais transfundem unidades de solução aditiva aos neonatos. Em geral, preferimos utilizar unidades sem solução aditiva ou unidades com solução aditiva lavadas em transfusões maiores, como as exsanguineotransfusões ou transfusões durante procedimentos cirúrgicos com perda sanguínea substancial em neonatos pequenos. Para transfusões de 5 a 20 mℓ/kg, podem ser utilizadas unidades com solução aditiva.

B. **Indicações/contraindicações.** As transfusões de hemácias estão indicadas para neonatos que apresentam sinais ou sintomas de hipoxia ou que necessitam de exsanguineotransfusão (ver Capítulo 45). Além disso, dois estudos sugerem que os protocolos mais liberais de transfusão de hemácias reduzem a incidência de complicações neurológicas a curto e longo prazos em recém-nascidos prematuros. Os fatores que estimulam a transfusão liberal variaram entre os estudos e dependeram das necessidades de suporte de oxigênio dos recém-nascidos prematuros e, em um estudo, da idade dos recém-nascidos. Esses estudos sugerem que um fator que estimule a transfusão tão alto quanto um nível de Hb de 15 g/dℓ pode ser benéfico para recém-nascidos prematuros intubados, enquanto um fator que estimule a transfusão de apenas 8 a 10 g/dℓ de Hb pode ser suficiente para um recém-nascido prematuro que não necessite de suporte de oxigênio.[1,3]

C. **Dose e administração.** A dose habitual para uma transfusão simples é 5 a 15 mℓ/kg (5 mℓ/kg/h). Pode ser ajustada de acordo com a gravidade da anemia e/ou a capacidade do paciente de tolerar aumentos do volume intravascular.

D. **Efeitos colaterais**

1. Reações transfusionais agudas.

   a. **Reações transfusionais hemolíticas agudas.** Em geral, decorrem de incompatibilidade das hemácias do doador com anticorpos no plasma do paciente. Os anticorpos geralmente responsáveis

416 Parte 7 | Distúrbios Hematológicos

pelas reações transfusionais hemolíticas agudas são isoemaglutininas (anti-A, anti-B). Tais reações são raras em neonatos porque eles não produzem isoemaglutininas até os 4 a 6 meses de idade. Contudo, podem existir isoemaglutininas maternas na circulação do recém-nascido.

    i. Sinais e sintomas. Os sinais e sintomas possíveis incluem hipotensão, febre, taquicardia, dor no local de infusão e hematúria.

    ii. Tratamento. Administrar líquidos e furosemida para proteger os rins. Se necessário, tratar a hipotensão com agentes pressóricos e utilizar agentes hemostáticos em caso de sangramento. Pode haver necessidade de transfundir concentrado de hemácias compatíveis.

  b. Reações transfusionais alérgicas. São incomuns em recém-nascidos. As reações alérgicas advêm de anticorpos no plasma do paciente que reagem com proteínas no plasma do doador.

    i. Sinais e sintomas. As reações alérgicas leves caracterizam-se por urticária e, possivelmente, sibilos. As reações mais graves podem apresentar-se como anafilaxia.

    ii. Tratamento. Essas reações são tratáveis com anti-histamínicos, broncodilatadores e corticosteroides, se necessário. Em geral, são específicas de determinados doadores. Se forem sérias ou recorrerem, as hemácias e plaquetas podem ser lavadas.

  c. Sobrecarga de volume. Os componentes sanguíneos apresentam alta pressão oncótica, e uma infusão rápida pode expandir o volume intravascular excessivamente, às vezes com deterioração abrupta dos sinais vitais. Os neonatos cronicamente anêmicos podem ser particularmente suscetíveis à sobrecarga de volume em decorrência de transfusões.

  d. Hipocalcemia. A infusão rápida de hemoderivados, especialmente plasma fresco congelado (PFC), pode causar hipocalcemia transitória, que costuma manifestar-se como hipotensão.

  e. Hipotermia. Sangue frio pode causar hipotermia. A transfusão através de aquecedores de sangue previne esse problema.

  f. Lesão pulmonar aguda associada a transfusão (LPAAT). Muitas vezes origina-se de anticorpos no plasma do doador que reagem com antígenos de histocompatibilidade (HLA) do paciente. Tais reações apresentam-se com comprometimento respiratório e sua ocorrência é mais provável com hemoderivados contendo quantidades significativas de plasma, como as unidades de plaquetas ou PFC.

  g. Hiperpotassemia. A dosagem extracelular de potássio não é significativa em transfusões simples de 5 a 20 mℓ/kg. Contudo, a hiperpotassemia pode ser importante em transfusões volumosas, como exsanguineotransfusões ou transfusões durante uma grande cirurgia. O extravasamento é maior no sangue total. Idealmente, concentrados de hemácias mais frescos são fornecidos nessas transfusões. No Children's Hospital de Boston são transfundidos concentrados de hemácias coletados há menos de 7 dias para lactentes (menos de 1 ano de idade) submetidos a cirurgia. Se não houver concentrado de hemácias fresco, a lavagem do sangue reduz temporariamente o potássio extracelular.

  h. As reações transfusionais não hemolíticas febris geralmente decorrem de citocinas liberadas dos leucócitos na unidade doada. São menos frequentes se a unidade for leucorreduzida.

  i. Contaminação bacteriana pode ocorrer, mas é relativamente rara nas transfusões de hemácias.

  j. Doença enxerto-*versus*-hospedeiro associada a transfusão (DEVH-AT). Os linfócitos de componentes sanguíneos do doador podem promover uma resposta imune contra o paciente. Os pacientes correm risco se forem incapazes de gerar respostas imunes contra os linfócitos transfundidos. Tais pacientes incluem neonatos prematuros, aqueles com imunodeficiências congênitas e pacientes que compartilham tipos de HLA com doadores de sangue, como frequentemente ocorre quando os doadores de sangue são parentes. DEVH-AT pode ser prevenido por irradiação. Os filtros de leucorredução não removem uma quantidade de linfócitos suficiente para prevenir a DEVH-AT.

E. Considerações especiais. As exposições a doadores podem ser minimizadas reservando-se uma unidade de concentrado de hemácias para um recém-nascido na sua primeira transfusão, e administração de *alíquotas* dessa unidade a cada transfusão subsequente. Essa medida é proveitosa para neonatos prematuros que precisarão de múltiplas transfusões simples devido a anemia da prematuridade.

III. PFC I Plasma descongelado

A. Princípios gerais. Os dois derivados de plasma congelado que são mais frequentemente utilizados são o PFC e plasma descongelado. Ambos os componentes são usados para fornecer todos os fatores da coagulação. O conteúdo é o seguinte:

Capítulo 42 | Hemoderivados Utilizados no Recém-nascido **417**

1. Cada componente possui aproximadamente 1 unidade/mℓ de cada fator da coagulação, exceto o plasma descongelado, que pode ter dois terços dos níveis de fatores menos instáveis V e VIII
2. Sódio, 160 a 170 mEq/ℓ, e potássio, 3,5 a 5,5 mEq/ℓ
3. Todas as proteínas plasmáticas, incluindo albumina e anticorpos
4. Citrato de sódio, 1.440 g.

B. Indicações. O PFC e o plasma congelado são indicados para corrigir coagulopatias consequentes a deficiências de fatores. Embora o plasma contenha proteínas e albumina, esses componentes não são indicados para a expansão do volume intravascular ou para a reposição de anticorpos, uma vez que outros hemoderivados são mais seguros e melhores para essas indicações (ver Capítulo 43).

C. Dose e administração. Uma dose de 10 a 20 mℓ/kg geralmente é adequada, e pode ser necessário repeti-la a cada 8 a 12 horas, de acordo com a situação clínica.

D. Efeitos colaterais. Os efeitos colaterais das hemácias também podem ocorrer nas transfusões de plasma, com alguns riscos diferentes em comparação com as transfusões de eritrócitos:

1. Não ocorre hiperpotassemia
2. LPAAT é mais provável, pois transfunde-se mais plasma contendo anticorpos
3. Reações hemolíticas agudas envolvendo hemólise de hemácias transfundidas são muito improváveis. Contudo, se o plasma contiver anticorpos incompatíveis (p. ex., plasma do grupo O transfundido a paciente do grupo A), uma reação hemolítica aguda pode ocorrer raramente. Por essa razão, o plasma transfundido deve ser compatível com o grupo sanguíneo do paciente
4. Hipocalcemia induzida por citrato é um risco nas infusões de plasma. É improvável que a quantidade de citrato cause hipocalcemia transitória na maioria das situações, mas isso pode acontecer nas infusões rápidas de grandes volumes de PFC.

IV. Plaquetas

A. Princípios gerais. Plaquetas podem ser preparadas a partir de doações de sangue total ou coletadas por aférese. Se coletadas por aférese, obtém-se uma *alíquota* para transfusão neonatal. Com frequência, apenas parte de uma unidade de plaquetas derivadas de sangue total é transfundida a recém-nascidos, mas não acreditamos que valha a pena dividir em *alíquotas* as plaquetas derivadas de sangue total.

B. Conteúdo. Cada unidade de plaquetas derivadas de sangue total contém pelo menos 5×10^{10} plaquetas em 50 mℓ de plasma anticoagulado, incluindo proteínas e eletrólitos. Como as plaquetas são armazenadas à temperatura ambiente por até 5 dias, pode haver níveis relativamente baixos dos fatores de coagulação menos instáveis, V e VIII.

C. Indicações. Não existem bons estudos, mas os pacientes na unidade de terapia intensiva neonatal (UTIN) sob risco mais alto de hemorragia intracraniana provavelmente devem ser mantidos com contagem plaquetária de 50.000 a 100.000/mm³. Ver Capítulo 47.

D. Dose e administração. Uma dose de 5 mℓ/kg pode aumentar a contagem de plaquetas em 30.000/mm³.

E. Efeitos colaterais. Os efeitos colaterais das transfusões de PFC também podem ocorrer nas transfusões de plaquetas. Além disso:

1. As plaquetas são mais propensas a contaminação com bactérias, causando reações sépticas, uma vez que elas são armazenadas à temperatura ambiente. Por essa razão, muitos bancos de sangue verificam se as unidades de plaquetas sofreram contaminação bacteriana
2. Questões administrativas podem limitar a capacidade de compatibilizar os tipos ABO das plaquetas e dos pacientes. O plasma ABO-incompatível em uma unidade de plaquetas provoca, raramente, reação transfusional hemolítica. Por isso, o Children's Hospital de Boston concentra as plaquetas do grupo O ou B que serão transfundidas a pacientes do grupo A se os sobrenadantes de plaquetas tiver alto título de anti-A.

F. Considerações especiais. As plaquetas podem ser concentradas por centrifugação, resultando em um volume de 15 a 20 mℓ. O processo pode danificar as plaquetas.

418 Parte 7 | Distúrbios Hematológicos

V. Granulócitos

A. Indicações. As transfusões de granulócitos são um tratamento controverso que pode beneficiar pacientes com neutropenia grave ou neutrófilos disfuncionais e infecção bacteriana ou fúngica refratária à terapia antimicrobiana. A maioria das transfusões de granulócitos é fornecida a pacientes que estão neutropênicos devido a transplante de células progenitoras hematopoéticas. Contudo, neonatos com septicemia e doença granulomatosa crônica também podem se beneficiar das transfusões de granulócitos. As transfusões de granulócitos só podem ser usadas como medida terapêutica temporária, até que o paciente comece a produzir neutrófilos ou outro tratamento curativo seja instituído (ver Capítulo 49).

B. Dose e administração. Dose de 10 a 15 mℓ/kg. Pode ser necessário repeti-la a cada 12 a 24 horas.

C. Efeitos colaterais. Além de todos os efeitos adversos em potencial associados às transfusões de hemácias, as transfusões de granulócitos podem causar sinais e sintomas pulmonares e devem ser administradas lentamente a fim de minimizar as chances de reações graves. Ademais, os granulócitos podem transmitir o CMV. Portanto, os doadores devem ser sorologicamente negativos para o CMV se o paciente correr risco de doença devida ao CMV.

D. Considerações especiais. As coletas de granulócitos devem ser especialmente programadas de modo que os granulócitos sejam transfundidos tão logo possível e no máximo 24 horas após a coleta.

VI. Sangue total

A. Princípios gerais. O sangue total contém eritrócitos e plasma com fatores de coagulação. Poucas unidades são armazenadas como sangue total. Pode-se reconstituir o sangue total a partir de concentrado de hemácias e PFC.

B. Indicações. Sangue total é geralmente usado para exsanguineotransfusões neonatais. Ademais, o sangue total pode ser usado como substituto dos componentes sanguíneos na preparação de circuitos para a oxigenação por membrana extracorpórea (ECMO) ou circulação extracorpórea, mas isso pode gerar aumento da retenção hídrica e tempos de recuperação pós-operatória mais longos. O sangue total pode ser útil aos neonatos imediatamente após a desconexão do circuito de circulação extracorpórea durante cirurgia cardíaca.

C. Efeitos colaterais. Todos os efeitos adversos dos componentes sanguíneos individuais podem ocorrer com o sangue total.

D. Considerações especiais. O sangue total deve ser transfundido enquanto for relativamente fresco, pois é armazenado a 1 a 6°C e os fatores de coagulação se decompõem a essa temperatura. Quando utilizado após circulação extracorpórea, o sangue total não deve ter sido coletado há mais de 2 a 3 dias. Nas demais situações, a coleta do sangue total deve ter ocorrido há, no máximo, 5 a 7 dias.

As plaquetas no sangue total são eliminadas rapidamente após a transfusão, e o sangue total reconstituído não tem contagens significativas de plaquetas.

VII. Imunoglobulina intravenosa

A. Princípios gerais. Imunoglobulina intravenosa (IGIV) é uma solução purificada concentrada de imunoglobulinas com estabilizadores (p. ex., a sacarose). A maioria dos produtos contém mais de 90% de imunoglobulina G (IgG), com pequenas quantidades de imunoglobulina M (IgM) e imunoglobulina A (IgA). Existem várias apresentações comerciais de IGIV.

B. Indicações. IGIV exerce um efeito imunossupressor que é útil aos distúrbios aloimunes, como a trombocitopenia aloimune neonatal e, possivelmente, a anemia hemolítica aloimune. Esses dois distúrbios decorrem de anticorpos maternos contra antígenos existentes nas células neonatais (ver Capítulos 26 e 47).

IGIV também pode ser usada para repor imunoglobulinas nos pacientes com deficiência de imunoglobulinas, como ocorre em algumas síndromes de imunodeficiência congênita.

Alguns estudos tentaram determinar se a IGIV é útil como profilaxia ou tratamento da sepse neonatal. Os resultados desses estudos são variáveis, e não existem evidências suficientes para justificar o uso rotineiro de IGIV na sepse geral (ver Capítulo 49).

Capítulo 42 | Hemoderivados Utilizados no Recém-nascido **419**

1. **Imunoglobulinas hiperimunes.** Dispõe-se de imunoglobulinas contra doenças específicas em altos títulos para vários agentes infecciosos, incluindo o vírus varicela-zóster e o vírus sincicial respiratório. As imunoglobulinas hiperimunes podem ser úteis para recém-nascidos que correm alto risco dessas infecções (ver Capítulo 48).

C. Dose e administração. A IGIV (inespecífica para doenças) geralmente é fornecida na dose de 500 a 900 mg/kg. As doses das imunoglobulinas contra doenças específicas devem seguir as recomendações do fabricante.

D. Efeitos colaterais. As complicações raras incluem taquicardia ou hipertensão arterial transitória. Em virtude dos processos de purificação, a IGIV atualmente em uso apresenta risco muito baixo de transmitir doenças infecciosas.

VIII. Sangue de cordão umbilical

A. Princípios gerais. O sangue de cordão umbilical (SCU) é o único derivado do sangue neonatal. O SCU contém células progenitoras hematopoéticas (CPH) e é utilizado para o transplante de CPH. O SCU pode ser usado para transplantes autólogos, em que o paciente recebe o mesmo sangue que doou, ou pode ser usado para transplantes halogênicos, em que o SCU é transplantado para um indivíduo que não doou SCU.

B. Doações de SCU. O SCU é coletado da placenta e do cordão umbilical imediatamente após o parto e o clampeamento do cordão umbilical. Se a mãe e o recém-nascido estiverem saudáveis, o sangue do cordão pode ser coletado sem qualquer impacto sobre o neonato.

O SCU pode ser coletado para processamento, congelamento e armazenamento por bancos privados de SCU, que cobram as famílias por esse serviço. A unidade de SCU armazenada em banco privado pode ser utilizada pelo neonato que doou o SCU ou por outras pessoas designadas pela família. O SCU tem uma chance muito pequena de ser necessário para o neonato, visto que só poderá ser usado se ocorrer neoplasia maligna para a qual um transplante autólogo esteja indicado ainda na infância. Uma única unidade de SCU não é suficiente para transplante em adolescentes ou adultos.

O SCU pode ser coletado, processado, congelado e armazenado por um banco público de SCU. Esses bancos não cobram pelo serviço. No banco público, uma unidade de SCU está disponível para qualquer paciente que possa usá-la e pode constituir uma fonte valiosa de células-tronco para uma criança com neoplasia maligna ou com alguns tipos de doenças hereditárias.

C. Dose e administração. Utiliza-se todo o sangue de cordão umbilical para crianças menores, e podem ser utilizadas duas unidades para transplante em adultos. O sangue de cordão umbilical é habitualmente infundido em veias centrais como parte de um protocolo de transplante de células hematopoéticas.

D. Efeitos colaterais. Todos os efeitos colaterais dos outros componentes do sangue podem ser observados com os transplantes de SCU. Entretanto, o conteúdo de plasma é baixo e é pouco provável a ocorrência de LPAAT. Como o SCU não pode ser submetido a uma leucorredução, as reações febris são mais comuns do que aquelas observadas com outros componentes do sangue. Como o SCU não pode ser irradiado, e os pacientes estão imunossuprimidos, o risco de doença enxerto-*versus*-hospedeiro (DEVH) é significativo. Como as CPH transplantadas não são atacadas pelos linfócitos do SCU, a DEVH em consequência do SCU habitualmente não é fatal.

Referências

1. Bell EF, Strauss RG, Widness JA, et al. Randomized trial of liberal versus restrictive guidelines for red blood cell transfusion in preterm infants. *Pediatrics* 2005;115(6):1685–1691.
2. Stramer SL. Current risks of transfusion-transmitted agents: a review. *Arch Pathol Lab Med* 2007;131(5):702–707.
3. Vamvakas EC. Is white blood cell reduction equivalent to antibody screening in preventing transmission of cytomegalovirus by transfusion? A review of the literature and meta-analysis. *Transfus Med Rev* 2005;19(3):181–199.
4. Whyte RK, Kirpalani H, Asztalos EV, et al. Neurodevelopmental outcome of extremely low birth weight infants randomly assigned to restrictive or liberal hemoglobin thresholds for blood transfusion. *Pediatrics* 2009;123(1):207–213.

43 Sangramento

Ellis J. Neufeld

Os mecanismos homeostáticos no recém-nascido diferem daqueles na criança maior. Em neonatos, há redução da atividade de vários fatores da coagulação, da função plaquetária, bem como defesas menores contra a formação de coágulos. Uma revisão detalhada do assunto pode ser encontrada em Monagle e Andrew.[1]

I. Etiologia

A. Deficiência de fatores da coagulação

1. **Deficiências transitórias** dos fatores pró-coagulação dependentes da vitamina K, II, VII, IX e X, e das proteínas anticoagulantes C e S são típicas do período neonatal e podem ser agravadas pelo seguinte:

   a. **Administração de alimentação parenteral total ou antibióticos ou falta de administração de vitamina K** a neonatos prematuros

   b. **Recém-nascidos a termo podem apresentar deficiência de vitamina K** no 2º ou 3º dia de vida caso não recebam suplemento de vitamina K por via parenteral, em virtude das reservas desprezíveis e do aporte inadequado

   c. **A mãe pode ter recebido certos medicamentos durante a gravidez que podem causar sangramento nas primeiras 24 horas de vida do neonato.**

      i. A fenitoína (Dilantin®), o fenobarbital e os salicilatos interferem no efeito da vitamina K sobre a síntese de fatores da coagulação.

      ii. **Varfarina** e compostos correlatos ministrados à mãe interferem na síntese dos fatores da coagulação dependentes da vitamina K pelos fígados da mãe e do feto, e o sangramento pode não ser revertido imediatamente pela administração de vitamina K.

2. **Distúrbios da coagulação** podem estar relacionados com doenças associadas, como coagulação intravascular disseminada (CIVD) consequente a infecção, choque, anoxia, enterocolite necrosante (ECN), trombose venosa renal (TVR) ou uso de cateteres vasculares. Qualquer doença hepática significativa pode prejudicar a produção de fatores da coagulação.

   a. A oxigenação por membrana extracorpórea (ECMO) em neonatos com doença cardiopulmonar crítica é um caso especial de coagulopatia relacionada com o consumo de fatores da coagulação no circuito de circulação extracorpórea mais anticoagulação terapêutica.[2,3] (Ver Capítulo 39.)

3. **Anormalidades hereditárias dos fatores da coagulação**

   a. **Recessivas ligadas ao X** (expressas predominantemente em homens; suspeitar de síndrome de Turner, deleções parciais do cromossoma X ou inativação não randômica do cromossomo X no caso de acometimento de mulheres):

      i. Os níveis de fator VIII estão reduzidos no recém-nascido com hemofilia A (1 em 5.000 meninos)[4]

      ii. Hemofilia B, ou doença de Christmas, é consequente a deficiência hereditária de fator IX (1 em 25.000 meninos).[4]

      Um terço dos pacientes com hemofilia grave expressa "mutações novas", portanto, esta possibilidade não pode ser descartada apenas porque a história familiar é negativa.

   b. **Autossômicas dominantes** (expressas em meninos e meninas com um genitor afetado):

      i. A doença de von Willebrand (DvW) decorre de diminuição dos níveis e da atividade funcional do fator de von Willebrand (FvW), que atua como transportador do fator VIII e como agente agregador plaquetário. A DvW é o defeito hereditário da coagulação mais comum (até 1% da população, de acordo com a medição dos níveis do fator).[4] Os níveis do FvW estão elevados em recém-nascidos em comparação com os níveis de crianças mais velhas e adultas não grávidas por causa do estrogênio materno

      ii. A disfibrinogenemia (muito rara) decorre de mutações estruturais no fibrinogênio.

Capítulo 43 | Sangramento **421**

c. **Autossômicas recessivas** (ocorrem em indivíduos de ambos os sexos cujos pais são portadores). Em ordem de frequência, as deficiências dos fatores XI, VII, V, X, II, fibrinogênio e fator XIII são codificadas por genes autossômicos. O fator XII é um caso especial porque sua deficiência prolonga o tempo de tromboplastina parcial (TTP), porém jamais causa sangramento. A deficiência combinada dos fatores V e VIII é causada por defeito na proteína processadora comum ERGIC-53.[5]

    i. A deficiência grave do fator VII ou XIII pode apresentar-se como hemorragia intracraniana em neonatos.

    ii. A deficiência de fator XI é incompletamente recessiva porque os heterozigotos podem ter problemas hemorrágicos imprevisíveis com uma cirurgia ou um traumatismo.

    iii. DVW do tipo III (rara, ausência total de FvW).[4]

B. Problemas plaquetários (ver Capítulo 47)

1. **Distúrbios qualitativos** incluem afecções hereditárias (p. ex., defeitos de depósito, trombastenia de Glanzmann, síndrome de Bernard-Soulier, DvW do tipo plaquetário)[6] e distúrbios transitórios que resultam de agentes antiplaquetários pela mãe.

2. **Distúrbios quantitativos** incluem:

    a. Trombocitopenia imune (púrpura trombocitopênica idiopática [PTI] materna ou trombocitopenia aloimune neonatal [TAIN])[7]

    b. Pré-eclâmpsia materna ou síndrome HELLP (ver Capítulo 4) ou insuficiência uteroplacentária grave

    c. CIVD devida a infecção ou asfixia

    d. **Síndromes hereditárias da medula óssea, incluindo a anemia de Fanconi** e a trombocitopenia amegacariocítica congênita

    e. Leucemia **congênita**

    f. Síndromes de trombocitopenia hereditárias, como a síndrome das plaquetas cinzentas e as macrotrombocitopenias, como a síndrome de May-Hegglin[6]

    g. Consumo de plaquetas em coágulos ou lesões vasculares, sem CIVD. Os exemplos incluem malformações vasculares, principalmente o fenômeno de Kasabach-Merritt por hemangioendoteliomas kaposiformes; trombose provocada por cateteres; TVR e ECN

    h. A trombocitopenia induzida por heparina (TIH) merece menção especial por diversos motivos. Primeiro, induz ativação plaquetária e risco de trombose mais do que sangramento. Segundo, é provavelmente rara em neonatos, porém os anticorpos são detectáveis por ensaios ELISA após cirurgia cardíaca. Por fim, em neonatos, os anticorpos podem ser maternos, a exemplo de outros anticorpos transferidos através da placenta.

C. Outras causas em potencial de sangramento são de etiologia **vascular** e incluem hemorragia no sistema nervoso central, hemorragia pulmonar, malformações arteriovenosas (AV) e hemangiomas.

D. Outros problemas

1. **Traumatismo** (ver Capítulo 6):

    a. Ruptura do baço ou fígado associada ao parto pélvico

    b. Sangramento retroperitoneal ou intraperitoneal pode apresentar-se como equimose escrotal

    c. Hematoma subdural, céfalo-hematoma ou hemorragia subgaleal (a última pode advir de extração a vácuo).

2. **Disfunção hepática.**

II. Investigação diagnóstica de sangramento no recém-nascido

A. A **anamnese** inclui (i) história familiar de sangramento ou coagulação excessiva; (ii) uso de medicamentos pela gestante (p. ex., ácido acetilsalicílico, fenitoína); (iii) história da gestação e do parto; (iv) a mãe já deu à luz uma criança com distúrbio hemorrágico; (v) quaisquer enfermidades, medicamentos, anomalias ou procedimentos realizados no recém-nascido.

422 Parte 7 | Distúrbios Hematológicos

B. Exame físico. A decisão crucial no diagnóstico e manejo do neonato com sangramento é definir se ele está enfermo ou sadio (Quadro 43.1).

  1. **Neonato enfermo.** Aventar a possibilidade de CIVD, infecção viral ou bacteriana, ou doença hepática (lesão hipóxico-isquêmica pode acarretar CIVD).
  2. **Neonato sadio.** Pensar em deficiência de vitamina K, deficiências de fatores da coagulação isolados ou trombocitopenia imune. A presença de sangue materno no trato gastrintestinal do neonato não produzirá sintomas nele.
  3. **Petéquias, equimose superficial pequena ou sangramento por mucosas** sugerem um problema plaquetário.
  4. **Equimoses grandes** sugerem deficiência de fatores da coagulação, CIVD, doença hepática ou deficiência de vitamina K.
  5. **Esplenomegalia** sugere a possibilidade de infecção congênita ou eritroblastose.
  6. **Icterícia** sugere infecção, doença hepática ou reabsorção de hematoma grande.
  7. **Achados retinianos anormais** sugerem infecção (ver Capítulo 48).

Quadro 43.1	Diagnóstico diferencial de sangramento no recém-nascido.			
	Exames laboratoriais			
Avaliação clínica	**Plaquetas**	**TAP**	**TTP**	**Diagnóstico provável**
"Enfermo"	D–	A+	A+	CIVD
	D–	N	N	Consumo de plaquetas (infecção, enterocolite necrosante, trombose venosa renal)
	N	A+	A+	Doença hepática
	N	N	N	Integridade vascular comprometida (associada a hipoxia, prematuridade, acidose, hiperosmolalidade)
"Sadio"	D–	N	N	Trombocitopenia imune, infecção oculta, trombose, hipoplasia da medula óssea (rara) ou doença infiltrativa da medula óssea
	N	A+	A+	Doença hemorrágica do recém-nascido (deficiência de vitamina K)
	N	N	A+	Deficiências hereditárias de fatores da coagulação
	N	N	N	Sangramento devido a fatores locais (traumatismo, anormalidades anatômicas); anormalidades plaquetárias qualitativas (raras); deficiência de fator XIII (rara)

TAP = tempo de protrombina; TTP = tempo de tromboplastina parcial; D– = diminuído; A+ = aumentado; CIVD = coagulação intravascular disseminada; N = normal. (Modificado de Glader BE, Amylon MD. Bleeding disorders in the newborn infant. In: Taeusch HW, Ballard RA, Avery ME, Eds. *Diseases of the newborn.* Philadelphia: WB Saunders, 1991.)

C. Exames laboratoriais (Quadro 43.2)

  1. **O teste de Apt** é utilizado para excluir sangue materno. Se o recém-nascido estiver bem e for observado apenas sangramento gastrintestinal (GI), realiza-se um teste de Apt no aspirado gástrico ou nas fezes para descartar a existência de sangue materno deglutido durante o parto ou nascimento ou devido a sangramento na mama. Pode-se recorrer a uma bomba mamária para coletar leite e confirmar a presença de sangue no leite, ou pode-se aspirar o estômago do neonato antes e após a amamentação.

  a. Procedimento. Misture uma parte de fezes ou vômitos sanguinolentos com cinco partes de água; centrifugue a mistura e separe o sobrenadante rosa-claro (hemolisado); acrescente 1 mℓ de hidróxido de sódio a 1% (0,25 M) a 4 mℓ de hemolisado.

Quadro 43.2	Valores normais dos exames laboratoriais de triagem no recém-nascido.		
Exame laboratorial	Neonato prematuro tratado com vitamina K	Neonato a termo tratado com vitamina K	Lactente com 1 a 2 meses de idade
Contagem plaquetária/$\mu\ell$	150.000 a 400.000	150.000 a 400.000	150.000 a 400.000
TAP (s)*	14 a 22	13 a 20	12 a 14
TTP (s)*	35 a 55	30 a 45	25 a 35
Fibrinogênio (mg/dℓ)	150 a 300	150 a 300	150 a 300

TAP = tempo de protrombina; TTP = tempo de tromboplastina parcial. *Os valores normais variam de laboratório para laboratório, de acordo com o reagente empregado. Em neonatos a termo que receberam vitamina K, os valores do TAP e TTP geralmente caem dentro da faixa "adulta" normal na idade de vários dias (TAP) a várias semanas (TTP). Neonatos prematuros pequenos (menos de 1.500 g) tendem a ter TAP e TTP mais longos que os bebês maiores. Em neonatos com níveis de hematócrito > 60%, a razão entre sangue e anticoagulante (citrato de sódio a 3,8%) nos tubos de coleta deve ser 19:1 em vez da razão habitual de 9:1; senão, os resultados obtidos serão espúrios, porque a quantidade de solução anticoagulante é calculada para determinado volume de plasma. Não se deve utilizar sangue coletado por meio de cateteres heparinizados. Os melhores resultados são obtidos quando o sangue proveniente de uma punção venosa limpa goteja diretamente no tubo a partir da agulha ou *scalp*. Os níveis de fatores II, VII, IX e X estão reduzidos. O neonato a termo de 3 dias de vida não tratado com vitamina K tem níveis semelhantes aos do neonato prematuro. Os níveis de fatores XI e XII estão mais baixos em neonatos pré-termo do que a termo e explicam o TTP prolongado. O fibrinogênio e os fatores V e VII são normais em neonatos prematuros e a termo. O fator XIII é variável. (Dados dos valores laboratoriais normais no Hematology Laboratory, The Children's Hospital, Boston; Alpers JB, Lafonet MT, eds. *Laboratory Handbook*. Boston: The Children's Hospital, 1984.)

    b. Resultado. A hemoglobina A (HbA) muda de rosa para castanho-amarelado (sangue materno), enquanto a hemoglobina F (B) permanece rosa (sangue fetal).

2. **Esfregaço do sangue periférico** serve para avaliar o número, o tamanho e a granulação de plaquetas e a existência de hemácias (eritrócitos) fragmentadas, vistas na CIVD. Plaquetas grandes refletem produção recente (sugerindo uma causa imune da trombocitopenia destrutiva) ou macrotrombocitopenias congênitas.

3. **Sangramento significativo** por trombocitopenia **geralmente está associado a contagens plaquetárias inferiores a 20.000 a 30.000/mm^3 ou menos,** exceto na trombocitopenia aloimune devida a anticorpos contra o aloantígeno plaquetário, HPA1 (também conhecido como PLA1), os quais podem causar sangramento com contagens plaquetárias de até 50.000/mm^3, porque os anticorpos interferem no receptor de fibrinogênio na superfície plaquetária, glicoproteína IIb a IIIa (ver Capítulo 47).

4. **O tempo de protrombina (TAP)** é um teste do chamado sistema "extrínseco" de coagulação. O fator VII e o fator tecidual ativam o fator X; o fator Xa ativa a protrombina (II) formando trombina, tendo como cofator o fator Va. A trombina cliva o fibrinogênio em fibrina.

5. **O TTP** é um teste do chamado sistema "intrínseco" de coagulação e da ativação do fator X pelos fatores XII, XI, IX e VIII, além dos fatores da via comum de coagulação (fatores V e II e fibrinogênio).

6. **O fibrinogênio** pode ser determinado na mesma amostra utilizada para TAP e PTT. Pode estar reduzido nas doenças hepáticas e nos estados consumptivos, e o ensaio funcional habitual fornece um resultado baixo na disfibrinogenemia.

7. **Ensaios de D-dímeros** medem os produtos de degradação da fibrina encontrados no plasma de pacientes com CIVD e em pacientes com doença hepática que tenham problemas na eliminação dos produtos de degradação da fibrina (PDF). Os D-dímeros são formados pela ação da plasmina no coágulo de fibrina, gerando derivados da fibrina entrelaçada contendo de ligação cruzada contendo pares de D-domínios de moléculas adjacentes de fibrinogênio. Os níveis normais dependem do tipo de ensaio empregado, que varia de hospital para hospital. Os níveis são mais altos na CIVD e qualquer tromboembolismo venoso significativo, trombose venosa profunda e embolia pulmonar. D-dímeros falso-positivos são comuns no ambiente da unidade de terapia intensiva (UTI), porque a coagulação trivial devida a pontas de cateteres e outras causas produz resultados positivos nesse ensaio sensível.

424 Parte 7 | Distúrbios Hematológicos

8. **Ensaios de fatores específicos e painéis de von Willebrand** para pacientes com história familiar positiva **podem ser realizados no sangue do cordão, ou por punção venosa após o nascimento.** Devem-se consultar as normas específicas de cada idade.

9. **A determinação do tempo de sangramento deve ser desencorajada em todos os pacientes, mas especialmente em neonatos.** Esse teste mede a resposta a um corte padronizado com lâmina, e não prediz sangramento cirúrgico. O dispositivo é inadequado para recém-nascidos, e jamais deve ser usado.

• 10. A análise da função plaquetária por meio de instrumentos como o PFA100 pode ser útil como exame de triagem para a DvW ou disfunção plaquetária em algumas situações, mas ensaios específicos confirmatórios são essenciais nos testes positivos. Como as amostras para ensaios plaquetários funcionais são mais bem coletadas com agulhas de grande calibre, avaliação depois do período neonatal ou em familiares afetados é preferível ao teste de neonatos, se possível.

III. Tratamento de neonatos com parâmetros de sangramento anormais que não tiveram sangramento clínico. Em um estudo, neonatos pré-termo com síndrome de angústia respiratória (SAR) ou neonatos a termo com asfixia foram tratados devido a parâmetros de sangramento anormais (sem CIVD) para corrigir o defeito hemostático. Embora o tratamento tenha sido bem-sucedido na correção do defeito, não se observou qualquer alteração da taxa de mortalidade em comparação com controles.[8]

Em geral, tratamos os neonatos clinicamente enfermos ou aqueles com peso inferior a 1.500 g com plasma fresco congelado (PFC, 10 mℓ/kg) se o TAP ou TTP, ou ambos, estiverem mais de duas vezes acima do normal para a idade, ou com plaquetas (1 unidade) (ver IV.C.) se a contagem plaquetária for menor que 20.000/mm³ (ver Capítulos 42 e 47). A conduta varia com a situação clínica, a tendência dos resultados laboratoriais, uma cirurgia iminente e assim por diante. Alguns neonatos recebem plaquetas se sua contagem plaquetária for inferior a 50.000/mm³, sobretudo na trombocitopenia aloimune neonatal (TAIN) conhecida associada a sensibilização ao HPA1 (PLA1).

IV. Tratamento do sangramento

A. Vitamina K₁ (Aquamephyton®). Uma dose intravenosa ou intramuscular de 1 mg é administrada caso o neonato não tenha recebido vitamina K por ocasião do nascimento. Os recém-nascidos tratados com nutrição parenteral total e aqueles que estejam recebendo antibióticos há mais de 2 semanas devem receber no mínimo 0,5 mg de vitamina K₁ (IM ou IV) por semana para prevenir a depleção de vitamina K. Idealmente, deve-se fornecer vitamina K em vez de PFC quando o TAP e o TTP estão prolongados devido à deficiência de vitamina K, com sangramento mínimo, enquanto o plasma deve ser reservado para os casos significativos de sangramento ou emergências, pois a correção com vitamina K pode demorar de 12 a 48 horas.

B. PFC (ver Capítulo 42) (10 mℓ/kg) é administrado por via intravenosa no sangramento ativo, e, se necessário, repetido a cada 8 a 12 horas, ou como infusão de 1 mℓ/kg/h. O PFC repõe os fatores da coagulação imediatamente.

C. Plaquetas (ver Capítulo 47). Se não houver aumento da destruição plaquetária (em consequência de CIVD, problema plaquetário imune ou sepse), 1 unidade de plaquetas fornecida a um recém-nascido de 3 kg elevará a contagem plaquetária para 50.000 a 100.000/mm³. Se não houver produção nem transfusão de plaquetas novas, a contagem plaquetária cairá lentamente ao longo de 3 a 5 dias. Se disponíveis, as plaquetas da mãe ou de um doador compatível conhecido devem ser usadas se o neonato tiver um distúrbio plaquetário aloimune. O sangue do doador deve ser compatível para o fator Rh e o grupo sanguíneo e lavado, porque há eritrócitos misturados nos concentrados de plaquetas. As plaquetas são irradiadas antes da transfusão.

D. Sangue total fresco (ver Capítulos 42 e 45). O neonato deve receber 10 mℓ/kg; se necessário, administra-se mais. Os componentes reconstituídos (PFC, concentrado de hemácias, crioprecipitado e plaquetas) são mais flexíveis e prontamente dosados em comparação com o sangue total fresco.

E. Concentrados de fatores da coagulação (ver Capítulo 42). Quando há deficiência conhecida de fator VIII ou IX, a concentração plasmática deve ser elevada até níveis normais em adultos (50 a 100% do plasma controle normal de *pool*, ou 0,5 a 1 unidade/mℓ) para estancar um sangramento sério. Deve-se utilizar

Capítulo 43 | Sangramento **425**

fator VIII ou IX derivado de DNA recombinante se o diagnóstico estiver claro. Se a doença de von Willebrand grave for uma possibilidade, deve-se usar concentrado de fator VIII derivado de plasma, contendo FvW. Para as deficiências de outros fatores, 10 mℓ/kg de PFC elevam transitoriamente o nível do fator para aproximadamente 20% do nível em controles adultos. O crioprecipitado é a mais prática fonte concentrada de fibrinogênio ou fator XIII para neonatos até que um diagnóstico específico seja feito.

F. **Distúrbios consequentes a outros problemas que não as proteínas hemostáticas.** O diagnóstico e o tratamento devem visar à causa subjacente (p. ex., infecção, ruptura hepática, cateter ou ECN).

G. **Tratamento de distúrbios específicos**

1. **CIVD.** Em geral, o neonato apresenta-se enfermo e pode ter petéquias, hemorragia GI, exsudação de sangue em locais de punção venosa, infecção, asfixia ou hipoxia. A contagem plaquetária está reduzida, e o TAP e o TTP estão prolongados. O esfregaço sanguíneo mostra eritrócitos fragmentados. O fibrinogênio está reduzido e os D-dímeros, aumentados. O tratamento consiste nas seguintes medidas:

   a. **A causa subjacente deve ser tratada** (p. ex., sepse, ECN, herpes). Este aspecto sempre é o mais importante no tratamento da CIVD e determina o sucesso do tratamento geral

   b. **Confirme a administração prévia de vitamina K_1**

   c. **Plaquetas e PFC são fornecidos,** se for necessário, para manter a contagem plaquetária acima de 50.000/mℓ e estancar o sangramento. O PFC contém proteínas anticoagulantes, que podem reduzir ou interromper o consumo ativo

   d. **Se o sangramento persistir,** deve-se tomar uma das seguintes medidas, de acordo com a disponibilidade de sangue, plaquetas ou PFC:

   i. Exsanguinotransfusão com sangue total citratado fresco ou sangue total reconstituído (concentrado de hemácias, plaquetas, PFC)

   ii. Transfusão continuada de plaquetas, concentrado de hemácias e PFC, se necessário

   iii. Administração de crioprecipitado (10 mℓ/kg) para hipofibrinogenemia.

   e. Se uma coagulopatia de consumo estiver associada a trombose de grandes vasos e não a sangramento concomitante, pode-se considerar **heparinização sem dose de ataque** (p. ex., 10 a 15 unidades/kg/h como infusão contínua). A administração de plaquetas e plasma continua após o início da infusão de heparina. A contagem plaquetária deve manter-se igual ou maior que 50.000/mℓ. A heparina é mais bem monitorada por meio dos níveis de heparina funcional, com meta de 0,3 a 0,7 unidade/mℓ, visando ao limite inferior em pacientes com sangramento concomitante leve. O plasma é essencial para fornecer antitrombina III (ATIII) e outras proteínas anticoagulantes. A heparinização geralmente está contraindicada na presença de hemorragia intracraniana, e se sangramento acompanhar a CIVD e trombose concomitantemente, a heparinização é complicada. Consulte um especialista imediatamente (ver Capítulo 44).

2. A **doença hemorrágica do recém-nascido** (DHRN) ocorre em 1 de cada 200 a 400 neonatos que não receberam profilaxia com vitamina K.

   a. No recém-nascido sadio, a **DHRN pode ocorrer quando ele não recebe vitamina K.** O neonato pode ter nascido em uma maternidade sobrecarregada, em casa ou ter sido transferido de outro hospital. Sangramento e equimoses podem surgir após 48 horas de vida. A contagem plaquetária é normal, e o TAP e o TTP estão prolongados. Se houver sangramento ativo, administram-se 10 mℓ/kg de PFC e uma dose IV de 1 mg de vitamina K.

   b. **Se a mãe tiver sido tratada com fenitoína (Dilantin®), primidona (Mysoline®), messuximida (Celontin®) ou fenobarbital, o neonato pode ter deficiência de vitamina K e sangrar durante as primeiras 24 horas.** A mãe deve receber vitamina K 24 horas antes do parto (10 mg de vitamina K_1 IM). Devem-se monitorar o TAP, o TTP e a contagem plaquetária do recém-nascido se ocorrerem quaisquer sinais de sangramento. A dose habitual de vitamina K_1 (1 mg) deve ser fornecida ao recém-nascido logo após o parto e repetida 24 horas depois. Se houver algum sangramento, administram-se infusões repetidas de PFC.

   c. A **doença hemorrágica tardia** do recém-nascido por deficiência de vitamina K pode ocorrer com 4 a 12 semanas de idade. Pode acometer lactentes que recebem leite materno sem suplementação. Aqueles sob tratamento com antibióticos de amplo espectro ou recém-nascidos com má absorção (doença hepática, fibrose cística) correm risco mais alto de doença hemorrágica. A vitamina K_1, 1 mg/semana por via oral no primeiro trimestre de vida, pode prevenir a doença hemorrágica tardia do recém-nascido. Uma preparação oral utilizada na Europa ainda não foi aprovada nos EUA. Embora os exames de sangue mostrem que os lactentes que recebem leite materno correm risco potencial de DHRN, esta não foi descrita em neonatos que receberam vitamina K intramuscular logo após o parto.[1,9]

Referências

1. Monagle P, Andrew M. Developmental hemostasis: relevance to newborns and infants. In: Nathan DG, Orkin SH, Ginsburg D, eds. *Hematology of infancy and childhood*. Philadelphia: WB Saunders; 2003:121–168.
2. Plötz FB, van Oeveren W, Bartlett RH, et al. Blood activation during neonatal extracorporeal life support. *J Thorac Cardiovasc Surg* 1993;105(5):823–832.
3. Robinson TM, Kickler TS, Walker LK, et al. Effect of extracorporeal membrane oxygenation on platelets in newborns. *Crit Care Med* 1993;21(7):1029–1034.
4. Montgomery RR, Gill JC, Scott JP. Hemophilia and von Willebrand disease. In: Nathan DG, Orkin SH, Ginsburg D, eds. *Hematology of infancy and childhood*. Philadelphia: WB Saunders; 2003:1547–1576.
5. Bauer K. Rare hereditary coagulation factor abnormalities. In: Nathan DG, Orkin SH, Ginsburg D, eds. *Hematology of infancy and childhood*. Philadelphia: WB Saunders; 2003:1577–1596.
6. Poncz M. Inherited platelet disorders. In: Nathan DG, Orkin SH, Ginsburg D, eds. *Hematology of infancy and childhood*. Philadelphia: WB Saunders; 2003:1527–1546.
7. Wilson DB. Acquired platelet defects. In: Nathan DG, Orkin SH, Ginsburg D, eds. *Hematology of infancy and childhood*. Philadelphia: WB Saunders; 2003:1597–1630.
8. Turner T. Treatment of premature infants with abnormal clotting parameters. *Br J Hematol* 1981;47:65.
9. American Academy of Pediatrics Committee on Fetus and Newborn. Controversies concerning vitamin K and the newborn. American Academy of Pediatrics Committee on Fetus and Newborn. *Pediatrics* 2003;112(1 pt 1):191–192.

Leitura sugerida

Andrew M, Paes B, Milner R, et al. Development of the human coagulation system in the full-term infant. *Blood* 1987;70(1):165–172.

Cantor AB. Developmental hemostasis: relevance to newborns and infants. In: Orkin SH, Nathan DG, Ginsburg D, et al., eds. *Hematology of infancy and childhood*. 7th ed. Philadelphia: Saunders Elsevier; 2009:147–191.

Monagle P, Barnes C, Ignjatovic V, et al. Developmental haemostasis. Impact for clinical haemostasis laboratories. *Thromb Haemost* 2006;95(2):362–372.

Rajpurkar M, Lusher JM. Clinical and laboratory approach to the patient with bleeding. In: Orkin SH, Nathan DG, Ginsburg D, et al. *Hematology of infancy and childhood*. 7th ed. Philadelphia: Saunders Elsevier; 2009:1449–1461.

Trenor CC, Neufeld EJ. In: Hoffman R, Benz EJ, Shattil SJ, et al., eds. *Hematology: Basic Principles and Practice*. 5th ed. Linn, MO: Churchill Livingstone; 2009:2010–2019.

44 Trombose Neonatal
Munish Gupta

I. Fisiologia

A. Fisiologia da trombose

1. **Trombina é a principal proteína pró-coagulante,** que converte fibrinogênio em coágulo de fibrina. As vias intrínseca e extrínseca da cascata de coagulação resultam na formação de trombina ativa a partir da protrombina.
2. **Inibidores da coagulação** incluem a antitrombina, cofator I da heparina, proteína C, proteína S e inibidor da via do fator tecidual (TFPI). A atividade de antitrombina é potencializada pela heparina.
3. **Plasmina é a principal enzima fibrinolítica,** que degrada a fibrina em uma reação que gera produtos de degradação da fibrina e D-dímeros. A plasmina é formada a partir do plasminogênio por numerosas enzimas, das quais a mais importante é o ativador tecidual de plasminogênio (tPA).
4. Nos neonatos, os fatores que influenciam o fluxo sanguíneo, a composição do sangue (levando a hipercoagulabilidade) e a integridade endotelial vascular podem contribuir para a formação de trombos.

B. Características fisiológicas singulares da hemostasia em recém-nascidos

1. *In utero*, as proteínas da coagulação são sintetizadas pelo feto e não atravessam a placenta.
2. As vias trombogênica e fibrinolítica estão alteradas no recém-nascido, em comparação com a criança maior e o adulto, resultando em maior vulnerabilidade a hemorragia e trombose patológica. Contudo, sob condições fisiológicas normais, o sistema hemostático em neonatos prematuros e a termo está em equilíbrio, e os neonatos sadios não demonstram clinicamente tendências de hipercoagulabilidade ou hemorragia.
3. As concentrações da maioria das proteínas pró-coagulantes estão reduzidas em neonatos, em comparação com os níveis em adultos, porém os níveis de fibrinogênio são normais ou até mesmo elevados. Em comparação com adultos, os neonatos têm menor capacidade de gerar trombina, e os valores do tempo de protrombina (TP) e do tempo de tromboplastina parcial (TTP) ativada estão prolongados.
4. As concentrações da maioria das proteínas antitrombóticas e fibrinolíticas também estão reduzidas, incluindo proteína C, proteína S, plasminogênio e antitrombina. A inibição da trombina pela plasmina está diminuída em comparação com o plasma adulto.
5. A contagem e a duração das plaquetas parecem ser semelhantes às de adultos. O tempo de sangramento, uma medida geral da função plaquetária, e a interação com o endotélio vascular são mais breves em neonatos do que em adultos, sugerindo aderência e agregação plaquetárias mais rápidas.

II. Epidemiologia e fatores de risco

A. Epidemiologia

1. A trombose ocorre com maior frequência no período neonatal do que em qualquer outra idade na infância.
2. A presença de um cateter vascular permanente é o maior fator de risco para trombose arterial ou venosa. Os cateteres permanentes são responsáveis por mais de 80% das complicações trombóticas venosas e por 90% das arteriais.
3. Estudos de necropsias mostraram que 20 a 65% dos neonatos que morrem com um cateter venoso umbilical (CVU) instalado apresentam trombose associada ao cateter. A venografia sugere a ocorrência de trombos assintomáticos em 30% dos recém-nascidos com CVU.
4. O cateterismo da artéria umbilical parece resultar em obstrução vascular sintomática clinicamente intensa, exigindo intervenção, em cerca de 1% dos pacientes. Trombos assintomáticos associados ao cateter foram encontrados em 3 a 59% dos casos por necropsia e 10 a 90% dos casos por angiografia ou ultrassonografia.

428 Parte 7 | Distúrbios Hematológicos

5. Outros fatores de risco para trombose incluem infecção, viscosidade sanguínea elevada, policitemia, desidratação, hipoxia, hipotensão, diabetes materno, pré-eclâmpsia materna, corioamnionite e restrição do crescimento intrauterino (RCIU).

6. Os neonatos submetidos a cirurgia envolvendo o sistema vascular, incluindo o reparo de cardiopatia congênita, correm risco mais alto de complicações trombóticas. Cateterismos diagnósticos ou intervencionistas também elevam o risco de trombose.

7. **Trombose venosa renal (TVR)** é o tipo mais comum de trombose patológica não relacionada com cateter em neonatos.

8. No Canadá, Alemanha e Holanda foram descritas séries de casos de trombose neonatal.

   a. A incidência de trombose clinicamente significativa foi estimada em 2,4 por 1.000 internações nas unidades de terapia intensiva neonatal no Canadá, 5,1 por 100.000 nascidos vivos na Alemanha e 14,5 por 10.000 neonatos de 0 a 28 dias de vida na Holanda.

   b. Duas séries examinaram as tromboses venosas e arteriais. Dentre todos os eventos trombóticos, as porcentagens de TVR, trombose de outra veia e trombose arterial foram 44%, 32% e 24%, respectivamente, em uma série, e 22%, 40% e 34% na outra.

   c. Excluindo-se os casos de TVR, 89% e 94% das tromboses venosas foram observadas em associação a cateteres centrais permanentes em dois dos estudos.

   d. Outros fatores de risco comumente identificados incluíram sepse, asfixia perinatal, cardiopatia congênita e desidratação.

   e. A mortalidade foi incomum, mas presente, e em geral restringiu-se a neonatos muito prematuros ou àqueles com grandes trombos arteriais ou intracardíacos.

B. Trombofilias hereditárias

1. **Trombofilias hereditárias** caracterizam-se por história familiar positiva, idade de início precoce, doença recorrente e localizações incomuns ou múltiplas de eventos tromboembólicos. Estima-se que um fator de risco genético possa ser identificado em cerca de 70% dos pacientes com trombofilia.

2. As trombofilias hereditárias importantes incluem:

   a. **Deficiências de proteína C, proteína S e antitrombina,** que parecem provocar o maior aumento do risco relativo de doença tromboembólica, mas são relativamente raras.

   b. **Resistência à proteína C ativada, incluindo o fator V de Leiden, e mutação G20210A da protrombina,** que têm alta incidência, particularmente em certas populações, mas parecem acarretar baixo risco de trombose em neonatos.

   c. **Hiper-homocisteinemia, níveis de lipoproteína (a) aumentados e polimorfismo no gene da metileno-tetraidrofolato redutase (MTHFR),** que são relativamente comuns, mas sua importância na trombose neonatal ainda é mal compreendida.

3. Identificaram-se múltiplos outros defeitos nas vias anticoagulante, fibrinolítica e antifibrinolítica, incluindo anormalidades na trombomodulina, inibidor da via do fator tecidual (TFPI), fibrinogênio, plasminogênio, tPA e inibidores do ativador de plasminogênio. A frequência e a importância desses defeitos na trombose neonatal são desconhecidas.

4. A incidência de trombose em pacientes heterozigotos para a maioria das trombofilias hereditárias é baixa; entretanto, há evidências crescentes de que a presença de um segundo fator de risco aumente sobremodo o risco de trombose. Esse segundo fator de risco pode ser uma doença ou estado clínico adquirido, ou outro defeito hereditário. Os pacientes com defeitos únicos para distúrbios protrombóticos hereditários raramente os apresentam no período neonatal, a menos que surja outro processo ou evento patológico.

5. Os pacientes que são homozigóticos para um único defeito ou heterozigotos duplos para diferentes defeitos podem, muitas vezes, apresentar, no período neonatal, doença significativa devida a trombose. A apresentação clássica dos distúrbios protrombóticos homozigóticos é a **púrpura fulminante** na deficiência homozigótica de proteína C ou S, a qual se manifesta dentro de horas ou dias de vida, frequentemente com evidências de lesão cerebral *in utero*.

6. A importância das trombofilias hereditárias como fatores de risco independentes para trombose neonatal continua indeterminada. Parece que o risco absoluto de trombose no período neonatal em todos os pacientes com trombofilia hereditária (não homozigótica) é muito baixo; contudo, entre neonatos

com doença trombótica, a incidência de trombofilia hereditária parece ser substancialmente mais alta em comparação com a incidência na população geral, e avaliação para trombofilia deve ser considerada (ver V.A.).

C. Trombofilias adquiridas

1. Os recém-nascidos podem adquirir deficiências significativas de fatores da coagulação em virtude da transferência placentária de anticorpos antifosfolipídios maternos, incluindo o anticoagulante lúpico e o anticorpo anticardiolipina.
2. Tais neonatos podem apresentar-se com trombose significativa, incluindo púrpura fulminante.

III. Distúrbios clínicos específicos

A. Distúrbios tromboembólicos venosos

1. **Considerações gerais**

   a. A maioria das tromboses venosas decorre de **cateteres venosos centrais**. A trombose venosa espontânea (*i. e.*, não relacionada com cateter) pode ocorrer nas veias renais, veias suprarrenais, veia cava inferior, veia porta, veias hepáticas e sistema venoso cerebral.

   b. Trombos venosos espontâneos geralmente ocorrem na presença de outro fator de risco. Menos de 1% dos eventos tromboembólicos venosos significativos em neonatos são idiopáticos.

   c. A trombose do **sistema sinovenoso do cérebro** é uma causa importante de infarto cerebral neonatal.

   d. As complicações a curto prazo da trombose associada a cateter venoso incluem perda de acesso, embolia pulmonar, síndrome da veia cava superior e disfunção de órgãos específicos.

   e. É provável que a frequência de embolia pulmonar em neonatos enfermos seja subestimada, pois os sinais e sintomas são semelhantes a inúmeras outras doenças pulmonares comuns.

   f. As complicações a longo prazo da trombose venosa são pouco compreendidas. As séries iniciais sugerem que a trombose da veia cava inferior, se extensa, pode estar associada a frequência elevada de obstrução parcial persistente e sintomas como edema nas pernas, dor abdominal, tromboflebite nos membros inferiores, veias varicosas e úlceras de perna. Outras complicações podem incluir quilotórax, hipertensão portal e embolismo.

2. **Trombose venosa significativa | Sinais e sintomas**

   a. O sinal inicial de trombose relacionada com cateter geralmente é a dificuldade em infundir soluções ou realizar coletas através do cateter.

   b. Os sinais de obstrução venosa incluem tumefação dos membros, possivelmente incluindo a cabeça e o pescoço, e distensão das veias superficiais.

   c. O início de trombocitopenia na presença de um cateter venoso central (CVC) também levanta a suspeita de trombose.

3. **Trombose venosa significativa | Diagnóstico**

   a. Ultrassonografia é diagnóstica na maioria dos casos de trombose venosa significativa. Porém, em neonatos menores ou nos estados de baixo fluxo, ultrassonografia pode não fornecer informações suficientes acerca do tamanho do trombo, e dados recentes têm sugerido uma taxa significativa de falso-negativos no diagnóstico por ultrassonografia.

   b. Exames com contraste. Um exame radiográfico do cateter pode ser útil ao diagnóstico de trombose associada a cateter. Venografia através de vasos periféricos pode ser necessária ao diagnóstico de trombose proximal à ponta do cateter, trombose espontânea na parte superior do corpo e trombose não detectada por outros métodos (ver IV.).

4. **Prevenção da trombose venosa associada a cateter**

   a. Acrescenta-se heparina, 0,5 unidade/mℓ, a todas as infusões (desde que haja compatibilidade) através de CVC.

   b. Os CVC devem ser removidos tão logo seja clinicamente exequível, e não devem permanecer por mais de 10 a 14 dias. Nossa conduta habitual é instalar um cateter central inserido perifericamente (CCIP) caso se preveja a necessidade de acesso central por mais de 7 dias.

430 Parte 7 | Distúrbios Hematológicos

5. Manejo da trombose venosa significativa

a. CVC não funcionante

    i. Se não for mais possível infundir líquido facilmente através do cateter, remova-o, a menos que o CVC seja absolutamente necessário.

    ii. Caso se acredite que um acesso central contínuo através do cateter seja clinicamente necessário, pode-se considerar a desobstrução com agentes trombolíticos ou HCl (ver V.F.).

b. Obstrução local. Se for documentada uma pequena trombose oclusiva relacionada com cateter, pode-se considerar a infusão em baixa dose de agentes trombolíticos como terapia trombolítica local (ver V.E.). Se a infusão através do cateter for impossível, deve-se remover o CVC e considerar a terapia com heparina.

c. Trombose venosa extensa. Considere deixar o cateter instalado e tentar a terapia trombolítica local. Do contrário, remova o cateter e institua terapia com heparina. A terapia trombolítica sistêmica deve ser reservada para a trombose venosa extensa não relacionada com cateter e para a trombose venosa com comprometimento clínico significativo.

d. Em casos de trombose venosa relacionada com o cateter, alguns médicos sugerem adiar a remoção do cateter até 3 a 5 dias depois da anticoagulação, a fim de reduzir o risco de êmbolos paradoxais por ocasião da remoção do cateter. Os dados disponíveis são limitados para avaliar essa prática.

B. Trombose aórtica ou arterial significativa

1. Considerações gerais

a. Trombos arteriais espontâneos na ausência de um cateter são incomuns, mas podem ocorrer em neonatos enfermos.

b. As complicações agudas dos trombos arteriais espontâneos e relacionados com cateter dependem da localização, e incluem hipertensão renal, necrose intestinal, gangrena periférica e insuficiência de outros órgãos.

c. A trombose de artérias cerebrais é uma causa importante de infarto cerebral neonatal.

d. Os efeitos a longo prazo das tromboses arteriais sintomática e assintomática não estão bem estudados, mas podem incluir risco elevado de aterosclerose na área afetada e hipertensão renal crônica.

2. Trombose aórtica | Sinais e sintomas

a. O sinal inicial muitas vezes é disfunção isolada do cateter arterial umbilical.

b. Os sinais clínicos leves abrangem hematúria na ausência de transfusões ou hemólise, hematúria com eritrócitos na análise microscópica, hipertensão e hipoperfusão ou alteração da cor intermitente dos membros inferiores.

c. Os sinais clínicos fortes compreendem alteração da cor ou hipoperfusão persistente dos membros inferiores, diferencial da pressão arterial entre os membros superiores e inferiores, redução ou perda dos pulsos nos membros inferiores, sinais de trombose periférica, oligúria a despeito de volume intravascular adequado, sinais de enterocolite necrosante e sinais de insuficiência cardíaca congestiva.

3. Trombose aórtica | Diagnóstico

a. Ultrassonografia com doppler geralmente deve ser realizada em todos os casos suspeitos de trombose aórtica; se os sinais de trombose forem leves e desaparecerem prontamente após a remoção do cateter arterial, a ultrassonografia pode ser desnecessária. A ultrassonografia confirma o diagnóstico na maioria dos casos, porém dados recentes têm sugerido uma taxa significativa de falso-negativos.

b. Exame com contraste. Se uma ultrassonografia for negativa ou inconclusiva, e houver suspeita de trombose arterial significativa, pode-se realizar exame radiográfico contrastado pelo cateter arterial.

4. Prevenção de trombose arterial associada a cateter

a. Acrescenta-se heparina, 0,5 a 1 unidade/mℓ, a todas as infusões (desde que haja compatibilidade) por cateteres arteriais; mostrou-se que a infusão de heparina por cateteres arteriais prolonga a perviedade e, provavelmente, reduz a incidência de trombos locais, sem risco de complicações significativas.

b. A revisão da literatura sugere que os **cateteres arteriais umbilicais "altos"** (extremidade na aorta descendente, abaixo da artéria subclávia esquerda e acima do diafragma) são preferíveis aos cateteres "baixos" (extremidade abaixo das artérias renais e acima da bifurcação da aorta), com menos compli-

Capítulo 44 | Trombose Neonatal

cações isquêmicas clinicamente evidentes, tendência a menor incidência de trombos e nenhuma diferença nas complicações sérias como enterocolite necrosante e disfunção renal (ver Capítulo 66).

c. Considere a instalação de um **cateter arterial periférico** em vez de cateter arterial umbilical nos recém-nascidos com peso > 1.500 g.

d. Monitore cuidadosamente as evidências clínicas de formação de trombo, quando um cateter arterial umbilical estiver presente.

  i. Monitore as evidências de disfunção do cateter em artéria umbilical, como amortecimento da forma de onda e dificuldade em infundir ou coletar sangue.

  ii. Monitore a coloração e a perfusão dos membros inferiores.

  iii. Pesquise sangue em todas as amostras de urina.

  iv. Verifique a pressão arterial nos membros superiores e inferiores 3 vezes/dia.

  v. Monitore o aparecimento de hipertensão arterial e redução do débito urinário.

e. Os cateteres arteriais umbilicais devem ser removidos tão logo seja clinicamente possível. Nossa conduta geral é manter os cateteres arteriais umbilicais por não mais do que 5 a 7 dias e, se houver necessidade de acesso arterial contínuo, instalar um cateter arterial periférico.

5. Manejo da trombose aórtica e arterial significativa

  a. Trombos aórticos menores. Os pequenos trombos aórticos com sinais e sintomas leves e limitados frequentemente são tratados por remoção imediata do cateter arterial umbilical, com rápida resolução dos sintomas.

  b. Trombo grande, mas não oclusivo. No caso de trombos grandes que não ocluem o fluxo sanguíneo (demonstrado por ultrassonografia ou exame contrastado) e não são acompanhados de sinais de comprometimento clínico significativo, deve-se remover o cateter arterial e considerar anticoagulação com heparina. Indica-se acompanhamento estreito com exames de imagem seriados.

  c. Trombo oclusivo ou comprometimento clínico significativo. Os trombos aórticos grandes e oclusivos ou trombos acompanhados de sinais de comprometimento clínico significativo, incluindo insuficiência renal, insuficiência cardíaca congestiva, enterocolite necrosante e sinais de isquemia periférica, devem ser tratados de maneira agressiva.

  i. Se o cateter ainda estiver implantado e pérvio, considere a terapia trombolítica local através do cateter (ver V.E.).

  ii. Se o cateter já tiver sido removido ou estiver obstruído, considere a terapia trombolítica sistêmica. O cateter deve ser removido se ainda estiver instalado e obstruído.

  d. A trombectomia cirúrgica geralmente não é indicada, uma vez que as taxas de morbidade e mortalidade ultrapassam em muito aquelas do manejo clínico atual. Alguns estudos recentes, embora limitados, sugerem que a trombectomia e a reconstrução vascular subsequente podem ser úteis na trombose arterial periférica significativa.

6. Trombose arterial periférica

  a. As oclusões congênitas de grandes artérias periféricas são encontradas, embora raras, e podem apresentar-se com sinais/sintomas que variam desde um membro pouco perfundido e sem pulsos arteriais até um membro de coloração preta e necrótico, de acordo com a duração e a cronologia da oclusão.

  i. Os sintomas comuns incluem hipoperfusão, pulsos reduzidos, palidez e fenômenos embólicos que podem se manifestar como lesões cutâneas ou petéquias.

  ii. Com frequência, o diagnóstico é definido por ultrassonografia do fluxo com doppler.

  b. Os cateteres arteriais periféricos, como os radiais, tibiais posteriores e dorsais do pé, raramente estão associados a trombose significativa.

  i. Hipoperfusão da parte distal do membro é frequentemente observada e, em geral, desaparece após a remoção imediata do cateter arterial.

  ii. Infundimos heparina, 0,5 a 1 unidade/mℓ (1 a 2 mℓ/h), em todos os cateteres arteriais periféricos.

  iii. O tratamento da trombose significativa ou do comprometimento persistente da perfusão de um membro associado a cateter periférico deve consistir em anticoagulação com heparina e consideração de trombólise sistêmica para as lesões extensas. A remoção do cateter deve ser considerada, mas, algumas vezes, ele é mantido no caso de trombólise. Indica-se acompanhamento cuidadoso com exames de imagem seriados.

432 Parte 7 | Distúrbios Hematológicos

C. Trombose venosa renal (ver Capítulo 28)

1. A trombose venosa renal (TVR) ocorre principalmente em recém-nascidos e lactentes pequenos, e manifesta-se com maior frequência na primeira semana de vida. Uma proporção significativa dos casos parece resultar de formação de trombo dentro do útero.
2. Os neonatos afetados costumam ser a termo e muitos deles são grandes para a idade gestacional (GIG). Há maior incidência entre recém-nascidos de mulheres diabéticas, e os meninos são mais acometidos que as meninas. Outros distúrbios e fatores de risco associados abrangem asfixia perinatal, hipotensão, policitemia, aumento da viscosidade sanguínea e cardiopatia congênita cianótica.
3. Os sinais e sintomas iniciais no período neonatal incluem massa no flanco, hematúria, proteinúria, trombocitopenia e disfunção renal. Os testes da coagulação podem estar prolongados, e os produtos de degradação da fibrina em geral estão elevados. Complicações podem incluir hemorragia e extensão do trombo para a veia cava inferior.
4. Uma revisão recente demonstrou que doença bilateral ocorre em 30% dos casos.
5. Estudos retrospectivos demonstraram que 43 a 67% dos neonatos com TVR têm, pelo menos, um ou mais fatores de risco para distúrbios protrombóticos. A investigação diagnóstica de crianças apresentando TVR à procura de trombofilia é justificada.
6. O diagnóstico geralmente é feito por ultrassonografia.
7. O tratamento em geral é baseado na extensão da trombose.

   a. A TVR unilateral sem disfunção renal importante e sem extensão à veia cava inferior frequentemente é tratada com apenas medidas de apoio.
   b. Na TVR unilateral com disfunção renal ou extensão à veia cava inferior e na TVR bilateral, deve-se considerar a anticoagulação com heparina.
   c. Na TVR bilateral com disfunção renal significativa, deve-se considerar a trombólise seguida de coagulação.
   d. Pode ocorrer hipertensão arterial que exige tratamento específico (ver Capítulo 28).

D. Trombose da veia porta (TVP)

1. A TVP está principalmente associada a sepse/onfalite e uso de cateter em veia umbilical.
2. O diagnóstico é estabelecido por ultrassonografia; a reversão do fluxo portal constitui uma indicação de gravidade.
3. A resolução espontânea é comum. Entretanto, a TVP pode estar associada ao desenvolvimento posterior de hipertensão portal.

E. Trombose venosa cerebral (TVC)

1. A trombose dos seios venosos e das veias do cérebro constitui uma causa importante de infarto cerebral neonatal.
2. As principais manifestações clínicas iniciais da trombose dos seios venosos e das veias do cérebro (TSVC) em neonatos consistem em convulsões, letargia, irritabilidade e alimentação insatisfatória. A maioria dos casos ocorre na primeira semana de vida.
3. O seio sagital superior, os seios transversos e o seio reto são mais comumente afetados.
4. Os infartos hemorrágicos constituem complicações frequentes da trombose venosa cerebral.
5. A maioria dos casos de trombose neonatal dos seios venosos e das veias do cérebro está associada a condições maternas (incluindo pré-eclâmpsia, diabetes melito e corioamnionite) e/ou a doença sistêmica aguda no neonato.
6. Foi relatada a ocorrência de trombofilias hereditárias em 15 a 20% dos neonatos com trombose dos seios venosos e das veias do cérebro.
7. A ultrassonografia e a TC conseguem detectar a trombose dos seios venosos e das veias do cérebro e as complicações associadas, porém a RM com venografia constitui a modalidade preferencial para a melhor detecção da trombose dos seios venosos e das veias do cérebro e da lesão cerebral.
8. Os dados sobre o tratamento são limitados. Em geral, os neonatos com trombose dos seios venosos e das veias do cérebro sem hemorragia associada podem ser considerados para terapia com anticoagulantes. Se houver hemorragia significativa, a anticoagulação deve ser reservada para os casos em que se observa propagação do trombo.

IV. Considerações diagnósticas

A. Ultrassonografia com doppler e análise do fluxo por doppler é o exame complementar mais comumente realizado.

1. As vantagens incluem execução relativamente fácil, não invasividade e capacidade de realizar exames sequenciais para avaliar a progressão da trombose ou a resposta ao tratamento.

2. A sensibilidade da ultrassonografia é um pouco limitada: vários estudos recentes sugerem que trombos venosos e arteriais significativos podem não ser detectados pela ultrassonografia. A ultrassonografia ainda é nosso exame de primeira escolha, porém, se for inconclusivo ou negativo e a suspeita clínica de trombose for significativa, deve-se considerar um exame com contraste.

B. Exame radiográfico do cateter. Uma radiografia após injeção de material de contraste no cateter central muitas vezes é diagnóstica para trombose associada a cateter, e tem a vantagem de execução relativamente fácil.

C. Venografia. A venografia com injeção de contraste em veias periféricas pode ser necessária quando outros métodos de diagnóstico não demonstrarem a extensão e a gravidade da trombose.

1. Um exame radiográfico do cateter não fornecerá informações sobre trombose venosa proximal à ponta do cateter (*i. e.*, ao longo da extensão do cateter).

2. As tromboses venosas nos membros superiores e na parte superior do tórax, seja relacionadas com cateter ou espontâneas, são especialmente difíceis de visualizar por meio de ultrassonografia.

V. Manejo

A. Avaliação de trombofilia

1. Considere a avaliação de trombofilias congênitas ou adquiridas nos neonatos com manifestações graves ou incomuns de trombose ou com história familiar positiva de trombose. O benefício da avaliação de neonatos com fatores de risco conhecidos, como cateteres centrais permanentes, é incerto.

2. A avaliação inicial deve incluir a pesquisa das deficiências de proteína C, proteína S ou antitrombina; resistência à proteína C ativada e da mutação do fator V de Leiden; mutação G20210A da protrombina; e transferência de anticorpos antifosfolipídio maternos.

   a. As **deficiências de proteína C, proteína S e antitrombina** são avaliadas por medição dos níveis de antígeno ou de atividade. Os resultados dos testes em neonatos devem ser comparados com faixas de referência padronizadas para cada idade gestacional, pois os valores fisiológicos normais podem ser de apenas 15 a 20% dos níveis adultos. Ademais, os níveis tornam-se fisiologicamente deprimidos quando há trombose ativa, e podem ser difíceis de interpretar; portanto, costumamos aguardar até 2 ou 3 meses após o episódio trombótico antes de realizar essas medições no lactente. Como alternativa ou além da avaliação do neonato, pode-se pesquisar o estado de portador nos pais por medição dos níveis de proteína C, proteína S e antitrombina.

   b. As **mutações do fator V de Leiden e G20210A da protrombina** podem ser avaliadas por testes genéticos específicos no recém-nascido. Como alternativa, pode-se pesquisar o estado de portador nos pais.

   c. A mãe pode ser avaliada por meio dos testes de anticorpos antinucleares, anticoagulante lúpico e anticorpos anticardiolipina.

3. Se todos estes exames citados forem negativos, a avaliação laboratorial especializada subsequente inclui a pesquisa de anormalidades ou deficiências de homocisteína, lipoproteína (a), MTHFR, plasminogênio e fibrinogênio. Muito raramente encontram-se anormalidades ou deficiências do cofator II da heparina, trombomodulina, inibidor 1 do ativador de plasminogênio, agregação plaquetária e tPA.

B. Considerações gerais

1. Precauções

   a. **Evite injeções intramusculares (IM) e punções arteriais** durante a anticoagulação ou terapia trombolítica.

Parte 7 | Distúrbios Hematológicos

b. **Evite a indometacina ou outros agentes antiplaquetários** durante o tratamento.

c. Realize manipulação física mínima do paciente (ou seja, sem fisioterapia) durante a terapia trombolítica.

d. A terapia trombolítica não deve ser iniciada se houver sangramento ativo ou risco significativo de hemorragia local, e deve ser considerada cautelosamente se houver história de cirurgia recente de qualquer tipo (particularmente neurocirurgia).

e. Monitore o estado clínico atentamente à procura de sinais de hemorragia, incluindo hemorragia interna e intracraniana.

f. Considere a administração de plasma fresco congelado (PFC), 10 mℓ/kg, para todos os pacientes que necessitam de anticoagulação.

2. Diretrizes para a escolha do tratamento

a. Os trombos arteriais ou venosos não oclusivos, assintomáticos e pequenos relacionados com cateteres são frequentemente tratados por remoção do cateter e medidas de apoio.

b. Os trombos venosos grandes ou oclusivos podem ser tratados por anticoagulação com heparina ou heparina de baixo peso molecular (HBPM); em geral, ciclos relativamente breves (7 a 14 dias) de anticoagulação são suficientes, mas às vezes o tratamento prolongado é necessário.

c. A maioria dos trombos arteriais deve ser tratada por anticoagulação com heparina ou heparina de baixo peso molecular.

d. Nos casos de trombos venosos maciços ou trombos arteriais com comprometimento clínico significativo, deve-se considerar o tratamento com trombólise local ou sistêmica.

C. Heparina

1. Considerações gerais

a. Os recém-nascidos a termo geralmente apresentam eliminação aumentada da heparina em comparação com adultos, portanto necessitam de doses de heparina relativamente mais altas. No entanto, o aumento da eliminação está significativamente reduzido em neonatos prematuros.

b. A heparina deve ser infundida por cateter IV exclusivo, que não seja usado para outros medicamentos ou líquidos, se possível.

c. Antes da terapia com heparina, obtenha um hemograma completo, tempo de protrombina (TP) e TTP.

d. O ajuste da infusão de heparina baseia-se na resposta clínica, na avaliação seriada do trombo (geralmente por ultrassonografia) e no monitoramento dos parâmetros laboratoriais.

e. Há variabilidade significativa de um paciente para outro nas necessidades de dose de heparina.

f. O uso do TTP para monitorar o efeito da heparina é problemático em neonatos em razão da variabilidade significativa das concentrações de fatores da coagulação e do prolongamento inicial do TTP; o **nível de atividade de heparina** geralmente é considerado um marcador mais fidedigno.

g. A atividade terapêutica da heparina no tratamento da maioria dos eventos tromboembólicos consiste em um nível de antifator Xa de 0,35 a 0,7 unidade/mℓ ou nível de heparina por titulação com protamina de 0,2 a 0,4 U/mℓ. A maioria dos laboratórios descreve os níveis de atividade de heparina como nível de antifator Xa.

h. Deve-se acompanhar o hemograma completo frequentemente durante o tratamento com heparina a fim de monitorar o aparecimento de trombocitopenia associada à heparina, que pode ser diagnosticada por medição dos anticorpos antiplaquetários associados à heparina.

i. A **atividade de heparina depende da antitrombina.** Considere a administração de PFC (10 mℓ/kg) quando houver dificuldade em alcançar anticoagulação efetiva com heparina. A administração de concentrado de antitrombina também deve ser considerada, embora evidências de seu benefício em neonatos sejam limitadas. Foram usadas doses de 40 a 50 unidades/kg em neonatos.

    i. Os níveis de antitrombina podem ser determinados diretamente para auxiliar o tratamento, porém a administração de antitrombina exógena aumenta a sensibilidade à heparina, até mesmo em pacientes com níveis de antitrombina quase normais.

    ii. Observe que a medição dos níveis de atividade de heparina, ao contrário da medição do TTP, depende da presença de antitrombina. Portanto, os níveis de atividade de heparina medidos podem ser terapêuticos, mesmo que não se observe anticoagulação efetiva devido à deficiência de antitrombina.

2. Diretrizes posológicas

a. A heparina não fracionada padrão é administrada como um *bolus* inicial de 75 unidades/kg, seguida por infusão IV contínua inicial de 28 unidades/kg/h. No caso de neonatos prematuros com menos de 37 semanas de gestação, pode-se aventar a redução da dose do *bolus* para 25 a 50 unidades/kg/h, seguida por 15 a 20 unidades/kg/h.

b. Os níveis de atividade de heparina e/ou o TTP devem ser medidos 4 h após a dose de ataque e 4 horas após cada mudança na dose de infusão, e a cada 24 horas depois que a dose de infusão terapêutica foi alcançada (Quadro 44.1).

Quadro 44.1	Monitoramento e ajuste da dose de heparina.				
TTP (s)	**Atividade de heparina (U/mℓ)**	***Bolus* (U/kg)**	**Aguardar**	**Taxa**	**Reavaliar**
< 50	0 a 0,2	50	–	+ 10%	4 h
50 a 59	0,21 a 0,34	0	–	+ 10%	4 h
60 a 85	0,35 a 0,7	0	–	–	24 h
86 a 95	0,71 a 0,8	0	–	–10%	4 h
96 a 120	0,81 a 1,0	0	30 min	–10%	4 h
> 120	> 1	0	60 min	–15%	4 h

TTP = tempo de tromboplastina parcial. Os valores do TTP podem variar por laboratório, de acordo com os reagentes utilizados. Em geral, níveis de TTP de 1,5 a 2,5 × o valor normal inicial para um dado laboratório correspondem a níveis de atividade de heparina de 0,3 a 0,7 U/mℓ. Adaptado de Monagle P, Chalmers E, Chan A et al. Antithrombotic therapy in neonates and children. *Chest* 2008;133:887S–968S.

3. Duração do tratamento. A anticoagulação com heparina pode continuar por até 10 a 14 dias. Os anticoagulantes orais geralmente não são recomendados a neonatos; se a anticoagulação for necessária a longo prazo, consulte a hematologia.

4. Reversão da anticoagulação

a. A interrupção da infusão de heparina reverte rapidamente os efeitos anticoagulantes da terapia com heparina, e geralmente é suficiente.

b. Se uma reversão rápida for necessária, pode-se fornecer sulfato de protamina IV. A protamina é ministrada na concentração de 10 mg/mℓ à taxa máxima de 5 mg/min. Pode ocorrer hipersensibilidade em pacientes que já receberam insulina contendo protamina ou terapia prévia com protamina.

c. Dosagem de protamina (Quadro 44.2).

Quadro 44.2	Dose de protamina para reverter a terapia com heparina* segundo a dose total de heparina recebida nas últimas 2 horas.
Tempo desde a última dose de heparina (min)	**Dose de protamina (mg/100 U de heparina recebida)**
< 30	1,0
30 a 60	0,5 a 0,75
60 a 120	0,375 a 0,5
> 120	0,25 a 0,375

*A dose máxima é 50 mg. A taxa de infusão máxima é 5 mg/min da solução com 10 mg/mℓ. Adaptado de Monagle P *et al.* Antithrombotic therapy in neonates and children. *Chest* 2008; 133:887S–968S.

436 Parte 7 | Distúrbios Hematológicos

D. Heparina de baixo peso molecular

1. Considerações gerais

a. Embora os dados sobre o uso de heparina de baixo peso molecular (HBPM) em recém-nascidos sejam limitados, evidências crescentes de segurança e eficácia em adultos e crianças levaram ao maior uso em populações neonatais.

b. Há diversas **vantagens das heparinas de baixo peso molecular** em relação à heparina comum não fracionada: farmacocinética mais previsível; menor necessidade de monitoramento laboratorial; posologia com duas doses diárias por via subcutânea; provável redução do risco de trombocitopenia induzida por heparina; e possível redução do risco de sangramento nas doses recomendadas.

c. A dose terapêutica das heparinas de baixo peso molecular é titulada de acordo com os níveis de antifator Xa. A **meta de nível de antifator Xa** para o tratamento da maioria dos eventos tromboem- bólicos é 0,50 a 1,0 unidade/mℓ, medido 4 a 6 horas após uma injeção subcutânea. No caso de pa- cientes com risco especialmente elevado de sangramento, os níveis-alvo de 0,4 a 0,6 unidade/mℓ devem ser considerados. Quando utilizada como profilaxia, os níveis desejáveis são de 0,1 a 0,3 uni- dade/mℓ. Depois que os níveis terapêuticos forem alcançados por 24 a 48 horas, os níveis devem ser verificados pelo menos 1 vez/semana.

d. Os lactentes com menos de 2 meses de vida necessitam de doses mais altas que as crianças maio- res. Além disso, alguns estudos sugerem o uso de doses iniciais mais altas para neonatos pré-termo. As necessidades das doses para manter níveis-alvo em neonatos pré-termo podem ser muito variáveis.

e. Existem no mercado várias heparinas de baixo peso molecular diferentes e as doses não são iguais. A enoxaparina (Lovenox®) tem sido a mais empregada em pediatria e geralmente é preferível.

f. Acompanhe o hemograma completo, pois pode ocorrer trombocitopenia.

2. Posologia (Quadros 44.3 e 44.4)

Quadro 44.3	Dose inicial de enoxaparina de acordo com a idade (em mg/kg/dose SC).	
Idade	Dose terapêutica inicial	Dose profilática inicial
< 2 meses	1,5 12/12 h	0,75 12/12 h
> 2 meses	1,0 12/12 h	0,5 12/12 h

Os neonatos pré-termo podem necessitar de doses de até 2 mg/kg 12/12 h para alcançar a meta do nível de antifator Xa. Adaptado de Young TE, Mangum B. *Neofax* 2008. Montvale, NJ: Thompson-Reuters; 2008 e Monagle P, Chalmers E, Chan A *et al.* Antithrombotic therapy in neonates and children. *Chest* 2008; 133:887S–968S.

Quadro 44.4	Monitoramento e ajuste da dose de enoxaparina com base no nível de antifator Xa medido 4 horas após a última dose.		
Nível de antifator Xa (U/mℓ)	Omitir dose	Mudar dose	Repetir nível de anti-Xa
< 0,35	–	+ 25%	4 h após a próxima dose
0,35 a 0,49	–	+ 10%	4 h após a próxima dose
0,5 a 1	–	–	24 h
1,1 a 1,5	–	– 20%	Antes da próxima dose
1,6 a 2	3 h	– 30%	Antes da próxima dose, então 4 h após a próxima dose
> 2	Até nível de 0,5 U/mℓ	– 40%	Antes da próxima dose; se nível não for < 0,5 U/mℓ, repetir 12/12 h

Adaptado de Monagle P *et al.* Antithrombotic therapy in children. *Chest* 2001;110:344S-370S.

Capítulo 44 | Trombose Neonatal **437**

3. **Reversão da anticoagulação**

a. A interrupção das injeções subcutâneas geralmente é suficiente para reverter a anticoagulação, quando clinicamente necessário.

b. Se houver necessidade de reversão rápida, pode-se fornecer sulfato de protamina nas 3 a 4 horas seguintes à última injeção, porém a protamina pode não reverter totalmente os efeitos anticoagulantes. Administre 1 mg de sulfato de protamina para cada 1 mg de heparina de baixo peso molecular fornecida na última injeção (ver diretrizes de administração em V.C.4.).

E. **Trombólise**

1. **Considerações gerais**

a. Os agentes trombolíticos atuam convertendo o plasminogênio em plasmina. Os níveis de plasminogênio em recém-nascidos são menores do que os valores adultos; portanto, a efetividade dos agentes trombolíticos pode estar reduzida. O cotratamento com plasminogênio pode aumentar o efeito trombolítico desses agentes.

b. As indicações incluem trombose arterial recente, trombose maciça com evidências de disfunção orgânica ou viabilidade comprometida do membro e trombose potencialmente fatal. Os agentes trombolíticos também podem ser usados para restaurar a perviedade de cateteres centrais trombosados (ver V.F.), e infusões locais de agentes trombolíticos em baixas doses podem ser instituídas nos casos de trombose oclusiva pequena a moderada próximo a um cateter central.

c. Existem dados mínimos em populações neonatais acerca de todos os aspectos da terapia trombolítica, como as indicações apropriadas, segurança, eficácia, escolha de agente, duração do tratamento, uso de heparina e diretrizes de monitoramento. As recomendações de uso geralmente se baseiam em pequenas séries e relatos de casos, os quais sugerem que a terapia trombolítica pode ser eficaz em neonatos, com poucas complicações significativas.

d. Considere a pesquisa de hemorragia intraventricular em todos os pacientes antes de instituir a terapia trombolítica.

e. As contraindicações da terapia trombolítica compreendem sangramento ativo, grande cirurgia ou hemorragia nos últimos 7 a 10 dias, neurocirurgia nas últimas 3 semanas, trombocitopenia intensa e, geralmente, prematuridade abaixo de 32 semanas.

2. **Diretrizes do tratamento**

a. Preparação para a terapia trombolítica

i. Coloque um aviso na cabeceira do leito indicando a terapia trombolítica.
ii. Mantenha a trombina tópica disponível no refrigerador da unidade.
iii. Notifique o banco de sangue para garantir a disponibilidade de crioprecipitado.
iv. Notifique a farmácia do hospital para garantir a disponibilidade de ácido aminocaproico (Amicar®).
v. Instale um bom acesso venoso; considere um acesso para permitir coletas sanguíneas frequentes a fim de reduzir a necessidade de flebotomias.
vi. Considere solicitar um parecer da hematologia.

b. A trombólise pode ser alcançada pela administração local dirigida de agentes trombolíticos em baixas doses diretamente na trombose, ou próximo a ela, via cateter central; ou pela administração **sistêmica** de agentes trombolíticos em doses mais altas. A terapia local geralmente se limita às tromboses de tamanho pequeno ou moderado. Existem dados mínimos em favor de um ou outro método.

c. Ativador tecidual de plasminogênio (tPA) *versus* estreptoquinase *versus* uroquinase. Existem dados mínimos comparando a segurança, a eficácia e o custo dos diferentes agentes trombolíticos em crianças. O **tPA tornou-se o agente preferencial,** embora seja significativamente mais dispendioso, por alguns motivos:

i. A estreptoquinase tem o maior potencial de reações alérgicas, enquanto o tPA tem o menor
ii. O tPA tem a meia-vida mais curta
iii. Teoricamente, o tPA causa menos estimulação do estado proteolítico sistêmico, devido à sua fraca ligação ao plasminogênio circulante e ao seu impacto máximo no plasminogênio ligado a fibrina

438 Parte 7 | Distúrbios Hematológicos

    iv. A produção de uroquinase enfrentou dificuldades no passado em consequência de preocupações com o processo de fabricação.

d. Solicite hemograma completo, plaquetas, TP, TTP e fibrinogênio antes de iniciar o tratamento.

e. Monitore TP, TTP e fibrinogênio de 4/4 horas no início e, depois, no mínimo, a cada 12 a 24 horas. Monitore o hematócrito e as plaquetas a cada 12 a 24 horas. Monitore a trombose por exame de imagem a cada 6 a 24 horas.

f. Espere uma queda de 20 a 50% do nível de fibrinogênio. Se não houver redução do fibrinogênio, meça os D-dímeros ou os produtos de degradação da fibrina para obter evidências de que um estado trombolítico foi desencadeado.

g. Mantenha o nível de fibrinogênio acima de 100 mg/dℓ e as plaquetas acima de 50.000 a 100.000/mm³ para minimizar os riscos de sangramento clínico. Se necessário, administre crioprecipitado, 10 mℓ/kg (ou 1 unidade/5 kg), ou plaquetas, 10 mℓ/kg. Se o nível de fibrinogênio cair abaixo de 100, reduza a dose de agente trombolítico em 25%.

h. Se não houver melhora no estado clínico ou no tamanho da trombose após o início do tratamento, e se os níveis de fibrinogênio permanecerem altos, **considere a administração de 10 mℓ/kg de PFC,** que pode corrigir as deficiências de plasminogênio e outros fatores trombolíticos.

i. Duração do tratamento. A terapia trombolítica geralmente é administrada por um breve período (*i. e.*, 6 a 12 horas), mas podem-se aplicar durações maiores, com monitoramento apropriado, nas tromboses refratárias. No total, o tratamento deve equilibrar a resolução da trombose e a melhora do estado clínico em relação aos sinais de sangramento clínico.

j. Terapia concomitante com heparina. A terapia com heparina, em geral sem dose de ataque, deve ser instituída durante ou imediatamente após a conclusão da terapia trombolítica.

3. Posologia (Quadros 44.5 e 44.6)

Quadro 44.5	Terapia trombolítica sistêmica.		
Agente	**Dose de ataque**	**Infusão**	**Notas**
tPA	Nenhuma	0,1 a 0,6 mg/kg/h durante 6 h	Duração geralmente de 6 h; pode continuar durante 12 horas ou repetir após 24 horas, porém a lise do coágulo continuará por horas após a suspensão da infusão. Dose menor parece ser tão efetiva quanto dose maior
Estreptoquinase	2.000 U/kg durante 10 min	1.000 a 2.000 U/kg/h durante 6 a 12 h	Deve-se ministrar um único ciclo por 6 horas. Considerar pré-medicação com paracetamol e difenidramina
Uroquinase	4.400 U/kg durante 10 min	4.400 U/kg/h durante 6 a 12 h	Duração maior pode ser necessária de acordo com a resposta clínica

tPA = ativador tecidual de plasminogênio. Considere terapia concomitante com heparina, 5 a 20 U/kg/h sem dose de ataque, na terapia com os três agentes. A duração ideal do tratamento é incerta e pode ser individualizada segundo a resposta clínica.

Quadro 44.6	Terapia trombolítica local.	
Agente	**Infusão**	**Notas***
tPA	0,01 a 0,05 mg/kg/h	A duração do tratamento é baseada na resposta clínica. Trombólise sistêmica tem sido apresentada em doses de 0,05 mg/kg/h.
Uroquinase	150 U/kg/h	Aumentar infusão em 200 U/kg/h se não houver efeito clínico

*Monitorar exames laboratoriais de maneira igual à terapia sistêmica.

Capítulo 44 | Trombose Neonatal **439**

4. **Tratamento de sangramento durante a terapia trombolítica**

 a. Sangramento localizado: comprima o local, aplique trombina tópica e forneça cuidados de apoio; a terapia trombolítica não necessariamente deve ser suspensa se o sangramento for controlado.

 b. Sangramento intenso: suspenda a infusão e forneça crioprecipitado (1 unidade/5 kg).

 c. Sangramento ameaçador à vida: suspenda a infusão, forneça crioprecipitado e infunda ácido aminocaproico (Amicar®) (na dose habitual de 100 mg/kg IV 6/6 horas); consulte a hematologia antes de administrar Amicar®.

5. **Pós-terapia trombolítica.** Considere iniciar a terapia com heparina, mas sem a dose de ataque inicial. Considere suspender a heparina se não houver reacúmulo do trombo após 24 a 48 horas.

F. Tratamento da trombose de cateter central

1. **Diretrizes do tratamento**

 a. Os cateteres centrais podem ser ocluídos por trombo ou precipitado químico, que geralmente é secundário a nutrição parenteral.

 b. Os cateteres centrais não funcionantes devem ser removidos sempre que possível, a menos que a continuação do acesso através do cateter seja absolutamente necessária.

 c. Podem-se usar agentes trombolíticos para a trombose e o ácido clorídrico (HCl) para o bloqueio químico.

 d. Procedimento geral

 i. Instile o agente escolhido no volume necessário para preencher o cateter (até 1 a 2 mℓ) com pressão delicada; o agente não deve ser empurrado com força se a resistência for alta demais. Se a instilação for difícil, pode-se utilizar um conector *three-way* para criar vácuo no cateter: ligue o cateter, uma seringa de 10 mℓ vazia e uma seringa de 1 mℓ contendo o agente no conector, e crie vácuo tracionando delicadamente o êmbolo da seringa de 10 mℓ por vários mililitros enquanto o conector está fechado para a seringa de 1 mℓ. Enquanto mantém a tração, gire o conector para fechar a seringa de 10 mℓ, permitindo que o vácuo dentro do cateter aspire o conteúdo da seringa de 1 mℓ.

 ii. O uso de ácido clorídrico (HCl) para desobstrução de cateteres em neonatos baseia-se em dados e experiência clínicos limitados, e deve ser realizado com cautela. Os volumes sugeridos variam de 0,1 a 1 mℓ da solução 0,1 molar. Como pode advir lesão tecidual grave da administração periférica ou do extravasamento de HCl, deve-se considerar o parecer de um cirurgião antes de usar HCl.

 iii. Aguarde 1 ou 2 horas após o uso de agentes trombolíticos e 30 a 60 min após o HCl e tente retirar líquido através do cateter.

 iv. Se não conseguir, pode repetir uma vez as etapas anteriores. A uroquinase também pode ser deixada no cateter por 8 a 12 horas, caso intervalos menores sejam malsucedidos.

 v. Se a desobstrução do cateter não obtiver sucesso após duas tentativas ou infusão mais longa de uroquinase, deve-se remover o cateter ou realizar exame com contraste para delinear a extensão da obstrução.

 e. A infusão contínua de baixas doses de agentes trombolíticos pode ser considerada quando um trombo local oclui a ponta do cateter (ver anteriormente).

2. **Diretrizes posológicas (Quadro 44.7)**

Quadro 44.7	Instilação local de agentes para desobstrução de cateter.
Agente	**Dose**
tPA	0,5 mg/lúmen diluído em soro fisiológico até o volume necessário para preencher o cateter, máximo 3 mℓ
Uroquinase	5.000 U/mℓ, 1 a 2 mℓ/luz; apresentado em doses unitárias prontas para aplicação na desobstrução de cateter
HCl	0,1 M, 0,1 a 1 mℓ/lúmen

tPA = ativador tecidual de plasminogênio; HCl = ácido clorídrico.

440 Parte 7 | Distúrbios Hematológicos

Leitura sugerida

Barrington KJ. Umbilical artery catheters in the newborn: effects of position of the catheter tip. *Cochrane Database of Syst Rev* 1999;(1).

Cantor AB. Developmental hemostasis: relevance to newborns and infants. In: Orkin SH, Nathan DG, Ginsburg D, Look AT, Fisher DE, Lux SE, eds. *Nathan and Oski's Hematology of Infancy and Childhood.* 7th ed. Philadelphia: Saunders Elsevier; 2009:147–191.

Chalmers EA. Epidemiology of venous thromboembolism in neonates and children. *Thromb Res* 2006;118:3–12.

Duffy LF, Kerzner B, Gebus V, et al. Treatment of central venous catheter occlusions with hydrochloric acid. *J Pediatr* 1989;114:1002–1004.

Hartmann J, Hussein A, Trowitzsch E, et al. Treatment of neonatal thrombus formation with recombinant tissue plasminogen activator: six years experience and review of the literature. *Arch Dis Child Fetal Neonatal Ed* 2001;85(1):F18–F22.

Häusler M, Hübner D, Delhaas T, et al. Long-term complications of inferior vena cava thrombosis. *Arch Dis Child* 2001;85(3):228–233.

Heleen van Ommen C, Heijboer H, Büller HR, et al. Venous thromboembolism in childhood: a prospective two-year registry in the Netherlands. *J Pediatr* 2001;139:676–681.

Lau KK, Stoffman JM, Williams S, et al. Neonatal renal vein thrombosis: review of the English-language literature between 1992 and 2006. *Pediatrics* 2007;120:e1278–e1284.

Manco-Johnson MJ, Grabowski EF, Hellgreen M, et al. Recommendations for tPA thrombolysis in children. *Thromb Haemost* 2002;88(1):157–158.

Michaels LA, Gurian M, Hegyi T, et al. Low molecular weight heparin in the treatment of venous and arterial thromboses in the premature infant. *Pediatrics Sept* 2004;114(3):703–707.

Monagle P, Chalmers E, Chan A, et al. Antithrombotic therapy in neonates and children. *Chest* 2008;133:887S–968S.

Nowak-Göttl U, von Kries R, Göbel U. Neonatal symptomatic thromboembolism in Germany: two-year survey. *Arch Dis Child Fetal Neonatal Ed* 1997;76(3):F163–F167.

Roy M, Turner-Gomes S, Gill G, et al. Incidence and diagnosis of neonatal thrombosis associated with umbilical venous catheters. *Thromb Haemost* 1997;78(suppl):724.

Saxonhouse MA, Burchfield DJ. The evaluation and management of postnatal thromboses. *J Perinat* 2009;29(7):467–478.

Schmidt B, Andrew M. Neonatal thrombosis: report of a prospective Canadian and international registry. *Pediatrics* 1995(5);96:939–943.

Werlin SL, Lausten T, Jessen S, et al. Treatment of central venous catheter occlusions with ethanol and hydrochloric acid. *J Parent Ent Nutr* 1995;19:416–418.

Yang JY, Chan AK, Callen DJ, et al. Neonatal cerebral sinovenous thrombosis: sifting the evidence for a diagnostic plan and treatment strategy. *Pediatrics* 2010;126(3):e693–e700.

Young TE, Mangum B. *Neofax 2008.* Montvale, NJ: Thompson-Reuters; 2008.

45 Anemia

Helen A. Christou

I. Fisiologia hematológica do recém-nascido.[1-5] Ocorrem mudanças significativas na massa de hemácias de uma criança durante o período neonatal e nos meses que se seguem. A avaliação da anemia deve levar em conta o processo de desenvolvimento, bem como as necessidades fisiológicas da criança.

A. Desenvolvimento normal: a anemia fisiológica do primeiro ano de vida[1]

1. No útero, a saturação de oxigênio fetal aórtica é de 45%, os níveis de eritropoetina são elevados e a produção de hemácias é rápida. O fígado fetal é o principal local de produção de eritropoetina.
2. Após o nascimento, a saturação de oxigênio é de 95% e a eritropoetina é indetectável. A produção de hemácias no 7º dia de vida é < 10% do nível intrauterino. A contagem de reticulócitos é baixa e os níveis de hemoglobina caem (Quadro 45.1).
3. Apesar da queda progressiva dos níveis de hemoglobina, a razão hemoglobina A/hemoglobina F aumenta e os níveis de 2,3-difosfoglicerato (2,3-DPG) (que interage com a hemoglobina A para diminuir a sua afinidade ao oxigênio, aumentando assim a liberação de oxigênio para os tecidos) são elevados. Como resultado, o fornecimento de oxigênio para os tecidos na verdade aumenta. Essa "anemia" fisiológica não é funcional porque o suprimento de oxigênio aos tecidos é adequado. O ferro das hemácias degradadas é armazenado.
4. Em 8 a 12 semanas, os níveis de hemoglobina alcançam o seu nível mais baixo (Quadro 45.2), a oferta de oxigênio para os tecidos é prejudicada, a produção de eritropoetina renal é estimulada e a produção de hemácias aumenta.
5. Crianças que receberam transfusões no período neonatal têm limites inferiores mais baixos do que o normal, por causa de sua maior porcentagem de hemoglobina A.[1]
6. Durante esse período de eritropoese ativa, as reservas de ferro são rapidamente utilizadas. O sistema reticuloendotelial tem ferro suficiente para 15 a 20 semanas em recém-nascidos a termo. Após esse período, se não for fornecido ferro, o nível de hemoglobina diminui.

B. A anemia da prematuridade é um exagero da anemia fisiológica normal (Quadros 45.1 e 45.2).

1. A massa de hemácias e as reservas de ferro estão diminuídas por causa do baixo peso ao nascer; no entanto, as concentrações de hemoglobina são semelhantes em neonatos pré-termo e a termo.

Quadro 45.1	Alterações na hemoglobina no primeiro ano de vida.		
	Nível de hemoglobina		
Semana	Neonatos a termo	Neonatos pré-termo (1.200 a 2.500 g)	Neonatos pré-termo pequenos (< 1.200 g)
0	17,0	16,4	16,0
1	18,8	16,0	14,8
3	15,9	13,5	13,4
6	12,7	10,7	9,7
10	11,4	9,8	8,5
20	12,0	10,4	9,0
50	12,0	11,5	11,0

Fonte: Glader B, Naiman JL. Erythrocyte disorders in infancy. In: Taeusch HW, Ballard RA, Avery ME, eds. *Diseases of the Newborn.* Philadelphia: WB Saunders; 1991.

442 Parte 7 | Distúrbios Hematológicos

Quadro 45.2	Limite inferior de hemoglobina no primeiro ano de vida.	
Maturidade no nascimento	Nível de hemoglobina no limite inferior	Período do limite inferior (semana)
Neonato a termo	9,5 a 11,0	6 a 12
Neonato pré-termo (1.200 a 2.500 g)	8,0 a 10,0	5 a 10
Neonato pré-termo pequeno (< 1.200 g)	6,5 a 9,0	4 a 8

Fonte: Glader B, Naiman JL. Erythrocyte disorders in infancy. In: Taeusch HW, Ballard RA, Avery ME, eds. *Diseases of the Newborn.* Philadelphia: WB Saunders; 1991.

2. O limite inferior de hemoglobina é alcançado mais cedo do que no recém-nascido a termo, em consequência do seguinte:

   a. A sobrevivência de hemácias é reduzida em comparação com o recém-nascido a termo

   b. O crescimento relativamente mais rápido em neonatos pré-termo do que nos a termo. Por exemplo, um recém-nascido pré-termo ganhando 150 g/semana requer um aumento de aproximadamente 12 mℓ/semana no volume sanguíneo total

   c. Muitos neonatos pré-termo têm massa de hemácias e reservas de ferro diminuídas por causa da flebotomia iatrogênica (exames laboratoriais). Isso tem sido um pouco melhorado com o uso de microtécnicas

   d. A deficiência de vitamina E é comum em recém-nascidos pré-termo pequenos, a menos que seja fornecida por via exógena.

3. O limite inferior de hemoglobina em neonatos pré-termo é mais baixo do que nos a termo, porque a eritropoetina é produzida pelo recém-nascido a termo em uma concentração de hemoglobina entre 10 e 11 g/dℓ, e é produzida pelo recém-nascido pré-termo a um nível de hemoglobina de 7 a 9 g/dℓ.

4. A administração de ferro antes de 10 a 14 semanas de idade não aumenta o nível do limite inferior de hemoglobina, nem diminui a sua taxa de redução. No entanto, esse ferro é armazenado para uso posterior.

5. Assim que o limite inferior é alcançado, a produção de hemácias é estimulada e as reservas de ferro são rapidamente esgotadas, porque menos ferro é armazenado pelo recém-nascido pré-termo do que pelo neonato a termo.

II. Etiologia da anemia no recém-nascido[6]

A. A **perda de sangue** é manifestada por hematócrito (Ht) diminuído ou normal, contagem de reticulócitos normal ou aumentada e nível normal de bilirrubina (a menos que a hemorragia esteja retida).[4,5] Se a perda de sangue for recente (p. ex., no momento do parto), o Ht e a contagem de reticulócitos podem ser normais e recém-nascido pode estar em estado de choque. O Ht vai cair posteriormente por causa da hemodiluição. Se o sangramento for crônico, o Ht será baixo, a contagem de reticulócitos vai subir e o recém-nascido será normovolêmico.

   1. **Causas obstétricas de perda de sangue,** incluindo as seguintes malformações de placenta e cordão umbilical:

      a. Descolamento prematuro de placenta

      b. Placenta prévia

      c. Incisão da placenta durante o parto cesáreo

      d. Ruptura de vasos anômalos (p. ex., *vasa previa,* inserção vilamentosa do cordão ou ruptura de vasos comunicantes em uma placenta multilobular)

      e. Hematoma do cordão causado por varizes ou aneurisma

      f. Ruptura do cordão (mais comum em cordões curtos e dismaturos).

Capítulo 45 | Anemia **443**

2. Perda de sangue oculto

a. A **hemorragia fetomaterna** pode ser aguda ou crônica. Ocorre em 8% de todas as gestações. Em 1% das gestações, o volume pode chegar a 40 mℓ. O diagnóstico deste problema é pelo teste de Kleihauer-Betke do esfregaço materno (a procura de células fetais).[2] Sugere-se uma transfusão feto-materna crônica quanto a contagem de reticulócitos é maior que 10%. Muitas condições podem predispor a esse tipo de hemorragia:

   i. Malformações placentárias – corioangioma ou coriocarcinoma

   ii. Procedimentos obstétricos – amniocentese traumática, versão cefálica externa, versão cefálica interna, parto pélvico

   iii. Hemorragia fetomaterna espontânea.

b. Hemorragia fetoplacentária

   i. Corioangioma ou coriocarcinoma com hematoma placentário

   ii. Parto cesáreo, com o feto mantido acima da placenta

   iii. Cordão nucal tenso ou prolapso do cordão oculto.

c. Transfusão fetofetal.

3. O sangramento no período neonatal pode ter as causas descritas a seguir.

a. Hemorragia intracraniana associada a:

   i. Prematuridade

   ii. Segundo gêmeo

   iii. Parto pélvico

   iv. Parto rápido

   v. Hipoxia.

b. Céfalo-hematoma maciço, hemorragia subgaleal ou bossa serosanguinolenta hemorrágica.

c. Sangramento retroperitoneal.

d. Fígado ou baço rompido.

e. Hemorragia suprarrenal ou renal.

f. Hemorragia gastrintestinal (deve-se descartar a deglutição de sangue materno no parto ou pela mama pelo teste de Apt) (Capítulo 43):

   i. Úlcera péptica

   ii. Enterocolite necrosante

   iii. Cateter nasogástrico.

g. Sangramento do umbigo.

4. Causas iatrogênicas. A perda excessiva de sangue pode resultar da coleta de sangue com reposição inadequada.

B. A **hemólise** se manifesta por diminuição do hematócrito, aumento da contagem de reticulócitos e aumento do nível de bilirrubina.[1,2]

1. Hemólise imune (ver Capítulo 26).

a. Incompatibilidade Rh.

b. Incompatibilidade ABO.

c. Incompatibilidade de grupo sanguíneo secundário (p. ex., C, E, Kell, Duffy).

d. Doença materna (p. ex., lúpus), doença hemolítica autoimune, artrite reumatoide (teste de Coombs direto positivo na mãe e no recém-nascido, ausência de anticorpos a antígenos comuns de hemácias Rh, AB etc.) ou fármacos.

2. Distúrbios hereditários nas hemácias.

a. Defeitos na membrana das hemácias, como esferocitose, eliptocitose ou estomatocitose.

b. Defeitos metabólicos. Deficiência de glicose-6-fosfato desidrogenase (G6PD) (hemólise neonatal importante em razão da deficiência de G6PD é vista apenas em homens de origem mediterrânea ou asiática com deficiência de G6PD; os negros norte-americanos têm uma incidência de 10% de deficiência de G6PD, mas raramente têm problemas neonatais significativos, a menos que haja uma infecção ou uso de fármaco), deficiência de piruvatoquinase, deficiência de 5-nucleotidase e deficiência de glicose-fosfato isomerase.

444 Parte 7 | Distúrbios Hematológicos

    c. **Hemoglobinopatias.**
        i. Síndromes talassêmicas α e γ.
        ii. Anormalidades estruturais das cadeias α e γ.

  3. **Hemólise adquirida.**
    a. **Infecção:** bacteriana ou viral.
    b. **Coagulação intravascular disseminada.**
    c. **Deficiência de vitamina E** e outras anemias nutricionais.[1]
    d. **Anemia hemolítica microangiopática,** hemangioma cavernoso, estenose da artéria renal e coarctação grave da aorta.

C. A **diminuição da produção de hemácias** se manifesta por diminuição do Ht, diminuição da contagem de reticulócitos e nível de bilirrubina normal.

  1. **Síndrome de Diamond-Blackfan.**
  2. **Leucemia congênita** ou outro tumor.
  3. **Infecções,** especialmente rubéola e parvovírus (Capítulo 48).
  4. **Osteopetrose,** levando a eritropoese inadequada.
  5. **Supressão da produção de hemácias induzida por fármacos.**
  6. **Anemia fisiológica ou anemia da prematuridade** (ver I.A. e I.B.).

III. Abordagem diagnóstica à anemia no recém-nascido (Quadro 45.3)

A. A **história familiar** deve incluir perguntas sobre anemia, icterícia, cálculos biliares e esplenectomia.

B. Deve-se avaliar **a história obstétrica.**

Quadro 45.3	Classificação da anemia no recém-nascido.			
Reticulócitos	**Bilirrubina**	**Teste de Coombs**	**Morfologia da hemácia**	**Diagnósticos possíveis**
Normal ou ↓	Normal	Negativo	Normal	Anemia fisiológica do primeiro ano de vida ou prematuridade; anemia hipoplásica congênita; outras causas de diminuição na produção
Normal ou ↑	Normal	Negativo	Normal	Hemorragia aguda (fetomaterna, placentária, cordão umbilical ou hemorragia interna)
↑	Normal	Negativo	Micrócitos hipocrômicos	Hemorragia fetomaterna crônica
↑	↑	Positivo	Esferócitos Hemácias nucleadas	Hemólise imune (incompatibilidade de grupo sanguíneo ou autoanticorpos maternos)
Normal ou ↑	↑	Negativo	Esferócitos	Esferocitose hereditária
Normal ou ↑	↑	Negativo	Eliptócitos	Eliptocitose hereditária
Normal ou ↑	↑	Negativo	Micrócitos hipocrômicos	Síndrome talassêmica α ou γ
↑	↑	Negativo	Hemácias espiculadas	Deficiência de piruvatoquinase
Normal ou ↑	Normal ou ↑	Negativo	Fragmentos de esquizócitos e hemácias	Coagulação intravascular disseminada; outros processos microangiopáticos
↑	↑	Negativo	Células "mordidas" (corpúsculos de Heinz com coloração supravital)	Deficiência de glicose-6-fosfato desidrogenase
Normal, ↑ ou ↓	↑	Negativo	Normal	Infecções; hemorragia fechada (céfalo-hematoma)

↓ = diminuído; ↑ = aumentado. *Fonte:* Adaptado do trabalho do Dr. Glader B. *Director of Division of hematology-oncology.* California: Children's Hospital at Stanford, 1991.[3]

Capítulo 45 | Anemia **445**

C. O **exame físico** pode revelar uma anormalidade associada e fornecer indícios da origem da anemia.

   1. A **perda aguda de sangue** leva a choque, com cianose, má perfusão e acidose.

   2. A **perda de sangue crônica** produz palidez, mas o recém-nascido pode apresentar apenas leves sintomas de angústia respiratória ou irritabilidade.

   3. A **hemólise crônica** está associada a palidez, icterícia e hepatoesplenomegalia.

D. Hemograma completo. O Ht do sangue capilar é 2,7 a 3,9% superior ao Ht venoso. O aquecimento do pé reduz a diferença de 3,9% para 1,9%.[1,2]

E. Contagem de reticulócitos (elevada na perda crônica de sangue e hemólise, deprimida na infecção e defeito de produção).

F. Esfregaço de sangue periférico (Quadro 45.3).

G. Teste de Coombs e nível de bilirrubina (ver Capítulo 26).

H. Teste de Apt (ver Capítulo 43) no sangue gastrintestinal de origem incerta.

I. Teste de Kleihauer-Betke do sangue da mãe. Uma perda de 50 mℓ de sangue fetal para a circulação materna aparecerá como até 1% de células fetais na circulação materna.[2]

J. Ultrassonografia do abdome e da cabeça.

K. Testes nos pais. Hemograma completo, esfregaço de sangue periférico e índices hematimétricos são exames de triagem úteis. O teste de fragilidade osmótica e os níveis de enzimas hematimétricas (p. ex., G6PD, piruvatoquinase) podem ser úteis em casos específicos.

L. Exames à procura de infecções. Toxoplasmose, rubéola, citomegalovírus (CMV) e herpes-vírus simples (ver Capítulo 48).

M. Exame da medula óssea (raramente usado, exceto em casos de insuficiência da medula óssea por hipoplasia ou tumor).

IV. Tratamento

A. Transfusão (ver Capítulo 42).

   1. Indicações para a transfusão. A decisão de transfundir deve ser feita considerando-se a condição e as necessidades fisiológicas do recém-nascido.[8]

   a. Recém-nascidos com doença cardíaca congênita ou doença respiratória importante (p. ex., *shunt* esquerda-direita grande) podem precisar que seu Ht seja mantido acima de 40%. A transfusão de hemácias adultas fornece o benefício adicional de baixa afinidade da hemoglobina pelo oxigênio, o que aumenta a oferta de oxigênio para os tecidos. O sangue deve ser fresco (3 a 7 dias de idade) para garantir níveis adequados de 2,3-DPG.

   b. Recém-nascidos saudáveis assintomáticos autocorrigirão uma anemia leve, desde que a ingestão de ferro seja adequada.

   c. Recém-nascidos com incompatibilidade ABO que não foram submetidos à exsanguineotransfusão podem ter hemólise demorada e precisar de uma transfusão várias semanas após o nascimento. Isso pode ser melhorado com o uso de imunoglobulina intravenosa (IVIG). Se o neonato não tiver hemólise suficiente para precisar de fototerapia, normalmente não se tornará anêmico o suficiente para precisar de uma transfusão (ver Capítulo 26).

   d. Recém-nascidos prematuros podem permanecer bastante confortáveis com níveis de hemoglobina de 6,5 a 7 mg/dℓ. O nível em si não é uma indicação para transfusão. Embora um estudo tenha sugerido um possível aumento do risco de ECN em neonatos anêmicos, vários estudos também sugerem uma relação inesperada entre o início tardio da enterocolite necrosante e a transfusão eletiva em recém-nascidos pré-termo com crescimento estável.[7] Recém-nascidos doentes (p. ex., com septicemia, pneumonia ou displasia broncopulmonar) podem precisar de maior capacidade de transporte de oxigênio e, portanto, precisar de transfusão. Recém-nascidos pré-termo em crescimento podem também manifestar a necessidade de transfusão ao exibir ganho de peso ruim, apneia, taquipneia ou má alimentação.[8] As diretrizes para transfusão são apresentadas no

446 Parte 7 | Distúrbios Hematológicos

Quadro 45.4	Diretrizes para a transfusão em recém-nascidos pré-termo.

1. Recém-nascidos assintomáticos com Ht < 21% e reticulócitos < 100.000/$\mu\ell$ (2%)
2. Recém-nascidos com Ht < 31% e tenda de oxigênio < 36% ou pressão média das vias respiratórias < 6 cmH$_2$O por CPAP ou VMI ou mais de 9 episódios de apneia e bradicardia em 12 horas ou 2/24 horas que exigiram ventilação com ventilador manual enquanto em tratamento adequado com metilxantina ou FC > 180/min ou FR > 80/min sustentada durante 24 horas ou ganho de peso de mais de 10 g/dia durante 4 dias em dieta de 100 kcal/kg/dia ou submetida à cirurgia
3. Recém-nascidos com Htc < 36% e que exigem suplementação de O$_2$ > 35% ou pressão média das vias respiratórias de 6 a 8 cmH$_2$O por CPAP ou VMI

CPAP = pressão positiva contínua nas vias respiratórias por via nasal ou endotraqueal; FC = frequência cardíaca; Ht = hematócrito; VMI = ventilação mandatória intermitente; FR = frequência respiratória. Do estudo multicêntrico de eritropoetina humana recombinante para pré-termos. *Fonte:* Dados de Strauss RG. Erythropoietin and neonatal anemia. *N Engl J Med* 1994;330 (17):1227-1228.

Quadro 45.4. Apesar dos esforços para adotar critérios uniformes de transfusão, tem sido relatada uma variação significativa nas práticas de transfusão entre as diferentes unidades de terapia intensiva neonatal (UTIN).[9]

2. Hemoderiva dos métodos de transfusão[2] (ver Capítulo 42).

a. Concentrado de hemácias. O volume de transfusão pode ser calculado como se segue:

$$\frac{\text{Peso em kg} \times \text{volume de sangue por quilograma} \times (\text{Ht desejado} - \text{Ht observado})}{\text{Ht do sangue a ser administrado}} = \text{volume de transfusão}$$

O volume de sangue médio do recém-nascido é 80 mℓ/kg; o Ht do concentrado de hemácias é de 60 a 80% e deve ser verificado antes da transfusão. Em geral, transfundem-se 15 a 20 mℓ/kg; volumes maiores podem precisar ser divididos.

b. O **sangue total** é indicado quando há perda aguda de sangue.

c. A **transfusão isovolêmica** com concentrado de hemácias de Ht elevado pode ser necessária para recém-nascidos gravemente anêmicos quando a transfusão de rotina do volume de concentrado de hemácias necessário para corrigir a anemia resultaria em sobrecarga circulatória (ver Capítulo 26).

d. Recomendam-se **hemácias irradiadas** em recém-nascidos pré-termo com peso < 1.200 g. Neonatos pré-termo podem ser incapazes de rejeitar linfócitos estranhos do sangue transfundido. **Usamos sangue irradiado para todas as transfusões neonatais. A depleção de leucócitos** com filtros de transfusão de terceira geração reduziu substancialmente o risco de exposição a linfócitos estranhos e CMV.[4,10] No entanto, é preferível o sangue de doadores CMV-negativos para a transfusão neonatal (ver Capítulo 42).

e. A **transfusão de doador direcionado** é solicitada por muitas famílias. A irradiação das células do doador direcionado é especialmente importante, dada a compatibilidade do antígeno leucocitário humano (HLA) entre parentes de primeiro grau e o potencial aprimorado de enxerto de linfócitos estranhos.

f. Por causa da preocupação com o risco associado de múltipla exposição às transfusões repetidas em recém-nascidos de extremo baixo peso (RNEBP), **recomendamos a transfusão de hemácias armazenadas de uma única unidade reservada para um recém-nascido.**[1]

B. Profilaxia

1. Recém-nascidos a termo devem receber alta do hospital em uso de fórmula enriquecida com ferro (2 mg/kg/dia), se não estiverem sendo amamentados.[12]

2. Recém-nascidos pré-termo (prevenir ou melhorar a anemia da prematuridade). A seguir está uma descrição de nosso manejo nutricional habitual dos recém-nascidos pré-termo do ponto de vista do fornecimento de substratos de hemácias e prevenção de destruição adicional:

a. A suplementação de **ferro** no recém-nascido pré-termo impede a deficiência de ferro tardia.[13] Rotineiramente suplementamos ferro em recém-nascidos pré-termo a uma dose de 2 a 4 mg de ferro elementar/kg/dia quando a alimentação enteral completa for alcançada (ver Capítulo 21).

b. Utiliza-se **leite materno** ou fórmulas semelhantes ao leite materno para manter baixo teor de ácidos graxos poli-insaturados nas hemácias, por serem pobres em ácido linoleico.[3]

Capítulo 45 | Anemia **447**

c. Administra-se **vitamina E** (15 a 25 UI do tipo hidrossolúvel) diariamente até que o recém-nascido tenha a idade corrigida de 38 a 40 semanas (essa conduta normalmente é interrompida no momento da alta do hospital) (ver Capítulo 21).

d. **Esses recém-nascidos devem ser acompanhados atentamente** e pode ser necessária suplementação adicional de ferro.

e. Os **métodos e perigos da transfusão** são descritos no Capítulo 42.

f. A **eritropoetina humana recombinante (rh-EPO)** foi avaliada como medida promissora na melhora da anemia da prematuridade.[14-19] Estudos em que participamos mostraram que a rh-EPO estimula a produção de hemácias e diminui a frequência e o volume de transfusões de hemácias administradas a recém-nascidos pré-termo. No entanto, muitos estudos têm mostrado que o tratamento com eritropoetina é de benefício limitado na redução do número de transfusões quando são instituídos critérios rigorosos de transfusão. Além disso, uma meta-análise da Cochrane mostrou que o uso precoce da EPO aumenta o risco de retinopatia da prematuridade; portanto, não recomendamos o seu uso como um procedimento de rotina.[16,17,20] Estratégias complementares para reduzir as perdas por flebotomia e o uso de critérios padronizados conservadores de transfusão têm contribuído para redução significativa das transfusões.

Referências

1. Bifano EM, Ehrenkranz Z, eds. Perinatal hematology. *Clin Perinatol* 1995:23(3).
2. Blanchette V, Doyle J, Schmidt B, et al. Hematology. In: Avery GB, Fletcher MA, MacDonald MG, eds. *Neonatology*. 4th ed. Philadelphia: Lippincott–Raven Publishers; 1994:952–999.
3. Glader B, Naiman JL. Erythrocyte disorders in infancy. In: Taeusch HW, Ballard RA, Avery ME, eds. *Diseases of the Newborn*. Philadelphia: WB Saunders; 1991.
4. Nathan DG, Oski FA. *Hematology of Infancy and Childhood*. 4th ed. Philadelphia: WB Saunders; 1993.
5. Oski FA, Naiman JL. *Hematologic Problems in the Newborn*. 3rd ed. Philadelphia: WB Saunders; 1982.
6. Molteni RA. Perinatal blood loss. *Pediatr Rev* 1990;12(2):47–54.
7. Singh R, Visitainer PF, Frantz ID, et al. Association of Necrotizing Enterocolitis with anemia and packed red blood transfusions in preterm infants. *J Perinatol* 2011;31:176–182.
8. Ross MP, Christensen RD, Rothstein G, et al. A randomized trial to develop criteria for administering erythrocyte transfusions to anemic preterm infants 1 to 3 months of age. *J Perinatol* 1989;9:246.
9. Ringer SA, Richardson DK, Sacher RA, et al. Variations in transfusion practice in neonatal intensive care. *Pediatrics* 1998;101(2):194–200.
10. Andreu G. Role of leukocyte depletion in the prevention of transfusion-induced cytomegalovirus infection. *Semin Hematol* 1991;28(3 suppl 5):26–31.
11. Strauss RG. Blood banking issues pertaining to neonatal red blood cell transfusions. *Transfus Sci* 1999;21(1):7–19.
12. American Academy of Pediatrics Committee on Nutrition: Iron-fortified infant formulas. *Pediatrics* 1989;84(6):1114–1115.
13. Hall RT, Wheeler RE, Benson J, et al. Feeding iron-fortified premature formula during initial hospitalization to infants less than 1800 grams birth weight. *Pediatrics* 1993;92(3):409–414.
14. Shannon KM, Keith JF III, Mentzer WC, et al. Recombinant human erythropoietin stimulates erythropoiesis and reduces erythrocyte transfusions in very low birth weight preterm infants. *Pediatrics* 1995;95(1):1–8.
15. Maier RF, Obladen M, Scigalla P, et al. The effect of epoetin beta (recombinant human erythropoietin) on the need for transfusion in very low birth weight infants. European Multicentre Erythropoietin Study Group. *N Engl J Med* 1994;330(17):1173–1178.
16. Strauss RG. Erythropoietin and neonatal anemia. *N Engl J Med* 1994;330(17):1227–1228.
17. Wilimas JA, Crist WM. Erythropoietin—not yet a standard treatment for anemia of prematurity. *Pediatrics* 1995;95(1):9–10.
18. Soubasi V, Kremenopoulos G, Diamandi E, et al. In which neonates does early recombinant human erythropoietin treatment prevent anemia of prematurity? Results of a randomized, controlled study. *Pediatr Res* 1993;34(5):675–679.
19. http://www2.cochrane.org/reviews/en/ab004863.html. Accessed 2011.
20. Ohlsson A, Aher SM. Early erythropoietin for preventing red blood cell transfusion in preterm and/or low birth weight infants. *Cochrane Database of Syst Rev* 2006;19(3):CD004863. DOI:10.1002/14651858.CD004863.PUB2

46 Policitemia
Deirdre O'Reilly

À medida que o hematócrito central (venoso) sobe, a viscosidade aumenta e o fluxo sanguíneo diminui. Quando o hematócrito sobe para > 60%, ocorre redução do transporte de oxigênio[1] (Figura 46.1). Recém-nascidos têm hemácias (eritrócitos) maiores e de formato irregular, cujas membranas têm características diferentes das observadas em hemácias de adultos.[1-3] À medida que a viscosidade aumenta, há comprometimento da oxigenação tecidual, redução da glicemia, com consequente elevação do risco de formação de microtrombos. Se tais eventos ocorrerem no córtex cerebral, nos rins ou nas glândulas suprarrenais, pode sobrevir lesão significativa. A hipoxia e a acidose elevam ainda mais a viscosidade e a deformidade. A hipoperfusão aumenta a possibilidade de trombose.

I. Definições

A. Policitemia é definida como um hematócrito venoso de pelo menos 65%.[2,3] As medidas do hematócrito variam muito com o local de coleta da amostra, e o hematócrito capilar pode ser até 20% maior que o hematócrito venoso.[2] Após o nascimento, há elevação inicial do hematócrito por transferência placentária de hemácias, seguida de diminuição com retorno ao nível inicial em cerca de 24 horas.[4] O hematócrito venoso médio dos neonatos a termo é de 53% no sangue do cordão, 60% com 2 horas de vida, 57% com 6 horas de vida e 52% com 12 a 18 horas de vida.[2]

B. Hiperviscosidade é definida como viscosidade > 2 desvios padrão acima da média.[3] A viscosidade sanguínea, segundo a descrição de Poiseuille, é a razão entre a tensão de cisalhamento e a taxa de cisalhamento e depende de fatores como gradiente de pressão ao longo do vaso, raio, comprimento e fluxo.[4] A correlação entre o hematócrito e a viscosidade é quase linear abaixo de um hematócrito de 60%, porém a viscosidade aumenta exponencialmente quando o hematócrito é igual ou maior que 70% (Figura 46.1).[4,5]

Outros fatores afetam a viscosidade sanguínea, incluindo as proteínas plasmáticas, como o fibrinogênio, o fluxo sanguíneo local e o pH.[3,4] A síndrome de hiperviscosidade geralmente é observada apenas em neonatos com hematócritos venosos superiores a 60%.

II. Incidência.
A incidência de policitemia é de 1 a 5% em recém-nascidos a termo.[1,3,6,7] Em recém-nascidos, a incidência de policitemia é maior naqueles com restrição do crescimento intrauterino (RCIU), nos que são pequenos para a idade gestacional (PIG) e nos pós-termo.

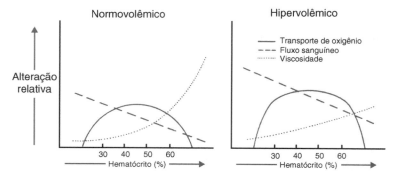

Figura 46.1 Efeito do hematócrito na viscosidade, no fluxo sanguíneo e no transporte de oxigênio. (Adaptada de Glader B, Naiman JL. Erythrocyte disorders in infancy. In: Taeusch HW, Ballard RA, Avery ME, eds. *Diseases of the newborn.* Philadelphia: WB Saunders, 1991.)

III. Causas de policitemia

A. **Transfusão placentária de eritrócitos**
   1. **Retardo na ligadura do cordão umbilical** pode ocorrer intencionalmente ou em partos desassistidos.

      a. Quando o cordão umbilical é ligado no primeiro minuto após o nascimento, o volume sanguíneo do recém-nascido é de aproximadamente 80 mℓ/kg.
      b. Quando o cordão umbilical é ligado 2 min após o nascimento, o volume sanguíneo neonatal é de 90 mℓ/kg.
      c. Em neonatos com policitemia, o volume sanguíneo por quilograma de peso corporal varia inversamente em relação ao peso ao nascer (Figura 46.2).
   2. **Ordenha do cordão umbilical** (empurrando, desse modo, mais sangue para o neonato).
   3. **Manutenção do neonato em posição inferior em relação à mãe durante o parto.**
   4. **Transfusão maternofetal** é diagnosticada com a técnica de coloração de Kleihauer-Betke de eluição ácida para detectar células maternas na circulação do recém-nascido (ver Capítulo 45).
   5. **Transfusão fetofetal** (ver Capítulo 11).
   6. **Contrações uterinas vigorosas antes da ligadura do cordão umbilical.**

B. **Insuficiência placentária (aumento da eritropoese fetal secundário a hipoxia intrauterina crônica)**
   1. Recém-nascidos PIG e com RCIU.
   2. Síndromes de hipertensão materna (pré-eclâmpsia, doença renal etc.).
   3. Neonatos pós-termo.
   4. Recém-nascidos cujas mães têm hipoxia crônica (cardiopatia, doença pulmonar).
   5. Gravidez em grandes altitudes.
   6. Tabagismo materno.

C. **Outros distúrbios**
   1. Recém-nascidos cujas mães são diabéticas (aumento da eritropoese).
   2. Alguns neonatos grandes para a idade gestacional (GIG).
   3. Neonatos com hiperplasia suprarrenal congênita, síndrome de Beckwith-Wiedemann, tireotoxicose neonatal, hipotireoidismo congênito, trissomia do 21, trissomia do 13, trissomia do 18.

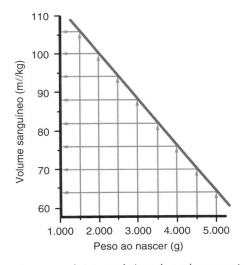

Figura 46.2 Nomograma elaborado para uso clínico, correlacionando o volume sanguíneo por quilograma ao peso de recém-nascidos policitêmicos. (De Rawlings JS, Pettett G, Wiswell T *et al.* Estimated blood volumes in polycythemic neonates as a function of birth weight. *J Pediatr*, 1982;101[4]:594–599.)

450 Parte 7 | Distúrbios Hematológicos

4. Medicamentos (uso materno de propranolol).
5. Desidratação do recém-nascido.
6. Sepse (aumento do fibrinogênio, menor deformabilidade das hemácias).[4]

IV. Achados clínicos. A maioria dos neonatos com policitemia é assintomática. Os sinais e sintomas clínicos, as síndromes e as anormalidades laboratoriais que foram descritos em associação à policitemia incluem:

A. Sistema nervoso central (SNC). Recusa alimentar, letargia, hipotonia, apneia, tremores, abalos musculares, crises convulsivas, trombose venosa cerebral

B. Cardiorrespiratório. Cianose, taquipneia, sopros cardíacos, insuficiência cardíaca congestiva, cardiomegalia, resistência vascular pulmonar elevada, trama vascular pulmonar proeminente na radiografia de tórax

C. Renal. Redução da filtração glomerular, diminuição da excreção de sódio, trombose venosa renal, hematúria, proteinúria

D. Outros. Trombose de outros vasos, trombocitopenia, recusa alimentar, icterícia mais intensa, hipoglicemia persistente, hipocalcemia, infartos testiculares, enterocolite necrosante (ECN), priapismo, coagulação intravascular disseminada.

   Todos esses sinais e sintomas podem estar associados a policitemia e hiperviscosidade, mas podem não ser causados por elas. São manifestações comuns em muitos distúrbios neonatais.

V. Triagem. A triagem rotineira de todos os recém-nascidos para policitemia e/ou hiperviscosidade tem sido preconizada por alguns autores.[8,9] A cronologia e o local de coleta da amostra de sangue modificam o valor do hematócrito.[3,10,11] Não realizamos essa triagem rotineira de recém-nascidos a termo sadios porque há dados escassos mostrando que o tratamento de pacientes assintomáticos por exsanguineotransfusão parcial seja benéfico a longo prazo.[3,11,12]

VI. Diagnóstico. Deve-se determinar o nível de hematócrito no sangue capilar ou no sangue venoso periférico em qualquer neonato que pareça pletórico, que tenha alguma causa predisponente de policitemia, que apresente qualquer um dos sinais/sintomas citados no item IV ou que não esteja bem por alguma razão.

A. O aquecimento do calcanhar antes da coleta de sangue para determinação do hematócrito capilar proporciona melhor correlação ao hematócrito central ou venoso periférico. Se o hematócrito no sangue capilar for superior a 65%, deve-se determinar o hematócrito venoso periférico.

B. Poucos hospitais têm equipamento para medir a viscosidade sanguínea. Se o equipamento estiver disponível, deve-se realizar o exame, porque alguns neonatos com hematócritos venosos abaixo de 65% apresentam sangue hiperviscoso.[7]

VII. Manejo

A. Depois de considerar e descartar outras causas de doença (p. ex., sepse, pneumonia, hipoglicemia), todo recém-nascido com sinais/sintomas atribuíveis à hiperviscosidade deve ser **submetido a exsanguineotransfusão parcial se o hematócrito venoso periférico for >65%.**

B. Os **neonatos assintomáticos** com hematócrito venoso periférico entre 60 e 70% **geralmente são assistidos por aumento do aporte hídrico e repetição do hematócrito após 4 a 6 horas.**

C. Muitos neonatologistas realizam **exsanguineotransfusão quando o hematócrito venoso periférico é > 70% na ausência de sinais/sintomas, mas essa questão é motivo de controvérsia.**[10–13]

D. Pode-se utilizar a seguinte fórmula para calcular a exsanguineotransfusão com albumina a 5% ou soro fisiológico (NaCl a 0,9%) que trará o hematócrito para 50 a 60%. Em neonatos com policitemia, o volume sanguíneo varia inversamente com o peso ao nascer (Figura 46.2). **Em geral, coletamos amostras de sangue da veia umbilical e administramos soro fisiológico em uma veia periférica para substituí-lo.**

Como os ensaios randomizados não mostram vantagem com o uso de albumina e o risco de infecção é menor, é preferível usar produtos não humanos, como a solução salina.[14] Existem muitos métodos de substituição (ver Capítulo 26).

$$\text{Volume de troca em m}\ell = \frac{\left(\dfrac{\text{volume}}{\text{sanguíneo/kg}} \times \dfrac{\text{peso}}{\text{corporal em kg}}\right) \times \left(\dfrac{\text{hematócrito}}{\text{observado}} - \dfrac{\text{hematócrito}}{\text{desejado}}\right)}{\text{hematócrito observado}}$$

Exemplo: Recém-nascido com 3 kg, hematócrito de 75%, volume sanguíneo de 80 mℓ/kg – a fim de trazer o hematócrito a 50%:

$$\text{Volume de troca (em m}\ell) = \frac{(80 \text{ m}\ell \times 3 \text{ kg}) \times (75 - 50)}{75}$$

$$= \frac{240 \text{ m}\ell \times 25}{75}$$

$$= \text{troca de 80 m}\ell$$

O volume total trocado na exsanguineotransfusão geralmente é de 15 a 20 mℓ/kg de peso corporal. Depende do hematócrito observado. (A volemia pode alcançar 100 mℓ/kg em neonatos policitêmicos.)

VIII. Desfecho

A. **Os recém-nascidos com policitemia e hiperviscosidade que apresentam velocidade do fluxo sanguíneo cerebral reduzida e resistência vascular aumentada passam a ter fluxo sanguíneo cerebral normal após a exsanguineotransfusão.**[12] Também obtêm melhora do fluxo sanguíneo sistêmico e transporte de oxigênio.[2,5,11,13]

B. O **desfecho neurológico a longo prazo** em neonatos com policitemia/hiperviscosidade assintomática, com ou sem tratamento, **permanece controverso.**

1. Um estudo com um número pequeno de pacientes randomizados mostrou diminuição do QI nas crianças em idade escolar que tiveram síndrome de hiperviscosidade neonatal, tenham sido tratadas ou não.[10,15]

2. Outro estudo retrospectivo, com um número pequeno de pacientes, mostrou ausência de diferença no desfecho neurológico de pacientes com policitemia neonatal assintomática, incluindo os recém-nascidos tratados e os não tratados.[16]

3. Um pequeno estudo prospectivo não encontrou diferença no acompanhamento entre neonatos-controle e aqueles com hiperviscosidade, entre aqueles com hiperviscosidade sintomática e assintomática, e entre neonatos assintomáticos tratados com exsanguineotransfusão parcial e aqueles observados. A análise revelou que outros fatores de risco perinatais e a etnia, em vez da policitemia ou exsanguineotransfusão, influenciaram significativamente o desfecho a longo prazo.[2,11]

4. Relatou-se incidência mais alta de ECN após exsanguineotransfusões parciais pela veia umbilical.[15,17] ECN não foi observada em análise retrospectiva de 185 neonatos policitêmicos a termo tratados com exsanguineotransfusões parciais com remoção de sangue pela veia umbilical e reinfusão de substituto comercial do plasma por veias periféricas.[18]

5. Um grande estudo clínico prospectivo randomizado comparando a exsanguineotransfusão parcial com o tratamento sintomático (aumento do aporte hídrico etc.), com a distribuição equânime dos fatores de risco e as etiologias da policitemia será necessário para o estabelecimento de diretrizes para o tratamento do recém-nascido assintomático com policitemia e/ou hiperviscosidade.

6. A exsanguineotransfusão parcial diminui o hematócrito, a viscosidade e reverte muitas das anormalidades fisiológicas associadas a policitemia e/ou hiperviscosidade. No entanto, não se mostrou capaz de mudar significativamente o desfecho desses neonatos a longo prazo.[3]

Referências

1. Glader B. Erythrocyte disorders in infancy. In: Taeusch HW, Ballard RA, Avery ME, eds. *Diseases of the newborn.* 6th ed. Philadelphia: WB Saunders; 1991.

452 Parte 7 | Distúrbios Hematológicos

2. Werner EJ. Neonatal polycythemia and hyperviscosity. *Clin Perinatol* 1995;22(3):693–710.
3. Linderkamp O. Blood Viscosity of the Neonate. *NeoReviews* 2004;5:406–415.
4. Rosenkrantz TS. Polycythemia and hyperviscosity in the newborn. *Semin Thromb Hemost* 2003;29(5):515–527.
5. Swetnam SM, Yabek SM, Alverson DC. Hemodynamic consequences of neonatal polycythemia. *J Pediatr* 1987;110:443–447.
6. Lindermann R, Haines L. Evaluation and treatment of polycythemia in the neonate. In: Christensen RD, ed. *Hematologic problems of the neonate.* Philadelphia: WB Saunders; 2000.
7. Wirth FH, Goldberg KE, Lubchenco LO. Neonatal hyperviscosity: I. Incidence. *Pediatrics* 1979;63(6):833–886.
7.5. Ramamurthy RS, Berlanga M. Postnatal alteration in hematocrit and viscosity in normal and polycythemic infants. *J Pediatr* 1987;110(6):929–934.
8. Drew JH, Guaran RL, Cichello M, et al. Neonatal whole blood hyperviscosity: the important factor influencing later neurologic function is the viscosity and not the polycythemia. *Clin Hemorheol Microcirc* 1997;17(1):67–72.
9. Wiswell TE, Cornish JD, Northam RS. Neonatal polycythemia: frequency of clinical manifestations and other associated findings. *Pediatrics* 1986;78(1):26–30.
10. Delaney-Black VD, Camp BW, Lubchenco LO, et al. Neonatal hyperviscosity association with lower achievement and IQ scores at school age. *Pediatrics* 1989;83(5):662–667.
11. Bada H, Korones SB, Pourcyrous M, et al. Asymptomatic syndrome of polycythemic hyperviscosity: effect of partial plasma exhange transfusion. *J Pediatr* 1992;120(4 pt 1):579–585.
12. Oski FA, Naiman JL. *Hematologic problems in the newborn.* 3rd ed. Philadelphia: WB Saunders; 1982:87–96.
13. Phibbs RH, Clapp DW, Shannon KM. Hematologic problems. In: Klaus MH, Fanaroff AA, Eds. *Care of the high risk neonate.* Philadelphia: WB Saunders; 1993:421.
14. de Waal KA, Baerts W, Offringa M. Systematic review of the optimal fluid for dilutional exchange transfusion in neonatal polycythaemia. *Arch Dis Child Fetal Neonatal Ed* 2006;91(1):F7–F10.
15. Black VD, Lubchenco LO. Neonatal polycythemia and hyperviscosity. *Pediatr Clin North Am* 1982;5:1137–1148.
16. Høst A, Ulrich M. Late prognosis in untreated neonatal polycythemia with minor or no symptoms. *Acta Paediatr Scand* 1982;71(4):629–633.
17. Black VD, Rumack CM, Lubchenco LO, et al. Gastrointestinal injury in polycythemic term infants. *Pediatrics* 1985;76(2):225–231.
18. Hein HA, Lathrop SS. Partial exchange transfusion in term, polycythemic neonates: absence of association with severe gastrointestinal injury. *Pediatrics* 1987;80(1):75–78.

47 Trombocitopenia Neonatal

Chaitanya Chavda, Matthew Saxonhouse e Martha Sola-Visner

I. Introdução. A trombocitopenia em recém-nascidos é tradicionalmente definida como uma contagem de plaquetas inferior a 150 × 10³/μℓ. É classificada como leve (100 a 150 × 10³/μℓ), moderada (50 a 99 × 10³/μℓ) ou grave (< 50 × 10³/μℓ). No entanto, uma contagem de plaquetas na faixa de 100 a 150 × 10³/μℓ é um pouco mais comum em recém-nascidos (RN) saudáveis do que em adultos saudáveis. Por essa razão, um acompanhamento cuidadoso e conduta expectante em um recém-nascido com trombocitopenia transitória leve, aparentemente sem outras condições associadas, é uma abordagem aceitável, embora a não resolução rápida, o agravamento da trombocitopenia ou alterações no estado clínico exijam uma avaliação mais aprofundada. A incidência de trombocitopenia em neonatos varia significativamente, dependendo da população estudada. Especificamente, enquanto a incidência *geral* de trombocitopenia neonatal é relativamente baixa (0,7 a 0,9%),[1] a incidência em recém-nascidos internados na unidade de terapia intensiva neonatal (UTIN) é muito elevada (22 a 35%).[2-4] Na UTI, a contagem de plaquetas média é mais baixa nos recém-nascidos prematuros do que nos recém-nascidos a termo ou próximos do termo.[5] A incidência de trombocitopenia está inversamente correlacionada à idade gestacional, afetando cerca de 70% dos recém-nascidos com um peso < 1.000 g.[6]

II. Abordagem ao neonato trombocitopênico. Ao avaliar um neonato trombocitopênico, o primeiro passo para estreitar o diagnóstico diferencial é classificar a trombocitopenia como sendo de **início precoce (nas primeiras 72 horas de vida) ou tardio (após as primeiras 72 horas de vida)** e determinar se o recém-nascido está clinicamente saudável ou enfermo. É importante ressaltar que a infecção e a sepse devem sempre ser consideradas como prioritárias no diagnóstico diferencial (independentemente do tempo de manifestação e da aparência da criança), já que qualquer atraso no diagnóstico e tratamento podem ter consequências fatais.

A. **Trombocitopenia de início precoce (Figura 47.1).** A causa mais frequente de trombocitopenia de início precoce em um recém-nascido aparentemente saudável é a insuficiência placentária, como ocorre em recém-nascidos de mulheres com hipertensão/pré-eclâmpsia ou diabetes induzidos pela gravidez e naqueles com restrição de crescimento intrauterino (RCIU).[7,8] Esta trombocitopenia é sempre leve a moderada, manifesta-se imediatamente ou logo após o nascimento, e se resolve dentro de 7 a 10 dias. Se o recém-nascido com história pré-natal consistente com insuficiência placentária e trombocitopenia leve a moderada mantém-se clinicamente estável e a contagem de plaquetas se normaliza dentro de 10 dias, não é necessária avaliação adicional. No entanto, se a trombocitopenia torna-se grave e/ou persiste por mais de 10 dias, é necessária investigação extra.

A trombocitopenia de início precoce *grave* em um recém-nascido sem outras doenças deve levar a suspeita de trombocitopenia imunomediada, que pode ser autoimune (*i. e.*, a mãe também é trombocitopênica) ou aloimune (*i. e.*, a mãe tem uma contagem normal de plaquetas). Estas variedades de trombocitopenia são discutidas em detalhes a seguir.

A trombocitopenia de início precoce de qualquer gravidade em um neonato a termo ou pré-termo com *aspecto enfermo* requer a avaliação para sepse, infecções virais ou parasitárias congênitas ou coagulação intravascular disseminada (CIVD). A CIVD está mais frequentemente associada à sepse, mas pode também ser secundária à asfixia ao nascer.

Além dessas considerações, o recém-nascido afetado deve ser cuidadosamente examinado a procura de anormalidade no rádio (sugestiva de síndrome de trombocitopenia com ausência de rádio, [TAR], trombocitopenia amegacariocítica com sinostose radiulnar [TASR] ou anemia de Fanconi). Embora a trombocitopenia associada à anemia de Fanconi quase sempre se manifeste mais tarde (durante a infância), têm sido relatados casos neonatais.[9] Nestes clientes, frequentemente são encontradas anormalidades do polegar e o teste com diepoxibutano é quase sempre diagnóstico. Se o recém-nascido tiver anomalias radiais com polegares de aspecto normal, a síndrome de TAR deve ser considerada.[10] A contagem de plaquetas geralmente é < 50 × 10³/μℓ e a contagem de leucócitos está elevada em mais de 90% dos clientes

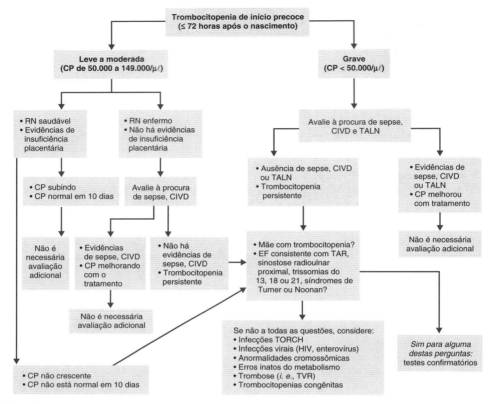

Figura 47.1 Diretrizes para a avaliação de recém-nascidos com trombocitopenia de início precoce (≤ 72 horas de vida). CP = contagem de plaquetas; CIVD = coagulação intravascular disseminada; EF = exame físico; TALN = trombocitopenia aloimune neonatal; TVR = trombose da veia renal; RN = recém-nascido.

com síndrome TAR, às vezes superior a $100 \times 10^3/\mu\ell$ e mimetizando uma leucemia congênita. Os lactentes que sobrevivem ao primeiro ano de vida em geral ficam bem, uma vez que a contagem de plaquetas então melhora espontaneamente a níveis baixos-normais que são mantidos ao longo da vida.[11] A incapacidade para girar o antebraço no exame físico associada a trombocitopenia de início precoce grave sugere o raro diagnóstico de TASR congênita. O exame radiológico dos membros superiores destes recém-nascidos confirma a sinostose proximal dos ossos rádio e ulna.[12] Outras doenças genéticas associadas à trombocitopenia de início precoce incluem as trissomias do 21, 18 e 13 e as síndromes de Turner, Noonan e Jacobsen.

A presença de hepato ou esplenomegalia é sugestiva de infecção viral, embora também possa ser encontrada na síndrome hemofagocítica e na insuficiência hepática por várias etiologias. Outros diagnósticos, como a trombose da veia renal, a síndrome de Kasabach-Merritt e os erros inatos do metabolismo (principalmente a acidemia propiônica e a acidemia metilmalônica), devem ser considerados e avaliados com base em indicações clínicas específicas (*i. e.*, hematúria na trombose da veia renal, presença de um tumor vascular na síndrome de Kasabach-Merritt).

B. **Trombocitopenia de início tardio (Figura 47.2).** As causas mais comuns de trombocitopenias de qualquer gravidade que se manifestam depois de 72 horas de vida são a sepse (bacteriana ou fúngica) e a enterocolite necrosante (ECN). Os RN afetados geralmente têm aspecto enfermo e outros sinais sugestivos de sepse e/ou ECN. No entanto, a trombocitopenia pode ser o sinal inicial desses processos e pode preceder a deterioração clínica. O tratamento adequado com antibióticos, reposição volêmica e repouso intestinal (se a ECN for considerada) geralmente melhora a contagem de plaquetas em 1 a 2 semanas,

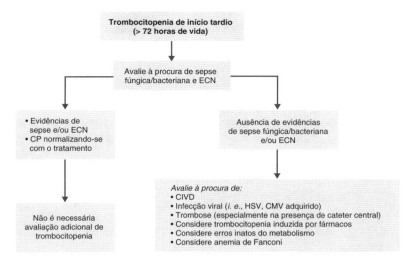

Figura 47.2 Orientações para a avaliação de recém-nascidos com trombocitopenia de início tardio (> 72 horas de vida). CP = contagem de plaquetas; ECN = enterocolite necrosante; HSV = herpes-vírus simples; CMV = citomegalovírus.

embora em algumas crianças a trombocitopenia persista por várias semanas. As razões subjacentes a esta trombocitopenia prolongada não são claras.

Se a sepse fúngica/bacteriana e a ECN forem descartadas, devem ser consideradas as infecções virais como as pelo herpes-vírus simples, CMV ou enterovírus. Estas são frequentemente acompanhadas por anormalidades nas enzimas hepáticas. Se o RN tem ou teve recentemente um cateter venoso central ou arterial, a trombose deve integrar o diagnóstico diferencial. Por fim, deve-se considerar a trombocitopenia induzida por fármacos se o RN estiver clinicamente bem e estiver recebendo heparina, antibióticos (penicilinas, cefalosporinas, ciprofloxacino, metronidazol, vancomicina e rifampicina), indometacina, famotidina, cimetidina, fenobarbital ou fenitoína, entre outros.[13,14] Outras causas menos comuns de trombocitopenia de início tardio incluem os erros inatos do metabolismo e a anemia de Fanconi (rara).

Recentemente foram desenvolvidas ferramentas inovadoras para avaliar a produção de plaquetas e auxiliar na avaliação da trombocitopenia, que têm a propensão de se tornarem amplamente disponíveis para uso na prática clínica em um futuro próximo. Entre elas está a fração de plaquetas imaturas (FPI), que mede a porcentagem de plaquetas recentemente liberadas (< 24 horas). A FPI pode ser medida em um contador de células hematológicas convencional (analisador hematológico Sysmex XE-2100) como parte do hemograma completo. A FPI pode ajudar a diferenciar as trombocitopenias associadas à diminuição na produção de plaquetas daquelas com destruição aumentada de plaquetas, de modo semelhante ao da utilização da contagem de reticulócitos para avaliar a anemia.[15] Estudos recentes têm demonstrado a utilidade da FPI para avaliar os mecanismos da trombocitopenia e para prever a recuperação plaquetária em recém-nascidos.[16,17] A FPI deve ser particularmente útil para orientar a avaliação diagnóstica de RN com trombocitopenia de etiologia desconhecida.

III. Trombocitopenia imune.

A trombocitopenia imune ocorre em virtude da transferência passiva de anticorpos da circulação materna para a fetal. Existem dois tipos distintos de trombocitopenia imune: (i) trombocitopenia aloimune neonatal (TALN) e (ii) trombocitopenia autoimune. Na TALN, o anticorpo é produzido na mãe contra um antígeno de plaquetas humanas (HPA) específico no feto, mas ausente na mãe. O antígeno é herança paterna. O anticorpo anti-HPA produzido no soro materno atravessa a placenta e alcança a circulação fetal, levando a destruição plaquetária e trombocitopenia. Na trombocitopenia autoimune, o anticorpo é dirigido contra um antígeno nas plaquetas da própria mãe (autoanticorpos), bem como nas plaquetas do neonato. Os autoanticorpos maternos também atravessam a placenta, resultando em destruição de plaquetas fetais e trombocitopenia.

456 Parte 7 | Distúrbios Hematológicos

A. Trombocitopenia aloimune neonatal. A TALN deve ser considerada em qualquer neonato que manifeste trombocitopenia grave ao nascimento ou pouco depois, particularmente na ausência de outros fatores de risco, sinais clínicos ou anormalidades no exame físico ou na contagem de outras células do sangue. Um estudo com mais de 200 neonatos com trombocitopenia utilizou a contagem de plaquetas < 50 × $10^3/\mu\ell$ no primeiro dia de vida como um indicador de rastreamento. O estudo identificou 90% dos clientes com TALN.[18] Além disso, a combinação de trombocitopenia neonatal grave com hemorragia intracraniana parenquimal (em vez de intraventricular) é altamente sugestiva de TALN.

Investigação laboratorial: Quando se suspeita de TALN, deve-se coletar sangue da mãe e do pai, que é submetido a testes de confirmação (se acessíveis). O rastreamento inicial de antígenos deve incluir o HPA 1, 3 e 5. Essa avaliação deve identificar cerca de 90% dos casos de TALN. No entanto, se o diagnóstico for fortemente suspeito e a avaliação inicial for negativa, devem ser realizados testes adicionais para HPA 9 e 15 (e HPA 4 se os pais forem de origem asiática).[19] Se positivos, esses testes irão revelar um anticorpo no plasma materno dirigido contra o antígeno plaquetário específico no pai. Se não puder ser coletado sangue dos pais em tempo hábil, o soro neonatal pode ser rastreado a procura de anticorpos antiplaquetários. No entanto, a baixa concentração de anticorpos no recém-nascido juntamente com a ligação dos anticorpos às plaquetas dele podem levar a resultados falso-negativos. Em virtude da complexidade do exame, as avaliações devem ser realizadas por um laboratório de referência experiente que tenha uma grande quantidade de controles tipados disponíveis para a detecção de anticorpos e a tecnologia com base em DNA adequada para tipar os vários antígenos.

Deve-se realizar estudos de imagem cerebral assim que houver suspeita de TALN, independentemente da ocorrência ou não de manifestações neurológicas, porque os resultados destes estudos irão ditar a agressividade do regime de tratamento do RN e de futuras gestações da mãe. O curso clínico da TALN é curto, na maior parte dos casos, e muitas vezes se resolve quase completamente dentro de 2 semanas. No entanto, para confirmar o diagnóstico, é importante acompanhar a contagem de plaquetas com frequência até que seja alcançada uma contagem normal.

Tratamento: O tratamento da TALN difere dependendo da situação clínica específica:

1. Suspeita de TALN em uma gravidez desconhecida
2. Caso conhecido de TALN
3. Tratamento pré-natal da gestante com história prévia de TALN.

    a. Manejo do recém-nascido com suspeita de TALN em uma gravidez desconhecida. Com base em dados recentes que mostram que uma grande proporção de crianças com TALN responde a **transfusões de plaquetas de doadores aleatórios, esse agora é considerado o tratamento de primeira linha para crianças com suspeita de TALN.**[20]

        i. Se o cliente estiver clinicamente estável, não tiver evidências de hemorragia intracraniana, as plaquetas geralmente são administradas quando a contagem de plaquetas é inferior a 30 × $10^3/\mu\ell$, embora isso seja arbitrário.

        ii. Se o cliente tiver evidências de hemorragia intracraniana, o objetivo é manter uma contagem de plaquetas superior a 100 × $10^3/\mu\ell$. Isso pode ser um desafio em neonatos com TALN.

        iii. Se o diagnóstico de TALN for confirmado ou estiver sob forte suspeita, além das plaquetas, pode-se infundir imunoglobulina intravenosa (IgIV) (1 g/kg/dia durante 2 dias consecutivos) para melhorar as plaquetas do próprio cliente e, potencialmente, proteger as plaquetas transfundidas.[21] Como na TALN a contagem de plaquetas geralmente cai após o nascimento, pode-se infundir IgIV quando a contagem de plaquetas estiver entre 30 e 50 × $10^3/\mu\ell$, para tentar evitar uma queda adicional.

        iv. É importante ter em mente que alguns RN com TALN não respondem às plaquetas de doadores aleatórios e IVIG. Por esse motivo, o banco de sangue deve ser imediatamente alertado sobre qualquer RN com suspeita de TALN e deve-se tomar medidas para garantir uma fonte de plaquetas antígeno-negativo (ou de doadores HPA-1b1b e 5a5a, que devem ser compatíveis em > 90% dos casos, ou da mãe) tão rapidamente quanto possível, se não houver resposta aos tratamentos iniciais. Se forem utilizadas plaquetas maternas, estas devem ser concentradas para diminuir a quantidade de anticorpos antiplaquetários (presentes no plasma da mãe) infundida no RN. As plaquetas também podem ser lavadas para eliminar o plasma, mas isso induz a mais danos nas plaquetas do que concentrá-las.[19] É importante observar que em alguns países europeus, plaquetas HPA-1b1b e 5a5a são mantidas no estoque do banco de sangue e estão imediatamente disponíveis para uso. Nesses casos, estes são preferíveis às plaquetas de doadores aleatórios e/ou IgIV e devem ser o tratamento de primeira linha.

v. A metilprednisolona (1 mg/kg, 2 vezes/dia, por 3 a 5 dias) também tem sido utilizada em relatos de casos individuais e pequenas séries de casos, mas só deve ser considerada se a criança não responder às plaquetas de doadores aleatórios e IgIV, se não houver suspeita de infecção bacteriana ou viral e se as plaquetas combinadas com antígeno não estiverem prontamente disponíveis. Alguns especialistas recomendam a metilprednisolona IV em doses baixas (1 mg a cada 8 horas) nos dias em que for administrada IgIV.[19]

b. Tratamento do recém-nascido com TALN conhecida. Quando o recém-nascido é filho de uma mulher que teve gestação prévia afetada por TALN confirmada, plaquetas genotipicamente combinadas (p. ex., plaquetas HPA-1b1b) devem estar disponíveis no banco de sangue no momento do nascimento e devem ser o tratamento de primeira linha se a criança for trombocitopênica.

c. Tratamento pré-natal de gestantes com história prévia de TALN. Mulheres que já deram à luz uma criança com TALN devem ser acompanhadas em clínicas obstétricas de alto risco durante todas as gestações futuras. A intensidade do tratamento pré-natal irá basear-se na gravidade da trombocitopenia e na ocorrência ou não de hemorragia intracraniana (HIC) no feto previamente afetado. Isso é particularmente importante para avaliar o risco de desenvolvimento de HIC na gravidez atual e minimizá-lo. As recomendações atuais envolvem o tratamento materno com IgIV (1 a 2 g/kg/semana), esteroides a partir da 12ª ou na 20ª a 26ª semanas de gestação, dependendo se o feto previamente afetado sofreu hemorragia intracraniana e, em caso afirmativo, em que momento da gestação.[19]

B. Trombocitopenia autoimune. Deve-se considerar o diagnóstico de trombocitopenia autoimune neonatal em todo recém-nascido que tenha trombocitopenia de início precoce e história materna de púrpura trombocitopênica idiopática (PTI) ou doença autoimune (com ou sem trombocitopenia). Um estudo retrospectivo de clientes obstétricas que tiveram PTI (incluindo elevada quantidade de mulheres que tiveram trombocitopenia durante a gravidez) demonstrou incidência relativamente alta de RN afetados: 25% dos neonatos apresentaram trombocitopenia no momento do nascimento; a trombocitopenia era grave em 9% deles, e 15% receberam tratamento para a condição.[22] Outros estudos amplos confirmaram que a incidência de trombocitopenia neonatal grave nessa população varia de 8,9 a 14,7%, com a HIC ocorrendo em 0% a 1,5% dos recém-nascidos afetados.[23-25] Com base nesses dados, recomenda-se que todos os recém-nascidos de mães com doenças autoimunes sejam submetidos a contagem de plaquetas no rastreamento ou logo após o nascimento. Se a contagem de plaquetas for normal, não é necessária avaliação adicional. Contudo, se a criança tiver leve trombocitopenia, a contagem de plaquetas deve ser repetida em 2 a 3 dias, uma vez que ela normalmente alcança seu valor mais baixo entre 2 e 5 dias após o nascimento. Se a contagem de plaquetas for inferior a $30 \times 10^3/\mu\ell$, a IgIV é o tratamento de primeira linha (1 g/kg, repetida se necessário). Além da IgIV, deve-se administrar também plaquetas de doadores aleatórios apenas se a criança tiver evidências de sangramento ativo. Devem-se obter imagens cranianas de todas as crianças com contagem de plaquetas $< 50 \times 10^3/\mu\ell$ à procura de hemorragia intracraniana. É importante citar que a trombocitopenia neonatal secundária à PTI materna pode perdurar por meses e exigir um acompanhamento a longo prazo e, às vezes, uma segunda dose de IgIV em 4 a 6 semanas de vida.

Tratamento materno. Mesmo que a mãe tenha PTI verdadeira, parece que a hemorragia fetal intrauterina é muito rara em comparação com o pequeno – mas definido – risco desta hemorragia na trombocitopenia aloimune. Por causa disso, o tratamento da PTI durante a gestação tem base principalmente no risco de hemorragia materna.[26] Um pequeno estudo randomizado prospectivo com betametasona em doses baixas (1,5 mg/dia durante via oral) não conseguiu impedir a trombocitopenia em recém-nascidos.[27] A IVIG administrada no pré-natal à mãe com PTI também não demonstrou afetar claramente a contagem de plaquetas fetal.

Há pouca correlação geral entre a contagem de plaquetas fetais e/ou as contagens de plaquetas maternas, níveis de anticorpos antiplaquetários ou história de esplenectomia materna. No entanto, as tentativas de contar as plaquetas fetais antes do parto não são recomendadas em virtude do risco associado a essas tentativas. No que diz respeito à modalidade de parto, não há evidências de que o parto cesáreo seja mais seguro para o feto com trombocitopenia do que o parto vaginal sem complicações. Dado esse

458 Parte 7 | Distúrbios Hematológicos

fato, combinado com a dificuldade de prever a trombocitopenia grave em recém-nascidos e o risco muito baixo de hemorragia grave, o International Consensus Report on the Investigation and Management of Primary Immune Thrombocytopenia de 2010 concluiu que o tipo de parto em clientes com PTI deve ser determinado puramente por indicações obstétricas.[26]

IV. Transfusões de plaquetas na UTIN (ver Capítulo 42).

Estudos recentes têm mostrado que há uma grande variabilidade nas práticas de transfusão neonatal nos EUA e em todo o mundo.[28,29] Em grande medida, isso pode ser atribuído à falta de evidências científicas na área. Apenas um ensaio clínico randomizado comparou diferentes limiares para transfusão de plaquetas em recém-nascidos, e limitou-se a neonatos de muito baixo peso ao nascer (MBPN) na primeira semana de vida.[30] Esse estudo não encontrou diferenças na incidência ou gravidade da hemorragia intraventricular (HIV) entre um grupo de recém-nascidos transfundidos em qualquer caso de contagem de plaquetas inferior a $150 \times 10^3/\mu\ell$ e um grupo transfundido apenas se a contagem estivesse abaixo de $50 \times 10^3/\mu\ell$. Com base nesses resultados, os pesquisadores concluíram que a transfusão de neonatos de MBPN com contagem de plaquetas $> 50 \times 10^3/\mu\ell$ não reduziu o risco de hemorragia intraventricular. Um estudo retrospectivo mais recente avaliou se uma contagem de plaquetas $< 50 \times 10^3/\mu\ell$ poderia ser tolerada de modo seguro em recém-nascidos. Esse estudo concluiu que o uso de uma contagem de plaquetas de $30 \times 10^3/\mu\ell$ como limiar transfusional era uma prática segura para recém-nascidos estáveis, sem hemorragia prévia.[31] Com base nessas evidências limitadas, atualmente propõe-se administrar transfusões de plaquetas a recém-nascidos de acordo com os critérios apresentados no Quadro 47.1.

Há mais consenso em relação ao produto de plaquetas que deve ser transfundido. A maior parte dos especialistas concorda que o neonato deve receber 10 a 15 mℓ/kg de uma suspensão de plaquetas padrão, seja um concentrado de plaquetas ("plaquetas de doadores aleatórios") ou plaquetas de aférese. Cada unidade de plaquetas de doador aleatório tem volume de aproximadamente 50 mℓ e contém cerca de 10×10^9 plaquetas por 10 mℓ.[32] Não há necessidade de reunir mais de uma unidade de doadores aleatórios para uma transfusão neonatal, uma prática (embora ainda um pouco prevalente) que somente aumenta a exposição dos doadores e induz à ativação plaquetária, sem qualquer benefício. Duas considerações adicionais importantes em neonatologia são a prevenção de infecções por CMV e doença enxerto *versus* hospedeiro (DEVH) transmitidas pela transfusão. A maior parte dos bancos de sangue fornece tanto produtos CMV-negativos quanto com redução de leucócitos para recém-nascidos, o que diminui significativamente (mas não elimina) o risco de CMV transmitido pela transfusão. A DEVH é eficazmente prevenida por meio da irradiação dos hemoderivados antes da transfusão. É importante observar que a maior parte dos casos neonatais de DEVH foi relatada em recém-nascidos com imunodeficiências subjacentes, naqueles que receberam transfusões intrauterinas ou de grande volume (*i. e.*, transfusões de duplo volume para troca) ou que receberam produtos de sangue de um parente de primeiro grau. Todas estas são indicações absolutas para irradiar hemoderivados.[32]

Quadro 47.1	Diretrizes para a transfusão de plaquetas.
Contagem de plaquetas ($\times 10^3/\mu\ell$)	
< 30	*Transfusão em todos os casos*
30 a 49	*Transfundir em caso de:* • PN < 1.500 g e ≤ 7 dias de idade • Instabilidade clínica • Coagulopatia associada • Hemorragia prévia significativa (*i. e.*, hemorragia intraventricular de grau 3 ou 4) • Antes de procedimento cirúrgico • Pós-operatório (72 h)
50 a 100	*Transfundir em caso de:* • Sangramento ativo • TALN com hemorragia intracraniana • Antes ou depois de procedimentos neurocirúrgicos

PN = peso ao nascer; TALN = trombocitopenia aloimune neonatal.

Ao tomar decisões relacionadas com a transfusão de plaquetas, é importante que os neonatologistas estejam cientes dos riscos associados a essas transfusões. No caso de suspensões de plaquetas, o risco de contaminação bacteriana é maior do que o risco combinado de todas as infecções virais para as quais as plaquetas são rotineiramente testadas. Além disso, as transfusões de plaquetas podem induzir a lesão pulmonar aguda relacionada com a transfusão (LPART), um processo caracterizado pelo aparecimento de hipoxemia e infiltrados pulmonares bilaterais até 6 horas após a transfusão.[33] Tendo em conta que recém-nascidos têm episódios frequentes de descompensação respiratória em consequência de diferentes causas, a LPART é suscetível de passar despercebida na UTIN. Várias publicações recentes também têm demonstrado forte associação entre a quantidade de transfusões de plaquetas e a taxa de mortalidade entre clientes da UTIN.[34-37] Estes estudos não deixam claro se essa associação reflete simplesmente clientes mais doentes que receberam mais plaquetas ou se as transfusões de plaquetas afetam negativamente os desfechos. No entanto, enquanto se aguarda por dados de ensaios clínicos controlados e randomizados bem desenhados, as decisões de transfusão de plaquetas em recém-nascidos devem ser feitas ponderadamente, equilibrando cuidadosamente os riscos e benefícios em cada cliente.

Referências

1. Burrows RF, Kelton JG. Fetal thrombocytopenia and its relation to maternal thrombocytopenia. *N Engl J Med* 1993;329(20):1463–1466.
2. Andrew M, Castle V, Saigal S, et al. Clinical impact of neonatal thrombocytopenia. *J Pediatr* 1987;110(3): 457–464.
3. Castle V, Andrew M, Kelton J, et al. Frequency and mechanism of neonatal thrombocytopenia. *J Pediatr* 1986;108(5 pt 1):749–755.
4. Mehta P, Vasa R, Neumann L, et al. Thrombocytopenia in the high-risk infant. *J Pediatr* 1980;97(5):791–794.
5. Wiedmeier SE, et al. Platelet reference ranges for neonates, defined using data from over 47,000 patients in a multihospital healthcare system. *J Perinatol* 2009;29(2):130–136.
6. Christensen RD, et al. Thrombocytopenia among extremely low birth weight neonates: data from a multihospital healthcare system. *J Perinatol* 2006;26(6):348–353.
7. Murray NA, Roberts IA. Circulating megakaryocytes and their progenitors in early thrombocytopenia in preterm neonates. *Pediatr Res* 1996;40(1):112–119.
8. Murray NA, Watts TL, Roberts IA. Endogenous thrombopoietin levels and effect of recombinant human thrombopoietin on megakaryocyte precursors in term and preterm babies. *Pediatr Res* 1998;43(1):148–151.
9. Gershanik JJ, Morgan SK, Akers R. Fanconi's anemia in a neonate. *Acta Paediatr Scand* 1972;61(5):623–625.
10. Hedberg VA, Lipton JM. Thrombocytopenia with absent radii. A review of 100 cases. *Am J Pediatr Hematol Oncol* 1998;10(1):51–64.
11. Geddis AE. Inherited thrombocytopenia: congenital amegakaryocytic thrombocytopenia and thrombocytopenia with absent radii. *Semin Hematol* 2006;43(3):196–203.
12. Sola MC, Slayton WB, Rimsza LM, et al. A neonate with severe thrombocytopenia and radio-ulnar synostosis. *J Perinatol* 2004;24(8):528–530.
13. Aster RH, Bougie DW. Drug-induced immune thrombocytopenia. *N Engl J Med* 2007;357(6):580–587.
14. Aster RH, Curtis BR, McFarland, et al. Drug-induced immune thrombocytopenia: pathogenesis, diagnosis, and management. *J Thromb Haemost* 2009;7(6):911–918.
15. Abe Y, Wada H, Tomatsu H, et al. A simple technique to determine thrombopoiesis level using immature platelet fraction (IPF). *Thromb Res* 2006;118(4):463–469.
16. Cremer M, Paetzold J, Schmalisch G, et al. Immature platelet fraction as novel laboratory parameter predicting the course of neonatal thrombocytopenia. *Br J Haematol* 2008;144(4):619–621.
17. Cremer M, Weimann A, Schmalisch G, et al. Immature platelet values indicate impaired megakaryopoietic activity in neonatal early-onset thrombocytopenia. *Thromb Haemost* 2010;103(5):1016–1021.
18. Bussel JB, Zacharoulis S, Kramer K, et al. Clinical and diagnostic comparison of neonatal alloimmune thrombocytopenia to non-immune cases of thrombocytopenia. *Pediatr Blood Cancer* 2005;45(2):176–183.
19. Bussel JB, Sola-Visner M. Current approaches to the evaluation and management of the fetus and neonate with immune thrombocytopenia. *Semin Perinatol* 2009;33(1):35–42.
20. Kiefel V, Bassler D, Kroll H, et al. Antigen-positive platelet transfusion in neonatal alloimmune thrombocytopenia (NAIT). *Blood* 2006;107(9):3761–3763.
21. Mueller-Eckhardt C, Kiefel V, Grubert A. High-dose IgG treatment for neonatal alloimmune thrombocytopenia. *Blut* 1989;59(1):145–146.
22. Webert KE, Mittal R, Sigoun C, et al. A retrospective 11-year analysis of obstetric patients with idiopathic thrombocytopenic purpura. *Blood* 2003;102(13):4306–4311.

460 Parte 7 | Distúrbios Hematológicos

23. Kaplan C, Daffos F, Forestier F, et al. Fetal platelet counts in thrombocytopenic pregnancy. *Lancet* 1990;336(8721):979–982.
24. Samuels P, Bussel JB, Braitman LE, et al. Estimation of the risk of thrombocytopenia in the offspring of pregnant women with presumed immune thrombocytopenic purpura. *N Engl J Med* 1990;323(4):229–235.
25. Burrows RF, Kelton JG. Pregnancy in patients with idiopathic thrombocytopenic purpura: assessing the risks for the infant at delivery. *Obstet Gynecol Surv* 1993;48(12):781–788.
26. Provan D, Stasi R, Newland AC, et al. International consensus report on the investigation and management of primary immune thrombocytopenia. *Blood* 2010;115(2):168–186.
27. Christiaens GC, Nieuwenhuis HK, von dem Borne AE, et al. Idiopathic thrombocytopenic purpura in pregnancy: a randomized trial on the effect of antenatal low dose corticosteroids on neonatal platelet count. *Br J Obstet Gynaecol* 1990;97(10):893–898.
28. Josephson CD, Su LL, Christensen RD, et al. Platelet transfusion practices among neonatologists in the United States and Canada: results of a survey. *Pediatrics* 2009;123(1):278–285.
29. Kahn DJ, Richardson DK, Billett HH. Inter-NICU variation in rates and management of thrombocytopenia among very low birth weight infants. *J Perinatol* 2003;23(4):312–316.
30. Andrew M, Vegh P, Caco C, et al. A randomized, controlled trial of platelet transfusions in thrombocytopenic premature infants. *J Pediatr* 1993;123(2):285–291.
31. Murray NA, Howarth LJ, McCoy MP, et al. Platelet transfusion in the management of severe thrombocytopenia in neonatal intensive care unit patients. *Transfus Med* 2002;12(1):35–41.
32. Strauss RG. Blood banking and transfusion issues in perinatal medicine. In: Christensen R, ed. *Hematologic Problems of the neonate*. Philadephia: WB Saunders; 2000:405–425.
33. Goldman M, Webert KE, Arnold DM, et al. Proceedings of a consensus conference: towards an understanding of TRALI. *Transfus Med Rev* 2005;19(1):2–31.
34. Baer VL, Lambert DK, Henry E, et al. Do platelet transfusions in the NICU adversely affect survival? Analysis of 1600 thrombocytopenic neonates in a multihospital healthcare system. *J Perinatol* 2007;27(12):790–796.
35. Del Vecchio A, Sola MC, Theriaque DW, et al. Platelet transfusions in the neonatal intensive care unit: factors predicting which patients will require multiple transfusions. *Transfusion* 2001;41(6):803–808.
36. Garcia MG, Duenas E, Sola MC, et al. Epidemiologic and outcome studies of patients who received platelet transfusions in the neonatal intensive care unit. *J Perinatol* 2001;21(7):415–420.
37. Stanworth SJ, Clarke P, Watts T, et al. Prospective, observational study of outcomes in neonates with severe thrombocytopenia. *Pediatrics* 2009;124(5):826–834.

Parte 8
Doenças Infecciosas

48 Infecções Virais
Sandra K. Burchett

I. Introdução. As infecções virais do feto e do recém-nascido transmitidas verticalmente (da mãe para o bebê) geralmente dividem-se em duas categorias principais. A primeira são as **infecções congênitas**, que são transmitidas ao feto *in utero*. A segunda são as **infecções perinatais**, que são contraídas durante o parto ou no período pós-parto. As infecções contraídas em decorrência do aleitamento materno pertencem à última categoria. A classificação das infecções nas categorias congênita e perinatal enfatiza o aspecto da sua patogenia no feto e recém-nascido. Em geral, quando ocorrem em crianças mais velhas ou adultos, essas infecções são benignas; contudo, se o hospedeiro for imunocomprometido ou se o sistema imune ainda não estiver desenvolvido, como no neonato, os sinais e sintomas clínicos podem ser graves ou mesmo fatais. As infecções congênitas podem ter manifestações clinicamente evidentes antes do nascimento à ultrassonografia ou por ocasião do nascimento, enquanto as infecções perinatais só se evidenciam clinicamente depois de alguns dias ou semanas de vida. Embora classicamente as infecções congênitas sejam reunidas sob o acrônimo TORCH (T = toxoplasmose, O = outras, R = rubéola, C = citomegalovírus, H = herpes-vírus simples), atualmente esse termo é considerado arcaico e deve ser evitado. Quando houver suspeita de infecções congênitas ou perinatais, deve-se considerar o diagnóstico de cada um dos possíveis agentes infecciosos separadamente e solicitar o exame de diagnóstico mais apropriado e rápido a fim de instituir o tratamento o mais rápido possível. Com frequência obtêm-se informações inúteis quando se tenta definir o diagnóstico por meio de uma única amostra de soro enviada para medição dos títulos TORCH. Esses anticorpos imunoglobulinas G (IgG) são adquiridos por transmissão passiva para o feto e apenas refletem os títulos sorológicos da mãe. Anticorpos IgM específicos contra determinado patógeno realmente indicam o estado de infecção do feto/recém-nascido, mas têm sensibilidade e especificidade variáveis. A discussão a seguir é dividida por patógeno quanto à época de aquisição da infecção (congênita ou perinatal) e em ordem aproximada de prevalência. Um resumo da investigação diagnóstica para infecções virais distintas é apresentado no Quadro 48.1.

II. Citomegalovírus (CMV: infecção congênita e perinatal). O CMV é um vírus de DNA com invólucro de duplo filamento cuja infecção é vitalícia. É um membro da família dos herpes-vírus, encontrado apenas em seres humanos e cujo nome é derivado do aspecto histopatológico das células infectadas, que exibem citoplasma abundante e inclusões intranucleares e citoplasmáticas.

A. Epidemiologia. CMV é encontrado na saliva, na urina, nas secreções genitais, no leite materno e no sangue ou hemoderivados das pessoas infectadas, e é transmissível por exposição a qualquer uma dessas fontes. A infecção primária (infecção aguda) geralmente é assintomática em lactentes maiores, crianças e adultos, mas pode manifestar-se com sinais e sintomas semelhantes à mononucleose, incluindo febre prolongada e hepatite leve. A infecção latente é assintomática, a menos que o hospedeiro se torne imunocomprometido. A infecção por CMV é muito comum, com soroprevalência entre 50 e 85% aos 40 anos de idade

462 Parte 8 | Doenças Infecciosas

Quadro 48.1	Técnicas para diagnóstico de infecções perinatais.			
Patógeno	Exame de escolha	Sensibilidade	Custo	Tempo
HSV	IFD da lesão cutânea	Alta	Moderado	Horas
Parvovírus	PCR no sangue	Alta	Moderado	Horas*
Parvovírus	IgM	Moderada	Baixo	Dias
CMV	PCR da urina/saliva	Alta	Moderado	Horas*
CMV	Urinocultura com centrifugação (shell vial)	Alta	Moderado	Dias
HIV	PCR de DNA caso a mãe esteja infectada pelo HIV	Alta	Alto	Horas*
HIV	PCR de RNA se a mãe não recebeu tratamento	Alta	Moderado	Horas*
HBV	HBsAg	Alta	Baixo	Horas
HBV	PCR de DNA	Alta	Moderado	Horas*
HCV	PCR de RNA < 12 meses	Alta	Moderado	Horas*
HCV	RIBA ≥ 15 meses	Alta	Baixo	Horas*
VZV	IFD da lesão cutânea	Moderada	Moderado	Horas
EV	PCR de RNA no sangue	Alta	Moderado	Horas*
EV	Cultura de urina, material da orofaringe e fezes	Moderada	Alto	Dias
Rubéola	Urinocultura	Moderada	Alto	Muitos dias
VSR	IFD	Moderada	Moderado	Horas

HSV = herpes-vírus simples; IFD = imunofluorescência direta; PCR = reação em cadeia da polimerase; IgM = imunoglobulina M; CMV = citomegalovírus; HBV = vírus da hepatite B; HCV = vírus da hepatite C; VZV = vírus varicela-zóster; EV = enterovírus; VSR = vírus sincicial respiratório; HbsAg = antígeno superficial do vírus da hepatite B.
*Em geral, os resultados da PCR estão prontos em 12 h, mas é frequente o envio a laboratório central com demora de dias para envio e recebimento de dados.

nos EUA. Quarenta por cento ou mais das gestantes norte-americanas estão infectadas; a prevalência mais baixa de infecção é encontrada em primigrávidas jovens. A infecção primária com CMV ocorre em 1 a 3% das grávidas com uma taxa de ataque fetal de 30 a 40%. Anualmente cerca de 30.000 recém-nascidos nos EUA têm infecção congênita por CMV (1 em 150 nascimentos) com mais de 5.000 recém-nascidos com problemas permanentes (1 em 750 nascimentos). Oitenta por cento dos neonatos com infecção congênita por CMV permanecerão assintomáticos. O risco de transmissão para o feto em função da idade gestacional é incerto, mas a infecção durante o início da gestação encerra risco mais alto de doença fetal grave. A transmissão vertical pode ocorrer em qualquer época da gestação ou no período perinatal e geralmente é assintomática, especialmente nas mulheres soropositivas antes da gravidez. Contudo, existem relatos de que até 17% do total de recém-nascidos com infecção por CMV sintomática nascem de mulheres com soropositividade prévia. A infecção congênita por CMV ocorre em pelo menos 1% de todos os nascidos vivos nos EUA e é a principal causa infecciosa de perda auditiva neurossensorial e atraso do desenvolvimento. Anualmente, dos 40.000 neonatos infectados pelo CMV, 10% terão doença sintomática. Ademais, 10% dos neonatos assintomáticos terão sequelas significativas. Portanto, pelo menos 8.000 recém-nascidos são gravemente afetados ou morrem de infecção por CMV a cada ano nos EUA. A infecção por CMV é mais comum nos recém-nascidos infectados pelo HIV-1 e os recém-nascidos coinfectados apresentam evolução mais rápida da infecção pelo HIV-1. Portanto, aconselha-se o rastreamento à procura de CMV em crianças expostas ao HIV.

B. A **doença clínica** na infecção congênita pode apresentar-se por ocasião do nascimento, enquanto tanto a infecção congênita quanto a infecção perinatal podem causar sintomas mais tarde no primeiro ano de vida.

    1. A doença sintomática **precoce congênita** pode apresentar-se como uma infecção aguda **fulminante** que acomete vários sistemas, com taxa de mortalidade de até 30%. Os **sinais** são petéquias ou púrpura (79%), hepatoesplenomegalia (74%), icterícia (63%), prematuridade e/ou erupção cutânea violácea (*blueberry muffin spots*) indicadora de hematopoese extramedular. As **anormalidades laboratoriais** incluem elevação dos níveis de transaminases hepáticas e bilirrubina (até metade na forma conjugada), anemia e trombocitopenia. Hiperbilirrubinemia pode ocorrer já por ocasião do nascimento ou desenvolver-se com o tempo e geralmente persiste além do período de icterícia fisiológica. Cerca de um terço desses recém-nascidos é prematuro, e um terço tem restrição do crescimento intrauterino (RCIU).

Uma segunda forma de apresentação precoce inclui recém-nascidos sintomáticos, porém sem complicações potencialmente fatais. Esses recém-nascidos podem ter RCIU ou microcefalia desproporcional (48%), com ou sem calcificações intracranianas. As calcificações podem ocorrer em qualquer parte do encéfalo, mas a localização clássica é a área periventricular. Outros achados de doença do sistema nervoso central (SNC) são dilatação ventricular, atrofia cortical, transtornos da migração como lissencefalia, paquigiria e desmielinização, além de coriorretinite em cerca de 10 a 15% dos recém-nascidos. Os recém-nascidos com manifestações relativas ao SNC quase sempre têm anormalidades do desenvolvimento e disfunção neurológica. Essas variam de leve incapacidade do aprendizado e da linguagem ou pequena perda auditiva até quociente de inteligência (QI) inferior a 50, anormalidades motoras, surdez e problemas visuais. Como a perda auditiva neurossensorial é a sequela mais comum da infecção por CMV (60% em recém-nascidos sintomáticos e 5% nos assintomáticos), deve-se descartar a infecção por CMV em todos os recém-nascidos com resultado insatisfatório no rastreamento auditivo neonatal. Por outro lado, recém-nascidos com infecção por CMV comprovada devem ser submetidos a avaliação da audição no período neonatal e durante todo o primeiro ano de vida.

2. A infecção **congênita é assintomática** em 5 a 15% dos neonatos, mas manifesta-se **posteriormente** durante o primeiro ano de vida. Entre as alterações figuram anormalidades do desenvolvimento, perda auditiva, retardo mental, espasticidade motora e microcefalia adquirida. Outros problemas que podem ser detectados mais tarde são hérnia inguinal e defeitos dentários causados por anormalidade da produção de esmalte.

3. A infecção por CMV **contraída no período perinatal** pode ocorrer (i) por exposição intraparto ao vírus no sistema genital materno, (ii) por exposição pós-natal ao leite materno infectado, (iii) por exposição a sangue ou hemoderivados infectados, ou (iv) no ambiente hospitalar por contato com urina ou saliva. O período desde a infecção até as manifestações da doença varia de 4 a 12 semanas. Quase todos os neonatos a termo infectados no período perinatal permanecem assintomáticos, especialmente se a infecção deriva de mulheres com excreção viral reativada. Embora as anormalidades a longo prazo do desenvolvimento e do exame neurológico sejam infrequentes, uma síndrome de infecção aguda, incluindo neutropenia, anemia, hepatoesplenomegalia, linfadenopatia e perda de audição podem ser encontrados, especialmente em recém-nascidos prematuros. Dados sugerem que todos os lactentes, sem levar em conta a idade gestacional, devem realizar exame de audição após o primeiro ano de vida se for relatada aquisição de CMV.

4. **Pneumonite por CMV.** O CMV está associado a pneumonite especialmente em lactentes pré-termo, com menos de 4 meses de vida. Os sinais/sintomas e achados radiográficos da pneumonite por CMV são semelhantes aos observados na pneumonia afebril de outras causas em neonatos e lactentes pequenos, incluindo *Chlamydia trachomatis, Ureaplasma urealyticum* e vírus sincicial respiratório (RSV). Os sinais/sintomas compreendem taquipneia, tosse, coriza e congestão nasal. Pode haver retrações intercostais e hipoxemia, assim como apneia. Nas radiografias são encontrados hiperinsuflação, acentuação difusa da trama pulmonar, paredes brônquicas espessadas e atelectasia focal. Um pequeno número de lactentes terá sinais e sintomas graves o bastante para exigir ventilação mecânica, e, historicamente, cerca de 3% deles morrem se não forem tratados. Os achados laboratoriais na pneumonite por CMV são inespecíficos. As sequelas a longo prazo incluem problemas pulmonares recorrentes, incluindo sibilos e, em alguns casos, hospitalizações repetidas devido à dificuldade respiratória. Não se sabe ao certo se isso reflete a infecção por CMV congênita ou perinatal. Por outro lado, o mero achado de CMV nas secreções respiratórias de um neonato pré-termo não comprova causalidade com os sinais e sintomas porque o CMV é encontrado na saliva de crianças infectadas.

5. **Infecção por CMV contraída por transfusão.** No passado, morbidade e mortalidade significativas ocorriam nos neonatos que recebiam sangue ou hemoderivados infectados pelo CMV. Visto que os sistemas imunes celular e humoral da mãe colaboram na prevenção da infecção ou na melhora clínica da doença, os mais gravemente afetados eram recém-nascidos pré-termo de baixo peso ao nascer

464 Parte 8 | Doenças Infecciosas

cujas mães eram CMV-soronegativas. A taxa de mortalidade era estimada em 20% dos neonatos de muito baixo peso ao nascer. Os sinais e sintomas surgiam tipicamente 4 a 12 semanas após a transfusão, duravam 2 a 3 semanas e consistiam em angústia respiratória, palidez e hepatoesplenomegalia. Também ocorriam anormalidades hematológicas, como hemólise, trombocitopenia e linfocitose atípica. Atualmente, a ocorrência de infecção por CMV contraída em decorrência de transfusão é rara, sendo prevenida pelo uso de sangue/hemoderivados de doadores CMV-soronegativos ou produtos filtrados e leucorreduzidos (ver Capítulo 42).

C. Diagnóstico. A infecção por CMV congênita deve ser suspeitada em todo recém-nascido com sinais e sintomas típicos, ou se houver história materna de soroconversão ou uma doença semelhante à mononucleose na gravidez. O diagnóstico é definido se o CMV for identificado na urina, na saliva, no sangue ou nas secreções respiratórias; há infecção *congênita*, se ele for detectado nas primeiras 2 semanas, ou *perinatal* se negativo nas primeiras 2 semanas e positivo após 4 semanas de vida. De acordo com a ocasião da infecção do feto ou lactente, o sangue é a primeira amostra a se tornar positiva, mas é provável que a urina tenha a sensibilidade mais elevada para fins diagnósticos, pois o CMV concentra-se em altos títulos na urina. O CMV também é eliminado na saliva. O resultado negativo de um teste de detecção do vírus no sangue não descarta a infecção por CMV, mas um teste na urina negativo em lactente não tratado, sintomático durante 4 semanas ou mais, descarta a infecção. Existem três técnicas de diagnóstico rápido:

1. **Reação em cadeia da polimerase (PCR).** É possível detectar o CMV por PCR na urina ou no sangue. A sensibilidade desse teste para fins diagnósticos é bastante elevada na urina, mas a PCR negativa no sangue não descarta infecção.

2. **Cultura com centrifugação (*shell vial*).** O vírus pode ser isolado na saliva e em altos títulos na urina. Dependendo das especificações do laboratório local, a amostra é coletada com *swab* de Dacron®, inoculada em meio de transporte viral e, em seguida, inoculada em meio de cultura tecidual viral contendo uma lamínula sobre a qual as células de cultivo tecidual foram multiplicadas e incubadas. O CMV viável infecta as células, que são lisadas e coradas com anticorpos contra antígenos de CMV. O vírus pode ser detectado com sensibilidade e especificidade elevadas nas 24 a 72 horas após a inoculação. É muito mais rápida que a cultura tecidual convencional, que pode levar 2 a 6 semanas para multiplicação e identificação. Em geral, um resultado negativo descarta a infecção por CMV, exceto em lactentes que podem ter contraído a infecção nas 2 a 3 semanas anteriores.

3. **Antígeno do CMV.** O sangue periférico pode ser centrifugado e o creme leucocitário, espalhado sobre uma lâmina. Então, os neutrófilos são lisados e corados com um anticorpo contra o antígeno pp65 do CMV. Resultados positivos confirmam a infecção e a viremia por CMV; contudo, resultados negativos não excluem a infecção por CMV. Esse exame geralmente é utilizado para acompanhar a eficácia do tratamento.

4. **IgG e IgM anti-CMV.** A determinação dos títulos séricos de anticorpos anti-CMV tem utilidade limitada no recém-nascido, porém títulos de imunoglobulina G (IgG) negativos nos soros materno e neonatal são suficientes para excluir a infecção por CMV congênita. A interpretação de um título de IgG positivo no neonato é complicada pela presença de IgG materna de origem transplacentária. Os neonatos não infectados geralmente mostram declínio da IgG no primeiro mês e exibem títulos indetectáveis aos 4 a 12 meses. Os lactentes infectados continuam a produzir IgG ao longo do mesmo período. Os testes para IgM anti-CMV apresentam especificidades limitadas, mas podem ajudar no diagnóstico de uma infecção no recém-nascido.

Se o diagnóstico de infecção por CMV congênita for definido, o neonato deve ser submetido a exames físico e neurológico minuciosos, ressonância magnética (RM) ou tomografia computadorizada (TC) do crânio, exame oftalmológico e teste auditivo. Os exames laboratoriais devem incluir hemograma completo, provas de função hepática e exame do líquido cefalorraquidiano (LCR). Na infecção sintomática por CMV, aproximadamente 90% com exames de imagem anormais terão sequelas no SNC. No entanto, cerca de 30% dos neonatos com exames de imagem do cérebro normais também terão sequelas.

D. Tratamento. O ganciclovir (9-[(1,3-di-hidroxi-2-propoxi)metil]guanina) e o profármaco oral, valganciclovir, foram efetivos no tratamento e na profilaxia da disseminação do CMV em pacientes imunocomprometidos adultos. Nos estudos pioneiros do tratamento de recém-nascidos com doença sintomática devida ao CMV, demonstrou-se uma forte tendência à eficácia nos lactentes tratados com ganciclovir, avaliada por estabilização ou melhora da perda auditiva neurossensorial. Há estudos randomizados em curso que administraram valganciclovir oral a lactentes sintomáticos com infecção congênita. A maioria dos lactentes desenvolve trombocitopenia e neutropenia durante o tratamento. É preciso informar as famílias que, embora haja evidências crescentes da eficácia antiviral, ainda há dúvidas sobre a possibilidade de futuros efeitos no sistema genital, pois alguns animais tratados com doses farmacológicas de ganciclovir apresentaram atrofia testicular e tumores gonadais. Ademais, embora não existam estudos controlados, a imunoglobulina hiperimune anti-CMV (CMVIG) poderia beneficiar neonatos com infecção congênita por CMV, sobretudo aqueles com apresentação fulminante. O tratamento deve ser supervisionado por um pediatra especialista em doenças infecciosas.

E. Prevenção

1. **Triagem.** Como apenas 1 a 3% das mulheres contraem a infecção por CMV primária durante a gestação e o risco geral de infecção fetal sintomática é de apenas 0,2%, a triagem de mulheres sob risco de soroconversão geralmente não é recomendada. O isolamento do vírus do colo uterino ou da urina das gestantes não pode ser utilizado para predizer a infecção fetal. Nos casos de primoinfecção ou soroconversão materna documentada, o teste com PCR quantitativo do líquido amniótico pode determinar se o feto adquiriu a infecção. Contudo, o aconselhamento a respeito de um achado positivo de infecção fetal é difícil, uma vez que 85% dos fetos infectados terão apenas doença leve ou assintomática. Alguns pesquisadores observaram que cargas de CMV mais altas no líquido amniótico tendem a se correlacionar com um desfecho anormal do neurodesenvolvimento. Um estudo sugeriu que a administração pré-natal de CMVIG hiperimune a mulheres com anticorpos de baixa afinidade contra CMV teria efeito protetor contra doença neonatal grave. Atualmente, não há informações suficientes sobre a transmissão e o desfecho fetais para estabelecer diretrizes para o manejo obstétrico, tais como recomendação de aborto terapêutico, ainda que se documente infecção materna primária pelo CMV. O CDC recomenda que (i) as gestantes lavem as mãos com água e sabão após contato com fraldas ou secreções orais, que não compartilhem alimentos, utensílios, escovas de dentes e chupetas com crianças; e evitem contato da saliva ao beijar uma criança; (ii) as mulheres que apresentam uma doença semelhante à mononucleose durante a gestação sejam avaliadas para infecção por CMV e aconselhadas sobre os riscos para o feto *in utero*; (iii) testes sorológicos podem confirmar infecção por CMV prévia; (iv) o isolamento de CMV do colo uterino ou da urina de gestantes próximo ao parto não justifica a realização de cesariana; (v) os benefícios do aleitamento materno sobrepujam o risco mínimo de contrair o CMV; (vi) não há necessidade de realizar triagem do CMV ou excluir as crianças excretoras de CMV de escolas ou instituições.

2. **Imunização.** A imunização passiva com imunoglobulina anti-CMV hiperimune e a imunização ativa com vacina de CMV vivo atenuado representam terapias atraentes para a profilaxia contra infecções congênitas por CMV. Contudo, não há dados de estudos clínicos. A imunoglobulina poderia ser considerada como profilaxia para mulheres suscetíveis contra a infecção por CMV primária na gravidez. Duas vacinas de CMV vivo atenuado foram criadas, mas sua eficácia não foi estabelecida claramente. A possibilidade de reativação do CMV da cepa vacinal na gravidez com subsequente infecção do feto deve ser analisada com cuidado antes que estudos de campo adequados possam ser realizados em mulheres em idade fértil.

3. **Restrição ao aleitamento materno.** Embora o leite humano seja uma fonte comum de infecção por CMV perinatal no recém-nascido, a infecção sintomática é rara, especialmente em neonatos a termo. Nesse contexto, a proteção contra doença disseminada pode ser fornecida por IgG materno de origem transplacentária ou por anticorpos no leite materno. Em neonatos pré-termo, contudo, a IgG transplacentária pode ser insuficiente para conferir proteção adequada. Continua indefinido se as mães de neonatos pré-termo devem ser orientadas a oferecer leite materno sem que tenham sido submetidas a triagem de soropositividade anti-CMV. Nas mães de neonatos extremamente prematuros que sabidamente são CMV-positivas, a pasteurização a 220°C ou o congelamento do leite materno reduz o título de CMV, embora não elimine o vírus ativo. Atualmente, não existe um método recomendado para minimizar o risco de exposição ao CMV no leite materno infectado.

4. **Restrições ambientais.** As creches e os hospitais são ambientes de alto risco de infecção por CMV. Como era esperado, vários estudos confirmaram um risco mais alto de infecção em funcionários de creches. Porém, não parece haver aumento do risco de infecção em funcionários de hospitais. Tais

466 Parte 8 | Doenças Infecciosas

estudos demonstraram que uma boa técnica de lavagem das mãos e medidas de controle de infecções praticadas em ambientes hospitalares geralmente são suficientes para controlar a propagação do CMV para os funcionários. Infelizmente, é difícil instituir esse controle em creches. Uma boa técnica de lavagem das mãos deve ser sugerida às gestantes com filhos na creche, especialmente se essas mulheres forem soronegativas. A determinação da suscetibilidade ao CMV dessas mulheres por sorologia é útil ao aconselhamento.

5. **Restrições a hemoderivados.** O risco de infecção por CMV contraída por transfusão no recém-nascido foi quase eliminado pelo uso de doadores negativos para anticorpos anti-CMV, pelo congelamento de concentrados de hemácias (eritrócitos) em glicerol ou pela remoção de leucócitos. É particularmente importante usar sangue de uma dessas fontes em recém-nascidos pré-termo de baixo peso (ver Capítulo 42).

III. Herpes-vírus simples (HSV: infecção perinatal).

O HSV, que causa infecção vitalícia, é um vírus de DNA com invólucro, de duplo filamento e com dois tipos virologicamente distintos: 1 e 2. O HSV-2 é a causa predominante de doença neonatal (75 a 80%), porém ambos os tipos provocam síndromes neonatais clinicamente indistinguíveis. O vírus pode causar doença localizada na pele, nos olhos ou na boca ou disseminar-se por contiguidade célula a célula ou por viremia. Após adsorção e penetração nas células hospedeiras, a replicação viral prossegue, resultando em tumefação celular, necrose hemorrágica, formação de inclusões intranucleares, citólise e morte celular.

A. **Epidemiologia.** No mínimo 80% da população dos EUA está infectada pelo HSV do tipo 1, responsável por doença orolabial recorrente e uma causa cada vez mais frequente de doença genital. De acordo com o National Health and Nutrition Examination Survey de 2005–2008, a soroprevalência mundial de HSV-2, a principal causa de doença genital recorrente, é de 16,2%, porcentagem que aumenta com a idade e o número de parceiros sexuais (chegando a 48% em mulheres afro-americanas e a 21% em mulheres caucasianas e hispânicas). A maioria das pessoas soropositivas desconhece estar infectada pelo HSV-2. A infecção do recém-nascido é causada por exposição direta, na maioria das vezes no período neonatal por doença genital materna. O HSV-2 tem maior propensão à recorrência no sistema genital e, portanto, é responsável pela maioria das infecções por HSV. Em um estudo, as ulcerações típicas da genitália foram encontradas em apenas dois terços dos sistemas genitais dos quais o HSV foi isolado, e as demais pacientes apresentavam excreção assintomática ou lesões atípicas. Estima-se que até 0,4% de todas as mulheres eliminam o vírus na ocasião do parto e aproximadamente 1% de todas as mulheres com história de infecção por HSV recorrente excretam o HSV no parto de maneira assintomática. Contudo, quando o canal de parto é visualizado cuidadosamente e aquelas mulheres com lesões assintomáticas são excluídas, a taxa de excreção aproxima-se de 0,5%. **É fundamental saber que a maioria das mães de recém-nascidos com HSV neonatal não tem história pregressa de HSV.** Cerca de 30 a 50% dos lactentes são infectados pelo HSV se a infecção primária materna ocorrer perto do parto; por outro lado, há infecção de menos de 1% dos lactentes de mulheres soropositivas (recorrentes) antes da gravidez ou infectadas na primeira metade da gravidez. Além disso, um terço dos recém-nascidos de mulheres com HSV-2 recém-adquirido, embora já infectadas pelo HSV-1 (infecção não primária, primeiro episódio), podem adquirir a infecção por HSV. Isso pode advir de anticorpos maternos protetores tipo-específicos no soro do neonato ou no canal de parto. Estima-se que a incidência global de infecção neonatal pelo HSV seja de 1 em 3.000 a 1 em 20.000, ou de 200 a 1.333 recém-nascidos nos EUA por ano.

B. **Transmissão**

1. **Transmissão intraparto.** Essa é a causa mais comum de infecção por HSV. Está associada principalmente à excreção ativa do vírus no colo uterino ou na vulva por ocasião do parto. Até 95% das infecções neonatais decorrem de transmissão intraparto. A magnitude e a duração da excreção viral materna provavelmente são determinantes importantes da transmissão fetal. São maiores nas infecções maternas primárias. Os anticorpos maternos anti-HSV também são importantes e estão associados à redução do risco de transmissão fetal ou neonatal. De fato, quando há anticorpos maternos, o risco de aquisição do HSV, até mesmo para o recém-nascido exposto ao HSV no canal de parto, é muito baixo. O mecanismo de ação exato dos anticorpos maternos na prevenção da infecção perinatal não é conhecido, mas mostrou-se que os anticorpos adquiridos por via transplacentária reduzem o risco

de doença neonatal grave após exposição pós-natal ao HSV. O risco de infecção intraparto aumenta com a amniorrexe, especialmente quando ocorrida há mais de 4 horas. Por fim, os métodos de monitoramento fetal direto, como eletrodos no couro cabeludo, elevam o risco de transmissão fetal no contexto de excreção ativa. É melhor evitar essas técnicas em mulheres com história de infecção recorrente ou suspeita de doença primária devida ao HSV.

2. **Transmissão pré-natal.** A infecção *in utero* foi documentada, mas é incomum. Ocorreu aborto espontâneo com a infecção materna primária antes de 20 semanas de gestação, mas desconhece-se o risco real da infecção primária no primeiro trimestre para o feto. As infecções fetais podem se dar pelas vias transplacentária ou ascendente e foram documentadas no contexto de doença materna primária e raramente recorrente. Pode haver uma grande gama de manifestações clínicas, desde envolvimento cutâneo ou ocular localizado à doença de múltiplos órgãos e malformações congênitas. Em pequeno número de pacientes, são observadas coriorretinite, microcefalia e hidranencefalia.

3. **Transmissão pós-natal.** Uma pequena porcentagem das infecções por HSV neonatais resulta de exposição pós-natal. As potenciais fontes incluem excreção orofaríngea sintomática e assintomática por um dos pais, profissionais do hospital ou outros contatos; lesões mamárias maternas e propagação hospitalar. As medidas para minimizar a exposição a essas fontes são discutidas adiante.

C. Manifestações clínicas. Dados do Collaborative Antiviral Study Group (CASG) do National Institute of Allergy and Infectious Diseases (NIAID) indicam que a morbidade e a mortalidade do HSV neonatal correlacionam-se melhor com três categorias da doença: infecção localizada na pele, nos olhos e/ou na boca; encefalite com ou sem doença cutaneomucosa localizada; e infecção disseminada com envolvimento de múltiplos órgãos. O CASG NIAID descreveu o desfecho de 210 recém-nascidos com infecção por HSV que foram randomizados para receber terapia antiviral com aciclovir ou vidarabina. Oito neonatos apresentavam infecção congênita com sinais (coriorretinite, lesões cutâneas, hidrocefalia) ao nascimento com taxa de mortalidade muito alta. Mais de 50% das mortes de neonatos com doença disseminada foram causadas principalmente por choque hemorrágico e pneumonite. Dos sobreviventes cujo acompanhamento estava disponível, sequelas neurológicas significativas ocorreram em alta porcentagem dos recém-nascidos com encefalite e doença disseminada.

1. **Infecção da pele, dos olhos e da boca.** Cerca de 50% dos neonatos com infecção por HSV têm doença localizada na pele, nos olhos ou nas membranas cutaneomucosas. As vesículas aparecem tipicamente no sexto ao nono dias de vida. Um grupo de vesículas muitas vezes surge na parte de apresentação do recém-nascido, em que pode ocorrer contato direto prolongado com o vírus. As vesículas ocorrem em 90% dos neonatos com infecção cutaneomucosa localizada, e doença recorrente é comum. Ademais, pode haver morbidade significativa nesses neonatos a despeito da ausência de sinais de doença disseminada no momento do diagnóstico; até 10% dos lactentes depois mostrarão déficit neurológico, e aqueles com ceratoconjuntivite podem apresentar coriorretinite, cataratas e retinopatia. O acompanhamento oftalmológico e neurológico é fundamental em todos os neonatos com HSV cutaneomucoso. Os lactentes com três ou mais recorrências de vesículas, provavelmente indicativas de controle viral celular ou humoral insatisfatório, correm maior risco de complicações neurológicas.

2. **Infecção do SNC.** Cerca de um terço dos neonatos com HSV apresenta-se com encefalite na ausência de doença disseminada, e pelo menos 60% deles não têm vesículas cutaneomucosas. Esses neonatos geralmente se tornam sintomáticos aos 10 a 14 dias de vida com letargia, crises epilépticas, instabilidade da temperatura e hipotonia. No contexto de doença disseminada, acredita-se que o HSV invada o SNC por disseminação hematogênica. No entanto, a infecção do SNC na ausência de doença disseminada ocorre, na maioria das vezes, em neonatos com anticorpos neutralizantes virais adquiridos por via transplacentária, que podem proteger contra a disseminação difusa mas não influenciam a replicação viral intraneuronal. A taxa de mortalidade é alta sem tratamento e de aproximadamente 15% com o tratamento. O tratamento tardio está associado com aumento da taxa de mortalidade. Aproximadamente dois terços dos sobreviventes apresentam déficit neurodesenvolvimental. As sequelas a longo prazo da infecção aguda por HSV incluem microcefalia, hidranencefalia, cistos porencefálicos, espasticidade, cegueira, surdez, coriorretinite e déficits de aprendizado.

3. **Infecção disseminada.** Esta é a apresentação mais grave de infecção por HSV neonatal. Responde por cerca de 22% de todos os pacientes com infecção por HSV neonatal e provoca a morte de mais da metade. A pneumonite e a hepatite fulminante estão associadas à taxa de mortalidade mais alta.

Os sinais e sintomas geralmente começam na primeira semana de vida neonatal. O fígado, as suprarrenais e outras vísceras costumam ser acometidos. Dois terços dos neonatos também têm encefalite. Os achados clínicos abrangem crises epilépticas, choque, dificuldade respiratória, coagulação intravascular disseminada (CIVD) e insuficiência respiratória. Exantema vesicular típico não é encontrado em até 20% dos neonatos. Quarenta por cento dos sobreviventes têm morbidade a longo prazo.

D. Diagnóstico. A infecção por HSV deve ser considerada no diagnóstico diferencial de neonatos com várias apresentações clínicas. Estas incluem anormalidades do SNC, febre, choque, CIVD e/ou hepatite. A infecção HSV também deve ser considerada em recém-nascidos com dificuldade respiratória sem causa bacteriana óbvia ou evolução clínica e achados compatíveis com prematuridade. Deve-se considerar a possibilidade de infecção por HSV concomitante com outros problemas frequentemente encontrados no neonato pré-termo. O **isolamento do vírus** ou a **detecção por anticorpos fluorescentes de proteínas virais** no contexto clínico apropriado continua sendo crítico para o diagnóstico. No recém-nascido com lesões cutaneomucosas, deve-se raspar tecido das vesículas, colocá-lo no meio de transporte viral apropriado e enviá-lo prontamente para cultura em laboratório de virologia diagnóstica. Como alternativa, pode-se detectar o vírus diretamente quando as amostras teciduais são preparadas em esfregaço sobre lâmina de vidro e submetidas à técnica de imunofluorescência direta (IFD). O vírus também pode ser isolado da orofaringe e nasofaringe, conjuntivas, fezes e urina e LCR. Quando não há exantema vesicular, o isolamento do vírus desses locais ajuda no diagnóstico de HSV disseminado ou encefalite por HSV. Na encefalite, geralmente há um nível elevado de proteína e pleocitose no LCR, porém os valores iniciais podem estar dentro dos limites normais. Portanto, exames seriados do LCR são muito importantes. A eletroencefalografia e a TC/RM também são úteis no diagnóstico de encefalite herpética. Relatou-se que o isolamento viral no LCR foi bem-sucedido em até 40% dos casos, e as taxas de detecção por PCR no LCR aproximam-se de 100%. A sorologia combinada para HSV-1 e HSV-2 tem pouca utilidade, porque muitas mulheres são infectadas pelo HSV-1 e geralmente o tempo de espera é longo; entretanto, a detecção de um anticorpo específico (específico contra a glicoproteína) tem sensibilidade de 80 a 98% e especificidade > 96% para identificação de infecção materna e do prognóstico para o lactente. A pesquisa de IgM específica não tem utilidade. Parece haver correlação entre o número de diferentes anticorpos específicos contra um antígeno viral produzido e a extensão da doença disseminada; e a presença de determinados anticorpos antígeno-específicos pode ter valor prognóstico a longo prazo. As anormalidades laboratoriais observadas na doença disseminada abrangem elevação dos níveis de transaminases hepáticas, hiperbilirrubinemia direta, neutropenia, trombocitopenia e coagulopatia. Um padrão intersticial difuso geralmente é observado nas radiografias de neonatos com pneumonite por HSV.

E. Tratamento. Existe uma terapia antiviral específica (aciclovir, análogo nucleosídio que inibe seletivamente a replicação do HSV), mas o momento de instituição da terapia é crucial. O tratamento é indicado para todas as formas de doença neonatal devida ao HSV. No início, os estudos do CASG NIAI foram realizados com a vidarabina, que reduziu as taxas de morbidade e mortalidade de todas as formas de HSV neonatal. A taxa de mortalidade da encefalite diminuiu de 50 para 15% e, na doença disseminada, de 90 para 70%. Depois, os estudos do CASG concluíram que o aciclovir é tão eficaz quanto a vidarabina no tratamento do HSV neonatal. Ademais, o aciclovir é um inibidor seletivo da replicação viral com efeitos colaterais mínimos no hospedeiro, e pode ser administrado em volumes relativamente pequenos durante tempos de infusão breves. As recomendações incluem o tratamento de neonatos com doença limitada à pele, aos olhos e à boca com 20 mg de aciclovir/kg 8/8 horas durante 14 dias, e daqueles com doença do SNC ou disseminada por no mínimo 21 dias, ou mais tempo se a PCR do LCR permanecer positiva. Para os neonatos com envolvimento ocular, deve-se solicitar avaliação oftalmológica e tratamento com agentes oftálmicos tópicos (trifluridina a 1%, iododesoxiuridina a 0,1% ou vidarabina a 3%) além do tratamento parenteral. O valaciclovir oral atualmente não é recomendado como tratamento inicial. Alguns especialistas recomendam a terapia supressora com aciclovir, 300 mg/m^2/dose 3 vezes/dia, após o período de tratamento inicial até 6 meses de vida, com monitoramento cuidadoso de neutropenia e anemia.

F. Prevenção.

  1. Estratégias na gravidez. As gestantes comprovadamente soronegativas para HSV-2 devem evitar manter relações sexuais genitais com parceiros positivos para HSV-2 durante o terceiro trimestre. Alguns especialistas sugerem ainda que mulheres soronegativas evitem o contato orogenital com parceiros infectados pelo HSV-2 ou HSV-1, pois o HSV-1 também pode causar doença genital recorrente materna.

Capítulo 48 | Infecções Virais **469**

No caso de infecção primária por HSV durante a gravidez, vários ensaios mostraram a eficácia e a segurança da administração de um ciclo de 10 dias de aciclovir (por via oral ou, na doença mais grave, intravenosa) a gestantes com infecção primária sintomática por HSV. O teste para HIV também é recomendado para as mulheres infectadas pelo HSV-2, pois o risco de contrair HIV é duas vezes maior em pessoas soropositivas para HSV-2 que em pessoas soronegativas.

2. **Estratégias no parto.** Com frequência, oferece-se às mulheres com evidências clínicas ou sorológicas conhecidas de HSV-2 o tratamento com aciclovir, iniciado quase a termo e mantido até o parto, que possibilita o parto vaginal se não houver lesões visíveis.

3. **Manejo do recém-nascido em risco de HSV (Quadro 48.2).** O principal problema na elaboração de estratégias para a prevenção da transmissão do HSV é a incapacidade de identificar a excreção materna do vírus no momento do parto. A identificação viral requer isolamento em cultura tecidual, portanto qualquer tentativa de identificar as mulheres que possam estar excretando o HSV no parto exigiria culturas cervicais pré-natais. Infelizmente, a coleta de culturas de triagem antes do início do parto não prediz a excreção ativa durante o parto. Até que técnicas mais rápidas, como uma PCR de triagem, estejam disponíveis para a identificação do HSV, a única recomendação clara é a realização de cesariana se houver lesões genitais no início do parto. A eficácia dessa abordagem diminui quando as membranas estão rompidas por mais de 4 horas. Não obstante, geralmente se recomenda considerar cesariana mesmo com amniorrexe de duração mais longa, a despeito da ausência de dados comprovando a eficácia depois de 4 horas. Para as gestantes com história prévia de herpes genital, deve-se realizar um exame físico cuidadoso para determinar se há lesões quando o trabalho de parto começa. Se forem observadas lesões, deve-se realizar cesariana. Se não houver lesões, o parto vaginal é apropriado, mas deve-se obter um *swab* do colo do útero para cultura. Atualmente, não existem dados que apoiem o uso profilático de agentes antivirais ou imunoglobulina para prevenir a transmissão ao recém-nascido. Os neonatos que nascem inadvertidamente por via vaginal quando há lesões no colo do útero devem ser isolados dos outros recém-nascidos no berçário, e culturas devem ser obtidas da orofaringe/nasofaringe e conjuntivas. Caso se identifique que a mãe tem infecção recorrente, a taxa de infecção neonatal resultante é baixa, e os pais devem ser orientados a procurar seu pediatra se um exantema ou outras alterações clínicas (letargia, taquipneia, recusa alimentar) surgirem. Recomendam-se consultas pediátricas semanais durante o primeiro mês. Uma cultura positiva de qualquer local ou o aparecimento de sintomatologia clínica devem suscitar imediatamente a obtenção de culturas e a instituição de terapia antiviral.

Quadro 48.2	Tratamento do recém-nascido cuja mãe tenha infecção genital ativa pelo herpes-vírus simples.
Infecção primária ou primeiro episódio materno:	
• Considerar cesariana eletiva, independentemente da existência de lesões no parto ou se as membranas estiverem rotas há menos de 4 horas	
• Coletar *swab* da conjuntiva e da nasofaringe do neonato, e possivelmente coletar urina para IFD e cultura a fim de determinar exposição ao HSV	
• Tratar com aciclovir se a IFD ou cultura for positiva ou se houver sinais de HSV neonatal	
Se a cesariana for realizada após 24 horas de amniorrexe ou se o parto vaginal for inevitável:	
• Coletar *swab* da conjuntiva e nasofaringe do neonato e coletar urina para IFD e cultura a fim de determinar exposição ao HSV	
• Considerar a instituição de aciclovir enquanto se aguardam os resultados da cultura e IFD ou se houver sinais de HSV neonatal	
Infecção recorrente, ativa no parto: **Cesariana até 4 horas de amniorrexe ou parto vaginal inevitável:**	
• Coletar *swab* da conjuntiva e nasofaringe do neonato e, possivelmente, coletar urina para IFD e cultura a fim de determinar exposição ao HSV	
• Tratar com aciclovir se cultura for positiva ou se houver sinais de infecção por HSV	

IFD = imunofluorescência direta; HSV = herpes-vírus simples.

470 Parte 8 | Doenças Infecciosas

Antes do início do tratamento com aciclovir, devem-se coletar *swabs* das conjuntivas e nasofaringe para IFD e cultura, urina para cultura e avaliação do LCR para pesquisar pleocitose e PCR do DNA do HSV. Evidências de disseminação devem ser investigadas com transaminases hepáticas e radiografia de tórax caso sintomas respiratórios se desnvolvam.

4. **Estratégias pós-natais.** Os recém-nascidos e as mães com lesões de HSV devem ficar em isolamento de contato. Devem-se enfatizar a lavagem cuidadosa das mãos e a exclusão do contato direto do neonato com as lesões. O aleitamento materno deve ser evitado se houver lesões mamárias, e as mulheres com HSV oral devem usar uma máscara durante a amamentação. Funcionários do hospital com infecção por HSV orolabial representam um baixo risco para o recém-nascido, porém deve-se recomendar o uso de máscaras faciais se houver lesões ativas. Obviamente, enfatiza-se a lavagem das mãos ou o uso de luvas. A exceção a essas regras é o caso de funcionário do berçário com panarício herpético. Como o risco de excreção viral é alto e a transmissão pode ocorrer a despeito do uso de luvas, esses indivíduos não devem assistir recém-nascidos.

IV. Parvovírus (congênito).

Os parvovírus são vírus de DNA pequenos, de filamento único e sem invólucro. Os seres humanos são o único hospedeiro conhecido. O receptor celular do parvovírus B19 é o antígeno de grupo sanguíneo P, que é encontrado em eritrócitos, eritroblastos, megacariócitos, células endoteliais, placenta e células hepáticas e cardíacas fetais. A especificidade tecidual correlaciona-se aos locais de anormalidades clínicas (que geralmente são anemia com ou sem trombocitopenia e às vezes miocardite fetal). A ausência do antígeno P é raríssima, mas essas pessoas são resistentes à infecção pelo parvovírus.

A. **Epidemiologia.** A transmissão do parvovírus ocorre após contato com secreções respiratórias, sangue ou hemoderivados, ou por transmissão vertical. Os casos podem ser esporádicos ou ocorrer em surtos (sobretudo nas escolas, no final do inverno e no início da primavera). Há disseminação secundária em pelo menos metade dos contatos domésticos suscetíveis. A infecção é muito comum, de modo que 90% das pessoas idosas são soropositivas. A prevalência da infecção aumenta durante a segunda infância; cerca de metade das mulheres em idade fértil é imune e a outra metade é suscetível à infecção primária. A taxa de soroconversão anual nessas mulheres é de 1,5%; entretanto, como a avaliação do estado de infecção por parvovírus não faz parte dos exames pré-natais de rotina e a infecção clínica costuma ser assintomática, não se conhece a taxa de infecção fetal em casos de soroconversão da mãe durante a gravidez. O risco de exposição é maior em mulheres que têm filhos na primeira infância, são professoras do ensino básico ou trabalham em creches. Infelizmente, o período de maior transmissibilidade do parvovírus é antes do início dos sintomas ou da erupção cutânea. Além disso, 50% dos contatos contagiosos podem não apresentar erupção cutânea, e 20% podem ser assintomáticos. O período de incubação geralmente é de 4 a 14 dias, mas pode durar até 21 dias. A erupção cutânea e os sintomas articulares surgem 2 a 3 semanas após a infecção. O vírus provavelmente é transmitido por secreções respiratórias que, em pacientes com eritema infeccioso típico, desaparecem por ocasião da erupção cutânea ou logo depois. A epidemiologia de surtos comunitários de eritema infeccioso sugere que o risco de infecção de professores suscetíveis é de aproximadamente 19% (em comparação com 50% dos contatos domiciliares). Isso diminuiria o risco de doença fetal por parvovírus B19 em professoras grávidas a menos de 1%. Portanto, não é necessário tomar precauções especiais nessa situação. Na verdade, provavelmente há infecção inaparente difusa em adultos e crianças, constituindo uma taxa de exposição básica constante que não pode ser alterada. A taxa geral de transmissão vertical de parvovírus da mãe com infecção primária para o feto é de aproximadamente um terço. O risco de morte fetal (3 a 6%) é máximo quando a infecção materna ocorre na primeira metade da gravidez. Em geral, há morte fetal no prazo de 6 semanas após a infecção materna. O risco de hidropisia fetal é de aproximadamente 1%. Portanto, o parvovírus B19 poderia causar até 1.400 casos de morte fetal ou hidropisia fetal por ano nos EUA.

B. A **transmissão** da mãe para o feto é pré-natal.

C. **Manifestações clínicas**

1. **Doença em crianças.** O parvovírus B19 está associado a vários tipos de erupção cutânea, incluindo o típico exantema em "face esbofeteada" do eritema infeccioso (quinta moléstia da infância). Em cerca de 60% das crianças em idade escolar com eritema infeccioso ocorre febre 1 a 4 dias antes do aparecimento da erupção facial. Os sintomas associados incluem mialgias, sintomas respiratórios

altos ou gastrintestinais e mal-estar, mas geralmente remitem com o início da erupção. O exantema em geral é maculoso, estende-se aos membros e tronco e pode envolver as regiões palmares e plantares. Pode ser pruriginoso e recorrer. As crianças provavelmente são mais infecciosas antes do início da febre ou do exantema. Em situações de grupo como salas de aula, o aparecimento de uma criança clinicamente sintomática reforça a necessidade de boas práticas de lavagem das mãos entre gestantes potencialmente soronegativas.

2. **Doença em adultos.** A apresentação típica do eritema infeccioso na idade escolar pode ocorrer em adultos, mas artralgias e artrite são mais comuns. Até 60% dos adultos com infecção pelo parvovírus B19 podem ter tumefação articular aguda, envolvendo mais comumente as articulações periféricas (simetricamente). Exantema e sintomas articulares ocorrem 2 a 3 semanas após a infecção. A artrite pode persistir por anos e estar associada ao aparecimento de artrite reumatoide.

3. **Manifestações menos comuns da infecção por parvovírus B19**

   a. **Infecção em pacientes com anemia grave ou imunossupressão.** O parvovírus B19 foi claramente identificado como uma causa de anemia persistente e significativa em pacientes com renovação eritrocitária rápida, incluindo aqueles com anemia falciforme, doença da hemoglobina SC, talassemia, esferocitose hereditária e déficits de enzimas celulares, como a deficiência de piruvatoquinase. O parvovírus B19 também está associado a aplasia eritroide aguda e crônica em pacientes imunossuprimidos.

   b. **Infecção fetal.** Embora o parvovírus B19 tenha variação genotípica, não se demonstrou variação antigênica nos vírus isolados. Os parvovírus tendem a infectar as células que estão se dividindo rapidamente e são transmissíveis através da placenta, significando uma ameaça em potencial ao feto. Com base principalmente na demonstração de DNA viral em amostras teciduais fetais, o parvovírus B19 foi implicado em cerca de 10% dos casos de hidropisia fetal não imune. A suposta sequência patogênica é a seguinte: Infecção primária materna → Transferência transplacentária de vírus B19 → Infecção de precursores eritroides → Interrupção da produção de eritrócitos → Anemia grave (Hb inferior a 8 g/dℓ) → Insuficiência cardíaca congestiva → Edema. Ademais, o DNA do B19 foi detectado nos tecidos cardíacos de fetos abortados. Sugeriu-se que o B19 pode causar miocardite fetal e que isso pode contribuir para o desenvolvimento de hidropisia. Por fim, documentou-se hepatite fetal com doença hepática grave. Embora tenha havido relatos de casos raros de neonatos com anomalias fetais e infecção por parvovírus, é improvável que o parvovírus cause anomalias fetais. Portanto, o aborto terapêutico não deve ser recomendado para mulheres infectadas com parvovírus durante a gravidez. A gestação deve ser acompanhada estreitamente por exame físico e ultrassonografia para sinais de envolvimento fetal.

D. **Diagnóstico.** O parvovírus B19 não cresce em culturas teciduais comuns porque os seres humanos são os únicos hospedeiros. A determinação dos níveis séricos de IgG e IgM é o exame mais prático. A IgG anti-B19 sérica está ausente em hospedeiros suscetíveis, e a IgM aparece até o 3º dia de uma infecção aguda. A IgM sérica é detectável em até 90% dos pacientes com infecção por B19 aguda, e os níveis séricos começam a cair no segundo a terceiro mês após a infecção. A IgG sérica aparece alguns dias depois da IgM e pode persistir por anos. Também se pode utilizar soro ou plasma para pesquisar o DNA viral por PCR, que define uma infecção recente. Os antígenos virais podem ser detectados diretamente nos tecidos por radioimunoensaio, ensaio imunossorvente ligado a enzima (ELISA), imunofluorescência, hibridização *in situ* de ácido nucleico ou PCR. Tais técnicas são valiosas em determinadas situações clínicas, como o exame de tecidos de fetos com hidropisia não imune ou a determinação de infecção (PCR).

E. **Tratamento.** O tratamento consiste, geralmente, em medidas de apoio. A imunoglobulina intravenosa (IGIV) foi utilizada e obteve sucesso em um número limitado de pacientes com distúrbios hematológicos graves relacionados com infecção parvoviral persistente. O princípio desse tratamento baseia-se nas observações de que (i) a resposta imune primária à infecção por B19 é a produção de IgM e IgG específicas, (ii) o aparecimento de anticorpos específicos coincide com a resolução dos sintomas clínicos e (iii) anticorpos específicos previnem a infecção. Contudo, não se realizou nenhum estudo controlado para estabelecer a eficácia da profilaxia ou do tratamento com IGIV para as infecções por B19. Não há recomendações acerca do uso de IGIV na gravidez.

Em uma gestação cuidadosamente acompanhada na qual a hidropisia fetal está piorando, podem-se considerar transfusões sanguíneas intrauterinas, especialmente se a hemoglobina fetal estiver abaixo de 8 g/dℓ. Deve-se analisar a razão risco/benefício desse procedimento para a mãe e o feto, porque alguns

472 Parte 8 | Doenças Infecciosas

casos de hidropisia melhoram sem intervenção. Em alguns casos, se houver também miocardiopatia fetal secundária à infecção por parvovírus, a função cardíaca pode ser inadequada para receber a transfusão. As tentativas de identificar outras causas de hidropisia fetal são obviamente importantes (ver Capítulo 26).

F. Prevenção. Três grupos de gestantes são relevantes quando se considera o risco em potencial da doença fetal por parvovírus: aquelas expostas a um contato domiciliar infectado, as professoras escolares e as profissionais de saúde. Em cada grupo, a medição dos níveis séricos de IgG e IgM pode ser útil para determinar quem está em risco de infecção aguda após exposição ao B19. O risco de doença fetal pelo B19 aparentemente é muito baixo para as gestantes assintomáticas nas comunidades em que ocorrem surtos de eritema infeccioso. Nessa situação, não se indicam exames de diagnóstico ou precauções especiais. Contudo, os contatos domiciliares com eritema infeccioso impõem às gestantes maior risco de infecção por B19 aguda. O risco estimado de infecção por B19 para adultos suscetíveis com um contato domiciliar é de aproximadamente 50%. Considerando-se um risco estimado de 5% para doença fetal grave na infecção materna aguda por B19, o risco de hidropisia fetal é de aproximadamente 2,5% para gestantes suscetíveis expostas a um contato domiciliar infectado durante as primeiras 18 semanas de gestação. O tratamento dessas pacientes pode incluir:

1. **Determinação da suscetibilidade a infecção aguda** por IgG e IgM séricas e PCR.
2. Para mulheres suscetíveis ou agudamente infectadas, **ultrassonografia fetal seriada** para monitorar o crescimento fetal e a possível evolução de hidropisia.
3. Medições seriadas da **alfafetoproteína (AFP) sérica materna** (a AFP pode subir até 4 semanas antes das evidências ultrassonográficas de hidropisia fetal), embora essa avaliação seja incerto.
4. Determinação da **IgM ou PCR para DNA no feto** por coleta percutânea de sangue umbilical (CPSU). A utilidade dessa medida é duvidosa atualmente, tendo em vista a razão risco/benefício relativamente alta, sobretudo porque é incerto se a assistência obstétrica será modificada pelos resultados. Pode ser útil confirmar a etiologia do parvovírus B19 quando ocorre hidropisia fetal.

    Considerando-se a alta prevalência do parvovírus B19, o baixo risco de doença fetal grave e o fato de que as tentativas de evitar as situações de alto risco em potencial apenas reduzem, mas não eliminam a exposição, não se recomenda a exclusão de professoras escolares grávidas do seu local de trabalho. Pode-se adotar uma abordagem semelhante para profissionais de saúde grávidas cuja principal exposição será a crianças infectadas que se apresentam ao pronto-socorro ou consultório médico. Em muitos casos, contudo, já há exantema típico do eritema infeccioso, momento em que a infecciosidade é baixa. Ademais, podem-se tomar precauções voltadas para minimizar a exposição a secreções respiratórias a fim de diminuir o risco de transmissão. Deve-se ter cautela, sobretudo, em enfermarias pediátricas se houver pacientes imunocomprometidos ou com anemia hemolítica suspeitos de doença devida ao B19. Tais pacientes podem excretar o vírus por muito tempo após os sintomas clínicos iniciais, particularmente quando apresentam com crise aplásica. Nesse contexto, pode haver risco significativo de propagação do B19 para profissionais de saúde suscetíveis ou outros pacientes em risco de crise aplásica induzida pelo parvovírus B19. A fim de minimizar esse risco, os pacientes com crise aplásica por infecção por parvovírus B19 devem ser mantidos em precauções de contato, máscaras devem ser usadas durante contato próximo e as profissionais de saúde grávidas não devem assisti-los.

V. Vírus da imunodeficiência humana (infecção congênita e perinatal pelo HIV).

O HIV é um retrovírus de RNA citopático para o qual ainda não há cura. O vírus liga-se à célula CD4⁺ do hospedeiro. O complexo vírus/receptor liga-se então a um correceptor, e o cerne viral penetra o citoplasma celular do hospedeiro. O vírus utiliza a transcriptase reversa para sintetizar o DNA a partir de seu RNA viral, e esse DNA viral integra-se ao genoma do hospedeiro. À ativação celular, o DNA viral é transcrito em RNA, e proteínas virais são sintetizadas. O vírion adquire seu invólucro externo por brotamento da superfície celular do hospedeiro e, então, torna-se infeccioso para outras células CD4⁺. O HIV contém RNA genômico dentro de um cerne que é circundado por revestimento de proteína interno e um invólucro lipídico externo. O genoma consiste em três genes encontrados em todos os retrovírus (*gag, pol, env*), além de pelo menos seis genes adicionais, incluindo gp120, que é essencial à ligação do vírus às células-alvo, e p24, que é a principal proteína do cerne. Quando os linfócitos infectados pelo HIV são ativados, como em doenças intercorrentes, muitos vírions são transcritos e a célula pode ser lisada ou a apoptose pode ser incrementada. Nos dois casos a célula hospedeira morre. Visto que os linfócitos CD4⁺ são cruciais para a elaboração de uma resposta imune apropriada

Capítulo 48 | Infecções Virais **473**

contra quase todos os patógenos, o hospedeiro com contagens de linfócitos CD4⁺ inferiores a 200/mm³ se torna suscetível a infecções oportunistas e processos malignos. Na infecção inicial pelo HIV há invasão das células dendríticas, viremia e semeadura do tecido linfoide. Depois a resposta imune do hospedeiro é deflagrada, a viremia desaparece e 80% dos pacientes se tornam assintomáticos. Nos 20% restantes a evolução é rapidamente progressiva.

A. Epidemiologia. O HIV-1 é a principal causa de infecção por HIV nos EUA e no mundo.

1. Nos EUA e em seus cinco territórios dependentes, os diagnósticos e as mortes por AIDS são comunicados sigilosamente ao CDC. Até 2009 haviam sido comunicados cerca de 1.150.000 casos de AIDS: 78% em homens adultos e adolescentes e 19% em mulheres adultas e adolescentes. Esses dados incluem mais de 50.000 casos em jovens entre 13 e 24 anos de idade. Estima-se que ocorreram 80.000 mortes anuais por AIDS de 1993 a 1997, e 15.000 a 20.000 mortes anuais desde 1997, com um total acumulado de mais de 600.000 mortes de pessoas infectadas ao fim de 2008. Em grande parte, a diminuição da taxa de mortalidade nos últimos anos é atribuída ao acesso a terapias antirretrovirais mais potentes desde 1996. Em 2009, registraram-se cerca de 35.000 casos de AIDS nos EUA, mas apenas 13 em crianças abaixo de 13 anos de idade. As estimativas são de que havia 1.100.000 pessoas infectadas pelo HIV nos EUA em 2006, e que outras 56.300 contraem a infecção anualmente. Cerca de um terço delas contraiu o HIV por transmissão heterossexual. É difícil fazer essas estimativas, porque em todos os estados só é obrigatória a notificação da AIDS e, por ocasião da coleta desses dados, dez estados e o Distrito de Colúmbia não haviam comunicado as infecções por HIV (sem desenvolvimento de AIDS). Além disso, muitas pessoas infectadas pelo HIV não fizeram o teste de detecção e, portanto, desconhecem sua infecção; nesses casos, é alto o risco de transmissão horizontal ou vertical. Cerca de 20% das pessoas que vivem com AIDS e 27% das infectadas pelo HIV são **mulheres**, a maioria delas em idade fértil. Em 85% dessas mulheres, o principal comportamento de risco é o contato heterossexual com uma pessoa com infecção conhecida pelo HIV ou comportamento de risco desconhecido (provavelmente contato heterossexual com uma pessoa com infecção não diagnosticada). Embora se tenha constatado enorme sucesso na redução da transmissão materno-infantil com a introdução de profilaxia da exposição (zidovudina em 1994 e potentes agentes antirretrovirais em 1996), estima-se que 100 a 200 lactentes ainda contraiam HIV (infecção perinatal) anualmente. A maioria desses lactentes infectados tem mães que desconhecem seu diagnóstico, seja porque o aconselhamento e o teste não são oferecidos, seja porque não aceitaram fazer o teste. Um estudo constatou que a maioria das **gestantes** desconhece que a administração pré-natal de antirretrovirais poderia evitar mais de 99% das infecções neonatais por HIV. Consequentemente, o CDC recomenda a rotina de teste de HIV pré-natal (exceto se a paciente recusar), que é muito mais efetiva na identificação de pessoas infectadas pelo HIV do que os sistemas nos quais se exige a assinatura do termo de consentimento livre e esclarecido. Atualmente, 80 a 90% das gestantes infectadas pelo HIV recebem terapia antirretroviral antes ou por ocasião do parto. Considera-se que as que não recebem tratamento desconhecem seu diagnóstico.

2. As estimativas **mundiais** da Organização Mundial da Saúde (OMS) são de que, no fim de 2008, 33,4 milhões de pessoas viviam com AIDS (15,7 milhões de mulheres e 2,1 milhões de crianças com menos de 15 anos). Estima-se que houve 2,7 milhões de novas infecções por HIV em 2008, incluindo 430.000 crianças. Houve 2 milhões de mortes em 2008 (280.000 crianças). Todos esses números são muito menores que as estatísticas de 2006 e refletem a resposta mundial para a prevenção do HIV e o acesso ao tratamento. A amamentação aumenta em cerca de 14% a taxa de transmissão perinatal; portanto, é fortemente desencorajada quando se dispõe de opções seguras de alimentação com fórmula. Há estudos em andamento sobre a profilaxia contínua da mãe e/ou do lactente com terapia antirretroviral, bem como sobre o desmame precoce e as opções à amamentação. Cada vez mais, os países são capazes de oferecer terapia antirretroviral a mulheres infectadas por HIV pósparto e aos pais dessas crianças, reconhecendo que, mesmo que o lactente não seja infectado pelo HIV, ele pode ficar órfão e, portanto, ter menor expectativa de vida se os pais não forem tratados. As contribuições de fundações e governos abastados de países desenvolvidos ajudaram a pôr em marcha esses programas de tratamento. Sem dúvida, o HIV é um dos problemas de saúde mais graves e difíceis do final do século 20 e início do 21. Embora ainda haja muitos desafios, o progresso tem sido considerável.

474 Parte 8 | Doenças Infecciosas

B. Transmissão. Existem três vias principais para transmissão do HIV: contato sexual, inoculação parenteral e transferência da gestante para o feto ou da mãe para o recém-nascido.

1. **Contato sexual.** Ainda é o principal modo de transmissão do HIV nos EUA e no mundo inteiro. Constatou-se que o sêmen e as secreções vaginais contêm o HIV. O principal comportamento de risco para 85% das mães de crianças com AIDS é o contato heterossexual.

2. **Inoculação parenteral.** A transmissão parenteral do HIV resulta da inoculação direta de sangue ou hemoderivados infectados. Os grupos afetados são usuários de drogas intravenosas e pacientes tratados com transfusões ou concentrados de fatores. A triagem de doadores de sangue para fatores de risco da infecção, a pesquisa universal de anticorpos anti-HIV e os testes virais no sangue doado e a preparação especial de fatores da coagulação para eliminar o risco de contaminação viral reduziram sobremodo a incidência de HIV contraído por transfusão. O motivo mais provável para sorologia anti-HIV falso-negativa é a janela soronegativa que ocorre entre o momento da infecção inicial e a produção de anticorpos antivirais. Estimou-se que as chances de infecção pelo HIV contraída durante a transfusão de uma única unidade de sangue testado são de 1:250.000 a 1:150.000.

3. **Transmissão congênita e perinatal.** Mais de 92% dos casos pediátricos de AIDS resultam da exposição pré-natal ao sangue materno, ao nascimento ou após o parto pelo leite materno. A taxa de transmissão do HIV de mulheres infectadas não tratadas para seus fetos e recém-nascidos foi estimada como 15 a 40%. O HIV foi isolado de amostras de sangue do cordão umbilical, e produtos da concepção demonstraram a infecção pelo HIV desde 14 a 20 semanas de gestação; contudo, acredita-se que a maioria das infecções é transmitida no fim do terceiro trimestre ou ao parto. O mecanismo de transferência transplacentária do HIV é desconhecido, mas o HIV pode infectar as linhagens celulares de trofoblastos e macrófagos placentários. Nem a infecção nem a quantidade de vírus presente na placenta correlacionam-se com a infecção congênita. Isso pode sugerir que a placenta geralmente atua como uma barreira protetora à transmissão ou, inversamente, como um foco de transmissão em potencial. Em um estudo de 100 pares de gêmeos nascidos de mulheres infectadas pelo HIV, o gêmeo A foi infectado em 50% dos partos por via vaginal e 38% das cesarianas. O gêmeo B foi infectado em 19% dos partos vaginais e cesarianas. Esse estudo, bem como o estudo Women and Infants Transmission e metanálise dos estudos de transmissão, sugere que a infecção intraparto correlaciona-se à duração das membranas rotas e que as cesarianas eletivas (sem início do trabalho de parto) podem ser preventivas, especialmente se a carga viral materna não estiver controlada no momento do parto.

C. Doença clínica. Em pacientes não tratados, a perda de células CD4$^+$ avança, e a duração mediana da fase assintomática é de cerca de 10 anos em adultos. Depois dessa fase, o paciente torna-se sintomático, geralmente por infecções oportunistas, sobretudo a tuberculose, e morre no prazo de 5 anos.

1. A **infecção pelo HIV em lactentes** manifesta-se por alta carga viral inicial, que diminui ao longo dos primeiros 5 anos de vida, à medida que o sistema imune se desenvolve. As diretrizes atuais dos EUA e da OMS sugerem o tratamento de todos os lactentes com diagnóstico de infecção por HIV no primeiro ano de vida, de maneira que o sistema imune consiga se desenvolver normalmente, e muitos especialistas mantêm o tratamento para garantir a supressão do HIV. Depois de 1 ano de vida, as sugestões para início do tratamento com base na contagem de células CD4$^+$ e na carga de HIV são menos específicas, mas incluem tratamento de crianças com infecção sintomática e com as menores porcentagens de células CD4$^+$, qualquer que seja a idade. A decisão sobre o início da terapia antirretroviral tem de ser personalizada, e a disposição do cuidador de garantir que o lactente ou a criança tome todas as doses diariamente é crucial para o êxito.

2. **HIV na gravidez.** A gestante infectada pelo HIV deve ser informada de que a conclusão da gravidez provavelmente não agrava seu prognóstico. As mulheres infectadas pelo HIV devem ser submetidas a triagem cuidadosa de outras doenças sexualmente transmissíveis (gonorreia, herpes, clamídia, hepatites B e C e sífilis), além de testes para a infecção por CMV e toxoplasmose. A mãe também deve realizar um teste tuberculínico (PPD) e, quando apropriado, receber as vacinas anti-hepatite B, antipneumocócica e anti-influenza. Se a contagem de células CD4$^+$ estiver abaixo de 350/$\mu\ell$, deve ser oferecida terapia antirretroviral, incluindo zidovudina. Ademais, as diretrizes sugerem que as gestantes devem ser tratadas com as mesmas combinações de agentes antirretrovirais e com o mesmo

objetivo de supressão da carga viral de HIV e manutenção ou aumento das contagens de linfócitos $CD4^+$ que as mulheres não grávidas. As exceções a essas recomendações incluem o efavirenz, que comprovadamente tem efeitos teratogênicos em estudos com animais, a combinação de didanosina e estavudina, associada a casos raros de esteatose hepática materna e morte, e nevirapina, que resultou em hepatite fulminante em mulheres com contagens de linfócitos $CD4^+$ mais altas. Portanto, esses agentes devem ser usados com cautela na gravidez. Todas as gestantes infectadas pelo HIV devem ter a oportunidade de usar pelo menos a zidovudina durante toda a gestação, mesmo que a carga de HIV e a contagem de células $CD4^+$ não justifiquem a instituição do tratamento para cuidar da saúde delas. Atualmente nos EUA, a taxa de transmissão vertical é inferior a 2% nas mulheres que são diagnosticadas e recebem terapia antirretroviral antes do parto. Essa taxa é inferior a 1% quando a carga de HIV é suprimida no momento do parto. Isso essencialmente torna a transmissão perinatal do HIV uma doença prevenível quando as mulheres recebem aconselhamento e testes pré-natais e terapia antirretroviral para elas mesmas e seus filhos. Nos EUA, o teste anti-HIV não é um componente obrigatório da assistência pré-natal; portanto, todo obstetra e todo pediatra devem oferecer o teste e aconselhamento a todas as gestantes, de modo que elas considerem as opções terapêuticas para elas mesmas e as opções profiláticas para seus fetos. Os dados mostram que a prescrição de zidovudina como um componente da terapia antirretroviral antes do parto, intraparto ou até mesmo no período neonatal reduz a transmissão em comparação com a taxa (~25%) quando nem a mãe nem o neonato recebem terapia antirretroviral. Deve-se considerar a instituição de profilaxia contra *Pneumocystis jirovecii* e, possivelmente, *Mycobacterium avium-intracellulare*. Atualmente, estão em andamento estudos prospectivos sobre o HIV na gravidez, como o International Maternal Pediatric Adolescent AIDS Clinical Trials (IMPAACT) Group, um estudo multicêntrico patrocinado pelo National Institutes of Health.

3. **Infecção pelo HIV em crianças.** A maioria dos casos pediátricos de AIDS acomete lactentes e crianças pequenas, o que reflete a preponderância de infecções congênitas e perinatais. Quando a infecção pelo HIV não é diagnosticada, 50% dos casos pediátricos de AIDS são notificados no primeiro ano de vida, e cerca de 80% o são até 3 anos de idade. Nesses pacientes, sinais e sintomas relacionados com o HIV ocorrem em mais de 80% no primeiro ano de vida (idade mediana no início dos sinais e sintomas, 9 meses). Estima-se que 20% dos lactentes com infecção congênita/perinatal pelo HIV não tratados morrerão no primeiro ano de vida e 60% terão doença sintomática grave até 18 meses de idade. Tais pacientes são definidos como "progressores rápidos". Essas estatísticas refletem apenas os casos pediátricos de AIDS notificados aos CDC e podem refletir somente a parte do espectro da doença que é identificada. As estatísticas também são fortemente influenciadas pela evolução natural da doença em crianças não tratadas. É possível que muitas crianças infectadas não sejam diagnosticadas e permaneçam assintomáticas durante anos. As crianças devem ser tratadas com esquemas de antirretrovirais tendo como objetivo manter a porcentagem de linfócitos $CD4^+$ acima de 15%; e muitos especialistas sugerem 25%, juntamente com uma carga viral moderadamente baixa. Na época de edição deste capítulo, nos países desenvolvidos, a infecção pediátrica pelo HIV deve ser considerada uma doença crônica, não uma doença que limita a expectativa ou a qualidade de vida. O quadro clínico difere nas crianças em comparação com adultos. O recém-nascido infectado pelo HIV geralmente é assintomático, mas pode apresentar-se com linfadenopatia e/ou hepatoesplenomegalia. Em geral, o neonato infectado periparto apresenta sinais ou sintomas somente após as primeiras 2 semanas de vida. Estes incluem linfadenopatia e hepatoesplenomegalia (como em adultos), ganho ponderal insatisfatório como seria esperado em uma infecção viral crônica e, às vezes, anormalidades neuromotoras ou encefalopatia. Antes de existir terapia antirretroviral para crianças, 50 a 90% das crianças infectadas pelo HIV tinham envolvimento do SNC caracterizado por encefalopatia que muitas vezes era clinicamente devastadora. Embora a apresentação clínica possa variar, atraso do desenvolvimento ou perda de marcos do desenvolvimento e diminuição da função cognitiva são manifestações comuns. Com demasiada frequência, um lactente é diagnosticado com AIDS entre 2 e 6 meses de idade quando se apresenta com pneumonia por *Pneumocystis jirovecii*. Trata-se de pneumonia intersticial, frequentemente sem achados à ausculta. Os pacientes apresentam-se com febre baixa, taquipneia e, muitas vezes, taquicardia. Hipoxia progressiva instala-se e pode resultar em taxa de mortalidade de até 90%. Esta é a doença definidora de

AIDS à apresentação em 37% dos pacientes pediátricos, com incidência máxima aos 4 meses de idade. O tratamento é com sulfametoxazol-trimetoprima (SMX-TMP) intravenoso e esteroides. A profilaxia dessas afecções potencialmente fatais é obviamente preferível à aquisição da doença. Atualmente, o Public Health Service recomenda que todos os recém-nascidos infectados pelo HIV comecem a receber profilaxia da pneumonia por *Pneumocystis jirovecii* ao 1º mês de idade. Uma segunda condição, possivelmente singular à AIDS pediátrica, é o desenvolvimento de doença pulmonar intersticial crônica, denominada *pneumonite intersticial linfoide* (PIL). A PIL caracteriza-se por infiltrado difuso de linfócitos e plasmócitos. A evolução clínica da PIL é bastante variável, mas pode ser progressiva, resultando em angústia respiratória acentuada (taquipneia, retrações, sibilos, hipoxemia). Há uma associação à infecção pelo vírus Epstein-Barr, mas a importância disso é incerta. Após a apresentação inicial, o prognóstico parece ser mais favorável para as crianças com infecção pelo HIV sintomática quando a doença definidora de AIDS é a PIL. Além da PIL, infecções bacterianas recorrentes são frequentes na AIDS pediátrica, devido, em parte, à ocorrência precoce de disfunção das células B com hipergamaglobulinemia disfuncional. Encontram-se infecções focais e disseminadas, sendo que sepse é a mais comum. O microrganismo geralmente isolado da corrente sanguínea é o *Streptococcus pneumoniae*, mas muitas outras bactérias foram isoladas, especialmente de pacientes hospitalizados. Atualmente a doença pneumocócica é menos comum, pois as vacinas antipneumocócicas conjugadas se tornaram padrão de assistência durante os primeiros 6 meses de vida. Outras manifestações da infecção pelo HIV que são mais comuns nas crianças são parotidite e disfunção cardíaca. As crianças maiores apresentam infecções oportunistas definidoras de AIDS mais típicas quando a contagem de células CD4+ cai.

D. Diagnóstico. O diagnóstico de infecção pelo HIV em adultos é realizado pela detecção de anticorpos específicos por ELISA, com confirmação por *Western blot*. Considera-se que os recém-nascidos com resultados positivos da cultura ou do PCR de DNA ou com valores elevados de PCR de RNA nos primeiros 3 dias de vida tenham sido infectados *in utero*; considera-se que os recém-nascidos com teste negativo para HIV nos primeiros 3 dias e posteriormente positivo tenham contraído este vírus no período periparto. Essa diferenciação é relevante porque a instituição de terapia antirretroviral potente no momento do parto, até mesmo em mães não diagnosticadas e/ou não tratadas, é substancialmente efetiva na redução da transmissão vertical. Há redução comprovada da transmissão quando, por ocasião do parto, é feito o teste rápido para HIV em mulheres que nunca o fizeram e inicia-se a terapia profilática. A partir desse tipo de informação, os pesquisadores estão voltando sua atenção para a oferta de potentes tratamentos profiláticos de ação rápida, como a terapia antirretroviral (sobretudo com nevirapina), no período intraparto. É provável que a transmissão intraparto seja responsável por, no mínimo, 50% das infecções por HIV em lactentes. Deve-se oferecer o teste a qualquer pessoa que adote comportamentos de risco para transmissão do HIV e a todas as gestantes. A sorologia tem valor limitado no diagnóstico da infecção pelo HIV transmitida verticalmente em lactentes com menos de 15 meses de idade, porque a IgG materna cruza a placenta e persiste em lactentes durante o primeiro ano de vida, ou mais. Se houver uma doença definidora de AIDS e um teste de anticorpos positivo, define-se o diagnóstico mesmo se o lactente tiver menos de 15 meses de vida. Contudo, o quadro é menos nítido naqueles com sintomatologia mínima ou nula. Portanto, devem-se usar testes de detecção viral para identificar os recém--nascidos infectados de mulheres HIV-soropositivas. Tais testes incluem:

1. PCR para detectar o DNA viral em células do sangue periférico
2. PCR para detectar RNA viral no plasma ou carga viral: o título tem de ser superior a 10.000 cópias/mℓ para ser diagnóstico
3. Cultura celular *in vitro* para células mononucleares.

As amostras de sangue para esses testes devem ser coletadas em anticoagulante, mas não heparina. Às vezes, define-se o diagnóstico por meio da detecção positiva do antígeno p24 no sangue periférico ou por hibridização *in situ* para detectar DNA específico do HIV. A cultura é sensível e específica, porém dispendiosa, tecnicamente difícil, e a obtenção de resultados pode demorar semanas, portanto, raramente é solicitada. Em contrapartida, a PCR é sensível e pode ser obtida mais rapidamente. A base do diagnóstico viral precoce nos recém-nascidos de mulheres infectadas pelo HIV continua a ser a PCR do HIV para detectar RNA e DNA virais. O ensaio do antígeno p24, pela falta de sensibilidade, sobretudo em lactentes, pode ser substituído pela detecção do antígeno p24 dissociado por ácido, que tem sensibilidade bem maior. A importância do diagnóstico precoce é clara: oferecer até mesmo a lactentes pequenos o benefício da terapia antirretroviral, que, como se espera, reduzirá a carga viral e, possivelmente, prevenirá ou diminuirá a quantidade de vírus em locais como o SNC, além de manter normais as contagens das células CD4+.

E. Tratamento. A parte principal do tratamento da infecção pelo HIV é a terapia antirretroviral. Ela deve ser oferecida a todos os pacientes sintomáticos, independentemente da contagem de células CD4+. Não existe cura da infecção pelo HIV, mas o objetivo da terapia antirretroviral é suprimir a carga viral até níveis indetectáveis e manter ou reconstituir as contagens de células CD4+ para mais de 25%. Em geral, os agentes antirretrovirais pertencem a quatro classes:

1. Inibidores análogos nucleosídeos ou nucleotídeos da transcriptase reversa (INTR) (p. ex., zidovudina/AZT). Tais agentes impedem que o RNA viral seja transcrito em DNA; portanto, a infecção das células é abortada.
2. Inibidores não nucleosídeos da transcriptase reversa (INNTR) (p. ex., nevirapina). Esses agentes também impedem a transcrição reversa, mas em um local da enzima ligeiramente diferente. Em geral, são mais potentes que os INTR, mas a resistência pode sobrevir rapidamente se a carga viral não for controlada.
3. Os inibidores da protease (IP) impedem o processamento das proteínas virais. São bastante potentes, mas ligam-se intensamente às proteínas, por isso atravessam pouco a placenta, o que os torna excelentes agentes para tratar a carga viral materna com exposição limitada do feto.
4. Os inibidores da integrase impedem a produção de vírions e são um componente cada vez mais frequente da terapia antirretroviral.

   Em geral, o tratamento inicial é com dois INTR e um IP ou um INNTR. Outras terapias possíveis sob investigação incluem outros locais de ação no ciclo biológico do retrovírus, como inibidores da fusão, inibidores virais de entrada e terapias de base imunológica.

   A otimização da nutrição, imunizações de rotina, profilaxia contra infecções oportunistas (principalmente *P. jirovecii*) e o reconhecimento e tratamento imediatos das complicações relacionadas com o HIV (p. ex., infecções oportunistas, disfunção cardíaca) são fundamentais para o aumento da longevidade e qualidade de vida dos pacientes infectados pelo HIV. No recém-nascido, deve-se dar atenção especial à possibilidade de patógenos passíveis de transmissão congênita e perinatal, como tuberculose, toxoplasmose e doenças sexualmente transmissíveis, que podem ter prevalência relativamente alta em adultos infectados pelo HIV.

F. Prevenção. Neste capítulo daremos ênfase apenas às estratégias preventivas que reduzem a **transmissão da mãe para a criança**, tanto nos EUA como no resto do planeta.

1. Nos EUA os esforços para prevenir a transmissão materno-infantil do HIV foram altamente bem-sucedidos. Informações combinadas dos estudos randômicos PACTG 076 e 185 do Pediatric AIDS Clinical Trials Group (PACTG) sinalizam que gestantes infectadas pelo HIV que receberam zidovudina por via intravenosa na dose de 2 mg/kg na primeira hora de trabalho de parto, seguida por 1 mg/kg/h até o parto, e seus neonatos que receberam zidovudina por via oral, 2 mg/kg 6/6 h nas primeiras 6 semanas de vida, tiveram transmissão muito menor do que às que receberam placebo (8,3% desses neonatos tratados com zidovudina estavam infectados, em comparação com 25,5% no grupo placebo para 076). Entretanto, desde fevereiro de 1994, tornou-se padrão de assistência oferecer o algoritmo 076 como arcabouço do regime antirretroviral às gestantes. A cesariana eletiva (antes do início do trabalho de parto) pode reduzir ainda mais a transmissão se a carga viral permanecer acima de 1.000 cópias/mℓ. Não há benefícios adicionais da cesariana eletiva se a carga viral estiver suprimida abaixo desse valor. Diversos estudos mostraram que uma carga viral materna mais alta, juntamente com contagens de células T CD4+ mais baixas, é um forte correlato de transmissão vertical; portanto, é imperativo instituir tratamento para a grávida com um esquema antirretroviral otimizado para suprimir a carga viral. O teste de resistência também deve ser considerado até para mulheres que nunca foram tratadas, uma vez que se estima que até 15% das pessoas previamente não tratadas terão HIV que exibe resistência contra um ou mais agentes antirretrovirais. Recomenda-se que a assistência de gestantes infectadas pelo HIV seja prestada em colaboração com obstetras treinados no tratamento de pacientes infectados pelo HIV a fim de otimizar os resultados. O padrão

478 Parte 8 | Doenças Infecciosas

de assistência atual nos EUA é suprimir a carga viral materna até níveis indetectáveis durante a gravidez (e após a gravidez para melhorar o tratamento da saúde materna) por meio de combinações dos agentes aprovados para tratar a infecção pelo HIV. A taxa de transmissão vertical é inferior a 1% para as mulheres com carga viral indetectável.

Com frequência, a infecção pelo HIV é detectada durante a gestação. Uma rede de apoio social apropriada, imparcial, deve ser organizada para alcançar o melhor desfecho possível da gravidez. A saúde, física e emocional, da mãe não deve ser menos importante que a do feto; em vez disso, a otimização do par mãe–bebê é crucial para se obter melhor desfecho possível. Toda instrumentação, incluindo colocação de eletrodos no couro cabeludo fetal e coleta de amostras de sangue para medir o pH durante o parto, que possa expor o feto a sangue e secreções maternos deve ser evitada nas mulheres HIV-positivas. Após o parto, a mãe deve ser aconselhada a não permitir o contato do recém-nascido com o sangue ou secreções dela. Atualmente, a prevenção da transmissão horizontal baseia-se na proteção de barreira para as pessoas infectadas pelo HIV e na diminuição da carga viral nas secreções genitais por meio da terapia antirretroviral.

2. No plano global, também houve progresso na limitação da infecção perinatal pelo HIV. Um estudo em Uganda (HIVNET 012) ofereceu uma dose única de nevirapina às mulheres infectadas pelo HIV em trabalho de parto, seguida por uma dose única de nevirapina aos recém-nascidos com 3 dias de vida. A taxa de transmissão perinatal diminuiu sobremodo no braço da nevirapina. Verificou-se que a nevirapina atravessa a placenta facilmente, e com o esquema de duas doses para o par mãe–bebê, o nível de nevirapina no sangue neonatal está acima do nível necessário para reduzir a carga viral de HIV por pelo menos 1 semana. No entanto, aos 18 meses de idade, a taxa de mortalidade infantil no grupo tratado com nevirapina foi igual à do outro grupo, mais provavelmente devido à transmissão do HIV durante o aleitamento materno, que era essencialmente universal. A implementação do esquema de nevirapina em duas doses está ocorrendo nos países em desenvolvimento, bem como estudos que visam prevenir a transmissão do HIV no leite materno. Dados da Tailândia mostraram uma taxa de transmissão de 2% com o uso de uma combinação de zidovudina, segundo o protocolo 076, e nevirapina, segundo o estudo HIVNET 012, juntamente com alimentação exclusiva com mamadeira. A lavagem do canal de parto com um agente virostático tem sido decepcionante até o presente. As diretrizes da OMS de 2010 recomendam que se ofereça tratamento antirretroviral materno pré-natal e intraparto ou profilaxia para o lactente no caso de mulheres soropositivas para HIV. Outras recomendações afirmam que cada país deve decidir se mulheres soropositivas para HIV devem alimentar os lactentes exclusivamente com fórmula ou amamentar com terapia antirretroviral concomitante. Neste último caso, a recomendação é de amamentação exclusiva nos primeiros 6 meses, com acréscimo de alimentos complementares e desmame precoce aos 12 meses, caso se disponha de alimentação satisfatória para o bebê. Os estudos também sugeriram que nos países onde a amamentação é quase universal, a taxa de transmissão pode ser até 14% maior que a taxa presumida observada por transmissão intrauterina ou intraparto. Nos estudos de mulheres em áreas endêmicas que não estavam infectadas pelo HIV no momento do parto mas que apresentaram soroconversão após o parto, alguns lactentes apresentaram soroconversão quase simultânea com suas mães. Pode ser que os lactentes que não possuem anticorpos anti-HIV oriundos da mãe e transferidos passivamente ou aqueles cujas mães contraíram a primoinfecção pelo HIV durante a lactação corram risco mais alto de aquisição do HIV pelo leite materno do que aqueles provavelmente expostos a vírions e anticorpos juntos. Portanto, a amamentação é contraindicada nos países em que as fórmulas são seguras e garantem nutrição satisfatória.

VI. Hepatite. A hepatite viral aguda é definida pelos seguintes critérios clínicos: (i) sinais e sintomas compatíveis com hepatite viral, (ii) elevação dos níveis séricos de aminotransferases para mais de 2,5 vezes o limite superior do normal e (iii) ausência de outras causas de doença hepática. Pelo menos cinco agentes foram identificados como causas de hepatite viral: o vírus da hepatite A (HAV) não tem transmissão vertical e não será descrito aqui; vírus da hepatite B (HBV); vírus da hepatite D (HDV); vírus da hepatite C (HCV) (vírus da hepatite não A, não B [NANB] pós-transfusão); e vírus da hepatite E (HEV) (vírus da hepatite NANB entérico, epidêmico). O HDV, também chamado de *agente delta*, é um vírus defectivo que exige coinfecção ou infecção secundária com o HBV. O HDV é revestido com antígeno de superfície da hepatite B (HBsAg). Anticorpos específicos anti-HDV são detectáveis nos indivíduos infectados, mas não existe uma intervenção

Capítulo 48 | Infecções Virais **479**

conhecida para prevenir a infecção em indivíduos HBsAg-positivos expostos. No recém-nascido, o tratamento visando à prevenção da infecção por HBV também deve prevenir a infecção por HDV, uma vez que a coinfecção é essencial.

A. HBV (perinatal e congênito). Esse vírus de DNA é uma das causas mais comuns de hepatite aguda e crônica no mundo inteiro.

1. **Epidemiologia.** Em populações endêmicas, o estado de portador é frequente, e a transmissão perinatal é um evento comum. O risco de infecção crônica é inversamente proporcional à idade, com taxa de estado de portador de 90% após a infecção no período neonatal. A incidência geral de infecções por HBV nos EUA é relativamente baixa, mas ainda substancial. Aproximadamente 300.000 infecções ocorrem por ano, com 250 mortes por doença fulminante. O período de incubação da infecção por HBV é de aproximadamente 120 dias (faixa, 45 a 160 dias). **Grupos de alto risco para infecção por HBV** nos EUA incluem:

    a. **Pessoas nascidas em áreas endêmicas.** Nativos do Alasca, ilhéus do Pacífico e nativos da China, Sudeste Asiático, maior parte da África, partes do Oriente Médio e bacia amazônica; descendentes de indivíduos de áreas endêmicas.

    b. **Pessoas com comportamento de alto risco.** Homens que fazem sexo com homens, usuários de drogas intravenosas e indivíduos com múltiplos parceiros sexuais.

    c. **Contatos íntimos com pessoas infectadas pelo HBV** (parceiros sexuais, familiares).

    d. **Determinadas populações de pacientes,** particularmente aqueles tratados com múltiplas transfusões de sangue ou hemoderivados.

    e. **Determinados grupos profissionais,** incluindo profissionais de saúde.

2. A **transmissão** ocorre pela via percutânea ou permucosa por intermédio de sangue ou líquidos corporais infectados. Os sinais e sintomas incluem anorexia, mal-estar, náuseas, vômitos, dor abdominal e icterícia. Acredita-se que a transmissão do HBV de mulheres infectadas para seus recém-nascidos decorra, principalmente, da exposição ao sangue materno no momento do parto. A transferência transplacentária parece ocorrer em Taiwan, mas não foi observada em outras regiões do mundo, incluindo os EUA. Em Taiwan, há uma alta taxa de portador crônico que pode estar relacionada com a transferência transplacentária observada naquele país. Quando a infecção materna aguda por HBV ocorre durante o primeiro e segundo trimestres da gestação, o risco para os recém-nascidos geralmente é baixo, porque a antigenemia costuma estar resolvida a termo e se observa anti-HBs. Contudo, a infecção materna aguda por HBV durante o fim da gravidez ou próximo ao momento do parto leva a uma taxa de transmissão de 50 a 75%.

3. A **doença clínica com hepatite crônica ativa** é observada em aproximadamente 25% do um milhão de portadores crônicos. Os sinais e sintomas são anorexia, mal-estar, náuseas, vômitos, dor abdominal e icterícia. Pacientes com hepatite crônica ativa correm maior risco de desenvolver cirrose e carcinoma hepatocelular, e cerca de 5.000 desses pacientes morrem a cada ano por complicações hepáticas relacionadas ao HBV (cirrose primária).

4. Diagnóstico. O diagnóstico é feito por sorologia específica e detecção de antígenos virais. Os testes específicos são:

    a. **Determinação de HBsAg.** Geralmente é encontrado 1 a 2 meses após a exposição e persiste por um período variável.

    b. **Anticorpo contra o antígeno de superfície da hepatite B (anti-HBs).** Surge após a resolução da infecção ou a imunização e confere imunidade prolongada.

    c. **Anticorpo contra o antígeno do nucleocapsídio (anti-HBc).** Encontrado em todas as infecções por HBV e persiste por período indefinido.

    d. **IgM anti-HBc.** Surge no início da infecção, é detectável de 4 a 6 meses após a infecção e é um bom marcador de infecção aguda ou recente.

    e. **Antígeno inicial da hepatite B (HBeAg).** Encontrado nas infecções agudas e crônicas e associado a replicação viral e elevada infectividade.

    f. **Anticorpo contra o antígeno HBe (anti-HBe).** Desenvolve-se com o término da replicação viral e está associado à redução da infectividade. A infectividade tem melhor correlação com a positividade de HBeAg, mas qualquer paciente positivo para HBsAg é potencialmente infeccioso. A infecção

480 Parte 8 | Doenças Infecciosas

aguda pode ser diagnosticada pela existência de sintomas clínicos e por um teste de HBsAg ou IgM anti-HBc positivo. O estado de portador crônico é definido pela presença de HBsAg em duas ocasiões, com intervalo de 6 meses, ou pela presença de HBsAg sem IgM anti-HBc.

5. **Tratamento.** O tratamento com lamivudina, tenofovir ou adefovir ou etanercepte pode ser sugerido por infectologistas a fim de reduzir a possibilidade de transmissão, sobretudo em mulheres com cargas virais elevadas.

6. **Prevenção.** A principal estratégia de prevenção da doença neonatal causada pelo HBV tem sido a imunoprofilaxia para **recém-nascidos** sob alto risco de infecção. A vacinação desses neonatos também é uma parte importante da prevenção perinatal, além de proteger contra a exposição pós-natal (Quadro 48.3). A imunização de recém-nascidos reduziu eficazmente o risco de infecção por HBV crônica em Taiwan. A imunização universal de neonatos promete ser uma das melhores opções para controle da doença nos EUA, e atualmente é recomendada a todos os recém-nascidos de mulheres HBsAg-negativas. Devem-se fornecer três doses antes da idade de 18 meses. As populações de alto risco, como os nativos do Alasca, moradores nas ilhas do Pacífico e recém-nascidos de mulheres imigrantes de áreas endêmicas para o HBV devem receber a série de três doses até a idade de 6 a 9 meses. O esquema recomendado é iniciado durante o período neonatal; a segunda dose é ministrada 1 a 2 meses depois; e a terceira dose, na idade de 6 meses quando as mães são HBsAg-positivas ou estado desconhecido, e entre 6 e 18 meses quando as mães são HBsAg-negativas. O recém-nascido pré-termo de uma mulher HBsAg-positiva deve começar a receber a série de imunizações e ser tratado imediatamente com imunoglobulina anti-hepatite B (IGHB) (Quadro 48.3). Consulte no *Red Book, Relatório do Comitê de Doenças Infecciosas*, da *American Academy of Pediatrics*, as doses segundo a idade gestacional e o peso ao nascer. Outros métodos de controle da doença foram considerados e incluem cesariana. Em um estudo em Taiwan, a realização de cesariana juntamente com imunização materna reduziu sobremodo a incidência de HBV contraído no período perinatal de mulheres altamente infecciosas. Tais resultados são promissores e podem oferecer uma terapia adjuvante em potencial para as situações de risco muito alto (p. ex., mulheres HBsAg/HBeAg-positivas). Atualmente, não há recomendações específicas acerca da via do parto.

Recomenda-se a pesquisa de HBsAg para todas as gestantes. A triagem deve ser realizada no início da gestação. Se o teste for negativo, nenhuma avaliação adicional é recomendada, a menos que haja história de exposição em potencial. Quando há alguma preocupação com um possível contato infeccioso, desenvolvimento de hepatite aguda ou comportamento de alto risco em uma mulher não imunizada, deve-se repetir o teste. Todos os recém-nascidos cujas mães são HBsAg-positivas devem receber IGHB além da vacina anti-hepatite B recombinante. A primeira imunização e a IGHB são fornecidas nas primeiras 12 h de vida, e a vacina é repetida ao 1 e 6 meses de idade. Se a mãe for imigrante de uma área endêmica, também se deve fornecer IGHB, exceto se for comprovado que ela é HBsAg-negativa. A transmissão pós-natal do HBV pela via fecal-oral provavelmente ocorre, mas o risco parece ser baixo. Não obstante, essa possibilidade fortalece o apoio à necessidade de imunização dos recém-nascidos de mulheres HBsAg-positivas. Outra via em potencial de infecção é o leite materno. Esse modo de transmissão parece ser muito incomum nos países desenvolvidos; não houve aumento documentado do risco de transmissão do HBV por lactantes HBsAg-positivas. Isso

Quadro 48.3	Doses das vacinas anti-hepatite B em recém-nascidos.*		
	Imunização ativa: uma das duas		
	Recombivax HB® Merck	Engerix-B® SmithKline Beecham	Imunização passiva com IGHB
Recém-nascidos de mulheres HBsAg-negativas	5 µg (0,5 mℓ)	10 µg (0,5 mℓ)	–
Recém-nascidos de mulheres HBsAg-positivas	5 µg (0,5 mℓ)	10 µg (0,5 mℓ)	0,5 mℓ

IGHB = imunoglobulina anti-hepatite B; HbsAg = antígeno de superfície da hepatite B. *Os dois esquemas vacinais utilizam três doses.

é verdade, embora o HBsAg seja detectável no leite materno. As recomendações acerca do aleitamento materno nos países desenvolvidos devem ser individualizadas, de acordo com a intensidade do desejo de amamentar da mãe. O risco decerto é desprezível nos lactentes que receberam IGHB e vacina anti-hepatite. **A prevenção da propagação hospitalar** de HBsAg-positivos encerram um risco nítido de propagação hospitalar no berçário. Para minimizar esse risco, os funcionários do berçário devem ser alertados para usar luvas e aventais ao cuidar de neonatos infectados. Obviamente, as precauções universais atuais devem ser observadas em todos os berçários, portanto o risco de exposição a sangue e secreções corporais já deve estar minimizado. A imunização dos profissionais de saúde também é fortemente recomendada, mas, caso ocorra exposição de uma pessoa não imunizada, deve-se coletar amostra sanguínea para testes sorológicos da hepatite e administrar IGHB tão logo possível, a menos que o indivíduo sabidamente seja anti-HBs-positivo. Essa diretriz aplica-se aos profissionais que têm contato estreito sem precauções apropriadas, bem como àqueles expostos por via parenteral (p. ex., através de agulha contaminada).

B. HCV (infecção perinatal e congênita). O vírus da hepatite C é o agente responsável pela maioria dos casos de hepatite NANB em receptores de transfusões ou transplantes de órgãos, e é um vírus de RNA de filamento único da família flavivírus.

1. Epidemiologia. Pelo menos cinco subtipos do HCV foram caracterizados com base na heterogeneidade do sequenciamento do genoma viral. O HCV é encontrado no mundo inteiro, e subtipos diferentes foram identificados na mesma região geográfica. O subtipo 1 é o mais comum nos EUA e encerra pior prognóstico que os demais subtipos.

a. Transmissão horizontal. O uso de drogas injetáveis atualmente é o comportamento de risco mais comum para a infecção. Além dos usuários de drogas intravenosas e dos receptores de transfusão, os pacientes de diálise e os parceiros sexuais de pessoas infectadas pelo HCV também podem ser infectados, mas 50% das pessoas identificadas são incapazes de definir um fator de risco.

b. Transmissão vertical. A taxa global de transmissão é de aproximadamente 5% das mulheres sabidamente infectadas pela hepatite C para seus neonatos. A taxa de transmissão talvez seja bem mais alta e pode aproximar-se de 70% quando a mulher grávida tem carga viral alta, avaliada por PCR semiquantitativa. O HCV é transmitido com maior frequência se a mãe também estiver infectada pelo HIV, mas isso não foi avaliado em mulheres com carga viral de HIV controlada e carga viral de HCV semiquantitativa mais baixa. O modo de transmissão também é desconhecido. A detecção do HCV por PCR para RNA no sangue do cordão umbilical sugere que, pelo menos em alguns casos, ocorre transmissão *in utero*. Há também um relato de caso de um recém-nascido que foi infectado com uma cepa de HCV diferente de todas as cepas maternas no momento do parto, sugerindo transmissão *in utero*. Por outro lado, os neonatos com PCR negativa ao nascimento podem apresentar PCR positiva mais tarde durante o primeiro ano de vida, sugerindo infecção perinatal. Um estudo verificou que 50% das amostras vaginais coletadas com 30 semanas de gestação de mulheres HCV-positivas continham o HCV, sugerindo a possibilidade de infecção por passagem através do canal de parto. O risco em potencial do aleitamento materno não está bem definido. O HCV foi detectado no leite materno por PCR, mas as taxas de transmissão vertical em lactentes alimentados ao seio e com mamadeira são similares. Os CDC declaram atualmente que a infecção materna por HCV não é uma contraindicação ao aleitamento materno. A decisão de amamentar deve ser conversada com a mãe de maneira individual.

2. Manifestações clínicas. O HCV responde por 20 a 40% das hepatites virais nos EUA. O período de incubação é de 40 a 90 dias após a exposição, e as manifestações muitas vezes se apresentam de maneira insidiosa. Os níveis séricos de transaminases podem flutuar ou permanecer cronicamente elevados por até 1 ano. A doença crônica pode resultar em até 60% das infecções por HCV adquiridas na comunidade. A cirrose ocorre em até 20% dos casos de doença crônica, mas pode ser menos provável em crianças.

3. Diagnóstico. O ELISA detecta anticorpos contra três proteínas (c100-3, c22-3 e c33c) que são componentes do HCV. Esse teste pode detectar a infecção a partir de 2 semanas após a exposição. Outro teste sorológico com sensibilidade ainda maior é o ensaio *radioimmunoblot*, que detecta anticorpos contra os três antígenos detectados pelo ELISA e um quarto antígeno, 5-5-1. Os recém-nascidos de

482 Parte 8 | Doenças Infecciosas

mulheres infectadas pelo HCV mostram evidências de aquisição passiva dos anticorpos maternos; portanto, para definir a infecção no recém-nascido, deve-se realizar PCR para RNA, que detecta o próprio genoma viral. Esse teste detecta viremia dentro de 1 semana da infecção em adultos. Cerca de 70% das amostras com anticorpos detectáveis também têm PCR positiva em adultos. Essa é uma situação curiosa, pois a resposta sorológica não confere proteção adequada. As pessoas cuja infecção aguda se resolveu voltam a ter títulos de anticorpos negativos. Os recém-nascidos cujas mães são sabidamente soropositivas devem ser testados para anticorpos anti-HCV e RNA do HCV por PCR com 1 ano de idade, e possivelmente por PCR para RNA em idade menor a fim de determinar quais lactentes deverão ser acompanhados mais estreitamente. Se ambos os testes forem negativos, o lactente provavelmente não está infectado; se a PCR for negativa, mas o título de anticorpos positivo, o lactente deve ser reexaminado aos 18 meses.

4. **Tratamento.** Os estudos clínicos sugerem que as pessoas sintomáticas com infecção por HCV crônica podem se beneficiar do tratamento com interferona α e ribavirina, bem como novos agentes, fornecidos por até 1 ano. Os efeitos colaterais do tratamento incluem febre e mialgias, e é preciso ponderar a relação risco/benefício cautelosamente; nenhum desses agentes foi aprovado pela FDA para uso na gravidez.

5. **Prevenção.** Os hemoderivados são submetidos à triagem de anticorpos anti-HCV. O achado de anticorpos provavelmente também indica a presença do vírus, assim sendo, a unidade é descartada se for positiva para anticorpos. Antes da triagem dos hemoderivados e do reconhecimento de que a viremia frequentemente acompanhava a positividade de anticorpos, alguns recomendavam o uso de imunoglobulina para profilaxia em indivíduos expostos ao HCV. Esse conceito fora aplicado ao recém-nascido de mulher infectada pelo HCV. *Não há benefício em fornecer imunoglobulina ao recém-nascido exposto ou a uma pessoa que sofreu picada de agulha, uma vez que os produtos contendo anticorpos são excluídos do lote.*

C. HEV. O vírus da hepatite NANB transmitido por via entérica (HEV) é um vírus de RNA de filamento único que se assemelha a um calicivírus. Propaga-se principalmente por suprimentos de água contaminados com fezes. Epidemias foram documentadas em partes da Ásia, da África e do México, e os mariscos foram implicados como fontes de infecção. A incubação é de 15 a 60 dias. O quadro clínico em indivíduos infectados é semelhante ao da infecção por HAV, com febre, mal-estar, icterícia, dor abdominal e artralgia. A infecção por HEV apresenta taxa de mortalidade incomumente alta em gestantes. O tratamento é de apoio. A eficácia da profilaxia com imunoglobulina contra essa forma de hepatite é desconhecida, mas como a infecção não é endêmica nos EUA, as preparações comerciais lá disponíveis não devem ser proveitosas.

D. Vírus da hepatite G (HGV). O HGV é um vírus de RNA de filamento único da família Flaviviridae que compartilha homologia de 27% com o HCV. Está presente no mundo inteiro e é encontrado em cerca de 1,5% dos doadores de sangue nos EUA. A coinfecção por HBV ou HCV pode chegar a 20%, sugerindo vias comuns de transmissão, como a transfusão ou o transplante de órgão. A transmissão transplacentária provavelmente é rara, e pode estar associada a cargas virais maternas mais altas. O HGV é diagnosticado por PCR para RNA em situações de pesquisa, e atualmente não existe tratamento ou profilaxia.

VII. Vírus varicela-zóster ([VZV]: infecção congênita ou perinatal). O agente causal da varicela
(catapora) é um vírus de DNA, membro da família dos herpes-vírus. O mesmo agente é responsável pelo herpes-zóster (cobreiro); assim, é chamado de VZV. A varicela resulta da infecção primária por VZV, depois da qual o vírus pode permanecer latente nos gânglios nervosos sensitivos. O herpes-zóster resulta de reativação do vírus latente em idade maior ou se o hospedeiro tornar-se imunossuprimido.

A. Epidemiologia. Antes do advento da vacina antivaricela, ocorriam aproximadamente 3 milhões de casos de varicela por ano nos EUA, e as crianças em idade escolar eram as principais acometidas. A maioria dos adultos apresenta anticorpos anti-VZV, indicando infecção prévia, mesmo quando se acredita não haver história de varicela. Ocorre que a varicela é um evento incomum na gravidez. A incidência precisa de varicela gestacional é desconhecida, mas com certeza menor do que antes do uso difuso da vacina. Recomenda-se a imunização de adultos não imunes que estejam sob alto risco de infecção, exceto as gestantes. Porém, o herpes-zóster é uma doença principalmente de adultos. A incidência de herpes-zóster na gravidez também é desconhecida, mas provavelmente também é incomum. O risco global da síndrome de varicela congênita após infecção materna no primeiro trimestre é de 2%, nas primeiras 12 semanas é de 0,4%, e de 13 a 20 semanas é de 2%. A síndrome ocorre primariamente no contexto da varicela gestacional, mas pode suceder o herpes-zóster materno. Parece que o principal modo de transmissão do VZV é por meio de gotículas respiratórias de pacientes com varicela. Também pode ocorrer propagação pelo contato com lesões vesiculares. Tipicamente, os indivíduos com varicela são contagiosos desde 1 a 2 dias antes até 5 dias depois do início do exantema. Por convenção, considera-se que um paciente deixa de ser contagioso quando todas as lesões vesiculares secaram e formaram crostas. O período de incubação da doença primária estende-se de 10 a 21 dias, e a maioria das infecções ocorre entre 13 e 17 dias. A transferência transplacentária de VZV pode acontecer, supostamente devido a viremia materna, mas a frequência desse evento é ignorada. A varicela ocorre em aproximadamente 25% dos recém-nascidos cujas mães manifestaram a varicela no período periparto. O início da doença geralmente se dá 13 a 15 dias após o início do exantema materno. Quando as lesões cutâneas aparecem no neonato nos primeiros 10 dias de vida, supõe-se que resulte de transmissão *in utero*. O risco mais alto de doença grave é visto quando a varicela materna ocorre entre 5 dias antes e 2 dias após o parto. Nestes casos, há tempo insuficiente para o feto adquirir anticorpos anti-VZV por via transplacentária. Os sintomas em geral começam 5 a 10 dias após o nascimento, e a mortalidade esperada é de cerca de 30%.

Quando a transmissão *in utero* do VZV ocorre antes do período periparto, não há impacto clínico óbvio na maioria dos fetos; contudo, a síndrome de varicela congênita pode ocorrer.

B. Manifestações clínicas

1. **Síndrome de varicela congênita.** Há uma forte associação entre varicela gestacional e um espectro de defeitos congênitos, que constituem uma síndrome singular. Os achados típicos incluem lesões cutâneas, defeitos oculares, anormalidades do SNC, RCIU e morte precoce. A síndrome se instala mais comumente quando a infecção materna por VZV ocorre entre 7 e 20 semanas de gestação.

2. **Herpes-zóster.** O herpes-zóster é incomum em lactentes, mas pode advir de infecção fetal *in utero* por VZV. De modo semelhante, as crianças que manifestam herpes-zóster mas não têm história de varicela provavelmente contraíram o VZV *in utero*. O herpes-zóster na infância costuma ser autolimitado, e indica-se apenas terapia sintomática nas crianças de outro modo sadias.

3. **Varicela pós-natal.** A varicela contraída no período neonatal em consequência da exposição pós-natal geralmente é uma doença leve. Raramente, ocorre doença disseminada grave em recém-nascidos expostos logo após o nascimento. Nesses casos, o tratamento com aciclovir pode ser benéfico. O vírus da varicela foi detectado no leite materno por PCR; portanto, talvez seja prudente adiar o aleitamento materno pelo menos durante o período em que a mãe está virêmica e/ou infecciosa.

C. Diagnóstico. Os neonatos com varicela congênita resultante de infecção *in utero* ocorrida antes do período periparto não excretam o vírus, e a determinação dos anticorpos anti-VZV frequentemente gera confusão. Portanto, o diagnóstico é definido com base nos achados clínicos e na história materna. Na doença neonatal, a ocorrência de exantema vesicular típico e a história materna de varicela periparto ou exposição pós-natal são suficientes para definir o diagnóstico. A confirmação laboratorial é possível por (i) cultura do líquido vesicular, embora a sensibilidade desse método não seja ideal porque o vírus é bastante lábil; (ii) demonstração de quadruplicação do título de anticorpos anti-VZV por ensaio de imunofluorescência para o antígeno de membrana (FAMA) ou por ELISA. O antígeno também é detectável em células extraídas da base de uma vesícula por detecção com anticorpos de imunofluorescência. O último teste é sensível, específico e rápido e deve ser o método preferido de diagnóstico quando ocorrem vesículas.

D. Tratamento. Os neonatos com infecção congênita, resultante da transmissão *in utero* antes do período periparto, não devem ter doença viral ativa, assim a terapia antiviral não é indicada. Contudo, aqueles com varicela perinatal adquirida por infecção materna próximo ao momento do parto estão em risco de doença grave. Nesse contexto, geralmente recomenda-se tratamento com aciclovir. Não há dados

484 Parte 8 | Doenças Infecciosas

disponíveis sobre a dose de aciclovir mais eficaz e segura no tratamento da varicela neonatal, mas mostrou-se toxicidade mínima com a administração de 60 mg/kg/dia fracionados de 8/8 h durante 14 a 21 dias para tratamento da infecção neonatal por HSV. Atualmente, não existe imunoterapia aprovada pela FDA nos EUA para tratamento de infecções por VZV nem para profilaxia pós-exposição. No entanto, VariZIG®, uma gamaglobulina hiperimune, está disponível atualmente sob protocolo de uso ampliado de novo fármaco experimental (Investigational New Drug [IND]) para profilaxia pós-exposição. A administração deve ser feita nas primeiras 96 h após a exposição. A dose é de 125 unidades por via intramuscular. Outra opção para profilaxia pós-exposição, se não for possível obter o VariZIG®, é a IGIV em dose de 400 mg/kg.

E. Prevenção

1. A **vacinação** de mulheres que não são imunes à varicela deve reduzir a incidência de varicela congênita e perinatal. As mulheres não devem receber a vacina se estiverem grávidas ou nos 3 meses anteriores a gravidez. Nos EUA, se isso ocorrer inadvertidamente, as mulheres devem ser inscritas no Cadastro Nacional. Ademais, também se deve considerar o aciclovir para as mulheres soronegativas expostas à varicela durante a gravidez, começando 7 a 9 dias após a exposição e continuando por 7 dias. As mulheres que adquirem a varicela primária durante a gestação devem ser tratadas com aciclovir a fim de proteger sua saúde e prevenir a infecção fetal.

2. **Manejo da varicela no berçário.** O risco de propagação horizontal da varicela após exposição no berçário parece ser baixo, possivelmente devido a uma combinação de fatores, incluindo (i) proteção passiva conferida por anticorpos transplacentários em recém-nascidos de mulheres imunes à varicela; (ii) e exposição breve com ausência de contato íntimo. No entanto, ocorrem surtos em berçários, portanto deve-se tomar medidas para minimizar o risco de propagação hospitalar. O neonato infectado deve ser isolado em ambiente separado, e os visitantes e cuidadores devem ser limitados a indivíduos com história de varicela. Cada pessoa que entrar na sala de isolamento deve usar um avental novo e aplicar boa técnica de lavagem das mãos. A roupa de cama e outros materiais devem ser guardados em sacos e esterilizados. Administra-se VariZIG® a todos os outros neonatos expostos, mas pode-se não fornecê-la a recém-nascidos a termo de mulheres com história de varicela. Os neonatos com menos de 28 semanas de gestação devem receber VariZIG® ou IGIG pós-exposição independentemente do estado materno. Os profissionais expostos sem história pregressa de varicela devem pesquisar anticorpos anti-VZV, e a assistência de pacientes por esses indivíduos deve ser restringida segundo as normas descritas a seguir. No berçário regular, todos os neonatos expostos receberão alta para o lar antes de se tornarem infecciosos. Às vezes, um neonato exposto precisa permanecer no berçário por mais de 8 dias, e nessa circunstância o isolamento é necessário. Na unidade de terapia intensiva neonatal, os neonatos expostos geralmente são separados em coortes e isolados das novas internações dentro de 8 dias de exposição. Se houver exposição pré-natal nos 21 dias anteriores à hospitalização de uma gestante sem história pregressa de varicela, a mãe e o recém-nascido devem receber alta hospitalar tão logo possível. Se a exposição tiver ocorrido 6 dias ou menos antes da internação e a mãe receber alta dentro de 48 horas, nenhuma medida adicional é necessária. Do contrário, as mães hospitalizadas entre 8 e 21 dias após a exposição devem ser mantidas em isolamento do berçário e de outras pacientes. Os profissionais sem história de varicela devem ser afastados do contato com a mãe potencialmente infecciosa. Se um daqueles indivíduos for exposto inadvertidamente, deve-se realizar teste sorológico (FAMA ou ELISA) para determinar a suscetibilidade, e evitar contato adicional até que a imunidade seja demonstrada. Se a mãe sob risco de infecção não manifestar varicela 48 horas após a exposição do funcionário, nenhuma medida adicional é necessária. De outro modo, se um funcionário suscetível for exposto a qualquer indivíduo com lesões ativas de varicela ou se nele o exantema da varicela aparecer dentro de 48 horas após a exposição, o contato com quaisquer pacientes deve ser restringido para aquele funcionário do 8º ao 21º dia após a exposição. Os funcionários sem história pregressa de varicela devem realizar testes sorológicos e, se não forem imunes, ser vacinados. Para as mães cuja varicela ocorreu nos últimos 21 dias antes do parto, se tiver havido resolução do estágio infeccioso antes da hospitalização, o isolamento materno é desnecessário. O recém-nascido deve ser isolado de outros neonatos (alojamento conjunto com a mãe). Se

Capítulo 48 | Infecções Virais **485**

a mãe tiver lesões ativas de varicela à hospitalização, isola-se a mãe e administra-se VariZIG® ao neonato se a doença materna tiver começado menos de 5 dias antes do parto ou nos primeiros 2 dias após o parto (não é 100% efetiva, mas pode-se considerar também o aciclovir). O neonato deve ser isolado da mãe até que ela não seja mais infecciosa. Se outros neonatos forem expostos, pode-se administrar VariZIG®; esses neonatos podem precisar de isolamento se ainda estiverem hospitalizados no 8º dia após a exposição.

VIII. Enterovírus (congênitos).
Os enterovírus são vírus de RNA pertencentes à família Picornaviridae. Classificam-se em quatro grupos principais: vírus Coxsackie do grupo A, vírus Coxsackie do grupo B, vírus ECHO e poliovírus. Os quatro grupos causam doenças no recém-nascido. As infecções ocorrem no ano todo, com incidência máxima entre julho e novembro nos EUA. Os vírus são excretados através dos tratos respiratório superior e gastrintestinal. Na maioria das crianças e adultos, as infecções são assintomáticas ou produzem uma doença febril inespecífica.

A. Epidemiologia. A maioria das infecções em recém-nascidos é causada por vírus Coxsackie B e vírus ECHO. O modo de transmissão parece ser principalmente transplacentário, porém é menos bem compreendido para os vírus ECHO. As manifestações clínicas são vistas mais comumente com a transmissão no período perinatal.

B. Manifestações clínicas. Os sinais e sintomas no recém-nascido muitas vezes aparecem na primeira semana de vida. As apresentações clínicas variam desde uma doença febril inespecífica leve à doença grave e potencialmente fatal. Existem três apresentações clínicas principais em neonatos com infecções enterovirais. Cerca de 50% têm meningoencefalite, 25% têm miocardite e 25%, uma doença semelhante a sepse. A taxa de mortalidade (cerca de 10%) é menor no grupo da meningoencefalite. Na miocardite, a mortalidade é de aproximadamente 50%. A mortalidade da doença semelhante a sepse é essencialmente de 100%. A maioria (70%) das infecções enterovirais graves em neonatos é causada pelo vírus ECHO 11.

C. Diagnóstico. A principal tarefa diante das infecções enterovirais sintomáticas é diferenciar entre sepse e meningite virais e bacterianas. Em quase todos os casos, o tratamento presuntivo de uma possível doença bacteriana deve ser instituído. A obtenção de história cuidadosa de doença viral materna recente, bem como de outros familiares, particularmente irmãos pequenos, e sobretudo durante os meses de verão e outono, pode ser útil. O principal recurso laboratorial de diagnóstico geralmente disponível é a cultura viral ou PCR. Deve-se coletar material para cultura (nasofaringe, orofaringe, fezes, sangue, urina e LCR) e para PCR de sangue, urina, fezes ou LCR. Em geral, as evidências de crescimento viral são detectadas dentro de 1 semana, mas um tempo mais longo é necessário em alguns casos.

D. Tratamento. Em geral, o tratamento da doença enteroviral sintomática no recém-nascido baseia-se em medidas de apoio. Não existem agentes antivirais aprovados que sejam efetivos contra os enterovírus. Contudo, a proteção contra doença neonatal grave parece correlacionar-se à presença de anticorpos específicos de origem transplacentária. Ademais, a administração de imunoglobulina sérica parece ser benéfica em pacientes com gamaglobulinemia que tenham infecção enteroviral crônica. Dadas essas observações, recomendou-se a administração de imunoglobulina sérica em altas doses a recém-nascidos com infecções por enterovírus graves e potencialmente fatais. Também pode ser benéfica para adiar o momento do parto se houver suspeita de infecção enteroviral materna aguda, desde que não haja contraindicações maternas ou fetais. A apresentação clínica em neonatos com uma síndrome semelhante à sepse frequentemente evolui para choque, hepatite fulminante com necrose hepatocelular e CIVD. Essa expectativa exige monitoramento meticuloso com intervenções precoces diante de quaisquer sinais de instabilidade cardiovascular e coagulopatia. Nos estágios iniciais do tratamento, indica-se antibioticoterapia de amplo espectro devido à possibilidade de sepse bacteriana. Depois, com o reconhecimento da doença viral progressiva, alguma forma de profilaxia com antibiótico para suprimir a flora intestinal pode ser útil. Recomendou-se a neomicina (25 mg/kg 6/6 h). Substâncias destinadas a impedir a fixação do enterovírus à célula do hospedeiro (p. ex., pleconaril) estão sendo investigadas, mas ainda não estão disponíveis.

486 Parte 8 | Doenças Infecciosas

IX. Rubéola (infecção congênita).
Este vírus de RNA específico de seres humanos é um membro da família dos togavírus. Causa infecção leve e autolimitada em crianças e adultos suscetíveis, mas seus efeitos no feto podem ser devastadores.

A. Epidemiologia. Antes do início da imunização difusa em 1969, a rubéola era uma doença comum da infância: 85% da população eram imunes ao final da adolescência e cerca de 100%, aos 35 a 40 anos de idade. Epidemias ocorriam a cada 6 a 9 anos, com pandemias surgindo de um ciclo maior e mais variável. Durante uma pandemia, as mulheres suscetíveis corriam risco significativo de exposição ao vírus da rubéola, resultando em alto número de infecções fetais. Uma epidemia mundial de 1963 a 1965 respondeu por um total estimado de 11.000 mortes fetais e 20.000 casos da síndrome de rubéola congênita (SRC). A imunização infantil reduziu substancialmente o número de casos de rubéola nos EUA. De fato, alguns estados norte-americanos removeram a triagem sorológica da rubéola das recomendações de exames complementares pré-natais básicos porque os pouquíssimos casos notificados de SRC nos últimos anos consistiam em mulheres imigrantes não imunizadas. O risco relativo de transmissão fetal e o desenvolvimento da SRC em função da idade gestacional foram estudados. Quando a infecção materna ocorria nas primeiras 12 semanas de gestação, a taxa de infecção fetal era de 81%. A taxa caiu para 54% na infecção entre 13 e 16 semanas, 36% entre 17 e 22 semanas e 30% entre 23 e 30 semanas. Durante as últimas 10 semanas da gestação, a taxa de infecção fetal subiu de novo: 60% para 31 a 36 semanas e 100% para 36 semanas em diante. A infecção fetal pode ocorrer em qualquer momento durante a gravidez, mas a infecção no início da gestação pode acarretar anomalias em múltiplos órgãos. Quando a transmissão maternofetal ocorria durante as primeiras 10 semanas de gestação, 100% dos fetos infectados tinham defeitos cardíacos e surdez. Constatou-se surdez em um terço dos fetos infectados entre 13 e 16 semanas, mas não havia anormalidade quando a infecção fetal ocorria após a 20ª semana. Há também relatos de casos de transmissão vertical com reinfecção materna.

B. Manifestações clínicas. Classicamente, a SRC caracteriza-se pela constelação de cataratas, perda auditiva neurossensorial e cardiopatia congênita. Os defeitos cardíacos mais comuns são persistência do canal arterial (PCA) e estenose da artéria pulmonar. As manifestações precoces comuns da SRC são RCIU, retinopatia, microftalmia, meningoencefalite, anormalidades no EEG, hipotonia, anormalidades dermatoglíficas, hepatoesplenomegalia, púrpura trombocitopênica, transparências ósseas em radiografias e diabetes melito. O início de algumas das anormalidades da SRC pode demorar meses a anos. Descreveram-se muitas outras complicações raras, como miocardite, glaucoma, microcefalia, pan-encefalite crônica progressiva, hepatite, anemia, hipogamaglobulinemia, hipoplasia tímica, anormalidades da tireoide, criptorquidia e doença renal policística. Um estudo de acompanhamento durante 20 anos de 125 pacientes com rubéola congênita desde a epidemia da década de 1960 concluiu que doença ocular foi o distúrbio mais comum (78%), seguida por déficits auditivos neurossensoriais (66%), retardo psicomotor (62%), anormalidades cardíacas (58%) e retardo mental (42%).

C. Diagnóstico

1. **Infecção materna.** O diagnóstico de rubéola aguda na gravidez demanda provas sorológicas. Isso é necessário porque os sinais e sintomas clínicos de rubéola são inespecíficos e podem ocorrer nas infecções por outros agentes virais (p. ex., enterovírus, sarampo, parvovírus humano). Além disso, um grande número de indivíduos pode ter infecção subclínica. Existem diversos ensaios sensíveis e específicos para a detecção de anticorpos antirrubéola. O isolamento do vírus em material do nariz, da orofaringe e/ou da urina é possível, mas é dispendioso e pouco prático na maioria dos casos. Os **sinais e sintomas** começam tipicamente 2 a 3 semanas após a exposição e incluem mal-estar, febre baixa, cefaleia, coriza leve e conjuntivite, que ocorrem 1 a 5 dias antes do início do exantema. O exantema é macular ou maculopapuloso, cor de salmão e começa na face e atrás das orelhas. Estende-se inferiormente em 1 a 2 dias e desaparece 5 a 7 dias após o início. Linfadenopatia cervical posterior é comum. Um terço das mulheres apresenta artralgia sem artrite. Nas mulheres suspeitas de infecção aguda pelo vírus da rubéola, obtém-se a confirmação demonstrando elevação de quatro vezes ou maior dos títulos séricos de IgG, medidos por ocasião do aparecimento dos sinais e sintomas e cerca de 2 semanas depois. Os resultados de alguns testes não se correlacionam diretamente com quadruplicação do título, portanto podem ser necessários outros critérios de aumento significativo dos anticorpos. Quando há incerteza sobre a interpretação dos resultados dos ensaios, deve-se solicitar a opinião do laboratório que realizou o exame e um parecer da infectologia.

2. **Exposição materna reconhecida ou suspeita.** Todo indivíduo que foi imunizado com a vacina antirrubéola após seu primeiro ano de vida geralmente é considerado imune. Contudo, é melhor determinar a imunidade por medição da IgG específica contra o vírus da rubéola, o que se tornou padrão de assistência em obstetrícia. Se uma mulher exposta à rubéola for sabidamente soropositiva, ela está imune e o seu feto é considerado isento de risco de infecção. A reinfecção em mulheres previamente imunes foi documentada em raros casos, mas o risco de lesão fetal parece ser muito baixo. Se a mulher exposta for soronegativa, deve-se obter uma amostra de soro 3 a 4 semanas após a exposição para medir o título de anticorpos. Um título negativo indica que não ocorreu infecção, enquanto um título positivo define a infecção. As mulheres com estado imune incerto e exposição conhecida à rubéola devem ter amostras séricas obtidas tão logo possível após a exposição. Se isso for realizado dentro de 7 a 10 dias após a exposição, e o título for positivo, a paciente é imune à rubéola e não há necessidade de exames adicionais. Se o primeiro título for negativo ou medido em amostra de soro coletada mais de 7 a 10 dias após a exposição, é necessário repetir o teste (aproximadamente 3 semanas depois) e instituir acompanhamento clínico cuidadoso. Quando o estado imune e o tempo de exposição são incertos, devem-se obter amostras séricas para determinação do título com intervalo de 3 semanas. Se os dois títulos forem negativos, não houve infecção. De outro modo, a infecção é confirmada caso se observe soroconversão ou quadruplicação do título. Testes adicionais e acompanhamento clínico rigoroso são essenciais se os resultados dos exames forem inconclusivos. Nessa situação, a determinação da IgM específica pode ser útil. Deve-se enfatizar que todas as amostras séricas devem ser testadas simultaneamente pelo mesmo laboratório quando se determina uma alteração dos títulos ao longo do tempo. Isso é feito guardando-se parte de cada amostra sérica antes de enviá-la para medição do título. A parte guardada pode ser congelada até que as amostras séricas convalescentes sejam obtidas.

3. **Infecção congênita pelo vírus da rubéola**

    a. **Diagnóstico pré-natal.** O risco de anomalias fetais graves é mais alto com a infecção materna aguda pelo vírus da rubéola nas primeiras 16 semanas de gestação. Contudo, nem todas as infecções no início da gravidez resultam em desfechos adversos. Cerca de 20% dos fetos não são infectados quando a rubéola materna ocorre nas primeiras 12 semanas, e até 45% dos fetos não são infectados quando a rubéola materna ocorre mais perto da 16ª semana de gravidez. Infelizmente, não existe método infalível de distinguir entre fetos infectados e não infectados no início da gestação, mas o diagnóstico *in utero* está sendo investigado. Um método que tem sido usado com algum sucesso é a determinação da IgM específica no sangue fetal obtido por CPSU. A detecção direta de antígeno e RNA do vírus da rubéola em uma amostra de biopsia de vilosidades coriônicas também tem sido bem-sucedida. Embora essas técnicas sejam promissoras, sua aplicação é limitada pela sensibilidade e especificidade ou pela dificuldade de acesso.

    b. **Diagnóstico pós-natal.** As diretrizes para o estabelecimento da infecção por rubéola congênita ou SRC em neonatos foram publicadas pelos Centers for Disease Control and Prevention. O diagnóstico de infecção congênita depende de um dos seguintes:

    i. **Isolamento do vírus da rubéola** (orofaringe, urina). Notifique o laboratório, porque é preciso utilizar um meio de cultura especial

    ii. **Detecção de IgM antirrubéola** no sangue do cordão umbilical ou do neonato

    iii. **Títulos específicos da rubéola persistentes ao longo do tempo** (ou seja, não há o declínio dos títulos esperado da IgG materna de origem transplacentária). Se também houver defeitos congênitos, o diagnóstico de SRC está definido.

D. **Tratamento.** Não existe tratamento específico para a infecção materna ou congênita por rubéola. A doença materna sempre é leve e autolimitada. Se a infecção materna primária ocorrer durante os primeiros 5 meses de gravidez, as opções de interrupção da gestação devem ser discutidas com a mãe. Mais de metade dos recém-nascidos com rubéola congênita são assintomáticos ao nascimento. Se a infecção tiver ocorrido após a 20ª semana de gestação, é improvável que surjam quaisquer anormalidades, e os pais devem ser tranquilizados. Não obstante, avaliações da audição devem ser repetidas durante a infância. Um acompanhamento mais estreito é essencial se houver suspeita de infecção no início da gravidez ou se a época da infecção for desconhecida. Isso vale para neonatos assintomáticos bem como para aqueles com SRC. A principal razão para acompanhamento cuidadoso é identificar as anormalidades de início

488 Parte 8 | Doenças Infecciosas

tardio ou os distúrbios progressivos. Em alguns casos, as intervenções precoces, como o tratamento do glaucoma, são fundamentais. Infelizmente, não existe tratamento específico para deter a progressão da maioria das complicações da SRC.

E. Prevenção. O principal meio de prevenção da SRC é por imunização de todas as pessoas suscetíveis. Recomenda-se a imunização a todos os indivíduos não imunes a partir de 12 meses de idade. A documentação da imunidade materna é um aspecto importante da boa assistência obstétrica. Quando uma mulher suscetível é identificada, ela deve ser tranquilizada em relação ao baixo risco de contrair a rubéola, mas também deve ser aconselhada a evitar contato com qualquer pessoa que tenha infecção por rubéola aguda ou recente. Os indivíduos com infecção pós-natal costumam excretar o vírus por 1 semana antes e 1 semana após o início do exantema. Por outro lado, os lactentes com infecção congênita podem excretar o vírus por muitos meses, e deve-se evitar o contato durante o primeiro ano. Infelizmente, depois que a exposição ocorreu, há pouco a fazer para modificar as chances de doença materna e subsequentemente fetal. Embora a globulina hiperimune não tenha se mostrado capaz de diminuir o risco de rubéola materna após exposição ou a taxa de transmissão fetal, deve-se ministrá-la em altas doses a toda mulher que seja exposta à rubéola e não deseje interromper a gestação. A ausência de eficácia comprovada deve ser enfatizada nesses casos. As mulheres suscetíveis que não se infectaram devem ser imunizadas logo após a gravidez. Houve relatos de artrite aguda em mulheres imunizadas no puerpério imediato, e uma pequena porcentagem dessas mulheres apresentou anormalidades articulares ou neurológicas crônicas ou viremia. O vírus da cepa vacinal também pode ser excretado no leite materno e transmitido para lactentes alimentados ao seio, alguns dos quais apresentarão viremia crônica. Portanto, talvez o melhor seja evitar o aleitamento materno nas mulheres que receberam a vacina antirrubéola. A concepção também deve ser evitada por 3 meses após a imunização. A imunização durante a gestação não é recomendada por causa do risco teórico para o feto. Ocorreram imunizações inadvertidas durante a gravidez, e infecção fetal foi documentada em uma pequena porcentagem dessas gestações. Contudo, não se identificou nenhum caso de SRC. Na verdade, o cadastro de rubéola nos Centers for Disease Control and Prevention foi fechado, com as seguintes conclusões: o número de imunizações inadvertidas durante a gravidez é pequeno demais para se poder afirmar com certeza que não ocorram desfechos adversos da gestação, mas parece que estes são muito incomuns. Assim, ainda se recomenda que a imunização não seja fornecida a gestantes, mas quando isso ocorrer, pode-se tranquilizá-las do baixo risco para o feto.

X. RSV (infecção neonatal).
O RSV é um paramixovírus de RNA com invólucro que é a principal causa de bronquiolite, e pode originar doença grave ou mesmo fatal das vias respiratórias inferiores, especialmente em neonatos pré-termo. Os distúrbios que elevam o risco de doença grave incluem cardiopatia congênita cianótica ou complicada, hipertensão pulmonar, doença pulmonar crônica e estados de imunocomprometimento.

A. Epidemiologia. Os seres humanos são a única fonte de infecção, propagada por secreções respiratórias como perdigotos ou fômites, e o vírus sobrevive em superfícies no ambiente durante horas. A propagação por funcionários do hospital para lactentes ocorre sobretudo nos meses de inverno e no início da primavera nas regiões de clima temperado. A excreção viral persiste por 3 a 8 dias, mas em lactentes muito pequenos pode durar semanas. O período de incubação é de 2 a 8 dias.

B. Diagnóstico. O diagnóstico rápido é definido por pesquisa de antígeno nas secreções respiratórias por imunofluorescência. Esse teste tem sensibilidade de até 95% e é bastante específico. A cultura viral geralmente requer 3 a 5 dias.

C. Tratamento. O tratamento é basicamente de apoio, com hidratação, oxigênio suplementar e, se necessário, ventilação mecânica. Há controvérsias sobre o benefício da terapia de nebulização de salbutamol. A ribavirina é comercializada para o tratamento de lactentes com infecção por RSV porque de fato tem atividade *in vitro*; contudo, sua eficácia jamais foi demonstrada repetidamente em estudos randomizados. Isso torna o risco da ribavirina (via aerossol, efeitos colaterais potencialmente tóxicos para os profissionais de saúde e alto custo) uma consideração importante a ser ponderada em cada caso. O uso de palivizumabe pode ser cogitado, bem como um parecer da infectologia para os lactentes com acometimento mais grave.

D. Prevenção. O palivizumabe (Synagis®), um anticorpo monoclonal murino humanizado fornecido por via intramuscular, foi aprovado pela FDA para prevenção da doença devida ao RSV em crianças menores de 2 anos com doença pulmonar crônica ou que nasceram com menos de 35 semanas de gestação. O palivizumabe é fácil de administrar, tem baixo volume e é fornecido (15 mg/kg por via intramuscular) logo antes e uma vez por mês durante toda a estação do RSV (no hemisfério norte, de meados de novembro até março ou abril). Como a oferta do medicamento é limitada, sua proteção é incompleta e o é custo elevado, a American Academy of Pediatrics fez as seguintes recomendações acerca de quais lactentes de alto risco devem receber palivizumabe:

1. **Lactentes que precisaram de tratamento de uma doença pulmonar crônica** nos 6 meses da estação do RSV.
2. **Recém-nascidos com menos de 32 semanas de idade gestacional** sem doença pulmonar crônica até 12 meses de idade se a idade gestacional for menor ou igual a 28 semanas; até 6 meses se o recém-nascido tiver idade gestacional de 29 a 32 semanas.
3. **Crianças** de até 24 meses de idade com cardiopatia congênita cianótica ou acianótica hemodinamicamente significativa.
4. **Recém-nascidos pré-termo de 32 a 35 semanas** com menos de 6 meses de vida que tenham dois ou mais dos seguintes fatores de risco: que vão para creche; irmãos em idade escolar no mesmo domicílio; exposição a poluentes ambientais; anormalidades congênitas das vias respiratórias ou doença neuromuscular grave.

   Se um surto de RSV for documentado em uma unidade de alto risco (p. ex., unidade de terapia intensiva pediátrica), deve-se dar ênfase principal às práticas adequadas de controle de infecções. A necessidade e a eficácia da profilaxia com anticorpos não foram documentadas nessas situações. Cada unidade deve avaliar o risco para seus lactentes expostos e decidir sobre a necessidade de tratamento. Se o paciente permanecer hospitalizado, apenas uma dose pode ser necessária. O palivizumabe não interfere no calendário rotineiro de imunizações.

E. As formulações de anticorpos não são recomendadas para:

1. Recém-nascidos pré-termo sadios com idade gestacional acima de 32 semanas sem outros fatores de risco.
2. Pacientes com cardiopatia hemodinamicamente insignificante.
3. Lactentes com lesões adequadamente corrigidas por cirurgia, a menos que eles ainda precisem de medicação para insuficiência cardíaca congestiva.

Leitura sugerida

American Academy of Pediatrics, Committee on Infectious Diseases. *2009 Red Book: Report of the Committee on Infectious Diseases.* 28th ed. Elk Grove Village, IL: American Academy of Pediatrics; 2009.

James SH, Kimberlin DW, Whitley R. Antiviral therapy for herpesvirus central nervous system infections: neonatal herpes simplex infection, herpes simplex encephalitis, and congenital cytomegalovirus infection. *Antiviral Res* 2009;83:207–213.

Kimberlin DW, Lin CY, Jacobs RF, et al. Natural history of neonatal herpes simplex virus infections in the acyclovir era. *Pediatrics* 2001;108:223–229.

Mofenson LM. Antiretroviral drugs to prevent breastfeeding HIV transmission. *Antiviral Ther.* 2010;15:537–553.

Panel on Antiretroviral Therapy and Medical Management of HIV-Infected Children. Guidelines for the use of antiretroviral agents in pediatric HIV infection. August 16, 2010; pp. 1–219. Disponível em: http://aidsinfo.nih.gov/ContentFiles/PediatricGuidelines.pdf.

Panel on Treatment of HIV-Infected Pregnant Women and Prevention of Perinatal Transmission. Recommendations for use of antiretroviral drugs in pregnant HIV-1 infected women for maternal health and interventions to reduce perinatal HIV transmission in the United States. May 24, 2010, pp. 1–117. Disponível em: http://aidsinfo.nih.gov/ContentFiles/Perinatal LG.pdf.

UNAIDS Global Report on the AIDS Epidemic, 2010. Disponível em: unaids.org/globalreport/global.

49 Infecções Bacterianas e Fúngicas

Karen M. Puopolo

I. Sepse e meningite bacterianas

A. Introdução. A sepse e a meningite bacterianas ainda são causas importantes de morbidade e mortalidade de recém-nascidos, sobretudo dos prematuros. Embora os avanços na terapia intensiva neonatal tenham reduzido o impacto da sepse de início precoce (SIP) em neonatos a termo, os neonatos pré-termo ainda correm alto risco de SIP e suas sequelas. Neonatos de muito baixo peso ao nascer (MBPN) também correm risco de sepse de início tardio (contraída no hospital). Os recém-nascidos que sobrevivem a sepse podem ter sequelas neurológicas graves devidas à infecção do sistema nervoso central (SNC), bem como hipoxemia secundária resultante de choque séptico, hipertensão pulmonar persistente e doença pulmonar parenquimatosa grave.

B. Epidemiologia da SIP. A incidência total de SIP diminuiu consideravelmente desde que os Centers for Disease Control and Prevention (CDC) publicaram pela primeira vez recomendações de profilaxia antibiótica intraparto (PAI) contra *Streptococcus* do grupo B (GBS) em 1996. Estudos posteriores mostraram que a incidência global de SIP é de aproximadamente 1 a 2 casos por 1.000 nascidos vivos. A incidência é duas vezes maior em recém-nascidos moderadamente prematuros e é máxima em recém-nascidos de peso muito baixo ao nascimento (MBPN) (< 1.500 g) com relatos recentes variando de 15 a 23 casos por 1.000 nascidos com MBPN.

C. Fatores de risco de SIP. As características maternas e neonatais associadas ao desenvolvimento de SIP foram estudadas mais rigorosamente no que diz respeito à SIP por GBS. Os fatores maternos preditivos de infecção por GBS incluem colonização materna comprovada por GBS, febre intraparto (> 38°C) e outros sinais de corioamnionite e ruptura prolongada das membranas (RPM) (> 18 horas). Os fatores de risco neonatais incluem prematuridade (< 37 semanas de gestação) e baixo peso ao nascimento (BPN) (< 2.500 g).

D. Apresentação clínica da SIP. A doença de início precoce pode manifestar-se como bacteriemia assintomática, sepse generalizada, pneumonia e/ou meningite. Os sinais clínicos de SIP em geral evidenciam-se nas primeiras horas de vida; 90% dos recém-nascidos são sintomáticos até 24 horas de vida. Angústia respiratória é o sinal inicial mais comum. Os sinais e sintomas respiratórios variam em intensidade desde taquipneia leve e gemidos, com ou sem necessidade de oxigênio suplementar, à insuficiência respiratória. A hipertensão pulmonar persistente do recém-nascido (HPPRN) também pode acompanhar a sepse. Outros sinais menos específicos de sepse são irritabilidade, letargia, instabilidade da temperatura, má perfusão e hipotensão. A coagulação intravascular disseminada (CIVD) com púrpura e petéquias pode ocorrer no choque séptico mais grave. Os sinais e sintomas gastrintestinais (GI) podem incluir recusa alimentar, vômitos e íleo paralítico. A meningite pode manifestar-se como atividade epiléptica, apneia e depressão do sensório, mas pode complicar a sepse sem sinais e sintomas neurológicos específicos, salientando a importância da punção lombar (PL) na avaliação de sepse.

Outros diagnósticos a serem aventados no período neonatal imediato em recém-nascidos com sinais de sepse incluem taquipneia transitória do recém-nascido, síndrome de aspiração meconeal, hemorragia intracraniana, doença viral congênita e cardiopatia congênita cianótica. Nos neonatos que se apresentem com mais de 24 horas de idade, o fechamento do canal arterial no contexto de uma anomalia cardíaca dependente do canal (como coarctação crítica da aorta ou síndrome do coração esquerdo hipoplásico) pode simular sepse. Outros diagnósticos que devem ser cogitados no neonato com quadro semelhante a sepse nas primeiras horas de vida são obstrução intestinal, enterocolite necrosante (ECN) e erros inatos do metabolismo.

E. Avaliação do recém-nascido sintomático com SIP. A **avaliação laboratorial** do neonato sintomático suspeito de SIP inclui, no mínimo, hemograma completo com contagem diferencial e hemocultura. Outras anormalidades laboratoriais incluem hiperglicemia e acidose metabólica. Trombocitopenia e

Capítulo 49 | Infecções Bacterianas e Fúngicas **491**

evidências de CIVD (elevação do tempo de protrombina [TP], do tempo de tromboplastina parcial [TTP] e da razão normalizada internacional [INR]; redução do fibrinogênio) podem ser encontradas nos neonatos em estado mais grave. Quando há forte suspeita clínica de sepse, deve-se realizar **PL para contagem celular, níveis de proteína e glicose, coloração de Gram e cultura do líquido cefalorraquidiano (LCR)** antes da administração de antibióticos, se o neonato estiver clinicamente estável. A PL deve ser adiada até depois da instituição da antibioticoterapia se o neonato estiver clinicamente instável, ou se depois os resultados de culturas ou a evolução clínica detectarem sepse.

Nos recém-nascidos com sinais e sintomas respiratórios devem ser realizados **radiografia de tórax** e outros exames clinicamente indicados, como a gasometria arterial. As anormalidades radiográficas causadas por retenção de líquido pulmonar fetal ou atelectasia costumam resolver-se no decorrer de 48 horas. A **pneumonia neonatal** apresenta-se com anormalidades radiográficas focais ou difusas persistentes e graus variáveis de dificuldade respiratória. A pneumonia neonatal (particularmente aquela causada por GBS) pode ser acompanhada de deficiência primária ou secundária de surfactante.

F. Tratamento da SIP. A **antibioticoterapia** empírica inclui cobertura ampla para os microrganismos implicados como causas de SIP, em geral um antibiótico betalactâmico e um aminoglicosídio. Em nossas instituições, utilizamos ampicilina como terapia inicial. Acrescentamos uma cefalosporina de terceira geração (cefotaxima ou ceftazidima) ao tratamento empírico de neonatos em estado crítico quando há forte suspeita clínica de sepse para otimizar o tratamento contra microrganismos gram-negativos entéricos resistentes à ampicilina, principalmente *Escherichia coli* resistente à ampicilina. (O Quadro 49.1 apresenta as recomendações do tratamento.) As **medidas de apoio para sepse** incluem o uso de ventilação mecânica, administração de surfactante exógeno para pneumonia e síndrome de angústia respiratória (SAR), suporte com volume e agentes pressóricos para hipotensão e má perfusão, bicarbonato de sódio

Quadro 49.1	Esquemas de antibióticos sugeridos para sepse e meningite.*		
Microrganismo	**Antibiótico**	**Bacteriemia**	**Meningite**
GBS	Ampicilina ou penicilina G	10 d	14 a 21 d
E. coli	Cefotaxima ou ampicilina e gentamicina	10 a 14 d	21 d
CONS	Vancomicina	7 d	14 d
Klebsiella, Serratia[†]	Cefotaxima ou meropeném e gentamicina	10 a 14 d	21 d
Enterobacter, Citrobacter[‡]	Cefepima ou meropeném e gentamicina	10 a 14 d	21 d
Enterococcus[§]	Ampicilina ou vancomicina e gentamicina	10 d	21 d
Listeria	Ampicilina e gentamicina	10 a 14 d	14 a 21 d
Pseudomonas	Ceftazidima ou piperacilina/tazobactam e gentamicina ou tobramicina	14 d	21 d
S. aureus[¶]	Nafcilina	10 a 14 d	21 d
MRSA	Vancomicina	10 a 14 d	21 d

GBS = *Streptococcus* do grupo B; CONS = estafilococos coagulase-negativos; MRSA = *Staphylococcus aureus* resistente à meticilina. *Todos os ciclos de tratamento são contados desde a primeira hemocultura negativa documentada e pressupõem que os dados do antibiograma estão disponíveis para os microrganismos. Nas infecções de início tardio, todos os ciclos de tratamento pressupõem que os cateteres centrais foram removidos. Nas infecções por CONS, o clínico pode preferir manter o cateter durante a antibioticoterapia, mas caso culturas repetidas permaneçam positivas, os cateteres devem ser removidos. Muitos infectologistas recomendam repetir a punção lombar ao fim do tratamento da meningite para garantir a erradicação da infecção. [†]A propagação de betalactamases de amplo espectro (BLAE) transmitidas por plasmídios entre patógenos entéricos como a *E. coli*, *Klebsiella* e *Serratia* é um problema clínico crescente. A literatura recente sugere que os microrganismos contendo BLAE podem ser tratados eficazmente com cefepima ou meropeném. [‡]As espécies de *Enterobacter* e *Citrobacter* possuem cefalosporinases induzíveis, codificadas por cromossomo. Outras cefalosporinas que não a cefepima, de quarta geração, não devem ser usadas no tratamento das infecções por esses microrganismos, **ainda que** os dados iniciais do antibiograma *in vitro* sugiram sensibilidade às cefalosporinas de terceira geração como a cefotaxima. Existem alguns relatos na literatura de *Enterobacter* resistente à cefepima. [§]Os enterococos são resistentes a todas as cefalosporinas. Cepas de enterococos resistentes à ampicilina são comuns nos hospitais e exigem tratamento com vancomicina. O tratamento das cepas resistentes à vancomicina (VRE) requer o parecer de um infectologista. [¶]As bacteriemias por *S. aureus* sensível à meticilina e MRSA não complicadas podem ser tratadas por apenas 10 dias se os cateteres centrais tiverem sido removidos. A bacteriemia persistente pode exigir tratamento por 3 a 4 semanas. A bacteriemia complicada por infecções profundas, como osteomielite ou artrite infecciosa, muitas vezes exige drenagem cirúrgica e tratamento por até 6 semanas. O uso de agentes adicionais, como daptomicina e rifampicina, para erradicar a infecção por *S. aureus* persistente, requer o parecer de um infectologista.

para acidose metabólica, e anticonvulsivantes para crises epilépticas. Um **ecocardiograma** pode ser útil no neonato em estado crítico e cianótico para determinar se há hipertensão pulmonar significativa ou insuficiência cardíaca. Os recém-nascidos com idade gestacional superior a 34 semanas e hipertensão pulmonar sintomática podem beneficiar-se do tratamento com óxido nítrico (**iNO**) por via inalatória. Um estudo recente do uso de iNO em neonatos MBPN em estado crítico demonstrou ausência de benefício nos primeiros 5 dias de vida. Pode-se oferecer a oxigenação por membrana extracorpórea (**ECMO**) aos neonatos com mais de 34 semanas se ocorrer insuficiência respiratória e/ou circulatória a despeito de todas as medidas convencionais de terapia intensiva. A ECMO geralmente não é utilizada em neonatos com menos de 34 semanas de gestação.

Diversas **imunoterapias adjuvantes** da sepse foram experimentadas desde a década de 1980 a fim de atenuar os déficits de imunoglobulinas e do número e da função dos neutrófilos. Exsanguineotransfusões de volemia dupla, infusões de granulócitos, administração de imunoglobulina intravenosa (IGIV) e tratamento com fator estimulador de colônias de granulócitos (G-CSF) e fator estimulador de colônias de granulócitos-macrófagos (GM-CSF) foram investigados, com resultados variáveis.

1. **Exsanguineotransfusões de volemia dupla e infusão de granulócitos.** Diversas abordagens experimentais foram utilizadas para repor neutrófilos em neonatos sépticos neutropênicos: (i) exsanguineotransfusão de volemia dupla com sangue total fresco, (ii) infusão de preparações frescas do creme leucocitário, ou (iii) infusão de granulócitos coletados por leucoférese. A exsanguineotransfusão de volemia dupla com sangue total também fornece plaquetas e remove bactérias, toxinas bacterianas e moléculas inflamatórias circulantes. Dois estudos controlados randomizados pequenos de exsanguineotransfusão com sangue total em neonatos com sepse (principalmente por gram-negativos) foram publicados na década de 1990. Ambos relataram redução de 50% na mortalidade dos neonatos submetidos à exsanguineotransfusão, e demonstraram aumento do número de neutrófilos, melhora da função dos neutrófilos e maior concentração de imunoglobulinas nos neonatos transfundidos. Uma revisão recente de Cochrane de quatro pequenos estudos da transfusão de granulócitos para neonatos neutropênicos com sepse concluiu que as evidências de benefício dessa terapia à sobrevida são insuficientes. Tanto a exsanguineotransfusão com sangue total quanto a infusão de granulócitos impõem riscos significativos, incluindo a doença enxerto-*versus*-hospedeiro (DEVH); sensibilização para grupos sanguíneos; e transmissão de infecções como a causada por citomegalovírus (CMV), vírus da imunodeficiência humana (HIV) e vírus da hepatite. Ademais, a disponibilidade de emergência desses hemoderivados (especialmente granulócitos provenientes de leucoférese) é limitada na maioria dos centros. Atualmente, não utilizamos nenhum desses tratamentos para a sepse de início precoce ou tardio.

2. **IGIV.** O uso de IGIV no tratamento agudo da sepse neonatal é controverso. É provável que alguma eficácia da IGIV seja mais alta na SIP, que nos EUA decorre basicamente dos microrganismos encapsulados GBS e *E. coli* K1, e em neonatos prematuros, que são mais propensos a ter reservas inadequadas de imunoglobulinas. Os estudos clínicos com IGIV publicados até hoje foram realizados em vários países diferentes, com diferentes esquemas posológicos e/ou preparações de imunoglobulinas. Metanálises randomizadas sobre o uso de IGIV no tratamento agudo da sepse neonatal suspeita ou comprovada mostrou redução da mortalidade de significância limítrofe. A IGIV é cara e implica riscos infecciosos potenciais, e, com base nas escassas evidências atuais de benefício, a maioria dos especialistas não apoia seu uso rotineiro no tratamento da sepse neonatal.

3. **Citocinas.** Foi demonstrado em estudos pequenos que o G-CSF e o GM-CSF recombinante restauraram os níveis de neutrófilos em neonatos neutropênicos com restrição do crescimento, em recém-nascidos dependentes do respirador de mães com pré-eclâmpsia e em neonatos neutropênicos com sepse. Elevação da contagem absoluta de neutrófilos (CAN) para mais de $1.500/mm^3$ ocorreu em 24 a 48 horas. Até o presente foram relatados sete estudos randomizados controlados de fatores estimuladores de colônias recombinantes, todos os quais recrutaram pequenos números de neonatos. A avaliação desses estudos é complicada pelo uso de diferentes preparações, doses e durações do tratamento, bem como por critérios variáveis de recrutamento (faixas distintas de idades gestacionais, sepse suposta e comprovada por cultura, neonatos neutropênicos e não neutropênicos, infecção de início precoce e tardio). Nenhum desses estudos incluiu acompanhamento do neurodesenvolvimento. Tais estudos sugerem que o G-CSF pode reduzir a mortalidade de neonatos de MBPN sépticos e neutropênicos, mas no total as evidências atuais são insuficientes para apoiar o uso rotineiro dessas preparações no tratamento agudo da sepse neonatal.

Capítulo 49 | Infecções Bacterianas e Fúngicas **493**

4. Proteína C ativada (PCA) e pentoxifilina. Essas duas preparações imunomoduladoras foram estudadas em adultos com sepse grave. Ambas são ativas na prevenção das complicações microvasculares da sepse mediante promoção da fibrinólise (PCA) e melhora da função celular endotelial (pentoxifilina) e, além disso, ambas diminuem a produção de fator de necrose tumoral (TNF). O uso de PCA em neonatos não foi avaliado por estudos randomizados. A pentoxifilina foi estudada em um pequeno número de recém-nascidos pré-termo com sepse de início tardio, e observou-se diminuição da taxa de mortalidade. Não se pode recomendar o uso de nenhum desses medicamentos em recém-nascidos sem que antes sejam feitos outros estudos.

G. Avaliação do recém-nascido assintomático em risco de SIP. Existem vários fatores clínicos que põe os neonatos em risco de SIP. Tais fatores também identificam um grupo de recém-nascidos assintomáticos que podem ter colonização ou bacteriemia, a qual lhes impõe risco de SIP sintomática. Tais neonatos incluem os recém-nascidos de mães que receberam profilaxia antibiótica intraparto (PAI) para GBS inadequada (ver a seguir) e de mães suspeitas de corioamnionite. As hemoculturas constituem a determinação definitiva de bacteriemia. Vários exames laboratoriais foram avaliados quanto à sua capacidade de predizer quais neonatos de risco apresentarão evolução para sepse sintomática ou comprovada por cultura, mas nenhum exame tem sensibilidade e especificidade adequadas.

1. Hemocultura. Com os avanços no desenvolvimento de sistemas de cultura de leitura contínua auxiliados por computador, a maioria das hemoculturas torna-se positiva dentro de 24 a 36 horas de incubação se microrganismos estiverem presentes. A maioria das instituições, incluindo as nossas, trata empiricamente os neonatos de sepse por no mínimo 48 horas, com a suposição de que culturas realmente positivas terão um resultado positivo dentro desse período. Deve-se introduzir pelo menos 0,5 mℓ (de preferência 1 mℓ) de sangue na maioria dos frascos pediátricos de hemocultura. Utilizamos dois frascos de cultura, um aeróbico e outro anaeróbico. Certos microrganismos implicados na SIP (como o *Bacteroides fragilis* [*B. fragilis*]) crescem apenas em condições anaeróbicas; 5% dos casos de SIP comprovados por cultura em nossa instituição são causados por espécies estritamente anaeróbicas. Além disso, GBS, as espécies de *Staphylococcus* e muitos microrganismos gram-negativos crescem de maneira facultativa, e o uso de dois frascos de hemocultura aumenta a probabilidade de detecção de bacteriemia de baixo nível por esses microrganismos.

2. Leucograma. A contagem total e diferencial de leucócitos é facilmente acessível e usada com frequência para avaliar recém-nascidos sintomáticos e assintomáticos em risco de sepse. A interpretação do leucograma neonatal foi comprometida pelo tamanho relativamente pequeno dos estudos realizados para verificar os valores normais e pela ausência de dados relativos ao impacto de diferenças decorrentes de idade gestacional, idade pós-natal, modo de parto e condições maternas. Febre materna, asfixia neonatal, síndrome de aspiração meconeal, pneumotórax e doença hemolítica têm sido associados a neutrofilia. A hipertensão arterial materna induzida pela gravidez e a pré-eclâmpsia estão associadas a neutropenia e trombocitopenia neonatais.

Um achado comum a todos os dados publicados sobre o leucograma neonatal é o formato de "montanha-russa" das curvas de leucócitos, contagem absoluta de neutrófilos e razão neutrófilos imaturos: neutrófilos totais (I:T) nas primeiras 72 horas de vida. Isso sugere que a interpretação ideal dos dados do leucograma para prever SIP deve levar em conta o aumento e a diminuição naturais dos leucócitos durante esse período. Um estudo recente apoia o uso do hemograma completo somente após as primeiras horas de vida, quando interpretado no contexto clínico apropriado e como parte de um algoritmo para avaliar neonatos sob risco de sepse. Nesse estudo, tanto a contagem total de leucócitos quanto a contagem absoluta de neutrófilos foram mais preditivas de infecção quando esses valores foram baixos (leucócitos < 5.000 e contagem absoluta de neutrófilos < 2.000) e quando determinados com mais de 4 horas de idade. A leucocitose (> 20.000) não causou preocupação nem tranquilidade em neonatos. A razão I:T foi mais informativa quando medida mais de 1 a 4 horas após o nascimento; valores baixos (< 0,15) foram tranquilizadores, enquanto valores elevados (> 0,3) foram fracamente associados a SIP.

Embora os estudos demonstrem que nenhum componente do leucograma é muito sensível para a previsão de sepse em recém-nascidos a termo e pré-termo tardios, há poucos dados que orientem a interpretação do leucograma em recém-nascidos de MBPN em risco de SIP. É possível que o leucograma e seus componentes sejam mais úteis em recém-nascidos MBPN e/ou na avaliação da infecção

Parte 8 | Doenças Infecciosas

de início tardio. Finalmente, alguns centros empregam uma "triagem de sepse" (p. ex., um algoritmo que incorpora contagem total de leucócitos, relação I:T, contagem total de bastões, com ou sem níveis da proteína C reativa [PCR]) para orientar as decisões sobre o tratamento.

3. **A PCR** é um marcador inespecífico de inflamação ou necrose tecidual. Observam-se elevações da PCR na sepse e meningite bacterianas. Uma única medição da PCR ao nascimento carece de sensibilidade e especificidade para infecção, mas têm-se usado medições seriadas da PCR ao nascimento, 12 horas depois e adiante para assistir neonatos em risco de sepse. Alguns centros usam medidas seriadas de PCR para determinar a duração da antibioticoterapia para recém-nascidos com sepse clínica e cultura negativa. Nós não utilizamos as medições da PCR na avaliação de neonatos sob risco de sepse.

4. **Medições das citocinas.** Os avanços na compreensão das respostas imunes às infecções e na medição de moléculas peptídicas pequenas permitiram a investigação da utilidade dessas moléculas inflamatórias na predição de infecção em recém-nascidos de risco. Os níveis séricos de interleucina-6, interleucina-8, interleucina-10, interleucina-1 β, G-CSF, TNF-α e procalcitonina, bem como medições dos marcadores inflamatórios na superfície celular como CD64, correlacionaram-se variavelmente a sepses clínica e viral comprovadas por cultura. A necessidade de medições seriadas e a disponibilidade dos ensaios específicos têm limitado a aplicação dos marcadores de citocinas no diagnóstico de infecção neonatal. Ademais, a maioria dos estudos foi realizada em neonatos que estavam sintomáticos e sob avaliação de sepse. Nenhum desses marcadores mostrou-se ainda útil na predição de infecção em neonatos de aspecto inicialmente sadio.

5. **Outras estratégias. O teste de aglutinação de partículas de látex na urina para GBS** continua disponível em algumas instituições; deixamos de utilizá-lo devido ao seu valor preditivo muito baixo. O teste no LCR com partículas de látex para GBS e *E. coli* K1 pode ser útil na avaliação do LCR após a introdução de antibioticoterapia.

6. **PL.** A realização rotineira de PL na avaliação de **neonatos assintomáticos** sob risco de SIP permanece controversa. Uma revisão retrospectiva recente de 9.111 neonatos com idade gestacional ≥ 34 semanas, de 150 unidades de terapia intensiva neonatal (UTIN), que foram submetidos a PL, encontrou 95 casos de meningite comprovada por cultura. Em 38% desses casos, a hemocultura associada foi estéril. Outro estudo retrospectivo do LCR obtido de uma população de 169.849 neonatos identificou 8 neonatos com cultura de LCR positiva, mas com hemoculturas negativas e sem sintomas do SNC. Nos dois estudos, os autores concluíram que o uso seletivo da PL na avaliação de SIP pode levar à omissão do diagnóstico de meningite. Contudo, em ambos os estudos nem todos os neonatos foram avaliados para sepse na ausência de sintomas, e os sujeitos foram recrutados de grandes números de hospitais com sistemas de cultura provavelmente distintos. Outro estudo revisou os resultados de avaliações de sepse em uma população de 24.452 recém-nascidos de uma única instituição. Esse estudo encontrou 11 casos de meningite, todos em neonatos sintomáticos; 10 das 11 hemoculturas correspondentes foram positivas para o mesmo microrganismo. Nenhum caso de meningite foi encontrado em 3.423 neonatos assintomáticos submetidos a PL.

Deixamos de realizar PL na avaliação de **recém-nascidos a termo assintomáticos** sob risco de SIP. Uma revisão de nossos próprios dados de 1996-2009, período em que a profilaxia antibiótica intraparto para GBS foi implementada por meio de um método baseado na triagem, revelou 20 casos de meningite com cultura positiva de uma população de 70.000 nascimentos. Apenas dois casos ocorreram em neonatos a termo; os dois neonatos tiveram GBS identificado nas culturas de sangue e LCR e ambos eram sintomáticos. **Nossa conduta atual é realizar a PL apenas** nos (i) neonatos com hemoculturas positivas e (ii) neonatos sintomáticos com hemoculturas negativas que são tratados empiricamente para o diagnóstico clínico de sepse. Sempre que clinicamente exequível, realizamos a PL em neonatos sintomáticos com alta suspeita de sepse antes de instituir antibióticos. Quando a PL é realizada após a administração de antibióticos, procedemos a uma avaliação clínica para meningite, levando em conta os resultados das hemoculturas, a contagem celular e os níveis de proteína e glicose do LCR e o cenário clínico. Sempre que o LCR for examinado após a administração de antibióticos, recomendamos o envio de duas amostras separadas de LCR para contagem celular na mesma PL, considerando-se a possível flutuação nas contagens celulares do LCR. Pode ser difícil interpretar a contagem de leucócitos no LCR. **A contagem normal de leucócitos no LCR** de recém-nascidos a termo não infectados é variável, e a maioria dos estudos relata média < 20 células/mm³, com faixas de até 90 leucócitos e níveis amplamente variáveis de leucócitos polimorfonucleares (PMN) na contagem diferencial. Um estudo recente definiu neonatos "não infectados" por culturas bacterianas negativas no sangue, LCR e urina e cultura viral do LCR negativa, bem como reação em cadeia da polimerase (PCR) negativa para enterovírus no LCR. Esse estudo relatou média de 7,3 leucócitos (± 14)/mm³ no LCR, com faixa de 0 a 130 células. Outro estudo sobre meningite de início precoce comprovada por cultura mostrou que a contagem de leucócitos no LCR > 20 teve sensibilidade e especificidade de apenas 80%. A presença de sangue no LCR, devida a hemorragia subaracnóidea ou intraventricular, ou a contaminação das amostras de LCR por sangue devido a "acidente" de punção, pode acarretar contagens celulares anormais que não decorrem de infecção verdadeira. Não se demonstrou que a correção dos leucócitos na punção lombar traumática (mais de 500 hemácias/mm³) com diferentes algoritmos aumente consideravelmente a sensibilidade e a especificidade dos leucócitos para previsão de meningite confirmada por cultura.

H. **Algoritmo para avaliação do recém-nascido com 35 semanas ou mais de gestação em risco de SIP.** No Brigham and Women's Hospital (BWH), para assegurar a congruência entre os profissionais, usa-se um algoritmo para avaliação de neonatos assintomáticos com idade gestacional de 35 semanas ou mais que estejam em risco de SIP (Figura 49.1). Esse algoritmo incorpora a avaliação de neonatos baseada na colonização materna com GBS e a avaliação dos neonatos em risco de SIP devido a fatores de risco

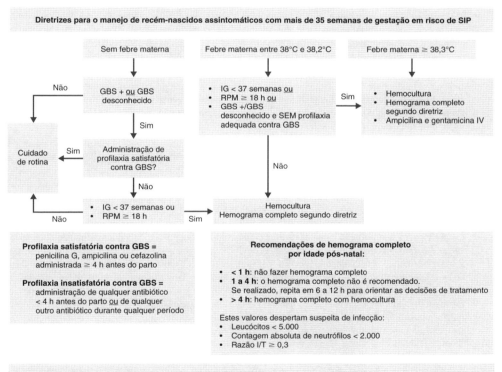

Figura 49.1 Algoritmo para avaliações de sepse em recém-nascidos assintomáticos em risco com 35 semanas ou mais de gestação.

maternos intraparto. Utiliza-se contagem total de leucócitos < 5.000 ou relação entre neutrófilos imaturos e totais (relação I:T) > 0,3 para orientar as decisões terapêuticas na avaliação do neonato de aspecto sadio em risco de sepse. Usa-se um único leucograma na maioria dos casos para evitar múltiplas coletas de sangue de neonatos assintomáticos; como já descrito, o leucograma pode ter melhor valor preditivo quando realizado depois de 1 a 4 horas de idade. Nós usamos um limiar de febre de 38°C para avaliação, de acordo com o CDC e outras recomendações publicadas. Levamos em conta o impacto do acúmulo de fatores de risco de sepse ao tomar decisões terapêuticas, bem como o uso de antibioticoterapia intraparto, para orientar as decisões relativas ao manejo. Tais diretrizes baseiam-se em um serviço de obstetrícia no qual um método baseado em triagem para profilaxia do GBS é praticado desde 1996, e no qual a grande maioria dos partos vaginais envolve anestesia peridural (que *per se* pode causar febre baixa intraparto). Utilizamos um limiar de febre de 38°C para avaliação, de acordo com as diretrizes do CDC e outras recomendações publicadas.

I. **Microrganismos implicados na SIP.** As espécies bacterianas responsáveis por SIP variam com a localidade e período de tempo. Nos EUA, desde a década de 1980, o GBS tem sido a principal causa de SIP neonatal. A despeito da implementação da profilaxia antibiótica intraparto, GBS ainda é a principal causa de SIP em neonatos a termo. Porém, coincidindo com o uso difundido da profilaxia antibiótica intraparto contra GBS, as bactérias entéricas gram-negativas tornaram-se a primeira causa de SIP em neonatos pré-termo. Os bacilos entéricos que causam SIP incluem *E. coli*, outras Enterobacteriaceae (espécies de *Klebsiella, Pseudomonas, Haemophilus* e *Enterobacter*) e o anaeróbio *B. fragilis*. Microrganismos menos comuns que podem causar doença séria de início precoce compreendem *Listeria monocytogenes* e *Citrobacter diversus*. Os estafilococos e enterococos podem ser encontrados na SIP, porém são causas mais comuns de sepse hospitalar (ver a seguir). Espécies fúngicas podem causar SIP principalmente em neonatos pré-termo e também serão discutidas à parte no texto a seguir.

1. **GBS.** GBS (*Streptococcus agalactiae*) frequentemente coloniza os sistemas genital e digestório humanos, e o sistema respiratório superior em neonatos. Além de causar doença neonatal, o GBS é uma causa frequente de infecção urinária, corioamnionite, endometrite pós-parto e bacteriemia em gestantes. Há algumas evidências de que a colonização vaginal com inóculo alto de GBS durante a gravidez contribui para o nascimento prematuro.

   a. **Microbiologia.** Os GBS são diplococos facultativos facilmente cultivados em meios laboratoriais seletivos. São identificados primariamente pelo antígeno de carboidrato do grupo B de Lancefield, e são ainda subdivididos em nove sorotipos distintos (tipos Ia, Ib, II–VIII) por análise da composição dos polissacarídios capsulares. A maioria das doenças neonatais nos EUA atualmente é causada pelos tipos Ia, Ib, II, III e V. O GBS tipo III está associado ao desenvolvimento de meningite e é uma causa comum de doença por GBS de início tardio.

   b. **Patogenia.** A infecção neonatal por GBS é adquirida *in utero* ou durante a passagem através do canal de parto. Como nem todas as mulheres são colonizadas por GBS, a documentação de colonização é o fator preditivo mais forte de SIP por GBS. Aproximadamente 20 a 30% das mulheres norte-americanas estão colonizadas com GBS em um dado momento. Um estudo longitudinal da colonização com GBS em uma coorte de mulheres sexualmente ativas predominantemente jovens demonstrou que 45% das mulheres inicialmente GBS-negativas contraíram a colonização em algum momento ao longo de 12 meses. Se não houver profilaxia antibiótica intraparto, cerca de 50% dos recém-nascidos de mães colonizadas com GBS estão comprovadamente colonizados com esse microrganismo ao nascimento. Aproximadamente 1 a 2% de todos os neonatos colonizados apresentarão doença por GBS invasiva e fatores clínicos como a idade gestacional e a duração da ruptura prematura de membranas contribuem para o risco em todo recém-nascido (ver texto a seguir). A ausência de anticorpos protetores oriundos da mãe, específicos contra o polissacarídio capsular, associa-se ao desenvolvimento de doença invasiva por GBS. Outros fatores que predispõem o recém-nascido à doença por GBS são menos bem compreendidos, mas deficiências relativas do complemento, da função dos neutrófilos e da imunidade inata podem ser importantes.

   c. **Fatores de risco clínicos para SIP por GBS** (Quadro 49.2). A bacteriúria por GBS durante a gravidez está associada a colonização maciça do trato retovaginal, e é considerada um fator de risco significativo para SIP. A etnia negra e a idade materna < 20 anos estão associadas a taxas mais altas de SIP por GBS, porém não está totalmente claro se isso reflete apenas taxas mais altas de colonização por GBS nessas populações. Gestação múltipla **não** é um fator de risco independente para SIP por GBS.

Capítulo 49 | Infecções Bacterianas e Fúngicas **497**

Quadro 49.2	Fatores de risco para sepse de início precoce por *Streptococcus* do grupo B (GBS) na falta de profilaxia intraparto com antibiótico.
Fator de risco	**Razão de chances (IC de 95%)**
Colonização materna com GBS	204 (100 a 419)
PN < 1.000 g	24,8 (12,2 a 50,2)
PN < 2.500 g	7,37 (4,48 a 12,1)
AR prolongada > 18 h	7,28 (4,42 a 12,0)
Corioamnionite	6,42 (2,32 a 17,8)
Febre intraparto > 37,5°C	4,05 (2,17 a 7,56)

IC = intervalo de confiança; PN = peso ao nascer; AR = amniorrexe. Dados de Benitz WE, Gould JB, Druzin ML. Risk factors for early-onset group B streptococcal sepse: Estimation of odds ratios by critical literature review. *Pediatrics* 1999;103(6):e77.

d. **Prevenção da infecção por GBS.** Múltiplos estudos demonstraram que o uso de penicilina ou ampicilina intraparto reduz significativamente a taxa de colonização neonatal com GBS e a incidência de doença por GBS de início precoce. PAI para prevenção da SIP por GBS pode ser administrada a gestantes durante o trabalho de parto com base em (i) fatores de risco específicos para infecção por GBS de início precoce ou (ii) resultados da triagem pré-parto de gestantes para colonização com GBS. Em 2002, os CDC publicaram diretrizes recomendando triagem universal das gestantes para GBS por cultura retovaginal com 35 a 37 semanas de gestação e profilaxia antibiótica intraparto segundo os resultados da triagem. As gestantes com bacteriemia por GBS documentada durante a gravidez ou que previamente deram à luz um neonato que apresentou doença por GBS invasiva não necessitam de triagem, pois elas devem receber profilaxia antibiótica intraparto **independentemente do estado atual de colonização por GBS**. As diretrizes do CDC para prevenção de doença por GBS de início precoce foram revisadas em 2010 para incluir dados recentes sobre o manejo e os desfechos de infecções neonatais e obstétricas (http://www.cdc.gov/groupbstrep/guidelines/guidelines.html).

Os destaques das novas diretrizes incluíram a revisão das recomendações para o manejo de neonatos sob risco de SIP, alterações nas opções de antibióticos recomendados para profilaxia intraparto contra GBS, recomendações específicas para mães em trabalho de parto pré-termo e ruptura prematura das membranas, ampliação dos métodos laboratoriais para detecção de GBS, incluindo o uso de métodos alternativos de detecção por cultura, e teste de amplificação de ácidos nucleicos intraparto como opção à detecção por cultura.

Na revisão de 2010, a penicilina e a ampicilina ainda são os antibióticos recomendados na profilaxia antibiótica intraparto. O documento aborda os desafios da profilaxia satisfatória com antibióticos intraparto em cerca de 10% das mulheres que se dizem alérgicas à penicilina. Não há dados que apoiem diretamente a eficácia de nenhum outro antibiótico além da penicilina, ampicilina ou cefazolina para profilaxia antibiótica contra GBS intraparto. A eritromicina e clindamicina são frequentemente oferecidas a mulher alérgica à penicilina, mas é cada vez maior a proporção de isolados de GBS (15 a 40%) resistente a esses antibióticos. Os CDC continuam recomendando penicilina ou ampicilina na profilaxia antibiótica intraparto. Para a mulher alérgica à penicilina, atualmente se recomenda que todos os GBS isolados e identificados na triagem sejam testados quanto à suscetibilidade aos antibióticos, inclusive com testes específicos para resistência induzível à clindamicina. Para a mulher com alergia à penicilina sem risco à vida, a cefazolina é o antibiótico recomendado para profilaxia intraparto. Caso haja história comprovada de reação anafilática à penicilina ou cefalosporina (que inclui urticária, angioedema e/ou angústia respiratória), recomenda-se o uso de clindamicina se o isolado for totalmente sensível a esse antibiótico; caso contrário, é recomendável usar vancomicina. Para o propósito de manejo do recém-nascido, porém, a diretriz de 2010 não considera totalmente satisfatória a administração de clindamicina ou vancomicina como profilaxia intraparto.

e. **Estado atual da SIP por GBS.** Os dados de vigilância ativa dos CDC para os EUA em 2007 a 2008 demonstram que a maior incidência de SIP por GBS caiu para 0,28 caso por 1.000 nascidos vivos (em comparação com 1,7 caso por 1.000 nascidos vivos em 1993). Há uma disparidade étnica, e a incidência em recém-nascidos negros é aproximadamente quatro vezes maior que em recém-nascidos brancos. Na atualidade, cerca de um quarto dos casos de SIP por GBS ocorre em recém-nascidos nascidos antes de 37 semanas de gestação. Avaliamos as razões da persistência de SIP por GBS a despeito do uso da profilaxia antibiótica intraparto baseado na triagem no Brigham and Women's Hospital (BWH). Observamos que a maioria dos casos de SIP por GBS em neonatos a termo atualmente ocorre em recém-nascidos cujas mães apresentaram triagem pré-parto **negativa** para colonização por GBS. Estudos de vigilância do CDC subsequentes realizados de 2003 a 2004 constataram que 61% dos casos de doença por GBS em recém-nascidos a termo ocorreram quando as mães tinham teste negativo para GBS. Esses resultados "falso-negativos" podem ser consequentes a técnicas impróprias de cultura ou à aquisição de infecção por GBS entre o momento da cultura e o início do trabalho de parto.

A cultura bacteriana ainda é o padrão recomendado pelo CDC para detecção da colonização materna com GBS. A revisão de 2010 inclui novas recomendações para o uso de meios cromogênicos de detecção de GBS e para o uso de métodos diretos de detecção em caldo por aglutinação de látex, detecção com sondas ou teste de amplificação de ácidos nucleicos (NAAT). Essas condutas podem reduzir o tempo para identificação de GBS. Em 2002, a Food and Drug Administration (FDA) norte-americana aprovou o primeiro NAAT rápido **por PCR** para detectar colonização materna por GBS diretamente em amostras de *swab* vaginal ou retal. Atualmente são comercializados diferentes *kits*, e a diretriz de 2010 apoia o uso opcional desses NAAT quando não se sabe se há ou não colonização da mulher por GBS por ocasião do parto. Dados recentes mostram que os NAAT são mais sensíveis que a cultura pré-natal na previsão do estado de GBS intraparto, mas o uso em tempo real é comprometido por uma incidência de 10% de casos em que não se obtêm resultados por questões técnicas. Por causa dos custos e dos aspectos técnicos para manter um serviço contínuo de diagnóstico por PCR em tempo real, assim como do atraso inerente em diagnósticos intraparto, a maioria dos serviços obstétricos continua a usar programas de rastreamento por cultura pré-natal.

f. Avaliação de recém-nascidos após profilaxia antibiótica intraparto (PAI) materna contra GBS. As diretrizes do CDC revisadas em 2010 contêm um algoritmo recomendado para avaliação de recém-nascidos cujas mães receberam profilaxia antibiótica intraparto. Como nas versões anteriores, o algoritmo recomenda a avaliação completa (hemograma completo com contagem diferencial de leucócitos, punção lombar, cultura de LCR e sangue e radiografia do tórax) e antibioticoterapia empírica para todo recém-nascido com sinais clínicos de infecção. No caso de recém-nascidos assintomáticos, recomendam-se avaliação limitada, com hemograma completo, contagem diferencial e hemocultura, e antibioticoterapia empírica se houver sinais intraparto de corioamnionite materna. **Ao contrário das diretrizes anteriores, a versão de 2010 considera que apenas a administração de penicilina, ampicilina ou cefazolina 4 horas ou mais antes do parto é satisfatória para profilaxia antibiótica intraparto. Quando há indicação de profilaxia antibiótica intraparto para GBS, mas esta não é administrada satisfatoriamente, a diretriz revisada recomenda a avaliação diagnóstica limitada apenas se houver outros fatores de risco para SIP (idade gestacional < 37 semanas e/ou ruptura prematura de membranas ≥ 18 horas).**

g. Tratamento dos neonatos com doença por GBS invasiva. Quando GBS é identificado como o único microrganismo causal na SIP, a antibioticoterapia empírica deve ser estreitada para ampicilina (200 a 300 mg/kg/dia) ou penicilina G (250.000 a 450.000 U/kg/dia) isolada, com a dose mais alta reservada para os casos complicados por meningite. A duração total do tratamento deve ser de, no mínimo, 10 dias para sepse sem um foco, 14 a 21 dias para meningite e 28 dias para osteomielite. As infecções ósseas e articulares que envolvem o quadril ou ombro exigem drenagem cirúrgica além de antibióticos.

h. Infecção recorrente por GBS. As infecções recorrentes por GBS são infrequentes, com incidências relatadas de 1 a 6%. Os recém-nascidos geralmente não produzem uma resposta de anticorpos específicos após infecção por GBS, e pode-se isolar GBS das superfícies mucosas de neonatos mesmo depois de antibioticoterapia apropriada para doença invasiva. Às vezes, ocorre reinfecção com uma nova cepa de GBS. O tratamento das infecções recorrentes por GBS é igual ao da infecção primária, exceto que se recomenda um teste de suscetibilidade à penicilina da cepa de GBS se não for realizado rotineiramente. A rifampicina, que elimina a colonização em outras infecções como a doença meningocócica, não erradica de maneira fidedigna a colonização das mucosas com GBS.

Capítulo 49 | Infecções Bacterianas e Fúngicas **499**

2. *E. coli* **e outros bacilos entéricos gram-negativos.** Por causa da implementação da profilaxia antibiótica intraparto contra GBS, uma **proporção crescente** dos casos de SIP é causada por microrganismos gram-negativos. A possibilidade de as normas de profilaxia antibiótica intraparto contra GBS contribuírem para um aumento absoluto da **incidência** de SIP causada por microrganismos gram-negativos, e em particular aqueles resistentes à ampicilina, é uma questão controversa. Em 2003, pesquisadores dos CDC publicaram uma revisão de 23 relatos de SIP na era da profilaxia do GBS. Essa revisão concluiu que não existem evidências de aumento da SIP por não GBS entre neonatos a termo. **Contudo, aumentos preocupantes de SIP por não GBS e microrganismos resistentes à ampicilina são descritos em recém-nascidos pré-termo MBPN.** Analisamos a SIP no BWH de 1990-2007, comparando o período 1990-1992 (sem protocolo de profilaxia antibiótica intraparto para GBS) com 1997-2007 (protocolo de profilaxia antibiótica intraparto para GBS baseado em triagem). Observamos **redução absoluta da incidência** de SIP por todas as causas em neonatos a termo e de MBPN, mas nenhum aumento da SIP por não GBS, SIP por *E. coli* ou SIP por agentes resistentes à ampicilina em neonatos a termo ou de MBPN. Como a profilaxia antibiótica intraparto do GBS evita infecções por microrganismos gram-positivos sensíveis à ampicilina, há um aumento da proporção de SIP causada por microrganismos gram-negativos resistentes à ampicilina nos casos restantes. As tendências na microbiologia da SIP provavelmente de acordo com a instituição, e podem ser influenciadas por práticas obstétricas locais, bem como pela variação local na flora bacteriana autóctone. É possível que os desfechos em nossa instituição se devam, em parte, ao uso exclusivo de penicilina G (e não ampicilina) para profilaxia antibiótica intraparto de GBS por nossos obstetras.

   a. Microbiologia e patogenia. *E. coli* são bastonetes gram-negativos aeróbicos encontrados universalmente no sistema digestório humano e comumente na vagina e no sistema urinário humanos. Existem centenas de tipos antigênicos lipopolissacarídicos (LPS), flagelares e capsulares diferentes de *E. coli*, mas as infecções de SIP por *E. coli*, particularmente aquelas complicadas por meningite, decorrem principalmente de cepas com a cápsula polissacarídica do tipo K1. *E. coli* com o antígeno K1 é resistente ao efeito bactericida de soro humano normal; mostrou-se que as cepas que possuem cápsula completa com LPS e K1 escapam especificamente da bacteriólise mediada por complemento e da destruição mediada por neutrófilos. Mostrou-se que o antígeno K1 é um fator importante no desenvolvimento de meningite em um modelo de infecção por *E. coli* em ratos. Contudo, a cápsula K1 é um imunógeno fraco, e a despeito do estado de portador difuso dessa cepa na população, geralmente há poucos anticorpos maternos protetores disponíveis para o recém-nascido. Além do antígeno K1, as fímbrias superficiais, ou *pili*, estão associadas à aderência às superfícies vaginais e uroepiteliais e também podem atuar como mecanismo de virulência na SIP.

   b. Tratamento. Quando há forte suspeita clínica de sepse em um recém-nascido em estado crítico, deve-se considerar a possibilidade de *E. coli* resistente à ampicilina. Nesse contexto, recomenda-se o acréscimo de uma cefalosporina de terceira geração, como cefotaxima ou ceftazidima. A bacteriemia por *E. coli* deve ser tratada durante um total de 14 dias com antibiótico escolhido de acordo com a sensibilidade identificada. A meningite por *E. coli* é tratada com um ciclo de cefotaxima durate 21 dias (ver Apêndice A).

3. *Listeria monocytogenes.* Embora incomum, *L. monocytogenes* merece menção especial devido ao seu papel singular na gravidez. *L. monocytogenes* são bactérias gram-negativas, beta-hemolíticas e móveis que são causa frequente de doença em animais, e infectam seres humanos mais comumente através da ingestão de alimento contaminado. Não causam doença grave em adultos imunocompetentes, mas podem fazê-lo em pacientes idosos, em imunocomprometidos (p. ex., receptores de transplante renal), em gestantes e seus fetos e em recém-nascidos. Existem evidências epidemiológicas humanas e evidências em modelos de listeriose em animais indicando que *L. monocytogenes* é particularmente virulenta durante a gravidez. As bactérias invadem a placenta prontamente e podem infectar o feto em desenvolvimento por infecção ascendente, invasão tecidual direta ou disseminação hematogênica, causando aborto espontâneo ou parto e nascimento pré-termo e frequentemente doença de início precoce fulminante. A exemplo do GBS, *L. monocytogenes* também pode causar infecção neonatal de início tardio, cuja patogenia não é inteiramente compreendida. Mais de 90% das infecções de início tardio são complicadas por meningite.

A listeriose é uma doença de notificação compulsória no Brasil e nos EUA, e os dados do CDC relativos aos EUA em 2009 mostraram uma incidência geral de 0,34 caso por 100.000 habitantes, a maioria deles em pessoas com 65 anos ou mais de idade. A verdadeira incidência de listeriose na gravidez é difícil de determinar porque muitos casos não são diagnosticados quando eles resultam em aborto espontâneo do feto pré-viável. A incidência de SIP por *L. monocytogenes* durante a prática de vigilância ativa do CDC em Atlanta e San Francisco foi de 2,4 casos por 100.000 nascidos vivos; em nossa instituição, a incidência foi de 1,7 caso por 100.000 nascidos vivos durante os últimos 20 anos. A listeriose pode resultar da ingestão de alimentos contaminados, como queijos cremosos, frios e cachorro-quente. A infecção em gestantes pode não ser reconhecida ou causar doença febril leve com ou sem sintomas gastrintestinais antes de resultar em perda da gestação ou parto pré-termo. Relataram-se surtos epidêmicos de listeriose afetando gestantes e adultos, incluindo mulheres não grávidas. Um surto epidêmico ocorrido em Massachusetts, em 2008, causou a morte de três idosos, um parto prematuro e um natimorto a termo. Esse surto mereceu destaque porque a origem da infecção foi o leite pasteurizado produzido por um único estabelecimento, com a possibilidade de contaminação de alimentos processados por *Listeria* após a pasteurização.

a. Microbiologia e patogenia. *L. monocytogenes* são distinguidas de outros bastonetes gram-negativos por sua motilidade rotatória, que é mais proeminente à temperatura ambiente. Os microrganismos podem ser variáveis Gram e, dependendo do estágio de crescimento, também podem assemelhar-se a cocos, por isso podem ser diagnosticados erroneamente na coloração de Gram. *L. monocytogenes* é um patógeno intracelular que invade células ou persiste dentro de células fagocitárias (monócitos, macrófagos). *Listeria* possui vários fatores de virulência, incluindo proteínas de superfície que promovem a invasão celular e enzimas (listeriolisina O, fosfolipase) que aumentam a capacidade do microrganismo de persistir no meio intracelular. No exame histopatológico de tecidos infectados com *Listeria*, são encontrados granulomas miliares e áreas de necrose e supuração. O fígado é intensamente envolvido. A destruição mediada por células T e a destruição mediada por imunoglobulina M (IgM)-complemento estão implicadas na resposta do hospedeiro à listeriose. As deficiências nesses dois ramos do sistema imune neonatal podem contribuir para a virulência da *L. monocytogenes* no recém-nascido; de modo semelhante, supõe-se que a infrarregulação da resposta imune no útero grávido promova a proliferação das bactérias na placenta.

b. Tratamento. A SIP decorrente de *L. monocytogenes* é tratada com ampicilina e gentamicina por 14 dias; a meningite é tratada por 21 dias. *L. monocytogenes* é resistente às cefalosporinas. No caso da meningite, recomenda-se a repetição diária da PL até se alcançar esterilização do LCR. Tratamento adicional com rifampicina ou sulfametoxazol-trimetoprima, bem como exames de neuroimagem, é recomendado se o microrganismo persistir no LCR por mais do que 2 dias. Constatamos que *L. monocytogenes* pode persistir nas fezes de neonatos pré-termo mesmo após tratamento sistêmico adequado da infecção. As medidas apropriadas de controle de infecções devem ser observadas para prevenir propagação hospitalar do microrganismo.

4. **Outros microrganismos responsáveis por SIP.** As bactérias que causam SIP variam com o tempo e a localidade. Além de GBS e *E. coli*, há vários patógenos que causam SIP nos EUA na era da profilaxia antibiótica intraparto de GBS. Os estreptococos *viridans* (espécies como *Streptococcus mitis*, *Streptococcus oralis* e *Streptococcus sanguis*, integrantes da flora oral), enterococos e *Staphylococcus aureus* são os próximos em frequência. *Listeria*, diversos microrganismos gram-negativos (espécies de *Klebsiella, Haemophilus, Enterobacter, Pseudomonas*) e o anaeróbio *B. fragilis* causam a maioria das demais infecções. Os microrganismos gram-negativos, especialmente *Haemophilus influenzae* e *Klebsiella*, predominam em alguns países da Ásia e América do Sul.

J. **Sepse de início tardio (SIT).** A sepse neonatal de início tardio é definida por sua ocorrência entre 8 e 90 dias de vida. Divide-se em duas entidades distintas: a doença que acomete neonatos a termo de outro modo sadios na comunidade e a doença que afeta neonatos prematuros na UTIN. A última é frequentemente chamada de sepse hospitalar, pois os fatores de risco de SIT em neonatos prematuros estão relacionados com as necessidades de sua assistência (p. ex., cateteres centrais), e as bactérias que causam SIT muitas vezes são contraídas na UTIN. Para fins epidemiológicos, as infecções de SIT em neonatos de MBPN na UTIN são definidas como aquelas que ocorrem com mais de 72 horas de vida.

Capítulo 49 | Infecções Bacterianas e Fúngicas **501**

Esta seção dedica-se principalmente à SIT na população da UTIN, mas a doença em **neonatos a termo e quase a termo sadios** nos demais aspectos merece menção. Nesses pacientes, a SIT é causada basicamente por GBS e espécies de gram-negativos, como *E. coli* e espécies de *Klebsiella*. As causas de bacteriemia em lactentes maiores (como *Streptococcus pneumoniae* e *Neisseria meningitidis*) ocorrem com menor frequência. Os **fatores de risco da doença por GBS de início tardio** estão menos bem definidos que os da doença de início precoce, mas, assim como nesta, estão relacionados com prematuridade, colonização do recém-nascido a partir de fontes maternas e da comunidade (ou, menos comumente, hospitalares), idade gestacional e carência de anticorpos protetores oriundos da mãe. O uso da profilaxia antibiótica intraparto contra GBS não teve impacto significativo na taxa de SIT por GBS, permanecendo em aproximadamente 0,33 caso por 1.000 nascidos vivos de 1999 a 2005. Os neonatos pré-termo perfazem uma parcela desproporcional das infecções por GBS de início tardio; de 1999 a 2005, a vigilância ativa do CDC em 2004 revelou que 52% dos casos de GBS de início tardio ocorreram em neonatos com menos de 37 semanas de gestação com idade gestacional média de 30 semanas nos prematuros. A SIT por GBS é mais frequentemente complicada por meningite que a doença de início precoce, e é causada predominantemente por cepas do sorotipo polissacarídico III. Embora a taxa de mortalidade da SIT por GBS seja baixa (1 a 5% em neonatos a termo e pré-termo, respectivamente), as sequelas nos sobreviventes da meningite por GBS podem ser sérias, abrangendo desde perda auditiva até lesão cerebral global grave. Um estudo recente, de 1998 a 2006, sobre meningite por GBS em recém-nascidos com 36 semanas de gestação ou mais revelou que 25% dos recém-nascidos morreu ou sobreviveu com déficits neurológicos importantes.

A **bacteriemia por gram-negativos** está muitas vezes associada à infecção urinária. Séries diferentes relataram que 20 a 30% das infecções urinárias em menores de 1 mês de idade são complicadas por bacteriemia. A taxa de mortalidade é baixa se a bacteriemia for tratada prontamente, e as sequelas são escassas, a menos que ocorra meningite. *L. monocytogenes* também pode causar doença de início tardio, com início comumente até 30 dias de vida, e representa até 20% dos casos de SIT em alguns centros. A listeriose de início tardio é frequentemente complicada por meningite, mas, ao contrário da meningite por GBS de início tardio, a morbidade e as sequelas a longo prazo são infrequentes se a doença for diagnosticada e tratada a tempo.

Recém-nascidos a termo com SIT costumam apresentar-se com febre e/ou recusa alimentar e letargia ao pediatra particular ou ao pronto-socorro. A avaliação em lactentes menores de 3 meses inclui no mínimo hemograma completo, exame de urina, contagem celular e níveis de glicose e proteína no LCR e culturas do sangue, urina e LCR. Os neonatos (0 a 28 dias de vida) geralmente são hospitalizados para tratamento IV empírico, o qual inclui cobertura para GBS, *Listeria* e microrganismos gram-negativos (comumente, ampicilina e cefotaxima); em neonatos maiores de 1 mês, o tratamento varia em centros diferentes.

K. Epidemiologia de SIT em neonatos prematuros. A maioria dos casos de SIT ocorre na UTIN em neonatos de baixo peso ao nascer. Os dados de 2003 a 2007 da Neonatal Research Network (NRN), do National Institute of Child Health and Human Development (NICHD), revelaram que 36% da sua coorte de recém-nascidos MBPN (peso ao nascer < 1.500 g e idade gestacional de 22 a 28 semanas) teve pelo menos um episódio de sepse comprovada por hemocultura após 3 dias de vida. Observou-se variabilidade considerável da incidência de SIT, de 18 a 51% nos 20 centros da rede do NICHD. Os dados sobre SIT da rede do NICHD de 1998 a 2000 demonstraram que a taxa de mortalidade global de SIT foi de 18% dos neonatos infectados *versus* 7% dos neonatos não infectados. A taxa de mortalidade dos recém-nascidos com infecções por microrganismos gram-negativos foi de cerca de 40%, e de 30% para as infecções fúngicas.

L. Fatores de risco da SIT. Diversos fatores clínicos estão associados a aumento do risco de SIT (Quadro 49.3). A incidência de SIT está inversamente relacionada com o PN. O risco de SIT associado a cateteres centrais, hiperalimentação e ventilação mecânica torna-se mais alto com a duração mais longa dessas terapias.

M. Microbiologia da SIT. Quase metade dos casos de SIT são causados por estafilococos coagulase-negativos (CONS). No estudo do NICHD, 22% dos casos de SIT foram causados por outros microrganismos gram-positivos (*Staphylococcus aureus, Enterococcus*, GBS); 18% por microrganismos gram-negativos (*E. coli, Klebsiella, Pseudomonas, Enterobacter, Serratia*) e 12% por espécies de fungos (*Candida albicans* e

502   Parte 8 | Doenças Infecciosas

Quadro 49.3	Fatores de risco para sepse de início tardio em recém-nascidos com peso ao nascer inferior a 1.500 g.
Peso ao nascer menor que 750 g	
Cateteres venosos centrais (umbilicais, percutâneos e em túneis)	
Retardo da alimentação enteral	
Hiperalimentação prolongada	
Ventilação mecânica	
Complicações da prematuridade	
Persistência do canal arterial	
Displasia broncopulmonar	
Enterocolite necrosante	

Dados de Stoll BJ, Hanson N, Fanaroff AA *et al*. Late onset sepse in very low birth weight neonates: The experience of the NICHD Neonatal Research Network. *Pediatrics* 2002;110(2):285-291 e Makhoul IR, Sujov P, Smolkin T *et al*. Epidemiologic, clinical and microbiologic characteristics of late-onset sepse among very low birth weight infants in Israel: A national survey. *Pediatrics* 2002;109(1):34-39.

Candida parapsilosis). A distribuição dos microrganismos que causam SIT varia sobremodo em diferentes centros. Revisamos os casos de SIT que ocorreram na UTIN do BWH em 1995-2009. Embora a incidência global de SIT nos neonatos de MBPN não tenha diferido entre o BWH e os centros da Rede do NICHD, a **distribuição de patógenos** implicados na SIT em nossa população difere daquela descrita pela Rede do NICHD. Tais diferenças decorrem principalmente da incidência mais alta de infecções por *S. aureus* e da menor incidência de infecções fúngicas. A percepção da variação local na microbiologia da SIT é importante para a escolha da antibioticoterapia empírica do recém-nascido com acometimento agudo suspeito de SIT.

1. ***Staphylococcus* coagulase-negativos (CONS).** Os CONS são um grupo heterogêneo de microrganismos gram-positivos com estrutura similar ao *S. aureus*, porém eles carecem de proteína A e apresentam componentes distintos da parede celular. *Staphylococcus epidermidis* é a principal causa de doença na UTIN. Os CONS colonizam universalmente a pele dos pacientes na UTIN. Acredita-se que eles causam bacteriemia colonizando primeiro as superfícies de cateteres centrais. Uma adesina de superfície polissacarídica (PSA), bem como vários outros componentes superficiais, foi implicada na aderência e colonização da superfície de cateteres; a produção subsequente de biopelícula e limo inibe a capacidade do hospedeiro de eliminar o microrganismo. A maioria dos CONS é resistente a penicilina, penicilinas semissintéticas e gentamicina, e o tratamento empírico da SIT na UTIN geralmente inclui a vancomicina. A doença devida aos CONS raramente é fatal, até mesmo no recém-nascido de MBPN, e raramente ou nunca causa meningite ou uma doença em local específico. Contudo, a doença por CONS pode causar instabilidade sistêmica, resultando na interrupção temporária da alimentação enteral e/ou aumento do suporte respiratório, e está associada a hospitalização prolongada e prognóstico do desenvolvimento neurológico mais reservado.

2. ***S. aureus*.** *S. aureus* é um microrganismo gram-positivo encapsulado que elabora múltiplas adesinas, enzimas associadas a virulência e toxinas, causando uma grande variedade de doenças sérias, como bacteriemia, meningite, celulite, onfalite, osteomielite e artrite. Distingue-se dos CONS pela produção de coagulase e pela presença de proteína A, um componente da parede celular que contribui para a virulência ao ligar-se à parte Fc do anticorpo imunoglobulina G (IgG) e bloquear a opsonização. A SIT causada por *S. aureus* pode gerar morbidade significativa. A doença frequentemente é complicada por infecções focais (infecções dos tecidos moles, ossos e articulações são comumente observadas em recém-nascidos) e caracterizada por bacteriemia persistente apesar da administração de antibióticos. As infecções articulares muitas vezes exibem drenagem cirúrgica aberta e podem levar à destruição articular e incapacidade permanente. O tratamento do *S. aureus* sensível à meticilina (MSSA) requer o uso de penicilinas semissintéticas, como nafcilina ou oxacilina.

    O ***Staphylococcus aureus* resistente à meticilina (MRSA)** é um patógeno cada vez mais reconhecido na UTIN. Os dados do National Nosocomial Infection Surveillance (NNIS) System no período de 1995 a 2004 mostram aumento superior a 300% da incidência de infecções por MRSA

Capítulo 49 | Infecções Bacterianas e Fúngicas **503**

em recém-nascidos internados em UTIN, com maior incidência naqueles com peso ao nascimento inferior a 1.000 g. A resistência às penicilinas semissintéticas é mediada pela aquisição cromossômica do gene *mecA*, encontrado em diferentes tipos de elementos *mec* do cassete cromossômico estafilocócico (SCC*mec*). O gene *mecA* codifica uma proteína de ligação à penicilina (PBP) modificada com baixa afinidade pela meticilina. Uma vez adquirida, a PBP modificada substitui proteínas similares na membrana celular bacteriana e resulta em resistência a todos os antibióticos betalactâmicos. O surgimento recente de infecções por MRSA na UTIN parece acompanhar o aumento dessas infecções em hospitais gerais e na comunidade. Os MRSA isolados podem ser classificados em MRSA de origem hospitalar (HA-MRSA) ou de origem comunitária (CA-MRSA). A resistência uniforme a todos os antibióticos comuns, exceto à vancomicina, caracteriza o HA-MRSA. Os MRSA isolados e adquiridos na comunidade geralmente são resistentes apenas a antibióticos betalactâmicos e eritromicina. O CA-MRSA assumiu o papel de forma dominante de MRSA responsável pelas infecções em recémnascidos internados em UTIN, mas a diferenciação entre os dois tipos de microrganismos pode ser importante para determinar a fonte de surtos epidêmicos de doença por MRSA em unidades específicas, bem como para estabelecer medidas eficazes de controle de infecções. Contudo, independentemente da sua origem, o microrganismo pode propagar-se rapidamente na UTIN por transmissão hospitalar nas mãos dos profissionais. Medidas de controle de infecções, como a identificação dos neonatos colonizados por vigilância rotineira e separação em coortes e isolamento daqueles colonizados, podem ser essenciais para prevenir a propagação e persistência do microrganismo. As infecções por MRSA geralmente exigem tratamento com **vancomicina**. Assim como as infecções por *S. aureus* sensível à meticilina as infecções por MRSA podem ser complicadas por envolvimento de tecidos profundos e bacteriemia, cuja resolução pode exigir desbridamento cirúrgico. Embora não se deva usá-la como agente único, a rifampicina pode ser um adjuvante proveitoso contra a infecção por MRSA persistente. Recomenda-se o parecer de um especialista em doenças infecciosas acerca da utilidade do acréscimo de novos antibióticos contra gram-positivos (o antibiótico da oxazolidinona, linezolida, ou o antibiótico lipopeptídico daptomicina) a fim de erradicar a bacteriemia por MRSA persistente.

3. **Enterococos.** Antigamente classificados como membros dos estreptococos do grupo D, *Enterococcus faecalis* e *Enterococcus faecium* causam SIT em neonatos prematuros. Esses microrganismos estão associados a cateteres de demora; são microrganismos encapsulados que produzem biopelícula e limo e podem aderir e persistir nas superfícies de cateteres, conforme descrito anteriormente para os CONS. Embora a doença possa ser complicada por meningite e, às vezes, ECN, a SIT enterocócica encerra mortalidade geral baixa. Os enterococos são resistentes às cefalosporinas e, com frequência, à penicilina G e ampicilina; o tratamento requer o efeito sinérgico de um aminoglicosídio com ampicilina ou vancomicina. Os enterococos resistentes à vancomicina (VRE) constituem um problema significativo em ambientes de terapia intensiva adulta, e também ocorreram surtos em UTIN. A linezolida, a daptomicina e a quinupristina/dalfopristina têm atividade variável contra VRE. A linezolida é aprovada para uso em neonatos e é efetiva contra *E. faecalis* e *E. faecium* resistentes à vancomicina. Os VRE da espécie *faecium* podem ser tratados com Synercid® (quinupristina/dalfopristina), mas essa combinação é ineficaz contra o *E. faecalis*. As decisões terapêuticas devem ser tomadas após consulta a um infectologista. Os surtos de VRE também podem exigir a instituição de medidas de controle de infecções (vigilância para identificar neonatos colonizados, isolamento e separação em coortes daqueles colonizados) a fim de combater a propagação e a persistência do microrganismo.

4. **Microrganismos gram-negativos:** a SIT causada por microrganismos gram-negativos é complicada por uma taxa de mortalidade de 40% na coorte do NICHD. *E. coli* foi descrita em SIP (ver I.I.2.).

   a. ***Pseudomonas aeruginosa.*** A taxa de mortalidade associada à sepse por *P. aeruginosa* em neonatos de baixo peso ao nascer é alta (76% na coorte do NICHD). Diversos fatores bacterianos, incluindo LPS, cápsula mucoide, adesinas, invasinas e toxinas (principalmente a exotoxina A) contribuem para sua extrema virulência em neonatos prematuros, assim como em adultos debilitados e vítimas de queimaduras. O LPS e a cápsula mucoide ajudam o microrganismo a escapar da opsonização; as proteases secretadas inativam o complemento, as citocinas e as imunoglobulinas. O elemento de lipídio A do LPS (endotoxina) produz os aspectos típicos da septicemia por gram-negativos (*i. e.*, hipotensão, CIVD). A exotoxina A é antigenicamente distinta da toxina diftérica, mas age pelo mesmo mecanismo: a ribosilação pela proteína mortal adenoviral (ADP) do fator 2 de alongamento eucariótico resulta em inibição da síntese de proteínas e morte celular. *P. aeruginosa* é encontrada no trato

504 Parte 8 | Doenças Infecciosas

intestinal de cerca de 5% dos adultos sadios, mas coloniza recém-nascidos prematuros em taxas muito mais altas devido à aquisição hospitalar de bactérias. A seleção das bactérias, provavelmente secundária à resistência de *Pseudomonas* à maioria dos antibióticos comuns, também exerce um papel na colonização; a exposição prolongada a antibióticos intravenosos é um fator de risco identificado para SIT por *Pseudomonas*. Pode-se encontrar *Pseudomonas* em reservatórios ambientais na UTI (*i. e.*, pias, equipamento respiratório), e surtos da doença hospitalar foram relacionados com fontes ambientais e propagação pelas mãos de profissionais de saúde.

O tratamento exige uma combinação de dois agentes ativos contra *Pseudomonas*, como ceftazidima, piperacilina/tazobactam, gentamicina ou tobramicina. Em geral, prefere-se um antibiótico betalactâmico associado a um aminoglicosídio; contudo, betalactamases de amplo espectro (BLAE) e betalactamases do tipo AmpC constitutivas estão surgindo nas espécies de *Pseudomonas* (ver a seguir), e o tratamento deve ser guiado pelo antibiograma do microrganismo isolado. Um inquérito sobre a conduta dos neonatologistas no tratamento da SIT revelou que os antibióticos empíricos mais comumente prescritos são vancomicina e gentamicina. Quando um recém-nascido se apresenta em estado grave ou quando seu estado clínico agrava-se agudamente durante ou após antibioticoterapia convencional, deve-se considerar a cobertura empírica para *Pseudomonas* até que os resultados das hemoculturas estejam disponíveis.

b. Espécies de *Enterobacter*. A exemplo da *E. coli*, as espécies de *Enterobacter* são bastonetes gram-negativos providos de LPS que são constituintes normais da flora colônica, mas podem causar sepse devastadora em neonatos de baixo peso ao nascer. Os isolados mais comuns são *Enterobacter cloacae* e *Enterobacter aerogenes*. O *Enterobacter sakazakii* recebeu publicidade devido a surtos da doença causados por contaminação de fórmulas infantis em pó com esse microrganismo. Embora as espécies de *Enterobacter* sejam responsáveis por menos de 5% do total de infecções nos dados do NICHD e em nossos dados locais, houve múltiplos relatos de surtos epidêmicos de *Enterobacter* resistente às cefalosporinas em UTIN. As espécies de *Enterobacter* contêm betalactamases induzíveis codificadas por cromossomo (cefalosporinases codificadas por AmpC), assim o tratamento com cefalosporinas de terceira geração, ainda que o isolado inicial pareça sensível, pode levar ao aparecimento de microrganismos resistentes às cefalosporinas. Ademais, foram descritas cepas de *Enterobacter, Citrobacter* e *Serratia* capazes de produção constitutiva, de alto nível e estavelmente desreprimida de AmpC. A cefalosporina de quarta geração cefepima é relativamente estável contra betalactamases do tipo AmpC. BLAE (descritas a seguir) também foram relatadas em espécies de *Enterobacter*. Dada a preocupação crescente dos infectologistas em relação à resistência às cefalosporinas, cefepima ou meropeném e gentamicina geralmente são recomendados para o tratamento de infecções causadas por espécies de *Enterobacter*. As medidas de controle de infecções e a restrição do uso de cefalosporinas também são eficazes no controle de surtos de microrganismos resistentes.

N. Sintomas e avaliação de SIT. Letargia, aumento do número ou intensidade dos episódios de apneia, intolerância alimentar, instabilidade da temperatura e/ou aumento do suporte ventilatório podem ser sinais precoces de SIT – ou fazer parte da variabilidade na evolução do recém-nascido de MBPN. A dificuldade em distinguir essas duas situações explica em parte a frequência de avaliação para SIT; no estudo do NICHD, 62% dos neonatos de MBPN tiveram pelo menos uma hemocultura coletada após o terceiro dia de vida. Se houver sintomas leves e baixa suspeita de sepse, é razoável coletar amostra de sangue para hemograma completo e hemocultura e aguardar os resultados do hemograma (enquanto se monitoram rigorosamente os sinais e sintomas do neonato) antes de instituir antibioticoterapia empírica. Se o hemograma for anormal ou o estado do neonato agravar-se, deve-se iniciar a antibioticoterapia. Se a suspeita de sepse continuar baixa e/ou, pela impressão clínica, for provável uma infecção por CONS, uma conduta razoável é a simples coleta de hemocultura. Idealmente, devem-se obter também culturas de urina e LCR antes de começar a antibioticoterapia, a fim de orientar o tratamento empírico e garantir o acompanhamento adequado (como exames de imagem renais se houver infecção urinária). Um estudo recente das infecções de início tardio em neonatos de MBPN salientou a importância da **realização de PL na avaliação de SIT** nessa população. Dois terços de uma coorte de mais de 9.000 neonatos tiveram uma ou mais hemoculturas coletadas após 72 horas de vida; um terço foi submetido a PL. Diagnosticou-se meningite comprovada por cultura em 134 neonatos (5% daqueles submetidos a PL), e em 45 de 134 casos a hemocultura correspondente foi negativa.

Capítulo 49 | Infecções Bacterianas e Fúngicas **505**

Se um neonato prematuro convalescente que antes estava bem se apresentar com aumento de apneia com ou sem sintomas de infecção urinária, também se deve cogitar uma fonte viral de infecção. Deve-se enviar aspirado traqueal ou nasal para análise rápida e cultura a fim de descartar vírus sincicial respiratório (RSV), vírus parainfluenza e vírus influenza A e B, se a época do ano for apropriada.

O. Tratamento de SIT. O Quadro 49.1 cita os esquemas sugeridos de antibióticos para determinados microrganismos. Observe que, para muitos antibióticos, a dose depende das idades gestacional e pós-natal (ver também o Apêndice A). Um estudo recente abordou a questão da **remoção de cateter central** na SIT comprovada por cultura. Esse estudo demonstrou que os neonatos bacterêmicos sofrem menos complicações da infecção se os cateteres centrais forem removidos imediatamente após a identificação de uma cultura positiva. Isso foi particularmente válido para as infecções causadas por *S. aureus* e microrganismos gram-negativos.

As **BLAE** são enzimas bacterianas codificadas por plasmídio que conferem resistência a uma variedade de penicilinas e cefalosporinas. Distinguem-se das enzimas do tipo AmpC geralmente codificadas por cromossomo pela sensibilidade ao clavulanato. Os patógenos gram-negativos hospitalares que comumente colonizam e causam doenças em recém-nascidos MBPN (como *E. coli, Enterobacter, Klebsiella, Pseudomonas* e *Serratia*) têm sido cada vez mais detectados com essas enzimas de resistência. Os microrganismos providos de BLAE tornaram-se um problema significativo nas UTI adultas. Várias publicações internacionais documentam um impacto crescente dos microrganismos produtores de BLAE nas UTIN. A magnitude do problema em UTIN nos EUA é limitada a relatos de casos de surtos, principalmente por espécies de *Klebsiella* produtoras de BLEA. Os fatores de risco para aquisição de microrganismos com BLAE incluem idade gestacional baixa e uso de cefalosporinas de terceira geração. As recomendações atuais para controlar surtos desses microrganismos consistem na restrição do uso de cefalosporinas de terceira geração e as mesmas medidas de controle de infecções (vigilância rotineira para colonização, separação em coortes e isolamento de neonatos colonizados) adotadas para controle do MRSA. O tratamento das infecções por microrganismos com BLAE deve incluir o parecer de um infectologista; os carbapenéns, a cefepima e a piperacilina/tazobactam são atualmente os agentes mais eficazes, com taxas crescentes de corresistência descritas para os aminoglicosídios e as fluoroquinolonas.

Recentemente, reconheceu-se a presença de **microrganismos produtores de carbapenemase e outros microrganismos multirresistentes (MMR)** no ambiente hospitalar. Os microrganismos gram-negativos podem apresentar resistência aos carbapenêmicos por aquisição de enzimas específicas como a carbapenemase de *Klebsiella pneumoniae* (KPC) mediada por transpósons ou por meio da diminuição do afluxo de carbapenêmicos causada pela perda de porinas, proteínas da membrana externa, em microrganismos produtores de BLEA. O reconhecimento precoce desses microrganismos é crucial tanto para o tratamento do próprio indivíduo quanto para evitar a disseminação hospitalar. Isso é complicado porque produtores de carbapenemase podem apresentar concentrações inibitórias mínimas (CIM) de carbapenêmico elevadas, porém sensíveis, quando se usam métodos laboratoriais tradicionais. Recomenda-se o teste de Hodge modificado para detectar a carbapenemase. O tratamento atual de infecções pela maioria dos microrganismos produtores de carbapenemase exige o uso de polimixina B, um antibiótico com efeitos tóxicos importantes. Relatos recentes de infecções hospitalares causadas por *Acinetobacter baumannii* resistente elevam o espectro de infecção por microrganismos contra os quais não existe tratamento efetivo, ressaltando a importância de boas práticas de controle de infecção e da prescrição responsável de antibióticos em todas as unidades de terapia intensiva.

P. Prevenção de SIT. Além da taxa de mortalidade significativa, a SIT está associada a hospitalização prolongada e prognóstico geral mais reservado em neonatos de MBPN *versus* aqueles livres de infecção. Estudaram-se várias estratégias para reduzir as taxas de SIT. Estas incluem administração de medicamentos específicos e produtos biológicos para profilaxia da infecção, políticas de restrição de antibióticos e vigilância para evitar infecções por microrganismos resistentes a antibióticos e implementação de um pacote de várias práticas de cuidados para evitar infecções da corrente sanguínea associadas a acesso vascular central (ICSAC).

1. **IGIV.** Múltiplos estudos exploraram a administração profilática de IGIV visando resolver a deficiência relativa de imunoglobulinas em neonatos de baixo peso ao nascer e prevenir SIT. Uma metanálise de 19 estudos revelou que, embora o uso de IGIV para prevenir SIT tenha resultado em redução de 3 a 4% dos casos de SIT, a intervenção não diminuiu a mortalidade nem outros desfechos sérios, e geralmente não é recomendada.

506 Parte 8 | Doenças Infecciosas

2. **G-CSF.** Mostrou-se que o G-CSF resolve a neutropenia associada à pré-eclâmpsia, e, desse modo, poderia reduzir a taxa de SIT nessa população de recém-nascidos. Um estudo do GM-CSF em neonatos prematuros com diagnóstico clínico de doença de início precoce não diminuiu a mortalidade, mas esteve associado à aquisição de menos infecções hospitalares durante as 2 semanas seguintes.

3. **Vancomicina profilática.** Uma metanálise de diversos estudos sobre a administração de baixa dose de vancomicina a recém-nascidos MBPN demonstrou que a profilaxia com vancomicina reduziu a incidência de SIT total e infecções associadas a CONS, mas não melhorou a mortalidade nem a duração da hospitalização. O uso profilático da vancomicina na solução para manter o acesso IV foi explorado com algum sucesso na redução da infecção por CONS. Os cateteres impregnados de antibióticos atualmente não estão disponíveis para neonatos MBPN. Teme-se que o uso difuso da vancomicina nessas aplicações leve ao aparecimento de microrganismos resistentes a ela.

4. **Probióticos.** Vários estudos clínicos avaliaram a administração de formulações probióticas na prevenção de SIT e de enterocolite necrosante (ECN). Uma metanálise recente de 11 estudos randomizados e controlados por placebo (a maioria publicada a partir de 2005) concluiu que a administração de probióticos reduziu consideravelmente o risco de morte ou ENC em recém-nascidos MBPN, mas não constatou efeito considerável sobre a incidência de SIT. As formulações e as doses usadas contra bactérias variaram de acordo com os estudos; todas incluíram alguma forma de espécie de *Lactobacillus* ou *Bifidobacterium*. Alguns especialistas acreditam que essa evidência seja suficiente para oferecer formulações probióticas a todos os recém-nascidos MPBN sem outros estudos controlados por placebo. Outros afirmam que a inexistência de produtos probióticos regulados e padronizados e a relativa ausência de dados em recém-nascidos com peso < 1.000 g sugiram a necessidade de mais estudos.

5. **Lactoferrina.** A lactoferrina é a principal proteína do soro do leite humano e de vaca. Presente em alta concentração no colostro humano, a lactoferrina é importante para a defesa imune inata contra patógenos microbianos; o mecanismo de ação é o sequestro de ferro e a influência na integridade da membrana microbiana. Um estudo recente randomizado e controlado por placebo da administração oral de lactoferrina bovina com ou sem preparação probiótica de *Lactobacillus* mostrou redução de 70% da incidência de SIT em recém-nascidos MBPN. São necessários estudos maiores para estabelecer a dose ideal e definir interações com o leite materno e os probióticos a fim de determinar o valor total dessa proteína na prevenção da SIT.

6. A **instituição de alimentação enteral precoce** nos recém-nascidos MBPN pode ter o maior efeito na redução da SIT ao diminuir a exposição à hiperalimentação e permitir o uso mais breve de cateteres centrais. A alimentação com **leite materno** também ajuda a reduzir as taxas de infecção hospitalar em neonatos MBPN, tanto por suas numerosas propriedades de proteção contra infecção (p. ex., imunoglobulina A [IgA] secretória, lactoferrina, lisozima) quanto por promover o estabelecimento da alimentação enteral. Um estudo retrospectivo de coorte de 212 recém-nascidos MBPN de um único centro revelou taxas menores de SIT naqueles que receberam leite materno (29%) *versus* neonatos alimentados com fórmula (47%). Em revisão sistemática posterior de nove estudos sobre a alimentação com leite humano e o risco de SIT, não foi possível confirmar que o leite humano evita a SIT em recém-nascidos MBPN. A alimentação com leite humano pode influenciar o risco de SIT por diminuição do intervalo até que a criança receba nutrição enteral completa e, portanto, diminuição do tempo de acesso venoso central e do uso de nutrição parenteral (NPT).

7. **Restrição de antibióticos.** Há uma associação pouco consistente entre a limitação do uso de antibióticos de amplo espectro em UTI neonatal, pediátrica e de adultos e a diminuição das taxas de colonização dos pacientes por microrganismos resistentes a antibióticos. O rodízio de antibióticos usados para tratamento empírico não obteve êxito na prevenção da SIT neonatal nem influenciou os padrões de colonização. **No entanto, o surgimento generalizado de MRSA, VRE e microrganismos gram-negativos multidrogarresistentes (MDR) aumentou a conscientização do risco do uso empírico de vancomicina e cefalosporinas de terceira geração nos infectologistas.** Alguns estudos sugerem que a substituição de vancomicina por oxacilina no tratamento empírico de SIT provavelmente não causará morbidade significativa em neonatos MBPN em virtude da baixa

Capítulo 49 | Infecções Bacterianas e Fúngicas **507**

virulência do microrganismo, e poderá reduzir a aquisição e propagação de VRE e outros microrganismos resistentes a antibióticos.

8. **Práticas de vigilância.** A preocupação com o surgimento de MRSA, BRE e microrganismos multirresistentes gram-negativos fez crescer o interesse no efeito da vigilância contínua para detectar a colonização neonatal. Várias publicações documentam o uso combinado de culturas bacterianas de vigilância, coortes, isolamento e, em alguns casos, tentativas de descolonização para controlar surtos de infecção por patógenos específicos em UTIN. O impacto da vigilância longitudinal contínua é menos garantido. Nós demonstramos que o uso contínuo de um programa de vigilância semanal contra MRSA em nossa UTIN pode ajudar a evitar a disseminação de MRSA entre pacientes, mas não eliminou totalmente a introdução de MRSA na UTIN, provavelmente devido à prevalência desse patógeno na população em geral. É preciso que os programas de vigilância sejam acompanhados por práticas rigorosas de higienização das mãos para que tenham o impacto ideal, incluindo reforço da política de lavagem das mãos, uso rotineiro de desinfetantes sem água para as mãos e restrição de unhas artificiais, unhas naturais com comprimento maior que 6 mm, esmalte e anéis, relógios e pulseiras na UTIN.

9. **Implementação das melhores práticas recomendadas para evitar infecções da corrente sanguínea associadas a acesso vascular central (ICSAC).** A maioria dos casos de sepse em recém-nascidos MBPN está associada a cateteres venosos centrais. As ICSAC são definidas como infecções da corrente sanguínea que ocorrem na presença de um cateter central sem que haja outra fonte óbvia de infecção (*i. e.*, exposição perinatal na SIP ou perfuração intestinal na ECN). A constatação da considerável variação da incidência dessas infecções em diferentes UTIN fez surgirem esforços para definir procedimentos ideais de atenção associados a menores taxas de infecção.

Atualmente existem vários recursos para orientar os procedimentos ideais de prevenção de ICSAC. O Quadro 49.4 mostra os componentes básicos dos pacotes de prevenção de ICSAC. O **California Perinatal Quality Care Collaborative (CPQCC)** resume e faz uma revisão crítica de práticas baseadas em evidências para prevenção de infecções neonatais em seu roteiro, **"Neonatal Hospital-Acquired Infection Prevention"**, revisado pela última vez em 2008 e que pode ser consultado em www.cpqcc.org.

Quadro 49.4	Componentes da prevenção de ICSAC neonatal.
Higienização das mãos	
• Antes e depois de tocar qualquer paciente	
• Antes e depois de pôr luvas	
• Antes e depois de introduzir ou ajustar um cateter central	
Cuidados com o cateter central	
• Precauções de barreira máximas/procedimentos estéreis para inserção	
• Procedimentos diários formais de uso e manutenção de curativo	
• Preparo de líquidos parenterais em farmácia em câmara de fluxo laminar	
• Normas para tempo de substituição dos equipos de administração	
• Revisão diária da necessidade de acesso central	
Critérios de diagnóstico e práticas de notificação	
• Otimização dos procedimentos de coleta e interpretação da hemocultura	
• Obtenção de dados acurados para calcular a ICSAC por 1.000 cateteres-dia	
• Comunicação de dados e tendências relativos a ICSAC aos profissionais locais	
• Comparação dos dados locais aos padrões nacionais apropriados	

Dados reproduzidos de: Bowles, Pettitt J, Mickas N, Nisbet C, Proctor T, Wirtschafter D, for the Perinatal Quality Improvement Panel, California Perinatal Quality Care Collaborative. *Neonatal hospital-acquired infection prevention*. Updated March 2008. Disponível em www.cpqcc.org e O'Grady NP, Alexander M, Dellinger EP *et al.* Guidelines for the prevention of intravascular catheter-related infections. *Pediatrics* 2002;110(5):e51.

508 Parte 8 | Doenças Infecciosas

II. Infecções por bactérias anaeróbicas. As bactérias anaeróbicas compõem uma parcela significativa das floras oral, vaginal e gastrintestinal. Embora muitos anaeróbios sejam de baixa virulência, alguns microrganismos anaeróbicos causam SIP e SIT. Incluem *Bacteroides* spp. (principalmente *B. fragilis*), *Peptostreptococcus* e *Clostridium perfringens*. Enterocolite necrosante e/ou perfuração intestinal podem ser complicadas por sepse por anaeróbios isolados ou em uma infecção polimicrobiana. Além de bacteriemia, o *B. fragilis* pode causar abscessos abdominais, meningite, onfalite, celulite no local de monitores do couro cabeludo fetal, endocardite, osteomielite e artrite no recém-nascido.

A. Tratamento de infecções anaeróbicas. Bacteriemia e/ou meningite são tratadas com antibióticos intravenosos; os abscessos e outras infecções focais muitas vezes exigem drenagem cirúrgica. *B. fragilis* é um bastonete gram-negativo e, embora as espécies de *Bacteroides* orais sejam sensíveis à penicilina, *B. fragilis* geralmente demanda tratamento com fármacos como metronidazol, cloranfenicol, clindamicina, cefoxitina ou imipeném. Cepas eventuais de *B. fragilis* também são resistentes a clindamicina, cefoxitina e/ou imipeném. A maioria das outras cefalosporinas e a vancomicina não são efetivas contra *B. fragilis*. *Peptostreptococcus* e *Clostridium* são microrganismos gram-positivos sensíveis à penicilina G. A ECN e as perfurações intestinais são tratadas com ampicilina, gentamicina e clindamicina (ou metronidazol) a fim de instituir cobertura para o espectro de microrganismos que podem complicar essas doenças.

B. Tétano neonatal. Essa síndrome é causada pelo efeito da neurotoxina produzida pela bactéria anaeróbica *Clostridium tetani*. A infecção pode ocorrer por invasão do cordão umbilical devida a um parto em condições insalubres ou cuidados inadequados do coto umbilical. Historicamente, é uma causa significativa de mortalidade neonatal nos países em desenvolvimento. Estima-se que, em 1988, ocorreram 787.000 mortes por tétano neonatal no mundo. A Organização Mundial da Saúde (OMS) estabeleceu múltiplas metas de eliminação mundial do tétano neonatal desde 1989. A eliminação foi alcançada em muitos países em desenvolvimento, mas o problema persiste em regiões remotas e assoladas pela pobreza, associado a inadequação da imunização materna com toxoide tetânico e ambientes insalubres para os partos. As estimativas da OMS são de que ainda houve 59.000 mortes por tétano neonatal no mundo em 2008. Essa doença é praticamente inexistente nos EUA e apenas 3 casos foram informados ao CDC de 1990 a 2004, em associação a mães vacinadas inadequadamente; nenhum outro caso foi relatado desde então. Os neonatos infectados apresentam hipertonia e espasmos musculares, incluindo trismo, resultando na incapacidade de alimentar-se. O tratamento consiste na administração de toxoide tetânico (500 U IM) e penicilina G (100 a 300.000 U/kg/dia durante 10 a 14 dias), além de cuidados de apoio com ventilação mecânica, sedativos e miorrelaxantes. O tétano neonatal não confere imunidade ao tétano, e os recém-nascidos precisam receber as imunizações antitetânicas convencionais após a recuperação.

III. Infecções fúngicas

A. Candidíase cutaneomucosa. As infecções fúngicas no recém-nascido a termo sadio geralmente se limitam à doença cutaneomucosa causada por *C. albicans*. As espécies de *Candida* integram a flora comensal normal após o período neonatal e raramente causam doença séria no hospedeiro imunocompetente. A imaturidade das defesas do hospedeiro e a colonização com *Candida* antes do estabelecimento completo da flora intestinal normal provavelmente contribuem para a patogenicidade da *Candida* no recém-nascido. A colonização oral e GI por *Candida* ocorre antes do aparecimento de candidíase oral ("sapinho") ou dermatite das fraldas. *Candida* pode ser contraída no canal de parto ou nas mãos ou mamas da mãe. Documentou-se a transmissão hospitalar no berçário, bem como por meio de mamadeiras e chupetas.

A **candidíase oral** no lactente pequeno é tratada com antifúngicos orais não absorvíveis, que apresentam as vantagens de pouca toxicidade sistêmica e tratamento concomitante do sistema digestório. A **nistatina** suspensão oral (100.000 U/mℓ) é o tratamento padrão (1 mℓ aplicado em cada canto da boca a cada 6 horas, durante, no mínimo, 10 a 14 dias). Idealmente, o tratamento é continuado durante alguns dias após a resolução das lesões. A **violeta de genciana** (a 1%, aplicada uma ou duas vezes) ainda é um tratamento aprovado pela FDA e efetivo para a candidíase, mas não elimina a colonização fúngica intestinal. Esse corante tópico caiu em desuso nos EUA; mancha a pele e a roupa, pode irritar a mucosa com uso prolongado e mostrou-se mutagênico *in vitro*. O **miconazol** gel oral (20 mg/g) também é efetivo, mas está disponível nos EUA apenas para pacientes de 16 anos ou mais. O **fluconazol** sistêmico é

Capítulo 49 | Infecções Bacterianas e Fúngicas **509**

bastante efetivo no tratamento da candidíase cutaneomucosa crônica no hospedeiro imunocomprometido. Um estudo-piloto em 2002 demonstrou a superioridade do fluconazol oral sobre a nistatina suspensão para curar a candidíase oral em recém-nascidos sem outros problemas de saúde, mas o fluconazol atualmente não é aprovado pela FDA para essa indicação. Os recém-nascidos com candidíase oral intensa crônica refratária ao tratamento devem ser avaliados para imunodeficiência congênita ou adquirida subjacente.

A candidíase oral no **lactente que recebe leite materno** está frequentemente associada a candidíase superficial ou ductal nas mamas da mãe. O tratamento concomitante da mãe e do lactente é essencial para eliminar a continuação da infecção cruzada. O aleitamento materno de neonatos a termo pode prosseguir durante o tratamento. As mães com candidíase ductal mamária que estejam fornecendo leite expresso a neonatos de MBPN devem ser aconselhadas a não fornecê-lo até que o tratamento seja instituído. A detecção de *Candida* no leite materno pode ser difícil, pois a lactoferrina inibe o crescimento de *Candida* em cultura. O congelamento não elimina a *Candida* do leite humano expresso.

A **dermatite das fraldas por** *Candida* é efetivamente tratada com agentes tópicos como nistatina pomada a 2%, miconazol pomada a 2% ou clotrimazol creme a 1%. O tratamento concomitante com nistatina oral para eliminar a colonização intestinal muitas vezes é recomendado, mas não foi bem estudado. É razoável utilizar a terapia oral e tópica simultânea nos casos de dermatite das fraldas por *Candida* refratária.

B. **Candidíase sistêmica.** A candidíase sistêmica é uma forma séria de infecção hospitalar em recém-nascidos MBPN. Dados recentes sobre a sepse por *Candida* de início tardio da Neonatal Research Network do NICHD mostrou que 9% de uma coorte de 1.515 neonatos com peso inferior a 1.000 g apresentaram sepse ou meningite por *Candida*, causada principalmente por *C. albicans* e *C. parapsilosis*. Um terço desses neonatos morreu. A candidíase invasiva está associada a desfechos globais do neurodesenvolvimento mais reservados e taxas mais altas de retinopatia da prematuridade liminar, em comparação com neonatos MBPN controles equivalentes. A colonização do trato gastrintestinal dos neonatos de baixo peso ao nascer frequentemente precede a infecção invasiva, e os **fatores de risco da colonização e da doença invasiva** são semelhantes. Os fatores epidemiológicos mais significativos para SIT por *Candida* na coorte do NICHD foram peso ao nascimento menor que 1.000 g, presença de cateter central, atraso do início da nutrição enteral e dias de exposição a antibiótico de amplo espectro. Outros fatores clínicos incluídos em um recente modelo preditivo clínico de candidíase invasiva na população com peso ao nascimento < 1.000 g são dermatite das fraldas por *Candida*, parto vaginal, menor idade gestacional e hipoglicemia e trombocitopenia importantes. O uso de bloqueadores de H_2 ou esteroides sistêmicos também foi identificado como fator de risco independente para o desenvolvimento de infecção fúngica invasiva.

1. **Microbiologia.** A candidíase disseminada é causada principalmente por *C. albicans* e *C. parapsilosis* em neonatos pré-termo, mas as infecções por *Candida tropicalis, Candida lusitaniae, Candida guilliermondii, Candida glabrata* e *Candida krusei* são citadas com menos frequência em neonatos. A patogenicidade da *C. albicans* está associada à produção variável de uma série de toxinas, incluindo uma endotoxina. A *C. albicans* pode ser adquirida no período perinatal, bem como pós-natal. A *C. parapsilosis* surgiu como a segunda causa mais comum de candidíase neonatal disseminada nos últimos anos. Os estudos sugerem que a *C. parapsilosis* é primariamente um patógeno hospitalar, pois é adquirida em idade maior que a *C. albicans* e está associada à colonização através das mãos dos profissionais de saúde. Nos recentes estudos do NICHD, as espécies fúngicas (principalmente *C. albicans* vs. *C. parapsilosis*) não predisseram de maneira independente a morte ou deficiência do neurodesenvolvimento subsequente, e demora na remoção de cateteres centrais esteve associada a taxas de mortalidade mais altas para SIT por *Candida*, independentemente da espécie.

2. **Manifestações clínicas.** Pode ocorrer candidíase devida à infecção *in utero*. A candidíase cutânea congênita pode apresentar-se com envolvimento intenso, difuso e descamativo da pele. A candidíase pulmonar pode ocorrer de maneira isolada ou com infecção disseminada, e apresenta-se como pneumonia grave. Contudo, a maioria dos casos de candidíase sistêmica apresenta-se como SIT em neonatos MBPN, mais frequentemente após a segunda ou terceira semana de vida. As manifestações clínicas iniciais da **candidíase invasiva de início tardio** muitas vezes são inespecíficas e podem incluir letargia, aumento de apneia ou necessidade de maior suporte ventilatório, má perfusão, intolerância alimentar e hiperglicemia. As contagens total e diferencial de leucócitos podem ser normais no início

510 Parte 8 | Doenças Infecciosas

da evolução da infecção, e embora a trombocitopenia seja um achado consistente, nem sempre está presente à apresentação. No início é difícil distinguir o quadro clínico da sepse causada por infecção por CONS, mas há contraste com o início abrupto do choque séptico que frequentemente acompanha a SIT causada por microrganismos gram-negativos. A candidemia pode ser complicada por meningite e abscesso cerebral, bem como envolvimento dos órgãos-alvo rins, coração, articulações e olhos (endoftalmite). A taxa de letalidade da candidíase disseminada é alta em relação àquela das infecções por CONS e aumenta com o envolvimento do SNC.

3. **Diagnóstico.** A *Candida* pode ser cultivada em sistemas pediátricos convencionais de hemocultura; o tempo até a identificação de uma cultura positiva geralmente é de 48 horas, porém a identificação tardia (após 72 horas) ocorre com maior frequência do que nas espécies bacterianas. Os tubos especializados de isolamento fúngico auxiliam na identificação da infecção fúngica, se for suspeitada, ao permitir cultura direta em meios seletivos. A cultura e a coloração fúngicas (preparação com KOH) de urina obtida por punção suprapúbica (PSP) podem ser úteis ao diagnóstico de candidíase sistêmica. As amostras de urina obtidas por saco coletor ou cateterismo vesical são difíceis de interpretar, pois são facilmente contaminadas com espécies colonizadoras. Obtivemos urina por PSP em neonatos MBPN sob orientação ultrassonográfica à beira do leito por segurança máxima. Antes de instituir tratamento antifúngico, deve-se obter LCR para realizar contagem celular e cultura fúngica.

4. **Tratamento.** A candidíase sistêmica é tratada com **anfotericina B**, 0,5 a 1 mg/kg/dia durante 7 a 14 dias após hemocultura negativa caso se considere que a infecção esteja associada ao cateter e se retire o cateter de imediato. Caso contrário, a duração recomendada do tratamento da candidemia neonatal é de 3 semanas e por períodos mais longos se houver infecção de órgãos-alvo. Todas as cepas comuns de *Candida*, bem como algumas cepas de *C. lusitaniae*, são sensíveis à anfotericina. Esse medicamento está associado a uma variedade de efeitos tóxicos imediatos e tardios dose-dependentes em crianças maiores e adultos, e pode causar flebite no local de infusão. Reações febris à infusão não costumam ocorrer no recém-nascido de baixo peso ao nascer (mas podem ocorrer anormalidades renais e eletrolíticas), e instituímos a infusão na dose mais alta de 1 mg/kg no início do tratamento de neonatos. A medicação é fornecida lentamente (em 4 a 6 h) para minorar o risco de crises epilépticas e arritmias durante a infusão. Há maior experiência em neonatos de MBPN com as **preparações lipossômicas de anfotericina B**, e atualmente as utilizamos de maneira rotineira para a candidíase invasiva, caso seja descartado o acometimento do sistema urinário e do SNC. Doses de 5 mg/kg/dia podem ser utilizadas sem toxicidade, e a medicação é fornecida durante 2 h, com menos irritação no local de infusão. Recomenda-se que a doença do SNC seja tratada com um segundo agente adicional, comumente a **5-fluorocitosina (flucitosina 5-FC) (50 a 150 mg/kg/dia) ou fluconazol (6 mg/kg/dia).** A flucitosina alcança boa penetração no SNC e parece ser segura em recém-nascidos, mas está disponível apenas para administração enteral, o que limita sua utilidade em neonatos de MBPN enfermos. Ocorreu toxicidade da medula óssea e fígado em adultos, a qual se correlaciona a níveis séricos elevados da droga. Podem-se monitorar os níveis séricos (desejáveis 40 a 60 μg/mℓ). O uso de fluconazol é seguro em neonatos, e pode-se utilizá-lo com sucesso no tratamento primário da candidemia. Não deve ser utilizado enquanto a espécie de *Candida* não for definida, porque a *C. krusei* e a *C. glabrata* são frequentemente resistentes ao fluconazol.

A **remoção de cateteres centrais** quando a candidemia é detectada é essencial para erradicação da infecção. Retardo na remoção do cateter está associado a candidemia persistente e aumento da mortalidade.

A **avaliação adicional** do recém-nascido com candidíase invasiva deve incluir ultrassonografia renal e cerebral, para excluir a formação de abscesso fúngico, e exame oftalmológico, para excluir endoftalmite. Nos neonatos que são persistentemente fungêmicos a despeito da remoção de cateteres e tratamento apropriado, um ecocardiograma para excluir endocardite ou formação de vegetações é oportuno.

5. **Prevenção.** O uso parcimonioso de antibióticos de amplo espectro (particularmente as cefalosporinas e os carbapenens) e de bloqueadores de H2 ajuda a prevenir a candidíase disseminada. O CDC recomenda a troca das infusões de suspensão lipídica a cada 12 h a fim de reduzir a contaminação microbiana; as soluções de nutrição parenteral e misturas lipídicas devem ser trocadas a cada 24 h. Muitos estudos randomizados, controlados com placebo, de coortes sobre a **administração profilática de fluconazol** para prevenir infecção fúngica invasiva em recém-nascidos MBPN,

Capítulo 49 | Infecções Bacterianas e Fúngicas **511**

foram publicados desde 2001. Todos eles demonstraram redução das taxas de colonização com espécies fúngicas, e a maioria também demonstrou redução das taxas de infecção fúngica invasiva. O maior estudo randomizado de neonatos com peso abaixo de 1.000 g demonstrou redução de 63% na colonização e redução estatisticamente significativa da doença fúngica invasiva (de 20% no grupo placebo para 0% no grupo tratado), sem quaisquer efeitos adversos. Distintas metanálises de estudos de profilaxia com fluconazol diferem na avaliação do impacto sobre a taxa de mortalidade, porém a maioria das evidências respalda a diminuição do risco geral de morte, da morte por infecção por *Candida* e do desfecho combinado de morte ou candidíase invasiva. Contudo, a implementação difusa de qualquer esquema de profilaxia com fluconazol tem sido limitada, pois observou-se que, quando os neonatos sob profilaxia se tornam colonizados ou manifestam doença fúngica invasiva, os isolados de espécies de *Candida* são menos sensíveis ao fluconazol. No entanto, um estudo da profilaxia com fluconazol, realizado de 2002 a 2006 com 362 recém-nascidos com peso inferior a 1.000 g, não constatou evidências do surgimento de resistência ao fluconazol. O impacto do próprio fluconazol no desfecho neurodesenvolvimental a longo prazo é incerto e também é motivo de preocupação. Esses riscos têm de ser ponderados com as consequências potencialmente graves da infecção fúngica invasiva (na coorte do NICHD, 73% dos neonatos com SIT fúngica morreram ou sobreviveram com comprometimento significativo do neurodesenvolvimento) e com a frequência de SIT fúngica em uma dada UTIN ao se tomar a decisão de implementar a profilaxia com fluconazol.

C. **_Malassezia furfur._** Esse microrganismo é um dermatófito lipofílico que coloniza rapidamente recém-nascidos em unidades neonatais e é encontrado em 30 a 60% dos neonatos ao longo do tempo. *M. furfur* requer ácidos graxos de cadeia longa exógenos para crescer e contamina e prolifera facilmente em preparações lipídicas intravenosas, bem como nos cateteres usados na administração de lipídios. Causa uma síndrome séptica inespecífica. *M. furfur* cresce mal em frascos pediátricos convencionais de hemocultura, mas o isolamento é otimizado pelo acréscimo de uma fonte lipídica nos frascos ou pelo emprego de sistemas de isolamento fúngico e acréscimo de azeite estéril aos meios seletivos. Na maioria dos casos relatados, a remoção do cateter central contaminado leva à cura; a anfotericina B é eficaz quando a simples remoção do cateter não resolve a fungemia.

IV. Infecções bacterianas focais (ver Capítulo 63)

A. **Infecções cutâneas.** O recém-nascido pode apresentar uma variedade de exantemas associados a doenças bacterianas sistêmicas e focais. Os microrganismos responsáveis incluem todas as causas habituais de SIP (GBS, bastonetes entéricos gram-negativos e anaeróbios) bem como microrganismos gram-positivos que colonizam especificamente a pele – estafilococos e outros estreptococos. A colonização da pele do recém-nascido ocorre por microrganismos adquiridos da flora vaginal e do ambiente. A **sepse** pode ser acompanhada de manifestações cutâneas, como exantemas maculopapulosos, eritema polimorfo e petéquias ou púrpura. As **infecções localizadas** podem surgir em qualquer local da pele traumatizada: no couro cabeludo em lesões causadas por monitores fetais intraparto ou coleta de amostras de sangue para gasometria; no pênis e em tecidos circundantes devido à circuncisão; nos membros em locais de punção venosa ou instalação de acesso IV; e no coto umbilical (onfalite). Infecções cutâneas pustulosas generalizadas podem decorrer do *S. aureus*, às vezes de maneira epidêmica.

1. A **celulite** geralmente ocorre em locais traumatizados da pele, conforme mencionado no texto precedente. Eritema e/ou drenagem localizados em um recém-nascido a termo (p. ex., no local de eletrodo do couro cabeludo) são tratados com lavagem cuidadosa e antissepsia local com antibiótico tópico (bacitracina ou mupirocina pomada) e monitoramento rigoroso. A celulite em pontos de acesso intravenoso ou punção venosa em neonatos prematuros deve ser tratada de maneira mais agressiva devida ao risco de propagação local e sistêmica, particularmente no neonato de MBPN. Se o recém-nascido prematuro com celulite localizada tiver aparência sadia, devem-se obter hemograma completo e hemocultura e administrar antibióticos intravenosos para oferecer cobertura principalmente à flora cutânea (*i. e.*, oxacilina ou nafcilina e gentamicina). Se o MRSA for uma preocupação em determinado ambiente, deve-se substituir a nafcilina por vancomicina. Se as hemoculturas forem negativas, pode-se tratar o neonato por um total de 5 a 7 dias com resolução da

512 Parte 8 | Doenças Infecciosas

celulite. Se a hemocultura identificar um microrganismo, deve-se realizar PL para excluir meningite e um exame físico minucioso para excluir osteomielite ou artrite séptica associada. O tratamento é guiado pelo microrganismo identificado (ver Quadro 49.1).

2. **Pustulose.** A pustulose infecciosa geralmente é causada por *S. aureus*, e deve ser distinguida do exantema neonatal benigno, do eritema tóxico e da melanose pustulosa transitória. As pústulas são encontradas mais comumente nas axilas, nas virilhas e na área periumbilical; o eritema tóxico e a melanose pustulosa transitória têm distribuição mais generalizada. As lesões podem ter seu topo removido após limpeza estéril com Betadine® ou clorexidina a 4%, e o conteúdo é aspirado e analisado por coloração de Gram e cultura. A coloração de Gram de pústulas infecciosas revela neutrófilos e cocos gram-positivos, enquanto a coloração de Wright das lesões de eritema tóxico detecta predominantemente eosinófilos e ausência de microrganismos (ou alguns contaminantes). A coloração de Gram de lesões de melanose pustulosa transitória revela neutrófilos, mas nenhum microrganismo. As culturas de exantemas benignos serão estéreis ou mostrarão microrganismos contaminantes, como *S. epidermidis*. O tratamento da pustulose causada por *S. aureus* é ajustado à gravidade da infecção e ao estado do recém-nascido. Algumas lesões em um neonato a termo sadio são tratadas com mupirocina tópica e terapia oral com amoxicilina/clavulanato, dicloxacilina ou cefalexina. Lesões mais extensas, doença sistêmica ou pustulose em neonato prematuro exigem tratamento intravenoso com nafcilina ou oxacilina.

Algumas cepas de *S. aureus* produzem toxinas que podem provocar **lesões bolhosas ou a síndrome da pele escaldada.** As alterações cutâneas advêm de disseminação local e sistêmica da toxina. Embora as hemoculturas possam ser negativas, devem-se fornecer antibióticos intravenosos (nafcilina ou oxacilina) até que a evolução da doença se conclua e as lesões cutâneas estejam se resolvendo.

Os pediatras que diagnosticam pustulose infecciosa a um recém-nascido com menos de 2 semanas de idade devem notificar o caso à maternidade; **surtos epidêmicos devidos à aquisição hospitalar em berçários** muitas vezes são reconhecidos dessa forma, porque o exantema pode surgir somente depois da alta hospitalar. Isso tornou-se mais importante com o surgimento de infecções por MRSA em recém-nascidos com menos de 1 mês na comunidade. Quando tais surtos são reconhecidos no berçário ou na UTIN, devem-se consultar especialistas no controle de infecções hospitalares. As medidas apropriadas podem incluir culturas de vigilância dos funcionários e recém-nascidos e separação em coortes dos neonatos colonizados.

3. **Onfalite.** A onfalite caracteriza-se por eritema e/ou induração da área periumbilical, com secreção purulenta do coto umbilical. A infecção pode evoluir para celulite difusa da parede abdominal ou fasciite necrosante; descreveram-se complicações como peritonite, arterite ou flebite umbilical, trombose da veia hepática e abscesso hepático. Os microrganismos responsáveis abrangem espécies gram-positivas e gram-negativas. O tratamento consiste em investigação completa de sepse (hemograma, hemocultura, PL) e terapia intravenosa empírica com oxacilina ou nafcilina e gentamicina. Com evolução grave da doença, deve-se considerar uma cobertura mais ampla para gram-negativos com uma cefalosporina ou piperacilina/tazobactam. Conforme mencionado em II.A., sobre o tratamento de infecções anaeróbicas, a invasão do coto umbilical por *Clostridium tetani* em condições de saneamento precário pode resultar em tétano no recém-nascido cuja mãe não seja imunizada.

B. **Conjuntivite (oftalmia neonatal).** Essa afecção refere-se à inflamação da conjuntiva no primeiro mês de vida. Os agentes causais incluem medicamentos tópicos (conjuntivite química), bactérias e o herpesvírus simples (HSV). A conjuntivite química ocorre mais comumente no contexto da profilaxia com nitrato de prata, não requer tratamento específico e resolve dentro de 48 horas. As causas bacterianas incluem *Neisseria gonorrhoeae* e *Chlamydia trachomatis*, além de estafilococos, estreptococos e microrganismos gram-negativos. Nos EUA, onde se realiza profilaxia rotineira da oftalmia neonatal ao nascimento, a incidência relatada dessa doença é muito baixa. Nos países em desenvolvimento que não instituem a profilaxia, a incidência é de 20 a 25% e ainda é uma causa importante de cegueira.

1. **Profilaxia contra conjuntivite infecciosa.** A solução de nitrato de prata a 1% (1 a 2 gotas em cada olho), eritromicina pomada oftálmica a 0,5% ou pomada de tetraciclina a 1% (tira de 1 cm em cada olho) e solução de povidona-iodo a 2,5% (1 gota em cada olho), administradas dentro de 1 hora após o nascimento, são eficazes na prevenção da oftalmia neonatal. Em um estudo realizado no Quênia que comparou esses três agentes, mostrou-se que a povidona-iodo foi um pouco mais eficaz contra *C. trachomatis* e outras causas de conjuntivite infecciosa, e igualmente eficaz contra *N. gonorrhoeae* e

Staphylococcus aureus. A povidona-iodo esteve associada a menos conjuntivite não infecciosa e é menos dispendiosa que os outros dois agentes; ademais, não leva ao desenvolvimento de resistência bacteriana. No entanto, não existe atualmente nos EUA uma solução oftálmica de iodopovidona. Em nossa instituição, onde a maioria das mães recebe assistência pré-natal e as incidências de clamídia e gonorreia são baixas, utilizamos eritromicina pomada, principalmente porque a medicação não mancha. O nitrato de prata ou a povidona-iodo são os agentes preferidos nas áreas onde a incidência de *N. gonorrhoeae* produtora de penicilinase é alta.

2. **N. gonorrhoeae.** As gestantes devem ser submetidas à triagem da *N. gonorrhoeae* como parte da rotina de pré-natal. As mulheres de alto risco ou aquelas que não receberam assistência pré-natal devem realizar a triagem no parto. Caso se saiba que uma mãe tem infecção por *N. gonorrhoeae* não tratada, o recém-nascido deve receber **ceftriaxona, 25 a 50 mg/kg IV ou IM (máximo de 125 mg) ou uma dose de cefotaxima (100 mg/kg IV ou IM) ao nascimento.**

   A conjuntivite gonocócica apresenta-se com quemose, edema palpebral e exsudato purulento 1 a 4 dias após o nascimento. Pode ocorrer turvação da córnea ou pan-oftalmite. A coloração de Gram e a cultura de raspados conjuntivais confirma o diagnóstico. O tratamento de neonatos com conjuntivite gonocócica não complicada requer apenas uma dose de ceftriaxona (25 a 50 mg/kg IV ou IM, até no máximo 125 mg). Tratamento tópico adicional é desnecessário. Contudo, os neonatos com conjuntivite gonocócica devem ser hospitalizados e avaliados para doença invasiva (*i. e.*, sepse, meningite, artrite). Abscessos do couro cabeludo podem advir do monitoramento fetal interno. O tratamento dessas complicações consiste em ceftriaxona (25 a 50 mg/kg/dia IV ou IM 24/24 h) ou cefotaxima (25 mg/kg IV ou IM 12/12 h) por 7 a 14 dias (10 a 14 dias para a meningite). O recém-nascido e a mãe devem realizar triagem para infecção coincidente por *Chlamydia*.

3. **C. trachomatis.** As gestantes devem se submeter a triagem da *C. trachomatis* como parte da rotina de pré-natal. Não se indica profilaxia para recém-nascidos de mães com infecção não tratada por *Chlamydia*. A conjuntivite por *Chlamydia* é a causa mais comumente identificada de conjuntivite infecciosa nos EUA. Apresenta-se com graus variáveis de inflamação, secreção amarela e tumefação palpebral 5 a 14 dias após o nascimento. Cicatrizes conjuntivais podem se formar, mas a córnea em geral não é afetada. A detecção de *Chlamydia* em amostras de conjuntiva é feita por testes de hibridização de DNA ou *shell vial*. Já existem no mercado NAAT que são mais sensíveis que os métodos de hibridização direta ou a cultura, mas não são aprovados atualmente pela FDA para detecção de *Chlamydia* em amostras de conjuntiva. Em nossa instituição, diagnosticamos *Chlamydia* por teste com sonda de DNA em raspados conjuntivais. Também existem métodos de imunofluorescência direta e ensaio imunossorvente ligado a enzima (ELISA), mas a detecção baseada na cultura é tecnicamente exigente e demora vários dias. A conjuntivite por *Chlamydia* é tratada com **eritromicina oral (base ou etilsuccinato), 40 mg/kg/dia divididos em 4 doses diárias durante 14 dias.** A terapia tópica isolada é inadequada, e desnecessária quando se institui tratamento sistêmico. Foi descrita a associação entre tratamento com eritromicina oral e estenose hipertrófica do piloro em lactentes com menos de 6 semanas. Os lactentes devem ser monitorados quanto a esse distúrbio. A eficácia do tratamento é de aproximadamente 80%, e os neonatos devem ser avaliados quanto a fracasso do tratamento e a necessidade de um segundo ciclo terapêutico. Os pacientes também devem ser avaliados quanto à ocorrência concomitante de pneumonia por *Chlamydia*. O tratamento da pneumonia é igual ao da conjuntivite, além da assistência respiratória de apoio necessária.

4. **Conjuntivite por outras bactérias.** As outras causas geralmente são diagnosticadas por cultura do exsudato ocular. *S. aureus*, *E. coli* e *H. influenzae* podem causar conjuntivite que costuma ser facilmente tratada com pomadas oftálmicas locais (eritromicina ou gentamicina) sem complicação. Casos muito graves devidos ao *H. influenzae* podem exigir tratamento parenteral e avaliação de sepse e meningite. *P. aeruginosa* pode causar uma forma rara e devastadora de conjuntivite que demanda tratamento parenteral.

C. Pneumonia. O diagnóstico de **pneumonia neonatal** é um desafio. É difícil distinguir clinicamente a pneumonia bacteriana neonatal primária (que ocorre desde o nascimento) da sepse com comprometimento respiratório, ou radiograficamente de outras causas de dificuldade respiratória (doença da membrana hialina, retenção de líquido pulmonar fetal, aspiração de mecônio, aspiração de líquido amniótico). Opacificações focais persistentes na radiografia de tórax devidas a pneumonia neonatal são incomuns, e

514 Parte 8 | Doenças Infecciosas

sua presença deve suscitar a consideração de causas não infecciosas de opacificação pulmonar focal (como lesões císticas congênitas ou sequestro pulmonar). As causas de pneumonia bacteriana neonatal são iguais às de SIP, e a antibioticoterapia geralmente é a mesma da sepse. O risco primário de infecção, os achados radiográficos e laboratoriais e, mais importante, a evolução clínica do recém-nascido devem ser levados em consideração ao definir-se o diagnóstico de pneumonia neonatal.

O diagnóstico de **pneumonia hospitalar (nosocomial) ou associada a respirador** em neonatos que dependem de ventilação mecânica em virtude de doença pulmonar crônica ou outra afecção é igualmente difícil. A cultura das secreções traqueais em neonatos sob ventilação crônica pode fornecer inúmeros microrganismos, incluindo todos os agentes causais de SIP e SIT bem como microrganismos gram-negativos (frequentemente resistentes a antibióticos) que sejam endêmicos em determinada UTIN. Deve-se distinguir colonização das vias respiratórias e traqueíte de pneumonia verdadeira. Os resultados de culturas devem ser considerados juntamente com o estado respiratório e sistêmico do recém-nascido, bem como os exames radiográficos e laboratoriais, ao se definir o diagnóstico de pneumonia hospitalar.

Ureaplasma urealyticum deve ser mencionado em relação aos recém-nascidos sob ventilação crônica. Esse microrganismo, membro dos micoplasmas, frequentemente coloniza a vagina de gestantes e está associado à corioamnionite, aborto espontâneo, parto prematuro e infecção no neonato prematuro. A infecção por *Ureaplasma* foi estudada como fator contribuinte para o desenvolvimento de infecção pulmonar crônica, mas o papel do microrganismo e o valor do diagnóstico e do tratamento são incertos e controversos. *Ureaplasma* demanda condições de cultura especiais e cresce em 2 a 5 dias. Já foram elaborados exames complementares que utilizam a PCR, mas não estão disponíveis em grande escala. *Ureaplasma* não é identificado em cultura bacteriana rotineira. É sensível à eritromicina, mas difícil de erradicar, e existem poucos dados disponíveis sobre a dose, a duração do tratamento e a eficácia terapêutica quando esse microrganismo é encontrado nas secreções traqueais. Apenas dois estudos randomizados pequenos do tratamento com eritromicina para prevenir doença pulmonar crônica foram publicados, e nenhum dos dois demonstrou alteração na incidência ou na intensidade da displasia broncopulmonar (DBP).

D. Infecção urinária pode ser secundária a bacteriemia, ou bacteriemia pode ser secundária à infecção urinária primária. A infecção urinária é uma causa comum de infecção em lactentes febris com menos de 3 meses de vida. A incidência é um pouco maior no sexo feminino, porém é mais elevada em meninos não circuncisados. Em lactentes da comunidade com infecção urinária febril, a prevalência de refluxo vesicoureteral (RVU) diagnosticado por cistouretrografia miccional (CUM) subsequente é de aproximadamente 20%. A incidência de infecção urinária em recém-nascidos MBPN na UTIN é muito menos documentada. Com frequência, a investigação diagnóstica de infecção nessa população exclui a urinocultura, concentrando-se em infecções do acesso central, pulmonar e GI. Um estudo unicêntrico recente constatou que infecção urinária comprovada por cultura ocorreu em 1,6% dos pacientes internados em UTIN durante um período de 10 anos. Os recém-nascidos com infecção urinária tinham idade gestacional média de 28 semanas, eram predominantemente do sexo masculino e apenas 8% tinham bacteriemia concomitante. Exames de imagem renais subsequentes identificaram anomalias em menos de 5%.

Os microrganismos causais mais comuns são gram-negativos, como *E. coli*, mas os enterococos e estafilococos também causam infecção urinária, principalmente em recém-nascidos de MBPN internados em UTIN. A urocultura não é recomendada como parte rotineira da avaliação de SIP, mas é um componente essencial da avaliação de SIT (ver a seção I.N.). Os sinais e sintomas iniciais mais comuns em neonatos a termo e pré-termo maiores são febre, letargia e recusa alimentar; os neonatos pré-termo menores apresentam um quadro semelhante à SIT. Firma-se o diagnóstico com base no exame de urina e urocultura. A cultura de urina obtida por saco coletor ou fralda tem pouco valor, pois está contaminada com a flora cutânea e fecal. Devem-se obter amostras por cateterismo vesical ou punção vesical suprapúbica com técnica estéril. A orientação ultrassonográfica pode ser útil durante a realização da punção suprapúbica no neonato de MBPN. O tratamento empírico de neonatos a termo e pré-termo é semelhante ao de SIT (ver I.J.); a escolha dos antibióticos e a duração do tratamento são guiados pelos resultados das culturas de sangue, urina e LCR. Se **apenas** a urocultura for positiva em recém-nascido a termo, o tratamento é concluído com medicação oral depois que o neonato estiver afebril. A duração do tratamento na ausência de cultura de sangue ou LCR positiva é de 10 a 14 dias. Recomenda-se que os recém-nascidos com infecção urinária realizem ultrassonografia renal e cistouretrografia miccional (CUGM) para identificar quaisquer anormalidades anatômicas ou funcionais subjacentes (p. ex., refluxo vesicoureteral) que possam ter contribuído para o desenvolvimento de infecção urinária. A conduta tradicional consiste em profilaxia de infecção urinária com amoxicilina (10 a 20 mg/kg 1 vez/dia) após a conclusão do tratamento da infecção urinária até a realização de exames de imagem; a profilaxia é mantida quando se constata o refluxo vesicoureteral (RVU). Várias metanálises recentes constataram que a profilaxia com antibióticos no RVU é pouco ou nada útil, embora ainda seja amplamente usada.

E. Osteomielite e artrite séptica. Essas infecções focais são raras em recém-nascidos e podem advir de semeadura hematogênica no contexto de bacteriemia ou extensão direta a partir de uma fonte cutânea de infecção. Os microrganismos mais comuns são *S. aureus*, GBS e microrganismos gram-negativos, como *Neisseria gonorrhoeae*. Os sinais e sintomas incluem eritema e tumefação localizados e dor aparente ou ausência de movimentos espontâneos do membro afetado. O quadril, o joelho e o punho são comumente envolvidos na artrite séptica, e o fêmur, o úmero, a tíbia, o rádio e a maxila são os ossos mais comumente infectados. A avaliação deve ser igual à de sepse, incluindo culturas de amostras de sangue, urina e LCR e de quaisquer lesões cutâneas purulentas. A aspiração com agulha de uma articulação infectada às vezes é possível, e radiografias simples e ultrassonografia podem auxiliar no diagnóstico. O tratamento empírico consiste em nafcilina ou oxacilina e gentamicina, e/ou, se MRSA for uma preocupação, vancomicina, e depois é ajustado a qualquer microrganismo identificado. As infecções articulares exigem comumente drenagem cirúrgica; o material coletado é enviado para coloração de Gram e cultura por ocasião da cirurgia. A duração do tratamento é de 3 a 4 semanas. Lesão da articulação ou placa de crescimento pode causar incapacidade significativa.

Leitura sugerida

Benjamin DK, Stoll BJ, Gantz MG, et al. Neonatal candidiasis: epidemiology, risk factors and clinical judgment. *Pediatrics* 2010;126(4):e865–e873.

Isenberg SJ, Apt L, Wood M. A controlled trial of povidone-iodine as prophylaxis against ophthalmia neonatorum. *N Engl J Med* 1995;332(9):562–566.

Kaufman D, Boyle R, Hazen KC, et al. Fluconazole prophylaxis against fungal colonization and infection in preterm infants. *N Engl J Med* 2001;345(23):1660–1666.

Moore MR, Schrag SJ, Schuchat A. Effects of intrapartum antimicrobial prophylaxis for prevention of group-B-streptococcal disease on the incidence and ecology of early-onset neonatal sepsis. *Lancet Infect Dis* 2003;3:201–213.

Newman TB, Puopolo KM, Wi S, et al. Interpreting complete blood counts soon after birth in newborns at risk for sepsis. *Pediatrics* 2010;126(5):903–909.

O'Grady NP, Alexander M, Dellinger EP, et al. Guidelines for the prevention of intravascular catheter-related infections. *Pediatrics* 2002;110(5):e51.

Puopolo KM, Eichenwald EC. No change in the incidence of ampicillin-resistant, neonatal, early-onset sepsis over 18 years. *Pediatrics* 2010;125(5):e1031–e1038.

Stoll BJ, Hansen N, Fanaroff AA, et al. Late-onset sepsis in very low birth weight neonates: the experience of the NICHD Neonatal Research Network. *Pediatrics* 2002;110(2 pt 1):285–291.

Toxoplasmose Congênita

Lucila Marquez e Debra Palazzi

I. Epidemiologia. O *Toxoplasma gondii* – um protozoário parasita intracelular obrigatório – é um importante patógeno humano, especialmente para o feto, recém-nascido e paciente imunodeprimido.

A. **Transmissão**
   1. O gato, o único hospedeiro definitivo, é geralmente assintomático. Durante a infecção aguda, milhões de oocistos são eliminados nas fezes diariamente por 2 semanas ou mais. Os oocistos podem permanecer viáveis no solo por mais de 1 ano, em alguns climas. Outros animais se infectam pela ingestão de oocistos, resultando em cistos teciduais contendo organismos viáveis, predominantemente no músculo e no encéfalo.
   2. O *Toxoplasma* pode ser adquirido por meio de alimentos, água ou solo contaminado com oocistos ou pela ingestão de cistos em carnes mal cozidas. Os produtos derivados da carne mais frequentemente implicados incluem as carnes de porco e de cordeiro. Os produtos alimentares que têm sido implicados incluem os mexilhões, produtos como as framboesas e o leite não pasteurizado.
   3. A infecção congênita pode ocorrer por meio da transmissão transplacentária.

B. A **prevalência** de anticorpos contra o *Toxoplasma* aumenta com a idade e varia de acordo com a localização geográfica e a população. Dados de uma área ou população não podem ser generalizados com precisão a outras zonas ou populações. Com base em dados do National Health and Nutrition Examination Survey (NHANES), a soroprevalência em pessoas entre 12 e 49 anos nos EUA é de 15,8%. Mundialmente, a prevalência de anticorpos contra o *T. gondii* em mulheres em idade fértil varia de 4 a 80%. Mulheres sem anticorpos estão em risco de desenvolver toxoplasmose aguda durante a gestação.

C. A **soroconversão** durante a gestação também varia conforme a localização geográfica. As taxas variam de 1,5% na França, um país de alta prevalência, a 0,17% na Noruega, um país de baixa prevalência. O National Collaborative Perinatal Project (National Institutes of Health) estimou a taxa em 1,1 em 1.000 nos EUA.

D. A **incidência** relatada de toxoplasmose congênita nos EUA diminuiu durante os últimos 20 anos, de um pico de 20 em 10.000 para 1 em 10.000. Nos EUA, cerca de 500 a 5.000 bebês nascem com toxoplasmose congênita a cada ano.

II. Fisiopatologia

A. **Crianças e adultos saudáveis** estão suscetíveis à infecção aguda se não tiverem anticorpos específicos contra o organismo. As imunidades humoral e mediada por células são importantes no controle da infecção. A transmissão geralmente ocorre pela ingestão direta de oocistos ou pela ingestão de cistos na carne mal cozida. Após a parasitemia aguda, o organismo produz cistos nos tecidos, que provavelmente persistem ao longo da vida em múltiplos órgãos, incluindo o músculo e o encéfalo. Normalmente, estes são de pouca importância para o hospedeiro normal, mas pode ocorrer a doença progressiva, localizada ou reativada.

B. **Infecção congênita humana**
   1. A patologia placentária sugere que os parasitas da circulação materna invadam as células da placenta e se multipliquem dentro delas antes de alcançar a circulação fetal. Esse atraso na transmissão da placenta para o feto, chamado de *período de incubação pré-natal*, varia de menos de 4 semanas a mais de 16 semanas.
   2. O risco de infecção congênita aumenta com a idade gestacional, ocorrendo em 6% dos recém-nascidos cujas mães se soroconverteram na 13ª semana de gestação e em 72% daquelas que se soroconverteram na 36ª semana. A gravidade da doença fetal, no entanto, é inversamente proporcional à idade gestacional; 61% das crianças terão manifestações clínicas quando a soroconversão ocorrer na 13ª

semana de gestação, em contraste com 9% na 36ª semana. Sem tratamento pré-natal, a maior parte dos fetos infectados no primeiro trimestre morre no útero ou no período neonatal ou têm doença grave oftalmológica e no sistema nervoso central (SNC). Por outro lado, a maior parte dos fetos infectados no segundo trimestre e quase todas as crianças infectadas no terceiro trimestre têm doença leve ou subclínica no período neonatal. Por conseguinte, acredita-se que o período de maior risco para a doença congênita grave seja entre a 10ª e a 24ª semana de gestação.

3. A infecção congênita em consequência da recaída sorológica da infecção materna crônica é extremamente rara. Se isso ocorrer, deve-se suspeitar de disfunção imunológica materna, incluindo a infecção pelo vírus da imunodeficiência humana (HIV).

III. Infecção materna/fetal

A. Quadro clínico

1. A infecção materna é assintomática em mais de 90% das mulheres. No entanto, os sintomas podem incluir fadiga, linfadenopatia indolor e coriorretinite.
2. Os achados fetais na ultrassonografia incluem hidrocefalia, calcificações hepáticas e encefálicas, hepatoesplenomegalia e ascite.

B. Diagnóstico

1. **Exames maternos recomendados**

   a. **Rastreamento: imunoglobulinas G (IgG) e M (IgM) séricas**

   i. Após a infecção, a IgG é detectável em 1 a 2 semanas, com pico em 3 a 6 meses, e persiste em níveis baixos ao longo da vida. O teste do corante de Sabin-Feldman é o teste de IgG mais confiável, mas está disponível apenas em alguns laboratórios de referência. Testes de aglutinação direta são precisos. Testes de imunofluorescência (TIF) e o ensaio imunoabsorvente de ligação de enzimas (ELISA) não são consistentemente confiáveis. A hemaglutinação indireta não deve ser usada para o rastreamento de mulheres grávidas.

   ii. A IgM aparece dentro de 2 semanas após a infecção, com pico em 1 mês e, geralmente, diminui para níveis não detectáveis dentro de 6 a 9 meses. No entanto, a IgM pode persistir por mais de 1 ano após a infecção inicial e, portanto, não indica necessariamente uma infecção aguda.

   iii. Recomenda-se que um laboratório de referência em *Toxoplasma* confirme todos os resultados positivos ou equívocos no teste de IgM. Os testes sorológicos discutidos aqui estão disponíveis como painéis e são realizados pelo Toxoplasma Serology Laboratory em Palo Alto, Califórnia (disponível em: www.pamf.org/serology).

   b. **Confirmatório: IgG; IgM; imunoglobulina A (IgA); imunoglobulina E (IgE).** Uma série de testes de IgG pode ajudar a diferenciar a infecção aguda *vs.* remota.

   i. O teste de avidez de IgG pode diferenciar a infecção aguda *vs.* remota. Anticorpos IgG produzidos no início da infecção têm baixa avidez, mas a avidez aumenta ao longo do tempo. A presença de anticorpos de alta avidez indica que a infecção ocorreu 12 a 16 semanas antes; assim, o teste é útil no início da gravidez. Contudo, ele tem limitações, já que a maturação lenta da resposta de alta avidez tem sido relatada em gestantes. Esse teste não está disponível comercialmente nos EUA.

   ii. O teste de aglutinação diferencial detecta o aumento dos títulos de IgG. O aumento nos títulos indica uma infecção aguda.

   iii. O teste de aglutinação diferencial AC/HS compara títulos de IgG do soro contra taquizoítos fixados por formalina (HS) *vs.* acetona (AC). A preparação de AC é reconhecida mais precocemente pelos anticorpos na infecção.

2. **Testes fetais**

   a. A ultrassonografia é recomendada mensalmente em mulheres com suspeita de infecção aguda.

   b. Recomenda-se a reação em cadeia da polimerase (PCR) no líquido amniótico para diagnosticar a infecção fetal em casos em que há evidência sorológica de infecção aguda, evidência ultrassonográfica de dano fetal ou imunossupressão materna grave. Pode-se encontrar altos níveis de DNA do parasita

518 Parte 8 | Doenças Infecciosas

em casos em que a infecção ocorreu no início da gestação ou em que as sequelas são mais graves. PCR no líquido amniótico negativa não exclui a infecção fetal, já que o intervalo de precisão é amplo e a transmissão do parasita da mãe para o feto pode ser tardia. A sensibilidade da PCR ao gene B1 é elevada (> 90%) quando a infecção materna ocorreu entre 17 e 21 semanas de gestação e é baixa (29 a 68%) antes de 17 semanas e depois de 21 semanas. Em casos suspeitos ou prováveis, o tratamento materno pré-natal para prevenir ou tratar a infecção fetal deve se estender até o parto, mesmo com um resultado negativo de PCR.

C. Tratamento

1. **Fármacos.** O tratamento deve ser instituído para as mães com infecções agudas e naquelas imunocomprometidas com evidências de infecção distante. Em alguns estudos, o tratamento reduziu a infecção fetal em 50%. O tratamento imediato pode impedir lesões intrauterinas cerebrais e na retina irreversíveis.

   a. A **espiramicina** (profilaxia) pode prevenir a transmissão placentária de *Toxoplasma*, mas não trata o feto. É recomendada para mulheres com suspeita de ter adquirido a infecção antes de 18 semanas de gestação. Esse antibiótico macrolídeo reduz ou atrasa a transmissão vertical para o feto por meio de altos níveis placentários do fármaco (3 a 5 vezes os níveis séricos maternos). No entanto, se a transmissão ocorrer, a gravidade da doença pode não ser alterada. A espiramicina deve ser continuada até o parto se o feto não estiver infectado, de acordo com a PCR no líquido amniótico (geralmente realizada em 15 a 17 semanas de gestação). A espiramicina está disponível nos EUA como um novo *fármaco em pesquisa* por meio da Food and Drug Administration.

   b. O tratamento com **pirimetamina, sulfadiazina e ácido folínico** não pode ser realizado antes de 18 semanas de gestação. Portanto, esses fármacos são recomendados para infecções adquiridas após 18 semanas de gestação ou quando a infecção fetal for confirmada por PCR no líquido amniótico a partir de 18 semanas de gestação (ou se a amniocentese não puder ser realizada). A pirimetamina pode causar supressão da medula óssea.

2. O aborto terapêutico é considerado por algumas famílias. Quando a infecção ocorre antes de 16 semanas de gestação, o prognóstico pode ser grave, com necrose cerebral apesar da ausência de dilatação ventricular na ultrassonografia.

IV. Infecção neonatal

A. Quadro clínico

1. **Existem quatro padrões reconhecidos de apresentação para a toxoplasmose congênita**

   a. Infecção subclínica. No momento, o desfecho de um recém-nascido que é assintomático não pode ser previsto. A maior parte das crianças com toxoplasmose congênita (80 a 90%) não tem sinais evidentes de infecção ao nascimento, mas podem ter anormalidades na retina e no sistema nervoso central quando são realizados testes adicionais. O New England Regional Newborn Screening Program (1986-1992) identificou 52 casos de toxoplasmose congênita em 635.000 recém-nascidos rastreados por anticorpos IgM contra o *T. gondii*. Cinquenta crianças nasceram a termo, assintomáticas e tinham exames físicos normais. Após a confirmação da infecção congênita, foram identificadas anormalidades na retina ou no SNC em 19 das 48 crianças.

   b. A **doença sintomática neonatal** geralmente é grave, pode ser generalizada e os sinais neurológicos estão invariavelmente presentes. Os sintomas generalizados comuns incluem febre, hepatoesplenomegalia e icterícia. As anormalidades do SNC incluem hidrocefalia, microcefalia, convulsões, calcificações cerebrais, alterações no líquido cerebrospinal (LCS) e coriorretinite.

   c. O **início tardio** é mais frequentemente visto em neonatos pré-termo e ocorre nos primeiros 3 meses de idade. Pode comportar-se como uma doença neonatal sintomática.

   d. As **sequelas ou recaídas da infância até a adolescência de uma infecção não diagnosticada previamente** ocorrem em 24 a 85% dos pacientes infectados. Mais comumente, desenvolvem-se achados oculares (coriorretinite) ou neurológicos (convulsões, obstrução tardia do LCS). Cerca de 30% dos adultos infectados congenitamente terão danos na retina. O pico de manifestação da coriorretinite por infecção congênita ocorre entre 15 e 20 anos de idade.

Capítulo 50 | Toxoplasmose Congênita **519**

2. **Sintomas específicos.** Hidrocefalia, coriorretinite e calcificações intracranianas são a tríade clássica, mas a doença geralmente é um espectro clínico.

    a. Neurológicos. Estes podem incluir sinais de obstrução do LCS (abaulamento da fontanela, aumento do perímetro cefálico), convulsões, déficit motor e surdez. A encefalite pode ocorrer com anormalidades no LCS ou calcificações cerebrais. O recém-nascido pode ter evidências de disfunção endócrina ou dificuldades com a regulação da temperatura, dependendo das áreas do cérebro que foram afetadas. A encefalite ativa e a hidrocefalia obstrutiva por edema e inflamação podem responder bem ao tratamento.

    b. Oftalmológicos. A toxoplasmose é uma das causas mais comuns de coriorretinite e pode levar à deficiência visual. Na toxoplasmose congênita, as lesões geralmente são bilaterais. Os achados externos podem incluir estrabismo, nistagmo, catarata e microcórnea. Os achados fundoscópicos incluem retinite focal necrosante; placas amarelo-esbranquiças, semelhantes a algodão; e edema. As lesões maculares são mais comuns do que as lesões periféricas. O exsudato vítreo pode impedir a visão do fundo do olho. No estudo National Collaborative Congenital Toxoplasmosis (NCCT), que analisou indivíduos com doença ocular, 22% dos pacientes tinham lesões ativas se não tratados no primeiro ano, em comparação com 8% dos pacientes tratados. Observaram-se cicatrizes coriorretinianas em 100% dos pacientes não tratados, em comparação com 74% dos pacientes tratados. Outras manifestações incluem ftiríase (destruição do bulbo do olho), descolamento de retina, atrofia óptica, irite, esclerite, uveíte e vitreíte.

    c. Outros sintomas comuns incluem a hepatoesplenomegalia, a hiperbilirrubinemia conjugada persistente (por danos no fígado ou hemólise) e a trombocitopenia. Os achados dermatológicos incluem uma erupção cutânea maculopapular. Alguns pacientes têm linfadenopatia, anemia e hipogamaglobulinemia.

    d. Manifestações **raras** incluem eritroblastose e hidropisia fetal, miocardite, pneumonite e síndrome nefrótica.

    e. Casos especiais. Crianças infectadas comumente nascem prematuras (25 a 50%). Gêmeos monozigóticos muitas vezes têm padrões similares de infecção, em contraste com os gêmeos dizigóticos. Recém-nascidos de mães infectadas pelo HIV muitas vezes são assintomáticos, desenvolvendo infecção disseminada grave somente durante as primeiras semanas ou meses de idade.

3. **Diagnóstico diferencial**

    a. Os achados clínicos e laboratoriais são comuns para infecções congênitas provocadas por rubéola, citomegalovírus (CMV), sífilis, herpes-vírus simples neonatal, HIV e vírus da coriomeningite linfocítica (LCMV).

    b. Outros distúrbios a serem considerados incluem hepatite B, varicela, septicemia bacteriana, doenças hemolíticas, distúrbios metabólicos, trombocitopenia imune, histiocitose e leucemia congênita.

B. **Diagnóstico.** Deve-se avaliar todos os recém-nascidos com suspeita de toxoplasmose congênita com base nos sintomas, infecção aguda materna por *Toxoplasma* durante a gestação ou HIV materno com histórico de infecção crônica por *Toxoplasma*. O diagnóstico pode ser feito por sorologia, PCR, histologia ou isolamento do parasita. Atualmente, nos EUA apenas os estado de Massachusetts, New Hampshire e Vermont rastreiam todos os recém-nascidos.

1. **Exames neonatais recomendados: IgG, IgM, IgA e IgE.** Teste do corante de Sabin-Feldman (IgG), reação de aglutinação por imunoabsorção IgM (ISAGA), IgA ELISA, IgE ISAGA ou ELISA.

    a. A IgG aparece dentro de 1 a 2 semanas, com picos em 1 a 2 meses, e persiste durante toda a vida. Os anticorpos IgG transplacentários desaparecem em 6 a 12 meses de idade. Para pacientes com soroconversão ou um aumento de quatro vezes no título de anticorpos IgG, realize testes IgM.

    b. Como a **IgM** e a **IgA** não cruzam a placenta, são úteis na determinação de infecção congênita. Se a contaminação do sangue materno for possível, repita os testes IgM, IgA e IgE em alguns dias. Em crianças IgM e IgA-negativas, os meios tradicionais de diagnóstico envolvem a espera pela depuração transplacentária de IgG por volta de 12 meses de idade.

    c. A sensibilidade de alguns testes IgM é ruim e depende da idade gestacional em que ocorreu a infecção; sensibilidade de 50% é alcançada na 30ª semana de gestação. Os testes ELISA e ISAGA são mais sensíveis do que o TIF, que tem uma sensibilidade de 25%. O TIF também é repleto de falso-positivos pelos anticorpos antinucleares.

520 Parte 8 | Doenças Infecciosas

d. A IgA aumenta rapidamente e geralmente desaparece por volta de 7 meses (raramente, mais de 1 ano). A IgA pode ter maior sensibilidade para recém-nascidos em comparação com testes IgM. A IgE aumenta rapidamente e não persiste tanto quanto a IgM e a IgA (menos de 4 meses).
e. Na toxoplasmose congênita, a produção de anticorpos varia significativamente e é afetada pelo tratamento.

2. **Descrição dos testes sorológicos**

   a. O teste do corante de Sabin-Feldman (IgG) utiliza a absorção de azul de metileno por taquizoítos de *Toxoplasma* (os organismos aparecem inchados e azulados). As membranas do taquizoíto lisam na presença do complemento e do anticorpo IgG-específico (os organismos aparecem finos e sem manchas). Há uma vasta experiência com esse teste, especialmente para o rastreamento pré-natal por soroconversão materna na gravidez.
   b. O TIF (IgG, IgM) usa antissoro contra Ig marcado com fluoresceína para detectar anticorpos que se ligam a preparações de *Toxoplasma* em lâminas. Em geral, o TIF IgG e o teste de corante concordam qualitativamente.
   c. O ELISA (IgM, IgA, IgE) duplo sanduíche utiliza poços revestidos com anticorpo específico à IgM para a detecção de IgM no soro. Adiciona-se um segundo anticorpo à IgM ligado a uma enzima. A enzima converte o substrato em um sinal fluorescente.
   d. O ISAGA (IgM, IgA, IgE) mede o anticorpo específico ao *Toxoplasma* capturado do soro pela aglutinação de uma preparação particulada de antígeno. A sensibilidade é de 75 a 80%.

3. Outros exames diagnósticos

   a. Laboratoriais: Hemograma completo (HC), creatinina (Cr), ácido úrico (AU), testes de função hepática (TFH), glicose-6-fosfato desidrogenase (G6PD).
      i. A análise do sangue periférico muitas vezes revela leucocitose ou leucopenia. As manifestações iniciais incluem linfocitopenia ou monocitose. Pode-se observar eosinofilia (pode estar em mais de 30%), bem como trombocitopenia.
      ii. O rastreamento da G6PD sérica deve ser realizado antes de iniciar a sulfadiazina.
      iii. Recomenda-se mensurar quantitativamente os níveis de IgG para determinar a linha de base.
   b. Achados no **LCS** incluem a xantocromia, a pleocitose mononuclear e o teor elevado de proteína (pode ser muito alto). A persistência da imunoglobulina específica para o *Toxoplasma* (IgM) pode indicar infecção ativa. Foi encontrada IgG específica ao *Toxoplasma*, e os níveis quantitativos de IgG devem ser determinados como uma linha de base. O tratamento pode diminuir esses achados. PCR é o método preferido para detectar parasitas no LCS.
   c. Recomenda-se o potencial evocado auditivo de tronco encefálico a 20 dB.

4. A **tomografia computadorizada** (TC) sem contraste da cabeça é o exame preferido. Um estudo relatou uma clara relação entre as lesões na tomografia computadorizada, os sinais neurológicos e a data de infecção materna.
   a. A tomografia computadorizada pode detectar calcificações não vistas na ultrassonografia. Elas podem ser únicas ou múltiplas e normalmente são limitadas a estruturas intracranianas. Os locais mais comuns incluem a região periventricular, disseminada na substância branca e nos gânglios da base (muitas vezes o caudado). O padrão pode ser indistinguível do observado na infecção por CMV. As lesões podem diminuir ou se resolver com o tratamento.
   b. A hidrocefalia geralmente ocorre em consequência da obstrução periaquedutal. A hidrocefalia maciça pode se desenvolver tão rapidamente quanto em 1 semana.
   c. Pode-se observar atrofia cortical, assim como cistos porencefálicos.

5. **Achados patológicos**

   a. A histologia pode demonstrar taquizoítos (toxoplasmose aguda) ou cistos (toxoplasmose aguda ou crônica) na placenta, tecidos ou líquidos corporais.
   b. Pode-se realizar a cultura do tecido ou hematoma para isolar o parasita da placenta ou do creme leucocitário do sangue periférico, mas pode ser necessário 1 ou 6 semanas, respectivamente, para obter os resultados.

Capítulo 50 | Toxoplasmose Congênita **521**

6. A **consulta** multidisciplinar geralmente é útil para o tratamento do paciente. Normalmente são necessárias consultas às seguintes especialidades:

   a. Infectologia. A infecção congênita frequentemente é subclínica, tem sintomas semelhantes a outras infecções e doenças, e o diagnóstico sorológico pode ser difícil.

   b. Oftalmologia. Recomenda-se a avaliação da retina.

   c. Neurocirurgia. Recomendada para a dilatação ventricular.

   d. Desenvolvimento neurológico pediátrico. Sugere-se o acompanhamento a cada 3 a 6 meses até 1 ano, e então conforme necessário.

C. Tratamento

1. Fármacos. Recomenda-se tratamento, independentemente dos sintomas, para evitar a elevada incidência de sequelas, resolver os sintomas agudos e melhorar os desfechos. Os melhores desfechos ocorrem quando as crianças são tratadas no primeiro ano de vida. Como os medicamentos atuais não erradicam o *T. gondii* e agem principalmente contra a forma taquizoíto, não contra os cistos teciduais (especialmente do tecido neural e do olho), recomenda-se que o tratamento seja estendido até 1 ano de idade.

   a. A **pirimetamina** (1 mg/kg a cada 12 horas durante 2 dias, e depois diariamente até 2 a 6 meses de idade, em seguida 3 vezes/semana até 1 ano de idade) e a **sulfadiazina** (50 mg/kg a cada 12 horas, até 1 ano de idade) agem sinergicamente e podem levar à resolução dos sintomas nas primeiras semanas de tratamento.

   b. A pirimetamina (um inibidor da di-hidrofolato redutase) pode induzir à supressão da medula óssea; os pacientes devem ser monitorados por HC, contagem diferencial e contagem de plaquetas, 2 vezes/semana. A neutropenia é mais frequente do que a anemia megaloblástica ou a trombocitopenia. Outros efeitos colaterais menos frequentes incluem distúrbios gastrintestinais, convulsões e tremores. O ácido folínico (10 mg 3 vezes/semana até 1 semana após a pirimetamina ter sido interrompida) ajuda a evitar a supressão da medula óssea, mas pode ser necessária a cessação temporária do tratamento com pirimetamina ou a modificação de sua dose. Os efeitos colaterais da sulfadiazina incluem supressão da medula óssea, cristalúria, hematúria e hipersensibilidade. Fármacos alternativos para atopia ou intolerância grave à sulfadiazina incluem a clindamicina, a azitromicina e a atovaquona.

   c. O tratamento para a infecção congênita geralmente é continuado até 1 ano de idade.

   d. A **prednisona** (0,5 mg/kg a cada 12 horas) é recomendada para a doença ativa do SNC (proteína no LCS acima de 1 g/dℓ) ou coriorretinite ativa, que ameace a visão. A dose pode ser reduzida e interrompida quando os sintomas melhorarem.

   e. O mesmo regime de tratamento é recomendado para crianças nascidas de mães infectadas com HIV e *T. gondii*. No entanto, a combinação destes agentes com antirretrovirais, como a zidovudina, pode aumentar a toxicidade da medula óssea. O tratamento pode ser interrompido após 1 ano se a contagem de CD4+ da criança for > 200 células/mm^3.

2. Recomenda-se a derivação ventricular para a dilatação ventricular, embora não haja dados sistemáticos do desfecho. A tomografia computadorizada perioperatória da cabeça, para avaliar a adequação da drenagem e a hemorragia subdural (após redução da pressão), pode ajudar no prognóstico. Após o tratamento com fármacos e derivação ventricular, alguns pacientes experimentam melhora significativa na hidrocefalia, com expansão cortical e crescimento do encéfalo. O quociente de inteligência (QI) pode estar dentro da faixa normal.

V. Desfechos. O estudo NCCT relatou os desfechos de uma série de crianças com infecção congênita. O tratamento melhorou os desfechos iniciais para muitas crianças infectadas congenitamente. Todas as crianças que morreram tinham infecção grave ao nascimento.

A. Com o tratamento, a coriorretinite geralmente se resolve dentro de 1 a 2 semanas e não tem recidivas durante o tratamento. Podem ocorrer recidivas após o tratamento, muitas vezes durante a adolescência. Os fatores de risco para recidivas são desconhecidos. A deficiência visual aos 5 anos de idade é uma sequela proeminente, mesmo com o tratamento de 85% dos pacientes que tiveram a doença grave ao nascimento e 15% dos recém-nascidos com doença leve ou assintomática. A maior parte das doenças na

522 Parte 8 | Doenças Infecciosas

retina que causaram prejuízo estava presente ao nascimento. A acuidade pode ser adequada para leitura e atividades diárias, mesmo com grandes cicatrizes maculares. A má acuidade afetou o desempenho escolar e o desenvolvimento cognitivo de alguns pacientes. As cicatrizes retinianas podem causar descolamento da retina. Recomenda-se realizar exames oftalmológicos a cada 3 meses até os 18 meses de idade, e em seguida, anualmente.

B. Com o tratamento, 80% dos pacientes com doença **grave** ao nascimento tinham função motora normal e 73% tinham QI acima de 70 no seguimento, em comparação com > 80% das crianças não tratadas que tiveram escores de QI abaixo de 70 em 4 anos. Todos os pacientes com **doença assintomática a moderada** ao nascimento tratados tiveram função cognitiva e motora normal. Apesar dos bons desfechos cognitivos, as pontuações no teste de QI dos pacientes muitas vezes são 15 pontos mais baixas do que o de seu irmão mais próximo ($p < 0,05$). Crianças assintomáticas no momento do nascimento podem ter vários graus de deficiência. Não foi observada deficiência auditiva em comparação com relatos anteriores. Com o tratamento, os achados na tomografia computadorizada da cabeça melhoraram. Após a resolução da encefalite com o tratamento, os fármacos anticonvulsivantes puderam ser interrompidos em alguns pacientes.

C. Com o tratamento, outros sinais de infecção, incluindo trombocitopenia, hepatite e erupções cutâneas, resolveram-se em 1 mês.

Fontes

Grupo de estudo da toxoplasmose congênita (EUA)773-834-4152

Toxoplasma Serology Laboratory no Palo Alto Medical Foundation Research Institute, Ames Bldg, 795 El Camino Real, Palo Alto, CA 94301-2302 (Tel: [650] 853-4828; Fax [650] 614-3292); E-mail: toxolab@pamf.org; Website: http://www.pamf.org/serology)

Leitura sugerida

McLeod R, Boyer K, Karrison T, et al. Outcome of treatment for congenital toxoplasmosis, 1981–2004: the National Collaborative Chicago-based, Congenital Toxoplasmosis Study. *Clin Infect Dis* 2006;42(10):1383–1394.

Montoya JG, Remington JS. Management of Toxoplasma gondii infection during pregnancy. *Clin Infect Dis* 2008;47(4):554–566.

Montoya JG, Rosso F. Diagnosis and management of toxoplasmosis. *Clin Perinatol* 2005;32(3):705–726.

Remington JS, Mcleod R, Thulliez P, et al. Toxoplasmosis. In: Remington JS, Klein JO, Wilson CB, et al. eds. *Infectious Diseases of the Fetus and the Newborn Infant.* 6th ed, pp. 947–1091. Philadelphia: Elsevier Saunders; 2006.

Tamma P. Toxoplasmosis. *Pediatr Rev* 2007;28(12):470–471.

51 Sífilis

Louis Vernacchio

I. Fisiopatologia

A. Sífilis adquirida é uma infecção sexualmente transmissível causada pelo espiroqueta *Treponema pallidum*. O período de incubação é, tipicamente, de cerca de 3 semanas, mas pode variar de 9 a 90 dias. A doença apresenta três estágios clinicamente reconhecíveis.

1. **Sífilis primária** manifesta-se por um ou mais cancros (úlceras endurecidas indolores) no local de inoculação, tipicamente na genitália, no ânus ou na boca. Muitas vezes ocorre linfadenopatia regional associada.

2. **Sífilis secundária** ocorre 3 a 6 semanas após o aparecimento do cancro, geralmente após a resolução deste. O estágio secundário caracteriza-se por exantema polimorfo, mais comumente maculopapuloso, generalizado e acometendo palmas e plantas. Os pacientes também podem apresentar dor de garganta, febre, cefaleia, linfadenopatia difusa, mialgias, artralgias, alopecia, condilomas planos e placas nas mucosas. Os sintomas remitem sem tratamento. Alguns pacientes manifestam recorrências das manifestações da sífilis secundária.

3. **Sífilis latente** é definida como os períodos sem sinais e sintomas clínicos, mas com evidências sorológicas positivas da infecção. Um período latente variável geralmente sucede as manifestações da sífilis secundária, às vezes interrompido por recorrências dos sinais e sintomas secundários.

4. **Sífilis terciária** em geral ocorre 4 a 12 anos após o estágio secundário e caracteriza-se por gomas – lesões localizadas e não progressivas que podem surgir na pele, nos ossos ou nas vísceras. Acredita-se que tais lesões advenham de uma reação imunológica marcante. O estágio terciário também pode ser caracterizado por sífilis cardiovascular, especialmente inflamação dos grandes vasos.

5. **Neurossífilis** pode ocorrer em qualquer estágio da doença. As manifestações iniciais incluem meningite e doença neurovascular. As manifestações tardias incluem demências, doença da coluna posterior da medula espinal (*tabes dorsalis*) e crises epilépticas, entre outras.

B. Sífilis congênita resulta da transferência transplacentária do *T. pallidum* ou do contato com lesões infectadas durante o nascimento. O risco de transmissão para o feto correlaciona-se principalmente à duração da infecção materna – quanto mais recente a infecção da mãe, maior a probabilidade de haver transmissão para o feto. Durante os estágios primário e secundário da sífilis, a probabilidade de transmissão de uma gestante não tratada para seu feto é altíssima, aproximando-se de 100%. Após o estágio secundário, a probabilidade de transmissão para o feto declina continuamente até atingir cerca de 10 a 30% na latência tardia. A transmissão transplacentária do *T. pallidum* pode ocorrer ao longo de toda a gestação.

A infecção congênita pode resultar em parto de natimorto, hidropisia fetal ou prematuridade. A maioria dos neonatos afetados é assintomática por ocasião do nascimento, mas os sinais clínicos geralmente surgem nos primeiros 3 meses de vida. Os sinais mais comuns da sífilis congênita precoce incluem hepatomegalia, anormalidades esqueléticas (osteocondrite, periostite, pseudoparalisia), lesões cutâneas e cutaneomucosas, icterícia, pneumonia, esplenomegalia, anemia e corrimento nasal aquoso (rinite). Se não tratada, as manifestações tardias aparecem após 2 anos de idade e podem incluir neurossífilis, alterações ósseas (bossa frontal, maxila curta, arco palatino alto, dentes de Hutchinson, nariz em sela), queratite intersticial e surdez neural, entre outras.

II. Epidemiologia.
A incidência de sífilis primária e secundária nos EUA, que aumentara sobremodo na década de 1980 e início da década de 1990, sofreu um declínio marcante para a menor taxa histórica de 2,1 casos por 100.000 habitantes em 2000. Desde então, a taxa de infecção aumentou um pouco para 2,7/100.000, embora essa elevação decorra basicamente do aumento entre homossexuais masculinos. A incidência de sífilis é significativamente maior em afro-americanos, nas zonas urbanas e no sul dos EUA.

524 Parte 8 | Doenças Infecciosas

Juntamente com a incidência geralmente decrescente das apresentações primária e secundária da doença nas mulheres, o número de casos de sífilis congênita nos EUA caiu de um pico recente de quase 50 casos por 100.000 nascidos vivos em 1995 para 8,2 casos por 100.000 nascidos vivos em 2005; entretanto, desde 2005 os Centers for Disease Control and Prevention (CDC) divulgaram aumento para 10,1 casos por 100.000 nascidos vivos em 2008. Acompanhando os padrões da doença nas mulheres, a sífilis congênita é substancialmente mais comum em filhos de afro-americanas (34,6 casos por 100.000 nascidos vivos em 2008) e no sul dos EUA (15,7 casos por 100.000 nascidos vivos em 2008).

Os fatores de risco mais importantes da sífilis congênita são ausência de assistência pré-natal e uso materno de drogas ilícitas, sobretudo cocaína. As circunstâncias clínicas que contribuem para a ocorrência de sífilis congênita incluem a ausência de pré-natal; omissão de pesquisa sorológica de sífilis (VDRL) durante a gravidez; pesquisa de sífilis (VDRL) negativa no primeiro trimestre, sem repetir o exame em etapa subsequente da gestação; VDRL materno negativo na época do parto de uma gestante infectada recentemente, mas que ainda não apresentou soroconversão; erro laboratorial na comunicação dos resultados do VDRL; retardo na instituição do tratamento de uma gestante detectada com sífilis e tratamento malsucedido de uma gestante infectada.

III. Diagnóstico de sífilis

A. Testes sorológicos para sífilis

1. **Testes não treponêmicos** incluem reagina plasmática rápida (RPR), VDRL (Venereal Disease Research Laboratories) e reagina automatizada (ART). Tais exames medem os anticorpos contra um antígeno cardiolipina-lecitina-colesterol do *T. pallidum* e/ou sua interação com tecidos do hospedeiro. Esses anticorpos fornecem resultados quantitativos, são indicadores úteis da atividade da doença e facilitam o acompanhamento após o tratamento. Os títulos geralmente sobem a cada infecção nova e caem após tratamento efetivo. Uma redução persistente de quatro vezes no título do teste não treponêmico com o tratamento demonstra a adequação deste; elevação similar após o tratamento sugere reinfecção.

   Os testes não treponêmicos são positivos em cerca de 75% dos casos de sífilis primária, quase 100% dos casos de sífilis secundária e 75% dos casos de sífilis latente e terciária. Na sífilis secundária, o resultado de RPR ou VDRL geralmente é positivo em título > 1:16. No primeiro episódio de sífilis primária, RPR ou VDRL geralmente torna-se não reator 1 ano após o tratamento, enquanto na sífilis secundária o teste torna-se não reator cerca de 2 anos depois do tratamento. Na sífilis latente ou terciária, RPR ou VDRL pode tornar-se não reator 4 ou 5 anos após o tratamento ou pode jamais virar completamente não reator. Uma causa conhecida de teste não treponêmico falso-negativo é o fenômeno da pró-zona, uma reação negativa ou fracamente positiva que ocorre com concentrações muito altas de anticorpos. Nesse caso, a diluição do soro produzirá um teste positivo.

   Em 1% dos casos, um resultado positivo do RPR ou VDRL não é causado pela sífilis. Isso se chama *reação falso-positiva biológica* (*FPB*) e provavelmente está relacionado com lesão tecidual por diversas causas. As reações FPB agudas, que costumam resolver-se em aproximadamente 6 meses, podem ser causadas por certas infecções virais (sobretudo mononucleose infecciosa, hepatite, sarampo e varicela), endocardite, abuso de drogas intravenosas e infecções por micoplasma ou protozoários. Raramente, as reações FPB decorrem apenas da gravidez. Os pacientes com reação FPB em geral têm títulos baixos (1:8 ou menos) e testes treponêmicos não reatores. Reações FPB crônicas podem ocorrer na hepatite crônica, na cirrose, na tuberculose, na idade avançada, no câncer (se associado a excesso de gamaglobulina), nas doenças do tecido conjuntivo ou doença autoimune. Os pacientes com lúpus eritematoso sistêmico podem ter resultado positivo do RPR ou VDRL. O título em geral é igual ou menor que 1:8.

2. **Testes treponêmicos** incluem o teste de absorção de anticorpos antitreponêmicos fluorescentes (FTA-ABS) e o teste de aglutinação de partículas de *T. pallidum* (TP-PA). Embora sejam mais específicos que os testes não treponêmicos, também são mais dispendiosos e trabalhosos e, portanto, não são utilizados na triagem. Em vez disso, são usados para confirmar um teste não treponêmico positivo. Os testes treponêmicos correlacionam-se mal à atividade da doença e geralmente permanecem positivos pelo resto da vida, mesmo após tratamento bem-sucedido, logo não devem ser utilizados para avaliar a resposta ao tratamento.

Capítulo 51 | Sífilis **525**

Às vezes, ocorrem testes treponêmicos falso-positivos, sobretudo nas outras espiroquetoses como a doença de Lyme, bouba, pinta, leptospirose e febre da mordedura de rato; os testes não treponêmicos devem ser negativos nessas situações. Ademais, em alguns casos nos quais anticorpos contra o DNA estão presentes, como lúpus eritematoso sistêmico, artrite reumatoide, poliarterite e outras doenças autoimunes, o teste FTA-ABS pode ser falso-positivo. Raramente, a gravidez produz um teste treponêmico falso-positivo.

B. A análise do **líquido cefalorraquidiano** (LCR) para neurossífilis deve ser realizada por VDRL. Também se deve realizar a contagem celular e medir o nível de proteína. VDRL positivo no LCR é diagnóstico de neurossífilis, mas um teste negativo não descarta a possibilidade de sua ocorrência. Alguns especialistas recomendam a realização de FTA-ABS em amostras de LCR porque é mais sensível que o VDRL; contudo, a contaminação por sangue durante a punção lombar pode gerar um FTA-ABS falso-positivo no LCR. FTA-ABS negativo no LCR é boa evidência contra a neurossífilis. RPR não deve ser usado na análise do LCR.

C. Novos testes sob investigação para o diagnóstico da sífilis incluem:

1. **Pesquisa de imunoglobulina M (IgM).** Como a IgM não atravessa a placenta, a pesquisa de IgM positiva para sífilis no soro de um recém-nascido indica sífilis congênita. Já foram elaborados vários testes para IgM (FTA-ABS 19S, *immunoblot*, ensaio imunossorvente ligado a enzima [ELISA]), mas nenhum deles está disponível na rotina clínica nem é recomendado atualmente pelos CDC.
2. **Reação em cadeia da polimerase (PCR).** A PCR detecta o genoma do *T. pallidum* em amostras clínicas, e, portanto, deve ser útil ao diagnóstico de sífilis congênita e neurossífilis. Ainda não está amplamente disponível para uso clínico, o que deve ocorrer em um futuro próximo.

IV. Triagem e tratamento de sífilis em gestantes

A. Todas as grávidas devem se submeter a triagem da sífilis por meio de um teste não treponêmico. O teste deve ser realizado na primeira consulta de pré-natal e, em populações de alto risco, repetido com 28 a 32 semanas de gestação e no parto. Quando uma gestante se apresenta em trabalho de parto sem história de assistência pré-natal ou se os resultados do teste prévio não forem conhecidos, deve-se realizar um teste não treponêmico no parto e não se deve dar alta hospitalar ao recém-nascido até que os resultados do teste sejam conhecidos. Nas mulheres de risco muito alto, deve-se considerar repetir o teste 1 mês após o parto para detectar a rara paciente infectada logo antes do parto, mas que ainda não soroconverteu. Todos os testes não treponêmicos positivos em gestantes devem ser confirmados com teste treponêmico.

B. Gestantes com teste não treponêmico reator confirmado por teste treponêmico reator devem ser tratadas, a menos que um tratamento adequado prévio seja claramente documentado e os títulos não treponêmicos subsequentes tenham declinado no mínimo quatro vezes. O tratamento depende do estágio da infecção:

1. **Formas primária e secundária de sífilis.** Penicilina G benzatina, 2,4 milhões de unidades IM em dose única. Alguns especialistas recomendam uma segunda dose de 2,4 milhões de unidades IM 1 semana após a primeira dose
2. **Sífilis latente precoce (sem neurossífilis).** Tratamento igual ao das sífilis primária e secundária
3. **Sífilis latente tardia com duração superior a 1 ano ou sífilis de duração desconhecida (sem neurossífilis).** Penicilina G benzatina na dose total de 7,2 milhões de unidades, fornecida como 2,4 milhões de unidades IM semanalmente por 3 semanas
4. **Sífilis terciária (sem neurossífilis).** Penicilina G benzatina na dose total de 7,2 milhões de unidades, fornecida como 2,4 milhões de unidades IM semanalmente por 3 semanas
5. **Neurossífilis.** Penicilina G cristalina aquosa, 18 a 24 milhões de unidades por dia administradas como 3 a 4 milhões de unidades IV 4/4 horas durante 10 a 14 dias. Se houver garantia de adesão, pode-se usar um esquema alternativo com penicilina procaína, 2,4 milhões de unidades IM por dia, mais probenecida, 500 mg por via oral 4 vezes/dia durante 10 a 14 dias. No fim desses esquemas, alguns especialistas recomendam a prescrição de penicilina G benzatina, 2,4 milhões de unidades IM semanalmente por até 3 semanas

526 Parte 8 | Doenças Infecciosas

6. **Pacientes alérgicas à penicilina.** Não existem alternativas comprovadas à penicilina para a prevenção da sífilis congênita. Se uma gestante infectada tiver história pregressa de alergia à penicilina, ela deve ser submetida a testes cutâneos contra os determinantes maior e menor da penicilina. Se os resultados desses testes forem negativos, a penicilina pode ser ministrada sob supervisão médica. Se os resultados dos testes forem positivos ou indisponíveis, a paciente deve ser dessensibilizada e, então, receber penicilina. A dessensibilização é realizada em colaboração com um especialista e em instituição que disponha de tratamento de emergência

7. **Gestantes infectadas pelo vírus da imunodeficiência humana (HIV)** recebem o mesmo tratamento que as gestantes HIV-negativas, exceto que o tratamento das formas primária, secundária e latente precoce pode ser estendido para três doses semanais de penicilina G benzatina, 2,4 milhões de unidades IM por semana

8. **Reação de Jarisch-Herxheimer,** ou seja, febre, calafrios, cefaleia, mialgias e exacerbação das lesões cutâneas, pode ocorrer após o tratamento de gestantes para sífilis. Sofrimento fetal, parto prematuro e parto de natimorto são raros, mas possíveis. As pacientes devem ser informadas da possibilidade dessa reação, porém a preocupação com tais complicações não deve adiar o tratamento

9. Se uma gestante receber tratamento da sífilis, **deve-se instituir acompanhamento mensal.** Com o tratamento bem-sucedido espera-se queda persistente de quatro vezes dos títulos nos testes não treponêmicos. Todas as pacientes com sífilis devem ser avaliadas quanto a outras doenças sexualmente transmissíveis (DST), como clamídia, gonorreia, hepatite B e HIV.

V. Avaliação e tratamento de recém-nascidos com sífilis congênita. Nenhum recém-nascido deve receber alta hospitalar enquanto o resultado do teste sorológico para sífilis da mãe não chegar. A triagem do soro neonatal ou sangue do cordão umbilical, em vez de rastreamento do sangue materno, não é recomendada por causa do potencial de resultados falso-negativos.

A. Todo recém-nascido de mulher com teste não treponêmico reator confirmado por um teste treponêmico deve ser avaliado com:

1. **Exame físico completo** à procura de evidências de sífilis congênita (ver I.B.)
2. **Teste não treponêmico quantitativo (RPR ou VDRL).** O exame deve ser realizado no soro do neonato, não no sangue do cordão umbilical, por causa dos possíveis resultados falso-negativos e falso-positivos. Como a imunoglobulina G (IgG) atravessa a placenta facilmente, o resultado do RPR ou VDRL no soro neonatal será positivo ainda que a infecção não tenha sido transmitida. O título do lactente deve começar a cair aos 3 meses e tornar-se não reator aos 6 meses, caso os anticorpos tenham sido adquiridos passivamente. Se o neonato tiver sido infectado, o título não cairá e pode até subir. Os testes podem ser negativos ao nascimento se a infecção tiver sido adquirida no fim da gravidez. Nesse caso, a repetição subsequente do teste confirmará o diagnóstico
3. **Exame histopatológico** da placenta ou do cordão umbilical por meio de coloração específica com anticorpos antitreponêmicos fluorescentes, se disponível
4. **Exame microscópico em campo escuro** ou imunofluorescência direta de quaisquer lesões suspeitas ou líquidos corporais (p. ex., corrimento nasal).

B. Os CDC recomendam a classificação dos recém-nascidos avaliados para sífilis congênita em um dos quatro cenários a seguir:

1. **Cenário 1**
   a. **Qualquer um** dos seguintes achados é evidência de **doença comprovada ou extremamente provável:**
      i. **Exame físico anormal** compatível com sífilis congênita
      ii. **Título não treponêmico quatro vezes mais alto** que o título materno (**repare** que a ausência de um título quatro vezes mais alto, ou maior, não descarta a possibilidade de sífilis congênita)
      iii. **Exame em campo escuro** ou **imunofluorescência positiva** de líquido(s) corporal(is).
   b. A avaliação adicional de neonatos com doença comprovada ou altamente provável deve incluir:
      i. **Análise do LCR com VDRL, contagem celular e concentração de proteína.** Observe que, no período neonatal, a interpretação dos valores do LCR pode ser difícil. Os valores normais

da proteína e dos leucócitos são mais altos em neonatos pré-termo. Valores de até 25 leucócitos/mm^3 e 150 mg de proteína/dℓ são normais

ii. **Hemograma completo** com contagem diferencial e contagem plaquetária

iii. **Outros exames** clinicamente indicados, como radiografias dos ossos longos, radiografia de tórax, provas de função hepática, ultrassonografia transfontanela, exame oftalmológico e respostas auditivas do tronco encefálico.

c. O tratamento dos neonatos com doença comprovada ou extremamente provável consiste em um dos seguintes esquemas:

    i. **Penicilina G cristalina aquosa**, 100.000 a 150.000 unidades/kg/dia IV, administrada como 50.000 unidades/kg/dose IV 12/12 horas durante os primeiros 7 dias de vida e, depois, 8/8 horas por um total de 10 dias

    ii. **Penicilina G procaína**, 50.000 unidades/kg/dose IM em dose única diária durante 10 dias.

2. Cenário 2

a. Recém-nascidos que exibam exame físico normal e um título não treponêmico quantitativo sérico igual ou menor que quatro vezes o título materno e **qualquer um** dos seguintes:

    i. **Tratamento materno não fornecido,** inadequado ou não documentado

    ii. **Tratamento materno com eritromicina** ou qualquer outro esquema **sem penicilina**

    iii. **Tratamento materno** administrado **menos de 4 semanas antes do parto.**

b. Tais neonatos devem ser avaliados da seguinte maneira:

    i. **Análise do LCR com VDRL, contagem celular e concentração de proteína**

    ii. **Hemograma completo** com contagens diferencial e plaquetária

    iii. **Radiografias dos ossos longos.**

c. O tratamento desses neonatos deve se basear em um dos seguintes esquemas:

    i. Penicilina G cristalina aquosa, 100.000 a 150.000 unidades/kg/dia IV, administrada como 50.000 unidades/kg/dose IV 12/12 horas durante os primeiros 7 dias de vida e, depois, 8/8 horas por um total de 10 dias

    ii. Penicilina G procaína, 50.000 unidades/kg/dose IM em dose única diária durante 10 dias

    iii. Se a avaliação completa for normal (hemograma com contagem diferencial e de plaquetas, análise do LCR com VDRL, contagem celular e nível de proteína e radiografias dos ossos longos) e o acompanhamento for garantido, **uma dose única de penicilina G benzatina**, 50.000 unidades/kg IM, **pode substituir o ciclo completo de 10 dias.** Se algum componente da avaliação for anormal ou não interpretável (p. ex., amostra de LCR contaminada com sangue) ou se o acompanhamento não for garantido, deve-se instituir o ciclo completo de tratamento parenteral por 10 dias.

3. Cenário 3

a. Neonatos que tenham exame físico normal e título não treponêmico quantitativo sérico igual ou menor que quatro vezes o título materno e **todos** os seguintes:

    i. **Tratamento materno durante a gravidez com esquema de penicilina** apropriado para o estágio da infecção e mais de 4 semanas antes do parto

    ii. **Nenhuma evidência de reinfecção ou recidiva materna.**

b. **Tais neonatos não precisam de avaliação adicional.**

c. Esses neonatos devem ser tratados com **dose única de penicilina G benzatina,** 50.000 unidades/kg IM.

4. Cenário 4

a. Neonatos com exame físico normal e título não treponêmico quantitativo sérico igual ou menor que quatro vezes o título materno e **ambas** as condições a seguir:

    i. **Tratamento materno adequado antes da gravidez**

    ii. **O título não treponêmico materno permaneceu baixo** e estável antes e durante a gestação e no parto (VDRL < 1:2 ou RPR < 1:4).

b. **Esses neonatos não precisam de avaliação adicional.**

c. Não há necessidade de tratamento; contudo, alguns especialistas recomendam uma dose única de penicilina G benzatina, 50.000 unidades/kg IM, particularmente se o acompanhamento for incerto.

528 Parte 8 | Doenças Infecciosas

C. Avaliação e tratamento de recém-nascidos e crianças **maiores de 1 mês.**

As crianças identificadas com um teste reator após o período neonatal devem ter os testes sorológicos e registros de tratamento maternos revistos para determinar se têm sífilis congênita ou adquirida.

1. Se a criança correr risco de sífilis congênita, **a avaliação deve incluir:**
   a. **Análise do LCR com VDRL,** contagem celular e nível de proteína
   b. **Hemograma completo com contagens diferencial e plaquetária**
   c. **Outros exames clinicamente indicados,** como radiografias dos ossos longos, radiografia de tórax, provas de função hepática, ultrassonografia transfontanela, exame oftalmológico e respostas auditivas do tronco encefálico.
2. O **tratamento deve incluir penicilina G cristalina aquosa,** 200.000 a 300.000 unidades/kg/dia IV administradas em 50.000 unidades/kg a cada 4 a 6 horas durante 10 dias. Alguns especialistas também sugerem a administração de uma dose única de penicilina G benzatina, 50.000 unidades/kg IM após o ciclo de terapia IV durante 10 dias.

D. Alguns especialistas tratam todos os recém-nascidos com teste positivo para sífilis porque pode ser difícil documentar que a mãe recebeu tratamento adequado e teve títulos sorológicos decrescentes, um título baixo pode ser encontrado na sífilis materna latente, os recém-nascidos infectados podem não ter sinais clínicos ao nascimento e o acompanhamento/adesão pode ser difícil nas populações sob risco de sífilis congênita. Se a mãe tiver recebido um esquema apropriado de penicilina há mais de 1 mês antes do parto, os exames clínico e laboratoriais do neonato forem normais e o acompanhamento estiver garantido, recomenda-se acompanhar o recém-nascido sem tratamento.

VI. Acompanhamento de neonatos tratados para sífilis congênita.
Todos os neonatos sororreatores devem ter um exame físico e título não treponêmico a cada 2 a 3 meses até que o teste se torne não reator ou o título caia quatro vezes. Caso o título aumente ou permaneça reator após 6 a 12 meses, deve-se submeter o lactente a reavaliação dos sinais de sífilis ativa e considerar seriamente o retratamento. Aqueles com possível neurossífilis (resultados do LCR anormais ou não interpretáveis no momento do diagnóstico inicial) devem repetir o exame do LCR a intervalos de 6 meses até que o LCR seja normal. Se o VDRL no LCR permanecer positivo em qualquer intervalo de 6 meses, recomenda-se o retratamento. Se o VDRL no LCR for negativo, mas a contagem celular e/ou a concentração de proteína não estiverem declinando ou permanecerem anormais após 2 anos, recomenda-se o retratamento.

VII. Controle de infecções.
As secreções nasais e as lesões sifilíticas abertas são extremamente infecciosas. Devem-se instituir precauções estritas com líquidos corporais. Os profissionais de saúde e os familiares e outros visitantes devem usar luvas ao manusear neonatos com sífilis congênita, até que o tratamento tenha sido administrado há pelo menos 24 horas. Aqueles que tiveram contato próximo com um recém-nascido ou mulher infectados antes da adoção de precauções devem ser examinados e testados para a infecção e o tratamento considerado.

A. Os recém-nascidos e suas mães sob risco ou já infectados pela sífilis devem ser avaliados quanto a outras doenças sexualmente transmissíveis, como hepatite B, gonorreia, clamídia e HIV.

B. Auxílio e orientação sobre os testes e tratamento da sífilis estão disponíveis no Ministério da Saúde e nas Secretarias Estaduais de Saúde.

Leitura sugerida

American Academy of Pediatrics. Syphilis. In: Pickering LK, Baker CJ, Kimberlin DW, et al., eds. *Red Book: 2009 Report of the Committee on Infectious Diseases.* 28th ed. Elk Grove Village, IL: American Academy of Pediatrics; 2009:638–651.

Centers for Disease Control and Prevention. Congenital syphilis—United States, 2003–2008. *MMWR Morb Mortal Wkly Rep* 2010;59(14):413–417.

Wolff T, Shelton E, Sessions C, et al. Screening for syphilis infection in pregnant women: evidence for the U.S. Preventive Services Task Force reaffirmation recommendation statement. *Ann Intern Med* 2009;150(10):710–716.

Workowski KA, Berman S. Centers for Disease Control and Prevention (CDC). Sexually transmitted diseases treatment guidelines, 2010. *MMWR Recomm Rep.* 2010;59(RR-12):1–110.

52 Tuberculose

Dmitry Dukhovny e John P. Cloherty

I. Incidência. A Organização Mundial da Saúde (OMS) estima que um terço da população mundial esteja infectada pelo bacilo álcool-acidorresistente (BAAR) *Mycobacterium tuberculosis*. Em 2006 foram registrados 9,2 milhões de casos novos (139 a cada 100.000 pessoas) e 1,7 milhão de mortes.[1] Entre 1985 e 1992, houve aumento de 20% dos casos notificados de **tuberculose (TB)** nos EUA.[2,3] Esse aumento foi maior em adultos jovens e crianças e foi atribuído a quatro fatores: (i) a coepidemia pelo vírus da imunodeficiência humana (HIV); (ii) imigração recente para os EUA de pessoas oriundas de áreas com alta prevalência de TB; (iii) aumento da transmissão em instituições de alto risco (presídios, hospitais, casas de apoio e abrigos para moradores de rua); e (iv) redução dos serviços de saúde pública para TB e a falta de acesso ao cuidado por pessoas de baixo nível socioeconômico.[4]

As medidas estratégicas intensificadas instituídas em 1989 reduziram continuamente a incidência de TB nos EUA. De fato, houve apenas 11.540 casos notificados nesse país em 2005, a menor taxa desde o início das notificações em 1953.[3] Contudo, a meta dos Centers for Disease Control and Prevention (CDC) de erradicar a TB dos EUA até 2010 falhou, em parte, devido à desaceleração do declínio de TB de 7,3% por ano, de 1993 a 2000, para 3,8% por ano, de 2000 a 2008 (é importante destacar que, de 2008 a 2009, observou-se uma diminuição recorde de 11,4%). Embora a taxa de TB tenha caído em todos os grupos raciais e étnicos nos EUA, os estrangeiros ainda são mais afetados, com uma taxa quase 11 vezes maior que as pessoas nascidas nos EUA; entre os nascidos nos EUA, os negros representam o maior número de casos.[3] Ademais, o número de casos de TB multidrogarresistente (MDR) nos EUA permaneceu baixo, apenas um pouco acima de 1%, com um ônus desproporcional de pessoas que não nasceram nos EUA, que representam 81,6% dos casos ocorridos em 2007.[3,5] A proporção crescente de TB em estrangeiros advém da emigração de países com taxas de TB mais altas, combinada com as taxas decrescentes de TB nos indivíduos nascidos nos EUA.[5] Na verdade, as crianças estrangeiras com menos de 5 anos apresentaram a taxa mais alta de TB entre 1993 e 1998 entre diferentes faixas etárias.[5] Como o grupo de risco mais alto para mortalidade por TB é o de pacientes com menos de 5 anos de idade, e a TB não tratada no recém-nascido é fatal em aproximadamente 30 a 40% dos casos,[6] os pediatras e neonatologistas devem manter alto índice de suspeição dessa doença.

II. Transmissão e patogenia. A TB é transmitida geralmente por perdigotos, que podem permanecer suspensos no ar por várias horas. Em condições normais, *M. tuberculosis* são transmissíveis apenas de locais da doença no sistema respiratório: laringe, brônquios e parênquima pulmonar. O risco de infecciosidade por tuberculose pulmonar aumenta se, além da cultura positiva, o esfregaço do escarro for positivo para BAAR. Na TB primária, a radiografia de tórax pode mostrar linfadenopatia hilar, frequentemente com infiltrados focais, mas pode ser normal se o foco de infecção for pequeno. Em contrapartida, a radiografia de tórax na reativação de tuberculose do adulto costuma mostrar cavidades pulmonares nas regiões superiores do pulmão. Os sinais e sintomas da tuberculose primária podem ser leves ou inespecíficos; portanto, em alguns casos, pode haver um longo período sintomático antes do diagnóstico.[4,6,7] Em outros casos, há um quadro importante de febre ou tosse, e esta última frequentemente está relacionada com a compressão dos brônquios por linfonodos aumentados. A TB extrapulmonar raramente atua como fonte de transmissão, o que está relacionado com procedimentos clínicos/cirúrgicos que criam aerossóis de tecido infectado. Uma exceção rara, porém crítica, é a transmissão congênita, que pode advir de TB geniturinária oculta ou hematogênica materna.[8]

O **estágio de incubação** ocorre depois que uma pessoa se torna infectada após exposição a um indivíduo com TB pulmonar contagiosa.[9] Em geral, a exposição tem de ser próxima (p. ex., em ambiente fechado) por um longo período. Após serem inspiradas por um novo hospedeiro, as gotículas respiratórias seguem para os alvéolos, onde são ingeridas por macrófagos alveolares. Nos primeiros dias, há multiplicação bacteriana relativamente irrestrita, os microrganismos são liberados e podem propagar-se para os linfonodos regionais e a corrente sanguínea.[6] Durante esse estágio de incubação, o teste intradérmico tuberculínico com derivado proteico purificado (PPD) permanece negativo (caso a pessoa não tenha sido sensibilizada previamente) e a radiografia de tórax é normal. A imunidade adquirida geralmente se desenvolve no decorrer de 2 a 8 semanas,

530 Parte 8 | Doenças Infecciosas

quando o indivíduo apresenta reação positiva ao PPD. A sensibilidade à tuberculina pode demorar mais tempo para desenvolver-se em neonatos e crianças mais jovens.[9] Em todas as faixas etárias, uma vez estabelecida a infecção, a radiografia de tórax pode ser normal ou minimamente anormal, em virtude de linfonodos aumentados ou infiltrados locais.[9]

A infecção inicial por *M. tuberculosis* pode, então, evoluir diretamente para **doença (TB)**. A probabilidade de evolução direta para a doença é aumentada em casos de comprometimento da imunidade celular (infecção pelo HIV, tratamentos prolongados com corticosteroides ou outros imunossupressores, uso abusivo de substâncias psicoativas, período neonatal, síndromes de má absorção crônica e baixo peso corporal, definido como 10% ou mais abaixo do peso corporal ideal). Na maioria dos indivíduos infectados, a infecção é controlada e permanece assintomática (latente). O avanço da infecção para doença (TB), quando ocorre, pode levar semanas até 1 a 2 anos após a infecção. A reativação de infecção latente é mais provável em indivíduos com doenças subjacentes específicas, como silicose, diabetes melito, doença renal em estágio terminal e câncer de cabeça e pescoço, ou qualquer tipo de imunossupressão. Em qualquer indivíduo infectado, a doença TB pode surgir após um período quiescente (latente). Dez por cento dos indivíduos com sistema imune normal e **tuberculose infecção latente (TBIL)** terão TB em algum momento da vida. Em aproximadamente metade desses casos, isso ocorre dentro de 2 anos. Portanto, o tratamento da infecção latente é apropriado para os indivíduos com TBIL, demonstrada por diagnóstico da infecção após exposição conhecida recente ou por conversão do teste intradérmico. A doença pode demorar décadas para manifestar-se, supostamente após declínio intercorrente da imunidade.[6] A reativação da infecção latente é mais provável em indivíduos com doenças subjacentes específicas, como, por exemplo, silicose pulmonar e diabetes. Embora envolva apenas os pulmões em dois terços dos casos, a TB doença pode afetar qualquer sistema orgânico. As manifestações extrapulmonares da TB são mais comuns em pacientes imunossuprimidos e ocorrem em 25 a 35% dos lactentes e das crianças pequenas com a doença.[4]

III. Tuberculose materna. Deve-se fazer uma distinção clara entre tuberculose infecção latente (TBIL) e TB doença. O diagnóstico, o tratamento e as implicações sanitárias são diferentes. A TBIL é comum em populações que correm risco de exposição, e não é uma ameaça imediata à mãe, ao feto ou ao recém-nascido, ou à comunidade mais ampla. O diagnóstico de TBIL cria oportunidades para prevenir uma futura TB doença.* Ao contrário da TBIL, a TB doença não é comum, mas é uma ameaça imediata à mãe e ao feto, ou ao recém-nascido, e cria um perigo para o controle de infecções na instituição de saúde e na comunidade mais ampla.

A. Tuberculose infecção latente

1. **Diagnóstico.** Deve haver um baixo limiar para solicitar o PPD para gestantes. O teste intradérmico deve ser realizado em todas as gestantes que tiveram contato com alguém com TB; sejam imigrantes de regiões com alta incidência de TB; tenham maior suscetibilidade à TB por causa de infecção pelo HIV; vivam em área de alta prevalência; ou trabalhem em uma profissão com alta probabilidade de exposição.[8] A gravidez não modifica a resposta ao teste intradérmico tuberculínico, e não se observaram efeitos adversos do teste tuberculínico nas mulheres ou em seus neonatos.[10]

   Uma reação positiva ao PPD em mulher assintomática é o método mais comum de diagnóstico da TB infecção durante a gravidez nos EUA; 48 a 72 horas após a aplicação do PPD (5 unidades de tuberculina, 0,1 mℓ), o resultado positivo é definido da seguinte da maneira:[8,11,12]

   a. Induração maior ou igual a 5 mm se a pessoa for imunossuprimida (p. ex., HIV-soropositiva, tratamento de glicocorticoide acima de 15 mg/dia, transplante de órgão, quimioterapia), for contato íntimo de paciente(s) com TB doença contagiosa ou tiver radiografia de tórax anormal compatível com tuberculose antiga.

   b. Induração maior ou igual a 10 mm se a pessoa for usuária de drogas intravenosas, tiver uma doença clínica subjacente (como insuficiência renal crônica, diabetes melito, desnutrição, leucemia, gastrectomia), for oriunda de uma região com alta prevalência de TB, for residente em casa de apoio, presídio ou abrigo; viver em uma região com carência de assistência médica ou for profissional de saúde em áreas de alto risco; e tiver menos de 4 anos de idade.

---

*N.R.T.: No Brasil, as secretarias de saúde pública têm papel ativo no diagnóstico e no tratamento da TBIL, por exemplo, na investigação de contatos.

Capítulo 52 | Tuberculose **531**

c. Induração maior ou igual a 15 mm se a pessoa não tiver nenhum fator de risco e não tiver predisposição a verdadeira TB.

Sempre que a pessoa for reatora ao PPD, é essencial determinar se o resultado decorre de TBIL ou TB doença. Deve-se obter anamnese completa e exames físicos devem ser realizados para avaliar se existem manifestações clínicas de TB doença. Além disso, deve-se realizar radiografia de tórax (ver III.B.1.a.).

Uma alternativa ao PPD é um teste de liberação de gamainterferona (IGRA), que mede a produção de gamainterferona por linfócitos T após estimulação com antígeno específico.[12,13] Atualmente, há dois IGRA aprovados para uso clínico nos EUA: QuantiFERON Gold-TB® e T-SPOT.TB®. Esses testes têm sensibilidades semelhantes, mas o IGRA é mais específico que o PPD por causa da ausência de reatividade cruzada em pacientes vacinados com o bacilo de Calmette-Guérin (BCG).[13]

2. **Tratamento.**[6,8,10,12] As recomendações atuais para tratamento de mulheres com TBIL são (i) aguardar até o período pós-parto, com exceção das seguintes populações de alto risco: mulheres HIV-positivas, contatos íntimos com pessoa com tuberculose ativa e mulheres com conversão da prova intradérmica nos últimos 2 anos; e (ii) tratamento com isoniazida (INH) e piridoxina durante 9 meses. Embora não haja evidências de teratogênese, alguns especialistas recomendam que se aguarde até o segundo trimestre de gravidez para iniciar o tratamento. A TB doença deve ser excluída antes do início do tratamento.

B. Tuberculose doença

1. **Diagnóstico**

a. **Radiografia de tórax.** Se o teste intradérmico tuberculínico for positivo ou se houver evidências clínicas de TB, deve-se solicitar radiografia de tórax para determinar se há doença ativa. Um exame abdominal é essencial para proteger o feto dos raios X. Os achados radiográficos compatíveis com doença ativa incluem adenopatia, infiltrados focais ou multinodulares, cavitação e expansão reduzida dos lobos superiores dos pulmões. Como os achados radiográficos podem ser normais a despeito da TB doença, avaliação adicional (p. ex., culturas de escarro) é necessária se houver sintomas.[8]

b. **Sinais e sintomas maternos.**[14] As manifestações clínicas da TB durante a gravidez são similares às de mulheres não grávidas. Embora muitas mulheres sejam assintomáticas, os sinais e sintomas possíveis abrangem febre, tosse, perda ponderal, febre, mal-estar e fadiga ou hemoptise.[8,15] Mal-estar, fadiga e vômitos são facilmente confundidos com outros distúrbios associados à gestação. O envolvimento extrapulmonar pode provocar mastite, TB miliar, meningite tuberculosa e, mais comumente, envolvimento de linfonodos, ossos, rins ou trato genitourinário. Há aumento da incidência de TB extrapulmonar nos pacientes que também têm HIV.[8]

c. **Cultura.** Toda gestante com suspeita de TB (PPD positivo, radiografia de tórax suspeita ou positiva e/ou manifestações clínicas) deve coletar três amostras de escarro no início da manhã, que serão submetidas à coloração para BAAR, cultura (o isolamento demora até 6 semanas) e antibiograma.[4,8,16] Como 5 a 10% das gestantes com TB apresentam doença extrapulmonar, uma avaliação completa é imprescindível e, se indicadas, biopsias de linfonodos ou de outros locais afetados devem ser obtidas para baciloscopia e cultura. Um exsudato fibrinoso peritoneal durante a cesariana ou infecção da placenta auxilia no diagnóstico de TB na mãe e/ou no neonato. Se houver evidências de TB ativa, os contatos próximos devem ser avaliados quanto à doença.

2. **Tratamento**[8,10,12] (Figura 52.1). Se a TB ativa for diagnosticada durante a gravidez (cultura positiva, evidências clínicas ou radiográficas), recomenda-se tratamento inicial imediato com INH, rifampicina (RIF) e etambutol (EMB). A piridoxina (25 a 50 mg/dia) é acrescentada ao esquema devido à maior necessidade dessa vitamina (B_6) durante a gravidez e porque ajuda a prevenir a neuropatia relacionada com a INH. A duração da administração de cada droga depende dos resultados da sensibilidade do microrganismo. Se os bacilos forem sensíveis a INH e RIF, deve-se suspender o EMB após 2 meses e continuar a INH e RIF por 9 meses. Se os bacilos forem resistentes a INH ou RIF, deve-se consultar um especialista no tratamento da tuberculose para garantir o tratamento efetivo (dependendo da situação, é provável que haja associação de pirazinamida [PZA] e talvez de outros fármacos, sobretudo em caso de resistência à RIF). É preciso fazer outras considerações nas mulheres coinfectadas por HIV.[17] Caso haja manifestações extrapulmonares, como na tuberculose meníngea,

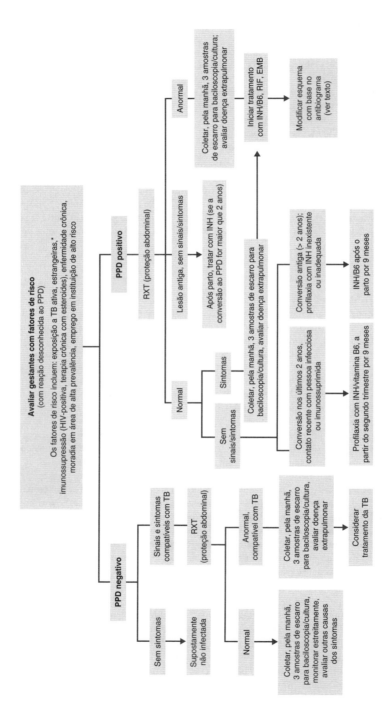

Figura 52.1 Diagnóstico e tratamento da tuberculose em gestantes (nos EUA). *Nascidas em países com alta prevalência de TB. Para mulheres HIV-positivas, o tipo de medicação utilizada e o tratamento da TB podem variar.[17] PPD = derivado proteico purificado; TB = tuberculose; HIV = vírus da imunodeficiência humana; INH = isoniazida; RIF = rifampicina; EMB = etambutol; RXT = radiografia de tórax. Dados das referências 6, 8, 9 e 14.

Capítulo 52 | Tuberculose **533**

ou resposta lenta ao tratamento, é indicado o tratamento prolongado. Todos os pacientes com tuberculose ativa devem ser isolados em ambiente com sistema independente de ar e pressão negativa do ar, e a equipe deve usar máscaras respiratórias N95.[7,18] Segundo a OMS, uma mulher com tuberculose pulmonar sensível aos fármacos deixa de ser considerada infecciosa após tratamento adequado durante 2 a 3 semanas.[1] Entretanto, a maioria das políticas de controle de infecção hospitalar exige o isolamento de paciente com tuberculose ativa até que se obtenham três esfregaços de escarro consecutivos negativos para BAAR em dias diferentes. Além disso, na tuberculose multidrogarresistente (MDR), deve-se considerar o isolamento durante todo o período de hospitalização.[6] Notifique a Secretaria Municipal de Saúde, de modo que se possa realizar investigação dos contatos.

INH, RIF e EMB parecem ser relativamente seguros para o feto, e o benefício do tratamento sobrepuja o risco em potencial para ele. Embora frequentemente usada para tratar a TB, a estreptomicina (STREP) é contraindicada em gestantes porque pode causar ototoxicidade no feto. Não existem dados sobre os efeitos da PZA na gravidez e, portanto, esse fármaco não faz parte da rotina de tratamento nos EUA. Contudo, é parte do esquema recomendado pela OMS para tratamento da tuberculose na gravidez. Outros fármacos contraindicados em gestantes são canamicina, amicacina, capreomicina e fluoroquinolonas. Consulte um especialista se uma gestante tiver TB multidrogarresistente (MDR) e, por conseguinte, exigir tratamento com medicamentos que costumem ser contraindicados na gestação ou tenham efeitos fetais desconhecidos. A supervisão do tratamento e a observação direta do tratamento (DOT) são indicadas para todos os pacientes com doença tuberculosa.

Embora os medicamentos anti-TB sejam excretados no leite materno, a quantidade transmitida é baixa e tem pouco efeito no recém-nascido; entretanto, o aleitamento materno não é contraindicado.

IV. Tuberculose do feto ou recém-nascido

A. Patogenia.[4,6,8,14,19,20] Embora a **TB congênita** seja rara (cerca de 350 casos notificados), ela pode ser adquirida das seguintes maneiras:

1. Disseminação hematogênica pela veia umbilical a partir da placenta infectada para o fígado e os pulmões fetais (também pode acometer o sistema digestório, a medula óssea, a pele ou os linfonodos mesentéricos).
2. Inalação ou ingestão de líquido amniótico infectado, *in utero* ou no momento do nascimento, provocando infecção primária dos pulmões ou do trato gastrintestinal. O diagnóstico de TB congênita é encontrado com maior incidência em neonatos cujas mães têm endometrite tuberculosa ou tuberculose miliar[8] e em lactentes cujas mães com tuberculose não foram tratadas durante a gravidez.[21] O risco de transmissão vertical provavelmente independe da sorologia materna para HIV.[21]

   O diagnóstico de TB congênita requer a ocorrência de lesão tuberculosa e, no mínimo, um destes: lesões de TB na primeira semana de vida, lesões hepáticas primárias, TB placentária ou genital materna ou exclusão da transmissão pós-natal após investigação extensa. Se esses critérios não forem encontrados, a infecção provavelmente foi adquirida no **período pós-natal** das seguintes maneiras:

   a. Inalação (mais comum) ou ingestão de gotículas respiratórias infectadas
   b. Contaminação de pele ou mucosas traumatizadas
   c. Ingestão de leite materno infectado (em teoria).

   Por fim, não é necessário distinguir do início da infecção tuberculosa no recém-nascido, pois o manejo e o prognóstico são semelhantes; assim, a denominação tuberculose perinatal é mais adequada. No entanto, é importante identificar a fonte da infecção para tomar precauções adequadas e tratar a origem de maneira apropriada.[6,20]

B. Sinais e sintomas neonatais.[4,8,14,19,20] As manifestações clínicas de TB no neonato variam em relação à duração, ao mecanismo e à localização da infecção. Embora possam ocorrer por ocasião do nascimento, os sinais e sintomas são observados mais comumente entre a 2ª e a 4ª semana de vida. O diagnóstico de tuberculose perinatal é dificílimo e, portanto, exige alto índice de suspeição.[20] As manifestações clínicas com frequência são inespecíficas e incluem hepatoesplenomegalia (76%); dificuldade respiratória (72%); febre (48%); linfadenopatia (38%); distensão abdominal (24%); letargia e irritabilidade (21%); secreção

534 Parte 8 | Doenças Infecciosas

auricular (17%); e pápulas cutâneas (14%).[19] Ademais, podem ocorrer apneia, atraso do crescimento, icterícia e sinais de envolvimento do sistema nervoso central (SNC). A infecção é mais propensa a disseminar-se em neonatos do que em crianças acima dos 2 anos de idade e adultos com sistema imunológico mais vulnerável.[20]

A maioria dos recém-nascidos infectados exibe radiografia de tórax anormal (infiltrados ou padrão miliar em 50%), e quase todos eles terão PPD inicial negativo. O PPD tem maior probabilidade de ser positivo (definido em crianças com menos de 4 anos de idade como ≥ 10 mm) se a infecção estiver presente há 1 a 4 meses.[4,6] Em virtude das evidências limitadas, não se recomenda o uso rotineiro de IGRA em crianças com menos de 5 anos.[12]

Devem-se realizar colorações para BAAR e culturas no sangue, urina, três aspirados gástricos no início da manhã, aspirados traqueais e líquido cefalorraquidiano (LCR). Embora o acometimento do SNC seja raro, 50% dos pacientes com infecção do SNC têm menos de 2 anos.[7] Provas de função hepática anormais sugerem doença disseminada. Tecido de linfonodos, fígado, pulmão, medula óssea, lesões cutâneas e placenta podem revelar microrganismos ao exame histopatológico e à cultura. Deve-se realizar antibiograma de qualquer microrganismo isolado nessas culturas, bem como dos microrganismos isolados das culturas maternas. Se todos os esfregaços diretos forem negativos e o recém-nascido estiver enfermo, deve-se instituir o tratamento antituberculose até que o diagnóstico de TB seja excluído. Deve-se realizar teste do HIV em todos os neonatos com TB porque o esquema terapêutico é mais longo se houver coinfecção.

C. Manejo

1. **TB congênita**[4,12,20] (Quadro 52.1). TB perinatal pode ser fatal caso não seja tratada. Os neonatos suspeitos de TB devem realizar teste intradérmico tuberculínico, radiografia de tórax, punção lombar e culturas como parte do manejo inicial. Ademais, devem-se obter cultura e exame histológico da placenta. O tratamento inicial do neonato devem incluir INH, RIF, PZA e um aminoglicosídio como amicacina. O esquema inicial oferece cobertura ampla, porque os neonatos correm risco mais alto de TB extrapulmonar (p. ex., meningite, TB miliar, doença osteoarticular). Quando o microrganismo for sensível aos fármacos, deve administrar-se essa terapia ampla ao lactente durante 2 meses, seguida por INH e RIF durante 4 meses contra *M. tuberculosis* ou 9 a 12 meses contra *Mycobacterium bovis*. Caso o diagnóstico seja de meningite tuberculosa, o lactente deve ser tratado durante 2 meses com o esquema de quatro fármacos, seguido por 7 a 10 meses de INH e RIF. Devem-se acrescentar corticosteroides (2 mg/kg/dia de prednisona ou equivalente por 4 a 6 semanas, em seguida diminuição gradual) caso a meningite tuberculosa seja confirmada. Nos lactentes coinfectados por HIV, deve-se considerar tratamento durante um período mínimo de 9 meses. Em virtude do maior risco de interações entre fármacos antituberculosos e antirretrovirais, convém consultar um especialista. Se o neonato tiver TB multirresistente, recomenda-se frequentemente um esquema quádruplo prolongado (12 a 18 meses) em colaboração com um tisiologista.[7] Como a taxa de identificação do bacilo em culturas neonatais é baixa, o clínico pode ter de se basear no antibiograma materno para determinar o tratamento. Em contraste com as crianças maiores, que têm níveis de piridoxina adequados, os lactentes alimentados ao seio que estão sendo tratados com INH devem receber piridoxina devido aos níveis relativamente baixos dessa vitamina no leite materno. Deve-se considerar o isolamento dos neonatos com TB congênita, porque eles costumam ter alto inóculo de microrganismos no aspirado traqueal.[18] Consulte um tisiologista durante o tratamento neonatal.

2. **Recém-nascido assintomático, infecção ativa na mãe (ou contato domiciliar)**.[4,7,12] Pesquise evidências clínicas de TB no recém-nascido, aplique PPD, solicite radiografia de tórax, envie três aspirados gástricos para baciloscopia e cultura, realize punção lombar e examine a placenta à procura de microrganismos e faça um exame de HIV. Se houver evidências de doença neonatal, o recém-nascido deve receber tratamento para TB congênita (ver IV.C.1.); se não houver evidências de doença neonatal, o neonato corre alto risco e deve receber INH diariamente. Se o bacilo for resistente à INH, use RIF em vez do INH. Se o bacilo for resistente à INH e RIF, consulte um especialista.

   Dá-se continuidade o tratamento com INH no lactente até que a mãe tenha culturas negativas durante 3 a 4 meses. Nessa época, se o lactente for PPD-positivo sem evidências clínicas ou radiográficas de TB, continua-se a INH por um total de 9 meses. Em contrapartida, se o lactente tiver PPD negativo, pode-se suspender a INH se a mãe mostrar boa adesão e sua resposta clínica ao tratamento for adequada. Em todos os cenários, o monitoramento clínico cuidadoso do recém-nascido é essencial.[4]

Capítulo 52 | Tuberculose **535**

Quadro 52.1	Medicamentos comumente usados no tratamento da TB infecção em neonatos e crianças.[6,12]		
Fármaco	**Atividade**	**Dose (mg/kg/dia)**	**Efeitos colaterais**
Isoniazida (INH) Comprimidos (100 ou 300 mg) Xarope (10 mg/mℓ) (instável à temperatura ambiente; deve ser mantido resfriado) Injeção (100 mg/mℓ), IM	Bactericida	10 a 15* (ou 20 a 30 mg/kg/dose 2 vezes/semana) Dose máxima: 300 mg/dia (900 mg 2 vezes/semana)	Neuropatia periférica, hepatotoxicidade, reatividade alérgica Suplementação com piridoxina é necessária para neonatos que se alimentam exclusivamente de leite materno
Rifampicina (RIF) Cápsulas (150 ou 300 mg) (xarope instável), também IV	Bactericida	10 a 20 (ou 10 a 20 mg/kg 2 vezes/semana) Dose máxima: 600 mg	Coloração alaranjada dos líquidos corporais, hepatotoxicidade, vômitos, trombocitopenia, reações pseudogripais, prurido; pode alterar o metabolismo de muitos outros fármacos em virtude do efeito hepático
Pirazinamida (PZA) Comprimidos (500 mg)	Bactericida	30 a 40 (ou 50 mg/kg 2 vezes/semana) Dose máxima: 2 g	Hepatotoxicidade, hiperuricemia, perturbações do sistema digestório
Estreptomicina (STREP) Ampolas de 1 g e 4 g Administração IM (caso não tolere, pode ser administrado por via intravenosa)	Bactericida	20 a 40 IM (uso máximo por 12 semanas) Dose máxima: 1 g	Ototoxicidade, nefrotoxicidade (ajuste posológico na insuficiência renal), erupção cutânea, vestibulotóxico Monitorar função renal e triagens auditivas
Amicacina Ampolas de 500 mg ou 1 g IV ou IM	Bactericida	15 a 30 IM ou IV Dose máxima: 1 g	Ototóxico, nefrotóxico (ajuste da dose na insuficiência renal), vestibulotóxico Monitorar função renal e triagens auditivas
Etambutol (EMB) Comprimidos (100 ou 400 mg)	Bacteriostático, bactericida (doses mais altas)	20 a 25 (ou 50 mg/kg 2 vezes/semana) Dose máxima: 2,5 g	Neurite óptica (considere o risco e os benefícios em lactentes, visto que não é possível monitorar o campo visual), reatividade alérgica, sinais/sintomas gastrintestinais Monitorar campos e acuidade visuais e discriminação das cores

*Quando a isoniazida em dose acima de 10 mg/kg/dia for usada em combinação com rifampina, a incidência de efeitos hepatotóxicos pode aumentar. IM = intramuscular; IV = intravenoso.

Tão logo a mãe seja diagnosticada com TB ativa, notifique a Secretaria Municipal de Saúde, a fim de desencadear uma investigação de contatos, e separe o recém-nascido da mãe. Depois que o neonato estiver recebendo quimioterapia, a continuação do isolamento é desnecessária, a menos que a mãe esteja em estado grave, mostre baixa adesão ou tenha TB multidrogarresistente (MDR). Quando o neonato e a mãe forem reaproximados, os neonatos que receberem aleitamento materno devem receber piridoxina.

3. **Recém-nascido assintomático, mãe (ou contato domiciliar) com PPD positivo e radiografia de tórax anormal.**[4,7,12] Separe o neonato da mãe até que ela tenha sido avaliada. Se a mãe tiver TB ativa, siga o protocolo descrito na seção IV.C.2. Caso a mãe não tenha doença pulmonar, o recém-nascido está sob baixo risco de infecção e não requer tratamento. Contudo, se a mãe não tiver sido tratada no passado, ela precisa de tratamento para prevenir reativação. Avalie os membros do domicílio à procura de TB.

4. **Recém-nascido assintomático, mãe (ou contato domiciliar) com PPD positivo, escarro negativo e radiografia de tórax normal.**[4,7,12] Nessa situação, se a mãe for assintomática, o neonato não é separado da mãe. Embora a mãe necessite de INH após o parto, o recém-nascido não requer tratamento. As pessoas que residem no mesmo domicílio devem ser avaliadas quanto a TB. Se a doença não puder ser excluída nos membros do domicílio ou for detectada na família, testes intradérmicos adicionais são necessários no neonato.

536 Parte 8 | Doenças Infecciosas

5. **Neonato com exposição à TB no berçário.**[4,12] Embora os neonatos expostos à TB no berçário corram baixo risco de adquirir a doença, pode ocorrer infecção. Se a exposição for considerada significativa, o recém-nascido deve realizar teste intradérmico e, ainda que negativo, ser tratado com INH por 3 meses. Então, repete-se o teste intradérmico; se continuar negativo, pode-se interromper o tratamento. Se o PPD for positivo, o neonato deve ser tratado com INH durante 9 meses, com monitoramento clínico cuidadoso. A fim de prevenir a transmissão da TB no berçário, os profissionais devem realizar teste intradérmico anualmente.

V. Bacilo de Calmette-Guérin (BCG).[4,6,7,12,22] BCG é uma vacina de bacilos vivos atenuados preparada a partir do *M. bovis*. Embora se tenha mostrado que a vacinação com BCG previne formas disseminadas da TB em crianças, sua eficácia na prevenção da doença pulmonar em adolescentes e adultos permanece incerta. Apesar de a vacinação ser adotada atualmente em mais de 100 países* e ser recomendada pelo Expanded Programme on Immunizations da OMS, suas indicações atualmente nos EUA são limitadas a grupos específicos que satisfaçam critérios definidos: (i) lactentes e crianças (PPD-negativos e HIV-soronegativos) com exposição prolongada a pessoas contagiosas não tratadas ou tratadas com esquema ineficaz, ou pessoas contagiosas com TB multirresistente se a remoção da fonte for impossível; ou (ii) indivíduos não reatores à tuberculina que trabalham em abrigos para moradores de rua ou instituições de assistência médica em áreas de alto risco para TB multirresistente (quando as precauções de controle da infecção foram malsucedidas). A vacina BCG é contraindicada para pacientes com HIV, imunodeficiência congênita, neoplasias malignas e queimaduras, bem como pessoas em esquemas de radioterapia e quimioterapia (incluindo corticosteroides). Além disso, a OMS não recomenda mais a vacinação com BCG de crianças saudáveis infectadas por HIV. Como não se conhecem os efeitos fetais do BCG, a vacina não é recomendada durante a gravidez.

Antes de administrar a vacina BCG, consulte um especialista local em TB. Quando o BCG é fornecido, siga atentamente as instruções do prospecto. Os lactentes com menos de 2 meses de idade não precisam de teste tuberculínico (a menos que se suspeite de infecção congênita), enquanto as crianças maiores precisam de um PPD negativo antes de receber o BCG. Os neonatos (menos de 30 dias de vida) devem receber metade da dose recomendada devido ao alto risco de linfadenite. Se as indicações para vacinação persistirem após 1 ano de idade, eles devem receber uma dose plena da vacina se seu PPD for inferior a 5 mm. Embora limitados, existem alguns dados sobre a eficácia da vacina BCG em prematuros, que poderia ser administrada aos 2 a 3 meses de idade pós-natal ou antes da alta para casa.[23,24]

Após a vacinação com BCG, frequentemente ocorre a formação de uma pústula no local de injeção no decorrer de 3 semanas, que muitas vezes evolui para cicatriz permanente. Outras complicações são infrequentes, mas podem incluir ulceração no local de injeção, linfadenite local e, menos comumente, osteíte; a disseminação do BCG pode ocorrer em pacientes com imunodeficiência grave. As reações adversas são tratadas com medicamentos anti-TB em colaboração com um tisiologista. Notifique todas as reações adversas ao fabricante.

Embora a administração de BCG possa afetar a utilidade diagnóstica futura do PPD, os estudos mostraram que a maioria dos lactentes vacinados com BCG tem PPD negativo dos 5 aos 10 anos de idade, e as recomendações para interpretar o PPD não são modificadas em pessoas imunizadas com BCG. O uso de IGRA em pessoas vacinadas com BCG possibilita maior especificidade.

Agradecimentos
Os autores desejam agradecer a Robert N. Husson, MD (Division of Infectious Diseases, Children's Hospital, Boston), por sua revisão crítica deste texto.

Referências
1. World Health Organization. WHO Report 2008. Global Tuberculosis Control: surveillance, planning, financing. Available at: http://www.who.int/tb/publications/global_report/2008/pdf/fullreport.pdf. Accessed July 7, 2010.
2. Small PM, Fujiwara PI. Management of tuberculosis in the United States. *N Engl J Med* 2001;345(3):189–200.
3. Centers for Disease Control and Prevention. Decrease in reported tuberculosis cases - United States, 2009. *MMWR Morb Mortal Wkly Rep* 2010;59(10):289–294.

---

*N.R.T.: Inclusive no Brasil.

Capítulo 52 | Tuberculose   **537**

4. Starke JR. Tuberculosis. In: Remington JS, Klein JO, eds. *Infectious diseases of the fetus and newborn infant.* 6th ed. Philadelphia: WB Saunders; 2006.

5. Talbot EA, Moore M, McCray E, et al. Tuberculosis among foreign-born persons in the United States, 1993–1998. *JAMA* 2000;284(22):2894–2900.

6. Centers for Disease Control and Prevention. Interactive Core Curriculum on Tuberculosis: What the Clinician Should Know. 2004. Available at: http://www.cdc.gov/tb/webcourses/CoreCurr/index.htm. Accessed July 9, 2010.

7. Cruz AT, Starke JR. Pediatric tuberculosis. *Pediatr Rev* 2010;31(1):13–25.

8. Nhan-Chang CL, Jones TB. Tuberculosis in pregnancy. *Clin Obstet Gynecol* 2010;53(2):311–321.

9. Starke JR. Tuberculosis. An old disease but a new threat to the mother, fetus, and neonate. *Clin Perinatol* 1997;24(1):107–127.

10. Centers for Disease Control and Prevention. Tuberculosis and Pregnancy. Published 2008. Available at: http://www.cdc.gov/tb/publications/factsheets/specpop/pregnancy.htm. Accessed July 6, 2010.

11. Centers for Disease Control and Prevention. Tuberculin skin testing. Published 2010. Available at: http://www.cdc.gov/tb/publications/factsheets/testing/skintesting.htm. Accessed July 7, 2010.

12. American Academy of Pediatrics. Tuberculosis. In: Pickering LK, Baker CJ, Kimberlin DW, et al., eds. *Red book: 2009 Report of the Committee on Infectious Diseases.* 28th ed. Elk Grove Village, IL: American Academy of Pediatrics; 2009:680–701.

13. Mazurek M, Jereb J, Vernon A, et al. Updated guidelines for using Interferon Gamma Release Assays to detect Mycobacterium tuberculosis infection—United States, 2010. *MMWR Recomm Rep* 59(RR-5):1–25.

14. Laibl VR, Sheffield JS. Tuberculosis in pregnancy. *Clin Perinatol* 2005;32(3):739–747.

15. Good JT Jr, Iseman MD, Davidson PT, et al. Tuberculosis in association with pregnancy. *Am J Obstet Gynecol* 1981;140(5):492–498.

16. Jacobs RF, Abernathy RS. Management of tuberculosis in pregnancy and the newborn. *Clin Perinatol* 1988;15(2):305–319.

17. Kaplan JE, Benson C, Holmes KH, et al. Guidelines for prevention and treatment of opportunistic infections in HIV-infected adults and adolescents: recommendations from CDC, the National Institutes of Health, and the HIV Medicine Association of the Infectious Diseases Society of America. *MMWR Recomm Rep* 2009;58(RR-4):1–207.

18. Jensen PA, Lambert LA, Iademarco MF, et al. Guidelines for preventing the transmission of Mycobacterium tuberculosis in health-care settings, 2005. *MMWR Recomm Rep* 2005;54(RR-17):1–141.

19. Cantwell MF, Shehab ZM, Costello AM, et al. Brief report: congenital tuberculosis. *N Engl J Med* 1994;330(15):1051–1054.

20. Whittaker E, Kampmann B. Perinatal tuberculosis: new challenges in the diagnosis and treatment of tuberculosis in infants and the newborn. *Early Hum Dev* 2008;84(12):795–799.

21. Pillay T, Sturm AW, Khan M, et al. Vertical transmission of Mycobacterium tuberculosis in KwaZulu Natal: impact of HIV-1 co-infection. *Int J Tuberc Lung Dis* 2004;8(1):59–69.

22. Centers for Disease Control and Prevention. The role of BCG vaccine in the prevention and control of tuberculosis in the United States. A joint statement by the Advisory Council for the Elimination of Tuberculosis and the Advisory Committee on Immunization Practices. *MMWR Recomm Rep* 1996;45(RR-4):1–18.

23. Negrete-Esqueda L, Vargas-Origel A. Response to Bacillus Calmette-Guérin vaccine in full-term and preterm infants. *Am J Perinatol* 2007;24(3):183–189.

24. Okan F, Karagoz S, Nuhoglu A. Bacillus Calmette-Guérin vaccination in preterm infants. *Int J Tuberc Lung Dis* 2006;10(12):1337–1341.

Referências adicionais na internet com o mais recente teste de triagem da tuberculose e diretrizes de tratamento

American Academy of Pediatrics Red Book: http://aapredbook.aappublications.org/

Centers for Disease Control and Prevention: http://www.cdc.gov/tb/

World Health Organization: http://www.who.int/tb/en/ (disponível também em outros idiomas)

53 Doença de Lyme

Muhammad Aslam

I. A **doença de Lyme** (borreliose de Lyme) é a enfermidade transmitida por vetor mais comum nos EUA. O microrganismo causal é o espiroqueta *Borrelia burgdorferi*, transmissível aos seres humanos por picada de carrapato, incluindo *Ixodes scapularis*. Os roedores *Peromyscus leucopus* e os cervos são importantes no ciclo evolutivo do carrapato. A distribuição da doença de Lyme correlaciona-se à distribuição desses hospedeiros. Nos EUA, a maioria dos casos surge no nordeste, de Massachusetts a Maryland, no centro-oeste, em Wisconsin e Minnesota, ou na Califórnia. Já foram notificados casos em todos os estados nos EUA e também no Canadá, na Europa, na China, no Japão e na Rússia. É mais provável que os seres humanos sejam infectados nos meses de junho, julho e agosto. O período de incubação desde a picada de carrapato até o aparecimento de lesão(ões) cutânea(s) varia de 1 a 32 dias, com período mediano de 11 dias.

As manifestações clínicas da doença de Lyme dividem-se em três estágios. No estágio **precoce localizado**, uma erupção cutânea eritematosa, anular e não pruriginosa conhecida como *eritema migratório crônico,* aparece no local de uma picada de carrapato, em geral no decorrer de 1 a 2 semanas. O estágio precoce localizado também pode manifestar-se como múltiplas lesões de eritema migratório, febre, mialgia e artralgia. Pacientes com doença **precoce disseminada** podem apresentar-se com múltiplas lesões de eritema migratório, envolvimento neurológico (meningite, paralisia de nervos cranianos e radiculopatia periférica) e cardite (bloqueio atrioventricular e disfunção miocárdica). A doença **tardia** manifesta-se como artrite pauciarticular recorrente, neuropatia periférica e deficiência cognitiva.

Os primeiros relatos e séries de casos confirmaram a possibilidade de transmissão transplacentária da *B. burgdorferi* e levantaram preocupações com uma síndrome de doença de Lyme congênita análoga àquela observada em outras espiroquetoses, como a sífilis. Constatou-se uma grande variedade de manifestações clínicas, e inicialmente, as atenções se concentraram em malformações cardíacas congênitas e morte fetal. Contudo, estudos epidemiológicos não ratificaram uma associação entre infecção congênita e desfechos fetais ou neonatais adversos. Um estudo prospectivo de 2.014 gestantes mostrou a falta de associação entre soropositividade ou história de picada de carrapato e malformações congênitas, baixo peso ao nascer ou morte fetal. Um relato pelos mesmos autores comparou 2.504 recém-nascidos de uma região endêmica com 2.507 nascidos em região não endêmica. Esse estudo mostrou aumento significativo da taxa de malformações cardíacas congênitas na região endêmica em comparação com a não endêmica, mas não houve associação dentro da região endêmica entre soropositividade e malformações cardíacas. De modo semelhante, em um estudo retrospectivo de casos-controle de 796 pacientes com cardiopatia congênita e 704 neonatos controles, não houve associação entre anomalias cardíacas e evidências clínicas de doença de Lyme durante a gravidez. Embora tais estudos tenham sido limitados pela baixa prevalência da doença de Lyme, com base nas evidências disponíveis, provavelmente é pequeno qualquer aumento no risco de efeitos neonatais adversos da borreliose de Lyme pré-natal.

Não há evidências de que *B. burgdorferi* seja transmissível no leite materno.

II. Diagnóstico. A doença de Lyme pode ser diagnosticada pelo aparecimento de erupção cutânea típica (eritema migratório) em mulheres que vivem ou visitam uma região onde casos da doença de Lyme tenham sido previamente relatados. Contudo, o espectro de sintomas clínicos pode ser bastante variável. Conforme mencionado, não existe uma síndrome aceita de borreliose de Lyme congênita. A avaliação sorológica começa com o imunoensaio enzimático (IEE) ou ensaio de imunofluorescência (EIF) agudo e convalescente para detectar anticorpos imunoglobulina M (IgM) contra *B. burgdorferi*. O título de IgM chega ao máximo 3 a 6 semanas após a infecção, e pode ser negativo em pacientes com eritema migratório isolado, nas gestantes ou nos pacientes tratados precocemente. Ademais, resultados de IEE e EIF falso-positivos decorrem de reação cruzada com outras espiroquetoses, infecções virais e doenças autoimunes. Portanto, resultados positivos ou duvidosos do IEE ou EIF devem ser confirmados por *Western immunoblot*. Se houver suspeita de envolvimento do sistema nervoso central, também deve-se obter testes sorológicos no líquido cefalorraquidiano. A reação em cadeia da polimerase para detecção da *B. burgdorferi* está sendo investigada.

III. Tratamento de mães e recém-nascidos. As pacientes que sabidamente tenham doença de Lyme ou nas quais ela seja suspeitada durante a gravidez devem ser tratadas. O tratamento é igual ao de pacientes não grávidas, com a exceção de que a doxiciclina está contraindicada.

A. Isolamento. São recomendadas precauções universais de isolamento.

B. Picada de carrapato. O tratamento profilático para picadas de carrapato em regiões endêmicas em geral não é recomendado, porém pode ser prescrito para pacientes não grávidas, particularmente aquelas nais quais a fixação do carrapato é longa (> 72 horas).

C. Doença de Lyme precoce localizada. Amoxicilina, 500 mg VO 8/8 horas por 14 a 21 dias ou cefuroxima axetil, 500 mg VO 12/12 horas durante 14 a 21 dias. Para pacientes alérgicas à penicilina, a eritromicina, 500 mg VO 6/6 horas por 14 a 21 dias, é uma alternativa; contudo, os macrolídios parecem ser menos efetivos e essas pacientes devem ser cuidadosamente acompanhadas.

D. Doença de Lyme precoce disseminada ou quaisquer manifestações da doença tardia. Ceftriaxona, 2 g IV 1 vez/dia durante 14 a 28 dias, ou penicilina G, 18 a 24 milhões de unidades IV por dia, divididas 4/4 horas. As pacientes com paralisia isolada de nervos cranianos, bloqueio atrioventricular (BAV) de primeiro ou segundo grau ou artrite sem manifestações neurológicas podem ser tratadas com medicação oral, como na doença de Lyme precoce localizada. A reação de Jarisch-Herxheimer (uma reação febril aguda acompanhada de cefaleia, mialgia e agravamento do quadro clínico de menos de 24 horas de duração) pode ocorrer quando se inicia o tratamento. Tratamento sintomático, agentes anti-inflamatórios não esteroides (AINE) e continuação do agente antimicrobiano são recomendados.

E. Recém-nascido de mulher com doença de Lyme confirmada na gravidez. Não é conhecido o risco relativo de transmissão fetal em função da gravidade da doença materna, cronicidade da doença materna ou escolha do antibiótico e via de administração. Do mesmo modo, não existem dados sobre o tratamento ideal do recém-nascido com manifestações clínicas de doença de Lyme aguda. Em um relato, um feto de 38 semanas cuja mãe manifestou doença de Lyme aguda 1 semana antes do parto apresentou, após o nascimento, petéquias e erupção cutânea vesicular que desapareceram após a administração intravenosa de penicilina G durante 10 dias. Caso se acredite que um recém-nascido tenha doença de Lyme, deve-se instituir tratamento com penicilina ou ceftriaxona por via intravenosa durante 14 a 21 dias, após a coleta de sangue e de líquido cefalorraquidiano para exames. Se a mãe foi tratada para doença de Lyme com eritromicina durante a gestação, deve-se considerar o tratamento do neonato com penicilina ou ceftriaxona.

F. Prevenção da doença de Lyme. Uma vacina recombinante contra a proteína da superfície externa da *B. burgdorferi* foi aprovada pela Food and Drug Administration (FDA) em 1998 para indivíduos entre 15 e 70 anos de idade. Não foi recomendada para gestantes. O fabricante retirou a vacina do mercado em 2002 devido à falta de demanda. Na falta da vacina, a prevenção baseia-se em evitar a ida a áreas intensamente infestadas com carrapatos, uso de repelentes apropriados contra carrapatos e insetos e exame cuidadoso para detecção e remoção de carrapatos o mais cedo possível após a fixação. Os indivíduos com infecção aguda não devem doar sangue, porém os pacientes que foram tratados para doença de Lyme podem ser considerados para doação de sangue. Não se recomenda a triagem de rotina de gestantes, independentemente de estarem residindo em regiões endêmicas ou não endêmicas.

Leitura sugerida

American Academy of Pediatrics. Committee on infectious diseases. Prevention of Lyme disease. *Pediatrics* 2000;105:142.

American Academy of Pediatrics. Lyme disease. In: Pickering LK, Baker CJ, Kimberlin DW, et al., eds. *Red book: 2009 Report of the Committee of Infectious Disease*. 28th ed. Elk Grove Village: American Academy of Pediatrics; 2009:430–435.

Silver HM. Lyme disease during pregnancy. *Infect Dis Clin North Am* 1997;11:93–97.

Strobino BA, Abid S, Gewitz M. Maternal Lyme disease and congenital heart disease: a case-control study in an endemic area. *Am J Obstet Gynecol* 1999;180:711–716.

Strobino BA, Williams CL, Abid S, et al. Lyme disease and pregnancy outcome: a prospective study of two thousand prenatal patients. *Am J Obstet Gynecol* 1993;169:367–374.

Wormser GP, Nadelman RB, Dattwyler RJ, et al. Practice guidelines for the treatment of Lyme disease. *Clin Infect Dis* 2000;31(suppl 1):1–14.

Parte 9
Distúrbios Neurológicos

54 Hemorragia Intracraniana
Janet S. Soul

Introdução

A incidência de hemorragia intracraniana (HIC) varia de 2% a mais de 30% em recém-nascidos, de acordo com a idade gestacional (IG) ao nascimento e o tipo de HIC. O sangramento intracraniano pode ocorrer: (i) externamente ao encéfalo e dentro do espaço extradural, subdural ou subaracnóideo; (ii) no parênquima do cérebro ou cerebelo; ou (iii) nos ventrículos desde a matriz germinativa subependimária ou o plexo coroide (Quadro 54.1). A incidência, a patogenia, a apresentação clínica, o diagnóstico, o manejo e o prognóstico da HIC variam de acordo com a localização e o tamanho da HIC e a IG do neonato.[1,2] Com frequência há uma combinação de dois ou mais tipos de HIC, pois uma HIC em dado local muitas vezes estende-se para um compartimento adjacente; por exemplo, extensão de hemorragia parenquimatosa para o espaço subaracnóideo ou os ventrículos. Embora a hemorragia intraventricular (HIV) possa estar associada à hemorragia parenquimatosa, esta última não é uma extensão da HIV, mas um infarto venoso hemorrágico causado por obstrução da veia terminal.

Em geral, o diagnóstico depende da suspeita clínica, quando um recém-nascido apresenta-se com sinais neurológicos sugestivos, como convulsões, irritabilidade ou depressão do nível de consciência, e/ou com déficits neurológicos focais atribuíveis ao cérebro ou tronco encefálico. O diagnóstico é confirmado por um exame de neuroimagem apropriado. A ressonância magnética (RM) é a modalidade ideal de imagem em quase todos os tipos de HIC, mas geralmente se prefere a ultrassonografia (US) em recém-nascidos prematuros

Quadro 54.1	Descrição da hemorragia intracraniana (HIC) neonatal por localização, de cada tipo de HIC como uma fonte predominantemente primária (1ª) ou secundária (2ª) de sangramento e da incidência relativa em recém-nascidos pré-termo (PT) ou a termo (T).

Tipo (localização) da hemorragia	Fonte principal de HIC	Incidência relativa em PT × T
1. Hemorragias subdural e extradural	1ª > 2ª	T > PT
2. Hemorragia subaracnóidea (HSA)	2ª > 1ª*	Desconhecido*
3. Hemorragia intraparenquimatosa		
Cerebral	2ª > 1ª	PT > T
Cerebelar	2ª > 1ª	PT > T
4. Hemorragia da matriz germinativa/intraventricular	1ª > 2ª	PT > T

*Incidência real desconhecida; HSA primária pequena pode ser mais comum que o reconhecido em recém-nascidos PT e T.

542 Parte 9 | Distúrbios Neurológicos

ou em estado crítico cuja condição instável seja uma contraindicação ao transporte até a sala de RM. Para evitar a exposição de recém-nascidos à radiação ionizante da TC, esta apenas deve ser usada em situações de emergência, quando não houver disponibilidade/possibilidade de RM nem de US. A American Academy of Neurology (AAN) preconiza a ultrassonografia craniana (USC) de rotina entre 7 e 14 dias de idade para todos os recém-nascidos com idade gestacional (IG) inferior a 30 semanas, e, em condições ideais, sua repetição entre 36 e 40 semanas de idade pós-menstrual, mas a RM não é recomendada para vigilância de rotina.[3] Nossa rotina local é fazer a USC em todos os recém-nascidos com IG ao nascimento anterior a 32 semanas e peso ao nascimento menor que 1.500 g.

O manejo varia com o tamanho e a localização da HIC e os sinais neurológicos à apresentação. Em geral, somente as hemorragias muito grandes com sinais clínicos exigem intervenção cirúrgica para remoção da própria HIC. Diante de uma HIC volumosa, suporte pressórico ou reposição do volume (com solução salina a 0,9%, albumina ou concentrado de hemácias) pode ser necessário por conta de perda sanguínea significativa. Mais comumente, o manejo concentra-se no tratamento das complicações, como crises epilépticas ou o aparecimento de dilatação ventricular pós-hemorrágica (DVPH). Em geral, embora seja mais provável que uma HIC grande resulte em morbidade ou mortalidade elevada que uma pequena, a existência e a gravidade da lesão parenquimatosa, por causa de hemorragia, infarto ou outra neuropatologia, geralmente é o melhor fator preditivo do desfecho.

I. Hemorragias subdural e extradural

A. Etiologia e patogenia. A patogenia da hemorragia subdural (HSD) diz respeito à ruptura de veias e seios de drenagem cerebrais que ocupam o espaço subdural. Modelagem vertical, alongamento frontoccipital e forças torcionais atuantes sobre a cabeça durante o parto podem provocar laceração dos folhetos durais do tentório do cerebelo ou da foice cerebral. Tais lacerações podem induzir ruptura da veia de Galeno, seio sagital inferior, seio reto e/ou seio transverso, e geralmente HSD na fossa posterior. A apresentação pélvica também predispõe a osteodiástase occipital, fratura com afundamento do(s) osso(s) occipital(is), o que pode causar laceração direta do cerebelo ou ruptura do seio occipital. A HSD clinicamente significativa na fossa posterior frequentemente resulta de traumatismo no neonato a termo, porém HSD pequenas e irrelevantes são razoavelmente comuns em partos não complicados (a incidência verdadeira em recém-nascidos aparentemente sadios é desconhecida). A HSD no espaço supratentorial costuma advir da ruptura de veias superficiais transponentes sobre a convexidade cerebral. Outros fatores de risco da HSD incluem aqueles fatores que aumentam a probabilidade de forças significativas sobre a cabeça do neonato, como macrocefalia, pelve rígida (p. ex., na mãe primípara ou multípara mais velha), apresentação não cefálica (pélvica, de face etc.), parto ou nascimento muito rápido ou prolongado, parto instrumentado difícil ou, raramente, diátese hemorrágica. A RM é a melhor modalidade para determinar há quanto tempo ocorreu a HIC. Após o nascimento, a HSD e a hemorragia extradural (HED) são quase sempre causadas por traumatismo craniano direto ou ao sacudir a criança; portanto, é preciso suspeitar de lesão intencional em casos de apresentação aguda de HSD ou HED após o período perinatal. Entretanto, deve-se ter cuidado para não confundir um derrame crônico antigo por HIC associada ao parto com HIC aguda pós-natal. A interpretação cuidadosa dos exames de neuroimagem, sobretudo da RM, deve distinguir a HSD ou HED do derrame crônico.

B. Apresentação clínica. Quando o acúmulo de sangue é rápido e volumoso, como ocorre na ruptura de veias calibrosas ou seios durais, a apresentação se dá pouco após o nascimento e evolui rapidamente. Isso é particularmente verdadeiro acerca da HSD infratentorial, na qual a compressão do tronco encefálico pode provocar rigidez de nuca ou opistótono; embotamento ou coma; apneia; outros padrões respiratórios anormais; e pupilas não reativas e/ou movimentos extraoculares anormais. Se a pressão intracraniana (PIC) subir, pode haver abaulamento das fontanelas e/ou alargamento das suturas. Nas hemorragias grandes, podem-se observar sinais sistêmicos de hipovolemia e anemia. Quando a origem da hemorragia são veias pequenas, os sinais clínicos podem ser escassos por até 1 semana, quando, então, o hematoma alcança um tamanho crítico, comprime o parênquima cerebral e produz sinais neurológicos, ou sobrevém hidrocefalia. Crises epilépticas ocorrem em até metade dos neonatos com HSD, sobretudo naquela sobre a convexidade cerebral. Na HSD na convexidade cerebral também pode haver sinais cerebrais focais sutis e transtornos leves da consciência, como irritabilidade. A hemorragia subaracnóidea (HSA) provavelmente coexiste na maioria dos casos de HSD neonatal, o que é demonstrado pelo exame do líquido cefalorraquidiano (LCR).[4] Por fim, uma efusão subdural crônica pode desenvolver-se gradualmente ao longo de meses, apresentando-se como crescimento anormalmente rápido da cabeça, de modo que a circunferência occipitofrontal (COF) cruza percentis nas primeiras semanas a meses após o nascimento.

C. Diagnóstico. Deve-se suspeitar do diagnóstico com base na anamnese e nos sinais clínicos e confirmá-lo por estudos de neuroimagem. A tomografia computadorizada (TC) é o exame de escolha para diagnóstico de HSD ou HED em emergências, se não for possível fazer uma RM com rapidez.[3] Embora a USC seja valiosa na avaliação do neonato enfermo à beira do leito, **as imagens ultrassonográficas das estruturas adjacentes aos ossos (*i. e.*, o espaço subdural) frequentemente são inadequadas.** A RM mostrou-se bastante sensível para detectar hemorragias pequenas, e ajuda a estabelecer o momento de ocorrência da HIC. A RM também é superior para detectar outras lesões, como contusão, infarto tromboembólico ou lesão hipóxico-isquêmica, que podem ocorrer em alguns neonatos com hipovolemia/anemia grave ou outros fatores de risco para anormalidades parenquimatosas. Contudo, é muito mais rápido fazer uma TC e, geralmente, a TC é adequada para o recém-nascido instável com PIC elevada, que poderá necessitar de intervenção neurocirúrgica. **Quando houver suspeita clínica de HSD volumosa, não se deve realizar punção lombar (PL) antes de obter a TC.** A PL pode estar contraindicada se houver hemorragia grande na fossa posterior ou no compartimento supratentorial. Se for encontrada uma HSD pequena, deve-se realizar uma PL para excluir infecção no recém-nascido com sinais como crises epilépticas, depressão do estado mental ou outros sinais sistêmicos de doença, visto que HSD pequenas são frequentemente "silenciosas" no que diz respeito a manifestações clínicas.

D. Manejo e prognóstico. A maioria dos neonatos com HSD não requer intervenção cirúrgica e pode ser assistida com medidas de apoio e tratamento de quaisquer crises epilépticas associadas. Os neonatos com evolução rápida de HSD infratentorial volumosa exigem estabilização imediata com reposição do volume (líquido e/ou hemoderivados), agentes pressóricos e suporte respiratório, se necessário. TC de crânio urgente e parecer da neurocirurgia devem ser solicitados para todos os neonatos com sinais de disfunção progressiva do tronco encefálico (*i. e.*, coma, apneia, disfunção de nervos cranianos), opistótono ou fontanela tensa e abaulada. Evacuação cirúrgica aberta do coágulo é o tratamento habitual para a minoria de recém-nascidos com HSD grande em qualquer localização acompanhada de anormalidades neurológicas graves ou hidrocefalia obstrutiva. Quando o quadro clínico estiver estável e não houver deterioração do exame neurológico nem elevação refratária da PIC, o manejo da HSD na fossa posterior consistirá em medidas de apoio e TC seriadas em vez de em intervenção cirúrgica.[5] Exames laboratoriais para excluir sepse ou diátese hemorrágica devem ser considerados quando houver HSD grande. O recém-nascido deve ser monitorado quanto ao desenvolvimento de hidrocefalia, que pode ocorrer tardiamente após HSD. Por fim, efusões subdurais crônicas podem se dar raramente e apresentam-se semanas a meses depois com aumento anormal do perímetro cefálico. O prognóstico dos neonatos com HSD não cirúrgica é geralmente bom, desde que não haja outra lesão neurológica ou doença significativa. O prognóstico de desenvolvimento normal também é bom quando a evacuação cirúrgica imediata do hematoma for bem-sucedida e não houver outra lesão parenquimatosa.

E. Hemorragia extradural ou epidural. Existem cerca de 20 relatos de casos de HED neonatal na literatura. A HED parece correlacionar-se a traumatismo (p. ex., parto difícil por via vaginal com uso de fórceps ou vácuo-extrator), e um grande céfalo-hematoma ou fratura de crânio foi encontrada em cerca de metade dos casos relatados de HED. A remoção ou aspiração da hemorragia foi realizada na maioria dos casos, e o prognóstico foi muito bom, exceto quando havia outra HIC ou patologia parenquimatosa.

II. Hemorragia subaracnóidea

A. Etiologia e patogenia. A hemorragia subaracnóidea (HSA) é uma apresentação comum de HIC entre recém-nascidos, embora ainda não se conheça a verdadeira incidência das pequenas HSA. A HSA primária (*i. e.*, HSA não causada pela extensão de HIC em compartimento adjacente) provavelmente é frequente mas clinicamente insignificante. Nesses casos, a HSA pode passar despercebida (a incidência real de HSA pequena permanece desconhecida) em razão da ausência de sinais clínicos. Por exemplo, LCR hemorrágico ou xantocrômico pode ser a única indicação dessa hemorragia em neonatos submetidos a exame do LCR para excluir sepse. Uma HSA pequena provavelmente resulta do "traumatismo" normal associado ao processo de nascimento. A causa do sangramento geralmente é a ruptura das veias

Parte 9 | Distúrbios Neurológicos

no espaço subaracnóideo ou de vasos leptomeníngeos pequenos. É bem diferente da HSA em adultos, nos quais a origem do sangramento geralmente é arterial e, em consequência, produz uma síndrome clínica muito mais emergencial. A HSA deve ser distinguida da extensão subaracnóidea de sangue de hemorragia na matriz germinativa/hemorragia intraventricular (HMG/HIVe), que ocorre mais comumente no neonato pré-termo (PT). A HSA também pode resultar de extensão de HSD (p. ex., particularmente na fossa posterior) ou contusão cerebral (hemorragia parenquimatosa). Por fim, pode ocorrer hemorragia subpial, principalmente no recém-nascido a termo sadio, que em geral é uma hemorragia focal provavelmente causada por traumatismo local que resulta na compressão venosa ou oclusão durante parto vaginal (com frequência quando foram usados fórceps ou vácuo-extrator).[6]

B. Apresentação clínica. A exemplo de outras apresentações de HIC, a suspeita clínica de HSA pode advir de perda sanguínea ou disfunção neurológica. Apenas raramente a perda de volume é grande o suficiente para provocar resultados catastróficos. Com maior frequência, os sinais neurológicos manifestam-se como crises epilépticas, irritabilidade ou outras alterações leves do estado mental, particularmente na HSA ou hemorragia subpial sobre as convexidades cerebrais.

Pequenas HSA podem não causar sinais clínicos evidentes, à exceção de convulsões em uma criança aparentemente saudável. Nessa circunstância, as convulsões podem ser erroneamente diagnosticadas como movimentos anormais ou outros eventos clínicos.

C. Diagnóstico. Convulsões, irritabilidade, letargia ou sinais neurológicos focais devem suscitar uma investigação para determinar se há HSA (ou outra HIC). O diagnóstico é mais bem estabelecido por meio de RM ou TC, ou ainda por PL para confirmar ou diagnosticar HSA pequena. A TC geralmente é adequada para diagnosticar HSA, mas, no caso de HSD ou HED, a RM é preferível por sua ausência de radiação e por ser superior para definir se há evidências de qualquer outra patologia parenquimatosa. A HSA pode ocorrer, por exemplo, no contexto de hipoxia-isquemia ou meningoencefalite; patologias que são mais bem detectadas com RM, TC ou US. A USC não é sensível para a detecção de HSA pequena, portanto deve ser usada apenas se o paciente estiver instável demais para ser transportado até a TC/RM.

D. Manejo e prognóstico. O manejo da HSA geralmente requer apenas medidas sintomáticas, como terapia anticonvulsivante (ver Capítulo 56) e alimentação por tubo nasogástrico ou líquidos intravenosos se o neonato estiver letárgico demais para alimentar-se por via oral. A maioria dos recém-nascidos com HSA pequena evolui bem, sem sequelas reconhecidas. Em casos raros, uma HSA muito grande provoca um quadro grave com depressão profunda do estado mental, convulsões e/ou sinais de comprometimento do tronco encefálico. Nesses casos, transfusões sanguíneas e suporte cardiovascular devem ser instituídos se necessário, e uma intervenção neurocirúrgica pode ser imprescindível. É importante estabelecer, pela RM, se há hipoxia-isquemia coexistente ou outra neuropatologia significativa que será o determinante crucial de prognóstico neurológico deficiente, uma vez que um procedimento cirúrgico pode não melhorar o desfecho se, além da HSA, houver uma lesão encefálica. Em alguns casos, a hidrocefalia sobrevém a uma HSA moderada a grande, portanto, deve-se realizar USC de acompanhamento nesses neonatos, sobretudo se houver sinais de hipertensão intracraniana ou crescimento anormalmente rápido da cabeça.

III. Hemorragia intraparenquimatosa

A. Etiologia e patogenia

1. A **hemorragia intraparenquimatosa (HIP) intracerebral primária** é incomum em todos os recém-nascidos, enquanto a HIP intracerebelar é encontrada em 5 a 10% das necropsias em recém-nascidos prematuros. Uma hemorragia intracerebral pode ocorrer raramente como um evento primário relacionado com ruptura de malformação arteriovenosa ou aneurisma, de um distúrbio da coagulação (p. ex., hemofilia, trombocitopenia) ou de causa desconhecida. Mais comumente, a HIP encefálica ocorre como um evento secundário, como hemorragia em uma região de lesão encefálica hipóxico-isquêmica. Por exemplo, a HIP também pode advir de infarto venoso (porque os infartos venosos são geralmente hemorrágicos), seja associada a HMG/HIVe grande (PT > T, ver seção IV.) ou causada por trombose dos seios venosos (T > PT). O sangramento pode ocorrer secundariamente na região de distribuição

arterial de um infarto (a termo [T] > PT) ou, raramente, na região de leucomalácia periventricular (LPV) necrótica (PT > T). A HIP pode acometer neonatos submetidos a oxigenação por membrana extracorpórea (ECMO). Por fim, a HIP cerebral pode ser uma extensão de uma HIC grande em outro compartimento, como HSA grande ou HSD, como ocorre raramente em traumatismo significativo ou distúrbio da coagulação e pode, às vezes, ser difícil identificar a origem da hemorragia.

2. A **hemorragia intracerebelar** ocorre mais comumente em neonatos pré-termo que em a termo, e pode passar despercebida pela ultrassonografia craniana (USC) de rotina, porque a incidência relatada é significativamente mais alta em estudos neuropatológicos que em estudos clínicos. O uso das incidências do processo mastoide e da fontanela posterior durante a USC aumenta a probabilidade de detecção de hemorragia cerebelar (e de HSA na fossa posterior). A HIP intracerebelar pode ser primária ou resultar de infarto hemorrágico venoso ou de extensão de HMG/HIVe (PT > T). Com frequência é difícil determinar a origem primária ou a etiologia dessas hemorragias pela USC. A HIP cerebelar raramente se dá como uma extensão de HSA/HSD grande na fossa posterior relacionada com traumatismo (T > PT).

B. Apresentação clínica. A apresentação da HIP é semelhante à da HSD, em que a síndrome clínica varia de acordo com a localização da HIP na fossa anterior ou posterior. No neonato pré-termo, a HIP muitas vezes é clinicamente silenciosa em ambas as fossas intracranianas, a menos que a hemorragia seja muito volumosa. No neonato a termo, a hemorragia intracerebral apresenta-se geralmente com sinais neurológicos focais como crises epilépticas, assimetria do tônus/movimentos ou preferência do olhar, além de irritabilidade ou nível deprimido de consciência. Uma grande hemorragia cerebelar (± HSD/HSA) apresenta-se conforme descrito anteriormente (ver seção I.), e deve ser tratada de maneira semelhante à HSD grande na fossa posterior.

C. Diagnóstico. A RM é o melhor exame de imagem para HIP, mas pode-se usar a USC no neonato pré-termo ou quando for necessário obter um exame de imagem rápido à beira do leito. A TC pode ser realizada para avaliação de urgência quando não for possível fazer a RM rapidamente, mas a exposição à radiação da TC deve ser evitada sempre que possível. A RM é superior para demonstrar a extensão e o tempo da hemorragia, bem como a existência de qualquer outra anormalidade parenquimatosa. Além disso, a angiorressonância magnética (ARM) pode ser útil para demonstrar uma anomalia vascular, ausência de fluxo distal a um êmbolo arterial ou trombose venosa sinusal. É mais provável, portanto, que a RM estabeleça a etiologia da HIP e defina acuradamente o prognóstico a longo prazo do recém-nascido a termo que a TC ou a USC. No recém-nascido pré-termo, incidências da USC através do processo mastoide e/ou da fontanela posterior aumentam a detecção de hemorragia na fossa posterior. Quando não se conhece a etiologia da HIP, deve-se realizar uma PL para descartar a possibilidade de infecção, a menos que haja efeito expansivo significativo ou herniação.

D. Manejo e prognóstico

1. O manejo agudo da HIP é semelhante ao da HSD e HSA, pois a maioria das hemorragias pequenas requer apenas tratamento sintomático e suporte, enquanto uma HIP grande com comprometimento neurológico grave deve desencadear intervenção neurocirúrgica imediata. É importante diagnosticar e tratar qualquer patologia coexistente, como infecção ou trombose dos seios venosos, pois essas condições subjacentes causam lesão adicional que pode ter um impacto no desfecho a longo prazo maior que a própria HIP. Uma HIP grande, especialmente em associação a HIVe ou HSA/HSD, pode causar hidrocefalia, portanto devem-se monitorar a circunferência craniana e a função neurológica durante dias a semanas após a HIP. No caso de HIP grande, geralmente deve-se obter exame de imagem de acompanhamento, RM ou USC, a fim de estabelecer a gravidade e a extensão da lesão e excluir hidrocefalia ou uma malformação vascular remanescente.

2. O prognóstico a longo prazo relaciona-se principalmente com a localização e o tamanho da HIP e a IG do recém-nascido. Uma HIP pequena pode ter relativamente pouca ou nenhuma consequência neurológica a longo prazo. HIP cerebral grande pode acarretar um transtorno epiléptico vitalício, hemiparesia ou outro tipo de paralisia cerebral, dificuldades alimentares e comprometimento cognitivo que varia desde déficits do aprendizado até retardo mental, de acordo com a localização. Hemorragia cerebelar no neonato a termo muitas vezes tem um prognóstico relativamente bom, embora possa resultar em sinais cerebelares de ataxia, hipotonia, tremor, nistagmo e déficits cognitivos leves. A HIP cerebelar unilateral pequena provoca déficits mínimos, tanto em recém-nascidos a termo como

546 Parte 9 | Distúrbios Neurológicos

nos prematuros. Em contrapartida, uma HIP cerebelar volumosa que destrói parte significativa do cerebelo (ou seja, lesão cerebelar significativa bilateral) em recém-nascido pré-termo pode levar a déficits cognitivos e motores graves nos lactentes que sobrevivem ao período neonatal (tais pacientes frequentemente morrem por causa de doença sistêmica e não de HIP).[7]

IV. Hemorragia na matriz germinativa/hemorragia intraventricular

A. Etiologia e patogenia

A hemorragia na matriz germinativa/hemorragia intraventricular (HMG/HIVe) é encontrada principalmente no neonato pré-termo, no qual a incidência atual é de 15 a 20% em neonatos com IG abaixo de 32 semanas, mas é rara no recém-nascido a termo. A etiologia e a patogenia são diferentes nesses dois grupos de recém-nascidos.

1. **Nos recém-nascidos a termo,** a HIVe primária origina-se geralmente do plexo coroide ou em associação a trombose venosa (± dos seios venosos) e infarto talâmico, embora a HIVe também possa ocorrer no pequeno remanescente da matriz germinativa subependimária. A patogenia no neonato a termo está mais provavelmente relacionada com traumatismo (*i. e.,* parto difícil) ou asfixia perinatal. Contudo, pelo menos 25% dos neonatos não apresentam fatores de risco identificáveis. Um estudo que utilizou imagens de TC sugeriu que a HIVe poderia ser secundária a infarto hemorrágico venoso no tálamo em 63% dos neonatos a termo com HIVe clinicamente significativa.[8] Nesses casos pode existir trombose das veias cerebrais internas, mas ocasionalmente há trombose sinovenosa mais extensa.

2. **No neonato pré-termo, a HMG/HIVe origina-se dos frágeis vasos involutivos da matriz germinativa subependimária, localizada no sulco caudotalâmico.** São muitos os fatores de risco identificados na etiologia da HIVe, inclusive os maternos como infecção/inflamação e hemorragia, ausência de esteroides antes do nascimento; os externos como tipo de parto ou transporte neonatal para outro hospital; e os genéticos, cada vez mais reconhecidos, que predispõem o recém-nascido a HIVe. Todavia, todos esses fatores de risco contribuem para a patogenia básica da HMG/HIVe, que se relaciona com alterações do fluxo sanguíneo e da coagulação. Demonstrou-se, então, que a patogenia da HMG/HIVe no neonato pré-termo está relacionada, em grande parte, com numerosos fatores intravasculares, vasculares e extravasculares (Quadro 54.2). Os fatores de risco intravasculares provavelmente são os mais importantes e também os mais acessíveis a esforços de prevenção.

   a. Os fatores de risco intravasculares que predispõem à HMG/HIVe incluem isquemia/reperfusão, aumentos do fluxo sanguíneo cerebral (FSC), flutuação do FSC e elevações da pressão venosa cerebral. A isquemia/reperfusão ocorre comumente quando a hipotensão causada por doença ou intervenção iatrogênica é corrigida rapidamente. Esse cenário é frequente logo após o nascimento, quando um neonato prematuro tem hipovolemia ou hipotensão tratada com infusão de solução coloide, salina a 0,9% ou hiperosmolar, como o bicarbonato de sódio. Acredita-se que infusões rápidas dessas soluções sejam particularmente propensas a contribuir para HMG/HIVe. De fato, estudos no modelo com filhotes de cães da raça Beagle mostraram que isquemia/reperfusão (hipotensão precipitada por remoção de sangue seguida por infusão de volume) produz HMG/HIVe de

Quadro 54.2	Fatores na patogenia da HMG/HIVe.
Fatores intravasculares	Isquemia/reperfusão (p. ex., infusão de volume após hipotensão)
	FSC flutuante (p. ex., com ventilação mecânica)
	Aumento do FSC (p. ex., com hipertensão arterial, anemia, hipercapnia)
	Aumento da pressão venosa cerebral (p. ex., com pressão intratorácica alta, geralmente por ventilação)
	Disfunção plaquetária e distúrbios da coagulação
Fatores vasculares	Capilares tênues e involutivos com grande diâmetro luminal
Fatores extravasculares	Suporte vascular deficiente
	Atividade fibrinolítica excessiva

maneira fidedigna.[9] Aumentos persistentes do FSC colaboram para HMG/HIVe e podem ser causados por crises convulsivas, hipercarbia, anemia e hipoglicemia (essas condições provocam aumento compensatório do FSC). Demonstrou-se que o FSC flutuante também está associado a HMG/HIVe em neonatos pré-termo. Em um estudo, neonatos com grandes flutuações da velocidade do FSC por US com Doppler tiveram probabilidade de apresentar HMG/HIVe bem mais alta que aqueles com padrão estável de velocidade do FSC.[10] As flutuações grandes ocorreram geralmente nos neonatos que respiravam fora de sincronia com o respirador, porém tais flutuações também foram observadas em neonatos com, por exemplo, persistência do canal arterial de grandes dimensões ou hipotensão. Acredita-se que elevações da pressão venosa cerebral contribuam para a HMG/HIVe. As causas dessas elevações abrangem estratégias ventilatórias quando a pressão intratorácica está elevada (p. ex., pressão positiva contínua alta nas vias respiratórias), pneumotórax, aspiração traqueal e parto e nascimento, quando a compressão da cabeça fetal provavelmente resulta em aumento expressivo da pressão venosa.[11] De fato, encontra-se incidência mais alta de HMG/HIVe em neonatos pré-termo com duração mais longa do trabalho de parto e nos nascidos por via vaginal em comparação com aqueles de parto cesáreo. Em todos esses fatores intravasculares relacionados com alterações no fluxo sanguíneo arterial e venoso cerebral, o papel da circulação cerebral passiva à pressão provavelmente é muito importante. Diversos estudos mostraram que neonatos pré-termo, sobretudo quando asfixiados, têm incapacidade reduzida de regular a resposta do FSC às alterações da pressão arterial (daí o termo "passiva à pressão").[12,13] Esse comprometimento da autorregulação deixa o recém-nascido sob risco aumentado de ruptura dos frágeis vasos da matriz germinativa quando ocorrem aumentos significativos da pressão arterial ou da pressão venosa cerebral, e particularmente quando a isquemia precede essa elevação da pressão. Por fim, comprometimento da coagulação e disfunção plaquetária também são fatores intravasculares que podem colaborar para a patogenia da HMG/HIVe.

b. Os fatores vasculares que contribuem para HMG/HIVe incluem a natureza frágil dos vasos involutivos da matriz germinativa. Não há muscular da mucosa e a adventícia é escassa nessa área de diâmetro relativamente grande e vasos de paredes finas; todos esses fatores tornam os vasos particularmente suscetíveis a ruptura.

c. Os fatores de risco extravasculares para HMG/HIVe incluem suporte extravascular deficiente e, provavelmente, atividade fibrinolítica excessiva nos recém-nascidos prematuros.

B. Patogenia das complicações da HMG/HIVe. As duas complicações principais da HMG/HIVe são **infarto hemorrágico periventricular (IHPV)** e **dilatação ventricular pós-hemorrágica (DVPH). O risco das duas complicações se eleva com o aumento das dimensões da HIVe.** A patogenia dessas duas complicações será descrita aqui.

1. O **IHPV** era anteriormente considerado uma extensão de HIVe grande, por isso chamado de HIVe de grau IV. Embora essa designação ainda seja utilizada em boa parte da literatura, estudos neuropatológicos cuidadosos mostraram que o achado de uma lesão hemorrágica grande, frequentemente unilateral ou assimétrica, dorsolateral ao ventrículo lateral **não é uma extensão da HIVe original**, mas é uma lesão à parte que consiste em um infarto venoso hemorrágico. Estudos neuropatológicos demonstraram o aspecto em forma de leque de um típico infarto venoso hemorrágico na distribuição das veias medulares que drenam para a veia terminal, resultante de obstrução do fluxo na veia terminal pela grande HIVe ipsolateral. As evidências que apoiam a noção de obstrução venosa subjacente à patogênese de IHPV incluem a observação de que o IHPV ocorre no lado da HIVe maior, e exames de US com doppler mostraram redução acentuada ou ausência de fluxo na veia terminal no lado da HIVe grande.[14] Outra evidência neuropatológica de que **o IHPV é uma lesão distinta da HIVe original** é a constatação de que o revestimento ependimário do ventrículo lateral entre a HIVe e o IHPV permanece intacto em alguns casos, demonstrando que a HIVe não se "estendeu" ao parênquima cerebral adjacente. Por isso, IHPV é uma complicação da HIVe grande, motivo pelo qual alguns autores preferem referir-se a ele como uma lesão separada do que dizer que o IHPV é um grau "elevado" da HIVe (*i. e.*, HIVe de grau IV). Os fatores de risco para o desenvolvimento de IHPV incluem IG baixa, escores de Apgar baixos, acidose no início da vida, persistência do canal arterial, pneumotórax, hemorragia pulmonar e necessidade de suporte significativo da respiração ou pressão arterial.[15]

2. A **dilatação ventricular pós-hemorrágica (DVPH) progressiva ou hidrocefalia pós-hemorrágica (HPH) – a terminologia varia** – pode ocorrer dias a semanas após o início da HMG/HIVe. Nem toda dilatação ventricular evolui para hidrocefalia estabelecida que exija tratamento, por isso os termos são empregados com significados discretamente diferentes (ver a evolução clínica da DVPH na seção IV.C.3). A patogenia da *dilatação ventricular pós-hemorrágica progressiva* provavelmente resulta, pelo menos em parte, de redução da reabsorção de LCR e/ou obstrução do aqueduto ou dos forames de Luschka ou Magendie por coágulo particulado.[16] Trabalhos recentes sugerem que outros mecanismos participam na patogenia da DVPH. Encontram-se altos níveis de TGF-β1 no LCR após HIVe, sobretudo nos neonatos com DVPH; o TGF-β1 suprarregula genes das proteínas da matriz extracelular que elaboram uma "cicatriz", a qual pode obstruir o fluxo e/ou a reabsorção de LCR.[16–18] Ademais, propôs-se que restrição das pulsações arteriais (p. ex., causada pela redução da complacência intracraniana) pode originar hidrocefalia crônica em modelos hidrodinâmicos de hidrocefalia.[19] **A patogenia da lesão encefálica resultante da DVPH** provavelmente está relacionada em grande parte com hipoxia-isquemia regional e distensão mecânica da substância branca periventricular, segundo estudos com animais e seres humanos.[20–23] Além disso, a existência de ferro não ligado a proteína no LCR de neonatos com DVPH pode levar à produção de espécies reativas de oxigênio, que por sua vez contribuem para a lesão dos oligodendrócitos imaturos na substância branca.[24] A lesão encefálica associada à DVPH é principalmente uma lesão encefálica bilateral da substância branca semelhante à leucomalácia periventricular (LPV) no que diz respeito à neuropatologia e ao desfecho a longo prazo.[23,25–27]

C. Apresentação clínica

1. A HMG/HIVe no recém-nascido pré-termo é, em geral, uma síndrome clinicamente silenciosa e, por conseguinte, reconhecida apenas quando se realiza USC de rotina. A maioria dessas hemorragias ocorre dentro de 72 horas após o nascimento, por isso utiliza-se a rotina USC 3 a 4 dias após o nascimento com IG < 32 semanas. Neonatos com HIVe grande podem manifestar níveis reduzidos de consciência e dos movimentos espontâneos, hipotonia, movimentos oculares anormais ou desvio assimétrico dos olhos. Raramente, o recém-nascido apresenta-se com deterioração neurológica rápida e grave com embotamento ou coma, hipotonia acentuada e ausência de movimentos espontâneos, e postura tônica generalizada que frequentemente é interpretada como crise convulsiva (embora não haja correlato eletrográfico no eletroencefalograma).

2. O recém-nascido a termo com HIVe se apresenta geralmente com sinais como crises convulsivas, apneia, irritabilidade ou letargia, vômitos com desidratação ou fontanela compacta. Ventriculomegalia muitas vezes já existe por ocasião do diagnóstico de HIVe no neonato a termo. É raro encontrar uma apresentação catastrófica, a menos que haja outra HIC, como HSD grande ou hemorragia parenquimatosa.

3. A DVPH pode se desenvolver ao longo de dias a semanas após a HIVe, particularmente em neonatos prematuros, e pode apresentar-se com aumento da circunferência craniana (cruzando percentis no gráfico de crescimento), fontanela abaulada, afastamento das suturas, redução do nível de consciência, deficiência do olhar para cima ou sinal do sol poente, apneia, piora do estado respiratório ou dificuldades alimentares. Entretanto, a DVPH pode ser relativamente assintomática em neonatos pré-termo, pois a PIC muitas vezes é normal nessa população, sobretudo quando a dilatação é lentamente progressiva. USC seriadas são, portanto, cruciais para o diagnóstico de DVPH em neonatos pré-termo com HIVe conhecida. Um estudo de recém-nascidos com peso ao nascer inferior a 1.500 g que apresentaram HIVe e sobreviveram por no mínimo 14 dias mostrou que 50% desses neonatos não terão dilatação ventricular, 25% terão dilatação ventricular não progressiva (ou ventriculomegalia estável) e os demais 25% terão DVPH.[28] A incidência de DVPH aumenta com a intensidade crescente da HMG/HIVe; é incomum na HIVe de grau I ou II (Quadro 54.3) (até 5 a 12%), mas ocorre em até 75% dos neonatos com HIVe de grau III ± IHPV. A incidência de DVPH também é mais alta com IG menor ao nascimento. A dilatação ventricular pode prosseguir rapidamente (durante alguns dias) ou lentamente (durante semanas). Cerca de 40% dos neonatos acometidos mostrarão resolução espontânea da DVPH sem qualquer tratamento. Os 60% restantes geralmente necessitarão de tratamento clínico e/ou cirúrgico (cerca de 15% do último grupo não sobrevive).

Capítulo 54 | Hemorragia Intracraniana **549**

Quadro 54.3	Graduação da hemorragia da matriz germinativa/hemorragia intraventricular (HMG/HIVe).	
Sistema de graduação	**Gravidade da HMG/HIVe**	**Descrição dos achados**
Papile[29]	I	HMG isolada (sem HIVe)
	II	HIVe sem dilatação ventricular
	III	HIVe com dilatação ventricular
	IV	HIVe com hemorragia parenquimatosa
Volpe[2]	I	HMG com HIVe ausente ou mínima (< 10% do volume ventricular)
	II	HIVe ocupa 10 a 50% da área ventricular na incidência parassagital
	III	HIVe ocupa > 50% da área ventricular na incidência parassagital, geralmente distende ventrículo lateral (*no momento do diagnóstico de HIVe*)
	Observação separada	Ecodensidade periventricular (localização e extensão)

D. Diagnóstico

1. **O diagnóstico de HMG/HIVe quase sempre é definido por USC portátil em tempo real no recém-nascido prematuro.** Em nosso serviço realizamos rotineiramente USC em todos os neonatos com IG inferior a 32 semanas. Além disso, a USC pode ser considerada para neonatos com IG superior a 32 semanas que tenham fatores de risco como asfixia perinatal ou pneumotórax hipertensivo, ou que apresentem sinais neurológicos anormais como os descritos anteriormente. Realizamos USC rotineiramente nos 7º, 30º e 60º dias (ou logo antes da alta) nos neonatos com IG abaixo de 32 semanas (ou peso ao nascer inferior a 1.500 g). No caso de recém-nascidos instáveis para os quais a USC pode resultar em mudança do manejo, realizamos a USC no terceiro dia de vida. No recém-nascido de muito baixo peso ao nascer e muito enfermo, deve-se considerar a realização da primeira USC nas primeiras 24 horas de vida, porque uma HIVe grande com/sem outra patologia intracraniana (p. ex., IHPV) pode ser um fator importante para redirecionar a assistência. Ademais, uma HIVe grande em recém-nascidos muito prematuros e doentes pode exigir antecipação da USC subsequente para determinar se há dilatação ventricular rapidamente progressiva. Os recém-nascidos diagnosticados com HMG/HIVe necessitam de USC mais frequentes para monitorar as complicações da HMG/HIVe, como DVPH e IHPV, e outras lesões como a LPV (ver seção V.). Além disso, todos os recém-nascidos prematuros que apresentarem sinais neurológicos anormais ou um fator de risco significativo para HIVe em qualquer momento (como pneumotórax, sepse, hipotensão abrupta ou perda de volume de qualquer etiologia) devem ser submetidos a USC.

   Para os recém-nascidos a termo, a USC é suficiente para detectar HIVe, contudo, a RM é melhor para demonstrar as anormalidades que frequentemente estão associadas a HIVe, tais como infarto talâmico ou trombose dos seios venosos.

2. **A graduação da HMG/HIVe é importante para definir o manejo e o prognóstico.** Usam-se dois sistemas para graduar a HMG/HIVe, conforme descrito no Quadro 54.3.[2,29] O grau da HMG/HIVe deve ser assinalado com base na primeira USC obtida, quando a HIVe é de tamanho máximo. Especificamente, a dilatação ventricular que ocorre dias ou semanas após a HMG/HIVe **não** é HIVe de grau III; representa DVPH ou ventriculomegalia secundária a perda de volume do parênquima. Tendo em vista a variabilidade dos sistemas de graduação e da interpretação da USC, deve-se fornecer uma descrição detalhada dos achados. A descrição deve incluir especificamente os seguintes dados:

   a. Existência ou não de sangue na matriz germinativa
   b. Lateralidade (ou bilateralidade) da hemorragia
   c. Existência ou não de sangue em cada ventrículo, incluindo o volume de sangue em relação ao tamanho do ventrículo

550 Parte 9 | Distúrbios Neurológicos

   d. Existência ou não de sangue no parênquima cerebral, especificando a localização e o volume do sangramento

   e. Existência ou não de dilatação ventricular, com medições dos ventrículos, quando estiverem dilatados

   f. Existência ou não de outro sangramento (p. ex., HSA) ou anormalidades do parênquima.

3. **No recém-nascido a termo, a HIVe é geralmente diagnosticada quando uma USC ou uma RM é realizada por causa de crises epilépticas, apneia ou estado mental anormal.** A RM de crânio é superior para a demonstração de outras lesões que possam estar associadas a HIVe em neonatos a termo, como infarto hemorrágico talâmico, lesão encefálica hipóxico-isquêmica ou trombose em seios venosos.[8]

E. Manejo e prognóstico

1. **A prevenção da HMG/HIVe deve ser o objetivo primário;** a diminuição da incidência de HMG/HIVe ocorrida desde a década de 1980 provavelmente está relacionada com inúmeros avanços na assistência materna e neonatal. Embora se tenha mostrado que a administração antenatal de **glicocorticoides** reduza a incidência de HMG/HIVe, o fenobarbital, a vitamina K e o sulfato de magnésio antenatais não se mostraram conclusivamente capazes de evitar HMG/HIVe. A prevenção pós-natal de HMG/HIVe deve dedicar-se à minimização dos fatores de risco citados na seção IV.A. Em particular, as infusões de soluções coloides ou hiperosmolares devem ser ministradas lentamente, e todos os esforços são envidados para impedir hipotensão e grandes flutuações ou elevações persistentes da pressão arterial ou pressão venosa cerebral. A eliminação da flutuação do FSC relacionada com a ventilação mecânica pode ser obtida por administração de medicamentos sedativos (ou relaxantes musculares). Essa recomendação baseia-se no estudo randomizado que mostrou redução acentuada da incidência de HMG/HIVe em neonatos prematuros com FSC flutuante que receberam relaxantes musculares durante as primeiras 72 horas após o nascimento, em comparação com neonatos que não receberam relaxantes musculares.[30] Em nosso serviço não administramos rotineiramente relaxantes musculares em recém-nascidos prematuros por causa dos muitos riscos associados, mas prescrevemos sedação conforme a necessidade.

2. **O manejo da HMG/HIVe no recém-nascido prematuro consiste basicamente em medidas de apoio** a ele, e monitoramento e tratamento das complicações da HMG/HIVe. Pode ocorrer aumento do tamanho da HMG/HIVe; portanto, tratamento precoce apropriado pode evitar que a HIVe fique grande. As medidas de apoio devem visar manter a perfusão cerebral estável por manutenção da pressão arterial, volume circulatório, eletrólitos e gases sanguíneos normais. Transfusões de concentrados de hemácias podem ser necessárias nos casos de HIVe grande para restaurar o volume sanguíneo e hematócrito normais. Devem-se corrigir a trombocitopenia ou os distúrbios da coagulação.

3. **O manejo da HIVe no recém-nascido a termo consiste em medidas de apoio ao neonato e tratamento das crises epilépticas durante a fase aguda.** Contudo, como as HIVe sintomáticas nesse grupo de neonatos frequentemente são grandes, DVPH ocorre em muitos recém-nascidos, e **pode exigir PL seriadas e/ou colocação subsequente de derivação ventriculoperitoneal (VP) em até 50% desses neonatos.**

4. **O manejo da DVPH consiste em monitoramento cuidadoso do tamanho dos ventrículos por USC seriadas e intervenção apropriada quando necessário para reduzir o acúmulo de LCR, como PL seriadas para remover LCR, intervenção cirúrgica para desviar o fluxo de LCR e, raramente, medicamentos para reduzir a produção de LCR** (Figura 54.1). Os objetivos do tratamento são reduzir a ventriculomegalia e remover produtos da degradação do sangue, pois contribuem para a patogenia da lesão encefálica (ver seção IV.B.2), e potencialmente evitar a necessidade de uma derivação VP permanente. Mostrou-se que a remoção de LCR melhora a perfusão cerebral, o metabolismo e a função neurofisiológica em neonatos com DVPH.[20,31-33] Evidências de numerosos estudos com animais e alguns dados de seres humanos sugerem que o tratamento precoce da DVPH pode melhorar o desfecho neurológico,[24,34-36] embora nenhum estudo clínico tenha constatado melhora do desfecho com quaisquer dessas opções.

   a. Nos casos de **DVPH lentamente progressiva** (durante semanas), o monitoramento cuidadoso do estado clínico (particularmente da COF, das fontanelas e das suturas) e do tamanho ventricular (por USC) pode ser suficiente. Muitos desses casos têm resolução espontânea da dilatação ventricular

pós-hemorrágica sem intervenção ou apresentam ventriculomegalia estável. **É crucial determinar por USC seriadas quais neonatos com dilatação progressiva necessitarão de tratamento e quais têm ventriculomegalia estável decorrente de outras causas (como atrofia secundária a LPV).**
b. **Quando as USC seriadas mostram DVPH persistente, uma intervenção geralmente é necessária, sobretudo se o neonato apresentar sinais clínicos relacionados com a DVPH (p. ex., piora do estado clínico, fontanela abaulada, suturas alargadas, aumento rápido da COF). Em geral, instituímos tratamento quando a dilatação progressiva persistir por cerca de 1 a 2 semanas em neonatos com sinais clínicos,** embora seja necessário avaliar a taxa de dilatação ventricular e o tamanho dos ventrículos em cada caso, a fim de decidir se o tratamento deve ser instituído mais cedo ou mais tarde. Um estudo retrospectivo sugeriu que o tratamento iniciado antes de o tamanho ventricular alcançar o 97º percentil + 4 mm resultou em melhor desfecho neurológico a longo prazo.[36] Em geral, baseamo-nos em uma combinação de medidas do tamanho ventricular, taxa de DVPH, índice resistivo (IR) (ver texto a seguir) e evolução clínica do neonato para decidir quando indiciar o tratamento, em vez de utilizar uma medida única do tamanho ventricular como limite superior (p. ex., 97º percentil + 4 mm).[37] O tratamento deve começar com punções lombares realizadas a cada 1 a 3 dias (remoção de 10 a 15 mℓ de LCR por quilo de peso corporal), dependendo da velocidade de dilatação ventricular e da efetividade da remoção do LCR. Sempre que possível, deve-se medir a pressão de abertura. Uma USC realizada antes e depois da remoção do LCR muitas vezes ajuda a estabelecer o diagnóstico de DVPH e a determinar o efeito da remoção de LCR na diminuição do tamanho ventricular.[33] Se a DVPH for rapidamente progressiva, punções diárias ou intervenção cirúrgica precoce podem ser necessárias (ver IV.E.4.f).
c. **A determinação do IR pode ajudar a orientar o tratamento da DVPH.** O IR é uma medida da resistência ao fluxo sanguíneo e pode indicar quando a complacência intracraniana está baixa e a perfusão cerebral está diminuída. Visto que as reduções persistentes ou intermitentes da perfusão cerebral podem resultar em lesão encefálica isquêmica, utilizamos a determinação do IR para ajudar a guiar o tratamento da DVPH. **Obtém-se o IR medindo as velocidades do fluxo sanguíneo sistólico e diastólico** por US com Doppler (em geral, na artéria cerebral anterior) e calculando-o com a fórmula:

$$IR = \frac{(sistólico - diastólico)}{sistólico}$$

em que "sistólico" refere-se à velocidade do fluxo sanguíneo sistólico, e "diastólico", à velocidade do fluxo sanguíneo diastólico. Os valores normais de IR são inferiores a 0,7 nos recém-nascidos e valores basais superiores a 0,9 a 1,0 indicam que o fluxo diastólico para o cérebro está comprometido. Ocasionalmente valores de IR superiores a 1,0 serão registrados, consequentes à reversão do fluxo durante a diástole, provavelmente colocando o recém-nascido em risco de lesão isquêmica cerebral contínua. Uma elevação significativa do IR desde os níveis basais, ao se aplicar compressão delicada da fontanela, pode indicar comprometimento hemodinâmico e a necessidade de remover LCR. Em geral, consideramos um aumento superior a 30% do IR com a compressão, em comparação com o IR inicial, ou um IR inicial superior a 0,9, uma indicação da necessidade de remover LCR.[38] É preciso lembrar que a interpretação do IR tem de levar em consideração a existência de outras condições que possam influenciar o fluxo sanguíneo sistólico e/ou diastólico, tais como PCA grande ou ventilação mecânica de alta frequência.
d. A combinação do estado clínico do neonato, tamanho e formato ventriculares em USC seriadas, verificação da PIC por manometria, IR por US com Doppler e resposta à remoção de LCR deve ser usada para determinar **a necessidade e a frequência dos procedimentos de remoção de LCR** ou outras intervenções para diminuir o volume de LCR intraventricular (Figura 54.1).
e. **Se o tratamento clínico anterior não lograr êxito em reduzir o tamanho dos ventrículos e/ou a DVPH for rapidamente progressiva, indica-se intervenção cirúrgica.** Deve-se instalar **uma derivação ventriculossubgaleal (VSG), dispositivo de acesso ventricular (reservatório) ou dreno ventricular externo.** Preferimos inserir uma derivação VSG porque (como um dreno ventricular) oferece drenagem contínua de LCR e, por conseguinte, o potencial de manter o tamanho ventricular e a perfusão cerebral normais, em oposição à remoção intermitente de LCR por punções lombares ou ventriculares. Uma derivação VSG pode ser suficiente para drenagem adequada de LCR para o

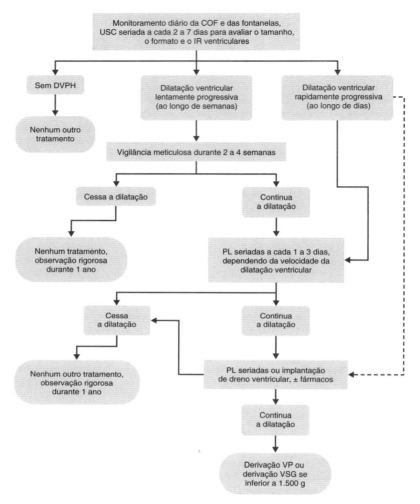

Figura 54.1 Algoritmo sugerido para o manejo de dilatação ventricular pós-hemorrágica (DVPH) subsequente à hemorragia intraventricular (HIVe). COF = circunferência occipitofrontal; USC = ultrassonografia craniana; IR = índice de resistência; PL = punção lombar; VP = ventriculoperitoneal; VSG = ventriculossubgaleal.

espaço subgaleal, durante dias ou semanas, contudo, a drenagem pode ser insuficiente ou acabar sendo obstruída por material particulado.[39] Se a derivação VSG for insuficiente para obter drenagem adequada de LCR, pode-se remover LCR intermitentemente por uma agulha introduzida no reservatório da derivação VSG (ou dispositivo de acesso ventricular) a cada 1 a 3 dias, como se fossem punções lombares seriadas. Os drenos ventriculares externos são menos favorecidos por muitos neurocirurgiões, em razão da alta incidência de infecção, especialmente se o cateter não for tunelizado no tecido subcutâneo, embora realmente aqueles sejam o modelo ideal de drenagem contínua (em vez de intermitente) do líquido cefalorraquidiano.

f. A acetazolamida e a furosemida são inibidores da anidrase carbônica que podem ser usados para reduzir a produção de LCR. Contudo, seu uso combinado frequentemente acarreta alterações eletrolíticas e nefrocalcinose e pode estar associado a pior desfecho neurológico a longo prazo.[40,41] Por esses motivos, o uso combinado da acetazolamida e furosemida não é mais

preconizado e raramente usamos esses agentes em nossa instituição. O único estudo multicêntrico grande do uso combinado desses dois agentes não evidenciou melhora do desfecho neurológico em comparação com a "terapia padrão", embora o grupo da terapia padrão não tenha sido manejado de acordo com um protocolo padronizado e o tratamento só tenha sido iniciado depois de a dilatação ventricular pós-hemorrágica estar bem estabelecida.[40,41] A acetazolamida poderia ser utilizada quando não for possível a remoção intermitente de LCR por punções lombares e/ou por punção ventricular, ou para reduzir a frequência de procedimentos de remoção intermitente de LCR, por exemplo, em neonatos muito pequenos ou em estado crítico nos quais uma punção ou procedimento cirúrgico encerraria risco inaceitavelmente alto. Todavia, deve-se ressaltar que a segurança e a eficácia da monoterapia com acetazolamida para a dilatação ventricular pós-hemorrágica não foram demonstradas em estudos grandes e a farmacoterapia isolada geralmente não é efetiva nos casos mais graves de dilatação ventricular pós-hemorrágica.

   i.   **Logística.** Se for absolutamente necessário, acetazolamida pode ser administrada na dose de 25 a 150 mg/kg/dia, de 6 em 6 horas, por via intravenosa ou oral, com dose inicial de 25 mg/kg/dia aumentada em 25 mg/kg/dia até o máximo 150 mg/kg/dia, com ou sem furosemida (1 a 3 mg/kg/dia, a cada 6 a 12 horas, por via intravenosa ou oral, dose inicial de 1 mg/kg/dia). Deve-se utilizar a menor dose efetiva de acetazolamida e furosemida por causa dos efeitos potencialmente tóxicos de doses altas desses medicamentos.

   ii. **Efeitos colaterais e riscos.** Monitoramento cuidadoso e tratamento específico são necessários para efeitos colaterais, bem como riscos comuns e significativos associados ao uso desses agentes, incluindo acidose metabólica, anormalidades eletrolíticas, desidratação, desconforto gastrintestinal e hipercalciúria com risco de nefrocalcinose. Os neonatos que recebem terapia prolongada com acetazolamida geralmente necessitam de reposição de sódio, potássio e bicarbonato, com o objetivo de manter o HCO_3 sérico acima de 10 mEq/ℓ. Os neonatos sob tratamento prolongado com furosemida devem ser monitorados para nefrocalcinose com US renais seriadas. As razões Ca^{++}:Cr na urina devem ser medidas de modo intermitente, com razões superiores a 0,21 sugerindo um grau de hipercalciúria que poderia promover nefrocalcinose. O diagnóstico de hipercalciúria e nefrocalcinose, definido por US renal ou razão Ca^{++}:Cr, requer suspensão da terapia com diuréticos. A nefrocalcinose é um distúrbio reversível; portanto, a terapia com diuréticos pode ser reinstituída em dose reduzida se não houver outras opções de tratamento da DVPH.

g. A terapia fibrinolítica não se mostrou capaz de evitar a DVPH em cinco estudos separados de diferentes agentes fibrinolíticos.[42] Um estudo preliminar de drenagem contínua, irrigação e terapia fibrinolítica (denominado "DRIFT") em 24 neonatos com DVPH mostrou redução aparente da incidência de cirurgia para colocação de derivação, da taxa de mortalidade e da incapacidade em comparação com controles históricos.[43] Contudo, quando essa terapia radical de alto risco e muito intensiva foi testada em um estudo multicêntrico maior, os efeitos colaterais aparentemente sobrepujaram os benefícios.[44] Dos 34 recém-nascidos tratados com DRIFT no segundo estudo, 2 morreram e 13 receberam uma derivação (*shunt*) ventriculoperitoneal (VP) (44%), enquanto dos 36 recém-nascidos que receberam tratamento padrão (punções lombares ou ventriculares), cinco morreram e 14 receberam uma derivação VP (50%).[44] Vale a pena mencionar que 12 dos 34 pacientes tratados com DRIFT apresentaram uma segunda HIVe, enquanto apenas 3 dos 36 do grupo de tratamento padrão apresentaram outro episódio de HIVe. Esse segundo estudo mostrou que DRIFT pode ser útil para um subconjunto de recém-nascidos, mas que os riscos globais da terapia foram maiores que no estudo piloto. Assim sendo, essa abordagem terapêutica não foi amplamente adotada.

h. **Se a DVPH persistir por mais de 4 semanas a despeito do tratamento clínico descrito anteriormente, uma derivação permanente geralmente será necessária.** Contudo, uma derivação VP permanente só pode, de modo geral, ser implantada em recém-nascidos com peso superior a 1.500 a 2.000 g e estáveis o bastante para serem submetidos a essa intervenção. Se o recém-nascido pesar menos de 1.500 g, uma derivação VSG,[39] dreno externo ou dispositivo de acesso ventricular será necessário (se ainda não instalado) até que ele tenha ganhado peso suficiente para submeter-se à colocação da derivação VP. **Uma intervenção endoscópica no terceiro ventrículo (ventriculostomia) combinada com cauterização do plexo coroide** pode ser tentada em vez de derivação VP nos centros com experiência nesta cirurgia.[45] O sucesso da intervenção endoscópica no terceiro ventrículo

554 Parte 9 | Distúrbios Neurológicos

(ventriculostomia) é mais provável se não houver tecido fibrótico na cisterna pontocerebelar, se o aqueduto estiver obstruído e se for realizada cauterização do plexo coroide.[46] Dependendo desses fatores, o fracasso pode ocorrer em até 60% dos casos, geralmente nos 6 meses seguintes ao procedimento e será necessário implantar uma derivação VP.

i. Raramente, a DVPH recorre semanas ou meses depois, apesar da resolução aparente no período neonatal.[47] Após a alta hospitalar deve ser mantido o monitoramento da circunferência craniana e das fontanelas durante o primeiro ano de vida.

5. O prognóstico a longo prazo dos neonatos com HMG/HIVe varia sobremodo de acordo com a gravidade da HIVe, complicações da HIVe ou outras lesões encefálicas, peso ao nascer/IG e demais enfermidades significativas que influenciam o desfecho neurológico. Diversos estudos recentes sugerem que neonatos pré-termo com HIVe de graus I e II correm risco aumentado de paralisia cerebral e/ou comprometimento cognitivo em comparação com os recém-nascidos sem HIVe.[48–50] Contudo, até 50% dos recém-nascidos prematuros com IG inferior a 32 semanas têm dificuldades escolares, independentemente da ocorrência de HIVe, embora o risco seja claramente mais alto em crianças e adolescentes com história de HIVe e baixo peso ao nascer/IG.[51,52] Esses comprometimentos cognitivos provavelmente relacionam-se em parte com lesão encefálica coexistente da substância branca (*i. e.*, LPV, ver próxima seção), que apresenta muitos dos mesmos fatores de risco da HMG/HIVe. Mostrou-se que neonatos com ventriculomegalia na USC com ou sem HMG/HIVe correm risco mais alto de déficits neurológicos a longo prazo, provavelmente porque a ventriculomegalia leve é uma consequência da lesão encefálica da substância branca.[53,54] Os estudos até o presente não conseguiram definir conclusivamente as contribuições distintas de HMG/HIVe pequena e lesão encefálica da substância branca, especialmente porque tais lesões frequentemente coexistem e a HIVe muitas vezes passa despercebida na USC. Os neonatos com HIVe de grau III correm risco aumentado de déficits cognitivos e motores; contudo, muitos desses pacientes têm complicações da HIVe ou outras lesões neuropatológicas, como a LPV, que provavelmente contribuem de maneira significativa para o desfecho neurológico. É digno de nota que os neonatos com HIVe de grau III e aqueles com IHPV ("HIVe de grau IV") frequentemente são agrupados em estudos de desfecho. Trabalhos recentes mostraram que a RM é superior à USC para melhorar a detecção, a classificação e, por conseguinte, o prognóstico da HMG/HIVe e suas complicações associadas e outras lesões neuropatológicas, como lesão da substância branca periventricular.[55–57]

Os recém-nascidos com as duas principais complicações da HIVe, a saber, IHPV e DVPH, correm risco muito mais alto de comprometimento neurológico que aqueles com HIVe isolada. Os neonatos com IHPV/HPH que precisam de intervenção significativa frequentemente manifestam diparesia espástica e comprometimento cognitivo em decorrência de lesão bilateral da substância branca periventricular. Os neonatos com IHPV unilateral localizado em geral apresentam hemiparesia espástica afetando o braço e a perna, com comprometimento cognitivo mínimo ou leve.[55] Tetraparesia e déficits cognitivos expressivos (incluindo retardo mental) são mais prováveis se o IHPV for extenso ou bilateral, ou se também houver LPV concomitante; o que é mais comum.[58] Além dos comprometimentos cognitivos e motores, os neonatos com HPH grave e/ou IHPV correm risco de comprometimento visual e epilepsia.[58]

O desfecho nos recém-nascidos a termo com hemorragia intraventricular (HIVe) está relacionado com outros fatores além da própria HIVe, visto que a HIVe não complicada pequena nesta população tem prognóstico favorável. Os recém-nascidos com história de traumatismo, ou asfixia perinatal, ou com evidências em técnicas de neuroimagem de infarto hemorrágico talâmico, lesão encefálica hipóxico-isquêmica ou outras lesões do parênquima correm risco elevado de déficits cognitivos e/ou motores significativos e de epilepsia.

V. Leucomalácia periventricular

A. Etiologia e patogenia. A leucomalácia periventricular (LPV) é uma lesão encontrada predominantemente no recém-nascido pré-termo e, provavelmente, é a lesão neuropatológica subjacente a grande parte dos comprometimentos e déficits cognitivos, motores e sensoriais nas crianças que nasceram prematuras. A incidência verdadeira dessa lesão não é conhecida, sobretudo porque é difícil a detecção da apresentação leve dessa lesão por meio de neuroimagem convencional e porque o limiar de determinação da anormalidade do sinal na substância branca cerebral ainda não foi rigorosamente definido. *Lesão da substância branca* é um termo cada vez mais utilizado em vez de *leucomalácia periventricular* ou leucoencefalopatia periventricular, embora ainda seja muito usada a sigla LVP. Lesão da substância branca é um termo um pouco mais abrangente porque representa a lesão difusa da substância branca cerebral que se estende além das regiões periventriculares definidas nos estudos neuropatológicos e ultrassonográficos iniciais, e, com frequência, é uma lesão não cística. Um termo ainda mais abrangente – "encefalopatia da prematuridade" – foi proposto por Volpe para incluir os achados de anormalidades neuronais nas estruturas de substância cinzenta demonstrados nos estudos neuropatológicos e de neuroimagem incluindo a lesão da substância branca.[59] Esse termo ainda não se propagou na literatura, entretanto, reflete as evidências crescentes de que os recém-nascidos prematuros sofrem uma lesão encefálica que compromete muitas estruturas de substância cinzenta além da substância branca encefálica. Vale a pena mencionar que lesão da substância branca com um padrão de imagem semelhante a LPV nos recém-nascidos prematuros também foi descrita em neonatos a termo,[60] sobretudo naqueles que foram submetidos a reparo cirúrgico de cardiopatia congênita.[61]

A **neuropatologia típica** de LPV foi descrita pela primeira vez em detalhes por Banker e Larroche em seu conhecido relato de 1962 sobre os achados histológicos em 51 necropsias.[62] Eles descreveram as características clássicas da LPV: áreas bilaterais de necrose focal, gliose e ruptura de axônios. Observou-se que a distribuição topográfica está na substância branca periventricular dorsolateral aos ventrículos laterais, principalmente anteriores ao corno frontal (ao nível do forame de Monro) e laterais ao corno occipital. Eles relataram que um episódio "anóxico" grave ocorrera em 50 dos 51 neonatos, que as lesões foram consistentemente detectadas na localização da zona de fronteira da irrigação vascular e que 75% do grupo eram prematuros. Portanto, eles sugeriram duas características-chave da patogenia da LPV, a saber: (i) hipoxia-isquemia que afeta as regiões de zona de fronteira da substância branca; e (ii) vulnerabilidade especial da substância branca periventricular no cérebro prematuro. Estudos neuropatológicos adicionais ampliaram essas observações iniciais, demonstrando que em muitos casos a LPV abrange áreas de necrose focal (que se tornam císticas) e lesão difusa da substância branca. A lesão difusa da substância branca consiste em astrócitos hipertróficos e perda de oligodendrócitos, e é seguida por redução global do volume de mielina da substância branca encefálica. Curiosamente, a análise volumétrica por RM demonstrou diminuição significativa dos volumes da substância cinzenta cortical e subcortical (mais do que o volume de substância branca) em recém-nascidos e prematuros.[63–65] Esses estudos de RM foram confirmados por estudos neuropatológicos recentes que mostraram que há perda neuronal significativa e gliose no tálamo, nos núcleos da base e no córtex cerebral associada a lesão da substância branca nos recém-nascidos prematuros.[66–69] Assim sendo, esses dados quantitativos da RM e neuropatológicos confirmam a noção de que a LPV ou a lesão da substância branca engloba uma lesão desenvolvimental e destrutiva mais difusa do encéfalo em desenvolvimento que inclui a lesão neuronal ou da substância branca.[70]

Essa lesão distintiva da LPV encontrada na substância branca imatura de recém-nascidos prematuros provavelmente resulta da interação de múltiplos fatores patogênicos. **Diversos fatores importantes foram identificados até o momento: (i) hipoxia-isquemia; (ii) vulnerabilidade intrínseca da substância branca encefálica do recém-nascido prematuro; e (iii) infecção/inflamação.**[71] Esses três fatores principais serão discutidos sucintamente, a seguir. Primeiro, Banker e Larroche sugeriram originalmente que a LPV ocorreria nas regiões das zonas de fronteira vasculares na substância branca encefálica, por conseguinte, esperava-se que a isquemia afetasse preferencialmente essas zonas.[62] Autores subsequentes definiram com mais detalhes essas zonas por meio da injeção *post mortem* nos vasos sanguíneos para demonstrar a existência da fronteira vascular e zonas terminais na substância branca periventricular, na qual a LPV é encontrada.[72,73] Propõe-se que estas sejam regiões limítrofes vulneráveis à lesão isquêmica durante os episódios de comprometimento vascular. Além disso, há evidências sugerindo a ocorrência de circulação pressão-passiva em um subgrupo de neonatos prematuros, predispondo-os a lesão encefálica hipóxico-isquêmica.[12,74] Na verdade, um estudo de 32 neonatos mostrou incidência mais alta de LPV (bem como HIVe) em neonatos que demonstraram evidências de circulação passiva à pressão.[75]

Em segundo lugar, Banker e Larroche foram os primeiros a propor a hipótese de que a substância branca periventricular do recém-nascido prematuro é mais vulnerável a anoxia que o cérebro maduro.[62] Uma vulnerabilidade de amadurecimento da substância branca periventricular é sugerida pelo achado

556 Parte 9 | Distúrbios Neurológicos

de que LPV é muito mais comum no prematuro que no neonato a termo. Especificamente, a observação de que a lesão difusa da LPV afeta o oligodendrócito (com resultante perda de mielina), com preservação relativa de outros elementos celulares, sugere que o oligodendrócito imaturo é a célula mais vulnerável a lesão. Os oligodendrócitos imaturos são suscetíveis a lesão e morte celular apoptótica dado o ataque por radicais livres[76,77] e mecanismos excitotóxicos mediados pelo receptor de glutamato.[78] É digno de nota o fato de a apoptose ser postulada como mecanismo de morte celular por agravo isquêmico moderado; como seria esperado da maioria dos casos de LPV. A necrose resulta de agravos isquêmicos graves,[79] portanto há evidências celulares e bioquímicas que apoiam o postulado original de que a substância branca do recém-nascido prematuro exibe vulnerabilidade maturacional à lesão hipóxico-isquêmica, o que resulta em LPV.

Por fim, estudos epidemiológicos e experimentais sugerem a participação da infecção e da inflamação na patogenia da LPV. Estudos epidemiológicos mostraram uma associação entre infecção materna, amniorrexe prolongada, níveis de interleucina-6 no sangue do cordão umbilical e incidência aumentada de LPV,[80] levando à hipótese de que a infecção materna seja um fator etiológico no desenvolvimento de LPV.[81] Trabalhos experimentais mostraram que determinadas citocinas, como a interferona-gama, exercem um efeito citotóxico nos oligodendrócitos imaturos.[82] Contudo, as citocinas também podem ser secretadas no contexto de hipoxia-isquemia (na ausência de infecção). Além disso, uma infecção e/ou citocinas podem acarretar isquemia-reperfusão, a qual pode causar lesão adicional dos oligodendrócitos.[83] Por conseguinte, há múltiplas vias pelas quais a infecção/inflamação poderia contribuir para a patogenia da LPV. Na maioria dos casos, a patogenia da LPV provavelmente envolve a interação de mais de um dos mecanismos patogênicos anteriormente descritos.

B. Apresentação clínica e diagnóstico. Em geral, a LPV é uma lesão clinicamente silenciosa, evoluindo ao longo de dias a semanas com poucos ou nenhum sinal neurológico franco, até semanas ou meses depois quando a espasticidade é detectada, ou até mesmo em uma idade mais avançada, quando as crianças apresentam-se com dificuldades cognitivas na escola. Na LPV moderada a grave, um observador atento consegue detectar algumas evidências de espasticidade nos membros inferiores ao termo ou antes. Contudo, **a LPV geralmente é diagnosticada no período neonatal por USC ou menos comumente por RM.**[84] A evolução da ecogenicidade na substância branca periventricular durante as primeiras semanas após o nascimento, com ou sem cistos ecotransparentes, é a descrição clássica da LPV na US. Ventriculomegalia consequente a atrofia da substância branca periventricular (ou seja, perda de volume) frequentemente existe há semanas. A ventriculomegalia isolada está associada a risco aumentado de paralisia cerebral,[53] sugerindo que a ventriculomegalia sem anormalidades radiologicamente evidentes da substância branca também pode indicar a existência de LPV.

Estudos que correlacionaram os dados de US e necropsia demonstraram que a incidência de LPV é subestimada pela USC, a técnica mais empregada para diagnosticar anormalidades cerebrais no recém-nascido pré-termo.[85,86] Vários estudos mostraram que a RM é mais sensível que a USC para a detecção de LPV, especialmente na apresentação não cística de LPV.[84,87,88] A lesão da substância branca não cística detectada por RM no período neonatal é evidenciada como sinal de intensidade elevada na substância branca (imagens ponderadas em T2) e de baixa intensidade nas imagens ponderadas em T1. Como nas USC, ainda não há uma medida universalmente aceita da gravidade ou da extensão da anormalidade do sinal na RM para definir a lesão da substância branca. Embora seja evidente que, quanto mais grave for a lesão da substância branca, mais elevada é a incidência de déficits neurodesenvolvimentais tardias, existe um amplo espectro de desfechos para as formas leve, moderada e grave de lesão da substância branca[57] e ainda não foi definido o limiar para definir lesão da substância branca clinicamente significativa. Por exemplo, um estudo relatou intensidade de sinal anormal (RM) na substância branca ao termo de 80% dos recém-nascidos prematuros com 23 a 30 semanas de IG.[89] Não se demonstrou que essa hiperintensidade difusa do sinal na RM ponderada em T2 correlacione-se neuropatologicamente a LPV comprovada, contudo, existe alguma correlação entre esse achado da RM e retardo leve do desenvolvimento aos 18 meses de idade.[89] O uso rotineiro de RM para detectar lesão da substância branca ou outras lesões não é preconizado,[3] embora seja útil em alguns neonatos prematuros de alto risco. Provavelmente é mais aplicável realizar a RM próximo do termo, caso se planeje obter a RM durante o período neonatal. A RM de crânio é a modalidade de imagem mais útil para confirmar a lesão da substância branca suspeita clinicamente em um lactente maior ou na criança nascida prematuramente que apresente comprometimentos cognitivos, motores e/ou sensoriais. Em lactentes maiores e crianças, a RM do crânio revela um ou mais dos seguintes achados: sinal anormal e/ou redução do volume da substância branca periventricular, corpo caloso delgado, ventrículos dilatados com aspecto quadrado dos cornos frontais e/ou aumentos dos espaços extra-axiais de LCR.[90]

C. Manejo. Atualmente não há medicamentos nem terapias disponíveis para o tratamento específico da LPV durante o período neonatal. Os esforços atuais visam à prevenção, com base no conhecimento dos vários fatores de risco e mecanismos patogênicos anteriormente descritos. A manutenção da perfusão cerebral normal deve ser tentada por manejo cuidadoso da hemodinâmica sistêmica (p. ex., pressão arterial), volume intravascular, oxigenação e ventilação, e prevenção de alterações súbitas na hemodinâmica sistêmica. Deve-se salientar que há controvérsia em relação ao manejo da pressão arterial no recémnascido prematuro, e que uma pressão arterial normal não necessariamente significa perfusão cerebral normal, tendo em vista os conhecidos comprometimentos da autorregulação da pressão cerebral em alguns neonatos prematuros.[74] A prevenção e o tratamento imediato de infecções (inclusive o parto imediato em caso de corioamnionite) também podem minimizar a LPV, embora nenhum estudo tenha mostrado conclusivamente qualquer efeito dessas intervenções. O manejo da LPV após a alta da UTIN visa à identificação de quaisquer déficits cognitivos, sensoriais ou motores, e terapias apropriadas para esses déficits, descritos adiante. Estudos promissores de estratégias neuroprotetoras para evitar ou minimizar a LPV estão sendo realizados em modelos com animais,[76,78] porém estudos em seres humanos de tais agentes provavelmente só ocorrerão dentro de alguns anos.

D. Prognóstico. A LPV é a principal causa de déficits cognitivos, comportamentais, motores e sensoriais encontrados em recém-nascidos com IG inferior a 32 semanas.[91] Há uma incidência de paralisia cerebral de aproximadamente 10% e de dificuldades escolares de 50% em recém-nascidos prematuros, as quais decorrem principalmente de LPV, e o IHPV é a outra lesão encefálica que contribui significativamente para déficits neurológicos. A incidência de déficits neurológicos aumenta inversamente à IG ao nascimento. Por exemplo, um estudo de neonatos de extremamente baixo peso ao nascer (menos de 1.000 g) mostrou que apenas 30% dessas crianças tinham desempenho apropriado ao ano escolar sem apoio extra aos 8 anos de idade.[51] De modo semelhante, a incidência de PC é muito mais alta em recém-nascidos com prematuridade extrema, ocorrendo em cerca de 20% dos recém-nascidos com menos de 26 semanas de IG, mas em apenas 4% dos recém-nascidos com IG de 32 semanas.[49,92] Diparesia espástica é a apresentação de PC mais comum em recém-nascidos prematuros,[49] porque a LPV afeta geralmente a substância branca periventricular mais próxima dos ventrículos. Os axônios que servem aos membros inferiores localizam-se mais perto do ventrículo, os axônios dos membros superiores estão situados lateralmente a eles e os da musculatura facial estão mais distantes do ventrículo. A LPV, portanto, produz tônus anormal (geralmente espasticidade) e fraqueza predominantemente nos membros inferiores, com os membros superiores e a face apresentam anormalidades mais leves. Quando a LPV é mais grave e/ou disseminada, pode ocorrer tetraplegia. Embora os recém-nascidos prematuros apresentem retinopatia da prematuridade que compromete a visão, a LPV e outras lesões encefálicas isoladas podem acarretar estrabismo, nistagmo, déficits dos campos visuais e dificuldades de percepção, que podem ser reconhecidos somente na idade escolar ou depois.[93] Os campos visuais inferiores, em especial, são acometidos pela LVP porque as radiações ópticas que são responsáveis por eles são frequentemente comprometidas em sua passagem pela substância branca dorsolateral aos cornos occipitais.[94] As crianças com lesão da substância branca apresentam defeitos de percepção visual que prejudicam sua função cognitiva e desempenho escolar, portanto, é muito importante detectá-las.[95] Visto que pode ser difícil detectar os déficits de campo visual e outros tipos de comprometimento visual, o monitoramento rotineiro da função visual é crucial para a detecção precoce desses problemas. Por fim, as crianças com LPV grave podem manifestar epilepsia, embora esta esteja mais comumente relacionada com IHPV.

Referências

1. Volpe JJ. *Intracranial Hemorrhage: Subdural, Primary Subarachnoid, Cerebellar, Intraventricular (term infant), and Miscellaneous.* In: Neurology of the Newborn (pp. 483–516). Philadelphia: WB Saunders; 2008.
2. Volpe JJ. *Intracranial Hemorrhage: Serminal Matrix-Intraventricular Hemorrhage of the Premature Infant.* In: Neurology of the Newborn (pp. 517–588). Philadelphia: WB Saunders; 2008.

558 Parte 9 | Distúrbios Neurológicos

3. Ment LR, Bada HS, Barnes P, et al. Practice parameter: neuroimaging of the neonate: report of the Quality Standards Subcommittee of the American Academy of Neurology and the Practice Committee of the Child Neurology Society. *Neurology* 2002;58(12):1726–1738.
4. Chamnanvanakij S, Rollins N, Perlman JM. Subdural hematoma in term infants. *Pediatr Neurol* 2002;26(4):301–304.
5. Perrin RG, Rutka JT, Drake JM, et al. Management and outcomes of posterior fossa subdural hematomas in neonates. *Neurosurgery* 1997;40:1190–1199; discussion 1199–1200.
6. Huang AH, Robertson RL. Spontaneous superficial parenchymal and leptomeningeal hemorrhage in term neonates. *AJNR Am J Neuroradiol* 2004;25(3):469–475.
7. Bodensteiner JB, Johnsen SD. Cerebellar injury in the extremely premature infant: newly recognized but relatively common outcome. *J Child Neurol* 2005;20(2):139–142.
8. Roland EH, Flodmark O, Hill A. Thalamic hemorrhage with intraventricular hemorrhage in the full-term newborn. *Pediatrics* 1990;85(5):737–742.
9. Goddard-Finegold J, Armstrong D, Zeller RS. Intraventricular hemorrhage, following volume expansion after hypovolemic hypotension in the newborn beagle. *J Pediatr* 1982;100(5):796–799.
10. Perlman JM, McMenamin JB, Volpe JJ. Fluctuating cerebral blood-flow velocity in respiratory-distress syndrome: relation to the development of intraventricular hemorrhage. *N Engl J Med* 1983;309(4):204–209.
11. Hill A, Perlman JM, Volpe JJ. Relationship of pneumothorax to occurrence of intraventricular hemorrhage in the premature newborn. *Pediatrics* 1982;69(2):144–149.
12. Lou HC, Lassen NA, Friis-Hansen B. Impaired autoregulation of cerebral blood flow in the distressed newborn infant. *J Pediatr* 1979;94(1):118–121.
13. Pryds O, Greisen G, Lou H et al. Heterogeneity of cerebral vasoreactivity in preterm infants supported by mechanical ventilation. *J Pediatr* 1989;115(4):638–645.
14. Taylor GA. Effect of germinal matrix hemorrhage on terminal vein position and patency. *Pediatr Radiol* 1995;25(suppl 1):S37–S40.
15. Bassan H, Feldman HA, Limperopoulos C, et al. Periventricular hemorrhagic infarction: risk factors and neonatal outcome. *Pediatr Neurol* 2006;35(2):85–92.
16. Larroche JC. Post-haemorrhagic hydrocephalus in infancy: anatomical study. *Biol Neonate* 1972;20(3):287–299.
17. Whitelaw A, Christie S, Pople I. Transforming growth factor-beta 1: a possible signal molecule for posthemorrhagic hydrocephalus? *Pediatr Res* 1999;46(5):576–580.
18. Whitelaw A, Thoresen M, Pople I. Posthaemorrhagic ventricular dilatation. *Arch Dis Child Fetal Neonatal Ed* 2002;86(2):F72–F74.
19. Greitz D. Radiological assessment of hydrocephalus: new theories and implications for therapy. *Neurosurg Rev* 2004;27(3):145–165; discussion 166–147.
20. Bejar R, Saugstad OD, James H et al. Increased hypoxanthine concentrations in cerebrospinal fluid of infants with hydrocephalus. *J Pediatr* 1983;103(1):44–48.
21. da Silva MC, Drake JM, Lemaire C, et al. High-energy phosphate metabolism in a neonatal model of hydrocephalus before and after shunting. *J Neurosurg* 1994;81(4):544–553.
22. da Silva MC, Michowicz S, Drake JM, et al. Reduced local cerebral blood flow in periventricular white matter in experimental neonatal hydrocephalus-restoration with CSF shunting. *J Cereb Blood Flow Metab* 1995;15(6):1057–1065.
23. Del Bigio MR, Zhang YW. Cell death, axonal damage, and cell birth in the immature rat brain following induction of hydrocephalus. *Exp Neurol* 1998;154(1):157–169.
24. Savman K, Nilsson UA, Blennow M, et al. Non-protein-bound iron is elevated in cerebrospinal fluid from preterm infants with posthemorrhagic ventricular dilatation. *Pediatr Res* 2001;49(2):208–212.
25. Fukumizu M, Takashima S, Becker LE. Neonatal posthemorrhagic hydrocephalus: neuropathologic and immunohistochemical studies. *Pediatr Neurol* 1995;13(3):230–234.
26. du Plessis AJ. Posthemorrhagic hydrocephalus and brain injury in the preterm infant: dilemmas in diagnosis and management. *Semin Pediatr Neurol* 1998;5(3):161–179.
27. Whitelaw A, Rosengren L, Blennow M. Brain specific proteins in posthaemorrhagic ventricular dilatation. *Arch Dis Child Fetal Neonatal Ed* 2001;84(2):F90–F91.
28. Murphy BP, Inder TE, Rooks V, et al. Posthaemorrhagic ventricular dilatation in the premature infant: natural history and predictors of outcome. *Arch Dis Child Fetal Neonatal Ed* 2002;87(1):F37–F41.
29. Papile LA, Burstein J, Burstein R, et al. Incidence and evolution of subependymal and intraventricular hemorrhage: a study of infants with birth weights less than 1,500 gm. *J Pediatr* 1978;92(4):529–534.
30. Perlman JM, Goodman S, Kreusser KL, et al. Reduction in intraventricular hemorrhage by elimination of fluctuating cerebral blood-flow velocity in preterm infants with respiratory distress syndrome. *N Engl J Med* 1985;312(21):1353–1357.
31. Ehle A, Sklar F. Visual evoked potentials in infants with hydrocephalus. *Neurology* 1979;29(11):1541–1544.

Capítulo 54 | Hemorragia Intracraniana **559**

32. De Vries LS, Pierrat V, Minami T, et al. The role of short latency somatosensory evoked responses in infants with rapidly progressive ventricular dilatation. *Neuropediatrics* 1990;21(3):136–139.
33. Soul JS, Eichenwald E, Walter G, et al. CSF removal in infantile posthemorrhagic hydrocephalus results in significant improvement in cerebral hemodynamics. *Pediatr Res* 2004;55(5):872–876.
34. Del Bigio MR, Kanfer JN, Zhang YW. Myelination delay in the cerebral white matter of immature rats with kaolin-induced hydrocephalus is reversible. *J Neuropathol Exp Neurol* 1997;56(9):1053–1066.
35. Del Bigio MR, Crook CR, Buist R. Magnetic resonance imaging and behavioral analysis of immature rats with kaolin-induced hydrocephalus: pre- and postshunting observations. *Exp Neurol* 1997;148(1):256–264.
36. de Vries LS, Liem KD, van Dijk K, et al. Early versus late treatment of posthaemorrhagic ventricular dilatation: results of a retrospective study from five neonatal intensive care units in The Netherlands. *Acta Paediatr* 2002;91(2):212–217.
37. Levene MI. Measurement of the growth of the lateral ventricles in preterm infants with real-time ultrasound. *Arch Dis Child* 1981;56(12):900–904.
38. Taylor GA, Madsen JR. Neonatal hydrocephalus: hemodynamic response to fontanelle compression—correlation with intracranial pressure and need for shunt placement. *Radiology* 1996;201(3):685–689.
39. Rahman S, Teo C, Morris W, et al. Ventriculosubgaleal shunt: a treatment option for progressive posthemorrhagic hydrocephalus. *Childs Nerv Syst* 1995;11(11):650–654.
40. International PHVD Drug Trial Group. International randomised controlled trial of acetazolamide and furosemide in posthaemorrhagic ventricular dilatation in infancy. *Lancet* 1998;352(9126):433–440.
41. Kennedy CR, Ayers S, Campbell MJ, et al. Randomized, controlled trial of acetazolamide and furosemide in posthemorrhagic ventricular dilation in infancy: follow-up at 1 year. *Pediatrics* 2001;108(3):597–607.
42. Haines SJ, Lapointe M. Fibrinolytic agents in the management of posthemorrhagic hydrocephalus in preterm infants: the evidence. *Childs Nerv Syst* 1999;15(5):226–234.
43. Whitelaw A, Pople I, Cherian S, et al. Phase 1 trial of prevention of hydrocephalus after intraventricular hemorrhage in newborn infants by drainage, irrigation, and fibrinolytic therapy. *Pediatrics* 2003;111(4 pt 1):759–765.
44. Whitelaw A, Evans D, Carter M, et al. Randomized clinical trial of prevention of hydrocephalus after intraventricular hemorrhage in preterm infants: brain-washing versus tapping fluid. *Pediatrics* 2007;119(5):e1071–e1078.
45. Warf BC. Endoscopic third ventriculostomy and choroid plexus cauterization for pediatric hydrocephalus. *Clin Neurosurg* 2007;54:78–82.
46. Warf BC, Kulkarni AV. Intraoperative assessment of cerebral aqueduct patency and cisternal scarring: impact on success of endoscopic third ventriculostomy in 403 African children. *J Neurosurg Pediatr* 2010;5(2):204–209.
47. Perlman JM, Lynch B, Volpe JJ. Late hydrocephalus after arrest and resolution of neonatal post-hemorrhagic hydrocephalus. *Dev Med Child Neurol* 1990;32(8):725–729.
48. Sherlock RL, Anderson PJ, Doyle LW. Neurodevelopmental sequelae of intraventricular haemorrhage at 8 years of age in a regional cohort of ELBW/very preterm infants. *Early Hum Dev* 2005;81(11):909–916.
49. Ancel PY, Livinec F, Larroque B, et al. Cerebral palsy among very preterm children in relation to gestational age and neonatal ultrasound abnormalities: the EPIPAGE cohort study. *Pediatrics* 2006;117(3):828–835.
50. Patra K, Wilson-Costello D, Taylor HG, et al. Grades I–II intraventricular hemorrhage in extremely low birth weight infants: effects on neurodevelopment. *J Pediatr* 2006;149(2):169–173.
51. Bowen JR, Gibson FL, Hand PJ. Educational outcome at 8 years for children who were born extremely prematurely: a controlled study. *J Paediatr Child Health* 2002;38(5):438–444.
52. van de Bor M, den Ouden L. School performance in adolescents with and without periventricular-intraventricular hemorrhage in the neonatal period. *Semin Perinatol* 2004;28(4):295–303.
53. Allan WC, Vohr B, Makuch RW, et al. Antecedents of cerebral palsy in a multicenter trial of indomethacin for intraventricular hemorrhage [see comments]. *Arch Pediatr Adolesc Med* 1997;151(6):580–585.
54. Vollmer B, Roth S, Riley K, et al. Neurodevelopmental outcome of preterm infants with ventricular dilatation with and without associated haemorrhage. *Dev Med Child Neurol* 2006;48(5):348–352.
55. De Vries LS, Groenendaal F, van Haastert IC, et al. Asymmetrical myelination of the posterior limb of the internal capsule in infants with periventricular haemorrhagic infarction: an early predictor of hemiplegia. *Neuropediatrics* 1999;30(6):314–319.
56. Valkama AM, Pääkkö EL, Vainionpää LK, et al. Magnetic resonance imaging at term and neuromotor outcome in preterm infants. *Acta Paediatr* 2000;89(3):348–355.
57. Woodward LJ, Anderson PJ, Austin NC, et al. Neonatal MRI to predict neurodevelopmental outcomes in preterm infants. *N Engl J Med* 2006;355(7):685–694.
58. Bassan H, Benson CB, Limperopoulos C, et al. Ultrasonographic features and severity scoring of periventricular hemorrhagic infarction in relation to risk factors and outcome. *Pediatrics* 2006;117(6):2111–2118.
59. Volpe JJ. Brain injury in premature infants: a complex amalgam of destructive and developmental disturbances. *Lancet Neurol* 2009;8(1):110–124.
60. Kwong KL, Wong YC, Fong CM, et al. Magnetic resonance imaging in 122 children with spastic cerebral palsy. *Pediatr Neurol* 2004;31(3):172–176.

560 Parte 9 | Distúrbios Neurológicos

61. Galli KK, Zimmerman RA, Jarvik GP, et al. Periventricular leukomalacia is common after neonatal cardiac surgery. *J Thorac Cardiovasc Surg* 2004;127(3):692–704.
62. Banker BQ, Larroche JG. Periventricular leukomalacia of infancy. *Arch Neurol* 1962;7:386–410.
63. Peterson BS, Vohr B, Staib LH, et al. Regional brain volume abnormalities and long-term cognitive outcome in preterm infants. *JAMA* 2000;284(15):1939–1947.
64. Abernethy LJ, Cooke RW, Foulder-Hughes L. Caudate and hippocampal volumes, intelligence, and motor impairment in 7-year-old children who were born preterm. *Pediatr Res* 2004;55(5):884–893.
65. Inder TE, Warfield SK, Wang H, et al. Abnormal cerebral structure is present at term in premature infants. *Pediatrics* 2005;115(2):286–294.
66. Pierson CR, Folkerth RD, Billiards SS, et al. Gray matter injury associated with periventricular leukomalacia in the premature infant. *Acta Neuropathol* 2007;114(6):619–631.
67. Ligam P, Haynes RL, Folkerth RD, et al. Thalamic damage in periventricular leukomalacia: novel pathologic observations relevant to cognitive deficits in survivors of prematurity. *Pediatr Res* 2008;65(5):524–529.
68. Kinney HC. The encephalopathy of prematurity: one pediatric neuropathologist's perspective. *Semin Pediatr Neurol* 2009;16(4):179–190.
69. Andiman SE, Haynes RL, Trachtenberg FL, et al. The cerebral cortex overlying periventricular leukomalacia: analysis of pyramidal neurons. *Brain Pathol* 2010;20(4):803–814.
70. Volpe JJ. The encephalopathy of prematurity—brain injury and impaired brain development inextricably intertwined. *Semin Pediatr Neurol* 2009;16(4):167–178.
71. Volpe JJ. Neurobiology of periventricular leukomalacia in the premature infant. *Pediatr Res* 2001;50(5):553–562.
72. Takashima S, Tanaka K. Development of cerebrovascular architecture and its relationship to periventricular leukomalacia. *Arch Neurol* 1978;35(1):11–16.
73. De Reuck JL. Cerebral angioarchitecture and perinatal brain lesions in premature and full-term infants. *Acta Neurol Scand* 1984;70(6):391–395.
74. Soul JS, Hammer PE, Tsuji M, et al. Fluctuating pressure-passivity is common in the cerebral circulation of sick premature infants. *Pediatr Res* 2007;61(4):467–473.
75. Tsuji M, Saul JP, du Plessis A, et al. Cerebral intravascular oxygenation correlates with mean arterial pressure in critically ill premature infants. *Pediatrics* 2000;106(4):625–632.
76. Oka A, Belliveau MJ, Rosenberg PA, et al. Vulnerability of oligodendroglia to glutamate: pharmacology, mechanisms, and prevention. *J Neurosci* 1993;13(4):1441–1453.
77. Back SA, Gan X, Li Y, et al. Maturation-dependent vulnerability of oligodendrocytes to oxidative stress-induced death caused by glutathione depletion. *J Neurosci* 1998;18(16):6241–6253.
78. Follett PL, Deng W, Dai W, et al. Glutamate receptor-mediated oligodendrocyte toxicity in periventricular leukomalacia: a protective role for topiramate. *J Neurosci* 2004;24(18):4412–4420.
79. Ankarcrona M, Dypbukt JM, Bonfoco E, et al. Glutamate-induced neuronal death: a succession of necrosis or apoptosis depending on mitochondrial function. *Neuron* 1995;15(4):961–973.
80. Yoon BH, Romero R, Yang SH, et al. Interleukin-6 concentrations in umbilical cord plasma are elevated in neonates with white matter lesions associated with periventricular leukomalacia. *Am J Obstet Gynecol* 1996;174(5):1433–1440.
81. Dammann O, Leviton A. Maternal intrauterine infection, cytokines, and brain damage in the preterm newborn. *Pediatr Res* 1997;42(1):1–8.
82. Baerwald KD, Popko B. Developing and mature oligodendrocytes respond differently to the immune cytokine interferon-gamma. *J Neurosci Res* 1998;52(2):230–239.
83. Gilles FH, Averill DR Jr, Kerr CS. Neonatal endotoxin encephalopathy. *Ann Neurol* 1977;2(1):49–56.
84. Maalouf EF, Duggan PJ, Counsell SJ, et al. Comparison of findings on cranial ultrasound and magnetic resonance imaging in preterm infants. *Pediatrics* 2001;107(4):719–727.
85. Hope PL, Gould SJ, Howard S, et al. Precision of ultrasound diagnosis of pathologically verified lesions in the brains of very preterm infants. *Dev Med Child Neurol* 1988;30(4):457–471.
86. Carson SC, Hertzberg BS, Bowie JD, et al. Value of sonography in the diagnosis of intracranial hemorrhage and periventricular leukomalacia: a postmortem study of 35 cases. *AJNR Am J Neuroradiol* 1990;11(4):677–683.
87. Roelants-van Rijn AM, Groenendaal F, Beek FJ, et al. Parenchymal brain injury in the preterm infant: comparison of cranial ultrasound, MRI and neurodevelopmental outcome. *Neuropediatrics* 2001;32(2):80–89.
88. Inder TE, Anderson NJ, Spencer C, et al. White matter injury in the premature infant: a comparison between serial cranial sonographic and MR findings at term. *AJNR Am J Neuroradiol* 2003;24(5):805–809.
89. Dyet LE, Kennea N, Counsell SJ, et al. Natural history of brain lesions in extremely preterm infants studied with serial magnetic resonance imaging from birth and neurodevelopmental assessment. *Pediatrics* 2006;118(2):536–548.
90. Okumura A, Hayakawa F, Kato T, et al. MRI findings in patients with spastic cerebral palsy, I: correlation with gestational age at birth. *Dev Med Child Neurol* 1997;39(6):363–368.
91. Volpe JJ. Cerebral white matter injury of the premature infant—more common than you think. *Pediatrics* 2003;112(1 pt 1):176–180.

92. Wood NS, Marlow N, Costeloe K, et al. Neurologic and developmental disability after extremely preterm birth. EPICure Study Group. *N Engl J Med* 2000;343(6):378–384.
93. Jacobson L, Ygge J, Flodmark O, et al. Visual and perceptual characteristics, ocular motility and strabismus in children with periventricular leukomalacia. *Strabismus* 2002;10(2):179–183.
94. Jacobson L, Lundin S, Flodmark O, et al. Periventricular leukomalacia causes visual impairment in preterm children: a study on the aetiologies of visual impairment in a population-based group of preterm children born 1989–1995 in the county of Värmland, Sweden. *Acta Ophthalmol Scand* 1998;76:593–598.
95. Jacobson L, Ek U, Fernell E, et al. Visual impairment in preterm children with periventricular leukomalacia—visual, cognitive and neuropaediatric characteristics related to cerebral imaging. *Dev Med Child Neurol* 1996;38(8):724–735.

Asfixia Perinatal e Encefalopatia Hipóxico-Isquêmica

Anne R. Hansen e Janet S. Soul

I. Asfixia perinatal refere-se a uma condição durante a primeira e a segunda etapas do trabalho de parto em que a troca gasosa comprometida provoca hipoxemia e hipercapnia fetal. É identificada pela acidose fetal, mensurada no sangue arterial do cordão umbilical. O pH da artéria umbilical que define a asfixia não é o principal determinante da lesão cerebral. Embora a definição mais aceita de acidose fetal seja pH < 7,0, mesmo com esse grau de acidose, a probabilidade de lesão cerebral é baixa. Os termos a seguir podem ser utilizados na avaliação de um recém-nascido a termo em risco de lesão cerebral no período perinatal.

A. **Hipoxia, isquemia e asfixia perinatais.** Esses termos fisiopatológicos descrevem, respectivamente, falta de oxigênio, fluxo sanguíneo e troca gasosa para o feto ou recém-nascido. Esses termos devem ser reservados para as circunstâncias em que houver dados pré-natais, perinatais e pós-natais rigorosos apoiem a sua utilização.

B. **Depressão perinatal/neonatal** é um termo clínico descritivo que se refere à condição do recém-nascido (RN) ao exame físico no período pós-natal imediato (*i. e.*, na primeira hora após o nascimento). As características clínicas de RN com essa condição incluem estado mental deprimido, hipotonia muscular e, possivelmente, distúrbios na respiração espontânea e na função cardiovascular. Esse termo não tem nenhuma associação a condição, exame físico, exames laboratoriais, exames de imagem ou eletroencefalograma (EEG) pré-natal ou pós-natal tardio (*i. e.*, além da primeira hora de vida). Após a primeira hora de vida, encefalopatia neonatal é o termo descritivo preferido para os RN com estado mental anormal e achados associados.

C. **Encefalopatia neonatal** é um termo clínico e não etiológico que descreve um estado neurocomportamental anormal que consiste em diminuição no nível de consciência e, geralmente, outros sinais de disfunção motora e/ou do tronco encefálico. Isso **não** implica uma etiologia específica, nem uma lesão neurológica irreversível, uma vez que pode ser causada por condições reversíveis, como medicamentos utilizados pela mãe ou hipoglicemia materna.

D. **Encefalopatia hipóxico-isquêmica (EHI)** é um termo que descreve a encefalopatia tal como definido anteriormente, com dados objetivos para apoiar um mecanismo hipóxico-isquêmico como a causa subjacente para a encefalopatia.

E. **Lesão cerebral hipóxico-isquêmica (HI)** refere-se à neuropatologia atribuível a hipoxia e/ou isquemia, conforme evidenciado por anormalidades bioquímicas (como a creatinoquinase forma BB [CK-BB]), eletrofisiológicas (EEG), de neuroimagem (ultrassonografia [US], ressonância magnética [RM] ou tomografia computadorizada [TC] da cabeça) ou anatomopatológicas (*post-mortem*).

O diagnóstico de EHI e de lesão cerebral hipóxica-isquêmica não é um diagnóstico de exclusão, mas a exclusão de outras etiologias de disfunção neurológica é uma parte essencial da avaliação diagnóstica. Ao fazer um diagnóstico de EHI, deve-se documentar as informações a seguir no prontuário médico:

1. História pré-natal: complicações da gestação, com ênfase nos fatores de risco associados à depressão neonatal, qualquer antecedente familiar pertinente
2. História perinatal: questões relacionadas com o trabalho de parto e parto, incluindo o rastreamento da FCF e fatores de risco de sepse, pH do couro cabeludo e/ou do cordão umbilical (especificar se arterial ou venoso), pontuação de Apgar, esforços de reanimação, gasometria pós-natal imediata
3. Dados pós-parto

    a. Exame físico de admissão, com ênfase no exame neurológico e ocorrência de quaisquer características dismórficas

    b. Curso clínico, incluindo a ocorrência ou não de convulsões (e tempo de início), oligúria, disfunção cardiorrespiratória e tratamento (p. ex., necessidade de suporte ventilatório, fármacos hipertensores)

Capítulo 55 | Asfixia Perinatal e Encefalopatia Hipóxico-Isquêmica **563**

c. Exames laboratoriais, incluindo análise dos gases sanguíneos, evidências de lesão a outros órgãos-alvo além do encéfalo (rim, fígado, coração, pulmão, sangue, intestino), possível avaliação por erros inatos do metabolismo ou anormalidades metabólicas transitórias

d. Exames de imagem

e. EEG e quaisquer outros dados neurofisiológicos (p. ex., potenciais evocados)

f. Doença placentária.

II. Incidência.

A frequência de asfixia perinatal é de aproximadamente 1 a 1,5% dos nascidos vivos em países desenvolvidos com assistência obstétrica/neonatal avançada. É inversamente proporcional à idade gestacional e ao peso ao nascer. Ocorre em 0,5% dos nascidos vivos com mais de 36 semanas de gestação e é responsável por 20% das mortes perinatais (50% se forem incluídos os natimortos). A incidência mais elevada é observada em recém-nascidos de mães diabéticas ou toxêmicas, naqueles com restrição do crescimento intrauterino, apresentação pélvica e recém-nascidos pós-termo.

III. Etiologia.

Em recém-nascidos a termo, a asfixia pode ocorrer no período pré-parto ou durante o parto, em decorrência da troca gasosa diminuída através da placenta que leva a inadequação no suprimento de oxigênio (O_2) e remoção de dióxido de carbono (CO_2) e hidrogênio (H^+) do feto. Em muitos casos, há debates e incertezas quanto ao momento da asfixia. A asfixia também pode ocorrer no período pós-parto, geralmente secundária a anormalidades pulmonares, cardiovasculares ou neurológicas.

A. **Fatores que aumentam o risco de asfixia perinatal incluem:**

1. Prejuízo na oxigenação materna
2. Diminuição do fluxo sanguíneo da mãe para a placenta
3. Diminuição do fluxo sanguíneo da placenta para o feto
4. Troca gasosa prejudicada através da placenta ou no nível dos tecidos fetais
5. Aumento da demanda fetal de O_2.

B. **As etiologias da hipoxia-isquemia podem ser múltiplas e incluem:**

1. Fatores maternos: hipertensão (aguda ou crônica), hipotensão, infecção (incluindo a corioamnionite), hipoxia por doenças pulmonares ou cardíacas, diabetes, doença vascular materna e exposição intrauterina à cocaína
2. Fatores placentários: implantação anormal, descolamento, infarto e fibrose da placenta
3. Ruptura uterina
4. Acidentes com o cordão umbilical: prolapso, complicação, nó verdadeiro, compressão
5. Anormalidades dos vasos umbilicais
6. Fatores fetais: anemia, infecção, cardiomiopatia, hidropisia, insuficiência circulatória/cardíaca grave
7. Fatores neonatais: doença congênita cianótica do coração, hipertensão pulmonar persistente do recém-nascido (HPPN), cardiomiopatia, outras modalidades de choque cardiogênico e/ou séptico neonatal.

IV. Fisiopatologia

A. Os eventos que ocorrem durante o curso normal do trabalho de parto fazem com que a maior parte dos RN tenha pouca reserva de O_2. Estes incluem:

1. Diminuição do fluxo sanguíneo para a placenta em decorrência das contrações uterinas, algum grau de compressão do cordão umbilical, desidratação materna e alcalose materna decorrente da hiperventilação
2. Diminuição da liberação de O_2 para o feto, como resultado da redução do fluxo sanguíneo placentário
3. Aumento do consumo de O_2, tanto da mãe quanto do feto.

B. A hipoxia-isquemia provoca uma série de alterações fisiológicas e bioquímicas:

1. Na **asfixia breve**, há elevação transitória seguida por diminuição na frequência cardíaca (FC), elevação moderada na pressão arterial (PA), aumento na pressão venosa central (PVC) e essencialmente nenhuma alteração no débito cardíaco (DC). Isso é acompanhado por redistribuição do DC com

uma proporção aumentada para o encéfalo, coração e glândulas suprarrenais (reflexo de mergulho). Quando há asfixia intensa, mas breve (p. ex., descolamento prematuro da placenta seguido imediatamente por cesariana), acredita-se que este desvio do fluxo sanguíneo para as estruturas centrais vitais profundas do encéfalo não ocorra, resultando, portanto, no padrão típico de lesão aos núcleos subcortical e do tronco encefálico.

2. Na **asfixia prolongada**, pode haver perda na autorregulação da pressão e/ou vasorreatividade ao CO_2. Isso, por sua vez, pode levar a outras perturbações no fluxo sanguíneo cerebral, particularmente quando há envolvimento cardiovascular com hipotensão e/ou diminuição no débito cardíaco. A diminuição no fluxo sanguíneo cerebral resulta em metabolismo anaeróbico e eventual falha energética celular, em virtude do aumento na utilização de glucose pelo encéfalo e queda na concentração de glicogênio, fosfocreatina e adenosina trifosfato (ATP). A asfixia prolongada normalmente resulta em lesão difusa às estruturas corticais e subcorticais, com maior prejuízo para as populações neuronais particularmente suscetíveis aos insultos HI.

C. A disfunção celular ocorre em razão da diminuição na fosforilação oxidativa e produção de ATP. Essa falha energética prejudica o funcionamento da bomba de íons, causando acúmulo de Na^+, Cl^-, H_2O e Ca^{2+} intracelular; K^+ extracelular; e neurotransmissores excitatórios (p. ex., glutamato). O prejuízo na fosforilação oxidativa pode ocorrer durante o(s) agravo(s) HI primário(s), bem como durante uma falha energética secundária que normalmente ocorre cerca de 6 a 24 horas após o insulto inicial. A morte celular pode ser imediata ou tardia, por necrose ou apoptose.

1. A **morte neuronal imediata (necrose)** pode ocorrer em virtude de uma sobrecarga osmótica intracelular de Na^+ e Ca^{2+} resultante de falha na bomba iônica, como descrito anteriormente, ou nos neurotransmissores excitatórios que atuam sobre receptores inotrópicos (como o receptor N-metil-D-aspartato [NMDA]).

2. A **morte neuronal tardia (apoptose)** ocorre secundariamente à ativação descontrolada de enzimas e de sistemas de segundos mensageiros no interior da célula (p. ex., lipases dependentes de Ca^{2+}, proteases e caspases); perturbação no transporte de elétrons na cadeia respiratória mitocondrial; produção de radicais livres e leucotrienos; produção de óxido nítrico (NO) por meio da NO-sintase; e depleção das reservas de energia.

3. A **reperfusão** do tecido previamente isquêmico pode causar ainda mais danos, já que pode promover a formação em excesso de espécies reativas de oxigênio (p. ex., superóxido, peróxido de hidrogênio, hidroxila, oxigênio singleto), sobrecarregando os mecanismos endógenos limpadores e causando danos aos lipídios, proteínas e ácidos nucleicos celulares, bem como à barreira hematencefálica. Isso pode resultar em um influxo de neutrófilos que, junto com a micróglia ativada, libera citocinas prejudiciais (p. ex., interleucina 1-β e fator de necrose tumoral α).

V. Diagnóstico

A. **Avaliação de risco perinatal** inclui o conhecimento de problemas maternos ou fetais preexistentes que possam predispor à asfixia perinatal (ver III.) e alterações nas condições placentárias e fetais (ver Capítulo 1) determinadas por exame ultrassonográfico, perfil biofísico e testes de não estresse.

B. **Pontuações de Apgar baixas** e necessidade de reanimação na sala de parto são achados comuns, mas não específicos. Muitas características da pontuação de Apgar se relacionam com a integridade cardiovascular, e não com uma disfunção neurológica decorrente de asfixia.

1. Além da asfixia perinatal, o diagnóstico diferencial para um recém-nascido a termo com índice de Apgar ≤ 3 por ≥ 10 min inclui depressão por anestesia ou analgesia materna, trauma, infecção, doenças cardíacas ou pulmonares, distúrbios ou malformações neuromusculares e outros distúrbios ou malformações do sistema nervoso central.

2. Se o índice de Apgar no 5º minuto for > 6, não é provável que haja asfixia perinatal.

C. **Gasometria do cordão umbilical ou primeira gasometria.** Os critérios específicos da gasometria que definem asfixia que causa dano cerebral são incertos; no entanto, o pH e o déficit de base na gasometria do cordão umbilical ou primeira gasometria são úteis para determinar quais RN têm asfixia

Capítulo 55 | Asfixia Perinatal e Encefalopatia Hipóxico-Isquêmica **565**

que exija avaliação mais aprofundada quanto a desenvolvimento de EHI. Nos ensaios clínicos randomizados de hipotermia na EHI neonatal, a acidose grave foi definida como pH ≤ 7,0 ou déficit de base ≥ 16 mmol/ℓ.

D. Quadro clínico e diagnóstico diferencial. Deve-se suspeitar de EHI em recém-nascidos com encefalopatia e história de sofrimento fetal e neonatal e evidências laboratoriais de asfixia. O diagnóstico de EHI não deve ser negligenciado em situações como aspiração de mecônio, hipertensão pulmonar, trauma de parto ou hemorragia materno-fetal, em que a EHI pode passar despercebida pela gravidade da disfunção pulmonar, anemia ou outras manifestações clínicas. O diagnóstico de encefalopatia neonatal inclui várias etiologias além da hipoxia-isquemia perinatal. Pode-se suspeitar de asfixia e razoavelmente incluir a EHI no diagnóstico diferencial quando houver:

1. Acidose pré-natal prolongada (> 1 h)
2. FC fetal < 60 bpm
3. Pontuação de Apgar ≤ 3 no 10º minuto ou depois
4. Necessidade de ventilação com pressão positiva por mais de 1 min ou primeiro choro com atraso > 5 min
5. Convulsões nas 12 a 24 horas após o nascimento
6. Padrão de supressão de salva ou atividade de fundo suprimida no EEG ou EEG de amplitude integrada (aEEG).

VI. Sinais neurológicos.
O espectro clínico da EHI é descrito como leve, moderado ou grave (Quadro 55.1; estágios de Sarnat de EHI). O EEG é útil para fornecer dados objetivos para classificar a gravidade da encefalopatia.

A. Encefalopatia. Por definição, os recém-nascidos com EHI devem ter consciência deprimida, seja leve, moderada ou grave. A encefalopatia leve pode consistir em um estado hiperalerta ou nervoso aparente, mas o recém-nascido não responde adequadamente aos estímulos e, portanto, a consciência é anormal. Encefalopatias moderadas e graves são caracterizadas por respostas mais prejudicadas a estímulos como a luz, o toque ou, até mesmo, estímulos nocivos. O padrão de atividade de fundo detectado pelo EEG ou aEEG é útil para determinar a gravidade da encefalopatia.

B. Anormalidades no tronco encefálico e nervos cranianos. Os recém-nascidos com EHI podem ter disfunção do tronco encefálico, que pode se manifestar como reflexos do tronco encefálico anormais ou ausentes, incluindo os reflexos pupilar, córneo, oculocefálico, de tosse e faríngeo. Pode haver movimentos oculares anormais, como olhar desconjugado, preferência do olhar, "*bobbing* ocular" (movimentos verticais rápidos e desconjugados dos olhos) ou outros padrões anormais de movimentos oculares bilaterais e ausência de fixação visual ou piscar à luz. Os recém-nascidos podem apresentar fraqueza facial (geralmente simétrica) e têm sucção e deglutição fracas ou ausentes com má alimentação. Podem apresentar apneia ou padrões respiratórios anormais.

C. Anormalidades motoras. Com a maior gravidade da encefalopatia, geralmente ocorre mais hipotonia, fraqueza e postura anormal com falta de tônus flexor, que geralmente é simétrica. Na EHI grave, os reflexos primitivos, como o reflexo de Moro ou de preensão palmar, podem estar diminuídos. Ao longo de dias ou semanas, a hipotonia inicial pode evoluir para espasticidade e hiper-reflexia se houver lesão encefálica HI significativa. Observe que, se o recém-nascido mostrar hipertonia significativa no primeiro ou segundo dia após o nascimento, isso significa que o agravo HI pode ter ocorrido no início do pré-parto e já resultou em lesão encefálica HI estabelecida.

D. Convulsões ocorrem em até 50% dos recém-nascidos com EHI e geralmente começam dentro de 24 horas após o insulto HI. As convulsões indicam que a gravidade da encefalopatia é moderada ou grave, não leve.

1. As convulsões podem ser sutis, tônicas ou clônicas. Às vezes, é difícil diferenciar as convulsões de nervosismo ou clônus, embora os dois últimos geralmente sejam supressíveis com uma estabilização firme do(s) membro (s) afetado(s).
2. Como as convulsões muitas vezes são subclínicas (apenas eletrográficas) e os movimentos ou posturas anormais podem não ser convulsões, o EEG continua sendo o padrão-ouro para o diagnóstico de convulsões neonatais, particularmente na EHI.

Parte 9 | Distúrbios Neurológicos

Quadro 55.1 — Estágios de Sarnat e Sarnat da encefalopatia hipóxico-isquêmica.*

Estágio	Estágio 1 (leve)	Estágio 2 (moderada)	Estágio 3 (grave)
Nível de consciência	Hiperalerta; irritável	Letárgico ou obnubilado	Em estupor, comatoso
Controle neuromuscular	Perda da inibição, hiper-reativo	Diminuição da movimentação espontânea	Diminuição ou ausência de movimentação espontânea
Tônus muscular	Normal	Hipotonia leve	Flacidez
Postura	Flexão distal leve	Flexão distal forte	Descerebração intermitente
Reflexos de estiramento	Hiperativos	Hiperativos, desinibidos	Diminuídos ou ausentes
Mioclonia segmentar	Presente ou ausente	Presente	Ausente
Reflexos complexos	Normais	Suprimidos	Ausentes
Sucção	Fraca	Fraca ou ausente	Ausente
Moro	Forte, limiar baixo	Fraco, incompleto, limiar alto	Ausente
Oculovestibular	Normal	Hiperativo	Fraco ou ausente
Tônico cervical	Leve	Forte	Ausente
Função autonômica	Simpática generalizada	Parassimpática generalizada	Ambos os sistemas deprimidos
Pupilas	Midríase	Miose	Na posição média, muitas vezes assimétricas; pouco reflexo à luz
Respiração	Espontânea	Espontânea; apneia ocasional	Periódica; apneia
Frequência cardíaca	Taquicardia	Bradicardia	Variável
Secreções brônquicas e salivares	Esparsas	Profusas	Variáveis
Motilidade gastrintestinal	Normal ou reduzida	Aumentada, diarreia	Variável
Convulsões	Ausentes	Focal comum ou multifocal (6 a 24 h de idade)	Raras (excluindo descerebração)
Achados eletroencefalográficos	Normal (acordado)	Inicialmente: baixa voltagem generalizada, desacelerando (ondas delta e teta contínuas)	Inicialmente: padrão periódico com fases equipotenciais
		Tardiamente: padrão periódico (acordado); convulsões focais ou multifocais; pico e onda de 1,0 a 1,5 Hz	Tardiamente: totalmente equipotencial
Duração dos sintomas	< 24 h	2 a 14 dias	Horas a semanas
Desfecho	Por volta de 100% normal	80% normal; anormal se os sintomas perdurarem por mais de 5 a 7 dias	Cerca de 50% morrem; restante com sequelas graves

*Os estágios nessa tabela são um contínuo que reflete o espectro de estados clínicos de neonatos nascidos além de 36 semanas de gestação. *Fonte:* De Sarnat HB, Sarnat MS. Neonatal encephalopathy following fetal distress: a clinical and electroencephalographics study. *Arch Neurol* 1976;33(10):696-705.

3. As convulsões podem comprometer a ventilação e a oxigenação, especialmente em recém-nascidos que não estejam em ventilação mecânica.

E. A **pressão intracraniana (PIC) aumentada** resultante do edema cerebral difuso na EHI frequentemente reflete necrose cerebral extensa, em vez de tumefação de células intactas, e indica um prognóstico ruim. O tratamento para reduzir a PIC não afeta o desfecho.

VII. Insuficiência de múltiplos órgãos.
Outros sistemas de órgãos além do encéfalo geralmente exibem evidências de danos por asfixia. Em uma minoria de casos (< 15%), o encéfalo pode ser o único órgão que mostra disfunção após a asfixia. Na maior parte dos casos, a insuficiência de múltiplos órgãos ocorre como resultado da hipoxia-isquemia sistêmica. A frequência do envolvimento de órgãos na asfixia perinatal varia entre os estudos publicados, dependendo, em parte, das definições utilizadas para asfixia e disfunção de órgãos.

A. O **rim** é o órgão mais comumente afetado nos casos de asfixia perinatal. O túbulo proximal do rim é especialmente afetado pela diminuição da perfusão, levando à necrose tubular aguda com oligúria (ver Capítulo 28).

B. A disfunção **cardíaca** é causada pela isquemia transitória do miocárdio. O ECG pode apresentar depressão do ST no precórdio médio e inversão da onda T no precórdio esquerdo. Os achados ecocardiográficos incluem diminuição na contratilidade ventricular esquerda, especialmente da parede posterior; pressão ventricular diastólica final elevada; insuficiência tricúspide e hipertensão pulmonar. Em recém-nascidos submetidos à asfixia grave, a disfunção mais comumente afeta o ventrículo direito. A FC fixa pode levantar a suspeita de lesão grave no tronco encefálico.

C. **Efeitos gastrintestinais** incluem aumento do risco de isquemia intestinal e enterocolite necrosante (ver Capítulo 27).

D. **Efeitos hematológicos** incluem coagulação intravascular disseminada em razão de danos nos vasos sanguíneos, má produção de fatores de coagulação em virtude da disfunção hepática e má produção de plaquetas pela medula óssea.

E. **Disfunção hepática** pode se manifestar pela elevação isolada das enzimas hepatocelulares. Podem ocorrer danos mais extensos levando a CIVD, estoques de glicogênio inadequados que resultam em hipoglicemia, metabolismo alterado ou eliminação de fármacos.

F. **Efeitos pulmonares** incluem aumento da resistência vascular pulmonar levando à HPPN, hemorragia pulmonar, edema pulmonar em virtude da disfunção cardíaca e aspiração de mecônio.

VIII. Avaliação laboratorial da asfixia

A. Avaliação cardíaca

   1. Os marcadores de lesão miocárdica são a **troponina cardíaca I (cTnI) e a troponina cardíaca T (cTnT),** proteínas reguladoras cardíacas que controlam a interação de actina e miosina mediada pelo cálcio. Os valores normais em recém-nascidos são troponina I = 0 a $0,28 \pm 0,42$ $\mu g/\ell$ e troponina T = 0 a $0,097$ $\mu g/\ell$. Níveis elevados dessas proteínas foram descritos em recém-nascidos com evidências clínicas e laboratoriais de asfixia.

   2. Elevação na **fração miocárdica de creatinoquinase sérica** (CK-MB) > 5 a 10% pode indicar uma lesão miocárdica.

B. Marcadores neurológicos de lesão cerebral

   1. A CK-BB sérica pode estar elevada em recém-nascidos asfixiados dentro de 12 horas após o agravo, mas não tem sido correlacionada a desfecho do desenvolvimento neurológico a longo prazo. A CK-BB também é expressa em placenta, pulmões, trato gastrintestinal e rins. Outros marcadores sorológicos, como a proteína S-100, enolase específica do neurônio e marcadores de urina, foram medidos em recém-nascidos com asfixia e EHI.

   2. Na prática, os marcadores séricos e urinários de lesões cerebrais não são rotineiramente usados para avaliar a ocorrência de lesão cerebral ou para prever o desfecho.

568 Parte 9 | Distúrbios Neurológicos

C. Avaliação renal

1. O nitrogênio da ureia sanguínea (BUN) e a creatinina sérica (Cr) podem estar elevados na asfixia perinatal. Normalmente, a elevação é observada 2 a 4 dias após o insulto.

2. A excreção fracionada (EF) de Na^+ ou o índice de insuficiência renal podem ajudar a confirmar o insulto renal (ver Capítulo 28).

3. Os níveis urinários de beta-2-microglobulina têm sido usados como um indicador de disfunção tubular proximal, embora não de modo rotineiro. Essa proteína de baixo peso molecular é filtrada livremente através dos glomérulos e quase completamente reabsorvida no túbulo proximal.

4. As anormalidades ultrassonográficas renais correlacionam-se à ocorrência de oligúria.

IX. Exames de imagem do encéfalo

A. O **exame ultrassonográfico do crânio** pode mostrar o edema como perda na diferenciação entre as substâncias cinzenta e branca quando grave, mas geralmente é insensível para a detecção da lesão cerebral HI, particularmente nos primeiros dias após o nascimento. Pode ser útil para descartar grandes hemorragias intracranianas, já que essa pode ser uma contraindicação para a hipotermia terapêutica.

B. **Tomografia computadorizada (TC)** pode ser usada para detectar o edema cerebral, hemorragia e, eventualmente, lesões cerebrais HI. Em virtude do grau de exposição à radiação, a TC só é indicada se a imagem for necessária com urgência para determinar o tratamento clínico e se a ultrassonografia e a RM não estiverem disponíveis em caráter de emergência.

C. **Ressonância magnética (RM).** Sequências convencionais de RM ponderadas em T1 e T2 são a melhor modalidade para determinar a gravidade e a extensão da lesão cerebral HI, mas a lesão muitas vezes não é aparente nessas sequências nos primeiros dias após o insulto HI (a menos que seja mais antiga do que se suspeita ou muito grave). Essas sequências convencionais são as melhores para a detecção de lesão cerebral após 7 a 10 dias. Pode ser necessário realizar um exame até 14 dias ou mais depois da lesão se houver sinais clínicos de lesão cerebral HI que não se correlacionam à imagem em um momento anterior.

1. A **imagem ponderada em difusão (DWI)** pode mostrar anormalidades horas após um agravo HI, o que pode ser útil no diagnóstico de EHI neonatal e como indicador precoce de uma possível lesão cerebral. No entanto, a DWI tanto pode subestimar quanto superestimar a localização e a gravidade da lesão cerebral HI, dependendo do momento do exame. Exames de RM realizados precocemente normalmente mostram difusão restrita em regiões do encéfalo afetadas pela hipoxia-isquemia, embora isso não signifique que essas regiões estejam irreversivelmente lesionadas. Em 7 e 10 dias de idade, há pseudonormalização da difusão, de modo que a DWI pode parecer normal apesar de lesões HI. Após 7 a 10 dias, a difusão geralmente é aumentada nas regiões de lesão cerebral HI. Assim, os dados da DWI devem ser interpretados cuidadosamente dentro do contexto da história e evolução clínica do recém-nascido com EHI.

2. A **espectroscopia de prótons por ressonância magnética (MRS)**, também chamada de *próton-MRS ou ¹H-MRS*, mede as concentrações relativas de vários metabólitos no tecido. O lactato elevado, a diminuição do N-acetil-aspartato (NAA) e alterações nas proporções desses dois metabólitos em relação à colina ou creatina podem indicar EHI e ajudar a prognosticar o desfecho neurológico.

3. A **imagem ponderada em suscetibilidade** pode ser útil para a detecção de hemorragia ou lesão hemorrágica.

4. A **angiografia ou venografia por RM** pode, ocasionalmente, ser útil se houver suspeita de anomalias vasculares, doença tromboembólica ou trombose do seio venoso que resulte em lesões HI.

X. EEG

é empregado tanto para detectar quanto para monitorar a atividade convulsiva e também para definir padrões de atividade de fundo anormais, como a supressão intermitente de salvas, a baixa voltagem ou os padrões isoelétricos. Quando o EEG neonatal convencional de 8 ou 16 canais não está prontamente disponível, o EEG de amplitude integrada (aEEG) é usado para avaliar o padrão de atividade de fundo, em especial quando é necessária uma avaliação rápida para determinar o tratamento com hipotermia terapêutica. Esse método consiste em um EEG com montagem reduzida com 1 ou 2 canais e eletrodos parietais. Embora aEEG possa detectar algumas convulsões, há dados que mostram que aEEG é insuficiente para detectar todas as convulsões em comparação com o EEG convencional, e que a qualidade da interpretação de aEEG depende muito da experiência e dos conhecimentos do examinador.

XI. Achados anatomopatológicos da lesão encefálica

A. Pode-se observar neuropatologia específica depois da asfixia moderada ou grave.

    1. A necrose cortical focal ou multifocal afetando todos os elementos celulares pode resultar em encefalomalacia cística e/ou ulegiria (atenuação na profundidade dos sulcos) em virtude da perda de perfusão em um ou vários leitos vasculares.

    2. A lesão fronteiriça ocorre em zonas de fronteira entre as artérias cerebrais, particularmente após hipotensão grave. Resulta da má perfusão das zonas fronteiriças periventriculares vulneráveis no centro semioval e provoca lesão predominantemente da substância branca. No recém-nascido a termo, normalmente provoca lesão cortical parassagital bilateral e lesão subcortical da substância branca ou prejuízo ao córtex parieto-occipital.

    3. A necrose neuronal seletiva é o tipo de lesão mais comum após a asfixia perinatal. Ocorre em virtude da vulnerabilidade diferencial de tipos específicos de células à hipoxia-isquemia; por exemplo, os neurônios são mais facilmente lesionados do que as células da glia. As regiões específicas com maior risco são a região CA1 do hipocampo, as células de Purkinje do cerebelo em recém-nascidos a termo e os núcleos do tronco encefálico. A necrose de núcleos talâmicos e núcleo da base (*status marmoratus*) pode ser considerada um subtipo de necrose neuronal seletiva.

B. A neuropatologia pode refletir o tipo de episódio de asfixia, embora o padrão preciso não seja previsível.

    1. Episódios parciais prolongados de asfixia tendem a causar necrose cerebral difusa (especialmente cortical), embora muitas vezes haja também envolvimento de estruturas subcorticais ± do tronco encefálico.

    2. A asfixia aguda total tende a poupar o córtex em grande parte (exceto o córtex perissulco de Rolando), afetando, em vez disso, principalmente o tronco encefálico, o tálamo e os núcleos da base.

    3. A asfixia parcial prolongada, seguida por um evento de asfixia terminal aguda (combinação), provavelmente ocorre na maior parte dos casos.

XII. Tratamento

A. Manejo perinatal das gestações de alto risco

    1. Anomalias na FC e no ritmo cardíaco fetais podem fornecer evidências de asfixia, especialmente se acompanhadas por mecônio espesso. No entanto, não fornecem nenhuma informação sobre a duração ou a gravidade de um evento de asfixia.

    2. A medição do pH do couro cabeludo fetal é melhor determinante da oxigenação fetal do que a P_{O_2}. Na hipoxia-isquemia intermitente, a P_{O_2} pode melhorar transitoriamente, enquanto o pH cai progressivamente. Sugere-se que o lactato do sangue do couro cabeludo fetal seja mais fácil de mensurar e mais confiável do que o pH, mas não ganhou ampla aceitação.

    3. É importante monitorar cuidadosamente a evolução do trabalho de parto com atenção a outros sinais de estresse intrauterino.

    4. A constelação de achados anormais pode indicar a necessidade de mobilização da equipe perinatal para um recém-nascido que pode precisar de intervenção imediata. Pode ser indicado alterar o plano de nascimento e deve-se projetar e implementar diretrizes para intervenção em casos de suspeita de sofrimento fetal em cada instituição de saúde (ver Capítulo 1).

B. Manejo na sala de parto (ver Capítulo 9)

    O manejo inicial do recém-nascido HI na sala de parto é descrito no Capítulo 5.

570 Parte 9 | Distúrbios Neurológicos

C. Manejo pós-natal dos efeitos neurológicos da asfixia

1. **Ventilação.** O CO_2 deve ser mantido na faixa normal. A hipercapnia pode causar acidose e vasodilatação cerebrais. Isso pode resultar em mais fluxo para áreas não lesionadas e isquemia relativa a áreas danificadas (fenômeno de "roubo"). A hipocapnia excessiva ($CO_2 < 25$ mmHg) pode diminuir o fluxo sanguíneo cerebral.

2. **Oxigenação.** Os níveis de oxigênio devem ser mantidos na faixa normal, embora a má perfusão periférica possa limitar a precisão do monitoramento contínuo não invasivo. A hipoxemia deve ser tratada com suplementação de O_2 e/ou ventilação. A hiperoxia pode causar diminuição no fluxo sanguíneo cerebral ou agravar os danos dos radicais livres.

3. **Temperatura.** O resfriamento passivo, apagando luzes que produzem calor, é um modo eficaz de iniciar a hipotermia terapêutica o mais precocemente possível após o insulto HI. A hipertermia deve sempre ser evitada.

4. **Perfusão.** A estabilidade cardiovascular e a PA sistêmica média adequada são importantes para manter a pressão de perfusão cerebral adequada.

5. **Manutenção de um estado metabólico fisiológico**

   a. A hipocalcemia é uma alteração metabólica comum após a asfixia neonatal. É importante manter o cálcio na faixa normal, porque a hipocalcemia pode comprometer a contratilidade cardíaca e pode causar convulsões (ver Capítulos 25 e 56).

   b. A hipoglicemia é frequentemente vista em recém-nascidos asfixiados. O nível sérico de glicose de recém-nascidos a termo deve ser mantido na faixa normal. A hipoglicemia pode aumentar o fluxo sanguíneo cerebral e agravar o déficit de energia. A hiperglicemia pode levar a aumento no lactato cerebral, danos à integridade celular, edema cerebral ou outras perturbações na autorregulação vascular.

6. É necessário **manejo cuidadoso dos líquidos,** e deve-se evitar tanto a sobrecarga de líquido quanto o volume circulante inadequado. Dois processos predispõem à sobrecarga de líquido em recém-nascidos asfixiados:

   a. A síndrome de secreção inadequada de hormônio antidiurético (SSIHAD) (ver Capítulo 23) muitas vezes é vista 3 a 4 dias após o evento HI. Manifesta-se por hiponatremia e hipo-osmolaridade, em combinação com baixa produção de urina e urina inapropriadamente concentrada (elevação na gravidade específica, osmolaridade e Na^+ da urina).

   b. A necrose tubular aguda (ver Capítulo 28) pode resultar do "reflexo de mergulho" (ver IV.B.1.).

   c. A restrição hídrica pode ajudar a minimizar o edema cerebral, embora seu efeito no desfecho a longo prazo no recém-nascido que não está em insuficiência renal não seja conhecido.

7. **Controle das convulsões.** As convulsões geralmente começam dentro de 12 horas após o nascimento, aumentam em frequência e geralmente desaparecem dentro de alguns dias, embora as convulsões possam persistir em casos graves. As convulsões causadas pela EHI podem ser extremamente difíceis de controlar e pode não ser possível eliminá-las completamente com os anticonvulsivantes disponíveis atualmente. É importante lembrar que as convulsões na EHI muitas vezes são subclínicas (somente eletrográficas) e que as convulsões em recém-nascidos em bloqueio musculoesquelético podem se manifestar apenas por mudanças abruptas na PA, FC e oxigenação. Nesses casos, o EEG é absolutamente necessário para detectar convulsões e monitorar a resposta ao tratamento anticonvulsivante; o EEG é superior ao aEEG para este fim.[1] Há evidências crescentes de que as convulsões agravem a lesão cerebral,[2,3] mas os anticonvulsivantes muitas vezes têm eficácia incompleta e ainda não foi comprovado que o controle das convulsões resulte em melhora no desfecho neurológico.[4] Problemas metabólicos que possam causar ou agravar a atividade convulsiva – como hipoglicemia, hipocalcemia e hiponatremia – devem ser corrigidos.

   a. **Tratamento anticonvulsivante agudo**

      i. O **fenobarbital** é o fármaco de primeira linha. É administrado em uma dose de ataque de 20 mg/kg IV. Se a convulsões continuarem, podem ser administradas doses de ataque adicionais de 5 a 10 mg/kg IV, conforme necessário para controlar as convulsões. Entre 12 e 24 horas após a dose de ataque, deve-se iniciar uma dose de manutenção de 3 a 5 mg/kg/dia, VO ou IV, dividida em 2 vezes/dia. Durante as doses de ataque de fenobarbital, o recém-nascido

Capítulo 55 | Asfixia Perinatal e Encefalopatia Hipóxico-Isquêmica **571**

precisa ser atentamente monitorado por causa de depressão respiratória. Os níveis séricos terapêuticos variam de 15 a 40 mg/dℓ. Em consequência da meia-vida sérica prolongada, que pode ser aumentada pela disfunção hepática e renal, os níveis séricos devem ser monitorados e a dose de manutenção deve ser ajustada adequadamente.

ii. A **fenitoína** pode ser adicionada quando as convulsões não forem controladas pelo fenobarbital. A dose de ataque é de 15 a 20 mg/kg IV, seguida por uma dose de manutenção de 4 a 8 mg/kg/dia, dividida a cada 8 horas. Em muitos centros, a **fosfenitoína** é usada no lugar do fármaco original (fenitoína), porque o risco de hipotensão é menor e seu extravasamento não tem efeitos adversos. A dosagem é calculada e escrita em termos de equivalentes de fenitoína para evitar erros de medicação. O nível sérico terapêutico normalmente é de 15 a 20 mg/dℓ, embora níveis na faixa de 20 a 25 mg/dℓ possam ser eficazes, e deve-se considerar mensurar o nível de fenitoína livre.

iii. Os benzodiazepínicos são considerados fármacos de terceira linha e incluem o lorazepam, que pode ser administrado em doses de 0,05 a 0,1 mg/kg/dose. Alguns médicos usam *bolus* e infusões IV de midazolam para controlar as convulsões, mas há poucos dados em relação a segurança e eficácia desse tratamento.

iv. O levetiracetam tem sido usado recentemente por causa de sua disponibilidade na forma IV e relativas segurança e eficácia para vários tipos de epilepsia infantil. Alguns estudos publicados relatam benefícios, mas não há ensaios clínicos randomizados e há poucos dados em relação à segurança e à dose adequada para as convulsões neonatais.

b. Manejo a longo prazo dos anticonvulsivantes. Os anticonvulsivantes podem ser desmamados quando o exame clínico e o EEG indicarem que o recém-nascido não está mais tendo convulsões. Se o neonato estiver recebendo mais de um anticonvulsivante, o desmame deve ocorrer na ordem inversa de introdução, com o fenobarbital desmamado por último. Há controvérsias sobre quando o fenobarbital deve ser interrompido; alguns são a favor da sua interrupção pouco antes da alta e outros preferem a manutenção do tratamento por 1 a 6 meses, ou mais. Os recém-nascidos com déficit neurológico persistente e um EEG anormal têm alto risco de convulsões recorrentes na infância ou na adolescência.

8. **Manejo de outras lesões de órgãos-alvo**

a. A disfunção cardíaca deve ser tratada com correção da hipoxemia, acidose e hipoglicemia e evitando-se a sobrecarga de volume. Os diuréticos podem não ser úteis se houver insuficiência renal concomitante. Os recém-nascidos precisarão de monitoramento contínuo da PA sistêmica média, PVC (se disponível) e produção de urina. Os recém-nascidos com comprometimento cardiovascular podem precisar de inotrópicos, como a dopamina (ver Capítulo 40), e redução da pós-carga (p. ex., com um inibidor da fosfodiesterase, como a milrinona) para manter a pressão arterial e a perfusão.

i. A PA deve ser mantida na faixa normal para apoiar a perfusão cerebral adequada.

ii. O monitoramento da PVC pode ser útil para avaliar a adequação da pré-carga (*i. e.*, se o recém-nascido não está hipovolêmico em virtude da vasodilatação ou terceiro espaço); uma meta razoável é 5 a 8 mmHg em recém-nascidos a termo.

b. A disfunção renal deve ser monitorada por meio da mensuração da produção de urina e dos eletrólitos séricos, osmolaridade urinária/sérica, densidade urinária.

i. Em caso de oligúria ou anúria, evite a sobrecarga de líquido limitando a administração de água livre para reposição de perdas insensíveis e produção de urina (cerca de 60 mℓ/kg/dia), e considere uma infusão de dopamina em dose baixa ($\leq$ 2,5 µg/kg/min) (ver Capítulos 23 e 28).

ii. A volemia deve ser avaliada antes de se instituir restrição hídrica estrita. Se houver pouca ou nenhuma produção de urina, a reposição volêmica a 10 e 20 mℓ/kg seguida de um diurético de alça, como a furosemida, pode ser útil.

iii. Para evitar a sobrecarga de líquido, bem como hipoglicemia, podem ser necessárias infusões de glicose concentrada administradas por meio de um cateter central. Os níveis de glicose devem ser cuidadosamente monitorados e deve-se evitar *bolus* rápidos de glicose. As infusões devem ser reduzidas lentamente para evitar a hipoglicemia rebote.

c. Efeitos gastrintestinais. A alimentação deve ser suspensa até que a pressão arterial esteja estável, até que sejam audíveis ruídos intestinais ativos e não seja detectado sangue nas fezes (ver Capítulo 27).

Parte 9 | Distúrbios Neurológicos

d. Anormalidades hematológicas (ver Capítulos 42 a 47). Deve-se monitorar o perfil de coagulação, juntamente com o tempo de tromboplastina parcial (TTP), tempo de protrombina (TP), fibrinogênio e plaquetas. Pode ser necessário corrigir as anormalidades com infusões de plasma fresco congelado, crioprecipitado e/ou plaquetas.

e. A função hepática deve ser monitorada com a medição das transaminases (ALT, AST), parâmetros de coagulação (TP, TTP e fibrinogênio), albumina, bilirrubina e amônia. Deve-se monitorar os níveis de fármacos que são metabolizados ou eliminados pelo fígado.

f. Pulmão (ver Capítulos 29, 30 e 36). O manejo dos efeitos pulmonares da asfixia depende da etiologia específica.

XIII. Estratégia de neuroproteção. Foram propostas diversas estratégias neuroprotetoras.

A. Agentes testados em animais com poucos ou nenhum dado em recém-nascidos humanos incluem os antagonistas dos receptores de neurotransmissores excitotóxicos, como o bloqueio do receptor NMDA com cetamina ou MK-801; neutralizadores de radicais livres, como o alopurinol, o superóxido dismutase e a vitamina E; bloqueadores de canal de Ca^{2+} como o sulfato de magnésio, a nimodipino e a nicardipino; inibidores da ciclo-oxigenase, como a indometacina; estimulantes de receptores benzodiazepínicos, como o midazolam; e potencializadores da síntese de proteínas, como a dexametasona. Há agentes novos, como o xenônio e a eritropoetina, que estão sendo submetidos à avaliação preliminar em testes de fase I, mas não há dados que apoiem o uso de quaisquer agentes além da hipotermia terapêutica para a neuroproteção.

B. Demonstrou-se que a hipotermia terapêutica diminui o risco de lesão cerebral em recém-nascidos expostos a condições hipóxico-isquêmicas perinatais.[5-7] Tanto o resfriamento do corpo todo quanto da cabeça demonstraram ser seguros e eficazes.[8-10] Nós fazemos o resfriamento de todo o corpo de recém-nascidos em risco de EIH com base nos seguintes critérios:

1. Inclusão

a. Idade gestacional ≥ 36 semanas e peso ao nascer ≥ 2.000 g.

b. Sinais de sofrimento **fetal**, conforme evidenciado por, pelo menos, um dos seguintes:

    i. História de evento agudo perinatal (p. ex., descolamento prematuro da placenta, prolapso de cordão, anormalidade grave na frequência cardíaca fetal e desacelerações variáveis ou tardias)

    ii. Perfil biofísico < 6/10 (ou 4/8) dentro de 6 horas após o nascimento.

    iii. pH do cordão umbilical ≤ 7,0 **ou** déficit de base ≥ 16 mEq/ℓ

c. Evidências de sofrimento **neonatal,** conforme evidenciado por pelo menos um dos seguintes:

    i. Pontuação de Apgar de 10 min ≤ 5

    ii. pH em gasometria realizada menos de 1 hora após o nascimento ≤ 7,0 **ou** déficit de base ≥ 16 mEq/ℓ

    iii. Necessidade contínua de ventilação iniciada no nascimento e continuada por pelo menos 10 min.

d. Evidência de encefalopatia neonatal ao exame físico (preferencialmente confirmada por um neurologista)

e. aEEG anormal com mínimo de 20 min de registro:

    i. Muito anormal: margem superior < 10 µV

    ii. Moderadamente anormal: margem superior > 10 µV **e** margem inferior < 5 µV

    iii. Convulsões identificadas por um aEEG.

Deve-se considerar os dados faltantes com cuidado e não necessariamente presumir que são normais.

2. Exclusão. Os clientes podem ser excluídos para este protocolo de acordo com o julgamento do neonatologista responsável. Se um critério de exclusão for identificado durante o tratamento, o cliente deve ser aquecido de acordo com o procedimento de reaquecimento descrito a seguir.

a. Traçado normal no aEEG inicial: margem inferior > 5 µV, ausência de convulsões.

b. Incapacidade de iniciar o resfriamento em 6 horas após o nascimento.

c. Anomalia cromossômica letal (p. ex., trissomia do 13 ou do 18).

d. Anomalias congênitas graves (p. ex., doença cardíaca congênita cianótica complexa, anomalia grave do sistema nervoso central).

Capítulo 55 | Asfixia Perinatal e Encefalopatia Hipóxico-Isquêmica **573**

e. Infecção viral congênita sistêmica sintomática (p. ex., hepatoesplenomegalia, microcefalia).

f. Infecção bacteriana sistêmica sintomática (p. ex., meningoencefalite, coagulação intravascular disseminada).

g. Diátese hemorrágica (contagem de plaquetas < 50.000, hemorragia clínica espontânea).

h. Hemorragia intracraniana grave.

O resfriamento deve ser iniciado antes de 6 horas após o nascimento; portanto, o reconhecimento precoce é essencial.

O objetivo durante o resfriamento é alcançar temperatura esofágica-alvo de 33,5°C (33 a 34°C), com intervalo aceitável de 32,5° a 34,5°C.

Deve-se obter um acesso arterial e outro venoso central antes do início do protocolo de hipotermia terapêutica, se possível. A obtenção do acesso central no estado hipotérmico pode ser extremamente desafiadora, em consequência dos efeitos vasoconstritores.

C. Monitoramento seguro do recém-nascido durante 72 horas de hipotermia terapêutica e reaquecimento | Temperatura

1. Temperatura: monitore a temperatura cutânea e esofágica continuamente. Verifique a existência de áreas de ruptura da pele e reposicione o neonato com frequência, dado o risco de necrose da gordura subcutânea. A manta de hipotermia deve ser mantida seca.

2. RCV/Resp.: se usar a oximetria de pulso, faça-o com cautela, já que a leitura pode ser imprecisa. Acompanhe a gasometria arterial (registrando a temperatura do cliente na solicitação do exame) e os níveis de lactato.

3. Líquido, eletrólitos, nutrição/renal/gastrintestinal: monitore os eletrólitos séricos, ureia/creatinina, AST/ALT. Por causa do potencial efeito neuroprotetor do magnésio, objetiva-se níveis séricos nos limites superiores da normalidade. Para evitar o edema cerebral, o Na alvo é de 140 a 148. Como muitos desses clientes têm diminuição na produção de urina, antecipa-se a necessidade de restrição relativa de líquidos.

4. Heme: monitore TP/TTP/INR, fibrinogênio e plaquetas e trate conforme clinicamente indicado. Nós transfundimos plaquetas se estas estiverem abaixo de 100.000, em virtude da função plaquetária reduzida.

5. Doença infecciosa: monitoram-se os resultados do hemograma completo com contagem diferencial e a cultura do sangue. Tratamos com antibióticos durante o resfriamento, como profilaxia em caso de disfunção imune relativa induzida pela hipotermia. Mantemos um baixo limiar para passar da gentamicina à cefotaxima em caso de evidências de insuficiência renal.

6. aEEG para preencher os critérios de inclusão: continuamos aEEG e/ou EEG completo de 20 derivações, quando necessário, para monitorar a atividade convulsiva. Se não for possível realizar RM nas primeiras 24 horas de resfriamento, obtém-se ultrassonografia da cabeça buscando qualquer hemorragia intracraniana que possa contraindicar a continuação do tratamento com hipotermia. Nós garantimos a sedação adequada para melhorar o conforto e evitar o aumento no metabolismo conforme o neonato tenta aumentar a temperatura, diminuindo assim a eficácia do tratamento com hipotermia.

Ao fim de 72 horas de hipotermia induzida, o recém-nascido é reaquecido a uma taxa de 0,5 °C a cada 2 horas, seguindo o procedimento descrito anteriormente, até que alcance 36,5°C. Isso deve levar cerca de 10 horas.

Se descobrirmos que o paciente atende a um critério de exclusão, ou se ele sofrer um evento adverso grave durante o tratamento com hipotermia, nós o reaquecemos de acordo com o mesmo procedimento. Realizamos ressonância magnética do encéfalo após a conclusão da hipotermia terapêutica; preferencialmente, esse exame deve ser realizado com 7 a 10 dias de idade ou mais tarde, se possível, para detectar a extensão completa de qualquer lesão cerebral HI.

XIV. Desfecho na asfixia perinatal

A. A taxa de mortalidade é de aproximadamente 20%. A frequência de sequelas no desenvolvimento neurológico dos recém-nascidos sobreviventes é de aproximadamente 30%.

574 Parte 9 | Distúrbios Neurológicos

B. O risco de paralisia cerebral (PC) em sobreviventes de asfixia perinatal é de 5 a 10%, em comparação com 0,2% na população geral. **A maior parte das PC não está relacionada com a asfixia perinatal, e a maior parte das asfixias perinatais não causa PC.**

C. O desfecho específico dependerá da gravidade da encefalopatia, da presença ou ausência de convulsões, dos resultados do EEG e dos achados de neuroimagem.

1. A gravidade da encefalopatia pode ser determinada segundo os **estágios clínicos de Sarnat de EHI** (Quadro 55.1).

   a. Estágio 1 ou EHI leve: 98 a 100% dos recém-nascidos terão um desfecho neurológico normal e a taxa de mortalidade é < 1%.

   b. Estágio 2 ou EHI moderada: 20 a 37% morrem ou têm desfecho anormal no desenvolvimento neurológico. O prognóstico pode ser refinado pelo uso de exames de EEG e RM para detectar a gravidade da encefalopatia, a ocorrência de convulsões e a gravidade e localização da lesão cerebral HI. Esse grupo pode se beneficiar mais da hipotermia terapêutica.

   c. Estágio 3 ou EHI grave: A probabilidade de morte é maior, inclusive em decorrência da retirada de aparelhos quando houver evidências de lesão cerebral grave e prognóstico neurológico devastador. Os sobreviventes podem ter uma ou mais deficiências graves no desenvolvimento neurológico, como PC, deficiência intelectual, deficiência visual ou epilepsia.

2. A ocorrência de convulsões aumenta o risco de PC do recém-nascido em 50 a 70 vezes. A mortalidade e morbidade a longo prazo são mais elevadas para as convulsões que se iniciam dentro de 12 horas após o nascimento, são eletrográficas e/ou são frequentes.[3]

3. A detecção de atividade de baixa voltagem ou atividade de fundo isoelétrica no EEG é um indicador prognóstico de desfecho ruim. Enquanto um padrão de surto-supressão transitório pode estar associado a um desfecho bom, um padrão persistente de surto-supressão (p. ex., ≥ 7 dias) está associado a alto risco de morte ou prejuízo no desenvolvimento neurológico.

4. A RM acrescentou uma grande quantidade de informações aos dados clínicos e EEG. O padrão de lesão cerebral HI na RM geralmente se correlaciona bem ao desfecho neurológico quando o exame é realizado na idade correta e é interpretado por um médico com experiência na interpretação de exames neonatais de RM de encéfalo. A lesão grave ao córtex ou núcleos subcorticais está quase invariavelmente associada a deficiência intelectual e motora. No entanto, lesões bem definidas nos núcleos subcorticais ou lesões fronteiriças menos graves podem estar associadas a um desfecho cognitivo normal e apenas deficiências motoras leves. Assim, esses exames devem ser interpretados com cuidado por médicos com experiência no atendimento de crianças que tiveram EHI neonatal.

Referências

1. Shellhaas RA, Soaita AI, Clancy RR. Sensitivity of amplitude-integrated electroencephalography for neonatal seizure detection. *Pediatrics* 2007;120(4):770–777.
2. Wirrell EC, Armstrong EA, Osman LD, et al. Prolonged seizures exacerbate perinatal hypoxic-ischemic brain damage. *Pediatr Res* 2001;50(4):445–454.
3. McBride MC, Laroia N, Guillet R. Electrographic seizures in neonates correlate with poor neurodevelopmental outcome. *Neurology* 2000;55(4):506–513.
4. Rennie J, Boylan G. Treatment of neonatal seizures. *Arch Dis Child Fetal Neonatal Ed* 2007;92(2):F148–F150.
5. Gluckman PD, Wyatt JS, Azzopardi D, et al. Selective head cooling with mild systemic hypothermia after neonatal encephalopathy: multicentre randomised trial. *Lancet* 2005;365(9460):663–670.
6. Shankaran S, Laptook AR, Ehrenkranz RA, et al. Whole-body hypothermia for neonates with hypoxic-ischemic encephalopathy. *N Engl J Med* 2005;353(15):1574–1584.
7. Azzopardi DV, Strohm B, Edwards AD, et al. Moderate hypothermia to treat perinatal asphyxial encephalopathy. *N Engl J Med* 2009;361(14):1349–1358.
8. Gunn AJ, Gluckman PD, Gunn TR. Selective head cooling in newborn infants after perinatal asphyxia: a safety study. *Pediatrics* 1998;102(4 pt 1):885–892.
9. Eicher DJ, Wagner CL, Katikaneni LP, et al. Moderate hypothermia in neonatal encephalopathy: safety outcomes. *Pediatr Neurol* 2005;32(1):18–24.
10. Shankaran S, Pappas A, Laptook AR, et al. Outcomes of safety and effectiveness in a multicenter randomized, controlled trial of whole-body hypothermia for neonatal hypoxic-ischemic encephalopathy. *Pediatrics* 2008;122(4):e791–e798.

Leitura sugerida

ACOG Task Force on Neonatal Encephalopathy and Cerebral Palsy. *Neonatal encephalopathy and cerebral palsy: Defining the pathogenesis and pathophysiology.* Washington, DC: American College of Obstetricians and Gynecologists, 2003.

Barkovich AJ, Westmark K, Partridge C, et al. Perinatal asphyxia: MR findings in the first 10 days. *AJNR Am J Neuroradiol* 1995;16(3):427–438.

Battin MR, Thoresen M, Robinson E, et al. Does head cooling with mild systemic hypothermia affect requirement for blood pressure support? *Pediatrics* 2009;123(3):1031–1036.

Blackmon LR, Stark AR. Hypothermia: a neuroprotective therapy for neonatal hypoxic-ischemic encephalopathy. *Pediatrics* 2006;117(3):942–948.

Edwards AD, Azzopardi DV. Therapeutic hypothermia following perinatal asphyxia. *Arch Dis Child Fetal Neonatal Ed* 2006;91(2):F127–F131.

Edwards AD, Brocklehurst P, Gunn AJ, et al. Neurological outcomes at 18 months of age after moderate hypothermia for perinatal hypoxic ischaemic encephalopathy: synthesis and meta-analysis of trial data. *BMJ* 2010;340:c363.

Groenendaal F, De Vooght KM, van Bel F. Blood gas values during hypothermia in asphyxiated term neonates. *Pediatrics* 2009;123(1):170–172.

Higgins RD, Raju TN, Perlman J, et al. Hypothermia and perinatal asphyxia: executive summary of the National Institute of Child Health and Human Development workshop. *J Pediatr* 2006;148(2):170–175.

Holmes G, Rowe J, Hafford J, et al. Prognostic value of the electroencephalogram in neonatal asphyxia. *Electroencephalogr Clin Neurophysiol* 1982;53(1):60–72.

Johnston MV, Trescher WH, Ishida A, et al. Neurobiology of hypoxic-ischemic injury in the developing brain. *Pediatr Res* 2001;49(6):735–741.

Leviton A, Nelson KB. Problems with definitions and classifications of newborn encephalopathy. *Pediatr Neurol* 1992;8(2):85–90.

Mallard EC, Williams CE, Gunn AJ, et al. Frequent episodes of brief ischemia sensitize the fetal sheep brain to neuronal loss and induce striatal injury. *Pediatr Res* 1993;33(1):61–65.

McKinstry RC, Miller JH, Snyder AZ, et al. A prospective, longitudinal diffusion tensor imaging study of brain injury in newborns. *Neurology* 2002;59(6):824–833.

Meberg A, Broch H. Etiology of cerebral palsy. *J Perinat Med* 2004;32(5):434–439.

Ment LR, Bada HS, Barnes P, et al. Practice parameter: neuroimaging of the neonate: report of the Quality Standards Subcommittee of the American Academy of Neurology and the Practice Committee of the Child Neurology Society. *Neurology* 2002;58(12):1726–1738.

Murray DM, Boylan GB, Ryan CA, et al. Early EEG findings in hypoxic-ischemic encephalopathy predict outcomes at 2 years. *Pediatrics* 2009;124(3):e459–e467.

Myers RE. Four patterns of perinatal brain damage and their conditions of occurrence in primates. *Adv Neurol* 1975;10:223–234.

Nelson KB, Leviton A. How much of neonatal encephalopathy is due to birth asphyxia? *Am J Dis Child* 1991;145(11):1325–1331.

Pryds O, Greisen G, Lou H, et al. Vasoparalysis associated with brain damage in asphyxiated term infants. *J Pediatr* 1990;117(1 pt 1):119–125.

Rutherford M, Ramenghi LA, Edwards AD, et al. Assessment of brain tissue injury after moderate hypothermia in neonates with hypoxic-ischaemic encephalopathy: a nested substudy of a randomised controlled trial. *Lancet Neurol* 2010;9(1):39–45.

Sarkar S, Bhagat I, Dechert RE, et al. Predicting death despite therapeutic hypothermia in infants with hypoxic-ischaemic encephalopathy. *Arch Dis Child Fetal Neonatal Ed* 2010;95(6):F423–F428.

Sarnat HB, Sarnat MS. Neonatal encephalopathy following fetal distress. A clinical and electroencephalographic study. *Arch Neurol* 1976;33(10):696–705.

Soul JS, Robertson RL, Tzika AA, et al. Time course of changes in diffusion-weighted magnetic resonance imaging in a case of neonatal encephalopathy with defined onset and duration of hypoxic-ischemic insult. *Pediatrics* 2001;108(5):1211–1214.

Volpe JJ. *Neurology of the Newborn.* 5th ed. Philadelphia, PA: Saunders Elsevier; 2008.

Wilkinson DJ, Thayyil S, Robertson NJ. Ethical and practical issues relating to the global use of therapeutic hypothermia for perinatal asphyxial encephalopathy. *Arch Dis Child Fetal Neonatal Ed* 2011;96(1):F75–F78.

Wu YW, Escobar GJ, Grether JK, et al. Chorioamnionitis and cerebral palsy in term and near-term infants. *JAMA* 2003;290(20):2677–2684.

Yap V, Engel M, Takenouchi T, et al. Seizures are common in term infants undergoing head cooling. *Pediatr Neurol* 2009;41(5):327–331.

56 Convulsões Neonatais

Ann M. Bergin

I. Introdução. As convulsões ocorrem com maior frequência no período neonatal do que em qualquer outro momento da vida. As estimativas da incidência das convulsões neonatais dependem da definição de caso, do método de determinação e da definição de período neonatal; variam de 0,95 a 3,5 por 1.000 nascidos vivos. As convulsões podem ser uma manifestação de um distúrbio subjacente ou podem ser decorrentes de epilepsia primária. Em recém-nascidos, a maioria das convulsões é um sinal de distúrbios subjacentes, embora os transtornos epilépticos primários também possam se manifestar nessa faixa etária. A ocorrência de convulsões pode ser a primeira indicação clínica de um distúrbio neurológico.

A imaturidade do desenvolvimento influencia muitos aspectos do diagnóstico, manejo e prognóstico das convulsões no recém-nascido:

A. Os padrões clínicos da convulsão no neonato refletem a "conectividade reduzida" no encéfalo neonatal, com proeminência de características ictais focais e raros padrões generalizados de convulsões clínicas

B. O equilíbrio dos processos excitatórios e inibitórios no encéfalo imaturo tende para a excitação com um excesso de sinapses glutamatérgicas em relação às sinapses inibitórias (geralmente gabaérgicas). Na verdade, em algumas regiões do encéfalo do neonato, o GABA pode agir temporariamente como neurotransmissor excitatório. Essas características de desenvolvimento podem ser a base para a tendência do neonato de apresentar convulsões frequentemente recorrentes

C. Os processos sistêmicos são imaturos, resultando em metabolização de fármacos diferente daquela das crianças mais velhas

D. O encéfalo imaturo é mais suscetível aos efeitos no desenvolvimento dos fármacos anticonvulsivantes.

II. Diagnóstico. Uma convulsão epiléptica é uma alteração na função neurológica (motora, sensorial, experencial ou autônoma) que está associada a descarga anormal síncrona dos neurônios corticais. Essa descarga elétrica anormal pode ser registrada pelo eletroencefalograma (EEG). Em todas as idades, também em recém-nascidos, podem ocorrer comportamentos paroxísticos, o que leva à suspeita de convulsão elétrica, mas falta de padrões correlacionados no EEG de couro cabeludo. O manejo desses eventos é difícil em qualquer idade e controverso no recém-nascido. Para esta revisão, consideram-se apenas os eventos paroxísticos normalmente associados a um padrão de convulsão eletrográfica.

O diagnóstico precoce das convulsões neonatais é importante para possibilitar:

- A identificação e o tratamento dos distúrbios subjacentes
- O tratamento para prevenir convulsões adicionais e efeitos sistêmicos relacionados com a convulsão, como a hipoxemia e a hipertensão
- O tratamento das convulsões para possivelmente evitar lesões neuronais excitotóxicas relacionadas com a convulsão.

O diagnóstico de convulsões no neonato requer o conhecimento dos padrões clínicos associados às convulsões eletrográficas nessa idade e a confirmação pelo EEG, de preferência acompanhado por videotelemetria. Eventos paroxísticos não epilépticos são comuns na criança com encefalopatia; ao contrário das convulsões, não há um padrão de convulsão no EEG e podem ser alterados ou interrompidos por contenção delicada e/ou mudança no posicionamento. Eventos não epilépticos frequentemente são evocados por estímulos. Além disso, os registros de vídeo-EEG revelaram que uma grande proporção das convulsões eletrográficas neonatais (CEN) em crianças com encefalopatia não tem um correlato clínico. Isso também ocorre após o tratamento com fenobarbital, quando os eventos clínicos parecem cessar, mas o EEG continua mostrando CEN (as estimativas variam entre 30 e 80% dos casos). Até o momento não se sabe se essas convulsões eletrográficas subclínicas causam lesão cerebral adicional no neonato. No entanto, um estudo com recém-nascidos humanos correlacionou o aumento na quantidade de CEN à elevação na morbidade e mortalidade, principalmente em recém-nascidos com asfixia. Em um estudo de espectroscopia magnética de recém-nascidos humanos, o aumento na pontuação de gravidade das convulsões se correlacionou a maior anormalidade nas relações lactato:colina e N-acetil-aspartato:colina, refletindo um metabolismo cerebral prejudicado e, possivelmente, integridade neuronal comprometida, respectivamente.

A. Padrões clínicos comuns das convulsões

1. **Convulsões clônicas focais.** Esse padrão pode ser unilateral, pode ocorrer sequencialmente em diferentes membros ou simultaneamente, mas de modo assíncrono. O movimento é rítmico, bifásico com uma fase de contração rápida e relaxamento mais lento. Pode haver correlação clínica em apenas uma pequena parte da duração total da convulsão eletrográfica. A face, os membros superiores e inferiores, os olhos ou o tronco podem estar envolvidos.
2. **Convulsões tônicas focais.** Os padrões incluem postura sustentada de um único membro, desvio ocular horizontal tônico ou posturas tronculares tônicas assimétricas. Em contraste com os eventos tônicos focais, os movimentos tônicos geralmente não são acompanhados por padrões de convulsão no EEG.
3. **Convulsões mioclônicas.** Estas são caracterizadas por um movimento rápido, geralmente de flexão. Das variedades de mioclonias que ocorrem no recém-nascido, a mioclonia generalizada, geralmente envolvendo ambos os membros superiores e menos comumente os membros inferiores, está mais frequentemente associada a um padrão EEG de convulsão. Eventos mioclônicos focais ou multifocais normalmente não estão associados a estes padrões.
4. **Convulsões autônomas.** Eventos autônomos, como apneia, muitas vezes com taquicardia associada em vez de bradicardia (particularmente no recém-nascido a termo), e/ou dilatação pupilar. As convulsões autônomas muitas vezes também estão associadas à hipertensão arterial. Muitos neonatos têm mais de um tipo de convulsão. Em recém-nascidos pré-termo, uma ampla gama de comportamentos clínicos pode estar associada a padrões eletrográficos de convulsão; por exemplo, curtos períodos autolimitados de taquipneia sem outra justificativa, taquicardia e outras mudanças autonômicas podem representar convulsões no recém-nascido pré-termo, bem como os movimentos de mastigar, chupar e movimentos cíclicos, que normalmente não estão associados a convulsões EEG nos recém-nascidos a termo.

B. Diagnóstico EEG

1. O **registro EEG neonatal de rotina,** normalmente com duração de 1 hora, possibilita a avaliação da atividade de fundo, da maturidade do desenvolvimento e, às vezes, do potencial epiléptico. Esses registros, especialmente se forem seriados, são úteis para o prognóstico. No entanto, um evento clínico típico não pode ser capturado em um tempo tão curto. Se estiver disponível, o EEG com tempo de registro prolongado (horas-dias) é útil para capturar um evento clínico, especialmente se o diagnóstico de convulsão não for claro. O EEG geralmente demonstra correlação focal rítmica associada ao evento clínico, mas normalmente de duração superior a esse evento. Pode-se observar um foco de origem e a propagação para áreas adjacentes (Figura 56.1). Quanto mais grave for a encefalopatia da criança, menos o padrão convulsivo tende a evoluir em forma de onda e propagação topográfica. A videotelemetria é muito útil em recém-nascidos para esclarecer a natureza dos comportamentos não epilépticos e também para evitar erros de interpretação dos padrões de artefato do EEG, que podem ser vistos com a aspiração, eventos de ventilação e fisioterapia/percussão terapêutica. Em lactentes com encefalopatia, uma grande proporção das convulsões elétricas não tem correlação clínica.
2. O **EEG de amplitude integrada (aEEG)** é uma técnica de beira de leito cada vez mais utilizada por neonatologistas para o monitoramento neurológico. A atividade de fundo do EEG de uma quantidade limitada de eletrodos (geralmente 1 a 2 canais, 2 a 4 eletrodos) é amplificada, filtrada, retificada, comprimida (6 cm/h) e exibida em uma escala semilogarítmica. Um minuto de EEG é, portanto, representado por 1 mm no aEEG. Essa técnica possibilita que o neonatologista avalie continuamente as características da atividade de fundo do EEG e, assim, avalie a gravidade da encefalopatia, a melhora

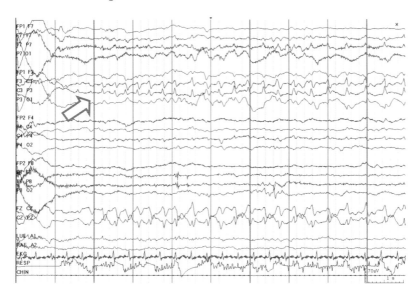

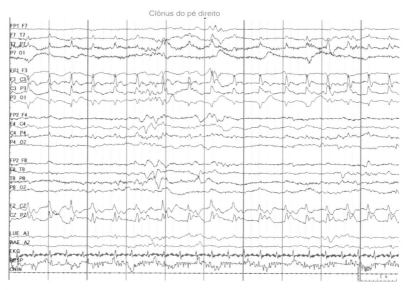

Figura 56.1 Convulsão neonatal parassagital esquerda com convulsão clônica focal. A convulsão eletrográfica começa na área parassagital esquerda (seta vazada) e, 12 s depois, observa-se clônus focal no pé direito.

ou a deterioração ao longo do tempo e a resposta aos tratamentos. As convulsões que ocorrem durante o registro desses dados comprimidos podem alterar o traçado de modo reconhecível, desde que as convulsões ocorram na região dos eletrodos utilizados para registro e que sejam de duração suficiente. A ocorrência de convulsões é confirmada com a revisão imediata do EEG "bruto" dos 1 a 2 canais disponíveis e deve, então, ser avaliada com o registro eletroencefalográfico convencional (Figura 56.2).

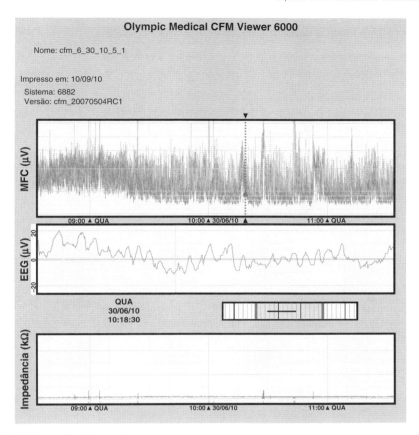

Figura 56.2 EEG de amplitude integrada.
Painel superior: Dados de EEG comprimidos com banda de atividade larga, ocasionalmente com elevação súbita da margem inferior – um marcador de possível convulsão.
Painel do meio: EEG bruto no momento indicado pelo cursor na tira superior. EEG de canal único com ritmicidade preocupante em decorrência de possível convulsão. Necessário EEG completo para confirmação.
Painel inferior: Indicação da impedância do eletrodo, que é adequadamente baixa. Padrões observados nos dados de EEG compactados não são interpretáveis quando há alta impedância do eletrodo.

III. Etiologia. Uma vez identificada a ocorrência de convulsões eletrográficas, deve-se buscar suas etiologias subjacentes, especialmente as causas reversíveis. Os detalhes da história clínica são o mais importante no direcionamento da avaliação inicial. Por exemplo, uma história de parto traumático com bons índices de Apgar em um recém-nascido a termo levanta a possibilidade de hemorragia intracraniana. A idade de início da convulsão pode sugerir etiologias prováveis. A encefalopatia hipóxico-isquêmica (EHI), que é a causa mais comum de convulsões neonatais, geralmente provoca convulsões nas primeiras 24 horas de vida. Quando as convulsões se manifestam após as primeiras 48 horas de vida e particularmente depois de um período de bem-estar inicial, devem-se considerar infecções e distúrbios bioquímicos. As convulsões que ocorrem mais tarde (p. ex., > 10 dias de vida) são mais propensas a estar relacionadas com distúrbios no metabolismo do cálcio (agora raros nos EUA), malformações ou síndromes epilépticas neonatais, que podem ser benignas (p. ex., convulsões neonatais familiares benignas) ou graves (p. ex., encefalopatia epiléptica infantil precoce [EEIP]). Várias possíveis etiologias (Quadro 56.1) podem ser identificadas no recém-nascido com convulsões, como EHI com hipoglicemia, hipocalcemia e/ou hemorragia intracraniana, e cada uma deve ser tratada de modo adequado.

580 Parte 9 | Distúrbios Neurológicos

Quadro 56.1	Etiologias das convulsões neonatais.

Lesão hipóxico-isquêmica
    Asfixia perinatal
    Infarto/acidente vascular encefálico focal

Hemorragia intracraniana
    Intraventricular
    Parenquimatosa
    Subdural
    Subaracnóidea

Neuroinfecção

Malformações e outras lesões estruturais
    Distúrbios da migração neuronal
    Disgenesia cerebral
    Distúrbios neurocutâneos (p. ex., síndrome de Sturge-Weber, esclerose tuberosa)

Distúrbios metabólicos agudos
    Hipoglicemia
    Hipocalcemia
    Hipomagnesemia
    Hiponatremia

Erros inatos do metabolismo
    Aminoacidopatias
    Acidúrias orgânicas
    Doenças peroxissômicas
    Doenças mitocondriais
    Transtorno do transporte de glicose (deficiência de GLUT-1)

Síndromes epilépticas
    Síndromes familiares benignas
    Encefalopatias epilépticas neonatais graves
    Convulsões dependentes da piridoxina (vitamina B_6)
    Convulsões sensíveis ao ácido folínico

A. Etiologias específicas

1. **EHI.** Esta é a causa mais comum de convulsões neonatais, representando mais de 50% dos casos. A EHI pode ser global, como na asfixia perinatal ou focal (*i. e.*, infarto arterial). Na **asfixia perinatal,** as convulsões ocorrem no recém-nascido com história de trabalho de parto e parto difíceis com alterações na frequência cardíaca fetal, diminuição do pH da artéria umbilical e índice de Apgar no 5º minuto < 5. Além das convulsões – que frequentemente são observadas nas primeiras 12 a 24 horas – normalmente há supressão precoce do estado mental e, às vezes, há coma com hipotonia. Embora o agravo seja global, as convulsões geralmente são focais e podem ser multifocais. Normalmente são de duração curta (< 1 min), mas podem ser muito frequentes e refratárias, especialmente nas primeiras 24 horas. O tratamento é de urgência e complicado em muitas crianças, pelos efeitos da lesão hipóxica a outros sistemas de órgãos (hepático, pulmonar, renal, cardiovascular). Além disso, os fármacos anticonvulsivantes podem contribuir para a hipotensão e a hipoventilação. Outra preocupação é a possibilidade de convulsões eletrográficas não identificadas em crianças com EHI. Isso é particularmente importante após o tratamento com fármacos anticonvulsivantes, que podem eliminar eventos clínicos sem controlar a continuidade das convulsões eletrográficas (dissociação eletroclínica). Sempre que possível, o EEG prolongado é de valor inestimável na identificação de convulsões subclínicas em curso. Em contraste, nas **lesões isquêmicas focais,** como o acidente vascular encefálico da artéria cerebral média, a criança geralmente parece bem e manifesta convulsões clônicas focais. Esses acidentes vasculares encefálicos arteriais podem ter ocorrido antes do trabalho de parto ou no seu início. Muitas vezes não há assimetrias no exame motor dessas crianças, e o diagnóstico pode ser tardio e só ocorrer no primeiro ano de vida se a criança não manifestar convulsões neonatais.

Capítulo 56 | Convulsões Neonatais **581**

2. As **hemorragias intracranianas** (HIC) são responsáveis por 10 a 15% das convulsões neonatais. No recém-nascido a termo, a **hemorragia subaracnóidea** primária (não provocada pela extensão de hemorragia cerebral ou intraventricular mais profunda) provavelmente é mais comum do que se sabe. A maior parte não se manifesta clinicamente e não causa sintomas. O parto normal ou com instrumentação e/ou trauma podem estar associados a hemorragia subaracnóidea mais substancial, que pode levar a convulsões, geralmente no segundo dia de vida. Esses recém-nascidos parecem clinicamente bem entre as convulsões e têm desfecho muito bom. As **hemorragias subdurais** estão relacionadas com a criança de tamanho grande, o parto pélvico e a instrumentação. São decorrentes de lacerações na foice, tentório ou veias cerebrais superficiais. Frequentemente estão associadas a contusões cerebrais subjacentes, que podem ser responsáveis pelas convulsões em alguns casos. As convulsões que se manifestam geralmente são focais e ocorrem nos primeiros dias de vida. Se grandes, os hematomas subdurais podem ser tratados cirurgicamente, o que torna importante estabelecer o diagnóstico. No **recém-nascido pré-termo, hemorragias da matriz germinal, intraventricular e parenquimatosa** são as manifestações prototípicas da lesão hipóxica prematura. As convulsões podem ocorrer com a extensão da hemorragia da matriz germinal ao parênquima hipóxico adjacente, normalmente após os 3 primeiros dias de vida. Eventos tônicos generalizados normalmente não estão associados a padrões eletrográficos de convulsão, refletindo, em vez disso, alterações na pressão intracraniana. O registro EEG pode confirmar padrões convulsivos com fenômenos autônomos ou movimentos motores cíclicos nesses recém-nascidos pré-termo; pode ainda identificar convulsões eletrográficas subclínicas associadas a essas hemorragias. As convulsões que ocorrem em caso de lesões hemorrágicas prematuras normalmente não estão associadas a um bom desfecho.

3. As **infecções do sistema nervoso central** são responsáveis por cerca de 5% das convulsões neonatais. **Infecções congênitas intrauterinas,** como por citomegalovírus (CMV), *Toxoplasma*, rubéola e herpes-vírus, podem se manifestar precocemente (nos primeiros 2 dias), com convulsões nos casos graves. O quadro clínico pode incluir microcefalia, retardo do crescimento intrauterino, prematuridade e outros achados cutâneos, oftalmológicos e sistêmicos. A meningoencefalite, a calcificação cerebral e a disgenesia (em casos de infecção intrauterina precoce) contribuem para a patogênese das convulsões nesses casos. A **septicemia pós-natal,** como, por exemplo, por *Streptococcus* do grupo B ou *Escherichia coli,* muitas vezes é complicada pela meningite e pode estar associada a convulsões. Neste cenário, o recém-nascido muitas vezes permanece bem por alguns dias, apresentando deterioração apenas mais tarde, com ocorrência de convulsões após as primeiras 48 a 72 horas.

4. **Distúrbios metabólicos agudos.** Essas condições rapidamente remediáveis são o foco das investigações iniciais nas convulsões neonatais e incluem a hipoglicemia, a hipocalcemia, a hipomagnesemia e a hiponatremia. Elas são responsáveis por aproximadamente 5% das convulsões neonatais.

   a. **Hipoglicemia.** Mesmo quando ocorre em associação a outras potenciais causas de convulsão, como a EHI, a hipoglicemia deve ser tratada (Quadro 56.2). A definição de hipoglicemia é controversa, mas limites razoáveis para o tratamento são a glicemia < 40 mg/dℓ (< 2,2 mmol/ℓ) nas primeiras 24 horas e < 50 mg/dℓ (< 2,8 mmol/ℓ) depois de 24 horas. A maior parte das crianças com hipoglicemia é assintomática, mas sintomas de neuroglicopenia em qualquer momento devem levar a tratamento imediato. Observa-se nervosismo/tremor, hipotonia, alteração da consciência, má alimentação, apneia e convulsões. As causas da hipoglicemia neonatal incluem aporte de glicose diminuído,

Quadro 56.2	Tratamento inicial de distúrbios metabólicos agudos.
Hipoglicemia	Glicose 10%, 2 a 3 mℓ/kg IV
Hipocalcemia	Gliconato de cálcio 5% (50 mg/mℓ), 100 a 200 mg/kg IV; em caso de tempo insuficiente para dilatação, 10% (100 mg/mℓ), 50 a 100 mg/kg IV
Hipomagnesemia	Sulfato de magnésio 12,5% (125 mg/mℓ), 50 a 100 mg/kg IV
Hiponatremia	Furosemida 1 mg/kg IV NaCl 3%, 1 a 3 mℓ/kg por 15 a 30 min

Parte 9 | Distúrbios Neurológicos

como no recém-nascido pré-termo e pequeno para a idade gestacional, distúrbios nas vias da glico-neogênese que estejam deficientes ou suprimidas (p. ex., doenças do depósito de glicogênio, amino-acidopatias como a doença da urina do xarope de bordo, defeitos na oxidação de ácidos graxos) e uso crescente da glicose (como em estados hiperinsulinêmicos, mais comumente observados em filhos de mulheres diabéticas). Outros estados hiperinsulinêmicos incluem a síndrome de supercrescimento de Beckwith-Wiedemann, a eritroblastose e a rara hipoglicemia hiperinsulinêmica.

b. Hipocalcemia. O cálcio ionizado no sangue total (iCA) é a melhor medida do nível de cálcio em recém-nascidos doentes. Considera-se que há hipocalcemia quando o iCA < 4,4 mg/dℓ (< 1,1 mmol/ℓ) em neonatos a termo ou pré-termo com peso ao nascer > 1.500 g e < 4,0 mg/dℓ (< 1 mmol/ℓ) em recém-nascidos pré-termo com peso < 1.500 g. A hipocalcemia de **início precoce** ocorre nos primeiros 3 dias de vida e está associada a prematuridade, filhos de mulheres diabéticas, retardo de crescimento intrauterino e asfixia perinatal. A maior parte é assintomática. Os sintomas da hipocalcemia incluem nervosismo, espasmos musculares induzidos por estímulos, convulsões e, raramente, laringospasmo. A hipocalcemia de **início tardio** (> 10 dias de vida) pode ocorrer em virtude do hipoparatiroidismo, da alimentação com fórmula rica em fosfato, da síndrome de DiGeorge (síndrome da deleção 22q11), de algumas citopatias mitocondriais e da hipomagnesemia. Os casos sintomáticos ou persistentes devem ser tratados (Quadro 56.2).

c. Hipomagnesemia. A causa mais comum é a hipomagnesemia neonatal transitória. Esta causa resistência ao paratormônio (PTH) e, assim, hipocalcemia. Antes de corrigir a hipocalcemia, deve-se corrigir a hipomagnesemia (Quadro 56.2). Níveis < 1,4 mg/dℓ (< 0,6 mmol/ℓ) são considerados baixos.

d. Hiponatremia (Capítulo 23, seção IV).

5. **Malformações/lesões estruturais.** Cinco por cento das convulsões neonatais são causadas pela disgenesia cerebral. A **disgenesia cerebral** pode causar convulsões desde o primeiro dia de vida. Mais provavelmente ocorre nos distúrbios mais graves, como hemimegalencefalia, lissencefalia e polimicrogiria. As convulsões frequentemente são muito refratárias a medicamentos. Algumas doenças podem ser passíveis de tratamentos cirúrgicos, como a hemimegalencefalia e as polimicrogirias focais. Em geral, essas crianças não têm encefalopatia interictal. Na ocasião, os sinais de doenças neurocutâneas são aparentes no exame do recém-nascido – por exemplo, hemangioma na distribuição do nervo craniano V1 na síndrome de Sturge-Weber, que ocasionalmente pode causar convulsões no período neonatal. Podem ser vistas máculas despigmentadas de esclerose tuberosa em forma de folhas de freixo (*ash-leaf*), embora as convulsões neonatais sejam raras nesse distúrbio. A neuroimagem é essencial para estabelecer esses diagnósticos.

6. **Erros inatos do metabolismo.** Embora individualmente muito raros, os erros inatos do metabolismo como grupo são responsáveis por pelo menos 1% dos casos de convulsões em recém-nascidos. Normalmente desencadeados por um defeito enzimático nas vias metabólicas de carboidratos, proteínas ou gorduras, muitos erros inatos causam doenças em virtude do acúmulo de produtos tóxicos que são incapazes de prosseguir ao longo das vias metabólicas apropriadas. Nesses distúrbios, as crianças inicialmente parecem bem, em virtude dos benefícios da liberação das toxinas pela placenta até o nascimento, e só desenvolvem encefalopatia e têm convulsões após 2 a 3 dias. Os marcadores bioquímicos para esses distúrbios incluem hipoglicemia, acidose metabólica e hiperamonemia, bem como padrões específicos de alterações em perfis de aminoácidos ou ácidos orgânicos. Outros distúrbios causam doenças em virtude de um defeito relacionado com a mutação em uma função vital, como, por exemplo, a deficiência de GLUT-1, que prejudica o transporte de glicose através da barreira hematencefálica, com o consequente atraso no desenvolvimento e convulsões. Esse distúrbio ilustra a importância da identificação desses transtornos, já que este e outros são tratáveis, fornecendo uma oportunidade para evitar a lesão encefálica. O diagnóstico também possibilita o aconselhamento reprodutivo para gestações posteriores. Entre os transtornos metabólicos, a **encefalopatia glicínica (hiperglicinemia não cetótica)** comumente causa eventos mioclônicos, com ou sem correlatos ao EEG, encefalopatia com depressão sensorial, comprometimento respiratório e hipotonia. A atividade de fundo do EEG muitas vezes revela um padrão "de supressão de salva" muito anormal. A glicina está elevada no LCS e geralmente – embora não sempre – no plasma. O defeito está no sistema de clivagem da glicina. Como a glicina é um coagonista do glutamato excitatório, resulta em excitabilidade cortical melhorada. Apesar dos esforços para bloquear farmacologicamente

a neurotransmissão do glutamato com dextrometorfano, a maior parte dessas crianças reage muito mal. A **dependência de piridoxina,** embora rara, é uma importante causa de convulsões neonatais porque já existe tratamento. O tipo mais comum é decorrente de um defeito no gene ALDH7A1/ antiquitina, que resulta em deficiência de alfa-aminoadípico semialdeído (α-AASA) desidrogenase e acúmulo de α-AASA no sangue, urina e LCS; isso fornece um marcador biológico para o distúrbio. Essa enzima está envolvida na degradação de lisina no encéfalo, e acredita-se que tenha um impacto no metabolismo dos neurotransmissores glutamato e ácido gama-aminobutírico. As convulsões manifestam-se precocemente, às vezes no útero, e os neonatos são irritáveis. Uma dose de teste de piridoxina de 100 mg IV com EEG e monitoramento cardiorrespiratório que resulte em cessação imediata da convulsão e resolução das anomalias no EEG em poucas horas estabelece o diagnóstico. Como um estudo recente mostrou que algumas crianças não respondem à dose IV inicial, recomenda-se uma prova terapêutica de 3 dias com piridoxina por via oral (30 mg/kg/dia) aos que não responderem. Se for bem-sucedida, a suplementação será por toda a vida, já que as convulsões recorrem em caso de retirada da piridoxina. Recentemente, mostrou-se que as **convulsões sensíveis ao ácido folínico,** uma condição mal compreendida, são genética e bioquimicamente idênticas à dependência de piridoxina. Anteriormente, esse distúrbio, inicialmente identificado por novos picos na cromatografia do LCS, era tratado com suplementação com ácido folínico (3 a 5 mg/ kg/dia). Isso era eficaz em cessar as convulsões em alguns desses casos, mas não impedia sequelas graves de desenvolvimento. Do mesmo modo, muitos clientes dependentes de piridoxina, embora sem convulsões, tinham déficits de desenvolvimento a longo prazo. Por este motivo, e com base em sua natureza alélica, tem sido sugerido que os clientes com diagnóstico de alguma dessas doenças sejam tratados com ambos os suplementos.

7. **Síndromes epilépticas.** Essas síndromes são raras, representando em conjunto cerca de 1% dos casos de convulsões no período neonatal. Por outro lado, as **convulsões neonatais familiares benignas** ocorrem em recém-nascidos saudáveis no 2° ou 3° dias de vida. As convulsões podem ser clônicas ou tônicas focais (geralmente assimétricas). Deve-se investigar os antecedentes familiares, já que muitas vezes estes não são declarados. As convulsões resolvem-se após um período variável, geralmente dentro de 6 meses. Essa doença está associada a anormalidades nos canais de potássio acionados por voltagem, geralmente KCNQ2 e menos frequentemente KCNQ3. O desfecho de desenvolvimento é normal, mas 5 a 15% podem ter convulsões não febris tardias. As **convulsões benignas neonatais-infantis** ("crises do quinto dia") manifestam-se repentinamente no 4° a 6° dias de vida, muitas vezes com convulsões frequentes que levam a um estado de mal epiléptico. As convulsões inicialmente são clônicas focais, muitas vezes com apneia. Não se esperam convulsões tônicas nesse distúrbio. As convulsões geralmente cessam dentro de 2 semanas. A etiologia é desconhecida. Também são observadas síndromes epilépticas mais graves, que se manifestam nesse período, como as seguintes:

   a. **Epilepsia mioclônica precoce (EMP),** muitas vezes manifestando-se nos primeiros dias de vida com convulsões focais motoras e mioclonias, que podem ser sutis e irregulares e geralmente afetam a face e os membros. As convulsões tônicas surgem relativamente tarde nesse distúrbio. As convulsões são muito refratárias a medicamentos. O EEG é caracterizado por um padrão de supressão de salva, que pode ser visto somente durante o sono e, se presente durante todo o ciclo de sono-vigília, é exacerbado pelo sono. Essa síndrome muitas vezes está associada a distúrbios metabólicos subjacentes, como, por exemplo, a encefalopatia glicínica (descrita previamente). O desenvolvimento é gravemente afetado e muitas crianças morrem, comumente no primeiro ano de vida

   b. A **encefalopatia epiléptica infantil precoce (síndrome de Ohtahara)** também está associada a epilepsia muito refratária. Em contraste com a EMP, é caracterizada pelo aparecimento precoce de espasmos tônicos juntamente com convulsões motoras focais. A mioclonia é rara nos estágios iniciais desta doença. Também está relacionada com um padrão de supressão de salva no EEG, que é relativamente invariante. Enquanto a EMP tende a estar associada a distúrbios metabólicos subjacentes, a EEIP está mais comumente associada a lesões estruturais. O prognóstico de desenvolvimento também é ruim nessa síndrome, com muitos casos evoluindo para um padrão epileptiforme caótico no EEG, conhecido como hipsarritmia, e acompanhado por espasmos infantis

   c. A **epilepsia parcial migratória maligna do primeiro ano de vida (síndrome de Coppola)** pode se manifestar do 1° ao 10° mês de vida. As convulsões motoras focais ocorrem e progridem de

584 Parte 9 | Distúrbios Neurológicos

modo agressivo, mudando clínica e eletrograficamente de um lado para outro, e são altamente refratárias a fármacos anticonvulsivantes. O estado de desenvolvimento é profundamente afetado, e o prognóstico para um desfecho normal é ruim, embora já tenham sido descritos casos com desfechos não tão devastadores. A etiologia é desconhecida.

IV. Investigações.

A abordagem às investigações deve ser individualizada, com ênfase na identificação precoce de transtornos corrigíveis. É guiada por um histórico detalhado da gestação, trabalho de parto e parto, além do curso subsequente. Deve ocorrer em paralelo com a estabilização das funções vitais (incluindo o apoio à respiração se necessário), a confirmação eletroencefalográfica das convulsões (se disponível) e o tratamento anticonvulsivante das convulsões em curso (se presentes). Deve-se considerar o rastreamento metabólico geral e a avaliação quanto a evidências de sepse (que pode incluir a punção lombar e/ou o rastreamento à procura de erros inatos do metabolismo); a abordagem deve ser modificada de acordo com o histórico individual. Deve-se considerar a realização de exames de neuroimagem. A ultrassonografia do crânio pode ser realizada à beira do leito e pode identificar uma hemorragia intracraniana, especialmente na criança pré-termo. No entanto, a sua capacidade de identificar hemorragias em convexidades e anormalidades corticais é limitada. A TC da cabeça e, especialmente, a RM do encéfalo, são mais úteis para confirmar esses transtornos. No entanto, elas podem não estar disponíveis; se estiverem, geralmente necessitam de transporte, com o risco de desestabilização do paciente, e muitas vezes devem ser adiados até depois da estabilização do recém-nascido e do início do tratamento.

V. Tratamento.

As convulsões propriamente ditas e seu tratamento com fármacos anticonvulsivantes podem prejudicar o impulso respiratório e a capacidade de manter a circulação adequada. Portanto, o manejo não precisam de apoio para garantir a manutenção da ventilação e da perfusão adequadas é fundamental (no Quadro 56.2 é mostrado o tratamento de transtornos metabólicos agudos comuns; ver Capítulos 23 e 60).

A decisão de tratar convulsões neonatais com fármacos anticonvulsivantes depende do risco de descompensação cardíaca ou respiratória aguda relacionada com a convulsão no recém-nascido em estado crítico. Depende ainda da ponderação do potencial de lesões neurológicas a longo prazo relacionadas com a convulsão em comparação com os potenciais efeitos adversos dos fármacos anticonvulsivantes. Alguns neonatos não precisam de tratamento com fármacos anticonvulsivantes, como, por exemplo, aqueles com convulsões em virtude de distúrbios metabólicos reversíveis e tratados de modo adequado, ou aqueles com eventos raros e de curta duração. No entanto, ao considerar a decisão de não tratar, é importante reconhecer que uma proporção significativa de recém-nascidos com convulsões eletroclínicas tem CEN clinicamente silenciosas adicionais. No caso da encefalopatia neonatal grave, esses eventos podem ser prolongados e refratários ao tratamento, e os esforços para eliminá-los podem ser limitados pela vulnerabilidade sistêmica aos efeitos circulatórios dos fármacos anticonvulsivantes.

Os efeitos adversos dos anticonvulsivantes, além da supressão respiratória e cardiovascular, também são motivo de preocupação no encéfalo em desenvolvimento. Em estudos em animais imaturos normais, muitos anticonvulsivantes, incluindo o fenobarbital, a fenitoína, o diazepam, o clonazepam, o ácido valproico e a vigabatrina, aumentaram a taxa de morte celular por apoptose neuronal, como os antagonistas do receptor do N-metil-d-aspartato (NMDA). Ainda não se sabe como isso se correlaciona à relação risco-benefício em recém-nascidos humanos com convulsões, de modo que são necessários mais estudos. O antagonista do AMPA, o topiramato, bem como o novo fármaco levetiracetam, não parecem ter esse efeito.

Vários fatores alteram a farmacocinética dos fármacos anticonvulsivantes em recém-nascidos. A imaturidade fisiológica atrasa a eliminação do fármaco e lesões por asfixia ao fígado e rim podem retardar ainda mais o metabolismo. A maturação das várias vias envolvidas no metabolismo dos fármacos ocorre a taxas variáveis ao longo das primeiras semanas de vida, e a recuperação da lesão perinatal melhora as funções hepática e renal. Em geral, há um aumento drástico na capacidade de eliminação dos fármacos anticonvulsivantes comumente utilizados, de modo que são necessárias alterações na dosagem para manter os níveis terapêuticos do fármaco durante as primeiras semanas de vida.

Quando é indicado tratamento anticonvulsivante, o fenobarbital é o fármaco mais prescrito como tratamento de primeira linha. Outras opções de primeira linha incluem os benzodiazepínicos (diazepam, lorazepam) e a fenitoína ou, se disponível, o seu profármaco fosfenitoína. Há poucos estudos que compararam a eficácia desses fármacos no tratamento das convulsões neonatais. Painter *et al.* compararam o tratamento com fenobarbital e fenitoína e não encontraram nenhuma diferença na eficácia desses dois fármacos; menos de 50% das crianças conseguiram controle com um ou outro fármaco. As doses iniciais típicas dos fármacos de primeira linha são apresentadas no Quadro 56.3. A seguir encontra-se uma discussão adicional de cada fármaco individualmente.

Quadro 56.3	Doses de fármacos anticonvulsivantes para tratamento inicial das convulsões neonatais.	
Fármaco	Dose inicial	Manutenção
Fenobarbital	20 mg/kg IV Considere incrementos adicionais de 5 a 10 mg/kg até um total de 40 mg/kg	Verifique os níveis do fármaco; pode não precisar de doses adicionais por muitos dias; 3 a 4 mg/kg/dia
Fenitoína	20 mg/kg IV Fosfenitoína: 20 mg EF/kg IV (ver texto)	3 a 4 mg/kg/dia, divididos em 2 a 4 vezes
Benzodiazepínicos	Lorazepam: 0,05 a 0,1 mg/kg IV Diazepam: 0,3 mg/kg IV	

A. O **fenobarbital** afeta os receptores $GABA_A$ para melhorar a inibição relacionada com o GABA. Também pode inibir a transmissão de aminoácidos excitatórios e bloquear correntes de cálcio ativadas por tensão. É um ácido fraco, com baixa solubilidade em lipídios. O fenobarbital está sujeito a ligação a proteínas, e sua fração não ligada (livre) e não ionizada é que está ativa. Por essa razão, as alterações no equilíbrio acidobásico em recém-nascidos podem afetar a eficácia do fármaco. O fenobarbital é metabolizado no fígado e excretado pelos rins. Sua meia-vida é longa, de 100 a 300 horas ou mais em recém-nascidos pré-termo, mas diminui para 100 h ou menos nas primeiras semanas de vida. A dose de ataque intravenosa (IV) inicial de 20 mg/kg pode ser seguida de incrementos de 5 a 10 mg/kg IV até um total de 40 mg/kg, com doses mais elevadas associadas a eficácia melhorada. É necessário monitoramento cuidadoso da função cardíaca e respiratória em crianças vulneráveis.

B. **Fenitoína/fosfenitoína.** A fenitoína atua bloqueando os canais de sódio acionados por voltagem, provavelmente pela ligação aos canais inativados e estabilização do estado inativo. Isso diminui a tendência dos neurônios a disparos repetitivos de alta frequência e, portanto, a sua excitabilidade. A fenitoína é um ácido fraco e é pouco hidrossolúvel. A alta lipossolubilidade resulta em entrada rápida no encéfalo, mas é rapidamente redistribuída e seus níveis diminuem, exigindo administração continuada para restaurar os níveis encefálicos. É ligada a proteínas, embora em menor grau em recém-nascidos do que em crianças mais velhas e adultos. A fenitoína é metabolizada no fígado e eliminada no rim. Sua meia-vida varia de acordo com a concentração, aumentando em concentrações mais elevadas em razão da diminuição na depuração conforme os níveis aumentam. Uma dose de ataque IV de 20 mg/kg de fenitoína administrada em velocidade não superior a 1 mg/kg/min (para evitar arritmia cardíaca e hipotensão) é seguida por uma dose de manutenção IV de 2 a 3 mg/kg/dia dividida em 2 e 4 doses. A fosfenitoína é um profármaco da fenitoína. As suas vantagens são a maior solubilidade em água e o pH diminuído, o que, além de não exigir veículos tóxicos para a sua formulação, reduz a irritação local da pele e vasos sanguíneos no local da infusão. A fosfenitoína é convertida em fenitoína pelas enzimas fosfatase plasmáticas em neonatos e em adultos. A dosagem é em "equivalentes de fenitoína" (EF); ou seja, a dose de ataque de fosfenitoína é de 20 mg EF/kg IV.

C. **Benzodiazepínicos.** O diazepam, o lorazepam e o midazolam, como outros benzodiazepínicos, ligam-se ao receptor $GABA_A$ pós-sináptico para melhorar as correntes inibitórias de cloreto ativadas pelo GABA. Em níveis elevados, os benzodiazepínicos também podem influenciar os canais de sódio e de cálcio acionados por voltagem. Os benzodiazepínicos são lipossolúveis. A lipossolubilidade diferencial do diazepam confere alguma vantagem sobre o lorazepam, que é menos solúvel em lipídios e, portanto, não é redistribuído além do encéfalo tão rapidamente quanto o diazepam. Os benzodiazepínicos são metabolizados no fígado, e a maior parte do fármaco é excretada na urina. A meia-vida no plasma tanto do lorazepam quanto do diazepam é de aproximadamente 30 horas e pode ser maior em recém-nascidos pré-termo e/ou asfixiados. O início da ação é de poucos minutos em ambos os fármacos; no entanto, o lorazepam tem duração de ação mais longa (até 24 horas). O diazepam pode ser mais eficaz em infusão contínua. O lorazepam IV é administrado a uma dose de 0,05 a 0,1 mg/kg. A dose de diazepam é de 0,3 mg/kg IV. Tem sido descrita uma taxa de infusão IV de 0,3 mg/kg/h. O midazolam é um benzodiazepínico de ação rápida que tem sido usado em infusão intravenosa contínua (0,1 a 0,4 mg/kg/h) após uma dose de carga inicial (0,15 mg/kg). Os benzodiazepínicos normalmente são utilizados como agentes de segunda ou terceira linha nas convulsões neonatais, mas também podem ser usados como tratamento inicial em virtude de seu início de ação rápido em antecipação ao efeito de uma dose concomitante de fenobarbital.

Mais de 90% das convulsões neonatais acabarão sendo controladas pelo uso combinado dos fármacos anticonvulsivantes anteriores mencionados. A história natural e a evolução/resolução da lesão cerebral subjacente nos primeiros dias de vida neonatal também podem contribuir para redução nas convulsões.

Muitos outros fármacos têm sido utilizados em uma tentativa de controlar os casos refratários. O apoio ao seu uso é baseado em relatos de eficácia em pequenas séries de casos não controlados. A lidocaína tem sido utilizada principalmente na Europa em infusão intravenosa de 4 mg/kg/h, com doses decrescentes durante 4 a 5 dias. Esse fármaco tem um intervalo terapêutico estreito e pode induzir convulsões em níveis mais elevados.

Os anticonvulsivantes administrados por via oral que têm sido utilizados incluem a carbamazepina (10 mg/kg inicialmente, seguidos de 15 a 20 mg/kg/dia), a primidona (dose de ataque de 15 a 25 mg/kg, seguida de 12 a 20 mg/kg/dia) e o ácido valproico (3 de 6 recém-nascidos desenvolveram hiperamonemia).

Dos novos anticonvulsivantes, há um relato de caso de um único recém-nascido com convulsões refratárias de etiologia desconhecida que respondeu à introdução de lamotrigina (4,4 mg/kg/dia). Existem diversas citações de uso de levetiracetam em relatos de casos individuais ou pequenas séries de caso. Pesquisas indicam que o uso não regulamentado do levetiracetam e do topiramato nessa situação não é incomum entre os neurologistas infantis.

Não há diretrizes quanto à duração apropriada do tratamento com anticonvulsivantes para recém-nascidos com convulsões, e há grande variação na prática clínica. Há uma tendência de encurtar o tratamento, levando em consideração a natureza efêmera das causas precipitantes, a recuperação da encefalopatia hipóxico-isquêmica aguda em muitos casos, bem como o possível efeito negativo dos anticonvulsivantes no encéfalo imaturo. Deve-se considerar o tratamento a longo prazo de recém-nascidos com convulsões persistentes e difíceis de controlar, EEG persistentemente anormal e/ou exame neurológico persistentemente anormal após a alta hospitalar.

VI. Prognóstico.
Avanços no tratamento obstétrico e na terapia intensiva neonatal levaram a redução da taxa de mortalidade em crianças com convulsões neonatais de cerca de 40% para menos de 20%, com mortalidade < 10% em recém-nascidos a termo em uma série de casos recente. As taxas de morbidade foram menos alteradas, em parte em virtude do aumento na quantidade de sobreviventes entre recém-nascidos pré-termo enfermos, que têm um risco maior de sequelas neurológicas. As sequelas a longo prazo, incluindo a paralisia cerebral e a deficiência intelectual, ainda ocorrem em taxas elevadas de até 30 a 35%, com as convulsões pós-neonatais ocorrendo em até 20% dos casos. O fator mais importante que afeta o desfecho em recém-nascidos com convulsões é a **etiologia subjacente.** Por exemplo, pode-se esperar desenvolvimento normal em caso de convulsões neonatais idiopáticas benignas e em 90% daqueles com hemorragia subaracnóidea primária; contudo, apenas 50% dos pacientes com EHI e uma porcentagem ainda menor daqueles com um defeito de desenvolvimento terão desfecho normal. A **idade gestacional** também é um fator importante; a mortalidade e a morbidade aumentam proporcionalmente à imaturidade.

Indicadores clínicos úteis para um bom desfecho incluem exame neurológico neonatal normal, atividade de fundo no EEG neonatal normal ou levemente anormal e exames de neuroimagem normais ou com anormalidades limitadas a lesões extraparenquimatosas.

Não se sabe se as convulsões por si sós conferem lesão cerebral adicional e afetam negativamente o desfecho final em recém-nascidos com lesão cerebral. Estudos em modelos animais imaturos indicam que as convulsões no encéfalo em desenvolvimento estão associadas a alterações específicas à idade nas células nervosas do hipocampo e em suas conexões sinápticas. Outros estudos têm mostrado que animais imaturos submetidos a convulsões têm evidências de prejuízo cognitivo (pior desempenho nas tarefas de aprendizagem espacial) quando testados na adolescência ou na idade adulta. Estes animais são mais suscetíveis à epileptogênese quando sofrem uma lesão cerebral na vida adulta. Ainda não há estudos em humanos sobreviventes a convulsões neonatais capazes de abordar as questões levantadas por esses achados.

Leitura sugerida

Gallagher RC, Van Hove JLK, et al. Folinic acid-responsive seizures are identical to pyridoxine-dependent epilepsy. *Annals of Neurology* 2009;65:550–556.

Holmes GL. The long-term effects of neonatal seizures. *Clinics in Perinatology* 2009;36:901–914.

Mizrahi EM, Kellaway P. Characterization and classification of neonatal seizures. *Neurology* 1987;37:1837–1844.

Painter MJ, Scher MS, Stein AD, et al. Phenobarbital compared with phenytoin for the treatment of neonatal seizures. *NEJM* 1999;341:485–489.

Silverstein FS, Jensen FE. Neonatal seizures. *Annals of Neurology* 2007;62:112–120.

Tekgul H, Gauvreau K, Soul JS, et al. The current etiologic profile and neurodevelopmental outcome of seizures in term newborn infants. *Pediatrics* 2006;117:1270–1280.

Volpe JJ, ed. *Neonatal Seizures in Neurology of the Newborn.* 5th ed. Philadelphia: WB Saunders; 2008:203–244.

57 Defeitos do Tubo Neural

Joseph R. Madsen e Anne R. Hansen

I. Definições e patologia. Considerando que o sistema nervoso central tem início em um tubo que se desenvolve nas estruturas mais complexas do corpo humano, não é surpresa alguma que os defeitos do tubo neural constituam uma das malformações congênitas mais graves do recém-nascido. O termo se refere a um grupo de doenças que é heterogêneo em relação a cronologia embriológica, elementos específicos do sistema nervoso envolvidos, manifestações clínicas e prognóstico.

A. Tipos de defeitos do tubo neural

1. Os **defeitos primários** constituem a maioria dos defeitos do tubo neural e são decorrentes da falha primária do fechamento do tubo neural ou da ruptura de um tubo neural já fechado, entre o 18º e o 25º dias de gestação. A anormalidade resultante geralmente se manifesta em duas lesões anatômicas: (i) um placoide neural exposto (aberto) ao longo da linha média do dorso, caudal e rostralmente; e (ii) a malformação de Arnold-Chiari II (ACII) (malformação da ponte e do bulbo, com deslocamento para baixo do cerebelo, bulbo e quarto ventrículo para a região cervical superior), com estenose aqueductal e hidrocefalia associadas.

   a. A **mielomeningocele** é o defeito primário do tubo neural mais comum. Envolve uma evaginação sacular de elementos neurais (placoide neural), normalmente através de um defeito no osso e nos tecidos moles das regiões torácica, sacral e lombar posterior, essa última compreendendo 80% das lesões. A dura-máter e a aracnoide-máter são normalmente são incluídas no saco (meningo), que contém estruturas neurais visíveis (mielo), e a pele normalmente é descontínua ao longo do saco. A hidrocefalia ocorre em 84% dessas crianças; a malformação de ACII ocorre em aproximadamente 90% dos casos, embora a relação entre a hidrocefalia e a malformação tenha sido significativamente reavaliada nos últimos anos com implicações terapêuticas, como será discutido. Observam-se várias anomalias do sistema nervoso central associadas e, mais importante ainda, displasia cortical cerebral em até 92% das crianças.

   b. Encefalocele. Esse defeito no fechamento anterior do tubo neural consiste em uma evaginação da dura-máter, com ou sem encéfalo, observada na região occipital em 80% dos casos e, menos comumente, nas regiões frontal ou temporal. Pode variar em tamanho, de alguns milímetros a vários centímetros.

   c. Anencefalia. No tipo mais grave desse defeito, a abóbada craniana e o osso occipital posterior são defeituosos, e derivados do tubo neural são expostos, incluindo o encéfalo e o tecido ósseo. O defeito geralmente se estende ao longo do forame magno e envolve o tronco encefálico. Não é compatível com a sobrevivência a longo prazo.

2. **Defeitos secundários do tubo neural.** Cinco por cento de todos os defeitos do tubo neural resultam de desenvolvimento anormal dos segmentos sacrais inferiores ou coccígeos durante a neurulação secundária. Isso leva a defeitos principalmente na região lombossacra da coluna vertebral. Essas lesões heterogêneas raramente estão associadas a hidrocefalia ou a malformação de ACII, e a pele sobre o defeito normalmente está intacta. Como a anormalidade cerebelar da malformação de ACII é evidente em exames pré-natais, esse achado radiográfico é útil para distinguir as anomalias do tubo neural fechadas das abertas.

   a. A **meningocele** é uma evaginação da pele e da dura-máter, sem o envolvimento de elementos neurais. A meningocele pode estar associada a anormalidades ósseas e de tecidos moles adjacentes.

   b. A **lipomeningocele** consiste em massa lipomatosa que normalmente ocorre na parte lombar ou sacral da coluna vertebral, ocasionalmente fora da linha média, normalmente recoberta por pele de espessura normal. Frequentemente há tecido adiposo se estendendo do defeito até a coluna e a dura-máter, que adere extensivamente à medula espinal ou às raízes nervosas distorcidas.

   c. A **agenesia/disgenesia sacral, a diastematomielia e a mielocistocele** podem ter diferentes graus de envolvimento ósseo. Embora raramente sejam tão extensas quanto os defeitos primários do tubo neural, as manifestações neurológicas podem estar presentes, representando a distorção ou o desenvolvimento anormal de estruturas nervosas periféricas. Essas lesões podem ser imperceptíveis ao exame físico da criança, o que resulta na utilização do termo *oculta* para descrevê-las.

Capítulo 57 | Defeitos do Tubo Neural **589**

B. Etiologias. A causa exata da falha no fechamento do tubo neural permanece desconhecida. As etiologias propostas tanto para os defeitos do tubo neural primários quanto secundários são heterogêneas. Os fatores implicados incluem a deficiência de ácido fólico, a ingestão materna dos anticonvulsivantes carbamazepina e ácido valproico e dos antagonistas do ácido fólico (como a aminopterina); o diabetes materno; e influências perturbadoras, como a irradiação pré-natal e a hipertermia materna. Apoia-se a existência de um componente genético, pelo fato de que há concordância para defeitos do tubo neural em gêmeos monozigóticos e aumento na incidência em casos de consanguinidade e antecedentes familiares positivos. Os defeitos do tubo neural podem ocorrer nas trissomias do 13 e do 18, na triploidia e na síndrome de Meckel (síndrome autossômica recessiva envolvendo encefalocele, polidactilia, rins policísticos, fenda labial e palatina), bem como em outras doenças cromossômicas. Embora genes específicos (particularmente os envolvidos na via do folato-homocisteína) tenham sido implicados como fatores de risco, os aspectos genéticos provavelmente são complexos e multifatoriais (Capítulo 10).

C. Epidemiologia e risco de recorrência. A incidência de defeitos do tubo neural varia significativamente com a geografia e a etnia. Nos EUA, a frequência de defeitos do tubo neural é de aproximadamente 1 para 2 mil nascidos vivos. A literatura pode subestimar a verdadeira prevalência, por causa dos efeitos do diagnóstico pré-natal e da interrupção das gestações afetadas. É bem conhecido que há maior incidência entre indivíduos que vivem em partes da Irlanda e do País de Gales; essa maior incidência é carregada por descendentes desses indivíduos que vivem em outras partes do mundo. Isso também pode ser verdade para outros grupos étnicos, incluindo indianos da comunidade Sikh e certos grupos no Egito. Mais de 95% de todos os defeitos do tubo neural ocorrem em casais sem antecedentes familiares conhecidos. Os defeitos primários do tubo neural carregam um aumento empírico de 2 a 3% no risco de recorrência para casais com uma gestação afetada, com um risco ainda maior caso mais de um irmão tenha sido afetado. Do mesmo modo, os indivíduos afetados têm um risco de 3 a 5% de ter um filho com um defeito primário do tubo neural. O risco de recorrência é fortemente afetado pelo nível da lesão no caso indicador, com riscos tão elevados quanto 7,8% para lesões acima de T11. Em 5% dos casos, os defeitos do tubo neural podem estar associados a doenças incomuns; alguns, como a síndrome de Meckel, são herdados de modo autossômico recessivo, resultando em um risco de recorrência de 25%. Defeitos secundários do tubo neural geralmente são esporádicos e não apresentam aumento no risco de recorrência. No entanto, ao aconselhar famílias em relação à recorrência, é fundamental coletar uma história cuidadosa de exposição a fármacos e/ou os antecedentes familiares.

D. Prevenção. Ensaios clínicos randomizados controlados da administração pré-natal de multivitamínicos, tanto para prevenção secundária em mulheres com filhos previamente afetados quanto para a prevenção primária naqueles sem história prévia, mostraram uma redução de 50 a 70% na incidência de defeitos do tubo neural em mulheres que tomaram multivitamínicos por, pelo menos, 3 meses antes da concepção e durante o primeiro mês de gestação.[1] Os Centers for Disease Control and Prevention e o U.S. Public Health Service recomendam que as mulheres em idade fértil suscetíveis a engravidar devem ingerir 0,4 mg de ácido fólico por dia para reduzir os riscos de ter um feto com espinha bífida ou outros defeitos do tubo neural. Recomendam-se doses mais altas para mulheres com prole previamente afetada. Além disso, a suplementação de ácido fólico obtida de produtos feitos com cereais com grãos enriquecidos foi exigida pela agência norte-americana Food and Drug Administration (FDA); no entanto, o nível de ingestão de ácido fólico por meio dessa fonte não é alto o suficiente para abster-se da suplementação adicional, na maioria das mulheres.

II. Diagnóstico

A. Diagnóstico pré-natal. A combinação de determinações de α-fetoproteína (AFP) no soro materno e ultrassonografias pré-natais e ressonância magnética fetal de rápida aquisição, junto com determinações da AFP e acetilcolinesterase no líquido amniótico quando indicado, melhoram bastante a capacidade de estabelecer um diagnóstico pré-natal e de fazer a distinção com defeitos da parede abdominal. Medidas de AFP no soro materno de 2,5 vezes a mediana (VaM) no segundo trimestre (16 a 18 semanas) têm uma sensibilidade de 80 a 90% para mielomeningocele. O momento exato dessa mensuração é fundamental, uma vez que os níveis de AFP mudam ao longo da gestação. O cariótipo também pode ser realizado no momento da amniocentese para detectar anomalias cromossômicas associadas. O diagnóstico ultrassonográfico por meio da visualização direta do defeito da coluna espinal ou por meio de sinais indiretos relacionados com a malformação de ACII tem sensibilidade > 90%. A malformação de Chiari

590 Parte 9 | Distúrbios Neurológicos

é vista pelo "sinal da banana" ou pelo cerebelo achatado e anomalia de osso frontal transitória chamada de "sinal do limão". A ultrassonografia também pode demonstrar o nível de término da medula normal e do placoide. A ressonância magnética (RM) pré-natal pode definir o defeito com mais precisão. A determinação do prognóstico baseado na ultrassonografia pré-natal continua difícil, a não ser em casos óbvios de encefalocele ou anencefalia (Capítulo 1); entretanto, uma apreciação do nível do distúrbio pode ser útil, uma vez que níveis mais elevados da coluna vertebral (na faixa toracolombar) pressagiam um nível correspondentemente mais alto de déficit neurológico. Contudo, alguns clientes com lesões cervicais ou torácicas mais altas têm notável preservação da função; muitas vezes, nesses casos, a restituição da medula espinal abaixo da lesão é evidente na RM.

B. Diagnóstico pós-natal. Exceto em alguns defeitos secundários do tubo neural, a maior parte dos defeitos, especialmente a meningomielocele, é imediatamente óbvia ao nascimento. Ocasionalmente, algumas massas saculares, geralmente na parte inferior do sacro, incluindo teratomas sacrococcígeos, podem ser confundidas com um defeito do tubo neural.

III. Avaliação

A. História. Obtenha uma história familiar detalhada. Questione sobre a ocorrência de defeitos do tubo neural e outras anomalias congênitas ou síndromes de malformações. Faça anotações de qualquer um dos fatores de risco descritos no texto prévio, incluindo o uso materno de medicação no primeiro trimestre de gestação ou diabetes materno.

B. Exame físico. É importante realizar um exame físico completo, incluindo um exame neurológico. As porções a seguir do exame físico são suscetíveis de revelar condições anormais:

1. **Dorso.** Inspecione o defeito e observe se há extravasamento de líquido cerebrospinal (LCS). Use uma luva de borracha estéril sem látex ao palpar um saco com vazamento (na maior parte dos casos, apenas o neurocirurgião precisa palpar o dorso). Observe a localização, a forma e o tamanho do defeito e a pele fina "apergaminhado" que o recobre, embora tenha pouco a ver com o tamanho do saco. Muitas vezes, o saco é deflacionado e tem aparência enrugada. É importante observar a curvatura da coluna vertebral e a presença de gibosidade óssea subjacente ao defeito. Na suspeita de lesões fechadas, documente a presença de hemangiomas, placas com pelos, covinha profunda ou trato sinusal; a ultrassonografia da parte lombar da coluna pode mostrar o nível do cone medular e a presença de movimento normal das raízes, em casos em que este for duvidoso.

2. **Cabeça.** Registre a circunferência da cabeça e registre em um gráfico diariamente até que a circunferência esteja estável no pós-operatório. Alguns recém-nascidos têm macrocefalia por causa da hidrocefalia e grande parte ainda desenvolverá hidrocefalia após o fechamento do defeito nas costas. A ultrassonografia é útil para avaliar o tamanho dos ventrículos. Avalie a pressão intracraniana (PIC) com o recém-nascido sentado, palpando a fontanela anterior e inclinando a cabeça e o tronco para a frente até que a porção média da fontanela anterior esteja plana. As fontanelas podem ser muito grandes, e os ossos da calota craniana, amplamente separados (Capítulo 54).

3. **Olhos.** Anormalidades no movimento conjugado dos olhos são comuns e incluem esotropias, esoforias e paresia do nervo abducente.

4. **Exame neurológico.** Observe a atividade espontânea do recém-nascido e sua resposta aos estímulos sensoriais em todos os membros. Prever a capacidade de deambulação e a força muscular com base no "nível" do déficit neurológico pode ser enganoso; muitas vezes, existe reflexo anal ou anocutâneo no momento do nascimento e desaparece no pós-operatório, em razão de choque raquimedular e edema.

5. **Membros inferiores.** Procure deformidades (p. ex., pé torto congênito), bem como por fraqueza muscular e limitação na amplitude de movimento. Observe a posição das coxas e dobras cutâneas, e realize as manobras de Ortolani e Barlow para evidenciar displasia congênita de quadril. Em caso de lesões abertas, esse exame deve ser adiado até que a mielomeningocele seja reparada. A luxação do quadril também pode ser diagnosticada pela ultrassonografia (Capítulo 58).

   Exames neurológicos repetidos em intervalos periódicos são mais úteis para predizer os desfechos funcionais que um exame único no recém-nascido. Do mesmo modo, o exame sensitivo do recém-nascido pode ser enganoso, por causa da potencial ausência de resposta motora a uma picada de agulha. Examine cuidadosamente os reflexos profundos (Quadro 57.1).

Quadro 57.1	Correlação entre inervação segmentar, função motora, sensitiva e esfincteriana, reflexos e potencial para a deambulação.						
Lesão	Inervação segmentar	Sensibilidade cutânea	Função motora	Músculos atuantes	Função esfincteriana	Reflexo	Potencial para a deambulação
Cervical/torácica	Variável	Variável	Ausente	Nenhum	–	–	Ruim, mesmo com aparelhos ortopédicos de assistência máxima
Toracolombar	T12	Abdome inferior	Ausente	Nenhum	–	–	–
	L1	Virilha	Flexão de quadril fraca	Iliopsoas	–	–	Aparelhos ortopédicos de assistência máxima, deambulação a longo prazo improvável
	L2	Face anterossuperior da coxa	Flexão de quadril forte	Iliopsoas e sartório	–	–	–
Lombar	L3	Porção distal anterior de coxa e joelho	Extensão de joelho	Quadríceps	–	Patelar	–
	L4	Face medial de perna	Flexão de joelho e abdução de quadril	Isquiotibiais mediais	–	Patelar	Deambula com aparelhos ortopédicos e muletas
Lombossacral	L5	Face lateral de perna e face medial de joelho	Flexão dorsal e eversão do pé	Tibial anterior e fibulares	–	Calcâneo	–
	S1	Planta do pé	Flexão plantar	Gastrocnêmio, sóleo e tibial posterior	–	Calcâneo	Deambula com ou sem aparelhos ortopédicos curtos de perna
Sacral	S2	Face posterior de perna e coxa	Flexão dos artelhos	Flexor do hálux	Bexiga e reto	Anocutâneo	–
	S3	Parte média das nádegas	–	–	Bexiga e reto	Anocutâneo	Deambula sem aparelho ortopédico
	S4	Face medial das nádegas	–	–	Bexiga e reto	Anocutâneo	–

Fonte: De Noetzel MJ. Myelomeningocele: current concepts of management. *Clin Perinatol* 1989;16(2):311-329.

592 Parte 9 | Distúrbios Neurológicos

6. **Bexiga e rins.** Palpe o abdome a procura de evidências de distensão da bexiga ou aumento do rim. Observe o padrão de micção e verifique a resposta do recém-nascido à manobra de Credé, monitorando a urina residual na bexiga.

C. **Avaliação geral do recém-nascido.** Avalie todos os recém-nascidos com defeitos do tubo neural para detectar cardiopatia congênita (especialmente defeito do septo interventricular [CIV]), malformação renal e defeitos estruturais nas vias respiratórias, trato gastrintestinal, costelas e quadris. Embora raros nos defeitos primários do tubo neural, estes podem ser encontrados e devem ser considerados antes de iniciar o tratamento cirúrgico ou antes da alta hospitalar. Podem-se observar outros achados de anomalias cromossômicas associadas. Além disso, agende um exame oftalmológico e uma avaliação auditiva durante a internação ou após a alta.

IV. Equipe de saúde.
O cuidado de um recém-nascido com um defeito do tubo neural requer esforços coordenados de uma série de especialistas médicos e cirúrgicos, bem como especialistas em enfermagem, fisioterapia e serviço social. Alguns centros têm uma equipe de mielodisplasia para ajudar a coordenar os especialistas a seguir.

A. **Consultas às especialidades**

1. **Neurocirurgia.** O atendimento inicial do recém-nascido com um defeito aberto do tubo neural é predominantemente neurocirúrgico. O neurocirurgião é responsável pela avaliação e pelo fechamento cirúrgico do defeito e pela avaliação e tratamento da PIC elevada.
2. **Neonatologia/pediatria.** Uma avaliação completa antes de procedimentos cirúrgicos é importante, principalmente para detectar outras anormalidades, como anomalias cardíacas congênitas, que podem influenciar o risco cirúrgico e anestésico.
3. **Genética.** O geneticista deve realizar uma avaliação dismorfológica completa durante a primeira internação. O acompanhamento durante as consultas ambulatoriais deve incluir aconselhamento genético.
4. **Urologia.** Consulte um urologista no dia do nascimento por causa do risco de uropatia obstrutiva.
5. **Ortopedia.** O ortopedista pediátrico é responsável pela avaliação inicial de anormalidades musculoesqueléticas e tratamento a longo prazo da deambulação, da capacidade de sentar e da estabilidade da coluna. O pé torto congênito, frequentemente encontrado nesses recém-nascidos, deve ser avaliado e pode ser tratado durante essa internação.
6. **Fisioterapia.** Envolva o fisioterapeuta no planejamento de programas ambulatoriais de fisioterapia.
7. **Serviço social.** Disponha de uma assistente social familiarizada com as necessidades especiais do recém-nascido com defeitos no tubo neural para atender os pais o mais precocemente possível. Crianças com mielomeningocele demandam tempo e recursos substanciais dos pais, impondo, assim, uma pressão considerável sobre os pais e irmãos.

V. Manejo

A. **Cirurgia fetal.** O primeiro reparo intrauterino foi realizado em 1994. Estudos observacionais descobriram que o reparo intrauterino está associado a menores taxas de derivações ventriculoperitoneais (VP) e reversão consistente de herniações no metencéfalo. Os efeitos a longo prazo permanecem incertos. Um ensaio clínico randomizado controlado multicêntrico da correção cirúrgica intrauterina com tratamento padrão foi recentemente concluído. O estudo constatou que a realização da cirurgia pré-natal em fetos com mielomeningocele pode levar a melhores desfechos que se a cirurgia for realizada após o nascimento. Após 12 meses, as 91 crianças submetidas à cirurgia pré-natal tinham probabilidade 30% menor de morrer ou de precisar de procedimentos cirúrgicos adicionais do que os 92 neonatos que foram tratados após o nascimento. O seguimento por 2,5 anos revelou que aqueles tratados no período pré-natal apresentaram melhor desenvolvimento físico e função motora, como deambular sem auxílio, em comparação com os tratados após o nascimento. No entanto, a cirurgia pré-natal foi associada a risco aumentado de complicações durante a gravidez, incluindo partos pré-termo e laceração da parede uterina no local da cicatriz cirúrgica. Quando o diagnóstico de mielomeningocele é feito no pré-natal, o reparo intrauterino é uma opção que os pais podem considerar.

B. Perinatal. A cesariana antes do início do trabalho de parto é o modo preferido de parturição, porque diminui o risco de ruptura do saco meníngeo e está associada a melhor desfecho neurológico.[2]

C. Manejo pré-operatório

1. **Neurologia**

   a. Cuidados com o placoide: Ao nascer, o saco muito fino frequentemente está vazando. Mantenha o recém-nascido em decúbito ventral com uma esponja de gaze estéril umedecida com soro fisiológico posicionada sobre o defeito e coberta por um envoltório plástico. Isso reduz a contaminação bacteriana e os danos aos tecidos em decorrência da desidratação.

   b. Malformação de ACII: A ultrassonografia de crânio geralmente deve ser obtida logo após o nascimento. As malformações de ACII resultam da fusão prematura da fossa posterior, deixando espaço insuficiente para o cérebro, o cerebelo e o tronco encefálico. Tronco encefálico e porções do cerebelo podem herniar pelo forame magno para o canal medular cervical superior. O fluxo obstruído de LCS resulta em hidrocefalia na maior parte das vezes.

   c. Convulsões: Há incidência de 20 a 25% de convulsões nessa população,[3] em razão das anomalias cerebrais além das malformações de Chiari.

2. **Doenças infecciosas.** Administre antibióticos intravenosos (ampicilina e gentamicina) para diminuir o risco de meningite, principalmente por causa de estreptococos do grupo B. Recém-nascidos com um defeito aberto na coluna podem receber uma inoculação maciça de bactérias diretamente no sistema nervoso no momento do parto vaginal, ou mesmo no útero, se as membranas da placenta se romperem precocemente. A meningite é uma complicação particularmente devastadora.

3. **Líquidos/nutrição.** Como as perdas insensíveis são minimizadas ao cobrir-se a lesão com película plástica, os líquidos de manutenção convencionais geralmente são apropriados.

4. **Urológico/renal**

   a. Indica-se o cateterismo intermitente limpo para verificar o resíduo urinário pós-miccional até que as funções urológica e renal sejam avaliadas.

   b. Se o padrão de micção for anormal, é importante determinar se a etiologia consiste em esvaziamento vesical anormal, anormalidade na função renal ou ambos. A creatinina sérica é útil para fazer essa distinção.

5. **Alergia ao látex.** Em decorrência do potencial de desenvolvimento de alergia grave ao látex da borracha, não devem ser utilizados equipamentos com látex.

6. **Tratamento cirúrgico.** Defeitos abertos devem ser fechados urgentemente, em razão do risco de infecção. Crianças cujo defeito é coberto com pele e cujo sistema nervoso não está, portanto, sob risco de contaminação bacteriana podem passar por um reparo eletivo após 1 mês de idade.

   O tratamento neurocirúrgico inicial de mielomeningocele aberta consiste em: (i) fechar o defeito para evitar infecções; e (ii) reduzir a PIC elevada. O dorso deve ser fechado no primeiro dia de vida ou assim que possível fazê-lo de modo seguro, para minimizar o risco de infecção. Existem técnicas para fechar rapidamente os defeitos cutâneos sem enxerto de pele, mesmo aqueles muito grandes. A hipertensão intracraniana pode ser inicialmente controlada por drenagem ventricular contínua, embora isso raramente seja necessário na prática. Como a PIC muitas vezes aumenta após o fechamento do dorso no cliente sem derivação, deve-se monitorar atentamente a tensão na fontanela anterior e o perímetro cefálico. Um cateter de derivação VP pode ser colocado no momento do fechamento do dorso ou em um segundo procedimento, após o fechamento do dorso. No entanto, a experiência com o fechamento pré-natal e o desejo crescente de evitar uma derivação permanente na criança que pode ser tratada de outra maneira têm levado muitos profissionais a adiar a colocação de uma derivação e a considerar alternativas como uma terceiro ventriculocisternostomia endoscópica com cauterização do plexo coroide (ETVCPC).[4] Independentemente da estratégia planejada para lidar com a hidrocefalia, se ela se tornar sintomática, é importante o acompanhamento rigoroso.

   A abordagem cirúrgica varia de acordo com a anatomia específica, mas, em resumo, o tecido translúcido fino e a pele muito fina para uso são aparados em torno da circunferência do defeito; em seguida, o placoide é enrolado em um formato mais normal e é delicadamente mantido nessa configuração com suturas finas até a borda da pia-máter. As bordas do que teria sido a dura-máter são identificadas, isoladas e fechadas sobre o placoide; em seguida, a pele é fechada, com o objetivo de conseguir um fechamento estanque bem vascularizado.

7. **Tratamento da hidrocefalia.** Se a pressão do líquido parecer pôr em risco a integridade do fechamento de pele, podem-se realizar derivações dos ventrículos (por uma derivação VP permanente) ou drenagem ventricular externa temporária durante o mesmo procedimento cirúrgico. No entanto, uma vez que a experiência com o fechamento pré-natal reforçou o conhecimento de que menos clientes precisam de derivações que se pensava, a espera vigilante na esperança de evitar uma derivação permanente tornou-se uma abordagem mais comum. De fato, Warf mostrou que o uso de um reencaminhamento interno do fluxo de LCS (pela terceiro ventriculostomia endoscópica), às vezes acompanhada de cauterização do plexo coroide no mesmo procedimento endoscópico, pode diminuir a necessidade de derivações em cerca de 25% de todos os recém-nascidos com espinha bífida.[5]

D. Manejo pós-operatório

1. Neurologia

a. O recém-nascido precisa permanecer em decúbito ventral ou lateral até que a ferida cicatrize. A circunferência da cabeça deve ser medida diariamente, principalmente se não foi instalada derivação.

b. A **ressonância magnética (RM) da cabeça** geralmente deve ser realizada no pós-operatório, mesmo se não houver evidências clínicas de hidrocefalia. É particularmente valiosa na avaliação da fossa posterior e siringomielia. A **tomografia computadorizada (TC)** deve ser evitada, a menos que não haja outras opções disponíveis, por causa da exposição relativamente alta à radiação.

c. Comprometimento sensorial pode estar associado à mielomeningocele. O estrabismo está comumente associado à malformação de Chiari. Antes da alta, devem-se realizar testes de rastreamento auditivo e visual.

2. Nutrição. As dificuldades de alimentação estão comumente associadas à malformação de ACII. O crescimento e o estado nutricional devem ser vigiados atentamente, bem como a capacidade do recém-nascido de sugar e deglutir. A deterioração aguda da habilidade de alimentação pode ser um sinal de aumento da pressão intracraniana, incluindo um defeito no funcionamento na derivação em pacientes com estes dispositivos.

a. Monitore a PIC, incluindo o peso diário e o balanço hídrico.

b. Observe se há regurgitação, engasgos, sufocação e hipoxia.

3. Urológico/renal

a. Solicite culturas de urina, exames de urina e creatinina sérica para determinação da linha de base, se não o tiver feito no pré-operatório.

b. A ultrassonografia do sistema urinário detectará anomalias renais associadas, bem como uma possível hidronefrose por refluxo vesicoureteral.

c. A medição do resíduo urinário pós-miccional e os estudos urodinâmicos devem ser realizados precocemente na internação ou pouco depois da alta para documentar a condição da bexiga, assim como a função e a inervação do esfíncter urinário. Esses exames servirão posteriormente como uma base de comparação.

d. Considere uma uretrocistografia miccional para avaliar refluxo vesicoureteral se forem encontradas anormalidades no estudo ultrassonográfico ou urodinâmico ou em caso de nível de creatinina sérica em ascensão.

e. Recomenda-se o cateterismo intermitente limpo (CIL) para crianças com resíduo urinário pós-miccional volumoso, evidências de hidronefrose significativa e/ou aumento na pressão vesical nos estudos urodinâmicos. O CIL é iniciado no hospital e continuado após a alta. Pode-se deixar, com segurança, que as crianças que não manifestaram estes problemas urinem espontaneamente.

4. Ortopedia

a. Solicite radiografias convencionais dos membros inferiores em caso de pés tortos congênitos ou outras anomalias detectadas pelo exame físico.

b. Solicite radiografias de tórax. Deformidades nas costelas são comuns; também podem ser identificadas malformações cardíacas.

c. Solicite radiografias simples da coluna vertebral. Anormalidades em corpos vertebrais, arcos posteriores ausentes ou defeituosos e evidências de cifose são comuns.

d. A evidência de displasia de quadril é comum; algumas crianças com defeitos do tubo neural nascem com quadris luxados. O exame ultrassonográfico dos quadris pode ser muito útil para o cirurgião ortopédico (Capítulo 58).

5. Assistente social e a família

a. Os provedores de cuidados à família desempenharão um papel ativo na administração do lar. É essencial que conheçam a condição da criança e as implicações para o atendimento domiciliar. O envolvimento de vários especialistas ressalta a importância da identificação do médico do atendimento primário (pediatra ou médico da família) para coordenar o fluxo de informações.

b. O estresse familiar de cuidar de uma criança com mielomeningocele não pode ser subestimado. O assistente social deve estar disponível para atender a família desde o momento do diagnóstico. Uma excelente fonte de informações e apoio, nos EUA, é a Spina Bifida Association of America. Mais informações em www.sbaa.org.

VI. Prognóstico

A. Sobrevivência. Quase todas as crianças com defeitos do tubo neural, mesmo as gravemente afetadas, conseguem sobreviver por muitos anos. Em um grande estudo observacional recente, a taxa de sobrevida em 1 ano de crianças com mielomeningocele foi de 91%; para a encefalocele, foi de 79%. As taxas de sobrevivência parecem ter aumentado desde que foi iniciado o enriquecimento do suprimento de grãos dos EUA com ácido fólico, possivelmente em razão da queda geral na gravidade ou localização das lesões. As taxas de sobrevivência são significativamente influenciadas pelo viés de seleção do diagnóstico pré-natal e interrupção da gestação de fetos gravemente afetados, e pelas decisões de intervir ou suspender os cuidados médicos e cirúrgicos agressivos no período neonatal inicial. A maior parte das mortes ocorre em crianças mais afetadas e provavelmente está relacionada com a disfunção do tronco encefálico.

B. Desfecho a longo prazo. Há uma grande variedade de problemas clínicos e de desenvolvimento associados à mielomeningocele. As crianças com essa condição exigem uma equipe multiprofissional abrangente de profissionais, incluindo neurocirurgião; cirurgião ortopédico; urologista; fisiatria; gastrenterologista; endocrinologista; pneumologista; e fisioterapeuta, terapeuta ocupacional e fonoaudiólogo.

1. Problemas neurocirúrgicos. Em um estudo de coorte de pacientes com mielomeningocele, 86% foram submetidos à colocação de derivação VP, a maioria destes necessitando de revisão adicional da derivação. A liberação da medula espinal presa foi necessária em 32%; foi diagnosticada escoliose em 49% das crianças, das quais cerca de metade precisou de um procedimento de fusão vertebral.[6] Aproximadamente 5% dos recém-nascidos com defeitos abertos do tubo neural desenvolveram sintomas relacionados com a malformação de ACII.

a. O **aumento da PIC** pode resultar da evolução da hidrocefalia na criança sem derivação ou de mau funcionamento na derivação ou infecção na criança com derivação. A PIC elevada requer uma avaliação emergencial, pois os sintomas podem progredir rapidamente e podem ser fatais.[7] O aumento da PIC pode se manifestar como sintomas pontobulbares pela disfunção da parte inferior do tronco encefálico:

i. Cefaleia, irritabilidade, abaulamento da fontanela, paralisia do sexto nervo craniano, paralisia do olhar para cima

ii. Complicações respiratórias de aparecimento recente, particularmente estridor por paralisia das cordas vocais, apneia central e/ou obstrutiva

iii. Piora da função oromotora, engasgo anormal e vômitos (muitas vezes confundidos com reflexo gastresofágico)

iv. Alteração na função cognitiva

Esses sintomas podem indicar mau funcionamento da derivação, mas frequentemente desaparecem sem tratamento. Na criança com derivação, depois de garantir que a drenagem do LCS esteja adequada, deve-se considerar a descompressão cirúrgica da malformação de Chiari. Se os sintomas persistirem, especialmente em associação a cianose, o prognóstico é ruim,

596 Parte 9 | Distúrbios Neurológicos

com risco de insuficiência respiratória e morte. A traqueostomia é ocasionalmente necessária. A descompressão da fossa posterior e a laminectomia cervical são as opções cirúrgicas, mas estas muitas vezes não são bem-sucedidas.

b. Deve-se suspeitar de **infecção da derivação** se os sintomas de PIC forem acompanhados por febre e aumento na contagem de leucócitos.

    i. É necessária a punção na derivação para descartar infecção no dispositivo.

    ii. Podem ser necessárias radiografias seriadas da derivação e uma TC, em conjunto com a avaliação neurocirúrgica.

c. As **convulsões** continuam sendo um risco, e as famílias devem estar familiarizadas com os sinais e sintomas a serem monitorados, bem como com a abordagem de tratamento inicial.

2. **Desfecho motor.** Depende mais do nível de paralisia e da intervenção cirúrgica que da hidrocefalia congênita. Em um estudo de 12 anos com clientes com mielomeningocele adultos, um terço experimentou deterioração da capacidade de deambulação no período do estudo. Todos aqueles com lesões no nível neurológico L5 deambulavam na comunidade, com exceção de um que utilizava um andador em casa. No nível L4, houve uma ligeira diminuição nos deambuladores funcionais. Para os clientes com nível L3, menos de um terço ainda deambulava na comunidade ou em casa no final dos 12 anos de seguimento.[8] A maior parte das crianças com defeitos do tubo neural terá atraso no progresso motor, mas órteses adequadas, intervenções de fisioterapia e acompanhamento e tratamento da cifose e escoliose podem atenuar essa situação. Fatores como obesidade, hospitalizações frequentes, aprisionamento da medula espinal e úlceras de decúbito também podem contribuir para os atrasos motores.

3. **Desfecho intelectual.** Aproximadamente 75% das crianças com mielomeningocele têm escores de QI > 80. Muitas delas precisam de algum tipo de educação especial. As dificuldades de aprendizagem surgem dos desafios no processamento da linguagem, déficits visuais/perceptivos e motores finos. Deve-se realizar uma avaliação formal do desenvolvimento neurológico, se surgir alguma dúvida em relação às habilidades sociais e cognitivas de uma criança.

Risco aumentado de atraso cognitivo está associado a lesões torácicas altas, hidrocefalia grave ao nascimento, desenvolvimento de infecção do SNC no início da vida, hipertensão intracraniana e convulsões. Um estudo descobriu que, apesar de 37% dos pacientes com mielomeningocele necessitarem de assistência adicional com trabalhos escolares ou frequentarem classes de educação especial, 85% deles estavam cursando ou havia se formado no ensino médio ou universidade.[6]

4. A **audição e a visão** devem ser formalmente reavaliadas para descartar qualquer exacerbação nas dificuldades de aprendizagem. A perda auditiva historicamente tem sido um problema associado ao uso de antibióticos para combater infecções do trato urinário, mas foi reduzida drasticamente com o advento do cateterismo intermitente limpo.

5. **Questões renais/urológicas**

a. Aproximadamente 85% das crianças necessitam de cateterismo intermitente limpo para a disfunção vesical; 80% alcançam continência vesical social.

b. **Infecções do trato urinário** são comuns. Antibióticos profiláticos podem ser indicados, especialmente na presença de refluxo. A amoxicilina é comumente usada em recém-nascidos e lactentes jovens. Outros antibióticos, como o sulfometoxagol-trimetoprima e a nitrofurantoína, são usados em crianças mais velhas.[9]

6. **Crescimento e nutrição.** O déficit de crescimento é um problema comum em lactentes e crianças jovens.

a. Algumas crianças necessitam da colocação de um tubo de gastrostomia por causa do risco de aspiração ou incapacidade de ingerir a quantidade adequada de calorias por via oral. Um estudo videofluoroscópico da deglutição pode ser útil para avaliar o risco de aspiração com a alimentação por via oral.

b. A envergadura dos braços pode refletir com mais precisão o crescimento, uma vez que o crescimento abaixo da linha de cintura, geralmente, é desproporcionalmente lento, ou distorcido, em razão das deformidades de membro inferior ou da coluna vertebral.

c. As dobras cutâneas são uma medida valiosa da nutrição.

d. A incontinência fecal e a constipação intestinal são problemas importantes. Muitas vezes é necessário um programa intestinal agressivo e consistente, que pode incluir laxantes, supositórios, enemas ou até mesmo enemas anterógrados de cólon.[10]

7. Complicações ortopédicas

a. O agravamento da escoliose ou da cifose pode causar doença pulmonar restritiva.

b. A osteopenia, particularmente no cliente que não deambula, aumenta o risco de fraturas patológicas.

c. Contraturas de quadris, joelhos e tornozelos, e luxações de quadril são comuns. Os tratamentos incluem fisioterapia, órteses, bloqueios neuromusculares e cirurgias.

d. As úlceras de decúbito podem se desenvolver, acometendo especialmente os pés, em decorrência da limitação no movimento e da sensibilidade periférica diminuída. A infecção secundária é um problema adicional. A avaliação regular do ajuste apropriado, do estofamento e do posicionamento da cadeira de rodas e outros sistemas de assento minimiza o risco de úlcera de decúbito.

8. Endocrinopatias. As crianças podem desenvolver puberdade precoce e deficiência de hormônio do crescimento, que se manifestam como déficit de crescimento, apesar de nutrição adequada.

9. Tratamentos de reabilitação, incluindo atendimentos de fisioterapia, terapia ocupacional e fonoaudiologia, são fundamentais para otimizar a saúde e o desenvolvimento da criança com mielomeningocele.

a. Inicialmente, os atendimentos devem ser estabelecidos nos EUA por meio dos programas estaduais Early Intervention (EI), que são obrigatórios de acordo com o Individuals with Disabilities Education Act (IDEA). O encaminhamento ao EI deve ser feito precocemente, durante a internação inicial da criança, uma vez que pode haver uma lista de espera.

b. Após 3 anos de idade, os serviços são prestados pela rede pública de ensino.

10. Alergia ao látex. Apesar de tentar evitar a exposição ao látex, a hipersensibilização ao látex é encontrada em aproximadamente um terço das crianças com defeitos do tubo neural e pode estar associada a anafilaxia potencialmente fatal. Minimiza-se o risco:

a. Evitando continuamente produtos contendo látex

b. Evitando alimentos que possam ter uma reação cruzada com o látex, como o abacate, a banana e as castanhas-d'água.

11. O **médico do atendimento primário** é crucial na coordenação dos cuidados à criança com síndrome mielodisplásica.[11] Sua função inclui cuidados pediátricos gerais, bem como a vigilância por complicações, a comunicação com os vários subespecialistas e a defesa em programas escolares e da comunidade.

Referências

1. Padmanabhan R. Etiology, pathogenesis and prevention of neural tube defects. *Congenital Anomalies* 2006;46:55–67.
2. Luthy DA, Wardinsky T, Shurtleff DB, et al. Cesarean section before the onset of labor and subsequent motor function in infants with meningomyelocele diagnosed antenatally. *N Engl J Med* 1991;324:662–666.
3. Talwar D, Baldwin MA, Horbatt CI. Epilepsy in children with meningomyelocele. *Pediatr Neurol* 1995;13:29–32.
4. Warf BC, Campbell JW. Combined endoscopic third ventriculostomy and choroid plexus cauterization as primary treatment of hydrocephalus for infants with myelomeningocele: long-term results of a prospective intent-to-treat study in 115 East African infants. *J Neurosurg Pediatr* 2008;2:310–316.
5. Warf BC. Endoscopic third ventriculostomy and choroid plexus cauterization for pediatric hydrocephalus. *Clin Neurosurg* 2007;54:78–82.
6. Bowman RM, McLone DG, Grant JA, et al. Spina bifida outcome: a 25-year prospective. *Pediatr Neurosurg* 2001;34(3):114–120.
7. Madikians A, Conway EE Jr. Cerebrospinal fluid shunt problems in pediatric patients. *Pediatr Ann* 1997; 26:613–620.
8. Esterman N. Ambulation in patients with myelomeningocele: a 12-year follow-up. *Pediatr Phys Ther* 2001 Spring;13(1):50–51.
9. Bauer SB. The management of the myelodysplastic child: a paradigm shift. *BJU Int* 2003;92(suppl 1):23–28.
10. Leibold S, Ekmark E, Adams RC. Decision making for a successful bowel continence program. *Eur J Pediatr Surg* 2000;10(suppl 1):26–30.
11. Elias ER, Hobbs N. Spina bifida: sorting out the complexities of care. *Contemp Peds* 1998;25:156–171.

598 Parte 9 | Distúrbios Neurológicos

Leitura sugerida

American Academy of Pediatrics, Committee on Genetics. Folic acid for the prevention of neural tube defects. *Pediatrics* 1999;104(2 pt 1):325–327.

Bol KA, Collins JS, Kirby RS. The National Birth Defects Prevention Network. Survival of infants with neural tube defects in the presence of folic acid fortification. *Pediatrics* 2006;117:803–813.

Czeizel AE, Dudás I. Prevention of the first occurrence of neural-tube defects by periconceptional vitamin supplementation. *N Engl J Med* 1992;327:1832–1835.

Elias ER, Sadeghi-Nejad A. Precocious puberty in girls with myelodysplasia. *Pediatrics* 1994;93:521–522.

Feuchtbaum LB, Currier RJ, Riggle S, et al. Neural tube defect prevalence in California (1990–1994): eliciting patterns by type of defect and maternal race/ethnicity. *Genet Test* 1999;3:265–272.

Fletcher JM, Barnes M, Dennis M. Language development in children with spina bifida. *Semin Pediatr Neurol* 2002;9(3):201–208.

Glader LJ, Elias ER, Madsen JR. Myelodysplasia. In: Hansen AR, Puder M, eds. *Manual of Neonatal Surgical Intensive Care*. 2nd ed. Philadelphia: BC Decker Inc.; 2009:459–472.

Goh YI, Bollano E, Einerson TR, et al. Prenatal multivitamin supplementation and rates of congenital anomalies: a meta-analysis. *J Obstet Gynaecol Can* 2006;28:680–689.

Jobe AH. Fetal surgery for myelomeningocele. *N Engl J Med* 2002;347:230–231.

Johnson MP, Gerdes M, Rintoul N, et al. Maternal-fetal surgery for myelomeningocele: neurodevelopmental outcomes at 2 years of age. *Am J Obstet Gynecol* 2006;194:1145–1150.

Kaufman BA. Neural tube defects. *Pediatr Clin North Am* 2004;51(2):389–419.

Mitchell LE, Adzick NS, Pasquariello PS, et al. Spina bifida. *Lancet* 2004;364(9448):1885–1895.

Oakley GP Jr. The scientific basis for eliminating folic acid-preventable spina bifida: a modern miracle from epidemiology. *Ann Epidemiol* 2009;19(4):226–230.

Shaer CM, Chescheir N, Schulkin J. Myelomeningocele: a review of the epidemiology, genetics, risk factors for conception, prenatal diagnosis, and prognosis for affected individuals. *Obstet Gynecol Surv* 2007;62(7):471–479.

Thompson DN. Postnatal management and outcome for neural tube defects including spina bifida and encephalocoeles. *Prenat Diagn* 2009;29(4):412–419.

Walsh DS, Adzick NS. Foetal surgery for spina bifida. *Semin Neonatol* 2003;8(3):197–205.

Parte 10
Condições Ósseas

58 Problemas Ortopédicos
James R. Kasser

Este capítulo descreve as anormalidades musculoesqueléticas comuns que podem ser detectadas no período neonatal. O parecer de um cirurgião ortopedista frequentemente é necessário para realizar tratamento definitivo após a avaliação inicial.

I. Torcicolo muscular congênito

A. O **torcicolo muscular congênito (TMC)** é um distúrbio caracterizado por limitação dos movimentos do pescoço, assimetria da face e do crânio e posição inclinada da cabeça. Em geral, é causado por encurtamento do **músculo esternocleidomastóideo (ECM)**, mas pode ser secundário à adaptação muscular por causa de posição *in utero* anormal da cabeça e do pescoço.

1. A **etiologia** do músculo ECM encurtado é incerta; em muitos recém-nascidos, decorre de posição *in utero* anormal, e em alguns, de estiramento do músculo durante o parto. O resultado desse estiramento durante o parto é contratura do músculo associada a fibrose. Uma hipótese é que a anormalidade do ECM advenha de uma síndrome compartimental que ocorreria no momento do parto.

2. **Evolução clínica.** A limitação dos movimentos geralmente é mínima ao nascimento, mas aumenta durante as primeiras semanas. Entre 10 e 20 dias, encontra-se frequentemente massa no músculo ECM. A massa desaparece gradualmente, e as fibras musculares são parcialmente substituídas por tecido fibroso, que se contrai e limita os movimentos da cabeça. Em razão da rotação limitada da cabeça, o recém-nascido repousa sobre o lado ipsilateral da face na posição em decúbito ventral e no occipício contralateral quando em decúbito dorsal. A pressão do apoio sobre um lado da face e sobre o osso occipital oposto contribui para as assimetrias facial e craniana. O zigoma ipsilateral é deprimido, e o occipício contralateral, achatado.

3. **Tratamento.** A maioria dos neonatos responde favoravelmente ao posicionamento da cabeça na direção oposta àquela induzida pelo músculo encurtado. Podem-se usar tijolos acolchoados ou sacos de areia para ajudar a manter a posição da cabeça, até que a criança consiga movimentar-se ativamente liberando a cabeça. O alongamento passivo por rotação da cabeça para o lado encurtado e a inclinação contralateral também podem ser úteis. Na maioria dos lactentes, o torcicolo resolve-se até 1 ano de idade. Algumas vezes, capacetes são empregados para tratar a assimetria craniana persistente após alguns meses de idade. Os pacientes que apresentam assimetria da face e da cabeça e movimentos limitados após 1 ano de idade devem ser considerados para liberação cirúrgica do músculo ECM.

B. Diagnóstico diferencial. O torcicolo com movimentos limitados do pescoço pode advir de uma anormalidade congênita na região cervical da coluna vertebral. Alguns neonatos com esse distúrbio também

600 Parte 10 | Condições Ósseas

possuem um músculo ECM tenso. Tais neonatos provavelmente têm limitação significativa dos movimentos ao nascimento, o que não costuma ser encontrado no TMC. A avaliação radiológica da região cervical é necessária para definir esse diagnóstico. Uma infecção na área retrofaríngea pode apresentar-se com torcicolo. A massa cervical do torcicolo observada no músculo ECM pode ser diferenciada de outras lesões cervicais por ultrassonografia.

II. Polidactilia

A. A **duplicação de um dedo** varia desde um pequeno bulbo cutâneo até um dedo quase perfeitamente formado. O tratamento desse problema é variável. As síndromes associadas a polidactilia incluem síndrome de Laurence-Moon-Biedl, displasia condroectodérmica, síndrome de Ellis-van Creveld e trissomia do 13. A polidactilia geralmente é herdada de modo autossômico dominante, com penetrância variável.

B. **Tratamento**

1. O bulbo cutâneo pequeno e sem função, sem osso ou cartilagem, na borda ulnar da mão ou na borda lateral do pé pode ser ligado e observado até desenvolver necrose por 24 horas. A parte distal à sutura deve ser removida. Deve-se aplicar um antisséptico no coto residual 2 vezes/dia para evitar infecção. Não se devem ligar dedos no lado radial da mão (polegar) nem na borda medial do pé.

2. Quando dedos duplicados contêm osso ou músculo inserido por mais que uma pequena ponte de pele, o tratamento é adiado até que o paciente seja avaliado por um ortopedista ou cirurgião de mão. Em geral, a polidactilia é tratada cirurgicamente no primeiro ano de vida, após 6 meses de idade. As radiografias podem ser postergadas para quando forem essenciais ao tratamento definitivo.

III. Fratura de clavícula (ver Capítulo 6)

A. A **clavícula** é o local da fratura mais comum associada ao parto.

B. Em geral, define-se o **diagnóstico** logo após o nascimento, quando o recém-nascido não movimenta o braço no lado afetado ou chora quando o braço é movimentado. Pode haver dor à palpação, tumefação ou crepitação no local. Em alguns casos, o osso está angulado. Confirma-se o diagnóstico por radiografias. Uma fratura "indolor" descoberta na radiografia de tórax é mais provavelmente uma pseudoartrose (ausência de consolidação) congênita. Todas as pseudoartroses ocorrem no lado direito, salvo se associadas a dextrocardia.

C. A **evolução clínica** é tal que as fraturas de clavícula consolidam sem dificuldade. O **tratamento** consiste em garantir o conforto do recém-nascido. Se o braço e o ombro forem deixados desprotegidos, ocorre movimento no local da fratura quando o bebê é segurado. Costumamos prender a manga do bebê à camisa e fazemos uma marcação nele, a fim de lembrar a equipe de reduzir os movimentos da clavícula. Não há necessidade de redução. Se a fratura parecer dolorosa, uma atadura para diminuir os movimentos do braço é oportuna.

IV. Escoliose congênita e infantil

A. A **escoliose congênita** é uma curvatura lateral da coluna vertebral secundária a falha da formação de uma vértebra ou da segmentação. Pode ser difícil detectar escoliose no recém-nascido; contudo, por meio da inclinação lateral do tronco na posição em decúbito ventral, geralmente se observa uma diferença nos movimentos. A escoliose congênita é diferenciada da **escoliose infantil**, na qual nenhuma anomalia vertebral está presente. A escoliose infantil muitas vezes melhora espontaneamente, mas o distúrbio pode ser progressivo nos lactentes que apresentam curvatura vertebral > 20°. Se a escoliose for progressiva, o tratamento está indicado e deve-se obter ressonância magnética (RM) da coluna vertebral à procura de patologia na medula espinal. Raramente, a escoliose congênita grave é denominada *síndrome de insuficiência torácica* e está associada a comprometimento pulmonar.

Capítulo 58 | Problemas Ortopédicos **601**

B. Evolução clínica. A escoliose congênita agrava-se em muitos pacientes. O emprego de ortose nas curvas congênitas geralmente é inútil. A correção cirúrgica com expansão torácica ou fusão limitada pode estar indicada antes que a curva se torne grave. Muitos pacientes com escoliose congênita apresentam anormalidades renais ou de outras vísceras. Todos os pacientes são submetidos a triagem com ultrassonografia abdominal.

V. Displasia desenvolvimental do quadril (DDQ). A maioria dos quadris (mas nem todos) que apresentam luxação ao nascimento pode ser diagnosticada por um exame físico cuidadoso (ver Capítulo 8). A U.S. Preventive Services Task Force não recomendou a triagem ultrassonográfica generalizada da DDQ em neonatos. Essa triagem é comum na Europa, mas não nos EUA. A ultrassonografia do quadril é útil ao diagnóstico nos casos de alto risco. Em geral, a ultrassonografia é adiada como técnica de triagem até 1 mês de idade, a fim de evitar a alta incidência de resultados falso-positivos. O exame radiográfico não define o diagnóstico no recém-nascido porque a cabeça do fêmur não está calcificada, mas revela a fossa acetabular anormal observada na displasia do quadril. Existem três tipos de luxação congênita.

A. A **DDQ clássica** é diagnosticada pelo achado do sinal de Ortolani. O quadril é instável e luxa-se à adução e também à extensão do fêmur, mas reposiciona-se prontamente quando o fêmur é abduzido em flexão. Não há assimetria da pelve. Esse tipo de luxação é mais comum em meninas e, em geral, é unilateral, mas pode ser bilateral. Os quadris que são instáveis ao nascimento frequentemente se tornam estáveis após alguns dias. O recém-nascido com quadris instáveis após 5 dias de vida deve ser tratado com uma ortose que mantenha os quadris fletidos e abduzidos. O **suspensório de Pavlik** tem sido usado efetivamente para tratar esse grupo de pacientes, com taxa de sucesso aproximada de 80%. Usa-se a ultrassonografia para monitorar o quadril durante o tratamento, bem como confirmar o diagnóstico inicial.

B. O **tipo teratológico de luxação** ocorre no início da gestação. A **cabeça do fêmur não se reposiciona à flexão e abdução**; isto é, não existe o sinal de Ortolani. Se a luxação for unilateral, existem assimetria das pregas glúteas e movimentos assimétricos com abdução limitada. Na luxação bilateral, o períneo é amplo e as coxas dão a impressão de serem mais curtas que o normal. Contudo, esses achados passam despercebidos facilmente e exigem um exame físico extremamente cuidadoso. A abdução limitada ao nascimento é uma característica desse tipo de luxação. O tratamento da luxação teratológica do quadril baseia-se na redução a céu aberto. Exercícios para reduzir a contratura estão indicados, mas o uso do suspensório de Pavlik não é benéfico.

C. O **terceiro tipo de luxação** ocorre tardiamente, é unilateral e está associado a **contratura congênita em abdução** do quadril contralateral. A contratura em abdução causa obliquidade pélvica. A pelve é mais baixa no lado da contratura, o que é desfavorável para o quadril contralateral, e o acetábulo não se desenvolve bem. Após 6 semanas de vida, os lactentes com esse tipo de luxação apresentam um membro inferior curto evidente e pregas glúteas assimétricas. Alguns lactentes desenvolvem um acetábulo displásico, que acaba resultando em subluxação do quadril. O tratamento da displasia é com o suspensório de Pavlik, mas, após 8 meses de idade, outros métodos terapêuticos podem ser necessários.

VI. *Genu recurvatum.* Também conhecido como hiperextensão do joelho, não é uma anormalidade séria e é facilmente reconhecida e tratada. Porém, é crucial a diferenciação de subluxação ou luxação do joelho, que também pode apresentar-se com hiperextensão articular. As duas últimas anormalidades são mais sérias e exigem tratamento mais vigoroso.

A. O *genu recurvatum* **congênito** é secundário à posição *in utero* com hiperextensão do joelho. É tratado com sucesso por mudanças repetidas de aparelhos gessados, instituindo-se flexão progressiva do joelho até alcançar 90° de flexão. Graus leves de *genu recurvatum* são tratados com exercícios passivos de alongamento.

B. Todos os recém-nascidos com **hiperextensão do joelho** devem ser submetidos a exame radiográfico para distinguir entre *genu recurvatum* e **luxação verdadeira do joelho**. No *genu recurvatum* congênito, as epífises tibial e femoral estão em alinhamento apropriado, exceto pela hiperextensão. No joelho subluxado,

602 Parte 10 | Condições Ósseas

a tíbia é completamente anterior ou anterolateral ao fêmur. A tíbia está deslocada para frente em relação ao fêmur e, com frequência, também lateralmente.

Fibrose congênita do quadríceps frequentemente acompanha a luxação fixa do joelho, e a redução a céu aberto é essencial, pois a tentativa de tratamento do joelho luxado com alongamento e trocas repetidas de aparelho gessado é perigosa e pode resultar em lesão da placa epifisária.

C. Tratamento. Os joelhos hiperestendidos ou subluxados são tratados com manipulação e uso de calhas após o parto, com flexão e redução progressivas dos joelhos. A luxação fixa do joelho exige redução a céu aberto, mas não no período neonatal.

VII. Deformidades dos pés

A. Metatarso aduzido (MTA) é um distúrbio no qual os metatarsais situam-se em posição aduzida, mas o aspecto nem sempre revela a intensidade do problema. A necessidade de tratamento é determinada pela diferença no grau de alteração estrutural nos metatarsais e na articulação tarsometatársica.

1. A maioria dos neonatos com MTA tem **deformidades posicionais** que provavelmente são causadas pela posição *in utero*. O tipo posicional de MTA é flexível, e os metatarsais podem ser corrigidos passivamente para abdução com pouca dificuldade. **Esse distúrbio não requer tratamento.**

2. No **MTA estrutural** existe deformidade em adução relativamente fixa da parte anterior do pé, e os metatarsais não podem ser abduzidos passivamente. A etiologia não foi identificada de maneira definitiva, mas provavelmente está relacionada com a posição *in utero*. É observado mais comumente em primogênitos e nas gestações com oligoidrâmnio. A maioria dos recém-nascidos com os tipos estruturais de MTA tem uma deformidade em valgo da parte posterior do pé. **A deformidade estrutural precisa ser tratada com manipulação e imobilização por sapato ou aparelho gessado** até que ocorra correção. Embora não haja urgência no tratamento, é mais fácil corrigir o distúrbio cedo que tarde, e deve-se instituir o tratamento antes de a criança começar a andar.

B. As **deformidades calcaneovalgas** resultam da posição *in utero* do pé que mantém o tornozelo dorsifletido e abduzido. Ao nascimento, o dorso do pé está encostado na face anterior da perna. Não parece haver alterações estruturais nos ossos. A sequela dessa deformidade parece ser um pé valgo ou pronado que é mais intenso que o típico pé pronado observado em crianças no segundo ano de vida. A necessidade de tratar o distúrbio é variável, e nenhum estudo fundamenta qualquer uma das condutas. **O tratamento consiste em exercícios ou aplicação de aparelho gessado curto para a perna** que mantém o pé em flexão plantar e inversão. Se o pé não possibilitar flexão plantar até a posição neutra, aparelhos gessados estão indicados. Os aparelhos gessados são trocados de acordo com o crescimento e mantidos até que a flexão plantar e a inversão sejam iguais às do outro pé. Em geral, o pé é mantido em aparelho gessado por 6 a 8 semanas. Os pés que permanecem na posição calcaneovalga por vários meses têm maior probabilidade de apresentar *pé valgo* residual significativo; uma deformidade calcaneovalga fixa ou rígida provavelmente representa tálus vertical congênito.

C. Pé torto congênito é uma deformidade de etiologia multifatorial. Um parente em primeiro grau de paciente com essa deformidade corre 20 vezes mais risco de ter pé torto que a população geral. O risco em irmãos subsequentes é de 3 a 5%. A ocorrência mais frequente em primogênitos e a associação ao oligoidrâmnio também sugerem uma influência da compressão *in utero*. Em alguns casos, o pé torto faz parte de uma síndrome. Os recém-nascidos com disfunção neurológica (espinha bífida) frequentemente têm pé torto.

1. **Existem três e, às vezes, quatro componentes na deformidade.** O pé é equino, cavo e varo, com adução da sua parte anterior; portanto, o pé torto é um talipe equinovaro com adução metatarsal. Cada uma dessas deformidades é rígida o suficiente para impedir que o examinador realize correção passiva até a posição neutra. O grau de rigidez é variável em cada paciente.

2. O tratamento deve ser instituído precocemente, nos primeiros dias após o nascimento. Um método efetivo de tratamento consiste em manipulação e aplicação de ataduras, ou de calhas ou aparelhos de fibra de vidro que são trocados semanalmente. O método de Ponseti é o tratamento de escolha para o pé torto idiopático; nele faz-se a correção sequencial do mediopé com aparelhos gessados,

seguida por tenotomia do tendão do calcâneo para corrigir o pé equino após 6 a 8 semanas de uso de aparelho gessado. Após a tenotomia, o pé é imobilizado na posição correta durante 3 semanas; seguida de ortose em tempo integral durante 3 meses e por um programa de uso noturno de ortose até 4 anos de idade. Fisioterapia e uso de calhas são usadas como tratamento inicial no recém-nascido com problemas clínicos complexos.

Leitura sugerida

Cooperman DR, Thompson GH. Neonatal orthopaedics. In: Fanaroff AA, Martin RJ, eds. *Neonatal Perinatal Medicine*. 6th ed. St. Louis, MO: Mosby, 1997:1709.

Jones KL, Smith DW. *Smith's Recognizable Patterns of Human Malformation*. 5th ed. Philadelphia: WB Saunders, 1997.

Lovell WW, Winter RB. *Pediatric Orthopaedics*. 6th ed. Philadelphia: Lippincott Williams & Wilkins, 2006.

59 Osteopenia da Prematuridade
Steven A. Abrams

I. Princípios gerais

A. Definição

1. Osteopenia (**doença óssea metabólica**) é definida como mineralização óssea pós-natal inadequada para mineralizar totalmente os ossos. É comum em recém-nascidos com muito baixo peso ao nascer (MBPN). Antes do uso de dietas ricas em minerais para neonatos prematuros – a prática atual – observavam-se alterações radiográficas significativas em metade dos neonatos com peso ao nascer inferior a 1.000 g.

2. A incidência atual não é conhecida e, provavelmente, guarda correlação próxima à gravidade da enfermidade e ao grau de prematuridade do recém-nascido. Isso ainda é observado em até metade de todas as crianças com peso ao nascer inferior a 600 g.

B. Etiologia

1. **As deficiências de cálcio e fósforo são as principais causas.** As demandas por crescimento rápido no terceiro trimestre de gestação são satisfeitas por taxas de acréscimo mineral intrauterino de aproximadamente 120 mg de cálcio e 60 mg de fósforo/kg/dia. Aporte e absorção baixos de minerais após o nascimento resultam em submineralização do osso novo e remodelado.

   a. As dietas pobres em sais minerais predispõem os recém-nascidos pré-termo a doença óssea metabólica.

   b. Leite humano não suplementado. Nessa circunstância, o nível de cálcio urinário aumenta, sugerindo que a deficiência de fósforo é maior que a deficiência de cálcio.

   c. Restrição excessiva de líquido. Isso pode levar a baixo aporte de minerais.

   d. Uso prolongado de nutrição parenteral.

   e. Fórmulas que não são concebidas para uso em neonatos pré-termo (p. ex., para neonatos a termo, elementares, à base de soja, sem lactose). Fórmulas à base de soja devem ser evitadas após a alta hospitalar.

   f. Terapia com furosemida. Causa perda renal de cálcio, contudo, provavelmente, não é o principal fator contributivo na maioria dos neonatos pré-termo.

   g. Uso prolongado de esteroides.

2. **Deficiência de vitamina D.** Em mães não suplementadas com altas doses de vitamina D (p. ex., > 4.000 UI/dia), o leite humano tem um conteúdo total de vitamina D de 25 a 50 UI/ℓ, que é insuficiente para manter níveis normais de 25-hidroxivitamina D (25[OH]D) em neonatos pré-termo a mais de 20 ng/mℓ. Contudo, quando a ingestão de vitamina D é adequada, até mesmo neonatos de MBPN podem sintetizar 1,25-di-hidroxivitamina D (1,25(OH)$_2$D), embora a síntese seja mínima nas primeiras semanas de vida.

   a. A deficiência materna de vitamina D pode causar raquitismo congênito (incomum) ou hipocalcemia (mais comum).

   b. A ingestão ou a absorção inadequada de vitamina D provoca raquitismo nutricional, mas esta não é a causa primária de osteopenia ou raquitismo em recém-nascidos pré-termo.

   c. A má absorção de vitamina D e a conversão inadequada de vitamina D para 25(OH)D pode agravar a osteopenia em recém-nascidos com doença colestática do fígado.

   d. Insuficiência renal crônica (osteodistrofia renal).

   e. O uso crônico de fenitoína ou fenobarbital aumenta o metabolismo de 25(OH)D.

   f. Pseudodeficiência hereditária de vitamina D: tipo I (anormalidade ou ausência de atividade de 1α-hidroxilase) ou tipo II (resistência tecidual a 1,25(OH)$_2$D). Essas são extremamente raras.

II. Diagnóstico

A. Apresentação clínica

1. A osteopenia (caracterizada por ossos submineralizados ou "rarefeitos") desenvolve-se durante as primeiras semanas após o nascimento. Os sinais de raquitismo (displasia epifisária e deformidades do esqueleto) geralmente se evidenciam após 6 semanas de vida pós-natal ou na idade gestacional a termo corrigida. O risco de doença óssea é maior para os neonatos mais prematuros e mais enfermos.

B. Anamnese

1. Recém-nascidos com MBPN, especialmente menos de 26 semanas de idade gestacional ou 800 g de peso ao nascimento e emprego de restrição hídrica, nutrição parenteral prolongada ou uso prolongado de esteroides é muito comum.
2. Elevação rápida do nível de fosfatase alcalina é comum.
3. Pode haver uma história de fratura detectada pelos cuidadores ou incidentalmente em radiografias realizadas por outros motivos.

C. Exame físico

1. Os **sinais clínicos** incluem: disfunção respiratória ou incapacidade de desmame do respirador; hipotonia, dor à manipulação causada por fraturas patológicas; redução do crescimento linear com manutenção do crescimento da cabeça; bossa frontal, fontanela anterior aumentada e suturas cranianas alargadas; craniotabes; achatamento posterior do crânio; "rosário raquítico" (tumefação das junções costocondrais); sulcos de Harrison (endentação das costelas nas inserções diafragmáticas) e aumento dos punhos, joelhos e tornozelos.

D. Exames laboratoriais

1. **Avaliação laboratorial.** As primeiras indicações de osteopenia frequentemente são diminuição da concentração sérica de fósforo, em geral abaixo de 3,5 a 4 mg/dℓ (1,1 a 1,3 mmol/ℓ) e aumento da atividade de fosfatase alcalina. Valores da fosfatase alcalina superiores a 800 UI/ℓ são preocupantes, especialmente se combinados com níveis séricos de fósforo inferiores a 4 mg/dℓ (1,3 mmol/ℓ). Contudo, muitas vezes é difícil distinguir entre a elevação normal na atividade de fosfatase alcalina associada à rápida mineralização óssea e o aumento patológico relacionado com osteopenia incipiente. Nessas circunstâncias, a mineralização óssea reduzida observada em uma radiografia confirma o diagnóstico.

   a. O nível sérico de cálcio (baixo, normal ou um pouco elevado) geralmente não é um bom indicador da existência ou da gravidade da doença óssea metabólica.

   b. O nível sérico de fosfatase alcalina (indicador da atividade osteoclástica) frequentemente, mas nem sempre, correlaciona-se à gravidade da doença (> 1.000 UI/ℓ no raquitismo grave).

   c. A faixa neonatal normal de fosfatase alcalina é muito mais alta que em adultos. Valores de 400 a 600 UI/ℓ são comuns em neonatos com MBPN sem evidências de osteopenia.

   d. Uma doença hepatobiliar também eleva o nível de fosfatase alcalina. A determinação das isoenzimas ósseas pode ser útil, mas não costuma ser clinicamente necessária.

   e. Elevação isolada do nível de fosfatase alcalina raramente ocorre na ausência de doença óssea ou hepática (hiperfosfatasemia transitória da lactância). Essa elevação pode ser superior a 2.000 UI/ℓ e persistir por muitos meses. Não está associada a qualquer patologia e a etiologia é desconhecida.

   f. Os níveis séricos de 25(OH)D não precisam ser avaliados rotineiramente em recém-nascidos prétermo. Os níveis ótimos em neonatos não são conhecidos, assim como os desfechos funcionais em níveis séricos específicos. Quando avaliadas, metas superiores a 20 ng/mℓ são racionais com base em evidências muito limitadas. Não há evidência de que níveis de 12 a 20 ng/mℓ resultem em agravamento da osteopenia em recém-nascidos pré-termo.

E. Exames de imagem

1. Os **sinais radiográficos** incluem alargamento das placas de crescimento epifisárias; metáfises escavadas, "puídas" e rarefeitas; formação de osso novo subperiosteal; osteopenia, particularmente do crânio, da coluna vertebral, das escápulas e das costelas; e às vezes osteoporose ou fraturas patológicas.

a. A perda de até 40% da mineralização óssea pode ocorrer sem alterações radiográficas. As radiografias de tórax podem mostrar osteopenia e, às vezes, alterações raquíticas.

b. As radiografias dos punhos ou joelhos podem ser úteis. Em geral, se houver anormalidades acentuadas, as radiografias devem ser repetidas 4 a 6 semanas após intervenção clínica.

c. A medição do conteúdo mineral ósseo por densitometria ou ultrassonografia permanece experimental em recém-nascidos pré-termo.

III. Tratamento

A. Manejo

1. Em recém-nascidos com MBPN, a alimentação enteral precoce promove significativamente o estabelecimento da ingestão enteral de volumes plenos, aumentando o acúmulo de cálcio e reduzindo a osteopenia.

2. O leite humano enriquecido com minerais ou as fórmulas para "prematuros" são as dietas apropriadas para neonatos pré-termo com peso abaixo de 1.800 a 2.000 g; seu uso à taxa de 120 kcal/kg/dia pode evitar e tratar a doença óssea metabólica da prematuridade (ver Capítulo 21).

3. A formação óssea depende da combinação de disponibilidade adequada de cálcio e fósforo; apenas a suplementação de cálcio ou fósforo pode não ser suficiente para impedir o raquitismo.

4. Os neonatos pequenos para a idade gestacional (pesando menos de 1.800 a 2.000 g) geralmente também se beneficiam do enriquecimento do leite humano ou do uso de fórmulas para prematuros, independentemente da idade gestacional.

5. A suplementação do leite humano com minerais elementares é menos desejável que o uso de suplementos pré-acondicionados contendo cálcio e fósforo dada a preocupação com erro de medicação e hiperosmolaridade em potencial.

6. O uso a longo prazo de fórmulas especializadas em neonatos com MBPN, incluindo aquelas à base de soja e fórmulas elementares, deve ser desestimulado, pois aumenta o risco de osteopenia.

7. Em circunstâncias especiais, incluindo recém-nascidos com evidências radiológicas ou raquitismo refratário ao leite humano enriquecido ou fórmula para prematuros, podem-se fornecer quantidades menores de cálcio (geralmente até 40 mg de cálcio elementar/kg/dia) e/ou fosfato de sódio ou potássio (geralmente até 20 mg de fósforo elementar). Isso costuma ser necessário nos neonatos cujo peso ao nascer era inferior a 800 g ou que tiveram estada hospitalar prolongada incluindo nutrição parenteral total (NPT) a longo prazo, restrição hídrica ou displasia broncopulmonar. Por causa de preocupações quanto à tolerância, é habitual acrescentar as formulações intravenosas de fósforo (fosfato de sódio ou de potássio) à dieta oral. Isso também pode ser realizado quando o nível sérico de fósforo estiver persistentemente abaixo de 4,0 mg/dℓ, embora faltem evidências para sustentar essa prática.

8. Garanta reservas adequadas de vitamina D por uma taxa de 200 a 400 UI/dia com pelo menos 400 UI/dia sendo administrados à alta hospitalar. Isso pode requerer que, na alta, seja oferecida vitamina D suplementar para recém-nascidos que recebem leite materno ou fórmula.

9. Doses altas de vitamina D não mostraram benefícios a curto ou longo prazos. Alguns preferem administrar 800 UI/dia. É improvável que essa dose seja maléfica, mas não há evidências de benefício.

10. Defeitos raros no metabolismo da vitamina D podem responder melhor ao di-hidrotaquisterol (DHT) ou calcitriol.

11. A perda renal de cálcio induzida pela furosemida pode ser minorada acrescentando-se um diurético tiazídico ou pela administração em dias alternados. Os benefícios dessas intervenções não estão bem estabelecidos em recém-nascidos.

12. Evite manipulações não essenciais e fisioterapia torácica vigorosa em neonatos pré-termo com ossos muito submineralizados. Dados recentes sugerem que atividade física passiva diária (amplitude dos movimentos, 5 a 10 min) pode aumentar o crescimento e a mineralização ósseos.

13. Os neonatos que recebem leite humano enriquecido ou fórmula para prematuros devem ter os níveis séricos de cálcio, fósforo e fosfatase alcalina monitorados periodicamente. A medição dos níveis dos metabólitos da vitamina D e do paratormônio (PTH) raramente é útil nesse contexto. Uma vez alcançado o máximo e iniciado o declínio da atividade da fosfatase alcalina (habitualmente para

menos de 500 UI/ℓ), não há mais necessidade de medir esses níveis em neonatos com alimentação enteral completa se um esquema de alimentação apropriado estiver sendo fornecido.

14. O enriquecimento do leite humano ou o uso de fórmula para neonatos prematuros geralmente pode ser suspenso após o recém-nascido alcançar peso de 2.000 a 2.200 g e tolerar bem a alimentação enteral. Pode ser continuado por mais tempo nos neonatos sob restrição hídrica ou naqueles que apresentam elevação intensa da atividade de fosfatase alcalina ou evidências radiológicas de osteopenia.

15. À alta hospitalar, os neonatos com peso ao nascer inferior a 1.500 g que são alimentados com fórmula podem beneficiar-se do uso de uma fórmula transicional que tenha teores de cálcio e fósforo intermediários entre fórmulas para prematuros e fórmulas para neonatos a termo. Esses recém-nascidos precisam de vitamina D adicional para alcançar a ingestão de 400 UI/dia.

16. Neonatos com MBPN que tiveram alta hospitalar recebendo alimentação com leite materno não enriquecido correm risco de osteopenia persistente. Eles, como toda criança alimentada com leite materno, devem receber suplementação com vitamina D segundo as diretrizes da American Academy of Pediatrics (AAP) para neonatos a termo (400 UI/dia). Membros dessa população de pacientes são candidatos a acompanhamento dos níveis séricos de fósforo e fosfatase alcalina 4 a 8 semanas após a alta.

17. Deve-se considerar o uso de 2 a 3 alimentações por dia de uma fórmula de transição após a alta de recém-nascidos com MBPN alimentados com leite humano para fornecer proteínas adequadas, bem como minerais.

Leitura sugerida

Atkinson SA, Tsang RC. Calcium, magnesium, phosphorus, and vitamin D. In: Tsang RC, Uauy R, Koletzko B, et al. eds. *Nutrition of the Preterm Infant: Scientific Basis and Practical Guidelines.* 2nd ed. Cincinnati, OH: Digital Educational Publishing; 2005:135.

Hawthorne KM, Abrams SA. Safety and efficacy of human milk fortification for very-low-birthweight infants. *Nutr Rev* 2004;62(12):482–485.

Hsu SC, Levine MA. Perinatal calcium metabolism: physiology and pathophysiology. *Semin Neonatol* 2004;9(1):23–36.

Mitchell SM, Rogers SP, Hicks PD, et al. High frequencies of elevated alkaline phosphatase activity and rickets exist in extremely low birth weight infants despite current nutritional support. *BMC Pediatr* 2009;9:47.

Parte 11
Metabolismo

Erros Inatos do Metabolismo
Ayman W. El-Hattab e V. Reid Sutton

I. Introdução. Crianças com erros inatos do metabolismo (EIM) geralmente são normais ao nascimento, com o desenvolvimento dos sinais típicos horas ou dias após o nascimento. Os sinais geralmente são inespecíficos e podem incluir angústia respiratória, hipotonia, dificuldade de sucção, vômitos, letargia ou convulsões. Esses sinais são comuns a várias outras condições neonatais, como sepse e disfunção cardiorrespiratória; por isso, é importante manter um alto índice de suspeita de EIM em recém-nascidos enfermos, já que a maior parte desses distúrbios pode ser letal se não for diagnosticada e tratada imediatamente.

Embora os EIM individualmente sejam raros, sua incidência total chega a 1 em 2 mil. Cerca de 100 EIM diferentes podem se manifestar clinicamente no período neonatal. A maior parte dos EIM é transmitida como doenças genéticas autossômicas recessivas. Uma história de consanguinidade dos pais ou irmão anterior com óbito neonatal inexplicável ou doença grave devem levar à suspeita de EIM. Alguns EIM, como o distúrbio do ciclo da ureia (DCU) chamado deficiência de ornitina transcarbamilase (OTC), estão ligados ao cromossomo X. Como em qualquer doença ligada ao cromossomo X, o familiar gravemente afetado pode ter sido um tio materno ou um irmão, ou talvez mãe, irmã ou tia materna levemente afetada.

II. Manifestação clínica. Os recém-nascidos com EIM podem manifestar um ou mais dos seguintes grupos clínicos:

A. **Deterioração neurológica (letargia/coma).** Dificuldade de sucção e atividade diminuída podem progredir para letargia, coma, alterações de tônus muscular, movimentos involuntários, apneia, bradicardia e hipotermia. Os EIM associados à deterioração neurológica podem ser subdivididos do seguinte modo, a fim de estreitar o diagnóstico diferencial:
   1. **EIM com acidose metabólica:** doença da urina em xarope de bordo (DXB), acidúrias orgânicas, distúrbios da oxidação dos ácidos graxos e acidemias lácticas primárias (defeitos da gliconeogênese, metabolismo do piruvato e função da cadeia respiratória mitocondrial) (ver IV.).
   2. **EIM com hipoglicemia:** acidúrias orgânicas, distúrbios da oxidação dos ácidos graxos e defeitos na gliconeogênese (ver V.).
   3. **EIM com hiperamonemia:** DCU, acidemia propiônica (APP) e acidemia metilmalônica (AMA) (ver VI.).

B. As **convulsões** podem ser o sinal inicial de convulsões responsivas à piridoxina, convulsões responsivas ao piridoxal-fosfato, hiperglicinemia não cetótica (HNC), deficiência do cofator de molibdênio/sulfito oxidase, distúrbios da biossíntese e transporte de creatina e doenças peroxissomais (ver VII.).

610 Parte 11 | Metabolismo

C. Hipotonia. A hipotonia grave é um sinal comum em recém-nascidos enfermos. Poucos EIM se manifestam como hipotonia predominante no período neonatal. Esses distúrbios incluem defeitos na cadeia respiratória mitocondrial, doenças peroxissomais, deficiência do cofator de molibdênio/sulfito oxidase e HNC (ver VIII.).

D. Disfunção hepática. A galactosemia é a causa metabólica mais comum de doença hepática no recém-nascido (ver IX.). Podem-se identificar três grupos clínicos principais de sintomas hepáticos.

  1. Hepatomegalia com hipoglicemia sugere defeitos na gliconeogênese (p. ex., doenças do armazenamento de glicogênio).

  2. Insuficiência hepática (icterícia, coagulopatia, transaminases elevadas, hipoglicemia e ascite) ocorre na intolerância hereditária à frutose, na galactosemia, na tirosinemia do tipo I, nos distúrbios da oxidação dos ácidos graxos e nos defeitos da cadeia respiratória mitocondrial.

  3. Icterícia colestática com déficit de crescimento é observada principalmente na deficiência de α1-antitripsina, doença de Byler, erros inatos do metabolismo do ácido biliar, doenças peroxissomais, deficiência de citrina e doença de Niemann-Pick do tipo C.

E. Disfunção cardíaca. Distúrbios da oxidação dos ácidos graxos de cadeia longa e defeitos na cadeia respiratória mitocondrial podem se manifestar com miocardiopatia, arritmias e hipotonia em recém-nascidos. A modalidade neonatal da doença de Pompe, uma doença lisossomal com armazenamento de glicogênio, manifesta-se com hipotonia generalizada, déficit de crescimento e miocardiopatia (Quadro 60.1).

Quadro 60.1	Erros inatos do metabolismo associados à cardiomiopatia neonatal.
Distúrbios da oxidação dos ácidos graxos	
Deficiência de absorção de carnitina	
Deficiência de carnitina-acilcarnitina translocase (CAT)	
Deficiência de carnitina palmitoiltransferase II (CPT II)	
Deficiência de hidroxiacil-CoA desidrogenase de cadeia longa (LCHAD)	
Deficiência de proteína trifuncional	
Deficiência de acil-CoA desidrogenase de cadeia muito longa (VLCAD)	
Defeitos na cadeia respiratória mitocondrial	
Defeitos no ciclo do ácido tricarboxílico	
Deficiência de alfacetoglutarato desidrogenase	
Doenças de depósito de glicogênio	
Doença de Pompe (doença de depósito de glicogênio do tipo II)	
Deficiência de fosforilase b quinase	
Doenças de depósito lisossômico	
Doença de célula I	

F. A **apneia** no período neonatal pode ser o sinal inicial de HNC e distúrbios da oxidação dos ácidos graxos de cadeia longa.

G. Odor anormal da urina. Urina de odor anormal ocorre em algumas doenças em que há acúmulo de metabólitos voláteis (Quadro 60.2).

H. Características dismórficas. Vários EIM podem manifestar dismorfismos faciais (Quadro 60.3).

I. Hidropisia fetal. Os distúrbios congênitos da glicosilação e a maior parte das doenças de depósito lisossômico podem manifestar hidropisia fetal (Quadro 60.4).

Capítulo 60 | Erros Inatos do Metabolismo **611**

Quadro 60.2 — Erros inatos do metabolismo associados a odor anormal da urina em recém-nascidos.

Erro inato do metabolismo	Odor
Acidemia glutárica do tipo II	Pés suados
Acidemia isovalérica	Pés suados
Doença da urina do xarope de bordo	Xarope de bordo
Hipermetioninemia	Repolho cozido
Deficiência múltipla de carboxilase	Urina de gato

Quadro 60.3 — Erros inatos do metabolismo associados a características dismórficas.

Distúrbio	Características dismórficas
Distúrbios peroxissômicos (síndrome de Zellweger)	Fontanela grande, testa proeminente, ponte nasal achatada, pregas epicânticas, cristas supraorbitais hipoplásicas
Deficiência de piruvato desidrogenase	Pregas epicânticas, ponte nasal achatada, nariz pequeno com asa nasal antevertida, filtro longo
Acidúria glutárica do tipo II	Macrocefalia, testa alta, ponte nasal achatada, nariz curto antevertido, anomalias da orelha, hipospadia, pés em cadeira de balanço (ou mata-borrão)
Defeitos biossintéticos do colesterol (síndrome de Smith-Lemli-Opitz)	Pregas epicânticas, ponte nasal achatada, sindactilia dos 2º/3º artelhos, anomalias genitais, catarata
Distúrbios congênitos da glicosilação	Mamilos invertidos, lipodistrofia
Doenças de depósito lisossômico (doença de células I)	Fenótipo do tipo Hurler

Quadro 60.4 — Erros inatos do metabolismo associados à hidropisia fetal.

Doenças lisossomais
Mucopolissacaridoses dos tipos I, IVA e VII
Gangliosidose GM1
Doença de Gaucher
Doença de Niemann-Pick do tipo C
Sialidose
Galactossialidose
Doença de Farber
Distúrbios hematológicos
Deficiência de glicose-6-fosfato desidrogenase
Deficiência de piruvatoquinase
Deficiência de glicose-fosfato isomerase
Outros
Distúrbios congênitos da glicosilação
Hemocromatose neonatal
Defeitos da cadeia respiratória mitocondrial
Doença de depósito de glicogênio do tipo IV

612 Parte 11 | Metabolismo

III. Avaliação do neonato com suspeita de EIM

A avaliação laboratorial de um recém-nascido com suspeita de EIM está resumida no Quadro 60.5. Os exames laboratoriais iniciais devem ser obtidos imediatamente em caso de suspeita de EIM. Seus resultados podem ajudar a estreitar o diagnóstico e determinar quais exames especializados são necessários. Em caso de convulsões neonatais, é preciso realizar testes adicionais (Quadro 60.5).

Quadro 60.5	Exames laboratoriais para o recém-nascido com suspeita de erro inato do metabolismo.
Exames laboratoriais iniciais	
Hemograma completo com contagem diferencial	
Glicose e eletrólitos séricos	
Gasometria sanguínea	
Testes de função hepática e coagulograma	
Amônia plasmática	
Lactato e piruvato plasmáticos	
Aminoácidos plasmáticos, análise quantitativa	
Carnitina plasmática e perfil de acilcarnitina	
Substâncias redutoras da urina, pH, cetonas	
Ácidos orgânicos da urina	
Exames laboratoriais adicionais considerados em caso de convulsões neonatais	
Aminoácidos no líquido cerebrospinal (LCS)	
Neurotransmissores no líquido cerebrospinal (LCS)	
Sulfocisteína na urina	
Ácidos graxos de cadeia muito longa	

A. Hemograma completo. A neutropenia e a trombocitopenia podem estar associadas a diversas acidemias orgânicas. A neutropenia também pode ser encontrada na doença de depósito de glicogênio do tipo Ib e nas doenças mitocondriais, como a síndrome de Barth e a síndrome de Pearson.

B. São necessários **exames de eletrólitos e gasometrias arteriais** para detectar acidose ou alcalose, e, em caso afirmativo, se é metabólica ou respiratória e se há um aumento do intervalo aniônico. As acidemias orgânicas e a acidose láctica primária causam acidose metabólica com um intervalo aniônico elevado em estágios iniciais. A maior parte das condições metabólicas resulta em acidose nas fases finais, como encefalopatia e progresso nos distúrbios circulatórios. A acidose metabólica persistente com perfusão tecidual normal pode sugerir acidemia orgânica ou acidose láctica primária. A alcalose respiratória leve em neonatos não ventilados sugere hiperamonemia. No entanto, nos estágios finais de hiperamonemia, a instabilidade vasomotora e o colapso podem causar acidose metabólica. Um fluxograma para a investigação da acidose metabólica em pacientes com suspeita de EIM é apresentado na Figura 60.1.

C. Glicose. A hipoglicemia é um achado essencial em alguns EIM. As cetonas são úteis na determinação do diagnóstico diferencial em recém-nascidos com hipoglicemia (Figura 60.2). A hipoglicemia não cetótica é uma característica dos distúrbios da oxidação dos ácidos graxos. A hipoglicemia associada a acidose metabólica e cetonas sugere acidemia orgânica ou defeito na gliconeogênese (doença de depósito de glicogênio do tipo I ou deficiência de frutose-1,6-difosfatase).

Capítulo 60 | Erros Inatos do Metabolismo 613

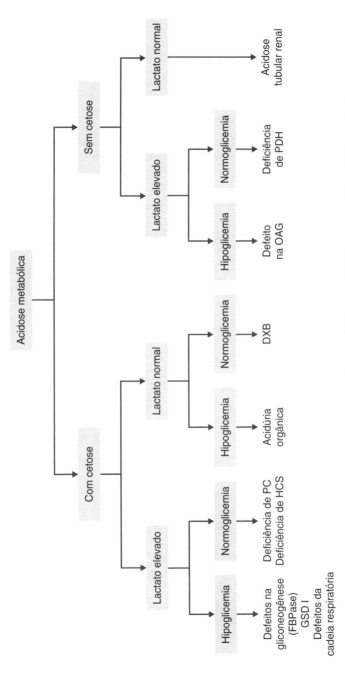

Figura 60.1 Abordagem à investigação da acidose metabólica neonatal. FBPase = deficiência de frutose-1,6-difosfatase; GSD I = doença de depósito de glicogênio do tipo I; PC = piruvato carboxilase; HCS = holocarboxilase sintetase; DXB = doença da urina em xarope de bordo; PDH = piruvato desidrogenase; OAG = oxidação de ácidos graxos. Observe que, enquanto uma hiperlactatemia significativa está mais associada a defeitos na cadeia respiratória mitocondrial e distúrbios no metabolismo de piruvato, elevações mais leves do lactato podem ser encontradas em acidúrias orgânicas e na DXB.

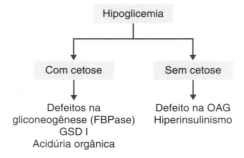

Figura 60.2 Abordagem para a investigação da hipoglicemia persistente no recém-nascido com suspeita de erros inatos do metabolismo (EIM). FBPase = deficiência de frutose-1,6-difosfatase; GSD I = doença de depósito de glicogênio do tipo I; OAG = oxidação de ácidos graxos.

D. O **nível de amônia plasmática** deve ser determinado em todos os recém-nascidos com suspeita de EIM. O reconhecimento precoce da hiperamonemia neonatal grave é crucial, já que podem ocorrer danos irreversíveis em horas. A hiperamonemia é o principal indicador de distúrbios do ciclo da ureia. No entanto, a hiperamonemia com cetoacidose sugere acidemia orgânica subjacente. A Figura 60.3 resume a abordagem para a hiperamonemia neonatal.

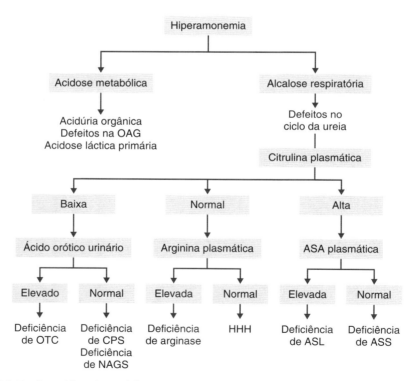

Figura 60.3 Abordagem à investigação da hiperamonemia neonatal. OAG = oxidação de ácidos graxos; OTC = ornitina transcarbamilase; CPS = carbamilfosfato sintetase; NAGS = N-acetil glutamato sintase; HHH = hiperornitinemia, hiperamonemia, homocitrulinúria; ASA = ácido argininossuccínico; ASL = ácido argininossuccínico liase; ASS = ácido argininossuccínico sintetase.

E. Nível de lactato plasmático. Um lactato plasmático elevado pode ser secundário a hipoxia, doença cardíaca, infecção ou convulsões, enquanto a acidose láctica primária pode ser causada por distúrbios na gliconeogênese, no metabolismo do piruvato e defeitos da cadeia respiratória. Alguns EIM (distúrbios da oxidação dos ácidos graxos, acidemias orgânicas e distúrbios do ciclo da ureia) também podem estar associados a acidose láctica secundária. O aumento persistente no lactato plasmático acima de 3 mmol/ℓ em um recém-nascido que não sofre de asfixia e que não tem evidências de falência de outros órgãos deve levar a uma investigação mais aprofundada por EIM. As amostras para a medição do lactato devem ser obtidas de um cateter central ou arterial, uma vez que o uso do torniquete durante a amostragem venosa pode resultar em aumento ilegítimo no lactato.

F. Testes de função hepática (TFH). A galactosemia é a causa metabólica mais comum de disfunção hepática no período neonatal. Outras causas de TFH anormais no recém-nascido incluem a tirosinemia, a deficiência de α1-antitripsina, a hemocromatose neonatal, os defeitos da cadeia respiratória mitocondrial e a doença de Niemann-Pick do tipo C.

G. Exame de urina para substâncias redutoras, pH e cetonas. Testam-se as substâncias redutoras pela reação Clinitest®, que detecta o excesso de excreção de galactose e glicose, mas não de frutose. Uma reação positiva no Clinitest® deveria ser adicionalmente investigada com a reação Clinistix® (glicose oxidase), que é específica para glicose. Substâncias redutoras da urina podem ser usadas como rastreamento para a galactosemia; no entanto, esse teste não é muito confiável por causa dos altos índices de falso-positivo e falso-negativo. Espera-se urina com pH inferior a 5 em caso de acidose metabólica associada a EIM; caso contrário, considera-se uma possível acidose tubular renal. Em recém-nascidos, a presença de cetonúria é sempre anormal e é um importante sinal de doença metabólica.

H. A **análise dos aminoácidos plasmáticos** é indicada para toda criança com suspeita de EIM. O reconhecimento de padrões de anormalidades é importante na interpretação dos resultados.

I. A **análise dos ácidos orgânicos** é indicada para pacientes com acidose metabólica inexplicável, convulsões, hiperamonemia, hipoglicemia e/ou cetonúria.

J. Perfil de carnitina plasmática e acilcarnitina. A carnitina transporta os ácidos graxos de cadeia longa pela membrana mitocondrial interna. Uma elevação dos ésteres de carnitina pode ser vista nos defeitos da oxidação dos ácidos graxos, acidemias orgânicas e cetose. Além dos pacientes com doenças hereditárias de captação de carnitina, baixos níveis de carnitina são comuns em recém-nascidos pré-termo e neonatos recebendo nutrição parenteral total (NPT) sem suplementação adequada de carnitina. Várias doenças metabólicas podem causar deficiência de carnitina secundária.

IV. EIM com acidose metabólica.

A acidose metabólica com intervalo aniônico elevado é uma característica laboratorial importante de muitos EIM, incluindo a DXB, a acidúria orgânica, os defeitos da oxidação de ácidos graxos e as acidemias lácticas primárias (defeitos na gliconeogênese, no metabolismo do piruvato e na cadeia respiratória mitocondrial). A presença ou ausência de cetose na acidose metabólica pode estreitar o diagnóstico diferencial (Figura 60.1).

A. Doença da urina em xarope de bordo

1. Distúrbio autossômico recessivo em razão da deficiência de alfacetoácido desidrogenase de cadeia ramificada (Figura 60.4).
2. **Manifestações.** O tipo grave da DXB se manifesta na primeira semana de vida com desnutrição, vômitos, letargia, cetose extrema, convulsões, coma, hipertonia, opistótono e urina com odor de xarope de bordo (Quadro 60.2).
3. **Diagnóstico.** Elevação dos níveis plasmáticos de aminoácidos de cadeia ramificada (leucina, isoleucina, aloisoleucina e valina) com perturbação da razão normal de 1:2:3 de isoleucina:leucina:valina, baixa alanina plasmática e presença de cetoácidos e hidroxiácidos de cadeia ramificada urinários na análise dos ácidos orgânicos na urina. Muitos programas de rastreamento neonatal incluem a DXB.
4. **Manejo.** Deve-se tentar suprimir o catabolismo e as tentativas podem incluir a utilização de infusão de dextrose (geralmente 6 a 8 mg de dextrose/kg de peso corporal/min) e a infusão de insulina (0,05 a 0,1 unidade/kg/h) para manter os níveis séricos de glicose normais. Indica-se a hemofiltração/

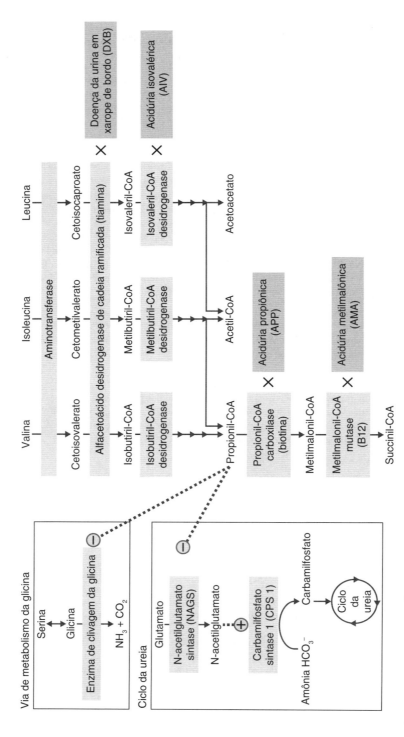

Figura 60.4 Metabolismo dos aminoácidos de cadeia ramificada e deficiências de enzimas associadas aos erros inatos do metabolismo. Observe que o ácido propiônico inibe a enzima de clivagem da glicina e a N-acetilglutamato sintetase, resultando em glicina elevada e hiperamonemia na acidemia propiônica.
⊖ efeito negativo/inibição
⊕ efeito positivo/aceleração

Capítulo 60 | Erros Inatos do Metabolismo **617**

hemodiálise para a remoção rápida da leucina, que é neurotóxica. Pode-se considerar uma tentativa com tiamina (10 mg/kg/dia) por 3 semanas. O tratamento após a recuperação do estado agudo requer uma dieta especial pobre em aminoácidos de cadeia ramificada.

B. Acidúria orgânica

1. As acidúrias orgânicas são distúrbios do metabolismo dos aminoácidos de cadeia ramificada com acúmulo de ácidos carboxílicos intermediários (Figura 60.4).
2. As acidúrias orgânicas podem se manifestar no período neonatal com letargia, falta de apetite, vômitos e hipotonia do tronco com hipertonia dos membros, espasmos mioclônicos, hipotermia, odor anormal, edema cerebral, coma e falência de múltiplos órgãos.
3. Os exames laboratoriais geralmente revelam acidose metabólica com intervalo aniônico elevado e, ocasionalmente, observam-se hiperamonemia, hipoglicemia, neutropenia, trombocitopenia e pancitopenia.
4. As acidúrias orgânicas mais comumente encontradas no período neonatal são a acidemia isovalérica (AIV), a acidemia propiônica (APP) e a acidemia metilmalônica (AMA).

C. Acidemia isovalérica (AIV)

1. Transtorno autossômico recessivo decorrente da deficiência de isovaleril-CoA desidrogenase.
2. **Diagnóstico.** Elevação na isovalerilglicina urinária e isovalerilcarnitina plasmática (C5). A urina pode cheirar a pés suados (Quadro 60.2). Estudos enzimáticos e análise mutacional estão disponíveis. Programas de rastreamento neonatal expandidos incluem a AIV.
3. **Manejo.** Suprima o catabolismo com infusão de glicose (geralmente 6 a 8 mg glicose/kg de peso corporal/min), neutralize a acidose com infusão de bicarbonato de sódio, interrompa a ingestão de proteínas e promova a remoção do excesso de ácido isovalérico pela administração de glicina (150 a 250 mg/kg/dia) e carnitina (100 a 300 mg/kg/dia), já que ambas aumentam a excreção de ácido isovalérico na urina. Pode ser necessária hemodiálise se as medidas anteriores falharem. O tratamento crônico inclui uma dieta com restrição de leucina.

D. Acidemia propiônica (APP)

1. Doença autossômica recessiva decorrente da deficiência de propionil-CoA carboxilase.
2. **Diagnóstico.** Elevação nos ácidos hidroxipropiônico e metilcítrico na urina; e aumento na propionilcarnitina (C3) plasmática. A glicina está elevada no plasma em razão da supressão da enzima de clivagem da glicina pelo propionato; a hiperamonemia é decorrente da supressão da N-acetilglutamato sintetase pelo propionato (Figura 60.4); e pode ser observada neutropenia causada pela supressão da medula óssea. Programas de rastreamento neonatal que expandiram o rastreamento metabólico incluíram a APP.
3. **Manejo.** Suprima o catabolismo com infusão de glicose (geralmente 6 a 8 mg glicose/kg de peso corporal/min), neutralize a acidose com infusão de bicarbonato de sódio e interrompa a ingestão de proteínas. A suplementação de L-carnitina (100 a 300 mg/kg/dia) aumenta a excreção de ácido propiônico na urina. A biotina é um cofator para a propionil-CoA carboxilase e pode ser benéfica em alguns poucos pacientes. O tratamento crônico inclui uma dieta pobre em aminoácidos que produzem ácido propiônico (isoleucina, valina, metionina e treonina).

E. Acidemia metilmalônica (AMA)

1. Distúrbio autossômico recessivo em razão da deficiência de metilmalonil-CoA mutase.
2. **Diagnóstico.** Elevação nos ácidos metilmalônico e metilcítrico na urina; e aumento na propionilcarnitina (C3) e na glicina plasmática. Estão disponíveis estudos enzimáticos e análise mutacional. Programas de rastreamento neonatal que expandiram o rastreamento metabólico incluíram a AMA.
3. **Tratamento.** Suprima o catabolismo com infusão de glicose (geralmente 6 a 8 mg glicose/kg de peso corporal/min), neutralize a acidose com infusão de bicarbonato de sódio, interrompa a ingestão de proteínas e suplemente com carnitina (100 a 300 mg/kg/dia) para aumentar a excreção de ácido metilmalônico na urina. A vitamina B_{12} (adenosilcobalamina) é um cofator para a metilmalonil-CoA mutase; deve-se administrar injeção de hidroxicobalamina (1 mg/dia) como uma prova terapêutica ou até que um distúrbio do transporte ou síntese de cobalamina possa ser excluído. (Nota: um nível

618 Parte 11 | Metabolismo

sérico normal de vitamina B_{12} **não** exclui esses distúrbios.) O tratamento crônico inclui uma dieta pobre em aminoácidos que produzem ácidos propiônico e metilmalônico (isoleucina, valina, metionina e treonina).

F. Os **defeitos do metabolismo do piruvato** podem se manifestar com acidose metabólica neonatal grave com elevação no lactato e no piruvato e incluem deficiência de piruvato desidrogenase (PDH), piruvato carboxilase (PC) e holocarboxilase sintetase (HCS).

1. **Deficiência de piruvato desidrogenase**

   a. O complexo piruvato desidrogenase é codificado por genes dos autonomos e pelo cromossomo X. A deficiência normalmente está ligada ao cromossomo X nas doenças mais graves em recém-nascidos do sexo masculino, em razão da deficiência de PDH que catalisa a conversão do piruvato em acetil-CoA.

   b. Manifestações. Acidose láctica grave, hipotonia, anormalidades na alimentação e respiração, convulsões, encefalopatia, anormalidades na substância branca, malformação cerebral e características faciais dismórficas (Quadro 60.3).

   c. Diagnóstico. O aumento no lactato e no piruvato em vários líquidos corporais é sugestivo. São necessários estudos enzimáticos e/ou análise mutacional para um diagnóstico definitivo.

   d. Manejo. O excesso de glicose pode piorar a acidose; portanto, é administrada uma dieta rica em gorduras (80 a 85% das calorias oriundas da gordura) para reduzir a acidose láctica. Deve ser administrado o cofator enzimático tiamina (500 a 2.000 mg/dia). O tratamento geralmente não é muito eficaz, sobretudo quando comparado aos defeitos do ciclo da ureia e acidúrias orgânicas.

2. **Deficiência de piruvato carboxilase**

   a. Transtorno autossômico recessivo em razão da deficiência de PC que catalisa a conversão de piruvato em oxaloacetato.

   b. Manifestações. Acidose láctica neonatal grave, encefalopatia, coma, convulsões e hipotonia.

   c. Diagnóstico. Uma elevação no lactato, no piruvato, nas cetonas e na amônia é sugestiva. São necessários estudos enzimáticos e/ou análise mutacional para um diagnóstico definitivo.

   d. Manejo. Normalmente não é eficaz e inclui o cofator enzimático biotina (10 a 40 mg/dia) e dieta com restrição de carboidratos.

3. **Deficiência de holocarboxilase sintetase (deficiência múltipla de carboxilase)**

   a. Transtorno autossômico recessivo em razão da deficiência de enzima HCS que catalisa a ligação da biotina com as apocarboxilases inativas, levando à ativação da carboxilase. Uma deficiência dessa enzima provoca o mau funcionamento de todas as carboxilases, incluindo propionil-CoA, acetil-CoA, 3-metilcrotonil-CoA e piruvato carboxilases.

   b. Manifestações. Crianças afetadas se tornam sintomáticas nas primeiras semanas de vida, com dificuldade respiratória, hipotonia, convulsões, vômitos e déficit de crescimento. As manifestações cutâneas incluem erupção cutânea eritematosa generalizada com esfoliação e alopecia total. Esses recém-nascidos também podem ter imunodeficiência manifestada por diminuição da contagem de células T.

   c. Diagnóstico. Acidose láctica, cetose, ácidos orgânicos (ácidos metilcrotonilglicina, 3-hidroxi-isovalérico, 3-hidroxipropiônico e metilcítrico) e hiperamonemia. Estudos enzimáticos e análise mutacional estão disponíveis.

   d. Manejo. Quase todos os doentes respondem ao tratamento com quantidades muito grandes de biotina (10 a 40 mg/dia), embora em alguns recém-nascidos afetados a resposta possa ser apenas parcial.

V. EIM com hipoglicemia.

A hipoglicemia é um achado frequente em recém-nascidos. Deve-se suspeitar de EIM se a hipoglicemia for grave e persistente, sem qualquer outra etiologia (Capítulo 24). A hipoglicemia associada a cetose sugere acidemia orgânica ou defeito na gliconeogênese, como a doença de depósito de glicogênio do tipo I ou a deficiência de frutose-1,6-difosfatase. A hipoglicemia não cetótica ou hipocetótica é a característica dos defeitos da oxidação dos ácidos graxos (Figura 60.2).

A. Defeitos da oxidação dos ácidos graxos

1. Os defeitos da oxidação dos ácidos graxos podem se manifestar no período neonatal com hipoglicemia hipocetótica, acidose láctica, miocardiopatia e hepatopatia. Esses incluem deficiências de acil-CoA desidrogenase de cadeia muito longa (VLCAD), hidroxiacil-CoA desidrogenase de cadeia longa (LCHAD), acil-CoA desidrogenase de cadeia média (MCAD), carnitina palmitoil-transferases I e II (CPTI, CPTII) e deficiência de carnitina sistêmica primária.
2. **Diagnóstico.** Perfil de acilcarnitinas anormal (Quadro 60.6). Estudos enzimáticos e análise mutacional estão disponíveis.

Quadro 60.6	Perfil da acilcarnitina nos defeitos da oxidação dos ácidos graxos.
Defeitos da oxidação dos ácidos graxos	**Perfil da acilcarnitina**
Deficiência de acil-CoA desidrogenase de cadeia muito longa (VLCAD)	Elevação na C16 (hexadecanoilcarnitina), C14 (tetradecanoilcarnitina), C14:1 (tetradecenoilcarnitina), C12 (dodecanoilcarnitina) e proporção C14:1/C12
Deficiência de acil-CoA desidrogenase de cadeia média (MCAD)	Elevação na (hexanoilcarnitina), C8 (octanoilcarnitina), C10 (decanoilcarnitina), C10:1 (decenoilcarnitina) e proporção C8/C10
Deficiência de acil-CoA desidrogenase de cadeia curta (SCAD)	C4 (butirilcarnitina)
Deficiência de acil-CoA desidrogenase de cadeia longa (LCHAD)	Elevação na C14OH (hidroxitetradecenoilcarnitina), C16OH (hidroxi-hexadecanoilcarnitina), C18OH (hidroxiestearoilcarnitina) e C18:1OH (hidroxioleilcarnitina)
Deficiência de carnitina palmitoiltransferase I (CPTI)	Carnitina total elevada; e redução na C16 (hexadecanoilcarnitina), C18 (octadecanoilcarnitina) e C18:1 (octadecanoilcarnitina)
Deficiência de carnitina palmitoiltransferase II (CPTII)	Diminuição na carnitina total; e elevação da C16 (hexadecanoilcarnitina) e C18:1 (octadecanoilcarnitina)
Deficiência de carnitina sistêmica primária	Carnitina total diminuída

3. **Manejo.** Infunda glicose, carnitina (50 a 100 mg/kg/dia) e evite o jejum. Para defeitos de cadeia longa, como VLCAD ou LCHAD, indica-se uma fórmula cuja principal gordura sejam os triglicerídios de cadeia média (TCM).

B. Defeitos da gliconeogênese

1. A **deficiência de frutose-1,6-difosfatase** pode se manifestar com acidose láctica neonatal, cetose, hipoglicemia, hepatomegalia, coma e convulsões. O tratamento inclui a infusão de glucose e bicarbonato.
2. A **doença de depósito de glicogênio do tipo I** pode se manifestar como hipoglicemia no período neonatal, porém mais comumente se manifesta dos 3 aos 6 meses de idade com crescimento deficiente, hipoglicemia e hepatomegalia. Os achados laboratoriais incluem acidose láctica, hipertrigliceridemia e hiperuricemia. O tratamento inclui evitar o jejum por meio de alimentação frequente e/ou contínua.

VI. EIM com hiperamonemia.
É essencial mensurar a amônia em todos os neonatos sempre que se suspeitar de um EIM. A hiperamonemia pode ser causada por distúrbios do ciclo da ureia (DCU), acidúrias orgânicas (AMA e APP) e insuficiência hepática. O achado de alcalose respiratória ou acidose metabólica ajuda na orientação da avaliação (Figura 60.3). A hiperamonemia transitória pode ocorrer em recém-nascidos pré-termo com problemas respiratórios.

A. Distúrbios do ciclo da ureia

1. Os distúrbios do ciclo da ureia estão entre os EIM mais comuns. A maior parte dos DCU é herdada como condições autossômicas recessivas, à exceção da deficiência da ornitina transcarbamilase (OTC), um distúrbio ligado ao cromossomo X. A Figura 60.5 representa o ciclo de ureia e as deficiências enzimáticas específicas que levam aos DCU.

620 Parte 11 | Metabolismo

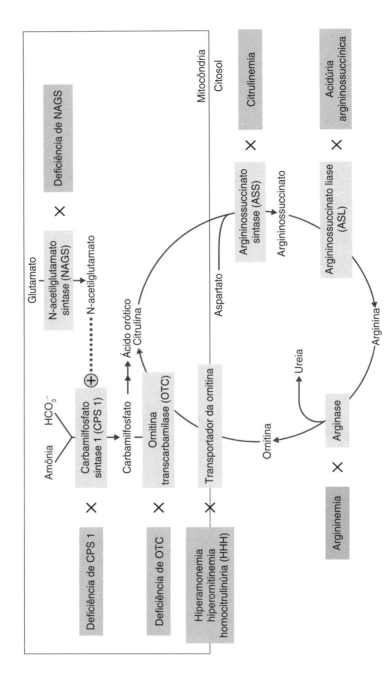

Figura 60.5 Ciclo da ureia e defeitos enzimáticos associados aos distúrbios do ciclo da ureia.

Capítulo 60 | Erros Inatos do Metabolismo **621**

2. **Manifestações.** Os DCU podem se manifestar em qualquer idade. Em recém-nascidos, sintomas que progridem rapidamente aparecem nos primeiros dias de vida, após um rápido intervalo livre de sintomas, a saber: desnutrição, vômitos, letargia, hipotonia e hiperventilação. Esses pacientes podem desenvolver convulsões, apneia, coma, coagulopatia e aumento da pressão intracraniana, a menos que a hiperamonemia seja diagnosticada e tratada prontamente.

3. **Diagnóstico.** Nos DCU que surgem no período neonatal, os níveis de amônia geralmente são superiores a 300 μmol/ℓ e muitas vezes variam de 500 a 1.500 μmol/ℓ. A alcalose respiratória secundária à hiperventilação é um indício inicial importante para o diagnóstico de um DCU. Outras alterações laboratoriais podem abranger discretas elevações nas enzimas hepáticas e coagulopatia. A análise dos aminoácidos plasmáticos e do ácido orótico urinário pode identificar o defeito metabólico e fornecer um diagnóstico (Figura 60.3). Programas de rastreamento neonatal que expandiram o rastreamento metabólico incluíram alguns, mas não todos, os DCU.

4. **Manejo**

   a. **Supressão de catabolismo.** Devem-se tomar medidas para suprimir o catabolismo, que podem citar a utilização de infusão de glicose (geralmente 6 a 8 mg de glicose/kg de peso corporal/min) e de insulina (0,05 a 0,1 unidade/kg/h) para manter os níveis séricos de glicose normais.

   b. **Interrupção do ciclo.** Todas as refeições devem ser interrompidas.

   c. **Remoção da amônia.** Devem-se introduzir fármacos intravenosos de depuração da amônia (Ammonul® fenilacetato de sódio + benzoato de sódio) até que os níveis desta estejam acima de 300 μmol/ℓ. Administra-se Ammonul® (100 mg/mℓ de benzoato de sódio e 100 mg/mℓ de fenilacetato de sódio) em dose de ataque de 2,5 mℓ/kg em 25 mℓ/kg de soro glicosado a 10% durante um período de 60 a 120 min, seguida pela mesma dose ao longo de 24 horas como infusão de manutenção. Utiliza-se cloridrato de L-arginina com Ammonul® em doses de ataque e de manutenção. As doses de ataque de L-arginina são de 200 mg/kg, com doses de manutenção similares na deficiência de carbamilfosfato sintetase I (CPS) e OTC; e de 600 mg/kg nas deficiências de argininossuccinato sintase (ASS) e argininossuccinato liase (ASL). O cloridrato de L-arginina não é utilizado para a deficiência de arginase. Pode-se administrar uma segunda dose de ataque de Ammonul® ao recém-nascido com doença grave não antes de 24 horas após a primeira dose de carga. Pode-se observar hipernatremia iatrogênica em razão da alta carga de sódio do Ammonul®. Hemofiltração/hemodiálise é o único meio para a remoção rápida da amônia do sangue na hiperamonemia neonatal aguda. A hemodiálise é preferida em relação à diálise peritoneal, porque é muito mais eficaz. A diálise é considerada em caso de níveis muito elevados de amônia (> 500). No entanto, enquanto se prepara para a diálise, devem-se manter a glicose, a insulina e o tratamento para a depuração da amônia.

   d. **Nutrição enteral.** Com o paciente estabilizado, deve-se iniciar a alimentação oral após consulta a um nutricionista com experiência no manejo de DCU. A dieta prescrita inclui um misto de fórmulas pobres em proteínas (geralmente próximo das recomendações nutricionais) e ricas em aminoácidos essenciais.

   e. **Tratamento a longo prazo.** Os fármacos orais utilizados para o tratamento prolongado incluem a arginina (até 600 mg/kg/dia para as deficiências de ASS e ASL) e a citrulina (100 a 200 mg/kg/dia para as deficiências de OTC e CPS), além dos depuradores da amônia benzoato de sódio (250 a 400 mg/kg/dia) e fenilbutirato de sódio (250 a 500 mg/kg/dia).

VII. EIM com convulsões neonatais.
As convulsões podem ser o sinal inicial das convulsões responsivas à piridoxina, convulsões responsivas ao piridoxal-fosfato, hiperglicinemia não cetótica, deficiência de sulfito oxidase e doenças peroxissomais.

A. Convulsões responsivas à piridoxina (B6)

1. Transtorno autossômico recessivo da via do metabolismo da lisina decorrente da deficiência de alfa-aminoadípico semialdeído (α-AASA) desidrogenase, levando ao acúmulo de AASA e de seu metabólito ácido carboxílico piperidina, que se liga e inativa o piridoxal-fosfato.

2. **Manifestações.** Normalmente manifestam-se com encefalopatia e convulsões iniciadas logo após o nascimento.

622 Parte 11 | Metabolismo

3. O diagnóstico é estabelecido pela demonstração da cessação das convulsões com a suplementação de piridoxina (50 a 100 mg/dia por via oral); isso normalmente é documentado pelo monitoramento contínuo do eletroencefalograma (EEG). Os resultados laboratoriais anormais incluem o aumento do ácido pipecólico no LCS e no plasma e o aumento do AASA no LCS, plasma e urina. A análise mutacional está disponível, bem como a análise do AASA plasmático e da piperideína-6-carboxilato.

B. Convulsões responsivas ao piridoxal-fosfato

1. Distúrbio autossômico recessivo decorrente da deficiência de piridox(am)ina-5-fosfato oxidase (PNPO).
2. **Manifestações.** Manifestam-se com convulsões neonatais refratárias não responsivas à piridoxina, microcefalia e hipotonia.
3. O diagnóstico é estabelecido pela demonstração da cessação da convulsão com a suplementação de piridoxal-fosfato (30 mg/dia durante via oral, em 3 doses), o que normalmente é detectado com um EEG contínuo. A análise dos aminoácidos do LCS mostra elevação na glicina e na treonina. A análise dos neurotransmissores do LCS mostra anormalidades nos metabólitos da dopamina e da serotonina. A análise mutacional está disponível, bem como a análise do AASA plasmático e da piperideína-6-carboxilato.

C. Hiperglicinemia não cetótica (HNC)

1. Transtorno autossômico recessivo em razão da deficiência do complexo de clivagem da glicina, caracterizado pela degradação defeituosa da glicina e pelo acúmulo de glicina nos tecidos.
2. **Manifestações.** Os pacientes com o tipo neonatal de HNC manifestam letargia, hipotonia e problemas de alimentação alguns dias após o nascimento. As convulsões, soluços e episódios de apneia são comuns. O EEG apresenta um padrão de surto-supressão característico. Muitas crianças morrem dentro de poucas semanas de vida, normalmente de apneia; os sobreviventes desenvolvem atraso psicomotor profundo. Na HNC transitória, que é secundária à imaturidade das enzimas de clivagem da glicina, as anormalidades clínicas e laboratoriais retornam ao normal com 2 a 8 semanas de idade.
3. **Diagnóstico.** Níveis elevados de glicina na análise dos aminoácidos plasmáticos e na relação entre os níveis de glicina no LCS/plasma (as amostras de plasma e LCS devem ser coletadas aproximadamente ao mesmo tempo para o cálculo preciso da relação).
4. Não há tratamento eficaz conhecido para a HNC. Pode-se utilizar benzoato de sódio (250 a 750 mg/kg/dia) para diminuir os níveis de glicina e dextrometorfano (5 a 20 mg/kg/dia) ou memantina para tentar bloquear os efeitos neuroexcitatórios da glicina nos receptores NMDA e, possivelmente, melhorar o controle das convulsões.

D. Deficiência de sulfito oxidase

1. Transtorno autossômico recessivo decorrente da deficiência da enzima sulfito oxidase.
2. **Manifestações.** Pode manifestar-se com convulsões neonatais, encefalopatia, microcefalia e atraso psicomotor progressivo.
3. **Diagnóstico.** Sulfocisteína elevada na urina; e diminuição do ácido úrico, homocisteína e cisteína no plasma. Estudos enzimáticos e análise mutacional estão disponíveis.
4. Não há tratamento eficaz conhecido.

VIII. EIM com hipotonia.
Os EIM que podem se manifestar com hipotonia predominante incluem os defeitos da cadeia respiratória, as doenças peroxissomais, a deficiência de sulfito oxidase e a HNC.

A. Defeitos da cadeia respiratória

1. A principal função da mitocôndria é a produção de trifosfato de adenosina (ATP) da oxidação de ácidos graxos e açúcares, por meio da cadeia de transporte de elétrons. Tecidos que são mais dependentes do metabolismo aeróbico, como o encéfalo, o músculo e o coração, são, portanto, mais suscetíveis de serem afetados nesses distúrbios. As manifestações neonatais dos defeitos da cadeia respiratória incluem:
   a. Hipotonia, acidose láctica, hipoglicemia e disfunção hepática, como nas síndromes de depleção do DNA mitocondrial
   b. Anemia, neutropenia e trombocitopenia, como na síndrome de Pearson
   c. Miocardiopatia, como na síndrome de Barth.

Capítulo 60 | Erros Inatos do Metabolismo **623**

B. Distúrbios peroxissômicos

1. A síndrome de Zellweger, a adrenoleucodistrofia neonatal (ALD) e a doença de Refsum infantil representam um contínuo, sendo que a síndrome de Zellweger é a condição mais grave. Em todos os três distúrbios, o defeito básico é a incapacidade de biogênese peroxissomal, ou seja, a incapacidade de montar peroxissomas.
2. **Manifestações.** Os recém-nascidos com síndrome de Zellweger têm características faciais dismórficas (Quadro 60.3), fraqueza grave e hipotonia, convulsões neonatais, anomalias oculares, hepatomegalia com disfunção hepática, extremidades proximais dos membros curtas e, ocasionalmente, epífises "pontilhadas".
3. **Diagnóstico.** Elevação nos ácidos graxos fitânico e de cadeia muito longa (VLCFA). Estudos enzimáticos e análise mutacional estão disponíveis.
4. Não há tratamento eficaz conhecido.

IX. EIM com disfunção hepática

A. A hepatomegalia com hipoglicemia ocorre nos defeitos da gliconeogênese (deficiência de frutose-1,6-difosfatase).

B. A falha do fígado ocorre na galactosemia, na intolerância hereditária à frutose, na tirosinemia do tipo I, nos distúrbios da oxidação dos ácidos graxos e nos defeitos da cadeia respiratória.

C. A icterícia colestática ocorre nas doenças peroxissomais, na deficiência de citrina, na deficiência de α1-antitripsina, na doença de Byler, nos erros inatos do metabolismo dos ácidos biliares e na doença de Niemann-Pick do tipo C.

D. Galactosemia (Capítulo 26).

1. Doença autossômica recessiva decorrente da deficiência de galactose-1-fosfato uridiltransferase (GALT), que atua na via catabólica da galactose.
2. **Manifestações.** Os sintomas típicos da galactosemia no recém-nascido se desenvolvem após a ingestão de lactose (dissacarídio glicose-galactose) em uma fórmula convencional ou no leite materno. As manifestações clínicas incluem vômitos, diarreia, dificuldades de alimentação, hipoglicemia, icterícia, hepatoesplenomegalia, disfunção hepática, tubulopatia renal, letargia, irritabilidade, convulsões, cataratas e aumento do risco de sepse neonatal por *Escherichia coli*. O atraso no diagnóstico resulta em cirrose e atraso intelectual.
3. Estabelece-se o diagnóstico por análise da enzima ou da mutação. A galactose está alta no plasma e a galactose-1-fosfato está elevada nas hemácias. Todos os programas de rastreamento neonatal procuram galactosemia medindo a atividade da enzima GALT ou os níveis de galactose. Os lactentes com galactosemia têm galactose na urina, mas não glicose. Eles têm um Clinitest® positivo para substâncias redutoras, mas um teste de glicose oxidase negativo (ver III.G.)
4. O manejo consiste na substituição da amamentação ou da fórmula convencional por fórmula à base de soja e, mais tarde, por uma dieta com restrição de galactose.

E. Intolerância hereditária à frutose

1. Transtorno autossômico recessivo decorrente da deficiência de frutose-1,6-difosfato aldolase (aldolase B), que atua na via catabólica da frutose.
2. As manifestações se desenvolvem quando o neonato é exposto à frutose com a sacarose (dissacarídio glicose-frutose) nas fórmulas à base de soja ou mais tarde com as frutas. As primeiras manifestações incluem vômitos, hipoglicemia, icterícia, letargia, irritabilidade, convulsões, hepatoesplenomegalia, disfunção hepática, tubulopatia renal e coma.
3. **Diagnóstico.** Ensaio das enzimas hepáticas e/ou análise mutacional.
4. **Tratamento.** Eliminação da sacarose, frutose e sorbitol da dieta.

F. Tirosinemia do tipo I

1. Transtorno autossômico recessivo decorrente da deficiência de fumarilacetoacetato hidrolase, que atua na via catabólica da tirosina.

624 Parte 11 | Metabolismo

2. **Manifestações.** Pode manifestar-se no período neonatal com insuficiência hepática, vômitos, hemorragia, septicemia, hipoglicemia e tubulopatia renal.
3. **Diagnóstico.** Elevação da succinilacetona na urina e da tirosina e metionina no plasma. Estudos enzimáticos e análise mutacional estão disponíveis. Programas de rastreamento neonatal podem triar por tirosina e/ou succinilacetona na gota de sangue para diagnosticar a tirosinemia; no entanto, muitos casos podem passar despercebidos quando o rastreamento utilizar somente tirosina.
4. **Manejo.** Dieta com restrição de nitisinona (NTCB) (1 a 2 mg/kg/dia em 2 doses), fenilalanina e tirosina.

G. Colestase intra-hepática neonatal causada pela deficiência de citrina (NICCD)

1. Transtorno autossômico recessivo decorrente da deficiência de citrina, que é um transportador do aspartato-glutamato mitocondrial.
2. **Manifestações.** Pode manifestar-se no período neonatal com uma colestase intra-hepática transitória, hepatomegalia, disfunção hepática, retardo do crescimento, anemia hemolítica e hipoglicemia. A NICCD geralmente não é grave e os sintomas desaparecem com 1 ano de idade, com o tratamento adequado. Durante a idade adulta, alguns indivíduos desenvolvem sintomas neuropsiquiátricos.
3. **Diagnóstico.** Concentrações plasmáticas elevadas de citrulina, treonina, metionina e tirosina. A análise mutacional está disponível. A citrulina elevada no rastreamento neonatal pode levar ao diagnóstico.
4. **Manejo.** Suplementação com vitaminas lipossolúveis e uso de fórmulas sem lactose e ricas em triglicerídios de cadeia média. Posteriormente, recomenda-se uma dieta rica em lipídios e proteínas e pobre em carboidratos.

X. Manejo do feto/recém-nascido em risco de distúrbio metabólico

A. Antes ou durante a gestação. Quando um irmão tem um distúrbio metabólico ou sintomas consistentes com um distúrbio metabólico, devem-se tomar as seguintes medidas:

1. Revisão dos relatórios médicos e prontuários hospitalares
2. Aconselhamento genético pré-natal sobre possíveis diagnósticos
3. Os pais e familiares devem ser rastreados por possíveis indícios para o diagnóstico
4. Quando o diagnóstico é conhecido, diagnóstico intrauterino pela medição de metabólitos anormais no líquido amniótico ou por ensaio enzimático ou análise de DNA dos amniócitos ou células das vilosidades coriônicas
5. Planejamento para dar à luz o recém-nascido em uma instituição equipada para lidar com possíveis complicações metabólicas ou outras complicações.

B. Avaliação inicial

1. Exame físico cuidadoso à procura dos sinais de EIM.
2. É necessário avaliar causas não metabólicas dos sintomas, como infecção, asfixia ou hemorragia intracraniana.
3. Deve-se contatar o programa de rastreamento neonatal para conhecer os resultados do rastreamento e para obter uma lista das doenças rastreadas.
4. Devem-se obter os exames de sangue e urina, conforme resumido no Quadro 60.5. É importante coletar essas amostras diante dos primeiros sinais e sintomas, antes do início do tratamento para a doença metabólica. Devem-se realizar ensaios enzimáticos e análise mutacional para a confirmação do diagnóstico.

C. Tratamento da descompensação metabólica aguda

1. **Reversão do catabolismo e promoção do anabolismo.** O paciente deve ser mantido em jejum por via oral durante 1 a 2 dias, hidratado adequadamente e em glicose IV (6 a 8 mg de glicose/kg peso corporal/min). A insulina é um potente hormônio anabólico e pode ser administrada em doses de 0,05 a 0,1 unidade/kg/h, caso não se consiga a estabilidade metabólica. A glicose IV precisa ser ajustada para manter o nível normal de glicose no sangue. O lactato de Ringer **não** deve ser usado para a reposição de líquido ou eletrólitos no recém-nascido com confirmação ou suspeita de um distúrbio metabólico conhecido, pois isso pode agravar a acidose láctica.

Capítulo 60 | Erros Inatos do Metabolismo

2. Correção da acidose metabólica. Se o recém-nascido estiver acidótico (pH < 7,22) ou se o nível de bicarbonato estiver abaixo de 14 mEq/ℓ, pode-se administrar bicarbonato de sódio a uma dose de 1 a 2 mEq/kg em *bolus* seguido por infusão contínua. Em caso de hipernatremia, pode-se utilizar acetato de potássio na solução de manutenção.

3. Correção da hipoglicemia (Capítulo 24).

a. Calorias. A fim de apoiar o anabolismo, o consumo calórico durante o período de descompensação deve ser pelo menos 20% maior que o necessário para a manutenção ordinária. É preciso lembrar que a eliminação de proteínas naturais da dieta também elimina essa fonte de calorias, que deve ser reposta usando-se outros recursos alimentares ou nutricionais (não nitrogenados).

b. Lipídios. Para fornecer calorias adicionais, o recém-nascido pode receber lipídios, sob a modalidade de triglicerídios orais de cadeia média (TCM) ou intralipídios parenterais. No entanto, antes de alimentar com TCM, é muito importante ter certeza de que a criança não tem um defeito na oxidação de ácidos graxos de cadeia curta ou de cadeia média (SCADD ou MCADD); isso poderia provocar uma reação metabólica muito grave.

c. Proteína. Todas as proteínas naturais devem ser eliminadas por 48 a 72 horas enquanto o paciente está em condição grave. Depois disso, a suplementação com aminoácidos pode ser muito benéfica, a fim de facilitar a melhora clínica, aumentando o anabolismo, mas deve ser implantada somente sob a supervisão de um médico/nutricionista com experiência em EIM. Soluções especiais de aminoácidos parenterais e fórmulas especializadas estão disponíveis para muitas doenças.

d. L-carnitina. Os níveis de carnitina livres são baixos nas acidemias orgânicas em razão do aumento da esterificação com metabólitos de ácidos orgânicos. A suplementação de carnitina (100 a 300 mg/kg/dia) pode facilitar a excreção desses metabólitos. A diarreia é o principal efeito adverso da carnitina oral.

e. Antibióticos. Para certas acidemias orgânicas (p. ex., APP, AMA), as bactérias intestinais são uma importante fonte de síntese de ácido orgânico (p. ex., ácido propiônico). Erradicar a flora intestinal com um ciclo curto de antibiótico de largo espectro (p. ex., neomicina, metronidazol) por via oral ou intravenosa pode acelerar a recuperação de um paciente em crise aguda.

f. Eliminação de metabólitos tóxicos. A hidratação promove a excreção renal de toxinas. A hemofiltração/hemodiálise é indicada em casos de hiperamonemia não responsiva (> 500 mg/dℓ) ou hiperleucinemia (na DXB).

g. Suplementação de cofatores. Doses farmacológicas de cofatores apropriados podem ser úteis em casos de deficiências de enzimas responsivas a vitaminas (p. ex., tiamina na DXB).

h. Tratamento de fatores precipitantes. A infecção deve ser tratada de acordo com os protocolos habituais. A ingestão de proteína em excesso deve ser interrompida.

D. Monitoramento do paciente. O paciente deve ser atentamente monitorado por quaisquer alterações na condição mental, equilíbrio hídrico em geral, evidências de sangramento (se trombocitopênico) e sintomas de infecção (se neutropênico). Os parâmetros bioquímicos precisam ser acompanhados, incluindo os eletrólitos, a glicose, a amônia, a gasometria arterial e o hemograma completo (HC). Devem-se também acompanhar a presença de cetonas na urina e a densidade urinária.

E. Recuperação e início da alimentação.

1. O paciente deve ser mantido em jejum por via oral até que seu estado mental esteja mais estável. Anorexias, náuseas e vômitos durante o período de crise aguda tornam improvável uma ingestão oral significativa.

2. Se a condição neurológica do paciente não estiver significativamente comprometida, deve-se considerar a hipótese de fornecer (por via oral ou por tubo nasogástrico) uma preparação de fórmula modificada contendo todos os aminoácidos, com exceção dos ofensivos. Quando o recém-nascido for capaz de alimentar-se por via oral, deve-se seguir uma dieta específica. A dieta será individualizada para o defeito metabólico; por exemplo, na galactosemia, o recém-nascido deve ser alimentado com uma fórmula sem lactose.

XI. Diagnóstico *post mortem*. Se um recém-nascido está morrendo ou já morreu de uma possível doença metabólica, é importante fazer um diagnóstico específico, a fim de ajudar no aconselhamento genético dos pais para o planejamento reprodutivo futuro. Às vezes, as famílias que não permitem uma necropsia

626 Parte 11 | Metabolismo

completa autorizam a coleta de algumas amostras pré-morte ou imediatamente após a morte que podem ajudar no diagnóstico. As amostras que devem ser coletadas incluem o seguinte:

A. **Sangue,** tanto coagulado quanto heparinizado. As amostras devem ser centrifugadas e o plasma, congelado. Os linfócitos podem ser preservados para cultura.

B. **Urina,** congelada.

C. **Líquido cerebrospinal,** congelado.

D. **Biopsia de pele** para cultura de fibroblastos para ser usada para a análise do DNA ou ensaio enzimático. Devem-se coletar duas amostras de uma área bem perfundida do torso. A pele deve ser bem limpa, mas qualquer solução de limpeza residual deve ser removida com água estéril. A pele pode ser colocada brevemente em soro fisiológico estéril até que um meio especial esteja disponível.

E. **Biopsia de amostras de fígado e/ou músculo.** Amostras *ante* e *post mortem* de tamanho generoso devem ser congeladas frescas para preservar a integridade enzimática, bem como a histologia do tecido.

F. **Outros.** Dependendo da natureza da doença, outros tecidos – como o músculo cardíaco, o encéfalo e os rins – devem ser preservados. Deve-se fotografar e fazer um rastreamento radiológico completo do esqueleto de crianças com características dismórficas. Se permitida, deve-se fazer uma necropsia completa.

XII. Exames de rotina. Cada estado dos EUA dita quais distúrbios são avaliados em seu programa de rastreamento neonatal. Avanços recentes possibilitaram que a espectrometria de massa em tandem (MS/MS) seja aplicada à amostra de rastreamento neonatal. Essa técnica está sendo atualmente utilizada em todos os estados para oferecer rastreamento para muitos EIM tratáveis. A lista do que cada estado rastreia pode ser encontrada na página governamental do *site* do estado específico ou agregada à página do *site* do centro nacional de rastreamento e pesquisa genética neonatal (http://genes-r-us.uthscsa.edu/). Informações muito úteis para o acompanhamento do rastreamento neonatal ("Formulários ACT") e para a confirmação de um distúrbio identificado pelo rastreamento neonatal ("Algoritmos") estão disponíveis no *site* do American College of Medical Genetics: www.acmg.net/resources/policies/ACT/condition-analyte-links.htm. O Quadro 60.7 inclui as substâncias a analisar no rastreamento neonatal e os diagnósticos sob suspeita para cada substância analisada.

Quadro 60.7	Principais substâncias a analisar no rastreamento neonatal e diagnósticos sob suspeita.
Analito	**Condição**
Biotinidase	Deficiência de biotinidase
Galactose elevada e deficiência de GALT	Galactosemia clássica
Galactose elevada e GALT normal	Deficiência de galactoquinase Deficiência de galactose epimerase
C0	Deficiência de carnitina sistêmica primária (deficiência de absorção de carnitina)
C0; C0/C16 + C18	Deficiência de carnitina palmitoiltransferase I (CPTI)
C3	Acidemia metilmalônica Acidemia propiônica
C3DC	Acidemia malônica
C4	Deficiência de acil-CoA desidrogenase de cadeia curta (SCAD) Encefalopatia etilmalônica Deficiência de isobutiril-CoA desidrogenase

(continua)

Quadro 60.7	**Principais substâncias a analisar no rastreamento neonatal e diagnósticos sob suspeita.** *(Continuação)*
Analito	**Condição**
C4OH	Deficiência de acil-CoA desidrogenase de cadeias curta e média (SCAD/MCAD)
C4, C5	Acidemia glutárica 2 Encefalopatia etilmalônica
C5	Acidemia isovalérica Deficiência de acil-CoA desidrogenase de cadeias curta e ramificada
C5DC	Acidemia glutárica do tipo I
C5OH	Deficiência de betacetotiolase Deficiência de biotinidase Deficiência de holocarboxilase Deficiência de HMG-CoA liase Deficiência de metilcrotonil-CoA carboxilase (MCC)
C8, C6, C10	Deficiência de acil-CoA desidrogenase de cadeia média (MCAD)
C14:1	Deficiência de acil-CoA desidrogenase de cadeia muito longa (VLCAD)
C16, C18:1	Deficiência de carnitina palmitoiltransferase II (CPTII)
C16OH, C18:1-OH	Deficiência de acil-CoA desidrogenase de cadeia longa (LCHAD) Deficiência de proteína trifuncional (PTF)
Arginina	Argininemia
Citrulina	Acidúria argininossuccínica Citrulinemia I Citrulinemia II Deficiência de piruvato carboxilase
Metionina	Homocistinúria Hipermetioninemia Deficiência de glicina N-metiltransferase (GNMT) Deficiência de hidrolase adenosil-homocisteína
Leucina	Doença da urina em xarope de bordo (DXB) Hidroxiprolinúria
Fenilalanina	Fenilcetonúria (PKU) Defeito na biossíntese do cofator biopterina Defeito na regeneração do cofator biopterina
Tirosina elevada e succinilacetona normal	Tirosinemia II Tirosinemia III
Tirosina normal/elevada e succinilacetona elevada	Tirosinemia I

GALT = galactose-1-fosfato uridiltransferase.

Leitura sugerida

Behrman ER, Kliegman R, Jensen H, et al. eds. Metabolic diseases. In: *Nelson Textbook of Pediatrics*. 16th ed. Philadelphia: WB Saunders; 2000.

Browning MF, Levy HL, Wilkins-Haug LE, et al. Fetal fatty acid oxidation defects and maternal liver disease in pregnancy. *Obstet Gynecol* 2006;107(1):115–120.

Burton BK. Inborn errors of metabolism in infancy: a guide to diagnosis. *Pediatrics* 1998;102(6):e69.

628 Parte 11 | Metabolismo

Chakrapani A, Cleary MA, Wraith JE. Detection of inborn errors of metabolism in the newborn. *Arch Dis Child Neonatal Ed* 2001;84(3):205–210.

Enns GM, Packman S. Diagnosing inborn errors of metabolism in the newborn: clinical features. *NeoReviews* 2001;2:183–191.

Enns GM, Packman S. Diagnosing inborn errors of metabolism in the newborn: laboratory investigations. *NeoReviews* 2001;2:192–200.

Fernandes J, Saudubray JM, van de Berghe G, et al. eds. Inborn metabolic diseases. Germany: Springer; 2006.

James PM, Levy HL. The clinical aspects of newborn screening: importance of newborn screening follow-up. *Ment Retard Dev Disabil Res Rev* 2006;12(4):246–254.

Leonard JV, Morris AA. Inborn errors of metabolism around time of birth. *Lancet* 2000;356(9229):583–587.

Scaglia F, Longo N. Primary and secondary alterations of neonatal carnitine metabolism. *Semin Perinatol* 1999;23(2):152–161.

Scriver CR, Beaudet AL, Sly WS, et al. eds. *The metabolic and molecular bases of inherited disease.* 8th ed. Vols. I–IV. New York: McGraw-Hill; 2001.

Sue CM, Hirano M, DiMauro S, et al. Neonatal presentations of mitochondrial metabolic disorders. *Semin Perinatol* 1999;23(2):113–124.

Summar M, Tuchman M. Proceedings of a consensus conference for the management of patients with urea cycle disorders. *J Pediatr* 2001;138(suppl 1):S6–S10.

The Urea Cycle Disorders Conference Group. Consensus statement from a conference for the management of patients with urea cycle disorders. *J Pediatr* 2001;138(suppl 1):S1–S5.

Zinn AB. Inborn errors of metabolism. In: Fanaroff AA, Martin RJ, eds. *Neonatal-perinatal medicine.* 6th ed. St. Louis: Mosby; 1997.

Parte 12
Desenvolvimento Sexual

61 Distúrbios do Desenvolvimento Sexual
Ari J. Wassner e Norman P. Spack

I. Definição e nomenclatura. O termo *distúrbios do desenvolvimento sexual* (DDS) é preferível a termos mais antigos, como *genitália ambígua, pseudo-hermafroditismo* e *intersexo,* para denotar o desenvolvimento atípico do sexo genético, gonadal e fenotípico (Quadro 61.1). Exemplos de DDS manifestados no período neonatal incluem os seguintes achados:

A. Pênis e testículos não palpáveis bilateralmente
B. Criptorquidia unilateral com hipospadia
C. Hipospadia penoescrotal ou perineoescrotal, com ou sem microfalo, mesmo que os testículos tenham descido
D. Aspecto feminino, com clitóris aumentado ou hérnia inguinal
E. Desenvolvimento genital flagrantemente anormal, como extrofia cloacal
F. Assimetria das pregas labioescrotais, com ou sem criptorquidia

Quadro 61.1	Nomenclatura revista proposta.
Antiga	**Proposta**
Intersexo	DDS
Pseudo-hermafroditismo masculino	DDS 46,XY
Subvirilização de homem XY	DDS 46,XY
Submasculinização de homem XY	DDS 46,XY
Pseudo-hermafroditismo feminino	DDS 46,XX
Supervirilização de mulher XX	DDS 46,XX
Masculinização de mulher XX	DDS 46,XX
Hermafroditismo verdadeiro	DDS ovotesticular
XX masculino ou reversão sexual XX	DDS testicular 46,XX
Reversão sexual XY	Disgenesia gonadal completa 46,XY

DDS = distúrbio do desenvolvimento sexual. De Hughes IA, Houk C, Ahmed SF *et al.* Consensus statement on management of intersex disorders. *Arch Dis Child* 2006;91(7):554-563.

G. Discordância da genitália externa com o cariótipo pré-natal.

Como a anatomia genital interna, o cariótipo e a atribuição de sexo não podem ser determinados pelo aspecto externo do recém-nascido, é necessária uma avaliação completa. A avaliação deve ser urgente, por causa de doenças como a hiperplasia adrenal congênita (HAC) com perda de sal, que pode ser fatal nas primeiras semanas de vida.

II. Considerações pós-natais imediatas antes da atribuição de sexo. Enquanto a determinação rápida da atribuição de sexo é essencial para a paz de espírito dos pais, deve-se tomar cuidado para evitar conclusões precipitadas. A consulta imediata a um endocrinologista pediátrico facilitará a avaliação. A maior parte das causas de DDS pode ser esclarecida em 2 a 4 dias, embora alguns casos possam demorar 1 a 2 semanas ou mais. A atribuição de sexo depende de anatomia, endocrinologia funcional pré e pós-natais e potencial de funcionalidade sexual e fertilidade, o que pode ser independente do sexo genético. Até que a atribuição de sexo seja feita, não se deve escolher nomes ou fazer referências específicas ao gênero. O médico deve examinar a genitália do recém-nascido (RN) na presença dos pais e, em seguida, discutir com eles o processo de diferenciação genital; deve informar que a genitália do RN está incompleta ou com variação na formação e que serão necessários mais exames antes que uma decisão possa ser tomada em relação ao sexo do RN. A circuncisão é contraindicada até que seja tomada uma decisão sobre a necessidade de reconstrução cirúrgica.

III. Desenvolvimento sexual normal. O processo de diferenciação gonadal e genital está representado na Figura 61.1. A determinação do sexo progride em estágios. Em geral, o padrão é que as estruturas inicialmente indiferenciadas se desenvolvam seguindo a via feminina, a menos que haja presença de fatores específicos que direcionem a diferenciação para a via masculina.

A. O **sexo genético** é determinado pelo complemento cromossômico do zigoto e pela presença ou ausência de genes específicos necessários para o desenvolvimento sexual normal.
B. **Sexo gonadal.** Gônadas indiferenciadas se desenvolvem nas cristas gonadais bilaterais em torno da 6ª semana de gestação e começam a se diferenciar por volta da 7ª semana. *SRY*, que codifica o fator determinante do testículo primário no braço curto do cromossomo Y, leva as gônadas indiferenciadas a se transformarem em testículos. Também foram identificados genes específicos de determinação ovariana. A maioria dos homens 46,XX e mulheres 46,XY resultam de troca aberrante entre os cromossomos X e Y durante a meiose paterna.

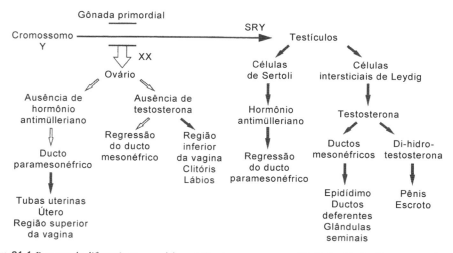

Figura 61.1 Processo de diferenciação gonadal, genitálias interna e externa. (De Holm IA. Ambiguous genitalia in the newborn. In: Emans SJ, Laufer M, Goldstein D, eds. *Pediatric and Adolescent Gynecology*. 4th ed. Philadelphia: Lippincott Williams & Wilkins; 1998:53.)

C. O **sexo fenotípico** refere-se ao aspecto da genitália. O testículo fetal secreta dois hormônios essenciais para a formação da genitália masculina: o hormônio antimülleriano (HAM) é produzido pelas células de Sertoli, e a testosterona é produzida pelas células intersticiais de Leydig.
   1. **Genitália interna.** O HAM provoca a regressão dos ductos paramesonéfricos, que, caso contrário, se tornariam o útero, as tubas uterinas e a parte superior da vagina. A testosterona estabiliza os ductos mesonéfricos e promove seu desenvolvimento em ductos deferentes, glândulas seminais e no epidídimo. A regressão do ducto paramesonéfrico e o desenvolvimento do ducto mesonéfrico requerem altas concentrações *locais* de HAM e testosterona, respectivamente. A falha de um testículo de um lado em se desenvolver pode resultar na manutenção das estruturas paramesonéfricas e regressão das estruturas mesonéfricas ipsolateralmente.
   2. **Genitália externa.** A enzima 5α-redutase, presente em alta concentração na pele da genitália, converte a testosterona em di-hidrotestosterona (DHT). A DHT é o principal hormônio responsável por masculinizar a genitália externa, incluindo o tubérculo genital e as pregas labioescrotais, que formam o pênis e o escroto, respectivamente. Na ausência de DHT, essas estruturas indiferenciadas evoluem para clitóris e lábios do pudendo. A descida dos testículos para o escroto requer testosterona e geralmente ocorre nas 6 últimas semanas de gestação.

   Por fim, a formação dos órgãos genitais masculinos externos e internos normais sob a influência da testosterona e DHT requer receptores androgênicos funcionais nos tecidos-alvo.

D. **Linha do tempo.** A linha do tempo da diferenciação sexual fetal está representada na Figura 61.2 e no Quadro 61.2.

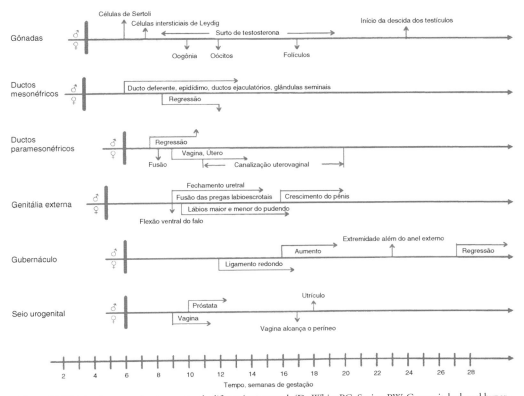

Figura 61.2 Linha do tempo de seis aspectos da diferenciação sexual. (De White PC, Speiser PW. Congenital adrenal hyperplasia due to 21-hydroxylase deficiency. *Endocr Rev* 2000;21(3):245-291. Adaptada de Barthold JS, Gonzalez R. Intersex states. In: Gonzalez ET, Bauer SB, eds. *Pediatric Urology Practice*. Philadelphia: Lippincott Williams & Wilkins; 1999:547-578.)

632 Parte 12 | Desenvolvimento Sexual

Quadro 61.2	Linha do tempo do desenvolvimento sexual.
Dias após a concepção	**Eventos do desenvolvimento sexual**
19	Células germinativas primordiais migram para a crista genital
40	Crista genital forma uma gônada indiferenciada
44	Surgem os ductos paramesonéfricos; testículos se desenvolvem
62	Hormônio antimülleriano (secretado pelos testículos) se torna ativo
71	Começa a síntese de testosterona (induzida pelo hCG placentário)
72	Fusão das protuberâncias labioescrotais
73	Fechamento da rafe mediana
74	Fechamento do sulco uretral
77	A regressão paramesonéfrica está completa

1. **Primeiro trimestre.** A síntese testicular de testosterona é estimulada pela gonadotrofina coriônica humana (hCG) placentária, em razão de sua ativação do receptor do hormônio luteinizante (LH). O primeiro trimestre é o único período em que as pregas labioescrotais são suscetíveis à fusão. Se um feto do sexo feminino for exposto a excesso de andrógenos durante o primeiro trimestre, o clitóris e as pregas labioescrotais irão se virilizar e podem parecer indistinguíveis de um pênis e escroto masculino normal, embora esse último esteja vazio.
2. **Segundo e terceiro trimestres.** Andrógenos testiculares são estimulados por gonadotrofinas (principalmente o LH) da hipófise fetal e são responsáveis pelo aumento do tamanho do pênis, maturação escrotal e descida dos testículos. Em um feto do sexo feminino, a exposição a andrógenos em excesso durante o segundo ou o terceiro trimestres pode levar a aumento do clitóris e escurecimento e enrugamento das pregas labioescrotais, mas não à fusão labial. O hormônio do crescimento também contribui para o crescimento do pênis. Concentrações intrauterinas elevadas de testosterona podem influenciar o desenvolvimento do encéfalo, possivelmente afetando o comportamento posterior e a formação da **identidade de gênero**.

IV. Avaliação no berçário do recém-nascido com suspeita de DDS

A. História

1. **História familiar** de HAC, hipospadia, criptorquidia, infertilidade, atraso puberal, cirurgia genital corretiva, síndromes genéticas ou consanguinidade.
2. **Morte neonatal.** A morte de um irmão do sexo masculino por vômito ou desidratação nos primeiros meses de vida pode sugerir HAC não diagnosticada.
3. A **exposição materna a fármacos** durante a gestação, como a andrógenos (p. ex., testosterona, danazol), antiandrogênicos (p. ex., finasterida, espironolactona), estrógenos, progesterona ou fármacos anticonvulsivantes (p. ex., fenitoína, trimetadiona).
4. **Virilização materna** durante a gestação em razão da HAC materna, tumor adrenal ou ovariano virilizante ou deficiência de aromatase placentária.
5. **Insuficiência placentária.** A síntese de testosterona do primeiro trimestre nos testículos fetais depende da hCG placentária, por causa de sua ativação do receptor de LH.
6. **Achados pré-natais** sugestivos de condições associadas, como oligoidrâmnio ou anomalias renais (malformações geniturinárias) ou anormalidades esqueléticas (displasia campomélica).

B. **Exame físico**
   1. **Genitália externa.** O examinador deve observar o pênis esticado longitudinalmente, largura do corpo, ingurgitamento, presença de encurvamento do pênis (*chordee*) posição do orifício uretral, presença de abertura vaginal e pigmentação e simetria do escroto ou pregas labioescrotais. O RN normal do sexo masculino, a termo, tem um pênis (esticado) de, no mínimo, 2,5 cm, medidos do ramo púbico à ponta da glande (Figura 61.3). O recém-nascido normal do sexo feminino, a termo, tem um clitóris < 1 cm de comprimento. A posterior fusão das pregas labioescrotais é definida como uma **relação anogenital** aumentada, que é a distância entre o ânus e a fúrcula posterior dividida pela distância entre o ânus e a base do clitóris. Uma relação anogenital > 0,5 indica exposição a andrógenos no primeiro trimestre.
   2. O **tamanho, posição e descida gonadal** devem ser cuidadosamente observados. A gônada abaixo do ligamento inguinal normalmente é um testículo, mas pode haver um ovotéstis ou um útero na forma de uma hérnia inguinal. O desenvolvimento genital anormal com clitoromegalia ou pênis aparentemente bem formado com escroto vazio deve causar preocupação imediata de que o recém-nascido seja do sexo feminino com virilização por HAC.
   3. O **exame retal bimanual** pode revelar estruturas paramesonéfricas (p. ex., colo do útero ou útero palpável na linha média).
   4. **Anomalias associadas** devem ser observadas. Características dismórficas sugerem um distúrbio mais generalizado. A síndrome de Denys-Drash (tumor de Wilms e nefropatia) ou a síndrome de WAGR (tumor de **W**ilms, **A**niridia, anomalias **G**enitourinárias e **R**etardo intelectual), ambas decorrentes de mutações no *WT1* (11p13), podem causar DDS tanto em crianças 46,XY quanto 46,XX. Outras condições associadas aos distúrbios do desenvolvimento sexual incluem as síndromes de Smith-Lemli-Opitz, Robinow e Goldenhar; a displasia campomélica e a trissomia do 13.

C. **Exames diagnósticos**
   1. Os **exames laboratoriais** são personalizados ao diagnóstico diferencial.
      a. Os **exames de primeira linha** normalmente incluem cariótipo, mensuração dos eletrólitos séricos, nitrogênio da ureia sanguínea (BUN), creatinina, 17-hidroxiprogesterona (17-OHP) e testosterona.

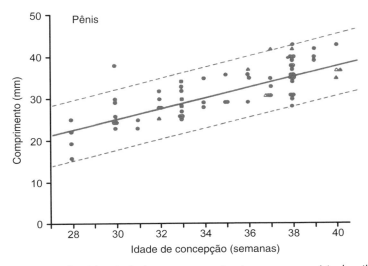

Figura 61.3 Comprimento do pênis esticado de neonatos normais pré-termo e a termo (círculos sólidos), mostrando linhas de média ± 2 desvios padrão. O coeficiente de correlação é 0,80. Sobrepostos estão dados de dois neonatos pequenos para a idade gestacional (triângulos ocos), sete RN grandes para a idade gestacional (triângulos sólidos) e quatro gêmeos (quadrados sólidos) que estão na faixa normal. (De Feldman KW, Smith DW. Fetal phallic growth and penile standards for newborn male infants. *J Pediatr* 1975;86(3):395-398.)

634 Parte 12 | Desenvolvimento Sexual

b. Em determinadas circunstâncias, podem-se indicar **outros exames**, como a atividade da renina plasmática (ARP), níveis de LH, de hormônio foliculoestimulante (FSH), de HAM ou de outros hormônios adrenais.

c. Pode-se realizar a **análise cromossômica** no sangue periférico em 48 h pelo cariótipo e, mais rapidamente, por **hibridação fluorescente *in situ* (FISH)**. Embora um cariótipo normal possa mostrar 46,XX, o FISH para o *SRY* pode revelar que ele foi translocado para um cromossomo X ou cromossomo autossômico. Pode-se indicar o FISH para outros genes envolvidos no desenvolvimento sexual em circunstâncias específicas. Qualquer cariótipo anormal detectado no pré-natal deve ser confirmado imediatamente após o nascimento.

2. A **ultrassonografia pélvica,** especialmente quando a bexiga está cheia, pode determinar se existe útero. No entanto, essa determinação pode ser difícil e pode exigir um experiente profissional em ultrassonografia. Os testículos muitas vezes podem ser visualizados pela ultrassonografia, mas os ovários são menos suscetíveis de serem identificados. Dada a associação entre as malformações urológicas e genitais, a avaliação ultrassonográfica deve incluir rins, ureteres e bexiga. Podem ser necessários exames de imagens por ressonância magnética (RMN) para localizar testículos intra-abdominais ou para confirmar a presença de útero quando a ultrassonografia é indeterminada.

3. A **cistouretrografia miccional (UCM) ou** a **genitografia** podem revelar uma vagina com um colo em seu ápice (indicando a presença de útero) ou um utrículo (um remanescente do ducto paramesonéfrico). Também pode revelar a presença de ligações anormais entre as vias urinárias e genitais (p. ex., fístula uretovaginal).

O Quadro 61.3 resume as causas, e a Figura 61.4 descreve uma abordagem para pacientes com distúrbios do desenvolvimento sexual.

V. DDS 46,XX (mulher 46,XX virilizada). A criança normalmente já apresenta estruturas paramesonéfricas desenvolvidas e nenhuma estrutura mesonéfrica, mas tem evidências de virilização genital externa.

A. Hiperplasia adrenal congênita. O DDS mais encontrado no período neonatal é o RN do sexo feminino com HAC. A modalidade mais usual de HAC (> 90%) é decorrente da deficiência de 21-hidroxilase (21-OH na Figura 61.5), causada por mutações no gene *CYP21A2*. A virilização pode ocorrer em modalidades mais raras de HAC causadas pela deficiência de 11β-hidroxilase (11-OH ou CYP11B1) ou 3β-hidroxiesteroide desidrogenase (3β-HSD ou HSD3B2).

1. **Epidemiologia.** A incidência de deficiência de 21-OH é de 1:16.000 nascimentos, com base em dados dos programas de rastreamento neonatal em todo o mundo. Os pacientes com perda de sal superam aqueles sem (HAC "virilizante simples") em 3:1. A relação masculino:feminino é de 1:1.

Quadro 61.3	Causas dos distúrbios do desenvolvimento sexual.		
	Fenótipo		
Distúrbio	**Genitália externa**	**Gônadas**	**Cariótipo**
Distúrbios da diferenciação gonadal			
DDS ovotesticular	Ambígua	Tecidos ovariano e testicular	46,XX; 46,XY; 46,XX/46,XY
Disgenesia gonadal mista	Variável	Gônada em fita e testículos disgenéticos	45,X/46,XY; 46,XYp-
Disgenesia gonadal completa 46,XY	Feminina ou ambígua	Testículos ou gônadas disgenéticas	46,XY
DDS testicular 46,XX	Masculina ou ambígua	Testículos	46,XX

(continua)

Capítulo 61 | Distúrbios do Desenvolvimento Sexual **635**

Quadro 61.3	Causas dos distúrbios do desenvolvimento sexual. *(Continuação)*		
	Fenótipo		
Distúrbio	**Genitália externa**	**Gônadas**	**Cariótipo**
DDS 46,XX (masculinização de fêmea genotipica)			
Hiperplasia adrenal congênita			
Deficiência de 21α-hidroxilase	Ambígua	Ovários	46,XX
Deficiência de 11β-hidroxilase	Ambígua	Ovários	46,XX
Deficiência de 3β-hidroxiesteroide desidrogenase	Ambígua	Ovários	46,XX
Deficiência de aromatase placentária	Ambígua	Ovários	46,XX
Excesso de andrógenos maternos	Ambígua	Ovários	46,XX
DDS 46,XY (masculinização incompleta de homem genotípico)			
Ausência de resposta do testículo ao hCG e LH (mutação do receptor de LH)	Ambígua	Testículos	46,XY
Distúrbios da síntese de testosterona			
Deficiência da proteína esteroidogênica regulatória aguda	Ambígua	Testículos	46,XY
Deficiência da enzima de clivagem da cadeia lateral	Ambígua	Testículos	46,XY
Deficiência de 3β-hidroxiesteroide desidrogenase	Ambígua	Testículos	46,XY
Deficiência de 17α-hidroxilase	Ambígua	Testículos	46,XY
Deficiência de 17,20-liase	Ambígua	Testículos	46,XY
Deficiência de 17β-hidroxiesteroide desidrogenase	Ambígua	Testículos	46,XY
Distúrbio do metabolismo de testosterona			
Deficiência de 5α-redutase	Ambígua	Testículos	46,XY
Resistência dos órgãos-alvo à testosterona			
Síndrome de insensibilidade completa aos andrógenos	Feminina	Testículos	46,XY
Síndrome de insensibilidade parcial aos andrógenos	Ambígua	Testículos	46,XY
Síndrome dos testículos desaparecidos (anorquia bilateral)	Variável	Gônadas ausentes	46,XY
Falta de hormônio antimülleriano ou receptor HAM	Masculina	Testículos, útero, tubas uterinas	46,XY

Modificado de Wolfsdorf JI, Muglia L. Endocrine disorders. In: Graef JW, ed. Manual of *Pediatric Therapeutics*. Philadelphia: Lippincott-Raven; 1997:381-413. HAM = hormônio antimülleriano; hCG = gonadotrofina coriônica humana; LH = hormônio luteinizante.

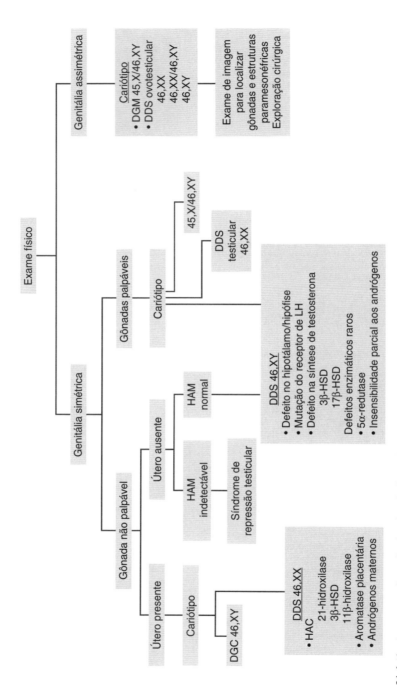

Figura 61.4 Algoritmo para avaliação dos distúrbios do desenvolvimento sexual (DDS). HAM = hormônio antimülleriano; HAC = hiperplasia adrenal congênita; DGC = disgenesia gonadal completa; 3β-HSD = 3β-hidroxiesteroide desidrogenase; 17β-HSD = 17β-hidroxiesteroide desidrogenase; LH = hormônio luteinizante; DGM = disgenesia gonadal mista.

Enquanto as mulheres são facilmente detectadas ao nascimento por causa do desenvolvimento genital anormal, os homens têm genitália normal e podem passar despercebidos pelo exame clínico (embora a hiperpigmentação do escroto possa ser um indício).

2. **Diagnóstico.** Nos EUA, todos os programas estaduais de rastreamento neonatal incluem a pesquisa de deficiência de 21-OH. Coletam-se gotas de sangue em papel-filtro, de preferência entre 48 e 72 horas de vida, e mensura-se o 17-OHP. Devem-se determinar os valores normais para cada programa de rastreamento específico, porque dependem da espessura do papel-filtro e do imunoensaio utilizado. O 17-OHP está elevado no rastreamento neonatal em 99% dos recém-nascidos com deficiência de 21-OH detectados no período neonatal.

   a. **Resultados falso-positivos.** A obtenção de uma amostra de sangue antes de 48 horas de vida pode levar a um resultado falso-positivo. Como os valores normais de 17-OHP estão inversamente correlacionados à idade gestacional e ao peso ao nascimento, os resultados falso-positivos podem ocorrer em recém-nascidos pré-termo e com baixo peso ao nascer, bem como em crianças que estão gravemente enfermas.

   b. **Resultados falso-negativos.** A administração pré-natal de esteroides (p. ex., betametasona) pode suprimir os níveis de 17-OHP e pode levar a resultados falso-negativos; os recém-nascidos que receberam esses medicamentos devem ser submetidos a um novo teste após 3 a 5 dias.

   c. A **avaliação rápida** da suspeita de deficiência de 21-OH é fundamental para evitar crises com perda de sal. A suspeita clínica ou resultados anormais nos testes de rastreamento neonatal devem ser imediatamente confirmados por medições do 17-OHP sérico. A mensuração do nível de hormônio adrenocorticotrófico (ACTH) pode auxiliar no diagnóstico. A medição da atividade da renina plasmática e da aldosterona pode ajudar a diferenciar entre os tipos com perda de sal e virilizante simples. Os eletrólitos séricos devem ser monitorados pelo menos a cada 2 dias, até que a perda de sal seja confirmada ou descartada.

   d. **Tipos raros de HAC.** Em uma criança com deficiência de 11-OH, os níveis de 11-desoxicortisol e 11-desoxicorticosterona são elevados. Uma criança com deficiência de 3β-HSD pode ter um nível de 17-OHP ligeiramente elevado no rastreamento neonatal; a 17-hidroxipregnenolona é acentuadamente elevada nessas crianças.

   e. O rastreamento neonatal pode não detectar crianças com deficiência de 21-OH virilizante simples leve. Portanto, em um criança do sexo feminino 46,XX virilizada com suspeita de ter uma modalidade de HAC ou que tenha níveis ambíguos de 17-OHP, pode ser necessário um teste de **estimulação com ACTH** para demonstrar o defeito da enzima adrenal (Figura 61.5).

3. **Tratamento.** Na criança com suspeita de deficiência de 21-OH, deve-se iniciar o tratamento assim que os exames laboratoriais anteriormente descritos tenham sido obtidos.

   a. **Glicocorticoides.** Deve-se administrar hidrocortisona 20 mg/m²/dia, dividida em dosagem a cada 8 h, a todas as crianças com suspeita de deficiência de 21-OH.

$$\text{Área de superfície corporal (m}^2\text{)} = \frac{\sqrt{\text{comprimento (cm)} \times \text{peso (kg)}}}{3.600}$$

   b. **Mineralocorticoides.** Em casos de HAC com perda de sal, deve-se administrar acetato de fludrocortisona (Florinef®), 0,1 a 0,2 mg/dia. Crises com perda de sal geralmente se desenvolvem entre o 5º e o 14º dia de vida, mas podem ocorrer tão tardiamente quanto com 1 mês de vida e podem até mesmo se dar em crianças afetadas cuja virilização não seja grave. Devem-se monitorar atentamente o peso, os equilíbrios hídrico e eletrolítico, com coletas de amostras de sangue, no mínimo, a cada 2 dias durante as primeiras semanas de vida para detectar hiponatremia ou hiperpotassemia. Se ocorrer perda de sal, deve ser realizada reposição inicialmente com solução salina a 9% intravenosa com adição de glicose. A perda de sal em razão da deficiência de aldosterona normalmente requer a reposição de cerca de 8 mEq/kg/dia de sódio. Quando a criança estiver estabilizada, deve-se adicionar à fórmula 1 a 2 g de NaCl por dia, divididas em doses a cada 6 horas (cada grama de NaCl contém 17 mEq de sódio).

B. **Deficiência placentária de aromatase.** A característica dessa doença é que a mãe e o recém-nascido estão virilizados em decorrência da incapacidade de converter andrógenos em estrógenos.

C. **Condições maternas hiperandrogênicas.** HAC materna, tumores adrenais virilizantes, ou do ovário, ou exposição a fármacos androgênicos durante a gravidez.

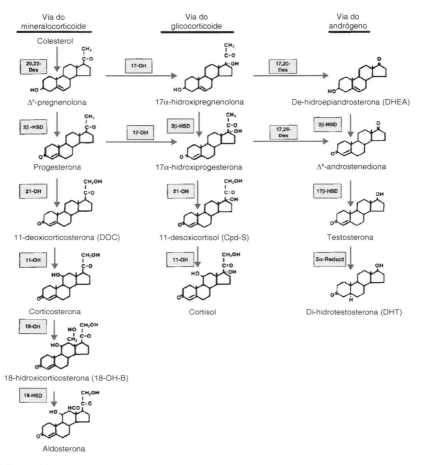

Figura 61.5 Vias de biossíntese de esteroides. (De Esoterix, 4301 Lost Hills Road, Calabasas Hills, CA 91301.)

VI. DDS 46,XY (Homens subvirilizados 46,XY).
A avaliação do RN com DDS 46,XY é complexa. A consulta precoce a um endocrinologista pediátrico ajudará a direcionar a avaliação. No entanto, apenas 50% das crianças com DDS 46,XY receberão um diagnóstico definitivo. Portanto, mesmo que o teste genético demonstre material cromossômico Y, os pais não devem ser precipitadamente informados de que é apropriado atribuir o sexo masculino à criança.

A. **Distúrbios do desenvolvimento testicular.** Comprometimento da função testicular dada a falta de resposta a hCG e ao LH (mutação do receptor de LH) ou perda gestacional de tecido testicular ("síndrome de regressão testicular").

B. **Defeitos na síntese ou ação dos andrógenos.** Normalmente, pelo menos uma das gônadas é palpável e não há estruturas paramesonéfricas, pois o HAM é produzido normalmente.

1. Os **defeitos enzimáticos na síntese de testosterona** incluem a deficiência de 17β-hidroxiesteroide desidrogenase do tipo 3 (17β-HSD na Figura 61.5 ou HSD17B3); 3β-hidroxiesteroide desidrogenase (3β-HSD ou HSD3B2); 17α-hydroxylase/17,20-liase (17-OH ou CYP17); 17,20-liase isolada (17,20-Des na Figura 61.5); ou, muito raramente, deficiência da enzima de clivagem da cadeia lateral (20,22-Des ou CYP11A1) ou da proteína esteroidogênica regulatória aguda (StAR).

Capítulo 61 | Distúrbios do Desenvolvimento Sexual **639**

2. **Defeitos no metabolismo de testosterona.** Deficiência de 5α-redutase tipo 2 (SRD5A2). Embora normalmente raro, esse defeito tem prevalência mais elevada na República Dominicana e no Oriente Médio.

3. **Resistência de órgãos-alvo** à testosterona e DHT em razão de mutações no receptor de andrógenos. Essas mutações são ligadas ao X recessivo. O grau de resistência é variável, levando a um espectro clínico que vai da síndrome de insensibilidade parcial aos andrógenos (SIPA) à síndrome de insensibilidade completa aos andrógenos (SICA).

C. Distúrbios ambientais. Ingestão materna de fármacos (p. ex., finasterida, espironolactona, fenitoína).

D. A **avaliação** concentra-se em estabelecer a presença ou ausência de testículos e sua capacidade de produzir andrógenos.

1. **Presença de testículos.** Se os testículos não forem palpáveis, sua presença deve ser confirmada por exames de imagem e/ou dosagem de HAM (ver seções VI.F. e VI.G.).

2. A **avaliação laboratorial** tem como foco determinar se a causa da subvirilização é decorrente de um defeito na síntese, metabolismo ou ação da testosterona. Devem-se obter amostras de sangue para medição de eletrólitos, FSH, LH, testosterona, DHT, androstenediona, de-hidroepiandrosterona (DHEA), 17-OHP, 17-hidroxipregnenolona e HAM. Os eletrólitos séricos podem revelar hiponatremia e hiperpotassemia na deficiência de 3β-HSD. A mensuração da 11-desoxicorticosterona e da atividade plasmática da renina pode ajudar a definir o tipo de deficiência enzimática.

3. Pode ser necessário um **teste de estimulação com hCG** se os resultados descritos previamente não levarem a um diagnóstico.

   a. Cronologia. O teste deve ser realizado nos primeiros 2 a 3 meses de vida, quando o eixo hipotalâmico-hipofisário-gonadal está ativo.

   b. Técnica. Administram-se 500 UI de hCG por via intramuscular em dias alternados, em um total de três doses. Mensuram-se as concentrações de DHEA, androstenediona, testosterona e DHT 24 h após a última dose de hCG.

   c. Interpretação. A incapacidade de aumentar o nível de testosterona em resposta ao hCG é uma característica das mutações do receptor de LH, perda gestacional de tecido testicular ou defeito enzimático na síntese de testosterona. Uma relação testosterona:DHT elevada (> 20:1) após a estimulação com hCG sugere deficiência de 5α-redutase, enquanto uma relação testosterona:androstenediona baixa (< 0,8:1), deficiência de 17β-HSD.

4. Pode ser necessário um **teste de estimulação com ACTH** para definir defeitos em etapas enzimáticas anteriores da síntese de testosterona, como deficiências de 3β-HSD, enzima de clivagem da cadeia lateral, StAR ou 17-OH, que também levam a insuficiência de cortisol e HAC (Figura 61.5). Essas últimas três deficiências estão associadas à perda de sal; a deficiência de 17-OH está associada a retenção de sal e hipertensão, embora estas muitas vezes não estejam presentes no período neonatal.

5. **Síndrome de insensibilidade androgênica.** Se os exames laboratoriais iniciais mostrarem níveis elevados de testosterona, que não aumentam quando é administrado hCG, e as relações testosterona:androstenediona e testosterona:DHT forem normais, a criança provavelmente tem **SIPA**.

   a. A **avaliação adicional** pode incluir a administração mensal de 25 a 50 mg de depotestosterona intramuscular durante 3 meses. Se o comprimento do pênis esticado não aumentar em 2,0 ± 0,6 cm, isso respalda o diagnóstico de SIPA.

   b. Estudos genéticos do receptor de andrógenos detectarão mutações em menos de 25% dos pacientes com SIPA.

   c. A **atribuição de sexo** em casos de SIPA é particularmente complexa. No passado, as crianças com SIPA eram rotineiramente atribuídas ao sexo feminino e submetidas a gonadectomia e genitoplastia feminilizante, mas essa prática tornou-se controversa. Quando um testículo é mantido, esses pacientes se virilizarão em graus variáveis durante a puberdade, mas desenvolverão ginecomastia e não alcançarão o tamanho normal do pênis adulto por conta própria. No entanto, não é possível prever o grau em que uma criança com SIPA responderá à testosterona endógena ou exógena.

   d. Recém-nascidos com o **tipo completo de resistência aos andrógenos (SICA)** têm órgãos genitais externos femininos aparentemente normais (incluindo o terço inferior da vagina) e ausência de estruturas paramesonéfricas e mesonéfricas. Podem ser identificados por meio de um cariótipo 46,XY

640 Parte 12 | Desenvolvimento Sexual

pré-parto ou pela presença de uma hérnia inguinal aparente que prova ser um testículo. Mais frequentemente, na puberdade apresentam amenorreia primária. Crianças com SICA devem ser consideradas femininas, e suas identidades de gênero são, invariavelmente, femininas.

E. O **microfalo** (< 2,5 cm no recém-nascido a termo) com ou sem criptorquidia tem muitas causas além das descritas anteriormente, incluindo distúrbios hipotálamo-hipofisários da produção de gonadotrofinas, como a síndrome de Kallmann, a holoprosencefalia, a displasia septo-óptica e outras causas de deficiências hormonais hipofisárias múltiplas. A deficiência de hormônio do crescimento é independentemente associada ao microfalo. Crianças com pan-hipopituitarismo muitas vezes têm hipoglicemia neonatal e hiperbilirrubinemia direta. Entre as muitas outras condições associadas ao microfalo estão a associação CHARGE; a trissomia do 21; e as síndromes de Prader-Willi, Robinow, Klinefelter, Carpenter, Meckel-Gruber, Noonan, de Lange, Fanconi e da hidantoína fetal. O tratamento com 25 mg de enantato de testosterona, por via intramuscular, administrado mensalmente por 3 meses, pode aumentar substancialmente o comprimento do pênis nesses pacientes.

F. **Criptorquidia bilateral.** A criptorquidia bilateral no nascimento ocorre em 3:1.000 crianças, a maior parte das quais são prematuras. Com 1 mês de vida, os testículos ainda não desceram em 1:1.000 crianças.

1. **Exames de imagem.** A ultrassonografia ou a ressonância magnética podem revelar testículos inguinais ou intra-abdominais, embora a RMN seja mais sensível para localizar o último.

2. **Exame laboratorial.** Se o tecido testicular não puder ser encontrado por meio do exame físico ou de imagem, devem-se mensurar os níveis séricos de FSH, LH e testosterona. Esses hormônios aumentam logo após o nascimento e, até cerca de 6 meses de vida, estão elevados em meninos.

a. Se os níveis de testosterona forem baixos, a presença e a capacidade de resposta do tecido testicular podem ser avaliadas pelo **teste de estimulação com hCG** (ver VI.D.3.). Gonadotrofinas séricas elevadas, com baixa concentração de testosterona basal que não é capaz de se elevar em resposta ao hCG, sugerem testículos ausentes ou não funcionantes.

b. O **HAM** sérico indetectável é indicativo de anorquia bilateral, em vez de testículos que não desceram (ver seção VI.G.).

3. **Tratamento.** Deve-se consultar um urologista. Se for indicada cirurgia, a orquidopexia deve ser realizada com até 1 ano de vida. Caso os testículos intra-abdominais não possam ser levados ao escroto, devem ser removidos, pois aumentam em 3 a 10 vezes o risco de câncer de células germinativas em testículos criptorquídios.

4. A **síndrome do ducto paramesonéfrico persistente (SDPP)** em crianças 46,XY é causada por defeitos no HAM ou em seu receptor. A criptorquidia é comum em recém-nascidos com SDPP, os quais, de outro modo, teriam genitália masculina normal, mas mantendo útero e tubas uterinas.

5. **Outras condições** associadas à criptorquidia incluem a trissomia do 21; a ictiose congênita; os defeitos do tubo neural; as malformações renais e urinárias; e inúmeras síndromes, incluindo a síndrome de Prader-Willi, Bardet-Biedl, Aarskog, Cockayne, Fanconi, Noonan, Klinefelter e da hidantoína fetal.

6. A **presença de qualquer um dos achados físicos a seguir** também merece avaliação em busca de um distúrbio do desenvolvimento sexual:

a. Criptorquidia unilateral com hipospadia, especialmente a hipospadia proximal (p. ex., perineo-escrotal ou peniana).

b. Criptorquidia unilateral com microfalo.

G. **Utilização de HAM.** Utiliza-se o teste de estimulação com hCG para avaliar a presença e a função do tecido testicular, mas isso pode ser incômodo e caro, e, ocasionalmente, requer a administração prolongada para estimular um testículo refratário. O HAM é um marcador alternativo para a presença de tecido testicular. É produzido de modo sexualmente dismórfico. A partir do nascimento, o HAM das células de Sertoli se eleva a um pico de 115 ng/mℓ aos 6 meses de idade; em seguida, diminui durante a adolescência até o nível no adulto do sexo masculino, que é de 4 ng/mℓ. Em contraste, as células granulosas do ovário não produzem quantidades significativas de HAM até a puberdade, quando os níveis em meninas também alcançam cerca de 4 ng/mℓ. Assim, mensurar o HAM por ensaio imunossorvente ligado à enzima (ELISA) pode distinguir se o tecido testicular está presente ou ausente. O HAM na faixa normal ou detectável tem um valor preditivo positivo de 100% para a presença de tecido testicular; o valor preditivo para anorquia é de 94%, se o HAM for indetectável.

Capítulo 61 | Distúrbios do Desenvolvimento Sexual **641**

VII. Distúrbios da diferenciação gonadal

A. DDS ovotesticular (hermafroditismo verdadeiro). O complemento cromossômico nessa rara condição é variável: 70% dos pacientes são 46,XX; menos de 10% são 46,XY; e o restante apresenta mosaicismo com uma linha de células contendo cromossomo Y (mais comumente 46,XX/46,XY).

1. **Achados físicos.** A genitália externa pode parecer normal ou pode mostrar fusão labioescrotal incompleta, saliências labioescrotais assimétricas ou hipospadia. A presença ou ausência de elementos mesonéfricos ou paramesonéfricos nas estruturas internas depende da presença local de testosterona e HAM nesse lado do abdome.

2. **Avaliação.** Um teste de estimulação com hCG que leva a um aumento nos níveis séricos de testosterona confirma a presença de células intersticiais do testículo, ao passo que um nível mensurável de HAM indica a presença de células de Sertoli.

3. O **diagnóstico** baseia-se na histologia das gônadas, que, por definição, contém tanto tecido testicular quanto tecido ovariano contendo folículos. A laparotomia, biopsia gonadal, ou ambas podem ser necessárias para o diagnóstico.

4. **Manejo.** Gônadas disgenéticas contendo cromossomo Y devem ser removidas. A atribuição do sexo deve basear-se nas genitálias interna e externa e no grau de exposição intrauterina aos andrógenos. Se for feita a atribuição do sexo masculino, as estruturas paramesonéfricas devem ser removidas.

B. Disgenesia gonadal mista (DGM). A característica da DGM é a presença de um testículo em um lado do corpo e/ou uma gônada em fita ou testículos disgenéticos no outro lado. Essa doença tem um complemento cromossômico 45,X/46,XY. Muitas vezes, o cromossomo Y é anormal, ou o material do cromossomo Y pode ser translocado para um cromossomo autossômico.

1. **Achados físicos.** A combinação de genitália externa assimétrica e de um testículo palpável na saliência labioescrotal denota quase certamente uma DGM. No entanto, a aparência do mosaicismo 45,X/46,XY pode variar de homem normal a mulher normal; na verdade, 90% das crianças 45,X/46,XY diagnosticadas no pré-natal são neonatos do sexo masculino fenotipicamente normais ao nascimento. Em pacientes com DGM, cada gônada regula a diferenciação das estruturas genitais internas ipsolaterais. A tuba uterina e o útero frequentemente estão presentes em um lado e essas estruturas podem herniar para a saliência labioescrotal. Crianças com DGM podem ter características semelhantes às da síndrome de Turner, como pescoço alado, linfedema, baixa estatura e, ocasionalmente, defeitos cardíacos (p. ex., coarctação da aorta).

2. **Manejo.** A atribuição de sexo é discricionária, em razão da variabilidade fenotípica e hormonal acentuada. Aproximadamente dois terços são atribuídos ao sexo feminino. Se o HAM for mensurável ou se um teste de estimulação com hCG provocar aumento significativo nos níveis séricos de testosterona indicativo de tecido testicular, o testículo deve ser procurado por exames de imagem e/ou cirurgia. O testículo deve ser removido se for feita atribuição ao sexo feminino ou levado ao escroto para observação atenta, se for feita atribuição ao sexo masculino. Gônadas em fita e disgenéticas devem ser retiradas na infância, uma vez que os tumores de células germinativas podem ocorrer em até 30% dessas crianças, às vezes nos primeiros anos de vida. Todas as crianças com DGM devem ser avaliadas por um endocrinologista pediátrico, já que muitas terão crescimento linear ruim e serão candidatas ao tratamento com hormônio do crescimento.

C. Disgenesia gonadal completa 46,XY (DGC). A DGC 46,XY também tem sido chamada de *reversão sexual completa*. Crianças com DGC 46,XY não se masculinizam por causa da diferenciação testicular incompleta, que é decorrente do funcionamento anormal do próprio *SRY* ou de fatores que regulam ou são regulados por ele. Há presença de gônadas em fita bilateralmente e as estruturas genitais internas são do sexo feminino em razão da produção insuficiente de HAM e testosterona. Os órgãos genitais externos geralmente parecem femininos, mas pode ocorrer clitoromegalia se as células do hilo "gonadal" secretarem testosterona. Esses pacientes geralmente são atribuídos ao sexo feminino e podem não ser diagnosticados até que não consigam iniciar a puberdade e apresentem gonadotrofinas elevadas consistentes com insuficiência gonadal. Até 30% dos pacientes com DGC 46,XY podem desenvolver tumores de células germinativas, de modo que suas gônadas em fita devem ser removidas na infância.

642 Parte 12 | Desenvolvimento Sexual

D. DDS testicular 46,XX. Esses pacientes geralmente parecem fenotipicamente masculinos, mas 20% têm desenvolvimento genital anormal. Na puberdade, produzem testosterona suficiente e se assemelham a portadores da síndrome de Klinefelter (testículos pequenos, azoospermia, biotipo eunucoide, ginecomastia). O mosaicismo críptico com uma linhagem celular contendo cromossomo Y ou translocação do *SRY* ao cromossomo X pode ser o responsável. Em pacientes *SRY*-negativos, a duplicação do *SOX9* (17q24) pode ser detectada por FISH.

VIII. Questões relacionadas com a atribuição de sexo.
No passado, um critério fundamental para a atribuição do sexo masculino era o tamanho do pênis adequado para a função sexual. Crianças 46,XY nascidas com pouco ou nenhum tecido peniano tradicionalmente eram atribuídas ao sexo feminino e eram cirúrgica e hormonalmente feminizadas por meio da genitoplastia precoce e tratamento com estrógenos na puberdade. Essa prática continua em debate. A atribuição de sexo é complicada pela evidência de que o ambiente hormonal pré-natal pode influenciar a formação da identidade de gênero e no comportamento de gênero. Durante o segundo trimestre de gestação, o testículo fetal normal produz níveis de testosterona comparáveis aos de um adulto do sexo masculino. Um recém-nascido 46,XY que nasce com tecido peniano mínimo, que não é andrógeno-resistente e que foi exposto a concentrações intrauterinas normais de testosterona, pode reter uma identidade masculina no que se refere a gênero, independentemente da atribuição sexual. Novas técnicas, como a injeção intracitoplasmática de espermatozoides (ICSI), abastecem o debate que torna possível a fertilização sem penetração ou ejaculação.

Do mesmo modo, debate-se a questão da atribuição de sexo em recém-nascidos 46,XX mais virilizados com HAC, que apresentam pregas labioescrotais completamente fundidas e uma uretra peniana. A opinião minoritária recomenda a atribuição ao sexo masculino e a gonadectomia, eliminando, assim, a necessidade de genitoplastia feminizante. No entanto, muitos geneticistas e endocrinologistas continuam recomendando a atribuição ao sexo feminino para preservar a fertilidade.

Se e quando realizar a cirurgia genital, particularmente a redução do clitóris em mulheres virilizadas, também é objeto de controvérsia. Enquanto alguns adultos com DDS veem sua cirurgia genital como uma mutilação, a maior parte dos pais prefere a cirurgia para que a genitália da criança pareça mais compatível com o sexo atribuído. Procedimentos cirúrgicos de uma única etapa, que preservem o feixe neurovascular, podem ser realizados no primeiro ano de vida e evoluíram muito em comparação às clitorectomias rotineiramente realizadas há várias décadas.

Quando os resultados dos exames laboratoriais e de imagem se tornarem disponíveis, é necessário fornecer aos pais uma explicação completa da condição de seu filho. Os pais devem participar da tomada de decisões com a equipe interdisciplinar durante a avaliação das opções para tratamento médico e cirúrgico e das perspectivas para a aparência genital, identidade de gênero, função sexual e fertilidade. A equipe médica completa deve incluir um pediatra/neonatologista, um endocrinologista pediátrico, um cirurgião pediátrico e/ou um urologista pediátrico, um geneticista e um conselheiro experiente em lidar com DDS. Por fim, a longo prazo, são necessários estudos imparciais sobre a identidade de gênero e a função sexual em pacientes nascidos com várias modalidades de DDS, a fim de fornecer informações sobre a difícil tarefa de atribuir o sexo dessas crianças.

Leitura sugerida

Achermann JC, Hughes IA. Disorders of sex development. In: Kronenberg HM, Melmed M, Polonsky KS, et al., eds. *Williams Textbook of Endocrinology*. 11th ed. Philadelphia: Saunders; 2008.

American Academy of Pediatrics. Evaluation of the newborn with developmental anomalies of the external genitalia. *Pediatrics* 2000;106(1 pt 1):138–142.

Anhalt H, Neely EK, Hintz RL. Ambiguous genitalia. *Pediatr Rev* 1996;17(6):213–220.

Hughes IA, Houk C, Ahmed SF, et al. Consensus statement on management of intersex disorders. *Arch Dis Child* 2006; 91:554–563.

White PC, Speiser PW. Congenital adrenal hyperplasia due to 21-hydroxylase deficiency. *Endocr Rev*. 2000;21(3):245–291.

Parte 13
Cirurgia

Emergências Cirúrgicas no Recém-nascido
Steven A. Ringer e Anne R. Hansen

I. Condições cirúrgicas potencialmente presentes no feto

A. Polidrâmnio (volume de líquido amniótico superior a 2 ℓ) ocorre em 1 em 1.000 nascimentos.
1. Obstrução gastrintestinal (GI) (incluindo atresia do esôfago) é a causa cirúrgica mais frequente de polidrâmnio.
2. Outras causas incluem defeitos da parede abdominal (onfalocele e gastrósquise), anencefalia, hérnia diafragmática, diabetes materno com resultante hiperglicemia e glicosúria fetais e outros distúrbios que comprometem a capacidade fetal de concentrar a urina, cordão umbilical nucal apertado e outras causas de comprometimento da deglutição fetal e morte fetal.
3. Todas as mulheres suspeitas de polidrâmnio devem fazer uma ultrassonografia. Em mãos experientes, é o exame de escolha para o diagnóstico de obstrução intestinal, defeitos da parede abdominal e hérnia diafragmática, bem como de anormalidades que induzem incapacidade da deglutição fetal.
4. Se a obstrução intestinal for diagnosticada no período antenatal e não houver preocupação com distocia, o parto vaginal é aceitável. Deve-se obter um parecer da cirurgia pediátrica antes do parto.

B. Oligoidrâmnio está associado a extravasamento de líquido amniótico, restrição do crescimento intrauterino, pós-maturidade, sofrimento fetal, disgenesia ou agenesia renal (síndrome de Potter; veja o Capítulo 28). Se a duração do oligoidrâmnio for prolongada, é importante prever comprometimento respiratório nesses neonatos, pois um volume adequado de líquido amniótico geralmente é essencial para o desenvolvimento pulmonar normal, sobretudo durante o segundo trimestre de gestação. A gravidade da hipoplasia pulmonar correlaciona-se ao grau e à duração de oligoidrâmnio.

C. A peritonite meconial pode ser diagnosticada no período pré-natal por ultrassonografia, em geral vista como áreas de calcificação espalhadas por todo o abdome. Após o nascimento, as calcificações são confirmadas por radiografia simples do abdome. Em geral, decorre de perfuração antenatal do trato intestinal; portanto, é observada mais comumente em associação a uma lesão congênita que cause obstrução intestinal, seja anatômica ou funcional (ver IV.A.).

D. A ascite fetal geralmente está associada a anomalias do trato urinário (p. ex., obstrução do trato urinário inferior decorrente de válvulas de uretra posterior). Outras causas incluem doença hemolítica do recém-nascido, qualquer anemia grave (p. ex., α-talassemia), peritonite, obstrução do ducto torácico, cardiopatias, obstrução da veia porta ou hepática, hepatite e infecção congênita (p. ex., infecções TORCH; ver Capítulos 48 a 53), bem como outras causas de hidropisia fetal (ver Capítulo 26). Após o nascimento, pode-se encontrar ascite na síndrome nefrótica congênita. Uma ultrassonografia pré-natal precisa é importante, tendo em vista o potencial da cirurgia fetal para minimizar a lesão do parênquima renal por meio de descompressão da bexiga ou de um rim hidronefrótico (ver Capítulos 1 e 28).

644 Parte 13 | Cirurgia

E. Distocia pode advir de hidrocefalia fetal, obstrução intestinal, defeito da parede abdominal, anomalias geniturinárias ou ascite fetal (ver seção I.D.).

F. Cirurgia fetal. O potencial de intervenção cirúrgica durante a vida fetal continua a desenvolver-se. Depende intensamente da disponibilidade de técnicas diagnósticas pré-natais precisas e da experiência na caracterização correta dos distúrbios, incluindo o uso de ultrassonografia e de ressonância magnética (RM) rápida.

Os avanços na assistência obstétrica e anestésica também contribuíram para a realização de procedimentos *in utero*. A mãe deve ser assistida cuidadosamente durante a anestesia, que muitas vezes é longa e imprevisível. Atualmente há medicamentos que reduzem a irritabilidade uterina e maximizam as garantias de que o útero seja mantido sem contrações durante e após o procedimento. Os critérios para consideração de um procedimento incluem os apresentados a seguir.

1. **Considerações éticas** são importantes, incluindo o equilíbrio dos riscos e dos benefícios prováveis para o feto e o potencial de dor ou lesão para a mãe, bem como o impacto para a família como um todo.
2. **Viabilidade técnica.**
3. **Gravidade do estado fetal.** No início, a maioria dos casos consistia em distúrbios que ameaçavam a vida por causarem morte *in utero* ou impossibilitarem a vida pós-natal se o feto nascesse sem reparo. Atualmente, os casos são considerados mesmo quando a condição de não vida é potencialmente fatal, mas é grave e progressiva (como o crescimento de um grande tumor que obstrui parcialmente as vias respiratórias fetais), ou as consequências da condição pioram progressivamente (como hidropisia consequente a um teratoma volumoso).
4. **Recursos necessários.** A assistência da mãe, do feto e do recém-nascido em potencial durante a cirurgia, no período pós-operatório imediato e após o nascimento precisa estar disponível em proximidade segura à instituição onde a cirurgia é realizada.

A cirurgia fetal tem sido utilizada com sucesso para remoção de massa torácica crescente, como malformação adenomatoide do pulmão ou sequestro broncopulmonar. Outras lesões de massa como teratoma sacrococcígeo, quando diagnosticadas *in utero*, foram tratadas com excisão ou por ablação a *laser* dos vasos nutrícios guiada por fetoscopia, resultando em involução. A obstrução uretral fetal progressiva foi minorada pela instalação de derivações ou fulguração das válvulas uretrais posteriores. De modo semelhante, a ablação fetoscópica a *laser* de vasos conectores foi bem-sucedida no tratamento da síndrome de transfusão fetofetal ou da perfusão arterial reversa gemelar (PARG). A correção cirúrgica fetal de meningomielocele é uma área de atuação em rápida evolução (ver Capítulo 57).

Os procedimentos fetais bem-sucedidos que temos realizado incluem o **tratamento intraparto *ex utero*** (EXIT) para obstruções complexas das vias respiratórias e hérnia diafragmática congênita complexa, dilatação da valva aórtica para estenose aórtica crítica, septostomia atrial ou colocação de *stent* para um septo atrial intacto na síndrome do coração esquerdo hipoplásico, fotocoagulação vascular na síndrome de transfusão fetofetal ou na síndrome PARG, e derivação vesical percutânea na obstrução da saída da bexiga. As indicações de intervenção fetal continuam a evoluir e mudar.

II. Distúrbios cirúrgicos pós-natais I Diagnóstico com base na apresentação de sintomas

A. Angústia respiratória (ver III.B. e C.; e Capítulos 29 a 39). Embora a maioria das etiologias de angústia respiratória seja tratada clinicamente, alguns distúrbios respiratórios exigem intervenção cirúrgica.
1. Atresia de cóanas (ver III.C.1).
2. Fendas laringotraqueais (ver III.C.3).
3. Agenesia de traqueia.
4. Atresia de esôfago com ou sem fístula traqueoesofágica (FTE) associada (ver III.A.).
5. Enfisema lobar congênito.
6. Malformação adenomatoide cística do pulmão, sequestro pulmonar.
7. Hérnia diafragmática (ver III.B).
8. Comunicação traqueobrônquica biliar (raríssima).

B. Abdome escafoide.
1. Hérnia diafragmática (ver III.B.).
2. Atresia de esôfago sem FTE (ver III.A.).

C. Excesso de muco e saliva. Atresia de esôfago com ou sem FTE (ver III.A.).

Capítulo 62 | Emergências Cirúrgicas no Recém-nascido **645**

D. Distensão abdominal. Pode advir de pneumoperitônio ou obstrução intestinal (mecânica ou funcional).

1. **Pneumoperitônio.** Qualquer perfuração do intestino pode causar pneumoperitônio (ver Capítulo 27).

   a. Qualquer parte do trato GI pode perfurar-se por vários motivos, incluindo falha da integridade da parede intestinal (p. ex., enterocolite necrosante ou isquemia localizada do estômago ou no intestino delgado associada a alguns medicamentos, como indometacina) e pressão excessiva (p. ex., obstrução, FTE ou instrumentação [*i. e.*, com tubo nasogástrico]). A perfuração do estômago está associada a grandes volumes de ar livre intra-abdominal. Extravasamento ativo gastrintestinal de ar requer fechamento cirúrgico urgente. Pode ser necessário aspirar o ar da cavidade abdominal para aliviar a angústia respiratória antes do reparo cirúrgico definitivo.

   b. Ar proveniente de extravasamento pulmonar pode dissecar até a cavidade peritoneal de neonatos sob ventilação mecânica. O tratamento do pneumoperitônio oriundo de extravasamento de ar pulmonar deve concentrar-se no manejo do distúrbio pulmonar.

2. **Obstrução intestinal.**

   a. A atresia de esôfago com FTE (ver III.A.) pode apresentar-se como distensão abdominal. A obstrução do intestino proximal (p. ex., atresia duodenal total) causa distensão rápida do quadrante superior esquerdo do abdome. A obstrução do intestino distal causa distensão mais generalizada, variando de acordo com a localização da obstrução.

   b. A progressão normal da coluna de ar vista em uma radiografia do abdome é a seguinte: 1 h após o nascimento, o ar transpôs o estômago e alcançou o jejuno proximal; 3 h após o nascimento, o ar está no ceco; e 8 a 12 h após o nascimento, está no retossigmoide. Essa progressão é mais lenta no neonato prematuro.

E. Vômitos. As causas de vômitos são diferenciadas pela presença ou ausência de bile.

1. **Vômitos biliosos.** A ocorrência de vômito tinto de bile no recém-nascido deve ser tratada como uma emergência potencialmente fatal, pois pelo menos 20% desses neonatos necessitam de intervenção cirúrgica de emergência após a avaliação. Deve-se obter um parecer da cirurgia imediatamente. A menos que o recém-nascido esteja clinicamente instável, deve-se obter uma seriografia esôfago-estômago-duodeno (SEED) tão logo possível.

   Obstrução intestinal pode advir de malrotação com ou sem vólvulo do intestino médio; atresia duodenal, jejunal, ileal ou colônica; pâncreas anular; doença de Hirschsprung; artéria mesentérica superior aberrante; veia porta pré-duodenal; bandas peritoneais; persistência do ducto onfalomesentérico ou duplicação duodenal.

   Às vezes observam-se vômitos tintos de bile em recém-nascidos sem obstrução intestinal que têm motilidade reduzida (ver II.E.2.c). Nesses casos, os vômitos biliosos ocorrem apenas uma ou duas vezes e apresentam-se sem distensão abdominal. Contudo, um distúrbio não cirúrgico é um diagnóstico de exclusão: vômitos biliosos significam malrotação, até que se prove o contrário.

2. **Vômitos não biliosos.**

   a. Volume excessivo da alimentação.

   b. Intolerância ao leite (humano ou fórmula).

   c. Motilidade reduzida.

       i. Prematuridade.

       ii. Exposição pré-natal a $MgSO_4$ ou exposição pré-natal, intraparto ou pós-natal a narcóticos.

       iii. Sepse com íleo paralítico.

       iv. Lesão do sistema nervoso central (SNC).

   d. Lesão proximal à ampola de Vater.

       i. Estenose pilórica

       ii. Estenose duodenal superior

       iii. Pâncreas anular (raro).

F. Ausência de eliminação de mecônio. Pode ocorrer em neonatos enfermos e/ou prematuros com redução da motilidade intestinal. Também pode advir dos seguintes distúrbios:

1. Ânus imperfurado

2. Microcólon

3. Rolha de muco

4. Outras causas de obstrução intestinal.

646 Parte 13 | Cirurgia

G. Ausência de eliminação de fezes transicionais após a eliminação de mecônio.

    1. Vólvulo, outra obstrução intestinal.

    2. Malrotação.

H. Hematêmese e hematoquezia

    1. Distúrbios não cirúrgicos. Muitos pacientes com hematêmese, e a maioria daqueles com **hematoquezia** (fezes sanguinolentas), têm uma condição não cirúrgica. O diagnóstico diferencial abrange:

        a. Intolerância/alergia ao leite (em geral, alergia à proteína do leite de vaca)

        b. Instrumentação (p. ex., tubo nasogástrico, tubo endotraqueal)

        c. Sangue materno deglutido

            i. Às vezes, o recém-nascido deglute sangue materno durante o trabalho de parto e o nascimento. Essa possibilidade é confirmada pelo teste de Apt, realizado no sangue aspirado do estômago neonatal (ver XI.G. e Capítulo 43).

            ii. Em neonatos alimentados com leite materno, sangue microscópico ou macroscópico observado vários dias após o nascimento nos vômitos ou nas fezes pode decorrer de sangue deglutido durante a amamentação quando a mãe apresenta fissuras nos mamilos. A inspeção das mamas da mãe ou do leite expresso geralmente confirma essa possibilidade diagnóstica. Se esse não for o caso, aspire o conteúdo do estômago do recém-nascido após uma mamada e envie o leite recém-deglutido para um teste de Apt.

        d. Distúrbios da coagulação, inclusive coagulação intravascular disseminada (CID) e ausência de injeção de vitamina K após o nascimento (ver Capítulo 43).

    2. Condições cirúrgicas que provocam hematêmese e fezes sanguinolentas:

        a. Enterocolite necrosante (causa mais frequente de hematêmese e fezes sanguinolentas em neonatos prematuros; ver Capítulo 27)

        b. Úlceras gástricas ou duodenais (consequentes a estresse, tratamento com esteroides)

        c. Obstrução GI: sinal tardio, levanta a suspeita de ameaça ou necrose do intestino

        d. Vólvulo

        e. Intussuscepção

        f. Pólipos, hemangiomas

        g. Divertículo de Meckel

        h. Duplicações do intestino delgado

        i. Aneurisma cirsoide.

I. Massas abdominais (ver seção VIII.).

    1. Anomalias geniturinárias, incluindo distensão da bexiga (ver seção VII. e Capítulo 28)

    2. Hepatoesplenomegalia: pode ser confundida com outras massas; requer avaliação clínica.

    3. Tumores (ver VIII.).

J. Tocotraumatismo (ver Capítulo 6).

    1. Fratura de clavícula/úmero (ver Capítulo 58).

    2. Hemorragia intracraniana (ver Capítulo 54).

    3. Laceração de órgãos sólidos – fígado, baço.

    4. Transecção raquimedular com tetraplegia.

III. Lesões que originam angústia respiratória

A. Atresia de esôfago e FTE. Pelo menos 85% dos recém-nascidos com atresia de esôfago também têm FTE. Pode-se suspeitar de atresia de esôfago pura e fístula traqueoesofágica com fístula proximal na ultrassonografia pré-natal pela ausência de bolha gástrica.

    1. A **apresentação pós-natal** depende da existência ou não de uma FTE e de sua localização.

        a. Os recém-nascidos frequentemente apresentam-se com salivação excessiva e vômitos logo após as mamadas. Eles podem ter angústia respiratória em razão de:

            i. Obstrução das vias respiratórias por secreções excessivas

            ii. Aspiração de saliva e leite

Capítulo 62 | Emergências Cirúrgicas no Recém-nascido **647**

    iii. Comprometimento da capacidade respiratória dada a elevação do diafragma secundária a distensão abdominal

    iv. Refluxo do conteúdo gástrico para a parte distal do esôfago e daí para os pulmões pela fístula.

  b. Se não houver fístula ou se essa conectar a traqueia com o esôfago proximal à atresia, o exame radiográfico não detectará gás no sistema digestório, e o abdome será escafoide.

  c. FTE sem atresia de esôfago (fístula do tipo em H) é raríssima e geralmente apresenta-se após o período neonatal. O diagnóstico é sugerido por história de pneumonias frequentes ou angústia respiratória relacionada temporariamente com as refeições.

2. Diagnóstico.

  a. A **atresia de esôfago** em si é diagnosticada pela incapacidade de introduzir um cateter até o estômago. O cateter é inserido no esôfago até que se encontre resistência. Então, injeta-se ar no cateter enquanto ausculta-se (para detectar ausência de ar) sobre o estômago. O diagnóstico é confirmado por radiografias que mostram o cateter enrolado na bolsa esofágica superior. Radiografias simples podem demonstrar uma bolsa esofágica superior cega e distendida com ar, que é incapaz de seguir para o estômago. (Também podem mostrar anomalias cardíacas ou vertebrais associadas da coluna cervical ou torácica superior.) A injeção de 50 mℓ de ar no cateter sob fluoroscopia pode mostrar dilatação e relaxamento da bolsa superior, desse modo evitando a necessidade de exames com contraste.

  b. Fístula do tipo em H. Esse distúrbio muitas vezes é demonstrado pela administração de meio de contraste hidrossolúvel não iônico (Omnipaque®) durante cinefluoroscopia. O exame definitivo é composto por broncoscopia e esofagoscopia de fibra óptica combinadas, com introdução de um cateter-balão fino da traqueia para o esôfago. A fístula do tipo em H geralmente situa-se em um ponto alto da traqueia (área cervical).

3. Questões e anomalias associadas. Muitos neonatos com FTE e atresia de esôfago têm baixo peso ao nascer. Cerca de 20% deles são prematuros (cinco vezes a incidência habitual) e outros 20% são pequenos para a idade gestacional (oito vezes a incidência habitual). Pode haver outras anomalias, como anormalidades cromossômicas e a associação VACTERL: defeitos **V**ertebrais, **Â**nus imperfurado, defeitos **C**ardíacos, **FTE** com atresia de esôfago, displasia ou defeitos **R**enais ou anomalias dos membros (em inglês, *Limb*).

4. Manejo. O manejo pré-operatório visa reduzir o risco de aspiração e prevenção de distensão gasosa do sistema digestório por pressão positiva da traqueia para o esôfago.

  a. Deve-se instalar um cateter de aspiração com múltiplos orifícios terminais (Replogle®) na bolsa proximal e ligar a aspiração contínua imediatamente após o diagnóstico ser definido.

  b. A cabeceira do leito deve ser elevada em 30° para diminuir o refluxo do conteúdo gástrico para a fístula e a aspiração das secreções orais, que podem se acumular na bolsa esofágica proximal.

  c. Se possível, deve-se evitar ventilação mecânica nesses neonatos até que a fístula seja controlada porque a pressão positiva pode causar distensão abdominal acentuada, comprometendo a função respiratória. Se for necessário intubação, o caso deve ser considerado uma emergência. As diretrizes para intubação são iguais às dos outros tipos de angústia respiratória (ver Capítulo 66). O tubo endotraqueal deve ser introduzido até logo acima da carina, na esperança de obstruir o fluxo de ar pela fístula. Mais comumente, a fístula conecta-se com a traqueia próximo à carina. Deve-se ter cautela para evitar intubação acidental da fístula. Idealmente, se a ventilação mecânica for inevitável, devem-se utilizar frequência relativamente alta e pressão baixa para minorar a distensão GI. Sedação intensa deve ser evitada por comprometer o esforço respiratório espontâneo do paciente, o que produz pressão intratorácica negativa, diminuindo a passagem de ar pela fístula para o esôfago.

  d. O tratamento cirúrgico geralmente envolve a colocação imediata de um tubo de gastrostomia. Tão logo o recém-nascido tolere cirurgia adicional, secciona-se a fístula e, se possível, procede-se à anastomose primária das extremidades proximal e distal do esôfago.

  e. Muitos neonatos com atresia de esôfago são prematuros ou têm outros defeitos que tornam aconselhável adiar o reparo primário. A ventilação mecânica e o manejo nutricional podem ser difíceis nesses neonatos em razão da FTE. Eles necessitam de cuidados de enfermagem estreitos, para evitar aspiração, e de alimentação por gastrostomia com tubo G para possibilitar o crescimento até que o reparo seja possível. Em alguns casos, a fístula pode ser seccionada, com adiamento do reparo definitivo.

648 Parte 13 | Cirurgia

f. Se o recém-nascido tiver uma cardiopatia que requeira cirurgia, em geral é melhor reparar a fístula primeiro. Do contrário, a assistência ventilatória pós-operatória pode ser muito difícil.

g. O manejo de pacientes com atresia de esôfago com grande distância entre os cotos esofágicos pode ser dificílimo. Criamos um centro de referência para esses pacientes, que são tratados com técnicas inovadoras de indução de crescimento esofágico, com possibilidade de reparo primário, evitando, assim, a necessidade de interposição gástrica, colônica ou jejunal.

B. Hérnia diafragmática

1. **Anatomia.** O local mais comum é o hemitórax esquerdo, e o defeito no diafragma é posterior (forame de Bochdalek) em 70% dos recém-nascidos. Também pode ocorrer à direita, como um defeito anterior ou posterior. **Hérnia diafragmática bilateral é raríssima.**

2. **Incidência.** Acomete aproximadamente 1 em 4.000 nascidos vivos. Cinquenta por cento dessas hérnias estão associadas a outras malformações, especialmente defeitos cardíacos, do tubo neural, intestinais, esqueléticos e renais. A hérnia diafragmática está associada às trissomias do 13 e do 18 e ao cariótipo 45, XO, e foi descrita como parte das síndromes de Goldenhar, Beckwith-Wiedemann, Pierre Robin, Wolf-Hirschhorn (deleção 4p), Pallister-Killian (tetrassomia 12p), Fryns, Goltz-Gorlin e rubéola congênita. Em alguns casos, a hérnia diafragmática é familiar.

3. **Sinais e sintomas.** Os neonatos com hérnias diafragmáticas grandes geralmente se apresentam ao nascimento com cianose, angústia respiratória, abdome escafoide, murmúrio respiratório reduzido ou ausente no lado da hérnia e bulhas cardíacas deslocadas para o lado oposto à hérnia. Hérnias pequenas, hérnias no lado direito, hérnias do tipo sacular e hérnias subesternais de Morgagni podem ter uma apresentação mais sutil, manifestando-se como problemas alimentares e angústia respiratória leve. Malformações estruturais associadas incluem doença cardíaca congênita, defeitos do tubo neural, anomalias do esqueleto, atresias intestinais e anomalias renais.

4. **Diagnóstico.**

   a. Diagnóstico pré-natal. As hérnias diafragmáticas, com frequência, surgem após a ultrassonografia pré-natal rotineira de 16 semanas; portanto, muitos dos casos não são diagnosticados *in utero*. O aparecimento de polidrâmnio pode suscitar uma ultrassonografia fetal subsequente, que detectará a hérnia diafragmática. O diagnóstico em idade gestacional baixa correlaciona-se a prognóstico pior devido à gravidade do distúrbio. Contudo, a vantagem do diagnóstico pré-natal quanto ao prognóstico é possibilitar o nascimento em um centro equipado para otimizar as chances de sobrevida. Se o parto antes do termo for provável, deve-se avaliar a maturidade pulmonar fetal para analisar a necessidade de terapia materna com betametasona (ver Capítulo 33). O achado do fígado na cavidade torácica correlaciona-se a maior intensidade e pior prognóstico. A razão pulmão:cabeça (RPC) pode ser medida no período pré-natal e, em mãos hábeis, ajuda a predizer a gravidade do defeito e a orientar o tratamento inicial. Em nossa instituição, não há sobreviventes com RPC inferior a 1. Para RPC superior a 1,4, a taxa de sobrevida é de 100%, e para uma RPC entre 1 e 1,4, a taxa de sobrevida é de 38% com necessidade elevada de oxigenação por membrana extracorpórea (ECMO). Os trabalhos iniciais sugeriram que os volumes pulmonares relativos, medidos por RM, podem ter papel importante na predição do risco de morbidade e de mortalidade. Quanto menor o volume pulmonar percentual previsto (VPPP), mais alto é o risco.

   b. Diagnóstico pós-natal. O diagnóstico é definido ou confirmado por radiografias. Em razão da possibilidade de desvio cardiotímico acentuado, deve-se posicionar um marcador radiopaco em um lado do tórax, a fim de auxiliar a interpretação da radiografia.

   c. Diagnóstico diferencial. Eventração diafragmática, malformação adenomatoide cística congênita, sequestro pulmonar e cisto broncogênico.

5. **Tratamento.**

   a. Os casos graves que foram diagnosticados antes do nascimento podem ser mais bem assistidos com parto pelo procedimento EXIT, com instituição imediata de ECMO (ver Capítulo 39). Essa abordagem requer equipe multiprofissional formada por obstetras, anestesiologistas especializados, cirurgiões, neonatologistas, enfermeiros, terapeutas respiratórios e técnicos de ECMO atuando em um centro especializado. Anestesia geral profunda é fornecida à mãe, garantindo anestesia fetal. Realiza-se laparotomia materna, com exposição do útero, que deve estar extremamente hipotônico por

Capítulo 62 | Emergências Cirúrgicas no Recém-nascido **649**

causa da anestesia. O sangramento é minorado pelo uso de um dispositivo especial para abrir o útero que simultaneamente realiza uma incisão de toda a espessura do útero e instala clipes hemostáticos ao longo da incisão.

O feto é, então, parcialmente removido pela abertura uterina. Um transdutor de oxímetro de pulso é colocado na mão fetal para possibilitar o monitoramento direto da frequência cardíaca e da saturação de oxigênio, a qual é mantida em níveis fetais de aproximadamente 60%. Se a saturação subir demais, os vasos umbilicais se contraem e a irrigação sanguínea umbilical diminui. O monitoramento pode ser aumentado por palpação do pulso umbilical.

Em seguida, o feto é intubado e avaliado. Toma-se uma decisão sobre a conveniência de concluir o parto nesse momento e institui-se o tratamento adicional conforme apresentado anteriormente (ver III.B.5.b e c). Se o estado fetal não melhorar após a intubação ou se a hérnia diafragmática for sabidamente grave, pode-se utilizar o procedimento EXIT como uma ponte para a instituição imediata de ECMO. Depois que o feto for parcialmente removido do útero, o cirurgião pode expor os principais vasos do pescoço e inserir os cateteres de ECMO. O equipamento de ECMO portátil trazido para o centro cirúrgico é, então, utilizado durante o transporte até a unidade de terapia intensiva ou durante a cirurgia subsequente do recém-nascido.

b. Intubação. Todos os neonatos devem ser intubados imediatamente após o parto se o defeito já for conhecido ou no momento do diagnóstico pós-natal. A ventilação com ambu e máscara é contraindicada. Imediatamente após a intubação, deve-se inserir um tubo nasogástrico calibroso do tipo *sump* e conectá-lo à aspiração **contínua**. É preciso cuidado na ventilação assistida para manter as pressões inspiratórias baixas, a fim de evitar lesão ou ruptura do pulmão contralateral. Cateteres venosos e arteriais periféricos são preferíveis, pois os cateteres umbilicais podem ter de ser removidos durante a cirurgia. No entanto, se os cateteres umbilicais forem o único acesso prático, esses devem ser utilizados no início. Deve-se evitar sedação profunda porque o esforço respiratório espontâneo possibilita o uso do modo de ventilação de suporte pressórico, o qual verificamos que induz a menor barotrauma.

c. O manejo pré-operatório visa evitar barotrauma e minorar a hipertensão pulmonar. Assim sendo, hipercapnia permissiva é a abordagem respiratória preferível, porém o modo de ventilação permanece controverso, incluindo o papel da ventilação de alta frequência. A prevenção de hipoxia e de acidose ajuda a reduzir a hipertensão pulmonar. O óxido nítrico inalante não se mostrou capaz de reduzir a necessidade de ECMO, mas seu papel na redução da sobrecarga cardíaca direita pode ser benéfico. O valor do surfactante exógeno ainda é motivo de controvérsia.

6. O **reparo cirúrgico** se dá pelo abdome ou tórax, com redução do intestino para a cavidade abdominal.

7. **Taxa de mortalidade e prognóstico.**

   a. A taxa de mortalidade das hérnias diafragmáticas está relacionada principalmente com os defeitos associados, especialmente hipoplasia pulmonar e cardiopatia congênita. Nossa sobrevida local atualmente é superior a 90% para neonatos sem cardiopatia congênita (CPC) associada. O reparo do defeito propriamente dito é relativamente simples; a hipoplasia pulmonar subjacente e a hipertensão pulmonar são os principais responsáveis pela taxa de mortalidade global (ver Capítulo 36).

   b. Prognóstico. Os fatores associados a melhor prognóstico são herniação do intestino para o tórax após o 2° trimestre, ausência de herniação hepática e ausência de anomalias coexistentes, sobretudo cardíacas. As tensões de oxigênio (P_{O_2}) e de dióxido de carbono (P_{CO_2}) iniciais são preditivas do prognóstico. Ademais, quanto mais tarde for o início dos sinais e sintomas pós-natais, mais alta a taxa de sobrevida.

C. Outras causas mecânicas de angústia respiratória

1. **Atresia das cóanas.** A atresia bilateral apresenta-se na sala de parto como angústia respiratória que cessa durante o choro. Os lactentes respiram obrigatoriamente pelo nariz até aproximadamente 4 meses de idade. Um acesso respiratório oral constitui tratamento inicial efetivo. O tratamento definitivo inclui a abertura de um orifício através da lâmina óssea, o que em alguns casos pode ser realizado com *laser*.

2. A **anomalia de Robin** (síndrome de Pierre Robin) consiste em hipoplasia da mandíbula associada a uma fenda palatina secundária em forma de "U" na linha média. Com frequência, a língua oclui

650 Parte 13 | Cirurgia

as vias respiratórias, causando obstrução. A posição em decúbito ventral ou tração da língua para a frente alivia a obstrução. Tais neonatos frequentemente melhoram após a introdução de um tubo nasofaríngeo ou endotraqueal. Se o recém-nascido puder ser assistido por alguns dias, ele às vezes se adapta, e procedimentos agressivos serão evitados. Em alguns casos, a glossopexia ou a distração mandibular conseguem evitar a necessidade de traqueostomia ou possibilita a descanulação mais cedo. Um alimentador especial (Breck) facilita a alimentação oral do recém-nascido, mas gastrostomia pode ser necessária. Os neonatos gravemente acometidos precisarão de traqueostomia e gastrostomia.

3. **Fendas laringotraqueais.** A extensão da fenda determina os sinais e sintomas. O diagnóstico é definido por instilação de material de contraste no esôfago e confirmado por broncoscopia. Neonatos muitos enfermos são submetidos à broncoscopia imediata sem exames contrastados.

4. **Membrana ocluindo a laringe.** A perfuração da membrana laríngea por um tubo endotraqueal rígido ou broncoscópio pode salvar a vida do recém-nascido.

5. **Agenesia traqueal.** Suspeita-se dessa lesão rara quando não se consegue introduzir um tubo até a traqueia. O recém-nascido ventila por meio de brônquios que se abrem no esôfago. O diagnóstico baseia-se na instilação de material de contraste no esôfago e na broncoscopia. O prognóstico é reservado, pois a reconstrução da traqueia é difícil.

6. O **enfisema lobar congênito** pode advir de malformação, um cisto no brônquio ou um tampão mucoso ou meconial no brônquio. Tais lesões causam aprisionamento de ar, compressão das estruturas circundantes e angústia respiratória. Pode haver malformação primária do lobo (lobo polialveolar). Hiperdistensão por ventilação mecânica pode causar enfisema lobar. A compressão extrínseca de um brônquio também pode causar obstrução. Os lobos inferiores em geral são relativamente poupados. O diagnóstico baseia-se na radiografia de tórax.

   a. A **ventilação de alta frequência** pode possibilitar a resolução do enfisema lobar (ver Capítulo 29).

   b. **Intubação seletiva.** Após o parecer de um cirurgião, pode-se tentar a intubação seletiva do brônquio oposto no esforço de descomprimir o lobo enfisematoso, caso acredite-se que a causa seja hiperinsuflação. Em geral, deve ser vista como medida contemporizadora e não deve ser empregada por mais que algumas horas. Muitos neonatos não toleram esse procedimento, dada a hiperdistensão do pulmão ventilado e a desigualdade de V:Q profunda; portanto, deve ser realizada e monitorada com cuidado. Raramente, a intubação seletiva é bem-sucedida e o enfisema lobar não recorre. Muito mais comumente, ainda que a intubação seletiva seja útil no início, o recém-nascido evolui para recorrência e progressão do enfisema e comprometimento respiratório adicional. Em alguns casos, a aspiração seletiva do brônquio no lado do enfisema remove o muco ou mecônio obstrutivo.

   c. **Broncoscopia, ressecção.** Se o neonato estiver sintomático e as medidas conservadoras falharem, deve-se realizar broncoscopia para remover qualquer material obstrutivo ou romper um cisto broncogênico. Se esse procedimento falhar, deve-se considerar a ressecção cirúrgica do lobo acometido.

7. A **malformação adenomatoide cística e o sequestro pulmonar** podem ser confundidos com hérnia diafragmática. A angústia respiratória está relacionada com o efeito expansivo sobre o pulmão íntegro. Essa malformação pode causar desvio das estruturas mediastinais.

8. **Anéis vasculares.** A sintomatologia dos anéis vasculares depende da anatomia do anel. Pode haver manifestações respiratórias (estridor) e GI (vômitos, disfagia). Um deglutograma confirma o diagnóstico. Tomografia computadorizada (TC) ou ressonância magnética (RM) podem ser úteis para delinear com mais clareza a anatomia, em especial em caso de duplo arco aórtico. Um ecocardiograma pode ser necessário para descartar anomalias intracardíacas. Broncoscopia pode ser útil se houver suspeita de estenose traqueal.

IV. Lesões que originam obstrução intestinal.
A lesão mais crítica a ser excluída é a malrotação com vólvulo do intestino médio. Todos os pacientes suspeitos de obstrução intestinal devem ter um cateter nasogástrico do tipo *sump* instalado para realizar aspiração contínua imediatamente. Todo neonato com obstrução GI corre risco mais alto de hiperbilirrubinemia exacerbada por causa do aumento da circulação êntero-hepática.

Capítulo 62 | Emergências Cirúrgicas no Recém-nascido **651**

A. Obstrução mecânica congênita

1. Os tipos intrínsecos incluem atresia, estenose, estenose hipertrófica do piloro, cistos no lúmen intestinal e ânus imperfurado.
2. As formas extrínsecas de obstrução mecânica congênita incluem bandas peritoneais congênitas com ou sem malrotação, pâncreas anular, duplicações do intestino, vasos aberrantes (em geral, a artéria mesentérica ou veia porta pré-duodenal), hidrometrocolpo e bandas obstrutivas (persistência do ducto onfalomesentérico).

B. Obstrução mecânica adquirida

1. Malrotação com vólvulo.
2. Intussuscepção; não é habitual no período neonatal.
3. Aderências peritoneais.

   a. Após peritonite meconial.
   b. Após cirurgia abdominal.
   c. Idiopáticas.

4. Trombose mesentérica.
5. Estreitamentos secundários a enterocolite necrosante.
6. Hérnia inguinal encarcerada (relativamente comum em neonatos prematuros).
7. Formação de concreções intestinais anormais não associadas à fibrose cística.

C. Obstrução intestinal funcional é a principal causa de obstrução intestinal vista na unidade neonatal.

1. Motilidade intestinal imatura.
2. Defeito da inervação (doença de Hirschsprung) ou outros defeitos intrínsecos na parede intestinal.
3. Íleo paralítico.

   a. Induzido por medicamentos.
      i. Narcóticos (exposições pré ou pós-natal).
      ii. Hipermagnesemia decorrente de exposição pré-natal a sulfato de magnésio.
   b. Íleo séptico.

4. Íleo meconial, rolha de mecônio e síndrome do cólon esquerdo pequeno
5. Distúrbios endócrinos (p. ex., hipotireoidismo)

D. As **etiologias mais comuns** de obstrução GI merecem descrição mais detalhada.

1. Estenose pilórica: em geral, apresenta-se com vômitos não biliosos após 2 a 3 semanas de idade, mas pode ocorrer na primeira semana de vida. O exame radiográfico mostra um estômago grande com pouco ou nenhum gás distal ao duodeno. Com frequência, a massa pilórica, ou "oliva", é impalpável no recém-nascido, que pode apresentar icterícia e hematêmese associadas. De modo geral, o diagnóstico pode ser confirmado por ultrassonografia, o que limita a necessidade de seriografia esôfago-estômago-duodeno e a consequente exposição à radiação.

2. Atresia duodenal: 70% dos casos têm outras malformações associadas, incluindo síndrome de Down, anomalias cardiovasculares (CV) e anomalias GI como pâncreas anular, atresia de esôfago, malrotação do intestino delgado, atresias do intestino delgado e ânus imperfurado.

   a. Pode haver história de polidrâmnio.
   b. É comumente diagnosticada no período pré-natal por ultrassonografia.
   c. Vômitos de material bilioso geralmente começam algumas horas após o nascimento.
   d. A distensão abdominal limita-se à parte superior do abdome.
   e. O neonato pode eliminar mecônio nas primeiras 24 horas de vida; então, as evacuações cessam.
   f. O diagnóstico é sugerido se a aspiração do estômago fornecer mais de 30 mℓ de conteúdo gástrico antes da alimentação.
   g. Uma radiografia simples do abdome mostra ar no estômago e na parte superior do abdome ("dupla bolha"), sem ar nos intestinos delgado ou grosso. Radiografias contrastadas do intestino proximal não são obrigatórias.
   h. O manejo pré-operatório inclui descompressão com aspiração por tubo nasogástrico.

3. Atresias jejunais e ileais. A maioria é resultado de acidentes vasculares intrauterinos, mas cerca de 15 a 30% estão associadas à fibrose cística; esses pacientes também devem ser submetidos à triagem (ver IV.D.4.c).

652 Parte 13 | Cirurgia

4. Íleo meconial é uma causa frequente de peritonite meconial. Ao contrário da maioria das outras etiologias de obstrução em que radiografias de abdome nas posições deitada e em pé revelam níveis líquidos, nos casos de íleo meconial não perfurado, o intestino distendido pode ter aspecto granuloso ou mostrar diminutas bolhas intercaladas com mecônio.

   a. Não há eliminação de mecônio pelo reto, mesmo após estimulação digital.

   b. Noventa por cento dos neonatos com íleo meconial têm fibrose cística. Pode-se utilizar amostra de sangue ou escovado da mucosa bucal para análise do DNA para a triagem da fibrose cística, se a triagem natal ou pré-natal não tiver sido feita. Se os resultados forem negativos ou duvidosos, ou se o recém-nascido pesar mais de 2 kg e tiver supostamente mais de 2 semanas de vida (mas com certeza mais de 3 dias), deve-se realizar um teste do suor. Os testes do suor em neonatos mais jovens ou menores correm o risco de obter resultados falso-positivos dado o alto conteúdo de NaCl do suor de recém-nascidos, bem como resultados falso-negativos ou não interpretáveis quando se obtém volume inadequado de suor.

   c. Casos raros (familiares e não familiares) de íleo meconial não estão associados à fibrose cística.

   d. A descompressão com aspiração nasogástrica contínua diminui a distensão adicional. Clisteres opacos podem ser diagnósticos e terapêuticos. Pode-se utilizar diatrizoato de meglumina (Gastrografin®) ou diatrizoato sódico (Hypaque®) em um recém-nascido hidratado adequadamente. O diatrizoato de meglumina frequentemente é diluído 1:4 antes do uso. Uma vez que esses dois agentes de contraste são hipertônicos, o recém-nascido deve começar o procedimento bem hidratado, e deve-se dar atenção especial ao balanço hídrico após o procedimento. Se o diagnóstico for certo e o neonato estiver estável, podem-se administrar enemas terapêuticos repetidos na tentativa de aliviar a impacção.

   e. Tratamento cirúrgico é necessário se o clister opaco não aliviar a obstrução.

   f. O microcólon distal à atresia costuma dilatar-se espontaneamente com o uso.

5. **Ânus imperfurado.** Cinquenta por cento dos casos têm outras anomalias, incluindo as da associação VACTERL. Os neonatos com ânus imperfurado podem eliminar mecônio se existir uma fístula retovaginal ou retourinária. A fístula é encontrada em 80 a 90% dos homens e em 95% das mulheres. Pode levar até 24 h para que a fístula se torne evidente. A existência ou não de uma fístula visível no períneo é a distinção crucial para o diagnóstico e o manejo do ânus imperfurado.

   a. **Fístula perineal.** Pode-se visualizar mecônio no períneo. Pode-se encontrá-lo nas pregas rugosas ou na bolsa escrotal em meninos e na vagina em meninas. A fístula pode ser dilatada para viabilizar a passagem de mecônio, a fim de aliviar temporariamente a obstrução intestinal. Quando o lactente está além do período neonatal, em geral pode-se realizar reparo primário do ânus imperfurado.

   b. **Ausência de fístula perineal.** Pode haver uma fístula que entra no sistema urinário ou, em meninas, na vagina. O achado de partículas de mecônio na urina confirma o diagnóstico de fístula retovesical. O exame vaginal com um espéculo nasal ou cistoscópio pode revelar a fístula. Uma cistografia pode detectar a fístula e documentar o nível do reto distal, o qual pode também ser definido pela ultrassonografia. Uma colostomia temporária pode ser necessária em neonatos com ânus imperfurado sem fístula perineal. Em algumas instituições, atualmente se realiza o reparo primário desses neonatos sem colostomia.

6. **Vólvulo com ou sem malrotação do intestino.**

   a. A malrotação pode estar associada a outras anormalidades GI, como hérnia diafragmática, pâncreas anular e atresias intestinais, e sempre é encontrada na presença de onfalocele.

   b. Se desenvolver-se durante a vida fetal, esse distúrbio pode levar ao aparecimento, no exame radiográfico, de uma grande sombra calcificada no meio do abdome; esse achado resulta de calcificação do mecônio no segmento de intestino necrótico.

   c. Após o nascimento, há início súbito de vômitos biliosos em recém-nascido que eliminou fezes normais. Malrotação como causa de obstrução intestinal é uma emergência cirúrgica, porque a viabilidade intestinal está ameaçada. **Vômitos biliosos resultam de malrotação, até prova em contrário.**

   d. Se o nível de obstrução for alto, pode não haver distensão abdominal significativa.

   e. Com frequência há sinais de choque e sepse.

   f. As radiografias simples frequentemente mostram dilatação do intestino delgado, embora uma radiografia normal não exclua malrotação, a qual pode ser intermitente.

Capítulo 62 | Emergências Cirúrgicas no Recém-nascido **653**

g. Se houver malrotação, o clister opaco pode mostrar incapacidade do bário de avançar além do cólon transverso ou delinear o ceco em posição anormal.

h. O exame de escolha é uma seriografia esôfago-estômago-duodeno, especificamente para pesquisar ausência ou posição anormal do ligamento de Treitz, o que confirma o diagnóstico de malrotação.

7. O **pâncreas anular** pode ser não obstrutivo, mas associado a atresia ou estenose duodenal. Apresenta-se como obstrução intestinal alta.

8. **Hidrometrocolpo.** Nesse distúrbio raro, uma membrana ao longo da vagina impede a drenagem de líquido, e o resultante acúmulo causa distensão do útero e da vagina.

   a. O hímen é abaulado.

   b. As secreções acumuladas no útero podem causar obstrução intestinal por compressão do intestino.

   c. Por sua vez, a obstrução intestinal pode causar peritonite meconial ou hidronefrose.

   d. Podem-se observar edema e cianose dos membros inferiores.

   e. Se o hidrometrocolpo não for diagnosticado ao nascimento, as secreções diminuirão, o abaulamento desaparecerá e o diagnóstico será retardado até a puberdade.

9. **Síndrome do tampão meconial e mucoso.** É observada em neonatos prematuros ou enfermos (ver II.F.), e naqueles com imaturidade funcional do intestino com cólon esquerdo pequeno, como em recém-nascidos de mães diabéticas ou naqueles com doença de Hirschsprung (ver IV.D.10). Deve-se sempre excluir a hipótese de fibrose cística. O tratamento pode consistir simplesmente em um supositório de glicerina, enemas de solução salina morna a 0,45% (5 a 10 mℓ/kg) e estimulação retal com cateter de borracha macio. Em geral, e se essas manobras falharem, um clister opaco com material de contraste hiperosmolar pode ser diagnóstico e terapêutico. Um padrão normal de evacuações deve suceder a eliminação de um tampão.

10. **Doença de Hirschsprung.** Deve ser suspeitada em todo recém-nascido que não elimina mecônio espontaneamente nas primeiras 24 a 48 horas de vida e que apresenta distensão aliviada por estimulação retal. A suspeita é especialmente forte se o recém-nascido não for prematuro nem tiver mãe diabética. Deve-se considerar o diagnóstico até que o desenvolvimento futuro demonstre função intestinal normal persistente.

    a. Quando o diagnóstico é suspeitado, envidam-se todos os esforços para excluí-lo ou confirmá-lo. Se o diagnóstico for aventado, mas parecer muito improvável, os pais que estão levando o recém-nascido para o lar precisam compreender a importância de comunicar imediatamente qualquer obstipação, diarreia, recusa alimentar, distensão, letargia ou febre. A evolução para megacolo tóxico pode ser fatal.

    b. O clister opaco frequentemente não revela a típica zona de transição no recém-nascido, mas uma radiografia de acompanhamento 24 horas após o exame inicial pode mostrar retenção do meio de contraste.

    c. A biopsia retal é realizada para confirmar o diagnóstico. Se a suspeita for relativamente baixa, uma biopsia de sucção é útil, pois o achado de células ganglionares na zona da submucosa exclui o diagnóstico. Se o índice de suspeição for alto, ou se a biopsia de sucção for positiva, uma biopsia retal formal de espessura total é o método diagnóstico definitivo. A ausência de células ganglionares e axônios não mielinizados hipertróficos confirma o diagnóstico. Testes histoquímicos nas amostras de biopsia mostram aumento de acetilcolina.

    d. A obstipação pode ser aliviada por irrigações retais delicadas com solução salina morna. Se o paciente tiver realizado clister opaco, lavagens retais delicadas com solução salina ajudam a remover o ar e o bário retidos. Após a descompressão abdominal, pode-se oferecer alimentação.

    e. Os recém-nascidos necessitam de intervenção cirúrgica quando o diagnóstico é definido. A anorretoplastia primária é, em geral, possível para fins de correção, evitando a necessidade de colostomia. Em muitas instituições, colostomia é o procedimento padrão, e é sempre indicada quando houver enterocolite ou quando a descompressão adequada não for alcançada. O reparo definitivo é adiado até que o lactente alcance tamanho e estabilidade adequados.

    f. Mesmo depois da retirada do segmento aganglionar, o intestino remanescente não é totalmente normal. Nesses pacientes persiste o risco de constipação intestinal, encoprese e até mesmo de enterocolite potencialmente fatal.

654 Parte 13 | Cirurgia

V. Outros problemas cirúrgicos

A. Apendicite é raríssima em recém-nascidos. Sua apresentação pode ser com pneumoperitônio. O apêndice geralmente perfura antes de o diagnóstico ser feito; portanto, o neonato pode apresentar-se com obstrução intestinal, sepse ou até mesmo CIVD relacionada com a infecção intra-abdominal. Deve-se excluir a possibilidade de doença de Hirschsprung.

B. Onfalocele. O saco pode estar intacto ou roto. Com frequência, o diagnóstico é definido por ultrassonografia pré-natal. O parto cesáreo pode evitar a ruptura do saco, mas não é indicado especificamente, a menos que o defeito seja grande (superior a 5 cm) ou contenha o fígado.

1. Saco intacto. O tratamento de emergência inclui:

   a. Utilize produtos sem látex, incluindo as luvas.

   b. Instale tubo nasogástrico do tipo *sump* com aspiração contínua.

   c. É preferível dispor o conteúdo intestinal dentro de uma bolsa intestinal (p. ex., Vi-Drape Isolation Bag®), pois é o material menos abrasivo. Do contrário, cubra o saco com gaze embebida em solução salina morna e o envolva sobre o abdome com gaze de Kling e cubra com atadura plástica de modo a sustentar as vísceras intestinais sobre a parede abdominal, tendo grande cuidado para garantir que não haja interrupção do suprimento sanguíneo mesentérico.

   d. Não tente reduzir o saco porque a manobra pode rompê-lo, interferir no retorno venoso do saco ou causar comprometimento respiratório.

   e. A viabilidade intestinal pode ser comprometida se o defeito na parede abdominal for pequeno ou se houver obstrução de um segmento do intestino eviscerado. Nessas circunstâncias, antes da transferência, deve-se aumentar o defeito por meio de incisão no abdome em direção cefálica ou caudal, a fim de aliviar as vísceras estranguladas.

   f. Mantenha o bebê aquecido e envolva-o totalmente em cobertores para impedir perda de calor.

   g. Instale acesso intravenoso confiável em um dos membros superiores.

   h. Monitore a temperatura e o pH.

   i. Institua antibióticos de amplo espectro (ampicilina e gentamicina).

   j. Obtenha parecer da cirurgia; o tratamento cirúrgico definitivo deve ser adiado até que o neonato esteja estabilizado. Na presença de outras anormalidades mais sérias (respiratórias ou cardíacas), o tratamento definitivo pode ser adiado enquanto o saco permanecer intacto.

2. **Saco roto.** A assistência é igual à do texto precedente para o saco intacto, exceto que a cirurgia é uma emergência mais premente.

3. Como até 80% têm anomalias associadas, o exame físico deve incluir uma pesquisa cuidadosa de características fenotípicas de defeitos cromossômicos e cardiopatias congênitas, defeitos geniturinários como extrofia da cloaca e anomalias craniofaciais, musculoesqueléticas, vertebrais ou dos membros. A síndrome de Beckwith-Wiedemann inclui onfalocele, macroglossia, hemi-hipertrofia e hipoglicemia.

C. A **gastrósquise**, por definição, não contém saco e o intestino é eviscerado.

1. Na gastrósquise não complicada, não há vantagem de uma via específica de parto, mas recomenda-se a cesariana nas lesões extensas ou nos casos de exposição hepática. O manejo pré-operatório é igual ao da onfalocele com ruptura do saco (ver V.B.2).

2. Obtenha avaliação cirúrgica imediata.

3. De 8 a 16% desses lactentes apresentam outras anomalias gastrintestinais, entre as quais vólvulo, atresias, estenose ou perfuração intestinal.

4. Ao contrário da onfalocele, a gastrósquise não está comumente associada a anomalias não relacionadas com o trato GI.

VI. Distúrbios renais (ver Capítulo 28)

A. Anormalidades geniturinárias. A primeira micção deve ser registrada em todos os neonatos. Cerca de 90% dos neonatos urinam nas primeiras 24 horas de vida, e 99%, nas primeiras 48 horas. As anormalidades geniturinárias devem ser suspeitadas em recém-nascidos com distensão abdominal, ascite, massas

Capítulo 62 | Emergências Cirúrgicas no Recém-nascido **655**

nos flancos, distensão persistente da bexiga, bacteriúria, piúria ou atraso do crescimento. Os meninos que exibem esses sinais e sintomas devem ser observados quanto ao padrão normal de micção.

1. Válvulas de uretra posterior podem causar obstrução.
2. A trombose venosa renal deve ser considerada no contexto de hematúria com uma massa no flanco. É mais comum nas crianças cujas mães são diabéticas.

    a. A ultrassonografia renal mostra inicialmente um rim grande no lado da trombose. O tamanho do rim se normaliza durante as semanas ou os meses seguintes.

    b. A ultrassonografia com Doppler mostra redução ou ausência de fluxo sanguíneo para o rim acometido.

    c. O tratamento atual na maioria dos centros começa com cuidados clínicos na esperança de evitar a cirurgia. A heparina geralmente não é indicada, mas seu uso foi preconizado por alguns (ver Capítulos 28 e 44).

3. **Extrofia da bexiga.** Abrange desde epispadia a extrusão completa da bexiga sobre a parede abdominal. A maioria dos centros tenta reposicionar a bexiga dentro da pelve nas primeiras 48 horas de vida.

    a. **Manejo pré-operatório.**
        i. Use uma gaze úmida de trama fina ou gaze impregnada com vaselina para cobrir a bexiga exposta.
        ii. Transporte o neonato até uma instituição que ofereça tratamento definitivo tão logo possível.
        iii. Obtenha ultrassonografia renal.

    b. **Manejo intraoperatório.** O tratamento cirúrgico da extrofia da bexiga inclui o reposicionamento da bexiga dentro da pelve para preservar a função vesical. A sínfise púbica é aproximada. O pênis é alongado. Osteotomias ilíacas são desnecessárias, se o reparo for realizado dentro de 48 horas. Não se realiza qualquer tentativa de tornar a bexiga continente nesse procedimento inicial.

4. A **extrofia da cloaca** é uma anomalia gastrintestinal e geniturinária complexa que compreende fissura vesicointestinal, onfalocele, extrofia da bexiga, cólon hipoplásico, ânus imperfurado, ausência da vagina nas meninas e microfalo nos meninos.

    a. **Manejo pré-operatório.**
        i. **Atribuição do sexo.** É cirurgicamente mais fácil criar uma menina fenotípica, seja qual for o genótipo. A compreensão dos efeitos psicológicos a longo prazo dessa prática tornou essa decisão extremamente controversa, e nenhuma abordagem é correta para todos os pacientes. Um parecer da endocrinologia é fundamental durante a decisão de atribuir o sexo fenotípico (ver Capítulo 61), e as decisões devem ser tomadas apenas após uma reunião, incluindo pais, urologista, cirurgião, endocrinologista, neonatologista e conselheiros apropriados.
        ii. A aspiração nasogástrica alivia a obstrução intestinal parcial. O neonato excreta fezes por uma fissura vesicointestinal que muitas vezes está parcialmente obstruída.
        iii. Uma série de cirurgias complexas deve ser executada em estágios para alcançar os resultados mais satisfatórios.

    b. **Manejo cirúrgico.**
        i. O procedimento inicial concentra-se na separação dos sistemas gastrintestinal e geniturinário. As hemibexigas são unidas por sutura e fechadas. Cria-se uma colostomia e fecha-se a onfalocele.
        ii. Os estágios posteriores concentram-se na reconstrução da bexiga, muitas vezes exigindo a ampliação com uso do intestino ou do estômago.
        iii. Os procedimentos subsequentes destinam-se a reduzir o número de estomas e a criar os órgãos genitais, embora isso ainda seja controverso.

VII. Tumores

A. Os **teratomas** são o tumor mais comum no período neonatal. Embora sejam encontrados mais comumente na área sacrococcígea, podem surgir em qualquer local, incluindo a área retroperitoneal ou os ovários. Cerca de 10% contêm elementos malignos. Em muitos casos, define-se o diagnóstico pré-natal por ultrassonografia. No período pré-natal, devem-se considerar as possibilidades de distocia e comprometimento das vias respiratórias. Massas comprometendo as vias respiratórias foram tratadas com sucesso pelo

656 Parte 13 | Cirurgia

procedimento EXIT (ver III.B.5.a) com estabelecimento de uma via respiratória antes do nascimento completo do neonato.

Após o parto, a avaliação pode incluir exame retal, ultrassonografia, TC, RM e medições da alfafetoproteína e betagonadotropina coriônica humana séricas. As radiografias com frequência revelam calcificações. Perda excessiva de calor e aprisionamento de plaquetas são complicações possíveis.

B. O **neuroblastoma** é o tumor neonatal maligno mais comum, respondendo por cerca de 50% dos casos. É irregular, de consistência pétrea e seu tamanho varia de diminuto a maciço. Existem muitos locais de origem; a região suprarrenal-retroperitoneal é o mais comum. Em raros casos, o tumor causa hipertensão ou diarreia pela liberação de subprodutos tumorais, especialmente catecolaminas ou peptídios vasointestinais. Devem-se mensurar os níveis séricos de catecolaminas e seus metabólitos. Calcificações muitas vezes podem ser detectadas em radiografias simples. A ultrassonografia é o exame complementar mais útil. O diagnóstico pré-natal por ultrassonografia encerra melhor prognóstico. Deve-se ressaltar que muitos neuroblastomas diagnosticados no período pré-natal resolvem-se espontaneamente antes do nascimento.

C. O **tumor de Wilms** é o segundo tumor maligno mais comum no recém-nascido. Apresenta-se como massa plana e lisa e pode ser bilateral. Deve-se palpar a massa delicadamente, a fim de evitar ruptura. A ultrassonografia é o exame complementar mais útil.

D. **Sarcoma botrioide.** Esse tumor semelhante a um cacho de uvas origina-se da borda da vulva ou vagina. Pode ser pequeno e, desse modo, confundido com um apêndice vaginal posterior normal. A urografia excretora é um exame pré-operatório importante, especialmente para não confundir a lesão com uma ureterocele obstrutiva.

E. **Outros** tumores incluem hemangiomas, linfangiomas, hepatoblastomas, hepatomas, hamartomas e nefromas.

VIII. Massas abdominais

A. As massas **renais** (ver VI. e o Capítulo 28) são a etiologia mais comum: rins policísticos, rim displásico multicístico, hidronefrose e trombose venosa renal.

B. **Outras** causas de massas abdominais incluem tumores (ver seção VII.), hemorragia suprarrenal, tumor ou cistos ovarianos, cisto de pâncreas, cisto de colédoco, hidrometrocolpo, cisto mesentérico ou omental, duplicações intestinais, hepatoesplenomegalia.

IX. Hérnia inguinal. É encontrada em 5% dos neonatos prematuros com peso inferior a 1.500 g e em até
30% daqueles que pesam abaixo de 1.000 g ao nascimento. É mais comum em recém-nascidos pequenos para a idade gestacional e em meninos. Em meninas, o ovário muitas vezes está dentro do saco.

A. **Reparo cirúrgico.** O reparo da hérnia inguinal é a cirurgia mais comum realizada em neonatos prematuros. Em geral, as hérnias nessa população de pacientes podem ser reparadas logo antes da alta para o lar se elas forem facilmente redutíveis e não causarem outros problemas.

    1. **Reparo antes da alta.** Em recém-nascido a termo, o reparo deve ser marcado quando o diagnóstico é definido. Para recém-nascidos prematuros estáveis, o reparo é normalmente adiado até a proximidade da alta, assim os pacientes deixam o hospital sem o risco de encarceramento. Uma hérnia encarcerada geralmente pode ser reduzida por sedação, compressão firme e constante e elevação dos pés. Se a hérnia esteve encarcerada, deve-se repará-la tão logo o edema se resolva. A cirurgia pode ser difícil e deve ser realizada por um cirurgião pediátrico experiente. O uso da raquianestesia simplificou o manejo pós-operatório dos recém-nascidos com problemas respiratórios. Como esses pacientes frequentemente apresentam apneia pós-operatória, eles devem ser monitorados no hospital por no mínimo 24 horas após a cirurgia.

    2. **Reparo após a alta.** Os neonatos com doença pulmonar significativa, como displasia broncopulmonar, muitas vezes são operados em uma época subsequente, quando seu estado respiratório tiver melhorado. Às vezes, concordamos que pais bem orientados levem seus recém-nascidos para o lar e, depois, os reinternem para o reparo. Os riscos e benefícios dessa opção devem ser ponderados cuidadosamente, pois há um risco real de encarceramento da hérnia no lar.

X. Tumefação escrotal aguda

A. O diagnóstico diferencial inclui:

1. **Torção testicular.** Cerca de 70% dos casos de torção testicular diagnosticados no período neonatal realmente ocorrem antes do nascimento. No recém-nascido, a torção testicular geralmente é extravaginal (a torção ocorre fora da túnica vaginal) e é causada por fixação incompleta do gubernáculo ao testículo, possibilitando torção e infarto.

   a. **O diagnóstico é definido pelo exame físico.** O testículo costuma ser indolor, firme, endurecido e tumefato com uma tonalidade levemente azulada ou escura no lado afetado da bolsa escrotal. Se a torção for aguda, em vez de prolongada, há dor extrema à palpação. O testículo pode ter uma posição transversa ou elevada. A pele sobrejacente, limitada à bolsa escrotal, pode ser eritematosa ou edematosa. A transiluminação é negativa, e o reflexo cremastérico está ausente. A ultrassonografia com exame do fluxo por doppler é útil se disponível, porém o exame não deve adiar o encaminhamento à cirurgia se houver a possibilidade de a torção ser recente.

   b. **Tratamento.** Na maioria dos casos, o testículo torcido já está necrótico ao nascimento; portanto, a intervenção cirúrgica não preservará o testículo. Contudo, se houver *alguma possibilidade* de a torção ter ocorrido recentemente, e o neonato for de resto sadio, deve-se realizar exploração cirúrgica de emergência e correção da torção em 4 a 6 horas. Isso pode levar à preservação do testículo acometido. Como houve relatos de torção testicular bilateral, a exploração cirúrgica deve incluir orquidopexia contralateral. Ainda que a exploração de emergência não esteja indicada porque existem evidências definitivas de cronicidade da torção, deve-se realizar exploração de maneira eletiva para excluir um tumor com achados clínicos e radiológicos idênticos aos da torção testicular.

   c. **Prognóstico.** Próteses testiculares estão disponíveis. Relatou-se oligospermia após torção testicular unilateral.

2. **Traumatismo/hematoma escrotal.** Mais comumente secundário a parto pélvico. Costuma ser bilateral e pode apresentar-se com hematocele, tumefação escrotal e equimoses. Em geral, a transiluminação é negativa. A resolução geralmente é espontânea, mas os casos graves podem exigir exploração cirúrgica, evacuação da hematocele e reparo dos testículos.

3. **Torção do apêndice testicular.** A tumefação em geral é menos intensa e pode apresentar-se durante a palpação ou como um ponto azulado na bolsa escrotal. Os reflexos cremastéricos estão preservados, e a ultrassonografia com Doppler para exame do fluxo ajuda a excluir torção testicular. Não há necessidade de tratamento.

4. **Hérnia encarcerada.**

5. **Hemorragia escrotal idiopática espontânea.** Mais comum em neonatos grandes para a idade gestacional (GIG). Distinguível da torção pela presença de uma equimose pequena, porém distinta sobre o anel inguinal superficial.

6. **Tumor.** Os tumores costumam ser indolores, sólidos e firmes. A transiluminação é negativa.

7. **Peritonite meconial.**

XI. Os **exames comumente solicitados** no diagnóstico de distúrbios cirúrgicos incluem os apresentados a seguir.

A. Radiografias do abdome. Uma radiografia simples do abdome na posição deitada é suficiente para avaliar o padrão de gás intraluminal e a espessura da mucosa. Obtém-se uma radiografia em decúbito lateral esquerdo ou radiografia lateral com raios X transversais à mesa para verificar se existe ar livre no abdome.

1. O clister opaco pode ser diagnóstico nos casos suspeitos da doença de Hirschsprung. Pode revelar microcólon no recém-nascido com obstrução total do intestino delgado, ou um segmento estreito no sigmoide do neonato com síndrome de rolha meconial dada a imaturidade funcional.

2. Pode-se recorrer à seriografia esôfago-estômago-duodeno com diatrizoato de meglumina para demonstrar obstruções no trato GI superior.

3. Nos pacientes suspeitos de malrotação, uma combinação de exames contrastados pode ser necessária, começando com um deglutograma/seriografia esôfago-estômago-duodeno (SEED). Utilizando-se ar

658 Parte 13 | Cirurgia

ou contraste, a SEED determinará se o ligamento de Treitz está ou não em sua posição normal. O clister opaco pode mostrar malposição do ceco, mas nem sempre exclui a hipótese de malrotação. Os neonatos com obstrução intestinal supostamente secundária a malrotação necessitam de cirurgia urgente para aliviar um possível vólvulo do intestino médio.

B. A ultrassonografia é o método preferível de avaliar massas abdominais no recém-nascido. É útil para definir a existência de massas, bem como seu tamanho, formato e consistência.

C. A TC é excelente modalidade para avaliar massas abdominais e sua relação com outros órgãos, ao custo de alta exposição à radiação. O contraste consegue delinear o intestino, os vasos sanguíneos, os rins, os ureteres e a bexiga.

D. A RM é útil para definir melhor a anatomia e localização das massas.

E. Deve-se restringir a urografia excretora à avaliação da anatomia geniturinária se outras modalidades (ultrassonografia e TC com contraste) não estiverem disponíveis. O recém-nascido concentra mal o contraste da urografia excretora.

F. A cintigrafia renal ajuda a determinar a função. É especialmente proveitosa na avaliação de anomalias geniturinárias complexas e da contribuição de cada rim para a função renal.

G. O **teste de Apt** diferencia entre sangue materno e fetal. Uma pequena quantidade de material contendo sangue é misturada com 5 mℓ de água e centrifugado. Uma parte de hidróxido de sódio 0,25N é acrescentada a cinco partes do sobrenadante róseo. O líquido permanece róseo quando existe sangue fetal, mas torna-se castanho rapidamente se houver sangue materno. O teste é útil apenas se a amostra não estiver contaminada por material pigmentado (p. ex., mecônio/fezes) (ver Capítulo 43).

H. O rastreamento de fibrose cística geralmente é realizado por dosagem de tripsina imunorreativa em gotas de sangue (teste de Guthrie). É possível fazer testes genéticos mais definitivos em amostras de DNA extraídas de **sangue ou amostra de escovado da mucosa bucal**. Quando o resultado do exame é negativo mas a suspeita clínica permanece alta, deve-se realizar o teste do suor. No modo ideal, o neonato deve ter mais de 2 semanas de vida (decerto mais de 3 dias) e pesar acima de 2 kg para evitar resultados falso-positivos em decorrência do conteúdo de cloreto relativamente alto do suor de recém-nascidos, bem como resultados falso-negativos ou não interpretáveis caso menos de 100 mg de suor possa ser coletado. Pode ser necessário repetir o exame quando o neonato tiver entre 3 e 4 semanas de idade, se for impossível obter um volume adequado de suor.

XII. Manejo pré-operatório segundo o sintoma à apresentação

A. Vômitos sem distensão

1. Deve-se observar a mecânica da alimentação do neonato. Alimentação rápida, ingestão de volume excessivo e ausência de eructação são causas de vômitos não biliosos sem distensão.

2. As causas funcionais e mecânicas devem ser excluídas. Com frequência, o exame físico e a observação da alimentação são suficientes. Uma radiografia do abdome pode ser útil.

3. Se o estado geral do recém-nascido for bom, deve-se tentar alimentá-lo com solução glicosada. Se for tolerado, deve-se tentar o leite de novo. Se os vômitos recorrerem e houver história familiar de alergia ao leite, sangue nas fezes ou percentual elevado de eosinófilos no hemograma completo, considere uma prova terapêutica com fórmula sem leite de vaca (p. ex., leite de soja ou fórmula elementar).

B. Vômitos não biliosos associados a distensão. Uma avaliação geral do aspecto sadio *versus* enfermo do neonato, bem como do grau de distensão abdominal, é crucial para determinar a investigação e o manejo de vômitos não biliosos associados a distensão. Em geral, deve haver um limiar baixo para investigar obstrução mecânica e funcional, começando por anamnese, exame físico, radiografias de abdome e ± exames com contraste, de acordo com a apresentação clínica. Se nenhuma origem de obstrução for identificada, muitos neonatos com vômitos não biliosos e distensão leve respondem a supositórios de glicerina, enemas de solução salina a 0,45% (5 mℓ/kg de peso corporal), estimulação retal com cateter de borracha macio ou uma combinação dessas medidas. Alimentação limitada, estimulação do reto e atenção ao estado geral do recém-nascido resolverão a maioria desses problemas.

Capítulo 62 | Emergências Cirúrgicas no Recém-nascido **659**

C. Vômitos biliosos e distensão abdominal

1. Início imediato de avaliação diagnóstica adequada (geralmente seriografia esôfago-estômago-duodeno – SEED) para descartar malrotação com vólvulo do intestino médio.
2. **A alimentação enteral deve ser suspensa.** Descompressão gástrica contínua com cateter do tipo *sump* é obrigatória se houver suspeita de obstrução intestinal. Todos os recém-nascidos com obstrução intestinal presumida devem ser transportados com tubo nasogástrico de aspiração instalado e conectado a uma seringa para aspiração contínua do conteúdo gástrico. A incapacidade de descomprimir o estômago pode acarretar ruptura gástrica, aspiração ou comprometimento respiratório secundário a convexidade diafragmática excessiva para dentro do tórax. Isso é especialmente importante em neonatos a serem transportados por vias respiratórias, porque a perda de pressurização da cabine poderia criar uma situação de alto risco para ruptura de uma víscera inadequadamente drenada.
3. Choque, desidratação e desequilíbrio eletrolítico devem ser evitados ou, se presentes, tratados (ver Capítulos 23 e 40).
4. Antibióticos de amplo espectro (ampicilina e gentamicina) devem ser iniciados, se houver suspeita de vólvulo ou alguma dúvida sobre a integridade do intestino. Deve-se acrescentar clindamicina, ou ampicilina e gentamicina devem ser substituídas por piperacilina e tazobactam (Zosyn®), se houver alto risco ou documentação de perfuração.
5. Os exames a serem realizados incluem os apresentados a seguir.
    a. Monitoramento da saturação de oxigênio, pressão arterial e débito urinário.
    b. Exames de sangue, a saber:
        i. Hemograma completo, com contagem diferencial, e hemocultura
        ii. Eletrólitos
        iii. Gasometria arterial
        iv. Coagulograma (p. ex., tempo de protrombina, tempo parcial de tromboplastina).
    c. Exame contrastado (comece pela seriografia esôfago-estômago-duodeno – SEED) para excluir malrotação.

D. Massas. Devem-se tomar as medidas a seguir para determinar a etiologia das massas abdominais.

1. Hemograma completo com contagem diferencial.
2. Medição dos níveis de catecolaminas e seus metabólitos.
3. Exame de urina.
4. Radiografias do tórax e abdome com o neonato em decúbito dorsal e em posição ortostática.
5. Ultrassonografia do abdome.
6. TC contrastada.
7. RM.
8. Angiografia; venosa e arterial.
9. Parecer da cirurgia.

XIII. Manejo intraoperatório geral

A. Equipamento de monitoramento

1. Sonda de temperatura.
2. Eletrocardiograma (ECG) e/ou monitor cardiovascular.
3. A oximetria de pulso responde rapidamente às alterações no estado do paciente, mas está sujeita a artefatos.
4. A P_{O_2} transcutânea (ver Capítulo 30) é útil se a oximetria de pulso não estiver disponível, mas pode ser imprecisa quando são usados agentes anestésicos que dilatam os vasos cutâneos.
5. Cânula arterial para monitorar os gases sanguíneos e a pressão arterial.

B. Cateter intravenoso funcionante. Os neonatos com onfalocele ou gastrósquise devem ter um acesso intravenoso nos membros superiores, no pescoço ou no couro cabeludo.

660 Parte 13 | Cirurgia

C. Manutenção da temperatura corporal

1. Sala de cirurgia aquecida.
2. Agentes anestésicos aquecidos e umidificados.
3. Aquecimento de sangue e de outras soluções ministradas durante a cirurgia.
4. Cubra as partes expostas do recém-nascido, especialmente a cabeça (com um gorro).

D. Reposição hídrica

1. Reponha a perda de mais de 15% do volume sanguíneo total com concentrado de hemácias aquecido.
2. Reponha a perda por ascite com soro fisiológico (NaCl a 0,9%) (mililitro por mililitro – mℓ/mℓ), a fim de manter a pressão arterial normal.
3. O neonato perde cerca de 5 mℓ de líquido por quilograma por cada hora de exposição do intestino. Essa perda geralmente deve ser reposta com solução de Ringer com lactato.

E. O manejo anestésico do recém-nascido é revisto no Capítulo 67.

F. O manejo pós-operatório da dor é descrito no Capítulo 67.

G. No período pós-operatório, a necessidade hídrica do recém-nascido deve ser monitorada cuidadosamente, incluindo a reposição das perdas estimadas decorrentes de edema intestinal e as perdas pelos drenos.

Leitura sugerida

Achildi O, Grewal H. Congenital anomalies of the esophagus. *Otolaryngol Clin North Am* 2007;40(1):219–244.

Adzick NS, Nance ML. Pediatric surgery: Second of two parts. *N Engl J Med* 2000;342(23):1726–1732.

American Academy of Pediatrics, Committee on Bioethics. Fetal therapy: ethical considerations. *Pediatrics* 1999;103(5 pt 1):1061–1063.

Chandler JC, Gauderer MW. The neonate with an abdominal mass. *Pediatr Clin North Am* 2004;51(4):979–997.

Glick RD, Hicks MJ, Nuchtern JG, et al. Renal tumors in infants less than 6 months of age. *J Pediatr Surg* 2004;39(4): 522–525.

Hansen A, Puder M. *Manual of surgical neonatal intensive care.* 2nd ed. Hamilton: BC Decker; 2009.

Irish MS, Pearl RH, Caty MG, et al. The approach to common abdominal diagnosis in infants and children. *Pediatr Clin North Am* 1998;45(4):729–772.

Johnson MP, Burkowski TP, Reitleman C, et al. In utero surgical treatment of fetal obstructive uropathy: a new comprehensive approach to identify appropriate candidates for vesicoamniotic shunt therapy. *Am J Obstet Gynecol* 1994;170(6):1776–1779.

Jona JZ. Advances in neonatal surgery. *Pediatr Clin North Am* 1998;45(3):605–617.

Keckler SJ, St Peter SD, Valusek PA, et al. VACTERL anomalies in patients with esophageal atresia: an updated delineation of the spectrum and review of the literature. *Pediatr Surg Int* 2007;23(4):309–313.

Kunisaki SM, Barnewolt CE, Estroff JA, et al. Ex utero intrapartum treatment with extracorporeal membrane oxygenation for severe congenital diaphragmatic hernia. *J Pediatr Surg* 2007;42(1):98–104.

Liechty KW, Crombleholme TM, Flake AW, et al. Intrapartum airway management for giant fetal neck masses: the exit (ex utero intrapartum treatment) procedure. *Am J Obstet Gynecol* 1997;177(4):870–874.

Nakayama D, Bose C, Chescheir N, et al. *Critical care of the surgical newborn.* Armonk: Futura Publishing; 1997.

Nuchtern JG. Perinatal neuroblastoma. *Semin Pediatr Surg* 2006;15(1):10–16.

Parad RB. Buccal cell DNA mutation analysis for diagnosis of cystic fibrosis in newborns and infants inaccessible to sweat chloride measurement. *Pediatrics* 1998;101(5):851–855.

Reiner WG, Gearhart JP. Discordant sexual identity in some genetic males with cloacal exstrophy assigned to female sex at birth. *N Engl J Med* 2004;350(4):333–341.

Ringer SA, Stark AS. Management of neonatal emergencies in the delivery room. *Clin Perinatol* 1989;16(1):23–41.

Sheldon CA. The pediatric genitourinary examination: inguinal, urethral, and genital diseases. *Pediatr Clin North Am* 2001;48(6):1339–1380.

Stone KT, Kass EJ, Cacciarelli AA, et al. Management of suspected antenatal torsion: what is the best strategy? *J Urol* 1995;153(3 pt 1):782–784.

Parte 14
Dermatologia

Cuidados com a Pele
Caryn E. Douma

I. Introdução. A pele tem função vital no período neonatal, pois fornece uma barreira protetora que auxilia na prevenção de infecções, facilita a termorregulação e ajuda a controlar a perda hídrica insensível e o equilíbrio eletrolítico. Outras funções incluem a sensação tátil e a proteção contra toxinas. O ambiente da unidade de terapia intensiva neonatal (UTIN) apresenta inúmeros desafios à manutenção da integridade cutânea. As práticas da assistência rotineira, incluindo banhos, aplicação de dispositivos de monitoramento, inserção e remoção de cateteres intravenosos (IV), aplicação de fitas e exposição a substâncias potencialmente tóxicas, comprometem a função de barreira normal e predispõem recém-nascidos prematuros e a termo a lesões da pele. Este capítulo descreverá as diferenças fisiológicas básicas que afetam a integridade da pele neonatal e as práticas de cuidados com a pele no período neonatal imediato e discutirá os distúrbios comuns.

II. Anatomia. As três camadas principais da pele são a epiderme, a derme e a camada subcutânea. A epiderme é a camada mais externa que constitui a primeira linha de proteção contra lesões. Exerce uma função de barreira crucial, conservando calor e líquido e conferindo proteção contra infecções e toxinas ambientais. Seu desenvolvimento estrutural geralmente está completo com 24 semanas de gestação, mas a função de barreira da epiderme só se completa após o nascimento. A maturação demora tipicamente 2 a 4 semanas após exposição ao ambiente extrauterino. A epiderme compõe-se principalmente de queratinócitos, que amadurecem formando o estrato córneo. A derme é composta de colágeno e fibras de elastina que conferem elasticidade e conectam a derme com a epiderme. Vasos sanguíneos, nervos, glândulas sudoríparas e folículos pilosos são outros componentes essenciais da derme. A camada subcutânea, composta por tecido conjuntivo adiposo, confere isolamento, proteção e armazenamento calórico.

O recém-nascido prematuro tem significativamente menos camadas de estrato córneo do que os neonatos a termo e adultos, o que pode ser visto pelo aspecto rosado transparente da pele. Os recém-nascidos com menos de 30 semanas podem ter menos de 2 a 3 camadas de estrato córneo, em comparação com 10 a 20 camadas em adultos e neonatos a termo. A maturação do estrato córneo é acelerada após o nascimento prematuro, e melhora da função de barreira e da integridade cutânea costuma ocorrer em 10 a 14 dias. Outras diferenças na integridade cutânea em neonatos prematuros incluem coesão reduzida entre a epiderme e derme, menos colágeno e aumento acentuado da perda hídrica transepidérmica.

III. Práticas de cuidados com a pele. A avaliação rotineira e a identificação e exclusão das práticas nocivas, associadas ao tratamento precoce, podem eliminar ou minimizar as lesões da pele neonatal. A identificação de fatores de risco em potencial para lesão e o estabelecimento de protocolos e diretrizes de cuidados com a pele são essenciais à assistência de recém-nascidos prematuros e a termo.

662 Parte 14 | Dermatologia

Uma diretriz baseada em evidências de cuidados com a pele neonatal foi criada pela National Association of Neonatal Nurses (NANN) em conjunto com a Association of Women's Health, Obstetric and Neonatal Nurses (AWHONN) (2007), com o intuito de oferecer recomendações de práticas clínicas aos profissionais que assistem recém-nascidos do nascimento a 28 dias de vida. Essa diretriz é uma referência geral para a criação de normas de cuidados com a pele abrangendo toda a UTIN.

A. Avaliação

1. A inspeção e a avaliação diárias de todas as superfícies cutâneas são parte essencial dos cuidados com a pele do neonato. O uso de uma ferramenta validada de avaliação dos cuidados com a pele garante a padronização do método de exame inicial e a elaboração dos planos de tratamento adequados. Uma ferramenta muito usada é o Neonatal Skin Condition Score (NSCS), elaborada e validada como parte da diretriz de cuidados cutâneos da AWHONN/NANN (Quadro 63.1).

2. Identificação de fatores de risco.

   a. Prematuridade.

   b. Uso de equipamento de monitoramento.

   c. Fitas adesivas utilizadas para fixar acessos centrais e periféricos, tubos endotraqueais.

   d. Edema.

   e. Imobilidade secundária à oxigenação por membrana extracorpórea (ECMO), relaxante muscular e ventilação de alta frequência, o que causa necrose por compressão.

   f. Uso de medicamentos, incluindo vasopressores, cálcio e bicarbonato de sódio.

   g. Dispositivo com potencial para lesão térmica como aquecedores radiantes. A temperatura de qualquer produto em contato com a pele não deve ser superior a 41°C.

3. Evitar práticas potencialmente lesivas.

B. Banhos

1. O banho inicial deve ser realizado 2 a 4 horas após a internação, quando a temperatura foi estabilizada, a fim de prevenir o risco de hipotermia. Ofereça um ambiente controlado utilizando luzes de aquecimento e cobertores. Muitas vezes o banho é adiado nas primeiras 24 horas em neonatos com menos de 36 semanas de idade gestacional.

2. Deve-se utilizar sabão suave não alcalino, sem conservantes. Evitar o uso de corantes ou perfumes.

3. Banhos diários não são indicados. Água estéril morna é suficiente para neonatos prematuros durante as primeiras semanas de vida. A frequência preferível é não mais do que 2 ou 3 banhos por semana.

Quadro 63.1	Escala de condição da pele do neonato (Neonatal Skin Conditions Score [NSCS]) da AWHONN.
Ressecamento	
1 = Normal	
2 = Pele ressecada, descamação visível	
3 = Pele muito seca, rachada/com fissuras	
Eritema	
1 = Sem evidências de eritema	
2 = Eritema visível, < 50% da superfície do corpo	
3 = Eritema visível, ≥ 50% da superfície do corpo	
Lesão	
1 = Sem evidências	
2 = Pequena, em áreas localizadas	
3 = Extensa	

Nota: escore perfeito = 3; pior escore = 9.

Capítulo 63 | Cuidados com a Pele **663**

C. Adesivos

1. Reduza o uso de adesivos e fitas.
2. Utilize produtos não adesivos juntamente com curativos transparentes e fitas de face dupla para fixar cateteres IV.
3. Evite o uso de agentes fixadores adesivos, que são absorvidos facilmente através da pele.
4. Utilize água estéril morna ao remover adesivos da pele para evitar esfolamento da epiderme. Os removedores de adesivos contêm derivados hidrocarbonetos ou destilados do petróleo que podem resultar em toxicidade na população de neonatos pré-termo.
5. Barreiras de pectina devem ser aplicadas à pele antes da colocação de adesivos durante a fixação de cateteres umbilicais, tubos endotraqueais, sondas alimentares, cânulas nasais e bolsas coletoras de urina. Remova cuidadosamente os adesivos com gaze macia ou algodão embebido em água morna.

D. Cuidados com o cordão umbilical

1. Limpe a área do cordão umbilical com água e sabão suave durante o primeiro banho. Mantenha a área limpa e seca. Lave delicadamente com água se a área se tornar suja de fezes ou urina.
2. A aplicação rotineira de álcool não é recomendada e pode retardar a queda do cordão umbilical.
3. Não se recomenda o uso rotineiro de pomadas e cremes de antibióticos.
4. Pesquise sinais de tumefação ou eritema na base do cordão umbilical.

E. Umidade

1. Considere a assistência em incubadora umidificada para neonatos com gestação < 32 semanas e/ou peso < 1.200 g a fim de reduzir a perda hídrica transepidérmica, manter a integridade cutânea, diminuir as necessidades hídricas e minimizar o desequilíbrio eletrolítico. Protocolos rígidos de limpeza de equipamento devem ser empregados durante a umidificação.
2. A umidade relativa (UR) recomendada é de 75 a 80% durante os primeiros 7 dias, diminuindo para UR de 50 a 60% durante a segunda semana até 30 a 32 semanas de idade pós-menstrual (IPM).
3. A maioria dos recém-nascidos necessita de umidade apenas durante as primeiras 2 semanas de vida.

F. Cuidados em caso de circuncisão

1. Mantenha um curativo com gaze vaselinada nas primeiras 24 horas.
2. Mantenha o local limpo e seco após lavar com água nos primeiros dias.

G. Desinfetantes

1. Deve-se minimizar o uso de álcool isopropílico e desinfetantes à base de álcool em recém-nascidos pré-termo.
2. Utilize povidona-iodo ou clorexidina, removendo com solução salina estéril após um procedimento para evitar o risco de queimaduras químicas. As evidências atuais são inconclusivas acerca do uso de clorexidina em neonatos de baixo peso ao nascer. A exposição prolongada ou frequente a soluções iodadas em neonatos prematuros pode afetar a função tireóidea.

H. Emolientes

1. Usam-se emolientes para prevenir e tratar soluções de continuidade e ressecamento da pele.
2. Os emolientes não devem ser utilizados rotineiramente em neonatos extremamente prematuros porque aumentam o risco de infecção sistêmica.
3. Deve-se adotar o uso único ou um recipiente exclusivo para cada paciente a fim de minimizar o risco de contaminação.
4. O produto não deve conter perfumes, corantes nem conservantes.

IV. Cuidados com feridas. As feridas adquiridas no período neonatal imediato estão mais comumente relacionadas com procedimentos cirúrgicos, traumatismo, dermatite de contato ou escoriação. Os protocolos de cuidados com a pele e atenção cuidadosa à posição previnem muitas das feridas comuns que exigem tratamento. O esfolamento da epiderme é comum e pode ser evitado por redução da aplicação de adesivos e emprego de barreiras protetoras. Avaliação rotineira e tratamento imediato aceleram a resolução.

664 Parte 14 | Dermatologia

A. Causas comuns de feridas neonatais

1. Procedimentos cirúrgicos.
2. Traumatismo.
3. Necrose por compressão.
4. Extravasamento de solução IV.
5. Contato prolongado com umidade ou substâncias químicas.
6. Escoriação na pele.

B. Três fases da resolução de feridas

1. A **fase inflamatória** ocorre quando a ferida é criada e caracteriza-se por eritema, tumefação e calor.
2. A **fase de proliferação** é caracterizada por granulação e regeneração tecidual.
3. A **fase de maturação** inclui a contração do tamanho da ferida; o tecido cicatricial é visível.

C. Tratamento. Avaliação precisa seguida de tratamento efetivo imediato promove a resolução das feridas e previne lesão adicional. Planos individualizados de assistência multidisciplinar devem ser criados e implementados de acordo com a etiologia, o tipo de ferida e a idade gestacional do recém-nascido. A maioria das feridas neonatais é causada por traumatismo ou procedimentos cirúrgicos. O tratamento ideal de feridas baseia-se na avaliação, na limpeza e na escolha de curativos apropriadas. Existem vários produtos para cuidados com feridas que otimizam a resolução e previnem lesão adicional.

1. **Avaliação de feridas**

   a. Avalie a cor, a espessura e os exsudatos das feridas por meio de recursos padrão adotados na unidade para obter documentação objetiva e consistente.

2. **Limpeza de feridas**

   a. Evite usar antissépticos em feridas abertas. Solução salina a 0,9% (soro fisiológico) estéril é o agente preferido para remover restos celulares e tecido necrótico, por meio de fricção delicada ou irrigação. O umedecimento da ferida a cada 4 a 6 horas até que a superfície esteja limpa facilita o processo de cicatrização.

   b. Os sinais clínicos de infecção podem exigir cultura e tratamento com antibióticos locais ou sistêmicos.

3. **Curativos e produtos para feridas comuns**

   a. Os curativos oclusivos e não aderentes proporcionam um ambiente úmido para promover a resolução e protegem o local de lesão adicional.

   b. Gaze.

   c. Hidrocoloides.

   d. Hidrogéis.

   e. Cremes de barreira.

V. Extravasamento e infiltração de soluções intravenosas.
As lesões por extravasamento e infiltração de soluções intravenosas podem ser prevenidas por avaliação frequente do local e intervenção apropriada.

A. Prevenção

1. Avaliação do local de hora em hora e documentação da integridade do acesso IV.
2. As infusões IV periféricas não devem exceder concentrações de glicose de 12,5%.
3. Utilize um acesso central sempre que possível para vasopressores e outros medicamentos de alto risco.

B. Tratamento

1. Quando ocorre infiltração ou extravasamento, interrompa a infusão imediatamente e eleve o membro. Não aplique calor nem gelo, porque pode haver lesão tecidual adicional. Intervenção farmacológica deve ser realizada tão logo possível, porém no máximo 12 a 24 horas após o momento da lesão.
2. Usa-se hialuronidase para tratar a infiltração ou extravasamento de soluções hiperosmolares ou extremamente alcalinas. Administre uma solução diluída para 1 mℓ em soro fisiológico. Consulte a ficha hospitalar para direcionamento quanto à concentração e diluição. Injete 0,2 mℓ por via subcutânea em cinco pontos separados em torno da borda de resolução da infiltração por meio de agulha calibre 25 ou 27. Troque a agulha após cada penetração na pele.

Capítulo 63 | Cuidados com a Pele **665**

3. A fentolamina é usada para tratar a lesão causada por extravasamento de agentes vasoconstritores, como dopamina, epinefrina ou dobutamina. Utilize uma solução de 0,5 a 1 mg/mℓ de fentolamina diluída em soro fisiológico. Consulte a ficha hospitalar para a dosagem. Injete 0,2 mℓ por via subcutânea em cinco pontos separados em torno da borda de resolução da infiltração por meio de agulha calibre 25 ou 27. Troque a agulha após cada entrada na pele.
4. Se a lesão for grave, considere o parecer da cirurgia plástica.

VI. Lesões cutâneas comuns. Lesões cutâneas transitórias são comuns no período neonatal. Entre as mais comuns estão:

A. Eritema tóxico

1. Disseminação de máculas, pápulas e até mesmo algumas vesículas, ou pústulas brancas ou amarelas pequenas que geralmente ocorrem no tronco, mas também aparecem frequentemente nos membros e na face. Acomete até 70% dos recém-nascidos a termo; raramente ocorre em neonatos prematuros
2. Etiologia desconhecida.
3. O conteúdo das vesículas em esfregaço com coloração de Wright mostra predomínio de eosinófilos
4. Não há necessidade de tratamento.

B. Dermatite das fraldas

1. Distúrbio cutâneo comum em lactentes e crianças, com acometimento mais frequente da região inguinal, das nádegas, do períneo e da região anal. É multifatorial, causada mais frequentemente por sensibilidade às substâncias químicas contidas em detergentes, roupas ou fraldas, e por atrito ou exposição a urina e fezes. O ambiente úmido aumenta o pH da pele, o que compromete a função de barreira e a integridade cutânea.
2. A prevenção é o melhor tratamento, incluindo a manutenção do pH normal da pele (ácido), as trocas frequentes de fraldas, mantendo a região das fraldas limpa com água morna, e a aplicação de produtos de barreira, se necessário. Não é necessário remover completamente os produtos de barreira a cada troca de fraldas. Se as condições piorarem ou persistirem além dos primeiros dias, um tratamento antifúngico deve ser considerado.
3. Não se recomenda o uso de talco devido ao risco de inalação.

C. Mílio

1. Múltiplas pápulas ou cistos branco-perolados ou amarelo-pálidos encontrados principalmente no nariz, no queixo e na fronte de neonatos a termo.
2. Consiste em cistos epidérmicos de até 1 mm de diâmetro que surgem em conexão com o folículo pilossebáceo.

    a. Desaparece nas primeiras semanas e não requer tratamento.

D. Hiperplasia das glândulas sebáceas

1. Semelhante ao mílio, com lesões menores e mais numerosas confinadas principalmente ao nariz, ao lábio superior e ao queixo.
2. Raramente ocorre em recém-nascidos prematuros.
3. Relacionada com estimulação por androgênios maternos.
4. Desaparece nas primeiras semanas.

VII. Anormalidades vasculares. As anormalidades vasculares ocorrem em até 40% dos recém-nascidos. Os hemangiomas aparecem em 1 a 3% dos recém-nascidos e desenvolvem-se em outros 10% durante os primeiros meses de vida. Os neonatos prematuros têm incidência mais alta de hemangiomas, especialmente aqueles com peso ao nascer menor que 1.000 g. A maioria dos hemangiomas desaparece totalmente até 12 anos e não requer intervenção, a menos que interfiram em funções vitais.

A. Hemangiomas cavernosos. Hemangiomas em morango profundo muitas vezes estão presentes ao nascimento. A lesão cresce durante o primeiro ano, mas a regressão com geralmente é incompleta. Pode estar associada a complicações significativas, como hemorragia devida a aprisionamento plaquetário

666 Parte 14 | Dermatologia

(síndrome de Kasabach-Merritt), hipertrofia das estruturas envolvidas (síndrome de Klippel-Trenaunay), insuficiência cardíaca (devida a anastomoses arteriovenosas) e infecção. O tratamento pode envolver cirurgia, oclusão, terapia a *laser*, esteroides, propranolol ou interferona alfa.

B. Nevo simples (mancha salmão ou hemangioma maculoso). Lesão maculosa, rósea e plana encontrada na fronte, pálpebra superior, área nasolabial, glabela ou nuca. É a lesão vascular mais comumente encontrada no recém-nascido, ocorrendo em 30 a 40% dos neonatos. Frequentemente chamada de bicada da cegonha, consiste em capilares dérmicos distendidos. A maioria das lesões desaparece até 1 ano de idade, exceto aquelas presentes no pescoço.

C. Nevo flâmeo (mancha em vinho do Porto). Lesão violáceo-avermelhada plana ou um pouco elevada encontrada mais comumente na face. A lesão é uma malformação vascular, com vasos semelhantes a capilares dilatados que não involuem. Com frequência são unilaterais e podem ser acompanhados de hemangiomas das estruturas subjacentes. A associação do nevo flâmeo na região da primeira divisão do nervo trigêmeo a lesões corticais encefálicas denomina-se síndrome de Sturge-Weber.

D. Hemangioma em morango. Pode existir já por ocasião do nascimento ou apresentar-se como mácula pálida com margens irregulares. É mais comum na cabeça, no pescoço e no tronco, mas pode ocorrer em qualquer local. A maioria das lesões cresce rapidamente durante o primeiro semestre de vida e continua a crescer no primeiro ano. A maioria involui totalmente até 4 ou 5 anos de idade.

E. Distúrbios dos vasos linfáticos
   1. Linfangiomas.
   2. Higroma cístico.
   3. Linfedema.

VIII. Anormalidades da pigmentação.
Lesões pigmentares podem existir já por ocasião do nascimento e são mais frequentemente benignas. Algumas das lesões mais comuns são sucintamente descritas no texto a seguir. Um padrão difuso de hiperpigmentação é incomum no período neonatal e pode ser um indício de vários distúrbios hereditários, nutricionais ou metabólicos. A hipopigmentação em padrão difuso pode estar associada a doenças endócrinas, metabólicas ou genéticas.

A. Manchas mongólicas
   1. Lesões pigmentadas benignas encontradas em 70 a 90% dos neonatos negros, latinos e asiáticos. As lesões podem ser pequenas ou grandes, de cor azul-acinzentada ou negro-azulada.
   2. Causadas por maior número de melanócitos, encontradas mais comumente na região lombossacral.

B. Manchas café com leite
   1. Lesões castanhas, planas, redondas ou ovais com bordas lisas que ocorrem em 10% dos recém-nascidos normais.
   2. Geralmente têm pouca ou nenhuma importância, mas podem indicar neurofibromatose se houver mais do que 6 lesões ou se forem maiores que 4 a 6 cm.

C. Albinismo. Distúrbio mais comumente autossômico recessivo que reflete síntese anormal de melanina levando à produção deficiente de pigmento. O único tratamento eficaz é a proteção da luz.

D. Piebaldismo (albinismo parcial). Distúrbio autossômico dominante existente já por ocasião do nascimento, caracterizado por máculas esbranquiçadas (lesões despigmentadas com margens hiperpigmentadas) no couro cabeludo e na fronte, e sobre o tronco e os membros. Também pode haver acometimento dos pelos. Uma "mecha frontal de cabelo branco", como na síndrome de Waardenburg, é uma característica desse distúrbio.

E. Nevos juncionais. Lesões castanhas ou negras, planas ou um pouco elevadas existentes já por ocasião do nascimento que ocorrem na junção da derme com a epiderme. São lesões benignas que não exigem tratamento.

F. Nevos compostos. Maiores que os nevos juncionais, com acometimento da derme e da epiderme. Recomenda-se a retirada para diminuir a possibilidade de evolução para melanoma maligno.

Capítulo 63 | Cuidados com a Pele **667**

G. Nevos pilosos gigantes. Presentes ao nascimento, podem envolver 20 a 30% da superfície corporal; frequentemente há outras anormalidades pigmentares associadas. De coloração castanha a preta e de aspecto coriáceo, também conhecidos como nevos do tronco do banhista, exibem muitos pelos, e pode haver envolvimento do sistema nervoso central. A remoção cirúrgica é indicada por motivos estéticos e porque eles podem evoluir para melanoma maligno.

IX. Anormalidades do desenvolvimento da pele

A. Depressões e seios cutâneos podem ocorrer em qualquer parte do corpo, porém são mais comuns sobre proeminências ósseas como escápula, articulação do joelho e quadril. Podem ser depressões simples na pele sem importância patológica ou verdadeiros tratos sinusais que se conectam com estruturas mais profundas.

1. Uma depressão ou seio pilonidal pode surgir na área sacral. Um seio que seja profundo, mas não se comunique com as estruturas subjacentes geralmente é insignificante.
2. Alguns seios profundos conectam-se com o sistema nervoso central. Em alguns casos, uma depressão, às vezes acompanhada de nevo ou hemangioma, assinala um distúrbio subjacente da coluna vertebral. O diagnóstico dessas lesões geralmente requer exames de neuroimagem.
3. Os seios ou cistos dérmicos ao longo da bochecha ou linha mandibular ou que se estendem ao pescoço podem representar remanescentes de estruturas das fendas branquiais do embrião.
4. Um seio pré-auricular é a lesão mais comum, e pode ser unilateral ou bilateral. Aparece na parte mais anterossuperior do trago da orelha externa. Raramente causa problemas no período neonatal, mas pode exigir excisão subsequente devido a infecção.

B. Pequenos acrocórdons podem ocorrer na parede torácica, próximo à mama, e não têm importância clínica.

C. A aplasia cutânea (ausência congênita da pele) é mais frequente na linha média da parte posterior do couro cabeludo. O tratamento consiste em proteção contra traumatismo e infecção. Outras malformações podem estar associadas, como a trissomia do 13.

X. Outros distúrbios cutâneos. A identificação completa e a descrição de todos os distúrbios dermatológicos fogem ao escopo deste capítulo. Vários dos distúrbios hereditários e desenvolvimentais são citados no texto a seguir.

A. Distúrbios descamativos

1. As causas mais comuns de descamação no período neonatal estão presentes em recém-nascidos pósmaturos ou dismaturos. O distúrbio é limitado no tempo e transitório, sem consequências a longo prazo.
2. Distúrbios descamativos menos comuns que ocorrem no primeiro mês de vida incluem ictiose em arlequim, bebê colódio, ictiose ligada ao X, ictiose bolhosa e outros.

B. Erupções vesicobolhosas

1. A epidermólise bolhosa é um conjunto de distúrbios genéticos caracterizados por lesões que aparecem ao nascimento ou nas primeiras semanas. A intensidade dos sintomas varia desde bolhas simples não cicatriciais a formas mais graves com lesões grandes e numerosas que produzem cicatrizes, contrações e perda de áreas extensas da epiderme. Um diagnóstico específico requer biopsia da pele. A prevenção de infecção e a proteção das superfícies cutâneas frágeis são os objetivos do tratamento.

C. Infecções provocadas por bactérias (especialmente estafilococos, *Pseudomonas*, *Listeria*), vírus (herpesvírus simples) ou fungos (p. ex., *Candida*) também podem causar lesões vesiculares, bolhosas ou outras lesões cutâneas.

Leitura sugerida

Association of Women's Health, Obstetric and Neonatal Nurses. *Neonatal skin care: evidence-based clinical practice guideline.* 2nd ed. Washington, DC: Association of Women's Health, Obstetric and Neonatal Nurses; 2007.

Eichenfield LF, Frieden IJ, Esterly NB. *Textbook of neonatal dermatology.* Philadelphia, PA: WB Saunders; 2001.

Parte 15
Distúrbios Auditivos e Oftalmológicos

Retinopatia da Prematuridade
Deborah K. VanderVeen e John A. F. Zupancic

Princípios gerais

I. Definição. **Retinopatia da prematuridade (RP)** é um distúrbio vasoproliferativo multifatorial da retina cuja incidência aumenta inversamente com a idade gestacional. Em torno de 65% dos recém-nascidos com peso < 1.250 g e 80% daqueles com peso < 1.000 g apresentarão algum grau de RP.

II. Patogenia

A. **Desenvolvimento normal.** Após o desenvolvimento da esclera e corioide, os elementos retinianos, incluindo fibras nervosas, células ganglionares e fotorreceptores, migram a partir do disco óptico no polo posterior do olho e movem-se em direção à periferia. Na idade gestacional de 28 semanas, os fotorreceptores terão avançado 80% da distância até o seu ponto de permanência na *ora serrata*. Antes do desenvolvimento dos vasos retinianos, a retina avascular recebe seu suprimento de oxigênio por difusão através da retina a partir dos vasos da corioide. Os vasos retinianos, que se originam das células fusiformes da adventícia dos vasos hialóideos no disco óptico, começam a migrar para a periferia com 16 semanas de gestação. A migração está completa com 36 semanas no lado nasal e 40 semanas no lado temporal.

B. **Possíveis mecanismos de lesão.** As observações clínicas sugerem que o início da RP consiste em dois estágios.
   1. O **primeiro estágio** envolve insulto(s) inicial(is), como hiperoxia, hipoxia ou hipotensão, em um momento crítico da vascularização retiniana, que resulta em vasoconstrição e redução do fluxo sanguíneo para a retina em desenvolvimento, com subsequente parada do desenvolvimento vascular. Supõe-se que a hiperoxia relativa após o nascimento sub-regule a produção de fatores de crescimento, como o fator de crescimento endotelial vascular, que são essenciais ao desenvolvimento normal dos vasos retinianos.
   2. Durante o **segundo estágio**, ocorre neovascularização. Acredita-se que esse crescimento de vasos retinianos anômalos seja estimulado pelo excesso de fatores angiogênicos (como o fator de crescimento endotelial vascular) promovido pela retina avascular hipóxica. Os neovasos crescem através da retina para o corpo vítreo. Tais vasos são permeáveis, e podem ocorrer hemorragia e edema. Proliferação fibrovascular extrarretiniana extensa e acentuada pode provocar descolamento da retina e função retiniana anormal. Na maioria dos neonatos acometidos, contudo, a doença é leve e regride espontaneamente.

C. **Fatores de risco.** A RP está consistentemente associada a idade gestacional baixa, baixo peso ao nascer e exposição prolongada ao oxigênio. Ademais, fatores de risco em potencial ou confirmados incluem labilidade da necessidade de oxigênio e marcadores da gravidade da doença neonatal, como ventilação mecânica, infecção sistêmica, transfusão sanguínea e hemorragia intraventricular, e ganho de peso pós-natal abaixo da média.

670 Parte 15 | Distúrbios Auditivos e Oftalmológicos

III. Diagnóstico

A. Triagem. Como não existem sinais ou sintomas clínicos precoces que indiquem o aparecimento de RP, exames precoces e regulares da retina são essenciais. O momento de ocorrência da RP está relacionado com a maturidade dos vasos retinianos, e, portanto, com a idade pós-natal. No estudo Cryotherapy for Retinopathy of Prematurity (CRYO-ROP) para neonatos com peso < 1.250 g, as idades pós-natais medianas no início da RP estágio 1, doença pré-limiar e doença limiar foram, respectivamente, 34, 36 e 37 semanas. No momento do primeiro exame, 17% dos neonatos tinham RP, e a RP pré-limiar foi descrita desde 29 semanas de idade gestacional. Como uma RP que satisfaça os critérios de tratamento pode ser alcançada em idade pós-natal tardia, todos os neonatos pré-termo que preenchem os critérios de triagem e recebem alta antes de mostrarem resolução da RP ou de ter vasculatura retiniana madura devem continuar a submeter-se a exames oftalmológicos após a alta.

B. Diagnóstico. A RP é diagnosticada por exame da retina com oftalmoscopia indireta; o exame deve ser realizado por oftalmologista treinado na triagem de RP. A recomendação atual é pela triagem de todos os recém-nascidos com peso < 1.500 g ou idade gestacional < 30 semanas. Aqueles que nascem após 30 semanas de idade gestacional podem ser considerados para a triagem caso tenham apresentado enfermidade (p. ex., síndrome de angústia respiratória grave, hipotensão exigindo suporte pressórico ou cirurgia nas primeiras semanas de vida). Como a época da RP está relacionada com a idade pós-natal, os neonatos com idade gestacional < 26 semanas são examinados na idade pós-natal de 6 semanas; aqueles nascidos com 27 a 28 semanas de gestação são examinados na idade pós-natal de 5 semanas; aqueles de 29 a 30 semanas de gestação são examinados na idade pós-natal de 4 semanas; e aqueles com idade gestacional > 30 semanas são examinados na idade pós-natal de 3 semanas. Os pacientes são examinados a cada 2 semanas, até que os vasos retinianos tenham crescido até a *ora serrata* e a retina seja considerada madura. Se a RP for diagnosticada, a frequência de exames depende da intensidade e rapidez de progressão da doença.

IV. Classificação e definições

A. Classificação. Aplica-se a International Classification of Retinopathy of Prematurity (ICROP) para graduar a RP. Esse sistema de classificação consiste em quatro componentes (Figura 64.1).

   1. A **localização** refere-se à distância percorrida pelos vasos sanguíneos retinianos em desenvolvimento. A retina divide-se em três círculos ou zonas concêntricas.

      a. A **zona 1** é um círculo imaginário com o nervo óptico no centro e um raio igual ao dobro da distância do nervo óptico à mácula.

      b. A **zona 2** estende-se da borda da zona 1 à *ora serrata* no lado nasal do olho e até aproximadamente metade da distância até a *ora serrata* no lado temporal.

      c. A **zona 3** consiste na área externa em forma de crescente que se estende da zona 2 até a *ora serrata* temporalmente.

   2. A intensidade refere-se ao **estágio** da doença.

      a. Estágio 1. Uma linha de demarcação aparece como uma fina linha branca que separa a retina normal da retina avascular subdesenvolvida.

      b. Estágio 2. Uma crista de tecido fibrovascular com altura e largura substitui a linha do estágio 1. Estende-se para dentro a partir do plano da retina.

      c. Estágio 3. A crista exibe proliferação fibrovascular extrarretiniana. Vasos sanguíneos anormais e tecido fibroso desenvolvem-se na borda da crista e estendem-se para o corpo vítreo.

      d. Estágio 4. Descolamento parcial da retina pode sobrevir quando o tecido cicatricial traciona a retina. O estágio 4A significa descolamento parcial não envolvendo a mácula, de modo que ainda há uma chance de visão boa. O estágio 4B é descolamento parcial envolvendo a mácula, desse modo limitando a probabilidade de visão boa naquele olho.

      e. Estágio 5. Há descolamento total da retina. A retina adquire um aspecto afunilado e é descrita como aberta ou estreita nas regiões anterior e posterior.

   3. A **extensão** diz respeito à localização circunferencial da doença e é descrita como horas de um relógio na zona apropriada.

Capítulo 64 | Retinopatia da Prematuridade

Children's Hospital Boston

Parecer oftalmológico para retinopatia da prematuridade (RP)

Idade gestacional (semanas) _____ Peso ao nascer _____ g

Data do exame _____ Idade ajustada (semanas) _____

Oftalmologista _____
(Nome legível)

Exame:
☐ Prontuário pertinente revisto

Oftalmoscopia estendida

Olho direito   **Olho esquerdo**

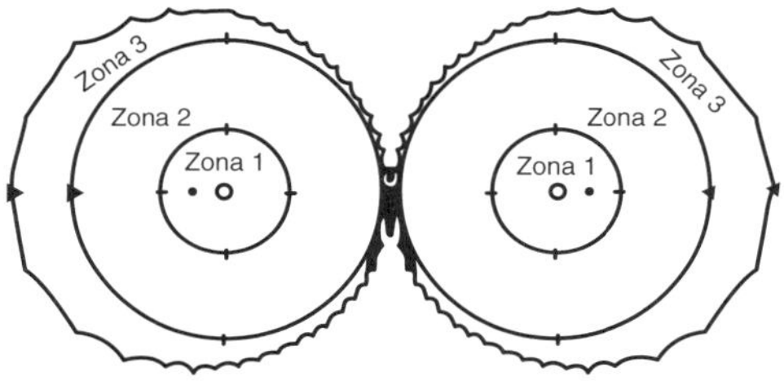

Exame com lanterna (ambos os olhos)

☐ Externo   ☐ Câmara anterior
☐ Pálpebras   ☐ Íris
☐ Conjuntiva   ☐ Cristalino (lente)
☐ Córnea   ☐ _____

Comentários: _____
_____
_____

Olho direito	Outros achados (marque com um "X")	Olho esquerdo
	Dilatação/Tortuosidade	
☐	Leve	☐
☐	Moderada	☐
☐	Grave	☐
	Dilatação de vasos da íris	
	Rigidez pupilar	
	Opacidade vítrea	
	Hemorragias	
	Tufos neovasculares posteriores à crista	
	Cilindros neovasculares posteriores à crista	

Olho direito	Diagnóstico sucinto	Olho esquerdo
	Retina madura	
Zona	Imatura, sem RP	Zona
	RP	

Estágio Zona Número de horas de relógio   Estágio Zona Número de horas de relógio

Outros: _____
_____
_____

Plano: repetir exame em: _____

Examinado por: _____

Assinatura   CRM Nº   03241 25/pkg 05/06

Figura 64.1 Exemplo de formulário do parecer oftalmológico.

4. **Doença *plus*** é uma denominação adicional que se refere à existência de dilatação vascular e tortuosidade dos vasos retinianos posteriores em pelo menos dois quadrantes. Isso indica um grau mais intenso de RP, e também pode estar associado a ingurgitamento vascular da íris, rigidez pupilar e opacidade vítrea. A **doença pré-plus** descreve anormalidades vasculares do polo posterior (dilatação venosa leve ou tortuosidade arterial) que estão presentes, mas são insuficientes para o diagnóstico da doença plus.

B. Definições

1. **RP posterior agressiva** é uma forma grave, incomum e rapidamente progressiva de RP, caracterizada por sua localização posterior (em geral, zona 1) e proeminência da doença plus desproporcional à retinopatia periférica. A RP em estágio 3 pode aparecer como uma rede intrarretiniana plana de neovascularização. Quando não tratado, esse tipo de RP geralmente evolui para o estágio 5.

672 Parte 15 | Distúrbios Auditivos e Oftalmológicos

2. A **RP limiar** ocorre se 5 horas ou mais (setores de 30°) contíguas ou 8 horas cumulativas mostrarem estágio 3 com doença *plus* na zona 1 ou 2. Este é o nível de RP no qual se prevê que o risco de cegueira é de, no mínimo, 50% e no qual o estudo CRYO-ROP mostrou que o risco poderia ser reduzido para aproximadamente 25% com tratamento.
3. **RP pré-limiar** é qualquer RP na zona 1 em estágio inferior ao da RP limiar; e RP na zona 2 em estágio 2 com doença *plus*, em estágio 3 sem doença *plus* ou em estágio 3 com doença *plus*, porém com um número de horas inferior ao que define a RP limiar.
   a. A **RP pré-limiar do tipo 1** inclui:
      i. Na zona 1, olhos com qualquer RP e doença *plus* ou estágio 3 com ou sem doença *plus*
      ii. Na zona 2, RP em estágio 2 ou 3 com doença *plus*.
   b. A **RP pré-limiar do tipo 2** inclui:
      i. Na zona 1, estágio 1 ou 2 sem doença *plus*
      ii. Na zona 2, estágio 3 sem doença *plus*.

V. Cronologia do tratamento

A. As recomendações atuais são considerar o tratamento da RP pré-limiar do tipo 1 com base no estudo randomizado de tratamento precoce da RP (ETROP) que mostrou benefício considerável do tratamento da RP do tipo 1.

B. Atualmente recomenda-se a observação rigorosa da **RP pré-limiar do tipo 2**. Deve-se considerar o tratamento da RP do tipo 2 quando há evolução para RP do tipo 1 ou limiar. Aproximadamente 15% dos casos de RP do tipo 2 evoluem para RP do tipo 1.

VI. Prognóstico

A. Prognóstico a curto prazo. Os fatores de risco da RP que necessita de tratamento incluem localização posterior (zona 1 ou zona 2 posterior), ocorrência de RP no primeiro exame, gravidade crescente do estágio, envolvimento circunferencial, ocorrência da doença *plus* e rápida evolução da doença. A maioria dos recém-nascidos com RP no estágio 1 ou 2 terá regressão espontânea. Se houver desenvolvimento de RP pré-limiar, aproximadamente 77% dos casos de RP do tipo 2 regridem sem o tratamento do estudo, mas só há regressão espontânea em 31,5% dos casos de RP do tipo 1. No estudo ETROP, o tratamento da RP tipo 1 (em comparação com a cronologia convencional na RP limiar) diminuiu os desfechos visuais desfavoráveis de 33% para 25%. Infelizmente, apenas 35% dos pacientes mantiveram acuidade visual igual a 20/40 ou melhor aos 6 anos de idade, sugerindo que é importante fazer outros estudos para evitar o desenvolvimento de RP. Qualquer doença da zona 3 tem excelente prognóstico de recuperação total.

B. Prognóstico a longo prazo. Os neonatos com RP significativa correm risco mais alto de miopia intensa, anisometropia e outros erros de refração, estrabismo, ambliopia, astigmatismo, descolamento tardio da retina e glaucoma. **Doença cicatricial** refere-se a tecido fibrótico residual na retina e pode estar associada a descolamento da retina anos depois. O prognóstico da RP no estágio 4 depende do envolvimento da mácula; a chance de boa acuidade visual é maior quando a mácula não é acometida. Depois de descolamento da retina, o prognóstico de boa acuidade visual é reservado, mesmo com refixação cirúrgica, embora alguma visão útil seja preservada. Todos os neonatos prematuros que satisfaçam os critérios de triagem, independentemente do diagnóstico de RP, correm risco de problemas visuais a longo prazo, em virtude de anormalidades oculares ou neurológicas. Recomendamos consulta de acompanhamento por um oftalmologista com experiência em sequelas neonatais por volta de 1 ano de idade, ou mais cedo se forem observadas anormalidades oculares ou visuais.

VII. Prevenção.

Atualmente não existem métodos comprovados para prevenir a RP. Múltiplos estudos clínicos grandes sobre prevenção da RP foram realizados, avaliando o uso da profilaxia com vitamina E, redução da exposição a luz forte e administração de penicilamina, mas nenhuma dessas intervenções mostrou benefício claro. Estudos não randomizados sugeriram que limites de saturação de oxigênio mais baixos ou mais cuidadosamente regulados no início da evolução neonatal podem reduzir a gravidade da RP sem efeitos adversos sobre a taxa de mortalidade, a displasia broncopulmonar ou as sequelas neurológicas. No recente estudo SUPPORT, os recém-nascidos pré-termo com menos de 28 semanas de idade gestacional randomizados para receber menores níveis de oxigênio tiveram menores taxas de retinopatia, porém maiores taxas de mortalidade. Atualmente estão em curso vários outros ensaios randomizados multicêntricos para testar essa hipótese. O suporte nutricional precoce, a normalização dos níveis de IGF-1 e o ganho ponderal pós-natal fisiológico adequado estão associados a RP menos grave.

VIII. Tratamento

A. Terapia a *laser*. A terapia de fotocoagulação a *laser* da RP é o tratamento inicial preferido na maioria dos centros. O tratamento a *laser* é ministrado por meio de um oftalmoscópio indireto e aplicado à retina avascular anterior à crista de proliferação fibrovascular extrarretiniana por 360°. Aplicam-se em média 1.000 pontos em cada olho, mas o número varia desde algumas centenas até 2.000. A fotocoagulação com *laser* de argônio e diodo foi utilizada com sucesso em recém-nascidos com RP grave. Pode-se realizar o procedimento na unidade de terapia intensiva neonatal, geralmente com anestesia local e sedação, evitando alguns dos efeitos adversos da anestesia geral. Observações clínicas e estudos comparativos sugerem que a terapia a *laser* é pelo menos tão efetiva quanto a crioterapia na obtenção de desfechos visuais favoráveis. Relatou-se o desenvolvimento de cataratas, glaucoma ou isquemia do segmento anterior após cirurgia a *laser* ou crioterapia.

B. Crioterapia. Aplica-se uma criossonda à superfície externa da esclera, e as áreas periféricas à crista da RP são congeladas até que toda a retina avascular anterior tenha sido tratada. Realizam-se cerca de 35 a 75 aplicações em cada olho. O procedimento em geral é realizado sob anestesia geral. A crioterapia causa mais inflamação e requer mais analgesia do que a terapia a *laser*, mas pode ser necessária em casos especiais, como quando há dilatação pupilar precária ou hemorragia vítrea, ambas as quais impedem a terapia a *laser* adequada.

C. Tratamento antifator de crescimento endotelial vascular. A injeção intravítrea de inibidores do fator de crescimento endotelial vascular (VEGF) para tratamento da RP é controversa. Atualmente, estão em curso dois estudos randomizados multicêntricos para verificar a segurança e a eficácia da injeção intravítrea de bevacizumabe (uso *off-label*, ou seja, não aprovado pela FDA) na RP do tipo 1 em comparação com o tratamento convencional com *laser*. Esse tratamento pode ser considerado em casos específicos, como no tratamento de resgate, ou em conjunto com a vitrectomia.

D. Refixação da retina. Depois que a mácula se descola na RP no estágio 4B ou 5, realiza-se geralmente uma cirurgia na tentativa de refixar a retina. O procedimento pode incluir vitrectomia com ou sem lensectomia, e a descamação da membrana é necessária para remover as forças tracionais que descolaram a retina. Um procedimento de introflexão escleral pode ser útil nos descolamentos mais periféricos, com drenagem do líquido sub-retiniano para os descolamentos efusionais. Reoperações devido a novo descolamento da retina são comuns. Ainda que a retina seja fixada com êxito, com raras exceções, o desfecho visual está na faixa da cegueira legal. Contudo, a despeito da baixa medida da visão, as crianças consideram útil qualquer grau de visão, e a RP no estágio 5 não tratada resultará em ausência de percepção da luz. A consecução até mesmo de visão mínima pode fazer uma grande diferença na qualidade de vida geral da criança.

Leitura sugerida

Early Treatment for Retinopathy of Prematurity Cooperative Group, Good WV, Hardy RJ, et al. Final visual acuity results in the early treatment for retinopathy of prematurity study. *Arch Ophthalmol* 2010;128(6):663–671.

Early Treatment for Retinopathy of Prematurity Cooperative Group. Revised indications for the treatment of retinopathy of prematurity: results of the early treatment for retinopathy of prematurity randomized trial. *Arch Ophthalmol* 2003;121(12):1684–1694.

International Committee for the Classification of Retinopathy of Prematurity. The International Classification of Retinopathy of Prematurity revisited. *Arch Ophthalmol* 2005;123(7):991–999.

Section on Ophthalmology American Academy of Pediatrics, American Academy of Ophthalmology, American Association for Pediatric Ophthalmology and Strabismus. Screening examination of premature infants for retinopathy of prematurity. *Pediatrics.* 2006;117(2):572–576.

SUPPORT Study Group of the Eunice Kennedy Shriver NICHD Neonatal Research Network, Carlo WA, Finer NN, et al. Target ranges of oxygen saturation in extremely preterm infants. *N Engl J Med* 2010;362(21):1959–1969.

Perda Auditiva Pós-alta da Unidade de Terapia Intensiva Neonatal

Jane E. Stewart e Aimee Knorr

I. Definição. Os egressos da unidade de terapia intensiva neonatal (UTIN) correm alto risco de apresentar perda auditiva. Quando não é detectada, a perda auditiva pode resultar em atrasos no desenvolvimento da linguagem, comunicação e cognição. A perda auditiva enquadra-se em quatro categorias principais.

   A. **Perda neurossensorial** origina-se de desenvolvimento anormal ou lesão das células pilosas cocleares (órgão final sensorial) ou nervo auditivo.

   B. **Perda condutiva** decorre de interferência na transmissão do som do canal auditivo externo para a orelha interna. A causa mais comum de perda auditiva condutiva é o acúmulo de líquido na orelha média, ou derrame (efusão) na orelha média. As causas anatômicas são menos comuns, como microtia, estenose de meato acústico ou fixação do estribo, que são frequentes em recém-nascidos com malformações craniofaciais.

   C. **Dissincronia auditiva ou neuropatia auditiva.** Nesse tipo menos comum de perda auditiva, a orelha interna ou a cóclea parecem receber os sons normalmente; contudo, a transferência do sinal da cóclea para o nervo auditivo é anormal. A etiologia desse distúrbio não é bem compreendida; porém, os recém-nascidos que têm hiperbilirrubinemia intensa, prematuridade, hipoxia e distúrbios imunes estão sob risco aumentado. Há também relato de predisposição genética à dissincronia auditiva.

   D. **Perda auditiva central.** Nesse tipo de perda auditiva, embora o canal auditivo e a orelha interna estejam intactos e as vias neurossensoriais funcionem normalmente, o processamento auditivo é anormal em níveis superiores do sistema nervoso central.

II. Incidência. A incidência global de perda auditiva congênita grave é de 1 a 3 por 1.000 nascidos vivos. Contudo, 2 a 4 por 100 recém-nascidos que sobrevivem à terapia intensiva neonatal têm algum grau de perda auditiva neurossensorial.

III. Etiologia

   A. **Genética.** Acredita-se que cerca de 50% da perda auditiva congênita sejam de origem genética (70% autossômica recessiva, 15% autossômica dominante e 15% com outros tipos de transmissão genética). A causa genética mais comum de perda auditiva é uma mutação no **gene da conexina 26 (Cx26)**, localizado no cromossomo 13q11-12. A taxa de portadores dessa mutação é de 3%, e ela causa 20 a 30% dos casos de perda auditiva congênita. A deleção do **gene mitocondrial** 12S rRNA, A1555G, está associada à predisposição a perda auditiva após exposição aos antibióticos aminoglicosídios. **Outras mutações**, como as do gene SLC26A4 e do gene da conexina 30 (Cx30), estão associadas a perda auditiva neonatal. Cerca de 30% dos neonatos com perda auditiva apresentam outros problemas médicos que fazem parte de uma **síndrome**. São conhecidas mais de 400 síndromes que incluem perda auditiva (p. ex., de Alport, Pierre Robin, Usher, Waardenburg, trissomia do 21).

   B. **Não genética.** Em aproximadamente 25% dos casos de perda auditiva infantil, uma causa não genética é identificada. Acredita-se que a perda auditiva seja secundária a lesão do sistema auditivo em desenvolvimento no período intraparto ou perinatal. Essa lesão pode resultar de infecção, hipoxia, isquemia, doença metabólica, medicação ototóxica ou hiperbilirrubinemia. Os neonatos pré-termo e a termo que necessitam de terapia intensiva neonatal ou um berçário com cuidados especiais são frequentemente expostos a tais fatores.

   1. A infecção congênita por **citomegalovírus (CMV)** é a causa mais comum de perda auditiva neurossensorial não hereditária. Cerca de 1% de todas as crianças nascem com infecção por CMV nos EUA. Dentre elas (aproximadamente 40.000 neonatos/ano), 10% exibem sinais clínicos de infecção ao nascimento (pequeno para a idade gestacional, hepatoesplenomegalia, icterícia, trombocitopenia, neutropenia,

Capítulo 65 | Perda Auditiva Pós-alta da Unidade de Terapia Intensiva Neonatal **675**

calcificações intracranianas e exantema), e 50 a 60% desses recém-nascidos apresentam perda auditiva. Embora a maioria (90%) dos recém-nascidos com infecção por CMV não tenha sinais clínicos de infecção, a perda auditiva ainda acomete 10 a 15% desses neonatos, sendo muitas vezes progressiva. Como não foi estabelecido um tratamento do CMV no recém-nascido, a prevenção da perda auditiva é impossível. De qualquer modo, o tratamento com o agente antiviral ganciclovir (administrado por via intravenosa) e valganciclovir (administrado por via oral) está sendo estudado, e dados preliminares indicam que estes agentes antivirais podem prevenir o aparecimento e/ou a progressão da perda auditiva.

C. Fatores de risco. O Joint Committee on Infant Hearing (JCIH) citou os seguintes indicadores de risco associados a perda auditiva congênita permanente neurossensorial e/ou condutiva progressiva, ou de início tardio, em seu posicionamento de 2007.

1. Preocupação dos cuidadores[a] acerca da audição, fala, linguagem ou atraso do desenvolvimento.
2. História familiar de perda auditiva permanente na infância.
3. Internação em UTIN por mais de 5 dias ou qualquer um destes, qualquer que seja a duração da internação: ECMO,[a] ventilação assistida, exposição a medicamentos ototóxicos (gentamicina e tobramicina) ou diuréticos de alça (furosemida) e hiperbilirrubinemia com necessidade de exsanguineotransfusão (alguns centros usam um nível ≥ 20 mg/dℓ como diretriz geral para risco).
4. Infecções intrauterinas como as causadas por CMV,[a] herpes-vírus, rubéola, sífilis e toxoplasmose.
5. Anomalias craniofaciais, inclusive aquelas que acometem a orelha, o meato acústico externo, acrocórdons auriculares, as depressões auriculares e anomalias do osso temporal.
6. Achados físicos, como uma mecha frontal de cabelo branco, associados a uma síndrome que inclui perda auditiva neurossensorial ou perda auditiva de condução permanente.
7. Síndromes associadas à perda auditiva progressiva ou de início tardio como a neurofibromatose, osteopetrose e síndrome de Usher. Outras síndromes frequentemente identificadas são as de Waardenburg, Alport, Pendred e Jervell e Lange-Nielsen.
8. Distúrbios neurodegenerativos,[a] como a síndrome de Hunter, ou neuropatias sensorimotoras, como a ataxia de Friedreich e a síndrome de Charcot-Marie-Tooth.
9. Infecções pós-natais com cultura positiva associadas à perda auditiva[a] neurossensorial, incluindo a meningite bacteriana e viral (sobretudo por herpes-vírus e varicela).
10. Traumatismo cranioencefálico (TCE), principalmente as fraturas da base do crânio e do osso temporal que exigem hospitalização.
11. Quimioterapia.[a]
12. Otite média recorrente ou persistente com derrame (efusão) por no mínimo 3 meses.

    Todos os lactentes com um ou mais fatores de risco devem ser submetidos a rastreamento contínuo, adequado ao nível de desenvolvimento, e a pelo menos uma avaliação audiológica diagnóstica na idade de 24 a 30 meses (recomendação atual da JCIH). Os fatores de risco fortemente associados à perda auditiva de início tardio ou à perda auditiva progressiva, como infecção congênita por CMV ou tratamento com oxigenação por membrana extracorpórea (ECMO), demandam acompanhamento mais cedo e mais frequente.

D. Detecção. Recomenda-se a triagem auditiva neonatal universal para detectar perda auditiva tão logo possível. O JCIH e a American Academy of Pediatrics endossam o objetivo de que 100% dos recém-nascidos sejam testados durante sua internação ao nascimento. O percentual de crianças que passaram por uma triagem nos EUA antes do primeiro mês de idade cresceu de 46,5% em 1999 para 97% em 2007.

IV. Exames de triagem.
Os métodos atualmente aceitáveis de triagem fisiológica da audição em recém-nascidos são a resposta auditiva do tronco encefálico e as otoemissões acústicas evocadas (OEAE). Um limiar de 35 dB foi estabelecido como ponto de corte para triagem anormal, a qual suscita exames adicionais.

A. Respostas auditivas do tronco encefálico (BERA). O BERA mede as ondas eletroencefalográficas geradas pelo sistema auditivo em resposta a cliques através de três eletrodos colocados sobre o couro cabeludo do neonato. A onda típica registrada pelos eletrodos torna-se mais bem definida com o aumento da idade

---

[a]Indicadores de risco que são de grande importância para retardar a perda auditiva.

676 | Parte 15 | Distúrbios Auditivos e Oftalmológicos

pós-natal. O BERA é mais confiável após 34 semanas de idade pós-menstrual. A versão automatizada do BERA possibilita a realização rápida e fácil do teste por equipe hospitalar treinada. Embora as OEAE sejam aceitáveis na rotina de rastreamento de lactentes de baixo risco, a AAP recomenda o BERA, em vez das OEAE, em lactentes de alto risco, o que inclui pacientes internados em UTIN e egressos dela. O motivo é que o BERA avalia a via auditiva além da cóclea e detecta a perda auditiva neural, inclusive a dissincronia auditiva. A versão automatizada do BERA permite execução rápida e fácil por técnicos treinados.

B. OEAE. Esse método registra o *feedback* acústico da cóclea através dos ossículos para a membrana timpânica e canal auditivo após um estímulo de clique ou pulso de tom (*tone burst*). As OEAE são ainda mais rápidas de executar que o BERA. Contudo, as OEAE são mais propensas a serem afetadas por restos ou líquido na orelha externa e média, resultando em taxas de encaminhamento mais altas. Ademais, as OEAE são incapazes de detectar algumas formas de perda auditiva neurossensorial, incluindo a dissincronia auditiva. As OEAE são frequentemente combinadas com o BERA em um sistema automatizado de triagem em duas etapas.

V. Exames de acompanhamento.
É fundamental acompanhar os recém-nascidos que não tenham resultados satisfatórios no exame de rastreamento. Apesar do grande sucesso do rastreamento (97%) de recém-nascidos, atualmente 46% dos lactentes com problemas detectados no exame inicial não são acompanhados. Lactentes com resultado insatisfatório ao exame de rastreamento nas duas orelhas devem ter uma resposta auditiva do tronco encefálico diagnóstica realizada por um fonoaudiólogo com formação em pediatria dentro de 2 semanas após o exame inicial. Crianças com resultados anormais unilaterais devem repetir o exame dentro de 3 meses. O exame deve incluir um BERA diagnóstico completo de frequências específicas para medir o limiar auditivo. Também devem-se incluir avaliação da função da orelha média (timpanometria com um tom de prova de 1.000 Hz), observação da resposta comportamental do bebê ao som e o relato dos pais de comportamentos incipientes de comunicação e audição.

A. As definições do grau e da intensidade da perda auditiva são citadas no Quadro 65.1.

Quadro 65.1	Definições de gravidade da perda auditiva.
Leve	15 a 40 dB
Moderada	40 a 60 dB
Elevada	60 a 90 dB
Profunda	> 90 dB

Fonte: American Academy of Pediatrics.

B. Os neonatos que apresentam fatores de risco para perda auditiva neurossensorial e/ou condutiva progressiva, ou de início tardio, necessitam de vigilância contínua, ainda que os resultados da triagem neonatal inicial sejam normais.

C. Os recém-nascidos com **perda auditiva leve ou unilateral** também devem ser monitorados cuidadosamente, com repetidas avaliações audiológicas, e submetidos a intervenção precoce, porque correm risco mais alto de perda auditiva progressiva e desenvolvimento tardio e anormal das habilidades de linguagem e comunicação.

D. Todos os neonatos devem ser monitorados por seus médicos de assistência primária quanto ao desenvolvimento normal da audição e linguagem.

VI. Avaliação médica.
Um recém-nascido diagnosticado com perda auditiva verdadeira deve receber as seguintes avaliações adicionais.

A. Um otorrinolaringologista experiente no atendimento de lactentes deve realizar avaliação completa. Se necessário, deve-se encaminhar o paciente para avaliação por tomografia computadorizada (TC) ou ressonância magnética (RM).

B. Avaliação e aconselhamento genéticos devem ser oferecidos a todos os neonatos com perda auditiva verdadeira.

C. Um oftalmologista pediátrico deve examinar os pacientes para detectar anormalidades oculares que possam estar associadas à perda auditiva.

D. Quando indicado, solicitam-se pareceres dos especialistas em pediatria do desenvolvimento, neurologia, cardiologia e nefrologia.

VII. Reabilitação/tratamento. Os neonatos com perda auditiva verdadeira devem ser encaminhados para serviços de intervenção precoce a fim de aumentar a aquisição de habilidades de linguagem adequadas ao seu desenvolvimento. Esses serviços devem incluir terapia da fala e patologistas da linguagem, fonoaudiólogos e educadores especiais. Os lactentes que são candidatos apropriados e cujos pais decidiram utilizar sistemas de amplificação pessoais devem receber aparelhos auditivos tão logo possível. Os lactentes com perda auditiva bilateral grave a profunda podem ser candidatos a implantes cocleares no fim do primeiro ano de vida. Tão logo possível, também se devem apresentar os recursos e as informações sobre intervenção precoce para que os pais tomem decisões acerca das opções de comunicação.

VIII. Prognóstico. O prognóstico depende basicamente do grau de perda auditiva, bem como da época de diagnóstico e tratamento. Para um desenvolvimento cerebral auditivo ideal, a maturação normal das vias auditivas centrais depende da maximização precoce do *input* auditivo. Quanto mais cedo a reabilitação começar, maior será a chance de a criança adquirir habilidades de linguagem e comunicação apropriadas à idade. A obtenção de aparelhos auditivos até 6 meses de idade esteve associada a melhores resultados da fala. A instituição dos serviços de intervenção precoce antes de 3 meses de idade esteve associada a melhor desfecho do desenvolvimento cognitivo aos 3 anos. Os resultados da linguagem e comunicação para crianças que recebem implantes cocleares precoces e assistência intensiva por equipe multiprofissional também são extremamente promissores.

Leitura sugerida

American Academy of Pediatrics, Joint Committee on Infant Hearing. Year 2007 position statement: principles and guidelines for early hearing detection and intervention programs. *Pediatrics* 2007;120(4):898–921.

Grosse SD, Ross DS, Dollard SC. Congenital cytomegalovirus (CMV) infection as a cause of permanent bilateral hearing loss: a quantitative assessment. *J Clin Virol* 2008;41(2):57–62.

Harlor AD Jr, Bower C, Committee on Practice and Ambulatory Medicine. Hearing assessment in infants and children: recommendations beyond neonatal screening. *Pediatrics* 2009;124(4):1252–1263.

Kaye CI, Committee on Genetics, Accurso F. Newborn screening fact sheets. *Pediatrics* 2006;118(3):e934–e963.

Kral A, O'Donoghue GM. Profound deafness in childhood. *N Engl J Med* 2010;363(15):1438–1450.

Morton CC, Nance WE. Newborn hearing screening—A silent revolution. *N Engl J Med* 2006;354(20):2151–2164.

Weichbold V, Nekahm-Heis D, Welzl-Mueller K. Universal newborn hearing screening and postnatal hearing loss. *Pediatrics* 2006;117(4):e631–e636.

Referências *on-line*

American Academy of Audiology: http://www.audiology.org

American Speech-Language-Hearing Association: http://www.asha.org

Better Hearing Institute: http://www.betterhearing.org/

Boystown National Research Center: http://www.babyhearing.org/

Center for Disease Control and Prevention: http://www.cdc.gov/ncbddd/ehdi/default.htm

Hands & Voices: http://www.handsandvoices.org/

Harvard Medical School Center for Hereditary Deafness: http://hearing.harvard.edu/

Marion Downs National Center for Infant Hearing: http://www.colorado.edu/slhs/mdnc/

National Association of the Deaf: http://www.nad.org

National Center for Hearing Assessment and Management: http://www.infanthearing.org/

National Deaf Education Network/Clearinghouse: http://www.clerccenter.gallaudet.edu/Clearinghouse/index.html

Parte 16
Procedimentos Neonatais Comuns

66 Procedimentos Neonatais Comuns
Steven A. Ringer e James E. Gray

Os procedimentos invasivos são uma parte necessária, mas potencialmente carregadas de risco, da terapia intensiva neonatal. Para proporcionar um benefício máximo, essas técnicas devem ser desempenhadas, de modo a realizar a tarefa exigida enquanto se mantém o bem-estar geral do paciente.

I. Princípios gerais

A. **Alternativas a considerar.** Para cada procedimento, devem-se considerar todas as alternativas e devem-se avaliar as relações de risco-benefício. Muitos procedimentos envolvem a colocação de dispositivos de plástico de longa permanência. Dispositivos feitos de policloreto de vinila lixiviam um plastificante, o di(2-etil-hexil) ftalato (DEHP), que pode ser tóxico na exposição a longo prazo. Existem alternativas e devem-se utilizar dispositivos isentos de DEHP para procedimentos em recém-nascidos, sempre que possível.

B. **Monitoramento e homeostase.** De modo ideal, o responsável pelo procedimento deve delegar outra pessoa para se responsabilizar pelo acompanhamento e manejo contínuos do paciente durante o procedimento. O foco principal desse funcionário deve estar no paciente, em vez de no procedimento a ser realizado. Ele deve avaliar a estabilidade cardiorrespiratória e termorregulatória durante todo o procedimento e realizar intervenções quando necessário. Para procedimentos estéreis, uma função particularmente importante desse funcionário é assegurar a integridade do campo estéril. O monitoramento contínuo pode ser realizado por meio de uma combinação de técnicas invasivas (p. ex., monitoramento da pressão arterial) e não invasivas (p. ex., oximetria de pulso). Esse monitoramento pode ser padronizado de modo mais eficaz utilizando-se uma lista de verificação do procedimento, para que o funcionário de monitoramento possa garantir que cada passo seja devidamente seguido e documentado pela assinatura de todos os funcionários na conclusão do procedimento.

C. **Controle da dor.** O tratamento do desconforto associado ao procedimento pode ser realizado por meio de abordagens farmacológicas ou não farmacológicas (Capítulo 67). Deve-se considerar o potencial impacto negativo de qualquer medicamento na condição cardiorrespiratória do paciente. A sacarose oral (p. ex., solução de 24%, 0,2 a 0,4 mℓ/kg) é muito eficaz na redução da dor decorrente de procedimentos de pequeno porte e da retirada de sangue. Também pode ser utilizada como terapia adjuvante em procedimentos mais dolorosos, quando o paciente for capaz de tolerar medicação oral. Comumente administra-se morfina ou fentanila antes de iniciar procedimentos potencialmente dolorosos. Recomenda-se o uso de escalas de dor neonatal para avaliar a necessidade de medicação.

D. **Informação aos familiares.** Exceto em reais emergências, notificam-se os pais da necessidade de procedimentos invasivos nos cuidados de seu filho antes de executá-los. Discutem-se as indicações e possíveis complicações de cada procedimento. Além disso, discutem-se também processos alternativos, sempre

680 Parte 16 | Procedimentos Neonatais Comuns

que estes estiverem disponíveis. Deve-se obter um termo de consentimento informado para procedimentos com um nível significativo de invasão ou risco.

E. Precauções. O cirurgião deve seguir precauções universais, incluindo o uso de luvas, aventais impermeáveis, barreiras e proteção ocular para evitar a exposição a sangue e líquidos corporais que possam estar contaminados com agentes infecciosos.

F. Pausa de segurança. Antes de iniciar qualquer procedimento, toda a equipe deve fazer uma "pausa de segurança" ou "*time out*" para verificar se o procedimento correto está sendo realizado no paciente certo e, se for o caso, no lado correto (p. ex., colocação de dreno torácico, inserção de cateter venoso ventral). Essa pausa deve ser incorporada à lista de verificação do procedimento.

G. Treinamento e supervisão. Os profissionais devem ser treinados na realização de procedimentos antes de realizá-los em pacientes. Esse treinamento deve incluir uma discussão sobre as indicações, possíveis complicações e seu tratamento, alternativas e técnicas a serem utilizadas. Para alguns procedimentos, há manequins ou outras opções para o treinamento de simulação, que também possibilitam refinar as habilidades da equipe. Cirurgiões experientes devem estar disponíveis em todos os momentos para fornecer orientações adicionais e a assistência necessária.

H. Documentação. A documentação cuidadosa dos procedimentos melhora o atendimento ao paciente. Anotar as dificuldades encontradas no momento da intubação ou no tamanho e posicionamento de um tubo endotraqueal empregado, por exemplo, fornece informações importantes, caso o procedimento precise ser repetido. Rotineiramente fazemos anotações após todos os procedimentos, incluindo tentativas frustradas. Documentam-se a data e a hora, as indicações, a realização da pausa de segurança, o monitoramento, a pré-medicação para controle da dor, as técnicas utilizadas, as dificuldades encontradas, as complicações (se houver) e os resultados de quaisquer exames laboratoriais realizados.

II. Retirada de sangue.

Os preparativos para a retirada de sangue dependem um pouco de quais exames de sangue são necessários.

A. Retira-se **sangue capilar** quando não há necessidade de muitos exames realizados um logo após o outro.

1. Os **exames de sangue aplicáveis** incluem o hematócrito, a glicemia (utilizando glicosímetros ou outros métodos de ensaio à beira do leito), os níveis de bilirrubina, as determinações de eletrólitos e, ocasionalmente, as gasometrias arteriais.

2. **Técnicas**
   a. O membro a ser utilizado deve ser aquecido para aumentar o fluxo sanguíneo periférico.
   b. **Lancetas de mola minimizam a dor,** garantindo punção adequada para a obtenção de sangue. O sangue deve fluir livremente, com pouca ou nenhuma compressão. Isso assegura na face a determinação mais precisa dos valores laboratoriais.
   c. **Punções nos capilares do pé devem ser realizadas na face lateral do calcanhar, na planta do pé,** evitando locais já puncionados, se possível.
   d. A **pele deve ser cuidadosamente limpa** antes da punção com um antisséptico, como álcool ou iodopovidona, a fim de evitar a infecção de tecidos moles ou osso subjacente.

B. Pode-se coletar **sangue venoso** para a análise química sanguínea, hemoculturas e outros exames laboratoriais de uma veia periférica de calibre adequado que possibilite o acesso e a retirada de sangue. As **veias safenas e antecubitais muitas vezes são locais promissores.** Para hemoculturas, a área deve ser limpa com álcool ou com solução contendo iodo; se o posicionamento da agulha for direcionado utilizando um dedo recoberto com luva estéril, o dedo deve ser limpo do mesmo modo. Deve-se usar uma agulha estéril nova para inserir o sangue nos frascos de cultura.

C. Pode ser necessário **sangue arterial** para a gasometria arterial, para alguns exames metabólicos e quando for difícil obter o volume de sangue necessário de uma veia periférica e não houver cateter permanente disponível. Geralmente são puncionadas a artéria radial ou a artéria tibial posterior. Em raras ocasiões, utiliza-se a artéria braquial quando não há outro local disponível. Punções da artéria radial são mais facilmente realizadas utilizando uma agulha borboleta de calibre 23 a 25. A transiluminação muitas vezes

Capítulo 66 | Procedimentos Neonatais Comuns **681**

auxilia na localização do vaso. Após a realização de um teste de Allen para garantir que haja perfusão colateral, a artéria radial é visualizada e penetrada com o bisel da agulha voltado para cima e em um ângulo de 15° no sentido contrário ao fluxo. (Recentemente, tornou-se controverso se o teste de Allen deve ou não ser considerado o padrão de cuidado, especialmente em relação à interpretação de um teste anormal.) Se não for obtido sangue durante a inserção inicial da agulha, esta pode ser avançada até que a artéria seja transfixada e, em seguida, retirada lentamente até que o sangue flua.

D. Amostras de sangue de cateter

1. **Cateteres de artéria umbilical ou de artéria radial** muitas vezes são utilizados para coleta repetitiva de amostras de sangue, especialmente para estudos de gasometria arterial.

2. **Técnicas**

   a. **Deve ser utilizado um sistema sem agulha para coleta de sangue** com cateteres arteriais. As técnicas específicas para uso variam de acordo com o produto e devem-se seguir as orientações do fabricante.

   b. Para o **exame de gasometria arterial,** utiliza-se uma seringa de 1 mℓ pré-heparinizada ou uma seringa padrão de 1 mℓ lavada com 0,5 mℓ de heparina para retirar a amostra. A velocidade de coleta da amostra deve ser limitada a 1,5 mℓ/min para evitar a alteração na perfusão arterial além do ponto de coleta.

   c. O **cateter deve ser adequadamente limpo do infusado** antes de retirar amostras para **evitar leituras falsas.** Após a amostra ter sido coletada, o sangue deve ser lavado infundindo-se um pequeno volume de solução salina de lavagem heparinizada.

III. Terapia intravenosa.
A inserção e o manejo de cateteres intravenosos exigem muito cuidado. Do mesmo modo que nas crianças mais velhas, as veias da mão são usadas com mais frequência, mas as veias de braços, pé, tornozelo e couro cabeludo podem ser utilizadas. A transiluminação de um membro pode ajudar a identificar uma veia e aparelhos modernos que melhoram a detecção de veias podem ser ainda mais úteis.

IV. Punção vesical

A. Como as punções vesicais são mais frequentemente utilizadas para coletar urina para cultura, a **técnica estéril é crucial.** A limpeza cuidadosa da região pré-púbica com um antisséptico, como álcool ou solução de iodo, é essencial.

B. Técnica. As punções vesicais são feitas com uma seringa de 5 a 10 mℓ conectada a uma agulha de calibre 22 ou 23 ou uma agulha borboleta de calibre 23. Antes da punção, deve-se tentar confirmar que o recém-nascido não tenha urinado recentemente. A orientação ultrassonográfica é útil. Uma técnica é descrita a seguir.

1. Localiza-se o osso púbico pela palpação.
2. Coloca-se a agulha na linha média, ligeiramente superior ao osso púbico.
3. Insere-se a agulha, que é direcionada ao cóccix da criança.
4. Se a agulha entrar mais de 3 cm e não for obtida urina, deve-se pressupor que a bexiga esteja vazia e esperar antes de tentar novamente.

V. Punção lombar

A. Técnica

1. O recém-nascido deve ser colocado em decúbito lateral ou na posição sentada com as pernas estendidas. O assistente deve segurar o recém-nascido (RN) com firmeza nos ombros e nas nádegas, de modo que a parte inferior da coluna fique curvada. Deve-se evitar a flexão do pescoço para não comprometer as vias respiratórias.

2. Prepara-se um campo estéril, que é coberto com toalhas. Não deve ser utilizada clorexidina para esterilizar a pele antes de uma punção lombar (PL), uma vez que essa substância não é especificamente destinada a ser introduzida no sistema nervoso central.

682 Parte 16 | Procedimentos Neonatais Comuns

3. Deve-se utilizar uma agulha espinal de calibre 22 a 24 com estilete. A utilização de uma agulha sem estilete, tal como uma agulha borboleta de calibre 25, pode perfurar a pele até o espaço subaracnoide e deve ser evitada.

4. A agulha é inserida na linha média, no espaço entre o 4° e o 5° processos espinhosos lombares. A agulha é avançada gradualmente na direção do umbigo; o estilete é retirado repetidamente para detectar a presença de líquido cerebrospinal. Geralmente, sente-se um ligeiro "pop" quando a agulha entra no espaço subaracnoide.

5. O líquido cerebrospinal (LCS) é coletado em três ou quatro tubos, cada um com um volume de 0,5 a 1,0 mℓ.

B. Exame do líquido cerebrospinal. Deve-se inspecionar imediatamente se o LCS está turvo e qual sua coloração. Em muitos recém-nascidos, o LCS normal pode ser ligeiramente xantocrômico, mas sempre deve ser claro.

1. **Tubo 1.** Deve-se determinar a contagem de células e a contagem diferencial por meio do líquido não centrifugado em uma câmara de contagem. O líquido não centrifugado deve ser corado com azul de metileno; deve ser tratado com ácido acético concentrado se existirem muitas hemácias. O sedimento centrifugado deve ser corado pelos métodos de Gram e Wright.

2. **Tubo 2.** Devem-se realizar exames de cultura e de sensibilidade a antibióticos.

3. **Tubo 3.** Devem-se obter determinações de glicose e proteínas.

4. **Tubo 4.** As células desse tubo também devem ser contadas, se o LCS contiver sangue. O líquido pode ser enviado para outros exames (como a amplificação da reação em cadeia da polimerase para o herpes-vírus simples [HSV] etc.)

C. Informações obtidas

1. Quando o LCS for coletado em 3 ou 4 tubos separados, pode-se fazer uma **contagem de hemácias** no primeiro e no último tubo para ver se há diminuição na quantidade de hemácias/mm^3 entre a primeira e a última amostras. No líquido obtido de uma punção traumática, o último tubo tem menos hemácias que o primeiro; quantidades mais semelhantes indicam a possibilidade de hemorragia intracraniana. O LCS no recém-nascido normalmente pode conter até 600 a 800 hemácias/mm^3.

2. **Contagem de leucócitos.** A quantidade normal de leucócitos/mm^3 em recém-nascidos é uma questão controversa. Aceitamos 5 a 8 linfócitos ou monócitos como normais se não houver leucócitos polimorfonucleares (PMN). Outros aceitam até 25 leucócitos/mm^3 como normais, incluindo vários leucócitos PMN. Os dados obtidos de RN de alto risco sem meningite (Quadro 66.1) mostram 0 a 32 leucócitos/mm^3 em neonatos a termo e 0 a 29 leucócitos/mm^3 em recém-nascidos pré-termo, considerando-se normal a presença de cerca de 60% de leucócitos PMN. Geralmente encontram-se contagens de leucócitos mais elevadas na meningite gram-negativa que naqueles com doença estreptocócica do grupo B; até 50% do último grupo terão 100 leucócitos/mm^3 ou menos. Em razão da sobreposição entre RN normais e com meningite, o achado de leucócitos polimorfonucleares no LCS merece atenção especial. Por fim, o diagnóstico depende dos resultados da cultura e da evolução clínica.

3. Os dados a respeito dos **níveis de glicose e de proteínas** no LCS em recém-nascidos de alto risco são apresentados no Quadro 66.1. Normalmente, o nível de glicose no LCS é de cerca de 80% do nível de glicose no sangue em neonatos nascidos a termo e de 75% em recém-nascidos pré-termo. Se o nível de glicose no sangue estiver alto ou baixo, há um período de 4 a 6 horas para o equilíbrio com a glicose no LCS.

O nível normal de proteína no LCS em recém-nascidos pode variar amplamente. No recém-nascido a termo, níveis abaixo de 100 mg/dℓ são aceitáveis. Em recém-nascidos pré-termo, o nível aceitável pode ser tão elevado quanto 180 mg/dℓ. Os valores para crianças de alto risco são apresentados no Quadro 66.1. O nível de proteína no LCS em recém-nascidos pré-termo parece estar correlacionado ao grau de prematuridade.

Não há um parâmetro único que possa ser utilizado para excluir ou confirmar a meningite. A meningite pode ocorrer na ausência de hemoculturas positivas (Capítulo 49).

Capítulo 66 | Procedimentos Neonatais Comuns **683**

Quadro 66.1	Exame do líquido cerebrospinal em recém-nascidos de alto risco sem meningite.	
Determinação	A termo	Pré-termo
Contagem de leucócitos (mℓ)		
Nº de recém-nascidos	87	30
Média	8,2	9
Mediana	5	6
Desvio padrão	7,1	8,2
Variação	0 a 32	0 a 29
± 2 desvios padrão	0 a 22,4	0 a 25,4
Percentual de polimorfonucleares	61,3%	57,2%
Proteína (mg/dℓ)		
Nº de recém-nascidos	35	17
Média	90	115
Variação	20 a 170	65 a 150
Glicose (mg/dℓ)		
Nº de recém-nascidos	51	23
Média	52	50
Variação	34 a 119	24 a 63
Glicose no LCS dividida pela glicose no sangue (%)		
Nº de recém-nascidos	51	23
Média	81	74
Variação	44 a 248	55 a 105

De Sarff LD, Platt LH, McCracken GH Jr. Cerebrospinal fluid evaluation in neonates: comparison of high-risk neonates with and without meningitis. *J Pediatr* 1976;88(3):473-477.

VI. Intubação

A. Intubação endotraqueal. Na maior parte dos casos, o RN pode ser adequadamente ventilada com um dispositivo manual, de modo que a intubação endotraqueal pode ser realizada como um procedimento controlado.

1. **Tamanho e comprimento do tubo.** O tamanho do tubo (Capítulo 5) e a profundidade de inserção corretos (Figura 66.1) podem ser estimados pelo peso da criança.
2. **Via.** Os dados em relação à via preferida para a intubação endotraqueal (ou seja, oral *vs.* nasal) são contraditórios. Na maior parte das circunstâncias, a prática local deve guiar essa escolha, com duas exceções. Em primeiro lugar, a intubação oral deve ser realizada em todas as situações emergenciais, uma vez que geralmente é mais fácil e mais rápida que a intubação nasal. Além disso, a intubação oral é preferível quando existir coagulopatia significativa (p. ex., trombocitopenia). Em segundo lugar, um tubo endotraqueal funcionando nunca deve ser eletivamente trocado simplesmente para fornecer uma via alternativa.

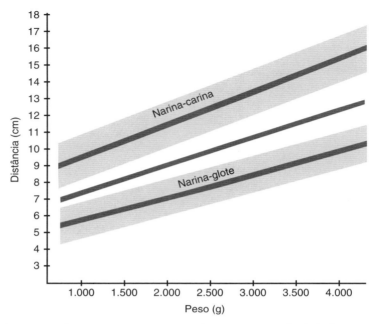

Figura 66.1 Relação entre as distâncias narina-carina e narina-glote e o peso corporal. A linha do meio representa a distância da narina ao meio da traqueia. (Modificada de Coldiron JS. Estimation of nasotracheal tube length in neonates. *Pediatrics* 1968;41[4]:823-828.)

3. **Técnica**

   a. **O paciente deve ser adequadamente ventilado com dispositivo manual** para garantir uma saturação de oxigênio normal (adequada à idade gestacional) antes da laringoscopia. A laringoscopia e a intubação de um paciente ativo e não medicado são mais desconfortáveis para o paciente e mais difíceis para o profissional que realiza o procedimento, e o risco de complicações pode ser maior. Sempre que possível, o paciente deve ser pré-medicado com um benzodiazepínico ou narcótico de ação rápida, a menos que sua condição seja uma contraindicação (Capítulo 67).

   b. Durante todo o procedimento de intubação, **é obrigatório observar o paciente e monitorar sua frequência cardíaca**. A oximetria de pulso também deve ser usada quando disponível. O monitoramento eletrônico com uma frequência de pulso audível possibilita que a equipe esteja ciente da frequência cardíaca durante o procedimento. Se for observada bradicardia, especialmente se acompanhada por hipoxia, o procedimento deve ser interrompido e o recém-nascido deve ser ventilado com dispositivo manual. Uma bolsa de anestesia conectada ao tubo adaptador pode administrar oxigênio à faringe durante o procedimento. Alternativamente, pode-se administrar fluxo livre de oxigênio a 5 ℓ/min com um tubo colocado a 1,3 cm da boca do recém-nascido.

   c. **O pescoço do recém-nascido deve ser ligeiramente estendido** (posição de extensão cervical ou "de fungadela") com o corpo do recém-nascido alinhado. O operador deve estar olhando para baixo, em direção à linha média do corpo.

   d. Segura-se o **laringoscópio** entre o polegar e o dedo indicador da mão esquerda, com o segundo e terceiro dedos segurando o queixo do recém-nascido e estabilizando sua cabeça.

   e. Passa-se a **lâmina do laringoscópio** pelo lado direito da boca e, em seguida, até a linha média, levando a língua para cima e retirando-a do percurso. A ponta da lâmina deve ser avançada até a valécula; o cabo do laringoscópio deve ser elevado a um ângulo de aproximadamente 60° em relação ao leito. A lâmina deve ser, em seguida, elevada mantendo o mesmo ângulo, com cuidado para não balançar ou alavancar a lâmina do laringoscópio. A visualização das cordas vocais pode ser melhorada empurrando-se para baixo ligeiramente na laringe com o 4º ou o 5º dedos da mão esquerda (ou ter um assistente para fazê-lo) a fim de deslocar a traqueia posteriormente.

Capítulo 66 | Procedimentos Neonatais Comuns **685**

f. O **tubo endotraqueal** é segurado com a mão direita e inserido entre as cordas vocais a aproximadamente 2 cm abaixo da glote (menos em RN extremamente pequenos). Durante a intubação nasotraqueal, o tubo pode ser guiado movendo-se a cabeça do recém-nascido levemente ou com uma pequena pinça do tipo Magill. Se um dedo estiver sobre a traqueia, pode-se sentir o tubo passando.

g. As estruturas anatômicas da laringe e da faringe têm aspectos diferentes. O esôfago é uma fenda muscular horizontal posterior. A glote, em contraste, consiste em uma abertura triangular anterior formada pelas cordas vocais anteriormente reunidas no ápice. Esse orifício situa-se diretamente abaixo da epiglote, que é afastada tracionando-se delicadamente o laringoscópio para cima.

h. A **posição do tubo** é verificada pela ausculta do tórax para garantir a ventilação simétrica de ambos os pulmões e pela observação do movimento do tórax com a insuflação por pressão positiva. Recomenda-se um monitor de CO_2 final expirado para confirmar a posição do tubo endotraqueal. Se a ventilação do lado esquerdo do tórax for ruim, o tubo deverá ser retrocedido até que a ventilação se torne igual à do lado direito. O comprimento de inserção de um tubo oral geralmente está entre 6 e 7 cm, quando medido no lábio para neonatos menores, e 8 e 9 cm, para neonatos a termo ou próximo do termo (Figura 66.1). O tubo vai "embaçar" se estiver corretamente posicionado na traqueia. O recém-nascido deve mostrar melhora na oxigenação.

4. Uma vez determinada a posição correta, o tubo deve ser mantido contra o palato com um dedo até que possa ser firmemente fixado no lugar; a posição do tubo deve ser confirmada por radiografia, quando possível.

5. Erros comumente observados

a. Volta-se o foco ao procedimento, não ao paciente.

b. O pescoço do recém-nascido está hiperestendido. Isso desloca as cordas vocais anteriormente e obscurece a visualização ou dificulta a passagem do recém-nascidos endotraqueal.

c. Coloca-se pressão excessiva sobre a gengiva superior do RN pela lâmina do laringoscópio. Isso resulta da inclinação ou do balanço da ponta da lâmina de laringoscópio para cima, em vez de a tração ser exercida paralelamente ao recém-nascido.

d. O tubo é inserido longe demais, e a posição não é avaliada, resultando em manutenção da intubação do brônquio principal direito.

6. Máscara laríngea (MLA). Ocasionalmente, a equipe não consegue inserir um tubo endotraqueal com sucesso, apesar de várias tentativas. Nesses casos, a MLA é uma alternativa que salva a vida fornecendo ventilação de resgate até que um acesso respiratório mais estável possa ser estabelecido. A MLA de tamanho 1 é adequada e recomendada para recém-nascidos com peso entre 2,5 e 5 kg, mas há relatos de seu uso bem-sucedido em neonatos pré-termo tão pequenos quanto 0,8 kg.

A MLA pode ser especialmente útil durante a reanimação inicial após o nascimento. Contudo, não pode ser usada como uma via para aspiração traqueal (p. ex., para aspirar o líquido meconial).

B. Pressão positiva contínua nas vias respiratórias (CPAP). Pode-se aplicar pressão de distensão contínua usando cânulas nasais como parte do circuito do ventilador. Essas cânulas são simples de inserir e são fixadas por um dispositivo ajustado à cabeça com velcro. Em circunstâncias incomuns, o CPAP pode ser entregue por meio de um tubo endotraqueal de tamanho adequado passado por via nasal e avançado até uma posição faríngea imediatamente inferior à úvula. Esse tubo é, em seguida, ligado ao circuito do ventilador como no texto anterior.

VII. Toracocentese e colocação de dreno torácico (ver Capítulo 38)

VIII. Cateterismo vascular (ver Figuras 66.2 e 66.3 para os diagramas dos sistemas venoso e arterial do recém-nascido).

A. Tipos de cateteres

1. Os **cateteres de artéria umbilical (CAU)** são usados: (i) para o monitoramento frequente da gasometria arterial; (ii) como uma via estável para infusão de soluções parenterais; e (iii) para o monitoramento contínuo da pressão arterial.

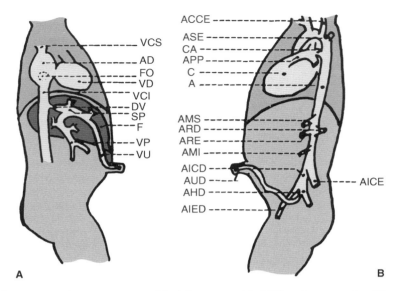

Figura 66.2 A. Diagrama do sistema venoso umbilical do recém-nascido (VCS = veia cava superior; AD = átrio direito; FO = forame oval; VD = ventrículo direito; VCI = veia cava inferior; DV = ducto venoso; SP = seio portal; F = fígado; VP = veia porta; VU = veia umbilical). **B.** Diagrama do sistema arterial do recém-nascido, incluindo a artéria umbilical (ACCE = artéria carótida comum esquerda; ASE = artéria subclávia esquerda; CA = canal arterial; APP = artéria pulmonar principal; C = coração; A = aorta; AMS = artéria mesentérica superior; ARD = artéria renal direita; ARE = artéria renal esquerda; AMI = artéria mesentérica inferior; AICE = artéria ilíaca comum esquerda; AICD = artéria ilíaca comum direita; AUD = artéria umbilical direita; AHD = artéria hipogástrica direita; AIED = artéria ilíaca externa direita). (De Kitterman JA, Phibbs RH, Tooley WH. Catheterization of umbilical vessels in newborn infants. *Pediatr Clin North Am* 1970;17[4]:895-912.)

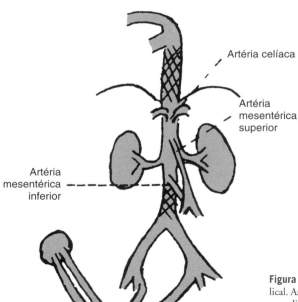

Figura 66.3 Localização dos cateteres de artéria umbilical. As áreas pontilhadas representam locais em que as complicações são menos prováveis. Qualquer local pode ser utilizado para a colocação da ponta do cateter.

Capítulo 66 | Procedimentos Neonatais Comuns **687**

2. Os **cateteres arteriais periféricos** são usados quando ainda é necessário monitoramento frequente da gasometria arterial e um cateter de artéria umbilical é contraindicado, não pode ser colocado ou foi removido por causa de complicações. Os cateteres arteriais periféricos não devem ser utilizados para infundir solução de alimentação ou medicamentos. Eles exigem que o movimento do membro do recém-nascido seja restringido.

3. Os **cateteres de veia umbilical (CVU)** são utilizados para exsanguineotransfusões, monitoramento da pressão venosa central, infusão de líquidos (quando passados pelo ducto venoso e próximos do átrio direito) e acesso vascular de emergência para infusão de líquidos, sangue ou fármacos.

4. Os **cateteres venosos centrais** são amplamente empregados para a nutrição parenteral prolongada e, ocasionalmente, para monitorar a pressão venosa central. Também podem ser colocados por via percutânea. As veias preferidas são a basílica ou safena, cefálica ou safena parva, ou intermédia do cotovelo. Veias alternativas são a braquial (com cuidado para evitar punção arterial), auricular posterior, temporais superficiais ou jugular externa.

B. Cateterismo da artéria umbilical

1. **Diretrizes.** Em geral, apenas RN em condição grave devem permanecer com um cateter de artéria umbilical. Se forem previstas apenas algumas medições de gasometria arterial, devem ser realizadas punções arteriais periféricas em conjunto com o monitoramento de oxigênio não invasivo e deve-se utilizar uma via intravenosa periférica para líquidos e medicamentos.

2. **Técnica**

a. **Utiliza-se uma técnica estéril.** Antes de preparar o cordão e a pele, faça mensurações externas para determinar o quão longe o cateter será inserido (Figuras 66.3 a 66.5). Para um CAU alto, a distância (umbigo-ombro) habitualmente é de +2 cm além do comprimento do coto. Na posição alta, a ponta do cateter é colocada entre a 6ª e a 10ª vértebras torácicas; na posição baixa, a ponta fica entre a 3ª e a 4ª vértebras lombares.

b. **O coto do cordão umbilical é suspenso com uma pinça.** O cordão e os arredores são lavados cuidadosamente com solução antisséptica. Em crianças, não se sabe qual o agente ideal. A clorexidina (para pacientes com pele madura) e o álcool são escolhas comuns. É importante evitar queimaduras químicas provocadas por uma solução de iodo limpando-se cuidadosamente a pele (incluindo as costas e o tronco) com água esterilizada após a solução ter secado. Para recém-nascidos pré-termo extremos (< 28 semanas), o álcool também pode causar uma queimadura química e deve ser lavado com água estéril como explicado. Em seguida, o abdome é coberto com campos estéreis.

c. Deve-se colocar uma **fita umbilical (de sarja)** como um laço simples em torno da base do próprio cordão umbilical. Em raras circunstâncias, é necessário pôr a fita na pele umbilical propriamente dita. Se isso for feito, deve-se ter o cuidado de afrouxar o laço após o procedimento. A fita é usada para comprimir delicadamente o cordão para evitar sangramentos. Utilizando um bisturi, o cordão é, em seguida, seccionado em um comprimento de 1,0 a 1,5 cm, de modo limpo.

d. **O cordão é estabilizado** com uma pinça ou hemostato, e as duas artérias são identificadas.

e. A ponta aberta de uma pinça íris é inserida no lúmen da artéria e delicadamente utilizada para **dilatar o vaso**; em seguida, a ponta fechada é inserida no lúmen de uma artéria a uma profundidade de 0,5 cm. A tensão na ponta da pinça é liberada, e a pinça é deixada no lugar para dilatar o vaso por cerca de 1 min. Essa pausa pode ser o passo mais útil na inserção do cateter.

f. A **pinça é retirada**, e um cateter de vaso umbilical 3,5 ou 5 F cheio de solução salina estéril com um orifício na extremidade é introduzido na artéria. O cateter menor geralmente é utilizado para RN que pesam < 1.500 g. Um ligeiro aumento na resistência será sentido quando o cateter atravessar a base do cordão e quando ultrapassar a junção entre a artéria umbilical e a artéria femoral. Podem ocorrer os problemas a seguir com o cateterismo da artéria umbilical.

    i. **O cateter não penetra na aorta abdominal.** Às vezes, uma técnica de cateter duplo possibilitará a canulação bem-sucedida nessa situação, especialmente se o primeiro cateter produzir um trajeto errôneo e já não estiver no lúmen da artéria umbilical. Deixe o cateter original no lugar e passe delicadamente um segundo cateter ao lado dele.

    ii. **O cateter consegue penetrar na aorta, mas depois faz uma volta e retorna pela artéria ilíaca contralateral** ou por uma das artérias até as nádegas. Pode haver dificuldade em avançar o cateter e pode ocorrer cianose ou branqueamento da perna ou das nádegas. Isso acontece com mais

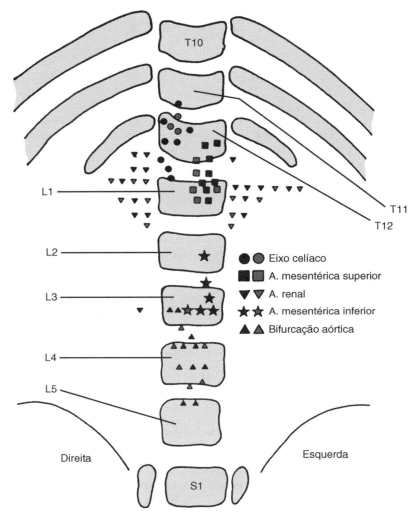

Figura 66.4 Distribuição dos principais ramos aórticos encontrados em 15 RN pela aortografia, conforme correlacionado aos corpos vertebrais. Símbolos cheios representam recém-nascidos com anomalias cardíacas ou renais (ou ambos); símbolos vazados representam aqueles sem qualquer transtorno. Os principais marcos aparecem nos seguintes níveis vertebrais: diafragma, espaço intercostal T12; artéria celíaca, T12; artéria mesentérica superior, espaço intercostal L1; artéria renal, L1; artéria mesentérica inferior, L3; bifurcação aórtica, L4. (De Phelps DL, Lachman RS, Leake RD et al. The radiologic localization of the major aortic tributaries in the newborn infant. *J Pediatr* 1972;81[2]:336-339.)

frequência quando é inserido um cateter de pequeno calibre (3,5 F) em um recém-nascido grande. Às vezes, utilizar um cateter espesso e mais rígido (5 F) possibilitará que ele avance até à aorta. Alternativamente, retrair o cateter até a artéria umbilical, rodá-lo e reavançá-lo até a aorta pode resultar na colocação na aorta. Se isso falhar, o cateter deve ser removido e deve-se fazer outra tentativa de colocação pela outra artéria umbilical. Às vezes, o cateter vai até a aorta e, em seguida, faz uma volta sobre si mesmo. Isso também acontece com mais frequência quando é usado um cateter de pequeno calibre em um recém-nascido grande. O cateter pode, ainda, penetrar em algum dos vasos que emergem da aorta. Se o cateter não puder ser avançado até a posição desejada, a ponta deve ser puxada até uma posição inferior ou o cateter deve ser removido.

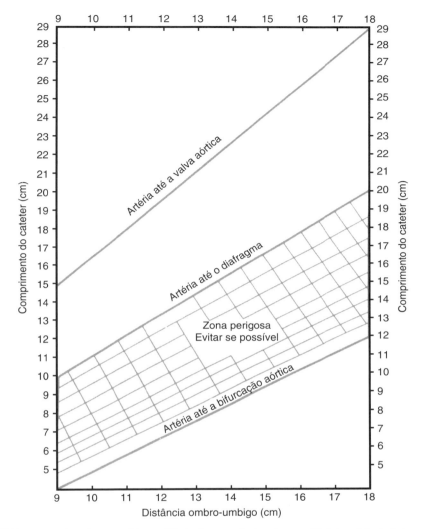

Figura 66.5 Distância do ombro ao umbigo medida desde a parte de cima da extremidade lateral da clavícula ao umbigo, em comparação com o comprimento do cateter de artéria umbilical necessário para alcançar o nível designado. (De Dunn PM. Localization of the umbilical catheter by postmortem measurement. *Arch Dis Child* 1969;41:69.)

iii. **Há cianose persistente, branqueamento ou má perfusão da extremidade distal.** Isso pode ser melhorado pelo aquecimento da perna contralateral; se não houver melhora, o cateter deve ser removido. A **hematúria** também é uma indicação para a remoção do cateter.

g. Quando o cateter é avançado, a distância e o posicionamento adequado devem ser confirmados por exame radiográfico.

h. O cateter deve ser fixado com uma sutura em bolsa de tabaco com fio de seda e uma ponte de fita adicional para aumentar a estabilidade (Capítulo 63).

3. **Remoção do cateter**

a. O cateter de artéria umbilical deve ser removido quando algum dos critérios a seguir for atendido.

i. O RN melhora, de modo que o monitoramento contínuo e a retirada frequente de sangue não são mais necessários.

690 Parte 16 | Procedimentos Neonatais Comuns

   ii. O tempo máximo de permanência do cateter recomendado pelos Centers for Disease Control and Prevention (CDC) para reduzir as complicações infecciosas e trombóticas é de 7 dias.

   iii. São observadas complicações.

b. **Método de remoção do cateter.** O cateter é retirado lentamente ao longo de um período de 30 a 60 segundos, possibilitando que a artéria umbilical se constrinja em sua extremidade proximal, enquanto o cateter ainda está obstruindo a extremidade distal. Isso geralmente evita sangramento abundante. Suturas antigas devem ser removidas. Se, apesar desse método, ocorrer sangramento, deve-se comprimir o coto da artéria umbilical até que o sangramento cesse. Isso pode levar vários minutos.

4. **Complicações associadas ao cateterismo da artéria umbilical.** Morbidade importante pode estar associada a complicações do cateterismo da artéria umbilical. Essas complicações são principalmente decorrentes de acidentes vasculares, incluindo fenômenos tromboembólicos no rim, intestino, pernas ou, raramente, medula espinal. Estes podem manifestar-se como hematúria, hipertensão arterial, sinais de enterocolite necrosante ou infarto do intestino e cianose ou branqueamento da pele das costas, nádegas ou pernas. Outras complicações observadas são infecção, coagulação intravascular disseminada e perfuração do vaso. Todas essas complicações são indicações para a remoção do cateter. A observação atenta da pele, o monitoramento da urina a procura de hematúria, a medição da pressão arterial e o acompanhamento da contagem de plaquetas podem fornecer indícios da ocorrência de complicações.

   a. Realiza-se um exame ultrassonográfico com Doppler da aorta e dos vasos renais dos RN quando se teme complicações vasculares. Se forem observados trombos, o cateter é removido.

   b. Se houver pequenos trombos sem sintomas ou com presença somente de pressão arterial aumentada, geralmente remove-se o cateter, acompanha-se a resolução dos trombos pelo exame ultrassonográfico e trata-se a hipertensão, se necessário (Capítulo 28). Se houver sinais de êmbolos ou desaparecimento de pulsos arteriais, ou coagulopatias, na ausência de hemorragia intracraniana, consideram-se a heparinização e a manutenção do tempo de tromboplastina parcial (TTP) para dobrar o valor controle. Os dados publicados para orientar a prática clínica são limitados. Se houver um grande coágulo com comprometimento da perfusão, considera-se o uso de agentes fibrinolíticos (Capítulo 44). O tratamento cirúrgico da trombose geralmente não é eficaz.

   c. O **branqueamento da perna** após a colocação do cateter é a complicação mais observada na prática clínica. Embora isso muitas vezes ocorra transitoriamente, merece atenção especial. Uma técnica que pode reverter esse achado é o aquecimento da perna oposta. Se o vasospasmo se resolver, o cateter pode ser deixado no lugar. Se não houver melhora, o cateter deve ser removido.

5. **Outras considerações**

   a. **Utilização da heparina (anticoagulante) para evitar coágulos.** Não se sabe se o uso da heparina na solução de infusão diminui a incidência de complicações trombóticas. Utiliza-se 0,5 unidade/mℓ de heparina diluída na solução de infusão.

   b. **Posicionamento da ponta do cateter.** Poucas informações úteis respaldam convincentemente a escolha entre as posições alta e baixa dos CAU. Tem sido relatada maior taxa de complicação em lactentes com a ponta do cateter em L3-L4, em comparação com T6-T10, em razão de mais episódios de branqueamento e cianose em uma ou ambas as pernas. Não foi observada diferença na taxa de complicações que exigiram a remoção do cateter entre os grupos de posicionamento baixo e alto. As complicações renais e os êmbolos para o intestino podem ser mais comuns com a colocação da ponta do cateter em T6-T10, enquanto cateteres em posição baixa (L3-L4) estão associados a complicações como cianose e branqueamento da perna, que são mais fáceis de observar.

   c. **Tempo de permanência.** A incidência de complicações associadas ao cateterismo da artéria umbilical parece estar diretamente relacionada com o período em que o cateter é deixado no lugar. Deve-se reavaliar diariamente a necessidade do cateter, que deve ser removido o mais rápido possível.

6. **Infecção e uso de antibióticos.** Não se utilizam antibióticos profiláticos para a colocação de CAU. Nos RN com CAU, são empregados antibióticos sempre que houver suspeita de infecção e depois de obtidas culturas apropriadas, garantindo a cobertura de *Staphylococcus aureus* coagulase-negativo.

C. **Cateterismo da veia umbilical** (Figuras 66.2 e 66.6).
   1. **Indicações.** Utiliza-se o cateterismo da veia umbilical para acesso vascular de emergência e exsanguineotransfusão; nesses casos, o cateter venoso é substituído por um cateter intravenoso periférico ou outro acesso o mais rápido possível. Em RN com quadro crítico e pré-termo extremos, utiliza-se também o cateter de veia umbilical para infundir vasopressores e como a principal via de acesso venoso nos primeiros dias após o nascimento.
   2. **Técnica**
      a. **O local é preparado** do mesmo modo que para o cateterismo da artéria umbilical após a determinação do comprimento apropriado do cateter a ser inserido (Figura 66.6).
      b. **Quaisquer coágulos encontrados são removidos** com uma pinça, e a veia umbilical é delicadamente dilatada como no caso da artéria umbilical na seção VIII.C.

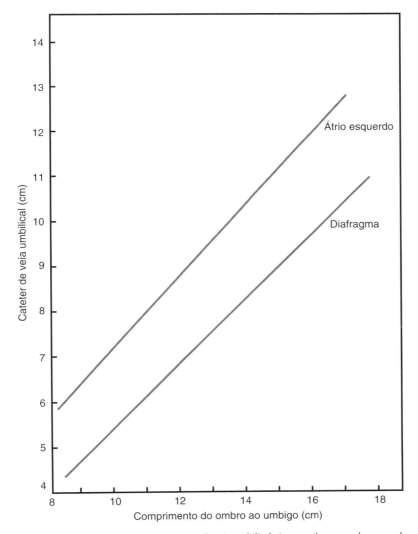

Figura 66.6 Comprimento do cateter para o cateterismo da veia umbilical. A ponta do cateter deve ser colocada entre o diafragma e o átrio esquerdo. (De Dunn PM. Localization of the umbilical catheter by postmortem measurements. *Arch Dis Child* 1966;41:69.)

692 Parte 16 | Procedimentos Neonatais Comuns

    c. O cateter (3,5 ou 5 F) é preparado enchendo-se seu lúmen com uma solução salina heparinizada e 1 unidade/mℓ de solução salina por meio de uma seringa acoplada. O cateter não deve ser deixado aberto para a atmosfera porque a pressão intratorácica negativa poderia causar uma embolia gasosa.

    d. O cateter é inserido enquanto se exerce uma suave tração sobre o cordão umbilical. Quando o cateter estiver na veia, deve-se tentar deslizar o cateter cefalicamente logo abaixo da pele, onde a veia é muito superficial. Se o cateter estiver sendo colocado emergencialmente (acesso vascular) ou para uma exsanguineotransfusão, deve ser avançado apenas o necessário para estabelecer um fluxo sanguíneo bom (normalmente 2 a 5 cm). Se o cateter for utilizado para infusão contínua ou monitoramento da pressão venosa central, deve ser avançado no ducto venoso até a veia cava inferior e a sua posição deve ser verificada radiograficamente.

    e. Devem ser infundidas apenas soluções isotônicas até que a posição do cateter seja verificada radiograficamente. Se a ponta do cateter estiver na veia cava inferior, podem ser infundidas soluções hipertônicas.

    f. Se nenhum outro acesso estiver disponível, os cateteres podem ser deixados no local por 14 dias; depois disso, o aumento no risco de complicações infecciosas ou outras é excessivo. Em recém-nascidos pré-termo de muito baixo peso, a prática inclui mudar o acesso para um cateter venoso central colocado perifericamente no 10º dia, sempre que possível.

D. Cateteres de múltiplo lúmen para o cateterismo umbilical venoso

    1. Indicações. A colocação de um cateter de duplo ou triplo lúmen na veia umbilical fornece acesso venoso adicional para a administração de soluções incompatíveis (p. ex., aquelas contendo agentes vasoconstritores, bicarbonato de sódio ou cálcio). O uso de um cateter de lúmen múltiplo reduz significativamente a necessidade de vários cateteres venosos periféricos e punções de pele e é preferido em neonatos de muito baixo peso.

    2. Técnica

        a. Colocação direta. Cateteres de lumens múltiplos são inseridos pelo mesmo procedimento que aqueles de lúmen único descritos. A maior flexibilidade de muitos dos cateteres de lúmen múltiplo aumenta a probabilidade de introdução inadvertida nas veias hepáticas.

        b. Técnica de Seldinger modificada. Em pacientes com um cateter de lúmen único, pode-se utilizar uma técnica de troca de fio para substituí-lo por um cateter de lúmen múltiplo. Embora esse método diminua a probabilidade de perda de cateter durante a troca, implica o risco da passagem do fio, incluindo arritmias e perfurações cardíacas, e deve ser tentado somente por aqueles familiarizados com a técnica de Seldinger.

    3. Uso. Todas as infusões contínuas compatíveis devem fluir por um acesso e uma infusão de soro glicosado e/ou solução salina heparinizada, se for necessário, "corre" no segundo acesso. Esta infusão pode ser trocada, a intervalos, por antibióticos ou hemoderivados. Além disso, pode ser usada para coleta de sangue para exames laboratoriais. Quanto menos vezes o cateter for puncionado, menor é o risco de introdução de infecção associada na corrente sanguínea.

E. Cateterismo percutâneo da artéria radial. A colocação de um cateter permanente na artéria radial é uma alternativa útil ao cateterismo da artéria umbilical para monitorar a gasometria arterial e a pressão arterial.

    1. Vantagens

        a. Acessibilidade (quando a artéria umbilical está inacessível ou foi utilizada por um longo período).

        b. Reflete o fluxo pré-ductal (se a artéria radial direita for usada).

        c. Prevenção da trombose de grandes vasos, que por vezes está associada ao cateterismo do vaso umbilical.

    2. Os riscos geralmente são pequenos se o procedimento for bem executado, mas pode ocorrer infecção, embolia gasosa, injeção inadvertida de solução incorreta e oclusão arterial.

    3. O equipamento necessário inclui uma cânula intravenosa com estilete de calibre 22 ou 24, um conector em "T", uma solução salina heparinizada de lavagem (0,5 a 1,0 unidade de heparina por mililitro de solução) e uma bomba de infusão.

4. Método de cateterismo

a. É crucial avaliar a adequação do fluxo colateral ulnar da mão. As artérias radial e ulnar devem ser comprimidas simultaneamente, e a artéria ulnar deve, então, ser liberada. Deve-se observar o grau de rubor da mão esbranquiçada. Se a mão inteira fica ruborizada enquanto a artéria radial está ocluída, a circulação ulnar é adequada.

b. A mão pode ser fixada em uma placa de braço com o punho estendido, deixando todos os dedos expostos para observar mudanças na coloração.

c. O punho é preparado com um antisséptico, como álcool ou solução contendo iodo, e palpa-se o local da pulsação arterial máxima.

d. Insere-se a cânula intravenosa através da pele em um ângulo de < 30° com a horizontal, avançando-a lentamente para dentro da artéria. A transiluminação pode ajudar a delinear o vaso e seu curso. Se a artéria for introduzida conforme o cateter é avançado, o estilete é removido e o cateter é avançado na artéria. Se não houver retorno de sangue, a artéria pode ter sido transfixada. O estilete é, em seguida, removido, e o cateter é retirado lentamente até que ocorra fluxo de sangue; em seguida, é avançado para dentro do vaso.

5. Precaução.
Infunde-se apenas solução salina heparinizada (0,45 a 0,9%) no cateter. A velocidade mínima de infusão é de 0,8 mℓ/h; a máxima é de 2 mℓ/h.

F. O **cateterismo venoso central percutâneo** é útil para o acesso venoso a longo prazo para administração de líquidos intravenosos, especialmente nutrição parenteral.

1. O **cateterismo de veia periférica** é útil em RN com peso < 1.500 g. Esse é o principal método de acesso venoso central.

a. O **equipamento** necessário inclui campos estéreis, cateter de silicone ou de duplo lúmen de poliuretano de calibre 1,1 ou 1,9 F cortado no comprimento adequado, uma agulha introdutora divisível e pinça íris.

b. Técnica. É necessária muita atenção à técnica estéril, incluindo a disponibilização de um espaço adequado para os equipamentos. O profissional que realiza o procedimento deve ser assistido por outro funcionário, que pode obter equipamentos adicionais conforme necessário, garantir a integridade do campo estéril e acompanhar o andamento do procedimento por meio de uma lista de verificação específica. O recém-nascido é sedado e colocado em decúbito dorsal. Seleciona-se uma veia de entrada adequada. Esta pode ser a veia basílica, safena magna ou jugular externa. A veia cefálica deve ser evitada, na medida em que a colocação central é mais difícil. O local é preparado com solução antisséptica, como clorexidina (para RN com pele madura) ou álcool. A agulha introdutora é inserida na veia até que o sangue flua livremente. O cateter de silicone é inserido através da agulha com uma pinça e é avançado lentamente até a distância predeterminada para o posicionamento venoso central. A agulha introdutora é removida, o comprimento extra do cateter é enrolado sobre a pele próximo do local da inserção e o local é coberto com um curativo cirúrgico transparente. A ponta do cateter é posicionada na junção entre a veia cava e o átrio direito, tal como confirmado radiograficamente. Especialmente no caso de cateteres de menor calibre, a visualização é mais bem realizada por uma radiografia (incidência oblíqua) de modo a separar a posição do cateter da silhueta cardiotímica. Alguns médicos injetam uma pequena quantidade de contraste isotônico para facilitar a visualização.

c. As **complicações** incluem hemorragia durante a inserção, infecção e trombose do cateter, mas estas são raras. Alguns neonatos desenvolverão tromboflebite, geralmente nas 24 horas após a colocação do cateter. Deve-se ter cuidado ao lavar ou infundir para minimizar a pressão sobre o cateter, o que poderia causar sua ruptura. Usando uma seringa maior (10 mℓ), a pressão de perfusão é reduzida em relação à obtida com uma seringa menor (3 mℓ).

2. O **cateterismo da veia subclávia** pode ocasionalmente ser útil em crianças com peso > 1.200 g, embora, em geral, prefira-se um cateter venoso central colocado cirurgicamente quando outro acesso não puder ser estabelecido. Os profissionais devem receber treinamento específico neste procedimento antes de realizá-lo.

694 Parte 16 | Procedimentos Neonatais Comuns

IX. Paracentese abdominal para a remoção de líquido ascítico

A. Indicações

1. As indicações terapêuticas incluem angústia respiratória resultante de distensão abdominal (p. ex., recémnascidos hidrópicos, recém-nascidos com ascite urinária) em que a remoção do líquido ascítico melhorará os sintomas respiratórios. Além disso, a interferência na produção de urina ou perfusão de membro inferior resultante do aumento da pressão intra-abdominal pode ser melhorada pela paracentese.
2. As indicações diagnósticas incluem a avaliação da suspeita de peritonite.

B. Técnica

1. O equipamento necessário inclui um cateter intravenoso de calibre 18 a 22, uma cânula de três vias e uma seringa de 10 de 50 mℓ.
2. A parte inferior do abdome é preparada com um antisséptico, como álcool ou solução de povidineiodo, e a área é coberta com campos. Se a bexiga estiver distendida, é drenada com pressão manual ou com um cateter urinário. Quando possível, infiltra-se um anestésico local nos tecidos subcutâneos, como lidocaína a 1% (Xilocaína®). O cateter deve ser inserido na linha média ou imediatamente lateral à bainha do reto, a um terço da distância entre a cicatriz umbilical e a sínfise púbica. Quando a ponta estiver abaixo da pele, a seringa conectada deve ser aspirada conforme o cateter é avançado cerca de 1 cm, até que a resistência da passagem pela parede abdominal diminua ou seja obtido líquido. Removem-se 5 a 10 mℓ de líquido para paracentese diagnóstica; devem-se remover 10 a 20 mℓ/kg para efeitos terapêuticos. O cateter é retirado e o local é enfaixado. A orientação ultrasonográfica pode ser útil, especialmente quando o volume de líquido intraperitoneal é mínimo o suficiente para levar à preocupação acerca do fato de que o líquido poderia ser difícil de localizar de ou que um órgão abdominal poderia ser acidentalmente perfurado durante o procedimento.

C. Potenciais complicações

1. Efeitos cardiovasculares, incluindo taquicardia, hipotensão e diminuição do débito cardíaco, podem resultar da redistribuição rápida do líquido intravascular para o espaço peritoneal após a remoção de grandes volumes de ascite.
2. Pode ocorrer aspiração vesical ou intestinal, mais frequentemente quando há dilatação de bexiga ou intestino. Esses locais de punção geralmente se curam espontaneamente e sem achados clínicos significativos.

Leitura sugerida

Barone JE, Madlinger RV. Should an Allen test be performed before radial artery cannulation? *J Trauma* 2006;61(2):468–470.

Fletcher MA, McDonald MG, Avery GB, eds. *Atlas of Procedures in Neonatology*. Philadelphia: JB Lippincott Co; 1994.

Garges HP, Moody MA, Cotten CM, et al. Neonatal meningitis: what is the correlation among cerebrospinal fluid cultures, blood cultures, and cerebrospinal fluid parameters? *Pediatrics* 2006;117(4):1094–1100.

Garland JS, Henrickson K, Maki DG. The 2002 Hospital Infection Control Practices Advisory Committee Centers for Disease Control and Prevention guideline for prevention of intravascular device-related infection. *Pediatrics* 2002;110(5):1009–1013.

Green R, Hauser R, Calafat AM, et al. Use of di(2-ethylhexyl) phthalate-containing medical products and urinary levels of mono(2-ethylhexyl) phthalate in neonatal intensive care unit infants. *Environ Health Perspect* 2005;113(9):1222–1225.

Latini G. Potential hazards of exposure to di-(2-ethylhexyl)-phthalate in babies. A review. *Biol Neonate* 2000;78(4):269–276.

Pronovost P, Needham D, Berenholtz S, et al. An intervention to decrease catheter-related bloodstream infections in the ICU. *N Engl J Med* 2006;355(26):2725–2732.

Parte 17
Controle da Dor e do Estresse

Prevenção e Tratamento da Dor e do Estresse em Recém-nascidos na Unidade de Terapia Intensiva Neonatal

Carol Spruill Turnage e Michelle A. LaBrecque

I. Aspectos gerais. O reconhecimento de que recém-nascidos pré-termo e a termo sentem dor levou a uma crescente apreciação do prevalente problema de subtratamento do estresse e da dor de neonatos internados na unidade de terapia intensiva neonatal (UTIN). Considerações humanitárias e princípios científicos favorecem melhores estratégias de manejo para evitar a dor e o estresse sempre que possível e, quando o desconforto for inevitável, oferecer tratamento rápido e adequado.

A. Respostas fisiológicas fetais e neonatais à dor. Os receptores de nervos periféricos se desenvolvem muito precocemente na gestação e são abundantes na 22ª semana de gestação na maior parte do corpo do feto. Há evidências de conexões talamocorticais funcionais que são necessárias à percepção consciente da dor tão precocemente quanto na 29ª semana de gestação. Respostas autônomas e endócrinas a estímulos nocivos existem ainda mais cedo no desenvolvimento. Embora essa resposta ao estresse possa não indicar a percepção de dor pelo feto em um nível consciente, tem efeitos nocivos sobre o feto em desenvolvimento e mostrou-se que a administração de analgesia suprime essas respostas.

No início do desenvolvimento, terminações nervosas sobrepostas criam redes locais hiperexcitáveis, possibilitando que até mesmo estímulos de limiar baixo provoquem uma resposta exagerada à dor. Feridas fetais cicatrizam mais rapidamente e com menos tecido fibrótico que em neonatos, crianças ou adultos. Esse processo envolve, em parte, o surgimento de terminações nervosas sensitivas no local da lesão tecidual e próximo a esse. Embora pareça melhorar a cicatrização de feridas, a hiperinervação resulta em hipersensibilidade a estímulos dolorosos, que persiste após a cicatrização da ferida ter ocorrido. Estímulos nocivos repetidos alteram ainda mais a sensibilidade a estímulos dolorosos e parecem reduzir o limiar de dor, retardar a recuperação e afetar adversamente os desfechos a longo prazo.

As respostas fisiológicas a estímulos dolorosos ou estressantes incluem o aumento das catecolaminas circulantes, o aumento da frequência cardíaca e da pressão arterial e a elevação da pressão intracraniana. O feto é capaz de elaborar uma resposta de estresse a partir, aproximadamente, da 23ª semana de gestação. No entanto, os marcadores autônomos e outros marcadores da resposta ao estresse do feto imaturo ou pré-termo são menos competentes que no lactente mais maduro ou na criança. Portanto, entre as crianças imaturas, as alterações nos sinais vitais comumente associadas à dor ou ao estresse (p. ex., taquicardia, hipertensão arterial) e os indícios de comportamento (p. ex., agitação psicomotora) não são indicadores confiáveis de estímulos dolorosos. Mesmo quando a resposta ao estresse da criança está intacta, a persistência de estímulos dolorosos por horas ou dias exaure ou desativa a resposta do sistema nervoso simpático, obscurecendo os sinais de dor ou desconforto.

696 Parte 17 | Controle da Dor e do Estresse

B. Desfechos clínicos e desenvolvimentais

1. **Desfechos clínicos e cirúrgicos neonatais.** As respostas neonatais à dor podem agravar estados fisiológicos comprometidos, como hipoxia, hipercapnia, acidose, hiperglicemia ou angústia respiratória. Os primeiros estudos das respostas cirúrgicas mostraram curso intraoperatório mais estável e melhor recuperação pós-operatória dos recém-nascidos (RN) que receberam anestesia e analgesia perioperatória. Alterações na pressão intratorácica em razão da imobilização diafragmática e respostas vagais produzidas em resposta à dor após procedimentos invasivos precipitam eventos hipoxêmicos e alterações no suprimento de oxigênio e no fluxo sanguíneo cerebral.

2. **Desfechos neurodesenvolvimentais.** Estudos comportamentais e neurológicos sugerem que neonatos pré-termo que passam por procedimentos dolorosos repetidos e estímulos nocivos são menos sensíveis a estímulos dolorosos aos 18 meses de idade corrigida. No entanto, com 8 a 10 anos de idade, as crianças com peso ao nascer ≤ 1.000 g classificam a intensidade de dor em procedimentos médicos como sendo maior que as medidas de dor psicossocial, ao contrário de seus pares de peso normal ao nascer. Esses dados fornecem evidências de que a dor e o estresse neonatais influenciam o neurodesenvolvimento e afetam as percepções posteriores de estímulos dolorosos e respostas comportamentais, e que a prevenção e o controle da dor são suscetíveis de beneficiar as crianças. Há poucos grandes ensaios clínicos randomizados de manejo da dor. O estudo Neurologic Outcomes and Preemptive Analgesia in Neonates (NEOPAIN) avaliou a analgesia preferencialmente com infusão de morfina por mais de 14 dias entre os nascidos pré-termo em ventilação mecânica e não mostrou diferenças gerais no desfecho primário composto (morte neonatal, hemorragia intraventricular grave [HIV] ou leucomalacia periventricular [LPV]) entre o grupo placebo *vs.* o grupo tratado preferencialmente com morfina. Usam-se opioides no tratamento da dor de procedimentos ou pós-operatória, mas não se costuma utilizar rotineiramente infusões contínuas de opioides em recém-nascidos pré--termo em ventilação mecânica. As infusões de morfina devem ser usadas com cautela na prematuridade extrema ou hipotensão preexistente. Os analgésicos ou sedativos que têm menos efeitos cardiovasculares, como a fentanila ou a cetamina, são alternativas melhores se for necessária analgesia nesses recém-nascidos.

II. Princípios da prevenção e manejo da dor e estresse neonatais

A. Os princípios de manejo da dor em recém-nascidos incluem o seguinte:

1. Os componentes neuroanatômicos e sistemas neuroendócrinos do recém-nascido estão suficientemente desenvolvidos para possibilitar a transmissão de estímulos dolorosos.
2. A exposição à dor prolongada ou intensa pode aumentar a morbidade neonatal.
3. As crianças que sofreram dor durante o período neonatal respondem de modo diferente aos eventos dolorosos subsequentes.
4. A intensidade da dor e os efeitos da analgesia podem ser avaliados no recém-nascido utilizando instrumentos validados.
5. Os recém-nascidos geralmente não são facilmente confortados quando é necessário analgesia.
6. A falta de respostas comportamentais (incluindo choro e movimentação) não indica necessariamente ausência de dor.

   A intensidade da dor de um procedimento sabidamente doloroso difere drasticamente entre uma punção venosa e uma cirurgia abdominal. Raciocínio e planejamento cuidadoso ajudam a equipe de cuidados de saúde a desenvolver um plano adequado de manejo da dor antes de um evento doloroso.

B. As recomendações atuais da American Academy of Pediatrics (AAP) para a avaliação e o manejo da dor e do estresse em recém-nascidos devem ser seguidas.

1. **Avaliação da dor e estresse no recém-nascido.** Cuidadores que tenham sido treinados para avaliar a dor usando ferramentas multidimensionais devem avaliar rotineiramente a dor de recém-nascidos, pré e pós-procedimentos. As escalas de dor utilizadas devem ajudar a guiar os cuidadores, a fim de fornecer alívio eficaz da dor. Como pequenas variações nos pontos atribuídos podem resultar em subtratamento ou tratamento excessivo, a proficiência de cada cuidador no uso da escala de dor escolhida deve ser reavaliada periodicamente, a fim de manter a confiabilidade na avaliação da dor. O uso de vídeos e casos clínicos é útil.

Capítulo 67 | Prevenção e Tratamento da Dor e do Estresse em Recém-nascidos... **697**

2. **Redução da dor de procedimentos à beira do leito**

   a. Exames laboratoriais ou procedimentos devem ser revistos diariamente para reduzir a quantidade de punções cutâneas injustificadas e exames dolorosos.

   b. A combinação de sacarose ou glicose oral, amamentação e outros métodos não farmacológicos de redução da dor (sucção não nutritiva, método canguru, restringir as mãos/segurar as mãos e os pés do RN posicionando as mãos na linha média ou envolver o RN em mantas) são intervenções baseadas em evidências que reduzem a resposta à dor da punção ou eventos muito dolorosos.

   c. Anestésicos tópicos podem ser usados para reduzir a dor associada a punção venosa, punção lombar e inserção de cateter intravenoso (IV) quando o momento possibilitar, mas são ineficazes para punções do calcanhar para coleta de sangue. O uso repetido de anestésicos tópicos deve ser limitado.

3. **Redução da dor de cirurgias.** Antecipação e planejamento para controle da dor são essenciais para o sucesso de qualquer programa de controle da dor. Informações auxiliam no processo de planejamento e incluem idade corrigida, agudeza da condição, comorbidades, tipo de procedimento ou cirurgia e suporte respiratório, aliados a uma comunicação padrão para transmissão de informações, a fim de reduzir a variação no manejo da dor.

   a. As instituições de saúde que fazem cirurgia em neonatos devem estabelecer um protocolo para o manejo da dor, em colaboração com anestesia, cirurgia, neonatologia, enfermagem e farmácia. Esse protocolo requer uma estratégia multidimensional coordenada e prioridade no tratamento da dor peroperatória.

   b. Administram-se anestesia e analgesia suficientes para evitar respostas de dor e estresse peroperatório e para diminuir a necessidade de analgésicos no pós-operatório.

   c. A dor cirúrgica exige planejamento e "transmissão de informações" bem definida de um médico para outro e da enfermeira do centro cirúrgico (CC), ou da sala de recuperação, para outra da UTIN. Com atenção específica à revisão dos medicamentos recebidos no CC ou na sala de recuperação, a abordagem preventiva ao manejo da dor tem maior probabilidade de ser bem-sucedida. Utilizar uma ferramenta escrita para a "transmissão de informações" pode diminuir a confusão por mal-entendidos ou perda de informações e atrasos na analgesia pós-operatória.

   d. A dor é rotineiramente avaliada usando uma escala validada e confiável, projetada para a dor pós-operatória ou prolongada em neonatos.

   e. Os opioides são a base para a analgesia pós-operatória após uma cirurgia de grande porte, na ausência de anestesia regional. Durante o período pós-operatório imediato, os opioides são mais eficazes quando administrados em intervalos regulares. Embora haja poucas evidências indicando benefício da infusão contínua de opioides em relação à dosagem intermitente, por questões de segurança e simplicidade, recomendam-se infusões contínuas para a cirurgia de grande porte no neonato. É essencial atentar para a dosagem e o monitoramento respiratório. A dosagem conforme a necessidade (SOS) pode levar a não administração de doses e flutuação dos níveis de fármacos, não fornecendo o alívio adequado da dor.

   f. A analgesia pós-operatória é utilizada durante o período em que a documentação da avaliação de dor indicar que sua necessidade. Os intervalos de dosagem ou as dosagens podem ser gradualmente reduzidos se a dor continuar bem controlada.

   g. A eliminação dos opioides pode ser influenciada pela circulação êntero-hepática e pelas concentrações plasmáticas elevadas, de modo que o monitoramento dos efeitos colaterais deve ser mantido por várias horas após os opioides serem interrompidos.

   h. O paracetamol às vezes é usado após a cirurgia, como complemento aos anestésicos ou opioides regionais, mas não há dados suficientes sobre a farmacocinética em idades gestacionais abaixo de 28 semanas para possibilitar o cálculo das doses adequadas. Em alguns estudos, o paracetamol reduziu significativamente a resposta de dor à excisão tecidual e os escores de dor durante a circuncisão. Sua eficácia analgésica é contestada em outros estudos, em que o paracetamol não aliviou a dor aguda durante a punção do calcanhar ou a dor após cirurgia cardíaca.

4. **Redução da dor de outros procedimentos de grande porte**

   a. A analgesia para inserção de dreno torácico compreende todos os seguintes:

   i. Medidas não farmacológicas gerais

   ii. Analgesia sistêmica com um opioide de ação rápida, como a fentanila

698 Parte 17 | Controle da Dor e do Estresse

    iii. Infiltração lenta da pele no local da incisão com um anestésico local antes da incisão, a menos que haja instabilidade potencialmente fatal.

  b. A analgesia para a remoção do dreno torácico compreende o seguinte:

    i. Medidas não farmacológicas gerais (especialmente posicionar/envolver com mantas)

    ii. Analgesia sistêmica de ação rápida e curta duração.

  c. Os dados mostram que a administração de gotas de anestésico, sacarose oral e contenção reduzem a resposta à dor dos exames oftalmológicos para a retinopatia da prematuridade. Não há dados sobre os efeitos da iluminação clara após a dilatação para exames oftalmológicos. Diminuir a iluminação ou proteger os olhos do recém-nascido da luz durante 4 a 6 horas constitui uma abordagem cuidadosa para minimizar o desconforto após o exame oftalmológico.

  d. A cirurgia da retina deve ser considerada uma cirurgia de grande porte. Deve-se fornecer alívio efetivo da dor à base de opioides.

III. Avaliação da dor e do estresse neonatais.

Diversas escalas de avaliação da dor validadas e confiáveis estão disponíveis. Indicadores comportamentais (p. ex., expressão facial, choro, movimentos de corpo/membros), bem como indicadores fisiológicos (p. ex., taquicardia ou bradicardia, hipertensão arterial, taquipneia ou apneia, dessaturação de oxigênio, sudorese palmar, sinais vagais), são úteis na avaliação do nível de conforto ou desconforto de uma criança. Os marcadores bioquímicos para a dor e o estresse, como os níveis plasmáticos de cortisol ou catecolaminas, normalmente não são utilizados na prática clínica, mas podem ser úteis em pesquisas.

As respostas fisiológicas a estímulos dolorosos incluem liberação de catecolaminas circulantes, aceleração da frequência cardíaca, aumento da pressão arterial e elevação da pressão intracraniana. Como a resposta ao estresse do feto imaturo ou pré-termo é menos robusta que no recém-nascido mais maduro ou na criança, deve-se levar em consideração a idade gestacional ao nascimento e a idade corrigida ao avaliar a resposta à dor. Nos neonatos pré-termo que estão sentindo dor, a alteração nos sinais vitais associados à resposta ao estresse (p. ex., taquicardia, hipertensão) e a agitação psicomotora não são consistentemente evidentes. Mesmo entre as crianças com resposta à dor intacta, um estímulo doloroso que persiste por horas ou dias esgota a reação do sistema nervoso simpático e obscurece a capacidade do médico de avaliar objetivamente o nível de desconforto do RN.

As alterações nos sinais vitais não são específicas para a dor e não são confiáveis quando utilizadas isoladamente para identificar a dor. As mudanças na atividade facial e frequência cardíaca são as medidas de dor mais sensíveis observadas nos recém-nascidos a termo e pré-termo. Entre a 25ª e a 26ª semana, a expressão facial é a mesma que em crianças/adultos. Antes disso, vários componentes faciais de uma careta podem ser observados separadamente, como o apertar dos olhos. O perfil de dor do recém-nascido pré-termo (PIPP, *premature infant pain profile*) pontua os componentes faciais separadamente para detectar a criança com menor peso ao nascer que pode ter capacidade limitada de produzir e sustentar uma careta completa.

A. Avaliação da dor. Selecionar a ferramenta mais adequada para avaliar a dor neonatal é essencial para seu controle. A documentação da dor é igualmente crucial. Em geral, os escores de dor que são documentados com os sinais vitais podem ser monitorados com mais facilidade por tendências e padrões sutis, de modo que a dor, a dor não aliviada ou a tolerância a opioides podem ser identificadas precocemente. Médicos, enfermeiros e pais expressam diferentes percepções dos estímulos de dor quando apresentados às mesmas respostas de dor infantis. O viés do cuidador pode influenciar tanto o julgamento quanto a ação quando se está avaliando e tratando a dor. Uma ferramenta de pontuação da dor com escala apropriada à idade, propriedades psicométricas aceitáveis, utilidade clínica e viabilidade pode reduzir o viés, embora nenhuma dessas ferramentas seja perfeita. Há muitas ferramentas e algumas das mais comuns são apresentadas no Quadro 67.1.

  1. RN em estado crítico. As respostas à dor são influenciadas pela idade gestacional e pelo estado comportamental da criança. A maior parte das escalas de dor que foi testada utilizou a dor aguda para o estímulo (alfinetada no calcanhar), e raríssimas ferramentas que mediram a dor aguda-prolongada ou crônica foram adequadamente testadas. RN em estado crítico podem não ser capazes de exibir indicadores de dor em razão da agudeza de sua doença. Poucas escalas incluem parâmetros de ausência de

Capítulo 67 | Prevenção e Tratamento da Dor e do Estresse em Recém-nascidos... **699**

Quadro 67.1	Exemplos de ferramentas neonatais de classificação da dor com dados psicométricos aceitáveis.			
Ferramenta de avaliação da dor	**Faixa etária**	**Itens avaliados**	**Indicações**
CRIES (*Crying, Requiring increased oxygen, Increased vital signs, Expression* e *Sleeplessness*)[1]	Recém-nascidos entre 32ª e 60ª semanas	Choro Necessidade aumentada de oxigênio Incremento dos sinais vitais Expressão Insônia	Pós-operatório
Perfil de dor do recém-nascido pré-termo (PIPP, *Premature Infant Pain Profile*)[2]	Testado em RN de 27 semanas até RN a termo	Idade gestacional Estado comportamental Frequência cardíaca Saturação de oxigênio Protuberância da sobrancelha Olhos apertados Sulco nasolabial	Até 24 h após procedimentos
Escala de dor neonatal (NIPS, *Neonatal Infant Pain Scale*)[3]	28ª a 38ª semanas	Expressão facial Choro Padrão respiratório Movimentos de braços Movimentos de pernas Estado de alerta	Procedimentos

[1] Krechel SW, Bildner J. CRIES: A new neonatal postoperative pain measurement score. Initial testing of validity and reliability. *Paediatric Anaesthesia* 1995;5:53-61. [2] Stevens B, Johnston C, Petryshen P, Taddio A. Premature infant pain profile: Development and initial validation. *The Clinical Journal of Pain* 1996;12:13-22. [3] Lawrence J, Alcock D, McGrath P, Kay J, MacMurray SB, Dulberg C. The development of a tool to assess neonatal pain. *Neonatal Network*. 1993;12:59-66.

respostas que podem estar presentes quando a criança está em condição grave ou é extremamente prematura. A ausência de resposta não significa que o RN não sinta dor. Nesse caso, o cuidador precisará basear as decisões de tratamento em outros dados, como tipo de doença, estado de saúde, fatores de risco para dor, maturidade, medidas invasivas (p. ex., drenos torácicos), fármacos que bloqueiam a resposta e procedimentos dolorosos agendados. Os instrumentos de dor existentes não representam RN de muito baixo peso, cujas respostas fisiológicas e comportamentais imaturas são difíceis de interpretar. RN com comprometimento neurológico podem exibir resposta de dor semelhante à de RN saudáveis a termo, embora a intensidade possa ser diminuída. A resposta à dor pode ser exacerbada em RN específicas com base em sua história de dor prévia e manejo antes de um evento doloroso.

2. **RN saudáveis ou moderadamente adoentados.** Recém-nascidos em unidades intermediárias ou em berçários normais experimentam procedimentos dolorosos que requerem avaliação e manejo. As escalas de dor que dependem de muitas medidas fisiológicas não serão adequadas para uso em recém-nascidos saudáveis, nos quais o monitoramento cardiorrespiratório normalmente não é utilizado.

3. **Dor crônica ou prolongada.** Indicadores fisiológicos e comportamentais podem ser muito diferentes quando a dor é prolongada. Os neonatos podem se tornar passivos, com poucos ou nenhum movimento corporal, pouca ou nenhuma expressão facial, menos variação na frequência cardíaca e respiratória e, consequentemente, menor consumo de oxigênio. Os cuidadores podem erroneamente interpretar esses achados como sendo indicativos de que os RN não estão sentindo dor em razão da ausência de sinais fisiológicos ou comportamentais. A qualidade e a duração do sono, alimentação, qualidade das interações e potencial de conforto combinados com fatores de risco para a dor podem ser indicativos melhores da dor persistente. Uma ferramenta promissora para a avaliação da dor prolongada em recém-nascidos pré-termo é a EDIN (*Échelle Douleur Inconfort Nouveau-Né*, escala de dor e desconforto neonatal) (Debillon 2001), embora a avaliação psicométrica esteja incompleta. Há evidências de que a exposição repetitiva e/ou prolongada à dor possa aumentar a resposta à dor (hiperalgesia) de estímulos dolorosos futuros e até resultar em sensibilidade dolorosa provenientes de estímulos não dolorosos (alodinia).

700 Parte 17 | Controle da Dor e do Estresse

Como nenhuma ferramenta de dor é totalmente precisa na identificação de todos os tipos de dor em toda criança, outros dados do paciente devem ser incluídos na avaliação da dor. A dor que é persistente ou prolongada, associada a cuidados de final de vida ou influenciada por fármacos não pode ser mensurada de modo confiável usando os instrumentos de avaliação da dor atuais.

IV. Manejo | Prevenção e tratamento da dor.
A atenção à intensidade de procedimentos diagnósticos, terapêuticos ou cirúrgicos que são comumente realizados na UTIN é fundamental para o desenvolvimento de estratégias que são apropriadas para os níveis de dor leve, moderada ou intensa. Isso deve incluir consideração da história, estado clínico e idade corrigida do RN. A matriz de decisão para o manejo da dor (Quadro 67.2) ilustra algumas opções disponíveis de acordo com o nível de dor previsto por tipo de procedimento. Os procedimentos diagnósticos, como punção do calcanhar, punção venosa ou inserção de cateter IV, podem depender de analgesia ambiental, comportamental e por degustação do sabor doce (sacarose, leite materno) para diminuir as respostas de dor (Figura 67.1).

A. Abordagens ambientais e comportamentais. Procedimentos dolorosos ou estressantes devem ser revistos diariamente e ser limitados àqueles com real necessidade clínica para diminuir a coleta de sangue redundante ou injustificada. Combinar procedimentos dolorosos com cuidados de rotina não emergenciais ou manuseio prévio pode intensificar a experiência da dor. Os olhos do RN devem ser protegidos quando forem utilizadas luzes para o procedimento ou quando o recém-nascido for posicionado com a luz direcionada para o seu rosto. Quando o procedimento for concluído, um cuidador deve ficar para confortar e apoiar o RN até que os sinais fisiológicos e comportamentais confirmem que ela se recuperou do evento.

B. As intervenções fisiológicas consistem na analgesia mediada pelo gosto combinada com estratégias não farmacológicas (p. ex., medidas ambientais, contenção da mão ou segurar as mãos e pés do RN posicionando as mãos na linha média, chupeta, segurar no colo com contato pele com pele).

1. Recomenda-se a analgesia com sacarose 0,012 g a 0,12 g (0,05 mℓ a 0,5 mℓ de solução a 24%) administrada por via oral 2 min antes e imediatamente antes do procedimento doloroso para a dor de procedimentos, devendo ser combinada a outras estratégias não farmacológicas, como sucção não nutritiva (p. ex., chupeta), contenção, proteção ocular das luzes do procedimento e diminuição de ruídos/atividades em torno do leito. Para procedimentos que durem mais de 5 min, deve-se considerar a repetição da dosagem. Soluções com sabor doce (sacarose e glicose) diminuem a resposta à dor em recém-nascidos e lactentes de até 12 meses de idade. Os desfechos a longo prazo de doses repetidas de soluções doces na primeira infância e em recém-nascidos pré-termo não são conhecidos. A sacarose deve ser colocada na língua, onde está concentrada a sensibilidade gustativa a sabores doces. A sacarose não será eficaz se for administrada por tubo nasogástrico.

2. O leite materno administrado na língua antes ou durante procedimentos dolorosos é tão efetivo quanto a sacarose/glicose para eventos isolados. O uso repetido do leite materno para a dor não foi estudado, de modo que os efeitos ao longo do tempo são desconhecidos. Deve-se considerar a potencial recusa do leite materno ou da amamentação, especialmente no pré-termo, até que se saiba mais sobre o uso repetido e se a associação à dor afeta o sucesso da posterior alimentação.

C. Tratamento farmacológico. Diversas considerações são pertinentes ao tratamento farmacológico da dor neonatal.

1. **Terapias complementares.** Intervenções ambientais e comportamentais devem ser aplicadas a todas as crianças que experimentam estímulos dolorosos. Essas medidas e a analgesia com sacarose muitas vezes são úteis em conjunto com tratamentos farmacológicos.

2. **Profilaxia *vs.* tratamento da dor.** A analgesia opioide administrada regularmente resulta em uma dose total mais baixa e melhor controle da dor em comparação com a dosagem "conforme a necessidade".

3. **Maturidade gestacional.** Deve-se pressupor que há dor e o tratamento deve ser iniciado no RN imaturo com doença aguda, que pode ser incapaz de elaborar uma resposta de estresse para sinalizar seu desconforto. A incapacidade do RN de elaborar uma resposta adequada é especialmente relevante quando o recém-nascido é extremamente imaturo ou quando o estímulo doloroso for intenso e/ou prolongado.

4. O uso rotineiro de infusão contínua de morfina, fentanila ou midazolam em recém-nascidos pré-termo em ventilação mecânica crônica não é recomendado pela AAP por causa da preocupação com os efeitos adversos a curto prazo e da falta de dados sobre desfechos a longo prazo.

| Quadro 67.2 | Matriz de decisão para o manejo da dor de acordo com a intensidade do procedimento. |

Procedimento	Chupeta SNN*	Sacarose	Leite materno	Contenção ou envolvimento em mantas	Contato pele com pele	Anestésico tópico	Lidocaína subcutânea	Opioides	Outros
Punção de calcanhar	+	+	+	+	+				Lanceta automática
Inserção de cateter IV	+	+	+	+	+	+			
Exame oftalmológico	+	+		+		+ Colírio			
Punção lombar	+	+				+	+		Manejo cuidadoso
Colocação de cateter central de inserção periférica (CCIP)	+	+		+		+		+	Opioide de curta duração (p. ex., fentanila) Técnica guiada por ultrassom
Inserção/remoção de dreno torácico	+						+	+	Opioide de ação rápida
Aspiração por tubo endotraqueal		±		+				+	
Circuncisão	+	+		+ (braços)		±	+		Prefere-se a pinça de Mogen; bloqueio do nervo dorsal do pênis, em anel ou caudal; considere o uso de paracetamol pré/pós-procedimento
Colocação de derivação ventriculoperitoneal								+	Anestesia geral + analgesia
Reparo de gastrosquise									Anestesia epidural e analgesia
Ileostomia, fechamento de colostomia									Anestesia epidural e analgesia

*SNN = sucção não nutritiva. Legenda para intensidade do procedimento: + = intervenção apropriada; ± = opcional; Minimamente invasiva, aguda, de curta duração = quadro vazio; Procedimentos terapêuticos invasivos, aguda-prolongada, duração moderada = cinza-claro; Cirurgia, lesão tecidual prolongada, dor moderada a grave, duração prolongada = cinza-escuro.

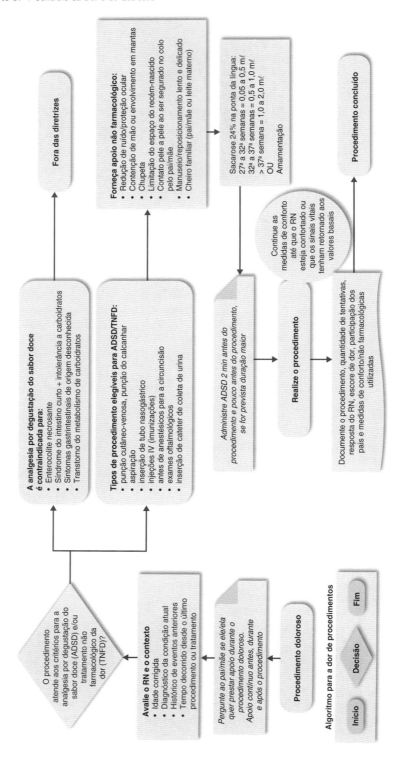

Figura 67.1 Algoritmo para a dor de procedimentos para analgesia por degustação do sabor doce ou tratamento não farmacológico da dor.

Capítulo 67 | Prevenção e Tratamento da Dor e do Estresse em Recém-nascidos... **703**

V. Tratamento farmacológico da dor relacionada com procedimentos

A. Analgesia para procedimentos minimamente invasivos

1. **Sacarose.** A administração de uma solução oral de sacarose a 24% é um analgésico afetivo (ver IV.B.1 no texto anterior).
2. **Analgesia tópica.** EMLA®, uma mistura de lidocaína com prilocaína, é segura e efetiva como anestésico tópico e aprovada pela FDA para uso em recém-nascidos com mais de 37 semanas de gestação. É contraindicada em crianças com menos de 1 ano de idade que façam uso concomitante de agentes indutores da metemoglobina (*i. e.*, sulfas, paracetamol, fenobarbital).

B. Analgesia para procedimentos invasivos. Os opioides (p. ex., morfina ou fentanila) e sedativos (p. ex., midazolam ou fenobarbital) são frequentemente utilizados no tratamento de recém-nascidos graves submetidos a procedimentos diagnósticos ou terapêuticos invasivos ou muito dolorosos (Quadro 67.2). Aliviar a dor é o objetivo mais importante. Portanto, prefere-se o tratamento com analgésicos à sedação sem analgesia.

1. Para a procedimentos mais invasivos, a **pré-medicação** farmacológica é recomendável. Exceto em casos de intubação de emergência, os recém-nascidos devem ser medicados antes de procedimentos invasivos. Exemplos de procedimentos em que a pré-medicação é indicada incluem a intubação eletiva (Quadro 67.3), a inserção ou a remoção de drenos de tórax, a colocação de cateter arterial periférico, a cirurgia a *laser* e a circuncisão.
2. Para a **intubação**, a AAP recomenda a medicação com 1 a 3 mcg/kg de fentanila. A fentanila deve ser infundida lentamente (a não mais que 1 mcg/kg/min) para evitar as complicações de rigidez da parede torácica e da ventilação prejudicada. Nos RN a termo ou próximos do termo submetidos a um procedimento isolado como a intubação, pode ser utilizado 0,1 mg/kg de midazolam além da analgesia opioide para diminuir a agitação psicomotora, os movimentos defensivos e um potencial trauma. Para a intubação traqueal, a adição de um relaxante muscular de ação rápida fornecida após a administração de analgesia pode diminuir a duração do procedimento e a quantidade de tentativas necessárias, reduzindo, assim, o potencial de dessaturação de oxigênio grave. Antes de adicionar um relaxante muscular de ação rápida (vecurônio, rocurônio) para a intubação, deve-se garantir o controle das vias respiratórias, bem como a capacidade de realizar ventilação efetiva com um ventilador manual. **Durante os primeiros dias de ventilação mecânica**, se for necessário analgesia, podem ser administrados 1 a 3 mcg/kg de fentanila ou 0,05 a 0,15 mg/kg de morfina a cada 4 horas. A diretriz da AAP sobre o manejo da dor não recomenda infusões contínuas de opioides de rotina em recém-nascidos pré-termo em ventilação mecânica, por causa da preocupação com os efeitos adversos a curto prazo e a falta de dados sobre os desfechos a longo prazo.
3. Para a **circuncisão**, o pré-tratamento inclui tanto a analgesia com sacarose oral (24%) quanto paracetamol 15 mg/kg no pré-operatório; para o procedimento, realize bloqueio do nervo dorsal do pênis ou bloqueio em anel com uma dose máxima de lidocaína 0,5% de 0,5 mℓ/kg. O posicionamento dos membros superiores considerando o desenvolvimento, utilizando um cobertor e restringindo apenas os membros inferiores, pode diminuir o estresse de uma retenção dos 4 membros. Após o procedimento, a criança pode se beneficiar de paracetamol.

Quadro 67.3	Pré-medicação para a intubação não emergencial da criança pré-termo e a termo (ver V.B.2. e V.B.4.).
Categoria do fármaco	**Dose**
Analgésico opioide	Fentanila 0,5 a 4 mcg/kg IV infundidos em 2 a 5 min (analgesia preferencial) Morfina 0,05 a 0,1 mg/kg IV
Sedativo	Midazolam 0,05 a 0,1 mg/kg IV infundido em 2 a 5 min (não recomendado no neonato pré-termo)
Agente anticolinérgico	Atropina 0,02 mg/kg IV (para RN > 2 kg) Atua bloqueando a estimulação vagal do coração
Agentes bloqueadores neuromusculares (relaxantes musculares)	Rocurônio 0,6 a 1,2 mg/kg IV Vecurônio 0,1 mg/kg IV

704 Parte 17 | Controle da Dor e do Estresse

4. Sedativos e opioides podem causar depressão respiratória e seu uso deve ser restringido a situações em que a depressão respiratória possa ser prontamente tratada por uma equipe de saúde com experiência no manejo das vias respiratórias. Têm sido relatadas reações paradoxais aos benzodiazepínicos, incluindo mioclonias semelhantes a convulsão, especialmente em recém-nascidos pré-termo. Há poucos dados a respeito dos efeitos a longo prazo dos benzodiazepínicos em neonatos pré-termo e a termo. A exposição a benzodiazepínicos em modelos de roedores prolonga a apoptose cortical, altera o desenvolvimento de receptores do ácido gama-aminobutírico (GABA) e resulta em disfunção comportamental e cognitiva a longo prazo. Assim, recomenda-se o uso cauteloso de sedativos durante o desenvolvimento inicial do encéfalo.

C. Analgesia pós-operatória. A lesão tecidual, que ocorre em todas as modalidades de cirurgia, provoca respostas fisiológicas profundas. Quanto mais marcantes forem essas respostas à cirurgia, maior a morbidade. Assim, tem sido mostrado que minimizar as respostas endócrinas e metabólicas à cirurgia pela redução da dor melhora significativamente os desfechos da cirurgia neonatal.

Melhorar o manejo da dor e aprimorar os desfechos no neonato requer abordagem de equipe e estratégia coordenada de redução multidimensional da dor. Os fatores considerados no desenvolvimento de um plano de manejo da dor pós-operatória incluem:

1. História de dor e de uso prévio de opioides/sedativos
2. Gravidade do procedimento (grau de invasão, tempo de anestesia e manipulação de tecidos)
3. Manejo das vias respiratórias no pós-operatório (previsão de intubação prolongada, previsão de intubação de curta duração e ausência de intubação)
4. Nível desejado de sedação pós-operatória.

O objetivo do controle da dor pós-operatória é a analgesia preventiva. A sensibilização central é induzida por estímulos nocivos; a administração de analgésicos no pós-operatório imediato (antes de "acordar" da anestesia geral) pode impedir a hiperexcitabilidade espinal e supraspinal causada pela dor aguda, resultando em diminuição do uso de analgésicos. Os opioides são a base para a analgesia pós-operatória após uma cirurgia de grande/moderado porte, na ausência de anestesia regional. Um algoritmo de dor pós-operatória orienta claramente a prática clínica e fornece um padrão de tratamento para a maior parte das crianças durante o período pós-operatório (Figura 67.2).

A morfina e a fentanila fornecem um grau semelhante de analgesia. A morfina tem efeitos sedativos mais pronunciados, menor risco de rigidez da parede torácica e produz menos tolerância. A fentanila tem início de ação mais rápido, menor duração de ação, efeitos menores sobre a motilidade gastrintestinal, menos instabilidade hemodinâmica e menos retenção urinária.

O paracetamol é rotineiramente utilizado como complemento aos anestésicos regionais ou opioides no pós-operatório imediato. No entanto, as evidências de que o paracetamol administrado a recém-nascidos por via enteral é efetivo para analgesia ou que reduz a administração de opioides totais após a cirurgia são limitadas. Relata-se redução na resposta à dor 6 horas após a circuncisão. A utilização de paracetamol IV pode ser eficaz, mas esse fármaco não está atualmente aprovado para utilização em neonatos a termo e pré-termo nos EUA.

Os sedativos (p. ex., benzodiazepínicos) não fornecem analgesia, mas podem ser administrados para tratar a agitação psicomotora relacionada com outros fatores, como a ventilação mecânica. Os sedativos pós-operatórios podem ser administrados em combinação com a analgesia para reduzir os requisitos de opioides e os efeitos adversos associados. Os recém-nascidos devem receber benzodiazepínicos sem conservantes, a fim de evitar o risco de toxicidade ao álcool benzílico. Deve-se ter cautela ao administrar benzodiazepínicos a clientes com idade corrigida inferior a 35 semanas, em razão do potencial de mioclonia semelhante à convulsão e evidências limitadas dos efeitos a longo prazo desses medicamentos.

Utiliza-se a analgesia pós-operatória enquanto as escalas de avaliação da dor e a avaliação clínica indicarem que ela é necessária. Devem-se otimizar os métodos não farmacológicos de controle da dor, além de minimizar os estímulos nocivos. Utilizar técnicas de distração comportamental e conforto ajuda a diminuir a ansiedade.

D. Naloxona para reverter os efeitos dos opioides. A naloxona (Narcan®) é utilizada para tratar os efeitos colaterais do excesso de opioides, mais comumente a depressão respiratória, embora o prurido e a êmese também possam ocorrer em recém-nascidos. O prurido pode ser exibido por meio da agitação e movimentação aumentada, em uma tentativa de aliviar os sintomas. No RN lactente que recebe analgesia com

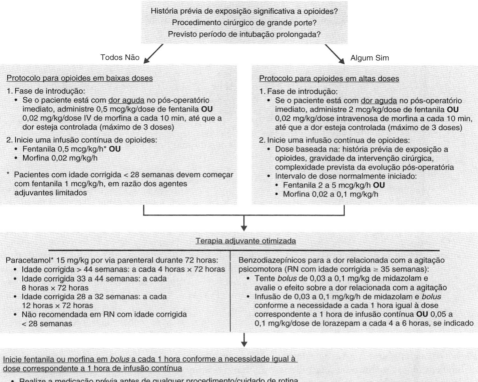

Figura 67.2 Algoritmo de controle da dor pós-operatória. Adaptada do protocolo de tratamento da dor pós-operatória usado no Children's Hospital de Boston (ver V.C.). *Os dados são limitados no uso pós-operatório de altas doses de paracetamol em recém-nascidos, incluindo a dose e a frequência ideais. As instituições devem desenvolver protocolos com base em suas populações e interpretação dos dados.

opioides, a naloxona pode ser utilizada para alcançar o objetivo ideal de bloquear os efeitos adversos, sem exacerbar a dor. Se o quadro clínico do RN/lactente possibilitar, a abordagem consiste em dosar a naloxona administrando-a em incrementos de 0,05 mg/kg até que os efeitos colaterais sejam revertidos.

E. **Tolerância aos opioides.** A administração mais prolongada de opioides pode levar à tolerância e à necessidade de uma dose mais elevada para aliviar os sintomas. Os comportamentos de dor recorrem, o sono é interrompido e o RN/lactente pode manifestar choro agudo e tremores durante o manuseio. Os neonatos não são capazes de interagir com seu pai ou cuidador como o faziam quando a dor estava ausente. O manejo é voltado a aumentar a dosagem até que se alcance a dose analgésica eficaz.

F. **Desmame de opioides e sedativos.** O uso prolongado de opioides e sedativos pode resultar em dependência física iatrogênica. Os efeitos a longo prazo da exposição a esses agentes no neurodesenvolvimento neonatal

706 Parte 17 | Controle da Dor e do Estresse

não são totalmente compreendidos. Os opioides e sedativos são desmamados, de modo a reduzir o tempo de exposição a estes fármacos, ao mesmo tempo que se aliviam os efeitos da abstinência (ver Capítulo 12).

Os recém-nascidos expostos a doses contínuas ou mais elevadas de opioides por mais de 5 dias correm maior risco de abstinência de opioides. A abstinência de opioides é mais prevalente e pode ocorrer mais precocemente em RN que receberam fentanila em comparação com os que receberam morfina. Recomenda-se o desmame em vez da interrupção abrupta. Pode-se desenvolver e individualizar um plano geral de desmame de opioides e de sedativos antes da implantação. Os fatores considerados ao desenvolver um plano de desmame de opioides e sedativos incluem:

1. Tempo de exposição a opioides e sedativos
2. História de desmames prévios de opioides e sedativos
3. Estabilidade do paciente e capacidade de tolerar os sintomas de abstinência
4. Nutrição enteral
5. Acesso IV.

Os opioides e sedativos são desmamados com uma porcentagem da dose inicial que o paciente esteja recebendo quando o desmame é iniciado. Por exemplo, um paciente que recebe 0,2 mg/kg/h de morfina seria desmamado com 10% desse valor, ou 0,02 mg/kg a cada tentativa. Essa estratégia continua durante todo o desmame, a menos que ocorram sintomas de abstinência ou mudança na condição. O desmame é adicionalmente individualizado utilizando uma ferramenta de avaliação do desmame, a fim de monitorar os sintomas e guiar a frequência de administração adicional. Os métodos não farmacológicos de conforto são essenciais, além de minimizar os estímulos nocivos. Remover estressores ambientais nocivos, proteger o sono, envolver em mantas e balançar o RN no colo são medidas utilizadas para apoiar essas crianças submetidas a desmame. Em geral, a alimentação deve continuar e pode-se considerar a alimentação contínua ou transpilórica se a alimentação em *bolus* não for bem tolerada. A avaliação do desmame continua até que os opioides e/ou sedativos tenham sido interrompidos há um período mínimo de 72 horas e se não houver evidências de abstinência.

G. A analgesia epidural consiste na administração de agentes analgésicos e anestésicos locais no espaço epidural em um *bolus* único ou intermitente ou infusão contínua. As vantagens da anestesia peridural e da analgesia pós-operatória em neonatos pré-termo e a termo são as baixas doses de agentes paralisantes, a ausência de opioides sistêmicos, a extubação precoce e a analgesia eficaz. Esta pode ser uma opção melhor que a anestesia geral para RN pré-termo e que apresentam doença pulmonar crônica, pois diminuem a necessidade de intubação durante procedimentos cirúrgicos, como a correção de hérnia, retirada/reparo da ileostomia ou circuncisão antes da alta. Em algumas instituições, uma equipe de dor atende paciente com analgesia epidural e é responsável pela infusão contínua e por quaisquer *bolus* necessários até que a epidural seja interrompida. As complicações pós-operatórias incluem a injeção acidental de anestésicos locais ao sistema intravascular, a embolia gasosa venosa, a infecção local ou sistêmica, a meningite, a atelectasia, a apneia e a hipoxemia. É essencial realizar o monitoramento cardiorrespiratório e avaliar respostas sensoriais, comportamentos de dor, estado respiratório, integridade do curativo, débito urinário, sinais vitais e quaisquer alterações nas configurações da bomba ou requisitos adicionais de *bolus* do RN.

Leitura sugerida

American Academy of Pediatrics Committee on Fetus and Newborn, American Academy of Pediatrics Section on Surgery, Canadian Paediatric Society Fetus and Newborn Committee. Prevention and management of pain in the neonate: an update. *Pediatrics* 2006;118(5):2231–2241.

Anand KJ, Aranda JV, Berde CB, et al. Summary proceedings from the neonatal pain-control group. *Pediatrics* 2006;117(3 pt 2):S9–S22.

Anand KJS, Stevens BJ, McGrath PJ, eds. *Pain in Neonates and Infants.* 3rd ed. Edinburgh: Elsevier; 2007:329.

Debillon T, et al. Development and initial Validation of the EDIN scale: a new tool for assessing prolonged pain in preterm infants. *Arch Dis Child Fetal Neonatal Ed.* 2001;85(1):F36–41.

Durrmeyer X, Vutskits L, Anand KJS, Rimensberger PC. Use of Analgesic and Sedative Drugs in the NICU: Integrating Clinical Trials and Laboratory Data. *Pediatr Res* 2010;67:117–127.

Kumar P, Denson SE, Mancuso TJ, et al. Premedication for nonemergency endotracheal intubation in the neonate. *Pediatrics* 2010;125(3):608–615.

Walden M, Gibbins S. *Pain Assessment and Management: Guideline for Practice.* 2nd ed. Glenview, IL: National Association of Neonatal Nurses (NANN); 2008:30.

Apêndice A

Orientações para Administração de Medicamentos Comuns na Unidade de Terapia Intensiva Neonatal

Caryn E. Douma e Jennifer Schonen Gardner

Acetato de zinco, solução oral de

Classificação: suplemento mineral.

Indicação: prevenção e tratamento de estados de deficiência de zinco.

Posologia/administração: tratamento da deficiência de zinco: 0,5 a 1 mg de zinco elementar/kg/dia VO, em doses fracionadas administradas 1 a 3 vezes/dia.

Considerações clínicas: pode ser administrada às refeições se houver desconforto GI.

Interações medicamentosas: ferro e fármacos que aumentam o pH gástrico (p. ex., bloqueadores H_2, inibidores da bomba de prótons) diminuem a absorção de zinco.

Monitoramento: dosagem sérica periódica de cobre e zinco.

Efeitos adversos: náuseas, vômito, leucopenia, diaforese e distúrbios GI. Em doses excessivas: hipotensão, taquicardia, neutropenia e úlcera gástrica.

Aciclovir

Classificação: antiviral.

Indicações: tratamento de infecções por herpes-vírus simples, de infecções pelo vírus varicela-zóster com acometimento do sistema nervoso central (SNC) e pulmonar e de encefalite por herpes-vírus.

Posologia/administração: (ver Quadro A.1)

Quadro A.1	Aciclovir.
Indicação	**Posologia***
Infecção localizada por HSV	20 mg/kg/dose IV de 8/8 h durante 14 a 21 dias. A concentração da infusão tem de ser < 7 mg/mℓ, concentração usual = 5 mg/mℓ
Infecções disseminadas ou do SNC	20 mg/kg/dose IV de 8/8 h durante 21 dias

HSV = herpes-vírus simples; IV = intravenosa; SNC = sistema nervoso central. *Prescreva intervalo de 12/12 h quando a IPM for < 30 semanas.

Não refrigerar para não precipitar o fármaco. Infusão por bomba de seringa durante ≥ 1 h.

Precauções: diminua a dose na disfunção renal.

Monitoramento: função renal e hepática, hemograma completo, flebite no local da injeção intravenosa (IV).

Reações adversas: nefrotoxicidade, mielossupressão, febre, trombocitose e aumento transitório dos níveis séricos de creatinina e enzimas hepáticas. Raros casos de encefalopatia associada à administração rápida por via intravenosa (letargia, obnubilação, agitação psicomotora, tremor, convulsões e coma). O risco de nefropatia cristalina é minimizado por infusão lenta e hidratação satisfatória.

Ácido fólico

Classificação: suplemento nutricional, vitamina hidrossulúvel.

Indicação: tratamento de anemias megaloblásticas e macrocíticas causadas por deficiência de folato.

Posologia/administração: 0,1 mg/dia. Pode ser administrado VO/IM/IV/SC. Administração profunda caso seja usada a via IM. A forma oral pode ser administrada sem relação com as refeições.

Considerações clínicas: pode mascarar defeitos hematológicos de deficiência de vitamina B_{12}, mas não evita o avanço de anormalidades neurológicas irreversíveis, apesar da ausência de anemia.

708 Apêndice A | Orientações para Administração de Medicamentos Comuns...

Precauções: a injeção contém álcool benzílico (1,5%) como conservante; evite o uso em recém-nascidos pré-termo.
Contraindicações: anemias perniciosa, aplásica e normocítica
Interações medicamentosas: diminui as concentrações séricas de fenitoína.
Parâmetros de monitoramento: hematócrito, hemoglobina e contagem de reticulócitos.
Efeitos adversos: desconforto GI, prurido, erupção cutânea, rubor leve, mas geralmente bem tolerado.

Ácido ursodesoxicólico (Ursodiol)

Classificação: agente para dissolução de cálculos biliares.
Indicações: facilita a excreção de bile em recém-nascidos/lactentes com atresia biliar e colestase por nutrição parenteral total (NPT). Melhora o metabolismo hepático de ácidos graxos essenciais em recém-nascidos/lactentes com fibrose cística.
Posologia/administração:
Atresia biliar: 10 mg/kg/dose VO de 12/12 h.
Colestase: 10 mg/kg/dose de 8/8 h
Fibrose cística: 15 mg/kg/dose VO de 12/12 h.
Administração: administração às refeições. Tem de ser mantido sob refrigeração.
Precauções: solicitar dosagem inicial de ALT, aspartato aminotransferase, fosfatase alcalina, bilirrubina direta. Use com cuidado em lactentes com hepatopatia crônica.
Reações adversas: hepatotoxicidade, náuseas, vômito, dor abdominal e constipação intestinal.
Monitoramento: transaminases hepáticas, bilirrubina direta.

Adenosina

Classificação: antiarrítmico.
Indicação: tratamento agudo da taquicardia supraventricular paroxística (TSVP).
Posologia/administração:
Dose inicial: 0,05 mg/kg/dose administrados por injeção IV direta rápida. Caso não seja efetiva no decorrer de 1 a 2 min, pode-se aumentar a dose em 0,05 mg/kg/dose a cada 1 a 2 min até a dose única máxima de 0,25 mg/kg ou o término da TSVP. Administre durante 1 a 2 s pelo acesso IV periférico (IVP) mais próximo do coração do paciente. Cada dose deve ser seguida por irrigação com soro fisiológico (SF).
Precauções: podem ocorrer arritmias transitórias entre o término da taquicardia supraventricular (TSV) e o início do ritmo sinusal normal. Aproximadamente 30% dos pacientes tratados apresentam recorrência de TSV. Asmáticos podem apresentar broncoconstrição.
Monitoramento: acompanhamento contínuo de eletrocardiograma (ECG), frequência cardíaca, pressão arterial, respiração.
Reações adversas: rubor, dispneia e irritabilidade (geralmente cessa em 1 min).
Arritmias, bradicardia, BAV e hiperventilação.

Albumina

Classificação: expansor do volume plasmático.
Indicações: hipovolemia, hipoproteinemia.
Posologia/administração: (ver Quadro A.2)

Quadro A.2	Albumina.	
Indicação	**Posologia IV**	**Administração**
Hipovolemia	0,5 g/kg/dose	Infusão de **albumina a 5%** durante > 60 min, a infusão pode ser mais rápida (10 a 20 min) no choque hipovolêmico, repetida de acordo com a necessidade
Hipoproteinemia	0,5 a 1 g/kg/dose	Infusão de **albumina a 5%** durante > 2 h, repetida a cada 1 a 2 dias. Podem-se fazer diluições com SF ou SG a 5% em casos de restrição de sódio
Dose máxima: 6 g/kg/dia. Caso sejam necessários > 6 g/kg/24 h, considere a administração de hemoderivados para tratamento da hipovolemia.		

IV = intravenosa; SF = soro fisiológico.

Apêndice A | Orientações para Administração de Medicamentos Comuns... **709**

Precauções: *O uso de albumina como expansor volêmico não oferece vantagem clínica em relação ao uso de SF.* A infusão usa filtro de 5 μm ou maior. Administre no prazo de 4 h depois de abrir o frasco. A albumina é contraindicada para pacientes com anemia grave ou insuficiência cardíaca congestiva (ICC). **A albumina a 25% é contraindicada para neonatos pré-termo devido ao maior risco de hemorragia intraventricular (HIV). Não use água estéril para diluir a albumina por causa do risco de hemólise hipotônica associada. Use SF ou soro glicosado a 5%. Carga de sódio: 130 mEq/ℓ (5%), 160 mEq/ℓ (25%).**
Monitoramento: observe sinais de hipervolemia, edema pulmonar ou insuficiência cardíaca.
Reações adversas: calafrios, febre e urticária. A infusão rápida (> 1 g/min) pode precipitar ICC e edema pulmonar devido à sobrecarga de líquido.

Alprostadil
Classificação: prostaglandina.
Indicações: manutenção temporária da persistência do canal arterial (PCA) em neonatos com cardiopatia congênita dependente do canal arterial.
Posologia/administração:
Inicial: 0,05 mcg/kg/min.
Manutenção: 0,01 a 0,4 mcg/kg/min; ajuste gradual até alcançar a posologia efetiva com resposta terapêutica. Em geral, observa-se efeito máximo em 30 min nas lesões cianóticas; podem ser necessárias várias horas nas lesões acianóticas. Administre por infusão IV contínua com bomba de seringa (é preferível o acesso venoso central). Dilua com glicose ou SF. A concentração recomendada é de 10 mcg/mℓ. Doses acima de 0,4 mcg/kg/min não tendem a oferecer benefício adicional e estão associadas a maior incidência de efeitos colaterais.
Precauções: use com reservas em neonatos com tendências hemorrágicas. Em caso de hipotensão ou febre, diminua a infusão até que diminuam os sintomas. Hipotensão ou bradicardia grave exige interrupção do fármaco com reinstituição cautelosa em dose menor. Cerca de 10 a 12% dos neonatos com anomalias congênitas apresentam apneia durante a infusão de alprostadil (sobretudo os que pesam < 2 kg ao nascimento), geralmente durante a primeira hora de infusão. **Esteja preparado para proceder a intubação e reanimação.**
Reações adversas: observaram-se apneia, depressão respiratória, rubor, bradicardia, febre, atividade epileptiforme, hipotensão sistêmica, hipocalcemia, hipopotassemia, hipoglicemia e proliferação da cortical de ossos longos durante infusões prolongadas; diarreia, obstrução pilórica secundária à hiperplasia do antro (relacionada com o tratamento > 120 h e a dose cumulativa), inibição da agregação plaquetária.

Ampicilina
Classificação: penicilina semissintética com atividade bactericida e sensível à penicilinase.
Indicações: combinada a um aminoglicosídio ou uma cefalosporina para a prevenção e o tratamento de infecções específicas por *estreptococos* do grupo B, *Listeria monocytogenes* e espécies sensíveis de *Escherichia coli*.
Posologia/administração: (ver Quadro A.3)

Quadro A.3	Ampicilina.	
Idade pós-menstrual	**Idade pós-natal**	**Dose**
30 semanas	1 a 28 dias	100 mg/kg/dose de 12/12 h
	> 28 dias	100 mg/kg/dose de 8/8 h
30 a 37 semanas	1 a 14 dias	100 mg/kg/dose de 12/12 h
	> 14 dias	100 mg/kg/dose de 8/8 h
> 37 semanas	1 a 14 dias	100 mg/kg/dose de 8/8 h
	> 7 dias	75 mg/kg/dose de 6/6 h

A dose pode ser reduzida para 50 mg/kg/dose caso seja descartada a meningite.

Infusão durante ≥ 15 min com bomba de seringa. A concentração final máxima para administração é de 100 mg/mℓ. A administração por via intramuscular está associada à formação de abscesso estéril. O prazo máximo para uso da solução reconstituída é de 1 h após a mistura para que não perca a potência.
Precauções: ajuste posológico na insuficiência renal. **Incompatível com NPT.**

710 Apêndice A | Orientações para Administração de Medicamentos Comuns...

Interações medicamentosas: diminuição da concentração máxima de aminoglicosídios se administrados simultaneamente com a ampicilina.

Reações adversas: diarreia, reação de hipersensibilidade (erupção cutânea semelhante à da rubéola e febre, embora rara na população neonatal), nefrite (tipicamente precedida por eosinofilia), elevação das transaminases, encefalopatia por penicilina (excitação do SNC e atividade epiléptica associada a doses altas ou administração rápida), anemia hemolítica e colite pseudomembranosa.

Anfotericina B (convencional)

Classificação: antifúngico sistêmico.
Indicação: tratamento de micoses sistêmicas suspeitas ou comprovadas.
Posologia/administração: infusão de 1 a 1,5 mg/kg IV a cada 24 h durante ≥ 2 h. A duração média do tratamento é de 2 a 4 semanas. A concentração máxima para infusão é de 0,1 mg/mℓ para administração por via periférica e de 0,5 mg/mℓ para administração por via central. Irrigue o cateter com solução glicosada.
Precauções: o uso concomitante com outros medicamentos nefrotóxicos pode causar nefrotoxicidade aditiva. Caso a disfunção renal seja consequência do tratamento com anfotericina, administre as doses em dias alternados. Os corticosteroides aumentam a depleção de potássio causada por anfotericina. Intensifica os efeitos tóxicos dos bloqueadores neuromusculares (p. ex., pancurônio) secundários à hipopotassemia. Use com cuidado em pacientes com instabilidade eletrolítica. **Não confunda com as formas lipídicas de anfotericina.**
Contraindicações: incompatível com SF e NPT. Não dilua/irrigue com SF nem misture com nenhum outro medicamento que seja diluído com SF. Não misture com nenhum outro medicamento nem eletrólitos para evitar precipitação.
Reações adversas: hipopotassemia, hipomagnesemia, nefrotoxicidade, anormalidades das PFH, trombocitopenia, anemia, leucopenia, febre/calafrios, broncospasmo e taquicardia.
Monitoramento: ureia sanguínea, creatinina sérica, PFH, níveis séricos de eletrólitos, hemograma completo, sinais vitais, Hb/Ht, equilíbrio hídrico, monitoramento de sinais de hipopotassemia pelo ECG, sinais de flebite no local de acesso IV.

Anfotericina B | Complexo lipídico (ABLC)

Classificação: antifúngico sistêmico.
Indicação: tratamento de micoses sistêmicas suspeitas ou comprovadas em pacientes resistentes ao tratamento com anfotericina B convencional ou com disfunção renal/hepática.
Posologia/administração: 2,5 a 5 mg/kg IV a cada 24 h durante ≥ 2 h. A concentração máxima para infusão é de 2 mg/mℓ. A duração média do tratamento é de 2 a 4 semanas. Irrigue o cateter com solução glicosada.
Precauções: o uso concomitante com outros medicamentos nefrotóxicos causa nefrotoxicidade aditiva. Os corticosteroides aumentam a depleção de potássio causada por anfotericina. Intensifica os efeitos tóxicos dos bloqueadores neuromusculares (p. ex., pancurônio) secundários à hipopotassemia. Use com cuidado em pacientes com instabilidade eletrolítica. **Não confunda com a anfotericina B convencional nem com outras formas lipídicas de anfotericina.**
Contraindicações: incompatível com SF e NPT. Não dilua/irrigue com SF nem misture com nenhum outro medicamento que seja diluído com SF. Não misture com nenhum outro medicamento nem eletrólitos para evitar precipitação.
Reações adversas: hipopotassemia, hipomagnesemia, nefrotoxicidade, febre/calafrios, anormalidades das PFH, disfunção renal, trombocitopenia, anemia, leucopenia, hipotensão, arritmias e taquicardia.
Monitoramento: ureia sanguínea, creatinina sérica, PFH, níveis séricos de eletrólitos, hemograma completo, sinais vitais, balanço hídrico, monitoramento de sinais de hipopotassemia no ECG.

Anfotericina B lipossômica

Classificação: antifúngico sistêmico.
Indicação: tratamento de micoses sistêmicas suspeitas ou comprovadas.
Posologia/administração: 5 a 7 mg/kg IV a cada 24 h durante ≥ 2 h. A concentração máxima da infusão é de 2 mg/mℓ. A duração média do tratamento é de 2 a 4 semanas. Irrigue o cateter com solução glicosada.
Precauções: o uso concomitante com outros medicamentos nefrotóxicos causa nefrotoxicidade aditiva. Os corticosteroides aumentam a depleção de potássio causada por anfotericina. Intensifica os efeitos tóxicos dos

Apêndice A | Orientações para Administração de Medicamentos Comuns... **711**

bloqueadores neuromusculares (p. ex., pancurônio) secundários à hipopotassemia. Use com cuidado em pacientes com instabilidade eletrolítica. **Não confunda com a anfotericina B convencional nem com outras formas lipídicas de anfotericina.**
Contraindicações: Não dilua com SF nem misture com nenhum outro medicamento que seja diluído com SF. Não misture com nenhum outro medicamento nem eletrólitos para evitar precipitação. Incompatível com NPT.
Reações adversas: hipopotassemia, nefrotoxicidade, anormalidades das PFH, trombocitopenia, taquicardia, anemia, febre e calafrios (reações agudas à infusão).
Monitoramento: ureia sanguínea, creatinina sérica, PFH, níveis séricos de eletrólitos, hemograma completo, sinais vitais, balanço hídrico, monitoramento de sinais de hipopotassemia no ECG.

Bicarbonato de sódio
Classificação: alcalinizante.
Indicações: tratamento de acidose metabólica comprovada ou pressumida durante reanimação prolongada após o estabelecimento de ventilação efetiva. Tratamento do déficit de bicarbonato causado por perdas renais ou GI. Tratamento complementar da hiperpotassemia.
Posologia/administração:
Reposição: infusão durante > 20 a 30 min com bomba de seringa.
Reanimação: 1 a 2 mEq/kg por injeção direta IV lenta durante no mínimo 2 min. **Administre mais devagar em prematuros para diminuir o risco de hemorragia intraventricular.**
Correção de acidose metabólica: HCO_3 necessário (mEq) = déficit de HCO_3 (mEq/ℓ) × (0,3 × peso [kg]). Administre metade da dose calculada e avalie a necessidade do restante.
A concentração máxima para infusão é de 0,5 mEq/mℓ (4,2% – a osmolaridade é de 1.000 mOsm/ℓ). Para infusão IV contínua: use 50 mEq de bicarbonato de sódio (concentração de 8,4%) e acrescente 50 mℓ de diluente apropriado (p. ex., solução glicosada, no máximo a 10%; soro fisiológico ou água estéril). A concentração é de 0,5 mEq/mℓ. A vazão máxima de infusão para administração por via intravenosa contínua é de 1 mEq/kg/h.
Precauções: a injeção rápida de solução hipertônica de bicarbonato de sódio (1 mEq/mℓ) foi associada a hemorragia intraventricular.
Efeitos adversos: edema pulmonar, acidose respiratória, necrose tecidual local, hipocalcemia, hipernatremia, alcalose metabólica, hipopotassemia.
Monitoramento: acompanhe o estado acidobásico; a gasometria arterial; os níveis séricos de eletrólitos, inclusive de cálcio; e o pH da urina. Use hialuronidase para tratar o extravasamento IV.

Brometo de pancurônio
Classificação: bloqueador neuromuscular não despolarizante.
Indicações: relaxamento da musculatura esquelética, aumento da complacência pulmonar durante ventilação mecânica, facilita a intubação endotraqueal.
Posologia/administração: 0,05 a 0,15 mg/kg/dose IV (pode ser administrado sem diluição por injeção direta IV lenta) a cada 1 a 2 h, conforme a necessidade. Dose habitual: 0,1 mg/kg/dose.
Considerações clínicas: não deve ser usado em recém-nascidos/lactentes com taquicardia ou em algumas afecções cardíacas, pois a taquicardia é um efeito colateral. Como a sensibilidade é preservada, administre sedação e analgesia concomitantes, conforme a necessidade. Aplique lubrificante oftálmico.
Precauções: disfunção pulmonar, hepática ou renal preexistente. Em neonatos com miastenia *gravis*, pequenas doses de pancurônio podem ter efeitos profundos (pode ser necessário diminuir a dose).
Monitoramento: cardíaco contínuo, da PA e da ventilação assistida.

Quadro A.4	Fatores que influenciam a duração do bloqueio neuromuscular.
Potencialização	**Antagonismo**
Acidose, hipotermia, doença neuromuscular, doença hepática, insuficiência renal, doença cardiovascular, aminoglicosídios, succinilcolina, hipermagnesemia, hipopotassemia ou fármacos que depletam potássio (p. ex., anfotericina B, corticosteroides), furosemida, hiponatremia, hipocalcemia	Piridostigmina, neostigmina ou edrofônio em conjunto com atropina, alcalose, epinefrina, teofilina, hiperpotassemia, hipercalcemia

712 Apêndice A | Orientações para Administração de Medicamentos Comuns...

Reações adversas: taquicardia, hipertensão arterial, hipotensão, salivação excessiva, erupções cutâneas, broncospasmo.

Antídoto: neostigmina, 0,04 mg/kg IV (com administração de atropina, 0,02 mg/kg, 30 a 60 s antes da administração de neostigmina).

Cálcio

Classificação: suplemento eletrolítico; sal de cálcio.

Indicação: tratamento e prevenção da hipocalcemia.

Posologia/administração: hipocalcemia (terapia de manutenção): glibionato de cálcio: 360 a 1.200 mg/kg/dia VO fracionados a cada 4 h a 6 h. Dose máxima, 9 g/dia.

Hipocalcemia sintomática (tratamento agudo): gliconato de cálcio: 100 mg/kg/dose (correspondente a cerca de 10 mg/kg/dose de cálcio elementar). Infusão durante 10 a 30 min com bomba de seringa. Pode ser necessário reduzir ou interromper a infusão em caso de bradicardia persistente. Não se deve administrar por via intramuscular (IM) nem subcutânea (SC), apenas intravenosa (IV).

Precauções: IV: a administração rápida está associada à bradicardia. O extravasamento causa necrose tecidual. Use hialuronidase para tratar o extravasamento. A infusão IV rápida (*bolus*) por cateter arterial umbilical (CAU) foi associada a hemorragia intestinal e a necrose tecidual do membro inferior.

VO: a solução é hipertônica; use com cuidado em recém-nascidos/lactentes com alto risco de ECN.

Contraindicações: hipercalcemia, cálculos renais e fibrilação ventricular.

Reações adversas: IV: arritmias e deterioração da função cardiovascular/bradicardia. O extravasamento causa descamação cutânea.

VO: irritação gástrica/diarreia.

Parâmetros de monitoramento: monitore os níveis séricos de cálcio e fósforo. Monitore os níveis de vitamina D quando houver indicação. Evite hipercalcemia durante o tratamento e corrija hipomagnesemia, se ocorrer. Observe cuidadosamente se há extravasamento no local de infusão IV.

Captopril

Classificação: inibidor da enzima de conversão da angiotensina (IECA).

Indicação: hipertensão moderada a grave, diminuição da pós-carga na ICC.

Posologia/administração:

Dose inicial:

recém-nascidos prematuros: 0,01 a 0,05 mg/kg/dose VO a cada 8 a 12 h.

Recém-nascidos a termo: 0,05 a 0,1 mg/kg/dose VO a cada 8 a 24 h.

Dose máxima recomendada: 0,5 mg/kg/dose VO a cada 6 a 24 h. Ajuste gradualmente a dose e a frequência de administração até obter o efeito desejado. Administre com o estômago vazio 1 h antes ou 2 h depois das refeições, se possível. O alimento reduz a absorção a cerca de 50%. Os horários de administração precisam ser constantes.

Precauções: use com cautela e modifique a posologia em pacientes com disfunção renal.

Contraindicações: angioedema, estenose da artéria renal bilateral, hiperpotassemia, insuficiência renal.

Reações adversas: hipotensão, erupção cutânea, febre, eosinofilia, neutropenia, distúrbios GI, tosse, dispneia, insuficiência renal aguda, hiperpotassemia e proteinúria. A ocorrência de icterícia ou elevação das enzimas hepáticas é motivo para suspensão imediata do fármaco. Pacientes com depleção de sódio ou volume podem apresentar hipotensão grave. Pode-se usar uma dose menor ou metade da dose habitual.

Parâmetros de monitoramento: acompanhamento da pressão arterial (PA) para detectar hipotensão no decorrer de 1 h após a primeira dose ou após uma nova dose mais alta, ureia sanguínea, creatinina sérica, função renal, pesquisa de proteínas na urina com tira reagente, hemograma completo com contagem diferencial, potássio sérico.

Cefotaxima sódica

Classificação: cefalosporina de terceira geração.

Indicações: reservada para casos suspeitos ou confirmados de meningite ou sepse por microrganismos gram-negativos. Combinada com ampicilina ou vancomicina para tratamento empírico.

Posologia/administração: (ver Quadro A.5)

Apêndice A | Orientações para Administração de Medicamentos Comuns... **713**

Quadro A.5	Cefotaxima sódica.	
Idade	**Peso**	**Posologia (IV/IM)**
Todos os neonatos (0 a 4 semanas)	< 1.200 g	50 mg/kg/dose IV/IM de 12/12 h
Idade pós-natal ≤ 7 dias	1.200 a 2.000 g	50 mg/kg/dose IV/IM de 12/12 h
Idade pós-natal ≤ 7 dias	> 2.000 g	50 mg/kg/dose IV/IM de 8/8 h
Idade pós-natal > 7 dias	1.200 a 2.000 g	50 mg/kg/dose IV/IM de 8/8 h
Idade pós-natal > 7 dias	> 2.000 g	50 mg/kg/dose IV/IM de 6/6 h

IM = intramuscular; IV = intravenosa.

A concentração máxima para infusão é de 100 mg/mℓ em soro glicosado a 5% (SG 5%), soro glicosado a 10% (SG 10%) ou soro fisiológico (SF). Infusão durante > 30 min com bomba de seringa. A concentração máxima para administração por via intramuscular é de 300 mg/mℓ.
Precauções: modificação da dose na disfunção renal.
Monitoramento: hemograma, ureia, creatinina, PFH.
Interações medicamentosas: diminuição da concentração máxima de aminoglicosídios se administrada < 2 h antes/depois de cefotaxima.
Reações adversas: leucopenia, granulocitopenia, colite pseudomembranosa, reação semelhante à doença do soro e elevação transitória de ureia, creatinina, eosinófilos, enzimas hepáticas e erupção cutânea.
Considerações clínicas: o uso rotineiro ou frequente de cefalosporinas na unidade de terapia intensiva neonatal pode levar ao rápido surgimento de microrganismos entéricos resistentes.

Ceftazidima
Classificação: cefalosporina de terceira geração.
Indicações: cefalosporina de amplo espectro com atividade contra *Pseudomonas*. Tratamento de meningite por microrganismos gram-negativos.
Posologia/administração: (ver Quadro A.6)

Quadro A.6	Ceftazidima.	
Idade	**Peso**	**Posologia (IV/IM)**
Todos os neonatos	< 1.200 g	50 mg/kg/dose IV/IM de 12/12 h
Idade pós-natal ≤ 7 dias	1.200 a 2.000 g	50 mg/kg/dose IV/IM de 12/12 h
Idade pós-natal ≤ 7 dias	> 2.000 g	50 mg/kg/dose IV/IM de 8/8 h
Idade pós-natal > 7 dias	> 1.200 g	50 mg/kg/dose IV/IM de 8/8 h

IM = intramuscular; IV = intravenosa.

A concentração final para infusão é de 100 mg/mℓ em soro glicosado a 5% (SG 5%) ou SF. Infusão durante > 30 min com bomba de seringa.
Considerações clínicas: trate infecções graves por *Pseudomonas* com ceftazidima combinada a um aminoglicosídio. **O uso rotineiro ou frequente de cefalosporinas na unidade de terapia intensiva neonatal leva ao rápido surgimento de microrganismos entéricos resistentes.**
Precauções: modifique a posologia na insuficiência renal.
Interação medicamentosa: diminuição da concentração máxima de aminoglicosídios se administrada simultaneamente com a ceftazidima.
Monitoramento: hemograma, renal e PFH.
Reações adversas: leucopenia transitória e mielossupressão, erupção cutânea, teste de Coombs direto falso-positivo, candidíase, anemia hemolítica, colite pseudomembranosa e elevação transitória de eosinófilos, plaquetas, provas de função renal e PFH.

714 Apêndice A | Orientações para Administração de Medicamentos Comuns...

Ceftriaxona sódica

Classificação: cefalosporina de terceira geração.

Indicações: boa atividade contra microrganismos gram-negativos e gram-positivos, exceto *Pseudomonas* spp., enterococos, estafilococos resistentes à meticilina e *L. monocytogenes*. Indicada para o tratamento de meningite e conjuntivite gonocócicas. Não é recomendado o uso em neonatos com hiperbilirrubinemia. Em seu lugar, use cefotaxima.

Posologia/administração: (ver Quadro A.7)

Quadro A.7	Ceftriaxona sódica.	
Idade	**Peso**	**Posologia (IV/IM)**
Idade pós-natal ≤ 7 dias	Todos	50 mg/kg/dose IV/IM a cada 24 h
Idade pós-natal > 7 dias	≤ 2.000 g	50 mg/kg/dose IV/IM a cada 24 h
Idade pós-natal > 7 dias	> 2.000 g	75 mg/kg/dia IV/IM a cada 24 h

IM = intramuscular; IV = intravenosa.

Profilaxia gonocócica: 25 a 50 mg/kg IV/IM em dose única (a dose não deve ultrapassar 125 mg).

Infecção gonocócica disseminada: 25 a 50 mg/kg/dia (dose máxima: 125 mg) IV/IM a cada 24 h, até 10 a 14 dias em caso de meningite confirmada. Infecções não disseminadas, inclusive oftalmia neonatal: 25 a 50 mg/kg IV/IM (dose máxima: 125 mg) em dose única.

A concentração máxima para administração IV é de 100 mg/mℓ em solução glicosada ou salina. Infusão durante > 30 min com bomba de seringa. As doses IM podem ser reconstituídas com lidocaína a 1% sem epinefrina para diminuir a dor no local da injeção, mas isso não é recomendado em lactentes pequenos devido a possíveis efeitos adversos cardíacos relacionados com a lidocaína. A concentração máxima para administração por via intramuscular é de 350 mg/mℓ. Evite administrar soluções ou produtos que contenham cálcio no decorrer de 48 h após a última dose de ceftriaxona (IV).

Precauções: não use em pacientes com doenças da vesícula biliar, vias biliares, fígado ou pâncreas. Em seu lugar, considere a administração de cefotaxima ou ceftazidima.

Considerações clínicas: não use como tratamento único de infecções por estafilococos ou *Pseudomonas*. Combine com ampicilina para o tratamento empírico inicial da meningite. A ceftriaxona desloca a bilirrubina dos locais de ligação à albumina, com aumento dos níveis séricos de bilirrubina livre. Em recém-nascidos com hiperbilirrubinemia, use cefotaxima em vez de ceftriaxona.

Monitoramento: hemograma, eletrólitos, ureia, creatinina, AST, ALT e bilirrubina.

Reações adversas: leucopenia, anemia, intolerância GI e erupção cutânea. Aumento transitório de eosinófilos, plaquetas, tempo de sangramento, concentração sérica de bilirrubina livre, provas de função renal/hepática. Formação transitória de precipitados na vesícula biliar, caracterizada por vômitos e colelitíase. Supercrescimento de bactérias ou fungos no sistema digestório.

Citrato de cafeína

Classificação: estimulante respiratório.

Indicação: apneia da prematuridade.

Posologia/administração:

Dose de ataque: 20 mg/kg IV ou VO. Infusão durante ≥ 30 min com bomba de seringa.

Dose de manutenção: 5 a 10 mg/kg IV ou por via oral diariamente, começando 24 h após a dose de ataque.

Minibolus: 5 a 10 mg/kg/dose. Infusão IV de dose de manutenção durante ≥ 10 min com bomba de seringa. Não omita as doses programadas ao administrar um *bolus*. A longa meia-vida do citrato de cafeína faz com que seja necessária cerca de 1 semana para alcançar equilíbrio dinâmico. **Não administre o citrato de cafeína em injeção direta IV.**

Precauções: não use formulações à base de cafeína em virtude das diferentes necessidades posológicas. Não use preparações de cafeína que contenham benzoato de sódio.

Apêndice A | Orientações para Administração de Medicamentos Comuns... **715**

Reações adversas: arritmias cardíacas, taquicardia (suspender a dose em caso de frequência cardíaca > 180 bpm), insônia, inquietude, irritabilidade, náuseas, vômito e diarreia. Considere a diminuição da dose para tratar os efeitos colaterais no SNC e/ou no sistema digestório, a diurese e o aumento da excreção urinária de cálcio.
Parâmetros de monitoramento: monitore a frequência cardíaca, o número e a gravidade dos episódios de apneia. Em geral, não há indicação de acompanhamento dos níveis séricos. A toxicidade é rara em níveis < 50 mcg/mℓ.

Citrato de fentanila
Classificação: analgésico narcótico.
Indicação: analgesia, sedação, anestesia.
Posologia/administração:
Sedação/analgesia: 1 a 2 mcg/kg/dose a cada 2 a 4 h. Administre por injeção direta IV lenta durante 3 a 5 min. Doses maiores em *bolus* IV (> 5 mcg/kg) devem ser administradas durante 5 a 10 min. Considere o uso de bomba de seringa para administração. Se usada para intubação em sequência rápida combinada a um bloqueador neuromuscular, pode ser administrada em *bolus* IV. Infusão contínua: 1 a 2 mcg/kg; depois, 1 a 2 mcg/kg/h. Ajuste a dose gradualmente conforme a necessidade. Pode haver rápido desenvolvimento de tolerância. Anestesia: 5 a 50 mcg/kg/dose.
Instruções para diluição: misture 1 mℓ de fentanila na concentração de 100 mcg/2 mℓ em 9 mℓ de soro fisiológico. Mistura: 5 mcg/mℓ.
Precauções: a infusão intravenosa rápida pode causar apneia e rigidez da parede torácica. Pode ser necessário administrar um relaxante muscular esquelético não despolarizante para reverter o efeito.
Contraindicações: elevação da pressão intracraniana, depressão respiratória grave e insuficiência hepática ou renal grave.
Reações adversas: depressão do SNC e respiratória, rigidez muscular esquelética/torácica, vômitos, constipação intestinal, vasodilatação periférica, miose, espasmos das vias biliares ou urinárias e liberação de hormônio antidiurético; há desenvolvimento de tolerância associada a infusões IV contínuas por > 5 dias.
Monitoramento: frequência respiratória (FR), frequência cardíaca, PA, condição abdominal e rigidez muscular. A aderência às membranas de oxigenação por membrana extracorpórea (ECMO) e cateteres pode exigir aumento da dose. Menos efeitos cardiovasculares que a morfina.

Clindamicina
Classificação: antibiótico para microrganismos anaeróbicos.
Indicações: tratamento de septicemia por *Bacteroides fragilis*, peritonite, enterocolite necrosante (ECN). Não é indicada para meningite.
Posologia/administração: (ver Quadro A.8)

Quadro A.8	Clindamicina.	
Idade pós-natal	**Peso**	**Posologia**
Idade pós-natal ≤ 7 dias	≤ 2.000 g	10 mg/kg/dia, fracionados de 12/12 h
	> 2.000 g	15 mg/kg/dia, fracionados de 8/8 h
Idade pós-natal > 7 dias	< 1.200 g	10 mg/kg/dia, fracionados de 12/12 h
	1.200 a 2.000 g	15 mg/kg/dia, fracionados de 8/8 h
	> 2.000 g	20 a 30 mg/kg/dia fracionados a cada 6 a 8 h

IV = intravenosa.

Infusão durante > 30 min com bomba de seringa. A concentração máxima para infusão é de 18 mg/mℓ em soro glicosado a 5% ou SF. A administração por via intramuscular está associada à formação de abscesso estéril.
Contraindicação: disfunção hepática.
Advertências: pode causar colite pseudomembranosa grave e possivelmente fatal caracterizada por diarreia persistente grave e possível eliminação de sangue e muco.

716 Apêndice A | Orientações para Administração de Medicamentos Comuns...

Interações medicamentosas: possível potencialização do nível e dos efeitos dos bloqueadores neuromusculares.
Reações adversas: *colite pseudomembranosa,* síndrome de Stevens-Johnson, glossite, prurido, granulocitopenia, trombocitopenia, hipotensão e aumento das PFH.

Cloridrato de vancomicina
Classificação: antibiótico.
Indicações: fármaco de escolha para infecções graves causadas por estafilococos meticilina-resistentes, pneumococos penicilina-resistentes e estafilococos coagulase-negativos. A via oral é usada no tratamento de infecção por *Clostridium difficile,* caso o metronidazol seja inefetivo.
Posologia/administração: (ver Quadro A.9)

Quadro A.9	Vancomicina.	
Idade pós-natal	**Peso (kg)**	**Dose**
≤ 7 dias	< 1,2 kg	15 mg/kg/dose IV a cada 24 h
≤ 7 dias	1,2 a 2 kg	10 a 15 mg/kg/dose IV a cada 12 a 18 h
≤ 7 dias	> 2 kg	10 a 15 mg/kg/dose IV a cada 8 a 12 h
> 7 dias	< 1,2 kg	15 mg/kg/dose IV a cada 24 h
> 7 dias	1,2 a 2 kg	10 a 15 mg/kg/dose IV a cada 8 a 12 h
> 7 dias	> 2 kg	15 mg/kg/dose IV de 8/8 h

IV = intravenosa.

Infusão IV durante > 60 min com bomba de seringa. A concentração final para infusão é de 5 mg/mℓ. Misture em soro fisiológico ou glicosado.
Precauções: use com cuidado em pacientes com disfunção renal ou tratados com outros fármacos nefrotóxicos ou ototóxicos; é necessário modificar a posologia em pacientes com disfunção renal.
Reações adversas: síndrome do homem vermelho (reação semelhante ao eritema multiforme com prurido intenso; taquicardia; hipotensão; erupção cutânea que afeta a face, o pescoço, a parte superior do tronco, o dorso e os braços acima do cotovelo) geralmente surge durante infusão rápida de vancomicina ou com doses > 15 a 20 mg/kg/h e desaparece em 30 a 60 min. O aumento do tempo de infusão geralmente elimina o risco de doses subsequentes. Relatos de parada cardíaca, febre, calafrios, eosinofilia e neutropenia após administração prolongada (> 3 semanas); a flebite pode ser minimizada por infusão lenta e maior diluição do fármaco. Caso haja extravasamento, considere a administração de hialuronidase ao redor da área afetada. Também há relato de ototoxicidade e nefrotoxicidade, sobretudo se administrado concomitantemente com outros medicamentos nefrotóxicos ou ototóxicos. Associado a altas concentrações séricas.
Monitoramento: avalie a função renal. Concentração sérica terapêutica: mínima de 10 a 15 mcg/mℓ (15 a 20 mcg/mℓ ao tratar pneumonia, meningite, endocardite ou infecções ósseas. Deve-se coletar a amostra desde 30 min até logo antes da próxima dose. Ao tratar a meningite, é preciso monitorar os níveis máximos 30 min após o término da infusão (30 a 40 mcg/mℓ).

Clorotiazida
Classificação: diurético tiazídico.
Indicações: sobrecarga de líquido, edema pulmonar, displasia broncopulmonar (DBP), ICC e hipertensão arterial.
Posologia/administração: 20 a 40 mg/kg/dia VO, fracionados de 12/12 h. IV: 2 a 8 mg/kg/dia, fracionados de 12/12 h. Absorção GI variável. Não é recomendável a administração IM e SC devido a dor e irritação local.
Contraindicações: anúria ou disfunção hepática importante.
Interações medicamentosas: diminuição do efeito anti-hipertensivo com uso concomitante de anti-inflamatórios não esteroides.

Apêndice A | Orientações para Administração de Medicamentos Comuns... **717**

Monitoramento: níveis séricos de eletrólitos, cálcio, fósforo, glicose sanguínea, débito urinário, PA e pesagem diariamente.

Reações adversas: alcalose hipoclorêmica, azotemia pré-renal, depleção de volume, discrasias sanguíneas, diminuição dos níveis séricos de potássio e magnésio e aumento dos níveis de glicose, ácido úrico, lipídios, bilirrubina e cálcio.

Diazóxido

Classificação: anti-hipoglicemiante.
Indicação: hipoglicemia hiperinsulinêmica.
Posologia/administração: 8 a 15 mg/kg/dia VO, fracionados a cada 8 h a 12 h.
Considerações clínicas: usado apenas na hipoglicemia refratária à glicose. As respostas positivas geralmente são observadas em 48 a 72 h e ocorrem em menos de 50% dos neonatos.
Contraindicações: hipertensão arterial compensatória associada a coarctação aórtica ou *shunts* arteriovenosos (AV).
Precauções: diabetes melito, doença renal ou hepática. Pode deslocar a bilirrubina da albumina.
Monitoramento: PA, hemograma completo, níveis séricos de ácido úrico.
Interações medicamentosas: fenitoína.
Reações adversas: hiperglicemia (a insulina reverte a hiperglicemia induzida por diazóxido), cetoacidose, retenção de sódio e água, hipotensão, trombocitopenia, coma hiperosmolar e irritação GI.

Digoxina

Classificação: antiarrítmico, inotrópico.
Indicações: insuficiência cardíaca, taquicardia nodal atrioventricular paroxística, fibrilação/*flutter* atrial, TSV.
Posologia/administração: (ver Quadro A.10)

Quadro A.10	Digoxina.			
	Dose total de digitalização (dose de ataque total)		Dose de manutenção	
Idade	VO	IV	VO	IV
≤ 29 semanas	20 mcg/kg	15 mcg/kg	5 mcg/kg a cada 24 h	4 mcg/kg a cada 24 h
30 a 36 semanas	25 mcg/kg	20 mcg/kg	6 mcg/kg a cada 24 h	5 mcg/kg a cada 24 h
≥ 37 semanas	40 mcg/kg	30 mcg/kg	5 mcg/kg de 12/12 h	4 mcg/kg de 12/12 h

IV = intravenosa; VO = oral.

Reserve a dose total de digitalização (DTD) para tratamento de arritmias potencialmente fatais e ICC aguda. Administre durante 24 h, fracionada em três doses: a primeira dose é a metade da DTD, a segunda dose corresponde a um quarto da DTD administrada 8 h depois da primeira, e a terceira dose corresponde um quarto da DTD administrada 8 h após a segunda. Administre as doses por via intravenosa durante > 10 min com bomba de seringa. Use um programa de dose de manutenção para arritmias não agudas e ICC. Não administre por via intramuscular. As doses orais devem ser 25% maiores que as doses intravenosas. A formulação intravenosa pediátrica (100 mcg/mℓ) pode ser administrada sem diluir. O elixir oral pediátrico contém 50 mcg/mℓ.
Precauções: diminuição da dose em caso de disfunção renal e hepática. A cardioversão ou infusão de cálcio pode precipitar fibrilação ventricular em neonatos tratados com digoxina (evitada por pré-tratamento com lidocaína).
Monitoramento: frequência/ritmo cardíaco para verificar se produziu os efeitos desejados e se há sinais de toxicidade, níveis séricos de cálcio, magnésio, potássio (principalmente em neonatos tratados com diuréticos e anfotericina B, que predispõem aos efeitos tóxicos da digoxina) e função renal.
Níveis terapêuticos: 0,8 a 2 ng/mℓ. Os neonatos podem apresentar níveis falsamente elevados de digoxina devido a substâncias maternas semelhantes à digoxina.
Contraindicações: bloqueio atrioventricular, estenose subaórtica hipertrófica idiopática, arritmias ventriculares, fibrilação/*flutter* atrial com baixa frequência ventricular ou pericardite constritiva.
Interações medicamentosas: amiodarona, eritromicina, colestiramina, indometacina, espironolactona, quinidina, verapamil e metoclopramida.

718 Apêndice A | Orientações para Administração de Medicamentos Comuns...

Reações adversas: vômito persistente, intolerância alimentar, diarreia e letargia, encurtamento do intervalo QTc, depressão do segmento ST em "colher de pedreiro", diminuição da amplitude da onda T, bradicardia, prolongamento do intervalo PR, bradicardia sinusal ou bloqueio sinoatrial, batimentos ectópicos atriais ou nodais, arritmias ventriculares. A toxicidade é exacerbada por hipopotassemia, hiper e hipomagnesemia, hipercalcemia. Trate a intoxicação por digoxina, potencialmente fatal, com fragmentos Fab do anticorpo policlonal antidigoxina.

Dobutamina
Classificação: simpaticomimético, agonista adrenérgico.
Indicações: tratamento de hipoperfusão, hipotensão, manejo de curta duração da descompensação cardíaca. Tem maior efeito sobre o débito cardíaco que a dopamina, porém tem menor efeito sobre a pressão arterial.
Posologia/administração: infusão IV contínua de 2 a 25 mcg/kg/min com bomba de seringa. Comece com baixas doses e ajuste gradualmente até obter a pressão arterial média desejada. É preferível o acesso *venoso* central. **Não administre por cateter arterial umbilical.**
Precauções: deve-se corrigir a hipovolemia antes do uso. A infiltração causa alterações inflamatórias locais. O extravasamento causa necrose dérmica. Trate o extravasamento com fentolamina.
Contraindicações: estenose subaórtica hipertrófica idiopática.
Reações adversas: hipotensão em caso de hipovolemia, arritmias, taquicardia (com altas doses), vasodilatação cutânea, elevação da PA e dispneia.
Monitoramento: acompanhamento contínuo da frequência cardíaca, da PA e do local de injeção IV.

Dopamina
Classificação: simpaticomimético, agonista adrenérgico.
Indicações: tratamento de hipotensão.
Posologia/administração: 2 a 25 mcg/kg/min por infusão IV contínua com bomba de seringa. Uma vez alcançada a dose de 20 a 25 mcg/kg/min, deve-se considerar o acréscimo de um segundo fármaco pressor. Observaram-se benefícios clínicos em doses de até 40 mcg/kg/min. Comece com dose baixa e ajuste gradualmente até obter a pressão arterial média desejada. É preferível o acesso venoso central. **Não administre por cateter arterial umbilical.**
Precauções: deve-se corrigir a hipovolemia antes do uso. O extravasamento causa necrose tecidual. Trate o extravasamento de dopamina com fentolamina.
Contraindicações: feocromocitoma, taquiarritmias ou hipovolemia aumentam a pressão na artéria pulmonar. Use com cuidado em neonatos com hipertensão pulmonar.
Reações adversas: arritmias, taquicardia, vasoconstrição, hipotensão, alargamento do complexo QRS, bradicardia, hipertensão arterial, diurese excessiva e azotemia, supressão reversível da secreção de prolactina e tireotropina, aumento da pressão na artéria pulmonar.
Parâmetros de monitoramento: acompanhamento contínuo da frequência cardíaca, da PA, do débito urinário, da perfusão periférica e do local de injeção IV.

Enalaprilato/Enalapril
Classificação: inibidor da enzima de conversão da angiotensina, anti-hipertensivo.
Indicações: hipertensão arterial, ICC.
Posologia/administração:
Enalaprilate: 5 a 10 mcg/kg/dose (0,005 a 0,01 mg/kg/dose), IV a cada 8 a 24 h.
Maleato de enalapril: Dose inicial: 0,1 mg/kg/dia VO a cada 24 h; pode ser administrado sem relação com as refeições; aumento da dose e/ou do intervalo de acordo com a resposta, com intervalos de alguns dias. A suspensão oral é preparada por dissolução de um comprimido de 2,5 mg triturado em 25 mℓ de tampão citrato isotônico, com concentração final de 100 mcg/mℓ. A suspensão se mantém estável por 30 dias sob refrigeração.
Precaução: disfunção renal.
Monitoramento: PA, função renal, níveis séricos de eletrólitos, sobretudo de potássio. Suspenda em caso de pressão arterial média < 30 e frequência cardíaca < 100 bpm.
Reações adversas: episódios transitórios ou prolongados de hipotensão, oligúria, insuficiência renal não oligúrica leve, hipotensão em neonatos com depleção de volume e hiperpotassemia em neonatos tratados com suplementos de potássio e/ou diuréticos poupadores de potássio.

Enoxaparina

Classificação: heparina de baixo peso molecular, anticoagulante.
Indicação: profilaxia e tratamento de distúrbios tromboembólicos.
Posologia/administração: profilaxia: 0,75 mg/kg/dose SC de 12/12 h. Tratamento: neonatos prematuros: 2 mg/kg/dose SC de 12/12 h. Neonatos a termo: 1,7 mg/kg/dose SC de 12/12 h.
Considerações clínicas: ajuste da dose para manter nível de antifator Xa entre 0,5 e 1 unidade/mℓ para tratamento e entre 0,2 e 0,4 unidade/mℓ para profilaxia. A atividade máxima de antifator Xa é obtida 4 h após a dose (ver Quadro A.11).

Quadro A.11	Enoxaparina.		
Tratamento com antifator Xa	**Profilaxia com antifator Xa**	**Ajuste da dose**	**Tempo até repetir a dosagem de antifator Xa**
< 0,35 unidade/mℓ	< 0,15 unidade/mℓ	↑ a dose em 25%	4 h depois da próxima dose
0,35 a 0,49 unidade/mℓ	0,15 a 0,19 unidade/mℓ	↑ a dose em 10%	4 h depois da próxima dose
0,5 a 1 unidade/mℓ	0,2 a 0,4 unidade/mℓ	Manter a mesma dose	No dia subsequente e depois de 1 semana (4 h após a dose). Ajuste a dose de acordo com o ganho de peso
1,1 a 1,5 unidade/mℓ	0,41 a 1 unidade/mℓ	↓ a dose em 20%	4 h depois da próxima dose
1,6 a 2 unidades/mℓ	1,1 a 2 unidades/mℓ	Suspenda a dose por 3 h, depois ↓ a dose em 30%	4 h depois da próxima dose
> 2 unidades/mℓ	> 2 unidades/mℓ	Repita a dosagem: suspenda todas as doses até que o nível de antifator A seja de 0,5 unidade/mℓ, depois ↓ a dose em 40%	Antes da próxima dose e de 12/12 h até que o nível de antifator Xa seja < 0,5 unidade/mℓ

↑ = aumentar; ↓ = diminuir.

Apenas para administração SC. Para minimizar equimoses, não administre IM ou IV; não massageie o local da injeção.
Precaução: reduza a dose em 30% na disfunção renal grave.
Contraindicações: evite ou suspenda o uso em recém-nascidos que necessitem de punção lombar para minimizar o risco de hematoma extradural/espinal.
Efeitos adversos: febre, edema, hemorragia, trombocitopenia, dor/eritema no local da injeção.

Epinefrina

Classificação: adrenérgico.
Indicações: parada cardíaca, hipotensão refratária, broncospasmo.
Posologia/administração: (ver Quadro A.12)

Quadro A.12	Epinefrina.	
Indicação	**Dose**	**Comentários**
Bradicardia e hipotensão grave	**Injeção direta IV:** 0,1 a 0,3 mℓ/kg em concentração **1:10.000** (igual a 0,01 a 0,03 mg/kg ou 10 a 30 mcg/kg)	Pode ser repetida a cada 3 a 5 min quando necessário
	Tubo endotraqueal: 0,3 a 1 mℓ/kg de concentração **1:10.000** (igual a 0,03 a 0,1 mg/kg ou 30 a 100 mcg/kg)	–
Administração IV contínua	Comece com 0,05 a 0,1 mcg/kg/min. Ajuste a dose para obter a resposta desejada até um máximo de 1 mcg/kg/min	Use a formulação **1:1.000** para mistura de preparações IV contínuas

IV = intravenosa.

720 Apêndice A | Orientações para Administração de Medicamentos Comuns...

Monitoramento: acompanhamento contínuo da frequência cardíaca e da PA.
Interações medicamentosas: incompatível com soluções alcalinas (bicarbonato de sódio).
Precauções: observe as diferenças de concentração para administração de emergência e doses IV contínuas de epinefrina. Quando se administram altas doses de epinefrina com conservante é preciso ter cuidado na seleção das preparações com epinefrina. Use sempre a concentração 1:10.000 (0,1 mg/mℓ) para doses individuais, doses por TET e para administração de emergência (IV e endotraqueal). Use a concentração 1:1.000 para preparo de infusões contínuas. A correção da acidose antes da administração de catecolaminas aumenta a efetividade.
Contraindicações: hipertireoidismo, hipertensão arterial e diabetes melito.
Reações adversas: arritmias ventriculares, taquicardia, palidez e tremor, hipertensão grave com possível hemorragia intraventricular, isquemia miocárdica, hipopotassemia e diminuição do fluxo sanguíneo renal e esplâncnico. A infiltração IV pode causar isquemia tecidual e necrose (considere o tratamento com fentolamina).

Epinefrina racêmica
Classificação: agonista adrenérgico.
Indicação: tratamento do estridor pós-extubação.
Posologia/administração: 0,25 a 0,5 mℓ de solução de **epinefrina racêmica** a 2,25% diluída com soro fisiológico até o volume total de 3 mℓ, administrada por nebulizador a cada 2 a 4 h durante 15 min, de acordo com a necessidade.
Considerações clínicas: atenção ao edema de rebote das vias respiratórias. Monitore a frequência cardíaca (não administre quando > 180 bpm) e a PA durante a administração.
Reações adversas: taquiarritmias, hipopotassemia, arritmias.

Eritromicina
Classificação: antibiótico macrolídio.
Indicações: tratamento de infecções causadas por *Chlamydia, Mycoplasma* e *Ureaplasma*; tratamento e profilaxia de *Bordetella pertussis* e oftalmia neonatal; também é usada como procinético.
Posologia/administração: (ver Quadro A.13)

Quadro A.13	Eritromicina.	
Indicação	**Posologia**	**Comentário**
Infecções sistêmicas	Etilsuccinato de eritromicina: 10 mg/kg/dose VO ≤ 7 dias: 12/12 h > 7 dias, > 2 kg: a cada 6 a 8 h > 7 dias, ≥ 1,2 kg: 8/8 h > 7 dias, < 1,2 kg: 12/12 h	Administre com alimento para aumentar a absorção e reduzir possível desconforto GI
Infecções sistêmicas graves ou impossibilidade de administração oral (lactobionato de eritromicina)	5 a 10 mg/kg/dose IV 6/6 h (diluição a 1 a 5 mg/mℓ e infusão durante > 1 h)	Use apenas formulações IV de eritromicina sem conservantes
Oftalmia neonatal	Profilaxia: 0,5 a 1 cm de pomada a 0,5% em cada saco conjuntival, 1 vez	Administrada ao nascimento
Procinético	**Inicial:** 3 mg/kg IV durante 60 min, seguido por 20 mg/kg/dia VO fracionados em 3 a 4 doses 30 min antes antes das refeições	–
Ureaplasma urealyticum (lactobionato de eritromicina)	5 a 10 mg/kg/dose IV de 6/6 h; trate por 10 a 14 dias	–
Conjuntivite e pneumonia por *Chlamydia* (etilsuccinato de eritromicina)	12,5 mg/kg/dose VO 6/6 h durante 14 dias	–

GI = gastrintestinal; IV = intravenosa; VO = oral.

Precauções: não administre por via intramuscular (causa dor e necrose). Observa-se um aumento de 10 vezes do risco de estenose pilórica hipertrófica em neonatos com menos de 2 semanas de idade que recebem eritromicina oral para profilaxia da coqueluche. Em recém-nascidos (< 1 mês), use azitromicina. Pode haver hepatotoxicidade em caso de disfunção hepática preexistente.

Contraindicação: disfunção hepática preexistente.

Interações medicamentosas: aumento dos níveis sanguíneos de carbamazepina, digoxina, ciclosporina, varfarina, metilprednisolona e teofilina.

Interações com exames laboratoriais: resultado falso-positivo de catecolaminas na urina.

Monitoramento: PFH, hemograma (eosinofilia), FC e PA (durante administração IV), local da injeção IV.

Reações adversas: anafilaxia, erupção cutânea, estomatite, candidíase, hepatotoxicidade, ototoxicidade reversível (eritromicina em altas doses), colestase intra-hepática, vômitos, diarreia, bradicardia e hipotensão (durante administração IV).

Espironolactona

Classificação: diurético poupador de potássio.

Indicações: diurético leve com efeitos poupadores de potássio. Associada a diuréticos tiazídicos no tratamento da ICC, da hipertensão, do edema e da displasia broncopulmonar (DBP) quando for desejável diurese prolongada.

Posologia/administração: 1 a 3 mg/kg/dia VO, fracionados a cada 12 a 24 h.

Considerações clínicas: sua inclusão como parte do esquema terapêutico da DBP oferece pequena ou nenhuma vantagem adicional. É comercializada apenas na forma de comprimidos. A solução pode ser produzida pela trituração de oito comprimidos de 25 mg e preparo de uma suspensão com o pó e 50 mℓ de xarope simples (estável por 28 dias sob refrigeração).

Contraindicações: insuficiência renal, anúria, hiperpotassemia.

Monitoramento: sódio sérico, potássio urinário e função renal.

Interações medicamentosas: potencializa a ação dos bloqueadores ganglionares e outros anti-hipertensivos.

Reações adversas: hiperpotassemia, vômitos, diarreia, acidose metabólica hiperclorêmica, desidratação, hiponatremia, diminuição da função renal.

Famotidina

Classificação: bloqueador H_2.

Indicações: terapia de curta duração e tratamento de úlcera duodenal, úlcera gástrica, doença por refluxo gastresofágico (DRGE), controle do pH gástrico em pacientes em estado crítico (assim como a ranitidina, a famotidina não causa interferência importante no citocromo P450, o que reduz a possibilidade de interações medicamentosas). A famotidina tem pequeno efeito antiandrogênico.

Posologia/administração:

IV: 0,25 a 0,5 mg/kg/dose a cada 24 h. Administre a dose IV durante > 10 min com bomba de seringa.

VO: 0,5 a 1 mg/kg/dose a cada 24 h.

Precauções: use com cautela e modifique a dose em pacientes com disfunção renal. Evite a injeção de formulações que contenham álcool benzílico.

Monitoramento: pH gástrico, ureia, creatinina, débito urinário, bilirrubina, PFH e hemograma completo.

Reações adversas: xerostomia, constipação intestinal, trombocitopenia, agranulocitose, neutropenia e elevação dos níveis de enzimas hepáticas. O uso de bloqueador H_2 em recém-nascidos com muito baixo peso foi associado a maior risco de enterocolite necrosante. O uso de bloqueadores H_2 em neonatos pré-termo foi associado a aumento do risco de sepse fúngica e sepse bacteriana de início tardio.

Fenitoína

Classificação: anticonvulsivante.

Indicação: tratamento de convulsões refratárias ao fenobarbital.

Posologia/administração:

Dose de ataque: 15 a 20 mg/kg por infusão IV com bomba de seringa durante 30 a 40 min. Dilua para 5 mg/mℓ com soro fisiológico. Use um filtro de 0,22 μm no sistema. Inicie a infusão imediatamente após o preparo. Observe se há precipitado. **Evite o uso em cateter central devido ao risco de precipitação. Caso**

722 Apêndice A | Orientações para Administração de Medicamentos Comuns...

seja necessário usar um cateter central, irrigue o cateter com 1 a 3 mℓ de soro fisiológico antes e depois da administração por causa da incompatibilidade com a heparina.
Dose de manutenção: infusão IV de 4 a 8 mg/kg a cada 24 h por bomba de seringa durante > 30 min. Pode-se aumentar para 8 mg/kg/dose a cada 8 a 12 h após 1 semana de idade. Em geral, iniciam-se as doses de manutenção 12 h após a dose de ataque. Evite a via IM por causa da absorção irregular, dor local e precipitação de fármaco no local de injeção. A absorção oral é irregular.
Precauções: a administração rápida por via intravenosa causou hipotensão, colapso cardiovascular e depressão do SNC. Pode causar irritação local, inflamação, necrose e descamação com ou sem sinais de infiltração.
Contraindicações: BAV, bradicardia sinusal.
Reações adversas: reação de hipersensibilidade, arritmias, hipotensão, hiperglicemia, colapso cardiovascular, lesão hepática, discrasias sanguíneas, hipoinsulinemia, síndrome de Stevens-Johnson/necrólise epidérmica tóxica; o extravasamento causa necrose tecidual e pode ser tratado com aplicação de hialuronidase ao redor do local afetado.
Monitoramento: frequência cardíaca, ritmo cardíaco, hipotensão durante a infusão e extravasamento no local da injeção IV.
Parâmetros de monitoramento: verifique o nível mínimo 48 h após a dose de ataque IV. Concentração sérica terapêutica: 8 a 15 mcg/mℓ nas primeiras 3 semanas de vida e, depois, 10 a 20 mcg/mℓ por causa de alterações na ligação a proteínas. A nutrição enteral diminui a biodisponibilidade de fenitoína oral. Verifique as interações medicamentosas.

Fenobarbital
Classificação: anticonvulsivante, sedativo, hipnótico.
Indicações: manejo de crises convulsivas neonatais, síndrome de abstinência neonatal.
Posologia/administração:
Convulsões: dose de ataque: 20 mg/kg/dose, administre a dose de ataque IV durante > 15 min (< 1 mg/kg/min) com bomba de seringa. Administre outras doses de 5 a 10 mg/kg a cada 5 min até que cessem as convulsões ou até que se tenha administrado uma dose total de 40 mg/kg. Se possível, use a via IV, pois a absorção IM é imprevisível.
Terapia de manutenção: 3 a 5 mg/kg/dia IV/IM/VO. Inicie a terapia de manutenção 12 a 24 h após a dose de ataque. É preferível a administração parenteral no neonato gravemente enfermo.
Síndrome de abstinência neonatal: administre uma dose de ataque, depois ajuste com base na escala de abstinência neonatal (EAN). Dose de ataque: 15 a 20 mg/kg/dose. Dose de manutenção: 1 a 4 mg/kg/dose VO de 12/12 h. Acompanhe atentamente os níveis sanguíneos após a estabilização dos sinais sintomas de abstinência por 24 a 48 h, diminua a dose diária em 10 a 20% ao dia.
Considerações clínicas: meia-vida longa (40 a 200 h).
Advertências: a interrupção abrupta em recém-nascidos com convulsões pode precipitar o estado de mal epiléptico.
Precaução: disfunção hepática ou renal.
Monitoramento: concentração sérica terapêutica de 20 a 40 mcg/mℓ (20 a 30 mcg/mℓ na síndrome de abstinência neonatal). Verifique o nível mínimo imediatamente antes da próxima dose. Monitore o estado respiratório.
Interações medicamentosas: benzodiazepínicos, primidona, varfarina, corticosteroides e doxiciclina. Aumento das concentrações séricas com uso concomitante de fenitoína ou valproato.
Reações adversas: depressão respiratória (com concentrações séricas > 60 mcg/mℓ), hipotensão, colapso circulatório, excitação paradoxal, anemia megaloblástica, hepatite e dermatite esfoliativa. Relato de sedação em concentrações séricas > 40 mcg/mℓ.

Fluconazol
Classificação: antifúngico sistêmico.
Indicações: tratamento de micoses sistêmicas, meningite e micoses superficiais graves. Alternativa à anfotericina B em pacientes com disfunção renal preexistente ou quando é necessário tratamento concomitante com outros fármacos potencialmente nefrotóxicos. Usado recentemente como profilaxia contra micoses invasivas em recém-nascidos de muito baixo peso em UTIN com altas taxas de infecção fúngicas.

Posologia/administração: a dose diária de fluconazol é igual para administração oral e intravenosa. Ver intervalo na Quadro A.14.

Quadro A.14	Intervalo de administração de fluconazol na candidíase invasiva.	
Idade gestacional (semanas)	Idade pós-natal (dias)	Intervalo (horas)
≤ 29	0 a 14	48
	> 14	24
A partir de 30	0 a 7	48
	> 7	24

Infecções sistêmicas, inclusive meningite: dose de ataque de 12 mg/kg, seguida por 6 a 12 mg/kg/dose a cada 24 h. Administre a dose IV por bomba de seringa durante > 60 min ou VO.

Candidíase bucal: 6 mg/kg no dia 1, depois 3 mg/kg/dose a cada 24 h VO.

Profilaxia: 3 mg/kg/dose 1 vez/dia, 2 vezes/semana nas 2 primeiras semanas, depois em dias alternados durante um total de 4 a 6 semanas (duração maior em recém-nascidos com < 1.000 g). Considere a dose de 6 mg/kg/dose 2 vezes/semana no caso de cepas de *Candida* com maior concentração inibitória mínima (CIM). Administre a dose IV por bomba de seringa durante 60 min.

Considerações clínicas: boa absorção oral. Boa penetração no líquido cerebrospinal após administração IV e VO.

Precaução: ajuste a dose na disfunção renal.

Interações medicamentosas: varfarina, fenitoína, rifampicina. Possível interferência no metabolismo da cafeína, do midazolam, de barbitúricos e da fenitoína.

Interação com os alimentos: os alimentos diminuem a velocidade, mas não o grau de absorção.

Monitoramento: renal, PFH (AST, ALT, bilirrubina direta) e hemograma completo para verificar se há eosinofilia.

Reações adversas: vômitos, diarreia, distúrbios cutâneos esfoliativos e aumento reversível de AST, ALT, fosfatase alcalina.

Fosfato sódico de dexametasona

Classificação: glicocorticoide.

Indicações: glicocorticoide anti-inflamatório usado para facilitar a extubação e melhorar a mecânica pulmonar. A American Academy of Pediatrics desencoraja com veemência o uso de dexametasona para tratamento ou prevenção de displasia broncopulmonar.

Posologia/administração: o acetato de dexametasona não se destina ao uso IV. Administre IV com bomba de seringa durante > 5 min. Concentração máxima de 1 mg/mℓ. Dose máxima: 1 mg/kg/dia IV/VO.

Dose para extubação/edema das vias respiratórias: 0,25 a 0,5 mg/kg. Pode-se repetir de 8/8 h até um total de quatro doses.

Inicie a administração 4 h antes da extubação.

Precauções: a hiperglicemia e a glicosúria são frequentes após as primeiras doses. É comum a elevação da PA. Edema, hipertensão arterial, supressão do eixo hipófise-suprarrenal, supressão do crescimento, intolerância à glicose, hipopotassemia, alcalose, síndrome de Cushing, úlcera péptica, imunossupressão.

Monitoramento: hemoglobina, perda de sangue oculta, PA, níveis séricos de potássio e glicose; pressão intraocular (PIO) com uso sistêmico > 6 semanas; peso e altura. Ecocardiograma se administrado por mais de 7 dias.

Reações adversas: rubor facial, ↑ PA, taquicardia, agitação psicomotora, hiponatremia, hiperglicemia, crescimento deficiente, desmineralização óssea, catabolismo proteico, supressão secundária das suprarrenais, náuseas, dispepsia, vômitos, dor no local da injeção, prurido ocular ou sensibilidade à luz, rinite, infecções das vias respiratórias altas, leucocitose, epistaxe, congestão nasal.

A administração de dexametasona para tratamento ou prevenção de displasia broncopulmonar foi associada a maior risco de paralisia cerebral e anormalidades do desenvolvimento neurológico. Seu

724 Apêndice A | Orientações para Administração de Medicamentos Comuns...

uso deve ser evitado, exceto em circunstâncias clínicas excepcionais (suporte ventilatório máximo ou alto risco de mortalidade).

Fosfenitoína

Classificação: anticonvulsivante.

Indicações: Manejo de estado de mal epiléptico convulsivo generalizado e refratário ao fenobarbital. Para administração de curta duração (< 5 dias) parenteral (IV ou IM) quando outros meios de administração de fenitoína não estão disponíveis, são impróprios ou menos vantajosos.

Posologia/administração: sempre devem ser usados em EF: equivalente de fenitoína. 1 mg EF de fosfenitoína = 1 mg de fenitoína = 1,5 mg de fosfenitoína.

Dose de ataque: 15 a 20 mg EF/kg IM ou IV. Administre a dose de ataque durante > 10 min com bomba de seringa. Foi descrita dose de ataque inicial de até 30 mg/kg para tratamento do estado de mal epiléptico.

Dose de manutenção: inicial: 5 mg/kg/dia fracionados em duas doses. Habitual: 5 a 8 mg/kg/dia fracionados em duas doses. Alguns recém-nascidos > 7 dias podem necessitar de até 8 mg/kg/dose de 8/8 h. Inicie a dose de manutenção 12 a 24 h após a dose de ataque. Modifique a dose em caso de disfunção hepática ou renal. A concentração máxima para administração IV ou IM é de 25 mg EF/mℓ. Irrigue o cateter IV com soro fisiológico antes/depois da administração.

Precauções: para evitar erros de medicação, sempre prescreva e dispense a fosfenitoína em miligramas de EF. Considere a quantidade de fosfato administrada com a fosfenitoína em recém nascidos/lactentes que necessitam de restrição de fosfato. Cada 1 mg de EF de fosfenitoína contém 0,0037 mmol de fosfato. Use com cuidado em recém nascidos/lactentes com hiperbilirrubinemia. A fosfenitoína e a bilirrubina competem com a fenitoína e deslocam-na dos locais de ligação nas proteínas plasmáticas. Isso aumenta a concentração sérica de fenitoína livre. Use com cuidado em casos de hipotensão e insuficiência miocárdica.

Contraindicações: BAV, bradicardia sinusal.

Reações adversas: hipotensão, vasodilatação, taquicardia, bradicardia, febre, hiperglicemia, neutropenia, trombocitopenia, anemia megaloblástica, osteomalacia e reações cutâneas graves.

Considerações sobre o monitoramento: acompanhe a PA e o ECG durante doses iniciais intravenosas.

Parâmetros de monitoramento: níveis terapêuticos: 10 a 20 mg/ℓ de fenitoína total ou 1 a 2 mg/ℓ de fenitoína livre. Níveis tóxicos com 30 a 50 mg/ℓ de fenitoína total.

Diretrizes para dosagem: verifique os níveis de fenitoína 2 h após o término da infusão IV ou 4 h após a dose IM para tratamento do estado de mal epiléptico. Faça a primeira dosagem 48 h após a dose de ataque. Nas doses de manutenção, verifique logo antes da dose.

Furosemida

Classificação: diurético de alça.

Indicações: tratamento do edema pulmonar. Para promover a diurese e melhorar a função pulmonar quando é necessário um efeito diurético maior que o provocado pela clorotiazida.

Posologia/administração:

IV: 1 a 2 mg/kg/dose a cada 12 a 24 h.

VO: 2 a 4 mg/kg/dose a cada 12 a 24 h. Para uso a longo prazo, considere o tratamento em dias alternados ou a intervalos maiores (a cada 48 a 72 h) para evitar efeitos tóxicos. Administre com as refeições para diminuir a irritação GI. Administre a neonatos o produto sem álcool e sem açúcar. A apresentação intravenosa pode ser usada por via oral.

Monitoramento: acompanhe diariamente as variações de peso, o débito urinário, o fosfato sérico e os eletrólitos séricos. Monitore com atenção os níveis de potássio em neonatos tratados com digoxina.

Precauções: use com cuidado em doenças hepáticas e renais.

Reações adversas: desequilíbrio hidreletrolítico, hiponatremia, hipopotassemia, hipocalcemia/hipercalciúria, alcalose hipoclorêmica, nefrocalcinose (associada a tratamento prolongado), possível ototoxicidade (sobretudo durante o tratamento com aminoglicosídios), azotemia pré-renal, hiperuricemia, agranulocitose, anemia, trombocitopenia, nefrite intersticial, pancreatite e colelitíase (na displasia broncopulmonar ou ICC e tratamento com nutrição parenteral total prolongada e furosemida).

Apêndice A | Orientações para Administração de Medicamentos Comuns... **725**

Ganciclovir
Classificação: antiviral.
Indicação: tratamento ou profilaxia de infecções por citomegalovírus (CMV).
Posologia/administração: na infecção congênita por CMV, 6 mg/kg/dose de 12/12 h durante 6 semanas; infusão durante > 1 h com bomba de seringa. A concentração máxima para infusão não deve ultrapassar 10 mg/mℓ em soro glicosado ou SF. **Se possível, administre por cateter central para minimizar o risco de flebite**; pode-se administrar por cateter periférico se não houver cateter central disponível. Não administre IM nem SC para evitar irritação tecidual grave decorrente do elevado pH.
Precauções: trate o ganciclovir como fármaco **citotóxico**. **Evite qualquer contato** com a pele e as mucosas. Use avental de proteção impermeável, luvas de procedimento sem látex e máscara. A preparação do equipo evita a liberação de fármaco no ambiente. Diminua a dose em lactentes com neutropenia, contagem absoluta de neutrófilos < 500 ou trombocitopenia com contagem de plaquetas < 25.000. Considere o tratamento com fator estimulador de colônias de granulócitos (G-CSF) para os pacientes com neutropenia. Ajuste a dose na insuficiência renal. Evite a desidratação durante o tratamento.
Reações adversas: neutropenia, leucopenia, granulocitopenia, trombocitopenia e anemia. Trombocitopenia, que geralmente é reversível e responde a uma dose menor, inflamação no local de acesso IV, aumento das PFH, aumento de ureia/creatinina sérica, febre e diarreia. Reduza a dose em caso de diminuição da função renal.
Considerações sobre o monitoramento: hemograma completo com contagem diferencial de leucócitos e contagem de plaquetas diariamente. Dosagem semanal de ureia sanguínea e de creatinina sérica. Ao primeiro sinal de disfunção renal importante, deve-se ajustar a posologia de ganciclovir por diminuição das doses ou aumento do intervalo entre elas.

Glucagon
Classificação: anti-hipoglicemiante.
Indicação: tratamento da hipoglicemia em casos de deficiência documentada de glucagon ou refratariedade a infusões IV de glicose.
Posologia/administração: 25 a 200 mcg/kg/dose (0,025 a 0,2 mg/kg/dose) por injeção direta IV/IM/SC a cada 20 min, de acordo com a necessidade.
Dose máxima: 1 mg.
Administração IV contínua: administração em soro glicosado a 10%, com infusão de 0,5 a 1 mg durante 24 h. (Doses > 0,02 mg/kg/h não produziram benefício adicional.) Acrescente hidrocortisona se não houver resposta em 4 h. Diminua gradualmente durante um período mínimo de 24 h após alcançar o efeito desejado.
Considerações sobre a dose: há grande variação da posologia recomendada pelo fabricante e pelos relatos de casos publicados.
Contraindicações: nunca deve ser usado em recém-nascidos pequenos para a idade gestacional.
Precauções: não adie o início da infusão de glicose enquanto aguarda o efeito do glucagon. Use com cuidado em recém-nascidos/lactentes com história de insulinoma ou feocromocitoma.
Monitoramento: nível sérico de glicose e sódio. A elevação do nível sérico de glicose dura cerca de 2 h após o *bolus*.
Reações adversas: vômitos, taquicardia, hipertensão, hiponatremia, trombocitopenia, íleo paralítico e desconforto GI. Pode ocasionar hipoglicemia de rebote.

Heparina sódica
Classificação: anticoagulante.
Indicações: manutenção da perviedade de cateteres centrais de lúmen simples e duplo, tratamento da trombose.
Considerações clínicas: os neonatos apresentam baixas concentrações plasmáticas de antitrombina e podem necessitar de injeções em *bolus* de antitrombina III para que a heparina seja efetiva.
Posologia/administração: (ver Quadro A.15)

726 Apêndice A | Orientações para Administração de Medicamentos Comuns...

Quadro A.15	Heparina sódica.	
Indicação	**Posologia**	**Comentário**
Heparinização de cateteres centrais	1 a 2 mℓ de solução de 10 unidades/mℓ a cada 4 a 6 h e de acordo com a necessidade	Para manter os cateteres pérvios
Infusão contínua para manutenção de cateter venoso e/ou arterial central	Acrescente heparina para obter uma concentração final de 0,5 a 1 unidade/mℓ	Para manter os cateteres pérvios
Infusão intravenosa contínua de heparina	75 unidades/kg em *bolus* durante 10 min, seguidas por 28 unidades/kg/h Ajuste a dose gradualmente para manter o TTP e o nível de heparina desejados	Não administre *bolus* a neonatos em estado crítico

IV = intravenosa.

Contraindicações: contagem de plaquetas < 50,000/mm³, suspeita de hemorragia intracraniana, hemorragia digestiva, choque, hipotensão grave e hemorragia não controlada.

Precauções: os fatores de risco para hemorragia incluem injeções IM, coleta de sangue arterial e venoso e úlcera péptica. Use heparina sem conservante em neonatos. Para evitar a heparinização sistêmica em neonatos pequenos, use concentrações menores (0,5 unidade/mℓ) para irrigação do cateter com heparina.

Monitoramento do uso terapêutico de heparina: contagem de plaquetas a cada 2 a 3 dias. Verifique se há sinais de hemorragia e trombose. Nível de heparina (0,3 a 0,7 unidade/mℓ), TTP (70 a 100 s).

Interações medicamentosas: trombolíticos e nitroglicerina IV.

Reações adversas: há relato de trombocitopenia induzida por heparina em alguns recém-nascidos expostos à heparina. Outras reações adversas são hemorragia, febre, urticária, vômitos, elevação das PFH, osteoporose e alopecia.

Antídoto: sulfato de protamina (1 mg/100 unidades de heparina administradas nas 4 h anteriores).

Hialuronidase

Classificação: antídoto, extravasamento.

Indicações: prevenção de lesão tecidual causada por extravasamento IV de soluções hiperosmolares ou extremamente alcalinas.

Posologia/administração: SC ou intradérmica: podem-se usar concentrações de 15 a 150 unidades/mℓ. Administre cinco injeções de 0,2 mℓ nas margens do infiltrado. Use agulha de calibre 25 ou 27 e troque após cada injeção. Eleve o membro. Não aplique calor nem não administre IV. Os melhores resultados são obtidos quando usada dentro de 1 h após o extravasamento. Pode-se repetir se necessário. Acrescente um excesso na seringa após desprezar o fármaco remanescente na agulha em caso de substituição frequente.

Considerações clínicas: alguns fármacos para os quais a hialuronidase é efetiva são aminofilina, anfotericina, cálcio, diazepam, eritromicina, gentamicina, meticilina, nafcilina, oxacilina, fenitoína, cloreto de potássio, bicarbonato de sódio, trometamina, vancomicina, nutrição parenteral total e soluções concentradas para uso intravenoso.

Advertências: a hialuronidase não é efetiva nem indicada para tratamento de extravasamento de vasoconstritores (a fentolamina é o fármaco preferido nesses casos).

Hidralazina

Classificação: anti-hipertensivo, vasodilatador.

Indicação: redução da PA na hipertensão neonatal. Redução da pós-carga na ICC.

Posologia/administração:

Dose inicial: 0,1 a 0,5 mg/kg/dose IV a cada 6 a 8 h. Aumento gradual até um máximo de 2 mg/kg/dose IV de 6/6 h de acordo com a necessidade para controlar a PA. A concentração habitual para administração intravenosa é de 1 mg/mℓ. A concentração máxima para administração intravenosa é de 20 mg/mℓ.

Apêndice A | Orientações para Administração de Medicamentos Comuns... **727**

Dose oral: 0,25 a 1 mg/kg/dose VO a cada 6 a 8 h. Administre com as refeições para promover a absorção. Duplique a dose ao substituir a solução IV por solução oral, porque a absorção de hidralazina é de cerca de 50% apenas.

Precauções: use com cuidado na doença renal e cardíaca grave. Ajuste o intervalo entre as doses na disfunção renal.

Considerações clínicas: causa taquicardia reflexa. O tratamento concomitante com betabloqueador é recomendado para diminuir a magnitude da taquicardia reflexa e promover efeito anti-hipertensivo. O efeito máximo ocorre em 3 a 4 dias. Há relato de taquifilaxia com o tratamento crônico.

Interações medicamentosas: o uso concomitante com outros anti-hipertensivos possibilita diminuição da posologia de hidralazina para < 0,15 mg/kg/dose.

Monitoramento: Monitoramento diário da frequência e do ritmo cardíacos, da PA, do débito urinário e do peso. Solicite pesquisa de sangue oculto nas fezes e obtenha hemograma completo no mínimo 2 vezes/semana.

Reações adversas: taquicardia, vômitos, diarreia, hipotensão ortostática, retenção de sal, edema, irritação e hemorragia digestiva, anemia e agranulocitose temporária.

Hidrato de cloral

Classificação: sedativo, hipnótico.

Indicações: sedativo/hipnótico.

Posologia/administração: 25 a 50 mg/kg/dose VO ou VR, a cada 6 h a 8 h, de acordo com a necessidade.

Dose máxima: 50 mg/kg/dose. Para diminuir a irritação gástrica, dilua nos alimentos ou administre após as refeições.

Precauções: os supositórios retais não são recomendados devido à liberação pouco confiável. É preciso ter cuidado na administração concomitante de furosemida e anticoagulantes.

Considerações clínicas: não tem propriedades analgésicas. Pode ocorrer excitação, em vez de sedação, em recém-nascidos/lactentes com dor. Avalie o nível de sedação. Os metabólitos tóxicos (tricloroetanol) têm meia-vida longa em neonatos e acumulam-se com a administração repetida. Início de ação por via oral: 10 a 15 min.

Contraindicações: disfunção hepática ou renal importante.

Reações adversas: excitação paradoxal, intolerância GI, manifestações alérgicas, leucopenia, eosinofilia, vasodilatação, depressão cardiopulmonar (sobretudo quando coadministrada com barbitúricos e opiáceos), arritmias cardíacas, depressão do SNC, íleo paralítico, atonia vesical e elevação da bilirrubina indireta.

Hidroclorotiazida

Classificação: diurético tiazídico.

Indicações: sobrecarga de líquido, edema pulmonar, displasia broncopulmonar (DBP), ICC e hipertensão arterial.

Posologia/administração: 1 a 2 mg/kg/dose VO de 12/12 h.

Contraindicações: anúria ou insuficiência renal.

Monitoramento: níveis séricos de eletrólitos, cálcio, fósforo, glicose sanguínea, bilirrubina, débito urinário, PA e pesagem diária.

Reações adversas: alcalose hipoclorêmica, depleção de volume, deslocamento de bilirrubina, discrasias sanguíneas, diminuição dos níveis séricos de potássio, sódio e magnésio, e aumento dos níveis de glicose, ácido úrico e cálcio.

Hidrocortisona

Classificação: corticosteroide suprarrenal, com efeito predominantemente glicocorticoide.

Indicação: hipotensão resistente a vasopressores; tratamento da insuficiência de cortisol; de acordo com dois estudos de coortes retrospectivos que analisaram os desfechos de desenvolvimento neurológico cognitivo e motor na idade escolar, a hidrocortisona é uma opção "mais segura" que a dexametasona para tratamento de doença pulmonar crônica em "circunstâncias clínicas excepcionais".

728 Apêndice A | Orientações para Administração de Medicamentos Comuns...

Posologia/administração: a dose inicial pode ser administrada por injeção direta IV lenta durante > 3 a 5 min. Administre as doses subsequentes durante > 30 min com bomba de seringa.

Hipotensão resistente a vasopressores: (ver Quadro A.16)

Quadro A.16	Administração de hidrocortisona para tratamento da hipotensão resistente a vasopressores.
Dia	**Dose/frequência**
Dia 1 – dose inicial	1 mg/kg/dose IV de 8/8 h × 3 doses
Dia 2 – 12 h depois administrar	0,5 mg/kg/dose IV de 12/12 h × 2 doses
Dia 3 – 12 h depois administrar	0,25 mg/kg/dose IV de 12/12 h × 2 doses
Dia 4 – 24 h depois administrar	0,125 mg/kg/dose IV × 1 dose

IV = intravenosa.

Caso haja melhora da PA e outros vasopressores tenham sido suspensos, o tratamento pode ser interrompido após 24 h. A concentração máxima da infusão é de 1 mg/mℓ em soro glicosado ou solução salina. Use formulação de succinato sódico de hidrocortisona sem conservante para administração IV.

Hiperplasia suprarrenal congênita: 10 a 20 mg/m^2/dia VO fracionados em 3 doses. Dose para situações de estresse, 30 a 50 mg/m^2/dose.

Displasia broncopulmonar (DBP): o esquema sugerido para tratamento da DBP é uma dose inicial de 5 mg/kg/dia de hidrocortisona reduzida gradualmente ao longo de 7 a 10 dias.

Precauções: pode ocorrer insuficiência suprarrenal aguda por suspensão abrupta depois de tratamento prolongado ou durante períodos de estresse.

Reações adversas: hipertensão arterial, retenção de sal, edema, catarata, úlcera péptica, imunossupressão, hipopotassemia, hiperglicemia, dermatite, síndrome de Cushing e atrofia cutânea. Risco de perfuração GI na administração concomitante com indometacina.

Ibuprofeno

Classificação: inibidor não seletivo da enzima ciclo-oxigenase. Inibidor da síntese de prostaglandinas. Anti-inflamatório não esteroide.

Indicações: fechamento farmacológico de canal arterial clinicamente importante.

Posologia/administração: (calcule todas as doses com base no peso ao nascimento).

Dose inicial: 1 dose de 10 mg/kg IV, depois 5 mg/kg IV 24 e 48 h após a dose inicial. Infusão durante 15 min pelo acesso mais próximo do local de inserção (não use o cateter de NPT).

Precauções: evite a associação a esteroides para diminuir a incidência de hemorragia digestiva. Use com cuidado em pacientes com diminuição da função renal ou hepática, desidratação, ICC, hipertensão arterial, história de hemorragia digestiva ou em tratamento com anticoagulantes.

Monitoramento: ureia, creatinina sérica, hemograma completo, perda de sangue oculta, enzimas hepáticas; ecocardiograma, sopro cardíaco, débito urinário (suspenda as doses quando < 0,6 mℓ/kg/h).

Reações adversas: edema, úlcera péptica, hemorragia digestiva, perfuração GI, neutropenia, anemia, agranulocitose, inibição da agregação plaquetária e insuficiência renal aguda.

Imunoglobulina

Classificação: imunoglobulina

Indicações: trombocitopenia aloimune e doença hemolítica isoimune do recém-nascido com hiperbilirrubinemia.

Posologia/administração: 0.5 a 1 g/kg IV durante > 2 a 3 h. Pode-se repetir em 12 h se necessário. A concentração habitual para administração IV é de 5 a 10% (50 a 100 mg/mℓ).

Apêndice A | Orientações para Administração de Medicamentos Comuns... **729**

Precauções: a resposta a vacinas com microrganismos vivos pode ser reduzida após o tratamento.

Monitoramento: verificação contínua da frequência cardíaca e da PA durante a administração. A diminuição da vazão ou a interrupção da infusão ajudam a aliviar alguns efeitos adversos (rubor, alterações da frequência de pulso e oscilação da pressão arterial).

Reações adversas: hipoglicemia transitória, taquicardia e hipotensão (resolvidas com a interrupção da infusão). Dor à palpação, eritema e endurecimento no local de injeção e manifestações alérgicas. Raras reações de hipersensibilidade descritas com a administração IV rápida.

Indometacina

Classificação: fármaco de ação cardiovascular.
Indicação: alternativa farmacológica ao fechamento cirúrgico da PCA.
Posologia/administração: (ver Quadro A.17)

Quadro A.17	Indometacina.		
Idade ao receber a primeira dose	Primeira dose (mg/kg/dose IV)	Segunda dose (mg/kg/dose IV)	Terceira dose (mg/kg/dose IV)
< 48 h	0,2	0,1	0,1
2 a 7 dias	0,2	0,2	0,2
> 7 dias	0,2	0,25	0,25

IV = intravenosa.

Administração apenas IV – a dose oral não é recomendada. Administre por bomba de seringa IV durante > 30 min, três doses/ciclo com um máximo habitual de dois ciclos a intervalos de 12 a 24 h. Alguns recém-nascidos necessitam de um ciclo terapêutico mais longo.

Considerações clínicas: suspenda a nutrição enteral até 12 h depois da última dose de indometacina.

Contraindicações: comprometimento da função renal (débito urinário < 0,6 mℓ/kg/h nas 8 h anteriores ou disfunção renal importante), sangramento ativo, úlcera, ECN ou pesquisa de sangue oculto nas fezes > 3+, plaquetas < 60.000/mm^3 e distúrbios da coagulação.

Precauções: use com cuidado em neonatos com disfunção cardíaca e hipertensão arterial. Como a indometacina diminui o fluxo sanguíneo renal e GI, suspenda a nutrição enteral durante o tratamento. Há relato de diminuição do fluxo cerebral com infusões IV de duração < 5 min. Se possível, não deve ser associada a glicocorticoides, dado o aumento do risco de perfuração intestinal espontânea.

Monitoramento: débito urinário (mantenha > 0,6 mℓ/kg/h), níveis séricos de eletrólitos, ureia e creatinina, além de contagem de plaquetas. Avalie com atenção a pressão diferencial, a condição cardiopulmonar e a existência de sopro de PCA para detectar êxito/fracasso do tratamento. Solicite pesquisa de sangue oculto nas fezes em todas as defecações e exame de aspirado gástrico para detectar hemorragia digestiva. Observe se há sangramento prolongado nos locais de punção.

Interações medicamentosas: a administração concomitante com digoxina e/ou aminoglicosídios aumenta a concentração plasmática desses agentes. Há aumento dos casos de perfuração intestinal espontânea quando associada a glicocorticoides.

Reações adversas: diminuição da agregação plaquetária, úlcera, intolerância GI, anemia hemolítica, mielossupressão, agranulocitose, trombocitopenia, perfuração ileal, oligúria transitória, desequilíbrio eletrolítico, hipertensão, hipoglicemia, hiperbilirrubinemia indireta e hepatite.

Insulina regular

Classificação: hormônio pancreático, hipoglicemiante.
Indicação: hiperglicemia, hiperpotassemia.
Posologia/administração: (ver Quadro A.18)

730 Apêndice A | Orientações para Administração de Medicamentos Comuns...

Quadro A.18	Insulina.		
Indicação	**Posologia**	**Administração**	**Comentário**
Bolus	0,05 a 0,2 unidade/kg de 6/6 h, de acordo com a necessidade	Administre em *bolus* IV	Monitore a glicemia a cada 15 a 30 min
Infusão IV contínua	0,01 a 0,1 unidade/kg/h	Caso a glicemia continue > 180 mg/dℓ, ajuste a dose em acréscimos de 0,01 unidade/kg/h	Antes do início da infusão, lave o equipo IV com um mínimo de 25 mℓ da solução de infusão para saturar os locais de ligação do plástico. Ajuste gradualmente para manter a euglicemia
		Caso haja hipoglicemia, interrompa a infusão de insulina e administre soro glicosado a 10% na dose de 2 mℓ/kg (0,2 g/kg)	
Hiperpotassemia	Primeiro administre gliconato de cálcio, 50 mg/kg/dose IV, depois bicarbonato de sódio, 1 a 2 mEq/kg/dose IV	Depois, administre glicose, 500 mg/kg/dose, + insulina regular, 0,1 unidade/kg/dose IV	
	O gliconato de cálcio *não é compatível* com NaHCO$_3$ "Lavar" os equipos entre as influsões		

IV = intravenosa.

Use a insulina humana regular para *bolus* IV e infusão IV. Misture 15 unidades de insulina regular em uma bolsa de SF ou soro glicosado a 5% de 150 mℓ = 10 unidades/100 mℓ ou 0,1 unidade/mℓ. A concentração máxima recomendada é de 1 unidade/mℓ.

Monitoramento: acompanhe a glicemia a cada 30 min a 1 h após o início da infusão e após modificações da vazão. Acompanhe esses parâmetros a cada 2 a 4 h depois de alcançar um estado euglicêmico estável.

Considerações clínicas: reduza a perda de insulina causada por adsorção ao equipo de plástico por lavagem com volume mínimo de 25 mℓ de solução de insulina antes de iniciar a infusão.

Precaução: apenas a insulina regular pode ser administrada IV.

Reações adversas: rebote hiperglicêmico, urticária, anafilaxia; pode induzir rapidamente hipoglicemia, hipopotassemia. O uso prolongado pode levar ao surgimento de resistência à insulina e à necessidade de aumento da dose.

Levotiroxina sódica

Classificação: hormônio tireoidiano.

Indicações: terapia de reposição ou complementar no hipotireoidismo.

Posologia/administração: para evitar diferenças de biodisponibilidade, use a mesma marca de hormônio tireoidiano (100 mg de levotiroxina = 65 mg de tireoide USP).

Dose oral inicial: 10 a 15 mcg/kg/dia a cada 24 h; ajuste em acréscimos de 12,5 mcg a cada 2 semanas até que o nível de T_4 seja de 10 a 15 mcg/dℓ e o nível de hormônio tireoestimulante (TSH) seja < 15 mU/ℓ.

Dose oral média para recém-nascidos a termo: 37,5 a 50 mcg/dia. Administre a dose oral com o estômago vazio. Ao iniciar a administração IV ou passar da via oral para a IV, a dose IV deve corresponder a 50 a 75% da dose oral diária. Use apenas soro fisiológico para reconstituir preparações intravenosas. Use imediatamente após a reconstituição. Não misture a outra solução. A concentração habitual para infusão é de 20 a 40 mcg/mℓ. A concentração máxima para infusão é de 100 mcg/mℓ. Administre por injeção direta IV lenta. Também pode ser administrada IM.

Considerações clínicas: a via oral é preferida: use a IV quando a via oral não for possível ou em caso de torpor/coma mixedematoso.

Contraindicações: tireotoxicose e insuficiência suprarrenal não corrigida.

Precauções: use com cuidado em recém-nascidos tratados com anticoagulantes. Em recém-nascidos com doença cardíaca, inicie com um quarto da dose de manutenção habitual e aumente semanalmente. Não administre a forma intravenosa por via oral porque cristaliza quando exposta a ácido. **Não administre ferro ou zinco nas 4 h após a dose de levotiroxina.**

Monitoramento: ajuste a dose de acordo com a condição clínica e o nível sérico de T_4 e TSH. Os níveis séricos de T_4 e TSH devem ser medidos a cada 1 a 2 meses ou 2 a 3 semanas após qualquer modificação da dose. Providencie a dosagem dos níveis séricos de T_4, índice de T_4 livre e TSH. O tratamento satisfatório deve suprimir os níveis de TSH a 15 mU/ℓ no decorrer de 3 a 4 meses após o início do tratamento. Avalie sinais de hipotireoidismo: letargia, má alimentação, constipação intestinal, cianose intermitente e icterícia neonatal prolongada. Além disso, avalie com atenção sinais de tireotoxicose: hiper-reatividade, taquicardia, taquipneia, febre, exoftalmia e bócio. Avalie periodicamente o crescimento e a evolução da idade óssea.

Reações adversas: hipertireoidismo, erupção cutânea, emagrecimento, diarreia, taquicardia, arritmias cardíacas, tremores, febre e queda de cabelo. O tratamento excessivo prolongado pode causar craniossinostose prematura e aceleração da idade óssea.

Linezolida

Classificação: antibiótico, oxazolidinona.

Indicações: tratamento de bacteriemia causada por *Enterococcus faecium* resistente à vancomicina (EFRV).

Posologia/administração: 10 mg/kg/dose IV/VO de 8/8 h. Recém-nascidos pré-termo < 7 dias: 10 mg/kg/dose IV/VO de 12/12 h. Administre a dose IV durante > 60 min.

Precauções: houve relatos de EFRV e *Staphylococcus aureus* (resistente à meticilina) que desenvolveram resistência à linezolida durante seu uso clínico.

Monitoramento: hemograma completo; contagem de plaquetas e hemoglobina, sobretudo em pacientes que correm maior risco de sangramento, pacientes com trombocitopenia ou mielossupressão preexistente ou em uso concomitante de medicamentos que diminuam o número ou a função das plaquetas ou causem mielossupressão, e em pacientes que necessitem de tratamento durante > 2 semanas; número e tipo de defecações diárias para verificar se há diarreia, AST, ALT.

Reações adversas: nível elevado de ALT; diarreia; trombocitopenia, anemia.

Lorazepam

Classificação: benzodiazepínico, anticonvulsivante, sedativo hipnótico.

Indicação: estado de mal epiléptico refratário ao tratamento convencional; sedação.

Posologia/administração:

Dose inicial: 0,05 a 0,1 mg/kg/dose IV durante > 5 min; (repita em 10 a 15 min se necessário no estado de mal epiléptico).

Dose máxima: 4 mg/dose.

Dose de manutenção: 0,05 mg/kg/dose IV/IM/VO/VR a cada 6 a 8 h, dependendo da resposta. Diminua a posologia na disfunção hepática ou renal. A formulação IV pode ser administrada por via oral. Pode-se administrar com as refeições para diminuir o desconforto GI.

Contraindicação: depressão do SNC ou hipotensão grave preexistente.

Advertência: observaram-se movimentos espasmódicos mioclônicos rítmicos em recém-nascidos pré-termo.

Precauções: algumas preparações contêm álcool benzílico a 2% e, em altas doses, podem ser prejudiciais para neonatos. Dilua antes do uso IV com igual volume de soro fisiológico ou água estéril. Use com cuidado em recém-nascidos com disfunção renal ou hepática ou miastenia *gravis*.

Monitoramento: estado respiratório durante e após a administração.

Reações adversas: depressão do SNC, bradicardia, colapso circulatório, depressão respiratória, instabilidade da PA e sintomas GI. Interrompa o tratamento em caso de síncope e estimulação paradoxal do SNC.

Mesilato de fentolamina

Classificação: antídoto no extravasamento, vasodilatador, bloqueador alfa-adrenérgico.

Indicação: tratamento local de necrose dérmica causada por extravasamento de fármacos vasoconstritores (p. ex., dopamina, dobutamina, epinefrina, norepinefrina e fenilefrina).

Posologia/administração: não administre mais de 0,1 mg/kg ou 2,5 mg no total. Use uma agulha de calibre 27 a 30, injete 0,2 mℓ de solução (preparada por diluição de 2,5 a 5 mg em 10 mℓ de soro fisiológico sem

732 Apêndice A | Orientações para Administração de Medicamentos Comuns...

conservante) por via subcutânea em cinco locais ao redor da margem de infiltração (volume total de 1 mℓ); troque a agulha a cada perfuração cutânea. Repita se necessário. Obtêm-se melhores resultados nas primeiras 12 h após o extravasamento.

Considerações clínicas: pode-se usar pomada tópica de nitroglicerina a 2% em caso de edema acentuado do membro.

Contraindicação: disfunção renal.

Precaução: gastrite ou úlcera péptica.

Monitoramento: verifique se houve reversão da isquemia na área afetada. Acompanhe atentamente a PA, a frequência e o ritmo cardíacos. A área cutânea pálida deve recuperar sua cor normal em 1 h.

Reações adversas: hipotensão, taquicardia, arritmias, congestão nasal, vômitos, diarreia e exacerbação de úlcera péptica.

Metadona

Classificação: narcótico, analgésico.

Indicação: tratamento da síndrome de abstinência neonatal de opiáceos.

Posologia/administração:

Dose inicial: 0,05 a 0,2 mg/kg/dose VO ou injeção direta IV lenta. Administre 2 a 3 doses de 8/8 h, depois a cada 12 a 24 h. Ajuste gradualmente a dose com base na escala de abstinência neonatal (EAN). Reduza a dose de 10 a 20% por semana ao longo de 4 a 6 semanas.

Considerações clínicas: a diminuição da dose é difícil por causa da longa meia-vida de eliminação (16 a 25 h). Considere as opções.

Monitoramento: condição respiratória e cardíaca.

Interações medicamentosas: o metabolismo da metadona é acelerado por rifampicina e fenitoína, o que pode precipitar sinais/sintomas de abstinência.

Reações adversas: depressão respiratória, íleo paralítico, retardo do esvaziamento gástrico, prolongamento do intervalo QTc.

Metoclopramida

Classificação: antiemético, procinético.

Indicações: melhora do esvaziamento gástrico e da motilidade GI.

Posologia/administração: dismotilidade GI: 0,4 a 0,8 mg/kg/dia fracionados de 6/6 h IV/VO; a administração oral deve ser feita 30 min antes das refeições. Solução oral disponível nas concentrações de 0,1 mg/mℓ e 1 mg/mℓ. Administre a dose IV durante $\geq$ 30 min com bomba de seringa. A concentração máxima para infusão IV é de 5 mg/mℓ (concentração habitual: 1 mg/mℓ) em soro fisiológico ou glicosado. A forma intravenosa pode ser administrada por via oral.

Contraindicações: obstrução GI, feocromocitoma, história de convulsões.

Monitoramento: medida dos resíduos gástricos, monitore o hemograma completo semanalmente.

Reações adversas: advertências: pode causar discinesia tardia (frequentemente irreversível). A duração do tratamento e a dose total estão associadas a aumento do risco. Sonolência, inquietude, agitação, diarreia, metemoglobinemia, agranulocitose, leucopenia, neutropenia e manifestações extrapiramidais (podem ocorrer após administração por via intravenosa de altas doses e no decorrer de 24 a 48 h após o início do tratamento; resposta rápida ao tratamento com difenidramina e desaparecimento nas primeiras 24 h após a interrupção da metoclopramida).

Superdosagem: associada a doses maiores que 1 mg/kg/dia, caracterizada por sonolência, ataxia, reações extrapiramidais, convulsões e metemoglobinemia (trate com azul de metileno).

Midazolam

Classificação: benzodiazepínico, sedativo hipnótico, anticonvulsivante.

Indicação: sedação.

Posologia/administração: dose IV: 0,05 a 0,15 mg/kg/dose a cada 2 a 4 h, conforme a necessidade. Administre durante $\geq$ 15 min com bomba de seringa. Há relatos de hipotensão grave e convulsões com a infusão rápida em neonatos. A concentração final para infusão é de 0,5 mg/mℓ em soro fisiológico ou glicosado. Intranasal: 0,2 mg/kg/dose (uso da formulação injetável).

Apêndice A | Orientações para Administração de Medicamentos Comuns... **733**

Contraindicações: depressão do SNC ou choque preexistente.
Precauções: ICC e disfunção renal. Algumas formulações podem conter álcool benzílico a 1%.
Monitoramento: frequência respiratória, frequência cardíaca, PA.
Interações medicamentosas: depressores do SNC, anestésicos, cimetidina e teofilina. Reduza em 25% a dose de midazolam durante a administração prolongada concomitante de narcóticos.
Reações adversas: sedação, parada respiratória, apneia, parada cardíaca, hipotensão, bradicardia e convulsões (depois de administração em *bolus* rápida e em neonatos com distúrbios subjacentes do SNC). Relato de encefalopatia em vários lactentes sedados durante 4 a 11 dias com midazolam e fentanila.

Milrinona
Classificação: inibidor da fosfodiesterase.
Indicações: fármaco inotrópico efetivo indicado para tratamento IV de curta duração da ICC. Em recém-nascidos com diminuição da função miocárdica, a milrinona aumenta o débito cardíaco, diminui a pressão capilar pulmonar e diminui a resistência vascular. Aumenta a contratilidade miocárdica e melhora a função diastólica por melhora do relaxamento diastólico ventricular esquerdo sem aumento do consumo miocárdico de oxigênio.
Posologia/administração: administre uma dose de ataque seguida por infusão contínua. Um estudo-piloto recomenda doses diferentes em prematuros com IG < 30 semanas por causa da meia-vida mais longa.
Dose de ataque quando a IG for > 30 semanas: 50 a 75 mcg/kg administrados com bomba de seringa durante > 15 min. (**Geralmente não se administram doses de ataque a recém-nascidos.**)
Dose de ataque quando a IG for < 30 semanas: 0,75 mcg/kg/min durante 3 h, depois 0,2 mcg/kg/min.
Dose de manutenção: 0,25 a 0,75 mcg/kg/min. Ajuste gradualmente até obter o efeito desejado.
Vazão máxima de infusão: 1 mcg/kg/min. A concentração habitual para infusão é de 100 mcg/mℓ. A concentração máxima é de 250 mcg/mℓ em soro fisiológico ou glicosado. É preferível o uso de cateter central.
Não administre por cateter arterial umbilical.
Parâmetros de monitoramento: ECG, PA, hemograma completo, eletrólitos. Pode ser necessário administrar expansores de volume para neutralizar o efeito vasodilatador e a possível diminuição das pressões de enchimento.
Efeitos adversos: trombocitopenia, arritmias, hipotensão.

Misturas de citratos, via oral
Classificação: suplemento eletrolítico.
Indicação: acidose metabólica.
Posologia/administração: 0,5 a 1 mEq/kg/dose VO 3 ou 4 vezes/dia. Administração às refeições. Ajuste da dose para manter o nível de bicarbonato ou o pH urinário desejado. Um mEq de citrato equivale a 1 mEq de bicarbonato (ver Quadro A.19).

Quadro A.19	Conteúdo (mEq) em cada mililitro de mistura de citratos.		
Misturas de citratos	Na$^+$	K$^+$	Bicarbonato
Polycitra®	1	1	2
Polycitra®-K	0	2	2
Bicitra®	1	0	1
Oracit®	1	0	1

Precauções: use com cuidado em recém-nascidos tratados com suplementos de potássio.
Reação adversa: efeito laxante.

Nafcilina
Classificação: Penicilina antiestafilocócica penicilinase-resistente semissintética.
Indicações: ativa principalmente contra estafilococos. Reserve para infecções por *S. aureus* penicilina-resistentes.

734 Apêndice A | Orientações para Administração de Medicamentos Comuns...

Posologia/administração: (ver Quadro A.20)

Quadro A.20	Nafcilina.	
Idade	Peso ao nascimento	Posologia IV e intervalo
0 a 4 semanas	< 1.200 g	25 mg/kg/dose de 12/12 h
≤ 7 dias	1.200 a 2.000 g	25 mg/kg/dose de 12/12 h
> 7 dias	1.200 a 2.000 g	25 mg/kg/dose de 8/8 h
≤ 7 dias	> 2.000 g	25 mg/kg/dose de 8/8 h
> 7 dias	> 2.000 g	25 a 35 mg/kg/dose de 6/6 h

IV = intravenosa.

IV: concentração final de 100 mg/mℓ durante > 30 min com bomba de seringa.
Precauções: aumento do intervalo entre as doses na disfunção hepática. A via oral não é recomendada por causa da baixa absorção. Evite a administração IM se possível.
Monitoramento: hemograma completo, ureia, creatinina e PFH. Observe se há hematúria e proteinúria.
Considerações clínicas: melhor penetração no líquido cerebrospinal que a meticilina. Diminua a dose em 33 a 50% em recém-nascidos com comprometimento renal/hepático combinado.
Interações medicamentosas: diminuição da concentração máxima de aminoglicosídios quando administrado simultaneamente com a nafcilina.
Reações adversas: hipersensibilidade com agranulocitose, granulocitopenia, irritação venosa e nefrotoxicidade (a eosinofilia pode preceder a lesão renal). Trate o extravasamento com hialuronidase.

Naloxona
Classificação: antagonista de narcótico.
Indicações: usada concomitantemente durante a reanimação neonatal na depressão do SNC induzida por narcótico. Não é recomendada como parte da reanimação inicial do recém-nascido com depressão respiratória na sala de parto.
Posologia/administração:
0,1 mg/kg em *bolus* IV/IM/SC; administração endotraqueal em dose maior (ver adiante). **Doses de apenas 0,01 a 0,03 mg/kg podem ser efetivas para reverter a depressão induzida por narcótico.** Pode ser repetida a cada 2 a 3 min, conforme a necessidade. Podem ser necessárias várias doses por causa da curta duração de ação (a cada 20 a 60 min). É preferível a via IV ou por TET, as vias IM ou SC podem causar início de ação tardio. A dose recomendada por TET é 2 a 10 vezes maior que a dose IV.
Contraindicações: use com cuidado em lactentes com doença cardíaca, doença pulmonar ou doença coronariana crônica. Não administre a recém-nascidos de mães dependentes de narcóticos, pois pode precipitar convulsões.
Reações adversas: use com cuidado em recém-nascidos tratados com analgésicos.
Provoca síndrome de abstinência de narcóticos em recém-nascidos com dependência crônica. A reversão abrupta pode causar vômitos, diaforese, taquicardia, hipertensão arterial e tremores.
Monitoramento: frequência cardíaca, frequência respiratória, PA, estado neurológico.

Norepinefrina
Classificação: agonista adrenérgico, agonista alfa-adrenérgico, simpaticomimético.
Indicações: tratamento do choque que persiste após reposição volêmica satisfatória; hipotensão grave; choque cardiogênico.
Posologia/administração:
Inicial: 0,05 a 0,1 mcg/kg/min, ajuste gradual até alcançar o efeito desejado; dose máxima: 1 a 2 mcg/kg/min. Concentração habitual de 0,1 mg/mℓ. Dilua com soro glicosado a 5%; não se recomenda a diluição em soro fisiológico. **É preferível o acesso venoso central. Não administre por cateter arterial umbilical.**

Apêndice A | Orientações para Administração de Medicamentos Comuns... **735**

Precauções: a depleção de sangue/volume deve ser corrigida, se possível, antes do tratamento com norepinefrina; o extravasamento pode causar necrose tecidual grave; não administre a pacientes com trombose vascular periférica ou mesentérica, pois pode haver aumento da isquemia e ampliação da área de infarto; use com cuidado em pacientes com doença vascular oclusiva.

Monitoramento: PA, frequência cardíaca, débito urinário, perfusão periférica.

Reações adversas: arritmias cardíacas, bradicardia, taquicardia, dispneia, hipertensão, palidez; isquemia de órgão (por constrição das artérias renais e mesentéricas), necrose isquêmica e esfacelo de tecido superficial após extravasamento. Em caso de extravasamento, administre fentolamina logo que possível.

Nistatina

Classificação: antifúngico não absorvido.

Indicações: Tratamento de micoses cutâneas, cutaneomucosas e orofaríngeas causadas por espécies sensíveis de *Candida*.

Posologia/administração:

Oral: recém-nascidos pré-termo: 1 mℓ (100.000 unidades) de 6/6 h. Recém-nascidos a termo: 2 mℓ (200.000 unidades) de 6/6 h. Usando uma haste com ponta de algodão, aplique metade da dose de cada lado da boca de 6/6 h, após as refeições.

Tratamento tópico: aplique o pó, a pomada ou o creme sobre a área afetada de 6/6 h. Deve-se usar o pó nas lesões úmidas.

Continue o tratamento oral e a aplicação tópica durante 2 a 3 dias depois da resolução da micose.

Considerações clínicas: nas infecções perineais por *Candida*, é possível usar terapia de associação (nistatina oral e tópica) por causa da baixa absorção GI da nistatina e porque o sistema digestório é um reservatório de fungos causadores de infecção perineal. Elimine fatores que contribuem para a proliferação fúngica (umidade, fraldas oclusivas e bicos de mamadeira contaminados). Deve-se instituir tratamento tópico concomitante para as lactantes.

Reações adversas: irritação, dermatite de contato, diarreia e vômito.

Octreotida

Classificação: antissecretor, análogo da somatostatina.

Indicações: manejo farmacológico de hipoglicemia hiperinsulinêmica persistente no primeiro ano de vida (nesidioblastose), tratamento adjuvante de quilotórax congênito e pós-operatório.

Posologia/administração: hipoglicemia hiperinsulinêmica: 2 a 10 mcg/kg/dia IV ou SC, inicialmente fracionados de 12/12 h; aumento da posologia, de acordo com a resposta do paciente, por diminuição do intervalo entre as doses (a cada 6 a 8 h) ou aumento da dose.

Dose máxima: 10 mcg/kg/dose de 6/6 h.

Quilotórax: infusão contínua de 1 a 7 mcg/kg/h; início com dose baixa, ajustada gradualmente até obter o efeito desejado (diminuição da produção de quilo).

Considerações clínicas: deve haver uma resposta da glicemia em 8 h. A produção de quilo deve diminuir em 24 h.

Precauções: tolerância à glicose; use com cautela em pacientes com disfunção renal. Supressão de hormônio do crescimento no tratamento prolongado.

Monitoramento: colelitíase, glicemia, provas de função tireoidiana, equilíbrio hidreletrolítico e gordura fecal.

Reações adversas: hiperglicemia, galactorreia, hipotireoidismo, rubor, edema, hipertensão, palpitações, ICC, bradicardia, arritmias, anormalidades da condução, diarreia, constipação intestinal, má absorção de gorduras, supressão do hormônio do crescimento, vômitos, distensão abdominal, lama biliar.

Omeprazol

Classificação: inibidor da bomba de prótons; inibidor da secreção de ácido gástrico, fármaco de ação GI, tratamento de úlcera gástrica ou duodenal.

736 Apêndice A | Orientações para Administração de Medicamentos Comuns...

Indicações: tratamento de curta duração (< 8 semanas) de esofagite de refluxo confirmada ou úlcera duodenal refratária ao tratamento convencional.

Posologia/administração: 0,5 a 1,5 mg/kg/dose VO (por tubo nasogástrico) ou por tubo de jejunostomia diariamente durante 4 a 8 semanas. Dose máxima efetiva: 3,5 mg/kg/dia fracionados 2 vezes/dia.

Precauções: há relato de leve aumento das transaminases em crianças tratadas com omeprazol por longos períodos. Use com cautela em recém-nascidos com alcalose respiratória, pois a suspensão oral tem elevado teor de bicarbonato de sódio; evite o uso em recém-nascidos com restrição de sódio.

Contraindicações: hipersensibilidade ao omeprazol ou a qualquer outro componente.

Reações adversas: taquicardia, bradicardia, palpitações, alteração dos padrões de sono, disestesia hemifacial, febre, irritabilidade, pele seca, erupção cutânea, hipoglicemia, diarreia, vômito, constipação intestinal, alteração da cor da língua e das fezes, intolerância alimentar devida à anorexia, cólon irritável, polaciúria, agranulocitose, pancitopenia, trombocitopenia, anorexia, leucocitose, hepatite, aumento das PFH, icterícia, hematúria, piúria, proteinúria, glicosúria, tosse e epistaxe. O uso de bloqueador H_2 em recém-nascidos com muito baixo peso foi associado a maior risco de sepse bacteriana/fúngica e ECN; não há estudos sobre o uso de omeprazol na população neonatal.

Monitoramento: observe se há melhora sintomática em 3 dias. Edema, hipertensão arterial, ganho de peso e alcalose metabólica. Considere o monitoramento do pH esofágico para avaliar a eficácia (pH > 4). Aspartato aminotransferase/ALT se a duração do tratamento for > 8 semanas.

Palivizumabe

Classificação: anticorpo monoclonal humanizado contra o vírus sincicial respiratório (VSR).

Indicações: profilaxia do VSR em recém-nascidos/lactentes de alto risco

- Lactentes < 24 meses com doença pulmonar crônica (DPC) em tratamento clínico no período de 6 meses antes do início da temporada do VSR. Pacientes com DPC grave podem ser beneficiados por profilaxia durante uma segunda temporada de VSR (5 doses)
- Lactentes < 24 meses com cardiopatia congênita (CC) de acordo com o grau de comprometimento cardiovascular fisiológico (5 doses)
- Lactentes < 12 meses com história de prematuridade (≤ 28 semanas) (5 doses)
- Lactentes < 35 semanas de gestação, < 12 meses de idade com história de anormalidades congênitas das vias respiratórias ou afecção neuromuscular que comprometa a capacidade de eliminar secreções (5 doses)
- Neonatos < 6 meses de idade, nascidos entre 29 e 31 semanas e 6 dias de gestação (5 doses)
- Neonatos < 3 meses de idade, nascidos entre 32 e 35 semanas sem DPC que frequentam creche ou vivem com um irmão < 5 anos (3 doses).

Leia a diretriz completa no site da AAP.

Posologia/administração: 15 mg/kg/dose IM, administrados a cada 30 dias por até 5 doses (dependendo da indicação) durante a temporada de VSR (*i. e.*, de outubro/novembro a março/abril no hemisfério norte).

Precauções: história de hipersensibilidade relacionada com o uso de outras preparações de imunoglobulinas, hemoderivados ou outros medicamentos. Não se demonstrou eficácia no tratamento da infecção por VSR já instalada. Administre com cuidado a pacientes com trombocitopenia ou qualquer distúrbio da coagulação. Não recomendado para crianças com cardiopatia congênita cianótica.

Efeitos adversos: vômitos, diarreia, erupção cutânea, rinite, arritmia, febre, otite média, infecção respiratória alta, eritema e área de endurecimento moderado no local da injeção.

Paracetamol

Classificação: analgésico; antipirético.

Indicação: analgesia.

Posologia/administração: < 32 semanas de idade pós-menstrual (IPM): 10 a 15 mg/kg/dose de 12/12 h por via oral (VO)/retal (VR), de acordo com a necessidade; IPM de 32 a 36 semanas: 10 a 15 mg/kg/dose de 8/8 h VO/VR, de acordo com a necessidade; ≥ 37 semanas: 10 a 15 mg/kg/dose de 6/6 h VO/VR, de acordo com a necessidade.

Apêndice A | Orientações para Administração de Medicamentos Comuns... **737**

Precauções: os supositórios retais estão associados à liberação irregular. Deficiência de G6PD. A eliminação é prolongada em pacientes com disfunção hepática.
Monitoramento: hemograma completo, provas de função hepática (PFH).
Reações adversas: erupção cutânea, discrasias sanguíneas (trombocitopenia, leucopenia, pancitopenia e neutropenia). As reações adversas estão associadas à posologia excessiva.
Efeitos agudos: necrose hepática, azotemia transitória e necrose tubular renal.
Efeitos crônicos: anemia, lesão renal e distúrbios gastrintestinais (GI).
Tratamento da superdosagem/efeitos tóxicos graves: N-acetilcisteína (NAC).

Penicilina G, preparações de
Classificação: antibiótico. Penicilina G potássica ou penicilina G sódica.
Atenção: não confunda com penicilina benzatina; usada apenas para injeção IM.
Indicações: tratamento de meningite e bacteriemia neonatais, infecções por estreptococos do grupo B e sífilis congênita.
Posologia/administração: IM, IV (a via IV é preferida para evitar fibrose e atrofia muscular). Apenas a penicilina G aquosa deve ser usada IV. A concentração final para infusão IV é de 50.000 unidades/mℓ administradas durante > 30 min com bomba de seringa. Ao tratar a bacteriemia, use a dose para meningite até descartar essa possibilidade.
Meningite por estreptococos do grupo B em neonatos:

Idade pós-natal ≤ 7 dias: 250.000 a 450.000 unidades/kg/dia fracionadas de 8/8 h.
Idade pós-natal > 7 dias: 450.000 a 500.000 unidades/kg/dia fracionadas a cada 4 a 6 h.

Outras infecções por estreptococos do grupo B em neonatos:

200.000 unidades/kg/dia fracionadas de 6/6 h.

Meningite e infecções graves em lactentes e crianças:

300.000 a 500.000 unidades/kg/dia fracionadas a cada 4 a 6 h. Dose máxima: 24 milhões de unidades/dia.

Infecções leves a moderadas em neonatos:

Idade pós-natal de 0 a 7 dias, < 2.000 g: 25.000 a 50.000 unidades/kg/dose de 12/12 h
Idade pós-natal de 8 a 30 dias, < 2.000 g: 25.000 a 50.000 unidades/kg/dose de 8/8 h
Idade pós-natal de 0 a 7 dias, > 2.000 g: 25.000 a 50.000 unidades/kg/dose de 8/8 h
Idade pós-natal de 8 a 30 dias, > 2.000 g: 25.000 a 50.000 unidades/kg/dose de 6/6 h.

Monitoramento: nível sérico de potássio e sódio na insuficiência renal e na terapia com altas doses. Hemograma completo, ureia e creatinina semanais.
Precauções: ajuste da posologia na insuficiência renal. Use apenas a penicilina G aquosa para administração IV.
Interações medicamentosas: diminuição da concentração sérica máxima de aminoglicosídios se administradas simultaneamente com preparações de penicilina G.
Interações com exames laboratoriais: teste de Coombs direto positivo.
Reações adversas: mielossupressão, neutropenia, granulocitopenia, anafilaxia, anemia hemolítica, nefrite intersticial, reação de Jarisch–Herxheimer, alterações da flora intestinal (superinfecção por *Candida*, diarreia), efeitos tóxicos no SNC, colite pseudomembranosa, lesão tubular renal.

Piperacilina e tazobactam
Classificação: antibióticos, combinação de betalactâmico e inibidor da betalactamase.
Indicações: tratamento de infecções fora do SNC causadas por bactérias sensíveis produtoras de betalactamase, ECN.
Posologia/administração: 50 a 100 mg/kg/dose de piperacilina IV durante 30 min (ver intervalo no Quadro A.21). Nota: cada frasco de 3,375 g contém 3 g de piperacilina sódica e 0,375 g de tazobactam sódico.

738 Apêndice A | Orientações para Administração de Medicamentos Comuns...

Quadro A.21	Piperacilina e tazobactam.	
Idade pós-menstrual (semanas)	Idade pós-natal (dias)	Intervalo (h)
≤ 29	0 a 28	12
	> 28	8
30 a 36	0 a 14	12
	> 14	8
37 a 44	0 a 7	12
	> 7	8
≥ 45	Todas	8

Precauções: cuidado em pacientes com hipernatremia (o teor de sódio é de 2,79 mEq/g de piperacilina) e transtornos convulsivos preexistentes. Diminua a dose na disfunção renal.
Monitoramento: hemograma completo, eletrólitos, tempo de sangramento, creatinina sérica, PFH, local de injeção IV.
Reações adversas: discrasias sanguíneas, hiperbilirrubinemia, hipopotassemia, arritmias, taquicardia, elevação das PFH, ureia e creatinina sérica.

Ranitidina
Classificação: antagonista dos receptores H_2 da histamina.
Indicações: úlceras duodenal e gástrica, doença por refluxo gastresofágico e afecções com hipersecreção.
Posologia/administração:
Dose oral: 2 a 4 mg/kg/dia VO, fracionados a cada 8 h a 12 h, até a dose máxima de 6 mg/kg/dia.
Dose IV: 1 mg/kg/dose IV de 12/12 h administrados por infusão durante 30 min com bomba de seringa. A concentração habitual para infusão é de 1 mg/mℓ em soro glicosado ou fisiológico. A concentração máxima para infusão IV é de 2,5 mg/mℓ.
Dose IV contínua: 1,5 a 2,5 mg/kg/dia. Ajuste a dose para manter pH gástrico > 4.
Considerações clínicas: em virtude da ausência de possíveis efeitos tóxicos endócrinos e interações medicamentosas, a ranitidina é preferível à cimetidina. A ranitidina aumenta efetivamente o pH gástrico, o que pode promover a colonização gástrica por bactérias ou leveduras patogênicas.
Precauções: use com cuidado em recém-nascidos com disfunção hepática e renal. A formulação IV contém 0,5% de fenol; não há relatos de efeitos tóxicos a curto prazo. A solução oral do fabricante contém 7,5% de álcool.
Interações medicamentosas: pode aumentar os níveis séricos de teofilina, varfarina e procainamida.
Monitoramento: acompanhamento do pH gástrico para avaliar a eficácia da ranitidina.
Reações adversas: distúrbio GI, sedação, trombocitopenia, hepatotoxicidade, vômitos, bradicardia ou taquicardia O uso de bloqueador H_2 em recém-nascidos com peso muito baixo foi associado a maior risco de enterocolite necrosante (ECN) e de sepse bacteriana e fúngica.

Sulfato de atropina
Classificação: anticolinérgico.
Indicação: reanimação cardiopulmonar prolongada resistente à epinefrina.
Posologia/administração: IV: 0,01 a 0,03 mg/kg/dose administrados durante 1 min, a cada 5 a 15 min, até duas a três doses, com uma dose máxima total de 0,04 mg/kg.
NOTA: baixas doses (< 0,1 mg) podem causar bradicardia paradoxal secundária à ação central.
Tubo endotraqueal (TET): 0,01 a 0,03 mg/kg/dose seguida imediatamente por 1 mℓ de SF. Não dilua para administração IV e por TET.

Apêndice A | Orientações para Administração de Medicamentos Comuns... **739**

Considerações clínicas: a oxigenação e a ventilação efetivas devem preceder o tratamento da bradicardia com atropina. Monitore a frequência cardíaca.
Contraindicações: taquicardia, glaucoma de ângulo estreito, tireotoxicose, obstrução GI ou geniturinária.
Precauções: paralisia espástica ou lesão do SNC.
Reações adversas: taquicardia, midríase, cicloplegia, distensão abdominal/íleo paralítico, retenção urinária, arritmias, refluxo esofágico, febre, hipertermia e leucocitose.
Antídoto: fisostigmina.

Sulfato de gentamicina
Classificação: aminoglicosídio, antibiótico.
Indicações: atividade contra bactérias aeróbicas gram-negativas, atividade contra estafilococos coagulase-positivos, não há efetividade contra anaeróbios e estreptococos.
Posologia/administração: (ver Quadro A.22)

Quadro A.22	Sulfato de gentamicina.		
Idade pós-menstrual (IPM)	Pós-natal	Dose	Intervalo
≤ 29 semanas*	0 a 7 dias	5 mg/kg	48 h
	8 a 28 dias	4 mg/kg	36 h
	≥ 29 dias	4 mg/kg	24 h
30 a 34 semanas	0 a 7 dias	4,5 mg/kg	36 h
	≥ 8 dias	4 mg/kg	24 h
≥ 35 semanas	Todas	4 mg/kg	24 h

*Ou asfixia importante, persistência do canal arterial ou tratamento com indometacina.

Administre infusão IV por bomba de seringa durante > 30 min. A via IV é preferida porque a absorção é variável por via intramuscular.
Precaução: modifique o intervalo entre as doses em pacientes com disfunção renal.
Interações medicamentosas: a indometacina diminui a eliminação de gentamicina e prolonga sua meia-vida. Observa-se exacerbação do bloqueio neuromuscular quando os aminoglicosídios são associados a bloqueadores neuromusculares (p. ex., pancurônio). O risco de ototoxicidade e/ou nefrotoxicidade induzida por aminoglicosídio é maior quando associado a diuréticos de alça (p. ex., furosemida, bumetanida) ou vancomicina. Pode haver fraqueza muscular ou insuficiência respiratória em recém-nascidos com hipermagnesemia.
Reações adversas: ototoxicidade vestibular e auditiva irreversível (associada a elevados níveis mínimos) e nefrotoxicidade (ocorre no túbulo proximal, associada a elevados níveis mínimos, geralmente reversível). Trate o extravasamento com aplicação de hialuronidase ao redor de uma área afetada.
Monitoramento: função renal (creatinina, débito urinário), níveis máximo e mínimo do fármaco.
Diretrizes para dosagem: coleta para determinação do nível mínimo 30 min antes da próxima dose. A coleta para determinação do nível máximo é feita 30 min após o fim de uma infusão de 30 min ou 1 h após uma injeção intramuscular. Em todos os recém-nascidos, **verifique os níveis sanguíneos antes e após a terceira dose.**
Nível mínimo: menor que 1,5 mcg/mℓ.
Nível máximo: 6 a 12 mcg/mℓ (segundo a indicação).
Ajuste da dose: quando o nível mínimo estiver entre 1,5 e 2 mcg/mℓ, verifique-o novamente na próxima dose. A cinética dos aminoglicosídios é linear. A diminuição da dose de uma porcentagem específica causa diminuição de igual porcentagem do nível máximo.

740 Apêndice A | Orientações para Administração de Medicamentos Comuns...

Sulfato de morfina

Classificação: opiáceo, analgésico narcótico.
Indicação: analgesia, sedação, tratamento da abstinência de opiáceos.
Posologia/administração:
Analgesia/sedação: 0,05 a 0,1 mg/kg/dose IV/IM/SC a cada 4 a 8 h, conforme a dor. Administre *bolus* durante > 5 min com bomba de seringa.
Infusão IV contínua: após administração da dose de ataque, inicie a infusão contínua: 0,01 a 0,02 mg/kg/h. Ajuste gradualmente de acordo com as indicações clínicas. Use apenas formulação sem conservante.
Concentração para administração: 0,1 a 1 mg/mℓ em soro fisiológico ou glicosado.
Tratamento da abstinência de opiáceos: (ver Quadros A.23 e A.24)
Para tratamento da abstinência de opiáceos, monitore com atenção a EAN para evitar obnubilação do recém-nascido por causa da superdosagem. Interrompa quando a dose for < 25% da dose máxima. A administração de solução de morfina oral com alimentos aumenta a biodisponibilidade.

Quadro A.23	Sulfato de morfina.
Para EAN	**Dose oral inicial**
8 a 10	0,32 mg/kg/dia fracionados de 4/4 h
11 a 13	0,48 mg/kg/dia fracionados de 4/4 h
14 a 16	0,64 mg/kg/dia fracionados de 4/4 h
> 17	0,8 mg/kg/dia fracionados de 4/4 h

EAN = escala de abstinência neonatal.

Quadro A.24	Sulfato de morfina.
Para EAN	**Dose oral de manutenção**
> 8 por 3 vezes consecutivas	↑ dose de 0,16 mg (0,4 mℓ/kg/day) fracionados de 4/4 h até a dose máxima
< 8 por 3 vezes consecutivas	Reduza em 10% a dose diária máxima Se a dose for reduzida muito rapidamente, volte à última dose efetiva

EAN = escala de abstinência neonatal; ↑ = aumento.

Precauções: a fentanila é preferível à morfina em neonatos com instabilidade cardiovascular e hemodinâmica. A morfina causa liberação de histamina, com consequente aumento da capacitância venosa e supressão do tônus adrenérgico. A administração IV rápida pode causar hipotensão e rigidez da parede torácica. Pode haver tolerância após o uso prolongado (> 96 h).
Contraindicações: aumento da pressão intracraniana. Use com cuidado na disfunção hepática e renal grave.
Reações adversas: hipotensão, depressão do SNC, depressão respiratória, bradicardia, hipertonia transitória, íleo paralítico, retardo do esvaziamento gástrico, constipação intestinal e retenção urinária. Deve-se dispor de naloxona para reverter os efeitos adversos.
Monitoramento: acompanhe a frequência respiratória, a frequência cardíaca e a PA com atenção; observe se há distensão abdominal e desaparecimento de ruídos hidroaéreos; acompanhe os ganhos e as perdas para avaliar se há retenção urinária.

Sulfato ferroso

Classificação: suplemento mineral por via oral.
Indicação: profilaxia da anemia ferropriva em recém-nascidos pré-termo.
Posologia/administração: 2 a 4 mg de ferro elementar/kg/dia VO, fracionados em 1 ou 2 doses por dia. Pacientes tratados com eritropoetina necessitam de 6 mg/kg/dia de ferro elementar. A concentração de ferro elementar/mℓ varia de acordo com o fabricante. Ao prescrever, especifique a dose exata em miligramas e es-

Apêndice A | Orientações para Administração de Medicamentos Comuns... **741**

clareça se é de ferro elementar ou na forma de sal para evitar a administração de doses excessivas ou insuficientes. 1 mg de ferro elementar = 5 mg de sulfato ferroso. A suplementação com ferro pode aumentar a hemólise caso não se administre quantidade suficiente de vitamina E. O tratamento com ferro deve ser iniciado até a idade máxima de 2 meses.

Considerações clínicas: a absorção é variável.

Contraindicações: úlcera péptica, colite ulcerativa, enterite, hemocromatose e anemia hemolítica.

Interações medicamentosas: diminuição da absorção de ferro e tetraciclina quando administrados juntos. Os antiácidos e o cloranfenicol diminuem a absorção de ferro.

Monitoramento: dosagem de hemoglobina e contagem de reticulócitos durante o tratamento. Observe as fezes (pode tingir as fezes de negro e causar resultado falso-positivo da pesquisa de sangue oculto nas fezes) e monitore a ocorrência de constipação intestinal.

Reações adversas: constipação intestinal, diarreia e irritação GI.

Superdosagem: nível sérico de ferro > 300 mcg/dℓ geralmente exige tratamento por causa dos efeitos tóxicos graves; irritação GI aguda, erosão da mucosa GI, hematêmese, letargia, acidose, disfunção hepática e renal, colapso circulatório, coma e morte. O antídoto é a terapia de quelação com deferoxamina. A lavagem gástrica com solução de bicarbonato de sódio ou fosfato de sódio a 1% a 5% evita a absorção adicional de ferro.

Surfactantes

Classificação: surfactante exógeno natural de origem animal.

Indicações:

Profilaxia: recém-nascidos com alto risco de síndrome de angústia respiratória (SAR), definido em ensaios clínicos como peso ao nascimento < 1.250 g, e recém-nascidos maiores com evidências de imaturidade pulmonar.

Tratamento: recém-nascidos com SAR moderada a grave, definida em ensaios clínicos como a necessidade de ventilação mecânica e de concentração fracionada de oxigênio inspirado (FI_{O_2}) acima de 40%.

Tratamento: recém-nascidos a termo com insuficiência respiratória por aspiração meconial, pneumonia ou hipertensão pulmonar persistente.

Posologia/administração: (ver Quadro A.25)

Quadro A.25	Surfactante.	
Surfactante	**Doses**	**Comentários**
Beractanto	4 mℓ/kg/dose	Surfactante pulmonar bovino Dividido em quatro alíquotas, com até três doses a mais (total de quatro), administradas de 6/6 h, se necessário
Calfactanto	3 mℓ/kg/dose	Surfactante pulmonar bovino Dividido em duas alíquotas, com até duas doses a mais, administradas de 12/12 h, se necessário
Alfaporactanto	Dose inicial = 2,5 mℓ/kg/dose Doses subsequentes = 1,25 mℓ/kg/dose	Surfactante pulmonar porcino Dividido em duas alíquotas, seguidas por até duas doses a mais de 1,25 mℓ/kg/dose, administradas de 12/12 h, se necessário

As partes devem ser administradas com o lactente em posições diferentes para facilitar a distribuição do surfactante.

Administrados por via intratraqueal por instilação através de cateter 5F de orifício terminal ou dispositivo semelhante introduzido no TET com protrusão da extremidade do cateter logo além da extremidade do TET e acima da carina.

Tratamento profilático: intratraqueal logo que possível após o nascimento.

Tratamento de resgate: intratraqueal imediatamente após o diagnóstico de SAR.

Considerações clínicas: aspire o TET antes da administração. Adie a aspiração depois da administração pelo maior tempo possível (no mínimo, 1 h). A repetição das doses geralmente é determinada por evidências de angústia respiratória contínua ou necessidade de > 30% de oxigênio inspirado.

Monitoramento: avalie a perviedade do TET e corrija sua localização anatômica antes de administrar o surfactante. Monitore a saturação de oxigênio e a frequência cardíaca continuamente durante a administração das doses. Pode haver melhora rápida da oxigenação e da complacência pulmonar, com necessidade de

742 Apêndice A | Orientações para Administração de Medicamentos Comuns...

diminuição do suporte. Após administração de cada dose, monitore a gasometria arterial com frequência para detectar e corrigir anormalidades da ventilação e oxigenação.

Precauções: Ross Laboratories e Forest Laboratories dispõem de um vídeo de demonstração do procedimento de administração de surfactante que deve ser assistido antes do uso de seus produtos.

Reações adversas: durante o processo de administração podem ocorrer bradicardia transitória, hipoxemia, palidez, vasoconstrição, hipotensão, obstrução do TET, hipercapnia, apneia, hemorragia pulmonar e hipertensão arterial.

Vecurônio

Classificação: bloqueador neuromuscular não despolarizante.

Indicações: relaxamento do músculo esquelético, aumento da complacência pulmonar durante ventilação mecânica e facilitação da intubação endotraqueal.

Posologia/administração: 0,1 mg/kg (intervalo: 0,03 a 0,15 mg/kg/dose) injeção direta IV a cada 1 a 2 h, conforme a necessidade.

Precauções: disfunção pulmonar ou hepática preexistente. Neonatos prematuros são mais sensíveis aos efeitos do vecurônio. O diluente comercializado contém álcool benzílico; use água estéril para reconstituição em neonatos.

Monitoramento: acompanhamento contínuo da função cardíaca, da PA e da ventilação assistida.

Considerações clínicas: como a sensibilidade é preservada, administre sedação e analgesia concomitantes, conforme a necessidade. Aplique lubrificante oftálmico.

Fatores que influenciam a duração do bloqueio neuromuscular: (ver Quadro A.22).

Reações adversas: arritmias, taquicardia (em menor grau que o pancurônio), hipotensão, hipertensão arterial, erupção cutânea e broncospasmo.

Antídoto: neostigmina, 0,025 mg/kg IV (com administração de atropina, 0,02 mg/kg).

Vitamina A injetável

Classificação: suplemento nutricional, vitamina lipossolúvel.

Indicação: minimização da incidência de doença pulmonar crônica em recém-nascidos pré-termo de alto risco.

Posologia/administração: 5.000 UI IM 3 vezes/semana com total de 12 doses. Inicie nas primeiras 72 h de vida em recém-nascidos com peso < 1.000 g. Administre com agulha de calibre 25 a 29.

Atenção: não use concomitantemente com glicocorticoides.

Contraindicações: não administre por via intramuscular.

Efeitos adversos: abaulamento da fontanela, hepatomegalia, edema, lesões cutaneomucosas, dor à palpação óssea.

Vitamina B$_1$

Classificação: suplemento nutricional, vitamina hidrossolúvel.

Indicações: tratamento da deficiência de tiamina.

Fontes de tiamina: O leite humano fornece 56 mcg/dia.

Posologia/administração: (ver Quadro A.26)

Quadro A.26	Vitamina B$_1$.
Indicações	**Posologia/administração (para recém-nascidos pré-termo e a termo)**
Ingestão satisfatória de tiamina	200 mcg/dia
Deficiência de tiamina	Dose preventiva, 0,5 a 1 mg/dia VO
Deficiência de tiamina	Dose terapêutica, 5 a 10 mg/dia VO diariamente ou fracionada de 8/8 h

VO = Via oral.

Interações medicamentosas: as necessidades de tiamina aumentam com as dietas ricas em carboidratos ou as soluções glicosadas intravenosas muito concentradas.

Apêndice A | Orientações para Administração de Medicamentos Comuns... **743**

Interações com exames laboratoriais: altas doses podem interferir com a determinação espectrofotométrica de teofilina sérica.
Reações adversas: reação alérgica, angioedema e colapso cardiovascular. A intensidade e a frequência das reações adversas aumentam com a administração parenteral.

Vitamina B_6
Classificação: suplemento nutricional, vitamina hidrossolúvel.
Indicações: prevenção e tratamento de convulsões dependentes de piridoxina.
Posologia/administração: 50 a 100 mg IV durante > 1 min ou IM como dose de teste única; seguidos por período de observação de 30 min. A via IV é preferida. Caso haja resposta, inicie dose de manutenção de 50 a 100 mg/dia VO (intervalo de 10 a 200 mg). A forma injetável pode ser administrada por via oral. Caso prefira, misture aos alimentos.
Monitoramento: recomendação de acompanhamento por eletroencefalograma durante o tratamento inicial de convulsões dependentes de piridoxina, frequência respiratória, frequência cardíaca, PA.
Precauções: risco de sedação profunda e depressão respiratória; pode ser necessário suporte ventilatório.
Reações adversas: sedação, aumento do nível de aspartato aminotransferase, diminuição do nível sérico de ácido fólico, reação alérgica, angústia respiratória e sensação de queimação/ferroadas no local da injeção. Relato de convulsões após administração por via intravenosa de doses muito altas.

Vitamina D
Classificação: vitamina lipossolúvel.
Indicações: suplementação/deficiência de vitamina D, raquitismo refratário.
Posologia/administração:
Suplementação para bebês alimentados com leite materno: 400 UI/dia VO
Tratamento da deficiência de vitamina D: 1.000 UI/dia VO
Considerações clínicas: existem dois tipos de suplementos de vitamina D: vitamina D_2 (ergocalciferol) e vitamina D_3 (colecalciferol). As formulações de ergocalciferol são muito concentradas e existe grande possibilidade de erro da dose. O colecalciferol é oferecido em suplemento individual e também em formulações multivitamínicas.
Contraindicações: hipercalcemia, evidências de efeitos tóxicos da vitamina D.
Monitoramento: níveis séricos de cálcio, fósforo e fosfatase alcalina. Doses excessivas podem causar hipervitaminose D, caracterizada por hipercalcemia, azotemia, aumento da creatinina sérica, hipopotassemia leve, diarreia, poliúria, calcificação metastática e nefrocalcinose.
Reações adversas: poliúria, nefrocalcinose, hipertensão e arritmias.

Vitamina E
Classificação: vitamina lipossolúvel.
Indicações: prevenção e tratamento da deficiência de vitamina E.
Posologia/administração:
Prevenção: dose habitual: 5 UI/dia VO. **Intervalo:** 5 a 25 UI/dia VO.
Tratamento da deficiência de vitamina E: 25 a 50 UI/dia (os níveis devem se normalizar em 1 semana).
Considerações clínicas: o aumento da ingestão de ácidos graxos poli-insaturados aumenta a necessidade de vitamina E.
Precauções: o Aquasol E® é muito hiperosmolar (3.000 mOsm); é necessária a diluição 1:4 com água estéril ou com alimentos. Baixa absorção em distúrbios de má absorção; use formas hidrossolúveis.
Monitoramento: os níveis séricos fisiológicos para lactentes pré-termo são de 0,8 a 3,5 mg/dℓ e devem ser monitorados durante a administração de doses farmacológicas de vitamina E.
Reações adversas: intolerância alimentar, ECN, aumento da incidência de sepse.

Vitamina K_1
Classificação: vitamina lipossolúvel.
Indicações: prevenção e tratamento da doença hemorrágica do recém-nascido, hipoprotrombinemia causada por deficiência de vitamina K induzida por fármaco ou por anticoagulante.

744 Apêndice A | Orientações para Administração de Medicamentos Comuns...

Posologia/administração:

Doença hemorrágica do recém-nascido:

- Profilaxia: (administrada ao nascimento)
  - **Menos de 1,5 kg:** 0,5 mg IM; **1,5 kg ou mais:** 1 mg IM
- Tratamento: 1 a 2 mg/dia IM

Deficiência de vitamina K: VO: 2,5 a 5 mg/dia; SC, IV, IM: 1 a 2 mg/dia administrados em dose única.

Advertências: inefetiva na hipoprotrombinemia hereditária ou na hipoprotrombinemia causada por hepatopatia grave. Anemia hemolítica grave ou hiperbilirrubinemia em neonatos depois da administração de doses > 20 mg. A administração IM não está associada a aumento do risco de câncer na infância.

Precauções: apesar da diluição e da vazão de administração apropriadas, há relatos de graves reações anafilactoides ou do tipo hipersensibilidade (inclusive choque e parada cardíaca/respiratória) durante ou imediatamente após a administração IV. A administração IV está restrita a situações de emergência, não deve exceder 1 mg/min e deve ser realizada na presença de um médico. Use com cuidado em neonatos com hepatopatia grave.

Interações medicamentosas: antagonista da ação da varfarina.

Monitoramento: tempo de protrombina/tempo de tromboplastina parcial (TP/TTP) se administrada como terapia de manutenção. Aguarde no mínimo 2 a 4 h para detectar melhora mensurável desses parâmetros.

Zidovudina

Classificação: antirretroviral, inibidor da transcriptase reversa análogo de nucleosídio.

Indicações: tratamento de neonatos de mães infectadas pelo vírus da imunodeficiência humana (HIV).

Administração: pode ser administrada às refeições, mas o fabricante recomenda a administração 30 min antes ou 1 h depois das refeições. Inicie o tratamento nas primeiras 12 h de vida e continue por 6 semanas; o tratamento subsequente depende do estado clínico e dos resultados dos testes para HIV.

Concentração final para administração por via intravenosa: 4 mg/mℓ.

Posologia/administração: (ver Quadro A.27)

Quadro A.27	Zidovudina.	
Idade	**Dose/via**	**Comentários**
IG ao nascimento: < 30 semanas	Oral: 2 mg/kg/dose de 12/12 h. IV: 1,5 mg/kg/dose de 12/12 h	Modifique o intervalo para 8/8 h com 4 semanas de idade
IG ao nascimento: ≥ 30 e < 35 semanas	Oral: 2 mg/kg/dose de 12/12 h IV: 1,5 mg/kg/dose de 12/12 h	Modifique o intervalo para 8/8 h com 2 semanas de idade
IG ao nascimento: ≥ 35 semanas	Oral: 2 mg/kg/dose de 6/6 h IV: 1,5 mg/kg/dose de 6/6 h	–

IG = idade gestacional; IV = intravenosa.

A dose IV é administrada durante > 1 h com bomba de seringa. Conversão da dose oral para IV: dose IV = 3/4 da dose oral. Não administre por via intramuscular.

Considerações clínicas: só use a via IV até que se possa administrar o tratamento oral.

Precauções: use com cuidado em pacientes com comprometimento da medula óssea ou com disfunção renal ou hepática.

Reações adversas: anemia, leucopenia, granulocitopenia, trombocitopenia, acidose láctica, hepatomegalia e neutropenia.

Interações medicamentosas: paracetamol, aciclovir (aumento de efeitos tóxicos), ganciclovir (aumento de efeitos tóxicos hematológicos), cimetidina, indometacina e lorazepam. A coadministração a outros fármacos metabolizados por glicuronidação aumenta os efeitos tóxicos do fármaco e a granulocitopenia. O fluconazol e a metadona diminuem o metabolismo – deve-se aumentar o intervalo entre as doses.

Considerações sobre o monitoramento: realização semanal de hemograma completo, avaliação da função renal, PFH, contagem de células TCD4, HIV e níveis plasmáticos de RNA.

Apêndice B

Efeitos de Fármacos e Substâncias de Uso Materno no Feto

Stephanie Dukhovny

I. Introdução

A. Na maioria dos casos, o **risco** de efeitos fetais adversos de fármacos e substâncias de uso materno é desconhecido. Por motivos éticos, não é possível fazer estudos científicos delineados adequadamente, pois exigiriam o uso materno de fármacos, mesmo quando desnecessários, para eliminar o efeito de confusão da doença ou do distúrbio materno. Com frequência, os métodos experimentais atuais (análise retrospectiva, estudo de coortes e estudo de casos) não conseguem diferenciar a causa da malformação ou de outros desfechos adversos. Um problema que ocorre associado à história de ingestão materna de fármacos ou substâncias pode ter qualquer uma destas causas:

1. O próprio fármaco ou substância
2. A doença materna (p. ex., diabetes melito, infecção materna ou toxicidade ambiental)
3. Distúrbios físicos preexistentes (p. ex., bandas amnióticas) que causam deformação e comprometimento
4. Enfermidade não diagnosticada (p. ex., doença viral não diagnosticada)
5. Uma gravidez já anômala pode ter causado sintomas que levaram ao uso do fármaco
6. Anomalia genética
7. Uma taxa de malformações espontâneas de 2 a 3%, um risco de natimortalidade de 1% e uma taxa de aborto espontâneo de 25%
8. Uma causa diferente ou desconhecida. Além disso, os relatos de uso materno de fármacos são muito pouco confiáveis e, com frequência, os achados dependem do método de anamnese.

B. Efeitos teratogênicos. Devido à enorme variabilidade da eliminação materna e das características de disposição do fármaco, o conhecimento da dose usada pela mãe tem valor muito pequeno na previsão do resultado. A época da exposição é importante. É improvável que fármacos usados na fase de extrema indiferenciação do embrião provoquem malformações físicas, a menos que persistam no organismo ou alterem os gametas. Acredita-se que o período mais crítico para indução de anomalias físicas seja de 15 a 60 dias após a concepção. Entretanto, como raramente há certeza sobre a época de uso, não se pode descartar a possibilidade de malformação em nenhuma situação clínica. Fármacos usados após a organogênese podem afetar o crescimento e o desenvolvimento fetais. O encéfalo, em especial, continua a crescer e se desenvolver nos últimos trimestres e até mesmo depois desse período. Um fármaco usado durante a gestação também pode agir como carcinógeno transplacentário. Em resumo, não existe um período de "segurança comprovada" para uso de fármacos na gravidez.

C. Mesmo quando um fármaco está associado a aumento estatisticamente significativo do risco de anomalia congênita, o risco real pode ser baixo. Por exemplo, uma anomalia congênita cuja ocorrência natural é de 1 em cada 1.000.000 nascidos pode tornar-se 1.000 vezes mais provável após exposição a fármaco e, ainda assim, só ocorreria em 0,1% das exposições. Um exemplo verídico é o da exposição à fenitoína, que aumenta de 200 a 400% o risco de anomalias congênitas comuns (fenda labial, anomalias cardíacas); entretanto, 85% das crianças nascidas de mulheres tratadas com fenitoína são normais ou apresentam efeitos mínimos. Não é possível afirmar com certeza o risco numérico associado à maioria dos fármacos, porque a coleta de dados foi retrospectiva. Nos casos em que se estabelece um risco, o valor deve ser interpretado com cautela. O risco estudado pode não refletir com acurácia o risco para o feto em determinada gravidez; os fatores genéticos têm grande influência na suscetibilidade a alguns teratógenos.

D. É preciso consultar as recomendações do fabricante e a bula antes de expor o feto a qualquer fármaco ou substância química.

746 Apêndice B | Efeitos de Fármacos e Substâncias de Uso Materno no Feto

II. Efeitos fetais de fármacos comuns administrados à mãe (ver Quadro B.1)

A. No final deste apêndice é apresentada a literatura usada para elaborar o quadro resumido.

B. Classe de risco na gravidez

1. A **Food and Drug Administration** elaborou um sistema de classificação para especificar o risco fetal de um fármaco durante a gravidez. O sistema de classificação é:

   a. Classe A. Estudos controlados não mostram risco. Estudos satisfatórios e bem controlados com gestantes não demonstraram risco para o feto no primeiro trimestre de gravidez, e não há evidências de risco nos trimestres subsequentes.

   b. Classe B. Não há evidências de risco em seres humanos. Estudos com animais não demonstraram risco para o feto, mas não há estudos satisfatórios com gestantes; ou estudos com animais mostraram efeito adverso, mas estudos satisfatórios com gestantes não demonstraram risco para o feto durante o primeiro trimestre de gravidez, e não há evidências de risco nos trimestres subsequentes.

   c. Classe C. Não é possível descartar o risco. Estudos com animais mostraram efeito adverso para o feto, mas não há estudos satisfatórios com seres humanos; ou não há estudos de reprodução animal nem estudos satisfatórios com seres humanos.

   d. Classe D. Há evidências de risco fetal humano, mas os possíveis benefícios do uso do fármaco em gestantes podem torná-lo aceitável apesar dos riscos potenciais.

   e. Classe X. Contraindicado na gravidez. Estudos com animais ou seres humanos demonstram anormalidades ou reações adversas fetais; os relatos indicam evidências de risco fetal. O risco de uso na gravidez é claramente maior que qualquer benefício possível para a paciente.

2. A classe de risco foi definida tomando como base o livro de Briggs *et al.* ou a classificação dos fabricantes. Nos casos de divergência das classificações de Briggs *et al.* e dos fabricantes, incluíram-se as duas classes (Briggs = B subscrito; fabricante = F subscrito).

3. Briggs *et al.* oferecem outras informações, além das apresentadas pelo fabricante, que são úteis para o leitor.

4. Antes de expor o feto a essas substâncias, é preciso consultar as informações atualizadas constantes das recomendações do fabricante e da bula.

5. É possível obter mais informações pela Pregnancy Environmental Hotline, patrocinada pelo National Birth Defects Center e pelo Genesis Fund.

Quadro B.1	Efeitos fetais de fármacos e substâncias comuns de uso materno.		
Classe	Fármaco/substância	Classe de risco (ver Seção II)	Farmacocinética/efeitos fetais descritos
Analgésicos/ antipiréticos e AINE	Ácido acetilsalicílico (AAS)	C	Atravessa a placenta
		D – AAS em dose plena no terceiro trimestre	Não é considerado teratógeno
			Não se demonstraram efeitos em fetos ou recém-nascidos com *baixas* doses de AAS
			O AAS em **doses plenas** é associado a início tardio e prolongamento do trabalho de parto (inibição da síntese de prostaglandinas)
			A ingestão em **doses plenas** nos primeiros 5 dias após o parto está associada a aumento do risco de hemorragia materna e infantil

(continua)

Apêndice B | Efeitos de Fármacos e Substâncias de Uso Materno no Feto **747**

Quadro B.1	Efeitos fetais de fármacos e substâncias comuns de uso materno. *(Continuação)*		
Classe	**Fármaco/substância**	**Classe de risco (ver Seção II)**	**Farmacocinética/efeitos fetais descritos**
Analgésicos/ antipiréticos e AINE			Há relato de disfunção plaquetária (ver Capítulos 43 e 47)
			Associação entre uso materno de AAS em **doses plenas** perto do termo, fechamento prematuro do canal arterial (inibição da síntese de prostaglandinas) e síndrome de hipertensão pulmonar no recém-nascido (ver Capítulo 36)
	Ibuprofeno	C	Aumento do risco de aborto no primeiro trimestre
		D – ibuprofeno em dose plena no terceiro trimestre	Não é considerado teratógeno. Quando empregado como tocolítico, o uso é associado à diminuição do volume de líquido amniótico
			Assim como o AAS, outro inibidor da síntese de prostaglandinas, seu uso está associado a início tardio e prolongamento do trabalho de parto, ao fechamento prematuro do canal arterial e à hipertensão pulmonar no recém-nascido
	Paracetamol	B	Atravessa a placenta
			Não é considerado teratógeno
			Quando usado segundo as recomendações posológicas e por curto período, o paracetamol é considerado seguro
			O uso contínuo ou em doses elevadas e tóxicas foi associado a anemia materna, insuficiência hepatorrenal materna, morte materna, insuficiência hepatorrenal fetal e morte fetal
Anestésicos usados durante o trabalho de parto e o parto	**Analgésicos/narcóticos**		(Ver Capítulo 12)
	Atropina (medicação pré-anestésica)	C	Parassimpaticolítico/anticolinérgico
			Atravessa rapidamente a placenta com captação fetal
			Pode afetar diretamente a frequência cardíaca fetal
			Quando usada como pré-medicação, em dose de 0,01 mg/kg, não se descreveram efeitos sobre a frequência cardíaca fetal e sua variabilidade nem sobre a atividade uterina
	Benzodiazepínicos		Ver psicofármacos, antipsicóticos no texto subsequente

(continua)

748 Apêndice B | Efeitos de Fármacos e Substâncias de Uso Materno no Feto

Quadro B.1 — Efeitos fetais de fármacos e substâncias comuns de uso materno. *(Continuação)*

Classe	Fármaco/substância	Classe de risco (ver Seção II)	Farmacocinética/efeitos fetais descritos
Anestésicos usados durante o trabalho de parto e o parto	**Fármacos indutores**		
	Cetamina	B	Atravessa rapidamente a placenta
			Não é considerada teratógeno
			Anestésico geral IV de ação rápida
			Quando usada em altas doses (1,5 a 2,2 mg/kg), a cetamina está associada a aumento da pressão arterial materna, aumento do tônus e das contrações uterinas, depressão do recém-nascido e aumento do tônus muscular no lactente
			Pode diminuir a variabilidade batimento a batimento sem alterar o estado acidobásico fetal
			Esses efeitos nas mães e nos recém-nascidos foram raros com doses menores (0,2 a 0,5 mg/kg), usadas habitualmente na atualidade
	Propofol	B	Atravessa rapidamente a placenta
			Hipnótico
			Não é considerado teratógeno
			Associado à diminuição do APGAR e da pontuação neurocomportamental em comparação com nascidos por parto vaginal espontâneo. As alterações são observadas em 1 h e desaparecem em 4 h
	Tiopental	C	Atravessa rapidamente a placenta
			Anestésico geral IV de ação rápida e ultracurta
			Não é considerado teratógeno
			Observou-se diminuição da variabilidade da frequência cardíaca fetal
	Fármacos inalatórios		
	Enflurano	B	Captação fetal rápida
			Não tem efeito adverso sobre o APGAR nem sobre o neurocomportamento em recém-nascidos
	Halotano	C	Associado a relaxamento da musculatura uterina e aumento da perda de sangue; entretanto, não se demonstraram efeitos adversos na mãe ou no recém-nascido com uso de baixas doses de halotano (0,5%)
	Isoflurano	C	Anestésico preferido em pacientes tratados com beta-adrenérgicos por causa da menor incidência de arritmias
	Óxido nitroso	?	O uso por curto período como anestésico obstétrico é considerado seguro

(continua)

Apêndice B | Efeitos de Fármacos e Substâncias de Uso Materno no Feto **749**

Quadro B.1	Efeitos fetais de fármacos e substâncias comuns de uso materno. *(Continuação)*		
Classe	**Fármaco/substância**	**Classe de risco (ver Seção II)**	**Farmacocinética/efeitos fetais descritos**
Anestésicos usados durante o trabalho de parto e o parto	**Anestésicos locais**		
	Bupivacaína	C	Anestésico local de ação prolongada
			Relatos de depressão neonatal, hipoxia, acidose fetal e bradicardia
	Cloroprocaína	C	
	Lidocaína	C_B, B_F	Não é considerada teratógeno
			A injeção nos tecidos paracervicais ou na cavidade uterina causa desaceleração da frequência cardíaca fetal
			O uso peridural está associado à hipotensão materna
	Ropivacaína	B	Atravessa rapidamente a placenta
			O uso como anestésico obstétrico é considerado seguro
	Escopolamina	C	Atravessa a placenta
			Usada para evitar náuseas e vômitos associados à anestesia e cirurgia
			Parassimpaticolítico/anticolinérgico
			Os efeitos fetais incluem taquicardia e diminuição da variabilidade da frequência cardíaca
			Relato de efeitos tóxicos no recém-nascido, com febre, taquicardia, e letargia; sinais/sintomas revertidos com fisostigmina
	Relaxantes da musculatura esquelética	C	Atravessam a placenta em pequenas quantidades perto do termo, não há relato de transferência placentária no início da gravidez
	Pancurônio	C	O uso de curta duração não demonstrou efeitos adversos sobre o feto
	Vecurônio	C	Doses repetitivas ou elevadas foram associadas a depressão neonatal e a alterações transitórias da frequência cardíaca fetal, o que não parece ter correlação a comprometimento fetal nem indicá-lo
Anticoagulantes	**Heparina**	C	Não atravessa a placenta
			Não é considerada teratógeno
			As complicações maternas incluem hemorragia

(continua)

750 Apêndice B | Efeitos de Fármacos e Substâncias de Uso Materno no Feto

Quadro B.1 — Efeitos fetais de fármacos e substâncias comuns de uso materno. *(Continuação)*

Classe	Fármaco/substância	Classe de risco (ver Seção II)	Farmacocinética/efeitos fetais descritos
Anticoagulantes	Varfarina e outros cumarínicos	D_8, X_F	Anticoagulantes orais
			Atravessam a placenta
			Considerados teratógenos
			Os efeitos fetais incluem:
			Embriopatia (síndrome varfarínica fetal) – restrição do crescimento, cegueira, atrofia óptica, microftalmia, hipoplasia nasal, hipoplasia dos membros, epífises pontilhadas, deficiência mental, convulsões, perda auditiva, cardiopatia congênita, escoliose e morte
			Anomalias do sistema nervoso central
			Aborto espontâneo
			Natimorto
			Parto prematuro
			Hemorragia
	Enoxaparina	B	Não atravessa a placenta
			Não é considerada teratógeno
Anticonvulsivantes	Carbamazepina	D	Atravessa a placenta
			Considerada teratógena
			Associada a espinha bífida, anomalias craniofaciais, hipoplasia ungueal e atraso do desenvolvimento
	Etossuximida	C	Usada no tratamento da epilepsia do tipo pequeno mal
			Não é bem estudada, o que dificulta as conclusões relativas à teratogenicidade
			Algumas associações descritas em recém-nascidos em número limitado de exposições são: persistência do canal arterial, fenda labial/palatina, fácies mongoloide, alteração das pregas palmares, papila mamária acessória e hidrocefalia
			Há relato de hemorragia espontânea em recém-nascidos
	Lamotrigina	C	Não é considerada teratógena
			Suspeita de aumento do risco de fenda labial/palatina em um estudo de exposição durante a gravidez, mas não confirmado em outros estudos deste tipo

(continua)

Apêndice B | Efeitos de Fármacos e Substâncias de Uso Materno no Feto 751

Quadro B.1 — Efeitos fetais de fármacos e substâncias comuns de uso materno. *(Continuação)*

Classe	Fármaco/substância	Classe de risco (ver Seção II)	Farmacocinética/efeitos fetais descritos
Anticonvulsivantes	Levetiracetam	C	Atravessa a placenta
			Associado a baixo peso ao nascimento
	Fenobarbital	D	Atravessa a placenta
			Considerado teratógeno
			Não há fenótipo específico (ao contrário da fenitoína)
			Os estudos foram alterados pelo uso em associação a fenitoína
			Achados associados: anomalias cardiovasculares, fenda labial/palatina, doença hemorrágica precoce do recém-nascido (indução de enzimas microssômicas hepáticas fetais, depleção de vitamina K e supressão de fatores da coagulação dependentes de vitamina K); abstinência de barbitúricos, comprometimento do desenvolvimento cognitivo
	Fenitoína	D	Atravessa a placenta
			Considerada teratógena, alguns sugerem que isso está relacionado com a dose
			Padrão reconhecível de malformações conhecidas como *síndrome de hidantoína fetal*, as características são:
			Anomalias craniofaciais: ponte nasal larga, fontanela ampla, linha de implantação do cabelo baixa, crista alveolar larga, crista metópica, pescoço curto, hipertelorismo ocular, microcefalia, fenda labial/palatina, orelhas anormais ou com implantação baixa, prega palpebronasal, ptose palpebral, coloboma e cabelo com fios grossos;
			Anomalias dos membros: unhas pequenas ou ausentes, hipoplasia das falanges distais, alteração da prega palmar, polegar trifalângico, luxação do quadril e atraso do crescimento;
			Outras: anomalias cardíacas congênitas, malformações do SNC, deficiência mental e relato de associação com tumores neuroectodérmicos em recém-nascidos
			Pode causar doença hemorrágica precoce do recém-nascido (indução de enzimas microssômicas hepáticas fetais, depleção de vitamina K e supressão de fatores da coagulação dependentes de vitamina K)
	Primidona	D	Análogo estrutural do fenobarbital
			Considerada teratógena
			Pode-se observar doença hemorrágica do recém-nascido (depleção de vitamina K)

(continua)

752 Apêndice B | Efeitos de Fármacos e Substâncias de Uso Materno no Feto

Quadro B.1 — Efeitos fetais de fármacos e substâncias comuns de uso materno. *(Continuação)*

Classe	Fármaco/substância	Classe de risco (ver Seção II)	Farmacocinética/efeitos fetais descritos
Anticonvulsivantes	**Ácido valproico**	D	Atravessa a placenta com facilidade
			Considerado teratógeno
			As complicações associadas no feto e no recém-nascido incluem: anormalidades congênitas – síndrome do ácido valproico: defeitos do tubo neural (meningomielocele lombar), malformação craniofacial, microcefalia, dedos anormais, hipospadia, cardiopatia congênita (comunicações interatriais), atraso do desenvolvimento psicomotor e restrição do crescimento
			Outras: hiperbilirrubinemia, hepatotoxicidade, hiperglicinemia transitória e abstinência
Anti-histamínicos	**Primeira geração**		Não são considerados teratógenos
	Difenidramina	B_F	
	Clorfeniramina	C	
	Tripelenamina	B	
	Segunda geração		
	Loratadina	B_F	Não é considerada teratógena Não se sabe se atravessa a placenta; entretanto, por ter baixo peso molecular, acredita-se que haja algum grau de passagem
Anti-infecciosos	**Amebicidas**		
	Metronidazol	B	Atravessa a placenta
			Contraindicado no 1º trimestre, exceto se o tratamento alternativo for insatisfatório
			Embora mutagênico e carcinogênico em bactérias e ratos, não existe associação clara dessas propriedades em seres humanos
			A maioria das evidências sugere que não há risco importante para o feto
	Aminoglicosídios		
	Amicacina	C_B, D_F	Atravessa rapidamente a placenta
			Não é considerada teratógena
			Risco teórico de ototoxicidade
	Gentamicina	C (preparações oftalmológicas e tópicas)	Atravessa rapidamente a placenta
		D (preparações sistêmicas)	Uso intraparto para tratamento de infecção materna: 2 a 3 doses
			Risco teórico de ototoxicidade e nefrotoxicidade

(continua)

Apêndice B | Efeitos de Fármacos e Substâncias de Uso Materno no Feto **753**

Quadro B.1 — Efeitos fetais de fármacos e substâncias comuns de uso materno. *(Continuação)*

Classe	Fármaco/substância	Classe de risco (ver Seção II)	Farmacocinética/efeitos fetais descritos
Anti-infecciosos	Neomicina	C (preparações oftalmológicas e tópicas)	Não é considerada teratógena
		D (preparações sistêmicas)	
			Risco teórico de ototoxicidade
	Tobramicina	C (preparações oftalmológicas e tópicas)	Risco teórico de ototoxicidade
		D (preparações sistêmicas)	Relato de potencialização de fraqueza neuromuscular induzida por $MgSO_4$ no neonato
	Estreptomicina	D	Relato de ototoxicidade
	Antibióticos: gerais		
	Cloranfenicol	C	Atravessa a placenta a termo
			Não é considerado teratógeno
			Relato de colapso cardiovascular (síndrome do bebê cinzento) em um recém-nascido cuja mãe recebera uma dose de cloranfenicol durante o trabalho de parto
	Clindamicina	B	Atravessa a placenta
			Não é considerada teratógena
	Eritromicina	B	Atravessa a placenta, porém em concentrações muito baixas
			Não é considerada teratógena
	Pentamidina	C	Atravessa a placenta
			Embriocida quando administrada no início da gravidez, mas não é teratogênica
	Trimetoprima	C	Atravessa a placenta
			Antagonista do ácido fólico, sugestiva associação a defeitos do tubo neural, anomalias cardiovasculares e fendas faciais
			Pode ser usada isoladamente ou combinada a sulfonamidas
	Antifúngicos		
	Anfotericina B	B	Atravessa a placenta
			Não é considerada teratógena
			Fármaco de escolha para o tratamento de micoses sistêmicas na gravidez

(continua)

754 Apêndice B | Efeitos de Fármacos e Substâncias de Uso Materno no Feto

Quadro B.1	Efeitos fetais de fármacos e substâncias comuns de uso materno. *(Continuação)*		
Classe	**Fármaco/substância**	**Classe de risco (ver Seção II)**	**Farmacocinética/efeitos fetais descritos**
Anti-infecciosos	Griseofulvina	C	Atravessa a placenta
			Associada a aumento do risco de malformações fetais
	Cetoconazol	C_F	Não é recomendado o uso durante a gravidez por causa de anomalias congênitas em estudos com animais
	Flucitosina	C_F	Teratogênica em estudos com animais
	Miconazol	C	Antifúngico tópico
			Não há relatos que documentem malformações congênitas associadas. Efeitos teóricos sobre a síntese fetal de androgênio
	Antivirais		
	Aciclovir	B	Atravessa a placenta
			Não há relatos documentados de efeitos adversos em fetos ou recém-nascidos
	Cefalosporinas	B	A classe das cefalosporinas geralmente é considerada segura durante a gravidez
	Latamoxefe (moxalactam)	C	Muitas atravessam a placenta. Há alguns relatos de possíveis malformações cardiovasculares e fendas labiais/palatinas com cefaclor, ceftriaxona, cefalexina e cefadrina
	Iodopovidona	C	Atravessa a placenta com facilidade
			Pode causar hipotireoidismo transitório no recém-nascido (uso tópico e vaginal)
	Penicilinas	B	Muitos derivados da penicilina atravessam a placenta com facilidade
			Como classe, as penicilinas não são consideradas teratogênicas
	Quinolonas	C	Não se sabe se há passagem transplacentária de muitos derivados da quinolona; embora a molécula seja suficientemente pequena para que isso seja possível em teoria
			Norfloxacino e ciprofloxacino atravessam a placenta
			As evidências em animais sugerem associação a lesão da cartilagem e artropatia, embora isso nunca tenha sido demonstrado em estudos com seres humanos
			Não há evidências fortes ou convincentes de que o uso de quinolona esteja associado a anormalidades congênitas

(continua)

Apêndice B | Efeitos de Fármacos e Substâncias de Uso Materno no Feto **755**

Quadro B.1	Efeitos fetais de fármacos e substâncias comuns de uso materno. *(Continuação)*		
Classe	Fármaco/substância	Classe de risco (ver Seção II)	Farmacocinética/efeitos fetais descritos
Anti-infecciosos			No entanto, há alguns pequenos relatos de anomalias congênitas possivelmente associadas; embora não se tenha identificado um padrão regular
			A maioria é contrária ao uso de quinolonas durante a gravidez, pois existem opções mais seguras
	Sulfonamidas	C	Atravessam a placenta com facilidade
		D – se administradas próximo ao termo	Quando perto do termo, os efeitos tóxicos associados comprovados incluem exacerbação dos efeitos tóxicos da bilirrubina (competem com a bilirrubina pelos locais de ligação à albumina) e anemia hemolítica
			Não há fortes evidências sugestivas de associação a anormalidades congênitas
	Tetraciclinas (doxiciclina, tetraciclina)	D	Atravessam a placenta
			Associadas a hepatotoxicidade materna em caso de azotemia ou pielonefrite
			Associadas à interferência nas estruturas mineralizadas fetais como dentes (coloração amarela intensa) e ossos
			Possível risco de anomalias fetais menores
	Germicidas urinários Nitrofurantoína	B	Não é considerada teratógena
			Cuidado com o uso próximo ao termo por causa de relatos de anemia hemolítica do recém-nascido em mulheres com deficiência de glicose-6-fosfato desidrogenase
Antimaláricos	Cloroquina	C	Atravessa a placenta
			Fármaco de escolha para a profilaxia e o tratamento de malária sensível durante a gravidez
	Hidroxicloroquina	C	Atravessa a placenta
			Geralmente o uso é considerado seguro durante a gravidez; entretanto, os estudos e o número de exposições são limitados
	Quinina	D_B, X_F	Considerada teratógena
			Relato de anomalias congênitas associadas, entre as quais: anomalias do SNC, defeitos dos membros, defeitos faciais, defeitos cardíacos, anomalias do sistema digestório, anomalias urogenitais, hérnias e anomalias vertebrais
			Relatos de púrpura trombocitopênica materna e neonatal
			Relatos de hemólise neonatal em recém-nascidos com deficiência de G-6-PD

(continua)

756 Apêndice B | Efeitos de Fármacos e Substâncias de Uso Materno no Feto

Quadro B.1 — Efeitos fetais de fármacos e substâncias comuns de uso materno. *(Continuação)*

Classe	Fármaco/substância	Classe de risco (ver Seção II)	Farmacocinética/efeitos fetais descritos
Antiparasitários	Crotamitona a 10%	C	Não há relato de efeitos tóxicos na gravidez e em lactentes
	Lindano (hexacloreto de gamabenzeno)	B	Possível associação a hipospadia
			Preocupação teórica com neurotoxicidade, convulsões e anemia aplásica
	Mebendazol	C	Não há fortes evidências sugestivas de associação a malformações congênitas
	Paromomicina	C	Dados limitados, não há ligação com malformações congênitas
	Piretrinas (butóxido de piperonila)	C	Poucos dados para avaliar a segurança
			Baixa absorção; o potencial de toxicidade deve ser mínimo
	Tiabendazol	C	Não há relatos de teratogenicidade humana; há relatos de defeitos nos membros em estudos com animais
Antituberculosos (ver Capítulo 52)	Etambutol	B	Atravessa a placenta
			Não há relatos de anomalias congênitas associadas
			Recomendado pelos CDC em associação a isoniazida e rifampicina para tratamento inicial de gestantes com tuberculose
	Etionamida	C	Há um caso descrito de aumento de anomalias congênitas
	Isoniazida	C	Atravessa a placenta
			Não há forte associação a anomalias congênitas
			Recomendada pelos CDC em associação a rifampicina e etambutol para tratamento inicial de gestantes com tuberculose
	Rifampicina	C	Atravessa a placenta
			Não há forte associação a anomalias congênitas
			Associação a doença hemorrágica do recém-nascido
			Recomendada pelos CDC em associação a isoniazida e etambutol para tratamento inicial de gestantes com tuberculose
Cardiovasculares	Inibidores da ECA. (captopril, enalapril)	C	Não há aumento aparente do risco para fetos humanos quando são usados no primeiro trimestre

(continua)

Apêndice B | Efeitos de Fármacos e Substâncias de Uso Materno no Feto **757**

Quadro B.1	Efeitos fetais de fármacos e substâncias comuns de uso materno. *(Continuação)*		
Classe	**Fármaco/substância**	**Classe de risco (ver Seção II)**	**Farmacocinética/efeitos fetais descritos**
Cardiovasculares		D – se usados no segundo ou terceiro trimestre	O uso no segundo e no terceiro trimestre está associado a teratogenicidade fetal secundária à hipotensão fetal e diminuição do fluxo sanguíneo renal com consequente anúria, disgenesia renal e insuficiência renal. Oligoidrâmnio associado à anúria pode causar restrição do crescimento fetal, hipoplasia pulmonar, contraturas nos membros, deformação craniofacial e morte neonatal
	Antiarrítmicos		
	Lidocaína	B	Atravessa rapidamente a placenta
			Dados limitados com o uso como antiarrítmico durante a gravidez; os poucos relatos disponíveis não sugerem risco importante para o feto
	Procainamida	C	Não foi associada a anomalias congênitas nem a efeitos adversos em fetos ou recém-nascidos
	Quinidina	C_B, B_F	Atravessa a placenta
			Não foi associada a anomalias congênitas
			Relato de trombocitopenia neonatal após uso materno
	Betabloqueadores Propranolol, labetalol	C (primeiro trimestre)	Atravessam a placenta
		D (segundo ou terceiro trimestre)	
			Na gravidez avançada, relatos de efeitos fetais e neonatais, entre os quais figuram hipoglicemia, bradicardia, apneia neonatal e angústia respiratória
			Relatos de restrição do crescimento intrauterino (RCIU)
	Bloqueadores dos canais de cálcio	C	Atravessam a placenta
			Risco teórico sobre os processos de embriogênese dependentes de cálcio
	Diltiazem	C	Associado a malformações dos membros e da cauda em camundongos, não há relatos definitivos em seres humanos
	Nifedipino	C	Uso comum para tocólise no trabalho de parto pré-termo e como anti-hipertensivo na gravidez
			Não há dados definitivos de aumento do risco de anomalias congênitas em seres humanos
	Verapamil	C	Não foi associado a anomalias congênitas

(continua)

758 Apêndice B | Efeitos de Fármacos e Substâncias de Uso Materno no Feto

Quadro B.1 — Efeitos fetais de fármacos e substâncias comuns de uso materno. *(Continuação)*

Classe	Fármaco/substância	Classe de risco (ver Seção II)	Farmacocinética/efeitos fetais descritos
Cardiovasculares	Digoxina	C	Usada no tratamento de arritmias maternas ou fetais
			Há aumento da passagem transplacentária e da captação pelo feto com o avanço da idade gestacional
			Não há associação a anomalias congênitas
			Há relatos de morte neonatal após superdosagem materna
	Diuréticos		
	Acetazolamida	C	Não há associação com anomalias congênitas em seres humanos
	Diuréticos tiazídicos		Atravessam a placenta
	Clorotiazida, clortalidona, hidroclorotiazida	C/D se usadas na hipertensão induzida pela gravidez (HIG)	Atravessam a placenta
			Podem induzir hiperglicemia materna. É recomendada a atenção à possibilidade de hipoglicemia do lactente
			Existem relatos conflitantes acerca da associação a anormalidades congênitas; possível ligação entre o uso de clortalidona no primeiro trimestre e anomalias cardíacas congênitas
			Relatos de trombocitopenia neonatal, anemia hemolítica e desequilíbrios eletrolíticos
	Furosemida	C	Atravessa a placenta
			Pode diminuir a perfusão placentária; o uso na gravidez só é indicado se houver suporte satisfatório de volume intravascular em casos de insuficiência cardíaca congestiva ou doença renal crônica
			Associada a aumento da produção de urina fetal
			Não há forte associação a anomalias congênitas importantes
	Espironolactona	C/D se usada na hipertensão induzida pela gravidez	Pode reduzir a perfusão placentária
			Não há forte associação a anomalias congênitas importantes; entretanto, há preocupação com o efeito antiandrogênico que causou feminilização em fetos de rato do sexo masculino

(continua)

Apêndice B | Efeitos de Fármacos e Substâncias de Uso Materno no Feto **759**

Quadro B.1 — Efeitos fetais de fármacos e substâncias comuns de uso materno. *(Continuação)*

Classe	Fármaco/substância	Classe de risco (ver Seção II)	Farmacocinética/efeitos fetais descritos
Cardiovasculares	**Outros anti-hipertensivos**		
	Diazóxido	C	Atravessa a placenta
			Pode causar rápida diminuição da pressão arterial materna, diminuição da perfusão placentária e bradicardia fetal; observaram-se efeitos menores com doses pequenas administradas a intervalos frequentes
			É relaxante uterino e, portanto, pode inibir as contrações uterinas
			Associado à hiperglicemia neonatal
	Metildopa	B	Atravessa a placenta
			Anti-hipertensivo que não altera o fluxo sanguíneo para o útero
			Não é considerada teratógena
			Relatos de diminuição do volume intracraniano e redução da pressão arterial sistólica neonatal; nenhum desses efeitos foi considerado clinicamente importante
	Nitroprussiato	C	Atravessa a placenta
			Não é considerado teratógeno
			Pode haver bradicardia fetal transitória
			A dose materna convencional não parece associada ao risco de acúmulo excessivo de cianeto no feto
	Prazosina	C	Atravessa a placenta
			Bloqueador alfa-1-adrenérgico
			Não é considerada um teratógeno
	Vasodilatadores		
	Dipiridamol	B	Séries de casos e relatos de caso não mostram associação a anormalidades congênitas
	Disopiramida	C	Atravessa a placenta
			Não há associação a anormalidades congênitas
			Relatos de indução de contrações uterinas perto do termo, o que acarreta uma preocupação teórica com o parto pré-termo
	Hidralazina	C	Atravessa a placenta
			Estudos com animais demonstraram anomalias ósseas quando administrada no primeiro trimestre. O uso no terceiro trimestre é comum e seguro se for evitada hipotensão materna

(continua)

760 Apêndice B | Efeitos de Fármacos e Substâncias de Uso Materno no Feto

| Quadro B.1 | | Efeitos fetais de fármacos e substâncias comuns de uso materno. *(Continuação)* | |

Classe	Fármaco/substância	Classe de risco (ver Seção II)	Farmacocinética/efeitos fetais descritos
Cardiovasculares			Relatos de trombocitopenia e sangramento neonatal; entretanto, essas ocorrências podem estar relacionadas com hipertensão materna grave, e não com a exposição ao fármaco; também há relatos de casos de arritmia fetal
	Nitroglicerina	B_B, C_F	Início rápido, ação curta
			Os relatos, embora em número limitado, sugerem que não causa danos fetais importantes
			Alguns relatos de bradicardia fetal com perda da variabilidade batimento a batimento em resposta à diminuição da pressão arterial materna; aparentemente, esses efeitos cardíacos fetais não têm importância clínica duradoura
Quimioterápicos			O uso da maioria dos antineoplásicos está associado a baixo peso ao nascimento
			A exposição limitada, com frequente uso simultâneo de múltiplos fármacos, dificulta a interpretação final das observações
			Descreveram-se anomalias congênitas de praticamente todos os sistemas orgânicos, mas é preciso ponderar os riscos de não tratar a mãe com câncer em relação aos riscos de tratamento
Quimioterápicos	Citarabina	D	O uso precoce no primeiro e no segundo trimestres está associado a várias anormalidades cromossômicas e congênitas. O risco de malformação é de aproximadamente 1 em 8
	Ciclofosfamida	D	Relatos de caso de aborto no primeiro trimestre e malformação dos membros e olhos. Considera-se que não aumenta o risco de malformação congênita se usada no segundo e no terceiro trimestres. Comprometimento do crescimento fetal
	Dactinomicina	D/C	Relatos limitados de uso durante a gravidez; descreveram-se anomalias congênitas de praticamente todos os sistemas orgânicos
			Um relato de exposição em seis gestações não mostrou associação a anomalias congênitas
	Doxorrubicina	D	Não há comprovação da segurança do uso na gravidez – embriotóxico e teratogênico em ratos – embriotóxico em coelhos. O uso deve ser limitado ao segundo e ao terceiro trimestres. Há relato de pancitopenia em recém-nascidos com o uso durante o terceiro trimestre

(continua)

Apêndice B | Efeitos de Fármacos e Substâncias de Uso Materno no Feto **761**

Quadro B.1	Efeitos fetais de fármacos e substâncias comuns de uso materno. *(Continuação)*		
Classe	**Fármaco/substância**	**Classe de risco (ver Seção II)**	**Farmacocinética/efeitos fetais descritos**
Quimioterápicos	5-Fluoruracila	D_B, X_F	Estudaram-se os efeitos teratogênicos em todas as espécies de animais. Associações descritas com abortos espontâneos, fenda labial/palatina e CIV; no relato de exposição de 40 gestações no segundo e no terceiro trimestres como esquema de associação não houve natimortos e houve 2 anomalias congênitas (pé torto, refluxo ureteral)
	Daunorrubicina	D	*1º trimestre*: relatos de aborto espontâneo, também de gestações normais; dois relatos de caso de fetos com múltiplas anomalias
			2º e 3º trimestres: um relato de 40 recém-nascidos expostos não descreveu efeitos adversos; um segundo relato de 40 recém-nascidos demonstrou anomalias congênitas em dois deles. Em uma série de 29 gestações expostas, as complicações em recém-nascidos foram anemia, hipoglicemia, distúrbios eletrolíticos e neutropenia transitória. O risco de malformação é de aproximadamente 1 em 8
	6-Mercaptopurina	D	Observaram-se anomalias congênitas em camundongos, ratos, hamsters e coelhos expostos; embriotóxico e teratogênico em ratos – embriotóxico em coelhos. Não se identificou síndrome de malformação em seres humanos. Houve relatos de pancitopenia e anemia hemolítica neonatais. Não há comprovação da segurança do uso na gravidez; no entanto, descreveram-se vários desfechos normais em gestações humanas
	Clormetina (mecloretamina)	D	Relatos de casos de desfechos normais e anormais após o uso de quimioterápicos, incluindo a clormetina
	Metotrexato	XD_B, X_F	Antagonistas do ácido fólico. Efeitos teratogênicos em todas as espécies de animais estudadas. Relato de associação a abortamentos espontâneos, fenda labial/palatina e comunicação interventricular
	Procarbazina	D	As anomalias congênitas observadas em ratos expostos podem ser evitadas por tratamento com ácido fólico. Séries de casos de 22 recém-nascidos humanos expostos não mostraram anomalias. Há relatos de recém-nascidos expostos com anomalias congênitas. Associada a anormalidades congênitas. Antagonista do ácido fólico
			Pode causar disfunção gonadal. Atravessa a placenta
	Tioguanina	D	Análogo da purina que interrompe a biossíntese de ácidos nucleicos. Atravessa a placenta. Considerada teratógena
			Observaram-se anomalias congênitas em ratos expostos. Relatos de casos de defeitos distais dos membros em recém-nascidos humanos expostos. Associada a mielossupressão grave do recém-nascido

(continua)

762 Apêndice B | Efeitos de Fármacos e Substâncias de Uso Materno no Feto

Quadro B.1 — Efeitos fetais de fármacos e substâncias comuns de uso materno. *(Continuação)*

Classe	Fármaco/substância	Classe de risco (ver Seção II)	Farmacocinética/efeitos fetais descritos
Quimioterápicos	Alcaloides da vinca Vincristina, vindesina, vimblastina, vinorelbina	D	Antimitóticos. Observaram-se anormalidades congênitas em estudos com animais; entretanto, há vários relatos de desfecho normal da gravidez humana. Pode causar disfunção gonadal
Outros quimioterápicos			
	Bleomicina	D	Existem relatos de crianças normais e crianças com anomalias congênitas expostas *in utero*
	Dacarbazina	C	Relatos de desfechos normais em crianças expostas *in utero*
Substâncias de uso habitual ou de abuso	**Cafeína**	B	
			O consumo moderado a intenso está associado a aumento do risco de aborto espontâneo no fim do primeiro trimestre e durante o segundo trimestre, mas não há risco de aborto com a ingestão menor que 200 mg/dia. Pode causar disfunção gonadal
			Em mães que já tiveram um aborto, até mesmo pequenas quantidades aumentam o risco de morte fetal.
			Demonstrou-se aumento da frequência respiratória e diminuição da frequência cardíaca no feto após o consumo de cafeína. Atravessa a placenta
			Os fetos de mulheres com alto consumo de cafeína têm menor tempo de sono ativo e permanecem mais tempo em vigília. Não há associação a anomalias congênitas
			O alto consumo de cafeína associado ao tabagismo aumenta mais o risco de baixo peso ao nascimento que o tabagismo isolado. O consumo moderado a intenso está associado a aumento do risco de aborto espontâneo no fim do primeiro trimestre e durante o segundo trimestre, mas não há risco de aborto com a ingestão menor que 200 mg/dia
			Descreveu-se que arritmias cardíacas do recém-nascido estão possivelmente relacionadas com a abstinência de cafeína
	Cocaína	C X, em caso de consumo não medicinal	Ver Capítulo 12
	Etanol	D X, em caso de uso excessivo ou prolongado	Ver Capítulo 12

(continua)

Apêndice B | Efeitos de Fármacos e Substâncias de Uso Materno no Feto **763**

Quadro B.1 — Efeitos fetais de fármacos e substâncias comuns de uso materno. *(Continuação)*

Classe	Fármaco/substância	Classe de risco (ver Seção II)	Farmacocinética/efeitos fetais descritos
Substâncias de uso habitual ou de abuso	Maconha	C	Ver Capítulo 12
	Tabaco	C	Ver Capítulo 12
Gastrintestinais	Anti-inflamatórios		
	Sulfassalazina	B	Não há forte ligação com anormalidades congênitas; no entanto, há relatos de possíveis associações, entre as quais fenda labial/palatina, hidrocefalia, comunicação interventricular, coarctação da aorta e anormalidades geniturinárias. É preciso ter cuidado próximo ao termo devido à associação entre sulfonamidas e toxicidade da bilirrubina no recém-nascido. (Ver Capítulo 26)
		D – se usada próximo ao termo	
Antilipêmicos	Colestiramina	B	Resina que se liga aos ácidos biliares
			Um relato de hematoma subdural fetal supostamente secundário à deficiência de vitamina K causada pelo fármaco ou por colestase materna. Não há forte ligação com anormalidades congênitas; no entanto, há relatos de possíveis associações, entre as quais fenda labial/palatina, hidrocefalia, comunicação interventricular, coarctação da aorta e anormalidades geniturinárias
Antissecretores	Cimetidina	B	Antagonista do receptor H_2 que inibe a secreção de ácido gástrico
			Atravessa a placenta.
			Não é considerada teratógena. Não há ligação com malformações congênitas
			Atividade antiadrenérgica em animais, porém não demonstrada em seres humanos
			Não há aumento do risco de malformações congênitas
	Ranitidina	B	Semelhante à cimetidina, porém a ranitidina não tem atividade antiadrenérgica em estudos com animais ou seres humanos com antagonista dos receptores H_2 inibidores da secreção de ácido gástrico
Laxante	Docusato	C	Atravessa a placenta
			Um relato de hipomagnesemia materna e neonatal supostamente secundária ao docusato sódico. Não há aumento do risco de malformações congênitas

(continua)

764 Apêndice B | Efeitos de Fármacos e Substâncias de Uso Materno no Feto

| Quadro B.1 | Efeitos fetais de fármacos e substâncias comuns de uso materno. *(Continuação)* | | |

Classe	Fármaco/substância	Classe de risco (ver Seção II)	Farmacocinética/efeitos fetais descritos
Laxante	Metoclopramida	B	Usada na gravidez pelo efeito antiemético e para aumentar o tempo de esvaziamento gástrico. Não há associação a toxicidade fetal nem a malformações
	Ondansetrona	B	Atravessa a placenta. Não é considerada teratógena
Narcóticos (ver Capítulo 12)	Butorfanol	C	
	Petidina (meperidina)	B	
	Pentazocina	C	
	Dextropropoxifeno (propoxifeno)	C para todos, D em caso de uso excessivo ou prolongado ao termo	
Psicofármacos	Antipsicóticos/ ansiolíticos		
	Para esquizofrenia:		Comentários gerais:
			Há relatos de efeitos tóxicos em recém-nascidos quando fármacos dessa classe são usados para tratamento da esquizofrenia próximo ao termo. Descreveram-se duas síndromes clínicas:
			1. Síndrome mais comum com fármacos de baixa potência (p. ex., clorpromazina, proclorperazina, tioridazina) – depressão neonatal, letargia, disfunção gastrintestinal e hipotensão. Esses sintomas podem persistir por alguns dias
			2. Síndrome mais comum com fármacos de alta potência (p. ex., haloperidol) – sinais extrapiramidais, entre os quais estão tremores, aumento do tônus, espasticidade, postura anormal, curvamento do dorso, reflexos tendinosos profundos hiperativos e choro estridente. Podem persistir por vários meses
	Clorpromazina	C	Atravessa a placenta
			É considerada segura quando usada em doses menores antieméticas
			Observou-se queda acentuada da pressão arterial materna quando usada para analgesia durante o trabalho de parto
			A maioria dos estudos não relata associação a anomalias congênitas

(continua)

Apêndice B | Efeitos de Fármacos e Substâncias de Uso Materno no Feto **765**

Quadro B.1	Efeitos fetais de fármacos e substâncias comuns de uso materno. *(Continuação)*		

Classe	Fármaco/substância	Classe de risco (ver Seção II)	Farmacocinética/efeitos fetais descritos
Psicofármacos	Haloperidol	C	Relatos conflitantes acerca da associação a defeitos de redução de membros
			Possível associação a defeitos cardiovasculares
			O uso durante o trabalho de parto na posologia sugerida não foi associado a efeitos neonatais
	Proclorperazina, Tioridazina	C	Atravessam a placenta
			O uso para alívio de náuseas e vômitos é considerado seguro
			Embora haja resultados conflitantes, a maioria dos estudos sugere que as fenotiazinas sejam seguras quando usadas em baixas doses
	Para doença bipolar:		
	Lítio	D	Atravessa a placenta
			A meia-vida sérica em recém-nascidos é maior que em adultos
			Há forte associação a anomalias congênitas, sobretudo defeitos cardiovasculares (anomalia de Ebstein)
			Relato de efeitos tóxicos no feto e no recém-nascido, entre eles: cianose, hipotonia, bradicardia, depressão tireoidiana e bócio, cardiomegalia e diabetes insípido
			A maioria dos efeitos tóxicos neonatais é autolimitada
	Benzodiazepínicos		Está comprovado que a maioria atravessa facilmente a placenta com acúmulo fetal
	Alprazolam	D	Não há associação entre o alprazolam e anomalias congênitas; entretanto, descreveram-se associações com outros fármacos dessa classe:
	Clonazepam	D	Clonazepam – defeitos cardíacos congênitos
	Diazepam	D	Diazepam – fenda labial/palatina (controverso, não há associação em estudos grandes recentes de coortes e de caso-controle), hérnia inguinal, características dismórficas, restrição do crescimento fetal, defeitos do SNC
	Lorazepam	D	O lorazepam foi associado à atresia anal
			Risco de efeitos tóxicos e abstinência em recém-nascidos, sobretudo com doses maiores ou uso prolongado; a descrição do quadro clínico de toxicidade e abstinência inclui:

(continua)

766 Apêndice B | Efeitos de Fármacos e Substâncias de Uso Materno no Feto

Quadro B.1	Efeitos fetais de fármacos e substâncias comuns de uso materno. *(Continuação)*		
Classe	**Fármaco/substância**	**Classe de risco (ver Seção II)**	**Farmacocinética/efeitos fetais descritos**
Psicofármacos			1. "Síndrome do lactente hipotônico" – hipotermia, hipotonia, letargia, dificuldades de sucção, apneia e cianose
			2. "Síndrome de abstinência" – tremor, irritabilidade, choro inconsolável, inquietude, padrão anormal de sono, hipertonia, hiper-reflexia, convulsões, diarreia, vômitos e sucção vigorosa. Esses sintomas podem surgir até 3 semanas após o parto e persistir por vários meses
			As consequências neurocomportamentais a longo prazo são controversas e insuficientemente estudadas
	Antidepressivos tricíclicos		Atravessam a placenta
	Amitriptilina	C	Relatos conflitantes acerca da associação a defeitos de redução de membros
	Imipramina	D	Embora haja pequeno número de exposições, é possível que haja associação de imipramina e nortriptilina a defeitos cardiovasculares
	Nortriptilina	D	Descreveram-se os seguintes efeitos da imipramina e da nortriptilina em recém-nascidos: apneia periódica, cianose, taquipneia, angústia respiratória, irritabilidade, convulsões, dificuldades de alimentação, insuficiência cardíaca, taquicardia, mioclonia e retenção urinária
			Não há estudos a longo prazo sobre o neurodesenvolvimento, há um relato de efeito não persistente sobre o neurodesenvolvimento (ver Nulman *et al.*, 1997).
	Inibidores seletivos da recaptação de serotonina (ISRS)		Estudos recentes sugerem possível aumento das malformações congênitas, sobretudo quando são usados no início do primeiro trimestre (ver Thormahlen, 2006 e Wogelius *et al.*, 2006). O uso de ISRS na gravidez avançada foi associado a uma síndrome neonatal transitória leve com acometimento do sistema nervoso central e dos sistemas respiratório e digestório
	Fluoxetina	C	Relato de um caso de síndrome de abstinência neonatal. Esses sintomas podem ocorrer até alguns dias após o parto e persistir por vários meses. Os sintomas são semelhantes aos causados pelos benzodiazepínicos. Não está associada a anomalias congênitas importantes. O uso de fluoxetina após 20 semanas de gestação foi associado a hipertensão pulmonar neonatal. Estudos sobre o neurodesenvolvimento a longo prazo não mostraram diferenças nos desfechos relativos ao desenvolvimento

(continua)

Apêndice B | Efeitos de Fármacos e Substâncias de Uso Materno no Feto **767**

Quadro B.1	**Efeitos fetais de fármacos e substâncias comuns de uso materno.** *(Continuação)*		
Classe	**Fármaco/substância**	**Classe de risco (ver Seção II)**	**Farmacocinética/efeitos fetais descritos**
Psicofármacos	Fluvoxamina	C	Fetos expostos a ISRS também são mais propensos a apresentar baixo peso ao nascimento e angústia respiratória, incluindo hipertensão pulmonar persistente. Não está associada a anomalias congênitas importantes
	Paroxetina	C	A paroxetina foi associada a anomalias cardiovasculares, mas os estudos não são homogêneos. O uso de paroxetina após 20 semanas de gestação foi associado a risco de hipertensão pulmonar neonatal. Estudos sobre o neurodesenvolvimento a longo prazo não mostraram diferenças nos desfechos relativos ao desenvolvimento. A recomendação atual do American College of Obstetrics and Gynecology é que a paroxetina seja evitada em gestantes e em mulheres que planejam engravidar (ver Leitura sugerida, Nulman *et al.*, 1997)
	Sertralina	B	Estudos com animais não demonstram associação a anomalias congênitas importantes, embora haja relatos de várias malformações associadas à sertralina. O uso de sertralina após 20 semanas de gestação foi associado a risco de hipertensão pulmonar neonatal. Estudos sobre o neurodesenvolvimento a longo prazo não mostraram diferenças nos desfechos relativos ao desenvolvimento
	Venlafaxina	C	Estudos em animais não mostraram aumento do risco de anomalias congênitas. Um resumo publicado sugeriu aumento do risco de algumas malformações
Medicamentos tireoidianos (ver Capítulo 3)			
	Suplementos tireoidianos		
	Levotiroxina	A	Não há associação a anomalias congênitas
	Antitireoidianos		
	Metimazol	D	Foi associado a aplasia cutânea e atresia dos cóanos, mas estudos recentes refutaram essa informação. Tanto o metilmazol quanto a propiltiouracila podem ser usados para tratar gestantes com hipertireoidismo
	Propiltiouracila	D	Não há associação a anomalias congênitas. Tanto o metilmazol quanto a propiltiouracila podem ser usados para tratar gestantes com hipertireoidismo

*As classes de risco são definidas na parte II. B = Briggs (ver II.B.2); F = fabricante (ver II.B.2); ECA = enzima conversora da angiotensina; SNC = sistema nervoso central; IV = intravenosa; AINE = anti-inflamatórios não esteroides; PD = fosfato desidrogenase; HIG = hipertensão induzida pela gravidez; ISRS = inibidores seletivos da recaptação de serotonina; CIV = comunicação interventricular.

768 Apêndice B | Efeitos de Fármacos e Substâncias de Uso Materno no Feto

Leitura sugerida

Berkovitch M, Elbirt D, Addis A, et al. Fetal effects of metoclopramide therapy for nausea and vomiting of pregnancy. *N Engl J Med* 2000;343(6):445–446.

Berlin CM Jr. Effects of drugs on the fetus. *Pediatr Rev* 1991;12(9):282–287.

Bodendorfer TW, Briggs GG, Gunning JE. Obtaining drug exposure histories during pregnancy. *Am J Obstet Gynecol* 1979;135(4):490–494.

Boyle RJ. Effects of certain prenatal drugs on the fetus and newborn. *Pediatr Rev* 2002;23(1):17–24.

Briggs GG, Freeman RK, Yaffe SJ. *Drugs in pregnancy and lactation: a reference guide to fetal and neonatal risk*, 6th ed. Philadelphia: Lippincott Williams & Wilkins, 2002.

Chambers CD, Hernandez-Diaz S, Van Marter LJ, et al. Selective serotonin-reuptake inhibitors and risk of persistent pulmonary hypertension of the newborn. *N Engl J Med* 2006;354(6):579–587.

Dean JC, Hailey H, Moore SJ, et al. Long term health and neurodevelopment in children exposed to antiepileptic drugs before birth. *J Med Genet* 2002;39(4):251–259.

Food and Drug Administration. Labeling and prescription drug advertising: content and format for labeling for human prescription drugs. *Fed Regist* 1980;44:37434–37467.

Holmes LB, Harvey EA, Coull BA, et al. The teratogenicity of anticonvulsant drugs. *N Engl J Med* 2001;344(15):1132–1138.

Kalter H, Warkany J. Congenital malformations (second of two parts). *N Engl J Med* 1983;308(9):491–497.

Kalter H, Warkany J. Medical progress. Congenital malformations: etiologic factors and their role in prevention (first of two parts). *N Engl J Med* 1983;308(8):424–431.

Koren G, Florescu A, Costei AM, et al. Nonsteroidal antiinflammatory drugs during third trimester and the risk of premature closure of the ductus arteriosus: A meta-analysis. *Ann Pharmacother* 2006;40(5):824–829.

Koren G, Pastuszak A, Ito S. Drugs in pregnancy. *N Engl J Med* 1998;338(16):1128–1137.

Levy G. Pharmacokinetics of fetal and neonatal exposure to drugs. *Obstet Gynecol* 1981;58(suppl 5):9S–16S.

Lusskin SI, Misri S. Infants with antenatal exposure to serotonin reuptake inhibitors (SSRI). In: Feigin RD, ed. UpToDate. Waltham, MA: UpToDate, 2007.

Moretti ME, Caprara D, Coutinho CJ, et al. Fetal safety of loratadine use in the first trimester of pregnancy: a multicenter study. *J Allergy Clin Immunol* 2003;111(3):479–483.

Moudgal VV, Sobel JD. Antifungal drugs in pregnancy: a review. *Expert Opin Drug Saf* 2003;2(5):475–483.

Murray L, Seger D. Drug therapy during pregnancy and lactation. *Emerg Med Clin North Am* 1994;12(1):129–149.

Neubert D, Chahoud I, Platzek T, et al. Principles and problems in assessing prenatal toxicity. *Arch Toxicol* 1987;60(1–3):238–245.

Nordeng H, Lindemann R, Perminov KV, et al. Neonatal withdrawal syndrome after in utero exposure to selective serotonin reuptake inhibitors. *Acta Paediatr* 2001;90(3):288–291.

Nulman I, Rovet J, Stewart DE, et al. Neurodevelopment of children exposed in utero to antidepressant drugs. *N Engl J Med* 1997;336(4):258–262.

Oberlander TF, Warburton W, Misri S, et al. Neonatal outcomes after prenatal exposure to selective serotonin reuptake inhibitor antidepressants and maternal depression using population-based linked health data. *Arch Gen Psychiatry* 2006;63(8):898–906.

Szeto HH. Kinetics of drug transfer to the fetus. *Clin Obstet Gynecol* 1993;36(2):246–254.

Szeto HH. Maternal-fetal pharmacokinetics and fetal dose-response relationships. *Ann N Y Acad Sci* 1989;562:42–55.

Szeto HH. Maternal-fetal pharmacokinetics: summary and future directions. *NIDA Res Monogr* 1995;154:203–217.

Thormahlen GM. Paroxetine use during pregnancy: is it safe? *Ann Pharmacother* 2006;40(10):1834–1837.

Use of psychoactive medication during pregnancy and possible effects on the fetus and newborn. Committee on drugs. American Academy of Pediatrics. *Pediatrics* 2000;105(4 pt 1):880–887.

Ward RM. Drug therapy of the fetus. *J Clin Pharmacol* 1993;33(9):780–789.

Ward RM. Maternal-placental-fetal unit: unique problems of pharmacologic study. *Pediatr Clin North Am* 1989;36(5):1075–1088.

Wogelius P, Nørgaard M, Gislum M, et al. Maternal use of selective serotonin reuptake inhibitors and risk of congenital malformations. *Epidemiology* 2006;17(6):701–704.

Apêndice C

Medicamentos Maternos e Amamentação

Karen M. Puopolo

I. Introdução. As dúvidas acerca da segurança do uso materno de medicamentos durante a amamentação são frequentes. A segurança de qualquer medicamento é determinada por uma combinação das propriedades biológicas e químicas do fármaco e pela fisiologia da mãe e do lactente. Levam-se em conta a quantidade de fármaco encontrada no leite materno, bem como a meia-vida e o efeito biológico do fármaco no lactente.

A. Propriedades do fármaco que afetam a passagem para o leite materno. O tamanho da molécula, o pH, a constante de dissociação acidobásica (pKa), a lipossolubilidade e as propriedades de ligação a proteínas do fármaco afetam a **razão entre a concentração no leite e no plasma (L/P)**, que é definida como a concentração relativa da fração livre do fármaco no leite e no plasma materno. O pequeno tamanho da molécula, o pH ligeiramente alcalino, a não ionização, a alta lipossolubilidade e a ausência de ligação a proteínas séricas favorecem a passagem de um fármaco para o leite materno. A meia-vida do medicamento e a frequência de administração também são importantes; quanto maior for o tempo cumulativo do fármaco na circulação materna, maior é a oportunidade para que apareça no leite materno.

B. Fatores maternos. A dose materna total e o modo de administração (intravenoso ou oral), além de doenças maternas (principalmente disfunção renal ou hepática), podem afetar a persistência do fármaco na circulação da mulher. Os medicamentos usados nos primeiros dias após o parto são mais propensos a entrar no leite materno, pois o epitélio alveolar mamário não amadurece totalmente antes do fim da primeira semana puerperal.

C. Fatores do lactente. A maturidade do lactente é o principal fator determinante da persistência de um fármaco em seu sistema. O metabolismo do fármaco é mais lento em recém-nascidos pré-termo e recém-nascidos a termo no primeiro mês após o nascimento por causa da imaturidade renal e hepática. O volume de leite ingerido (por kg de peso corporal) e a frequência das mamadas (ou frequência de expressão do leite no caso de recém-nascidos prematuros) determinam a dose total de um fármaco à qual o lactente é exposto.

II. Determinação da segurança do fármaco durante a amamentação. Existem vários recursos que avaliam o risco de medicamentos específicos para o lactente alimentado com leite materno. Para avaliar a segurança de um fármaco, o ideal é usar medidas diretas de sua passagem para o leite materno e do nível e da persistência do fármaco no lactente alimentado com leite materno, além da experiência com a exposição de lactentes ao fármaco. Infelizmente, só se dispõe desse tipo de informação acerca de um número relativamente pequeno de medicamentos. Na ausência de dados específicos, faz-se uma avaliação com base nas propriedades farmacológicas conhecidas do fármaco e nos seus efeitos conhecidos ou previstos no lactente em desenvolvimento. Os profissionais de saúde que orientam a lactante sobre a segurança de um medicamento específico devem estar atentos aos seguintes pontos:

A. As fontes disponíveis podem divergir na avaliação sobre determinado fármaco. As informações sobre alguns medicamentos (sobretudo os mais recentes) estão em constante mudança, e a avaliação da segurança pode modificar-se em um período relativamente curto. Diferentes fontes abordam a questão do uso de medicamentos durante a amamentação de diferentes pontos de vista. Por exemplo, o *Physicians Desk Reference* é um compêndio de informações sobre fármacos comercializados. Na ausência de dados específicos acerca da passagem de um fármaco para o leite materno, geralmente os fabricantes não fazem uma declaração definitiva sobre a segurança de seu uso durante a amamentação. Outras fontes, como *Medications in Mother's Milk* (MMM) e o programa da rede de informações toxicológicas da National Library of Medicine (TOXNET), reúnem as informações disponíveis e avaliam a segurança relativa do fármaco.

770 Apêndice C | Medicamentos Maternos e Amamentação

B. **A segurança de um fármaco na gravidez pode não ser igual à sua segurança durante a amamentação.** Por vezes, um medicamento contraindicado na gravidez (p. ex., varfarina ou ibuprofeno) é seguro durante a amamentação.

C. **Não existem dados definitivos sobre a maioria dos medicamentos ou sobre situações clínicas específicas.** Em muitos casos é necessário fazer uma avaliação clínica individual, levando em conta as informações disponíveis, a necessidade materna do medicamento e o risco para o lactente tanto da exposição ao fármaco quanto da exposição aos substitutos do leite materno. A consulta ao **Breastfeeding and Human Lactation Study Center** na University of Rochester pode ajudar o profissional de saúde a fazer avaliações clínicas específicas.

III. Fontes. Este apêndice baseou-se nas fontes citadas nos itens III.A a D.

A. **LactMed é a Drugs and Lactation Database, parte da TOXNET da National Library of Medicine.** Pode-se consultá-la em http://toxnet.nlm.nih.gov/cgi-bin/sis/htmlgen?LACT. Essa base de dados contém informações sobre a transferência esperada de substâncias no leite materno, a absorção prevista de substâncias pelo lactente, dados sobre níveis sanguíneos na mãe e no lactente e os possíveis efeitos adversos no lactente. As alternativas terapêuticas sugeridas são apresentadas quando apropriado. Essa fonte não oferece um sistema de classificação específico, mas apresenta uma orientação resumida com base nos dados disponíveis (ou na ausência deles). Todas as informações procedem da literatura científica, com referências completas; são fornecidos *links* para a literatura citada no PubMed.

B. **Hale T.** *Medications and Mother's Milk,* **14th ed.** Amarillo, TX: Hale Publishing, 2010. Este livro contém uma lista abrangente de centenas de medicamentos vendidos com prescrição médica ou de venda livre, radiofármacos, meios de contraste, contraceptivos, vitaminas, fitoterápicos e vacinas, além de citar referências primárias para a maioria deles. Informa a categoria de risco na gravidez da Food and Drug Administration (FDA) e a classificação da AAP para cada fármaco (leia sobre essas fontes no texto adiante). A categoria de risco durante a lactação do próprio autor é a seguinte:

1. **L1:** mais seguro
2. **L2:** seguro
3. **L3:** moderadamente seguro. Muitos fármacos pertencem a essa categoria, definida da seguinte maneira: "não existem estudos controlados em lactantes, mas é possível que haja risco de efeitos indesejados em um lactente, ou estudos controlados mostram apenas efeitos adversos mínimos ou que não ameaçam a vida. Os fármacos só devem ser administrados se o possível benefício justificar o possível risco para o lactente"
4. **L4:** possivelmente perigoso
5. **L5:** contraindicado.

C. **Briggs GG, Freeman RK, Yaffe SJ, eds.** *Drugs in Pregnancy and Lactation,* **8th ed.** Philadelphia: Lippincott Williams & Wilkins, 2008. Este livro apresenta referências primárias e analisa dados relativos ao risco para o feto em desenvolvimento e o risco na amamentação de mais de 1.000 medicamentos. Acerca do uso de fármacos na gravidez, o livro contém recomendações de 16 possíveis categorias com base em dados disponíveis sobre reprodução humana e animal. Acerca do uso na lactação, o livro contém recomendações de seis possíveis categorias com base em dados humanos e farmacológicos disponíveis.

D. **Lawrence RA, Lawrence RM.** *Breastfeeding: A Guide for the Medical Profession,* **7th ed.** Philadelphia: Elsevier, 2010. Este livro inclui uma discussão ampliada da farmacologia da passagem do fármaco para o leite materno. Um apêndice contém uma lista de mais de 600 fármacos organizados por categoria (analgésicos, antibióticos etc.) e, quando se dispõe da informação, a classificação de segurança da AAP, a categoria de risco na lactação de Hale (Hale Lactation Risk Category) e o código de segurança na lactância de Weiner (Weiner Code of Breastfeeding Safety). O apêndice contém também muitos dados farmacocinéticos sobre cada fármaco, entre os quais estão as razões L/P e a quantidade máxima (mg/mℓ) de fármaco encontrada no leite materno.

Apêndice C | Medicamentos Maternos e Amamentação   **771**

E. **O Breastfeeding and Human Lactation Study Center.** Esse centro de estudo mantém um banco de dados sobre fármacos que é atualizado regularmente. Nos EUA, os profissionais de saúde podem telefonar para (585) 275-0088 e conversar com membros da equipe sobre a segurança de determinado fármaco durante a amamentação. O centro só atende profissionais de saúde (não atende os pais). É parte da Division of Neonatology do Golisano Children's Hospital no University of Rochester Medical Center.

F. **Categorias de risco na gravidez da FDA.** Atualmente, o sistema usado pela FDA para classificar os fármacos é:

1. **Categoria A.** Estudos controlados em mulheres não demonstram risco para o feto.
2. **Categoria B.** Estudos de reprodução em animais não mostraram risco fetal ou, caso se tenha constatado risco, este não foi confirmado em estudos controlados posteriores em mulheres.
3. **Categoria C.** Estudos em animais mostraram efeitos adversos no feto e não existem estudos controlados em mulheres, ou não se dispõem de estudos em mulheres e em animais. Os fármacos só devem ser administrados se o possível benefício justificar o possível risco para o feto.
4. **Categoria D.** Há evidências positivas de risco fetal humano, mas os benefícios do uso em gestantes podem torná-lo aceitável apesar do risco (p. ex., em uma situação de risco de vida ou doença grave).
5. **Categoria X.** Estudos em animais ou seres humanos demonstraram anormalidades fetais; e o risco de uso do fármaco em gestantes é claramente maior que qualquer benefício possível.

   Em 2008, a FDA propôs a **eliminação** dessas categorias. A proposta da agência é exigir que os rótulos contenham um resumo dos riscos associados ao uso do fármaco durante a gravidez e a lactação e uma análise dos dados em que se baseia o resumo. O rótulo proposto também conteria informações clínicas pertinentes que ajudassem os profissionais de saúde a decidir a prescrição e a aconselhar as mulheres sobre o uso de fármacos durante a gravidez e/ou a lactação.

G. **Comitê de fármacos da American Academy of Pediatrics (AAP). A transferência de fármacos e outras substâncias químicas para o leite humano.** Essa declaração da política da AAP sobre uso de medicamentos e amamentação (Pediatrics 2001;108(3):776–789) foi suspensa em maio de 2010. Embora ainda seja amplamente citada, está desatualizada.

IV. Informações sobre medicamentos comuns.
A seguir são apresentadas as tabelas de medicamentos comumente prescritos para mulheres lactantes (Quadros C.1 a C.7). Eles são organizados por categoria e apresentados em ordem alfabética em cada categoria. Para cada medicamento é especificada a avaliação de LactMed e a classificação MMM de Hale (L1 a L5).

Quadro C.1	Antibióticos.	
Medicamento	**LactMed**	**MMM**
Aciclovir	Aceitável	L2
Amicacina	Aceitável	L2
Amoxicilina	Aceitável	L1
Amoxicilina + clavulanato	Aceitável	L1
Ampicilina/ampicilina–sulbactam	Aceitável	L1
Anfotericina B	Aceitável	L3
Azitromicina	Aceitável	L2
Aztreonam	Aceitável	L2
Canamicina	Aceitável	L2

(continua)

772 Apêndice C | Medicamentos Maternos e Amamentação

Quadro C.1 — Antibióticos. *(Continuação)*

Medicamento	LactMed	MMM
Carbenicilina	Aceitável	L1
Cefalosporinas:		
*Lista 1:	Aceitável	L1
†Lista 2:	Aceitável	L2
Cetoconazol	Os dados são limitados; é preferível usar alternativas	L2
Ciprofloxacino	Causa preocupação; é preferível usar alternativas	L3
Claritromicina	Aceitável	L1
Clindamicina	Pode causar preocupação	L2
Cloranfenicol	Não aconselhado	L4
Doxiciclina	O uso por curto período é aceitável	L3 (agudo), L4 (crônico)
Eritromicina	Aceitável	L3 (< 3 meses), L2
Fanciclovir	Não há dados; é preferível usar alternativas	L2
Fluconazol	Aceitável	L2
Gentamicina	Aceitável	L2
Griseofulvina	Não há dados	L2
Imipeném–cilastatina	Aceitável	L2
Isoniazida	Deve ser desencorajada	L3
Itraconazol	Não há dados	L2
Loracarbefe	Não há dados; provavelmente aceitável	L2
Meropeném	Não há dados; provavelmente aceitável	L3
Meticilina	Aceitável	L3
Metronidazol	O uso prolongado pode causar preocupação	L2
Minociclina	O uso por curto período é aceitável	L2 (agudo), L4 (crônico)
Mupirocina	Aceitável	L1
Nafcilina	Não há dados; provavelmente aceitável	L1
Nitrofurantoína	Não aconselhada	L2
Norfloxacino	O uso por curto período é aceitável	L3
Ofloxacino	O uso por curto período é aceitável	L2
Penicilina G	Aceitável	L1

(continua)

Apêndice C | Medicamentos Maternos e Amamentação **773**

Quadro C.1	Antibióticos. *(Continuação)*	
Medicamento	**LactMed**	**MMM**
Piperacilina/piperacilina + tazobactam	Aceitável	L2
Sulfametoxazol	Aceitável para lactentes a termo saudáveis; contraindicado em lactentes enfermos e prematuros	L3
Tetraciclina	O uso por curto período é aceitável	L2
Trimetoprima	Aceitável	L2
Valaciclovir	Aceitável	L1

LactMed = National Library of Medicine Drugs and Lactation Database; MMM = Medications in Mother's Milk. *Lista 1: cefaclor, cefadroxila, cefazolina, cefdinir, cefoxitina, cefprozila, ceftazidima, ceftriaxona, cefalexina, cefalotina, cefapirina, cefradina.
†Lista 2: ceftibuteno, cefepima, cefixima, cefoperazona, cefotaxima, cefotetano, cefpodoxima, cefuroxima.

Quadro C.2	Analgésicos.	
Medicamento	**LactMed**	**MMM**
Ácido acetilsalicílico	Inaceitável	L3
Butorfanol	Os dados são limitados; é preferível usar alternativas	L2
Cetorolaco	Inaceitável devido à advertência da FDA contrária ao uso na lactação	L2
Codeína	Causa preocupação; é preferível usar alternativas	L3
Fentanila	O uso intravenoso ou peridural por curto período é aceitável. O uso a longo prazo causa preocupação; é preferível usar alternativas	L2
Hidrocodona	Causa preocupação; é preferível usar alternativas	L3
Hidromorfona	Causa preocupação; é preferível usar alternativas	L3
Ibuprofeno	Aceitável	L1
Indometacina	Aceitável	L3
Meperidina	Inaceitável	L2/L3 (pós-parto imediato)
Metadona	Aceitável se mãe estiver em manutenção durante a gravidez. Causa preocupação se iniciada após parto	L3
Morfina	O uso intravenoso ou peridural por curto período é aceitável. O uso a longo prazo causa preocupação; é preferível usar alternativas	L3
Nalbufina	Aceitável	L2
Naproxeno	Os dados são limitados; é preferível usar alternativas	L3/L4 (uso crônico)
Oxicodona	Causa preocupação; é preferível usar alternativas	L3
Paracetamol	Aceitável	L1

LactMed = National Library of Medicine Drugs and Lactation Database; MMM = Medications in Mother's Milk.

774 Apêndice C | Medicamentos Maternos e Amamentação

Quadro C.3 — Medicamentos anti-hipertensivos e cardiológicos.

Medicamento	LactMed	MMM
Amiodarona	Causa preocupação significativa; prováveis efeitos cardíacos e tireoidianos	L5
Atenolol	Causa preocupação em recém-nascidos a termo e pré-termo; aceitável em lactentes > 3 meses	L3
Captopril	Aceitável	L2
Clonidina	Causa preocupação; é preferível usar alternativas	L3
Digoxina	Aceitável	L2
Diltiazem	Aceitável	L3
Dopamina/dobutamina	Não há dados; é improvável que cause preocupação. É provável que diminua a produção de leite	L2
Efedrina	Não há dados	L4
Enalapril	Aceitável	L2
Epinefrina	Aceitável	L1
Flecainida	Dados limitados; provavelmente aceitável	L3
Hidralazina	Aceitável	L2
Labetalol	Aceitável; podem ser preferíveis alternativas para recém-nascidos pré-termo	L2
Metildopa	Aceitável	L2
Nifedipino	Aceitável	L2
Nimodipino	Dados limitados; provavelmente aceitável	L2
Procainamida	Dados limitados; provavelmente aceitável	L3
Propranolol	Aceitável	L2
Sulfato de magnésio	Aceitável	L1

LactMed = National Library of Medicine Drugs and Lactation Database; MMM = Medications in Mother's Milk.

Quadro C.4 — Medicamentos antialérgicos e respiratórios.

Medicamento	LactMed	MMM
Albuterol	Aceitável	L1
Beclometasona	Aceitável	L2
Betametasona	Dados limitados; provavelmente inaceitável	L3
Budesonida	Aceitável	L1 (inalado), L3 (oral)
Cetirizina	Aceitável em doses menores	L2

(continua)

Apêndice C | Medicamentos Maternos e Amamentação **775**

Quadro C.4	Medicamentos antialérgicos e respiratórios. *(Continuação)*	
Medicamento	**LactMed**	**MMM**
Clemastina	Causa preocupação; é preferível usar alternativas	L4
Cromoglicato de sódio	Aceitável	L1
Dexametasona	Não há dados; é preferível usar alternativas	L3
Dextrometorfano	Não há dados; provavelmente aceitável	L1
Difenidramina	Aceitável em doses menores; é preferível usar alternativas	L2
Fenilefrina	Os dados são limitados; é preferível usar alternativas Pode diminuir a produção de leite	L3
Fexofenadina	Aceitável em doses menores; pode diminuir a produção de leite; é preferível usar alternativas	L2
Flunisolida	Não há dados, mas provavelmente é aceitável	L3
Hidrocortisona (tópica)	Aceitável; não use nos mamilos nem em outra superfície cutânea que entre em contato com o lactente	L2
Loratadina	Aceitável; pode diminuir a produção de leite; use doses menores	L1
Metilprednisolona	Aceitável; causa alguma preocupação em altas doses intravenosas	L2
Montelucaste	Não há dados; provavelmente aceitável, mas é preferível usar alternativas	L3
Prednisona	Aceitável, exceto nas doses mais altas	L2
Pseudoefedrina	Inaceitável; causa diminuição aguda da produção de leite	L3/L4
Teofilina	Aceitável; use doses menores e níveis séricos	L3

LactMed = National Library of Medicine Drugs and Lactation Database; MMM = Medications in Mother's Milk.

Quadro C.5	Medicamentos psicoativos.	
Medicamento	**LactMed**	**MMM**
Ácido valproico	Aceitável; monitoramento de hepatotoxicidade no lactente	L2
Alprazolam	Causa preocupação; é preferível usar alternativas	L3
Amitriptilina	Aceitável	L2
Bupropiona	Aceitável; são preferíveis as alternativas	L3
Cafeína	Aceitável; a ingestão deve ser minimizada	L2
Carbamazepina	Causa preocupação; é preferível usar alternativas	L2
Citalopram	Aceitável, mas podem ser preferíveis alternativas	L2

(continua)

776 Apêndice C | Medicamentos Maternos e Amamentação

Quadro C.5 Medicamentos psicoativos. *(Continuação)*

Medicamento	LactMed	MMM
Clomipramina	Aceitável	L2
Clonazepam	Aceitável; causa preocupação quando combinado a outros medicamentos antipsicóticos	L3
Clordiazepóxido	Não há dados	L3
Clorpromazina	Aceitável; causa preocupação quando combinada a outros medicamentos antipsicóticos	L3
Clozapina	Causa preocupação; é preferível usar alternativas	L3
Desipramina	Aceitável	L2
Diazepam	Inaceitável	L3/L4 (uso crônico)
Duloxetina	Aceitável; podem ser preferíveis alternativas	L3
Escitalopram	Aceitável	L2
Fenitoína	Aceitável; causa preocupação quando combinada a outros medicamentos anticonvulsivantes	L2
Fenobarbital	Causa preocupação; pode haver sedação e necessidade de monitorar os níveis séricos no lactente	L3
Fluoxetina	Aceitável, mas podem ser preferíveis alternativas	L2
Gabapentina	Aceitável; causa preocupação quando combinada a outros medicamentos antipsicóticos	L2
Haloperidol	Aceitável; causa preocupação quando combinada a outros medicamentos antipsicóticos	L2
Hidrato de cloral	Causa preocupação; é preferível escolher alternativas para uso crônico	L3
Lítio*	Causa preocupação significativa; provavelmente é inaceitável em lactentes pré-termo, recém-nascidos ou desidratados	L3*
Lorazepam	Aceitável	L3
Metilfenidato	Dados limitados; provavelmente aceitável; pode diminuir a produção de leite	L3
Midazolam	Aceitável; o uso crônico pode causar preocupação	L2
Oxazepam	Aceitável	L3
Paroxetina	Aceitável; antidepressivo preferido durante a lactação	L2
Pentobarbital	Os dados são limitados; é preferível usar alternativas	L3
Proclorperazina	Não há dados; o uso a curto prazo provavelmente é aceitável	L3
Sertralina	Aceitável	L2

LactMed = National Library of Medicine Drugs and Lactation Database; MMM = Medications in Mother's Milk. *Os níveis séricos de lítio no lactente correspondem a 30 a 40% do nível materno. É preciso que o lactente seja monitorado atentamente por um pediatra se administrado durante a amamentação, pois o fármaco pode ter efeitos sobre o neurodesenvolvimento, o ritmo cardíaco e a função tireoidiana. Recomenda-se que o pediatra monitore periodicamente a ureia, a creatinina, o nível de lítio e a função tireoidiana do lactente; também é necessário o monitoramento rigoroso da hidratação.

Apêndice C | Medicamentos Maternos e Amamentação **777**

Quadro C.6	Medicamentos gastrintestinais.	
Medicamento	**AAP**	**MMM**
Caulim-pectina	Não há dados	L1
Cimetidina	Aceitável	L1
Docusato	Aceitável	L2
Domperidona	Baixa transferência para o leite, mas a FDA não aprova nenhum uso nos EUA	L1
Famotidina	Aceitável	L1
Loperamida	Aceitável	L2
Metoclopramida	Provavelmente é aceitável; causa alguma preocupação quando é usada como galactagogo	L2
Nizatidina	Aceitável	L2
Omeprazol	Aceitável	L2
Ondansetrona	Não há dados	L2
Ranitidina	Aceitável	L2
Subsalicilato de bismuto	Causa preocupação; é preferível usar alternativas	L3

LactMed = National Library of Medicine Drugs and Lactation Database; MMM = Medications in Mother's Milk.

Quadro C.7	Medicamentos contraindicados na amamentação.
Agentes antineoplásicos	
Amiodarona	
Bromocriptina	
Dietilestilbestrol	
Dissulfiram	
Radioisótopos – geralmente é necessária apenas a interrupção temporária da amamentação†	
Substâncias ilícitas	
Tamoxifeno	

Nota sobre contraceptivos orais: as preparações de estrogênio podem diminuir a oferta de leite. Os contraceptivos orais que contêm apenas progestina são mais seguros no que diz respeito à produção de leite; as injeções de depósito de medroxiprogesterona (Depo-Provera®) também são aceitáveis. † *Nota:* o tratamento com [131]Na-I requer interrupção completa da amamentação porque esse fármaco concentra-se na mama e no leite durante semanas após a conclusão do tratamento.

Leitura sugerida

Briggs GG, Freeman RK, Yaffe SJ, eds. *Drugs in Pregnancy and Lactation.* 8th ed. Baltimore: Lippincott Williams & Wilkins; 2008.

The CDC Guide to Breastfeeding Interventions. Available at: http://www.cdc.gov/breastfeeding.

Hale T. *Medications and Mother's Milk.* 14th ed. Amarillo, Tx: Hale Publishing; 2010.

Lawrence RA, Lawrence RM. *Breastfeeding: A Guide for the Medical Profession,* 7th ed. Philadelphia: Elsevier; 2010.

The United States Breastfeeding Committee (USBC). Available at: http://www.usbreastfeeding.org.

The United States National Library of Medicine Drugs and Lactation Database. Available at: http://toxnet.nlm.nih.gov/cgi-bin/sis/htmlgen?LACT.

Índice Alfabético

A

Abdome escafoide, 644
Abortamento espontâneo, 100
Abrangência dos serviços de atenção domiciliar, 166
Abrigos pediátricos, 168
Abstinência de narcóticos no lactente, 111
Acelerações da FCF, 8
Acidemia
- isovalérica, 617
- metilmalônica, 617
- propiônica, 617
Ácido(s)
- acetilsalicílico, 36
- folínico, 583
- ε-aminocaproico, 360
- graxos
- - livres, 224
- - poli-insaturados de cadeia longa, 198
Acidose metabólica, 213, 281, 615
- associada a hiato aniônico
- - aumentado, 214
- - normal, 214
- - hiperclorêmica, 189
Acidúria orgânica, 617
Acilcarnitina, 615
Acompanhamento
- da audição, lactentes com MBPN, 147
- do luto, 177
- oftalmológico, lactentes com MBPN, 146
Adenosina, 410
Adoção temporária com cuidados clínicos especializados, 169
Adrenoleucodistrofia neonatal, 623
Agenesia
- traqueal, 650
- sacral, 588
Agentes
- antitireoidianos, 20, 24
- bloqueadores beta-adrenérgicos, 20
- inotrópicos, 379
- muscarínicos, 330
- redutores da pós-carga, 404
Agravo hipóxico ou hemodinâmico, 263
Albinismo, 666
- parcial, 666
Albumina sérica, 236
Alcalose metabólica, 214, 215, 344
- hipopotassêmica e hipoclorêmica, 218
Álcool, 106
Aleitamento materno, 202, 225, 242, 312

- contraindicações e distúrbios que não impedem o, 205
- cuidados e manipulação do leite materno ordenhado, 205
- justificativa, 202
- manejo de problemas, 203
- orientação e apoio, 202
- recomendações, 202
- situações especiais, 204
Alfafetoproteína sérica materna, 2
Alimentação, 138
- com aumento das calorias, 192
- enteral, 198
- - precoce, 190
- por gastrostomia, 197
- por gavagem, 192
- transpilórica, 197
Alteração(ões)
- da pressão barométrica, 158
- do peso corporal, 208
Ambiente(s)
- de apoio ao desenvolvimento, 137
- domiciliar, 160
- térmicos neutros, 142
Ambliopia, 146
Amicar®, 360
Aminas simpaticomiméticas, 403
Amniocentese, 3
Amnioinfusão, 336
Amônia plasmática, 614
Amostras de sangue de cateter, 681
Analgesia
- epidural, 706
- para procedimentos
- - invasivos, 703
- - minimamente invasivos, 703
- pós-operatória, 704
- tópica, 703
Análise do DNA, 4
Anéis vasculares, 650
Anemia
- da prematuridade, 441
- de Fanconi, 421
- lactentes com MBPN, 146
- fisiológica da infância, 441
- no recém-nascido, 442
Anencefalia, 588
Anestesia peridural, 34
Angiografia ou venografia por RM, 568
Angústia respiratória, 644
Anisometropia, 147
Anomalia(s)
- congênitas, 15
- cromossômicas, 102
- - comuns, 93
- de Ebstein, 392
- de Robin, 649

Anormalidades
- da pigmentação, 666
- do desenvolvimento da pele, 667
- geniturinárias, 654
- hereditárias dos fatores da coagulação, 420
- - autossômicas
- - - dominantes, 420
- - - recessivas, 421
- - recessivas ligadas ao X, 420
- metabólicas, 189
- - relacionadas com emulsões lipídicas, 189
- motoras, 565
- no tronco encefálico e nervos cranianos, 565
- vasculares, 665
Anti-hipertensivos para o recém-nascido, 284
Antibióticos, 338, 360
Anticoagulação, 359, 437
Anticorpos IgG bloqueadores dos receptores de TSH, 26
Antígeno do CMV, 464
Antitrombina, 428
Ânus imperfurado, 652
Apendicite, 654
Apneia, 199, 302, 308
- estratégias para prevenção da SMSL, 312
- histórico, 308
- monitoramento e avaliação, 309
- patogenia, 308
- persistente, 311
- primária, 42
- tratamento, 310
Apoio ao desenvolvimento, 133
- ambiente de, 137
- dor e estresse, 139
- objetivos do, 136
- orientações/apoio aos pais, 139
- prática de cuidados de, 138
Apoptose, 564
Aquamephyton®, 424
Aquecedor radiante, 39
Aquecimento e secagem do prematuro, 126
Arritmias, 371, 405
Artéria cerebral média, 7
Artrite séptica, 515
Ascite fetal, 643
Asfixia perinatal, 562, 580
Aspiração
- com agulha, 351
- de mecônio, 47, 335
- suprapúbica, 276
Assistência
- ao recém-nascido sadio no berçário
- - acompanhamento, 86

780 Índice Alfabético

- - admissão no berçário, 81
- - alimentação, 84
- - assistência
- - - rotineira, 81
- - - transicional, 81
- - avaliações rotineiras, 84
- - circuncisão do recém-nascido, 84
- - medicamentos de rotina, 82
- - preparação da alta, 85
- - questões familiares e sociais, 84
- - triagem, 82
- na terminalidade da vida, 175
Assistentes sociais, 160
Associações, 89
Ativador tecidual de
  plasminogênio, 437
Ativan, 118
Atividade uterina, 7
Atraso cognitivo, 148
Atresia
- biliar extra ou intra-hepática, 256
- das cóanas, 649
- de esôfago, 646, 647
- duodenal, 651
- pulmonar associada a septo
  interventricular intacto, 389
- tricúspide, 390
Aumento da conjugação da
  bilirrubina, 255
Ausência de fístula perineal, 652
Avaliação
- clínica da função renal, 272
- da dor e do estresse neonatais, 698
- da idade gestacional, 1
- da necessidade de oxigênio
  suplementar, 40
- da ventilação pulmonar, 305
- de recém-nascidos de mulheres
  diabéticas, 13
- de trombofilia, 433
- do bem-estar fetal, 5
- do recém-nascido suspeito de
  cardiopatia congênita, 374
- intraparto do bem-estar fetal, 7
Azitromicina, 329
Azotemia, 189
Azotemia pré-renal, 278

B

Bacilo(s)
- de Calmette-Guérin, 536
- entéricos gram-negativos, 499
Bacteriemia por gram-negativos, 501
Balanço hídrico, 34, 209
Benzodiazepínicos, 571, 585
Beta-hidroxibutirato, 224
Betabloqueadores, 222
Betaglicuronidase, 237
Bicarbonato de sódio, 281
Bilirrubina, 236
- fetal, 237
- sérica total, 243
- transcutânea, 243

Biliverdina-redutase, 236
Biopsia
- das vilosidades coriônicas, 3
- pré-implantação ou diagnóstico
  genético pré-implantacional, 4
- pulmonar, 361
Bipiridina, 404
Bloqueadores de H2, 264
Bloqueio atrioventricular
- de primeiro grau, 408
- de segundo grau, 408
- total, 408
Bócio fetal e neonatal, 21
Bolsa de insuflação, 39
Borrelia burgdorferi, 538
Borreliose de Lyme, 538
Bossa serossanguinolenta, 50
Bradicardia(s), 411
- fetal transitória, 35
- sinusal, 408
Broncodilatadores, 329
Broncoscopia, 650
Bronzeamento, 252

C

C. trachomatis, 513
Cafeína, 311
Cálcio, 36, 281
Canabinoides, 106
Canal atrioventricular total, 397
Candidíase
- cutaneomucosa, 508
- oral, 508
- sistêmica, 509
Canulação, 359
Capacidade residual funcional, 297
Capnografia, 306
Carboidrato, 184
Cardiopatias congênitas, 368
Cardiotocografia
- basal, 6
- com estresse de contração, 6
Cardioversão, 410
Carnitina, 189
- plasmática, 615
Catástrofes abdominais
  cirúrgicas, 265
Cateter(es)
- arteriais periféricos, 687
- de artéria umbilical, 685
- de múltiplo lúmen para o
  cateterismo umbilical
  venoso, 692
- de veia umbilical, 687
- tipo rabo de porco (*pigtail*), 353
- venosos centrais, 687
Cateterismo
- cardíaco, 380
- da artéria umbilical, 687
- da veia
- - periférica, 693
- - subclávia, 693
- - umbilical, 691

- intervencionista, 382
- percutâneo da artéria radial, 692
- vascular, 685
- venoso central percutâneo, 693
- vesical, 276
Céfalo-hematoma, 51
Celexa®, 121
Células fetais, 3
Celulite, 511
Cesariana, 100
Cetoacidose, 9
CHARGE, 376
Choque, 47, 363
- cardiogênico devido à disfunção do
  miocárdio, 364
- hipovolêmico, 363
- obstrutivo, 364
- séptico, 367
Cianose, 369
Ciclagem, 360
Cintigrafia com radionuclídeo, 278
Circulação, 44
- êntero-hepática, 237, 255
- paralela/transposição das grandes
  artérias, 393
Circuncisão, 84, 663, 703
Cirurgia cardíaca, 399
Cisteína, 189
Cistouretrografia miccional, 278
Citalopram, 121
Citocinas, 492
Citomegalovírus, 413, 461
Citrato de cafeína, 128, 329, 330
Classificação
- de acordo com o peso ao nascer, 62
- pela idade gestacional, 61
Clavícula, 56, 600
Cloridrato de paroxetina, 120
Clorotiazida, 329
Clostridium tetani, 508
Coarctação da aorta, 383
Cobertura de seguro por
  imperícia, 153
Cocaína, 106
Colaboração, 175
Colestase, 188
- intra-hepática neonatal causada
  pela deficiência de citrina, 624
Coleta
- do leite materno, 205
- percutânea de sangue umbilical, 4
Colite alérgica, 265
Coloração amarelada, 244
Comissão de ética do hospital, 173
Complacência, 297
Complexo TORCH, 96
Comportamento autorregulador, 136
Comunicação, 175
- interventricular, 399
Concentrado(s)
- de fatores da coagulação, 424
- de hemácias, 414, 446
Condicionamento, 360
Condução, 142

Índice Alfabético **781**

Conexão venosa pulmonar anômala total, 394
Conjuntivite, 512
- gonocócica, 513
- por outras bactérias, 513
Constante de tempo, 297
Consultas de acompanhamento, 167
Contagem(ns)
- de corpúsculos lamelares, 317
- de hemácias, 682
- de leucócitos, 682
Contaminação bacteriana, 416
Contenção facilitada, 139
Controle
- da dor, 679
- da temperatura, 141
- glicêmico, 11
Convecção, 142
Convulsões, 565, 570, 609
- autônomas, 577
- benignas neonatais infantis, 583
- clônicas focais, 577
- mioclônicas, 577
- neonatais, 576, 621
- responsivas
- - à piridoxina, 621
- - ao piridoxal-fosfato, 622
- sensíveis ao ácido folínico, 583
- tônicas focais, 577
Coordenação dos cuidados, 175
Coordenador
- de alta, 161
- do atendimento ao cliente, 160
Cordão umbilical, 663
Corticosteroides, 338, 366
- pós-natais, 330
Cortisol, 224
Creatinina, 209
- sérica, 276
Crescimento, lactentes com MBPN, 146
Criança
- com privação de narcóticos, tratamento da, 112
- PIG/RCIU, 68
Crioterapia, 673
Criptorquidia bilateral, 640
Crises epilépticas da eclâmpsia, 35
Critérios
- de estadiamento de Bell, 264
- para transferência neonatal, 151
Cromoglicato, 330
Cronograma
- de alimentação, 166
- de medicamentos, 166
Cuidados
- após a reanimação, 127
- com a pele, 661
- com feridas, 663
- de enfermagem domiciliares, 166
- paliativos, 169
Cultura com centrifugação (*shell vial*), 464
Curvas de fluxo-volume, 307

D

DBP, 301
DDS
- 46,XX, 634
- 46,XY, 638
- testicular 46,XX, 642
Débito urinário reduzido, 211
Decanulação, 360
Defeito(s)
- da cadeia respiratória, 622
- da gliconeogênese, 619
- da oxidação dos ácidos graxos, 619
- desenvolvimental, 89
- do metabolismo
- - de carboidratos, 221
- - do piruvato, 618
- do tubo neural, 588
- no metabolismo de aminoácidos, 222
- secundários do tubo neural, 588
Deficiência(s)
- de cálcio e fósforo, 604
- de fatores da coagulação, 420
- de frutose-1,6-difosfatase, 619
- de holocarboxilase sintetase, 618
- de piruvato
- - carboxilase, 618
- - desidrogenase, 618
- de proteína C, 428
- de sulfito oxidase, 622
- de vitamina D, 604
- endócrina, 221
- múltipla de carboxilase, 618
- placentária de aromatase, 637
- transitórias, 420
Deformações, 90
Deformidades
- calcaneovalgas, 602
- dos pés, 602
Deleção
- de 7q11, 376
- de 22q11, 376
Densidade
- calórica, 200
- urinária, 273
Dependência
- de piridoxina, 583
- materna a substâncias não narcóticas, 118
Depleção de volume, 144
Depressão perinatal/neonatal, 562
Depuração aumentada de iodo, 19
Dermatite das fraldas, 665
- por *Candida*, 509
Desacelerações da FCF, 8
Descrição de Cornblath do limiar operacional, 219
Desenvolvimento
- sexual normal, 630
- social, 148
Desequilíbrio metabólico, 332
Desidratação, 210
Desinfetantes, 663
Desmame de opioides e sedativos, 705

Dextrose, 184
Diabetes
- gestacional, 11, 99
- melito
- - devido a lesões pancreáticas, 227
- - na gravidez, 9
- - neonatal, 227
Diagnóstico pré-natal das doenças fetais, 1
Diálise, 281
- peritoneal, 216
Diarreia, 265
Diastematomielia, 588
Diazepam, 118, 585
Diazóxido, 226
Dificuldade respiratória em recém-nascidos de mulheres diabéticas, 15
Digoxina, 405
Dilemas éticos, 170
Dióxido de carbono, 358
Discordância no crescimento fetal, 100
Disfunção
- cardíaca, 610
- do sistema nervoso central, 332
- hepática, 610, 623
- miocárdica, 17
- - com RVP elevada, 341
- ventricular
- - direita, 341
- - esquerda, 341
Disgenesia
- cerebral, 582
- da tireoide, 23
- gonadal
- - completa 46,XY (DGC), 641
- - mista, 641
Displasia
- broncopulmonar, 145, 189, 325
- - apresentação clínica, 326
- - complicações associadas, 331
- - definição, 325
- - desfechos, 333
- - epidemiologia, 325
- - patogenia, 325
- - planejamento da alta, 332
- - tratamento
- - - ambulatorial, 333
- - - hospitalar, 327
- desenvolvimental do quadril, 601
Dissincronia auditiva, 674
Distensão abdominal, 645
Distocia, 644
Distribuição da água corporal, 207
Distúrbios
- cardiovasculares, 363
- da coagulação, 420
- da diferenciação gonadal, 641
- da tireoide, 19
- descamativos, 667
- do balanço de K, 215
- do ciclo da ureia, 619
- do desenvolvimento
- - sexual, 629

782 Índice Alfabético

- - testicular, 638
- do magnésio, 235
- dos vasos linfáticos, 666
- hereditários nas hemácias, 443
- hipernatrêmicos, 212
- hipertensivos associados à gravidez, 31
- hiponatrêmicos, 210, 211
- isonatrêmicos, 210
- metabólicos acidobásicos, 213
- peroxissômicos, 623
- renais, 654
- tromboembólicos venosos, 429
- tubulares, 287
Diuréticos, 329, 405
DNA fetal livre na circulação materna, 4
Dobutamina, 365
Doença(s)
- cardíaca, 158
- cística do rim, 288
- da urina em xarope de bordo, 615
- de depósito de glicogênio do tipo I, 619
- de Graves, 20, 21
- de Hirschsprung, 653
- de Lyme, 538, 539
- de Refsum infantil, 623
- enxerto *versus* hospedeiro, 255
- - associada a transfusão, 416
- hemolítica, 245
- - ABO do recém-nascido, 260
- - isoimune do recém-nascido, 259
- hemorrágica do recém-nascido, 425
- hipertensiva específica da gravidez, 100
- infecciosas, 413
- metabólica hereditária, 265
- óssea metabólica, 188
- parenquimatosas pulmonares, 340
- *plus*, 671
- pré-plus, 671
- pulmonar crônica, 218, 325
Dopamina, 365, 366
Dor, 139
Drenagem
- peritoneal, 268
- torácica, 352
Dreno torácico, 352, 353
Ductos obstruídos, 203
Duplicação de um dedo, 600

E

E. coli, 499
Eclâmpsia, 31, 35
ECMO
- em resposta rápida, 357
- pré-, 358
- reanimação cardiopulmonar [RCP], 357
- substituição do circuito de, 361
- venoarterial (V-A), 357
- venovenosa (V-V), 357

Ecocardiograma, 342
- fetal, 373
Edema, 210
- das vias respiratórias pós-extubação, 330
EEG de amplitude integrada, 577
Elaboração de um processo de tomada de decisão ética, 170
Eletrocardiograma, 342, 354, 377
Eletrólitos, 186
- e a densidade específica da urina, 209
- séricos, 209
Embolia gasosa sistêmica, 355
Emolientes, 663
Emulsões lipídicas, 189
Encefalocele, 588
Encefalopatia, 565
- bilirrubínica
- - aguda, 244
- - crônica, 245
- epiléptica infantil precoce, 583
- glicínica, 582
- hipóxico-isquêmica, 562
- neonatal, 562
Energia, 184
Enfermeira(s), 160
- particulares, 167
- responsável, 160
- visitadora, 166
Enfisema
- intersticial pulmonar, 353
- lobar congênito, 650
- subcutâneo, 355
Enfrentamento, 160
Ensaios de D-dímeros, 423
Enterobacter, 504
Enterococos, 503
Enterocolite
- infecciosa, 265
- necrosante, 262
Enterostomias, 199
Enterovírus, 485
Enzima UDPG-T, 236
Epilepsia
- mioclônica precoce, 583
- parcial migratória maligna do primeiro ano de vida, 583
Epinefrina, 366
Equilíbrio acidobásico, 254
Equimoses, 58
Equipamento da equipe de transporte, 153
Equipes de transporte, 152
Eritema tóxico, 665
Eritropoetina humana recombinante, 447
Erros
- de refração, 146
- inatos do metabolismo, 609
Erupções vesicobolhosas, 667
Escala(s)
- Bayley de Desenvolvimento Infantil, 148

- de condição da pele do neonato, 662
- Mullen de Aprendizado Precoce, 148
Escoliose congênita e infantil, 600
Escores de Apgar, 41, 48
Escoriações, 58
Esfregaço do sangue periférico, 423
Especialista em recursos, 161
Espectroscopia de prótons por ressonância magnética, 568
Espiramicina, 518
Estabilidade hemodinâmica, 349
Estado hidreletrolítico, 208
Estenose
- aórtica, 382
- pilórica, 651
- pulmonar, 388
Estimativa
- clínica, 1
- ultrassonográfica, 1
Estimulação
- β-2-adrenérgica, 216
- cardíaca transesofágica, 411
Estrabismo, 147
Estratégia ventilatória, 360
Estreptoquinase, 437
Estresse, 139, 160
- do frio, 141
- perinatal, 221
Etanol, 119
Evaporação, 142
Exame(s)
- anteparto, 5
- anatomopatológico, 96
- de imagem do encéfalo, 568
- do líquido cerebrospinal, 682, 683
- físico de rotina do recém-nascido, 73
- - abdome, 75
- - cabeça e pescoço, 78
- - exame
- - - geral, 73
- - - exame neurológico, 79
- - genitália e reto, 76
- - linfonodos, 77
- - membros, articulações e coluna vertebral, 77
- - pele, 76
- - sinais vitais e mensuração, 73
- - sistema cardiorrespiratório, 74
- - tórax, 75
- indiretos do DNA, 4
- oftalmológico, 162
- ultrassonográfico do crânio, 568
Excesso de iodo, 24
Excreção
- de proteína, 273
- fracionada de Na (EF-Na), 209
Expansão
- do volume, 345
- dos gases, 158
Exposição
- a entorpecentes na gravidez, 110
- à metadona, 111

Índice Alfabético **783**

Exsanguineotransfusão, 221, 252
- de volume duplo, 216
- de volemia dupla, 492
Extrassístoles
- atriais, 409
- ventriculares, 410
Extravasamento
- de ar, 48, 302, 303, 350
- pulmonar, 350
- e infiltração de soluções
   intravenosas, 664
Extrofia
- da bexiga, 655
- da cloaca, 655

F

Fármacos
- inotrópicos, 365
- usados no transporte, 155
Fator ativador de plaquetas, 263
Fenciclidina, 120
Fendas laringotraqueais, 650
Fenitoína, 571, 585
Fenobarbital, 112, 117,
   255, 570, 585
Fentanila, 704
Fentolamina, 665
Feridas neonatais, 664
Ferro, 198, 236
Fibrilação ventricular, 408
Fibrinogênio, 423
Filtração glomerular, 270
Fisiologia
- perinatal, 37
- pulmonar neonatal, 298
Fisioterapeuta, 160
- respiratório, 160
Fístula perineal, 652
Fitas reagentes com medidor de
   refletância, 222
Flora microbiológica, 263
Fluidoterapia, 365
Fluoxetina, 121
Fluxo sanguíneo
- arterial umbilical fetal, 7
- pulmonar dependente do canal
   arterial, 388
Fontes de perda de água, 208
Fórmulas
- a termo, 200
- enriquecidas com nutrientes, 200
- infantis, 196
- para neonatos a termo, 192
- para neonatos pré-termo, 191
Fosfatidilglicerol, 317
Fosfenitoína, 585
Fósforo, 281
Foto-oxidação, 250
Fotoisomerização, 250
Fototerapia, 250
- domiciliar, 251
- dupla, 251
- focal, 251

Fratura(s)
- clavicular, 56, 600
- de crânio, 51
- de fêmur, 57
- de úmero, 56
- faciais ou mandibulares, 52
Frequência cardíaca
- básica, 7
- fetal, 7
Função
- renal, 272
- tubular, 271
Furosemida, 211, 281, 329, 405

G

Galactosemia, 206, 623
Ganho ponderal, 332
Gases sanguíneos, 295, 304
- capilares, 306, 328
Gasometria
- arterial, 209, 304, 328, 351
- de amostra de sangue do couro
   cabeludo fetal, 8
- do cordão umbilical, 564
Gastrósquise, 654
Gêmeos
- monozigóticos, 98
- unidos, 102
Genitália
- externa, 631
- interna, 631
Genu recurvatum, 601
Gerente de caso, 160
Glicemia, 12, 13
Glicocorticoides, 637
Glicose parenteral exógena, 227
Glicosúria, 276
Globulina ligadora de tiroxina, 19
Glucagon, 226
Glutamina, 189, 198
Gonadotropina coriônica
   humana, 19
Granulócitos, 418

H

Hemangioma(s)
- cavernosos, 665
- em morango, 666
- hepáticos, 26
- maculoso, 666
Hematêmese, 646
Hematócrito, 244
Hematoma subgaleal, 51
Hematoquezia, 646
Hematúria, 276, 286
Hemocultura, 493
Hemoderivados, 359
Hemólise, 255, 443
Hemorragia(s)
- escrotal idiopática espontânea, 657
- extracraniana, 50
- extradural, 542

- feto-materna, 443
- fetoplacentária, 443
- intracraniana(s), 51, 323,
   443, 541, 581
- intraparenquimatosa, 544
- intraventricular, 546
- na matriz germinativa, 546
- pulmonar, 347
- subaracnóidea, 543, 581
- subdurais, 54, 581
- suprarrenal, 57
Heparina, 36, 188, 434, 690
- de baixo peso molecular, 436
Hepatite, 478
Hepatomegalia com
   hipoglicemia, 610
Hermafroditismo verdadeiro, 641
Hérnia
- diafragmática, 648
- inguinal, 332, 656
Heroína, 106, 110, 111
Herpes-vírus simples, 466
Hialuronidase, 664
Hiato aniônico, 213
Hibridação
- fluorescente *in situ*, 93
- genômica comparativa, 93
Hidrocortisona, 226, 366
Hidrometrocolpo, 653
Hidronefrose, 278
Hidropisia, 257
- fetal, 610
Hiperamonemia, 189, 619
Hiperaquecimento, 312
Hiperbilirrubinemia, 64
- direta ou conjugada, 255
- fisiológica, 238
- grave, 240
- indireta, 189
- não conjugada, 245
- não fisiológica, 238
- neonatal, 236, 240, 244
Hipercalcemia, 233
Hiperextensão do joelho, 601
Hiperglicemia, 226
- etiologia, 227
- não cetótica, 582, 622
- transitória associada à ingestão de
   fórmula hiperosmolar, 227
- tratamento, 228
Hiperinsulinismo, 220
Hiperlipidemia, 189
Hipermagnesemia, 36, 235
Hiperparatireoidismo, 233
Hiperplasia
- adrenal congênita, 634
- das glândulas sebáceas, 665
Hiperpotassemia, 215, 254, 280, 416
- não oligúrica, 218
Hipertensão, 282
- arterial, 281
- - crônica, 35
- - grave, 34
- - sistêmica, 331

784 Índice Alfabético

- crônica, 31
- - com pré-eclâmpsia
   superposta, 31
- induzida pela gravidez, 31
- pulmonar, 157, 331
- - persistente do
   recém-nascido, 103, 340
Hipertermia, 141, 144
Hipertireoidismo, 233
- fetal, 20
- materno, 20
- neonatal, 20, 29
Hipertrigliceridemia, 189
Hiperviscosidade, 448
Hipocalcemia, 16, 230,
   254, 416, 582
Hipoglicemia, 254, 581, 618
- definição, 219
- diagnóstico 222
- em recém-nascidos de mulheres
   diabéticas, 13
- etiologia, 220
- hiperinsulinêmica, 220
- incidência, 219
- manejo, 224
- tratamento, 225
Hipomagnesemia, 16, 235, 254, 582
Hiponatremia, 582
- com volume de LEC
   normal, 211
- de início tardio da
   prematuridade, 218
- devida à depleção do volume de
   LEC, 210
- devida a excesso do volume de
   LEC, 211
- hiposmolar, 210
Hipoplasia pulmonar, 341
Hipopotassemia, 215
Hipotermia, 416
- terapêutica induzida, 49
Hipotireoidismo
- central, 24
- congênito, 22
- fetal, 20
- materno, 21
- neonatal, 20
- sinais clínicos de, 27
Hipotiroxinemia transitória da
   prematuridade, 24, 28
Hipotonia, 610, 622
Hipoxia, 227, 562
História
- familiar positiva de doença
   genética, 3
- materna e perinatal, 72
HIV na gravidez, 474
Home care, 166
Homens subvirilizados 46,XY, 638
Hormônios tireoidianos, 24
Hospice, 169
- perinatal, 175
Hospitais de reabilitação
   pediátrica, 168

I

Icterícia, 16
- colestática com déficit de
   crescimento, 610
- do aleitamento, 242
- do leite materno, 242
Idade materna avançada, 102
Íleo meconial, 652
Iluminação, 137
Imagem ponderada
- em difusão, 568
- em suscetibilidade, 568
Imunizações, 64
- lactentes com MBPN, 146
Imunoglobulina(s)
- hiperimunes, 419
- intravenosa, 418
Incompetência cervical, 100
Índice
- de Apgar, 564
- de estabilidade da espuma, 317
Indometacina, 434
Infecção(ões)
- bacterianas focais, 511
- congênitas intrauterinas, 581
- do trato urinário, 287
- fúngicas, 508
- pelo HIV em crianças, 475
- por bactérias anaeróbicas, 508
- por CMV contraída por
   transfusão, 463
- por GBS, 497
Infusão
- de aminas
   simpaticomiméticas, 403
- de granulócitos, 492
- de insulina, 228
- de lipídios, 227
Ingurgitamento, 203
Inibição da produção de
   bilirrubina, 255
Inibidores
- da coagulação, 427
- da fosfodiesterase, 404
Inserção velamentosa do cordão e
   vasa prévia, 103
Insuficiência
- cardíaca, 357
- - congestiva, 370
- - esquerda e descompressão do átrio
   esquerdo, 361
- de múltiplos órgãos, 567
- hepática, 610
- placentária, 449
- respiratória, 356
- - hipóxica, 157
Insulina, 189, 216
- subcutânea lispro, 229
Internação em uma enfermaria
   pediátrica ou berçário de
   nível II, 168
Intérpretes, 161
Interrupção(ões), 89
- do arco aórtico, 385

Intolerância
- à glicose, 11, 218
- alimentar, 199, 265
- hereditária à frutose, 623
Intubação, 44, 703
- endotraqueal, 683
Irradiação, 414
ISAARP (Introdução, Situação,
   Aspectos gerais, Avaliação,
   Recomendação, Perguntas), 156
Isomerização estrutural, 250
Isquemia, 562
- miocárdica transitória, 402

K

Kernicterus, 244
Klebsiella pneumoniae, 505

L

Lacerações, 58
Lactato plasmático, 615
Lactoferrina, 506
Leite
- humano, 200
- - enriquecido, 190
- materno ordenhado, 205
Lesão(ões)
- associadas ao monitoramento fetal
   intraparto, 50
- celular hepática, 255
- central do nervo facial, 53
- cerebral hipóxico-isquêmica, 562
- com mistura intracardíaca
   completa, 394
- com *shunt* esquerda-direita, 397
- da faringe, 53
- de cabeça e de pescoço, 50
- de nervos cranianos, 53
- de orelha, 52
- de ossos longos, 56
- de ramo de nervo periférico, 53
- de tecidos moles, 58
- do nervo
- - facial, 53
- - laríngeo recorrente, 54
- do plexo braquial, 55
- esplênica, 57
- hepática, 57
- intra-abdominais, 57
- na medula espinal, 54
- nasais, 52
- neonatal pelo frio, 141
- neuronal, 244
- oculares, 52
- ósseas, 56
- periférica, 53
- pulmonar aguda, 325
- - associada a transfusão, 416
- que originam
- - angústia respiratória, 646
- - obstrução intestinal, 650
- renal aguda, 278, 279

- - no período neonatal, 279
- total do plexo braquial, 55
Leucemia congênita, 421
Leucograma, 493
Leucomalácia periventricular, 554
Leucorredução, 414
Levetiracetam, 571
Ligandina, 236
Limiar operacional, 219
Lipídio, 186
Lipomeningocele, 588
Líquido, 180
- amniótico, 3
- - tinto de mecônio (LATM), 335
- cefalorraquidiano, 525
Listeria monocytogenes, 499
Listeriose, 499, 500
Lorazepam, 118, 585
Luxação verdadeira do joelho, 601

M

Maconha, 119
Macrossomia, 5, 17
Malassezia furfur, 511
Malformação(ões)
- adenomatoide cística, 650
- congênitas, 101
- maiores, 89
- menores, 89
Mamilos
- sensíveis e irritados, 203
- traumatizados e dolorosos, 203
Mancha(s)
- café com leite, 666
- em vinho do Porto, 666
- mongólicas, 666
- salmão, 666
Manejo
- de ácido e bicarbonato, 271
- de água, 271
- de cálcio e fósforo, 272
- de líquidos e eletrólitos, 64
- de potássio, 271
- de sódio, 271
- do trabalho de parto e do parto para diabéticas, 12
- hidreletrolítico, 207, 209
- hídrico, 328
Mantas de fibra óptica, 251
Manutenção da temperatura, 141
Máscara laríngea, 685
Massagem cardíaca, 44
Massas
- abdominais, 273, 646, 656
- renais, 656
Mastite, 204
Maturidade funcional dos pulmões, 5
Mecanismos de perda de calor, 142
Mecônio, 335
Medicação tireoidiana materna e amamentação, 30
Medicamentos anti-hipertensivos, 36

Medição
- da hemoglobina glicosilada, 11
- do volume corrente, 306
- dos eletrólitos séricos e urinários, 277
Médico, 160
Medidas
- adjuvantes à ventilação mecânica, 302
- antropométricas, 92
- de conforto, 172
- para evitar perda de calor, 143
Melhor interesse da criança, 172
Membrana(s)
- fetais, 98
- ocluindo a laringe, 650
Meningite bacteriana, 490
Meningocele, 588
Mesonefro, 270
Metabolismo da bilirrubina, 236
Metadona, 110, 111, 118
Metanefro, 270
Metanfetamina, 106, 120
Metatarso aduzido, 602
Metilprednisolona, 457
Metilxantina, 310
Metoclopramida, 199
Método canguru, 139
Metodologias diretas do DNA, 4
Microdeleções cromossômicas, 94
Microfalo, 640
Microrganismos gram-negativos, 503
Midazolam, 585
Mielocistocele, 588
Mielomeningocele, 588
Mílio, 665
Milrinona, 366, 404
Minerais, 187
Mineralocorticoides, 637
Miocardiopatias hipertróficas e dilatadas, 402
Miocardite, 400
Monitoramento
- da função pulmonar, 304
- da intubação endotraqueal, 306
- de CO_2 transcutâneo, 306
- de oxigênio transcutâneo, 305
- dos gases sanguíneos, 303, 304, 318, 359
- dos movimentos fetais, 5
- durante a anestesia, 306
- fetal
- - contínuo, 12
- - eletrônico contínuo, 7, 34
- - gráfico pulmonar, 306
- - metabólico de recém-nascidos sob NP, 188
- não invasivo de oxigênio, 304
Monóxido de carbono, 236
- corrente final, 243
Morfina, 704
- neonatal, 112
Morte neuronal
- imediata, 564
- tardia, 564

Mulher 46,XX virilizada, 634
Músculo(s)
- esternocleidomastóideo, 53
- respiratórios, 309
Mutação de TATA box, 236
Mycobacterium tuberculosis, 529

N

N. gonorrhoeae, 513
Naloxona, 704
Nascimentos múltiplos, 98
- classificação, 98
- complicações
- - fetais, 100
- - neonatais, 100
- - maternas, 99
- desfechos, 104
- diagnóstico, 99
- epidemiologia, 98
- etiologia, 98
- triagem pré-natal, 99
Nebulização com agonistas beta-adrenérgicos, 329
Necrose, 564
- do tecido adiposo, 58
Nefrocalcinose, 288, 332
Neonatos
- pré-termo, 190
- prematuros "estressados", 227
Neuroblastoma, 656
Neurodesenvolvimento, 147
Neuropatia auditiva, 674
Neuroproteção, 572
Neurossífilis, 523
Nevo(s)
- compostos, 666
- flâmeo, 666
- juncionais, 666
- pilosos gigantes, 667
- simples, 666
Nitroprussiato de sódio, 404
Níveis de glucose e de proteínas, 682
Nutrição, 64, 179
- crescimento, 179
- enteral, 190, 263
- - mínima, 190
- parenteral, 184
- recomendações de nutrientes, 180

O

Óbito fetal intrauterino, 101
Obstrução
- das vias respiratórias, 331
- do fluxo biliar, 256
- intestinal, 645, 650
- - funcional, 651
- mecânica
- - adquirida, 651
- - congênita, 651
Octreotida, 226
Odor anormal da urina, 610
Oftalmia neonatal, 512

786 Índice Alfabético

Oligoelementos, 187
Oligoidrâmnio, 643
Oligúria, 212
Onfalite, 512
Onfalocele, 654
Ordenha e coleta do leite
    materno, 205
Organização dos serviços de
    transporte, 152
Osmolaridade
- plasmática, 209
- urinária elevada, 211
Osteomielite, 515
Osteopenia, 604
Otoemissões acústicas evocadas, 675
Óxido nítrico inalado, 329
Oxigenação, 295
- por membrana
    extracorpórea, 338, 356
Oxigênio, 317
- suplementar, 327, 343
Oxigenoterapia, 332, 338
Oximetria de pulso, 305
- contínua, 328
Oxímetro de pulso, 39, 40

P

Palivizumabe, 489
Pâncreas anular, 653
Paracentese abdominal para a
    remoção de líquido ascítico, 694
Paracetamol, 704
Paralisia
- cerebral, 147
- de Erb-Duchenne, 55
- de Klumpke, 55
Paregórico, 117
Parto
- de natimorto, 10
- pré-termo, 62
Parvovírus, 470
Paxil, 120
PCA, 397
PCR, 494
Pé torto congênito, 602
Pentoxifilina, 493
Perda(s)
- auditiva, 332, 676
- - central, 674
- condutiva, 674
- de sangue, 442
- - oculto, 443
- extrarrenais, 208
- hídrica insensível, 208
- neurossensorial, 674
- renais, 208
Perfil biofísico, 6
Perfusão
- cerebral, 358
- renal, 358
Peritonite meconial, 643
Persistência do canal
    arterial, 64, 129, 348

Pesquisa de imunoglobulina M, 525
Petéquias, 58
Piebaldismo, 666
Piridoxina, 583
Pirimetamina, 521
Placenta, 98
- monocoriônica
- - diamniótica, 99
- - monoamniótica, 99
Placentação, 99
Planejamento da alta, 159
- acompanhamento, 167
- alternativas da alta para casa, 168
- avaliação
- - da família, 159
- - do sistema, 160
- comunicação com os profissionais
    da comunidade, 168
- metas de um plano de alta
    abrangente, 159
- preparação
- - da família para a alta, 164
- - dos serviços domiciliares para a
    alta hospitalar do recém-
    nascido, 166
- prontidão do recém-nascido para a
    alta, 161
Planos de saúde, 161
Plaquetas, 417, 424
Plasma descongelado, 416
Plasmina, 427
Pneumografia de impedância, 311
Pneumomediastino, 354
Pneumonia
- hospitalar (nosocomial) ou
    associada a respirador, 514
- neonatal, 513
Pneumonite por CMV, 463
Pneumopericárdio, 354
Pneumoperitônio, 355, 645
Pneumotórax, 350
- persistente refratário às medidas
    rotineiras, 353
Poli-hidrâmnio, 10
Policitemia, 16, 222, 345, 448
Polidactilia, 600
Polidrâmnio, 643
Polimorfismos do gene da bilirrubina
    uridina difosfoglicuronato
    glicuronosiltransferase, 236
Posição durante o sono, 312
Pré-eclâmpsia, 31, 32
Prednisona, 521
Prematuridade, 48
- e baixo peso ao nascer, 100
Prematuro de extremamente baixo
    peso ao nascer, 123
- considerações pré-natais, 124
- cuidados
- - na sala de parto, 126
- - na unidade de tratamento
    intensivo, 127
Preparação intestinal, recém-nascidos
    pré-termo, 190

Pressão
- arterial, 129, 282
- - nos quatro membros, 376
- barométrica, 158
- intracraniana aumentada, 567
- média nas vias respiratórias, 295
- negativa, 294
- positiva contínua nas vias
    respiratórias, 291, 310, 318,
    338, 685
- transpulmonar, 350
- venosa central, 365
Previdência social, 163
Princípios éticos, 170
Probióticos, 269, 506
Problemas
- comportamentais, 148
- dentários, lactentes com MBPN, 147
- do sono, 148
- genéticos, recém-nascidos
- - abordagem, 90
- - etiologia, 90
- - incidência, 90
- neuromotores, lactentes com
    MBPN, 147
- plaquetários, 421
Procedimentos neonatais
    comuns, 679
Produção de calor, 141
Profissionais de enfermagem, 160
- particulares, 167
Programa(s)
- de acompanhamento
- - do desenvolvimento, 149
- - infantil, 163, 167
- de intervenção
    precoce, 148, 164, 167
- de neurologia neonatal, 164
Pronefro, 270
Proteína, 186
- C ativada, 493
- S, 428
Proteinúria
- leve, 286
- maciça, 286
Provas de função pulmonar
    infantil, 327
Prozac®, 121
Pseudo-hipoparatireoidismo, 230
Pseudomonas aeruginosa, 503
Punção
- lombar, 681
- vesical, 681
Pustulose, 512

Q

Questões
- da assistência médica, 145
- respiratórias, 145
Quimiorreceptores, 309
Quociente
- de inteligência (QI), 148
- do desenvolvimento (QD), 148

Índice Alfabético **787**

R

Radiação, 142
Radiografia de tórax, 342, 351
Raquitismo, lactentes
  com MBPN, 146
Rastreamento(s)
- combinado no primeiro
    trimestre, 2
- por análise do soro materno, 1
- sérico(s)
- - no primeiro trimestre, 2
- - no segundo semestre, 2
- - combinados para
      trissomia do 21, 2
Reação em cadeia
  da polimerase, 464, 525
Reação(ões)
- falso-positiva biológica (FPB), 524
- fotoquímicas, 250
- transfusionais
- - alérgicas, 416
- - hemolíticas agudas, 415
- - não hemolíticas febris, 416
Realimentação, 199
Reanimação
- inicial, 379
- na sala de parto, 37
Recém-nascido(s)
- com doença hemolítica, 246
- com necessidades especiais, 161
- de alto risco, 59
- de muito baixo peso ao nascer e
    prematuros extremos, 145
- de mulheres diabéticas, 224
- grandes para a idade gestacional
    (GIG), 70, 221
- pós-termo, 66
- pré-termo
- - com síndrome de
      angústia respiratória do
      recém-nascido, 157
- - extremo, 172
- - saudável em crescimento, 161
- que são PIG ou apresentam
    RCIU, 68
Recomendações de nutrientes, 180
Recursos financeiros, 160
Recusa alimentar, 17
Redução da dor
- de cirurgias, 697
- de procedimentos à beira
    do leito, 697
Refixação da retina, 673
Reflexos, 309
Refluxo gastresofágico, 198, 332
Regulação
- do transportador, 153
- hormonal da homeostase
    de cálcio, 230
Relação lecitina-esfingomielina, 316
Relaxamento muscular, 302
Remoção de dióxido de carbono, 358
Remodelagem vascular pulmonar, 341
Reperfusão, 564

Reposição hidreletrolítica, 128
Resistência, 297
Respiração com pressão positiva, 348
Respiradores
- ciclados
- - a volume, 293
- - por tempo, limitados por pressão
      e de fluxo contínuo, 292
- sincronizados e deflagrados pelo
    paciente, 292
Respostas
- ao estresse, 136
- auditivas do tronco encefálico, 675
- fisiológicas fetais e neonatais
    à dor, 695
Ressonância magnética, 226, 568
Restrição
- do crescimento intrauterino, 5, 100
- hídrica, 199, 211
Retinopatia da prematuridade, 669
Retirada de sangue, 680
Ritmos irregulares, 409
RSV, 488
Rubéola, 486
Ruptura prematura de membranas
    ovulares, 100

S

S. aureus, 502
SAAR (Situação, Aspectos gerais,
    Avaliação, Recomendação), 156
Sacarose, 703
Saco roto, 654
Sangramento, 420
Sangue
- do cordão umbilical, 70, 419
- para exsanguineotransfusão, 253
- total, 418
- - fresco, 216, 424
- - venoso, 305
Sarcoma botrioide, 656
Sedação, 302
Sedativos, 338
Sepse, 189, 227, 348, 490
- de início tardio, 500
Septicemia pós-natal, 581
Sequenciamento do DNA, 4
Sequestro pulmonar, 650
Sertralina, 121
Sexo
- fenotípico, 631
- genético, 630
- gonadal, 630
Shunt sistêmico-pulmonar, 331
Sífilis
- adquirida, 523
- congênita, 523, 526
- latente, 523
- primária, 523
- secundária, 523
- terciária, 523
Síndrome(s), 89
- alcoólica fetal, 119

- da bile espessada, 256
- de Alagille, 375
- de angústia respiratória do
    recém-nascido, 157
- de aspiração de mecônio, 300
- de Coppola, 583
- de desconforto respiratório, 316
- de DiGeorge, 232, 376
- de Down, 375
- de Edwards, 375
- de Fanconi, 287
- de Holt-Oram, 375
- de Noonan, 375
- de Ohtahara, 583
- de Patau, 375
- de Pendred, 24
- de Pierre Robin, 649
- de ruptura vascular, 101
- de secreção inadequada de
    hormônio antidiurético, 570
- de Turner, 375
- de Williams, 376
- de Zellweger, 623
- do "bebê bronzeado", 252
- do cólon esquerdo curto, 17
- do coração esquerdo
    hipoplásico, 386
- do tampão meconial e mucoso, 653
- epilépticas, 583
- HELLP, 32
Sistema pelvicaliceal, 270
Sobrecarga de bilirrubina, 256
Sódio, 281
Solução
- de NaCl hipertônica, 211
- neonatal de ópio, 117
- salina, 358
Som, 137
Sopro cardíaco, 370
Staphylococcus
- *aureus* resistente à meticilina
    (MRSA), 502
- coagulase-negativos, 502
Streptococcus agalactiae, 496
Substrato pulmonar imaturo, 326
Sulfadiazina, 521
Sulfato de magnésio, 34
Sulfonato de polistireno sódico, 280
Sulfonilureias orais, 229
Suplementação
- de vitamina A, 128
- de vitaminas, 200
Suplementos
- de eletrólitos, 330
- nutricionais orais, 197
Suporte
- emocional e organizacional para os
    membros da equipe de saúde, 177
- hemodinâmico, 344
- nutricional, 131
- respiratório, 126, 127, 294
- ventilatório, 291
Suprimentos utilizados pelas equipes
    de transporte, 154

788 Índice Alfabético

Surfactante, 338
- exógeno, 348
Suspensão do suporte à vida, 176

T

Tabagismo, 106, 119, 312
Tamanho fetal e anormalidades da
taxa de crescimento, 5
Taquicardia(s), 410
- com complexo QRS
- - alargado, 408
- - estreito, 406
- sinusal, 408
Taquipneia transitória do
recém-nascido, 313
- avaliação, 314
- complicações, 315
- definição, 313
- diagnóstico diferencial, 314
- epidemiologia, 313
- fisiopatologia, 313
- manifestação clínica, 313
- prognóstico, 315
- tratamento, 314
Taxa de mortalidade neonatal, 104
Temperatura ambiente
neutra, 142, 143
Tempo de protrombina, 423
Terapeuta ocupacional, 160
Terapia
- a *laser*, 673
- com surfactante, 128
- de reposição de surfactante, 319, 328
- trombolítica
- - local, 438
- - sistêmica, 438
- vasopressora, 366
Teratógenos humanos
reconhecidos, 91
Teratomas, 655
Teste(s)
- de aglutinação de partículas de
látex na urina para GBS, 494
- de Apt, 422, 658
- de função hepática, 615
- de hiperoxia, 378
- do assento do carro, 161, 163
- metabólico, 96
- não treponêmicos, 524
- sorológicos para sífilis, 524
- treponêmicos, 524
Tétano neonatal, 508
Tetralogia de Fallot, 391
Tipagem do ácido
desoxirribonucleico, 99
Tireoidectomia cirúrgica, 20
Tireoidite autoimune crônica, 21
Tirosinemia do tipo I, 623
Tocotraumatismo, 50, 646
Tolerância aos opioides, 705
Tomada de decisão, 170
- centrada no paciente
e na família, 176

Tomografia computadorizada, 568
Toque, 139
Torção
- do apêndice testicular, 657
- testicular, 657
Torcicolo muscular congênito, 599
Toxicidade
- da bilirrubina, 244
- - e o recém-nascido a
termo sadio, 245
- - e o recém-nascido de
baixo peso, 245
- do oxigênio, 303
Toxoplasma gondii, 516
Toxoplasmose congênita, 516
Trabalho da respiração, 298
Transfusão(ões), 445
- feto-fetal, 443
- placentária de eritrócitos, 449
- de plaquetas na UTIN, 458
- de sangue, 130
- - total e componentes
do sangue, 413
- sanguíneas, 331
Transição
- circulatória perinatal, 340
- para aleitamento
materno/fórmula, 197
Transiluminação, 351, 354
Translucência nucal
- e rastreamento sérico no primeiro
trimestre, 11
- no primeiro trimestre, 2
Transporte
- com aeronave de asa fixa, 153
- de oxigênio, 358
- neonatal, 151
- - chegada à UTIN, 157
- - condições específicas e manejo, 157
- - considerações fisiológicas dos
transportes aéreos, 158
- - organização dos serviços de, 152
- - responsabilidades
- - - da equipe de, 156
- - - do hospital que faz o
encaminhamento, 155
- - simulação em, 158
- - transporte de volta para o
hospital que faz o
encaminhamento, 157
- - tratamento clínico antes do, 156
- terrestre ou por aeronave de asa
rotativa, 153
Transposição das
grandes artérias, 393
Tratamento(s)
- antifator de crescimento endotelial
vascular, 673
- das sequelas associadas à
prematuridade, 149
- de manutenção da vida, 172
- de prolongamento da vida, 173
- intraparto *ex utero* (EXIT) para
procedimento ECMO, 357

Traumatismo
- hematoma escrotal, 657
- pulmonar, 303
Treponema pallidum, 523
Tri-iodotironina total, 19
Triagem
- de G6PD, 244
- do recém-nascido à
procura de doença
metabólica, 162
- para a alta, 161
- sérica
- - integrada, 2
- - materna, 11
- - - no segundo trimestre, 99
Triptofano, 252
Trissomia
- do 13, 375
- do 18, 375
- do 21, 375
Trombo
- grande, mas não oclusivo, 431
- oclusivo, 431
Trombocitopenia
- aloimune neonatal, 456
- autoimune, 457
- de início precoce, 453
- de início tardio, 454
- imune, 455
- neonatal, 453
Trombofilias
- adquiridas, 429
- hereditárias, 428
Trombólise, 437
Trombos aórticos
menores, 431
Trombose
- aórtica ou arterial
significativa, 430
- arterial periférica, 431
- da artéria renal, 285
- da veia
- - porta, 432
- - renal, 17, 285
- neonatal, 427
Trombina, 427
Trombose
- vascular renal, 285
- venosa
- - associada a cateter, 429
- - cerebral, 432
- - extensa, 430
- - renal, 428, 432
- - significativa, 429
Tronco arterioso, 394
Tuberculose, 529
- ativa não tratada, 206
- do feto ou recém-nascido, 533
- doença, 531
- infecção latente, 530
- materna, 530
Tubo
- endotraqueal, 685
- nasogástrico/orogástrico, 197

Tumefação escrotal aguda, 657
Tumor de Wilms, 656

U

Ultrafiltração, 360
Ultrassonografia, 277
- após rastreamento sérico de aneuploidia, 3
- de crânio, 161
- pré-natal, 278
Ureaplasma urealyticum, 514
Ureia
- sanguínea, 209
- sérica, 276
Uridina difosfoglicuronato glicuronosiltransferase, 236
Urobilinoides, 237
Uroquinase, 437
Uso
- abusivo de substâncias ilícitas pela mãe, 106
- - diagnóstico, 106
- - exposição a entorpecentes na gravidez, 110
- materno de fármacos psicotrópicos, 120

V

Vacinação contra a hepatite B, 163
VACTERL, 376
Valium, 118
Vancomicina profilática, 506
Varfarina, 420
Variabilidade batimento a batimento, 7
Varicela, 482
Vasculopatia materna grave, 10
Vasodilatadores, 404
Vasopressina, 366
Vasospasmo pulmonar reversível, 341
Ventilação, 296
- assistida, 338
- convencional, 127
- de alta frequência, 293
- mecânica, 291, 320, 338
- oscilatória de alta frequência, 128
Ventrículos únicos complexos, 395
Viagem aérea, 146
Vigilância fetal semanal, 11
Violeta de genciana, 508
Vírus

- da imunodeficiência humana, 472
- sincicial respiratório, 145
- varicela-zóster, 482
Vitamina(s), 186
- A, 189, 328
- D, 35
- E, 198
- K1, 424
Vólvulo com ou sem malrotação do intestino, 652
Vômitos
- biliosos, 645
- - e distensão abdominal, 659
- não biliosos, 645
- - associados a distensão, 658
- sem distensão, 658

X

Xarope de glibionato de cálcio, 232

Z

Zigosidade, 98, 99
Zoloft®, 121

Pré-impressão, impressão e acabamento

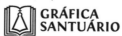

grafica@editorasantuario.com.br
www.graficasantuario.com.br
Aparecida-SP